LEHRBUCH DER INNEREN MEDIZIN

VON

Dr. ERNST LAUDA

O. Ö. PROFESSOR,
VORSTAND DER I. MEDIZINISCHEN UNIVERSITÄTSKLINIK WIEN

DRITTER BAND

INNERE SEKRETION
STOFFWECHSEL, NIERE
MUSKELN, GELENKE, KNOCHEN
INFEKTIONEN, INTOXIKATIONEN

MIT 32 TEXTABBILDUNGEN

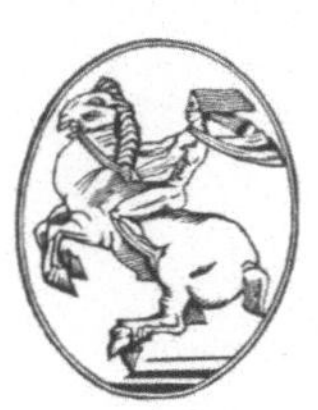

SPRINGER-VERLAG WIEN GMBH 1951

ISBN 978-3-662-37294-4   ISBN 978-3-662-38027-7 (eBook)
DOI 10.1007/978-3-662-38027-7

Vorwort zum dritten Band.

Das Erscheinen des dritten Bandes hat sich gegenüber dem angekündigten Termin leider um über ein Jahr verzögert. Bei allen meinen Schülern und bei den sonstigen Interessenten, die auf den letzten Band gewartet oder ihn in der sicheren Erwartung des versprochenen früheren Erscheinens gar schon käuflich erworben haben, bitte ich ob der Verspätung um Verzeihung. Die Verzögerung hatte ihren Hauptgrund in meiner Wahl zum Dekan für das Studienjahr 1949/50, die mir neben der Klinik eine große Arbeitsmehrbelastung brachte und die die Arbeit am dritten Band nur langsam vorwärtsschreiten ließ. Hinzu kam, daß ich nach längerem Überlegen den ursprünglichen, von mir akzeptierten Vorschlag des Verlages, die Kapitel des dritten Bandes aus verlagstechnischen Gründen kürzer zu fassen, verwerfen mußte. Es sollten meines Erachtens doch die Abschnitte aller drei Bände in ungefähr gleich gründlicher und vollständiger Art bearbeitet sein; insbesondere die Kapitel Innere Sekretion und Infektionskrankheiten überschritten bei weitem das vorgesehene Ausmaß.

In meiner Zeitnot und in der Absicht, den Termin des Erscheinens des dritten Bandes nicht noch weiter hinauszuschieben, habe ich mich entschlossen, im Kapitel „Die Krankheiten des Stoffwechsels", den Abschnitt „Die Erkrankungen des Kohlehydratstoffwechsels" meinem Mitarbeiter Dr. BERINGER zur alleinigen Bearbeitung zu überlassen. Dieser Entschluß fiel mir deshalb leichter, weil ich in BERINGER, der sich an meiner Klinik seit Jahren mit Erfolg mit Diabetes-Problemen beschäftigt hatte, einen ausgezeichneten Fachmann zur Hand hatte, der sich nun auch seiner Aufgabe, wie ich glaube, in bester Art entledigt hat. Wie bei den früheren Bänden haben mich meine Assistenten SIEDEK, RISSEL, HUEBER, JESSERER, KRONFELD, KEIBL und DEUTSCH insofern unterstützt, als sie fertige Kapitel überlasen und mir manchen wertvollen Rat gaben. Darüber hinaus aber hat Dr. JESSERER, der in den letzten Jahren an meiner Klinik ein selten großes Krankengut an Nebenschilddrüsenkranken bearbeitet hat und der als einer der besten Kenner der einschlägigen Krankheiten gelten muß, das Kapitel der Erkrankungen der Nebenschilddrüsen weitgehend überarbeitet, abgesehen davon, daß schon meine Fassung des Kapitels zum Großteil auf den von ihm gefundenen Grundsätzen und Ergebnissen beruhte. Assistent DEUTSCH hat es wieder übernommen, aus dem Archiv der Röntgenstation der Klinik die entsprechenden Bilder auszuwählen und alle Absätze, die Röntgenbefunde zum Gegenstand haben, zu revidieren. Dr. DEUTSCH hat überdies die einleitenden Bemerkungen zur Physiologie der Nierensekretion dem modernsten Standpunkt angepaßt und in mehrfacher Hinsicht ergänzt. Die Assistenten JESSERER und DEUTSCH haben mein Kapitel „Die Erkrankungen der Knochen" gemeinsam überarbeitet. Assistent JESSERER hat auch den Abschnitt über das Vitamin D, mit dem er sich wissenschaftlich viel beschäftigt hat, bearbeitet, ich verdanke ihm auch den kurzen Abschnitt „Therapie mit Keimdrüsenhormonen". Den genannten Herren meiner Klinik möchte ich für ihre Mithilfe meinen besten Dank aussprechen, nicht zuletzt auch Assistenten KRONFELD, der sämtliche Korrekturen mit minutiöser Genauigkeit durchgesehen und mich hierbei oft auf gewisse Widersprüche, Auslassungen usw. aufmerksam gemacht hat. Zu besonderem Dank bin ich wieder meinem Freund Professor KONRAD WEISS verpflichtet, der Assistent DEUTSCH bei der Auswahl der Röntgenbilder wieder zur Seite stand, diesmal in seinem ureigensten wissenschaftlichen Gebiet der Röntgenologie der Knochenpathologie.

Die Mitarbeit der Herren meiner Klinik und sogar die selbständige Fassung einiger Abschnitte des dritten Bandes durch diese allein wird, wie ich glaube, an der erstrebten Einheitlichkeit des Lehrbuches nichts geändert haben.

Bei Beendigung des Lehrbuches möchte ich schließlich noch den Schwestern des Sekretariates, Schwester LUISE STROHSCHNEIDER, Frau ERIKA KISLING und Frl. LIESL MAIER für ihre unermüdliche Arbeit an der Schreibmaschine, die Mithilfe bei der Anlage des Sachregisters und die vielen kleinen verschiedenartigsten nicht aufzählbaren Hilfeleistungen herzlich danken, ohne die ein Buch nicht fertig wird.

Da der letzte Band über das vorgesehene, mit dem Verlag besprochene Limit in seinem Umfang schon weit hinausgegangen ist, habe ich schließlich davon abgesehen, den ursprünglich geplanten Abschnitt „Allergische Erkrankungen" zu schreiben. Das Fehlen eines eigenen Abschnittes wird aber, wie ich glaube, kein Nachteil sein, da die allergischen Krankheiten bei den verschiedenen Organen im Buch verstreut gefunden werden können, zum mindesten so weit sie für den Internisten von Interesse sind, und es sind auch die Grundlagen der Allergie in den Abschnitten „Tuberkuloseallergie", „Rheumatismus" und „Polyarthritis" ausreichend dargelegt.

Wenn der dritte Band die freundliche Aufnahme findet wie die beiden ersten, so scheint mir die große Mühe, die mich das Lehrbuch gekostet hat, gelohnt.

Wien, Frühjahr 1951.

E. Lauda.

Inhaltsverzeichnis.

Die Krankheiten der Drüsen mit innerer Sekretion.

I. Erkrankungen der Hypophyse.

Seite

A. Allgemeine Bemerkungen zur Anatomie und Physiologie 1

B. Klinik der hypophysären Erkrankungen 8
1. Tumoren der Hypophyse 8
2. Gigantismus und Akromegalie 9
3. Hypophysärer Zwergwuchs (Nanosomia pituitaria) 10
4. CUSHING-Syndrom (das basophile Adenom) 11
5. SIMMONDSsche Krankheit 12
6. Dystrophia adiposogenitalis (die FRÖHLICHsche Krankheit) 13
7. Diabetes insipidus 14
8. Hypothalamische Störungen 15

II. Erkrankungen der Schilddrüse.

A. Allgemeine Vorbemerkungen zur Physiologie der Schilddrüse 15

B. Struma (Kropf) 17
Einleitung 17
Vorkommen 18
Klinische Symptomatologie 19
Diagnose 22
Therapie 23

C. Thyreoiditiden (Strumitiden) 23

D. Tuberkulose und Syphilis der Schilddrüse 25

E. Maligne Schilddrüsentumoren 25

F. Hyperthyreosen (M. Basedow, Hyperthyreoidismus, toxisches Adenom) ... 26
1. Einleitung 26
2. Vegetative Stigmatisierung 28
3. Morbus Basedowii, Vollbasedow, Hyperthyreoidismus 35
a) Klinische Symptomatologie 35
b) Pathogenese 41
4. Toxisches Adenom 43
5. Therapie der Thyreotoxikosen 43

G. Hypothyreose 48
1. Myxödem des Erwachsenen 48
2. Kindliches Myxödem bzw. juveniler Hypothyreoidismus 51
3. Kretinismus 52

III. Erkrankungen der Nebenschilddrüse.

A. Nebenschilddrüseninsuffizienz (Hypoparathyreoidismus) 54
Anhang: Tetanie 65

B. Nebenschilddrüsenüberfunktion (Hyperparathyreoidismus) 71

IV. Erkrankungen der Nebennieren.

Seite

A. Hypofunktion der Nebennierenrinde, die ADDISONsche Krankheit 79
1. Klinische Symptomatologie 79
2. Verlauf und Prognose 84
3. Pathologische Anatomie 85
4. Pathogenese 86
5. Therapie 87
B. Hyperfunktion der Nebennierenrinde 89
1. Das genitoadrenale Syndrom (der Interrenalismus, der Virilismus) 89
2. Pubertas praecox 90
C. Paragangliome des Nebennierenmarkes (Chromaffinome, Phaeochromozytome, chromaffine Karzinome) 90

V. Erkrankungen der Zirbeldrüse (S. 90).

VI. Erkrankungen der Thymus (S. 91).

VII. Keimdrüsen.

A. Allgemeines 91
B. Störungen der Keimdrüsenfunktion 92
1. Verzögerte Pubertät (Pubertas tarda) 93
2. Kastration 94
3. Eunuchoidismus 94
4. Hermaphroditismus und Pseudohermaphroditismus 95
5. Sexuelle Frühreife (Pubertas praecox) 95
6. Das Klimakterium 96
7. Therapie mit Keimdrüsenhormonen 97

Die Krankheiten des Stoffwechsels.

I. Fettsucht (S. 100).

II. Magersucht (S. 110).

III. Hungerzustände, Hungerkrankheit, Hungerödeme (S. 111).

IV. Erkrankungen des Kohlehydratstoffwechsels.

A. Physiologie des Kohlehydratstoffwechsels 115
1. Die Blutzuckerregulation 115
2. Untersuchungsmethoden zur Prüfung des Kohlehydratstoffwechsels 117
a) Der Verlauf der alimentären Hyperglykämie 117
b) Dextrose-Doppelbelastung (STAUB-TRAUGOTTscher Effekt).......... 118
c) Adrenalinbelastung 118
d) Insulinbelastung (RADOSLAVscher Versuch)....................... 118
3. Zuckerneubildung (Glukoneogenie) 119
4. Intermediärer Kohlehydratstoffwechsel 120
5. Einfluß der Blutdrüsen auf den Kohlehydratstoffwechsel 121
a) Hypophyse 121
b) Nebennieren 122
c) Insulin 124
6. Einfluß des Nervensystems auf den Kohlehydratstoffwechsel 127
7. Einfluß der Pharmaka auf den Kohlehydratstoffwechsel 127
B. Glykosurie und Melliturie bei normalem Blutzuckerverlauf 128
1. Renaler Diabetes 128
2. Lävulosurie 130
3. Laktosurie 131
4. Galaktosurie 131
5. Pentosurie 132
C. Diabetes mellitus 132
1. Ätiologie des Diabetes mellitus 132
2. Einteilung des Diabetes mellitus 134
3. Blutzucker beim Diabetes mellitus 135
4. Glykosurie 136

Seite
5. Azetonkörper 137
6. Wasser- und Mineralstoffwechsel 139
7. Verlauf der Zuckerkrankheit 140
8. Begleitkrankheiten und Komplikationen des Diabetes mellitus 140
   a) Veränderungen der Haut 140
   b) Erkrankungen der Atmungsorgane 142
   c) Krankheiten der Verdauungsorgane 142
   d) Erkrankungen der Leber 143
   e) Erkrankungen der Kreislauforgane 144
   f) Krankheiten der Nieren und Harnwege 145
   g) Erkrankungen der Nerven- und Sinnesorgane 146
   h) Diabetes und Schwangerschaft 147
   k) Koma diabeticum 148
9. Diagnose der Zuckerkrankheit 150
10. Behandlung der Zuckerkrankheit 152
   a) Diätbehandlung 152
   b) Behandlung der Zuckerkrankheit mit Insulin 155
   c) Behandlung des Koma diabeticum 159
11. Prognose der Zuckerkrankheit 161

Anhang:

Hyperinsulinismus 162

V. Gicht (S. 164).

VI. Seltene Eiweißstoffwechselstörungen.

A. Alkaptonurie 170

B. Zystinurie und Aminurie 170

C. Porphyrinopathie, Porphyrie, Porphyrinurie 170

VII. Phosphaturie, Oxalurie, Uraturie.

A. Phosphaturie 172

B. Oxalurie 173

C. Uraturie 174

VIII. Störungen des Wasserstoffwechsels.

A. Oligurien 175
   1. Symptomatische Oligurien 175
   2. Primäre Oligurien 176
      a) Oligurie durch primäre Kochsalzretention (Typus JUNGMANN) 176
      b) Oligurie durch eine in ihrer Menge beschränkte Retention von Kochsalz
         ohne Ödeme 177
      c) Oligurien bei hypophysären Erkrankungen (insbesondere bei SIMMONDS-
         scher Kachexie) 178
      d) Hirntumor-Oligurie 179
      e) Oligurie bei Oligodipsie 180
B. Exsikkosen (Austrocknung) 180
C. Wasservergiftung 182

Die Avitaminosen.

Allgemeiner Teil (S. 183).

Spezieller Teil.

I. Wasserlösliche Vitamine.

A. Vitamin B-Gruppe 187
   1. Vitamin B_1 (antineuritisches Vitamin, Beriberifaktor, Aneurin, Thiamin) 188
   2. Vitamin B_2 (Lactoflavin, Riboflavin, nutritives Vitamin) 190
   3. Vitamin PP (Nikotinsäureamid, PP-Faktor, Pellagraschutzstoff) 191
   4. Vitamin B_6 (Adermin, Pyridoxin) 193

Seite

5. Pantothensäure 193
6. Folsäure und Vitamin B_{12} 193
7. Vitamin B-Komplex-Therapie 193
B. Vitamin C-Gruppe 194
  1. Vitamin C (Askorbinsäure) 194
  2. Vitamin P 196

II. Fettlösliche Vitamine.

1. Vitamin A_1 (Axerophthol) 196
2. Vitamin D 199
3. Vitamin E 205
4. Vitamin K 205

Die Krankheiten der Harnorgane.

I. Einleitende Bemerkungen zur Physiologie der Nierensekretion (S. 207).

II. Allgemeine Symptomatik der Erkrankungen der Nieren.

1. Albuminurie, Zylindrurie und Hämaturie 212
2. Niereninsuffizienz und die klinischen Methoden ihres Nachweises 216
3. Urämie 222
  a) Echte Urämie 223
  b) Eklamptische Urämie und ihre Äquivalente 227
4. Anurie 228
5. Renale Hypertonie und das Hypertonieproblem im allgemeinen 230
  a) Pathophysiologie des Hochdruckes 231
    α) Der renale Hochdruck 231
    β) Der extrarenale Hochdruck 233
  b) Klinik der essentiellen Hypertonie 236
  c) Hypotonie 242
6. Renales Ödem 245
7. Extrarenales Nierensyndrom 246
  a) Hepatorenales Syndrom 248
  b) Nierensyndrom durch Salzmangel 248
  c) Zerebral bedingtes extrarenales Nierensyndrom 249
  d) „Lower-Nephron-Nephrosis" 249

III. Spezielle Pathologie der Nierenerkrankungen.

A. Morbus Brightii. Doppelseitige hämatogene Nierenerkrankungen 250
  1. Nephrosen 250
    a) Febrile Albuminurie 253
    b) Nekrotisierende Nephrose 254
    c) Schwangerschaftsniere (Nephropathia gravidarum) 255
    d) Chronische Nephrosen (Lipoidnephrose, Amyloidniere) 256
      α) Lipoidnephrose 256
      β) Amyloidniere 259
  2. Nephritiden 260
    a) Akute diffuse Glomerulonephritis 261
    b) Chronische diffuse Glomerulonephritis 267
    c) Feldnephritis (Kriegsnephritis) 274
    d) Herdnephritiden 276
      α) Die herdförmige Glomerulonephritis 276
      β) Die embolische Herdnephritis 277
      γ) Die interstitielle Herdnephritis 278
  3. Nephrosklerosen 279
    Klinik der malignen Nephrosklerosen 281
B. Lage- und Formanomalien der Niere 282
C. Zirkulationsstörungen der Niere (Stauungsniere, Thrombose der Nieren-
  venen, Niereninfarkt) 286
D. Tuberkulose der Nieren (Urogenitaltuberkulose) 286
E. Tumoren der Niere 287

Inhaltsverzeichnis. IX

Seite

F. Erkrankungen der ableitenden Harnwege 289
  1. Sogenannte unspezifische Infekte der ableitenden Harnwege (Pyelitis, Zystitis, Bakteriurie, Urethritis) 289
  2. Hydro- und Pyonephrose 293
  3. Nierensteinkrankheit (Nephrolithiasis) 294
  4. Erkrankungen der Blase, der Prostata, der Ureteren, der Hoden, der Nebenhoden und der Samenblasen 298

Die Krankheiten der Muskeln, der Gelenke und der Knochen.

I. Erkrankungen der Muskeln.

A. Muskelatrophie und Muskeldegeneration 301
B. Myalgien („Muskelrheumatismus"). (Lumbago, Torticollis acutus) 302
C. Muskelentzündungen (Myositiden) 307
  1. Der sogenannte „echte" Rheumatismus musculorum 307
  2. Dermatomyositis, Myositis 307
  3. Bornholmsche Krankheit 309
  4. Muskelabszesse 309
  5. Myositis ossificans 310
D. Parasitäre Muskelerkrankungen 310
  1. Trichinose 310
  2. Cysticercose 314

II. Erkrankungen der Gelenke.

A. Allgemeine Betrachtungen über das Wesen des Rheumatismus 315
B. Akuter Gelenkrheumatismus 323
C. Akute Infektarthritiden 331
D. Anaphylaktische Gelenkerkrankungen 336
E. Chronische Gelenkerkrankungen 337
  1. Chronische Arthritiden 337
    a) Sekundär chronischer Gelenkrheumatismus 338
    b) Primär chronische Polyarthritis 341
    c) Therapie der chronischen Arthritiden 348
    d) Stillsche Krankheit (Felty-Syndrom) 351
    e) Arthritis psoriatica 351
    f) Rheumatische Knötchen 352
    g) Spondylarthritis ankylopoetica 353
  2. Arthrosen 357
    Arthrosis deformans (Osteoarthrosis deformans). Spondylosis deformans .. 357
F. Aseptische Knochennekrosen 369
G. Arthropathien bei Nervenkrankheiten 371
H. Gelenkerkrankungen bei Stoffwechselstörungen, bei Hämophilie und bei endokrinen Störungen 371
I. Erkrankungen der Umgebung der Gelenke 371

III. Erkrankungen der Knochen.
Allgemeines (S. 373).

A. Entwicklungsstörungen der Knochen 375
B. Stoffwechselstörungen der Knochen 379
  1. Osteoporose, Knochenatrophie 380
  2. Osteomalazie 382
    a) Osteomalazie auf der Basis eines primären oder sekundären Vitamin-D-Mangelzustandes 386
    b) Osteomalazie auf der Basis chronischer Nierenstörungen (renale Osteopathie) 388
    c) Andere Osteomalazieformen 389
  3. Recklinghausensche Krankheit (Ostitis fibrosa generalisata) 391
C. Knochenerkrankungen unbekannter Ursache 392
  1. Fibröse Knochendysplasie (Jaffé-Lichtenstein) 392
  2. Ostitis deformans (Paget) 394

Seite

D. Osteoarthropathie hypertrophiante (pneumonique) PIERRE MARIE (Periostitis hyperplastica BAMBERGER, Akropachie, Osteose) ... 397
E. Entzündliche Erkrankungen des Knochens ... 397
   1. Osteomyelitis durch die sogenannten „unspezifischen" Eitererreger ... 399
   2. Knocheneiterungen bei Typhus, Paratyphus und BANG ... 401
   3. Knochenveränderungen bei Aktinomykose, Lepra und Lymphogranulomatose ... 401
   4. Luetische Knochenveränderungen ... 402
   5. Tuberkulose der Knochen ... 404
      a) Spina ventosa ... 405
      b) Spondylitis tuberculosa ... 405
      c) Schafttuberkulose ... 407
   Anhang: Ostitis cystoides multiplex JÜNGLING ... 407
F. Knochenveränderungen bei den Speicherkrankheiten ... 408
   1. Morbus Schüller-Christian ... 408
   2. Morbus Gaucher ... 408
   3. Morbus Niemann-Pick ... 409
G. Knochenechinokokkus ... 409
H. Knochenveränderungen bei Blutkrankheiten ... 409
I. Knochentumoren ... 410
   1. Gutartige solitäre Knochentumoren ... 410
      a) Solitäre Knochenzysten ... 410
      b) Gutartige Riesenzelltumoren ... 410
      c) Fibrome und Myxome ... 410
      d) Solitäre Chondrome ... 410
      e) Osteome ... 410
      f) Hämangiome ... 411
   2. Bösartige primäre Knochentumoren ... 411
      a) Osteogenes Sarkom ... 411
      b) EWING-Sarkom ... 412
      c) Multiples Myelom ... 412
      d) Periostales Fibrosarkom ... 412
   3. Metastatische Knochentumoren ... 413

Die Infektionskrankheiten.

Allgemeiner Teil und Einteilung (S. 416)
(mit Einschluß der Serumkrankheiten und ihrer Therapie).

Spezieller Teil. Die einzelnen Infektionskrankheiten.

I. Bakterielle Infektionen.

A. Sepsis ... 431
   Anhang: Pneumokokkeninfektionen ... 440
B. Meningitis epidemica ... 441
C. Erysipel ... 453
D. Infektionen mit der Typhus-Koli-Gruppe ... 456
   1. Bacterium-Coli-Infektionen ... 456
   2. Typhöse und paratyphöse Erkrankungen ... 457
      a) Einleitung, Übersicht ... 457
      b) Typhus abdominalis ... 461
      c) Paratyphöse Erkrankungen ... 484
      d) Nahrungsmittelvergiftungen ... 485
      e) Botulismus ... 487
E. Bazilläre Dysenterie ... 490
F. Keuchhusten (Pertussis) ... 496
G. Brucellosen ... 499
   1. BANGsche Krankheit ... 501
   2. Maltafieber ... 504
   3. Schweinebrucellose ... 505

Seite
H. Pest 505
 I. Diphtherie 507
K. Tuberkulose.. 513
L. Lepra, Aussatz 522
M. Tetanus, Wund-Starrkrampf 524
N. Cholera asiatica 526

II. Spirochäteninfektionen.

A. Lues und Framboesie.. 528
B. Europäisches Rückfallfieber (Febris recurrens)..................... 529
C. Rattenbißkrankheit (Sodoku) 531
D. Leptospirosen (Schlamm- oder Feldfieber, WEILsche Krankheit).......... 532

III. Geschlechtskrankheiten (S. 535).
IV. Zoonosen.

A. Übersicht... 536
B. Milzbrand (Anthrax)... 537
C. Rotz (Malleus) 538
D. Pseudotuberkulose 539
E. Pasteurellose.. 539
F. Listerellose 539
G. Tularämie 539
H. Schweinerotlauf (Erysipeloid) 541
 I. Viruskrankheiten, die Zoonosen sind 542

V. Pilzinfektionen.

A. Aktinomykose und verwandte Fadenpilzerkrankungen (Leptotrichose,
   Madurafuß, Maduromykose) 542
B. Histoplasmose (Toxoplasmose) und Coccidioidomykose (Nocardiose, Aspergil-
   lose, Cryptococcose) 544

VI. Infektionen mit Sproßhefen (Blastomykosen, Torulosen) (S. 545).
VII. Protozoeninfektionen.

A. Einleitung und Übersicht 546
B. Protozoäre Erkrankungen des Blutes und der inneren Organe 547
   1. Malariakrankheiten.. 547
   2. Trypanosomiasen 559
      a) Schlafkrankheit 559
      b) CHAGAS-Krankheit 560
   3. Leishmaniosen... 560
      a) Kala-Azar 560
      b) Orientbeule... 561
      c) Espundia.. 562
C. Protozoäre Erkrankungen des Darmes 562
   1. Amöbenruhr.. 562
   2. Lamblieninfektionen (Trichomonas-Infektion) 569
   3. Balantidium coli-Colitis.. 571

VIII. Virusinfektionen.

   Einleitung 572
A. Gelbfieber 573
B. Pappataccifieber (Sandfly Fever, Phlebotomus-Fieber) 575
C. Denguefieber... 576
D. Masern 577

Seite

E. Röteln (Rubeolen) ... 582
F. Scharlach ... 583
G. Vierte Krankheit. Fünfte Krankheit ... 592
H. Variola vera (Pocken) ... 592
I. Varizellen, Windpocken ... 599
K. Maul- und Klauenseuche (Stomatitis epidemica) ... 602
L. Grippe (Influenza) ... 603
M. Virus-Pneumonie (primäre atypische Pneumonien) ... 609
N. Psittakose (Ornithosis), (Papageienkrankheit) ... 610
O. Verschiedene virusbedingte Enzephalitiden des Menschen ... 612
   1. Encephalitis lethargica (ECONOMOsche Krankheit) ... 612
   2. Encephalitis japonica ... 614
   3. Amerikanische oder St. Louis-Enzephalitis ... 614
   4. Australische X-Enzephalitis ... 615
   5. Frühjahrs-Sommer-Enzephalitis (Frühling-Wald-Enzephalitis) ... 615
   6. Postvakzinale Enzephalitis ... 615
   7. Pferde-Meningomyeloenzephalitis ... 616
   8. Springkrankheit (Looping ill) der Schafe ... 616
   9. Virusmeningitiden ... 616
P. Lyssa (Tollwut) ... 617
Q. Mumps (Parotitis epidemica) ... 621
R. Poliomyelitis acuta (HEINE-MEDIN). (Epidemische Kinderlähmung) ... 623
S. Die herpetischen Krankheiten ... 627
T. Hepatitis epidemica (homologe Serumhepatitis)-Drüsenfieber ... 633

IX. Rickettsien-Erkrankungen.

A. Einleitung, Definition ... 633
B. Allgemeine Charakteristik der Rickettsien ... 634
C. Fleckfieber (Flecktyphus) ... 635
D. Febris Quintana (Wolhynisches Fieber) ... 640
E. Q-Fieber (Q-fever), Balkangrippe (DENNIG) ... 642

X. Bartonellen (S. 644).

XI. Mikromyzeteninfektionen (S. 647).

Intoxikationen.

I. Allgemeine Einleitung (S. 648).

II. Spezielle Toxikologie.

A. Vergiftungen durch Ätzgifte ... 649
   1. Vergiftungen durch Säuren ... 649
      a) Schwefelsäurevergiftung ... 649
      b) Salpetersäurevergiftung ... 650
      c) Salzsäurevergiftung ... 651
      d) Chromsäurevergiftung ... 652
      e) Essigsäurevergiftung ... 652
      f) Oxalsäurevergiftung ... 653
      g) Karbolsäurevergiftung ... 653
   2. Vergiftungen mit Laugen ... 654
      a) Ätzalkalien ... 654
      b) Lysolvergiftung ... 655
      c) Ammoniakvergiftung (Salmiakgeistvergiftung) ... 656
B. Vergiftungen mit ätzenden Gasen ... 656
C. Vergiftungen mit gasförmigen Blutgiften ... 657
      a) Kohlensäure- (CO_2-) Vergiftung ... 657
      b) Kohlenoxyd- (CO-) Leuchtgasvergiftung ... 657
      c) Schwefelwasserstoff- (H_2S-) Vergiftung ... 660
      d) Schwefelkohlenstoff- (CS_2-) Vergiftung ... 661
      e) Zyan- (Blausäure-, HCN-) Vergiftung ... 661

Seite
D. Vergiftungen durch andere Blutgifte 652

   a) Vergiftungen mit Kaliumchlorat, Kal. chloricum, chlorsaures Kali (KClO$_3$) 662
   b) Pyrogallol- und Chrysarobinvergiftung.............................. 663
   c) Nitroglyzerinvergiftung 663
   d) Amylnitritvergiftung... 663
   e) Vergiftung durch schwefelige Säure, Schwefeldioxyd (H$_2$SO$_3$, SO$_2$) .. 664
   f) Vergiftungen mit Pikrinsäure und ihren Salzen 664
   g) Anilinvergiftung.. 664
   h) Vergiftung mit Nitrobenzol 665
   i) Vergiftungen mit salpetrigsauren Salzen (Nitrite, KNO$_2$, NaNO$_2$) ... 665
E. Vergiftungen durch Schlafmittel 665
F. Weitere Vergiftungen durch Narcotica.................................. 667

   a) Alkoholvergiftung (Äthylalkohol, gewöhnlicher Alkohol, C$_2$H$_5$OH) ... 667
   b) Methylalkoholvergiftung (Holzgeist, CH$_3$OH)....................... 669
   c) Amylalkoholvergiftung (Isoamylalkohol) 670
   d) Äthyläthervergiftung (Schwefeläther, gewöhnlicher Äther, C$_2$H$_5$·O·C$_2$H$_5$) 670
   e) Chlormethylvergiftung (Methylchlorid CH$_3$Cl) 670
   f) Chloroformvergiftung (CHCl$_3$).................................... 671
   g) Vergiftung mit Benzin, Benzol und Petroleum...................... 671
G. Vergiftungen durch Alkaloide... 672

   a) Vergiftungen durch die Opiumgruppe (Morphium, Opium).......... 672
   b) Vergiftungen durch die Atropingruppe (mit den Nachtschatten-alkaloiden, Solanaceen, Atropin, Hyoscyamin, Scopolamin)......... 674
   c) Kokainvergiftung.. 675
   d) Nikotinvergiftung 676
   e) Koniinvergiftung 679
   f) Akonitinvergiftung 679
   g) Veratrinvergiftung.. 679
   h) Strychninvergiftung 680
   i) Muskarinvergiftung 681
H. Vergiftungen mit Pilzen (Myzetismus).................................. 681
I. Vergiftungen mit Metallen und Metalloiden 683

   a) Bleivergiftung.. 683
   b) Kupfervergiftung... 684
   c) Zinkvergiftung... 685
   d) Thalliumvergiftung 685
   e) Quecksilbervergiftung (Sublimat HgCl$_2$, Calomel HgCl) 685
   f) Manganvergiftung 687
   g) Bariumvergiftung 687
   h) Uranvergiftung... 688
   i) Kadmium-, Kobald-, Gold- und Vanadiumvergiftung 688
   k) Arsenvergiftung 688
   l) Phosphorvergiftung... 690
K. Vergiftungen mit Nahrungsmitteln 690
L. Intoxikationen durch Stich oder Biß giftiger Tiere 691

Krankheiten durch äußere physikalische Ursachen.

A. Krankheiten durch Luftdruckänderungen 693
  1. Preßluftkrankheit, Taucherkrankheit, Caissonkrankheit 693
  2. Druckverminderungs-Erscheinungen 694
   a) Druckabfall-Krankheit (Decompression-Sickness) der Höhenflieger ... 694
   b) Verschiedene Druckwechsel-Erscheinungen 695
   c) Höhenkrankheit (Ballon-, Berg-Krankheit)........................ 695
B. Kinetosen 696
C. Schädigungen durch Hitze 696
D. Schädigungen durch Kälte 698
E. Anhang 698

Sachverzeichnis... 700

Inhaltsübersicht des ersten Bandes.

Die Krankheiten des Herzens und der Gefäße.
  I. Allgemeine Herz- und Kreislaufpathologie.
  II. Allgemeine Herzdiagnostik.
  III. Therapie der Herz- und Kreislaufschwäche.
  IV. Spezielle Pathologie des Herzens.
  V. Psychoneurosen des Herzens.
  VI. Erkrankungen der Gefäße.

Die Krankheiten der Atmungsorgane.
  Allgemeiner Teil.
  I. Allgemeine Diagnostik.
  Spezieller Teil.
  I. Erkrankungen der oberen Luftwege.
  II. Erkrankungen der Lunge.

Sachverzeichnis.

Inhaltsübersicht des zweiten Bandes.

Die Krankheiten der Verdauungsorgane.
  I. Erkrankungen der Mundhöhle.
  II. Erkrankungen des Pharynx.
  III. Erkrankungen des Ösophagus.
  IV. Erkrankungen des Magens.
  V. Erkrankungen des Darmes.

Die Krankheiten der Leber, der Gallenwege und des Pankreas.

Die Krankheiten des Peritoneums.

Die Krankheiten des Blutes und der blutbildenden Organe.
  I. Erkrankungen des erythrozytären Systems.
  II. Erkrankungen des leukozytären Systems.
  III. Knochenmarksaplasien (Aplastische und hypoplastische Myelopathie, Myelophthise).
  IV. Erkrankungen des retikuloendothelialen Systems.
  V. Hämorrhagische Diathesen (Blutungsübel).

Sachverzeichnis.

Die Krankheiten der Drüsen mit innerer Sekretion.

Einleitend sei bemerkt, daß im Folgenden vornehmlich die Klinik der einschlägigen Krankheiten besprochen wird. Die Physiologie und Pathologie sind nur insoweit behandelt als es zum Verständnis der Klinik nötig ist. Es sei im übrigen auf die einschlägigen Lehrbücher der Physiologie und Pathologie verwiesen. Das Inselsystem bzw. das Insulin wird im Rahmen des Diabetes mellitus im Kapitel Stoffwechselkrankheiten behandelt.

I. Die Erkrankungen der Hypophyse.

A. Allgemeine Bemerkungen zur Anatomie und Physiologie.

Wenn es bei Schilddrüsenerkrankungen auch solche gibt, die gleichzeitig hyperthyreotische und myxödematöse Züge haben können, so können wir bei der Schilddrüse wie bei allen anderen Drüsen mit innerer Sekretion im allgemeinen doch klar zwischen hyper- und hypofunktionellen Zuständen unterscheiden. Nicht so bei der Hypophyse, bei der sich Hyperfunktion in einer Richtung häufig mit Hypofunktion in anderer paart und umgekehrt. Wie wir sehen werden, ist die Zahl der von der Hypophyse produzierten Hormone eine große, die Hypophyse beeinflußt mit den sogenannten glandotropen Hormonen alle übrigen Drüsen mit innerer Sekretion, auch beeinflussen sich Hypophyse und Zwischenhirn in gegenseitiger Weise derart, daß reine Hormonausfälle oder Hormonüberproduktionen kaum vorkommen oder wenigstens sehr selten sind. Über die Hypophyse liegt eine für den einzelnen kaum mehr übersehbare Literatur vor, das Rätsel der Hypophyse ist durch internationale Zusammenarbeit zum großen Teil gelöst, viele Detailprobleme aber harren noch der Lösung.

Hinsichtlich Physiologie und experimenteller Pathologie, auch hinsichtlich der differenten Hormone, sei auf Speziallehrbücher verwiesen. Hier soll nur das zum Verständnis der Klinik der hypophysären Erkrankungen Notwendige vorausgeschickt werden.

Anatomie. Die Hypophyse besteht aus dem *Vorderlappen (der Adenohypophyse),* dem *Hinterlappen (der Neurohypophyse)* und dem *Infundibulum,* dem der Hypophyse am nächsten befindlichen Teil des Gehirns, der sich an das Tuber cinereum des Hypothalamus anschließt; die Verbindung heißt *Hypophysenstiel.* An der Adenohypophyse können drei Anteile unterschieden werden: der Hauptlappen, der Tuberalisteil und der Zwischenlappen, der allerdings nur bei manchen niederen Vertebraten, besonders bei Fischen, gut ausgebildet, bei den höheren Vertebraten hingegen verkümmert ist. Beim Menschen ist der Zwischenlappen nur mehr als rudimentäres Organ vorhanden. Der Tuberalisteil legt sich dem Tuber cinereum an dessen Frontalseite eng an. Der Tuberalisteil des Vorderlappens bildet so auch einen kleinen Anteil des Hypophysenstiels, der die Neurohypophyse unmittelbar mit dem Zwischenhirn verbindet.

Histologie. Vorder- und Hinterlappen sind histologisch weitgehend different gebaut. Der Hauptlappen der Adenohypophyse besteht aus drei färberisch sich verschieden verhaltenden Zellen, die in Strängen angeordnet liegen, welche durch Bindegewebszüge und Blutsinus voneinander getrennt sind. Man unterscheidet chromophobe, sich kaum anfärbende, und chromophile, eosinophile und basophile Zellen. Die Lagerung der einzelnen Zellen in den Strängen des Vorderlappens scheint auf den ersten Blick regellos, ein genaueres Studium scheint aber doch gewisse Regelmäßigkeiten erkennen zu lassen, ohne daß hierbei Beziehungen der Histologie der Drüse oder der Vermehrung dieser oder jener Zellen zur Physiologie der Drüse bzw. zur Funktion der einzelnen Zellarten klar zu Tage treten würden. Es ist sogar heute noch nicht entschieden, ob es sich bei den drei Zellarten um völlig differente Zellen oder nur um verschiedene Entwicklungsstadien einer Zellart handelt; es beschreiben übrigens manche Autoren noch einen vierten Typus von Zellen mit vakuolisiertem Protoplasma. Wegen der unregelmäßigen Verteilung der Zellen innerhalb der Adenohypophyse in verschiedenen Individuen lassen nur Serienschnitte approximative Schätzungen der verschiedenen Zellarten zu: Beim erwachsenen Menschen zählt man durchschnittlich 52% Chromophobe, 37% Eosinophile und 11% Basophile. Die Eosinophilen aber können zwischen 23 und 60%, die Basophilen zwischen 4 und 27% schwanken. Während der Schwangerschaft nimmt die Adenohypophyse an Größe zu, hierbei vermehren sich beide chromophile Zellarten und es treten überdies „Schwangerschaftszellen" auf, die auffallend groß, ungranuliert und mit Eosin nur schwach färbbar sind.

Der Zwischenlappen tritt beim Menschen nur rudimentär in Erscheinung; an der unscharfen Grenze zwischen Vorder- und Hinterlappen finden sich die bekannten Kolloidansammlungen, welchen aber eine physiologische Bedeutung offenbar nicht zukommt.

Die kleine nach oben, längs dem Hypophysenstiel sich anlegende Pars tuberalis besteht ähnlich dem Vorderlappen, dessen einen Anteil sie ja darstellt, aus einem Netz von Zellsträngen, die vorwiegend aus chromophoben, ungranulierten Elementen bestehen.

Die Neurohypophyse besteht einerseits aus Gliafasern und marklosen Nervenfasern, anderseits aus großen Zellen mit einem oder mit mehreren Fortsätzen, den Pituizyten, welchen sekretorische Funktion zukommt; dieser Annahme entsprechen nicht nur ihre Struktur und ihr färberisches Verhalten, in der Gewebskultur wurde ihre sekretorische Tätigkeit auch sicher erwiesen (GRIFFITH). Aus dem Zwischenhirn stammende Nervenfasern gelangen durch den Hypophysenstiel in die Neurohypophyse, wo sie sich enge durchflechten.

Im Gegensatz zu allen anderen innersekretorischen Drüsen geht der Hormontransport bei der Hypophyse nicht nur über den Blutweg; man muß annehmen, daß die Hormone durch Spalträume unmittelbar in das Zwischenhirn und in den Liquor gelangen, auch scheint es, daß sekretorische Hypophysenzellen, vorwiegend Chromophobe und Basophile, in das Zwischenhirn einzuwandern vermögen.

Physiologie des Hypophysenvorderlappens. Der Vorderlappen ist der physiologisch wichtigste Teil der Hypophyse. Der Hinterlappen hat wichtige Beziehungen zum Wasserstoffwechsel. Der Zwischenlappen hat beim Menschen, wie schon gesagt, keine Bedeutung, seine Funktion bei niederen Tierarten kann hier übergangen werden. Auch eine Funktion der Pars tuberalis ist beim Menschen nicht sichergestellt.

Die *Exstirpation der Hypophyse* beim Versuchstier, zuerst von Horsley ausgeführt, hat unsere Kenntnisse hinsichtlich der Physiologie der Hypophyse sehr erweitert. Die ersten diesbezüglichen Versuche führten allerdings insofern zu falschen Schlußfolgerungen, als die Versuchstiere in sehr kurzer Zeit an Komplikationen, Blutungen, Meningitiden usw. zugrunde gingen; erst die moderne Technik ermöglichte eine verläßliche Totalexstirpation der Drüse ohne gleichzeitige Schädigung des Zwischenhirns. Mit dieser neuen Methode, auf die nicht näher eingegangen werden kann, gelingt die Hypophysektomie bei den Laboratoriumstieren durch relativ kleine Eingriffe und die Tiere leben bei Einhalten entsprechender Maßnahmen über einen Monat; dann gehen sie an Kachexie, Hypoglykämie oder Infekten zugrunde. Die Hypophyse ist also ebenso lebenswichtig wie etwa die Nebenniere, die operierten Tiere überleben den Eingriff nur länger. Diese neuen Versuche zeigten auch, daß die reine Hypophysektomie andere Folgen hat als eine Schädigung der nächstgelegenen Hirnpartie, speziell des Hypothalamus. Wie ferner Keller und seine Schüler gezeigt haben, sind die Folgen der Hypophysenexstirpation durchaus verschieden, je nachdem welche Anteile derselben entfernt oder zerstört wurden. Die Entfernung oder Zerstörung des Vorderlappens allein führt zu sexueller Rückbildung, zum Sistieren des Wachstums und zu Veränderungen des Felles der Versuchstiere. Wird aber der Hypophysenstiel mitbetroffen, so kommt es zu einer Verminderung der Kohlehydrattoleranz, zum Houssay-Effekt, der später beschrieben wird, und zu schweren Veränderungen der Nebennieren in anatomischer und funktioneller Hinsicht. Es scheint, daß die Pars tuberalis, allein oder gemeinsam mit dem Vorderlappen, bei den Versuchstieren für die Erhaltung des normalen Kohlehydratstoffwechsels und der Nebennierenfunktion verantwortlich ist. Fettsucht beobachtet man nach Hypophysenexstirpation oder auch nach Läsionen am Hypothalamus oder nach beiden, ferner nach Durchschneidung des Hypophysenstieles bei Mitbeteiligung des Hypothalamus. Setzt man gleichzeitig mit der Hypophysektomie schwere Schäden am Hypothalamus, so sind die Störungen im Kohlehydrathaushalt und in der Funktion der Nebennieren merkwürdigerweise sehr geringe. Der Hypothalamus scheint so ein funktioneller Gegenspieler der Hypophyse zu sein. Diese Verhältnisse erklären, warum seinerzeit verschiedene Experimentatoren so kontroverse Resultate erhielten. Dies erklärt vor allem, warum bei exakter Hypophysenexstirpation mit gleichzeitiger Resektion des Hypophysenstieles manchen Autoren ihre Tiere an Hypoglykämie und Nebennierenrindeninsuffizienz zugrunde gingen, während andere, die bei mangelhafter Technik auch Hypothalamusschäden setzten, ihre Tiere besser überleben sahen.

Auf Details der Folgen der Hypophysenexstirpation bei den verschiedenen Tierspezies kann nicht eingegangen werden. Es soll nur noch eine kurze Schilderung der Folgen des Eingriffes bei Säugern, insbesondere beim Hund, folgen: Die auffallendste Erscheinung bei jungen Hunden ist der Stillstand im Wachstum und die langsame somatische Instinktentwicklung. Die Tiere bleiben klein, der Zahnwechsel stellt sich nicht ein, das Fell bleibt das weiche, flaumige, jugendliche der Kleinhunde und die Sexualentwicklung bleibt aus. Erwachsene Tiere verlieren rasch an Gewicht, sie zeigen bald eine Asthenie, Apathie und schließlich eine schwere Kachexie, Hoden und Ovarien werden atrophisch, die sekundären Geschlechtsorgane bilden sich zurück. Als Folge der Hypophysenexstirpation kommt es auch zur Atrophie anderer endokriner Organe, wie der Schilddrüse, und der Nebennieren sowie zur fettigen Degeneration der Thymus. Der Eiweiß-, Fett- und Kohlehydratstoffwechsel wird in vieler Hinsicht abnorm, es besteht eine Überempfindlichkeit gegen Insulin, Adrenalin erhöht den Blutzucker kaum mehr. Die Tiere zeigen eine stark verminderte Resistenz gegen Infekte. Es entwickelt sich alsbald eine neuromuskuläre Asthenie, die zum Teil zentral, zum Teil peripher bedingt zu sein scheint. Die zentralen Störungen sind offenbar Folge des kranken Stoffwechsels und nicht etwa nebennierenbedingt, denn Nebennierenrindenextrakt kann sie nicht beeinflussen.

Wie schon früher erwähnt, ist es die Zerstörung oder Resektion der Pars tuberalis, welche für die Nebennierenrindenatrophie, die Hypoglykämie und den HOUSSAY-Effekt (s. S. 6) verantwortlich ist. Schädigungen des Tuber cinereum allein führen zu Fettsucht; wohl kommt es auch zu einer mäßigen Unterfunktion der Geschlechtsdrüsen, sie ist aber nicht mit jener vergleichbar, die nach Hypophysenexstirpation auftritt. Meist stellt sich eine Polyurie ein. Die Kombination von Hypophysenexstirpation und Schädigung der Pars tuberalis führt zu Bildern, welche der FRÖHLICHschen Krankheit beim Menschen (s. S. 13) gleichgestellt werden können.

Die Hypophysenvorderlappenhormone. Verschiedenartigste Extrakte wurden aus dem Hypophysenvorderlappen gewonnen, klinisch brauchbare Hormone konnten aber bisher nicht hergestellt werden. Wenn man auch vom theoretischen Standpunkt, von der Klinik und dem Tierexperiment her annehmen muß, daß der Vorderlappen der Hypophyse wichtigste Hormone enthält, und wenn von mancher Seite Präparate in den Handel gebracht wurden, welchen man spezifische Wirkung zuschrieb, so muß leider gesagt werden, daß diese Präparate klinischen Nachprüfungen nicht standgehalten haben. Wie wir schon gehört haben, übt der Vorderlappen eine Reihe wichtigster Funktionen hinsichtlich Wachstum, Genitaldrüsen, Zuckerstoffwechsel usw. aus und es war naheliegend, anzunehmen, daß der Vorderlappen also auch verschiedenartige spezifische Hormone produziere. Tatsächlich kann der Vorderlappenextrakt in Fraktionen zerlegt werden, die diese Einzelwirkungen im Experiment zeigen, es bleibt aber nach dem heutigen Stande unseres Wissens strittig, ob es sich nicht doch um ein einziges Hormon handelt, welches erst durch die Art der Aufschließung nur scheinbar in mehrere Hormone zerlegt wird. Der primäre Extrakt hat eine komplexe Eiweißnatur, durch eine moderne Technik, z. B. die bekannte von TISELIUS, kann das Eiweiß in verschiedene Fraktionen zerlegt werden; man kann annehmen, daß das Originalhormon die verschiedenen Gewebe, Drüsen und Organe in differenter Weise beeinflußt und daß Partialfraktionen dieses Hormons verschiedenartige Einzelwirkungen ausüben; demnach gäbe es aber nur ein Vorderlappenhormon. Theoretisch freilich kann man verschiedene Vorderlappenhormone unterscheiden:

1. *Die glandotropen Hormone.* Diese Hormone regen die Tätigkeit gewisser peripherer endokriner Drüsen an. Dies steht fest für die Schilddrüse, die Keimdrüsen und die Nebennierenrinde (thyreotropes, gonadotropes und kortikotropes Hormon). Für das Nebennierenmark, das Inselsystem und die Nebenschilddrüse ist eine derartige Beziehung fraglich (adrenotropes, pankreotropes und parathyreotropes Hormon). Die Ausschüttung glandotroper Hormone erfolgt auf dem Blutwege, wobei das Hormon unmittelbar auf die peripheren Drüsenzellen einwirkt. Die glandotropen Hormone sind daher nach Exstirpation dieser Erfolgsdrüsen nicht wirksam. Nach längerdauernder Verabreichung des Hypophysenhormons erreicht die Wirkung einen Höhepunkt, dann nimmt die Wirkung ab und das Erfolgsorgan kann schließlich in seiner Funktion sogar auch gehemmt werden (Wirkung von Antihormon, welche sich nach Injektion des Hormons von Eiweißnatur entwickelt). Während die glandotropen Hormone die Tätigkeit

der genannten Erfolgsdrüsen anregen, hemmen diese ihrerseits die Hypophyse, womit ein Gleichgewichtszustand erhalten wird.

a) Die *gonadotropen Hormone*. Hypophysenextrakte, die dieses Hormon enthalten, führen bei infantilen weiblichen Tieren zur Follikelreifung und zur Bildung von Corpora lutea, die ihrerseits sekundäre Uterus- und Vaginalveränderungen zur Folge haben. Wahrscheinlich handelt es sich bei den gonadotropen Hormonen um zwei differente Wirkstoffe, ein follikelstimulierendes und ein luteinisierendes Hormon. Beim erwachsenen Tier lösen die Hormone einen Daueroestrus aus. Zu lange Zufuhr der Hormone in großen Dosen führt zu zystischer Degeneration der Ovarien und zur Atrophie des Uterus. Beim männlichen Tier bewirkt das Hormon eine Reifung der Hoden und eine Spermatogenese, sie lösen auch den Deszensus der Hoden aus. Die gonadotropen Hormone lassen sich im Blut und im Harn nachweisen. Die gonadotropen Hormone, die in der Schwangerschaft auftreten, sind von den geschilderten verschieden, auf ihrer vermehrten Ausscheidung im Harn beruht die ASCHHEIM-ZONDEKsche Schwangerschaftsreaktion.

b) Das *thyreotrope Hormon* ist bei Besprechung der Schilddrüse behandelt (s. S. 16).

c) Das *kortikotrope Hormon* führt beim Laboratoriumstier zu einer Verbreiterung der Nebennierenrinde; eine Atrophie der Rinde beim hypophysektomierten Tier läßt sich durch Zufuhr dieses Hormons wieder beheben. Das kortikotrope Hormon findet sich in kleinen Mengen auch im Hypophysenhinterlappen. Beim Morbus CUSHING und auch bei der Akromegalie scheint die Hyperfunktion der Hypophyse zur Hyperfunktion der Nebennierenrinde zu führen, was sich sowohl funktionell wie anatomisch auswirkt. Umgekehrt scheinen manche Symptome der SIMMONDSschen Krankheit auf eine Verminderung des kortikotropen Hormons und einen Nebennierenrindenausfall bezogen werden zu müssen.

Auf die fragliche Stellung, welche das parathyreotrope und pankreotrope Hormon einnehmen, wurde oben kurz hingewiesen. Bezüglich des adrenocorticotropen Hormons (ACTH) vgl. S. 86 u. 124. Hinsichtlich des Prolaktins, welches die Milchsekretion der entwickelten Brustdrüse in Gang bringt und die Mutterinstinkthandlungen (Pflege und Aufzucht des Wurfes) auslöst, sei auf Spezialbücher verwiesen.

2. *Die Stoffwechselhormone.* Über die zahlreichen, von verschiedenen Autoren gefundenen oder behaupteten Stoffwechselhormone wie über die Erklärung verschiedener Stoffwechselfolgen nach Verabfolgung von Vorderlappenextrakten kann Sicheres heute noch nicht gesagt werden. Es ist kein Zweifel, daß die Hypophyse in den Eiweiß-, Fett- und Kohlehydratstoffwechsel eingreift, daß die Hypophysenexstirpation beim Hund den Sauerstoffverbrauch um zirka 16% vermindert, daß der endogene Eiweißumsatz beim operierten Tier vermindert ist, wie die verminderte Kreatininausscheidung beweist, und daß der hungernde operierte Hund, verglichen mit dem normalen, nur ungefähr zwei Drittel des Stickstoffes im Harn ausscheidet. Der Sauerstoffverbrauch ist nach Extraktinjektionen und auch beim Akromegalen (mit überfunktionierendem Vorderlappen) erhöht, eine Tatsache, die nicht über eine Wechselwirkung zur Schilddrüse erklärt werden kann, da sie auch beim thyreoidektomierten Tier beobachtet wird.

Besonderes Interesse beanspruchen die *Kohlehydratstoffwechselhormone*, doch kann auch über sie Abschließendes nicht berichtet werden. Vorausgeschickt sei, daß die Beziehung Hypophyse—Kohlehydratstoffwechsel schon durch folgende Tatsachen gegeben erscheint: 1. Auftreten von Diabetes mellitus bei Akromegalie, 2. Erhöhte Zuckertoleranz bei Krankheiten mit Unterfunktion der Hypophyse, 3. Störungen des Zuckerhaushaltes nach Hypophysenexstirpation und 4. Der Effekt verschiedener Hypophysenextrakte auf den Kohlehydratstoffwechsel. Kurzes Fasten führt beim hypophysenlosen Tier zu einer Erschöpfung der Glykogendepots in der Leber und in den Muskeln und zu tiefer Hypoglykämie, der die Tiere erliegen. Bei entsprechender Kohlehydratzufuhr ändert sich nichts am Glykogenbestand der Organe und am Blutzucker. Hypophysenlose Tiere sind ferner gegen Insulin und Phlorhizin besonders überempfindlich und verfallen sogar leicht der tödlichen Hypoglykämie.

Unter HOUSSAY-Effekt versteht man die starke Abschwächung der Folgen der Pankreatektomie durch die Hypophysenexstirpation, eine Tatsache, die wieder die Beziehungen der Hypophyse zum Zuckerstoffwechsel klar aufzuzeigen scheint. Der Blutzucker kann bei diesen zweifach operierten Tieren sogar normale Werte haben und die schon bestehende Hyperglykämie kann nach dem zweiten Eingriff völlig verschwinden. Es handelt sich beim HOUSSAY-Effekt aber nicht oder nicht nur um eine direkte Beeinflussung des Zuckerstoffwechsels, die Besserung des pankreatogenen Diabetes in diesen Versuchen ist vielmehr auf eine Verminderung des endogenen Eiweißzerfalles zurückzuführen. Freilich sind diese Tiere durch die Doppeloperation in ihrem Kohlehydrathaushalt nicht normal; Kohlehydrat- und Eiweißfütterung führen wieder zum pankreatogenen Diabetes. Injiziert man einem HOUSSAY-Tier Hypophysenextrakt, so zeigt das Tier wieder den Pankreasdiabetes.

Mit Hypophysenvorderlappenextrakten kann man in verschiedener Versuchsanordnung verschiedene Wirkungen auf den Kohlehydratstoffwechsel erkennen, man unterscheidet ein glykotropes, ein diabetogenes, ein pankreatropes und ein glykostatisches Prinzip. Das glykotrope Prinzip erkennt man am normalen oder hypophysenlosen Tier nach einer Insulininjektion, die Tiere zeigen sich insulinresistent, der Blutzucker fällt nicht ab. Das diabetogene Prinzip erkennt man bei täglicher Verabfolgung von Vorderlappenextrakten an Versuchstieren, die hierbei Hyperglykämie, Glykosurie und Ketonurie zeigen. Unter besonderen Versuchsbedingungen, auf die nicht näher eingegangen sei, sind die Erscheinungen besonders deutlich. Sistieren der Injektionen führt wieder zu normalen Verhältnissen, lange fortgesetzte Verabfolgung des Extraktes aber zu einem endgültigen Diabetes, der fortbesteht, auch wenn die Injektionen sistieren. Das pankreotrope Prinzip ist daran erkenntlich, daß sich bei den bekannten Versuchen der experimentellen Erzeugung eines Diabetes unter lange fortgesetzter Extraktzufuhr im Pankreas nicht nur weniger Insulin findet, daß die Inselzellen vielmehr auch mikroskopisch degenerative Erscheinungen zeigen. Das glykostatische Prinzip schließlich wird bei hungernden und hypophysektomierten Tieren deutlich, da der Vorderlappenextrakt bei diesen eine Ausschüttung des Glykogendepots verhindert. Bei allen diesen den Kohlehydrathaushalt beeinflussenden Prinzipien kann man aber nicht von Hormonen sprechen, zum Teil dürfte es sich um Wirkungen über andere inkretorische Drüsen, zum Teil um Wirkungen von Substanzen handeln, die erst bei der Extraktbereitung artefiziell entstehen. Die Beziehungen der Hypophyse zum Kohlehydratstoffwechsel liegen vielfach noch so im Dunkeln, daß die einschlägigen Theorien in Speziallehrbüchern nachgelesen werden mögen.

3. *Die Wachstumshormone.* Die Beeinflussung des Wachstums war die erste Wirkung von Hypophysenextrakten, die überhaupt bekannt wurde. Seit ihrer Entdeckung durch EVANS spricht man von einem Wachstumshormon („somatotropen Hormon"). Der Hauptangriffspunkt dieses Hormons, dessen Einheitlichkeit aber strittig geworden ist — es mag sich vielmehr um eine Komplexwirkung verschiedener Hormone handeln —, ist das Skeletsystem, und zwar die wachsende Knorpelzone der Knochen: Die Hypophysektomie führt zum Schluß der Epiphysenfugen und damit zum endgültigen Wachstumsstillstand, der naturgemäß

auch durch neuerliche Hormonzufuhr nicht behoben werden kann. Mit Vorderlappenextrakten gelang es Evans bei jugendlichen Tieren Riesenwuchs (Gigantismus), bei manchen akromegalieähnliche Zustände auszulösen.

Physiologie des Hypophysenhinterlappens. Hypophysenhinterlappenextrakte zeigen eine Reihe von verschiedenartigen pharmakologischen Wirkungen und es lag nahe, aus diesen die Existenz verschiedener Hinterlappenhormone zu erschließen. Diesbezügliche Beweise liegen aber nicht vor, bewiesen scheint ausschließlich die hormonale Beeinflussung des Wasserstoffwechsels. Die engen Beziehungen der Neurohypophyse zum Hypothalamus, mit dem sie durch den Tractus supraopticohypophyseus funktionell verbunden ist, standen der Aufklärung der Funktion des Hinterlappens lange Zeit im Wege. Mit der von W. R. Hess entwickelten modernen Technik konnten verschiedene Hypothalamusläsionen gesetzt und hierbei gezeigt werden, daß Schädigungen, welche entweder die Nuclei supraoptici oder die Tractus supraopticohypophyseos treffen, in gleicher Weise zu Diabetes insipidus führen. Diese Läsionen haben gleichzeitig die Atrophie der Neurohypophyse im Gefolge und, da die Hypophysenhinterlappenresektion allein auch zu Diabetes insipidus führt, scheint die ausschlaggebende Bedeutung der Neurohypophyse für die Entwicklung dieser Wasser-Stoffwechselstörung erwiesen. Der Nucleus supraopticus übt also einen sekretorischen und einen trophischen Reiz auf die Neurohypophyse aus.

Wie erwähnt, üben verschieden hergestellte *Hinterlappenextrakte* verschiedene pharmakodynamische Wirkungen aus und man spricht von verschiedenen „*Hormonen*", obzwar die Hormonnatur nicht aller Extrakte erwiesen erscheint. Man unterscheidet folgende Fraktionen: Die blutdrucksteigernde (Vasopressin, Pitressin), die uteruswirksame (Oxytocin) und die antidiuretische (Adiuretin).

Das *Vasopressin.* Die „Hormon"-Natur des Vasopressin ist zweifelhaft. Auch die blutdrucksteigernde Wirkung eines Hinterlappenextraktes wurde mit Sicherheit nicht erwiesen. Wohl sinkt der Blutdruck nach Hypophysenexstirpation bei Amphibien; auch bei der Ratte, dem Hund und auch dem Menschen kommt es nach Zerstörung der Hypophyse zu einem Absinken des Blutdruckes. Hierbei soll aber auch das Fehlen des Vorderlappens mit eine Rolle spielen, denn nach totaler Hypophysektomie bei Hunden und Ratten ist der Blutdruck niederer als nach Resektion des Hinterlappens allein. Bei Akromegalie kommt es nicht zur Hypertonie, regelmäßig wohl bei der Cushingschen Krankheit, bei der aber die Nebennieren mitbeteiligt sind, die für die Hypertonie bei dieser Krankheit vielleicht ausschlaggebend sind.

Das *Oxytocin* — Verzár bezeichnet es richtiger als Okytokin ($\omega\varkappa\acute{\upsilon}\varsigma$ = rasch, $\tau\acute{o}\varkappa o\varsigma$ = Geburt) — ist ein andersartig hergestellter Extrakt, der den Uterus zur Kontraktion anregt; es ergeben sich beim schwangeren und nicht schwangeren Uterus Unterschiede. Hinsichtlich der Details sei auf die Lehrbücher der Geburtshilfe verwiesen.

Vasopressin und Oxytocin dürften nach Ansicht der Mehrzahl der modernen Forscher nicht selbständige Substanzen sein, die verschiedene Wirkung wird wahrscheinlich nur durch die verschiedene Extraktherstellung erzielt.

Das *antidiuretische Hormon* (das *Adiuretin*). Wie schon einleitend dargestellt wurde, entsteht die schwere Wasserstoffwechselstörung des Diabetes insipidus nach Zerstörung des Hinterlappens oder nach Läsionen des Tractus supraopticohypophyseus bzw. der Nuclei supraoptici, die eine sekundäre Atrophie der Neurohypophyse im Gefolge haben. Wie Verzár aber betont, ist man noch weit davon entfernt, den Zusammenhang zwischen den antidiuretisch wirksamen Zentren des Hypothalamus („Wasserstoffwechselzentrum") und der Bildung eines antidiuretischen Hormons aus dem Hinterlappen für geklärt zu betrachten. Es ist ebenso möglich, daß das Hormon des Hinterlappens (über die Nervenbahnen?) in den Hypothalamus gelangt oder daß der Hypothalamus über den Tractus supraopticohypophyseus von der Hypophyse oder schließlich daß umgekehrt der Hinterlappen vom Hypothalamus nur nervöse Reize erhält, die ihn zur Hormonproduktion anregen. Eine große Literatur hat sich mit diesem Fragenkomplex beschäftigt, ohne eine endgültige Antwort zu finden. Sicher scheint es, daß es im wesentlichen nicht auf die Entfernung der Hypophyse, sondern auf die Unterbrechung der nervösen Verbindungen von der Hypophyse zum Hypothalamus ankommt, damit ein Diabetes insipidus zustande kommt. Trotzdem bleibt es sicher — wie VERZÁR auch hervorhebt —, daß Extrakte des Hinterlappens die Diurese in der Niere hemmen, womit die Annahme wahrscheinlich wird, *daß ein hypothalamisches Wasserstoffwechselzentrum normalerweise den Hinterlappen zur Hormonbildung anregt.*

Der Wirkungsmechanismus des Adiuretins, des Hinterlappenextraktes bzw. -hormons auf die Diurese ist wohl noch strittig. Die Mehrzahl der Autoren nehmen den Angriffspunkt in der Niere, speziell in den HENLEschen Schleifen an, das Hormon steigert die Rückresorption des Wassers aus dem Primärharn. Beim Diabetes insipidus wird die verminderte Rückresorption durch Zufuhr von Hinterlappenextrakt wiederhergestellt.

Es hat allerdings v. HANN schon 1918 gezeigt, daß beim Menschen ein Diabetes insipidus nur dann auftritt, wenn Teile des Vorderlappens vorhanden sind. Die völlige Zerstörung der Hypophyse ohne Verletzung des Hypophysenstieles führt auch nicht zur Störung des Wasserstoffwechsels, wie schon früher betont wurde. Es scheint, daß das „Wachstumshormon" des Vorderlappens für diesen diuresefördernden Effekt verantwortlich zu machen ist.

Unter den hypothalamischen Erscheinungen ist noch die *Fettstoffwechselstörung* hervorzuheben, die in der Klinik der Hypophyse-Zwischenhirn-Krankheiten eine große Rolle spielen kann. RAAB hatte 1933 ein den Fettgehalt des Blutes senkendes Hormon des Hypophysenvorderlappens beschrieben, an dessen selbständiger Existenz heute aber gezweifelt wird.

B. Klinik der hypophysären Erkrankungen.

1. Tumoren der Hypophyse.

Neben den verschiedenartigen inkretorischen, hypothalamischen Regulationsstörungen, die in verschiedener Kombination bei den differenten Hypophysenerkrankungen vorkommen, verursacht die Tumorbildung der Hypophyse an sich — abgesehen von inkretorischen Folgen — charakteristische Symptomenkomplexe, die im folgenden kurz besprochen seien. Sie gehören in das Grenzgebiet zur Neurologie, Ophthalmologie und Chirurgie.

Die Tumoren der Hypophyse gehen in der Regel vom Vorderlappen oder auch vom Hypophysenstiel aus. Es ist aber verständlich, daß andere Tumorbildungen im weitesten Sinne des Wortes, wie Aneurysma des Circulus Willisi, Meningeome, Tumormetastasen, Gummata, Gliome usw., durch Raumbeschränkung gleichartige Folgen haben können, einerseits als intrakranielle Schädeltumoren speziell im Bereiche des Chiasma nervi optici, anderseits als Tumoren, die sekundär Hypophyse und Zwischenhirn in Mitleidenschaft ziehen können. Hinterlappentumoren sind außerordentlich selten; Mammakarzinommetastasen im Hinterlappen mit Diabetes insipidus sind allerdings keine großen Raritäten.

Die Tumoren des Vorderlappens gehen von den eosinophilen und basophilen oder von beiden Zellarten aus, sie führen zu charakteristischen Syndromen der

Akromegalie, des Gigantismus und des CUSHING-Syndroms, ohne daß hiebei der meist kleine Tumor wesentliche lokale Druckwirkungen zur Folge hätte.

Zwei Drittel aller hypophysären Tumoren (ein Fünftel aller intrakraniellen Tumoren) gehen von den chromophoben Zellen des Vorderlappens aus. Da diese Zellen sekretorisch inaktiv sind, fehlen unmittelbare inkretorische Störungen.

Die Symptomatologie dieser Tumoren ergibt sich aus Druckerscheinungen auf die umgebenden Gewebe des Hypothalamus, des Chiasmas, benachbarter Hirnnerven, auch der Karotiden (Somnolenz, BERBLINGER) und wohl auch auf den Rest der Drüse. Die Sella zeigt sich vielfach röntgenologisch verändert — auf die diesbezüglichen Zeichen kann nicht näher eingegangen werden — und es treten Zeichen intrakranieller Drucksteigerungen auf. Es sind dies die Erscheinungen, wie sie jeder Hirntumor zeigen kann. Der Kopfschmerz wird häufig hinter die Augen oder in die Stirne lokalisiert. Der Liquordruck ist ohne Zellvermehrung erhöht. Sehstörungen sind ein häufiges Frühsymptom, es kommt einerseits zur Optikusatrophie, die ophthalmoskopisch erkannt werden kann, anderseits zur bitemporalen Hemianopsie, wobei je nach der Wachstumsrichtung des Tumors seitendifferente Bilder resultieren können. Fettsucht, Amenorrhoe und Impotenz sind häufige Frühzeichen, die auf Druckwirkungen bzw. Schädigungen des Zwischenhirns beruhen. Haut- und Haarveränderungen und eine schwere Kachexie, wie wir sie von der SIMMONDSSchen Krankheit her kennen, beruhen auf einer Zerstörung der Adenohypophyse mit ihren chromophilen Zellen.

Die *Differentialdiagnose* wird neben diesen chromophoben Tumoren auch die obengenannten Tumorbildungen in dieser Region berücksichtigen müssen. Im besonderen mag auch auf die *Kraniopharyngeome* („ERDHEIM"-Tumoren) hingewiesen werden, welche vom embryonalen Kraniopharyngealkanal oder dessen Resten ausgehen. Sie liegen in der Medianlinie, oberhalb der Sella, nahe dem Infundibulum und dem Chiasma (suprasellare Tumoren oder Zysten); sie verkalken häufig, sie treten in der Kindheit oder in der Pubertät auf, machen aber oft erst später klinische Erscheinungen.

2. Gigantismus und Akromegalie.

Gigantismus, Riesenwuchs. Gigantismus entsteht, wenn die Überaktivität der Hypophyse vor dem Epiphysenschluß bei jungen Individuen einsetzt. Meist entwickelt er sich bei Adoleszenten, es sind allerdings auch seltene Fälle bei Kindern beschrieben worden. Von einer Körperhöhe von 1,90 m an wird im allgemeinen von Riesenwuchs gesprochen. Es gibt allerdings auch Riesen (erster Ordnung nach JULIUS BAUER), die als ungewöhnlich große Normalmenschen bezeichnet werden müssen. Die hypophysären Riesen haben zumeist einen übergroßen Oberkörper und zeigen in der großen Mehrzahl akromegale Züge bzw. ausgeprägte Akromegalie (s. unten, akromegaler Riese). Vielfach entwickelt sich frühzeitig eine Kyphoskoliose, so daß die Körperlänge wieder abnimmt. Die Mehrzahl dieser Riesen erreicht kein höheres Alter, ein solches von 50 Jahren scheint sehr selten, meist gehen sie um das 21. Lebensjahr zugrunde. Das eosinophile Adenom verfällt meist einer zystischen Degeneration, andere Zeichen einer hypophysären Insuffizienz, allgemeine Schwäche, trockene Haut, Untertemperaturen, Hypotonie, eine hohe Zuckertoleranz und eine besondere Anfälligkeit für Infekte charakterisieren das Terminalstadium. Sexualstörungen waren zumeist sehr frühzeitig aufgetreten. Die Sella turcica zeigt Veränderungen wie bei Akromegalie.

Akromegalie. Die ersten Erscheinungen sind häufig Müdigkeit, Muskelschmerzen, Kopfschmerzen, Sehstörungen, Apathie und Schlafsucht. Freilich können der Aspekt des Patienten, speziell des Gesichtes, des Schädels, der Hände und Füße als erste auf den Beginn der Krankheit aufmerksam machen. Trotz beendeten Wachstums beobachtet der Kranke, daß er einen größeren Hut und größere Handschuhe tragen muß. Zumeist wird der Unterkiefer größer, die Zähne rücken dadurch auseinander, die Vergrößerung der Mandibula führt auch zu der charakteristischen Prognatie. Auch die Weichteile des Gesichtes, die Lippen, Nase, auch die Zunge werden größer; dies ruft den unförmigen plumpen Gesichtsausdruck hervor; Hände und Füße werden größer und breiter, speziell die Endphalangen werden zusammen mit den Weichteilen groß und plump. Auch die Supraorbitalbögen werden ebenso wie die flachen Schädelknochen stark verbreitert, wodurch auch die Körperlänge zunehmen kann. Mit der Vergrößerung der Schädelknochen nimmt auch die Größe der Nebenhöhlen, besonders der Stirnhöhle in ihren Ausmaßen beträchtlich zu. Häufig bilden sich an verschiedensten Stellen Exostosen. Neben den Vergrößerungen und Verdickungen der genannten Knochen zeigt die Röntgenuntersuchung die Vergrößerung der Sella turcica. Besondere Bedeutung für die Diagnose gewann die Röntgenuntersuchung der Wirbelsäule bei seitlicher Aufnahme: Die Wirbelkörper sind durch eine gleichmässige exostotische Knochenauflagerung nach vorne zu ungewöhnlich verbreitert. Die Sexualfunktionen mögen anfangs gesteigert sein, alsbald aber kommt es zur Atrophie von Hoden und Ovarien mit allen Folgen. Genitalerscheinungen treten häufig vor den Skeletveränderungen auf.

Neben den eigentlichen Akromegaliesymptomen können sich, oft als erste Zeichen, Erscheinungen des Hirntumors einstellen (s. S. 9). Es kann auch zur Splanchnomegalie, zu Vergrößerungen anderer inkretorischer Drüsen kommen. Oft ist der Larynx enorm vergrößert, die Stimme wird hierbei auffallend tief und heiser. Kopfschmerzen sind fast die Regel, Sehstörungen finden sich in ungefähr der Hälfte der Fälle.

Auch andere Drüsen mit innerer Sekretion können das Bild komplizieren. Eine sekundäre Schilddrüsenüberfunktion kann zu Exophthalmus, Grundumsatzsteigerung und Schilddrüsenvergrößerung führen; ein Diabetes insipidus kann auftreten. Glykosurie wird häufig beobachtet, ein Diabetes, der spontaner Remissionen fähig ist.

Die Akromegalie entwickelt sich meist nicht vor dem 30. Lebensjahr und ist bei Männern häufiger als bei Frauen. Der Verlauf ist ein langsamer, ihre Dauer schwankt bis zu 30 und selbst 50 Jahren. Eine maligne Entartung des Adenoms führt zu einem letalen entsprechenden Ausgang. Bei der Akromegalie findet man ebenso wie beim Gigantismus eine Vergrößerung der Hypophyse; diese kann Kleinapfelgröße erreichen. Der Tumor besteht aus eosinophilen oder zum Teil auch aus chromophoben Elementen. Mit Zunahme der Größe überschreitet der Tumor seine engen Grenzen in der Sella turcica und kann nun das naheliegende Gewebe in Mitleidenschaft ziehen. Die Hypophyse kann allerdings auch normale Größe behalten, es findet sich in diesen Fällen histologisch nur eine Vermehrung der eosinophilen Zellen. Eine Vermehrung der Eosinophilen bedeutet aber noch nicht Akromegalie. In vielen Fällen fehlen die Basophilen völlig.

Therapeutisch wird zumeist die Röntgenbestrahlung versucht, in Frühfällen auch mit Erfolg, mit Stillstand der Wachstumsstörungen. Bei bereits aufgetretenen Sehstörungen tut Eile not; hier muß trotz all ihrer Gefahren zur Operation geraten werden.

3. Hypophysärer Zwergwuchs (Nanosomia pituitaria).

Bei Hypofunktion der eosinophilen Zellen des Vorderlappens kann es in der Jugend durch Mangel an Wachstumshormonen zu Zwergwuchs kommen. Es sind dies proportionierte Zwerge, wie sie in Schaubuden oder auf Jahrmärkten gezeigt werden, sie sind psychisch normal entwickelt. Meist ist die Wachstumsstörung auch mit einem Hypogenitalismus verbunden, neben Hoden- und Ovaratrophie sind auch die sekundären Geschlechtsmerkmale (Bart, Behaarung usw.) nicht oder mangelhaft entwickelt. Durch ein gleichzeitiges Fehlen des thyreotropen Hormons kann es zur Atrophie der Schilddrüse mit sekundärer Apathie und zu anderen Myxödemzeichen kommen. Meist zeigen die hypophysären Zwerge ein greisenhaftes Aussehen, sie sterben meist in jungen Jahren.

In sehr seltenen Fällen ist es gelungen, das Wachstum bei jugendlichen Zwergen durch Zuführen von Hypophysenvorderlappenextrakt zu normalisieren. Es scheint hierbei wenigstens in manchen Fällen von Wichtigkeit, daß der Extrakt auch thyreotropes Hormon enthält, da Unterfunktion der Schilddrüse auch zu Zwergwachstum führt und das thyreotrope Hormon die Schilddrüse wieder aktiviert.

Auf die Differentialdiagnose der verschiedenen Zwerge kann im Detail nicht eingegangen werden, wir lassen nur kurz die Übersicht folgen, die Skelton 1942 gegeben hat. Man kann unterscheiden:

1. Primäres Zwergwachstum auf ererbter Basis (der Mensch in „Kleinformat“).
2. Zwergwachstum durch gestörte fötale Knochenentwicklung mit kurzen Extremitäten:
    a) achondroplastische (chondrodystrophische) Zwerge,
    b) mongoloide Zwerge,
    c) mikromele Zwerge.
3. Zwergwachstum durch mangelhafte Gefäß- und Nierenentwicklung:
    a) angioplastischer Infantilismus,
    b) „renale Rachitis“.
4. Zwergwachstum durch mangelhafte Ernährung:
    a) Hunger, total oder partial. Avitaminosen, speziell A-, B_2-Avitaminose, Rachitis (D-Avitaminose),
    b) mangelhafte Resorption bei Darmkrankheiten (Zöliakie usw.).
5. Vermindertes Wachstum durch chronische Infektionskrankheiten wie Tuberkulose oder Lues.
6. Innersekretorische Störungen:
    a) jugendlicher Diabetes (Hypoinsulinismus),
    b) Kretinismus (Hypothyreoidismus),
    c) primärer Hypoparathyreoidismus,
    d) hypophysäre Zwerge (Hypopituitarismus).

Aus dieser Übersicht sieht man jedenfalls, daß je nach der Art des Zwergwachstums therapeutisch verschiedenste Wege versucht werden können.

4. Cushing-Syndrom (das basophile Adenom).

Cushing beschrieb im Jahre 1932 als erster einen Symptomenkomplex, der nach ihm Cushingsche Krankheit benannt wurde und den er auf ein basophiles Adenom des Hypophysenvorderlappens bezog. Tatsächlich gibt es derartige Adenome, die zu dem klinischen Bild führen, sie sind aber selten, viel häufiger wird dieser Symptomenkomplex durch Nebennierenrindentumoren hervorgerufen (s. S. 89). Deshalb ist es richtiger, nur von einem Cushing-Syndrom zu sprechen.

Die Symptomatologie der Krankheit ist charakterisiert durch Plethora, Akrozyanose, Neigung zu Purpura, Auftreten zahlreicher auffallend roter Striae am Abdomen und eine schmerzhafte Fettsucht von bestimmtem Typus, bei dem nämlich Nacken, Gesicht und vor allem Abdomen besonders betroffen sind, während die Extremitäten, auch die Hüften, normale Fettschicht haben, ferner durch Hirsutismus, Genitalstörungen (Metrorrhagie, welcher Amenorrhoe folgt, und Impotenz), Hypertonie, Osteoporose und durch eine Neigung zu geringer Zuckertoleranz und Hyperglykämie. Die Fettansammlung im Gesicht (Vollmondgesicht), die durch die Rötung und eine Zyanose noch auffallender wird, gibt dem Kranken ein charakteristisches Gepräge. Meist entwickelt sich diese Fettsucht rasch. Störungen des Wasserhaushaltes mit Polyurie sind selten. Die Osteoporose betrifft nur Wirbelsäule und Rippen, sie kann zu Spontanfrakturen und zu einer Kyphose der Brust- und Lordose der Lendenwirbelsäule führen. Entsprechende Schmerzen können sich einstellen. Röntgenologisch sieht man die sogenannte „Fischwirbelbildung", die Wirbelkörper sind verschmälert, die Deck- und Grundplatten der Wirbel zeichnen sich deutlich ab und sind etwas eingedellt. Durch den Darm wird Kalzium im Übermaß ausgeschieden, die Ca-Bilanz ist negativ. Der Hochdruck kann zu kardialer Dekompensation führen. Die basophilen Adenome sind meist sehr klein, weshalb der Röntgenbefund der Sella in der Regel normal ist. Die Kranken fühlen sich meist müde, die Asthenie kann zu Bettlägrigkeit führen. Meist sind nur erwachsene Frauen, selten auch Männer betroffen.

Die Krankheit entwickelt sich relativ rasch, sie kann nach Erreichen eines Höhepunktes stationär werden. Spontane Remissionen oder Heilungen sind größte Seltenheiten. Die Mehrzahl der Fälle endet, trotz aller Therapieversuche, innerhalb von fünf Jahren tödlich. Oft gehen die Kranken an interkurrenten Infekten zugrunde, gegenüber welchen sie eine verminderte Resistenz zu haben scheinen.

Hinsichtlich der schwierigen Differentialdiagnose gegenüber Nebennierenrindentumoren sei auf das Kapitel Nebennieren verwiesen. Die Differentialdiagnose ist für die Therapie naturgemäß von größter Bedeutung, da Nebennierenrindentumoren zu operieren sind. Beim hypophysären CUSHING-Syndrom haben Röntgenbestrahlungen in vereinzelten Fällen gute Erfolge gezeitigt (CUSHING), meist aber versagt diese Behandlung oder ihr Erfolg ist nur ein vorübergehender. Da das weibliche Sexualhormon (Follikulin) die Funktion des Hypophysenvorderlappens hemmt, wurden entsprechende Therapieversuche angestellt. DUNN gab durch Monate hindurch hohe Dosen von weiblichem Keimdrüsenhormon und beobachtete damit angeblich weitgehende Besserungen.

5. SIMMONDSsche Krankheit.

SIMMONDS beschrieb diese Krankheit, die auf einer Zerstörung oder Insuffizienz der Adenohypophyse beruht, im Jahre 1914. Die Ursache des Zugrundegehens des Vorderlappens der Hypophyse kann verschiedenster Art sein. Relativ häufig tritt die SIMMONDSsche Krankheit nach Entbindungen auf, woraus geschlossen wurde, daß eine Thrombose in der Hypophyse nach der Geburt zur Nekrose der Drüse oder eine funktionellen Erschöpfung der in der Schwangerschaft überbeanspruchten Drüse zu ihrer Insuffizienz führe. Freilich können auch Blutungen, Fibrome, zystische Degenerationen, Übergreifen maligner Tumoren, Tumormetastasen, Tuberkulose, Lues und andere Ursachen die gleiche Folge haben.

In zwei Drittel der Fälle handelt es sich um Frauen, die in jedem Lebensalter erkranken können. Der Verlauf ist nicht selten ein foudroyanter und führt in wenigen Wochen zum Tode, in der Regel zieht er sich aber über viele Jahre hin.

Die Symptomatik ist von der höchstgradigen Abmagerung und Kachexie beherrscht. Die quergestreifte Muskulatur, ebenso wie das Fettgewebe, das Herz, die Eingeweide und die endokrinen Organe nehmen an diesem atrophisierenden Schwunde teil. Die Haut wird runzelig und trocken, die Kranken verlieren ihre

Körperbehaarung. Der Grundumsatz ist vermindert und die Körpertemperatur liegt oft unter der Norm. Der Blutdruck ist meist erniedrigt. Oligurien verschiedener Art werden oft beobachtet (s. S. 178). Eine Hypoglykämie ist häufig. Die Genitalfunktionen erlöschen alsbald. Auch psychisch ändern sich die Kranken, sie vergreisen; meist sind die Kranken apathisch.

Differentialdiagnostisch macht vor allem die Abmagerung gegenüber Psychopathen, die keine oder sehr wenig Nahrung zu sich nehmen (Anorrhexia nervosa), große Schwierigkeiten. Ohne Zeichen der Vergreisung, Haarausfall und ohne Nachweis eines verminderten Grundumsatzes sollte man mit der Diagnose zumindest vorsichtig sein. Manchmal kann erst die Spitalsbeobachtung mit Zwangsfütterung entscheiden. Der Morbus Addison, selbst ein Hyperthyreoidismus mit starker Abmagerung (und geringer psychischer Erregung), können ein ähnliches Bild hervorrufen, im allgemeinen macht aber diese Abgrenzung keine Schwierigkeiten.

Die Behandlung sollte in der Zufuhr des Vorderlappenextraktes bestehen. Tatsächlich wurde über vereinzelte günstige Erfolge berichtet. Man darf die Hoffnung auf einen Erfolg mit dieser Therapie aber nicht hochschrauben, da wir, wie oben erwähnt, verläßliche Vorderlappenextrakte nicht besitzen.

6. Dystrophia adiposogenitalis (die Fröhlichsche Krankheit).

Fröhlich beschrieb 1901 einen Symptomenkomplex, der hauptsächlich durch Fettsucht, Wachstumsstörung im Sinne des Zwergwuchses und Genitalhypoplasie charakterisiert war. Er nahm ätiologisch eine Unterfunktion der Hypophyse an. Immer mehr hat sich aber die Anschauung durchgesetzt, daß Druckschädigungen des Hypothalamus und der benachbarten Gehirnabschnitte für die Krankheit verantwortlich gemacht werden müssen. Die Krankheit sollte unter diesen Umständen also in diesem Rahmen nicht besprochen werden; sie gehörte eigentlich zu den Erkrankungen des Zwischenhirns (s. S. 15).

Ätiologisch kommen vor allem Druck durch Kraniopharyngeome (s. S. 9) oder andere suprasellare Tumoren in Frage, aber auch Enzephalitiden, Blutungen, Schädelbasisfrakturen mit ihren lokalen Folgen, Schußverletzungen usw., kommen in Betracht. Raab hielt es für möglich, daß auch ein plumpes, steilgestelltes Dorsum sellae zur Dystrophie führen könne.

Das Hauptsymptom neben dem Hypogenitalismus ist die Fettsucht, wobei die Anordnung des Fettes femininen Typus hat und Bauch, Hüften, Nates, Mons veneris und Mammae besonders betroffen sind. Bei männlichen Kranken ist diese Fettverteilung auffälliger als bei weiblichen. Beim Kind bleibt die Sexualentwicklung aus, die Stimme bleibt hoch, beim Erwachsenen kommt es zur Atrophie der Genitaldrüsen und zu all deren Folgen. Im jugendlichen Alter stellt sich eine Wachstumsstörung ein, die dem hypophysären Zwergwuchs ähnelt, die Knochenkerne verknöchern nicht und die Epiphysenfugen bleiben offen. Die Toleranz gegenüber Kohlehydraten ist erhöht, der Blutzucker ist meist erniedrigt, die Insulin- und Adrenalinempfindlichkeit vermindert. Ein Diabetes insipidus kann sich einstellen. Die Hirnbasis-Tumor-Symptome, Optikusatrophie, bitemporale Hemianopsie, Kopfschmerzen usw. (s. S. 9) können im Vordergrund des klinischen Bildes stehen.

Therapeutisch kommt bei Tumoren die (meist schwierige) Operation mit Nachbestrahlung in Betracht. Die Fettsucht wird mit Diät und Schilddrüsenpräparaten behandelt. Zufuhr von Genitalhormonen soll gelegentlich den Hypogenitalismus erfolgreich bekämpft haben.

Differentialdiagnostisch ist bei Kindern bzw. Adoleszenten vor allem an eine gewöhnliche Fettsucht mit gleichzeitig verspäteter Pubertät zu denken. Es ist nicht selten, daß derartige Fälle, die sich später normal entwickeln, ursprünglich für eine FRÖHLICHsche Krankheit gehalten wurden. Es sind übrigens wahrscheinlich meist auch derartige Fälle gewöhnlicher Fettsucht, in welchen die Zufuhr von Hypophysenextrakten angeblich zur Heilung geführt hat.

7. Diabetes insipidus.

Unter Diabetes insipidus versteht man eine exzessive Polyurie mit sekundärer Polydipsie (Vieltrinken), die durch Störungen im Hypophysenhinterlappen-Zwischenhirn-System bedingt ist. Auf die physiologischen und pathologischen Grundlagen der Krankheit wurde oben bereits eingegangen (s. S. 7). Diabetes insipidus ist häufig Komplikation einer anderen hypophysären, zwischenhirnbedingten Krankheit, sie ist nicht selten aber auch ein selbständiges Leiden, welches übrigens die Lebensdauer nicht verkürzt. Die Krankheit setzt nach Traumen manchmal schlagartig ein.

In der Mehrzahl der Fälle handelt es sich um eine Insuffizienz des Hinterlappens, die durch verschiedene Prozesse der Umgebung der Hypophyse, des Infundibulum, wie Tumoren, Lues, Traumen usw., unmittelbar oder mittelbar bedingt ist. Fälle, die auf die therapeutische Zufuhr von Hinterlappenextrakt nicht ansprechen, lassen allerdings vermuten, daß Zwischenhirnstörungen allein bei intakter Hypophyse auch zu einem Diabetes insipidus Anlaß geben, zumal in derartigen Fällen autoptisch gelegentlich anatomische Schädigungen der hypothalamischen Zentren gefunden wurden. Auch die Oligurie im Fieber, im Schlaf, unter Morphium usw. scheint gleiche Schlußfolgerungen zuzulassen.

Die Symptomatologie ist lediglich die der Polyurie, der sekundären Polydipsie, des ungewöhnlichen Durstes der Kranken. Sie verhalten sich im übrigen normal. Die Mehrzahl der Fälle halten bei einem Tageskonsum von 10 bis 15 l Wasser, es gibt aber Fälle, die 30 l trinken. Der Durst zwingt die Kranken, auch während der Nacht mehrmals Flüssigkeit zu sich zu nehmen. Werden sie gehindert, Flüssigkeit aufzunehmen, so kommt es unter schweren Verdurstungserscheinungen zu Aufregungszuständen. Der Harn ist begreiflicherweise nieder gestellt und hat ein spezifisches Gewicht um ungefähr 1006.

Differentialdiagnostisch können sich große Schwierigkeiten gegenüber einer primären nervösen *Polydipsie* ergeben. Das klinische Bild als solches ist das gleiche. Schon beim Erheben der Anamnese aber gewinnt man meist den Eindruck, daß die Persönlichkeit des Kranken psychopathe Züge zeigt, und damit einen Hinweis auf die Psychoneurose, die Polydipsie. Die klinische Unterscheidung geschieht durch den Durstversuch und durch den Effekt der Hormonzufuhr. Während primäre Polydipsien im Durstversuch, zumal unter starken Luminaldosen, sistieren und bei einer in diesem Sinne systematisch weitergeführten Behandlung auch — oft nur vorübergehend — geheilt werden können, hält die Polyurie beim Diabetes insipidus an, es kommt zu zunehmender Verdurstung. Ein wichtiger Fingerzeig im Durstversuch ist auch das spezifische Gewicht des Harnes. Beim Diabetes insipidus ändert es sich nicht, bei primärer Polydipsie steigt es alsbald auf etwa 1012 bis 1014 an. Unter Hormonzufuhr geht die Polyurie beim echten Diabetes insipidus ferner häufig zurück; auch dies scheint die Diagnose zu bestätigen. Diese klinischen diagnostischen Hilfen müssen aber nicht beweisend sein, auch fallen sie häufig nicht eindeutig aus. Sie sind nicht unbedingt beweisend, weil Hinterlappenextrakt auch die Diurese des Normalen und daher auch der primären nervösen Polydipsie vermindern kann und weil der Durstversuch auch bei manchen Psychopathen technisch nicht gelingt. Auch sie geraten in Erregungszustände. Hinzu kommt, daß die merkwürdige

Erfahrung gemacht wurde, daß ein experimentelles Vieltrinken zu einer Polyurie führt, bei der schließlich Dürsten oder normale Flüssigkeitsaufnahme nicht mehr vertragen werden. Innerhalb kurzer Zeit scheint sich aus der primären Polydipsie eine (sekundäre) nun primäre Polyurie, also eines Diabetes insipidus entwickelt zu haben; durch die Gewöhnung an die Wassermengen und die damit gegebene Polyurie sistiert diese nicht mehr, wenn das Vieltrinken unterbrochen wird, sie zwingt aber zur Polydipsie.

Die Therapie hat die Ätiologie zu berücksichtigen (s. S. 14). In idiopathischen Fällen erzielt man die besten Erfolge mit „Schnupfen" von getrocknetem pulverisiertem Hypophysenhinterlappenextrakt. Statt täglich zwei- bis viermal etwa 60 mg (entsprechend 10 Einheiten) des Pulvers in die Nase einzuschnupfen, kann man meist mit besserem Erfolg diese Menge mit einem Zerstäuber einbringen lassen. Oft genügt eine morgendliche und eine abendliche Einblasung. Extraktinjektionen haben sich in der Praxis viel weniger bewährt. Eine Psychotherapie — eine sekundäre funktionelle Komponente im Sinne gewohnheitsmäßigen Trinkens kompliziert das Bild fast immer — ist nebenbei dringend zu empfehlen.

8. Hypothalamische Störungen.

In den voranstehenden Kapiteln haben wir mehrfach darauf hingewiesen, daß nicht die Hypophyse allein, sondern auch das Zwischenhirnsystem an den beschriebenen Störungen beteiligt ist. Für eine Reihe von Krankheiten wurde wenigstens für bestimmte Fälle gezeigt, daß der Hypothalamus allein mit Wahrscheinlichkeit oder sogar mit Sicherheit für ihr Auftreten verantwortlich ist (CUSHING-Syndrom, Dystrophia adiposogenitalis). Zwischenhirnläsionen führen auch zu isolierten Störungen, zu Fettsucht, Hypo- oder Hypergenitalismus, zu Kohlehydratstoffwechselveränderungen, zu Fieber oder zu Untertemperatur, zu Diabetes insipidus, Störungen, die in diesen Fällen der Neurologie zugehören und auf die hier nicht näher eingegangen werden kann.

II. Erkrankungen der Schilddrüse.

A. Allgemeine Bemerkungen zur Physiologie der Schilddrüse.

Das Hormon der Schilddrüse ist das Thyroxin; es ist in der Schilddrüse an Globulin gebunden und dürfte im Organismus überhaupt nur als Thyreoglobulin vorkommen. Neben dem Thyroxin findet sich in der Schilddrüse auch das Dijodtyrosin. Vielleicht ist das Dijodtyrosin nur ein Zwischenprodukt bei der Bildung des Thyroxins. Der wichtigste, biologisch wirksamste Bestandteil des Thyroxins ist das Jod. Jod kommt in der Schilddrüse in geringerer Menge in wasserlöslicher und in einer an die Zellen gebundenen unlöslichen Form, vor allem aber als Bestandteil des Thyroxins und Dijodtyrosins vor. Der Jodgehalt des Gewebes, welcher im Kolloid unverhältnismäßig größer ist als im Epithel, wechselt je nach dem Funktionszustand der Drüse: Zunahme der Aktivität der Drüse führt zu Abnahme des Kolloids an Jod. Das Schilddrüsenkolloid speichert also in Ruhe Jod und gibt es durch innere Sekretion ab, wenn die Drüse in Funktion tritt. Die überfunktionierende Drüse ist kolloidarm.

Reines (auch synthetisch hergestelltes) Thyroxin hat im Prinzip gleiche physiologische Wirkungen wie das Thyreoglobulin. Es bestehen aber doch gewisse Unterschiede in der Wirkung: verabfolgt man Schilddrüsensubstanz, die wahrscheinlich nur Thyreoglobulin enthält, so wirkt diese energischer als Thyroxin. Die Wirkung des letzteren wird durch orale Verabreichung zum Unterschied von der Schilddrüsensubstanz stark abgeschwächt.

Das Schilddrüsenhormon beeinflußt den Stoffwechsel fast in jeder Richtung, es wirkt auf den Gas-, Eiweiß-, Kohlehydrat-, Fett-, Wasser- und Mineralstoffwechsel. Es steigert bekanntlich die Oxydationsprozesse. Der Grundumsatz ist bei Überfunktion der Drüse erhöht, bei Unterfunktion herabgesetzt. Hyperthyreose führt daher zur Abmagerung. Bei Schilddrüsenüberfunktion ist der Eiweiß-umsatz stark erhöht, die Ausscheidung von Harnstoff, Kreatin und Kreatinin daher vermehrt; der vermehrte Abbau des Eiweißes kann durch eine erhöhte Kohlehydratzufuhr zurückgedrängt werden. Er bleibt aber unter Thyroxin-wirkung in qualitativer Hinsicht normal, es bestehen gegenüber der Norm nur quantitative Unterschiede. Auch der Kohlehydratumsatz ist bei Schilddrüsen-überfunktion gesteigert, auch er bleibt qualitativ normal. Die Leber verliert nach Thyroxinwirkung rasch Glykogen, die Muskeln verlieren es in viel geringerem Ausmaße. Die Kohlehydrattoleranz ist bei Schilddrüsenüberfunktion erhöht (bei Myxödem vermindert). Auch Fett wird unter steigendem Schilddrüsen-hormon in steigendem Ausmaß verbrannt. Thyroxin kann die Wasserausschei-dung erhöhen, bei Schilddrüsenunterfunktion besteht eine Neigung zur Wasser-retention. Thyroxin fördert die NaCl- und Kalziumausscheidung.

Bezüglich der Beeinflussung der verschiedenen Organfunktionen, des Einflusses der Schilddrüse auf Kreislauf, Verdauungsorgane, Nervensystem, Haut und Wachstum unter physiologischen Verhältnissen sei auf die Lehrbücher der Physio-logie verwiesen; auf die diesbezüglichen Auswirkungen unter pathologischen Be-dingungen wird unten näher eingegangen werden.

Die Schilddrüsentätigkeit wird auf mehrfachen Wegen gesteigert: 1. direkt durch den Sympathikus, das vegetative Nervensystem kann durch Reize, die über den Sympathikus laufen, die Ausschüttung von Thyroxin veranlassen; 2. durch das thyreotrope Hypophysenhormon; die Beeinflussung geschieht hormonal auf dem Blutwege. Das thyreotrope Hormon führt ebenfalls zur Aus-schüttung von Thyroxin. Durch thyreotropes Hormon lassen sich experimentelle Zeichen der Thyroxinvergiftung, bzw. beim Menschen das klinische Bild des Morbus Basedow hervorrufen, der Sauerstoffverbrauch steigt an, der Jodgehalt der Schilddrüse nimmt ab und die Leber verarmt an Glykogen. Dieses thyreo-trope Hormon stammt aus dem Hypophysenvorderlappen, es wurde auch im Zwischenhirn, Blut, Liquor und Harn nachgewiesen. Im Blut findet es sich aller-dings nur in sehr geringer Menge und verschwindet, in die Blutbahn injiziert, sehr rasch. Die Überproduktion von thyreotropem Hormon kommt nur als Ursache bestimmter Thyreotoxikosen (im Klimakterium, vielleicht bei Akromegalie) vor. Thyreotropes Hormon und Thyroxin halten sich normalerweise das Gleich-gewicht, vermehrte Bildung des Thyroxins führt zu verminderter Bildung des thyreotropen Hormons (et vice versa) (s. die glandotropen Hormone der Hypo-physe S. 4). Vermehrte Thyroxinausschüttung auf einen Sympathikusreiz hin wird daher durch die sofort einsetzende antagonistische Hemmung des thyreo-tropen Hormons gebremst. Der Organismus kann sowohl gegen das Thyroxin wie gegen das thyreotrope Hormon Antikörper bilden, welche beide die Über-produktion des Thyroxins hemmen. Auch das Dijodtyrosin dürfte auf die Thyroxinabgabe regulierend einwirken, es fördert die Kolloidbildung und die Speicherung des Thyroxins. Die Thyroxinbereitung hängt schließlich noch von einer Reihe von Faktoren ab, wie Jodgehalt der Nahrung, tellurische Momente, Klima, Ernährung, Vitamine, Alter, Geschlecht, Pubertät, Gravidität, Klimakterium usw.

Der Jodstoffwechsel. Im Thyroxin und Dijodtyrosin ist das Jod organisch gebunden und gespeichert. Jod wird ständig mit der Nahrung in kleinen Mengen aufgenommen, die Ausscheidung erfolgt durch Harn und Stuhl, zum großen Teil durch die Haut und die Lungen. Wenn Jod auch in allen organischen Geweben zu finden ist, so lagern in der Schilddrüse unverhältnismäßig große Mengen, einige Milligramme, eine im Verhältnis zum übrigen Jodvorkommen im Gesamtorganismus enorme Menge (Verhältnis etwa 1000 : 1), denn das zugeführte Jod wird in der Schilddrüse gespeichert. Normalerweise beträgt der Blutjodgehalt zirka 10 bis 15 γ in 100 ccm Blut, von welchem Jod ungefähr 30% in Alkohol unlöslich und an Eiweiß gebunden sind. Dieses Jod gibt einen ungefähren Maßstab für das im Blut kreisende Schilddrüsenhormon. Meerwasser enthält wenig Jod (50 bis 70 γ in 1000 ccm), es wird im Meerwasser von Algen, Wasserschwämmen usw. und von bestimmten Fischen stark gespeichert. Jodwässer verdanken ihren Jodgehalt Speicherungen in Meerespflanzen aus prähistorischer Zeit. Der Jodgehalt der Schilddrüse des Erwachsenen schwankt zwischen 2 und 9 mg; die Schilddrüse des Neugeborenen ist fast jodfrei, im Laufe der Jahre nimmt der Jodgehalt bei Kindern erheblich zu. Meeresanrainer speichern mehr Jod als Bewohner des Binnenlandes. Die Speicherung des Jods in der Schilddrüse erfolgt in Form des Thyroxins (eines Di-Jod-Oxyphenylesters des Dijodtyrosins); die Schilddrüse des Erwachsenen enthält ungefähr 7 bis 8 mg, der Gesamtkörper des Erwachsenen zirka 25 mg Thyroxin. Der Organismus des Erwachsenen verbraucht täglich ungefähr $^1/_2$ bis 1 mg Thyroxin. Sowohl Dijodtyrosin wie Thyroxin sind synthetisch dargestellt worden.

B. Struma (Kropf).

Einleitung. Unter Struma, Kropf, versteht man die (nicht durch Tumor oder Entzündung bedingte) Vergrößerung der Schilddrüse über die Norm. Ist die Vergrößerung eine gleichmäßige und fehlen anatomische und funktionelle Veränderungen der Drüse, so spricht man von einer *Struma diffusa hyperplastica.* Ist die Vergrößerung des Organs durch Zunahme des Kolloids bedingt, so spricht man von einer *Struma diffusa colloides.* Führt die abnorme Kolloidspeicherung zu einer Vergrößerung der Alveolen und Zunahme der Drüsenfollikel, so entsteht allmählich die *Struma diffusa cystica.* Kommt es in einer Struma zu einer Wucherung des Epithels, wobei gleichzeitig der Kolloidgehalt abnimmt, so spricht man von einer *Struma diffusa parenchymatosa*; die Funktion der Schilddrüse bleibt normal, diese Form der Schilddrüsenvergrößerung kann aber auch das anatomische Substrat der Basedowstrumen abgeben, bei welchen allerdings eine abnorme Vaskularisation die Regel ist (s. S. 35) *(Struma diffusa parenchymatosa vascularis).*

Unter *Struma nodosa (adenomatosa)* versteht man die Bildung umschriebener Knoten in der Drüse, welche gutartigen Adenomen der Drüse entsprechen. Es resultieren asymmetrische Kröpfe, bald nur mit einem, bald mit zahlreichen Knoten. Das Adenom kann in seiner Struktur einer Kolloid- oder Parenchymstruma entsprechen. Die Alveolen des Adenomknotens sind zumeist klein und enthalten wenig Kolloid; dieses kann sehr wenig oder auch sehr viel Thyroxin enthalten, die übrigen Anteile der Schilddrüse sind in der Regel jod- bzw. thyroxinarm.

Die Struma diffusa hyperplastica bzw. parenchymatosa oder colloides und die einfache Knotenstruma können unter der Bezeichnung „*einfache Kröpfe*" zusammengefaßt werden. Wenn sich auch, wie schon erwähnt, bei diesen Kröpfen gewisse Unterschiede in der Anreicherung des Jods oder Thyroxins in verschiedenen Anteilen der Drüse ergeben können, so ist in diesen Fällen der Gesamtgehalt der Schilddrüse an Thyroxin doch normal; Zeichen einer Über- oder Unterfunktion fehlen.

Während der Pubertät oder während Schwangerschaften kommt es nicht selten zu einer mäßigen diffusen Struma — der Volksmund spricht bei leichten Schilddrüsenvergrößerungen von „Blähhals"; „Kropf" beleidigt das Ohr zumindest seines weiblichen Trägers —, die anatomisch entweder einer Parenchym- oder einer Kolloidstruma entspricht. Man kann diese Schilddrüsenvergrößerungen als physiologische bezeichnen. Die leichten Strumen Jugendlicher sind nicht nur an die Pubertät gebunden, man sieht gleichartige „Blähhälse" auch noch nach der Pubertät, auch noch im Alter von 20 bis 24 Jahren, ohne daß ihnen Bedeutung zukäme. Der „juvenile Kropf" bedarf keiner Behandlung.

„Einfache Kröpfe" können „Basedowkröpfe" werden *(Struma basedowificata)*; es kann sich hierbei um eine Knotenstruma oder um eine diffuse Struma handeln, die in die Thyreotoxikose übergeht. Unter *toxischem Adenom (toxic adenoma)* versteht man ein Adenom, welches durch seine Überaktivität zum Hyperthyreoidismus führt (s. S. 43). Es handelt sich hierbei um Schilddrüsen mit einer oder auch mehreren knotigen Stellen, in welchen das Parenchym auffallend zellreich ist, hiermit seine Überfunktion schon verratend. Alle diese Kröpfe gehören dem Hyperthyreoidismus zu (s. S. 26). In diesen Fällen wandelt sich auch der histologische Aufbau im Sinne des größeren Zellreichtums der Drüse bzw. des Adenomknotens. Nach manchen Statistiken sollen etwa 20% der einfachen Knotenstrumen in die toxische Form *(Struma basedowificata)* umschlagen; unseres Erachtens ist diese Zahl viel zu hoch gegriffen.

Vorkommen. Der einfache Kropf kommt sporadisch und endemisch vor; bei ersterem muß eine konstitutionelle, familiäre Veranlagung angenommen werden; das viel häufigere Vorkommen bei der Frau (Verhältnis Frau zu Mann wie 5 : 1) spricht im gleichen Sinne. Auf den endemischen Kropf und seine Beziehungen zum Kretinismus kommen wir später zurück (s. S. 52). Hier sei nur darauf hingewiesen, daß auch in Kropfgegenden das hereditäre Moment eine Rolle zu spielen scheint, daß aber gewiß auch andere Faktoren mit im Spiel sind. In Gegenden mit endemischem Kropf ergeben sich schon beim Neugeborenen im Gewicht der Thyreoidea große Unterschiede gegenüber anderen Landesteilen: das Durchschnittsgewicht der Schilddrüse des Neugeborenen beträgt z. Beispiel in Kiel 1,9, in Bern 8,2, in Königsberg 3,5 und in München 6,0 g, das heißt in Bern und München, wo der Kropf häufig ist, ist die Schilddrüse von Anbeginn an größer. In Kropfgegenden soll der Boden, die Luft und das Wasser auffallend wenig Jod enthalten, weshalb — dies ist die Theorie maßgebender Kropfforscher hinsichtlich der Ätiologie dieser Kröpfe — sich die Schilddrüse durch Epithelwucherung und Vergrößerung des Organs anpaßt. Auf Grund dieser Überlegungen wurde die bekannte Kropfprophylaxe mit jodiertem Kochsalz eingeführt, sei es, daß die Gesamtbevölkerung dieses Salz im freien Handel bekam, sei es, daß die Schulkinder systematisch mit kleinen Joddosen behandelt wurden. In Österreich war WAGNER V. JAUREGG der Inaugurator dieser Kropfprophylaxe. Die Erfolge waren gut. Auf Grund der seinerzeitigen Erfahrungen wird diese Prophylaxe in Österreich heute auch wieder eingeführt. Zweifellos besteht die Gefahr, mit diesen kleinen Joddosen gelegentlich einen Jodbasedow hervorzurufen, es sind auch Fälle bekanntgeworden, in welchen die Kropfprophylaxe offenbar zum Morbus Basedow geführt hat (s. S. 43), die Fälle scheinen aber sehr selten und die Vorteile der Prophylaxe überwiegen bei weitem ihre Nachteile. Beim Kretinismus findet sich etwa in der Hälfte der Fälle eine große Knotenstruma; der Zustand ist überdies durch Wachstumsstörungen, Idiotie und Taubstummheit gekennzeichnet (s. S. 52).

Es ist kein Zweifel, daß dem Strumagewebe eine Thyreoidea-Funktion, allerdings in stark abgeschwächtem Maße, zukommt. Im allgemeinen findet aber bei einfachen Strumen durch die Massenzunahme an Gewebe mit geringer Schilddrüsenfunktion und durch eine verminderte Funktion des sonst noch vorhandenen normalen Schilddrüsengewebes ein funktioneller Ausgleich statt, so daß der einfache Kropf Über- oder Unterfunktion der Schilddrüse im allgemeinen nicht zeigt; anderseits ist es aber verständlich, daß es neben diesen „euthyreoten" auch „hyper- und hypothyreote" Kröpfe gibt und daß sich der Kropf früher oder später mit Hyperthyreoidismus- oder Myxödemzeichen komplizieren kann.

Klinische Symptomatologie. Wenn man von diesen gelegentlichen sekundären Schilddrüsen-Über- oder -Unterfunktionsstörungen, wie bei einer Struma basedowificata, absieht, so erschöpft sich die Symptomatologie der einfachen Kröpfe in den Folgen der lokalen Raumbeschränkung durch die große Schilddrüse auf die Umgebung, auf die Gefäße, auf die Arterien und insbesondere auf die Venen, auf den Kehlkopf, die Trachea und die Nerven. Das Herz kann in mehrfacher Hinsicht in Mitleidenschaft gezogen sein („Kropfherz", s. S. 21).

Bei den einfachen Strumen werden die großen Halsgefäße in der Regel seitlich verschoben. Die Karotis rückt nach außen, sie ist oft am lateralen Rand des Sternokleidomastoideus oberflächlich, scheinbar subkutan, zu palpieren; sie lagert sich an den lateralen Rand der Struma bzw. eines großen Strumaknotens, dem sie bogenförmig ausweicht. Bei maligner Struma wird die Gefäßscheide der großen Halsgefäße von Aftergewebe durchsetzt, sie bleibt mit den Gefäßen an Ort und Stelle, die Karotis wird hier also nicht verschoben, ein differentialdiagnostisch wichtiges Zeichen. Bei einem Wachstum des Kropfes nach unten können auch die Anonyma und schließlich auch der Arcus aortae abwärts gedrängt werden, ohne daß sich dies in der Regel in irgendeiner Weise funktionell auswirken würde. Die viel empfindlicheren, in ihrer Wand weniger resistenten Venen geben einem Druck durch eine große Schilddrüse hingegen nach, sie werden komprimiert. Auch eine hochgradige Kompression der großen Halsvenen hat aber meist noch keine schweren Folgen für den Kranken, wenn die Struma einseitig ist; die reichlichen Kollateralen schaffen ausreichenden Abfluß. Auf der Seite des großen Strumaknotens sieht man alle Venen und die neuen Kollateralen strotzend gestaut. Eine beiderseitige Kompression freilich kann subjektive Stauungserscheinungen, Kopfschmerzen, Blutandrang zum Kopf, Hitzegefühl, Schwindel, insbesondere im Flachliegen, bei körperlicher Arbeit oder bei vornübergeneigter Haltung, bedingen. Über den Klavikeln oder dem Sternum kann man starke Venenstämme sehen, die einen Teil des Kollateralkreislaufes der oberen Halspartien zu Interkostal- und Mammaria interna-Venen darstellen. Je tiefer der Kropf liegt, bzw. je tiefer der Kropf in die obere Thoraxapertur eintaucht, um so mehr werden die Stauungserscheinungen im Hals und im Schädel durch schließliches Betroffensein der Venae anonymae in Erscheinung treten, wobei freilich durch bessere oder schlechtere Kollateralen ein besserer oder schlechterer Ausgleich geschaffen werden kann.

Auf die mehr den Chirurgen interessierende, im Einzelfalle sehr variable Topographie des Kropfes sei nicht näher eingegangen; bei einem Wachstum der Struma nach unten schiebt sie sich meist vor, selten hinter den großen Gefäßen nach abwärts, unter Umständen bis zum Arcus aortae. Bei einem Wachstum der Schilddrüse nach hinten umwächst sie die Trachea oder auch den Larynx. Die halbe Trachea oder drei Viertel derselben können so im Schilddrüsengewebe eingebettet sein. Meist handelt es sich hierbei um eine Struma diffusa, nicht nodosa. Die Struma nodosa entwickelt sich am häufigsten nach vorn, nach der Richtung des geringsten Widerstandes. Die Größe der median gelegenen Strumen wird von den in kosmetischer Hinsicht besorgten Patientinnen zumeist stark überschätzt: sowohl bei einer sehr geringgradigen diffusen Struma, bei welcher der

Isthmus der Schilddrüse sich entsprechend der allgemeinen Zunahme des Drüsengewebes mitvergrößert hat, als auch bei einem sehr kleinen, vom Isthmus oder etwa dem Lobus pyramidalis ausgehenden Strumaknoten wölbt sich der Halskontur in der Medianlinie unverhältnismäßig stark vor, da vergrößerte Schilddrüsenanteile (diffuse oder knotige Isthmuspartien) auf die Trachea zu liegen kommen. Während die mäßige Vergrößerung in den übrigen Partien der Schilddrüse vom Patienten nicht wahrgenommen werden kann, wird ihm gerade diese Stelle als besonders groß auffallen, und dies um so mehr, als die Kranken beim Betrachten ihres „kropfigen" Halses vor dem Spiegel den Kopf erfahrungsgemäß nach hinten neigen und hierbei die Trachea mit dem an sich oft kaum vergrößerten Isthmus der Schilddrüse durch die Lordosehaltung der Halswirbelsäule nach vorne über das Niveau der seitlichen Halspartien herausdrücken. Nach vorne wachsende große Knoten können die Halsfaszie immer mehr verdünnen und sich schließlich nahezu subkutan lagern; die nachgiebige Haut erlaubt nun eine Weiterentwicklung großer Kröpfe, die sich unter Umständen entsprechend der Schwere über Klavikula und Sternum schieben *(Struma pendula)*.

Durch die Fixierung der Struma an den Kehlkopf hebt sich die Struma bei jedem Schluckakt nach aufwärts, ein gegenüber anderen Tumoren wichtiges differentialdiagnostisches Zeichen. Diese Hebung der Struma beim Schlucken läßt gewisse in der oberen Thoraxapertur liegende Kröpfe gelegentlich eben nur während des Schluckens zum Vorschein kommen: *Tauchkropf (goître plongeant)*. Wächst der Knoten noch tiefer, so wird er auch bei Husten und starkem Pressen aus der Thoraxapertur nicht mehr herausgehoben werden: *Struma intrathoracica fixa*; diese tiefere Lage kann insofern günstiger sein, als die Struma unterhalb der ersten Rippe mehr Raum hat und Verdrängungserscheinungen sich hier weniger auswirken müssen.

Zu den durch den Kropf verdrängten Organen gehören, wie schon erwähnt, vor allem auch der Larynx, die Trachea und eventuell die Bronchien. Die seitliche Verdrängung ist bei hoch kranial sitzenden Strumen am ausgiebigsten, aber auch am harmlosesten, da der Larynx weit bis an den Kieferwinkel ausweichen kann, ohne Schaden zu nehmen. Bei Tiefersitzen eines einseitigen Knotens wird die Trachea ausgebogen und auf der Höhe der Ausbiegung naturgemäß im Lumen verengt. Bei zwei in verschiedener Höhe sitzenden Knoten kann die Trachea auch S-förmig verbogen werden, es entstehen zwei stenotische Bezirke. Eine Einscheidung von beiden Seiten durch eine diffuse Struma oder zwei gleich hochsitzende Knoten führt zur säbelscheidenartigen Einengung des Tracheallumens; hier liegt eine Kompression der Trachea vor, die das Lumen viel mehr einzuengen droht als seitliche Verdrängung mit Einengung an ihrer höchsten Konvexität. Im Bereiche der Bifurkation ist die Ausweichmöglichkeit der Trachea am geringsten, da sie durch die beiden Hauptbronchien an den beiden Lungenhili fixiert ist, hier hat aber der Strumaknoten mehr Raum und kann selbst ausweichen (s. oben). Nach dem früher Gesagten ist ceteris paribus die Trachea im Bereiche der Thoraxapertur am meisten gefährdet. Die Ursachen, warum die Struma nicht selten gerade nach unten in die Thoraxapertur hineinwächst, sind mannigfaltig: kurzer Hals, kräftige Halsmuskulatur, die ein Ausweichen der Struma nach vorne verhindert, berufsmäßig häufige starke Inspiration (Sänger, Bläser) mit „Aspiration" der Struma in den Thorax, Hineindrängen der Struma bei kurzem Hals in die Apertur durch berufsmäßige vielstündige Senkung des Kopfes nach vorne (beim Schreibtisch usw.). Der Knoten kann demnach vorerst im Halsbereich liegen und durch diese Umstände langsam zum Tauchkropf werden.

Die einmal ausgebildete Trachealstenose wird vorerst nur bei forcierter, später auch bei normaler und schließlich oberflächlicher Atmung an dem *Stridor* erkannt.

Die Enge führt ferner durch die erschwerte Exspiration zum Emphysem (mit Rechtsbelastung des Herzens). Die Trachealstenose disponiert zum Katarrh und zur entzündlichen Schwellung der Schleimhaut, wodurch die Stenose sich noch deutlicher manifestiert. Trachealstenose, Schleimhautschwellung, Emphysem führen zu Atemnot, anfangs zu Arbeitsdyspnoe, später progredient zu schwersten dyspnoischen Zuständen auch in Ruhe, die Herzdekompensation kann schließlich die Dyspnoe noch wesentlich verschlechtern. Schwellungen der Schleimhaut an der Stenose können eine bestimmte Form des sogenannten „Kropftodes" durch Erstickung verursachen; diese kann aber auch dadurch eintreten, daß der Kropfkranke mit schon entwickelter hochgradiger Trachealstenose, zumal im Schlaf, eine bestimmte Kopfhaltung einnimmt. Es können z. B. flache Rückenlage oder leichte Beugung des Kopfes nach hinten zu plötzlicher Knickung und zum Verschluß einer malazischen Trachea und zu Erstickung führen.

Der Kropf kann durch eine Trachealstenose und ein sekundäres Emphysem zu einem Rechtsherzen, einem Cor pulmonale (s. Bd. I, S. 304, 368) führen (KOCHERsches dyspnoisches Kropfherz). Er kann ferner durch die Stauung der Venen zu einer Hyperämie der Struma führen, die wieder eine Funktionssteigerung, einen Hyperthyreoidismus, etwa mit toxischen Folgen für das Myokard, auslöst. Zugleich mit allen übrigen Erscheinungen des Morbus Basedow können sich daher Herzdilatation, Arythmie, Labilität des Blutdruckes und schließlich Herzinsuffizienz einstellen. Man spricht in diesen Fällen von einem Stauungskropfherz nach ROSÉ. Während bei dem KOCHERschen und ROSÉschen Kropfherz die an sich primär atoxische Struma durch Raumbeengung böse Folgen für das Herz nach sich zieht, das eine Mal über die Trachealstenose und das Emphysem, das andere Mal über die Halsvenenstauung mit Hyperämisierung der Struma, die nun sekundär hyperthyreotisch wird und so zum toxischen Herzschaden führt, gibt es schließlich noch „Kropfherzen", die durch eine primäre Über- oder Unterfunktion der Schilddrüse geschädigt wurden; es resultiert das „hyper- oder hypothyreotische Kropfherz". Das (primär) hyperthyreotische Kropfherz unterscheidet sich vom ROSÉschen Kropfherz dadurch, daß sich die Schilddrüse bei diesem durch ihr abnormes Wachstum selbst zu stauen beginnt und dadurch das Unheil, den Hyperthyreoidismus mit den Herzfolgen heraufbeschwört, während bei jenem primär der Hyperthyreoidismus das Herz ohne Rücksicht auf die Größe und Lage der Struma toxisch beeinflußt. Dieses hyperthyreote Kropfherz soll sich vom ROSÉschen Kropfherz klinisch angeblich dadurch unterscheiden, daß — abgesehen von einem Fehlen einer Stauung der Struma — in dem hyperthyreoten Zustandsbild lange Zeit die Kreislaufsymptome, Tachykardie, Herzklopfen, Hypertonie und auch Herzdilatation mit ihren Folgen im Vordergrunde stehen. Ob man tatsächlich berechtigt ist, dieses hyperthyreote Kropfherz von einem Morbus Basedow oder einem toxischen Adenom mit sekundärem toxischem Herzschaden abzugrenzen, ist unseres Erachtens mehr als fraglich. Das Problem des Kropfherzens ist dadurch noch verworrener, daß manche Autoren eine unmittelbare Schädigung des Herzmuskels durch die uns noch unbekannte Kropfnoxe annehmen. Ebenso wie im Rattenexperiment unter der Wirkung von Kropfwasser neben Kropf auch eine Herzhypertrophie mit Herzmuskeldegeneration auftreten kann, sollte die supponierte Kropfnoxe auch beim Menschen zum Myokardschaden führen können. Zieht man noch in Betracht, daß sich die Bedingungen für das mechanische Kropfherz und das ROSÉsche Stauungskropfherz kombinieren können, ferner daß der Hyperthyreoidismus zur Neurose Anlaß gibt und Herz-Psychoneurosen hierbei nicht selten sind, so versteht man, daß der Herzschaden (bzw. „das Kropfherz") bei einer Struma im

Einzelfalle hinsichtlich seiner Pathogenese oft schwer in ein bestimmtes Schema einzuordnen ist.

Der Ösophagus wird bei einer Struma wohl oft in größerem oder geringerem Ausmaß verdrängt, aber selbst hochgradige Verlagerungen haben meist keine funktionellen Folgen. Es treten fast nie Schluckbeschwerden auf. Nervenkompression kann in seltenen Fällen zur einseitigen Rekurrensparese mit Heiserkeit führen; der N. laryngeus superior ist fast niemals betroffen. Selten ist auch eine sekundäre Sympathikuslähmung mit einem HORNERschen Symptomenkomplex. Neuralgien, motorische oder sensible Reiz- oder Lähmungserscheinungen finden sich selten durch Druck auf den Plexus brachialis, den Nervus occipitalis minor, den Plexus cervicalis und schließlich den Nervus supraclavicularis.

Durch eine langsam sich entwickelnde, aber ständig progressive fibröse Umwandlung einer diffusen oder nodösen Struma wird sich die Konsistenz der Drüse oder ihrer Knoten deutlich verändern. Verkalkungen führen zu exzessiver Verhärtung. Als RIEDEL-Strumen werden abnorm indurierte „eisenharte" Strumen bezeichnet. Manche Autoren glauben in diesen Strumen eine spezifische, chronisch entzündliche, fibröse Veränderung erblicken zu müssen. Jedenfalls kann ohne histologische Untersuchung bei derartigen „eisenharten Schilddrüsen" zwischen Endausgängen einer Strumitis oder einem degenerativ-fibrösen Umwandlungsprozeß in dem angedeuteten Sinn nicht unterschieden werden und es liegen Beweise für die spezifische Natur dieser eisenharten, chronisch-fibrös-entzündlichen Strumen nicht vor (s. Strumitis). Im übrigen wird auch die Abgrenzung gegenüber Schilddrüsenkarzinomen palpatorisch oft kaum möglich sein (s. S. 25).

Akutes schmerzhaftes Anschwellen eines Knotens oder einer umschriebenen Partie der diffusen Struma, eventuell mit leichten Temperatursteigerungen und mit gleichzeitiger Konsistenzzunahme und Druckschmerzhaftigkeit der befallenen Partie ist fast immer durch die (nicht seltene) Blutung in die Struma bedingt. Die Abgrenzung gegen Strumitis ergibt sich zumeist durch den akuten Beginn und das rasche Abklingen der Erscheinungen. Nach Blutungen kommt es oft zur Verkalkung. Eine maligne Degeneration einer Struma ist selten.

Diagnose. Die Diagnose der Strumen macht im allgemeinen keine Schwierigkeit; wenn eine Thoraxdurchleuchtung gelegentlich unerwartet eine große intrathorakale Struma aufdeckt, so hatte dieses Übersehen des Mediastinaltumors fast nie praktische Bedeutung. Die Strumadiagnose ist nicht vollständig, wenn sie nicht die Frage berücksichtigt, ob die Krankheit hyper- oder hypothyreote Züge oder auch beide gleichzeitig aufweist. Der Palpationsbefund am Hals ist in der Regel so eindeutig, daß Zweifel über die Natur der gefundenen oder gesehenen Resistenz kaum auftauchen. Die Abgrenzung gegenüber malignen Tumoren der Schilddrüse (s. S. 25), Lymphdrüsentumoren aller Art, branchiogenen Zysten oder Tumoren, bei intrathorakaler Lage gegenüber dem Aneurysma und allen Mediastinaltumoren kann schwierig sein. Die Differentialdiagnose wird aber richtig getroffen werden, wenn nur an diese Möglichkeiten gedacht und die Symptomatik der verschiedenen, jeweils in Frage kommenden Krankheiten berücksichtigt wird. Bei der Diagnose der substernalen Struma und bei ihrer Abgrenzung gegenüber Mediastinaltumoren anderer Art scheint sich uns ein von v. ORTNER gelehrtes kleines perkutorisches Zeichen zu bewähren: Die über dem oberen Sternum gefundene Dämpfung wird bei tiefer Inspiration intensiver, wenn es sich um eine Struma, sie wird geringer oder sie wird sogar verschwinden, wenn es sich um ein Aneurysma oder einen anderen Mediastinaltumor handelt. Die Erklärung für das Phänomen liegt darin, daß die meist vor den Gefäßen gelegene Struma bei tiefer Inspiration noch mehr gegen das Sternum vorgepreßt wird, während das Aneurysma, bzw. die anderen, tief im Thorax gelegenen Tumoren, die bei oberflächlicher Atmung von der Lunge denudiert waren und trotz tiefer Lage eine Dämpfung gegeben hatten, in der Inspiration wieder von der Lunge überlagert sind. Freilich ist das Symptom ebensowenig verläßlich, wie die meisten physikalischen Zeichen. Die Röntgenuntersuchung ist für die Diagnose der intrathorakalen Struma von größter Wichtigkeit. Mit radioaktiven Jodisotopen wird man künftig durch den Nachweis der Jodspeicherung in dem fraglichen Tumor mit dem Geigerzähler die Diagnose aberranter Knoten sichern. Für den am Hals lokalisierten Kropf ist es typisch, daß die Arteria thyreoidea superior fast regelmäßig von oben an den oberen Pol der Geschwulst herantritt, daß sie also von ihrer Abgangsstelle an der Arteria carotis externa im Bogen emporsteigt, um sich dann erst zum oberen Pol der Struma zu senken. Hinsichtlich der richtigen Abgrenzung der benignen Struma gegenüber anderen in Frage kommenden Tumoren sei nochmals auf die Verschiebung der Arteria carotis nach außen, auf die Möglichkeit ihrer Palpation außerhalb des Sternocleidomastoideus am lateralen Rand der getasteten Geschwulst und auf die oben erwähnte Beziehung der Strumen zur Arteria thyreoidea superior, die man in allen Fällen am oberen Pol der Geschwulst und fast immer auch an ihrem medialen oberen Rand, oft tief bis zum Isthmus verfolgen kann, und schließlich auf die Mitbewegung beim Schlucken hingewiesen. Der Grad der Trachealstenose kann aus dem Stridor erschlossen werden, laryngologische und röntgenologische Untersuchungen werden, letztere auch unter Hinblick auf die Frage der Tracheomalazie, von Bedeutung sein.

Therapie. Auf die Prophylaxe wurde früher hingewiesen. Die Therapie des einfachen Kropfes ist in der Regel die Operation. Eine interne Therapie kommt nur in Frage, wenn der Allgemeinzustand eine Operation nicht mehr erlaubt. Diese Therapie wieder ist eine verschiedene, je nachdem, ob es sich um einen euthyreoten bzw. hypothyreoten oder um einen hyperthyreoten Kropf handelt. Während im letzteren Fall eine Röntgen- oder Radiumtherapie versucht werden kann, wird im ersteren Fall eine Jodtherapie versucht werden können. Wir haben einleitend darauf hingewiesen, daß der „einfache Kropf" in der Regel weder Über- noch Unterfunktion der Schilddrüse zeigt, daß aber fließende Übergänge zum Hyperthyreoidismus und zum Myxödem bestehen. Nur beim Kropf mit normaler Funktion oder bei leichter Unterfunktion wird also Jodtherapie versucht werden — und dies nur unter dauernder ärztlicher Kontrolle (zumal des Grundumsatzes); bei geringsten Zeichen eines Hyperthyreoidismus ist die Jodtherapie sofort zu unterbrechen. Die mildeste Jodbehandlung ist die mit lokaler Applikation einer Jodsalbe (z. B. Jodvasogen); in der Regel wird Jod oral gegeben, es empfehlen sich vorsichtige kleine Dosen (Natr. jodati 1,0, Aq. dest. ad 20,0 von täglich dreimal 3 Tropfen auf dreimal 5 Tropfen steigend); wenn sich nach ein bis zwei Wochen ein Erfolg nicht einstellt, wird die Kur als aussichtslos abgebrochen.

Bei hyperthyreoten Kröpfen kommt die moderne Thiouracilbehandlung nicht in Frage, weil bei dieser die Überfunktion zwar zurückgeht, die Struma aber häufig noch an Größe zunimmt. Hinsichtlich der Therapie des Hyperthyreoidismus (ohne Rücksicht auf die Struma als solche) s. S. 43.

C. Thyreoiditiden (Strumitiden).

Die *akute Entzündung der Schilddrüse* ist nach eigener Erfahrung keine so seltene Erkrankung wie dies behauptet wird. KOCHER soll sie unter 8000 Fällen von Schilddrüsenerkrankungen niemals gesehen haben. Es scheint, daß sie oft übersehen wird und daß vor allem der Chirurg sie nicht zu Gesicht bekommt, wenn es sich nicht um die seltene abszedierende Form handelt. Die Entzündung soll sich nach Literaturangaben in normalen Schilddrüsen seltener einstellen als in Strumen. Im Vergleiche zu anderen Organen ist die Entzündung in der Schilddrüse sicher relativ selten.

Die Entzündung der Schilddrüse ist oft Teilerscheinung akuter Infektionskrankheiten, wie Typhus, Scharlach, Grippe, Polyarthritis, Malaria, Pneumonie und Osteomyelitis. In fünf eigenen Fällen war sie viermal metastatisch im Rahmen einer Angina tonsillaris entstanden, einmal ließ sich eine Grundkrankheit nicht feststellen.

Die Erscheinungen der akuten Entzündung der Schilddrüse oder der Struma bestehen vor allem in einer meist sehr deutlichen Schwellung des Organs und in Schmerzhaftigkeit. Die Schmerzen können beträchtlich sein, sie sind zumindest anfangs permanent, sie nehmen beim Schlucken und bei Bewegungen, Drehungen des Kopfes zu. Der Hals ist diffus vergrößert; diese Vergrößerung ist zum Teil auf die diffuse Anschwellung der Schilddrüse, zum Teil auf das entzündliche Ödem in der Umgebung der Struma und die Mitbeteiligung der regionären Lymphdrüsen zurückzuführen. Die Bewegungen der Struma beim Schlucken sind eingeschränkt. Die Struma ist anfangs gegen die Umgebung schwer abgrenzbar, sie macht einen indurierten Eindruck, gleichzeitig mit dem Abschwellen des entzündlichen Ödems der Umgebung wird die Struma der Palpation zugänglicher und erweist sich nun meist als sehr hart. Nicht selten sind die Erscheinungen der Entzündung, nämlich Schwellung, Spontanschmerz und Druckempfindlichkeit, auf einen Lappen oder einen Teil eines Lappens beschränkt oder sie sind wenigstens vorzugsweise in umschriebenen Partien lokalisiert. Bei Übergreifen der Entzündung auf die Umgebung kann es auch zur akuten Entzündung im Hautbereich mit diffuser Rötung und Schwellung kommen. Die Höhe des immer vorhandenen Fiebers und etwaige Schüttelfröste hängen von der Schwere der Infektion ab.

Abszedierungen akuter Strumitiden sind selten. Meist nimmt die Entzündung einen protrahierten Verlauf, entzündliche Nachschübe mit Wiederauftreten höherer Temperaturen, von Schmerzen und von Schwellungen sind häufig. In schweren Fällen kann es zur phlegmonösen Entzündung im Halsbereich mit allen ihren Folgen kommen.

In zwei eigenen Fällen zeigten sich gleichzeitig mit den akuten Entzündungserscheinungen hyperthyreotische Zeichen, Nervosität, Weinkrämpfe, Schwitzen, Tremor, Herzklopfen, Tachykardie, in einem Fall auch Durchfälle. Diese Erscheinungen schwanden in einem Fall mit Abklingen der entzündlichen Erscheinungen, im anderen Fall hielten sich Zeichen des Hyperthyreoidismus durch mehrere Monate. Der Verlauf kann mit einer Restitutio ad integrum enden, in anderen Fällen kommt es zur chronischen Strumitis (s. unten) mit Ausgang in Narbenfibrose.

Die *chronische Entzündung der Struma* betrifft — zum Unterschied von Tumoren, die ein ähnliches Bild machen — meist die gesamte Schilddrüse. Das auffälligste Symptom der chronischen Entzündung ist die zunehmende Härte des Organs, Fälle mit besonderer Zunahme der Konsistenz des Drüsengewebes werden als „RIEDEL-Struma“, „eisenharte Struma“, „Holzstrumitis“ usw. bezeichnet. Die starke Konsistenzzunahme verführt leicht zur Fehldiagnose des malignen Tumors. Die Schmerzhaftigkeit und Druckempfindlichkeit der chronischen Entzündungen ist verschieden, Schmerzen können auch völlig fehlen. Als häufiges Zeichen wird die Trachealstenose vermerkt, in Gesellschaft mit starkem Stridor. Die Nervi recurrentes sind selten in Mitleidenschaft gezogen, regionäre Lymphdrüsen erreichen nie besondere Größe.

Die meisten chronischen Strumitiden scheinen aus akuten hervorzugehen, die im Rahmen verschiedener Krankheiten auftreten (Angina tonsillaris usw., s. oben). Die RIEDELsche „eisenharte" Struma als Erkrankung sui generis aufzufassen, scheint uns kein zwingender Grund vorzuliegen. Die *Therapie* wird, soweit möglich, eine konservative sein müssen. Lokale Wärme, Dunstumschläge, Thermophor, Sulfonamide, Penicillin usw. werden zu versuchen sein. Bei Abszedierung kommt nur die Operation in Frage. Eine Hyperthyreose ist entsprechend den allgemeinen Regeln zu behandeln.

D. Tuberkulose und Syphilis der Schilddrüse.

Die *Tuberkulose der Schilddrüse* ist sehr selten. Kleine Miliarknötchen im Rahmen einer Miliartuberkulose sind nichts Ungewöhnliches. Selten — auch ein Fall eigener Beobachtung — kann es im Rahmen miliarer Streuung in der Schilddrüse zum Bild eines schweren Hyperthyreoidismus bzw. eines M. Basedowii kommen. Ungemein selten sind fortschreitende verkäsende Tuberkuloseformen mit Bildung kalter Abszesse, Fisteln usw.

Die Syphilis der Schilddrüse. Auch die Schilddrüse kann, analog wie andere Organe, z. B. die Leber, im Rahmen des Sekundärstadiums akut miterkranken: die Drüse wird größer, sie bleibt hierbei weich, sie ist schmerzlos. Tertiäre Schilddrüsenlues ist sehr selten.

E. Maligne Schilddrüsentumoren.

Auf dem Boden des Schilddrüsen- bzw. Strumengewebes können sich verschiedenartige Tumoren entwickeln, wir sprechen von Struma maligna. Unter diesen Begriff fallen auch maligne Tumoren, welche von Resten des Ductus thyreoglossus ihren Ausgang nehmen. Basedowstrumen entarten nicht malign. Meist handelt es sich um Karzinome, selten um Sarkome.

Die Diagnose einer malignen Struma ist niemals eine sichere, da rasch wuchernde Adenomknoten oder auch Blutungen in Adenomknoten scheinbar gleichartige Verhältnisse bieten können. Immerhin wird die Diagnose maligner Tumor auf der Hand liegen, wenn sich ein Strumaknoten bei früher normalem Halskontur der Anamnese nach rasch vorgewölbt hat und stetig weiterwächst, wenn die Schilddrüsenvergrößerung nur einseitig auftritt und wenn die Konsistenz der Drüsenresistenz eine besonders harte ist. Die Oberfläche des vorgewölbten Knotens kann unregelmäßig höckerig sein und dies wird um so mehr für Malignität sprechen. Frühzeitig greift — diagnostisch ein wichtiges Zeichen — der Tumor durch schrankenloses Wachstum auf die Umgebung über: Trachea, Ösophagus, Nerven, Gefäße, Muskeln, Haut, schließlich auch Knochen können ergriffen werden. Die verschiedenen Bilder können daher sehr different sein: bald können eine Trachealstenose, bald eine Parese der Nervi laryngei, bald die Druckerscheinungen am Plexus mit heftigen Neuralgien, bald die Zirkulationsstörungen von durchwachsenen und komprimierten und obturierten Gefäßen, bald eine Ösophagusstenose das klinische Bild beherrschen. Erscheinungen eines Hypothyreoidismus gehören einem Terminalstadium an; im Frühstadium können sich die Erscheinungen eines Hyperthyreoidismus finden.

Die häufigste Metastase ist die Lungenmetastase. Metastasen lokalisieren sich ferner sehr häufig in den Knochen (das Karzinom am häufigsten in den Schädel, dann folgen Sternum, Rippen, Kiefer, Wirbel, das Sarkom am häufigsten in das Sternum, ferner die Rippen, langen Röhrenknochen, die Skapula).

Nach operativer Entfernung des Primärtumors gelingt es manchmal, die inoperablen Metastasen mit Röntgen- oder Radiumbestrahlung bei gleichzeitiger Schilddrüsentherapie zum Schwinden zu bringen. Vereinzelte Fälle sind bekannt, in welchen sogar eine isolierte Metastase mitentfernt werden konnte und der Patient geheilt blieb. Nach eigener Erfahrung kann es nach scheinbar radikaler Entfernung eines scheinbar sehr frühzeitig mit Glück diagnostizierten primären Schilddrüsenkarzinoms zu einer raschen, in drei Wochen zum letalen Ende führenden Progression der vor und während der Operation nicht nachweisbaren Metastasen kommen, eine schwere Enttäuschung für den glücklichen Diagnostiker. Die Frühdiagnose wird immer nur eine Wahrscheinlichkeitsdiagnose sein, eine sichere Abgrenzung eines Hämatoms in einem früher nicht diagnostizierten Adenomknoten wird z. B. vor Übergreifen des Tumors auf die Umgebung und vor Ausbildung der Metastasen nicht möglich sein.

F. Hyperthyreosen (M. Basedow, Hyperthyreoidismus, toxisches Adenom).

1. Einleitung (Hyperthyreose und thyreotische Konstitution bzw. vegetative Stigmatisierung oder vegetative Dystonie).

Unter Hyperthyreosen versteht man Zustände mit verschiedenem klinischem Bild, welche in einer Schilddrüsenüberfunktion ihre gemeinsame pathogenetische Grundlage haben. Der Morbus Basedow stellt die klassische Form der höher- oder hochgradigen Hyperthyreosen dar, welche sich durch eine Summe typischer Krankheitszeichen zum Bilde des „Vollbasedow" vereinen. Die Überfunktion der Schilddrüse muß aber nicht alle diese dem Vollbasedow zugehörigen Symptome zeigen, sie kann in „formes frustes" unter dem Bild eines sogenannten „Basedowoids" mit geringer und nicht vollständiger Ausbildung aller Zeichen, bzw. eines „oligosymptomatischen" oder schließlich auch „monosymptomatischen Basedow" in Erscheinung treten und sie kann schließlich in geringster Ausprägung auch nur zu einem leichten Hyperthyreoidismus führen. Eine scharfe Abgrenzung all dieser genannten Zustände ist naturgemäß nicht möglich und die Anführung der Nomenklaturen soll nur die fließenden Übergänge von leichter zu schwerer Schilddrüsenüberfunktion aufzeigen. Allen diesen Fällen ist also die Mehrausschüttung von Schilddrüsenhormon von der überfunktionierenden Schilddrüse gemeinsam, beim Vollbasedow geschieht dies im Exzeß, beim leichten Hyperthyreoidismus in einem Grad, der die Norm nur um wenig übersteigt. Daß wir auch beim leichten Hyperthyreoidismus diese Mehrproduktion von Schilddrüsenhormon besonders unterstreichen, geschieht deshalb, weil es „vegetativ stigmatisierte" Individuen gibt, welche sich in ihrem momentanen Zustandsbild in keiner Weise von dem Bilde eines derartigen Hyperthyreoidismus unterscheiden, obwohl bei ihnen eine pathologisch gesteigerte Mehrproduktion von Thyreoglobulinen, welche das jodhaltige Thyroxin enthalten und das wirksame Hormon darstellen, nicht anzunehmen ist (s. oben), ein Hyperthyreoidismus also nicht vorliegt.

Bei den Hyperthyreosen handelt es sich übrigens nicht um eine Dysfunktion der Schilddrüse, nicht etwa um die Produktion eines qualitativ veränderten Hormons, sondern immer und ausschließlich um eine quantitative sekretorische Mehrleistung. Beweis hierfür ist, daß alle Hyperthyreosen durch eine chirurgische Verkleinerung des sezernierenden Drüsengewebes gebessert oder geheilt und daß mit Jod bzw. Thyroxin die Schilddrüsenüberfunktionserscheinungen ausgelöst werden können. Es gibt hier allerdings eine nicht ausschlaggebende Ausnahme: Es ist bisnun tierexperimentell nicht gelungen, einen Exophthalmus durch Schilddrüsen- oder Thyroxinverabfolgung auszulösen, es ist daher daran zu denken, daß dieser durch eine thyreotoxische Sympathikusreizung besonderer Art zustande kommt, wie er auch durch direkte elektrische Reizung des Halssympathikus auftritt (s. S. 16).

Ein leichter Hyperthyreoidismus, bedingt also durch mäßig erhöhte Ausschüttung des Schilddrüsenhormons, kann, wie gesagt, in seinem momentanen Zustandsbild bestimmten Formen eines vegetativen Reizzustandes völlig gleichen, man hat früher in diesen dem Hyperthyreoidismus klinisch ähnlichen oder symptomatisch gleichen Fällen kurz von vegetativer Stigmatisierung nach BERGMANN, heute wird in diesem Spezialfall der vegetativen Stigmatisierung häufiger von einer „thyreotischen Konstitution" (JULIUS BAUER) gesprochen, da es, wie noch auseinanderzusetzen sein wird, auch andere (z. B. ovarielle) „vegetative Stigmatisierungen" gibt (s. S. 28) und die hier in Rede stehenden Fälle die weitgehende Ähnlichkeit zu Fällen von Hyperthyreoidismus haben. Viele Kliniker gebrauchen die beiden Bezeichnungen „vegetative Stigmatisierung" und „thyreotische Konstitution" aber synonym, da die vegetative Stigmatisierung im Sinne der thyreotischen Konstitution die häufigste Form darstellt und wir selbst ziehen die Bezeichnung vegetative Stigmatisierung deshalb vor, weil sie schon in der Nomenklatur eindeutig den Wesensunterschied zum Hyperthyreoidismus zum Ausdruck bringt. Leichter Hyperthyreoidismus und thyreotische Konstitution gleichen sich in ihrer Ausdruckssymptomatik also völlig, sie unterscheiden sich aber prinzipiell durch ihre Pathogenese: Handelt es sich bei jener um eine Hyperthyreose mit Mehrausschwemmung von Hormon, so liegt hier nur ein bestimmter Konstitutionstypus bzw. eine bestimmte Form der vegetativ-nervösen Reizlage vor, bei welcher von der Schilddrüse eine normale Hormonmenge produziert wird, bei welcher vielleicht lediglich eine gesteigerte Ausschüttungstendenz in der Schilddrüsenfunktion angenommen werden kann (v. BERGMANN). Stehen somit auf der einen Seite die echten Hyperthyreosen verschiedener Schwere (Vollbasedow, „Basedowoid" oder leichter Hyperthyreoidismus), so ist auf der anderen, dem Wesen nach völlig verschieden, die thyreotische Konstitution oder, nach der uns geläufigeren Bezeichnung, die vegetative Stigmatisierung zu nennen. Aus der Gruppe der Hyperthyreosen muß hierbei scheinbar das toxische Adenom (toxic adenoma) als Sonderform herausgehoben werden, da es sich in ätiologischer, anatomischer, pathologischer und klinischer Hinsicht von den übrigen Hyperthyreosen unterscheidet. Beim Morbus Basedow und dem ihm verwandten Hyperthyreoidismus kommt der Reiz für die Hormonüberproduktion von außen bzw. von außerhalb der Schilddrüse, wobei verschiedene Noxen in Frage kommen, während beim toxischen Adenom die Ursache der Hormonüberproduktion einfach in der Neubildung, in dem Adenom der Schilddrüse zu suchen ist. Nicht jeder Adenomknoten ist ein toxischer und nicht jede Knotenstruma mit Hyperthyreoidismus ist ein toxic adenoma: Der einfache Knotenkropf hat keineswegs Überfunktion und eine Struma basedowificata, ein Knotenkropf etwa, der durch Jodmedikation „basedowifiziert" wurde, hat nichts mit einem toxischen Adenom zu tun. Bei diesem bilden sich in einer Struma ein oder mehrere Adenome, die übermäßig viel Hormon produzieren. In klinischer Hinsicht soll zumeist insofern ein Unterschied gegeben sein, als dem toxischen Adenom ein Exophthalmus fehlt und psychoneurotische Störungen seinem Bilde fremd sind.

Nach dem Gesagten hätten wir somit zu unterscheiden:

1. Morbus Basedow (Vollbasedow bis zum leichten Hyperthyreoidismus)   } Hyperthyreoidismus
2. toxisches Adenom   Thyreotoxikosen
3. thyreotische Konstitution (vegetative Stigmatisierung).

Während die Gruppe 1 und 2 auf Grund einer Hormonüberproduktion krankhafte Erscheinungen machen, hat die Gruppe 3 mit einer Hormonmehrproduktion überhaupt nichts zu tun, sie hat also mit der Gruppe 1 und 2 nur eine klinisch symptomatologische Ähnlichkeit.

Die Trennung der Thyreotoxikosen in einen Morbus Basedow und ein toxisches Adenom ist nicht generell anerkannt.

Die vegetative Stigmatisierung sollte daher an dieser Stelle überhaupt nicht besprochen werden, da sie ihrem Wesen nach dieser Krankheitsgruppe nicht zugehört. Dennoch scheint es uns aus didaktischen Gründen angezeigt, sie hier abzuhandeln, da ihre Symptomatik sich weitgehend der des Hyperthyreoidismus nähert oder ihr auch völlig gleicht.

2. Vegetative Stigmatisierung.

Die Nomenklatur „Stigmatisierung" übernahm v. BERGMANN von CHARCOT, welcher, an die Stigmata diaboli der mittelalterlichen Hexenprozesse anknüpfend, unter dieser Bezeichnung die Hysteriestigmata beschrieb. Als vegetativ stigmatisiert bezeichnete v. BERGMANN „Menschen mit Glanzauge bis zum Exophthalmus, mit reichlicher Tränensekretion, oft mit Blähhals, mit vaskularisierter, auch hypertrophischer Thyreoidea, disponiert zum Schwitzen, mit Neigung zu Tachykardie, meist mit kalten und nassen Händen, mit Dermographismus, vermehrter Neigung zum Erröten und Erblassen, Neigung zu Tremor, Neigung zu erhöhter Magen- und Darmtätigkeit, zu gesteigerter Magensekretion und Darmperistaltik, nicht nur mit Durchfallsneigung, sondern auch mit spastischer Obstipation, dabei Individuen mit affektbetonter Psyche". Da v. BERGMANN diese Fälle als klinisch gesund erachtete, trennte er sie von den Hyperthyreosen unter der Bezeichnung „vegetativ Stigmatisierte" ab. Man begegnet derartigen Fällen häufig. Voraussetzung der Diagnose ist freilich, daß sich bei diesen Kranken der erwähnte Exophthalmus nicht etwa vor kurzem ausgebildet hatte, denn es muß sich um Erscheinungen einer besonderen angeborenen Konstitution handeln.

Es sind meist organisch Gesunde, welche den Arzt wegen ihrer psychischen Labilität und der verschiedensten nervösen Symptome aufsuchen, welche unter anderem oft wegen vegetativ-nervöser Temperaturen als Lungenspitzenkatarrh oder Bronchialdrüsentuberkulose behandelt wurden oder wegen der Labilität ihres Kreislaufapparates und des Herzens mit Klagen über Tachykardie und Herzklopfen oder auch wegen häufiger Ohnmachten in ärztliche Behandlung kommen und welche die Sanatorien der Reichen bevölkern. Im Rahmen dieser vegetativen Stigmatisierung spielt die Labilität des Herz-Kreislauf-Apparates eine große Rolle, sie kann als angiopathische Reaktionslage (s. Bd. I, S. 299) nahezu selbständig oder auch selbständig in Erscheinung treten. Es sind oft auch Organkranke, bei welchen die bei dieser Konstitution sich häufig entwickelnden Krankheiten entstanden waren, wie Ulkus, habituelle Obstipation, nervöse Diarrhoen, Ösophago-Gastrospasmen, spastische Cholezystopathien usw. Es ist gewiß richtig, daß diese thyreotische Konstitution nur eine der vielen Plus- und Minusvarianten der ererbten Anlage und auch des endokrinen Systems darstellt und daß wir derartigen Varianten unter einem anderen, aber ähnlichen Bilde auch z. B. im Klimakterium oder in der Menarche begegnen; es ist also kein Zweifel, daß es neben der thyreotischen Form noch andere vegetative Stigmatisierungen gibt, die allerdings noch nicht näher klinisch erfaßt und als typisch beschrieben wurden, weshalb die Abgrenzung und das Herausheben der thyreotischen Konstitution aus vielen anderen Formen der vegetativen Stigmatisierungen berechtigt ist, wie JULIUS BAUER dies getan hat und wie v. BERGMANN es später auch akzeptierte.

Aus diesen kurzen Andeutungen geht schon hervor, daß sich die vegetative Stigmatisierung klinisch in sehr verschiedenen Formen präsentieren kann, daß bald diese, bald jene Symptomatologie im Vordergrunde stehen kann, die dann dem Bilde das Gepräge gibt. Wie schon erwähnt, ist der Zirkulationsapparat an der Stigmatisierung wohl immer beteiligt, nicht selten ist es nahezu ausschließlich diese Labilität der Zirkulationsorgane, welche das Bild beherrscht; sie kann, wie erwähnt, auch zu jenem Bild führen, welches im Kapitel der Krankheiten der Gefäße als *angiopathische Reaktionslage*, als Gefäßlabilität, als neurozirkulatorische Dystonie oder Angioneurose beschrieben ist (Bd. I, S. 299). Es kann auf alle Einzelheiten und auf alle Varianten der Bilder hier nicht noch einmal näher eingegangen werden, es sei nur noch auf das Kapitel Hypotonie verwiesen; die konstitutionelle Hypotonie ist fast immer Teilerscheinung einer derartigen Stigmatisierung. Im übrigen gilt Gleiches auch für die Hypertonie, wenigstens für jene benigne Form, die sich in flüchtigen Steigerungen des systolischen Blutdruckes kundtut. Hinsichtlich der Einzelheiten dieser Hypo- und Hypertonie sei auf das Nierenkapitel verwiesen. Man erkennt in beiden Fällen wieder die Labilität eines Kreislauffaktors, in diesen Fällen des Blutdruckes. Diese Fälle sind übrigens fast regelmäßig auch durch zwei objektiv faßbare Symptome gekennzeichnet, die bis zu einem gewissen Grad eine Abschätzung der Schwere der Stigmatisierung erlauben: Es findet sich fast regelmäßig eine deutliche respiratorische Arhythmie (s. Bd. I, S. 56), die derartige Grade erreichen kann, daß auch die oberflächliche Atmung in- und exspiratorisch zu solcher kurzdauernder Beschleunigung und Verlangsamung der Pulsfrequenz führen, daß somit der Eindruck völliger Regellosigkeit hervorgerufen werden kann und erst forciertes und langsames Ein- und Ausatmen für den Untersucher Ordnung in die Verhältnisse schafft (regelmäßige Tachykardie in der In- und Bradykardie in der Exspiration). Fast regelmäßig lassen sich bei diesen Individuen ferner im sogenannten Karotis- oder (ASCHNERschen) Augen-Bulbus-Druckversuch gewisse reflektorische Blutdruck- und Pulsfrequenzänderungen (bis zu kurzdauerndem völligem Stillstand des Herzens) aufzeigen.

Dem *Karotis-* und dem *Bulbus-Druckversuch*, die also zur Prüfung der Labilität zweier wichtiger Kreislauffaktoren, des Blutdruckes und der Herzfrequenz herangezogen werden können, liegen verschiedene physiologische Mechanismen zugrunde, beide führen allerdings letzten Endes zu einer Vagusreizung und deren Folgen. Der Karotisdruckversuch hat für den Internisten die größere Bedeutung, die Aufklärung seines Mechanismus durch HERING gab weitgehende neue Einblicke in das System der Kreislaufregulationen.

Der *Karotisdruckversuch* ist mit dem seinerzeit von CZERMAK beschriebenen *Vagusdruckversuch* identisch. CZERMAK glaubte noch, durch Druck auf den Vagus am Hals eine einfache mechanische Reizung des Nerven und damit Bradykardie (und Hypotonie) auszulösen. HERING konnte später zeigen, daß es sich bei diesem Druck auf die seitlichen Halspartien mit den genannten Kreislauffolgen nicht um eine direkte Vaguskompression, sondern um einen Druck auf den Karotissinus, eine an der Teilungsstelle der Karotis befindliche Erweiterung des Gefäßes, handle. Man führt den Karotissinusdruck so durch, daß man die Karotis in der Höhe des oberen Kehlkopfrandes mit dem Daumen kräftig und längere Zeit komprimiert. Es kommt hierbei, wie erwähnt, zu einer Blutdrucksenkung und einer Pulsverlangsamung, die reflektorisch vom Sinus caroticus ausgelöst werden.

Die Forschung der letzten zwanzig Jahre hat gezeigt, daß von dem Sinus caroticus *Karotissinusreflexe* ausgehen, die für die Erhaltung des normalen Kreislaufes von großer Bedeutung sind. In der Adventitia der Karotis finden sich nämlich im Bereiche dieses Sinus caroticus nervöse Rezeptoren, von denen der Karotissinusnerv, ein Ast des N. Glossopharyngeus, ausgeht. Werden diese Nervenfasern entweder durch Steigerung des Innendruckes im Sinus oder durch elektrische Reizung der zentralen Nervenstümpfe erregt, so kommt es reflektorisch zu einem Überwiegen des Vagus, wodurch der Blutdruck und die Pulsfrequenz niedriger werden, eine gewisse Blutmenge in die Speicher verschoben wird und periphere Gefäßgebiete erweitert werden. Umgekehrt erfolgen bei Herabsetzung des Sinusinnendruckes Puls- und Blutdruckanstieg und Entleerung der Blutspeicher. Es ist daher möglich, durch Kompression der Arteria carotis communis unterhalb des Sinus reflektorisch einen Druck- und Frequenzanstieg zu erzielen, denn durch Unterbindung der Blutzufuhr zum Carotissinus kommt es ja zum Druckabfall an den Rezeptoren. Drückt man jedoch im „Karotisdruckversuch" den Karotissinus selbst, so folgt durch direkte Reizung der druckempfindlichen Nerven starker Blutdruckabfall mit Pulsverlangsamung. Der Karotissinus wirkt bei dem in ihm herrschenden Normaldruck dauernd als Kreislaufzügler. Der „depressorische Effekt" wird stärker, wenn der Blutdruck ansteigt, und geringer, wenn er abfällt, stärkere Druckschwankungen können demnach nicht entstehen. Durchschneidet man einen Karotissinusnerv, so kommt es zu einem Blutdruckanstieg und einer stärkeren Rötung des Kopfes. Es gelingt jedoch durch diese Maßnahme nicht, auch wenn eine beiderseitige Durchschneidung vorgenommen wird, dauernd einen Hochdruck zu erzeugen. Es gibt beim Menschen keinen „Entzügelungshochdruck", wie dies nach der Entdeckung des Karotissinusreflexes angenommen wurde. Man kann aber doch den Karotissinus für gewisse pathologische Vorgänge verantwortlich machen. Die Wirkung des Karotissinusdruckes ist schon bei Gesunden individuell sehr verschieden; in der großen Mehrzahl der Fälle ist übrigens der Sinus caroticus der rechten Seite empfindlicher als der der linken. Bei Vasolabilen kann unter Umständen, wie erwähnt, schon bei mäßigem Druck ein Herzstillstand zustande kommen. Die Chirurgen kennen einen plötzlichen Herzstillstand, wenn bei einer Halsoperation eine Klemme einen überempfindlichen Karotissinus drückt. Es kann bei einer solchen Reizung des Karotissinus zur Ohnmacht, ja zum richtigen ADAM-STOKES-Anfall mit Konvulsionen kommen. Bisweilen führt sogar jeder Schluckakt zu einem solchen vagovasalen Reflex, der dann durch Novocainapplikation auf bestimmte Pharynxbezirke oder durch Atropindarreichung beseitigt werden kann. Drüsenvergrößerungen oder Tumoren am Hals können bei bestimmten Bewegungen durch Reizung des Karotissinus zum Herzstillstand bzw. zu Bewußtlosigkeit führen. Läßt sich bei einer immer wieder auftretenden Bewußtlosigkeit nachweisen, daß diese reflektorisch vom Karotissinus ausgelöst wird, spricht man vom *Karotissinussyndrom.* Entweder kommt es dabei zu einer überstarken Herzhemmung oder der Blutdruck sinkt tief ab oder aber es tritt Bewußtlosigkeit auf, ohne daß der Blutdruck oder die Herzfrequenz wesentlich abgefallen wären. Bei bestehender Herzmuskelschädigung kommt es oft zu einer besonders starken Herzhemmung bei Karotissinusdruck. Es ist jedoch die Verlangsamung meist nicht auf eine Steigerung des Vagustonus allein zurückzuführen, auch eine Verminderung der Automatie kann einen erhöhten Vagustonus vortäuschen; während bei intaktem Herzen schon bei mäßiger Verlangsamung des Sinusrhythmus bald tiefere Zentren einspringen, kommt es bei kranken Herzen vorerst zu einer längeren „präautomatischen" Pause.

Auch therapeutisch ist der Karotissinusreflex von größter Bedeutung. Durch Karotissinusdruck gelingt es in mehr als in der Hälfte der Fälle von paroxysmaler Tachykardie, den Anfall zu kupieren (s. Bd. I, S. 103), manchmal allerdings erst nach Vorbehandlung mit Strophanthin oder Chinin. Auch bei Kammertachykardien ist dies möglich. Der rechte Karotissinus ist auch hierbei meist empfindlicher als der linke. Bisweilen beenden die Patienten selbst den Anfall dadurch, daß sie auf den Karotissinus drücken.

Der Karotissinus reagiert nicht nur auf Druck, sondern auch auf chemische Reize. Zahlreiche Medikamente, wie Nikotin, Lobelin und Zyankalium wirken auf diese Weise über den Karotissinus. Den größten Einfluß hat aber die Kohlensäurespannung im Blut. CO_2-Anstieg im Blut der Karotiden führt zu Herzbeschleunigung und zur Blutdrucksteigerung, Absinken der CO_2-Spannung ebenso wie Alkalisierung zur Herzverlangsamung mit Blutdruckabfall. Sauerstoffmangel wieder führt von den chemosensiblen Rezeptoren des Karotissinus aus zu einer Empfindlichkeitssteigerung der Kreislaufregulationszentren gegen normale Reize, so auch gegen Kohlensäure.

Der Karotissinus ist übrigens nicht die einzige Stelle im Kreislauf, in der mechanische und chemosensible Rezeptoren liegen. Depressorische Rezeptoren finden sich außerdem im Aortenbogen, in der Arteria carotis unterhalb des Karotissinus und in der Arteria meningea media. Chemorezeptoren finden sich auch im Glomus caroticum.

Der Karotissinusdruckversuch (HERING) kann beim vegetativ Stigmatisierten also die meist bestehende Kreislauflabilität erweisen. Mein Lehrer v. ORTNER hat mir überdies gezeigt, daß durch gleichzeitige plötzliche Kompression beider Arteriae femorales oder durch Kompression der Aorta abdominalis (bei mageren Individuen etwas oberhalb des Nabels) ähnliche Kreislaufreflexe ausgelöst werden können. Speziell bei jugendlichen vegetativ Stigmatisierten, meist von asthenischem Habitus, kommt es bei Kompression der Arteriae femorales, wie bei einem Karotissinusdruckversuch, zu einer augenblicklichen Bradykardie bzw. zu einem vorübergehenden Herzstillstand; der plötzliche Druckanstieg im Aortensystem dürfte zur Reizung des Depressormechanismus mit folgender Hypotonie und Bradykardie Anlaß geben.

Gelten diese Vasolabilen nicht selten als zirkulationskrank, obzwar nur eine konstitutionelle Variante diagnostiziert werden dürfte, so muß ferner eine weitere Gruppe vegetativ Stigmatisierter besonders hervorgehoben werden, die in der Praxis meist als Fieberkranke behandelt werden, obzwar nur eine vegetativnervöse Hyperthermie, eine „*konstitutionelle Subfebrilität*" vorliegt, bei der nicht „pyrogene" Stoffe Fieber erzeugen, sondern bei welcher das Temperaturzentrum im Rahmen der Labilität der vegetativen Dystonie etwas höher eingestellt ist. Zweifellos gibt es auch Individuen mit gleichartigen vegetativ-nervösen Untertemperaturen, die aber meist nicht beachtet werden; hier liegt die Gefahr einer Fehldiagnose nicht so nahe wie bei der vegetativen Hyperthermie, die oft zum schweren Schaden für den Kranken für eine echte Subfebrilität im Sinne von Fieber gedeutet wird. Der Kranke selbst sucht auch kaum je wegen zu niederer, fast immer aber wegen anhaltender, erhöhter „Fieber"-Temperatur den Arzt auf. Diese vegetativ-nervöse Hyperthermie kann in der Mehrzahl der Fälle bei einmaliger Konsultation in der Sprechstunde mit Sicherheit erkannt werden, zumal diese meist auch psychisch nervösen und ängstlichen Kranken genaue Aufzeichnungen über ihre Temperaturen geführt haben und die Temperaturkurve als solche schon sehr charakteristisch ist: Die Kurve ist eine etwas höhergestellte

Normalkurve, das heißt, sie zeigt die meist sehr regelmäßigen Tagesschwankungen mit einer Amplitude von höchstens $1/2°$, sie liegt nur im Gesamtdurchschnitt etwas höher. Berichtet der Kranke über nachmittägige oder abendliche Temperatursteigungen über 37° — auch Typus inversus kommt hier vor —, so sollte die nächste Frage an den Patienten, dessen Aspekt die Dystonie schon zu verraten scheint, die nach der Morgentemperatur sein. In der Regel, bzw. bei Vorliegen einer derartigen Hyperthermie, liegt diese bei einem Tagesmaximum in den Nachmittags- oder Abendstunden von etwa 37,4 bei 36,9°, bei einem Tagesmaximum von etwa 37,6° früh schon bei 37,2°, das heißt die Amplitude beträgt nur den halben Grad, der die Norm darstellt. Läßt man die Temperatur in einer Kurve graphisch verfolgen, so genügt ein Blick, um die regelmäßige, täglich gleichförmige und gleichhohe Kurve als wesentliches Charakteristikum zu erfassen und damit die vegetative Hyperthermie zu erkennen. Unregelmäßigkeiten in der Kurve, abnorme morgendliche tiefe oder nachmittägig-abendliche hohe Zacken, die die Gleichförmigkeit stören würden, fehlen auch bei langer Beobachtungsdauer; und gerade diese Zacken sind bei echtem Fieber die selbstverständlich zu erwartende Regel, kann es doch kaum einen fieberhaften Prozeß geben, der täglich die gleiche Menge „pyrogener Substanzen" zur Wirkung kommen ließe. Diese Hyperthermie, die also kein „Fieber" ist, verspürt der Kranke häufig überhaupt nicht, oft ist es eine zufällige Messung gewesen, die die Temperaturanomalie ans Licht brachte. Manche Nervöse klagen allerdings auch über leichte Hitzegefühle, heiße Wangen, brennende Augen, selten allerdings auch über leichtes Kältegefühl oder Frösteln zur Zeit des Temperaturmaximums oder des Temperaturanstieges. Jedenfalls fühlt sich das Individuum mit diesen Temperaturen meist nicht „krank". Die mögliche Höchsttemperatur dieser Art dürfte in der Regel bei 37,8° liegen, in seltenen Fällen beobachtete ich aber auch höhere Werte, einmal sogar eine offenbar derartige Temperatur von 38,7°. Die Tageskurve kann sich, ebenso wie die des Normalen, in den Einzelheiten recht verschieden gestalten, das Maximun wird das eine Mal nur etwa $1/2$ Stunde, das andere Mal etwa 2 Stunden lang anhalten usw. Derartige vegetative Hyperthermien können, wenn auch selten, zeitlebens bestehen, meist treten sie periodenweise in Erscheinung, gleichzeitig mit einer Aggravation der anderen kleinen vegetativen Zeichen, wie sie früher erwähnt wurden. Allgemein bekannt ist die prämenstruelle vegetative Hyperthermie, die viele Frauen als harmlose Erscheinung kennen und auch nicht beachten. Es sei hier nochmals auf das häufige Fehlen eines „Fiebergefühles" hingewiesen, welches gegenüber dem starken Fiebergefühl einer auch nur subfebrilen Grippe so sehr kontrastiert.

Diese „konstitutionelle Subfebrilität" wird nicht selten zum erstenmal in Form des „Nachfieberns" im Anschluß an echtes Fieber bemerkt oder beachtet: Nach offenkundig abgeklungener Grippe, Angina, Pneumonie oder anderen Infekten wird der Kranke, der unter fortlaufender Temperaturkontrolle das Ende seiner fieberhaften Krankheit abwartet und vom Arzt, wie es eine alte Regel vorschreibt, bis zum ersten fieberfreien Tag im Bett gehalten wird, seiner anhaltenden Temperaturerhöhung gewahr. Wir hören in der Anamnese dieser Patienten auch häufig, daß sie vor Jahren nach einer unkomplizierten Appendixoperation lange Zeit „nachgefiebert" hätten, bis sie schließlich ihre Temperatur doch verloren oder diese schließlich nicht mehr beachteten. Schon damals aber hatten sie also offenbar eine Periode vegetativer Hyperthermie oder von „Nachfiebern". Man könnte dieses „Nachfiebern" nach fieberhaften Krankheiten damit erklären, daß das durch den Infekt aus seiner Ruhe gebrachte Temperaturzentrum auf seine Normaleinstellung von 37° nicht mehr zurückfindet oder daß eine latente „konstitutionelle Subfebrilität" nach abgelaufenem Infektfieber zum

Vorschein kommt. Ein wesentlicher Unterschied zwischen einem derartigen vegetativ-nervösen „Nachfiebern" mit Nichtzurückfinden auf den Normalwert der Körpertemperatur und einer konstanten oder periodisch vegetativ-nervösen Hyperthermie kann wohl nicht postuliert werden. Für die Therapie ist die Kenntnis dieses „Nachfieberns" unter Umständen sehr wichtig: Wenn z. B. eine Pleuritis oder auch eine Grippe bzw. Grippepneumonie offenbar abgeklungen sind, bleibt der Kranke in diesen Fällen weiter subfebril; wird er deshalb weiter im Bett gehalten, so hält die Hyperthermie an, erkennt der Arzt aber an der Gleichförmigkeit der Temperaturkurve, am Fehlen unerwarteter Zacken usw. (s. oben), die einfache Hyperthermie bzw. das „Nachfiebern", so erlebt er häufig das momentane Sistieren derselben durch die Verordnung, das Bett nicht mehr zu hüten und einen Spaziergang zu machen; wir sahen Patienten mehrmals sofort völlig „entfiebern", wenn der früher im Bett gehaltene Kranke auf den Semmering bzw. auf einen Erholungsurlaub geschickt wurde und dort ein Rekonvaleszentenleben mit Liegen im Freien und mit Spaziergängen führte. Wir hatten hierbei den Eindruck, daß die erhöhten Ansprüche an das Temperaturzentrum und der Zwang, im Gegensatz zur Zeit der strengen Bettruhe, dauernd und in verschiedenem Ausmaße die Temperaturregulation in lebhafterer Aktion zu halten, die korrekte Einstellung des Temperaturzentrums auf die Norm erzielten.

Die Differentialdiagnose subfebriler Zustände, zumal wenn sie bei Fehlen anderer Symptome zur Differentialdiagnose der Subfebrilität wird, kann begreiflicherweise große Schwierigkeiten machen, dennoch scheint die Diagnose gerade der „konstitutionellen Subfebrilität" meist relativ leicht. Die wesentlichen Grundlagen der Differentialdiagnose sind in der beschriebenen Symptomatik des Zustandes, speziell in den charakteristischen Eigenheiten des Fieberverlaufes, ferner in der Tatsache, daß dieses Fieber nur Teilerscheinung eines übergeordneten, vegetativ-nervösen Symptomenkomplexes ist, gegeben, sie liegen zum wenigsten im Ausschluß anderer Krankheiten, die als Fieberursache in Betracht kämen. Jedenfalls ist die Zeit längst vorbei, in der jede Subfebrilität mehr minder als Zeichen einer aktiven Tuberkulose galt und bei einem negativen physikalischen Befund eine Bronchialdrüsentuberkulose angenommen wurde. Die Kenntnis der „konstitutionellen Subfebrilität" mit ihrer charakteristischen Kurve ist allerdings erst im letzten Dezennium eine so allgemeine geworden, daß Fehldiagnosen heute nicht mehr häufig sind.

Unter den Laboratoriumsmethoden, welche die Diagnose der „konstitutionellen Hyperthermie bzw. Subfebrilität" sichern helfen, ist vor allem die Senkungsreaktion der roten Blutkörperchen zu nennen, die naturgemäß normale Werte gibt. In nicht eindeutigen Fällen wird man freilich alle in Frage kommenden Fokalherde in Erwägung ziehen (Tonsillen, Zähne, Nase, Nebenhöhlen, Adnexe, Prostata usw. usw.). HOLLO hat versucht, die verschiedenen Temperaturerhöhungen subfebriler Art medikamentös zu differenzieren. Tatsächlich lassen sich vegetative Hyperthermien durch Antipyretica (Pyramidon usw.) in der Regel nicht senken, wogegen Subfebrilität bei Tuberkulose usw. auf diese Medikamente anspricht. HOLLO vermeinte auch im Opium ein Mittel gefunden zu haben, mit welchem nur die (zentrale) konstitutionelle Subfebrilität gesenkt werden könne. In einer Reihe von Fällen scheint die Differenzierung der subfebrilen Zustände mit Pyramidon (Senkung bei echtem Fieber) und Opium (Senkung bei vegetativer Hyperthermie) tatsächlich zu gelingen, diese Methodik hat aber zu viele Ausnahmen, als daß sie einen verläßlichen diagnostischen Behelf darstellen würde. Nur in seltenen Grenzfällen kann der Ausfall dieser Untersuchungen zur Differentialdiagnose mit herangezogen werden. Eine richtige Diagnose ist sicher von größter Bedeutung. Eine Fehldiagnose bedeutet oft unnütze langdauernde

Kuren bei vermeintlich Tuberkulosekranken, unnütze langdauernde Unterbrechung der Arbeitsfähigkeit, unnütze Belastung des Staatssäckels oder öffentlicher Wohlfahrtseinrichtungen, unnütze finanzielle Opfer des Einzelnen, sie bedeutet vor allem aber auch die Züchtung hypochondrischer Thermometromanie, die Züchtung von Neurosen überhaupt — bei Individuen, die eine konstitutionelle Anomalie zeigen, die aber nicht krank sind.

Wir haben also gesehen, daß die konstitutionelle vegetative Stigmatisierung Symptomenkomplexe ergibt, wie wir sie auch beim Hyperthyreoidismus kennen. Die beschriebene Kreislauflabilität kann ebenso wie auch die diskutierte Hyperthermie Symptom der vegetativen Neurose oder eines Hyperthyreoidismus sein. Und hier ergibt sich die Frage, wie dieses gleiche klinische Bild im Einzelfalle das eine Mal als schilddrüsenbedingt, das andere Mal als nicht schilddrüsenbedingt unterschieden werden kann.

Alle Laboratoriumsmethoden, welche beim hyperthyreotischen Fall eine vermehrte Ausschüttung des Thyroxins beweisen sollten, haben versagt. Es gibt keine Methode, welche bei solcher geringer Schilddrüsenüberfunktion regelmäßig beweisend positiv ausfallen könnte. Dies gilt für die GUDERNATSCH*sche Kaulquappenmethode*, bei welcher im Blut Schilddrüsenstoffe nachgewiesen werden sollen und welche eine Wachstumshemmung und eine Beschleunigung der Metamorphose von Kaulquappen bedingen, ebenso wie für die REID-HUNT*sche Azetonitrilreaktion*, auch in der Modifikation nach GOLDNER, die darauf beruht, daß weiße Mäuse durch Vorbehandlung mit Thyroxin oder Basedowblut gegen eine nachfolgende Vergiftung mit Azetonitril resistent gemacht werden, ferner für die *Bestimmungen des Blutjodgehaltes*, der sowohl in positiver als in negativer Hinsicht zahlreiche Ausnahmen von der Regel kennt, der bei sicherem Hyperthyreoidismus normal, bei vegetativer Stigmatisierung erhöht gefunden werden kann — das Jod im Gewebe dürfte bestimmten Gesetzen folgen, nicht aber das Jod im zirkulierenden Blut —, und schließlich auch für den Grundumsatz. Immer mehr hat sich bei den praktischen Ärzten in den letzten Jahren leider die Anschauung durchgesetzt, daß der Grundumsatz eine sichere Differentialdiagnose des Hyperthyreoidismus gestatten würde, daß es diesen ohne Grundumsatzsteigerung nicht gebe. Ebensowenig wie dem Blutjodgehalt darf dem Umsatzwert eine ausschlaggebende Bedeutung zugemessen und die gefundenen Zahlen dürfen nur im Rahmen der gesamten Klinik beurteilt werden. Es gibt auch Hyperthyreosen mäßigeren Grades ohne deutliche Erhöhung des Grundumsatzes und vegetative Stigmatisierungen mit einem erhöhten.

Diese oft schwierige Unterscheidung eines konstitutionell bedingten Zustandsbildes und eines leichten Hyperthyreoidismus ist oft nur Sache klinischer Erfahrung und des klinischen Eindrucks bei Beurteilung der Gesamtlage des Falles. Große Bedeutung kommt unserer Meinung nach hierbei dem Krankheitsverlauf zu: die vegetative Stigmatisierung kann bei gegebener Disposition periodisch oder in einem bestimmten Zeitabschnitt unter der Einwirkung verschiedenartiger somatischer und psychischer Traumen rascher oder langsamer stärker in Erscheinung treten und dem Individuum dadurch auch nur zeitweise als abnormer Zustand mit Beschwerden zum Bewußtsein kommen; in der großen Mehrzahl der Fälle handelt es sich aber um ein schon seit jeher bestehendes hereditärkonstitutionelles Syndrom. Wenn sich so die Stigmazeichen unter den verschiedensten Noxen zeitweise in ihrer Intensität steigern können, so bleiben sie doch noch immer ein Charakteristikum der Persönlichkeit. Ein Übergang einer thyreotischen Konstitution in einen Hyperthyreoidismus kommt hierbei vor, eine scharfe Grenze, ein bestimmter Zeitpunkt dieser Übergänge sind hierbei oft schwer oder nicht anzugeben. Verzeichnet die Krankengeschichte beim vegetativ

Stigmatisierten meist keinen umschriebenen Termin, in welchem die Beschwerden einsetzen, so läßt sich hingegen beim Hyperthyreoidismus der Beginn der Krankheit doch meist recht eindeutig eruieren. Der Verlauf der Krankheit, faßbar in der Anamnese, wird also zur Differenzierung von Stigmatisierung und Hyperthyreoidismus oft wesentlich beitragen. Der konstitutionell Labile wird ferner z. B. oft erst über Tachykardie und Herzklopfen bei einer geringen körperlichen Anstrengung oder bei Erregung klagen, der Hyperthyreotiker hingegen auch in der Ruhe, ohne jede psychische oder körperliche Mehrbeanspruchung. Die psychische Labilität ist beim Stigmatisierten ein ihm zukommender Charakterzug, beim Hyperthyreoidismus Zeichen einer den Patienten selbst überraschenden Charakter- und Wesensänderung. Der erfahrene Kliniker wird also bei kurzer Besprechung mit dem Kranken, beim Erheben seiner Krankengeschichte die Differentialdiagnose oft unschwer treffen, freilich gibt es viele Grenzfälle, in welchen nur die weitere Beobachtung und auch diese nicht mit absoluter Sicherheit entscheidet. Der Grundumsatz ist, dies sei nochmals betont, kein sicher unterscheidendes Merkmal. Auch der vegetativ Stigmatisierte, der Nervöse mit einer Tachykardie oder oft mit Tachypnoe, mit einer psychomotorischen Unruhe wird oft etwas erhöhte Werte zeigen können, ja, wir erwarten bei diesen Individuen a priori eine leichte Erhöhung. Die so häufig ambulant, nicht unter entsprechenden Kautelen durchgeführten Grundumsatzbestimmungen führen in der Praxis unserer Erfahrung nach eher zu Fehldiagnosen, als daß sie klärend diagnostisch helfen würden. Allzuoft wird die mäßige Steigerung des Grundumsatzes beim vegetativ Stigmatisierten als Beweis eines nicht vorliegenden Hyperthyreoidismus gewertet.

3. Morbus Basedowii, Vollbasedow (GRAVES-Disease), Hyperthyreoidismus (Basedowoid).

a) *Klinische Symptomatologie.* Die Krankheit ist bei Frauen viel häufiger als bei Männern (Verhältnis 16 : 1). Das Lebensalter von 20 bis 30 Jahren ist besonders bevorzugt; Kinder erkranken fast nie. Die Krankheit ist schließlich unter der Stadtbevölkerung häufiger als unter der Landbevölkerung. Sie setzt in der Regel langsam, selten innerhalb weniger Tage foudroyant ein.

Die *Kardinalsymptome* des Morbus Basedowii sind die folgenden: *Schilddrüsenvergrößerung, Exophthalmus (und andere Augensymptome), Tremor, Tachykardie;* ferner *psychoneurotische Erscheinungen,* vor allem *psychische Reizbarkeit bis zu Psychosen, vermehrtes Schwitzen, gesteigerte Sehnenreflexe, Grundumsatzsteigerung, Gewichtsabnahme, Vasolabilität, Herzklopfen, toxischer Herzmuskelschaden.* Subjektive Beschwerden können auch fehlen.

Die *Vergrößerung der Schilddrüse* findet sich in fast allen Fällen (95%), das Ausmaß der Vergrößerung ist aber im allgemeinen gering. Man kann die Vergrößerung durch einfache Inspektion in der Regel sehen, sie kann dem Beobachter aber entgehen, wenn nur die Seitenlappen zumal in ihren dorsalen Anteilen vergrößert sind; meist ist der rechte Lappen größer als der linke. Eine Beziehung zwischen Größe der Drüse und Schwere der Krankheit besteht nicht. Bei der Palpation macht die Schilddrüse einen elastisch-weichen Eindruck, sie wird später derber. Je blutreicher und kolloidärmer die Struma wird, um so elastischer und weicher wird sie. Derartige gutdurchblutete Formen von *Struma vasculosa* können nicht selten durch allseitigen Druck der palpierenden Hand verkleinert werden; sie lassen sich wie ein Schwamm ausdrücken. Der hierzu nötige Druck kann sehr gering sein, weshalb auch nur ein Heben des Kopfes beim liegenden Kranken, durch welche die angespannte Halsfaszie die Struma komprimiert, genügen kann, die leicht vergrößerte Struma zurückzudrängen und damit der Sicht zu entziehen. Sehr blutreiche Basedowschilddrüsen zeigen meist eine Pulsation, die nicht selten mit einem systolischen Schwirren einhergeht, dem auskultatorisch ein Geräusch entspricht. Dieses Geräusch kann mehr oder weniger laut sein; entspricht ihm kein palpables Schwirren, so ist es meist leise. Dieses Geräusch ist vornehmlich oder auch ausschließlich ein systolisches, es kann sich aber in die Diastole erstrecken und unter Umständen Systole und Diastole vollständig ausfüllen; immer bleibt der systolische Anteil, zumal dessen initiale Phase der lautere. Dieses in der Struma vasculosa entstehende Geräusch ist oft weit in die Umgebung hinein hörbar, es leitet sich vor allem auch oft von der Schilddrüse nach unten über die Herzbasis gut fort. In diesen Fällen hört man also über der Auskultationsstelle der Aorta und Pulmonalis, speziell über der ersteren ein systolisches und diastolisches Geräusch, dessen Punctum maximum über der Schilddrüse liegt. Die jeweilige Feststellung dieser Tatsache ist für die Abgrenzung einer Aorteninsuffizienz mit akzidentellem lautem systolischem Geräusch (s. Bd. I, S. 164) sehr wichtig. Und die Kenntnis dieser systolisch-diastolischen, fortgeleiteten, also akzidentellen Schilddrüsengeräusche ist auch deshalb bedeutungsvoll, weil beim Morbus Basedow funktionelle Aorteninsuffizienzen vorkommen (v. ORTNER), bei welchen freilich das diastolische Geräusch sein Maximum in der Aortenregion hat und sich alle übrigen Zeichen dieses Klappenfehlers (Pulsus celer et altus usw.) finden. Die Fehldiagnose Aorteninsuffizienz (statt Schilddrüsenschwirren bzw. -geräusch) wird um so eher gestellt werden, als im Rahmen der Vasolabilität und Hypotonie der Gefäße beim Basedowiker gleichzeitig eine Pulspseudozelerität vorliegt, die übrigens auch dem Schilddrüsenlappen eine mitgeteilte Pulsation verleihen kann.

Neben der Schilddrüsenvergrößerung müssen wenigstens als eines der auffälligsten und häufigsten Erscheinungen die *Augensymptome* genannt werden, welche zusammen mit der beschriebenen Struma und der fast regelmäßig vorhandenen Tachykardie seit ihrer Beschreibung durch den Merseburger Arzt BASEDOW als *Merseburger Trias* in die Literatur Eingang gefunden haben. Die Augensymptome sind verschiedener Art, sie sind in ihrer Gesamtheit keineswegs immer vorhanden, der bekannte *Exophthalmus* findet sich in 80% der Fälle. Diese *Protrusio bulbi*, das „Glotzauge" des Basedowikers, ist also auch kein konstantes Zeichen, es tritt nicht selten auch erst spät in Erscheinung, es kann allerdings auch nahezu Initialzeichen sein, es ist meist doppelseitig, aber in etwa 10% der Fälle nur einseitig, und zwar zumeist rechtsseitig oder vorerst nur einseitig, um später doppelseitig zu werden. Wenn ein Morbus Basedow ausheilt, ist der einmal entwickelte Exophthalmus oft das hartnäckigste Zeichen, er geht manchmal trotz offenbar völliger Normalisierung der Schilddrüse und ihrer Funktion überhaupt nicht mehr zurück. Wir werden hören, daß dieses Symptom beim toxischen Adenom regelmäßig fehlt, daß es auch nach Thyreoidektomie des Basedowikers weiter progredient sein kann, wenn die übrigen Zeichen zurückgehen, weshalb angenommen werden kann, daß der Hyperthyreoidismus den Exophthalmus nicht unmittelbar auslöst. Die Ursache des Exophthalmus liegt also noch im Dunkeln; die verschiedenen Annahmen, daß er auf eine abnorme Vermehrung des retrobulbären Fettes oder auf ein Ödem der Orbitalweichteile oder auf eine durch Sympathikusreizung bedingte Kontraktion oder Tonuserhöhung der die Fissurae orbitales abschließenden glatten Muskelfasern zurückzuführen sei, sind unbewiesene Hypothesen, die immer mehr an Boden verloren haben.

Neben dem Exophthalmus sind unter den Augensymptomen noch zu erwähnen: 1. Das GRAEFESche *Zeichen*; das obere Lid folgt dem Bulbus beim lang-

samen Blick nach abwärts, der die nach unten vorbeigezogene Fingerkuppe des
Untersuchers zu fixieren sucht, nicht stetig, es bleibt etwas zurück, so daß vorübergehend zwischen dem Rand des Oberlides und der Cornea die weiße Sklera
sichtbar wird; das Lid folgt dann ruckartig der Cornea doch nach. Ein Spasmus
des Musculus levator palpebrae ist für das Phänomen verantwortlich zu machen.
2. Das STELLWAGsche Zeichen, der seltene Lidschlag (normal vier- bis achtmal in
der Minute, bei Thyreotoxikose einmal). 3. DALRYMPLEsche Zeichen, die verbreiterte Lidspalte. 4. Das MÖBIUSsche Zeichen, die mangelhafte Konvergenz,
das unscharfe Sehen, wenn ein Gegenstand (Finger des Untersuchers) dem Auge
nahe gebracht wird. Unter den Augenzeichen sind schließlich ein besonderer
Glanz der Augen (Glanzauge) zu erwähnen — bedingt durch starke Durchfeuchtung, stärkere Sekretion der Tränenflüssigkeit. Dieser eigentümliche Glanz
der Augen führt den Kundigen oft schon beim Aspekt der Kranken auf die
rechte Fährte. Exophthalmus und Glanzauge verleihen dem Auge oft den Eindruck des Erschrecktseins. Nicht selten ist ein stärkeres Ödem der Lider (SÄNGER-
sches Zeichen), es war wohl die Grundlage für die Ödemtheorie der Exophthalmus-
entstehung. Hervorzuheben wäre noch, daß die Kranken den Exophthalmus,
zumal anfangs, als sehr unangenehmen oder schließlich auch als schmerzhaften
Druck empfinden, und schließlich, daß in ganz schweren Fällen von Exophthalmus auch ein Papillenödem und Schädigungen des Nervus opticus angeblich als
Folge des Exophthalmus auftreten sollen.

Der Zirkulationsapparat ist meist durch die Vasolabilität gekennzeichnet, wie
sie dem vegetativ Stigmatisierten zukommt. Es bestehen eine Neigung zu
Tachykardie, starke respiratorische Arhythmie, eine Pseudozelerität des Pulses
(s. S. 36). Die Frequenz des Pulses liegt meist über 100, sie kann 140 bis 150
erreichen. Daß sich zumal bei dem nervösen und vegetativ-labilen Menschen die
Frequenzsteigerung subjektiv in Herzklopfen manifestiert, bedarf kaum der Erwähnung, sind doch daher auch Herzklopfen und Tachykardie oft die
ersten und wohl auch sehr konstante Zeichen. Die allgemeine Labilität äußert
sich auch in der Labilität des Pulses, geringe Erregungen oder körperliche Anstrengungen lösen eine Tachykardie aus oder sie lassen die Pulsfrequenz rasch
und hoch in die Höhe schnellen. Die Pseudozelerität der Pulse bedingt, zumal
wieder bei dem nervösen und überempfindlichen Patienten, unangenehme
pulsierende Sensationen in allen Gefäßen, in den Karotiden, aber auch in den
Armarterien, in der Abdominalaorta (klopfende Aorta), sie bedingt auch
pulsierende Empfindungen in den Fingerkuppen usw. Die Thyreotoxikose
führt am Herzen aber nicht nur zu toxischen Reizzuständen, sondern auch zu
dem thyreotoxischen Myokardschaden, dem schließlich zumal bei Fehlen oder
Zuspätkommen einer Behandlung bei ungünstigem Verlauf die Mehrzahl der Fälle
von Morbus Basedow erliegt.

Die Untersuchung des Herzens ergibt bei eingetretenem Myokardschaden mit
Herzschwäche eine Dilatation des Herzens, wobei bald mehr das linke, bald mehr
das rechte Herz betroffen ist. Ehe es noch zur Herzdilatation kommt, soll das
Herz im Rahmen der absoluten Herzdämpfung denudiert sein können. Es besteht nach Ansicht mancher Autoren (H. POLLITZER u. a.) ein „Volumen pul-
monum diminutum" mit einer entsprechenden Retraktion der Lungenränder;
tatsächlich kann die Vitalkapazität der Lunge herabgesetzt sein. Unserer Erfahrung nach kommt Zwerchfellhochstand und Retraktion der Lungenränder in
diesem Sinne tatsächlich vor, ohne daß das Phänomen aber eine befriedigende
Erklärung gefunden hätte; unseres Erachtens ist das Phänomen aber sehr selten.
Hört man bei der thyreotoxischen Tachykardie an sich schon meist ein akziden-
telles systolisches Geräusch, bald an der Herzspitze, bald an der Pulmonalis, so

wird das Geräusch mit eingetretener Herzschwäche meist noch deutlicher. Bei schwerer Dekompensation entspricht das systolische Geräusch an der Spitze schließlich häufig einer funktionellen, relativen muskulären Mitralinsuffizienz (s. Bd. I, S. 154), wobei gleichzeitig die mitrale Konfiguration und eine etwaige Akzentuation des zweiten Pulmonaltones festzustellen sind. Hinsichtlich der funktionellen Aorteninsuffizienz bei Morbus Basedow und der in die Aortenregion fortgeleiteten diastolischen Thyreoideageräusche und hinsichtlich der damit gegebenen Täuschungsmöglichkeiten s. S. 36 und Bd. I, S. 162.

Im Elektrokardiogramm stellt man anfänglich als Ausdruck der vegetativen Labilität nur abnorm hohe T-Zacken und ausgeprägte respiratorische Arhythmie fest. Später findet man als Ausdruck des toxischen Myokardschadens verschiedene Arhythmien, gehäufte, insbesondere auch aurikuläre Extrasystolen, sehr häufig, bei schwerem Schaden fast regelmäßig das schon vorher am Puls bzw. bei der Herzauskultation erkannte Vorhofflimmern, gelegentlich paroxysmale Tachykardien, Reizleitungsstörungen usw. Gelegentlich werden auch Senkungen der Zwischenstücke und negative T-Zacken gefunden (analog dem „Koronarschaden“, s. Bd. I, S. 191). Ist ein Myokardschaden aufgetreten und bessert sich die Thyreotoxikose, so können die Erscheinungen des Myokardschadens auch zurückgehen; in den Endstadien kann man aber eine Abhängigkeit der Herzschwäche von dem Grad der Toxikose nicht mehr feststellen, auch bei Normalisierung der Schilddrüsenfunktion kann die progrediente Herzschwäche schließlich unaufhaltsam dem Ende zustreben. Jedenfalls ist aber eine Verminderung der Überfunktion der Schilddrüse anzustreben (s. subtotale Thyreoidektomie Bd. I, S. 91). Der Blutdruck ist bei der Thyreotoxikose normal, die Amplitudenwerte sind manchmal etwas erhöht.

Als Ausdruck der Labilität des vegetativen Systems, als Zeichen einer nicht entsprechenden Zügelung des Systems muß auch die *Beschaffenheit der Haut* gelten. Sie ist auffallend dünn, weich, „samtartig“, wobei die gute Durchblutung und bessere bzw. zu starke Durchfeuchtung der immer leicht schwitzenden Haut ursächlich ausschlaggebend sein dürften. Auffallend sind ferner *Pigmentierungen*, insbesondere die Pigmentierung *in der Umgebung der Augen*, auch an sich pigmentierte Hautstellen häufen mehr Pigment an als normalerweise. *Haarausfall* — von „büschelförmigem Haarausfall“ kann man sich durch Ausziehen des Büschels oft leicht überzeugen — ist nach unserer Erfahrung ein sehr häufiges, *Brüchigkeit der Nägel* ein seltenes Phänomen.

Der *Magen-Darmtrakt* kann zu Zeiten der Verschlechterung schwere Erscheinungen zeigen: Erbrechen, Übelkeit, Brechreiz, Meteorismus, Durchfälle. Die Durchfälle sind bald auf eine Beschleunigung der Peristaltik zurückzuführen, wobei der klinische Befund dem einer Enteritis entspricht (s. Bd. II, S. 166), bald sind es Fettseifen- und Fettsäurediarrhoen, bedingt durch mangelhafte Fettresorption. Daß auf thyreotoxischem Wege ein akuter Leberzellschaden mit Ikterus auftreten kann (RÖSSLE), soll nicht geleugnet werden, das Ereignis ist nach unseren Erfahrungen aber sehr selten. Wenn schließlich die diesbezüglichen Zusammenhänge auch nicht klar sind, so kann doch an der Tatsache nicht vorbeigegangen werden, daß Fälle von Morbus Basedow nicht selten *Gelenkbeschwerden* haben. Sehr häufig kann man, insbesondere bei Frauen, auch ohne subjektive Beschwerden eine abnorme Überstreckbarkeit der Fingergelenke, insbesondere der Fingergrundgelenke, feststellen. Ob es sich hierbei schon um ein Krankheitszeichen oder um ein Zeichen konstitutioneller Art handelt, ist schwer zu entscheiden. Es scheint aber doch, daß sich diese „Lockerung“ der Gelenke bzw. des Bandapparates im Rahmen der Zunahme der thyreotoxischen Symptome verschlechtern kann und daß daher etwa die in diesen Perioden beobachteten

„Arthritis"-Beschwerden ebenso wie z. B. der „watschelnde Gang" der Basedowiker auf eine „thyreotoxische" Lockerung des Bandapparates (z. B. der
Hüfte) zu beziehen wären.

Der *Blutbefund* ist bis auf eine Leukopenie mit relativer Lymphozytose
(KOCHERsches Blutbild) meist ohne Besonderheiten. Es scheint uns kein Zweifel
zu sein, daß einer thyreotoxischen Periode bzw. einem Morbus Basedow nach
seinem Abklingen eine klassische perniziöse Anämie folgen kann. Wir sahen
drei einschlägige Fälle und haben den Eindruck, daß hier ursächliche Beziehungen
zwischen Thyreotoxikose und Morbus Biermer bestehen. MEULENGRACHT hat
auf diese Beziehungen als Erster hingewiesen.

Neben sehr seltenen, offenbar organisch bedingten zentral nervösen Störungen
wie Hemiplegie, aphasischen Störungen, Parkinsonismus usw. müssen schließlich neben einer allgemeinen nervös gesteigerten Erregbarkeit die sehr häufigen
psychischen Veränderungen betont werden, die in geringem Grad sogar in keinem
Symptomenbild eines Morbus Basedow fehlen.

Die *allgemein gesteigerte Erregbarkeit* ist fast konstant an einem *feinschlägigen
Tremor* erkennbar. Ob der Tremor tatsächlich nur als Ausdruck „allgemein
gesteigerter Erregbarkeit" zu werten ist, müssen wir dahin gestellt sein lassen,
da wir eine bessere Erklärung an ihre Stelle nicht setzen können. Der Tremor
nimmt bei Aufregungen zu, er ist aber kein Intentionstremor bzw. kein
Tremor, der durch muskuläre Anstrengungen verstärkt würde. In der Praxis
wird meist nur der Tremor der Hände berücksichtigt, der besonders bei horizontal
ausgestreckt gehaltenen Armen und bei gleichzeitiger intensiver Spreizung der
Finger deutlich wird. Tatsächlich können aber alle Muskelgruppen an dem
Tremor teilhaben, man beobachtet ihn meist ohne Schwierigkeit an der Zunge,
an den locker geschlossen gehaltenen Lidern oder an den hoch und gestreckt
gehaltenen Beinen; die Sehnenreflexe sind in der Regel gesteigert. Die Muskulatur
zeigt eine allgemeine (offenbar toxische) Schwäche, welche die Müdigkeit,
Ermüdbarkeit und verminderte körperliche Leistungsfähigkeit erklärt.

Auf die *Veränderungen der Psyche* kann hier im einzelnen nicht eingegangen
werden, sie gehören der Psychiatrie zu. Es soll nur betont werden, daß meist
eine psychische Übererregbarkeit dominiert, daß die Stimmung außerordentlich
labil ist, daß euphorische und depressive Phasen wechseln können, wobei die
Kranken sich begreiflicherweise einer Depression mehr bewußt werden. Die
Mehrzahl der weiblichen Kranken neigen zu Weinkrämpfen, die keine oder geringste Anlässe haben. Die Kranken zeigen ferner meist eine Reizbarkeit, die
bis zur Aggressivität ausschlagen kann. Es gibt Übergänge in Psychosen, darüber
ist in den Lehrbüchern der Psychiatrie nachzulesen. Jedenfalls ist die Veränderung
der Psyche ein regelmässig angetroffenes Symptom.

Der Morbus Basedow kann schließlich im Rahmen einer akuten Exazerbation,
oft nach kurzem Bestehen der Krankheit, zu einem lebensbedrohenden, nicht
selten auch tödlich endenden Zustand führen, den wir als BASEDOW-*Krise* oder
BASEDOW-*Koma (Coma basedowicum)* bezeichnen. Ohne erkennbare Ursache oder,
wie sehr oft, im Anschluß an eine seelische Erregung oder nach einer Röntgen-
Radiumbestrahlung der Schilddrüse oder insbesondere unmittelbar nach der
Operation kommt es vielleicht dnrch postoperative Mehrausschüttung thyreotropen Hormons der Hypophyse (?) — die Ursache dieser thyreotoxischen Krise
liegt noch im Dunklen — unter den Zeichen schwerster innerer Erregung, schwerster psychomotorischer Unruhe zu dem Bild einer offenbar schweren Intoxikation
mit einer hochgradigsten Allgemeinschwäche, mit Hinfälligkeit, Adynamie, mit
einer auch durch nichts zu beruhigenden psychischen Erregung, mit Schlaflosigkeit,
Erbrechen, Verminderung der Harnmenge, mit Fieber, mit kalten Schweißaus-

brüchen, mit völliger Inappetenz und schwerer Anorexie, mit rapider Abmagerung, mit einer Müdigkeit, die den vorerst motorisch noch unruhigen Kranken zu einer Hypokinese mit schlappen Bewegungen und einer allgemeinen Apathie zwingt, ein Zustand, der in rascher Progredienz häufig in Desorientiertheit und schließlich in Bewußtlosigkeit endet, in der die Kranken bald zugrunde gehen. Die Mortalität schwankt in verschiedenen Statistiken zwischen 50 und 90%. Der Zustand wird als eine *Encephalopathia thyreotoxica* aufgefaßt, er wäre also allen übrigen toxischen Erscheinungen der Krankheit, etwa dem thyreotoxischen Myokardschaden an die Seite zu stellen. Alle Beobachter berichten über einen erhöhten Kreatiningehalt des Harnes.

Schließlich finden sich typische *Stoffwechselveränderungen,* welche zum Teil dem Bilde des Morbus Basedow erst den Stempel aufdrücken, bzw. einen Großteil der Krankheit überhaupt ausmachen.

Der *Grundumsatz (Basalstoffwechsel),* der den Sauerstoffverbrauch bei vollkommener Ruhe und im Nüchternzustand darstellt, ist erhöht, die Steigerung des Sauerstoffverbrauches ist eines der Kardinalsymptome der Krankheit. Die Steigerungen können in schwersten Fällen 100% und auch darüber betragen, es sind aber schon Steigerungen von 60 bis 70% solche, die den schweren Morbus Basedow charakterisieren. Die Frage, von welchem Wert ab eine im Sinne des Hyperthyreoidismus diagnostisch verwertbare Steigerung anzunehmen erlaubt ist, kann zahlenmäßig allein nicht beantwortet werden. Bekanntlich ist die Verläßlichkeit der Grundumsatzbestimmung ganz wesentlich eingeschränkt, wenn der Kranke die vorangehenden Tage seine Grundumsatzdiät nicht eingehalten oder wenn er nicht wenigstens zwei Stunden vor der Untersuchung völlig entspannt geruht hat, eine Forderung, die bei ambulanten Untersuchungen, zumal in Massenbetrieben kaum wird erfüllt werden können. Mäßige Steigerungen von 15 bis 20% sind weder bei ambulant Untersuchten, noch bei nervösen Individuen (mit Tachykardie, Ausbleiben völliger Entspannung usw.) mit Sicherheit im Sinne eines Hyperthyreoidismus zu werten, im Gegenteil, derartig kleine Überschreitungen der Norm werden unter den genannten Umständen sogar eher gegen die Überfunktion der Schilddrüse sprechen. Man muß im übrigen seine Patienten und sein Laboratorium kennen und bei ihnen längere Erfahrungen gesammelt haben, man muß eine Lokalerfahrung mit Grundumsatzbestimmungen besitzen, ehe man sie diagnostisch verwertet. Die Höhe des Grundumsatzes geht bis zu einem gewissen Grad der Schwere des Krankheitsbildes parallel, doch gibt es hier zahlreiche Ausnahmen. Manchmal überrascht uns ein — verläßlich erhobener — sehr hoher und beweisender Grundumsatz bei einem Kranken, bei dem man klinisch gerade nur den Verdacht einer leichten Hyperthyreose ausgesprochen hätte. Das Anhalten des gesteigerten Mehrverbrauches von Sauerstoff nach beendeter Muskelarbeit ist auf die Verbrennung der während der Arbeit nicht verbrannten Milchsäure zu beziehen.

Der Blutzucker ist meist normal, in der Belastungskurve findet man einen rascheren Anstieg auf ungewöhnlich hohe Werte und eine verzögerte Rückkehr zur Norm. Eine alimentäre Glykosurie ist daher nicht ungewöhnlich. Die Insulinempfindlichkeit ist erhöht. Durch die gesteigerten Verbrennungsprozesse wird die Leber zumeist glykogenarm gefunden. Die spezifisch-dynamische Eiweißwirkung ist in der Regel normal, selten ergeben sich leichte Steigerungen. Ein häufiges, wenn auch nicht regelmäßiges Symptom ist ein niedriger Wert des Serumcholesterin (unter 100 mg-$^0/_0$).

Die gesteigerten Verbrennungsprozesse führen begreiflicherweise zu einer *Gewichtsabnahme,* die meist ein in die Augen springendes Symptom des Morbus Basedow darstellt. Trotz reichlicher Nahrungsaufnahme bei oft gesteigertem

Appetit magern die Kranken rasch ab. Die Körpergewichtskurve gibt gute Anhaltspunkte für den Verlauf, für Verschlechterungen oder für stationäres Verhalten.

Inwieweit die häufig beobachtete Subfebrilität oder sogar auch Fieber bis über 38° auf die gesteigerten Verbrennungsprozesse zu beziehen sind, bleibt die Frage. Bei normaler Regulation müßte die vermehrte Wärmebildung durch erhöhte Wärmeabgabe ausgeglichen werden. Diese Überlegung wie denn überhaupt die weitgehende Ähnlichkeit bzw. Gleichheit, welche die Basedow-Temperaturerhöhungen mit der früher beschriebenen „konstitutionellen Subfebrilität" (s. S. 31) zeigen, lassen wohl viel eher vermuten, daß auch diese Temperaturen auf Dysregulationen im Wärmezentrum zu beziehen sind.

Hinsichtlich der Wechselwirkungen der Drüsen mit innerer Sekretion im Rahmen des Hyperthyreoidismus soll hier nur hervorgehoben werden, daß die Keimdrüsenfunktion durch eine Überfunktion der Schilddrüse in der Regel herabgesetzt wird. Unregelmäßigkeiten in der bis dahin regelmäßigen Menstruation, längere Intervalle, schwächere Blutungen oder schließlich völliges Ausbleiben der Menses sind häufig. Schwangerschaften sind während des Morbus Basedow selten; die Schwangerschaft scheint sich auf den Verlauf der Krankheit bald im günstigen, bald im ungünstigen Sinne auszuwirken. Libido und Potenz sind meistens herabgesetzt, wofür allerdings der schlechte Allgemeinzustand allein maßgeblich sein kann.

Es sei schließlich die seit langem bekannte Tatsache erwähnt, daß in Fällen von Morbus Basedow relativ häufig mächtige hyperplastische Thymusdrüsen gefunden werden. Die Beziehung dieser Thymushyperplasie zur Thyreotoxikose ist noch völlig ungeklärt. Alle Versuche, die Thyreotoxikose durch Operation oder Bestrahlung der hyperplastischen Thymusdrüsen zu beeinflussen, sind gescheitert.

Als nicht ungewöhnliches, immerhin nur etwa in 3 bis 4% der Fälle vorkommendes Symptom sind schließlich noch Ödeme der unteren Extremitäten zu erwähnen, welche in ihrem Charakter der Hautveränderung beim Myxödem entsprechen. Man findet dieses „myxödematöse" Ödem nicht selten als Folge operierter Basedowerkrankungen, wobei man sich vorstellen kann, daß der Morbus Basedow durch die starke operative Reduktion der Schilddrüse in ein monosymptomatisches Myxödem umschlug. Man begegnet aber ebenso Fällen von Morbus Basedow, die primär derartige, vorwiegend an der Tibiavorderseite lokalisierte „myxödematöse" Hautveränderungen haben, Fälle, die den Gedanken nahelegen, daß eine Dysfunktion der Schilddrüse einerseits zu hyper-, anderseits zu hypothyreotischen Erscheinungen führte; daß diese Anschauung unrichtig ist, wurde oben bereits erwähnt. Wir können hier nur das klinische Faktum des gleichzeitigen Vorkommens hyper- und scheinbar hypo-thyreoter Symptome anführen.

b) *Die Pathogenese.* Einleitend wurde darauf hingewiesen, daß Morbus Basedow und toxisches Adenom wahrscheinlich prinzipiell zu trennen sind. Wir wollen uns im folgenden vorerst nur mit dem Morbus Basedow beschäftigen. Die Pathogenese des Morbus Basedow war in den letzten Jahren heiß umstritten. Feststeht heute jedenfalls, daß bei jedem Morbus Basedow eine pathologisch gesteigerte Abgabe von Thyroxin an die Zirkulation vorliegt. Die wichtigsten diesbezüglichen Beweise sind: Im Blut des Basedowkranken wird regelmäßig eine vermehrte Jodmenge gefunden (die Bestimmung des Thyroxinspiegels scheitert an Schwierigkeiten der Technik). Basedowikerblut wirkt ferner in biologischer Hinsicht im Tierversuch ebenso wie Thyroxin. Durch Fütterung von Thyroxin oder Schilddrüsengewebe kann man bei Mensch und Tier alle Grade des Hyperthyreoidismus und nahezu alle Symptome des Morbus Basedow erzeugen. Umgekehrt führt die Exstirpation der Drüse oder ihr Fehlen zum negativen Spiegelbild des Morbus Basedow, dem Myxödem, worin wieder ein indirekter Beweis für die thyreotoxische Genese des Morbus Basedow erblickt werden kann. Schließlich spricht auch die pathologische Anatomie der Schilddrüse eine beredte Sprache: Die Drüse ist zumeist vergrößert und zeigt einen histologischen Befund, der nur Ausdruck der gesteigerten Funktion sein kann. Das Follikelepithel ist zylindrisch, oft auch mehrschichtig, der Kolloidgehalt der Drüse ist reduziert. Die Follikel erscheinen kleiner, stellenweise springen Zellhaufen in das Lumen vor und im Inneren der Follikel finden sich meist zahlreiche abgestoßene Epithelien.

So sicher dem Morbus Basedow also eine Thyreotoxikose zugrunde liegt, so lassen sich drei Argumente gegen die einfache These vorbringen, daß Morbus Basedow nur Überfunktion der Schilddrüse bedeutet: 1. Mit Schilddrüsen- oder Thyroxinmedikation in noch so hohen Dosen lassen sich weder ein Exophthalmus, noch ein abnormes psychisches Verhalten hervorrufen, wie es dem Morbus Basedow eigen ist. 2. Bleibt die Frage offen, ob die Überfunktion der Schilddrüse das Primäre an dem krankhaften Geschehen darstellt und 3. wurde beim Tier ein hypophysäres, thyreotropes Hormon gefunden, dessen primäre Überproduktion zu einem (sekundären) hypophysären Basedow führen könnte.

Zu dem ersten Einwand, der Unmöglichkeit, im Experiment u. a. einen Exophthalmus hervorzubringen, muß auf das sogenannte toxische Adenom verwiesen werden, ein Schilddrüsenadenom mit Überproduktion von Thyroxin, welches mit allen klassischen Erscheinungen des Morbus Basedow, aber ohne Exophthalmus einhergeht (s. S. 43). Der zweite und dritte Einwand betrifft die Frage des hypophysären bzw. zwischenhirnerzeugten Morbus Basedow, der um so schwerwiegender ist, als SMELSER im Tierversuch gezeigt hat, daß man bei thyreoidektomierten Meerschweinchen, nicht aber beim normalen Tier, Exophthalmus erhält, wenn man 12 bis 20 Tage lang täglich große Dosen Hypophysenvorderlappenextrakt injiziert, womit die Existenz des hypophysären, von der Schilddrüse sogar völlig unabhängigen Basedow erwiesen wäre. Auch eine Reihe klinischer Beobachtungen am Menschen haben gezeigt, daß der Morbus Basedow zentral ausgelöst werden kann, bei Enzephalitis (RISAK), bei Kohlenoxydvergiftung (RAAB). KARPLUS und KREIDL haben ferner an der Zwischenhirnbasis Zentren entdeckt, deren Reizung Sympathikussymptome auslöste, die thyreotoxischen ähnlich waren. FALTA wies schließlich darauf hin, daß Hirnstammhypnotika die Wirkung des Thyroxins abschwächen. Die Bedeutung der Hypophyse selbst aber, des thyreotropen Hormons, scheint überschätzt worden zu sein. Vielleicht mögen leichte thyreotoxische Erscheinungen im Klimakterium oder sogar der Morbus Basedow im Klimakterium gelegentlich auf eine Überfunktion der Hypophyse mit vermehrter Ausschüttung des thyreotropen Hormons zu beziehen sein, wobei zweifellos noch zum Zustandekommen des Morbus Basedow eine besondere Disposition notwendig ist. Hier würde es sich also um einen echten hypophysären Basedow handeln. Dieser scheint klinisch auch insoweit charakteristisch zu sein, als der Exophthalmus fehlt, das Glanzauge aber vorhanden ist, die vasomotorischen Erscheinungen besonders deutlich sind und der Blutdruck oft erhöht ist; auch krankhafte psychische Erscheinungen kommen vor.

Pathogenetisch spielen wahrscheinlich beim echten Morbus Basedow immer noch zwei Momente eine große Rolle: Die Disposition und äußere Ursachen. Konstitution und Disposition treten als wichtige Faktoren schon insofern hervor, als Basedowfälle bei Geschwistern keine Seltenheit sind. Unter den äußeren Auslösungsursachen würden meist psychische Erregungen in Betracht kommen, wie Schreck, Angst oder auch langanhaltende, das Seelenleben des Kranken selbst alterierende Momente (Zerwürfnisse in der Ehe, schlechter Geschäftsgang usw.).

In ätiologischer Hinsicht sind schließlich (sehr selten) Massage der Schilddrüse und Röntgenbehandlung als auslösende Faktoren zu erwähnen. Ich sah ferner zwei Fälle, in welchen eine akute Thyreoiditis in einen Basedow ausging, wie dies in der Literatur auch beschrieben ist. Zwei Fälle sind ferner in meiner Erinnerung, in welchen ein Basedow auf eine miliare Aussaat einer Tuberkulose in die Schilddrüse allein zu beziehen war; zweifellos kann auf diese Weise ein spezifischer Infekt gelegentlich zum Basedow führen.

Unter den ätiologischen Faktoren ist schließlich Jodmedikation zu nennen, sei es, daß Jod therapeutisch bei einer Struma, sei es, daß es als Mundwasser, als Gingivapinselung, als Jodoformeinlage oder als Vaginal-Jodapplikation usw. gegeben worden war. Hierdurch kommt es zwei bis drei Wochen nach Beginn der Jodgaben zur Thyreotoxikose, nach sofortigem Aussetzen des Mittels gehen die Erscheinungen meist rasch und völlig zurück, es kann die Krankheit aber dennoch progredient bleiben und es kann sich rasch ein Vollbasedow ausbilden. Auch die kleinen Jodmengen im jodierten Kochsalz (s. Kropfprophylaxe, S. 18) können sehr selten zur Thyreotoxikose Anlaß geben, wie eigene Erfahrungen gezeigt haben.

In einem eigenen Fall habe ich die richtige Frühdiagnose eines primären Schilddrüsenkrebses gestellt. Ich ließ den Fall operieren, wobei ein isolierter kirschgroßer Karzinomknoten im rechten Seitenlappen gefunden wurde. Bald nach der Operation kam es zu rasch nachwachsenden Drüsenmetastasen und gleichzeitig zu schweren thyreotoxischen Erscheinungen. Der Patient starb sechs Wochen nach der Operation!

Es erscheint mir wenig zweckentsprechend, bei symptomarmen oder bei leichten Fällen von einem „Basedowoid" oder einer Forme fruste eines Morbus Basedow zu sprechen. Freilich wird man den Vollbasedow von leichten Fällen eines Hyperthyreoidismus unterscheiden müssen. Eine andere Frage ist es, wie man sich zum toxic adenom der Amerikaner stellen soll.

4. Toxisches Adenom.

Nach dem derzeitigen Stande unseres Wissens scheint es angezeigt, das toxische Adenom, das toxic adenoma, aus der Gruppe der übrigen Thyreotoxikosen herauszuheben. Hierbei handelt es sich um eine Thyreotoxikose, die dadurch zustande kommt, daß sich in einem der Schilddrüsenlappen ein Adenom bzw. eine zellreichere Drüsenpartie entwickelt, welche im Übermaß Thyroxin erzeugt. Das toxische Adenom unterscheidet sich vom klassischen Morbus Basedow durch das Fehlen eines Exophthalmus, zumeist durch das Fehlen stärkerer nervöser Zeichen und schließlich durch die Tatsache, daß eine diffuse Vergrößerung der Schilddrüse fehlt, wie sie dem Morbus Basedow zumeist wenigstens zukommt. Denn hier ist lediglich das meist etwa kirschgroße Adenom allein Grundlage der Krankheit. Das toxic adenoma hat begreiflicherweise mit einer Struma basedowificata nichts zu tun! Die Diagnose wird sich immer auf eine längere Beobachtung des Patienten stützen müssen. Die Symptomatologie entspricht der der Schilddrüsenüberfunktion, wie erwähnt meist ohne Exophthalmus; häufig stehen die Herz-Kreislaufstörungen im Vordergrund. Vorhofflimmern ist sehr häufig.

5. Therapie der Thyreotoxikosen.

Trotz der großen Fortschritte, welche die innere Medizin bei der medikamentösen Behandlung der Hyperthyreosen bzw. des Morbus Basedow in den letzten Jahren gemacht hat, sind wir in auch nur einigermaßen schwereren Fällen Anhänger der Operation. Voraussetzung ist freilich, daß eine strikte Kontraindikation gegen die Operation nicht vorliegt. Hierbei sei aber insbesondere darauf hingewiesen, daß gerade Fälle mit thyreotoxischem Myokardschaden im allgemeinen eine Operationskontraindikation nicht darstellen. Hinsichtlich der diesbezüglichen Details sei auf das Kapitel „Totale oder subtotale Thyreoidektomie als Therapie chronischer Herzschwäche" (Bd. I, S. 91) verwiesen. Abgesehen davon, daß bei der Operation des Basedowkranken mit wenigen, bestimmten Ausnahmen von einer Operationsgefahr nicht gesprochen werden kann, sind die Erfolge der Chirurgen ausgezeichnete. Sie sind allerdings erst so ausgezeichnete geworden, seitdem die Kranken intern medikamentös für die Operation vorbehandelt wurden, wobei neben dem früher üblichen Jod in letzter Zeit neue erfolgversprechende antithyreoidale Medikamente, vor allem das Thiouracil, zur Anwendung kamen. Seit Einführung der medikamentösen Vorbehandlung sieht man die früher so sehr gefürchteten postoperativen toxischen Krisen kaum mehr, die Basedowoperation ist nahezu zu einer gefahrlosen geworden. Hinsichtlich der näheren chirurgischen Details und hinsichtlich der Gefahr der strumipriven Tetanie sei auf die Lehrbücher der Chirurgie und auf S. 55 dieses Bandes verwiesen.

Sind wir auf der einen Seite also bei schweren Thyreotoxikosen Anhänger der Operation, so beschränken wir uns — und wie wir glauben, mit gutem Erfolg — bei leichten Fällen auf die althergebrachte Allgemeinbehandlung und verzichten, wenigstens vorerst, auf die unten zu besprechende moderne medikamentöse Therapie.

Die Allgemeinbehandlung soll hier nur kurz skizziert werden: Im Vordergrund stehen hierbei psychische Ruhe, Ausschaltung aller Aufregungen, die am besten durch ein Verbringen des Kranken in ein anderes Milieu erreicht werden. Sicher spielen hierbei rein persönliche und soziale Momente eine große Rolle, worauf im einzelnen nicht eingegangen werden kann. Wir müssen aber darauf hinweisen, daß nicht nur Kuraufenthalte in Höhensanatorien, sondern daß ebenso die Aufnahme des Kranken in eine städtische Krankenanstalt oft in kurzer Zeit Wunder tut; die nach wenigen Tagen seines dortigen Aufenthaltes meist an sich beruhigende Atmosphäre eines Spitals, die Ausschaltung der beruflichen, oft auch der häuslichen Schwierigkeiten, die geregelte Lebensweise tun das Ihre und diese Faktoren allein können die günstige Wende bringen. Bei einer Neueinführung einer medikamentösen Therapie bei in die Anstalt aufgenommenen Kranken muß man sich übrigens dieser alten Erfahrungstatsache bewußt bleiben; allzu leicht wird dem neuen Medikament der Erfolg zugeschrieben. Auf eine entsprechende Obsorge durch das Pflegepersonal, auf eine rechtzeitige Abtrennung unverträglicher Elemente in verschiedene Zimmer usw., mit einem Wort auf eine entsprechende Pflege durch geschulte Kräfte ist größter Wert zu legen. Die Reizbarkeit der Kranken ist ein Symptom, das bei der Umgebung, Pflegepersonen usw. nicht Ärger erregen darf, sondern der Behandlung zugeführt und berücksichtigt werden muß. Die Anstaltsbehandlung wird, je nach der Schwere des Falles, in verschieden strengem Ausmaß anfänglich eine Liegekur in ihr Programm aufnehmen, wobei Liegen im Freien, auf der Terrasse usw. nur empfehlenswert ist. Die Liegekur dient auch der Einsparung an Kalorien, denn neben Ruhe ist die zweite Forderung der Behandlung eine Gewichtszunahme. In der Nahrung bleibt Fleisch vorerst ganz ausgeschaltet oder es wird in nur geringen Mengen an einigen Tagen der Woche gereicht. Eiweiß wird im allgemeinen von Basedowikern schlecht vertragen. Milcheiweiß, also auch Topfen, Käse, machen eine Ausnahme. Fett wird meist gut vertragen, Fett wäre bei dieser Kost neben den Kohlehydraten also der Hauptkalorienträger, es muß nur in jenen Fällen weitestgehend eingeschränkt werden, in welchen Fettdiarrhoen bestehen; dies ist aber selten, so daß die Ernährung des Basedowkranken im allgemeinen keine Schwierigkeiten macht. Im übrigen kann man in der Ernährung des Basedowikers nicht schematisieren und man erzielt bei manchen auch mit einer gemischten Kost mit relativ reichlich Eiweiß gute Resultate.

Wir haben früher von den Höhensanatorien gesprochen und es ist wohl eine alte Erfahrungstatsache, daß sich Thyreotoxikosen im Höhenklima am leichtesten erholen. Sicher sind aber Höhenklima, oder gar bestimmte Seehöhen, etwa von 1000 m, keine conditio sine qua non, auch in Mittelgebirgsgegenden hat man nahezu gleich gute Erfolge. Und da das finanzielle Moment meist eine Rolle spielt, wird der Arzt sich auch völlig einverstanden erklären, wenn der Kranke nur irgendwohin auf das Land, in ein ruhiges Milieu kommt, wo er eine entsprechende kalorienreiche Ernährung und Ruhe findet.

An Medikamenten braucht man in den geschilderten Fällen nur leichte Sedativa, sei es als leichteste Mittel, Hovaletten, Luminaletten, Spasepiletten, Bellergaltabletten usw., mehrmals eine Tablette im Tag, sei es als etwas stärkere Schlafmittel einmal abends (Luminal 0,1 bis 0,3, Veronal 0,2 bis 0,3 usw.). Die sogenannten reinen Sedativa, wie Baldrianpräparate oder Brom, haben mehr psychische Wirkung. Mit Prominal glaubte FALTA die vegetativen Zwischenhirnzentren beruhigen zu können. A-Vitamin kann unterstützend gegeben werden (s. S. 197). Diese kurzen Hinweise mögen genügen, um die Art dieser Behandlung zu charakterisieren; in jedem Handbuch der Therapie kann man zahllose andere, sicher auch in ihrer Art wirksame Sedativmaßnahmen nachlesen. Auch hier vermeide man ein Schematisieren. Die klimatische und diätetische Behandlung kann in leichteren Fällen auch mit sympathikolytischer medikamentöser Beeinflussung (z. B. Gynergen-Therapie) kombiniert werden. Die früher viel geübte ausschließliche Gynergentherapie hat sich wenig bewährt, sie ist auch mit der Gefahr der Extremitätengangrän usw. belastet. Hinsichtlich weiterer medikamentöser Behandlung siehe unten.

Thyreotoxische Myokardschäden sind nach den Regeln der Behandlung des Myokardschadens zu behandeln, hinsichtlich der Einzelheiten sei auf Bd. I verwiesen.

Eine besondere Besprechung verlangen die medikamentösen Behandlungen der Thyreotoxikosen, wobei wir mit der Jodbehandlung des Morbus Basedow beginnen. Es ist kein Zweifel, daß manche Fälle auf dieses Mittel ausgezeichnet ansprechen, es ist aber anderseits auch keine Frage, daß dieser Erfolg zumeist nur ein temporärer ist und eine Jodbehandlung daher und wegen ihrer Gefahren im allgemeinen nur als Vorbereitung für die Operation durchgeführt werden sollte. Es ist das große Verdienst von PLUMMER gewesen, diese Jodvorbehandlung vor der Operation in die Therapie eingeführt zu haben. Nachdem NEISSER schon früher eine Jodkalitherapie in kleinsten Dosen empfohlen hatte, empfahl PLUMMER die folgende Therapie: er gibt vorerst von einer LUGOLschen Lösung (Jod 5,0, Jodkali 10,0, Aqua dest. ad 100,0) dreimal täglich 3 Tropfen und steigert die Dosis täglich um 1 Tropfen bis auf dreimal 15 Tropfen im Tag. Zusehends erholt sich der Kranke, der Grundumsatz fällt ab, die kardiovaskulären toxischen Erscheinungen gehen zurück, der Erfolg ist oft ein eklatanter. Das Jod soll hierbei das Kolloid in der Schilddrüse fixieren und so die Besserung herbeiführen. Nach Erreichen der obigen Dosis von dreimal 15 Tropfen, zumal bei Fortführung derselben, erlebt man aber zumeist rasch wieder eine Verschlechterung der thyreotoxischen Zeichen, nach Auffüllen der Schilddrüse mit jodhaltigem Kolloid wirkt sich die Jodzufuhr wieder toxisch aus. Dies ist der Grund, warum die PLUMMER-Behandlung, die in kurzer Zeit oft die geschilderten überraschend guten Resultate zeigte, heute fast ausnahmslos nur mehr als Vorbereitung zur Operation durchgeführt wird, wobei allerdings zuzugeben ist, daß eine individuelle Behandlung Platz greifen kann und man gelegentlich nach Schwinden der toxischen

Zeichen unter einem langsamen Abbau und schließlich Sistieren der Joddosen den guten Erfolg erhalten kann. Der Praktiker sollte diesen Weg des großen Risikos wegen aber nicht einschlagen!

Ähnlich der Jodtherapie ist die Dijodtyrosinbehandlung (bezüglich der physiologischen Wirkung s. S. 16), die vor ungefähr 15 Jahren scheinbar revolutionierend in die Thyreotoxikosetherapie eingegriffen hat. Dijodtyrosin nämlich sollte angeblich den gleich guten Erfolg bringen wie die primäre Jodbehandlung, eine spätere Verschlechterung bei Fortführung der Therapie aber sollte angeblich nie eintreten. Richtig ist, daß die Gefahr der Dijodtyrosinbehandlung geringer ist als die der PLUMMERschen Jodbehandlung, es gibt aber Fälle, die unter dem Mittel schließlich eine ebenso rasche und schwere Verschlechterung zeigen wie die unter Jodbehandlung. Es ist daher auch das Dijodtyrosin für die Mehrzahl der Autoren, wie auch für uns, zu einem Mittel geworden, welches nur der Vorbereitung des Basedowikers zur Operation dient. Unter entsprechender Kontrolle in der Anstalt kann mit diesem Mittel auch eine rein medikamentöse Behandlung versucht werden und manchmal hatten auch wir gute Erfolge. Die Dijodtyrosinbehandlung wird so durchgeführt, daß der Kranke mit viermal täglich 25 mg des Mittels beginnt und die Dosis um je 25 mg im Tag langsam steigert, um schließlich auf zwölfmal 25 mg im Tag zu gelangen. Diese hohe Dosis kann mehrere Wochen eingehalten werden. Die meisten Autoren lassen nach etwa zehn- bis vierzehntägiger Vorbehandlung mit Dijodtyrosin operieren. Bei dem Versuch der Fortführung der internen Behandlung wird nach dreiwöchiger Behandlung eine Behandlungspause von etwa drei Wochen eingeschaltet und die Kur eventuell wiederholt.

Die Jod- oder Dijodtyrosinvorbehandlung zur Operation ist besonders für die akuten schwer toxischen Basedowfälle wichtig, die seinerzeit in einem relativ hohen Prozentsatz bald nach der Operation zugrunde gingen! Unter der Vorbehandlung kann der Grundumsatz oft innerhalb von zehn Tagen auf die Hälfte absinken, woraus allein die außerordentlich günstige Wirkung erhellt!

Schließlich ist eine letzte medikamentöse Therapie besonders zu erwähnen, die in der Nachkriegszeit aus Amerika zu uns kam und hoffen ließ, endlich ein Medikament in der Hand zu haben, welches den Hyperthyreoidismus heilen und die Operation bis auf seltene Ausnahmen überflüssig machen könnte und welches trotz des zweifellosen Fortschrittes, den es im Rahmen der antithyreotoxischen Behandlung darstellt, schließlich doch schon enttäuscht hat: das *Thiouracil und die verwandten Mittel*. Keinesfalls darf das Mittel, wie dies schon vielfach geschieht, dem ambulanten Kranken ohne weitere Kontrolle in die Hand gegeben werden und keinesfalls dürfen dem Kranken Hoffnungen auf rasche Heilung mit diesem modernen Mittel gemacht werden.

Es war lange bekannt, daß bestimmte Nahrungsmittel, insbesondere Kohl und ihm nahestehende Gemüse, bei Kaninchen die Entwicklung eines Kropfes förderten. Auch gewisse schwefelhaltige Medikamente, wie Sulfoguanidin, Thiourea, Thiouracil u. a., wirken ähnlich und bei manchen Kranken konnte bei längerdauernder Verabreichung dieser Mittel unter der Entwicklung eines Kropfes gleichzeitig das Auftreten einer Schilddrüsenunterfunktion beobachtet werden. Thiouracil blieb das wirkungsvollste der einschlägigen Mittel. Auf welche Weise es antithyreotisch wirkt, ist nicht geklärt. Die Wirkung scheint eine komplexe zu sein; die Thyroxinbildung in der Thyreoidea dürfte gehemmt werden, es scheint auch ein peripherer Antagonismus zum Thyroxin zu bestehen. Jedenfalls aber kann ein Hyperthyreoidismus durch dieses Mittel gehemmt, bzw. es kann ein Morbus Basedow unter Umständen auch zur normalen Schilddrüsenfunktion gebracht werden.

Wie schon erwähnt, haben sich die Hoffnungen aber doch nicht erfüllt, im Thiouracil ein Medikament in der Hand zu haben, welches als Antagonist der Schilddrüse die Hyperthyreose heilen könnte.

Thiouracil hat sich hingegen zur Operationsvorbereitung Basedowkranker ausgezeichnet bewährt. Es kommt zur selbständigen Dauertherapie nur ausnahmsweise in Betracht, wobei ständige Obsorge des Kranken durch einen mit dem Mittel vertrauten Arzt Voraussetzung ist; in ungefähr 10 bis 15% der Fälle zeigen sich bei den Kranken nämlich bei Anwendung des Mittels toxische Erscheinungen, neben Fieber und einem schlechten Allgemeinbefinden mit heftigen Kopfschmerzen, Hauterscheinungen usw., auch eine Neutropenie, die nicht selten in eine unaufhaltsame Agranulozytose umschlägt! Meist zeigt sich der Neutrophilenabfall erst vier bis acht Wochen nach Beginn der Behandlung. Die relativ hohe Mortalität an Agranulozytose — große Statistiken weisen 0,5% Todesfälle aus! — hat das Medikament als Mittel der Wahl zur Behandlung der Hyperthyreose begreiflicherweise schwer in Mißkredit gebracht, es wird heute, mit den erwähnten Ausnahmen, nur noch zur Operationsvorbereitung verwendet. Die Chirurgen klagen über einen Nachteil dieser Vorbereitung in der Hinsicht, daß die Schilddrüse dadurch übermäßig vaskularisiert und das Gewebe brüchig wird. Das Mittel wird anfangs mit 0,3 bis max. 0,6 g im Tag, verteilt auf mehrere kleine Gaben, dosiert. Nach zirka zehn Tagen hat sich die Besserung meist eingestellt und der Kranke kann der Operation zugeführt werden. Bei den heute selten durchgeführten Dauerbehandlungen vermindert man nach Eintritt der günstigen Wirkung diese Dosis auf 0,3 bis 0,2 g, um schließlich, wenn alle Symptome verschwunden sind, auf einer Dauerdosis von 0,1 g zu bleiben. Es sind relativ sehr seltene Fälle beschrieben, bei welchen der Kranke schließlich auch nach Sistieren dieser kleinen Dosen normal blieb! Die Hoffnung, ebenso stark antithyreotisch wirksame, aber viel weniger toxische Mittel zu finden, haben sich bisher leider voll nicht erfüllt. Das Schweizer Methylthiouracil und das französische Präparat Propylthiouracil werden etwas niederer dosiert; sie scheinen unabhängig von der Frage der Dosierung weniger toxisch zu sein.

Viel älter als diese neuen medikamentösen Methoden, die also allein meist versagen, sich zur Operationsvorbereitung aber sehr gut bewährt haben, ist die Röntgen- oder Radiumbestrahlung der thyreotoxischen Schilddrüse. Diese Behandlungsmethode wird, zumal bei Rezidiven nach Operationen oder bei Kontraindikationen gegen die Operation, von jedem Kliniker in vereinzelten Fällen auch noch geübt; diese Methode ist aber vor allem in ihrem Erfolg zu unsicher, um sich in großem Maßstab zu behaupten. Über die modernste Behandlung mit radioaktivem Jod, bei welcher durch die Jodspeicherung in der Schilddrüse gleichzeitig eine „innere Bestrahlung" durch in der Schilddrüse an Jod fixierte radioaktive Substanzen erfolgt, liegen ausreichende Erfahrungen noch nicht vor, die ein einhelliges Urteil erlaubten.

Zusammenfassend kann also gesagt werden, daß die Operation nach Vorbehandlung mit Jod oder Thiouracil oder auch kombiniert mit beiden Mitteln in schweren Fällen die Methode der Wahl darstellt. In leichten Fällen versucht man es am besten nur mit der Allgemeintherapie, Klimatherapie usw. Die moderne, rein medikamentöse Therapie, unter anderem auch die Bestrahlungsbehandlung, gehören in die Hand des Erfahrenen, der sie in ausgesuchten Fällen unter Einhalten aller Kautelen zur Anwendung bringen kann. Fälle, in welchen ein toxisches Adenom angenommen werden kann, sind unbedingt zu operieren.

Bei thyreotoxischen Krisen bei schwerem Basedow oder nach der Operation hat man neben Strophantin, Analeptica, Kochsalz-Infusionen usw. intravenös 50 mg Jodkali oder wenigstens 15 ccm Lugolscher Lösung peroral, eventuell 200—500 mg Dijodtyrosin i. v. zu geben.

G. Hypothyreose.

Bei einer Insuffizienz der Hormonproduktion der Schilddrüse entstehen verschiedene klinische Symptomenkomplexe, die unter der Bezeichnung Hypothyreose oder Hypothyreoidismus zusammengefaßt werden. Die unter verschiedenen Bedingungen entstehenden, klinisch sehr differenten Hypothyreosen geben im allgemeinen so typische Zustandsbilder, daß man mit Recht von verschiedenen Krankheiten spricht, nämlich dem Myxödem des Erwachsenen, dem Myxödem des Kindes und dem endemischen Kretinismus. Entscheidend für die Entwicklung dieser oder jener Krankheit ist das Alter, in dem das Individuum von dem Hypothyreoidismus betroffen wird. Die Schilddrüseninsuffizienz schwerer Form führt bei Auftreten im Erwachsenenalter zum Myxödem des Erwachsenen, im Kindesalter zum Myödem des Kindes (bzw. zum juvenilen Myxödem) und bei seiner Entwicklung vor der Geburt oder in der frühesten Kindheit zum Kretinismus. Daß sich fließende Übergänge in dieser oder jener Richtung ergeben müssen und daß auch hier verschiedene Grade der Schilddrüseninsuffizienz unterschieden werden können und müssen, versteht sich. Man kann daher das vollentwickelte Myxödem (analog einem Vollbasedow) einem partiellen (oligosymptomatischen) Hypothyreoidismus gegenüberstellen. Der große Unterschied in den Folgen der Schilddrüseninsuffizienz beim Kind und beim Erwachsenen ist leicht und wenigstens vor allem aus der Tatsache zu verstehen, daß das Schilddrüsenhormon neben sicheren anderen Funktionen durch seinen Einfluß auf das Wachstum und das Nervensystem, speziell auch auf das Großhirn ausgezeichnet ist.

1. Myxödem des Erwachsenen.

Das vollständige Versiegen der Hormonproduktion der Schilddrüse im Erwachsenenalter führt zum Myxödem; partielle Insuffizienz läßt mildere Formen des Hypothyreoidismus entstehen, die im Gegensatz zum Myxödem große diagnostische Schwierigkeiten machen können. Der Kretinismus kann insofern als das Analogon zum Myxödem der Erwachsenen gelten, als jener seine Entwicklung dem vollständigen Schilddrüsenausfall vor der Geburt oder in der frühesten Kindheit, dieses dem vollständigen Ausfall der Schilddrüsenhormonproduktion beim Erwachsenen verdankt.

Das Myxödem wurde zuerst von Gull beschrieben (Gullsche Krankheit), Ord gab ihm den Namen, und zwar mit Hinblick auf die eigentümliche Veränderung vor allem der Haut, in der es nach alter Ansicht zur Ablagerung von Mucin kommen sollte. Die Krankheit ist relativ selten, sie wird allerdings häufig übersehen oder erst in den Spätstadien erkannt. Frauen sind viel häufiger betroffen als Männer, vier Fünftel der Fälle sind Frauen. Bestimmte Länder sind mehr betroffen als andere, in ihrer Gesamtzahl zeigen die Myxödemfälle in großen Statistiken ein wellenförmiges Kommen und Gehen. Immer ist die Entwicklung eine langsame, meist sich über Jahre hinziehende.

Klinische Symptomatologie. Das charakteristischeste Zeichen, welches oft auch die Augenblicksdiagnose erlaubt, ist die *Veränderung der Haut.* Diese wird gedunsen, hart-teigig, „pastös", sie erinnert an ein Hautödem im Aspekt, sie unterscheidet sich aber von diesem sofort in der Palpation dadurch, daß eine stärkere Wasserdurchtränkung nicht vorliegt, ein Fingerdruck in der scheinbar ödematösen Haut auch nicht bestehenbleibt. Am stärksten sind die Hautveränderungen im Gesicht, am Nacken, am Hals und an Händen und Füßen, eventuell auch an Unterarmen und Unterschenkeln ausgeprägt. Bei der pastösen „myxödematösen" Beschaffenheit ist die Haut meist auffallend trocken, rissig und schuppend. Das Gesicht erhält einen typischen Aspekt. Es ist gedunsen, die Augenlider scheinen geschwollen, die Lidspalten verengt, Nase und Lippen sind auffallend verplumpt. Der Hals scheint durch die Hautveränderung kurz und gedrungen. Die Schweißsekretion versiegt fast völlig; abnorme Pigmentierungen sind selten. Auch die *Schleimhäute* sind gleichsinnig verändert. Die Zunge erscheint daher gedunsen, geschwollen (Makroglossie), ihre Bewegungen sind erschwert, sie ist auch auffällig trocken. Auch die Stimmbänder und die Taschenfalten des Larynx gehen analoge Umwandlungen ein. Es versteht sich daher, daß die Stimme und die Sprache sich verändern. Die Stimme wird tiefer und „blechern", die Sprache langsam und undeutlich. Frauen bekommen eine „männliche" Stimme. Das Wesen der Gewebsveränderungen an Haut und Schleimhäuten (übrigens auch z. B. der Muskeln, der Nieren und des Gehirnes) ist noch nicht sicher erkannt. Es wird offenbar nicht Mucin, sondern eine schleimähnliche Substanz in das Gewebe deponiert, wobei es scheint, daß die Einlagerung dieser Fremdsubstanz in Schüben, periodenweise, erfolgt. Die *Haare* werden dünn, glanzlos; Haarausfall ist häufig, er kann auch bei Frauen zur vollen Kahlheit führen. Nicht nur das Kopfhaar, sondern alle Haare des Teguments sind betroffen. Die *Nägel* werden brüchig, rissig, sie zeigen Querfurchen. Die *Zähne* werden häufig kariös und fallen auch aus.

Besonders hervorzuheben sind die Veränderungen am Herzen. Dieses ist nach beiden Seiten oft beträchtlich verbreitert, der Spitzenstoß ist schwer zu finden, die Töne sind leise, die Frequenz ist meist erniedrigt. Die Herzkontraktion erfolgt eigentümlich langsam. Die diffuse Herzvergrößerung läßt bei der physikalischen Untersuchung manchmal irrtümlich an einen Herzbeutelerguß denken, auch der Röntgenologe kann sich, zumal durch die eigentümlich langsam träge und in den Herzkonturen nicht sehr deutlich in Erscheinung tretende Art der Herzmuskelkontraktionen, in gleicher Weise irren. Dekompensationserscheinungen können sich einstellen, wobei die Rechtsinsuffizienz im allgemeinen überwiegt, Dekompensation ist aber selten. Digitalis ist hiebei unwirksam, eine Schilddrüsentherapie hat meist prompten Erfolg. Im Elektrokardiogramm fehlen sehr häufig die P- und die T-Zacken, die R-Zacken sind niedrig, so daß sich insgesamt auch ein Niederspannungs-Ekg. ergibt. Diese Ekg.-Veränderungen sind nicht, wie man früher annahm, auf die myxödematöse Beschaffenheit der Haut und ihren größeren elektrischen Widerstand zurückzuführen, sie sind vielmehr Ausdruck einer Atonie des Herzmuskels mit einer entsprechenden Dilatation des Herzens, auch einer myxödematösen Herzmuskeldegeneration. Dies erklärt übrigens das eben erwähnte Nichtansprechen einer etwaigen Herzschwäche auf Digitalis und den prompten Erfolg der Schilddrüsenmedikation. Wenn beim Myxödem über das Vorkommen von anginösen Beschwerden berichtet wird, so muß dies dahin richtiggestellt werden, daß die Kranken manchmal über anhaltende dumpfe Präkordialschmerzen oder einen Präkordialdruck klagen, die auch eine Ausstrahlung in den linken Arm zeigen können, daß diese schmerzhaften oder unangenehmen Herzsensationen aber nicht koronar bedingt, sondern auf die Herzdilatation zu beziehen sind. Der Blutdruck bleibt normal, Hypertonie ist sehr selten.

Die *Körpertemperatur* liegt meist etwas unter der Norm; die Kranken sind sehr kälteempfindlich, sie frösteln auch bei warmen Außentemperaturen.

Ebenso wie beim Hyperthyreoidismus scheinen beim Myxödem Beziehungen zur perniziösen Anämie zu bestehen, eine Perniziosa nach oder bei Myxödem ist aber seltener als nach Basedow (s. S. 39). Das Blutbild ist bis auf eine gelegentliche leichte hypochrome Anämie und eine Leukopenie mit relativer Lympho-Monozytose ohne Besonderheiten.

Obstipation mit Darmatonie ist häufig. Die Schilddrüse ist auffallend klein, es können die Seitenlappen oft nicht palpiert werden.

Frauen erkranken an Myxödem häufig im Klimakterium, womit eine Beziehung des Myxödems zu den Keimdrüsen angedeutet scheint. Libido und Potenz lassen rasch nach. Kommt es ausnahmsweise zur Konzeption, so wird die Gravidität normal ausgetragen.

Der organische Nervenstatus zeigt eine Abschwächung oder ein Verschwinden der normalen Sehnenreflexe, sonst aber ergibt er einen normalen Befund. In diesem Zusammenhang sei nochmals auf die Hemmung aller vegetativen Funktionen hingewiesen, die offenbar zentral über das Zwischenhirn erfolgt (verminderte Schweißsekretion, Bradykardie, Obstipation usw.).

Die starke Veränderung in der Psyche findet schon im Aspekt ihren Ausdruck, das Fehlen jeder Gesichtsmimik, die ausdruckslosen starrblickenden Augen sind ein Teil des charakteristischen Myxödemgesichtes. Die körperliche Trägheit, die sich in der oben erwähnten starren Mimik des Gesichtes manifestiert, ist gepaart mit einer geistigen. Die Kranken klagen über Interesselosigkeit, geistige Ermüdbarkeit, Konzentrationsschwäche, dadurch oft Arbeitsunfähigkeit; das Gedächtnis ist schlecht. Bis zum Wirksamwerden der Therapie leben die Kranken meist in depressiver Stimmungslage mutlos dahin, Teilnahmslosigkeit gegen die Umgebung, aber auch am eigenen Geschehen ist die Regel. Depressive, halluzinatorische Psychosen sind selten. Bei der fast immer erfolgreichen Therapie ist uns die rasche Erholung gerade in psychischer Hinsicht, die euphorische, oft heitere Stimmungslage, die Lebhaftigkeit usw. zumeist ganz besonders aufgefallen.

Der *Grundumsatz* ist stark vermindert, Werte von minus 20 bis minus $30^0/_0$ sind nichts Ungewöhnliches, auch niedrigere Werte bis minus $60^0/_0$ kommen ausnahmsweise vor. Überraschend ist unserer Erfahrung nach der Umstand, daß Fälle mit voll ausgeprägtem klinischem Bild manchmal noch kaum verminderte Grundumsatzwerte zeigen, daß der Grundumsatzwert also mit der Klinik nicht parallel geht. Hinsichtlich der Beurteilung von Grundumsatzwerten überhaupt siehe das im Kapitel Morbus Basedow Gesagte. Es finden sich beim gleichen Patienten auch zu verschiedenen Zeiten verschiedene Werte, ohne daß sich an der übrigen Symptomatik etwas geändert hätte.

Der Blutzucker ist normal, eine Belastungskurve steigt meist träger an, da die Toleranz gegenüber Kohlehydraten zumeist etwas erhöht ist. Kombinationen mit Diabetes mellitus sind zufällige Koinzidenz. Der Eiweißumsatz ist vermindert, die N-Ausscheidung im Harn beträgt im Tag durchschnittlich nur 8 g. Auch die Ausscheidung von Harnsäure und Kreatinin ist vermindert. Die spezifisch-dynamische Eiweißwirkung ist normal.

Die Tagesharnmenge liegt unter der Norm. Im VOLHARD-Versuch findet sich zumeist eine Wasserretention. Wenn auch, wie früher hervorgehoben wurde, das Myxödem kein Ödem ist, sondern eine speziell geartete (noch nicht klargestellte) Gewebsveränderung darstellt, besteht doch zweifellos in diesem Gewebe eine Wasserretention. Unter Schilddrüsentherapie steigen die Harnmengen rasch an.

Der Blutjodgehalt ist vermindert. Das Blutcholesterin ist wenigstens bei schweren Graden des Myxödems erhöht, die Werte liegen meist über 300 mg-% und können auch 700 mg-% erreichen. Die mäßiggradige Anämie (s. S. 49), die erhöhten Serumcholesterin- und verminderten Grundumsatzwerte sind die markantesten Laboratoriumsbefunde, die bei dieser Krankheit erhoben werden können.

Pathologisch-anatomisch findet man kleine Schilddrüsen, die meist unter dem normalen Durchschnittsgewicht liegen, histologisch ist das Drüsengewebe durch ausgedehnte Bindegewebszüge ersetzt; stellenweise finden sich intakte Schilddrüsengewebsinseln.

Der *Verlauf des Myxödems* ist ein langsamer, über den schleichenden Beginn wurde bereits berichtet. Nicht behandelte Fälle nähern sich bald rascher, bald langsamer, meist aber innerhalb von Jahren dem anämisch-kachektischen, schließlich komatösen Terminalstadium, in dem die Kranken meist an einer interkurrenten Infektion zugrunde gehen. Die *Prognose* hängt ausschließlich von der Therapie ab. Ist der Fall richtig erkannt und daher der Schilddrüsentherapie zugeführt, so kann im allgemeinen, von seltenen foudroyanten Fällen mit raschem Übergang in das terminale Koma abgesehen, ein relativ guter Zustand erhalten werden.

In *differentialdiagnostischer Hinsicht* unterlaufen Fehler mit perniziöser Anämie (Blässe und Gedunsenheit), mit chronischer Nephritis (blasse Ödeme), mit Erkrankungen des Herzmuskels anderer Art und schließlich begreiflicherweise mit Psychosen (s. S. 50). In Zweifelsfällen wird auch der Erfolg der Schilddrüsentherapie mitentscheiden, zumal die deutliche subjektive Besserung schon vier bis sieben Tage nach Einsetzen der Therapie manifest wird.

Die *Therapie* besteht in der Ersatztherapie mit Schilddrüsentrockenpulver bzw. mit Schilddrüsenhormon, mit Thyroxin. Im allgemeinen ist Schilddrüsensubstanz vorzuziehen, es scheint von besserer Wirkung zu sein. Die Dosierung ist eine individuelle und ergibt sich aus der Beobachtung, eventuell unter gleichzeitiger Kontrolle des Grundumsatzes. Das subjektive Befinden des Kranken und sein Allgemeineindruck auf den Arzt sind u. E. aber fast ebenso verläßliche Indikatoren, welche zur richtigen Dosierung führen. Bei völliger Athyreose braucht man zur Ersatztherapie meist ungefähr 0,12 g des Schilddrüsentrockenpulvers mit 2% Jodgehalt, es sollten nur standardisierte Präparate Verwendung finden. Jod oder jodhaltige Medikamente allein sind naturgemäß unwirksam, da die Schilddrüse das Hormon nicht aufbauen kann. Man muß das Hormon selbst, nicht seine Baustoffe geben. Man beginne mit kleinen Dosen, auch in schweren Fällen, und schleiche sich allmählich in die nötige Dosis ein. Nach Rückgang der Erscheinungen muß das Hormon in kleinen, jeweils angepaßten Dosen weitergeführt werden.

Die *Pathogenese* des Myxödems beruht auf einem Zugrundegehen des Schilddrüsengewebes. Die Ursache des Ersatzes des Drüsengewebes durch Bindegewebe (s. oben) ist in der Mehrzahl der Fälle unbekannt. Hypophysär bedingte Schilddrüsenunterfunktion oder gar -funktionsausfall dürfte außerordentlich selten sein; gelegentlich scheinen aber Hypophysentumoren und -zysten ursächlich in Frage zu kommen. Schilddrüsenentzündungen können durch Vernarbung und Parenchymuntergang auch zum Myxödem führen.

2. Kindliches Myxödem bzw. juveniler Hypothyreoidismus.

Wie später ausgeführt wird, führt eine komplette Schilddrüseninsuffizienz in der frühesten Jugend zum Kretinismus. Kindliche Myxödeme oder juveniler Hypothyreoidismus entsteht demgegenüber bei einer milderen Form der Drüseninsuffizienz im Kindesalter, womit aber gesagt ist, daß schwere reine Myxödemfälle beim Kind nicht angetroffen werden, es handelt sich vielmehr immer um oligosymptomatische Schilddrüsenunterfunktionen. Daher erklärt sich, daß diese Formen oft nicht oder nicht bald erkannt werden. Sicher ist die geistige Entwicklung eine langsamere, sie ist dem Kretinismus verwandt, ausgesprochener Kretinismus zählt aber nicht zu diesen Fällen; freilich bleibt es Ansichtssache, Fälle von Kretinismus und Fälle von Schwachsinn bei jugendlichem Myxödem in dieser Art zu trennen, zumal es alle Übergänge gibt. Die markantesten Zeichen dieser Form der Hypothyreose sind neben der langsamen und insuffizienten geistigen Entwicklung Hautveränderungen leichter oder schwererer Art, im Sinne des Myxödems, und Wachstumsstörungen, wobei freilich alle auch beim Myxödem des Erwachsenen aufgezählten Symptome aufscheinen können. Das Laboratorium stellt den erniedrigten Grundumsatz und die erhöhten Blutcholesterinwerte fest und sichert damit die Diagnose.

Die Wachstumsstörung führt zum *hypothyreoten Zwergwuchs*. Im Röntgenbild des Skelets sind das späte Auftreten der Knochenkerne und das Fehlen des Epiphysenschlusses die wichtigsten Merkmale. Noch im zehnten Lebensjahr können Knochenkerne im Hand- und Fußskelet fehlen. Hinsichtlich der näheren Details sei auf die Lehrbücher der Pädiatrie verwiesen, es sei nur noch betont, daß die langen Röhrenknochen abnorm kurz und plump sind, daß die Epiphysen manchmal überhaupt nicht verknöchern und daß die Schädelfontanellen sich verspätet schließen. Der Schädel ist im allgemeinen im Verhältnis zu dem kleinen Rumpf zu groß, die Nasenwurzel ist meist abnorm eingesunken (Entwicklungsstörung am Keilbein). Die Milchzähne kommen verspätet, ebenso der Zahnwechsel. Die Zähne neigen stark zur Karies.

Die hypothyreoten Jugendlichen sind geschlechtlich stark unterentwickelt. Der Deszensus der Hoden bleibt meist aus. Menses stellen sich bei Mädchen, wenigstens ohne Behandlung, nicht ein. Hinsichtlich der geistigen Defekte siehe die Lehrbücher der Pädiatrie und Psychiatrie.

Die *Therapie* hat in möglichst frühzeitiger Schilddrüsenmedikation zu bestehen, um endgültige geistige und Wachstumsdefekte zu verhüten.

3. Kretinismus.

In gewissen Gegenden, zumal Österreichs und der Schweiz, kommt Kropf endemisch vor: *endemischer Kropf* (s. S. 18). Die Ursache des endemischen Kropfes ist mit Sicherheit nicht bekannt, da das Für und Wider, für bzw. gegen die Wasser-, Erd-, Luft- und Ernährungstheorie sich mehr minder die Waage halten. Die pathologische Bedeutung des endemischen Kropfes liegt in der Tatsache, daß er der Vorgänger des endemischen Kretinismus ist. In Gegenden also, in welchen der Kropf endemisch ist, ist es auch der Kretinismus, ein Zustand, der durch Zwergwuchs, Imbezillität und eine allgemeine Entwicklungshemmung charakterisiert ist. Freilich ist Kretinismus an den endemischen Kropf nicht gebunden, denn dieser führt nur durch eine schwerste Hypofunktion der häufig entarteten Schilddrüse ebenso zum Kretinismus wie eine kongenitale Aplasie der Schilddrüse oder ein intrauterin oder in frühester Jugend erworbener schwerster Hypothyreoidismus, wie dies oben bereits gesagt wurde. Es gibt also Kretins mit Kropf und solche mit einer Aplasie der Schilddrüse. Eine prinzipielle Unterscheidung des Folgezustandes des Hypothyreoidismus in beiden Fällen dürfte nicht berechtigt sein.

Über die Art der geistigen Defekte möge in Lehrbüchern der Psychiatrie nachgelesen werden. Hauptsächlich sind unter anderem die Apathie, das Nicht- oder sehr mangelhafte Erlernen des Sprechens, eine dumme Heiterkeit, Inkontinenz usw. zu erwähnen.

Die Skeletveränderungen entsprechen im Prinzip jenen, die wir oben beim juvenilen Hypothyreoidismus besprochen haben, sie sind, frühzeitiger aufgetreten, nur noch ausgesprochener.

Es versteht sich, daß alle übrigen Zeichen der Hypothyreose mit zur Beobachtung kommen können, Hautveränderungen, Haarausfall usw.

Die Behandlung des Kretinismus ist aussichtslos, soweit der Schaden bereits in utero oder in frühester Kindheit entstand. Es sind endgültige Gehirnveränderungen, die einer Reparation nicht mehr zugänglich sind.

Dem endemischen Kretinismus kann die Entwicklungsgrundlage entzogen werden, wenn man den endemischen Kropf prophylaktisch behandelt. Eine derartige *Kropfprophylaxe* in der Absicht, eine Prophylaxe des endemischen Kretinismus durchzuführen, hat in systematischer Weise als erster v. WAGNER-JAUREGG empfohlen und in Österreich in die Wege geleitet (s. S. 18). Im Jahre 1922 machte er dem österreichischen Volksgesundheitsamt den Vorschlag, dem Kochsalz zur Kropfprophylaxe 2 mg Jodkali oder Jodnatrium pro Kilogramm Kochsalz zuzusetzen. Tatsächlich kam in Österreich ein jodiertes Kochsalz in den Handel, welches 5 mg Jodkalium pro Kilogramm enthielt. Die Bevölkerung konnte nach Belieben das jodierte oder nicht jodierte Kochsalz kaufen. v. WAGNER-JAUREGGS Vorschlag und die darauffolgende Einführung des Jodsalzes lösten zahlreiche Diskussionen, vor allem auch über die Möglichkeit von Jodschäden, aus, aus welchen einerseits hervorging, daß das jodierte NaCl in seltenen Fällen bei besonders empfindlichen Individuen zu Hyperthyreosen Anlaß geben könne, andererseits aber gewiß wurde, daß die Zahl der endemischen Kröpfe in manchen Gegenden bis zu 60% abgenommen hatte.

In der zweiten Republik ist in Österreich die Kropfprophylaxe mit einem Vollsalz, welches pro Kilogramm 5 mg Jodkali enthält, wieder aufgenommen worden. Die relativ hohe, für die Kropfverhütung aber anscheinend notwendige Dosis verlangt eine strenge Kontrolle bei der Kropfprophylaxe vor allem der Schuljugend, um Jodschäden sicher zu verhüten oder wenigstens rechtzeitig zu erkennen.

III. Erkrankungen der Nebenschilddrüsen.

Die im folgenden gegebene Darstellung der Erkrankungen der Nebenschilddrüsen weicht in wesentlichen Punkten von der bisher üblichen Darstellung ab. Maßgebend hierfür waren neue Erkenntnisse, die mein Assistent JESSERER in den letzten Jahren an einem großen Krankengut gewonnen hat. Die folgenden Ausführungen stützen sich also auf eingehende Forschungen JESSERERS, von deren Bedeutung ich mich bei zahlreichen Krankendemonstrationen und Unterredungen mit meinen Assistenten überzeugt habe.

Allgemeines. 1880 wurden von SANDSTRÖM eigenartige Gebilde beschrieben, die er wegen ihrer engen räumlichen Beziehung zur Thyreoidea als „Glandulae parathyreoideae" bezeichnete und von denen er annahm, daß sie ein auf embryonaler Stufe stehengebliebenes Schilddrüsengewebe darstellen. Später stellte sich jedoch heraus, daß es sich hierbei um sowohl anatomisch, als auch funktionell selbständige Organe aus der Gruppe der Drüsen mit innerer Sekretion handelt.

Diese „Nebenschilddrüsen" oder „Epithelkörperchen" befinden sich beim Menschen normalerweise als ein oberes und ein unteres Paar in unmittelbarer Nachbarschaft der Schilddrüse, doch sind Abweichungen von dieser Regel sowohl hinsichtlich der Zahl wie auch der Lage durchaus keine Seltenheit. Die kleinen, ziemlich stark vaskularisierten Drüsen werden von je einem Ast der Art. thyreoidea sup. (für das obere) bzw. der Art. thyreoidea inf. (für das untere Paar) versorgt, der jeweils gemeinsam mit einem Ast des N. laryngeus sup. bzw. des N. recurrens in Form eines „Stieles" in sie eindringt. Verschiedene Beobachtungen weisen darauf hin, daß die Intaktheit der Blutgefäßversorgung für eine optimale Drüsenfunktion von großer Bedeutung ist, nicht jedoch die Nervenverbindung.

Entwicklungsgeschichtlich entstammen die Epithelkörperchen der dritten und vierten Kiementasche. Dies erklärt ihre mitunter außerordentlich weitreichende Verlagerung, von Einbettungen in die Schilddrüse über die Thymus bis zum Mediastinum.

Bei schwacher mikroskopischer Vergrößerung erscheint das Nebenschilddrüsengewebe eines gesunden Erwachsenen mit seinen von Fettgewebe durchwachsenen epithelialen Zellverbänden dem Knochenmark nicht unähnlich. Die epithelialen Gewebsanteile bestehen teils aus den sogenannten Hauptzellen, teils aus den sogenannten eosinophilen Zellen, wobei die letzteren möglicherweise eine Ruheform der ersteren darstellen. Die Hauptzellen weisen bei der üblichen Hämatoxylin-Eosin-Färbung ein zartrotes, teilweise oder ganz vakuolisiertes Protoplasma auf, weshalb man bei der letztgenannten Form auch von „wasserhellen Zellen" spricht.

Die Verteilung der verschiedenen Zellarten wechselt mit dem Alter. Fettzellen und eosinophile Zellen treten erst nach der Pubertät in Erscheinung, nehmen jedoch dann bis gegen das fünfte Lebensjahrzehnt an Zahl zu. Die epithelialen Zellverbände bilden Stränge und teilweise Follikel, die auch Kolloid enthalten können, wodurch eine Verwechslung mit Schilddrüsengewebe für den Ungeübten möglich erscheint. Adenome der Epithelkörperchen bestehen aus soliden Zellverbänden ohne Fettdurchwachsung, in denen die aktiven Zellen stets die Hauptzellen zu sein scheinen.

Von den Nebenschilddrüsen wird ein Inkret mit spezifischer biologischer Wirkung gebildet, das erstmals von COLLIP in reiner Form isoliert werden konnte. Dieses Hormon greift wahrscheinlich primär an der Niere an, wo es die Ausscheidung von Phosphat fördert (ALBRIGHT). Als Folge davon wird — soweit dieser Verlust nicht durch eine vermehrte Resorption aus dem Darmkanal kompensierbar ist — Kalziumphosphat aus dem Skelet mobilisiert, von dem das Phosphat ziemlich rasch, das Kalzium jedoch erheblich langsamer ausgeschieden wird. Auf diese Weise kommt es zu einem „Stau" auf der Seite des Kalziums und dies ist mit größter Wahrscheinlichkeit der Grund, warum das Nebenschilddrüsenhormon blutkalksteigernd wirkt. Die Folgen einer unphysiologischen Steigerung der zirkulierenden Hormonmenge sind daher: Hypophosphatämie, Hyperkalzämie, Demineralisation des Skelets; die einer Verminderung: Hyperphosphatämie, Hypokalzämie, Hypermineralisation des Skelets.

In der menschlichen Pathologie kennen wir zwei Formen von Funktionsänderungen des Nebenschilddrüsenapparates: die Nebenschilddrüseninsuffizienz und die Nebenschilddrüsenüberfunktion, beide mannigfaltiger Ätiologie. Sowohl die eine wie die andere Störung kann sich klinisch unter recht verschiedenartigen Bildern darstellen, stets steht jedoch hierbei im Zentrum eine charakteristische Mineralstoffwechselstörung, um die sich — als deren Folge — die anderen Erscheinungen in wechselnder Kombination gruppieren. Diese Tatsache hat auch jede Diagnostik entsprechend zu berücksichtigen. Diese Feststellung erscheint deshalb notwendig, weil sich in der letzten Zeit eine Tendenz zur Diagnose von Nebenschilddrüsenfunktionsstörungen bemerkbar macht, die jedweder physiologischen und klinischen Grundlage entbehrt.

A. Nebenschilddrüseninsuffizienz (Hypoparathyreoidimus).

Ätiologie. Verschiedene Ursachen können zu einer Verminderung der Leistungsfähigkeit des Epithelkörperchenapparates führen: eine primäre oder sekundäre Entwicklungshemmung während des Embryonallebens; Blutungen in das Drüsenparenchym während der Geburt; Störungen der Drüsenfunktion als Folge einer frühinfantilen Überbeanspruchung, z. B. infolge einer schwereren Rachitis; Zerstörung von Drüsenanteilen durch narbige Ausheilung unspezifischer oder spezifischer Entzündungen; Röntgenschädigungen; stumpfe Verletzungen mit ausgedehnteren Blutungen im Bereiche der Halsregion; und schließlich operative Schädigungen der Drüsen direkt oder ihres Gefäßapparates. Die letztgenannte Ursache ist weitaus die häufigste, doch muß hervorgehoben werden, daß eine operative Entfernung einer oder eventuell sogar zweier Nebenschilddrüsen keineswegs immer, ja wahrscheinlich nicht einmal in der Mehrzahl der Fälle zu einer definitiven Leistungsverminderung der Epithelkörperchenfunktion führt, da ein solcher Schaden in verhältnismäßig kurzer Zeit durch eine entsprechende Hypertrophie der verbliebenen Anteile kompensiert werden kann. Man muß deshalb annehmen, daß bei der Entwicklung einer chronischen Nebenschilddrüseninsuffizienz (s. unten), etwa im Anschluß an eine Schilddrüsenoperation, zu einer operativen Schädigung des Epithelkörperchenapparates noch eine besondere individuelle Disposition hinzutreten muß, derart, daß die verbliebenen Drüsenanteile aus irgendeinem Grunde zu einer entsprechenden Hypertrophie nicht befähigt sind (JESSERER und BLACIZEK).

Terminologie und Verlaufsformen. Eine Leistungsverminderung des Epithelkörperchenapparates kann entweder aus bekannter Ursache (z. B. postoperativ) oder kryptogenetisch, akut oder chronisch, temporär oder permanent in Erscheinung treten. Die kryptogenetische Nebenschilddrüseninsuffizienz wird nicht ganz glücklich vielfach auch als „idiopathischer Hypoparathyreoidismus" bezeichnet.

Die *akute Nebenschilddrüseninsuffizienz* entwickelt sich in der Regel im Anschluß an eine Schilddrüsen- oder Nebenschilddrüsenoperation oder in seltenen Fällen auch als Folge stumpfer Traumen der Halsregion und stellt in ausgeprägten Fällen meist ein recht dramatisches Ereignis dar. Infolge der rasch einsetzenden Hypokalzämie beherrschen hierbei Symptome einer stark gesteigerten neuro-muskulären Erregbarkeit das klinische Bild und eine solche plötzliche Leistungsverminderung des Epithelkörperchenapparates kann in einem generalisierten Krampfanfall oder in seltenen Fällen auch in einem komatösen Zustand zum Tode führen. Bei Menschen ist ein solcher Ausgang jedoch heutzutage glücklicherweise selten. In der Regel geht eine solche Störung vielmehr entweder durch kompensatorische Hypertrophie der erhaltenen Drüsenanteile in Heilung oder durch eine entsprechende Adaption des Zentralnervensystems in ein chronisches Stadium über.

Eine solche (postoperative oder kryptogenetische) *chronische Nebenschilddrüseninsuffizienz* kann entweder ständig oder nur zu bestimmten Zeiten als manifeste Erkrankung in Erscheinung treten. Das letztere ist dann der Fall, wenn die Leistungsfähigkeit des lädierten Epithelkörperchenapparates wohl normalen, nicht jedoch gesteigerten funktionellen Ansprüchen genügt. Dieser „relativen" Nebenschilddrüseninsuffizienz begegnet man daher in der lichtarmen Jahreszeit (Vitamin-D-Defizit), in der zweiten Hälfte einer Gravidität und der Laktation, sowie nach schwereren Diarrhöen und anderen Belastungen des Kalkhaushaltes, während außerhalb solcher Perioden weder blutchemisch noch klinisch etwas von ihr nachzuweisen ist. Demgegenüber besteht bei der permanenten chronischen Nebenschilddrüseninsuffizienz ständig die charakteristische Mineralrelationsstörung (Hypokalzämie — Hyperphosphatämie) im Blut und in den Geweben. Die Kenntnis dieser beiden Formen der chronischen Nebenschilddrüseninsuffizienz ist vor allem aus therapeutischen Gründen von großer Wichtigkeit (s. S. 64).

Während in den Zeiten des Manifestwerdens einer relativen (temporären) Nebenschilddrüseninsuffizienz sowohl Zeichen gesteigerter nervöser Erregbarkeit, als auch trophische Störungen in Erscheinung treten, wird das klinische Bild der permanenten Nebenschilddrüseninsuffizienz vor allem durch die Folgen der chronischen Mineralstoffwechselstörung bestimmt.

Klinische Symptomatologie. Alle Formen der manifesten Nebenschilddrüseninsuffizienz weisen als obligates Zeichen die charakteristische Mineralstoffwechselstörung des Hypoparathyreoidismus auf: *Hypokalzämie, Hyperphosphatämie, Hypokalzurie, Hypophosphaturie.* Während die entsprechenden Werte im Blut des Gesunden etwa 9,5 bis 11,5 mg-% Ca und etwa 2,5 bis 4,0 mg-% anorg. P (beim Erwachsenen, beim Kind etwa 5 mg-%) betragen, findet man bei der genannten Störung Werte von 8 bis 3 mg-% Ca und 4 bis 7 mg-% anorg. P, wobei gleichzeitig der qualitative Nachweis von Kalzium im Harn mittels der SULKOWITSCH-Reaktion nur schwach positiv oder sogar negativ ausfällt (s. S. 61).

Je nach der Schnelligkeit des Einsetzens und der Dauer des Bestehens dieser Mineralverschiebung entwickeln sich als deren Folge drei Gruppen von klinischen Symptomen:

1. Steigerung der neuro-muskulären Erregbarkeit;
2. trophische Störungen an ektodermalen Organen;
3. Veränderungen des Skelets.

1. *Zeichen gesteigerter neuro-muskulärer Erregbarkeit.* Für eine normale nervöse Erregbarkeit ist u. a. ein bestimmtes Verteilungsverhältnis der Elektrolyte im Blut und in den Geweben von ausschlaggebender Bedeutung. Unkompensierte Verschiebungen der Mineralrelation in den Körperflüssigkeiten führen deshalb beim Erreichen stärkerer Ausmaße zu Veränderungen der nervösen Erregbarkeit, wobei verschiedene Ionen bzw. Ionengruppen in der einen oder anderen Richtung besonders wirksam sind. Zu den aktivsten Elektrolyten gehört hierbei das *Kalzium,* dessen Verminderung in biologischen Flüssigkeiten ganz allgemein zu einer Steigerung der nervösen Erregbarkeit führt. Hierbei spielt allerdings außer der Absolutkonzentration auch das relative Mengenverhältnis zu anderen biologisch wirksamen Ionen (K, PO_4 usw.), noch mehr aber das Tempo der Veränderung eine entscheidende Rolle: je rascher eine Verminderung des Blutkalkspiegels sich entwickelt, um so nachhaltiger ist die Wirkung auf die neuromuskuläre Erregbarkeit und um so eindrucksvoller sind die im Einzelfall sich daraus ergebenden klinischen Erscheinungen.

Die kardinale Manifestation einer solchen, durch eine Hypokalzämie gesteigerten neuro-muskulären Erregbarkeit ist der große *tetanische Krampfanfall,* der phänomenologisch durch tonische, bilaterale, meist ziemlich schmerzhafte Krämpfe bestimmter Muskelgruppen bei freibleibendem Bewußtsein gekennzeichnet ist.

Ein solcher Anfall kündigt sich meist durch gewisse sensible Mißempfindungen (Gefühlstaubheit, Ameisenlaufen, Prickeln) und rheumatoide Muskelschmerzen mit Steifigkeitsgefühl an. Die eigentlichen Krämpfe zeigen in der Regel eine charakteristische zeitliche Aufeinanderfolge: Sie beginnen in den Fingern, erfassen sodann die Hand-, Unter- und Oberarmmuskeln, springen auf die unteren Extremitäten über, wo sie wieder von der Peripherie gegen den Stamm zu fortschreiten, und dehnen sich schließlich über die Gesichtsmuskulatur und in den schwersten Fällen auch über die Muskulatur des Stammes aus. Auch das Zwerchfell und — beim Erwachsenen selten, beim Kind überaus häufig — die Larynxmuskulatur können von einem solchen Krampf erfaßt werden, wodurch ein ernstes Gefahrenmoment zu dem sonst zwar äußerst unangenehmen, in der Regel aber nicht bedrohlichen Erscheinungsbild hinzutritt. Besonders auffällig ist die typische Koordination der verschiedenen befallenen Muskelgruppen, die zu der einprägsamen „Geburtshelferstellung" der Hand (TROUSSEAU), der „Pfötchenstellung" der Arme und der „Fischmaulbildung" des Gesichtes führt und damit dem ganzen Anfall ein so einmaliges Gepräge gibt, daß er in seiner vollen Ausbildung eigentlich mit keinem anderen klinischen Krampfphänomen verwechselt werden kann. Da dieses tetanische Krampfphänomen jedoch nicht nur das Ergebnis der zugrunde liegenden Mineralstoffwechselstörung allein ist, sondern auch von der ganzen Summe der die Nerven-Muskelerregbarkeit beeinflussenden Faktoren entscheidend mitbestimmt wird, unterliegt es einer breiten Variation seiner klinischen Darstellung.

So kann ein solcher tetanischer Krampfanfall bei voller Erhaltung seiner spezifischen Kennzeichen ausnahmsweise mit einem Bewußtseinsverlust einhergehen. Diese *„tetanische Ohnmacht"* ist klinisch vor allem dadurch auffällig, daß das Gesicht dabei nicht blaß, wie etwa beim Kollaps, sondern lebhaft bläulich gerötet ist und keine Zeichen einer akuten Kreislaufinsuffizienz festzustellen sind. Sie ist wahrscheinlich nur indirekt zerebral, primär jedoch durch einen Zwerchfell- oder Interkostalmuskelkrampf bedingt. Ein solches Ereignis sieht im allgemeinen bedrohlicher aus als es ist, kann aber immerhin — etwa bei einem gleichzeitig bestehenden Herzleiden — auch einen tödlichen Ausgang nehmen.

Weiters kann das dem tetanischen Krampfanfall zugrunde liegende nervöse Reflexgeschehen, das normalerweise unter Mitbeteiligung gewisser subkortikaler Hirngebiete abläuft, unter besonderen individuellen Bedingungen auch die Hirnrinde miteinbeziehen und auf diese Weise zum Auftreten von *epileptischen* Anfällen führen (JESSERER). Ein solcher Anfall ist zum Unterschied von einem tetanischen durch generalisierte, synchrone, tonisch-klonische Muskelkrämpfe mit Bewußtseinsverlust, retrograder Amnesie und einem nachfolgenden Schlafstadium phänomenologisch gekennzeichnet. Es ist bemerkenswert, daß ein solcher, auf der Basis einer Nebenschilddrüseninsuffizienz sich entwickelnder epileptischer Krampfanfall klinisch durch nichts von einem großen epileptischen Anfall anderer Ursache zu unterscheiden ist (HOESCH), was diagnostisch die Verpflichtung auferlegt, bei jeder „Epilepsie" an die Möglichkeit einer zugrunde liegenden Nebenschilddrüseninsuffizienz zu denken; dies um so mehr, als uns Beobachtungen an meiner Klinik gezeigt haben, daß die parathyreogene Epilepsie unbehandelt keineswegs eine bessere Prognose als die „genuine" (SIOLI) aufweist. Diagnostisch ist jedoch hervorzuheben, daß diese Form der Epilepsie ebenso wie andere humoral bedingte Epilepsieformen (Hypoglykämie) durch das alleinige Auftreten von großen epileptischen Anfällen bzw. das Fehlen von Petit mal, psychomotorischen Äquivalenten und Absenzen symptomatologisch auffällig ist. Dämmerzustände und transitorische Verwirrtheit sind hingegen bei der parathyreogenen ebenso wie bei jeder anderen Epilepsieform vorhanden. Diese Störungen der Zurechnungsfähigkeit, die den nicht ganz glücklichen Namen *„Tetaniepsychose"* tragen, sind von anderen psychiatrischen Erscheinungen ähnlicher Phänomenologie klinisch allein nicht zu unterscheiden und setzen der Diagnostik auch dadurch noch ein Hindernis entgegen, daß sie zum Unterschied von den muskulären Krampfphänomenen auch durch eine reichliche intravenöse Kalziumzufuhr (s. S. 63) akut nicht zu beseitigen sind. Sie dürften deshalb als eine Folge zerebraler Zellpermeabilitätsstörungen aufzufassen sein.

Ebenso wie die verschiedenen Stufen der Steigerung kann die durch eine Nebenschilddrüseninsuffizienz bedingte Veränderung der nervösen Erregbarkeit aber auch alle subklinischen Variationen bis zur völligen Erscheinungsfreiheit darbieten. Dies hat zu einer Zeit, in der Nebenschilddrüseninsuffizienz und Tetanie (s. S. 65) noch allgemein identifiziert wurden, zur Prägung der Bezeichnung

„*latente Tetanie*" geführt. Da jedoch tetanische Krampfphänomene nur ein — und nicht einmal ein obligates — Symptom einer Nebenschilddrüseninsuffizienz darstellen und darüber hinaus diese Identifizierung seit langer Zeit eine ständige Quelle diagnostischer und therapeutischer Irrtümer abgibt, sollte diese Bezeichnung heute grundsätzlich vermieden und durch die Nennung der Grundkrankheit ersetzt werden.

Dieses Stadium entwickelt sich im Rahmen einer Nebenschilddrüseninsuffizienz, wenn sich die Erregbarkeit des Nervensystems im Laufe der Zeit, oder durch variierende konditionelle Momente, an die abnorme Elektrolytverteilung adaptiert hat. Dies hat zwar zur Folge, daß auffallende Manifestationen in Form von Krampfanfällen weniger oder gar nicht in Erscheinung treten, die für eine Nebenschilddrüseninsuffizienz charakteristische Mineralstoffwechselstörung aber weiterbesteht. Da diese auch ohne Mitbeteiligung des Nervensystems verschiedene sich schleichend entwickelnde und schließlich irreparable Schädigungen zur Folge hat, kommt der Erkennung einer solchen Störung gerade in dieser Phase eine besondere Bedeutung zu.

In diesem Stadium können folgende Zeichen auf das Bestehen einer gesteigerten nervösen Erregbarkeit hinweisen:

Das CHVOSTEKsche Phänomen: beim Beklopfen des Fazialisstammes vor dem Ohr kommt es zu einer blitzartigen Zuckung im Bereiche der von diesem Nerven innervierten Gesichtsmuskulatur. Ein ähnliches Phänomen im Bereiche des N. peroneus wird als LUSTsches Zeichen benannt.

Das TROUSSEAUsche Phänomen: bei Druck auf die Nervenstämme des Oberarmes (durch Abschnüren) kommt es nach einigen Minuten zu einem Krampf der Handmuskeln in der charakteristischen „Geburtshelferstellung" mit gestreckten, in den Grundgelenken gebeugten Fingern und opponiertem Daumen. Dieser Krampf wird meist von mehr oder weniger heftigen Parästhesien eingeleitet und überdauert den gesetzten Reiz um einige Zeit.

Das ERBsche Phänomen: die Reizschwelle der Nerven für den galvanischen Strom ist herabgesetzt. Als ein kennzeichnender Wert gilt die Auslösung der Kathodenöffnungszuckung mit einer Stromstärke von weniger als 5 Milliampère.

So wichtig diese Zeichen als diagnostische Fingerzeige auch sein mögen, so irrig wäre es jedoch, auf sie allein die Annahme einer manifesten Nebenschilddrüseninsuffizienz begründen zu wollen: sie sind allesamt unspezifische und auch durchaus inobligate Zeichen einer gesteigerten nervösen Reflexerregbarkeit und selbst wenn sie sich im Einzelfall auf der Basis einer Nebenschilddrüseninsuffizienz entwickeln, ist der Grad ihrer Ausprägung kein direktes Maß für die Schwere der zugrunde liegenden Störung. Das gleiche gilt begreiflicherweise noch viel mehr für andere, noch uncharakteristischere Auswirkungen der abnormen neuromuskulären Reaktionslage: Müdigkeit, Leistungsinsuffizienz, Vergeßlichkeit, rheumatoide Schmerzen, fibrilläres Muskelzucken, Sehstörungen, Spasmen glattmuskeliger Organe, Oppressionsgefühl, depressive Verstimmung sowie verschiedenartigste Mißempfindungen teils spontaner, teils schon durch geringen Druck auslösbarer Art. Derartige Beschwerden sind im Rahmen einer längerdauernden Nebenschilddrüseninsuffizienz zweifellos ungleich häufiger als etwa tetanische oder epileptische Krampfanfälle (LAUBENTHAL); aus ihnen allein aber eine solche Störung diagnostizieren zu wollen, ist abwegig. Das einzige Kriterium einer bestehenden Nebenschilddrüseninsuffizienz ist und bleibt vielmehr die für sie charakteristische Mineralstoffwechselstörung.

Zuletzt ist noch eine Veränderung zu erwähnen, die zwar subjektiv nicht in Erscheinung tritt, aber auch auf die veränderte Nervenerregbarkeit und den erhöhten Muskeltonus zurückzuführen ist. Es ist dies die Verlängerung des

Q-T-Intervalls im Ekg, ein Phänomen, das ganz allgemein mit dem Kalkgehalt des Blutes in Beziehung steht und deshalb auch bei einer parathyreogenen Hypokalzämie stets vorhanden ist. Diagnostisch sollte eine solche Ekg-Veränderung stets an eine Nebenschilddrüseninsuffizienz denken lassen; prognostisch ist sie in bezug auf das Herz bedeutungslos.

2. *Trophische Störungen.* Diese sind eine Folge der chronischen Hypokalzämie und deshalb in ausgeprägter Form nur bei einer längerdauernden Insuffizienz zu beobachten. Sie entwickeln sich langsam und bleiben vielfach lange vom Kranken unbemerkt. Dies ist der Grund, weshalb auch der Arzt seltener ihretwegen aufgesucht wird und deshalb geneigt ist, ihnen gegenüber den Erscheinungen der neuro-muskulären Übererregbarkeit nur eine geringe Beachtung zu schenken. Vor einer solchen Auffassung muß aber deshalb nachdrücklichst gewarnt werden, weil die trophischen Störungen vielfach irreparabel und daher prognostisch viel ernster als die nervösen Erscheinungen zu bewerten sind.

Diese trophischen Störungen betreffen merkwürdigerweise nur ektodermale Organe: Die Haut und ihre Anhangsgebilde, den Zahnschmelz, die Augenlinse und das Zentralnervensystem, ohne daß es zum gegenwärtigen Zeitpunkt möglich wäre, eine Erklärung für diese eigenartige Bevorzugung zu geben.

An der *Haut* beobachtet man eine Neigung zu verschiedenartigsten Veränderungen, vom Ekzem bis zur Impetigo herpetiformis, doch muß betont werden, daß alle diese Veränderungen durchaus uncharakteristisch und auch nicht gerade häufig sind. Typischer sind die von der Matrix ausgehenden Störungen des Nagelwachstums: mißfarbige Querstreifen, die sich mit dem wachsenden Nagel nach distal schieben und deshalb durch die Beseitigung der ursächlichen Hypokalzämie auch wieder zum Verschwinden zu bringen sind. Das gleiche gilt für die ziemlich häufigen Wachstumsstörungen der Haare und den Haarausfall, der wahrscheinlich durch ein Abbrechen der Haare knapp oberhalb der Kopfhaut bedingt ist. Auch diese, die weiblichen Patienten meist ziemlich beeindruckenden Störungen verschwinden auf eine entsprechende Therapie immer restlos.

Die *Zähne* werden von trophischen Störungen hypokalzämischer Art nur dann befallen, wenn eine solche Störung zum Zeitpunkt der Bildung des entsprechenden Zahnteiles manifest ist. Später einsetzende Störungen verändern entgegen einer weitverbreiteten Meinung den Zahn nicht mehr, da der ausgewachsene Zahn von Veränderungen des Mineralstoffwechsels nicht mehr berührt wird (HELD). Solche Zahnveränderungen sind daher — einmal vorhanden — auch durch eine Sanierung der Stoffwechselstörung nicht mehr zu beseitigen. Man findet sie in Form von band- oder punktförmigen Schmelzhypoplasien, wobei aus deren Lage gewisse Schlüsse über den Zeitpunkt ihrer Entstehung zu ziehen sind.

Die praktisch wichtigste trophische Störung der chronischen Nebenschilddrüseninsuffizienz ist die *hypokalzämische Katarakta der Augenlinsen.* Diese entwickelt sich ebenso wie die entsprechenden Veränderungen an den Nägeln, Haaren und Zähnen an der Bildungsstelle der Linsenfasern, das heißt unmittelbar unter dem sogenannten Abspaltungsstreifen der Linse, in Form von zuerst diskreten, später gröberen Trübungszonen, die entsprechend dem Verlauf der Linsenfasern charakteristische, spitzbogenartige Schleifen bilden. In einer fortgeschritteneren Phase treten vielfach farbig schillernde Kristalle in der Linse auf, ein Bild, das unter dem Namen „Cataracta myotonica" bekannt ist, jedoch sicherlich nicht nur bei der hereditären myotonischen Dystrophie in Erscheinung tritt. Allmählich entwickeln sich ausgedehntere Trübungszonen, die sich entsprechend dem Wachstum der Linse zwiebelschalenartig von außen nach innen übereinander schichten. Die Apposition von außen ist für diese Form des Schichtstares außerordentlich charakteristisch und gestattet nicht nur eine weitgehende Abgrenzung gegenüber ähnlichen Veränderungen anderer Ursache, sondern oft auch wertvolle Rückschlüsse hinsichtlich des Zeitpunktes ihrer Entstehung bzw. der Dauer der hypokalzämischen Mineralstoffwechselstörung (Hoesch). Bei weiterem Fortschreiten einer solchen Linsenschädigung entwickelt sich allmählich eine so erhebliche Beeinträchtigung des Sehvermögens, daß eine Staroperation schließlich unausweichlich wird.

Daß auch das *Gehirn* durch eine lange Zeit hindurch bestehende Hypokalzämie irreparable Folgen davontragen kann, dürfte nach den an meiner Klinik gesammelten Erfahrungen nicht zu bezweifeln sein. Welcher Art diese Veränderungen morphologisch sind und auf welchem Wege sie im einzelnen zustande kommen, ist jedoch noch völlig unbekannt. Klinisch dürfte es berechtigt sein, von einer *chronisch-hypokalzämischen Enzephalopathie* zu sprechen (Jesserer) und diese Störung zu jenen Spätfolgen einer chronischen Nebenschilddrüseninsuffizienz zu rechnen, die einer Restitution nicht mehr zugänglich sind. Eine andere Spätfolge ähnlicher Art ist die *parathyreogene Kachexie*, die in früheren Zeiten das schließliche Ende einer jahrelang unbehandelt gebliebenen Nebenschilddrüseninsuffizienz darstellte, heute aber glücklicherweise kaum mehr zur Beobachtung gelangt.

Auch diese trophischen Störungen sind kein spezifisches Kennzeichen einer Nebenschilddrüseninsuffizienz, sondern nur eine Folge der mit ihr verbundenen chronischen Hypokalzämie. Sie finden sich deshalb in genau der gleichen Weise auch bei anderen mit einer längerdauernden Hypokalzämie einhergehenden Krankheitsbildern, wie etwa der enterogenen Tetanie (s. S. 70) und gewissen Formen der Osteomalazie (Jesserer; Maxwell und Pi). Es besteht jedoch auch hier keine einfache direkte Beziehung zwischen dem Grad der Mineralstoffwechselstörung und dem Ausmaß der trophischen Schädigungen. Jesserer und Pillat, die in den letzten Jahren ein besonders großes einschlägiges Krankheitsgut beobachteten, gewannen den Eindruck, daß vor allem starke Schwankungen des Blutkalkgehaltes einer entsprechenden Linsenschädigung förderlich sind.

3. Veränderungen des Skelets. Bei Fällen langdauernder unbehandelter Nebenschilddrüseninsuffizienz findet man nicht selten eine auffallende Verdichtung des Skelets (Emerson, Walsh und Howard). Diese Veränderung ist zweifellos eine direkte Folge der hypoparathyreotischen Mineralstoffwechselstörung, wenngleich über den Mechanismus ihrer Entwicklung die Meinung noch geteilt ist. Klinisch hat diese Knochenveränderung keine Bedeutung, wenngleich sie, wie uns eigene Beobachtungen zeigten, bedeutende Dimensionen annehmen kann. Dasselbe gilt wahrscheinlich für die auf der gleichen Basis einer humoralen Übersättigung an anorganischem Phosphat entstehenden perivaskulären Kalkablagerungen in den basalen Hirnganglien (Camp).

Während eine manifeste hypoparathyreotische Mineralstoffwechselstörung im Erwachsenenalter infolge einer Verminderung der physiologischen Knochenabbauvorgänge in der Richtung einer Hypermineralisation des Skelets wirkt, führt eine gleiche Störung im Wachstumsalter zu einer verminderten Bildung von verkalktem Knochengewebe und zu entsprechenden Störungen der Dentinbildung (Erdheim). Diese eigenartige Gegensätzlichkeit erklärt sich offenbar daraus, daß beim Erwachsenen die bestehende Hyperphosphatämie zu einer Verminderung der Lösung von Knochensalzen, beim Kind jedoch die Hypokalzämie zu einer ungenügenden Verkalkung im Bereiche der Wachstumszonen des Skelets und damit zu einer Wachstumshemmung führt. Individuen, bei denen eine Nebenschilddrüseninsuffizienz im Wachstumsalter besteht, bleiben deshalb in ihrem Wachstum gegenüber Gesunden zurück (hypoparathyreotischer Zwergwuchs) und zeigen eine charakteristische Bildungsstörung im Bereiche der Zahnwurzeln (ALBRIGHT).

Diagnose. Die Diagnose einer Nebenschilddrüseninsuffizienz ist in erster Linie auf die für sie typische Mineralstoffwechselstörung zu gründen. Dies geschieht einerseits durch den Nachweis entsprechender Veränderungen im Mineralgehalt des Serums (erniedrigte Kalzium-, erhöhte Phosphatwerte), anderseits aber auch durch geeignete Harnproben. Der Ausfall letzterer Untersuchung gestattet allerdings nur eine rasche Orientierung ohne definitive Entscheidung, die stets der chemischen Blutuntersuchung vorbehalten bleiben muß. Dennoch sollte eine Beurteilung der Kalkausscheidung im Harn immer als erste Untersuchung ausgeführt werden, da eine parathyreogene Hypokalzämie zumeist mit einer entsprechenden Hypokalzurie verbunden ist und deshalb eine normale Kalkausscheidung im Harn gegen das Bestehen einer manifesten Nebenschilddrüseninsuffizienz spricht. Diese Untersuchung wird folgendermaßen ausgeführt:

Reaktion nach SULKOWITSCH: Etwa 5 ccm einer Lösung von 2,5 g Ammonoxalat, 2,5 g Oxalsäure und 5,0 g Eisessig in 150 ccm Wasser wird mit der gleichen Menge Harn gemischt. Bei normalem Harnkalkgehalt tritt eine deutliche Trübung infolge Fällung von Kalziumoxalat auf. Bei Hypokalzurie ist diese Trübung nur schwach oder fehlend, bei Hyperkalzurie besonders intensiv. Zu verwenden ist Mischharn; die Beurteilung der Trübung hat nach 3 Minuten zu erfolgen.

Bei Absinken des Blutkalkspiegels unter 7 mg-% hört die Kalkausscheidung im Harn zumeist auf und die SULKOWITSCH-Probe wird negativ. Diese Tatsache gestattet gemeinsam mit der bei Hypokalzämie ebenfalls immer vorhandenen Verlängerung des Q-T-Intervalls im Ekg (s. S. 59) eine entsprechende Verifizierung eines erhobenen Blutbefundes, was, wo immer die Möglichkeit sich bietet, angestrebt werden soll.

Eine ähnliche, oft außerordentlich wertvolle diagnostische Hilfe vermag in vielen Fällen die Spaltlampenuntersuchung der Augenlinsen zu geben. Eine Nebenschilddrüseninsuffizienz, die längere Zeit unbehandelt besteht, führt immer zu hypokalzämischen Linsenschädigungen (s. S. 59), wenngleich der Grad ihrer Ausprägung großen individuellen Unterschieden unterliegen kann. Der Nachweis eines entsprechenden doppelseitigen Schichtstares spricht deshalb im Rahmen der Gesamtsymptomatologie für eine Nebenschilddrüseninsuffizienz, auch dann, wenn sie zum Zeitpunkt der Untersuchung eventuell nicht manifest ist (HOESCH). Trübungen unmittelbar unter dem Abspaltungsstreifen weisen auf das Bestehen einer aktuellen Störung hin.

Trophische Störungen an den Fingernägeln sind nur dann auf eine Hypokalzämie beziehbar, wenn sie von der Nagelmatrix ausgehen; Veränderungen am Nagelende sprechen strikte gegen eine aktuelle Störung dieser Art.

Das CHVOSTEKsche, TROUSSEAUsche und ERBsche Phänomen besitzt in der Diagnostik einer Nebenschilddrüseninsuffizienz eine praktisch weit geringere Bedeutung als allgemein angenommen wird: man kann auf ihrer Anwesenheit das Bestehen einer Nebenschilddrüseninsuffizienz weder begründen, noch ausschließen. Sie sind unspezifische Zeichen einer gesteigerten nervösen Reflexerregbarkeit und ohne Beziehung zu irgendeiner bestimmten Grundstörung.

Auch tetanische Krampferscheinungen sind für sich allein kein Beweis für das Vorliegen einer Nebenschilddrüseninsuffizienz, nicht einmal dann, wenn diese Erscheinungen im Anschluß an eine Schilddrüsenoperation aufgetreten sind. An meiner Klinik wurden in den letzten Jahren eine Reihe von Tetaniefällen nach Strumektomie beobachtet, bei welchen dennoch keine parathyreogene, sondern eine idiopathische Tetanie (s. S. 67) vorlag. Als wichtigsten Leitsatz präge man sich deshalb ein: *Es gibt eine Nebenschilddrüseninsuffizienz mit Tetanie, eine Nebenschilddrüseninsuffizienz ohne Tetanie und es gibt eine Tetanie ohne Nebenschilddrüseninsuffizienz.* Tetanie ist ein Syndrom verschiedenartigsten Ursprungs; die Nebenschilddrüseninsuffizienz ist eine Erkrankung sui generis. Ihr diagnostisches Kriterium ist allein die für sie typische Mineralstoffwechselstörung.

Differentialdiagnose. Einer differentialdiagnostischen Abgrenzung gegenüber der Nebenschilddrüseninsuffizienz bedürfen alle jene Krankheitsbilder, die entweder eine gleiche oder eine ähnliche Mineralverschiebung im Blut oder eine entsprechende nervöse Reflexerregbarkeitssteigerung aufweisen.

Was die erste Veränderung betrifft, so ist vor allem darauf hinzuweisen, daß alle Formen der Schrumpfniere ebenfalls mit einer Hypokalzämie und einer Hyperphosphatämie einhergehen. Prinzipiell ist deshalb in der Diagnostik einer hypoparathyreogenen Mineralverschiebung eine solche Störung stets auszuschließen; praktisch ist das Gesamtbild einer Schrumpfnierenerkrankung von dem einer Nebenschilddrüseninsuffizienz jedoch so verschieden, daß ein tatsächlicher Irrtum kaum jemals unterlaufen dürfte.

Nicht ganz so einfach liegen die Verhältnisse dort, wo sich eine Hypokalzämie auf der Basis einer enteralen Resorptionsstörung entwickelt. Wenn gleichzeitig schwerere Durchfallserscheinungen bestehen, dürfte die Erkennung dieser Genese und deren Abgrenzung gegenüber einer Nebenschilddrüseninsuffizienz auch dann keine Schwierigkeiten verursachen, wenn sogar tetanische Krämpfe in Erscheinung treten (sogenannte enterogene Tetanie; s. S. 70). Dies muß aber keineswegs immer so sein und Fälle ohne ausgeprägte Krampferscheinungen und Diarrhöen, jedoch mit eindeutiger Hypokalzämie können — z. B. wenn eine Kropfoperation vorausgegangen ist — durchaus diagnostische Zweifel oder Irrtümer hervorrufen. Mineralstoffwechselstörungen solcher Art lassen sich jedoch von entsprechenden hypoparathyreotischen Störungen dadurch eindeutig abtrennen, daß bei ihnen neben der Hypokalzämie zumeist auch eine deutlichere Hypophosphatämie besteht. Darüber hinaus findet man hierbei oft auch eine Reihe anderer Folgen der gestörten Darmresorption, wie Nachtblindheit, Veränderungen der Blutgerinnung, Hypoproteinämie, Eisenverarmung, Osteomalazie usw., die alle nicht zum Bilde einer Nebenschilddrüseninsuffizienz gehören. Grundsätzlich soll an die Möglichkeit einer Resorptionsstörung (zumindest als Teilursache) stets dann gedacht werden, wenn bei einer vermuteten oder erwiesenen Nebenschilddrüseninsuffizienz neben der Hypokalzämie keine Hyperphosphatämie besteht. Dieser Punkt ist für die Therapie von einer gewissen Bedeutung (s. S. 64).

Zu einer entscheidenden Frage wird der Nachweis oder die Ausschließung einer Nebenschilddrüseninsuffizienz dann, wenn ausgeprägte Zeichen einer gesteigerten nervösen Reflexerregbarkeit vorhanden sind, bzw. tetanische oder epileptische Krampfanfälle das klinische Bild eines Falles beherrschen. Hierbei muß immer an die Möglichkeit des Bestehens einer hypoparathyreotischen Störung gedacht werden. Wegen des Vorhandenseins von Krampferscheinungen aber ohne jede weitere Untersuchung eine Nebenschilddrüseninsuffizienz als gegeben zu betrachten, ist ebenso falsch wie unberechtigt: die klinische Symptomatologie des Hypoparathyreoidismus gestattet eine so klare Trennung der parathyreogenen Tetanie von Tetanieformen anderer Ätiologie, daß die bisher übliche Identifizierung von Tetanie und Nebenschilddrüseninsuffizienz nicht mehr aufrechtzuerhalten ist. Aus diesem Grunde wird auch in diesem Lehrbuch die Tetanie als solche gesondert behandelt (s. S. 65).

Prognose. Die Aussichten einer chronischen Nebenschilddrüseninsuffizienz waren lange Zeit recht trübe. Seit der Entdeckung entsprechender Therapeutika hat sich dies jedoch wesentlich geändert und es ist heute so, daß es nur wenige innere Krankheiten gibt, bei denen die Therapie eine so klare und der Erfolg ein so sicherer ist, wie gerade bei der Nebenschilddrüseninsuffizienz. Ebendeshalb besitzt aber eine unmißverständliche Erörterung der prognostischen Situation mit dem Kranken heute eine größere praktische Bedeutung denn je. Hierzu ist folgendes zu sagen:

Eine postoperativ aufgetretene akute Nebenschilddrüseninsuffizienz kann (auch ohne jede Therapie) funktionell ausheilen. Der Epithelkörperchenapparat ist dann wieder voll suffizient und eine Behandlung unnötig. Eine solche frische postoperative Nebenschilddrüseninsuffizienz kann aber auch (trotz jeder Therapie) in eine chronische Unterfunktion übergehen und damit zu einem irreparablen, eigengesetzlichen Schaden werden, der einer dauernden ärztlichen Überwachung bedarf, wenn Sekundärschädigungen wie Katarakt oder chronische Enzephalopathie (s. S. 59, 60) vermieden werden sollen. Zwischen diesen beiden Extremen liegt klinisch der Typ der temporären Insuffizienz, die nur zu gewissen Zeiten einer Behandlung bedarf. Wird zu diesen Zeiten eine solche versäumt, dann kommt es mit fast absoluter Gewißheit zu irreparablen Schädigungen. Wird in Zeiten nicht vorhandenen Bedarfes gedankenlos ein blutkalksteigerndes Medikament (s. S. 64) weiter gegeben, dann kann es leicht zu mehr oder weniger nachhaltigen toxischen Erscheinungen kommen. Eine entsprechende diagnostische Differenzierung innerhalb des Formenkreises der Nebenschilddrüseninsuffizienz ist deshalb die einzig solide Basis einer erfolgreichen Therapie.

Wird eine solche Behandlung richtig geführt, dann ist nach allen bisher vorliegenden Erfahrungen ein Schaden weder von der Grundkrankheit, noch von der Dauermedikation zu befürchten und eine volle Arbeits- und Leistungsfähigkeit zu gewährleisten. Aus diesem Grunde bedeutet unter den heute bestehenden therapeutischen und sanitären Möglichkeiten eine manifeste Nebenschilddrüseninsuffizienz auch im Rahmen einer Schwangerschaft und Laktation keine Gefahr und eine etwaige Unterbrechung wegen einer solchen Erkrankung ist im Begutachtungsfalle nur unter ungewöhnlichen Umständen zu empfehlen.

Als Merksatz präge man sich ein: Tetanische oder epileptische Krampferscheinungen auf der Basis einer Nebenschilddrüseninsuffizienz sind als funktionelle Phänomene mit den heute zur Verfügung stehenden Hilfsmitteln immer zu beseitigen; einmal aufgetretene morphologische Veränderungen gleicher Ätiologie sind zumeist irreparable Schädigungen. Bei einer chronischen Nebenschilddrüseninsuffizienz sich nur um allfällige Anfälle zu kümmern, die zugrundeliegende Mineralstoffwechselstörung jedoch unbehandelt zu lassen, ist deshalb heute ein Kunstfehler!

Therapie. 1. Die Behandlung der *akuten* Insuffizienz. Eine akut einsetzende, mit schwereren Krampferscheinungen einhergehende Insuffizienz des Epithelkörperchenapparates, wie sie in der Regel nur nach operativen Eingriffen in der Schilddrüsen-Nebenschilddrüsen-Region in Erscheinung tritt, erfordert zu ihrer Beherrschung vor allem eine möglichst rasche Beseitigung der Hypokalzämie. Hier ist eine reichliche *intravenöse* Gabe von Kalziumsalzen die Methode der Wahl. Da die Wirkung einer solchen Injektion äußerst flüchtig ist, muß sie im Bedarfsfalle mehrmals täglich wiederholt oder in schwersten Fällen eventuell als Dauertropfinfusion gegeben werden. Kalzium intramuskulär zu injizieren, ist bei dieser Indikation wertlos, die orale Gabe auch großer Kalkmengen äußerst problematisch. Die Verabfolgung von Nebenschilddrüsenextrakten bietet gegenüber der Kalziuminjektion keinen Vorteil und ist nach den ausgedehnten Erfahrungen meiner Klinik völlig entbehrlich. Hingegen ist Luminal als Sedativum von Wert.

Gleichzeitig mit der akut wirkenden Maßnahme der intravenösen Kalziumzufuhr beginne man mit der Gabe blutkalksteigernder Substanzen wie bei der Behandlung der chronischen Insuffizienz (s. unten). Auf keinen Fall lasse man sich durch das Verschwinden der Krampferscheinungen nach einigen Tagen der Kalziumzufuhr dazu verleiten, den Patienten als „geheilt" zu betrachten: Ob eine akute Nebenschilddrüseninsuffizienz ausgeheilt ist oder nicht, entscheidet niemals das Fehlen oder Vorhandensein von tetanischen Krampferscheinungen, sondern stets nur das Verhalten der Kalzium-Phosphat-Relation im Serum.

2. Die Behandlung der *chronischen* Insuffizienz. Zwei Substanzen beherrschen seit den bahnbrechenden Erfolgen von HOLTZ die Therapie der chronischen Epithelkörpercheninsuffizienz: Dihydrotachysterin (Calcamin, A. T. 10) und Vitamin D. Alle anderen Maßnahmen besitzen nur mehr ein historisches Interesse oder beruhen auf irrigen Vorstellungen ohne reellen therapeutischen Wert. Welche dieser beiden Substanzen man im Einzelfall verwendet, ist grundsätzlich gleichgültig, soweit folgende Prinzipien dabei berücksichtigt werden:

Dihydrotachysterin und Vitamin D_2 sind stets *oral* zu verabfolgen; intramuskulär injiziert vermögen sie eine parathyreogene Hypokalzämie nicht zu beseitigen.

Zu Beginn der Behandlung gebe man je nach dem Grad der bestehenden Hypokalzämie täglich 40 bis 90 Tropfen Calcamin oder A. T. 10, oder 15 mg Vitamin D jeden zweiten oder dritten Tag. Zur Beschleunigung der Wirkung kann zusätzlich Kalk per os gegeben werden, doch ist dies unter normalen Ernährungsbedingungen im allgemeinen nicht notwendig.

Nach Normalisierung des Blutkalkgehaltes — was bei dieser Medikation in der Regel innerhalb einer oder zweier Wochen der Fall ist — ist mit jener Dosis Dihydrotachysterin oder Vitamin D fortzusetzen, die sich zur Erhaltung eines normalen Blutkalkgehaltes als notwendig erweist. Diese Dosis ist von Fall zu Fall und bei ein und demselben Fall zu verschiedenen Jahreszeiten und Lebensperioden verschieden, doch lehrt die Erfahrung, daß eine individuell gewählte mittlere Dosierung meist über lange Perioden beibehalten werden kann. Zeiten gesteigerten Bedarfes sind die lichtarmen Jahreszeiten, das Prämenstruum, die zweite Hälfte einer Gravidität und die Laktation.

Eine Kontrolle des Blutkalkgehaltes hat in den ersten Wochen der Behandlung öfter, später nur mehr in mehrmonatigen Intervallen zu geschehen. Zur raschen Orientierung oder zur Selbstkontrolle der Patienten hat sich die SULKOWITSCH-Reaktion im Harn (s. S. 61) bewährt, doch bleibt die entscheidende Richtlinie für die Behandlung einer chronischen Nebenschilddrüseninsuffizienz eine entsprechende Beobachtung des Blutkalkspiegels; ein subjektives Wohlbefinden und Anfallsfreiheit sind ärztlich anzustreben, für sich allein aber keine Kriterien einer Dihydrotachysterin- oder Vitamin-D-Medikation.

Dihydrotachysterin ist nur, Vitamin D im allgemeinen in *öliger* Lösung im Handel. Aus dieser Tatsache können sich bei schlechter Fettresorption gewisse Schwierigkeiten ergeben, sei es, daß mit den oben genannten Dosen eine vollständige Normalisierung des Blutkalkgehaltes nicht erreichbar ist, sei es, daß bei einer Steigerung der Dihydrotachysterin- oder Vitamin-D-Dosis statt einer Steigerung ein weiteres Absinken des Blutkalkspiegels in Erscheinung tritt. In solchen Fällen ist Vitamin D in alkoholischer Lösung das Mittel der Wahl (JESSERER und BLACIZEK).

Bei Überdosierung mit den genannten Substanzen treten der Reihe nach folgende Erscheinungen auf: Polyurie, Durst, Appetitlosigkeit, Durchfälle, Fieber, Exsikkose, Urämie. Alle diese Erscheinungen sind die Folge einer Hyperkalzämie, verbunden mit einer forcierten Entwässerung. Sie treten besonders dann auf, wenn neben großen Mengen von Vitamin D oder Dihydrotachysterin reichlich Kalk zugeführt wird oder eine Nierenschädigung besteht. Es soll deshalb bei einer solchen Medikation Kalk nur in einer kontrollierten Relation zu der verordneten Vitamin-D- oder Dihydrotachysterindosis verabreicht und bei einer erwiesenen oder vermuteten Nierenschädigung (z. B. Hypertonie) alle Verordnungen mit einer besonderen Vorsicht getroffen werden.

Die Behandlung solcher Überdosierungserscheinungen besteht in einem vorübergehenden Absetzen des Medikamentes und reichlicher Flüssigkeitszufuhr. Wenngleich eine solche Intoxikation auch zum Tode führen kann (BAUER und FREYBERG; JELKE), so ist sie bei rechtzeitiger Erkennung und Behandlung doch im allgemeinen harmlos und ohne bleibenden Schaden.

Pseudohypoparathyreoidismus. Diese Bezeichnung wurde 1942 von ALBRIGHT für ein Krankheitsbild geprägt, das klinisch alle Zeichen einer chronischen Nebenschilddrüseninsuffizienz aufweist, pathogenetisch jedoch nicht auf einer tatsächlichen Leistungsverminderung der Epithelkörperchen, sondern auf einer fehlenden Reaktion des Mineralstoffwechsels auf deren Inkret beruht. Symptomatologisch ist dieses interessante Syndrom von der wahren Nebenschilddrüseninsuffizienz durch gewisse Entwicklungsanomalien sowie durch die Tatsache zu unterscheiden, daß die Mineralstoffwechselstörung durch Injektion von Nebenschilddrüsenextrakten nicht zu beseitigen ist. Es ist wahrscheinlich außerordentlich selten und eher von einer theoretischen, als von einer praktischen Bedeutung.

Anhang.

Tetanie.

Allgemeines. Die Bezeichnung „*Tetanie*" wurde 1852 von CORVISART für ein seit längerer Zeit bekanntes Krankheitsbild geprägt, das klinisch einem „intermittierenden Tetanus" entsprach, das heißt durch anfallsweise auftretende, bilaterale, tonische Skeletmuskelkrämpfe bei freibleibendem Bewußtsein gekennzeichnet war. Über die Ätiologie dieses eigenartigen Phänomens war nichts bekannt, bis 1880 WEISS an der BILLROTHschen Klinik in Wien die Beobachtung machte, daß manchmal nach Schilddrüsenoperationen eine typische „Tetanie" auftritt. Die ursprüngliche Annahme einer „strumipriven" Genese dieser postoperativen Krampfanfälle erwies sich bald als unrichtig, doch wurde sie leider in der Folgezeit durch eine nicht minder irrige ersetzt: Nachdem durch die gründlichen Untersuchungen ERDHEIMS der Beweis erbracht worden war, daß die „postoperative Tetanie" in der Regel eine „parathyreoprive" ist, schloß man von der Gleichartigkeit des klinischen Bildes auf eine Gleichheit der Ursache und gelangte so zu der These, jeder tetanische Krampfanfall beruhe auf einer relativen oder absoluten Nebenschilddrüseninsuffizienz. Aus diesem Grunde wird auch heute noch die Tetanie in den Lehrbüchern allgemein unter den endokrinen Störungen abgehandelt.

Diese Auffassung ist sicher unrichtig. Alle heute vorliegenden Erfahrungen weisen vielmehr darauf hin, daß „Tetanie" nicht eine Erkrankung sui generis ist, sondern lediglich ein bestimmtes klinisches Syndrom darstellt, das verschiedenen Ursachen entspringen und auf verschiedenen Wegen zustande kommen kann. Die Bezeichnung „Tetanie" sollte deshalb in der medizinischen Terminologie nur für Krankheitsbilder verwendet werden, bei denen das Auftreten des tetanischen Krampfphänomens ein führendes Symptom darstellt, nicht aber für solche, bei denen es ständig fehlt. Auf der anderen Seite soll ein Krampfphänomen, das die wesentlichen Merkmale des tetanischen aufweist (s. S. 56), stets auch als solches bezeichnet werden, gleichgültig welcher individuellen Ursache es im Einzelfall auch entspringen mag: denn immer wieder muß daran festgehalten werden, daß „Tetanie" lediglich eine Bezeichnung für ein bestimmtes klinisches Phänomen darstellt und als solche nicht spezifischer ist, als etwa die Bezeichnung „Fieber".

Wenn man deshalb heute von verschiedenen „Tetanieformen" oder „tetanischen Erkankungen" spricht, dann muß man sich dabei im klaren sein, daß Unterschiede wohl in der verschiedenen Ursache und der darauf beruhenden Detailsymptomatologie dieser Krankheitsbilder bestehen, nicht jedoch in der „Tetanie" an sich, die ein stets gleichbleibendes Phänomen darstellt, das im großen tetanischen Krampfanfall seinen klassischen Ausdruck findet. Dieser intermittierende Krampfzustand, der phänomenologisch durch tonische, bilaterale Muskelkrämpfe bestimmter Koordination (s. S. 57) bei freibleibendem Bewußtsein gekennzeichnet ist, stellt nach dem gegenwärtigen Stande unseres Wissens eine pathophysiologische Reaktion bestimmter, wahrscheinlich subkortikal gelegener Hirnzentren dar, die dadurch zustande kommt, daß ein unspezifischer Reiz auf die reagible Nervensubstanz in einer Intensität einwirkt, die das zur kritischen Zeit bestehende Maß der Toleranzschwelle übertrifft. Je nach der Häufigkeit des Auftretens dieser pathogenen Kombination bleibt es beim einzelnen tetanischen „Gelegenheitsanfall", den auch jeder Gesunde produzieren kann, oder es kommt zur Entwicklung einer wirklichen „Tetanie" im Sinne eines Leidens von Krankheitswert. Ein solches kann grundsätzlich sowohl durch eine primäre Erregbarkeitssteigerung der entsprechenden zerebralen Areale bedingt sein, wie auch durch eine sekundäre Beeinflussung dieser Stellen infolge humoraler Veränderungen, toxischer Einflüsse oder zerebraler Störungen organischer oder funktioneller Art. Das erste ist bei der *idiopathischen Tetanie* der Fall, jener Tetanieform, bei der klinisch und blutchemisch keine andere Störung als tetanische Krampfanfälle besteht, das zweite bei jenen Krankheitsbildern, bei denen die tetanischen Erscheinungen lediglich ein Symptom einer anderen Grundkrankheit darstellen. Hierher gehört die Tetanie auf der Basis einer Nebenschilddrüseninsuffizienz (s. S. 56), von Magen-Darmstörungen, einer Rachitis, einer neurotischen Hyperventilation, von Vergiftungen und funktionellen oder organischen Hirnveränderungen. Dieser pathogenetische Unterschied hat eine große praktische Bedeutung: Die idiopathische Tetanie ist die „Tetanie als einzige Krankheit"; hier kann sich die Therapie mit der Bekämpfung der Krampferscheinungen begnügen. Bei den symptomatischen Tetanieformen ist die Tetanie jedoch eine zweite Krankheit; hier ist, unabhängig von der Schwere und der Frequenz der Anfälle, die Grundstörung, das heißt die Nebenschilddrüseninsuffizienz, die Rachitis, die Magen-Darmstörung, die Psychoneurose oder etwa der Hirntumor zu behandeln. Läßt sich dies erfolgreich durchführen, dann verschwindet die Tetanie von selbst, behandelt man bei einer chronischen Nebenschilddrüseninsuffizienz aber nur die Anfälle, etwa indem man bei solchen Anlässen Kalzium injiziert, dann wird der Kranke im Laufe der Zeit unausweichlich irreparable Schädigungen davontragen (s. S. 63).

Tetanieformen. Unabhängig von der Trennung in idiopathische und symptomatische Tetanie lassen sich die in der menschlichen Pathologie vorkommenden klinischen Formen vom diagnostischen Standpunkt in zwei Gruppen teilen (JESSERER):

A. *Normokalzämische Tetanieformen.*	B. *Hypokalzämische Tetanieformen.*
Tetanische Gelegenheitsanfälle,	Parathyreogene Tetanie,
idiopathische Tetanie,	enterogene Tetanie,
Hyperventilationstetanie,	rachitogene Tetanie,

Tetanie bei Intoxikationen und In-
fektionen,
Tetanie bei organischen Hirnprozessen,
Magentetanie,
tetanische Skeletmuskelkrämpfe als
Ausdruck einer Hysterie.

Tetanie bei Oxalat- oder Fluoridvergiftung.

Wie aus der Bezeichnung ersichtlich, ist der Blutkalkgehalt bei der ersten
Gruppe nicht vermindert, sondern normal oder sogar eher etwas erhöht. Aus
diesem Grunde zeigen diese tetanischen Krankheitsbilder niemals trophische
Störungen an ektodermalen Organen, aber auch keine Verlängerung der Q-T-
Dauer im Elektrokardiogramm, keine Verminderung der Kalkausscheidung im
Harn (s. S. 61) und auch die Zeichen peripherer Reflexerregbarkeitssteigerung
(CHVOSTEKsches und TROUSSEAUsches Phänomen) sind viel seltener deutlich
ausgeprägt, als bei den hypokalzämischen Tetanieformen.

Bei den Krankheitsbildern der zweiten Gruppe sind Hypokalzämie, Hypokalzurie, Q-T-Dauerverlängerung im Elektrokardiogramm und bei längerem
Bestehen auch trophische Störungen hypokalzämischer Genese (s. S. 59)
obligate Zeichen. Das CHVOSTEKsche, TROUSSEAUsche und ERBsche Phänomen
ist zumeist positiv. Die Krampfanfälle können rein tonischer (tetanischer) oder
auch tonisch-klonischer (eklamptischer bzw. epileptischer) Art sein, Erscheinungen wie Absenzen, psychomotorische Äquivalente und Petit mal gehören
jedoch nicht zum Bilde humoral bedingter Krampfzustände.

Tetanische Gelegenheitsanfälle. Mit diesem Namen sind Krampfanfälle zu
bezeichnen, die zwar alle Kennzeichen der tetanischen aufweisen, jedoch nur
infolge einer ungewöhnlichen Kombination von Umständen bei einem im übrigen
neurologisch nicht als krank zu bezeichnenden Individuum in Erscheinung treten.
Typische Anlässe hierzu sind etwa: Eine adrenalinhaltige Injektion beim Zahnarzt, Magen- oder Duodenalsondierungen, schwere seelische Emotionen, Fieber,
Herzrhythmusstörungen, stark wirkende Genußmittel usw. Das diagnostische
Kriterium solcher Zustände ist ihr episodenhaftes Auftreten ohne bleibenden
Krankheitswert. Eine Behandlung ist deshalb entweder von vornherein überflüssig oder sie kann sich in blanden symptomatischen Maßnahmen erschöpfen.
Voraussetzung hierfür ist jedoch, daß die diagnostische und prognostische Bewertung eines solchen Anfalles richtig ist und in ihm nicht etwa ein erstes Symptom
einer bedeutungsvollen Grundstörung vorliegt.

Die idiopathische Tetanie. Es ist üblich, mit diesem Namen alle jene tetanischen Zustände zu bezeichnen, über deren Ursache genauere Angaben nicht
gemacht werden können. Ein solches Vorgehen ist jedoch nicht nur sprachlich,
sondern auch sachlich unkorrekt. Die wahre idiopathische Tetanie ist vielmehr
jenes Krankheitsbild, bei dem die Tetanie ein eigengesetzliches Leiden und
nicht ein Symptom einer anderen Krankheit darstellt. Es ist die „Tetanie als
einzige Krankheit“ zum Unterschied von der „Tetanie als zweite Krankheit“,
hervorgerufen und unterhalten durch eine primäre Erregbarkeitsveränderung
der zerebralen tetanigenen Areale (JESSERER). Die humoralen Verhältnisse
sind deshalb hierbei stets normal.

Von tetanischen Gelegenheitsanfällen ist die idiopathische Tetanie durch
das unmotivierte Wiederkehren der Anfälle sowie durch den eindeutigen Krankheitswert des klinischen Gesamtbildes abzugrenzen; von den anderen normo-
kalzämischen Tetanieformen unterscheidet sie sich durch das Fehlen einer
tetanigenen Ursache eigener Pathogenese. Die Diagnose „idiopathische Tetanie“
ist deshalb stets per exclusionem und aus diesem Grunde immer erst nach

gewissenhafter Bewertung aller Fakten zu stellen. Diese ernste Beurteilung ist auch deshalb notwendig, weil es eine spezifische Therapie der idiopathischen Tetanie bis heute nicht gibt. Glücklicherweise verschwindet dieses Leiden jedoch nach kürzerem oder längerem Bestehen in der überwiegenden Mehrzahl der Fälle ebenso unvermittelt, wie es aufgetreten ist. Solange Krampferscheinungen bestehen, sind diese mit Sedativa zu bekämpfen; außerhalb der Krampfanfälle ist der Kranke bei dieser Tetanieform nicht behandlungsbedürftig. Spätfolgen solcher tetanischer Anfälle scheinen nach den Erfahrungen meiner Klinik, die das wahrscheinlich größte derzeit in einer Hand vereinigte Material umfaßt, zum Unterschied von epileptischen Anfällen nicht zu befürchten zu sein.

Die tetanigene Hirndisposition kann sich in seltenen Fällen auf eine Hirnhälfte beschränken und dann zum Bild einer *Hemitetanie* führen (KEHRER).

Die Hyperventilationstetanie. Durch eine entsprechend langdauernde Überatmung kann infolge des dadurch verursachten Kohlensäureverlustes bei jedem Gesunden ein tetanischer Krampfzustand hervorgerufen werden. Manche Individuen neigen nun infolge einer psychoneurotischen Störung zur anfallsmäßigen Hyperventilation, wobei gleichzeitig der entsprechende nervöse Mechanismus so gebahnt ist, daß regelmäßig ein ausgeprägter tonischer Skeletmuskelkrampf in Erscheinung tritt. Dies ist die echte Hyperventilationstetanie, ein an sich harmloser, klinisch jedoch zumeist recht eindrucksvoller Zustand. Außer durch die Tatsache, daß hierbei niemals eine Hypokalzämie, trophische Störungen oder sonstige Veränderungen gefunden werden, ist diese Tetanieform leicht im *Hyperventilationsversuch* von anderen abzugrenzen: wenn man ein gesundes oder an einer anderen Tetanieform leidendes Individuum zur forcierten Atmung anhält, so bedarf es wegen der damit verbundenen Anstrengung und Mißempfindung einer ständigen Ermunterung; demgegenüber genügt bei der Hyperventilationstetanie zumeist eine einmalige Aufforderung, ja unter Umständen schon ein bestimmtes Gesprächsthema, um die Hyperventilation in Gang zu bringen, der dann nicht mehr Einhalt zu gebieten ist, bis ein schwerer Krampfzustand oder eine reflektorische Apnoe sie von selbst unterbricht. Dieses Verhalten ist so charakteristisch, daß eine Verwechslung mit einer anderen Tetanieform kaum möglich ist, wenn man es einmal beobachtet hat (JESSERER).

Die Therapie der Hyperventilationstetanie besteht im Anfall in einem Unterdrücken des Atmens, außerhalb des Anfalles in einer entsprechenden Aufklärung der Kranken über die Entstehung ihrer Krampferscheinungen oder bei schwereren Fällen in einer spezifischen Psychotherapie.

Tetanie bei Intoxikationen und Infektionen. Verschiedenartigste Gifte können durch eine entsprechende zerebrale Erregbarkeitssteigerung eine Tetanie verursachen. Ein typisches solches Gift ist z. B. das Guanidin, das wegen dieser Eigenschaft sogar eine Zeitlang als *das* „Tetaniegift" überhaupt angesehen wurde (FRANK, HERXHEIMER). Aber auch andere organische oder anorganische Substanzen können tetanigen wirken. Tetanische Krampfzustände können deshalb bei den verschiedensten exogenen oder endogenen Intoxikationen, wie etwa Kohlenoxydgasvergiftung, Urämie, akute Leberatrophie usw., in Erscheinung treten, doch muß betont werden, daß hierbei Krampfanfälle eklamptischer Art (synchrone, tonisch-klonische Krämpfe mit Bewußtseinsverlust, jedoch ohne retrograde Amnesie und nachfolgendes Schlafstadium) im allgemeinen häufiger sind. Das gleiche gilt für die hypoglykämischen Krampfanfälle infolge eines Pankreasinseladenoms oder einer medikamentösen Insulinintoxikation, die zumeist eklamptisch oder epileptisch, in seltenen Fällen aber auch tetanisch sein können.

Die meisten dieser Gifte wirken primär nur erregbarkeitssteigernd und für sich allein noch nicht krampfauslösend, manche von ihnen führen aber auch zu enzephalitischen Veränderungen und leiten damit zu den tetanischen Erscheinungen bei oder nach Infektionen über. Hier kommt es zu morphologischen Hirnveränderungen, die, soweit sie subkortikal gelegen sind, schon im Stadium ihrer Entstehung oder nach ihrer narbigen Ausheilung eine tetanigene Reizquelle abgeben können. Das gleiche gilt für gewisse andere *organische Hirnprozesse*, wie etwa Tumoren im Bereiche des Stammhirns, die ebenfalls die Ursache einer Tetanie sein können (ERDHEIM, FRANKL-HOCHWART, DE CRINIS). Die Therapie dieser Zustände hat sich allein nach den Erfordernissen des Grundleidens zu richten.

In diese Gruppe ist wahrscheinlich auch die echte *Graviditätstetanie* zu reihen, das heißt jenes tetanische Krankheitsbild, das nur während einer Schwangerschaft besteht und durch die Schwangerschaft direkt verursacht wird. Es ist in dieser Form wahrscheinlich außerordentlich selten und vermutlich ein Sonderfall einer Schwangerschaftstoxikose (JESSERER). Wo es auftritt, ist es immer ernst zu beurteilen und mit Sicherheit nur durch eine Schwangerschaftsunterbrechung zu beseitigen.

Diese Tetanieform darf nicht mit einer chronischen Nebenschilddrüseninsuffizienz verwechselt werden, die während einer Schwangerschaft eine Verschlechterung erleidet und auf diese Weise zu tetanischen Krampferscheinungen führt (s. S. 55): die wahre Graviditätstetanie ist immer normokalzämisch, sie ist therapeutisch nur unsicher oder gar nicht zu beeinflussen und besteht nur während der Dauer einer Gravidität; eine während einer Gravidität oder Laktation manifest werdende parathyreogene Tetanie hingegen weist alle Kennzeichen einer Nebenschilddrüseninsuffizienz auf (s. S. 56) und ist durch eine entsprechende Behandlung (s. S. 64) mit Sicherheit zu beherrschen.

Die Ansicht, daß eine einmal in der Schwangerschaft aufgetretene Tetanie bei jeder neuen Gravidität in immer schwererer Form wiederkehrt (MARX), ist nach den ausgedehnten Erfahrungen meiner Klinik nicht zutreffend.

Die erstmals 1869 von KUSSMAUL beschriebene *Magentetanie* entwickelt sich auf der Basis schwerer Störungen des Säure-Basen- und Wasserhaushaltes infolge anhaltenden Erbrechens oder zu reichlicher Magenspülungen und stellt einen oft lebensgefährlichen Zustand dar. Mit den bei den verschiedensten Tetanieformen vorkommenden Magenkrämpfen (FALTA) hat dieses heute überaus seltene Krankheitsbild nichts zu tun. Seine Behandlung besteht in erster Linie in einer reichlichen intravenösen Kochsalzzufuhr und weiters in einer Beseitigung der Magenstörung oder des Erbrechens.

Tetanische Skeletmuskelkrämpfe als Ausdruck einer Hysterie. Es gibt Krampfzustände, die in vielen Einzelheiten das Bild einer idiopathischen Tetanie imitieren können, pathogenetisch jedoch nichts mit dem echten tetanigenen Reaktionsmechanismus zu tun haben, sondern rein psychogen bedingt sind. Diese werden im allgemeinen als hysterische Krampfanfälle bezeichnet und es herrscht die Meinung, daß sie leicht von anderen Krampfzuständen zu unterscheiden sind. Diese Ansicht — zumindest in dieser allgemeinen Form — ist sicher unrichtig. Die Trennung psychogener Krampfanfälle von echten Tetanieanfällen gehört im Gegenteil wahrscheinlich zur schwierigsten differentialdiagnostischen Aufgabe bei der Begutachtung einer Krampfkrankheit überhaupt. Aus diesem Grunde soll hier auf die Klinik dieser Zustände etwas näher eingegangen werden.

Tetanie ist ein subkortikal bedingtes Krampfphänomen bestimmter neuromuskulärer Koordination und damit in seinen wesentlichen Merkmalen immer

gleichartig. Psychogene Krampfanfälle sind Ausdrucks- oder Reproduktions-
handlungen bestimmten Begriffsinhaltes und deshalb je nach dessen besonderer
Färbung von Fall zu Fall verschieden. Tonische Skeletmuskelkrämpfe mit
ungewöhnlicher, das heißt für „Tetanie" atypischer Koordination (z. B. geballte
Faust, nach rückwärts verdrehte Arme, krallenförmig gebogene Finger, mit
gebeugten Knien, verkrampfte Beine usw.) sind deshalb a priori als psychisch
bedingt verdächtig und erweisen sich bei eingehenderer Beobachtung zumeist
auch als solche. Schwierigkeiten bereiten jedoch jene hysterischen Krampfanfälle, die in jedem Detail einer Tetanie gleichen. Hier ist folgendes Verhalten
zu beachten: Echte tetanische Krampfzustände bleiben auch unter Chloräthyl-
oder Äthernarkose bestehen, psychogene Krampfanfälle tetanischer Art („Pseudo-
tetanie") verschwinden mit dem Verlust des Bewußtseins und kehren erst mit
diesem wieder zurück (JESSERER).

Die sinngemäße Therapie derartiger Zustände ist eine psychische Einfluß-
nahme, doch sind deren Erfolgschancen nach den Erfahrungen meiner Klinik
zumeist recht gering. Es ist deshalb nicht berechtigt, diese Krampfattacken
als „nur hysterisch" abzutun: zieht man die modernen therapeutischen Erfolge
bei anderen Krampfkrankheiten in Betracht, dann gelangt man vielmehr zu
der Überzeugung, daß die psychogenen Krampfanfälle vom Standpunkt der
Therapie die hoffnungsloseste Form dieser Krankheitsgruppe darstellen.

Die parathyreogene Tetanie wurde bereits im Rahmen der Nebenschilddrüseninsuffizienz behandelt (s. S. 56). Sie ist die häufigste Tetanieform, zugleich
aber auch die mit der klarsten klinischen Symptomatologie und der erfolgreichsten
Therapie (s. S. 63). Obwohl ihr in der Mehrzahl der Fälle ein irreparabler
Schaden — nämlich ein chronischer Hypoparathyreoidismus — zugrunde liegt,
ist deshalb ihre Prognose heute eine ausgezeichnete: sie ist nicht heilbar, aber
sicher behandlungsfähig und daher unter einer entsprechenden ärztlichen Be-
treuung ohne Gefahr von Spätfolgen zu beherrschen.

Die enterogene Tetanie (HOTZ) entwickelt sich auf der Basis einer — ätiologisch
variablen — Fettresorptionsstörung im Dünndarm, die einen chronischen Kalk-
und Vitamin-D-Verlust zur Folge hat. Vermag eine kompensatorische Kalk-
mobilisation aus dem Knochen diesen Verlust nicht auszugleichen, dann kommt
es zu einem allmählichen Absinken des Blutkalkspiegels und in weiterer Folge
zu einer Steigerung der neuro-muskulären Reflexerregbarkeit, die zumeist
durch den gleichzeitigen Flüssigkeitsverlust noch weiter vermehrt wird. Es
sind dies jene — nicht gerade häufigen — Fälle, die in der älteren Literatur als
„Tetanie bei Sprue" oder auch als „Tetanie bei Osteomalazie" geführt werden.

Da dieser Tetanieform eine Resorptionsstörung zugrunde liegt, ist ihre Detail-
symptomatologie von der ebenfalls hypokalzämischen parathyreogenen Tetanie
in einigen Belangen charakteristisch verschieden: so besteht bei der enterogenen
Tetanie neben einer Hypokalzämie in der Regel auch eine *Hypophosphatämie*,
meist aber auch andere Defiziterscheinungen, wie Hemeralopie (Vitamin A),
Verzögerung der Blutgerinnung (Vitamin K), asiderotische oder megalozytäre
Anämie (ROSSIER) und Osteomalazie (Vitamin D). Der Allgemeinzustand der
Kranken ist meist erheblich reduziert, ihr Bluteiweiß- und Blutfettgehalt vermindert, der Verlauf einer Zuckerbelastungskurve flach (HOTZ). Durchfälle
können mit häufigen, voluminösen Stühlen das klinische Bild charakterisieren,
aber auch erst nach einer stärkeren Fettbelastung in Erscheinung treten.

Die Bedeutung der Kenntnis und Differenzierung der enterogenen von der
parathyreogenen Tetanie liegt in der Verschiedenheit ihrer Behandlung: da die
Ursache dieses Krankheitsbildes im wesentlichen in einer Fettresorptionsstörung
gelegen ist, können ölige Medikamente, wie Calcamin, A. T. 10 und Vitamin D

in der üblichen Form, zu seiner Behandlung nicht herangezogen werden. Eine intramuskuläre Gabe dieser Stoffe wirkt aber nicht blutkalksteigernd. Hier ist deshalb neben diätetischen und anderen Maßnahmen zur Bekämpfung der Grundkrankheit die Verabreichung von Vitamin D in *alkoholischer Lösung* die Therapie der Wahl (JESSERER und BLACIZEK).

Die Tetanie bei Oxalat- oder Fluoridvergiftung, wie sie als Suicid, Unfall oder gewerbliche Schädigung verschiedentlich zur Beobachtung gelangte, ist ebenfalls eine hypokalzämische infolge Ausfällung des Kalziums im Blut und in den Geweben. Ihre Behandlung besteht in reichlicher Zufuhr von Kalzium intravenös (zum Ersatz des ionisierten Kalziums) und per os (zur Bindung des giftigen Gegenions), neben entsprechenden anderen jeweils notwendigen Maßnahmen. Krampfzustände derartiger Genese sind immer überaus ernst zu bewerten: alle bisher bekanntgewordenen Selbstmordfälle dieser Art hatten den Tod zur Folge (KEHRER, ROHOLM), ein Beweis dafür, wie gefährlich eine Vergiftung mit diesen Substanzen und wie gering der Erfolg ihrer Behandlung ist.

Die rachitogene Tetanie (DE RUDDER) gehört in das Gebiet der Kinderheilkunde und sei deshalb hier nur der Vollständigkeit halber kurz erwähnt. Dieses — im Prinzip immer gefährliche — Krampfleiden befällt rachitische Säuglinge, wenn unzureichende Vitamin-D-Mengen bei ihnen zur Wirkung gelangen, das heißt Mengen, die wohl die Kalkbindung im rachitischen Knochen, nicht aber die Kalkresorption aus dem Darm zu steigern vermögen. Diese Störung, durch die die normokalzämisch-rachitische Stoffwechsellage in eine hypokalzämisch-tetanische akut umgewandelt wird, beruht auf der Tatsache, daß zur Steigerung der Kalkbindung im Knochen schon ein Tausendstel jener Menge genügt, die zur Erzielung einer nennenswerten Steigerung der Kalkresorption notwendig ist (McCLEAN). Eine derartige Situation entwickelt sich einerseits, wenn ein rachitisches Kind im Frühjahr mit Sonnenlicht in Berührung kommt („Frühjahrskrise") und anderseits, wenn therapeutisch ungenügende Vitamin-D-Mengen zugeführt werden („anbehandelte Rachitis"). In beiden Fällen vermag die Kalkresorption aus dem Darm mit dem Kalkentzug aus dem Blut nicht Schritt zu halten, wodurch es zu einer rasch einsetzenden Hypokalzämie und als deren Folge zu einer zumeist beträchtlichen Steigerung der nervösen Erregbarkeit kommt, die sich klinisch in Form von tonischen oder tonisch-klonischen Muskelkrämpfen äußert.

B. Nebenschilddrüsenüberfunktion (Hyperparathyreoidismus).

Allgemeines. Eine Nebenschilddrüsenüberfunktion kann sich entweder primär auf der Basis eines *Epithelkörperchenadenoms* oder einer *diffusen Epithelkörperchenhyperplasie*, oder sekundär als Reaktion des Epithelkörperchenapparates auf eine andere Grundkrankheit (z. B. Rachitis, Osteomalazie, chronische Nierenerkrankungen, generalisiertes Myelom, metastatische Knochenkarzinose usw.) entwickeln. Es ist deshalb heute üblich, zwischen einem *primären* und einem *sekundären Hyperparathyreoidismus* zu unterscheiden (ALBRIGHT). Von praktischer Bedeutung ist vor allem die erste Form, während der zweiten im wesentlichen nur ein theoretisches Interesse zukommt.

Bei der Nebenschilddrüsenüberfunktion ist die Wirkung des normalen Inkretes (s. S. 54) pathologisch gesteigert. Als Folge davon ist die Ausscheidung des anorganischen Phosphates durch die Niere stark vermehrt, was zu einem Absinken des anorganischen Blutphosphatspiegels führt; entweder als indirekte

Folge davon (ALBRIGHT), oder infolge einer direkten Wirkung des Hormons auf das Skelet (COLLIP, JAFFÉ) werden Knochensalze mobilisiert. Das so freigewordene Phosphat wird ausgeschieden, das Kalzium jedoch weniger rasch, so daß der Blutkalkgehalt über die Norm ansteigt, die Sättigungsgrenze unter Umständen überschritten wird und sich Kalk in weichen Geweben — namentlich in der Niere — ablagert. Die zwei führenden pathologischen Phänomene des Hyperparathyreoidismus sind daher: *Demineralisation des Skelets*, die schließlich zur Knochenerweichung führt (sogenannte RECKLINGHAUSENsche Krankheit), und *Kalkablagerung in den Nieren*, vorwiegend in Form von Nierensteinen. Da jedoch das durch die Niere verlorengehende Kalzium und Phosphat durch eine entsprechende Mehrresorption aus dem Darm — zumindest eine Zeitlang — gedeckt werden kann, gibt es auch eine echte Nebenschilddrüsenüberfunktion ohne jedwede klinische oder auch bioptische Knochenveränderung. Die Kenntnis dieser Fälle ist vor allem durch die grundlegenden Arbeiten der Bostoner Schule unter der Führung ALBRIGHTs erschlossen worden. Ihre praktische Bedeutung liegt vor allem darin, daß sie wahrscheinlich ein beträchtliches Kontingent der bösartigen Nierensteinbildungen stellen, die nur saniert werden können, wenn ihre wahre Ursache rechtzeitig erkannt und beseitigt wird.

Klinische Symptomatologie. Die gemeinsame Ursache aller klinischen Symptome der Nebenschilddrüsenüberfunktion ist die für sie typische Mineralstoffwechselstörung: *Hyperphosphaturie, Hyperkalzurie, Hypophosphatämie* und *Hyperkalzämie*. Als Folge dieser Störung entwickeln sich je nach den individuellen Gegebenheiten drei Gruppen von klinischen Symptomen:

1. Veränderungen im Bereiche des Skelets;
2. Störungen des Harntraktes;
3. Symptome der Hyperkalzämie an sich.

Die Beschwerden der Kranken sind je nach dem Ausmaß der bestehenden Veränderungen und der Form der Erkrankung verschieden. Soweit vorwiegend das Skelet betroffen ist, wechseln sie von uncharakteristischen, rheumatoiden Schmerzen bis zu schwerster Beeinträchtigung der Beweglichkeit, Spontanfrakturen und mitunter geradezu grotesken Deformierungen. Demgegenüber sind Nierensteinkoliken, Hämaturie und eventueller Steinabgang die führenden subjektiven Erscheinungen der renalen Form des primären Hyperparathyreoidismus.

Die Krankheit beginnt schleichend und es vergehen oft Jahre, bis klinische Veränderungen deutlicher in Erscheinung treten. Die Krankheitsdauer wird in vielen Fällen wahrscheinlich dadurch verlängert, daß Perioden hoher Aktivität mit solchen klinischen Stillstandes abwechseln. Krankengeschichten von zwanzig- und mehrjähriger Dauer sind deshalb bei diesem Leiden keine Seltenheit. Die Erkrankung befällt anscheinend Frauen häufiger als Männer und bevorzugt das mittlere Lebensalter.

Die Knochenveränderung des primären Hyperparathyreoidismus, die *Ostitis fibrosa generalisata* oder RECKLINGHAUSENsche Krankheit, ist eine Knochenerweichung auf der Basis einer endokrin bedingten Demineralisation (s. S. 54). In dem Ausmaß, als diese fortschreitet, können Frakturen auftreten und durch spontane Heilung in schlechter Stellung zu schweren Deformierungen führen. Gleichzeitig entwickelt sich meist auch eine zunehmende Kyphose der Brust- und Lendenwirbelsäule mit partiellem Einbruch zahlreicher Wirbel und Verringerung der Körpergröße. Das Gehen wird watschelnd, unsicher und schließlich bleiben die Kranken ans Bett gefesselt.

Das Röntgenbild wird anfänglich von einer diffusen Rarefikation des Knochens beherrscht, später fällt eine feinsträhnige, verwaschene Struktur des Knochens auf. Die Kompakta erscheint verdünnt, Kortikalis und Spongiosa aufgelockert, die Grenze zwischen beiden unscharf. Am Schädeldach findet sich ebenfalls eine feinwabige Aufhellung mit Einlagerung kleiner Verdichtungsherde, die, namentlich bei längerer Dauer des Leidens, mitunter den bei der *Ostitis deformans* (PAGET) (s. S. 395) zu beobachtenden Veränderungen außerordentlich ähnlich werden kann. Eine besondere diagnostische Bedeutung kommt dem Verschwinden der Lamina dura im Bereiche der Kiefer zu, eine Veränderung, die für den ossären Typ der Nebenschilddrüsenüberfunktion außerordentlich charakteristisch ist (STROCK). Die Röntgendiagnose wird weiters erleichtert durch den Nachweis von Riesenzelltumoren oder Zysten, die bei längerer Dauer des Leidens häufig zu beobachten sind. Histologisch erweisen sich diese als Anhäufungen von Osteoblasten und Osteoklasten, die häufig durch Blutpigment braun gefärbt sind, woher auch der Name „*braune Tumoren*" stammt. Sie stellen keine spezifische Veränderung des Knochens dar, doch muß bei ihrem Auftreten stets in erster Linie an die Möglichkeit des Bestehens einer RECKLINGHAUSENschen Krankheit, das heißt eines Hyperparathyreoidismus gedacht werden.

Nierenveränderungen stellen im Symptomenbild der Nebenschilddrüsenüberfunktion eine noch häufigere Erscheinung als die Skeletaffektion dar und können sich völlig unabhängig von dieser entwickeln.

Die Mehrzahl der *Nierensteine* besteht aus Kalziumphosphat, manchmal aus Kalziumoxalat oder aus einer Mischung dieser Verbindungen mit Karbonat. Die Bedingungen, unter denen es bei dem einen Kranken zur Bildung enormer Konkremente, bei anderen hingegen nur zu geringfügiger oder gar keiner Steinbildung kommt, sind im einzelnen nicht geklärt. Zweifellos hat die Ernährung, sowohl hinsichtlich ihres Kalk- und Phosphatgehaltes, als auch besonders in ihrer Wirkung auf die Reaktion des Harnes eine Bedeutung. Desgleichen dürfte die Trinkmenge die Steinbildung beeinflussen und nicht gleichgültig ist schließlich, ob es zu einer Behinderung des Harnabflusses oder zu einer Infektion der Harnwege kommt (MANDL und ÜBELHÖR). Zwischen der Ausdehnung der Skeletveränderungen und dem Grade der Konkrementbildung besteht keine direkte Beziehung.

Die zweite Form der Nierenschädigung bei Nebenschilddrüsenüberfunktion ist die *Nephrokalzinose*. Die anatomische Läsion besteht hierbei in einer interstitiellen, vor allem in den Markpyramiden am stärksten ausgeprägten Verkalkung des Nierenparenchyms. Die anfangs nur sehr feinen Niederschläge können im weiteren Verlauf zu größeren Platten anwachsen, dabei zum Verschluß zahlreicher Tubuli und zum Untergang der zugehörigen Nephrone führen. Teils auf diesem Wege, teils durch die Entwicklung einer entzündlichen Reaktion in der Nachbarschaft der Kalkablagerungen mit nachfolgender Degeneration der Glomeruli führt dieser allmähliche Untergang funktionierenden Nierengewebes zu einer äußerst langsam fortschreitenden Niereninsuffizienz. Diese unterscheidet sich jedoch klinisch vom Bilde der chronischen Nephritis durch das Fehlen kardio-vaskulärer Erscheinungen (keine Blutdruckerhöhung) sowie durch ihre geringe Tendenz zur Progression. Immerhin kann nach jahrelangem Bestehen auch ein Übergang in das Vollbild einer Schrumpfniere erfolgen und dann unter Umständen die Niereninsuffizienz derart ausgeprägt sein, daß die primäre Ursache derselben nicht mehr oder nur durch einen Zufall zu erkennen ist (SNAPPER).

Zu diesen Veränderungen gesellen sich zumeist noch verschiedene Allgemeinerscheinungen, die im wesentlichen in einer direkten Abhängigkeit von der jeweils bestehenden Hyperkalzämie bzw. Hyperphosphaturie stehen. Hierzu gehören: Müdigkeit, Schwächegefühl, Obstipation, Appetitlosigkeit, Schwindel und Erbrechen; Polydipsie und Polyurie, gelegentlich in Ausmaßen eines Diabetes insipidus (WERNLY); eine auffallende Hyperflexibilität der Extremitäten infolge eines stark verminderten Muskeltonus (BARR und BULGER) sowie eine Verkürzung des Q-T-Intervalls im Elektrokardiogramm (KORTH und HECHT), ein Zeichen, das, wo immer es beobachtet wird, stets an die Möglichkeit des Bestehens einer hyperkalzämischen Mineralstoffwechselstörung, das heißt an einen Hyperparathyreoidismus, denken lassen sollte.

Diese Erscheinungen stehen im Vordergrund bei einem zwar außerordentlich seltenen, dafür aber um so dramatischeren Krankheitsbild: dem *akuten Hyperparathyreoidismus*. Die Symptomatologie dieses Zustandes entspricht in allen Zügen dem Bilde der experimentellen Nebenschilddrüsenhormonvergiftung und kommt entweder durch eine akute, exzessive Ausschüttung von Nebenschilddrüseninkret bei einem schon bestehenden Hyperparathyreoidismus (MELLGREN) oder durch eine massive therapeutische Überdosierung mit diesem Wirkstoff (LOWENBURG und GINSBURG) zustande. Seine hervorstechendsten klinischen Erscheinungen sind: Zunehmendes, unstillbares Erbrechen, Durchfälle, eventuell mit Blutbeimengungen, zunehmende allgemeine Austrocknung mit raschem Anstieg des Reststickstoffgehaltes im Blut, fortschreitender Kräfteverfall mit psychischer Veränderung, Abnahme der Diurese und schließlich völlige Anurie. Im Blut ist der Gehalt an Kalzium und anorganischem Phosphat zumeist beträchtlich erhöht. Alle diese Veränderungen entwickeln sich außerordentlich rasch und die Mehrzahl der bisher bekannt gewordenen Fälle von akutem Hyperparathyreoidismus nahm einen tödlichen Verlauf. Aus den dabei zutage getretenen Umständen muß die Lehre gezogen werden, daß einerseits ein allzu häufiges und intensives Palpieren eines Epithelkörperchentumors zu einer solchen akuten Hormonausschüttung führen kann und anderseits in jedem Falle eines bekannten Hyperparathyreoidismus oder einer Nebenschilddrüsenhormonbehandlung eine plötzlich eintretende Veränderung der oben geschilderten Art unbedingt an die Möglichkeit einer solchen akuten Hormonvergiftung denken lassen muß. Wird der Zustand rechtzeitig erkannt, ist er durch eine reichliche intravenöse Flüssigkeitszufuhr wahrscheinlich immer zu beherrschen; stellt sich ein solches Ereignis freilich ohne Kenntnis der wahren Ursache ein, dann wird es wohl kaum zu Lebzeiten des Betroffenen aus dem klinischen Bild allein zu diagnostizieren sein.

Diagnose. Ebenso wie bei der Nebenschilddrüseninsuffizienz ist auch bei der Nebenschilddrüsenüberfunktion die Diagnose in erster Linie auf dem Nachweis der für sie typischen Mineralstoffwechselstörung zu begründen.

Die chemische Untersuchung des Blutserums ergibt bei typischen Fällen von primärem Hyperparathyreoidismus hohe Kalzium- (13 bis über 20 mg%) und niedrige Phosphorwerte (unter 3 mg%) sowie bei Beteiligung des Skeletes eine Erhöhung des Gehaltes an alkalischer Phosphatase. Findet man diese Veränderungen zusammen mit einem entsprechenden Röntgenbefund, dann kann eine richtige Diagnose nicht allzu schwer sein. Wesentlich schwieriger liegen die Verhältnisse jedoch bei jenen Fällen, die als rein renale Formen keine Skeletveränderungen, keine Erhöhung der alkalischen Serumphosphatase und nicht selten auch keine eindeutige Erhöhung des Blutkalkspiegels aufweisen. Hier ist ein besonderes Augenmerk auf den Blutphosphorspiegel zu legen, der dabei immer niedrig ist, wenn nicht eine bereits bestehende höhergradige Niereninsuffizienz dieses Absinken verhindert oder sogar abnorm hohe Werte bedingt. Weiters ist dabei folgendes zu berücksichtigen: Ob bei einer Nebenschilddrüsenüberfunktion röntgenologisch nachweisbare Skeletveränderungen auftreten oder nicht, hängt im wesentlichen davon ab, ob das über die Niere entstehende Kalzium- und Phosphatdefizit durch eine entsprechende Mehrresorption aus dem Darm gedeckt wird oder nicht; ob sich eine höhergradige Hyperkalzämie entwickelt oder nicht, wird u. a. sehr wesentlich vom Eiweißgehalt des Plasmas mitbestimmt; beide Phänomene sind deshalb im Grad ihrer Ausprägung äußerst wechselhaft. Was aber in derartigen Fällen immer vorhanden sein muß, wenn sich nicht durch eine weit fortgeschrittene Nierenschädigung bereits eine zweite Krankheit entwickelt hat, ist eine Hyperphosphaturie und Hyperkalzurie. Dem Nachweis dieser Phänomene kommt daher in besonders gelagerten Fällen eine noch größere Beweiskraft als den blutchemischen Veränderungen zu, namentlich dann, wenn sie in einem deutlich erhöhten Ausmaß auch unter einer kalkarmen Ernährung bestehenbleiben. Entsprechende Kostformen wurden von AUB, SNAPPER, ALBRIGHT und REIFENSTEIN beschrieben, lassen sich jedoch auch leicht improvisieren, wenn man in erster Linie Milch und Molkereiprodukte ausschließt und — namentlich in Wien — auch die Wasserzufuhr entsprechend beschränkt. Wenn unter einem solchen Regime die tägliche Kalziumausscheidung 200 mg überschreitet, dann muß die Existenz eines Hyperparathyreoidismus so lange als gegeben betrachtet werden, als nicht das Gegenteil bewiesen ist. Der Harnprobe nach SULKOWITSCH (s. S. 61) kommt als rascher Orientierungsmöglichkeit bei allen irgendwie verdächtigen Fällen auch hier eine entsprechende Bedeutung zu.

Differentialdiagnose. Entsprechend den beiden führenden klinischen Erscheinungsformen ist die Nebenschilddrüsenüberfunktion diagnostisch einerseits gegenüber Knochenerkrankungen anderer Art und anderseits gegenüber nicht hyperparathyreogener Nierensteinbildung bzw. Nephrokalzinose abzugrenzen. Dazu kommt in Einzelfällen eventuell eine Abgrenzung gegenüber anderen Formen der Polydipsie bzw. Polyurie.

Was den ersten Krankheitskomplex betrifft, so kommen folgende Knochenprozesse in Betracht:

Die sogenannte *Ostitis fibrosa localisata;* hier ist das Hauptgewicht auf die Tatsache zu legen, daß es sich nicht um eine generalisierte bzw. Systemerkrankung des Skeletes handelt, sondern um eine lokalisierte Knochenveränderung, etwa infolge eines Traumas oder einer sogenannten *fibrösen Knochendysplasie* (s. S. 392), eine pathogenetisch ganz andere Knochenerkrankung, die seit eh und je Anlaß zu Verwechslungen gibt: auch von den berühmten drei ersten Fällen RECKLINGHAUSENS war nur einer ein wirklicher „*Recklinghausen*" und die anderen beiden eine solche fibröse Knochendysplasie (ALBRIGHT). Man beachte deshalb: Ein chronischer Hyperparathyreoidismus verändert histologisch das Skelet überall oder nirgends. Eine Knochenbiopsie vermag deshalb stets eine entsprechende Klärung herbeizuführen. Die „Ostitis fibrosa" an sich ist jedoch eine ganz unspezifische Knochenveränderung und findet sich im Prinzip bei allen Umbauvorgängen des Skelets.

Ähnliche Röntgenbilder wie bei Nebenschilddrüsenüberfunktion können auch bei nicht endokrin bedingter *Osteomalazie* (etwa infolge eines Vitamin-D-Mangels) in Erscheinung treten. Es fehlen jedoch in der Regel Tumoren und Zysten, vor allem aber ist dabei die Kalkausscheidung im Harn nicht vermehrt, sondern vermindert (schwache bis negative SULKOWITSCH-Reaktion).

Auch das *multiple Myelom* kann unter Umständen zu röntgenologischen Zweifeln führen: Kriterien der Differentialdiagnose sind hier einerseits die extrem hohe Blutsenkungsgeschwindigkeit und anderseits der histologische Befund des Tumorgewebes bzw. zumeist auch schon eines Sternalpunktates (s. Bd. II, S. 578).

Die PAGETsche *Erkrankung* ist zum Unterschied von der RECKLINGHAUSENschen Krankheit prinzipiell eine *lokalisierte* Knochenveränderung, auch dann, wenn sie im Laufe der Zeit das ganze Skelet befällt. Immerhin können hier wirklich ernste diagnostische Schwierigkeiten auftreten, namentlich wenn das Ver-

halten der Blutmineralwerte kein Kriterium abgibt (ZIMMERMANN). Neben einer
sorgfältigen röntgenologischen Befundung des *gesamten* Skelets ist auch hier
vor allem Gewicht auf den Nachweis einer parathyreogenen Mineralstoffwechselstörung im Harn zu legen.

Die — oft sehr schwierige — Unterscheidung des ossären Hyperparathyreoidismus von der *renalen Osteopathie* (das heißt die klinische Unterscheidung
zwischen *primärem* und *sekundärem* Hyperparathyreoidismus) hat in der Regel
eine viel größere theoretische als praktische Bedeutung; ein besonderes Gewicht
ist hier begreiflicherweise auf eine lückenlose Anamnese (Nephritis!) zu legen
(UEHLINGER).

Nierensteinbildungen und *Nephrokalzinose* nicht hyperparathyreogener Art
lassen in erster Linie die typische Mineralstoffwechselveränderung vermissen.
Das gleiche gilt für die verschiedenen nicht hyperparathyreogenen Formen der
Polyurie und *Polydipsie*. Zur raschen Orientierung ist hier immer wieder die
SULKOWITSCHsche Harnprobe zu empfehlen.

Prognose. Ein unbehandelter Hyperparathyreoidismus führt nach längerer
Zeit immer zu einem letalen Ende. Der Tod tritt dann zumeist infolge einer
Herzinsuffizienz oder hypostatischen Pneumonie als Folge hochgradiger Skelet-
deformierungen oder an Urämie infolge schwerster Nierenschädigung ein. Auf
der anderen Seite ist ein rechtzeitig erkannter Hyperparathyreoidismus vollständig heilbar. In diesen beiden Möglichkeiten kommt die ganze Bedeutung
einer entsprechenden Diagnostik und Therapie zum Ausdruck.

Therapie. Seit MANDL — einem Vorschlag von MARESCH und SCHLAGEN-
HAUFER folgend — 1925 in Wien zum erstenmal durch erfolgreiche Aufsuchung
und Entfernung eines Nebenschilddrüsenadenoms einen Fall von RECKLING-
HAUSENscher Krankheit heilen konnte, ist die Therapie des primären Hyperparathyreoidismus klar vorgezeichnet: Sobald die Diagnose gestellt ist, hat eine
Operation zu folgen, wenn diese auch hinsichtlich der Technik oft hohe Anforderungen an den Chirurgen stellt. Vor allem kann die Lokalisation des Tumors
Schwierigkeiten bereiten: Die Adenome sind meist schwer zu finden und häufig
abnorm gelegen, eine Tatsache, die mit der embryonalen Entwicklung der Epithelkörperchen im Zusammenhang steht. Es ist deshalb von großer Wichtigkeit,
sich nicht mit einer Inspektion der Halsregion zu begnügen, sondern im ganzen
Raum zwischen Pharynx und Mediastinum systematisch danach zu suchen und
wenn möglich noch während der Operation den Charakter eines als Adenom an-
gesprochenen Gebildes histologisch zu identifizieren. Unter Einhaltung dieser
Grundsätze gelang es unter acht im Laufe der letzten beiden Jahre an meiner
Klink zur Beobachtung gelangenden Fällen von klinischem Hyperparathyreoidismus in sieben ein Adenom in vivo operativ aufzufinden und zu entfernen.

Bei der Operation wird in der Mehrzahl der Fälle nur ein Nebenschilddrüsen-
adenom gefunden, sehr selten zwei. Es handelt sich dabei fast immer um ein
benignes Adenom, maligne Neubildungen im Bereiche der Nebenschilddrüsen
mit klinischen Zeichen einer Überfunktion gehören zu den allergrößten pathologischen Seltenheiten (ALBRIGHT und REIFENSTEIN). Ein kleiner Teil der Fälle
zeigt bei der Inspektion kein Adenom, sondern eine Hyperplasie aller Epithelkörperchen. Trotz der zweifellosen Seltenheit dieses Zustandes ist es wichtig,
ihn zu kennen und ihn gegenüber der adenomatösen Form abzugrenzen, da eine
operative Entfernung einer hyperplastischen Drüse — die irrtümlich für ein
Adenom gehalten wurde — begreiflicherweise zu keiner klinischen Besserung
führt. Im Gegensatz zu der glatten Oberfläche der Adenome ist diese hierbei
grobhöckerig und die Farbe der Drüsen dunkler braun (COPE).

Die Therapie der Nebenschilddrüsenüberfunktion auf der Basis einer primären Hyperplasie besteht in einer Entfernung eines möglichst großen Anteiles des hyperplastischen Nebenschilddrüsenapparates, wobei nur so viel an Epithelkörperchengewebe zurückgelassen werden soll, als etwa der Quantität von vier normalen Epithelkörperchen entspricht (ALBRIGHT, SULKOWITSCH und BLOOMBERG). — Die Entfernung eines normalen Epithelkörperchens an Stelle eines nicht gefundenen Adenoms ist nach allen heute vorliegenden Erfahrungen als nutzlos bzw. gefährlich abzulehnen. Das gleiche gilt für die von LERICHE vorgeschlagene Unterbindung der Aa. thyreoideae.

Das wesentliche Zeichen einer gelungenen Operation ist rasche Normalisierung der Mineralstoffwechselveränderung. Bleibt diese aus, muß neuerlich nach einem Tumor gesucht werden. Wenn aus irgendeinem Grund eine Operation undurchführbar ist, kommt als Notlösung eine Röntgenbestrahlung der Halsregion in Betracht. Auch kleine Dosen von Aluminiumsalzen (Azetat bzw. Glukonat) wurden in Amerika mit angeblichem Erfolg verwendet (SEVRINGHAUS, HELFET).

Postoperativer Verlauf. Gelegentlich tritt nach einer zuerst erfolgreich erscheinendeu Operation ein Rezidiv der klinischen Erscheinungen auf, wie z. B. in dem berühmten ersten Fall von MANDL. Ein solches Ereignis weist in der Regel auf die Anwesenheit eines weiteren, bei der Operation übersehenen Epithelkörperchenadenoms hin, vielleicht aber mitunter auch auf die prinzipielle Möglichkeit einer Adenombildung aus einer funktionell übergeordneten Ursache (Hypophyse — Zwischenhirn?) (JELKE).

Infolge der plötzlichen Wegnahme der Hormonproduktionsstätte bei gleichzeitiger sekundärer Inaktivität des restlichen Nebenschilddrüsenapparates (COPE) können sich im Anschluß an die Operation gewisse Komplikationen einstellen. Diese sind einerseits ein sehr rascher Blutkalkabfall, der tetanische Erscheinungen (s. S. 55) oder akute Psychosen auslösen kann, und anderseits eine Oligo- bzw. Anurie. Beide Komplikationen können zu ernsten Gefahren führen und eine sorgfältige postoperative Überwachung der Kranken — namentlich solcher mit hohen Blutkalkwerten, ausgedehnten Skeletveränderungen oder ausgeprägter Polyurie — ist deshalb unerläßlich. Tetanische oder psychotische Erscheinungen sind durch intravenöse, eventuell stündlich wiederholte Kalziuminjektionen zu bekämpfen (s. S. 63), und wenn es sich nicht um eine schwer geschädigte Niere handelt, wird man anderseits die Oligurie durch Injektion von Nebenschilddrüsenextrakt bald überwinden können. Als zweckmäßige Maßnahme zur Verhütung derartiger Komplikationen hat sich in vielen Fällen auch die unmittelbare Reimplantation des exstirpierten Adenoms unter die Bauchhaut bewährt.

Gelingt die Operation und lassen sich die genannten Gefahren vermeiden, dann kann der Erfolg schlagartig sichtbar werden und der Kranke in kurzer Zeit wie umgewandelt erscheinen. Die oft so quälenden Spontanschmerzen sind in der Regel schon am Tage nach der Operation verschwunden und auch die Druckempfindlichkeit der Knochen geht mit der Zunahme des Kalkgehaltes rasch zurück. Die Knochentumoren können weitgehend verkalken und das Skelet seine Tragfähigkeit wieder erlangen. Auf diese Weise können auch Kranke, die jahrelang bettlägerig waren, wieder gehfähig werden. Verkalkungen in den Nieren und anderen weichen Geweben (Gefäßsystem, Magen, Lunge, Gehirn usw.) bilden sich jedoch nicht mehr zurück. Der Erfolg der Operation kann durch eine kalkreiche Diät unterstützt werden. Auch Vitamin D ist zur raschen Rekalzifizierung des Skelets von Wert, soll jedoch erst dann gegeben werden, wenn der vorübergehend subnormale Kalkspiegel wieder eine Bewegung zur Norm zeigt.

IV. Erkrankungen der Nebennieren.

Die Nebennieren bestehen aus zwei entwicklungsgeschichtlich und anatomisch verschiedenen Anteilen, dem Mark- und dem Rindenanteil. Bei niederen Tieren bilden die beiden Anteile auch getrennte Organe, bei den höheren, so auch beim Menschen, sind sie zu einem Organ vereinigt. An Masse überwiegt bei weitem die Rinde. Bekanntlich besteht die Rinde anatomisch-histologisch aus drei Schichten, der Zona glomerulosa, fasciculata und reticularis. Die Rinde, insbesondere die Zona fascicularis ist reich an Lipoiden, speziell Cholesterin und verwandten Körpern, ohne daß diese Tatsache mit physiologischen Funktionen der Drüse hätte in Einklang gebracht werden können. Die Marksubstanz besteht aus ungeordneten polygonalen Zellen und den diese verbindenden Retikulumzellen. Die Markzellen, mit großem bläschenförmigem Kern, färben sich mit Chrom stark an (chromaffines Gewebe). Der Grad der Chromierbarkeit soll mit erhöhter oder verminderter Markfunktion zusammenhängen.

Auf die *Physiologie* der Nebennieren wird bei Besprechung der menschlichen Pathologie, soweit nötig, eingegangen werden. Hier sei vorausgeschickt:

Aus der *Nebennierenrinde* wurden hormonal wirksame Extrakte hergestellt, aus welchen eine Reihe von Wirkstoffen (bisher 28!) rein gewonnen werden konnten. Diese gehören insgesamt den Sterinen zu; sie haben in ihrem chemischen Aufbau größte Ähnlichkeit mit den Sexualhormonen. Das wirksamste dieser Sterine — ein Großteil erwies sich isoliert als unwirksam — ist das von REICHSTEIN dargestellte Corticosteron, das in Form des Desoxycorticosteronazetat („Doca") klinisch angewendet wird. Ein ähnlicher Körper, das von KENDALL dargestellte 17-Oxy-11-dehydrocorticosteron („Compound E" oder Cortison) wird in jüngster Zeit bei Polyarthritis rheumatica verwendet und soll im entsprechenden Kapitel besprochen werden (s. S. 349). Auf die zahlreichen übrigen Corticosterone soll nicht eingegangen werden.

Vom *Nebennierenmark* wird das Adrenalin produziert, das erste von TAKAMINE 1901 aus den Nebennieren gewonnene Hormon. In neuerer Zeit hatte man Grund, die Frage aufzuwerfen, ob das Adrenalin nur vom Mark produziert würde; es ist möglich, daß Vorstufen in der Rinde gebildet werden.

Bei höheren Tieren kann nur die Gesamtnebenniere exstirpiert werden, bei niederen, in welchen Rinde und Mark getrennt liegen, konnte man die Feststellung machen, daß die Entfernung des Markorgans, also des Adrenalin produzierenden Teiles, keinerlei pathologische Folgen hatte. Damit scheint erwiesen, daß die Folgen der Exstirpation des Gesamtorgans bei höheren Tieren auf die Entfernung der Rindensubstanz zu beziehen ist. Die Tatsache, daß die Entfernung des Markes für das Versuchstier keine Folgen hat, ist besonders auffällig mit Rücksicht auf die vielfältigen und starken pharmakodynamischen Adrenalinwirkungen bei Mensch und Tier. Es muß hierbei wohl noch unterstrichen werden, daß beim nebennierenlosen höheren Tier (Ratte, Hund usw.) die Zufuhr von Adrenalin an dem sich einstellenden deletären Verlauf nach dem Eingriff nichts ändert, daß nicht einmal die Überlebensdauer etwas verlängert wird. In diesem Zusammenhang ist auch interessant, daß die Adrenalektomie bei der Ratte besonders gut vertragen wird, obwohl sie nicht wie andere Tierarten in anderen Organen chromaffines Gewebe beherbergt. Adrenalin ist also keine lebensnotwendige Substanz.

Die Folgen der *Adrenalektomie im Tierversuch* müssen demnach auf den Ausfall der Rindensubstanz oder sicherlich vorwiegend derselben bezogen werden. Je nach der Tierart, je nach trächtigen oder nicht trächtigen Weibchen, je nach dem Alter des Tieres, sogar je nach der Jahreszeit, in welcher der Eingriff erfolgt, ergeben sich in dessen Folgen Unterschiede. Immer führt sie zum tödlichen Ende. Bei gut gelungener Operation zeigen die Tiere allerdings vorerst keine Erscheinungen, erwachsene Ratten gehen erst ungefähr nach 25 Tagen, nachdem sich langsam die krankhaften Erscheinungen eingestellt hatten, zugrunde. Die Nebennieren sind jedenfalls lebenswichtig und entgegensprechende Literaturangaben beziehen sich auf Tierversuche, in welchen die Nebennierenrinde nicht vollständig entfernt war. Die nach der Adrenalektomie beim Tier langsam einsetzenden Erscheinungen sind Apathie, Anorexie, Freßunlust, Erbrechen, allgemeine Schwäche, im Speziellen eine Muskelschwäche mit unsicheren Bewegungen. Die Tiere liegen schließlich in Prostration, sie können sich nicht mehr bewegen. Untertemperaturen stellen sich ein. Fibrilläres Muskelzucken und epileptiforme Krämpfe können auftreten, die Tiere werden anurisch. Der Blutdruck sinkt ab, die Tiere werden schließlich komatös und gehen zugrunde. Kochsalz(natrium-)reiches und kaliumarmes Futter verlängert die Lebensdauer. Dies erklärt sich aus Stoffwechselstörungen, deren Wesen hier nicht ausführlicher behandelt werden sollen. Bei Besprechung des M. Addison werden sie diskutiert werden, soweit sie die menschliche Pathologie betreffen.

Auf die Beziehungen der Nebennierenrinde zu den Genitalorganen soll im Rahmen der Klinik eingegangen werden.

A. Hypofunktion der Nebennierenrinde, die ADDISONsche Krankheit.

1. Klinische Symptomatologie.

Der Morbus Addison bevorzugt das mittlere Lebensalter (20. bis 40. Lebensjahr), bei Kindern unter zehn Jahren ist er sehr selten. Oft sind es Astheniker, die von der Krankheit befallen werden, meist brünette Individuen.

Die folgenden Erscheinungen können als Kardinalsymptome gelten, wenn auch keines von ihnen obligat ist: *Pigmentierungen* von Haut und Schleimhaut, *Adynamie* und *Psychasthenie, gastroenteritische Störungen, Abmagerung, Hypotonie* im Rahmen von peripheren Kreislaufstörungen, *Stoffwechselstörungen,* insbesondere solche im Kohlehydrat-, Fett- und Mineralhaushalt, und schließlich eine *Anämie.*

Die *Pigmentierungen.* Das Auftreten von Pigment in Haut und Schleimhäuten ist beim M. Addison meist ein Frühzeichen. Wie alle Kardinalsymptome kann es auch fehlen, dies ist jedoch selten. Das Symptom dürfte in über 70% der Fälle beobachtet werden. Wenn es vom Standpunkt der Prognose der Krankheit unwesentlicher Natur ist, so ist es doch diagnostisch von höchster Wichtigkeit und führt oft allein in diagnostisch unklaren Fällen zur Diagnose; es ist diagnostisch um so wertvoller, als es, wie erwähnt, oft ein Frühzeichen ist. Die Pigmentierung, auf die der Kranke zumeist von seiner Umgebung aufmerksam gemacht wird, zeigt sich meistens zuerst an der Haut, und zwar intensiv an den dem Licht ausgesetzten Hautstellen, also im Gesicht und an den Händen, es pigmentieren sich ferner frühzeitig intensiv jene Hautpartien, welche schon pigmenthaltig sind, wie Mamillen, Linea alba, äußeres Genitale (vor allem der Penis), Perianalgegend, die Augenlider, hier besonders auch die Lidränder, und schließlich jene Hautbezirke, welche mechanischen Reizen stark ausgesetzt sind, wie der Bund oder die vordere und hintere Achselfalte. Vola manus und planta pedis, ebenso wie der Nagelfalz, sind bis auf die großen Hautlinien immer pigmentfrei. Die Handlinien — viel deutlicher als die Fußlinien, die Interphalangealfalten können besonders betroffen sein — sind fast immer deutlich dunkel pigmentiert. Die Hautpigmentierung ist in den verschiedenen Bezirken entweder eine diffuse oder fleckförmige, wobei Flecke sich gegen die unpigmentierte Haut nicht scharf absetzen. Umschriebene Pigmentflecke kann man häufig an den Lidrändern oder auch am Lippenrot beobachten. Der Farbton der Pigmentierung schwankt zwischen lichtkaffeebrauner und dunkler Braunfarbe. Die *Schleim-hautpigmentierungen* sollen der Hautpigmentierung meist erst nachfolgen, jedenfalls treten aber auch sie relativ frühzeitig auf und in der großen Mehrzahl der Fälle stützt sich auch die Frühdiagnose schon auf den Nachweis der Schleimhautpigmentierungen. Betroffen ist vor allem die Mundhöhle; hier sind Wangen, weicher Gaumen, Lippentaschen und, wenn auch seltener, die Zunge betroffen. Ausgedehnte Pigmentierungen der Zunge sind ungewöhnlich. Sind sie vorhanden, so imponiert das Braun des Pigments eigener Erfahrung nach oft auch als blauschwarz; anämisiert man die Schleimhaut aber durch Druck, so sieht man auf blassem Grund das braune Pigment. Die Schleimhautpigmentflecke sind bald mehr umschrieben, bald unscharf und unregelmäßig begrenzt, sie erscheinen selten homogen, sie sind vielmehr zumeist aus zahlreichen kleinsten punktförmigen Fleckchen zusammengesetzt. Intensität und Ausdehnung der Pigmentierung stehen in keinem Verhältnis zur Schwere und zum Verlauf der Krankheit, diese kann auch bei schwerstem, zumal sehr raschem Verlauf völlig fehlen. Auf die Beziehungen der Pigmentierungen zum Adrenalin und zum Vitamin C kommen wir später zurück.

Differentialdiagnostisch ist vor allem die Schleimhautpigmentierung von größter Bedeutung. Hautpigmentierungen sieht man auch bei anderen Krankheiten, wie Morbus Biermer, LAENNECsche Zirrhose, Bronzediabetes, Hämochromatose, Sprue oder als konstitutionelles Zeichen eines dunkel pigmentierten Individuums. Bei den Pigmentierungen dieser Krankheiten sind die Handlinien im allgemeinen nicht verfärbt, ein verwertbares, aber nicht verläßliches Zeichen, da ich aus eigener Erfahrung in einzelnen Fällen auch bei konstitutionellen Pigmentierungen starke Handlinienpigmentierung gesehen habe. Die Schleimhautpigmentierung kommt fast ausschließlich bei M. Addison vor; die Fälle, in welchen sie auch bei einem M. Basedow oder einer Pellagra vorkommt, sind so selten, daß Schleimhautpigment diagnostisch fast mit Sicherheit für M. Addison spricht. Man muß hierbei freilich wissen, daß gewisse lokale Ursachen ebenfalls zu Schleimhautpigmentflecken führen können: Es gibt bei völlig gesunden, sonst nicht pigmentierten Individuen Schleimhautpigmentflecke, die etwa als Pigment-Naevus aufzufassen wären; ferner beschreibt v. ORTNER Schleimhautpigment bei Tabakkauern; bekannt ist ferner das Lippenschleimhautpigment bei Pfeifenrauchern, wobei eine mechanische Reizung im Spiele sein dürfte. Eine gleiche Grundlage hat das Pigment der Wangen- oder auch der Zungenschleimhaut, welche kariösen oder kantigen Zähnen benachbart ist. Schließlich sei darauf hingewiesen, daß seinerzeit Verwechslungen von Addisonpigment mit Argyrie vorkamen; abgesehen von einer entsprechenden Anamnese ist aber der Farbton hier ein anderer (grauschwarz).

Die *Adynamie.* Wenn nicht die Tuberkulose oder eine andere Affektion der Nebennieren durch lokale Schmerzen oder Fieber, Schwitzen usw. Beschwerden verursacht hat, so ist die Hinfälligkeit immer die erste Klage des Kranken. Dieser, der „Adynamie des Addisonkranken", liegt eine Muskelschwäche zugrunde, die durch Stoffwechselstörungen bedingt ist, welche der Nebennierenrindenausfall nach sich zieht. Zufuhr des Hormons kann diese Adynamie rasch beheben oder wenigstens wesentlich bessern, in keinem anderen Symptom zeigt sich die Wirksamkeit der Therapie so rasch und deutlich wie bei dieser. Der Grad der Adynamie kann verschieden sein, immer ist die Hinfälligkeit eine im Verhältnis zum sonstigen

Allgemeinbefinden außerordentliche, nie kann der Kranke sich etwa ihrer nicht bewußt werden. Anfangs äußert sich die Muskelschwäche, die mit dem Dynamometer gemessen werden kann, nur in einer leichten Ermüdbarkeit bei guter Anfangsleistung oder einer langsamen Erholung bei einmal aufgetretener Übermüdung, später in einer dauernd bestehenden und empfundenen Müdigkeit, noch später aber in einer Unfähigkeit, etwa eine Treppenstufe zu steigen, schließlich sogar in dem Unvermögen, im Bette liegend die Lage zu ändern, den Arm oder das Bein zu heben oder auch nur die geringste sonstige Muskelleistung zu vollbringen. Diese Kranken liegen bewegungslos im Bett. Der leidende Gesichtsausdruck der Addisonkranken ist zum Teil auf die Schwäche der mimischen Muskulatur, zum Teil aber auch auf eine gleichzeitig bestehende Psychasthenie zu beziehen. Die Muskelschwäche beruht auf einer Störung des Muskelstoffwechsels (s. S. 87). Mit der Adynamie in Verbindung stehen oft ziehende, rheumaähnliche Schmerzen am Stamm und in den Extremitäten; die Inaktivität dürfte an dem Zustandekommen dieser Schmerzen im Muskel-, Gelenks- und Bandapparat mitbeteiligt sein.

Die *gastrointestinalen Störungen* können verschiedenster Art sein: Appetitlosigkeit, Magendruck, Aufstoßen, Übelkeitsgefühl, Brechreiz, Erbrechen, unregelmäßiger Stuhlgang, bald Neigung zu Obstipation, bald Durchfälle, zum Teil enteritischer Art, zum Teil vom Typus von Fettsäure- und Fettseifenstühlen. Erbrechen und Durchfälle können zu einer Exsikkose mit sekundären Wadenkrämpfen Anlaß geben. Die Magen-Darmerscheinungen können zu Krisenzeiten (s. S. 84) so hochgradig und foudroyant sein, daß sich ein peritonitisches Bild mit Brechreiz, Erbrechen, Singultus, Überempfindlichkeit gegen Druck, mit oder ohne Bauchdeckenspannung, mit défense musculaire einstellen kann. Die Magen-Darmstörungen werden vorwiegend zentralnervös erklärt. Eine der Ursachen der Diarrhöen ist zweifellos auch das Versagen der Salzsäure- und der Ferment-Sekretion des Magens und der übrigen Verdauungsdrüsen; die Achylie ist in schweren Fällen auch histaminrefraktär. Rindenhormoninjektion kann die gastrointestinalen Beschwerden sehr günstig und oft rasch beeinflussen, sogar eine Achylie soll zurückgehen können. Das fortgesetzte Erbrechen mit seinen Kochsalzverlusten kann eine Mitursache der Hypochlorämie (s. S. 83) und diese wieder Ursache einer Reststickstoffsteigerung sein. Auf die Ursache der Fettdiarrhöen, die in Resorptionsstörungen zu suchen ist, wird unten näher eingegangen werden.

Die *Abmagerung* ist zum großen Teil durch die gastrointestinalen Störungen bedingt, sie ist fast regelmäßig vorhanden und erreicht oft hohe Grade.

Im Rahmen der mehr oder weniger deutlich faßbaren Kreislaufstörungen ist ferner die absolute oder relative *Hypotonie* ein regelmäßiges Zeichen. Sowohl systolischer als auch diastolischer Blutdruck sind gesenkt. Die Hypotonie ist ein Frühzeichen, sie ist in mehr als 70% der Fälle vorhanden und ist für den Praktiker in der Ordination oft das überzeugende Symptom, wenn er auf Grund der Anamnese und des spärlichen objektiven Befundes die Verdachtsdiagnose gestellt hatte, oder sie ist jenes auffällige Zeichen, welches ihn an die Nebennierenerkrankung denken läßt. Bei älteren Individuen findet man wohl nur eine relative Hypotonie, etwa Werte von 110/65 RR bis 120/75 RR bei einem Fünfzig- bis Sechzigjährigen; bei jüngeren Individuen, mit welchen man es zumeist zu tun hat, mißt man aber die absoluten Hypotoniewerte von 90 nach RIVA-ROCCI oder 80. Der Blutdruck sinkt progressiv mit dem Weiterschreiten der Krankheit. Die Hypotonie ist Teilerscheinung einer peripheren Kreislaufschwäche, die sich in schweren Fällen bis zum Kollaps steigert und die in leichteren nur zu geringen peripheren Störungen (kühle zyanotische Extremitäten, Schwindel, Ohrensausen usw.) Anlaß gibt.

Bemerkenswerter als die Senkung des Blutdruckes als solche ist seine mangelhafte Regulation unter den verschiedensten Bedingungen. Man vermißt beim Addisonkranken nicht selten ein normales reaktives Ansteigen des Blutdruckes auf größere Leistungen oder, wenn es sich einstellt, so beobachtet man nicht selten eine tiefe reaktive negative Nachschwankung, so daß nach der vorangegangenen Blutdrucksteigerung eine noch schwerere, manchmal längere Zeit anhaltende Hypotonie einsetzt, die durch die Akuität ihres Auftretens, selbst bei an sich relativ geringerem Ausmaß, zu Schwindel, Ohrensausen, Übelkeit und schließlich auch zur Ohnmacht führen kann. In selteneren Fällen beobachtet man schließlich sogar auch ein Absinken des Blutdruckes bei körperlicher Arbeit, auch schon beim Aufrichten oder Aufstehen, Verhältnisse, wie wir sie als zentrale Regulationsstörungen u. a. auch bei der Tabes kennen. Der Übergang in die Horizontallage oder zu einer Lage mit gesenktem Kopf und erhöhten Beinen kann wieder zu Blutdrucksteigerung führen. Es bestehen also Störungen der Blutdruck-Lageregulierung. Daß Schwerkranke auch zu nur geringen körperlichen Leistungen nicht fähig sind, ist also ebenso verständlich wie daß den Kranken schon bei geringer Anstrengung zumindest der orthostatische Kollaps droht. Bemerkenswert ist schließlich, daß der Blutdruck auf Adrenalin konträr reagiert, er fällt ab oder bleibt zumindest auf gleicher Höhe, statt anzusteigen. Die Regulationsstörung zeigt sich auch bei Histaminzufuhr, die Blutdruckwerte fallen beim Addisonkranken viel tiefer ab als beim Normalen. Schließlich fehlt beim Addisonkranken nach intravenöser Insulininjektion im Tiefpunkt der Blutzuckerkurve die beim Normalen auftretende Blutdrucksteigerung, die auf die Gegenregulation —, nämlich die Adrenalinausschüttung zur Glykogenmobilisierung und Steigerung des Blutzuckers zu beziehen ist. Der Befund am Herzen ist ohne Besonderheiten. Es besteht eine Neigung zur Tachykardie. Im Elektrokardiogramm kann man Senkungen der Zwischenstücke und Abflachungen der T-Zacken in zwei Ableitungen als Ausdruck eines leichten Myokardschadens nachweisen; abnorm niedere Ausschläge können registriert werden. Unter Nebennieren-Rindenhormonbehandlung kehren Hypotonie und die sonstigen Zeichen des Schadens am Herzkreislaufapparat, auch die Elektrokardiogrammveränderungen meist bald zur Norm zurück oder sie bessern sich in kurzer Zeit. Die Hypotonie hat also mit einer verminderten Adrenalinproduktion nichts zu schaffen.

Die einfachen klinischen Laboratoriumsmethoden können ferner *Stoffwechselstörungen* aufdecken, und zwar Störungen im Kohlehydratstoffwechsel, Fettstoffwechsel, Wasserstoffwechsel und Mineralstoffwechsel.

Der *Nüchternblutzucker* ist zumeist erniedrigt; die Werte liegen zwischen 60 und 100 mg%. Die Hypoglykämie geht mit der Schwere der Krankheit nicht parallel, auch in einer schwersten Addisonkrise kann ein normaler Blutzucker erhoben werden, bei Diabetikern, die einen Addison akquirieren, können abnorm hohe, diabetische Werte gefunden werden. Die Hypoglykämie kann Mitursache der Kollapsneigung und der Adynamie sein, sicher aber ist sie nicht die einzige oder ausschlaggebende Ursache. Im Blutzuckerbelastungsversuch beobachtet man in der Regel einen in charakteristischer Weise abnormen Kurvenverlauf: der Anstieg des Blutzuckers auf eine Belastung mit 100 g Dextrose erfolgt zuerst in normaler Weise; innerhalb einer halben Stunde steigt der Blutzucker je nach dem Ausgangswert (s. oben) um 50 bis 80 mg% an, das Abfallen aber erfolgt verzögert, erst nach 4 bis 5 Stunden (statt wie in der Norm nach 2 Stunden) kehrt er zum ursprünglichen Nüchternwert zurück. Man spricht von einem sogenannten „Plateau", auf dem der Blutzuckerwert abnorm lange Zeit gleichmäßig verharrt. Man kann allerdings in manchen Fällen einen normalen Kurvenverlauf beobachten. In anderen Fällen schließlich ergeben sich insofern abnorme Verhältnisse, als die negative Nachschwankung der sonst normalen Blutzuckerkurve abnorm tief ist, eine Tatsache, die damit zu erklären ist, daß die einmal einsetzende Insulinproduktion überschießend anhält und der Blutzucker durch das Fehlen der entsprechenden Gegenregulation tief absinkt. In diesem Zusammenhange ist auch die Tatsache interessant, daß der Blutzucker beim Addisonkranken auf Adrenalin, im Gegensatz zum Verhalten des Normalen, nicht oder nur um sehr wenig ansteigt. Unter Nebennieren-Rindenhormonbehandlung können sowohl die abnormen Nüchternblutzuckerwerte bzw. Belastungskurven, ebenso wie das abnorme Verhalten auf Adrenalin normalisiert werden. Die Rolle des Cortins im Kohlehydrathaushalt ist allerdings noch keineswegs geklärt. Der Unter- oder Unempfindlichkeit gegenüber Adrenalin steht beim Addisonkranken die Überempfindlichkeit auf Insulin gegenüber; der Blutzucker fällt beim Addisonkranken auf Insulin abnorm stark ab. Auch hier kann man das Ausbleiben einer nebennierenbedingten Gegenregulation ursächlich heranziehen. Bezeichnend ist es hierbei, daß man auch diese Störung durch Nebennierenrindenhormonbehandlung zum Verschwinden bringen kann, eine Tatsache, welche den früher viel diskutierten Antagonismus zwischen Insulin und Adrenalin noch unwahrscheinlicher macht. Die verschiedenen Störungen des Kohlehydratstoffwechsels geben schließlich auch einen Hinweis für die Behandlung: unter anderen Maßnahmen wird man für eine ausreichende Kohlehydratzufuhr zu sorgen haben.

Klinisch faßbare *Störungen des Fettstoffwechsels* können im Cholesterinspiegel des Blutes und in einer Steatorrhoe gefunden werden. Das Blutcholesterin wird indessen von verschiedenen Autoren bald erhöht, bald erniedrigt gefunden. Steatorrhoen mit deutlichen Fettstühlen sind die Ausnahmen von der Regel. Allerdings kann man eigener Erfahrung nach in der Mehrzahl der Fälle doch eine Vermehrung der Fettsäuren und Fettseifen im Stuhl mikroskopisch (im Nativ- oder erwärmten Sudanessigsäurepräparat) beobachten. Nach der Theorie von VERZÁR ist der Cortinmangel Ursache einer Fettsäureresorptionsstörung. Das Neutralfett der Nahrung wird durch die Lipase im Darm wohl zu Fettsäure bzw. Fettseife abgebaut, bzw. verändert, die Resorption aber bleibt nach dieser Theorie deshalb bei der ADDISONschen Krankheit aus, weil nur unter der Einwirkung von Cortin die Phosphorylierung (das ist die Veresterung mit Phosphorsäure) der Fettsäuren erfolgt und nur das phosphorylierte Fett von der Darmwand resorbiert werden kann (s. S. 87).

Von größter Bedeutung scheinen die Störungen im *Mineralstoffwechsel*; sie sind deshalb von besonderer praktischer Bedeutung, weil ihre Erforschung wertvolle therapeutische Richtlinien gebracht hat. Hierbei muß allerdings betont sein, daß trotz umfangreicher Arbeiten auf diesem Gebiete genauere Einblicke in die Mineralstoffwechselstörungen beim M. Addison noch nicht gewonnen wurden und daß diese Störungen, soweit sie im Mineralblutspiegel faßbar sind, diagnostisch kaum verwertet werden können. Sicher ist, daß der Chlor- bzw. Natriumspiegel im Blut abnorm niedrig, der Kaliumspiegel abnorm hoch liegt und daß in gewissen Fällen — nicht aber gerade in jenen mit dem niederen Kochsalzspiegel — die therapeutische Kochsalzzufuhr, allein oder in Kombination mit Cortin, ausgezeichnete therapeutische Ergebnisse erzielen kann (s. S. 87).

Der *Wasserhaushalt* schließlich erweist sich oft insofern als gestört, als man häufig eine ungenügende Wasserausscheidung feststellen kann. Die Wasserretention im Trinkversuch findet zwanglos ihre Erklärung, wenn es sich um einen Fall mit Exsikkose bei Durchfällen und schwerem Erbrechen handelt; aber auch in Fällen, in welchen eine Exsikkose nicht nachweisbar ist, wird Wasser ungenügend oder zumindest verzögert ausgeschieden. Auch wenn der Wasserversuch zeigt, daß nach einer Trinkmenge von 1000 ccm nur 500 ccm Harn ausgeschieden werden, kommt es nicht zu Ödemen, die Ausscheidung erfolgt in diesen Fällen offenbar durch eine Perspiratio insensibilis. Klinisch imponiert die Wasserstoffwechselstörung oft als Oligurie ohne Auftreten von Ödemen.

Der *Blutbefund* deckt im chronischen Stadium meist eine hypochrome Anämie auf. Es findet sich ferner zumeist eine absolute Lymphozytose. Während einer M. Addison-Krise (s. unten) mit Durchfällen, Erbrechen und Exsikkose kommt es zur Bluteindickung mit sekundärer Polyzythämie, mit Vermehrung der weißen Zellen, des Plasmaeiweißes und mit Verminderung der Senkungsgeschwindigkeit der Erythrozyten.

An Laboratoriumsmethoden ist schließlich noch die Röntgenuntersuchung zu erwähnen, die in den (seltenen) entsprechenden Fällen Kalkschatten in der Gegend der Nebennieren aufdecken kann.

In späteren Stadien der Krankheit sistieren die Menses. Gravidität ist beim M. Addison selten. Meist kommt es zum Abortus, wenn eine Konzeption erfolgte; die Schwangerschaft wird sehr selten ausgetragen.

2. Verlauf und Prognose.

Wir können eine akute und eine chronische Verlaufsform unterscheiden, wobei die letztere Perioden der Krise und Perioden des chronisch stationären oder des chronisch langsam progredienten Zustandes erkennen läßt.

Der akuten Verlaufsform begegnet man meist bei Neugeborenen oder bei kleinen Kindern, seltener auch im hohen Alter. Sie beruht auf einem plötzlichen Ausfall der Nebennierenfunktion durch Zerstörung beider Drüsen durch Blutungen oder Thrombosen und Thrombophlebitiden der Nebennierenvenen mit Infarzierung (Nebennierenapoplexie). Die Krankheit führt meist innerhalb weniger Tage unter schwersten zerebralen und intestinalen Erscheinungen zum Tode. Es kommt nicht zur Pigmentierung. Das Bild ähnelt meist weitgehend einer akuten Peritonitis oder einer Ulkusperforation, die Fälle werden oft operiert, wobei ein normales Abdomen gefunden wird. In die Gruppe dieser akuten Addison-Formen gehört auch das MARCHAND-WATERHOUSE-FRIDERICHSEN*sche Syndrom*, bei dem es — fast immer bei Kindern unter zwei Jahren, selten bei älteren Kindern und Jugendlichen — aus voller Gesundheit zu einer akuten, meist toxischen oder selten bakteriell embolischen doppelseitigen Nebennierenapoplexie mit akut einsetzenden zentralen und meningitischen Erscheinungen, mit Krämpfen, hohem Fieber, katarrhalischen Erscheinungen von Seiten der Luftwege, mit Darmblutungen, mit Nephritis, Meteorismus und mit schweren Kreislauf- und Atemstörungen und schließlich auch zu einer universellen Hautpurpura kommt. Es handelt sich offenbar um eine schwer verlaufende Sepsis, wobei die Symptome sich zum Teil durch den Nebennierenausfall, zum Teil (Purpura, hohes Fieber) durch die Sepsis allein erklären.

Die chronische Form beginnt meist schleichend, es kommt aber auch bei ihr zu Zeiten plötzlicher Verschlechterung, die wir als *Krise* bezeichnen. Die Adynamie nimmt höchste Grade an, die Pulsfrequenz steigt, der Blutdruck sinkt weiter ab, der Kranke liegt schließlich unbeweglich, mit kühlen zyanotischen Extremitäten im Bett; man stellt eine Hypoglykämie, eine Erhöhung des Kalium-, eine Erniedrigung des Chlor- und Natriumspiegels im Blute fest. Langsam kann sich der Kranke spontan oder unter entsprechender moderner Behandlung aus seiner Krise erholen oder der Zustand verschlechtert sich, der Kranke kommt in ein Koma, in dem er zugrunde geht. Derartige Krisen können durch körperliche

Überanstrengung, durch leichte Infekte, Diätfehler, einen interkurrenten Durchfall usw. ausgelöst werden. In der Krise ähnelt der Zustand weitgehend den Verhältnissen im Tierversuch bei Nebennierenexstirpation. Zwischen den Krisen bestehen leichtere Zeichen der chronischen Krankheit, eine ständige Müdigkeit, die aber leichtere Anstrengungen noch gestattet, Vasolabilitätserscheinungen der Hypotonie, Appetitmangel, Magerkeit, eventuell auch leichte Zeichen der Psychasthenie.

Bis zur Darstellung des therapeutisch verwendbaren Nebennierenrindenhormons, des Cortins, bzw. der synthetisch hergestellten Präparate, des Corticosteronazetat und ähnlicher Körper, war die *Prognose* der Addisonkrankheit absolut infaust. Je nach der Grundkrankheit (s. unten) schwankte die Dauer bis zum tödlichen Ende zwischen einigen Monaten und drei Jahren, wobei die Mehrzahl der Kranken schon unter einem Jahr zugrunde ging. Freilich gab es entsprechend einem besonders langsam progredienten anatomischen Prozeß auch Fälle mit viel längerer Dauer (fünf bis zwölf Jahre). Die Hormontherapie stellt einen großen Fortschritt dar, sie dürfte den letalen Ausgang künftig wohl auch nicht verhindern, sie erhält das Individuum aber doch durch lange Zeit lebens- und vielfach auch arbeitsfähig. Ein endgültiges Urteil über die Prognose der modern behandelten Fälle läßt sich noch nicht abgeben, da die Beobachtungszeit zu kurz ist. Jeder Kliniker kennt Fälle, sie sind immer Fälle leichterer Verlaufsform, bei welchen der Zustand durch eine fortlaufende Behandlung und zeitweise Krankenhausaufnahme mit energischerer Behandlung bei geringster Verschlechterung stationär gehalten werden konnte und bei welchen Aussicht besteht, daß eine Lebensdauer erreicht wird, wie man sie früher beim M. Addison nicht kannte. Wenn die Grundkrankheit während dieser Behandlung völlig zur Ausheilung kommt, mag mancher Fall vielleicht auch nach Erholung eines genügend großen Teiles der Nebenniere, die dann eine ausreichende Funktion erreicht, zur klinischen Heilung gelangen.

3. Pathologische Anatomie.

Geburtstraumatische Blutungen und Thrombosierungen der Nebennierenvenen oder auch kapilläre Mikroembolien beim Neugeborenen und beim Säugling sind die Ursachen der „Nebennierenapoplexien" im frühesten Kindesalter.

Beim chronischen M. Addison ist in der Regel Mark und Rinde deutlich schwer geschädigt. Damit schwere Nebennierenstörungen auftreten, müssen ausgedehnte Zerstörungen des Organs vorliegen; 10% der Nebennierensubstanz reichen aus, um das Leben aufrechtzuerhalten, etwas mehr an Substanz genügt, um das Auftreten der M. Addison-Zeichen zu verhindern. Es müssen also ungefähr 90% der Nebennierensubstanz zerstört sein, ehe Addisonsymptome auftreten. Es gibt angeblich Fälle, in welchen nur eine Nebenniere zerstört ist. In seltenen Fällen hat es anatomisch den Anschein, als wäre fast nur die Nebennierenrinde zerstört, das Mark aber intakt.

In zwei Dritteln der Fälle liegt eine Nebennierentuberkulose vor, nur in der Hälfte dieser Fälle besteht eine gleichzeitige Lungentuberkulose, die andere Hälfte zeigt Tuberkulose auch in anderen Organen oder eine ausschließliche Lokalisation der Tuberkulose in den Nebennieren.

In etwa 2% aller Fälle findet sich autoptisch eine sogenannte primäre Nebennierenatrophie, in 2% der Fälle kann man Amyloid, in 1% der Fälle einen Tumor feststellen. Selten ist dieser ein Hypernephrom; unter den Tumoren sind es meist metastatische beiderseitige Karzinome, die die Nebennierenerkrankung bedingen.

4. Pathogenese.

Noch ist die Frage nicht geklärt, welchen Anteil Rinde und Mark am Zustandekommen des Symptomenkomplexes der Addisonkrankheit haben. Viele Autoren nehmen heute an, daß ein teilweiser Funktionsausfall beider Nebennierenanteile vorliegt. Während man früher das Mark und die Adrenalinproduktion bzw. deren Ausfall in pathogenetischer Hinsicht in den Vordergrund gerückt hat, haben sich die Anschauungen gewandelt, und zwar deshalb, weil die Mehrzahl der Störungen nicht durch Adrenalin, sondern durch Cortin, das Hormon der Rinde, behoben oder gebessert werden kann. Die Ansicht, daß M. Addison ausschließlich Rindenausfall bedeute, ist aber kaum haltbar, wie schon z. B. die Tatsache zu beweisen scheint, daß die Hypotonie durch Rindenhormon nicht beeinflußt wird; die Kochsalztherapie bessert sie zumindest viel ausgiebiger.

Eine andere Frage ist es, ob eine primäre Nebenniereninsuffizienz den M. Addison bedingt, oder ob, wenigstens in bestimmten Fällen, die Nebennieren nur Erfolgsorgane der Hypophyse sind. Die basophilen Zellen des Vorderlappens der Hypophyse bilden einerseits das kortikotrope Hormon, welches zur Verbreiterung der Nebennierenrinde, und andererseits das adrenotrope Hormon, welches zur vermehrten Vakuolenbildung und zu einer verminderten Chromierbarkeit des Nebennierenmarkes (als Zeichen einer Adrenalinausschüttung?) führt. Beim Addisonkranken sind die basophilen Zellen des Vorderlappens der Hypophyse atrophisch oder sie verschwinden. Versiegen der Sekretion des kortikotropen Hormons durch primären Schwund der basophilen Zellen des Hypophysenvorderlappens scheint also zu einer Nebennierenrindenatrophie und diese zum *hypophysären M. Addison* zu führen; das Gegenstück zu ihm würde der *M. Cushing* darstellen, bei welchem das basophile Adenom der Hypophyse zu Hypertonie und Fettsucht führt. Freilich liegt noch keine ausreichende Literatur vor, die beweisen würde, daß Schwund der basophilen Zellen der Hypophyse immer zu einem M. Addison mit Rindenatrophie der Nebenniere Anlaß gibt, auch haben wir vorläufig keine klinische Unterscheidungsmöglichkeit zwischen einem primären Schwund der basophilen Hypophysenzellen mit hypophysärem Addison und einem primären, durch primäre Erkrankung der Nebennieren bedingten. In Fällen von hypophysärem Addison müßten therapeutische Erfolge mit Hypophysenvorderlappenhormonzufuhr erzielt werden.

Im Tierexperiment konnten durch Nebennierenexstirpation alle Addisonsymptome reproduziert werden, mit einer Ausnahme, Pigmentierungen der Haut und der Schleimhaut wurden experimentell niemals erzeugt. Sicher scheint, daß die Pigmentierungen Beziehungen zum C-Vitamin haben, wenigstens gelang es, unter gleichzeitiger Rindenhormon- und C-Vitaminbehandlung in einigen Fällen das Pigment zum Verschwinden zu bringen. Eine eindeutige Erklärung der Beziehung der Pigmentierungen zum C-Vitamin konnte bisher nicht gefunden werden. Dagegen bestehen enge Beziehungen des Pigmentes Melanin, das bei menschlichem Addison in der Epidermis vermehrt aufgefunden wird, zum Adrenalin. Es ist möglich, daß beide Substanzen aus einer gemeinsamen Muttersubstanz, dem Dioxyphenylalanin („Dopa") gebildet werden. Dieser Zusammenhang würde wieder für eine Störung im Nebennieren-Mark sprechen und die Tatsache erklären, daß Nebennierenrindenhormon die Pigmentation therapeutisch nicht beeinflußt.

Im Tierexperiment sind die Stoffwechselstörungen nach Nebennierenausfall eingehend geprüft worden. Die Untersuchungen sind noch nicht abgeschlossen, viele Fragen sind noch im Flusse. Sicher ist, daß die Ergebnisse der Tierexperimente mit Nebennierenexstirpation auf die menschliche Pathologie nicht ohneweiters übertragen werden dürfen. Immerhin brachte uns das Experiment eine Reihe von Tatsachen, welche uns Rückschlüsse auf die Pathologie des M. Addison erlauben.

Es scheint sicher, daß die Adynamie durch eine Verminderung des Muskelglykogens und eine Vermehrung der Muskelmilchsäure bedingt wird. Im Mineralhaushalt des Blutes finden sich nach Exstirpation der Nebennieren regelmäßig charakteristische Veränderungen: Chlor und Natrium sinken ab (gleichzeitig wird anfangs NaCl im Harn vermehrt, später vermindert ausgeschieden), Kalium und Magnesium steigen hingegen an. Das Kalium entstammt zum Teil der Nahrung, zum Teil aber auch dem Gewebe (Kalium steigt auch bei Nahrungskarenz an). Der NaCl-Mangel im Blut führt zum Reststickstoffanstieg. Auch der Wasserstoffwechsel ist im Versuch so gestört, wie wir es beim M. Addison gesehen haben. Es stellt sich nach Nebennierenexstirpation Oligurie, gelegentlich sogar Anurie ein. Gleichzeitig kommt es zu einer schweren Störung des Wasseraustausches zwischen Blut und Gewebe, zu einer Bindung des Wassers im Gewebe, damit zu einer Verminderung der zirkulierenden Plasmamenge und zur Bluteindickung mit verlangsamter Senkungsgeschwindigkeit der Erythrozyten.

Die Bedeutung der erwähnten Stoffwechselstörungen im nebennierenlosen Tier liegt darin, daß es gelang, nebennierenlose Tiere durch Natrium- und Chlorzufuhr und Verminderung des Kaliumgehaltes der Nahrung auch ohne Rindenhormon am Leben zu erhalten, und daß dieses Behandlungsprinzip mit Erfolg auf die menschliche Pathologie übertragen werden konnte.

Beim nebennierenlosen Tier ist auch der Kohlehydratstoffwechsel in gleicher Weise gestört wie beim Addisonkranken. Der Blutzucker ist normal oder leicht erniedrigt, auf Insulin sinkt er abnorm stark ab, auf Adrenalin erfährt er kaum einen Anstieg.

Die Frage, wo das Rindenhormon angreift, versucht in der letzten Zeit VERZÁR mit einer neuen Hypothese zu beantworten. Es handelt sich nach diesem Autor bei der Nebenniereninsuffizienz vor allem um eine Störung der Phosphorylierungen, welche im Zellstoffwechsel, und zwar sowohl im Kohlehydrat- wie im Fettstoffwechsel eine große Rolle spielen. Sind Phosphorylierungen durch Fehlen des Rindenhormons nicht möglich, so kommt es zu Störungen der Resorption aus dem Darm und dem Blut. Galaktose z. B. kann ebenso wie Fettsäuren nur nach Esterbildung mit Phosphorsäure von den Darmzellen aufgenommen und erst nach Abgabe der Phosphorsäure aus den Zellen wieder an das Portalblut abgegeben werden. Vor Übertritt aus dem Blut in die Leberzellen muß wieder eine Phosphorylierung eintreten, die Phosphorsäure muß vor Abgabe des Glykogens als Zucker in das Blut wieder abgegeben werden. Alle diese Aufnahmen und Abgaben der Phosphorsäure werden durch das Rindenhormon allein ermöglicht. Das Fehlen der Kuppelung der Glukose — aber auch der Fettsäuren und des Laktoflavins — mit Phosphorsäure hat wieder Störungen im Wasser- und Salzstoffwechsel zur Folge, welche erst das schwere Vergiftungsbild ausmachen. Auf Einzelheiten der Theorie VERZÁRS kann nicht eingegangen werden, sie hat den Vorteil, das gesamte Geschehen auf einen Nenner, das Ausbleiben der Phosphorylierungen, zurückzuführen.

5. Therapie.

Die Behandlung der akuten Nebenniereninsuffizienz bei einer Krise besteht in der intravenösen Injektion von 1000 ccm 1% NaCl und 0,5% Natr. citr. und der Verabfolgung von Nebennierenrindenhormon. In schweren Fällen empfiehlt es sich, der intravenösen Infusion 30 bis 50 ccm Cortin, einen wässerigen Organextrakt zuzugeben, in weniger bedrohlichen Fällen kann man auch Desoxycorticosteron, das synthetische Präparat, verabfolgen (10 bis 15 mg der öligen Lösung intramuskulär oder 50 bis 100 mg Desoxycorticosteronazetat in Kristallform oder auch gleich starke subkutan zu implantierende Tabletten als Depot, von welchen täglich ungefähr 2 mg abgespalten werden sollen). Je nach der Schwere des Falles wird man sowohl die Infusionstherapie wie die Verabfolgung des Cortins erst in täglichen, dann in zwei-, drei- und viertägigen Intervallen fortsetzen und wird schließlich entweder mit Cortin in längeren Intervallen oder mit der Depotapplikation des Desoxycorticosterons die individuell verschieden große Hormondosis finden, die sich für eine längere Zeitperiode oder auch für immer notwendig erweisen wird. Bei niedrigen Blutzuckerwerten wird der Infusion auch Dextrose und schließlich mit Rücksicht auf die oft gute Beeinflussung der Pigmentierungen C-Vitamin in Form von Askorbinsäure beigegeben werden. Bei Erscheinungen von Kollaps muß dieser mit den üblichen Mitteln, vor allem mit Sympatol, Coramin, Cardiazol bekämpft werden. Bei Fieber, schwerer Intoxikation muß die Hormondosis gelegentlich noch höher sein, es ist auch hier individuell vorzugehen, es sind Fälle beschrieben, in welchen innerhalb von neun Tagen 225 ccm Cortin gegeben wurden. Bei Überdosierung können Ödeme auftreten, die Dosis ist in diesem Falle zu verringern.

Im chronischen Dauerstadium der Nebenniereninsuffizienz wird, wie schon erwähnt, Rindenhormon in kleineren Dosen in entsprechenden Intervallen wohl meist als Depot gegeben werden, in leichteren Fällen, bzw. bei guter Remission wird unter Umständen auf diese Therapie eine Zeitlang auch völlig verzichtet werden können. Unbedingt wird aber eine diätetische Therapie durchgeführt werden müssen, welche in der Verabreichung einer kaliumarmen und natriumreichen Kost besteht. Die Speisen sollen entsprechend gesalzen werden, außerdem kann man in geeigneter Form, etwa mit einer Limonade, täglich 10 g NaCl überdies zuführen. Als besonders kaliumreich sind verboten: Kaffee, Tee, Schwarzbrot; Gemüse sind hinsichtlich ihres höheren oder geringeren Kaliumreichtums zu unterscheiden (s. Lehrbücher der Diätetik), Fleisch ist wegen des zwar nicht sehr hohen, aber immerhin nennenswerten Kaliumgehaltes in nur kleiner Menge zu geben. Durch entsprechende Zubereitung kann der Kaliumgehalt der Gemüse und des Fleisches außerordentlich vermindert werden (um 60 bis 70%): die Gemüse müssen klein zerschnitten und mit der achtfachen Menge Salzwasser angesetzt werden. Nach dem Kochen durch zirka 20 Minuten werden sie mit Butter und Salz angerichtet. Fleisch wird in Stücke geschnitten, in Pergamentpapier eingewickelt und mit der achtfachen Menge Salzwasser (zwei Teelöffel Kochsalz pro Liter) 2 Stunden gekocht. Das verdunstete Wasser muß wieder ersetzt werden. Der im Pergamentsack enthaltene Fleischsaft kann als Sauce Verwendung finden. Bei niederem Blutzucker werden reichlich Kohlehydrate verabfolgt.

War eine Hormonbehandlung nicht nötig, hatte eine Diätbehandlung ausgereicht, so wird die Hormonbehandlung bei interkurrenten Infekten, bei etwa notwendiger Operation, eventuell auch bei besonderer Ermüdung, bei besonderen körperlichen Anstrengungen, bei längeren Reisen, bei starker Sonnenstrahlung, an sehr heißen Tagen usw. doch fallweise herangezogen werden müssen. Die Lebensführung des Kranken sei also vom Arzt dauernd kontrolliert. Der Kranke wird übrigens durch Erfahrung bald lernen, etwaigen Gefahren durch entsprechende, sich selbst auferlegte Schonung und durch Vorsicht zu begegnen.

Eine Kausaltherapie der Nebennierenaffektion (antiluetische Therapie) kommt nur sehr selten in Frage, energische Kuren mit Salvarsan sind kontraindiziert.

B. Hyperfunktion der Nebennierenrinde.

Die Hyperfunktion der Nebennierenrinde, der in der Regel Tumoren der Rinde zugrunde liegen, führt zu Störungen in der Sexualsphäre. Dies wird vielleicht schon dadurch verständlich, daß Nebennierenrinde und Gonaden entwicklungsgeschichtlich von benachbartem mesenchymalem Gewebe abstammen. Vom physiologischen Standpunkt ist diese Frage der Beeinflussung der Genitaldrüsen durch die Nebennieren in einer umfangreichen Literatur studiert worden, die sich vorwiegend auf klinische Beobachtungen stützt. Sicher ist, daß in den Beziehungen der Nebennieren zu den Sexualdrüsen die Hypophyse mit ihren gonadotropen Hormonen eine große Rolle spielt. Auf die einschlägigen theoretischen Fragen soll nicht näher eingegangen werden; zu viele Fragen sind hier noch im Flusse.

1. Das genitoadrenale Syndrom (der Interrenalismus, der Virilismus).

Die Krankheit tritt fast ausschließlich bei Frauen, oft familiär auf. Sie ist sehr selten. Die wichtigsten Zeichen sind: Hirsutismus, Umschlag des Körperbaues und der sekundären femininen Geschlechtsmerkmale in die maskulinen, Wachstum der Klitoris und psychische Störungen.

Unter Hirsutismus versteht man eine männliche Behaarung bei der Frau. Nicht nur eine schwache Kinnbehaarung, auch ein Bart kann auftreten; die Körperbehaarung auf der Brust, um die Mamillen, in der Linea alba, um den Nabel und an den Extremitäten nimmt männlichen Charakter an. Bei Auftreten der Krankheit vor der Pubertät wird der Körperbau männlich, das Becken bleibt relativ schmal, die Brust und die Schultern werden breit. Der Fettpolster ist unter-, die Muskulatur überentwickelt. Die Stimme wird tief männlich. Die Haut ist auffällig trocken. Die weiblichen Genitalorgane werden atrophisch, bei Jugendlichen entwickeln sie sich nicht entsprechend, und es vergrößern sich die den männlichen Genitalien entsprechenden Geschlechtsteile: Die Klitoris wird penisähnlich groß, es entwickelt sich ein Präputium, die großen Labien bleiben klein. Die Vagina bleibt oder wird enge, der Uterus infantil. Die Menses stellen sich entweder nicht ein oder sie bleiben mehr minder oder völlig aus. Es entwickelt sich also ein Pseudohermaphroditismus femininus. Sexualität und Sexualentwicklung sind gestört, Frigidität, Homosexualität usw. stellen sich ein, worunter die Kranken neben ihren Körperabnormitäten besonders leiden können.

Je nach dem Zeitpunkt der Entwicklung der Krankheit sind die Bilder verschieden. Je früher die Krankheit in der Jugend auftritt, um so mehr tritt die Vermännlichung der Mädchen und später der jungen Frau in Erscheinung, und zwar sowohl in somatischer wie psychischer Hinsicht. Bei Kindern entwickeln sich die stärksten Grade der Krankheit *(primärer Virilismus)*, bei Adoleszenten kommt es bald nach der Pubertät auch noch zur Entwicklung schwerer Formen *(sekundärer Virilismus)*.

Zu diesem sekundären Virilismus gesellen sich unter Umständen noch andere inkretorische Störungen, die schließlich ein Bild ergeben, welches vollständig dem des basophilen Adenoms der Hypophyse, dem Cushing-Syndrom entsprechen, auf dessen Besprechung auf S. 11 verwiesen sei. Die entsprechenden klinischen Bilder sind so gleichartig, daß eine klinische Differentialdiagnose nicht möglich ist und nur die Operation oder schließlich die Autopsie entscheidet.

Eine Feminisierung bei Männern auf gleicher Grundlage wurde in vereinzelten Fällen beschrieben.

2. Pubertas praecox.

Bei Tumoren der Nebennierenrinde, offenbar mit Überfunktion der Rinde, kann es auch nur zu einer Frühreife beim Kind kommen, ohne daß der Sexualcharakter sich ändert. Bei fünf- oder sechsjährigen Knaben kann es zur vollen sexuellen Reife mit Entwicklung aller sekundären Geschlechtsmerkmale kommen. Die Kinder sind meist sehr kräftig und groß, sie zeigen weitgehende Ähnlichkeit zu solchen mit Zirbeltumoren oder Zwischenhirngeschwülsten, bei denen es allerdings nicht zu einer Spermatogenese und zur psychischen sexuellen Entwicklung kommt. Auf die Anatomie und die zum Großteil widersprechenden Befunde sei hier nicht eingegangen. Es sei nur betont, daß es sich bei Feminisierung von Männern fast ausschließlich um maligne Tumoren der Nebenniere gehandelt hat. Die Fälle gehen unter den Zeichen der Nebenniereninsuffizienz zugrunde. Hervorzuheben ist auch, daß es häufig Adenome der Nebennieren gibt, die sich inkretorisch überhaupt nicht auswirken.

C. Paragangliome des Nebennierenmarkes.
(Chromaffinome, Phaeochromozytome, chromaffine Karzinome.)

Die hier zu besprechenden Tumoren sind außerordentlich selten. Sie sind meist gutartig und dann meist bilateral, selten malign. Diese Tumoren enthalten eine große Menge von Adrenalin und die meist plötzliche Abgabe desselben an die Zirkulation führt zu den bekannten Krisen. Neben Adrenalin konnten vor allem auch große Mengen von Nor-Adrenalin (o-Dioxyphenyläthanolamin) nachgewiesen werden, das eine ähnliche physiologische Wirkung hat wie Adrenalin. Diese Tumoren können sich ganz allgemein aus chromaffinem Gewebe entwickeln, welches bekanntlich auch an anderen Stellen (in der Umgebung der Aorta abdominalis usw.) vorkommt.

Wie erwähnt, ist die Symptomatologie durch Krisen charakterisiert, die sich in längeren Intervallen oder auch mehrmals täglich und entweder spontan oder auch auf bestimmte Reize, vor allem längeren Druck auf den Tumor, einstellen. Die Symptomatik des Anfalles ist die gleiche wie die nach Injektion einer hohen Dosis von Adrenalin: Es stellt sich eine Blutdruckkrise mit starkem Anstieg des Blutdruckes ein, der Kranke wird blaß, Schweißausbruch und Hyperglykämie charakterisieren schließlich das Bild. Der Kranke kann im Anfall zugrunde gehen.

In leichten Fällen erfährt man eine Anamnese, die über kurzdauernde Anfälle von Kopfschmerzen, Übelkeit, Erbrechen, Atemnot, Herzklopfen, anginöse Präkordialschmerzen, Blässe, Hautparästhesien, Bauchkrämpfe und allgemeine Schwäche berichtet. Psychische Erregungen, Traumen, Übermüdung, auch therapeutische Dosen von Adrenalin oder Histamin können die Anfälle auslösen. Leichtere Anfälle können jahrelang immer wieder auftreten. Häufige Anfälle führen schließlich zur Hypertonie, ein schwerer Anfall kann schließlich das Ende herbeiführen.

Diagnostisch kann die Lufteinblasung um Niere und Nebenniere und die folgende Röntgenuntersuchung mit Darstellung des von der Nebennierengegend ausgehenden Tumorschattens weiterführen. Die Therapie ist die Operation.

V. Erkrankungen der Zirbeldrüse.

In der Zirbeldrüse und in ihrer nächsten Umgebung entwickeln sich sehr selten Tumoren, welche mit sexueller Frühreife in Zusammenhang gebracht wurden. Eine Hormonproduktion der Zirbel, welche hierfür verantwortlich gemacht werden könnte, ist aber sehr unwahrscheinlich. Die Tumoren der Zirbel und ihrer Umgebung sind für eine Reihe von charakteristischen Symptomen verantwortlich: 1. finden sich Zeichen intrakranieller Drucksteigerungen; durch Kompression des Aquaeductus Sylvii kommt es zu Hydrozephalus, es kommt zu Kopfschmerz, Erbrechen, Sehstörungen usw.; 2. der wachsende Tumor übt auf das Kleinhirn und die Corpora quadrigemina einen Druck aus, der Tonus der quergestreiften Muskulatur steigt an, die Sehnenreflexe sind bei gleichzeitiger Muskelschwäche gesteigert, Nystagmus, Gleichgewichtsstörungen und Sehstörungen stellen sich ein. Der Hydrocephalus internus beeinträchtigt die hypothalamischen Zentren, dies kann u. a. zu Diabetes insipidus, Fettsucht und auch zu sexueller Frühreife führen.

Die Diagnose der Pinealtumoren ist ein Grenzgebiet der Neurologie. Die Ventrikulographie, die Schädel-Röntgen-Untersuchung überhaupt können wichtige Anhaltspunkte geben.

Die chirurgische Therapie, die Entfernung der Tumoren kommt wegen der schweren Zugänglichkeit kaum in Betracht. Meist werden die Fälle einer Röntgen- und Radiumbestrahlung zugeführt.

VI. Erkrankungen der Thymus.

Vielfach wurde die Ansicht vertreten, daß die Thymus eine innersekretorische Drüse ist. Sichere klinische oder gar experimentelle Beweise liegen aber nicht vor. Wir müssen heute bekennen, daß die Funktion der Thymus unbekannt ist.

Die Thymus kann Ausgangspunkt maligner Thymome sein. Diese zeigen das Bild der Mediastinaltumoren (s. Bd. I, S. 552).

VII. Keimdrüsen.

A. Allgemeines.

Die Kenntnis des Ovariums und namentlich des Hodens als Bildungsstätte von Wirkstoffen besonderer Art ist sehr alt. Sie wurde in den letzten Dezennien gekrönt durch die Isolierung und schließliche synthetische Reindarstellung der verschiedenen natürlichen Geschlechtshormone sowie durch die Entdeckung einer Reihe von weiteren Wirkstoffen, durch deren Einfluß eine geregelte Bildung und Abgabe dieser Hormone gewährleistet wird.

Wir kennen heute ein männliches Keimdrüsenhormon, das Testosteron, sowie zwei entsprechende weibliche Wirkstoffe, das Follikelhormon (Östradiol) und das Gelbkörperhormon (Progesteron). Das Follikelhormon entsteht im GRAAFschen Follikel und dem sich daraus bildenden Corpus luteum, sowie während der Schwangerschaft in der Plazenta; das Gelbkörperhormon wird nur nach der Ovulation im Corpus luteum sowie in der Plazenta gebildet. Der Ursprungsort des männlichen Hormons sind die LEYDIGschen Zwischenzellen des Hodens.

Die Bildung und Abgabe der Keimdrüsenhormone erfolgt unter dem dirigierenden Einfluß der gonadotropen Hormone des Hypophysenvorderlappens (s. S. 5). In diesen Wirkungsmechanismus greift wahrscheinlich auch das Vitamin E im Rahmen der Bildung der gonadotropen Hormone ein. Anderseits beeinflußt aber der Gehalt des Blutes an den entsprechenden Sexualhormonen die Tätigkeit der Hypophyse, so daß ein sich gegenseitig steuernder Funktionsmechanismus besteht. Gegenüber dieser hormonalen Steuerung der Keimdrüsenhormonproduktion besitzt die nervöse Regulation wahrscheinlich nur eine untergeordnete Bedeutung.

Testosteron und Östradiol sind chemisch sehr nahe miteinander verwandt und besitzen nur eine sehr geringe Strukturspezifität. Wir kennen heute eine Reihe von Substanzen, deren biologische Wirkung jener der natürlichen Hormone weitgehend gleicht, deren chemischer Bau jedoch nur eine entfernte oder überhaupt keine Beziehung zu diesen Stoffen erkennen läßt, wie etwa die Gruppe der Stilbenabkömmlinge. Diese Substanzen werden, soweit sie eine dem Testosteron entsprechende Wirkung ausüben, als androgene, soweit ihre Wirkung der brunsterregenden des Follikelhormons gleicht, allgemein als östrogene Stoffe bezeichnet. Sie stellen alle gut kristallisierbare Substanzen dar, deren Reindarstellung unter fabrikmäßigen Bedingungen heute ohne Schwierigkeiten gelingt. Ihr biologischer Wirkungsgrad ist durch chemische Variation zum Teil erheblich zu beeinflussen und liegt bei manchen dieser Präparate beträchtlich über dem der in der Natur vorkommenden Hormone. Diese Stoffe sind nicht nur relativ billig, sondern besitzen außerdem den Vorzug hoher Wirksamkeit bei peroraler Zufuhr, was bei den natürlichen Hormonen infolge des inaktivierenden Einflusses der Leber nur in einem sehr geringen Grad der Fall ist. Aus diesen und anderen Gründen wurde die früher übliche Standardisierung von Keimdrüsenhormonpräparaten in biologischen Einheiten allmählich ganz verlassen und statt dessen allgemein die Gewichtsbezeichnung angenommen.

Das Testosteron ist beim männlichen, das Follikelhormon beim weiblichen Individuum für die Entwicklung der sekundären Geschlechtsmerkmale und die normale Funktion des Genitalsystems erforderlich; die Aufgabe des Gelbkörperhormons besteht in der Ermöglichung bzw. Erhaltung einer Schwangerschaft. Eine Reihe von Erfahrungen weisen aber darauf hin, daß die Keimdrüsenhormone über ihre sexuelle Wirkungssphäre hinaus einen nachhaltigen Einfluß auf den Gesamtorganismus auszuüben vermögen. Dieser scheint im wesentlichen darin begründet zu sein, daß sie einerseits durch Steigerung der kapillaren Gewebsdurchblutung und Förderung des Energieansatzes, anderseits durch Beeinflussung des Hypophysenvorderlappens hinsichtlich der Ausschüttung der glandotropen Hormone tiefer in das allgemeine vegetative Gleichgewicht eingreifen als irgendein anderes Inkret. Aus dieser Komplexität erklärt sich einerseits die Mannigfaltigkeit der klinischen Bilder, die in irgendeiner Form mit der Tätigkeit der Keimdrüsen in Zusammenhang gebracht werden können, und anderseits manche moderne Indikationen einer Sexualhormontherapie mit Dosen, die teilweise jedes physiologische Maß weit überschreiten.

B. Störungen der Keimdrüsenfunktion.

Die den Keimdrüsen letzthin obliegende Aufgabe der Erhaltung der Art wird durch einen komplizierten Sicherungsmechanismus erfüllt, an dem eine ganze Reihe von Instanzen außerhalb des Ovariums und des Hodens teilhaben. Dies ist der Grund, warum gerade in dieser Sphäre verschiedenartigste außerhalb der genannten Organe bestehende Störungen eine mehr oder minder ausgeprägte Leistungsänderung der Keimdrüsenfunktion zur Folge haben können. Für die Klinik bedeutet dies, daß eine noch so ausgeprägte Reifungshemmung oder Überentwicklung einzelner oder aller Geschlechtsmerkmale ihre Ursache nicht unbedingt in der inkretorischen Tätigkeit der Sexualdrüsen haben muß. Da weiters die physiologische Funktion der Geschlechtsdrüsen in den einzelnen Lebensphasen eine sehr verschiedene ist, muß eine pathologische Änderung dieser Funktion zu verschiedenen Zeiten auch von verschiedenen Folgen begleitet sein;

dies bedeutet, daß eine gleichartige Funktionsstörung unter recht differenten klinischen Bildern in Erscheinung treten kann, je nachdem, in welcher Lebensphase eines Individuums sie einsetzt. Unter diesen allgemeinen Gesichtspunkten können wir folgende pathologische Veränderungen einschlägiger Art unterscheiden:

1. Verzögerte Pubertät (Pubertas tarda).

Die Beurteilung, ob es sich bei einem späten Beginn der Pubertät lediglich um eine physiologische Variation oder um eine als krankhaft zu wertende Störung handelt, ist mitunter keineswegs leicht. Normalerweise kann diese Lebensphase in drei Stadien geteilt werden, nämlich zunächst in das der *Pubeszenz* (Präpubertät), weiters der *Adoleszenz* und schließlich der *Maturität* (BIEDL). Das erste ist klinisch vor allem durch ein lebhaftes Längenwachstum gekennzeichnet, das zweite durch die beginnende Entwicklung der sekundären Geschlechtsmerkmale, das letzte schließlich durch das Auftreten der Menarche bzw. der ersten Pollutionen. Der Zeitpunkt des Auftretens sowie die Dauer dieser verschiedenen Reifungsphasen wird von einer Reihe von Faktoren bestimmt, von denen im Rahmen des Physiologischen vor allem Rasse, Klima und Ernährung von Bedeutung zu sein scheinen. In unseren Breiten dürfte im allgemeinen im Alter von 16 Jahren bei Mädchen bzw. 18 Jahren bei Knaben mit einem Abschluß der Geschlechtsreife zu rechnen sein.

Individuen mit verzögerter Pubertät sind zumeist schon auf den ersten Blick durch ihre unharmonischen Körperproportionen sowie durch die geringe Ausprägung ihrer sekundären Geschlechtsmerkmale auffällig. Nicht selten besteht dabei eine mäßige Fettsucht mit den Zeichen einer mangelhaften Geschlechtsdifferenzierung und auch die psychische Entwicklung liegt zumeist hinter der von Gleichaltrigen zurück. Derartige Veränderungen können sich allmählich zurückbilden, und noch bis in die Mitte der Zwanzig ist ein spontaner Ausgleich solcher Reifungshemmungen möglich. Dennoch sollte man im allgemeinen nicht so lange untätig zuwarten, sondern bei allen Fällen mit ausgeprägteren Zeichen einer Spätpubertät rechtzeitig mit der Einleitung einer Behandlung beginnen. Hierzu kommen heute einerseits die homologen Keimdrüsenhormone und anderseits entsprechende Hypophysenvorderlappenpräparate in Betracht. Wo der bestehende Fehler durch eine solche Substitution kompensiert werden kann, wird sich in der Regel ziemlich bald eine befriedigende Entwicklung erzielen lassen; wo jedoch allgemein konstitutionelle Momente die Reifungshemmung bestimmen, kann ein entscheidender Erfolg von einer derartigen Medikation nicht erwartet werden.

Das gleiche gilt für die pathogenetisch vielfach sehr komplexen Krankheitsbilder der sogenannten *disharmonischen Pubertät* und *Intersexualität*, aber auch für die verschiedenen Formen des *Infantilismus* und *Eunuchoidismus*.

Infantilismus liegt vor, wenn bestimmte somatische oder psychische Züge des gereiften Menschen fehlen und gleichzeitig kindliche Eigenschaften deutlich erhalten geblieben sind. Man trifft derartige Veränderungen bei einer Reihe von Mißbildungen, wie etwa beim primordialen oder hypophysären Zwergwuchs u. a. (s. S. 10). Demgegenüber entsteht das Bild des Eunuchen in seiner reinsten Form als Folge einer präpuberalen Kastration; er ist klinisch durch seine eigenartige Veränderung der Körperproportionen sowie durch den besonderen Gesamthabitus gekennzeichnet. Man hat versucht, beide Krankheitsbilder unter dem Begriff des *Hypogenitalismus* zusammenzufassen, doch erscheint diese Bezeichnung nicht mehr zweckmäßig, da man weiß, daß die Unterfunktion der Keimdrüsen in der Mehrzahl der spontan auftretenden Fälle nur eine sekundäre

Rolle spielt, bzw. nur eine Auswirkung einer übergeordneten Störung darstellt. Nichtsdestoweniger ist die Kenntnis dieser Krankheitsgruppe für die Klinik nicht ohne Bedeutung.

2. Kastration.

Die Wirkung der Kastration hängt davon ab, ob sie vor oder nach der Pubertät gesetzt wird. Während über die *Frühkastration* von Mädchen nur sehr spärliche Erfahrungen vorliegen, sind deren Folgen bei Knaben ziemlich genau bekannt.

Die Kastration verhindert zunächst die Ausbildung des Geschlechtsapparates: Penis, Samenblase, Prostata und Vas deferens bleiben klein. Die sekundären Geschlechtsmerkmale fehlen oder sind nur angedeutet, der männliche Bartwuchs bleibt aus. Die Entwicklung der Schamhaare ist spärlich, Achselhöhlen und Extremitäten bleiben völlig haarlos. Das subkutane Fett ist ziemlich reichlich entwickelt und nach femininem Typ angeordnet. Der Kehlkopf bleibt klein, ein Stimmwechsel tritt nicht auf. Die Haut ist weich und blaß und namentlich im Gesicht charakteristisch verändert, wo sie durch ihre zarte Beschaffenheit, den fahlen Ton und die zahlreichen Runzeln eine überaus markante Mischung von infantil-femininen und greisenhaften Zügen aufweist. Weiters sind die Körperproportionen infolge eines pathologischen Wachstums charakteristisch gestört: Die Extremitäten sind im Verhältnis zum Rumpf zu lang, das Becken ist breit und vom femininen Typus, Hände und Füße ungewöhnlich groß mit einer ausgeprägten Neigung zu X-Bein- und Plattfußbildung. Die psychische Sexualität ist vermindert und nicht selten abnorm verändert.

Gegenüber diesem Bild treten die Veränderungen der Sexualmerkmale beim *Spätkastraten* naturgemäß zurück. Immerhin können auch hier entsprechende Erscheinungen auftreten, namentlich dann, wenn die Kastration bald nach der Pubertät erfolgte. Die hierbei am häufigsten zur Beobachtung gelangenden objektiven Veränderungen dürften Zunahme des Körpergewichtes, Gynäkomastie sowie eine der oben beschriebenen Art entsprechende Veränderung der Haut sein. Subjektiv stehen Klagen über vasomotorische Störungen („Wallungen“) und Verminderung der körperlichen und geistigen Leistungsfähigkeit im Vordergrund. Wie weit die letztgenannte Beschwerdegruppe im Einzelfall psychogen-reflektorisch bedingt ist, läßt sich nicht immer leicht entscheiden, doch dürfte die Tatsache der Kastration wohl bei den meisten Männern ein erhebliches seelisches Trauma darstellen. Libido und Potenz sind in der Mehrzahl der Fälle von Spätkastration weniger beeinträchtigt als allgemein angenommen wird. Auch hier ist in erster Linie der Zeitpunkt des Einsetzens der Störung maßgebend.

Das Bild der Spätkastration bei der Frau wird im Abschnitt über das Klimakterium abgehandelt.

3. Eunuchoidismus.

Unter diesem Begriff versteht man im üblichen klinischen Sprachgebrauch nicht den Zustand des Vollkastraten, sondern solche Fälle, in denen nur ein teilweiser Funktionsausfall der Keimdrüsen vorliegt. Die Gestalt und Schwere des klinischen Bildes wird in der Regel vom Grad der Keimdrüsenunterfunktion bestimmt, doch muß betont werden, daß der Hypogenitalismus des Eunuchoiden in der Mehrzahl der Fälle eine sekundäre Veränderung darstellt und daß eine Hypophysenerkrankung meist die primäre Störung bildet (s. S. 91). Dies ist auch der Grund für die fließenden Übergänge der Symptomatologie zu anderen hypophysär-hypogenitalen Störungstypen, wie etwa der Dystrophia adiposo-genitalis

(s. S. 13). Anderseits unterscheidet sich der echte Kastrat durch das Fehlen solcher hypophysärer Züge vom Eunuchoiden.

Im allgemeinen lassen sich beim Eunuchoidismus ein *hochwüchsiger* und *fettwüchsiger Typ* unterscheiden, wobei wahrscheinlich in erster Linie konstitutionelle Momente für die Entwicklung des einen oder anderen bestimmend sein dürften. Die Körperproportionen zeigen wie beim Kastraten eine auffallende Betonung der Unterlänge und der Spannweite. Akromegaloide Züge sind nicht selten, nahezu regelmäßig bestehen X-Beine und Plattfüße.

Bestimmend für die Diagnose ist die Hypoplasie des Genitales: Bei ausgeprägten Fällen ist der Penis sehr klein, kaum erektionsfähig und kann im Fettgewebe des Mons veneris fast verschwinden. Die Behaarung ist spärlich und vom femininen Typ, das Skrotum klein und nur schwach pigmentiert, die Hoden sind zumeist kaum tastbar. Vielfach besteht auch Kryptorchismus. — Der weibliche Eunuchoidismus ist wesentlich seltener, klinisch jedoch ebenfalls durch Hochwuchs, Fettsucht und Genitalhypoplasie gekennzeichnet.

Die Eunuchoiden sind in der Regel steril, soweit es sich nicht nur um eine vorübergehende Reifungshemmung im Sinne der oben geschilderten Pubertas tarda handelt.

4. Hermaphroditismus und Pseudohermaphroditismus.

Diese stellen in ihren verschiedenen Typen und Ausprägungsgraden stets überaus komplexe Anlagestörungen dar, bei denen endokrine Veränderungen nur sekundär an der Gestaltung des individuellen Bildes beteiligt sind.

5. Sexuelle Frühreife (Pubertas praecox).

Während die verschiedenen Formen der Reifungshemmung dem Kinderarzt und Internisten verhältnismäßig häufig begegnen, stellt die entgegengesetzte Störung — die Pubertas praecox — eine ziemliche Seltenheit dar. Auch an ihrem Zustandekommen sind wie bei der verzögerten Pubertät hormonale, zerebrale und konstitutionelle Faktoren in wechselndem Ausmaß beteiligt. Man trifft sie daher bei völlig heterogenen Krankheitsbildern, wie Geschwülsten der Nebennierenrinde (s. S. 90), des Ovariums, des Hodens und der Zirbeldrüse, zerebralen Mißbildungen und Hirntumoren, aber auch beim sogenannten ALBRIGHT-Syndrom der fibrösen Knochendysplasie (s. S. 393). Die Kenntnis dieser verschiedenen Möglichkeiten ist begreiflicherweise von entscheidender Bedeutung hinsichtlich der zu stellenden Prognose sowie der allenfalls einzuschlagenden Therapie. So erfordern die hierhergehörigen Geschwülste der Nebennierenrinde, des Ovariums und des Hodens stets eine chirurgische Intervention; das gleiche gilt für Hirntumoren, wenn sie sich nach Art und Lage einer solchen Maßnahme zugänglich erweisen; die meist im Bereiche des Tuber cinereum und des dritten Ventrikels gelegenen Mißbildungen dürften sich hingegen eher für eine Strahlenbehandlung eignen. Die Pubertas praecox der fibrösen Knochendysplasie bedarf keiner Therapie, sie macht zur normalen Reifezeit einer normalen Ovulation mit normalem Zyklus Platz.

Klinisch ist die Pubertas praecox einerseits durch eine auffallende Entwicklung der Sexualorgane und der sekundären Geschlechtsmerkmale, anderseits durch eine dem Alter vorauseilende Reife des Skelets gekennzeichnet. Die psychische Entwicklung ist in der Regel nicht beschleunigt, sondern entspricht dem wirklichen Lebensalter. Die Prognose derartiger Entwicklungsstörungen richtet sich in erster Linie nach der jeweils vorliegenden Ursache; soweit sich ein Tumor entfernen läßt, ist sie durchaus nicht schlecht.

6. Das Klimakterium.

Das Klimakterium stellt eine der Reifungs- und Entwicklungsphasen der Frau und zugleich den Beginn der Altersinvolution des Organismus dar. Es ist äußerlich durch die Menopause markiert. Ebenso wie die Menarche ist auch die Menopause von verschiedenen Faktoren abhängig, doch dürfte in unseren Breiten mit ihrem Beginn im Durchschnitt um das 47. Lebensjahr zu rechnen sein.

In der Rückbildung der weiblichen Keimdrüsenfunktion lassen sich schematisch drei Stadien unterscheiden, die allerdings klinisch fließend ineinander übergehen:

1. Die initiale Phase der relativen Follikulinhypersekretion,
2. die Phase der ovariellen Erschöpfung,
3. die Phase der hypophysären Überfunktion.

In der ersten (präklimakterischen) Phase nimmt die Produktion von Gelbkörperhormon ab, während die Bildung von Follikelhormon mehr oder weniger geregelt weiterläuft. Als Folge dieser endokrinen Korrelationsstörung kann es zum Auftreten verschiedenartigster subjektiver Erscheinungen im Inter- und Prämenstruum kommen, die klinisch den bei Überdosierung mit Follikelhormon bei Kastratinnen zu beobachtenden gleichen und deshalb von französischen Autoren unter der Bezeichnung „syndrome de dominance oestrogène" zusammengefaßt wurden. Der Menstruationszyklus ist dabei in der Regel noch nicht oder zumindest nicht wesentlich gestört. Im Laufe der Zeit wird die Zyklusgebundenheit dieser Zustände immer weniger deutlich, indem sie sich über die ganze zweite Zyklushälfte und schließlich bis in das Postmenstruum ausdehnen, wobei gleichzeitig Unregelmäßigkeiten der Menstruation in den Vordergrund treten. Mit dem allmählichen Versiegen sowohl der Gelbkörper- wie der Follikelhormonproduktion entwickelt sich das zweite (klimakterische) Stadium der ovariellen Erschöpfung, das klinisch durch das Einsetzen der Menopause gekennzeichnet ist. Es erscheint verständlich, daß das subjektive Befinden in diesem Stadium häufig besser ist als im vorhergehenden und im folgenden. Dieses dritte (klimakterische bzw. postklimakterische) Stadium entwickelt sich auf Grund einer gesteigerten Tätigkeit des Hypophysenvorderlappens, der entsprechend der erwähnten funktionellen Koppelung auf ein Absinken des Keimdrüsenhormonspiegels im Blut mit einer vermehrten Ausschüttung der gonadotropen Hormone reagiert (s. S. 91). Mit diesen gelangen aber auch andere glandotrope Hormone (thyreotropes, kortikotropes, diabetogenes Hormon usw.) in größerer Menge in Umlauf, wodurch es zu einer allgemeinen Korrelationsstörung im vegetativen System kommt, auf die wiederum — entsprechend der jeweiligen individuellen Situation — die Vielgestaltigkeit und Variabilität der subjektiven und objektiven Erscheinungen zu beziehen ist.

Ähnliche Verhältnisse dürften auch den mit dem Zurückgehen der Keimdrüsenhormonproduktion beim Mann auftretenden Störungen zugrunde liegen. Außer der natürlichen Rückbildung kommen hier die epidemische Parotitis, operative Verletzungen der Testikulararterien (etwa bei einer Herniotomie), Spermato- und Hydrozelen sowie spezifische Infektionen als Ursachen in Betracht.

Die Folgen totaler Kastration im geschlechtsreifen Alter entsprechen pathogenetisch und symptomatologisch dem dritten Stadium der natürlichen Keimdrüseninvolution. Dieser Zustand ist beim Manne selten, bei der Frau als Folge gynäkologischer Radikaloperationen aber verhältnismäßig häufig. Die mitunter überaus quälenden subjektiven Beschwerden eines plötzlichen Ausfalles der Ovarialinkretion lassen sich heute mit entsprechenden Keimdrüsenhormonpräparaten ausgezeichnet beeinflussen (s. S. 97).

Entsprechend ihrer Pathogenese ist die Symptomatologie der klimakterischen Beschwerden vorwiegend von neuro-vegetativen Störungen beherrscht. Man hört Klagen über Nervosität, verminderte körperliche und geistige Leistungsfähigkeit, Depressionszustände, Schlafstörungen, Schmerzen und Mißempfindungen, vor allem aber über Herzbeschwerden, Schwindelzustände und „Wallungen". Die Eindringlichkeit der Schilderung derartiger subjektiver Erscheinungen ist je nach dem Temperament der Patientin recht verschieden; es muß allerdings zugegeben werden, daß die Intensität derartiger Beschwerden offenbar von Fall zu Fall recht unterschiedlich sein kann. In vielen Fällen ist ein objektiver Befund mit Ausnahme einer gesteigerten vasomotorischen Erregbarkeit nicht zu erheben. In anderen aber findet man mehr oder weniger deutliche Blutdrucksteigerungen, Durchblutungsstörungen der Koronarien, Fettsucht (nicht selten mit deutlich hypophysären Zügen), Diabetes, Arthrosen, oft rasch fortschreitende osteoporotische Veränderungen der Wirbelsäule u. a. m., Erscheinungen, die oft schwer von ähnlichen (etwa einer essentiellen Hypertonie) zu trennen sind, nach ihrer ganzen zeitlichen Entwicklung aber wohl mit der klimakterischen hormonalen Störung in Zusammenhang gebracht werden müssen. Hinsichtlich ihres zeitlichen Auftretens und des Grades ihrer Ausprägung bestehen bei allen diesen Zuständen größte individuelle Unterschiede; auch muß heute als gesichert angesehen werden, daß sie trotz ihrer Beziehung zur natürlichen Keimdrüseninvolution vor dem Einsetzen der Menopause beginnen und diese ebenso um Jahre überdauern können.

7. Therapie mit Keimdrüsenhormonen.

Die große Zahl der im Handel befindlichen Präparate sowie die Verschiedenartigkeit der empfohlenen Anwendungsgebiete lassen es notwendig erscheinen, diesem Abschnitt einige allgemeine Bemerkungen vorauszuschicken.

Es kann heute als gesichert gelten, daß die aus den Ovarien isolierten Substanzen Östradiol und Progesteron die gesamte inkretorische Funktion dieser Drüsen ausüben. Es besteht somit kein Grund zur Annahme, daß Gesamtextrakten aus dem Eierstock irgendeine andere Wirkung zukäme als dem Follikelhormon und dem Gelbkörperhormon. Das gleiche gilt hinsichtlich der sogenannten „Hodengesamtextrakte" und des Testosterons.

Da reine Präparate heute in kristalliner Form darstellbar sind, können sie nach ihrem Gewicht bezeichnet und dosiert werden. Die alten biologischen Einheiten basieren auf ihrer Wirksamkeit an kleinen Laboratoriumstieren und deshalb erscheint ihre Dosierung beim Menschen vielfach riesenhaft. Solche Zahlen sind geeignet, den Eindruck einer sehr großen Quantität zu erwecken, während diese in Wirklichkeit oft kaum physiologischen Mengen entspricht. Es sollen deshalb heute nur mehr gewichtsmäßig bezeichnete Präparate verwendet werden.

Nach dem heutigen Stande unseres Wissens ist eine bindende Aussage über die Wirksamkeit einer bestimmten androgenen oder östrogenen Substanz im Vergleich zu einer anderen kaum möglich. An Laboratoriumstieren gewonnene Erfahrungen sind auf den Menschen nur beschränkt übertragbar. Als gesichert kann jedoch folgendes angenommen werden: Die Ester sind wirksamer als die reinen Hormone; die Di-Ester zeichnen sich gegenüber den Mono-Estern durch eine besonders prolongierte Wirkung aus; ölige Lösungen sind in gleicher Dosierung weniger wirksam als in Wasser suspendierte Kristallemulsionen, da ihre Ausnützungsquote wesentlich geringer ist; die natürlichen Hormone und ihre Abkömmlinge wirken infolge des inaktivierenden Einflusses der Leber peroral nur sehr gering, während die strukturchemisch andersartigen synthetischen Präparate (Retalon, Cyren, Fenocyclin, Eticyclin, Lutocyclin usw.) auch oral voll wirksam sind.

Die Zufuhr androgener und östrogener Substanzen kann perlingual, peroral, perkutan, intramuskulär, intravenös und durch Implantation erfolgen. Bei der Gabe androgener Substanzen beim Mann ist in erster Linie eine gleichmäßige Wirkung bestimmter Stärke anzustreben. Dies kann mit den heute zumeist verwendeten Testosteronabkömmlingen entweder durch tägliche sublinguale, periodische intramuskuläre oder einmalige Depotgabe als Tablette oder Kristallemulsion geschehen. Komplizierter liegen hingegen die Verhältnisse bei der Frau. Hier ist einerseits die physiologischerweise zyklische Hormonproduktion und anderseits die Möglichkeit unerwünschter Nebenwirkungen zu berücksichtigen. Frauen im Sexualfunktionsalter sind deshalb nach bestimmten Schemen zu behandeln, wofür sich am besten die intramuskuläre oder die perorale bzw. perlinguale Zufuhr eignet. Bei Frauen in der Menopause ist eine zyklische Behandlung nicht notwendig, weshalb sich hier in erster Linie an eine entsprechende Depotgabe denken ließe. Hierbei ist jedoch zu berücksichtigen, daß sich als Folge einer unphysiologisch langdauernden Follikelhormonwirkung eine glandulär-zystische Hyperplasie der Uterusschleimhaut entwickeln kann, die zu Genitalblutungen führt. Eine solche Komplikation läßt sich einerseits durch eine entsprechend vorsichtige Gabe östrogener Stoffe (die sofort abzubrechen ist, wenn Blutungen auftreten), anderseits durch die Zufuhr androgener Substanzen vermeiden. Es kann heute als gesichert gelten, daß diese bei der Frau die gleichen Allgemeinwirkungen wie die weiblichen Keimdrüsenhormone entfalten, ohne jedoch an der Gebärmutterschleimhaut Veränderungen hervorzurufen. Ist der Uterus aus irgendeinem Grunde schon entfernt, dann kann eine Depotbehandlung auch mit östrogenen Substanzen durchgeführt werden.

Die Behandlung der weiblichen Klimax. Angesichts der Tatsache, daß bei der Frau die klimakterische Veränderung der Keimdrüsenfunktion in einem gewissen Lebensalter einen natürlichen Vorgang darstellt, ist ein Aufrechterhalten der zyklischen Genitalmanifestationen durch eine periodische Substitutionsbehandlung mit Keimdrüsenhormonen nur ausnahmsweise angezeigt, z. B. dann, wenn eine solche Veränderung ungewöhnlich früh oder abrupt einsetzt. Im allgemeinen soll man sich jedoch darauf beschränken, den Übergang in die Menopause möglichst beschwerdefrei zu gestalten und die unangenehmen Folgen der endokrinen Korrelationsstörung durch eine ausgleichende Substitution zu bekämpfen. Entsprechend den geschilderten pathogenetischen Verhältnissen kann dies in der ersten Phase (s. S. 96) der klimakterischen Keimdrüseninvolution am zweckmäßigsten durch eine periodische Zufuhr von Gelbkörperhormon in der zweiten Zyklushälfte geschehen, in der zweiten Phase durch kleine Gaben östrogener Substanzen, in der dritten durch eine geeignete Depotbehandlung. Die Wahl der Applikation und der Dosierung hat sich dabei einerseits nach den individuellen Verhältnissen und anderseits nach dem beabsichtigten Effekt zu richten. Man soll sich deshalb wohl an allgemeine Richtlinien halten, jedes starre Schematisieren aber vermeiden. Je genauer es gelingt, die aktuelle Spanne zwischen Hormonbedarf und eigener Hormonproduktion auszugleichen, um so ausgeprägter ist der therapeutische Erfolg. Als übliche Dosierungen in der Behandlung klimakterischer Zustände können gelten:

Gelbkörperhormon:

perlingual, peroral	5 bis 30 mg täglich
intramuskulär	2 bis 5 mg täglich

östrogene Substanzen:

perlingual, peroral	0,1 bis 3 mg täglich
intramuskulär	1 bis 5 mg jeden 2. bis 7. Tag
als Depot	10 mg für 2 bis 4 Wochen

androgene Substanzen:

perlingual	5 bis 15 mg täglich
intramuskulär	5 bis 25 mg jeden 2. bis 7. Tag
als Depot	50 bis 100 mg für 2 bis 4 Wochen

Bei der Behandlung weiblicher klimakterischer Störungen in der dritten Phase der Keimdrüseninvolution oder nach Kastration soll mit einer hohen Dosierung — am besten in Injektions- oder Implantationsform — begonnen werden, die nach Einsetzen der klinischen Besserung allmählich zur erforderlichen „Erhaltungsdosis" als linguale oder orale Gabe zu reduzieren ist. Eine sorgfältige Überwachung der Patientinnen ist immer erforderlich, da die individuelle Ansprechbarkeit gegenüber Keimdrüsenhormonen im Laufe der Behandlung erfahrungsgemäß Schwankungen unterliegt und durch Überdosierung unerwünschte Nebenwirkungen verursacht werden können (s. S. 98).

Andere Anwendungsgebiete. Angeregt durch die Erfolge der Sexualhormonbehandlung klimakterischer Störungen wurde verschiedentlich versucht, eine Reihe von Krankheitsbildern zur Zeit der natürlichen Keimdrüseninvolution mit diesen Stoffen therapeutisch zu beeinflussen. Hier sind zu nennen: die essentielle Hypertonie, Hyperthyreose, Stenokardie, Migräne, Arthrosen, Dermatosen und gewisse Formen des Diabetes. Es ist klar, daß wirkliche Erfolge von einer solchen Behandlung in der Regel nur dort erwartet werden können, wo ein Zurückgehen der Keimdrüsenfunktion in der Pathogenese derartiger Störungen eine maßgebliche Rolle spielt. Dies ist ohne Zweifel gelegentlich, jedoch keineswegs immer der Fall. Eine jede derartige Medikation erfordert deshalb zuerst eine eingehende kritische Beurteilung der im Einzelfall vorliegenden Verhältnisse.

Eine besondere Stellung haben sich die Keimdrüsenhormone heute in der Therapie der Altersbeschwerden erworben. Nach den ersten Beobachtungen von BROWN-SÉQUARD war es vor allem STEINACH, der an Tieren den experimentellen Beweis erbrachte, daß durch eine Zufuhr dieser Stoffe eine erhebliche Vitalisierung alternder Individuen möglich ist. Diese Wirkung beruht nach unseren heutigen Kenntnissen einerseits auf einer Steigerung der allgemeinen Gewebsdurchblutung und anderseits auf einer Förderung des Energieansatzes namentlich in der quergestreiften Muskulatur. Auf diese Weise ist es auch beim Menschen gelegentlich möglich, im Senium eine allgemeine Tonisierung sowie Steigerung der körperlichen und geistigen Leistungsfähigkeit zu erzielen. Eine Erotisierung tritt jedoch unter einer solchen Behandlung in der Regel nicht ein.

Die Beobachtung, daß Keimdrüsenhormone in hohen Dosen die periphere Gewebsdurchblutung zu steigern vermögen, hat zu ihrer therapeutischen Anwendung bei Krankheitsbildern wie Akrozyanosis und Erythrocyanosis crurum, RAYNAUDscher Krankheit, Dysbasia arteriosclerotica, Endangiitis obliterans, vasoneurotischen Ödemen, Ulcus cruris und Altersgangrän geführt. Soweit es sich dabei um rein funktionelle Gefäßstörungen handelt, dürfte der therapeutische Wert der Sexualhormone heute unbestritten sein, vor allem weil sie sich gegenüber anderen gefäßerweiternden Stoffen (z. B. Azetylcholin) durch eine langdauernde Wirkung auszeichnen. Aber auch in der Behandlung organischer Gefäßstörungen kann die Zufuhr von Keimdrüsenhormonen mitunter Wertvolles leisten, wenngleich man sich dabei stets wird eingedenk bleiben müssen, daß eine solche Maßnahme in diesen Fällen nur eine unterstützende sein kann und durch sie die durch die jeweilige Erkrankung vorgezeichnete Grundtherapie nicht versäumt oder vernachlässigt werden darf. Beim Menschen besteht hinsichtlich der genannten Wirkung keine Geschlechtsspezifität: Weibliches Keimdrüsenhormon wirkt auch beim Mann, männliches auch bei der Frau durchblutungsfördernd; das weibliche Hormon ist jedoch dem männlichen hinsichtlich der Wirkungsintensität und -dauer überlegen.

Die Behandlung der Prostatahypertrophie mit androgenen Stoffen gehört bereits seit längerer Zeit zu den gesicherten Indikationen. Wenn die Pathogenese dieser Erkrankung auch noch nicht vollständig geklärt ist, so sind doch hormonale Beziehungen als ziemlich sicher anzunehmen und man neigt heute im allgemeinen zu der Ansicht, daß ein Zurückgehen der Testosteronproduktion im Zusammenwirken mit anderen Faktoren für die Entwicklung dieses Zustandsbildes verantwortlich zu machen ist. Die besten Erfolge wurden bisher in der Behandlung der Frühstadien erzielt, wobei wahrscheinlich die Beeinflussung der Blasen- und Sphinktermuskulatur von entscheidender Bedeutung ist. Daß bereits entwickelte Adenome durch Testosteron zur Rückbildung gebracht werden können, erscheint wenig wahrscheinlich; eine deutliche subjektive Besserung ist jedoch vielfach auch in diesen Stadien zu erzielen. In fortgeschrittenen Stadien steht nach wie vor die operative Behandlung im Vordergrund, wenngleich sich auch diese mit einer Zufuhr von männlichem Hormon erfolgreich kombinieren läßt.

Überraschende Resultate wurden in der letzten Zeit von der hormonalen Behandlung des Prostatakarzinoms berichtet. Diese beruht auf der Beobachtung, daß Kastration den Zustand zu bessern vermag, und führte zur therapeutischen Anwendung weiblicher Keimdrüsenhormone bei diesem Leiden. Nach den bisher vorliegenden Erfahrungen hat sich die Kombination einer Orchidektomie mit der Zufuhr hoher Dosen östrogener Substanzen am besten bewährt. Die auf diese Weise erzielten Erfolge sind zum Teil erstaunlich und übertreffen vielfach alle Erwartungen. Leider ist die erzielte Besserung aber oft nur eine subjektive; die definitive Mortalität hat sich bislang nicht entscheidend herabsetzen lassen.

Das gleiche gilt für die entsprechende Behandlung des Mammakarzinoms mit Testosteron und Ovariektomie: Die subjektiven Besserungen sind unbestreitbar und berechtigen durchaus zu einer Anwendung dieser Therapie, namentlich da durch keine andere Maßnahme die quälenden Schmerzen bestehender Knochenmetastasen so günstig beeinflußt werden können; das endgültige Schicksal dieser Krankheit kann jedoch damit nicht abgewendet werden.

Die Krankheiten des Stoffwechsels.

I. Fettsucht.

Bei oberflächlicher Betrachtung könnte es scheinen, daß Fettsucht ebenso wie Magerkeit oder Magersucht lediglich ein Bilanzproblem darstellt, welches den Gesetzen der Nachfrage und des Anbotes folgt: Wird mehr zugeführt als verbraucht wird, so muß es zum Gewichtsansatz kommen. Tatsächlich basiert auch wenigstens jede Gewichtszunahme prinzipiell auf diesem Verhältnis des Ausmaßes der Zufuhr zu dem der Verbrennung. Daß es sich aber hier nicht um ein mathematisches Problem allein handelt, erhellt schon daraus, daß eine Gewichtszunahme meist auch wesentlich durch Wasserretention bedingt ist. Ein Zurückbleiben der Verbrennung hinter dem Angebot ist aber doch selbstverständliche Voraussetzung des Fettansatzes, die Körpergewichtszunahme ist also doch bis zu einem gewissen Grade eine mathematische Funktion der überschüssigen Kalorien. Daß man durch Mast bei geringer Bewegung bzw. körperlicher Arbeit starken Fettansatz erzielen kann, zeigt übrigens das Tierexperiment der „geschoppten" Fettgans, ein Beispiel, welches sich allerdings nicht generalisieren läßt. Daß das Körpergewicht unmittelbar von der Kalorienzufuhr abhängt, scheint schließlich durch die Abmagerung im Hungerzustand dargetan, wie uns das Massenexperiment am Menschen in den Kriegs- und Nachkriegszeiten gezeigt hat. Daß eine Hungerkost zur hochgradigen Abmagerung führt, zeigt aber nur, „daß aus nichts nichts wird" (BERGMANN); die Abmagerung im Hunger weit unter das Normalgewicht beweist noch nicht eine Gewichtszunahme über dasselbe bis zur Fettsucht, allein bedingt durch reichliche Zufuhr von Nahrungskalorien. Daß bestimmte Berufe, wie Gastwirte, Selcher, Bäcker usw., oft fettsüchtig sind, wie im Sinne einer Mastfettsucht vielfach ausgeführt wurde, ist nicht zutreffend, wie J. BAUER in größeren Statistiken gezeigt hat; die Zahl der Fettsüchtigen ist in den genannten Berufsgruppen nicht höher als in anderen. Es gibt relativ ebenso viele magere Gastwirte als magere Beamte. Während der Periode der Gewichtszunahme bis zur Entstehung der Fettsucht spielt das Bilanzproblem also sicher eine Rolle, gegen die Erklärung einer bestehenden Fettsucht als eines Bilanzproblems allein lassen sich aber zahlreiche schwerwiegendste Einwände erheben.

Es ergibt sich vorerst die Frage, warum der Fettsüchtige, den Mast fett gemacht hat, bei einer bestimmten Höhe auf seinem Gewicht stehenbleibt und nicht weiter zunimmt. Denn man kann sicher nicht behaupten, daß ein Vielesser nach Erreichen eines bestimmten Gewichtes die Nahrungszufuhr immer in einem entsprechenden Ausmaße einschränkt. Es scheinen hier also von der Nahrungszufuhr unabhängige endogene Momente mitzuspielen, die

bei Erreichen eines bestimmten Gewichtes Einnahmen und Ausgaben wieder
im Gleichgewicht halten und bei welchen die Lust oder Unlust zu essen, die
Appetenz oder Inappetenz nur Teilfaktoren darstellen. Bestünde diese Regulation
nicht, müßte ein Mehressen von auch nur 10 g Fett im Tag bei einem Normal-
individuum unweigerlich im Laufe der Zeit zu Fettsucht führen. Auch müßten
sich eine körperliche Arbeit oder die jeweils verschiedene Wärmeregulierung
sofort in Gewichtsänderungen äußern, wenn nicht ein übergeordneter
Regulationsmechanismus für die Erhaltung des dem Betreffenden konstitutionell
zukommenden Körpergewichtes Sorge tragen würde. Hierbei zeigt die Erfahrung,
daß dieses konstitutionell gegebene Körpergewicht, sei es ein normales oder
solches im Sinne einer Fettsucht, in verschiedenem Alter ein verschiedenes ist.
Wir können schon beim Normalgewichtigen Schwankungen insofern feststellen,
als der Jugendliche, meist mit hohem Grundumsatz, relativ mager ist, und daß
das Körpergewicht im Alter im allgemeinen steigt. Dies läßt sich wohl bilanz-
mäßig bis zu einem gewissen Grade erklären: Man kann sich vorstellen, daß
verminderte Muskeltätigkeit im Alter, langsamere Bewegungen, körperliche
Schonung und vielleicht eine mit den Jahren gewohnheitsmäßige reichlichere
Nahrungsaufnahme — zumal bei immer gesicherterer sozialer Lage — die
Gewichtszunahme erklären. Eine genauere Analyse der Gewichtskurven normaler
Individuen und die Berücksichtigung des Auftretens einer Fettsucht im verschiedenen Lebensalter lassen dieses Bilanzverhältnis aber nicht mehr erkennen:
Es gibt zahlreiche Jugendliche mit einem „Fohlenspeck", den sie im jungen
Erwachsenenalter verlieren. Es gibt Frauen, die in der Ehe ohne Änderung
von Kost und übriger Lebensweise ihre jugendliche Fülle verlieren, nach der
ersten Gravidität magern manche Frauen für immer ab oder sie werden fett;
bekannt ist die so häufige Gewichtszunahme im Klimakterium, die Abnahme
im Senium, ein manchmal rasch einsetzender Gewichtsverlust, der sogar an
das Vorliegen eines Tumors denken läßt. Gerade diese Gewichtsänderungen,
welche in eine Zeit der Änderung der Gesamtpersönlichkeit fallen, beweisen
einen endogenen Wirkungsmechanismus. Das hereditäre Moment, welches so
häufig zu beobachten ist, beleuchtet diesen in recht eindeutiger Weise; man
kann NOORDENS Erklärung der Fettsucht bei bestimmten Rassen und in bestimmten Familien durch ererbte Küchen- und Speisegewohnheiten nicht akzeptieren, da in der gleichen Familie Fette und Magere im gleichen Haushalt unter
gleichen Bedingungen leben. Wie wenig die Nahrungszufuhr, wie sehr das
konstitutionelle Moment für das Körpergewicht, den Fettansatz von Bedeutung
ist, zeigt das Verhalten aller Fettleibigen, die während der Hungerperiode in
der Nachkriegszeit bis zur Unkenntlichkeit abmagerten, bei Besserung der
Ernährungsverhältnisse, und zwar nicht unter einer Mastdiät, bald wieder ihr
ursprüngliches hohes Gewicht erreichten. Sicher mußte in dieser Zeit des
Gewichtsanstieges die Bilanz positiv, der Kalorienverbrauch geringer sein als
die Kalorienzufuhr. Um dies zu erreichen, muß nicht die Kalorienzufuhr eine
übermäßige sein, es gibt zahlreiche Regulationsmechanismen, die dazu führen,
wie: Die Höhe des Grundumsatzes, die spezifisch dynamische Wirkung der
Nahrung, die Verbrennung bei der Muskelarbeit und bei der Wärmeregulation.
Daß die Nahrungszufuhr für die Fettsucht nicht das Ausschlaggebende darstellt,
erkennt man deutlich, wenn man etwa eine hypophysäre oder zwischenhirn-
bedingte Fettsucht in Betracht zieht, bei der der Grundumsatz normal ist,
übrigens ebenso normal wie bei den Fällen von SIMMONDSscher Krankheit. Ein
normalgewichtiges Individuum kann man im allgemeinen auch nicht bis zur
Fettsucht mästen, wohl gelingt es, eine geringe oder auch eine etwas stärkere
Gewichtszunahme, nicht aber eine Mastfettsucht zu erzielen. Der Normale bleibt

bei jeder Kost mehr minder „auf seinem Gewicht" und derjenige, welcher zur Fettsucht neigt, muß durch Nahrungseinschränkung und durch Muskelarbeit „seinem Gewichte leben", wenn er unter einem ihm durch die endogenen Momente konstitutionell zukommenden Gewicht bleiben will.

Der Fettsüchtige bleibt bei einer Normalkost übrigens auch „auf seinem Gewicht". Für die Mehrzahl der Normalen gilt also, daß auch eine Mastkost nicht zur Fettsucht führt, die überschüssigen Nahrungskalorien werden durch eine Luxuskonsumption verbrannt.

Dies soll nicht besagen, daß eine „Mastfettsucht" ganz zu leugnen wäre. Sie ist aber einerseits selten und sie kann sich anderseits doch immer wieder nur bei einer besonderen Disposition bzw. Konstitution entwickeln. Wenn oben hierbei einerseits auf die Höhe der zugeführten, anderseits auf die Höhe der durch Grundumsatz, spezifisch dynamische Wirkung der Nahrung, Verbrennung durch Muskelarbeit und Wärmebildung verbrannten Kalorien hingewiesen wurde, so ist das Problem mit diesen Hinweisen immer noch zu enge gefaßt. Nicht diese Einzelfaktoren, sondern die Gesamtpersönlichkeit, auch die Psyche (Phlegma, Faulheit) haben hier ausschlaggebende und zum Teil primäre Bedeutung. Wenn Mastfettsucht als eine solche definiert wird, die durch Vielessen entstanden ist, so muß man mit BERGMANN fragen, ob jener Mensch fett wird, *weil* er soviel ißt, oder ob sein Vielessen der Tendenz seines Körpers oder seiner Persönlichkeit zugehört, fett zu werden. Im Kapitel der Erkrankungen der Drüsen mit innerer Sekretion wurden mehrfache Beispiele angeführt, bei welchen die Fettsucht durch Funktionsstörungen der Hormondrüsen oder des Zwischenhirnes bedingt ist. Bei der genitalen, hypophysären oder zwischenhirnbedingten Fettsucht läßt uns eine bilanzmäßige Erklärung völlig im Stich, der Grundumsatz z. B. ist bei diesen Fettsuchtsformen in der Regel normal.

Um eine Erklärung für die Konstanz des Körpergewichtes oder für den bestimmten, im allgemeinen gleichbleibenden Grad einer Fettsucht zu finden, hat RAAB in Analogie zum Wärmezentrum ein Fettzentrum postuliert. Und wenn dieses „Zentrum" auch nicht eine umschriebene Örtlichkeit des Zentralnervensystems darstellen muß, wenn dieses Wort vielmehr bestimmte nervöse, humorale und hormonal enge verflochtene Regulationen umfaßt, so hat die Annahme eines Zentrums in diesem Sinne sicher viel für sich.

In diesem Regulationssystem spielt aber nun zweifellos auch die Peripherie, das Fettgewebe selbst eine bedeutsame Rolle. v. BERGMANN hat eine der Komponenten der endogenen Fettsucht in einer lipomatösen Tendenz, einer Lipophilie des Fettgewebes gesucht, eine Hypothese, der die Mehrzahl der Autoren gefolgt sind. In der Überzeugung, daß weder bestimmte Stoffwechselstörungen noch bestimmte Einwirkungen von Hormondrüsen allein Fettsucht und bestimmte Verteilungen des Fettes erklären, studierte er neben Hormon und Zentrum auch das periphere Gewebsverhalten, das Fettgewebe. Ist sein Beispiel des Lipoms, welches mit der schweren kachektisierenden Abmagerung nicht kleiner wird, auch nicht überzeugend, da der umschriebene Fettgewebstumor immerhin ganz anderen Gesetzen folgen kann als das Fettgewebe, so hat BERGMANN sicher recht, daß die besondere Avidität bestimmter Fettgewebspartien (Bauch, Nates, Waden, Hüften, Mammae, Oberschenkel) eine lokale lipomatöse Tendenz voraussetzen. Als Argument für eine solche führt er das Beispiel des nicht fetten Mädchens an, dem ein Stück Bauchhaut auf den Handrücken verpflanzt wurde; als die Patientin viele Jahre später einen Fettbauch bekommt, wird auch das transplantierte Gewebsstück an der Hand fett! Die merkwürdige Fettverteilung bei den verschiedenen endokrinen Fettsuchtsformen zeigt die (wohl hormonal-nervös gesteuerte) Lipophilie bestimmter Fettgewebspartien ebenso wie etwa eine

Lipodystrophie, bei der der Oberkörper rund, das Gesicht mager, der Unter-
körper aber fett ist, bei der die Funktion des Fettgewebes bei demselben Menschen
nach beiden Richtungen gestört ist. Eine Reihe experimenteller Studien aus
BERGMANNs Schule haben übrigens entsprechende Unterlagen der neuen Theorie
beigebracht; zum Wesen der Fettsucht scheint es u. a. nach v. BERGMANN zu
gehören, daß in der Leber weniger Glykogen gespeichert wird, daß Kohlehydrat
leichter dem Fettgewebe zuströmt und dort in Fett umgewandelt wird. Damit
wäre auch nicht nur die Tendenz zu vermehrter Überfüllung des Fettdepots,
sondern auch umgekehrt die Tendenz des Fettgewebes erklärt, seine Reserve
schwerer herzugeben.

Wir können demnach sagen, daß die Höhe der Nahrungszufuhr allein in der
Regel für die Entwicklung einer Fettsucht nicht ausschlaggebend ist. Sicher
mag die Mastkost, zumal lange zugeführt, in seltenen Fällen zum ausschlaggeben-
den Faktor werden, es mag ein erzwungenes und dann gewohnheitsmäßiges Vielessen sogar zu einer Umstimmung der Persönlichkeit führen, bei der nervös-
humorale und lipophile Tendenzen des Fettgewebes sich ändern und die Fettsucht schließlich unterhalten. In der Regel sind aber gegebene konstitutionelle
Faktoren für eine Fettsucht maßgebend, wie sie oben kurz beleuchtet wurden.

Unter „Lipomatose" versteht man eine umschriebene fleck- oder herdförmige
bzw. tumorartige Fettgewebsanhäufung. Es handelt sich mit anderen Worten
um die multiple Bildung von Lipomen. Diese sind in der Regel im Fettgewebe
gut abgrenzbar, sie imponieren als Lipofibrome oder Fibrolipome, als Misch-
geschwülste, die zum Teil aus Fibrom, zum Teil aus Fettgewebe gebildet sind.
Sie sind von der echten Fettsucht strenge zu trennen, wenn man auch zugeben
muß, daß sich bei manchen Adipösen das Fett vorwiegend tumorartig angeordnet,
als Lipomatose findet. Bemerkenswert ist auch, daß sich Lipome bei einer
Abmagerungskur oder auch bei kachektisierenden, konsumierenden Krankheiten
in der Regel nicht oder kaum verkleinern, während das benachbarte subkutane
Fettgewebe verschwindet. Die Lipomatose kann nicht selten symmetrisch
angelegt sein. Gelegentlich betrifft die Lipomatose auch besonders magere
Individuen, sie machen den Eindruck, als würden die Lipome auf Kosten des
übrigen Fettgewebes gedeihen. Man spricht von *Lipomatosis atrophicans*. Unter
Lipomatosis dolorosa versteht man eine Lipomatose mit besonders empfindlichen,
auf Druck schmerzhaften Lipomen. Die Schmerzhaftigkeit kann so hochgradig
sein, daß man zur Exstirpation gezwungen sein kann. Die Lipomatosis dolorosa,
aber auch jede Fettsucht, bei der das Fettgewebe auch druckschmerzempfindlich
ist, werden als DERCUMsche Krankheit bezeichnet. Eine mäßige Empfindlichkeit
weist allerdings fast jede Fettsucht auf.

Klinische Symptomatologie. Die Fettsucht wird seit ZIMMERMANN in die
plethorische und die anämische unterteilt. Eine strenge Scheidung ist wohl nicht
möglich, grob klinisch besteht sie aber zweifellos zu Recht. Diese Einteilung hat
insofern Bedeutung, als die plethorischen Fälle in der Regel der kryptogenen
konstitutionellen, die anämischen der endokrin bedingten Form der Fettsucht
entsprechen und beide Typen sich wenigstens in den ausgeprägten Fällen in
ihrem klinischen Verhalten deutlich unterscheiden. Die plethorischen Fälle
machen einen — abgesehen von der Fettsucht — gesunden Eindruck, sie fühlen
sich auch nicht krank. Diese Individuen mit der roten Gesichtsfarbe, den gut
gefüllten Venen und dem gut gespannten Puls haben kräftige Muskeln, sie sind
voll leistungsfähig und haben oft auch Berufe, die eine große körperliche Leistungsfähigkeit verlangen (Möbelpacker, Fleischhauer usw.). Sie sind auch geistig agil,
sie sind vielfach robuste Naturen und Kraftmenschen. Die anämischen Fälle
hingegen sind konstitutionelle Astheniker mit unterentwickelter hypotoner

Muskulatur, sie sind blaß; die Blässe entspricht allerdings keiner echten Anämie, sondern einer Scheinanämie, die Zahl der roten Blutkörperchen ist normal, der Färbeindex kann allerdings etwas unter 1 liegen. Im übrigen haben auch die plethorischen Fälle keine abnorm hohen Werte der Erythrozytenzahl und des Hämoglobins. Die anämischen Fälle leiden unter ihrer Fettsucht, sie fühlen sich mit ihrer hypotonen schwachen Muskulatur körperlich nicht leistungsfähig, sie ermüden leicht, sind in ihrem vegetativen System labil, neigen zu Herzklopfen, Schwitzen, Tachykardie und Atemnot bei geringer Anstrengung, wie Stiegensteigen, und leiden um so mehr, als sie das Handikap des großen Körpergewichtes nicht wie die muskulösen plethorischen Fälle durch ihre kraftbetonte Psyche und ein entsprechendes Benehmen kompensieren, sondern, als gleichzeitige Psychastheniker, erst recht zur Schau stellen. Psychisch und somatisch lassen sie sich gehen, langsame faule Bewegungen unterstreichen die muskuläre Schwäche und diese wird durch fehlendes Training immer deutlicher. Wie im Bd. I bei Besprechung des Herzens bei Fettleibigen schon ausgeführt wurde, geht die Schwäche der Körpermuskulatur in diesen Fällen mit einer Herzmuskelschwäche einher; wenn auch am Herzen ein pathologischer Befund nicht erhoben werden kann, so ist die Leistungsfähigkeit desselben doch von Anbeginn vermindert, auch kommt es später zur Herzdilatation und zur Dekompensation. Die plethorischen Fälle werden in der Regel in die Gruppe der Mastfettsuchttypen eingereiht, wir haben einleitend gehört, daß auch bei diesen eine endogene konstitutionelle Grundlage Voraussetzung der Fettsucht ist, der Mastfaktor spielt aber neben den kryptogenen endogenen Faktoren doch eine gewisse Rolle.

Auch wenn wir von der endokrin bedingten Fettsuchtsform mit ihrer besonderen Fettverteilung absehen, hat auch die gewöhnliche Fettsucht bestimmte bevorzugte Lokalisationen, wie die Wange, die Augenlider, wodurch die Lidspalte verkleinert wird, das Doppelkinn, bedingt durch einen mächtigen quer unter dem Kinn verlaufenden Fettwulst am Hals, den Nacken, wodurch der Schädel dem Thorax unmittelbar aufzusitzen und der Hals zu verschwinden scheint, die Mammae, den Bauch, am Oberbauch häufig in Form eines über das Epigastrium ziehenden Wulstes von Fett, am Unterbauch in Form einer überhängenden Fettschürze, ferner Nates, Hüfte, Oberschenkel, auch Oberarm und Handrücken. Der Fettwulst der Nates ist wohl prall, dennoch hängt er über und das Fett des Unterleibes legt sich über die Leisten und liegt den Oberschenkeln auf. An diesen Stellen, ebenso wie so häufig unter den mächtigen Mammae entwickeln sich bei den zum Schwitzen und zu starker Talgproduktion neigenden Kranken durch Zersetzung des Schweißes und durch Mazeration der Haut Ekzeme (Intertrigo). Gleiches kommt in der Intergluteal falte, in der Schenkelbeuge usw. vor. Es erübrigt sich, eine genauere Beschreibung der Fettverteilung zu geben, sie ist allgemein bekannt.

Von den inneren Organen ist das Herz der Fettleibigen am meisten, allerdings mehr mittelbar gefährdet. Wir haben das Herz beim Fettleibigen in Bd. I besprochen und verweisen auf die dortige Darstellung (s. Bd. I, S. 224).

Der durch die fast regelmäßige starke Adipositas abdominalis bedingte Zwerchfellhochstand führt zu einer Beeinträchtigung der Atmung und, wenn auch plethorische Fälle die Tachypnoe kaum beachten und mit dieser zu schwerster körperlicher Arbeit fähig bleiben, so kann sich die erschwerte Lungenatmung bei etwaigem Herzschaden oder bei Lungenkomplikationen, Pneumonien usw., naturgemäß schwer auswirken.

Hinsichtlich der Fettleber s. Bd. II, S. 262. Daß Fettsucht mit Cholelithiasis und mit Pankreasnekrose kompliziert sein kann, wurde ebenfalls im Bd. II beschrieben (s. S. 330 und 366). Ein abnormer Meteorismus ist ungewöhnlich, die

Kranken klagen nur relativ häufig über Blähsucht, da schon geringe, normale Gasmengen in dem raumbeschränkten Abdomen gewisse Beschwerden auslösen können.

Bei Fettsüchtigen sieht man häufig Hernien, am häufigsten Nabelhernien. Die Ursache der Brüche dürfte zum Teil in der Steigerung des intraabdominellen Druckes zu suchen sein, zum Teil und vor allem ist für diese die Fettdurchwachsung der Bauchdecken verantwortlich. Die sogenannten *epigastrischen Hernien* sind Fettansammlungen, kleine Lipome, die, in der Bauchfaszie oder auch zwischen der Muskulatur gelegen, bis an das Peritoneum heranreichen und hier durch einen chronischen Reiz zur Entzündung und zu Verwachsungen mit den Bauchorganen führen können. Sie liegen meist in der Mittellinie zwischen Processus xiphoideus und Nabel und imitieren in ihrer Symptomatologie nicht selten das Ulkus. Wenn wir betont haben, daß Nabelhernien — offenbar auch durch die schwächende Fettdurchsetzung aller Schichten — häufig sind, so muß darauf hingewiesen werden, daß der Nabel vor Entwicklung der Hernie verstrichen scheint, bzw. tief im Fettgewebe eingesenkt ist.

Auch wenn man von den Kastrations- oder Genitalfettsuchtsformen absieht, ist ein Hypogenitalismus im Sinne einer verminderten Libido und Potenz nichts Seltenes. Adipositas schließt aber eine übernormale Potenz nicht aus. Frauen haben häufig Menstruationsstörungen oder eine Amenorrhoe; fettsüchtige Frauen sind in einem höheren Prozentsatz steril.

Hinsichtlich der hypophysären, genitalen, thyreogenen Fettsucht und der Fettsucht bei Störungen des Zwischenhirnes (Dystrophia adiposogenitalis) siehe das Kapitel Innere Sekretion.

Die Prognose der Fettsucht ist mit der Prognose des Herzens und der Gefäße des Fettleibigen gekennzeichnet (s. Bd. I, S. 224). Sicher sind die Lebensaussichten des Adipösen geringer als die des Normalen. Die Neigung zu frühzeitiger zerebraler Arteriosklerose kann neben den Herzschäden zu frühzeitigem Tod führen.

Therapie. Vor Einleitung einer Entfettungskur sind die Indikation und die Aussichten derselben genau zu erwägen! Es mag ketzerisch erscheinen, dies zu behaupten, und widerspricht vielleicht dem üblichen ärztlichen Handeln, bei einem krankhaften oder abnormen Zustand die Hände in den Schoß zu legen und auf eine Therapie oder einen Therapieversuch von vornherein zu verzichten. Wenn wir dies in vielen Fällen von Fettsucht dennoch empfehlen, so begründen wir diesen Standpunkt wie folgt: In der großen Mehrzahl der Fälle hält der Kranke, oft unter starken Entbehrungen, die Entfettungskur wohl ein, er magert um 5, um 10 oder um 15 kg oft in relativ kurzer Zeit ab, unmittelbar nach dieser resp. früher oder später gibt er aber alle Beschränkungen auf und kommt rasch wieder auf sein altes Körpergewicht. Die seinerzeitigen Besucher von Marienbad, welches als Kurort der Fettsüchtigen bekannt war, kehrten abgemagert stolz in ihr früheres Milieu, zu ihrer früheren Kost und Lebensweise zurück und nahmen alsbald wieder an Gewicht zu. Die Mehrzahl meiner Patienten, die zur Kur nach Lindewiese gefahren waren, berichteten über einen guten Erfolg der Kur, aber sie erschienen alsbald mit den gleichen Beschwerden wieder in meiner Ordination. Und hier frägt es sich, ob diese vorübergehende Abmagerung, die übrigens oft auch verhältnismäßig geringe Ausmaße hat, die vom Patienten einen oft hohen Aufwand von Willensstärke und Überwindung fordert und ihn nicht selten auch zum Nervösen macht, ob diese Kur ärztlich vertreten werden kann, ob sie Vorteile bringt, ob sie nicht sogar unter Umständen mehr schadet als nützt. Hat der Kranke nicht die Absicht, sich nach der Entfettungskur weiter einem bestimmten Regime zu beugen, über das er aufgeklärt werden muß, ehe er die Kur beginnt, so scheint uns die Zeit fast zwecklos vertan. Wenn der

Patient auch selbst sicher nicht voraussagen kann, ob er später die entsprechende Willensstärke wird einhalten können, so soll ihm vom Arzt zumindest nicht versprochen werden, daß es nur auf eine mehrwöchige Kur ankommt, er soll wissen, was seiner harrt, wenn der erste Teil der Behandlung, die rasche Entfettungskur beendet ist. Es ist hierbei auch nicht zu übersehen, daß manche Menschen, solange sie dem anstrengenden Berufe nachgehen, das strenge Regime oft nicht einhalten können, sei es hinsichtlich der Kost, sei es hinsichtlich körperlicher Leistungen, die die Verbrennung fördern.

Freilich scheint eine längerdauernde kalorienarme Diät, die allerdings vorerst immer nur mit Hungergefühlen eingehalten werden kann, schließlich durch Gewöhnung ausreichend zu werden. Ebenso wie gewohnheitsmäßiges Vielessen zum Appetit (trotz Sättigung) und damit — immer bei gegebener Anlage — zur Fettsucht führen kann (s. S. 103), kann erzwungenes langdauerndes Hungern zur Abnahme des Appetites führen, wodurch ein einmal erreichtes niederes Gewicht auch ohne Hunger eingehalten werden kann. Immer aber gilt der Satz: Es gibt keine Entfettungskur ohne Hungergefühle; der Hunger muß zumindest durch lange Zeit, vielleicht nicht für immer überwunden werden, wenn ein niederes Gewicht konstant erhalten werden soll.

Wenn wir oben gesagt haben, daß rasche Kuren in Anstalten oder in Badeorten oft zwecklos, ja sogar, zu rasch und energisch durchgeführt, gefährlich werden können, so muß allerdings gesagt werden, daß etwa eine Marienbader Kur, die alle Jahre wiederholt wird, unter gegebenen Umständen ihre Vorteile bringen kann: der angestrengt arbeitende Fettsüchtige, der einmal im Jahr seine Kur macht und mit gewissen mäßigen Kalorieneinschränkungen dann langsam wieder auf sein Gewicht steigt, verschafft sich durch die im Kurort in angenehmster Weise erzielte Gewichtsabnahme einen längeren Spielraum im Arbeitsjahr, in dem er sich strengeren Regimen nicht beugen muß.

Hat man durch genaueres Eingehen in die Persönlichkeit des Fettsüchtigen zu ergründen, ob dem Arzte, dem Patienten oder auch (bei Kassenpatienten) dem Staatssäckel die Entfettungskur zugemutet werden soll, so gibt es anderseits freilich auch strikte Indikationen, welche zur Entfettungskur dringend raten lassen oder zwingen. Die absolute Höhe des Körpergewichtes ist hierbei allerdings kaum je maßgebend; man wird einem Möbelpacker kaum zu einer Abmagerungskur raten, sei sein Gewicht auch ein noch so hohes. Bei Besprechung der Indikation zur Behandlung sei übrigens auch darauf hingewiesen, daß ältere Individuen nur mit großer Vorsicht einer Kur zu unterziehen, Greise überhaupt von einer solchen auszuschließen sind. Indikation zur Entfettungskur kann Fettsucht allein bei einem Individuum sein, welches im übrigen nicht krank ist, wenn das hohe Körpergewicht, der Zwerchfellhochstand usw. Beschwerden verursachen und wenn der Kranke zu einer dauernden Änderung der Lebensweise auch gewillt ist. Wir haben gehört, daß der Fettleibige zu Hypertonie, zu Arteriosklerose und schließlich zu Herzinsuffizienz neigt, und sicher wird eine konstant erhaltene Abmagerung dieser Gefahr bis zu einem gewissen Grade steuern. Eine dringende Indikation zur Abmagerung ist bei Herzkrankheiten gegeben, und zwar auch oft dann, wenn die Fettsucht eine mäßige ist. Abmagerungskuren bzw. ein dauerndes Regime, welches das Körpergewicht niedrig hält, haben hier, trotz mäßiger Fettsucht, viel mehr Berechtigung, sie sind hier viel bedeutungsvoller als bei noch so hochgradiger Fettsucht allein. Abmagerungskuren sind schließlich nicht selten aus Berufsgründen notwendig (Schauspieler usw.).

Allgemein ist zu der Entfettungskur schließlich noch zu sagen, daß es schonender ist, den Kranken langsam abmagern zu lassen. Wohl kann man einleitend in einer Anstalt oder einem Kurort eine rasche Entfettung durchführen, das

Wesentliche bleibt die spätere Behandlung. Die Komponenten, aus welchen sich die Kur zusammensetzt und die entweder in einem kurzen Zeitraum von wenigen Wochen energisch eingesetzt werden oder in milderem Ausmaß durch lange Zeit, bzw. auf immer zur Anwendung kommen müssen, sind die folgenden (wobei je nach Vorherrschen dieser oder jener Ursache, die die Fettsucht unterhalten hat, diese oder jene Komponente mehr Berücksichtigung wird finden müssen):

1. Kalorienarme Kost, 2. Entwässerung, 3. Umsatzsteigerung durch körperliche Arbeit, Hydrotherapie, Massage, 4. Kurortbehandlung, 5. medikamentöse Therapie, 6. eventuelle operative Eingriffe.

1. *Die Kost.* Wir wollen davon absehen, die üblichen Diätschemata mit Kalorienberechnungen im Detail wiederzugeben. Das Prinzip jeder Entfettungskur muß naturgemäß die Reduktion der Tageskalorien und eine Zusammenstellung der Kost sein, die berücksichtigt, daß eine vorwiegend eiweißhaltige, gleichzeitig kohlehydrat- und fettarme Diät gereicht werden soll. Bei der Auswahl der Speisen ist nicht nur der Kalorien-, sondern auch der Sättigungswert zu beobachten. Fleisch hat einen großen Sättigungswert, ebenso die Kartoffel. Um dem Hungergefühl wenigstens insoweit gerecht zu werden, daß dem Bedürfnis nach Füllung des Magens nachgekommen werde, empfehlen sich Gemüse, am besten in Salzwasser gekocht (ohne Fett, ohne Einbrenn, das ist Mehl und Fett) oder Obst.

Eine Kalorienberechnung der Nahrung ist im allgemeinen überflüssig, bei energischeren Kuren in Anstalten wird sie freilich mit Vorteil durchgeführt, auf Einzelheiten sei hier nicht eingegangen; das Prinzip besteht darin, daß man die nach dem Körpergewicht errechneten notwendigen Kalorien hinsichtlich Eiweiß voll, von den restlichen Kalorien in Fett und Kohlehydraten aber nur etwa ein Fünftel gibt. Häufige Wägungen zeigen an, ob eine stärkere Reduktion oder ob in der Woche ein ein- oder zweimaliges Einschieben von Obst- oder Fastentagen notwendig werden. Es genügt aber zumeist, dem Patienten früh und abends mäßig große oder auch ausgiebige Portionen mageren, ohne Fett zubereiteten Fleisches zu gestatten, Brot, Mehlgerichte, Teigwaren usw. auf ein Minimum zu reduzieren und das Magenfüllsel mit den wassergekochten Gemüsen, Salaten, Gurken, eventuell mit einigen Kartoffeln usw. zu bestreiten. Süßigkeiten, Mehlspeisen sind zu verbieten. Statt Zucker empfiehlt sich Sacharin. Alkohol ist auf ein Minimum einzuschränken oder zu verbieten. Bezüglich der Einschränkung von Kochsalz siehe Punkt 2 (Entwässerung).

2. *Entwässerung.* Fettsüchtige retinieren in wechselndem Ausmaß Wasser und Kochsalz. Bei stärkerer Retention von Wasser im Fettgewebe spricht man von „Salz-Wasser-Fettsucht". Mit salzarmer, wasserarmer Diät, mit starken Diureticis (Novasurol, Salyrgan, Novurit), auch mit Schwitzprozeduren kann man in diesen Fällen einen rapiden starken Gewichtsverlust erzielen, der insbesondere zur Einleitung der Kur mit den genannten Maßnahmen anzustreben ist. Durch eine kräftige Diurese lassen sich durch die Entwässerung beträchtliche Gewichtsverluste erzielen und es scheint, daß nach Wasserverarmung das Fett leichter mobilisiert wird, die Abmagerung leichter zu erzielen ist. Der diuretischen Therapie allein bleibt auf die Dauer naturgemäß ein Erfolg versagt. Eine salzarme Kost und eine ein- bis zweimalige Novuritinjektion wöchentlich wird sich im Rahmen einer Abmagerungskur aber gut auswirken. Mehrmals wöchentlich können Dampfbäder genommen werden; energischer als diese wirken Paraffinpackungen.

3. *Umsatzsteigerung durch körperliche Arbeit, Hydrotherapie und Massage.* Muskelarbeit erhöht die Verbrennungen, sie bildet daher eine wichtige Komponente der Fettsuchtsbehandlung. Hochgradig Fettsüchtige, die zumeist wenig Bewegung gemacht haben, sind erst zum Gehen zu trainieren, an ebene langsame

Spaziergänge schließen sich solche in rascherem Tempo und schließlich solche im hügeligen Gelände. Tachykardien, die vorerst bestanden, verschwinden zumeist, sofern eine Herzschwäche nicht bestand. Bei mäßigen Graden von Fettsucht soll den Kranken zur Ausübung eines Sportes geraten werden; sie sind hierzu allerdings nur dann zu bewegen und sie üben ihn nur dann in entsprechender, anstrengenderer Form aus, wenn sie Freude an diesem Sport haben oder diese bald gewinnen. Die Wahl der Sportart ist also für den Erfolg mitentscheidend. Gymnastik, Turnen, Müller-Übungen langweilen den Patienten zumeist, das „Müllern" kann dadurch zu einem Ritus werden und bleibt ohne jeglichen Effekt. Nur sehr willensstarke Naturen werden sich aus ihrer Behäbigkeit und Faulheit zu einer energischen langweiligen, „zwecklosen" Arbeit an einem Ruder-apparat aufraffen. Daß die ausreichende Bewegung und Sport oft nur im Kurort oder im Urlaub zu einem wesentlichen Faktor werden, da der Beruf dem Patien-ten nicht ausreichend Zeit läßt, ist verständlich. Massage kann Sport oder körper-liche Arbeit nicht ersetzen, sie fördert sogar die Faulheit. Sie hat allerdings im Rahmen einer Entfettungskur einen Platz, wenn bestimmte Fettschichten „weg-massiert" werden sollen. Ebenso wie Druck zur Druckatrophie des Fettgewebes führt, ebenso kann durch lokale kräftige Massage zumindest eine leichtere Mobilisierbarkeit bestimmter Fettschichten erreicht werden.

4. *Kurortbehandlung.* Sie wurde oben bereits kurz gestreift. Sie stellt eine zumeist relativ milde Schnellkur dar, die für bestimmte Individuen sicher ihre Vorteile bringt, wenngleich prinzipiell daran festgehalten werden sollte, lang-samere Kuren durchzuführen, bzw. den Kranken auf ein Dauerregime zu setzen, welches ihn konstant auf einem niedrigeren Gewicht hält. Besteht aber eine durch die äußeren Umstände im Berufsleben, Trägheit usw. kaum beeinflußbare Fettsucht höheren Grades, wird es angezeigt sein, daß der Fettsüchtige seinen Urlaub in einem Kurort verbringt. Besondere soziale Umstände sind allerdings Voraussetzung. Die glauber- und bittersalzhaltigen Quellen haben auch ab-führende Wirkung, die die Abmagerung unterstützt. Die Trinkkur hat aber doch neben der Hungerkur und der körperlichen Arbeit in der Regel unter-geordnete Bedeutung.

5. *Medikamente.* Als unterstützende Maßnahme erweist sich in allen schweren Fällen eine Schilddrüsenbehandlung als angezeigt. Schnellkuren in Anstalten werden auf sie nicht verzichten; auch bei langsamen langdauernden Kuren können kleine Dosen fortgesetzt gegeben werden. Eine regelmäßige Kontrolle durch den Arzt ist aber notwendig, um die Medikation bei Erscheinungen eines Hyperthyreoidismus rechtzeitig zu unterbrechen. Die wirksamen „Geheim-Entfettungsmittel" enthalten entweder Schilddrüse oder sie sind starke Abführ-mittel. Neuerdings werden, besonders in Amerika, Weckmittel vom Typus des Benzedrin, Pervitin usw. zur Entfettung verwendet. Sie nehmen das Müdigkeits-gefühl, steigern die Verbrennungsvorgänge und vermindern den Appetit, woraus sich die Wirkung erklärt. Am günstigsten soll das rechtsdrehende Isomer des Benzedrin (Dextedrin oder Maxiton) wirken. FELLINGER empfiehlt das von der Wiener Firma Gerot propagierte Weckmittel Adipex (1-Phenyl-2-Methylamino-propan-Tartrat), welches gut verträglich ist und bei gleichzeitiger Einhaltung kalorienarmer Kost zu einem stärkeren Gewichtsverlust führen soll als durch die Diät allein erreicht wird, welches das Hungergefühl vermindert und die Ab-magerungskur dadurch leicht erträglich macht.

6. *Operative Maßnahmen.* Bei lokaler unmäßiger Fettansammlung (Bauch-fettschürze, Epigastrium, Hüften, Mammae, Oberschenkel) kann Fettgewebe reseziert werden. Die Indikation wird nur ausnahmsweise gegeben sein Schau-spieler usw.).

II. Magersucht.

Die Magersucht kann als Gegenstück der Fettsucht gelten. Hier wie dort können Erkrankungen der Drüsen mit innerer Sekretion verantwortlich sein, wobei es sich also um eine symptomatische Fettsucht oder Magersucht handeln würde. Die klassischen Beispiele einer symptomatisch endokrinen Magersucht sind die SIMMONDSsche Kachexie und der Morbus Basedowii; auch die hochgradig abgemagerten Diabetiker können hier genannt werden. Es sei hinsichtlich dieser Formen auf das Kapitel der Erkrankungen der Drüsen mit innerer Sekretion verwiesen.

Hochgradige Magerkeit findet sich bekanntlich bei einer Reihe „zehrender" Krankheiten, wie bei Tuberkulose, malignen Tumoren, chronischer Pankreatitis und so weiter, sie hat mit der Magersucht nichts gemein.

Als Magersucht im engeren Sinn des Wortes sind jene Fälle zu bezeichnen, bei welchen konstitutionelle Grundlagen derselben angenommen werden müssen. Es gibt Individuen, die trotz normalen Appetits, normaler Nahrungsaufnahme und normaler Verdauung aus konstitutionellen Gründen abnorm mager sind und bleiben. Es sind dies Menschen, die als gesund gelten und die auch körperlich voll leistungsfähig sein können. Freilich kombiniert sich die Magersucht häufig mit einer allgemeinen konstitutionellen Asthenie, mit einem Habitus asthenicus.

Eine derartige Magersucht kann auch erst zu bestimmten Zeiten auftreten; bekannt ist die Magersucht nach Schwangerschaften oder im Senium. Es macht den Eindruck, daß durch die Schwangerschaft und das Senium ein konstitutionell anders gearteter Mensch resultiert. An anderer Stelle wurde bereits darauf hingewiesen, daß insbesondere eine starke Abmagerung im Senium nicht selten den Verdacht auf das Vorliegen eines malignen Tumors wach werden läßt; bei Unkenntnis der genannten senilen Magersucht sind Fehldiagnosen auf der Hand liegend.

Eine weitere Gruppe von Magersuchten kann als neurogene Magersucht bezeichnet werden. Es sind dies jene Formen, die sich bei organischen Erkrankungen des Gehirnes, speziell des Zwischenhirnes einstellen, wie etwa bei oder nach Enzephalitiden, Gehirnlues oder progressiver Paralyse. Wir dürfen hier wohl annehmen, daß Stoffwechselzentren von dem anatomischen Prozeß getroffen sind und daß das Ausbleiben der normalerweise zentral gesteuerten Regulationen zur Magersucht, zur Einstellung des Gewichtes auf ein niedriges Niveau geführt hat. Im übrigen sehen wir, daß bei organischen Nervenkrankheiten mit Muskelparesen oder Paralysen nicht nur die Muskulatur des betroffenen Gebietes, sondern auch das Fettgewebe atrophiert.

Einen lokalisierten Fettgewebsschwund stellt die seltene, aber sehr bekannte Hemiatrophia faciei dar, bei der auch eine nervöse Grundlage angenommen werden muß. Ein lokalisierter Fettschwund wird gelegentlich bei Diabetikern am Orte wiederholter Insulininjektionen beobachtet und als Lipodystrophie bezeichnet.

Die *Anorexia nervosa* mit sekundärer Abmagerung gehört der Psychiatrie zu. Aus psychischen Gründen wird die Aufnahme der Nahrung in diesen Fällen verweigert oder stark reduziert, es handelt sich weniger um eine Magersucht als um einen Verhungerungszustand. Im Einzelfalle ist die Entscheidung allerdings nicht selten schwierig oder unmöglich, ob die Anorexie aus psychischen Gründen das Primäre darstellt oder ob eine Magersucht mit Anorexie einhergeht. Nach FALTA gibt es auch eine nicht psychisch bedingte sekundäre, sondern eine primäre Anorexie, also ein konstitutionelles Darniederliegen des Appetits mit geringer

Nahrungsaufnahme und dementsprechender Magersucht. Hierbei ist nochmals zu betonen, daß Magersucht oft, aber nicht immer mit Anorexie und geringer Nahrungsaufnahme einhergeht. Es gibt Individuen mit gutem Appetit, die auch viel essen, aber abnorm mager bleiben

Therapie. Sie hat vor allem die verschiedene Ätiologie der Magerkeit oder Magersucht auseinanderzuhalten und eventuelle Grundkrankheiten zu behandeln. Im übrigen ergeben sich die therapeutischen Gesichtspunkte von selbst.

III. Hungerzustände, Hungerkrankheit, Hungerödeme.

Totale Hungerzustände mit völliger Nahrungskarenz, bzw. bei völliger Nahrungsverweigerung (bei Psychopathen, im Hungerstreik) spielen in der Medizin eine untergeordnete Rolle. Einer oft hochgradigen Unterernährung hingegen begegnen wir bei verschiedenen Erkrankungen, bei Herzdekompensation, Leberzirrhose, Ösophaguskarzinom usw.; hier ist die Abmagerung aber nicht nur auf die mangelhafte Kalorienzufuhr, sondern auch auf endogene Stoffwechselstörungen zu beziehen. Speziell beim malignen Tumor, aber auch bei chronischer Tuberkulose kommt eine Kachexie zustande, die schwer zu beschreiben ist und die, abgesehen von der Abmagerung, durch einen allgemeinen „Marasmus" gekennzeichnet ist.

Eine besondere Form der Unterernährung ist die *Hungerkrankheit,* das *Hungerödem.* Die ältere Generation ist demselben, allerdings meist nur in vereinzelten Fällen, schon im ersten Weltkrieg oder dessen Nachkriegszeit begegnet. Im zweiten Weltkrieg beobachteten wohl alle Ärzte der europäischen Länder zahlreiche einschlägige Fälle. Den schwersten Formen begegnete man in Konzentrationslagern und bei Heimkehrern aus der Kriegsgefangenschaft; in den zentraleuropäischen Ländern betraf ein großes Kontingent der oft auch schweren Fälle die Zivilbevölkerung. Die Hungerkrankheit ist schon lange bekannt, in Kriegs- oder Notzeiten ist sie schon im Altertum beschrieben worden und sie wurde später bei Hungerkatastrophen immer wieder erwähnt.

Die Unterernährung ist im Falle des Hungerödems immer durch zwei Komponenten gegeben: 1. durch die verminderte Gesamtkalorienzufuhr und 2. (vor allem) durch den langdauernden hochgradigen Eiweißmangel in der Kost. Berechnet man aus den Beobachtungen des zweiten Weltkrieges die Gesamteiweißmenge eines Tages bei Leuten, die später an Hungerödemen erkrankten, so findet man durchschnittlich Zahlen von zirka 25 g, wobei sich diese Menge fast ausschließlich aus vegetabilischem und nur zum geringsten Teil aus animalischem Eiweiß zusammensetzte. Die jeweilige Hungerkost war überdies zumeist sehr fettarm, dadurch kalorienarm, sehr wasserreich (Suppen). Nicht jede hochgradige Unterernährung in diesem Sinn führt zu Hungerödem. Auch lange fortgesetzte schwere Unterernährung, etwa mit 1000 Kalorien täglich und darunter, muß bei auch hochgradigem Eiweißdefizit nicht zum Ödem führen; dessen Auftreten hängt nicht nur vom Grade, sondern auch von der Schnelligkeit des Nahrungsentzuges bzw. der Nahrungsverminderung ab. Ein Hungerkünstler, der etwa 30 Tage fastet und in dieser Zeit nur Flüssigkeit aufgenommen hat, akquiriert kein Ödem; wenn eine Bevölkerung Monate und Jahre unter stark reduzierter Nahrung gestanden war und plötzlich zu fast völliger Nahrungskarenz gezwungen wird (Verhältnisse in Wien im Mai 1945), tritt Hungerödem in großer Zahl auf. Langdauerndes schweres Hungern, etwa mit 500 bis 600 Kalorien täglich, führt bei der Mehrzahl der Betroffenen zu Hungerödem. Vorläufig nicht faßbare Faktoren müssen mitspielen, wenn bei annähernd gleicher Hungerkost in manchen Konzentrationslagern Hungerödem fast regelmäßig, in anderen hingegen nur ausnahmsweise auftrat. Hungerödem trat schließlich in eigenen Beobachtungen fast regelmäßig auf, wenn chronisch hungernde Individuen (Wien Sommer 1945) an einer akuten Gastroenterokolitis (Dysenterie, Paratyphus) erkrankten, wobei bei schon abgemagerten Individuen zu völliger Nahrungskarenz durch die akute Krankheit noch Säfte- und Eiweißverluste hinzukamen.

Wie also erwähnt, führt auch langdauernde und relativ schwere Einschränkung der normalen Kalorienzufuhr allein, auch wenn die tägliche Eiweißmenge weit unter der physiologischen Grenze liegt, nicht immer zum Hungerödem, sie führt wohl aber zu einem charakteristischen Hungerzustand, den manche Autoren als *Stadium der Anpassung* an das Hungern, wir selbst als *Spareinstellung des Organismus* bezeichnet haben.

Die Spareinstellung geht subjektiv mit Müdigkeit, Mattigkeit, Leistungsunfähigkeit in körperlicher und geistiger Hinsicht einher, trotz beträchtlicher Einschränkung der Nahrung klagen die Kranken nicht über Hunger, denn dieser schwindet alsbald mit der Umstellung auf die Mangelnahrung. Die Individuen sind begreiflicherweise abgemagert. Einige zeigen die Eigentümlichkeit, daß sie — wieder unter günstige Ernährungsbedingungen gebracht — trotz durch längere Zeit fortgesetzter Mast auf ihr altes Gewicht nicht mehr zurückkommen. Wohl nehmen sie erst etwas zu, sie bleiben dann aber auf einem Untergewicht stehen. Es scheint, daß der gesamte Stoffwechsel sich umgestellt hat. Die Hungerperiode hatte nicht nur wie bei einer Entfettungskur zu einer Abmagerung geführt, die durch Mast wieder kompensiert werden kann, es war auch zu einer Umstellung gekommen, die eine Gewichtszunahme nicht mehr zuläßt. Der Organismus hält nun trotz Mast an einem niedrigeren Gewicht fest, wie wenn ihm dieses konstitutionell zukäme. Diese Umstellung auf ein niedrigeres Gewicht kann auch als Anpassung oder als „Spargang" des Organismus gedeutet werden, denn der so eingestellte magere Organismus verlangt eine geringere Nahrungszufuhr. Die Müdigkeit hat ihre Grundlage in einer Adynamie durch Muskelschwund; auch das Herz hat in Form der braunen Atrophie an diesem Schwund teil, ohne daß eine Herzschwäche zustande käme. Auch die regelmäßig zu beobachtende Bradykardie und Hypotonie sind Ausdruck der Spareinstellung. Die vagotone Bradykardie ist hierbei so sehr fixiert, daß sie auch durch körperliche Arbeit nicht durchbrochen wird. In der Hungerperiode der Nachkriegszeit beobachteten wir in Wien Formen einer Anämie mit verminderten Erythrozyten- und Hämoglobinwerten. Man konnte in dieser Zeit kaum je normale Werte feststellen. Bei 20 gesunden Krankenschwestern meiner Klinik, die ihren vollen Dienst versahen, erhielten wir regelmäßig Zahlen unter 4 Millionen roter Blutkörperchen, der Durchschnitt betrug 3,3 Millionen, der Höchstwert 3,9, der niederste Wert 2,9 Millionen. Diese Anämie fügt sich in kein Schema, sie spricht weder auf Eisen-, noch auf Lebertherapie an. Bezeichnend ist, daß die Retikulozyten bei dieser Anämie nicht vermehrt sind, ein Befund, der nur dahin verstanden werden kann, daß sich der Haushalt der roten Blutkörperchen und die Blutmauserung auf ein niedrigeres Niveau eingestellt haben; die Erythrozyten werden gut ausgereift, sie haben eine normale Lebensdauer, ihre Gesamtmenge aber ist reduziert. Es muß daher nur eine geringe Menge roter Blutkörperchen nachgebildet werden, woraus sich ergibt, daß auch die Anämie Ausdruck einer Sparmaßnahme ist. Auch die Verminderung der Serumeiweißwerte und des Grundumsatzes an die untere Grenze der Norm fügen sich ebenso wie die bei chronischem Hungern so häufig beobachtete Amenorrhöe in ein abgerundetes Bild, in das Bild des Organismus, der in seinem Haushalt, soweit möglich, spart. Sollen diese Sparmaßnahmen nicht zur Krankheit führen, so muß sich die Gesamtleistung auf die Leistungsmöglichkeit beschränken. Dies wieder ist damit gewährleistet, daß sich gleichzeitig mit den genannten somatischen Veränderungen auch psychische einstellen, daß das Individuum nicht nur körperlich, sondern auch geistig müder, träger, langsamer wird. Es resultieren wohl auch rasche Vergeßlichkeit, Reizbarkeit und neben anderen psychischen Veränderungen eine psychische Müdigkeit, Langsamkeit, depressive Stimmung und Unlust zur Arbeit und dadurch wieder langsamere Bewegungen in jeder Hinsicht.

Eine langdauernde und starke Reduktion der Nahrung führt schließlich zur *Hungerkrankheit im engeren Sinn des Wortes*, zum *Hungerödem*. Wie einleitend schon hervorgehoben wurde, lösen im Stadium der Anpassung (s. S. 112) akute Infekte, zumal solche mit Eiweiß- und Säfteverlusten (Dysenterie, Paratyphus) die Hungerkrankheit besonders prompt aus.

Die *Hungerkrankheit* ist durch Abmagerung und Ödem gekennzeichnet. Diese Ödeme sind das erste deutliche Zeichen, daß die früher diskutierte Anpassung an die Mangelernährung nicht mehr gelingt. Die Ödeme beruhen auf einer allgemeinen Ödembereitschaft, sie sollen also ubiquitäre, allgemeine Ödeme sein, wie man sie in schweren Fällen auch antrifft: Die Ödeme gleichen nephritischen; Gesicht, Augenlider, das gesamte Tegument sind, oft unförmig, geschwollen, in den serösen Höhlen können auch Ergüsse auftreten. Oft kann man anfänglich allerdings nur Bein- oder Knöchelödeme leichter Grade nachweisen. Das Allgemeinbefinden kann trotz der Ödeme bis auf die Müdigkeit lange Zeit noch ein leidliches sein. Vorerst verschwinden die Ödeme noch prompt unter Bettruhe oder durch stärkere Einschränkung der Flüssigkeits- und Salzzufuhr. Die Ödeme sind weich, sie wandeln sich auch nach langem Bestand nicht zum Oedemum durum; es sind blasse Ödeme. Interessant ist die Tatsache, daß das Hungerödem gelegentlich nur als Höhlenhydrops, z. B. nur als Aszites auftritt, was diagnostisch Schwierigkeiten machen kann. Bei auch nur geringsten sonstigen Zeichen, die für Zirrhose sprechen, diagnostiziere man diese! Meist besteht eine Pollakisurie, nicht selten periodenweise auch eine Polyurie. Die Ödeme verschieben sich entsprechend der Körperlage, der Schwere, sie verschwinden anfänglich auch nur bei Bettruhe. Diese Momente mögen die periodisch auftretende Polyurie erklären. Auch die Flüssigkeits- und Salzzufuhr beeinflußt die Ödeme wesentlich. Die Suppenkost der KZ-Insassen hat zum Manifestwerden der Ödeme sicher viel beigetragen.

Die Schwere der Ödeme geht meist mit dem Grade der *Hypoproteinämie* einher — aber nicht immer. Jedenfalls liegt der Bluteiweißspiegel bei der Hungerkrankheit abnorm tief, durchschnittlich bei 5 g% (normal 7 bis 8 g%). Hierbei sind die Serumalbumine besonders stark vermindert, das grob disperse Eiweiß ist relativ vermehrt. Die TAKATA-Reaktion fällt durch die Änderung des Bluteiweißbildes positiv aus, obwohl eine Lebererkrankung nicht vorliegt. Ebenso gibt, auf gleicher Grundlage, das WELTMANNsche Koagulationsband eine Verschiebung nach links.

Die fahle, wachsartige Blässe der Ödemkranken ist nur zum Teil auf die blassen Ödeme zu beziehen, die denen von Nephritikern gleichen, sie ist auch auf eine fast regelmäßig zu beobachtende Anämie zurückzuführen. Die Anämie hat in der Regel mäßigen Grad (Erythrozytenzahlen zwischen $2^1/_2$ und $3^1/_4$ Millionen) und ist leicht hypo- oder normochromer Natur; es gibt aber auch mäßig hyperchrome Fälle. Der Serum-Eisengehalt ist deutlich erniedrigt. Die Hungeranämie dürfte komplexer Natur sein.

Von FELLINGER u. a. wurde in der Hungerzeit in Wien die Beobachtung gemacht, daß sich in dieser Zeit therapieresistente Fälle von Morbus Biermer häuften. Fälle ferner, die bis dahin mit einer gewissen Dosis Leberextrakt ihr

Auslangen gefunden hatten, erfuhren Verschlimmerungen. Eine Besserung mit Lebertherapie wurde erst erzielt, wenn die Kranken gleichzeitig mit Eiweiß besser ernährt wurden.

Wir erwähnten, daß ein latentes Hungerödem oft durch eine interkurrente Durchfallkrankheit manifest wird, wie wir dies in der Dysenterie- und Paratyphusepidemie im ersten Hunger-Nachkriegssommer in zahlreichen Fällen beobachteten. Es inkliniert der Hungerkranke aber auch überhaupt zu verschiedenartigen Durchfällen (bakteriell-toxisch-dyspeptisch bedingten); Zungenbrennen, insbesondere an der Spitze und den seitlichen Rändern im Sinn einer Glossitis ist beim Hungerödem nichts Ungewöhnliches, Sub- und Anazidität des Magensaftes kommen vor. Es ist im übrigen nicht nur ein Laienglaube, daß langes Hungern den Magen-Darmtrakt schwächt und ein normales, normal fettes Essen in normaler Menge, also eine normale Mahlzeit nicht mehr vertragen wird und daß der chronisch Unterernährte sich an das Essen wieder gewöhnen müsse. Eine normal große und normal fette Mahlzeit wurde von diesen Individuen oft wieder erbrochen; wir haben diesbezüglich mehrfache eindeutige Beobachtungen machen können. Sicher spielt bei den Magen-Darmkomplikationen der Hungerkranken pathogenetisch auch die Vergröberung der Kost, nicht ausreichend gekochtes, grobes Gemüse eine Rolle. Die Zunahme des Ulkus, auch der Kolitis und Enteritis in diesen Ländern war zum Teil auf die Grobkost zu beziehen, Ulkus wurde als Komplikation der Hungerkrankheit nicht selten gesehen. Wir glauben allerdings, daß bei der Ulkusentstehung und auch in der Ätiologie der Enteritis das nervöse Moment der Kriegszeit, die angespannte Reaktionslage des vegetativen Nervensystems während der vielfältigen Kriegssorgen das Ausschlaggebende war.

In einer Hinsicht hat sich die Befürchtung aller Ernährungsfachleute für die Zeit des Nachkriegshungers nicht oder kaum bewahrheitet. Trotz einseitiger und trotz mengenmäßig so sehr reduzierter Kost hat man bis auf seltene Ausnahmen Avitaminosen nicht auftreten gesehen. Zu den Ausnahmen gehört vorläufig ausschließlich die Hemeralopie. Im Gegensatz zum ersten Weltkrieg sah man diesmal, ohne daß hierfür Gründe angeführt werden könnten, keinen Skorbut; es sei ferner festgestellt, daß kein Fall von Hungerosteomalazie in Österreich bekannt geworden ist, und Nachdruck auf diese Feststellung gelegt, weil in Süddeutschland langsam Fälle bekannt wurden. Auch nach dem ersten Weltkrieg ist die Osteomalazie erst zwei Jahre nach Kriegsende aufgetreten, ein neuerlicher Hinweis, daß gewisse Mangelkrankheiten zu ihrer Entstehung langdauernden Nahrungsmangel zur Voraussetzung haben. Aus eigener Beobachtung an meiner Klinik und aus persönlichen Mitteilungen von Röntgenologen scheint es, daß Osteoporose relativ häufig vorkam. Mitteilungen sind hierüber bisher nicht erschienen. FELLINGER hat pellagraähnliche Hautveränderungen gesehen. Zahlreich dürften aber auch diese avitaminotischen Ausfallerscheinungen nicht sein, so daß wir zusammenfassend sagen können, daß die Avitaminosen in der Hungerperiode des zweiten Weltkrieges eine untergeordnete Rolle spielten.

Der chronische Hunger macht den Organismus gegen verschiedene Noxen, vor allem Infekte weniger widerstandsfähig. In der Wiener Hungerperiode stiegen Mortalität und Morbidität stark an, die Anfälligkeit für Infekte war groß.

Hierbei muß freilich betont werden, daß diese Anfälligkeit nicht nur durch die Mangelernährung bedingt ist, daß auch Kälte, schlechte Wohnverhältnisse, mangelhafte Bekleidung und Beschuhung, das Fehlen entsprechender Erholungsperioden, entsprechender Urlaube, schließlich Überarbeitung und psychische Belastungen aller Art das ihre zur Schwächung des Organismus und für die geringe Widerstandsfähigkeit beigetragen haben. Auf die Anfälligkeit zumal für bestimmte Krankheiten und auf die Verschlechterung, bzw. den ungewöhnlichen und schweren Verlauf bereits bestehender Krankheiten sei nicht näher eingegangen, nur darauf hingewiesen, daß die Tuberkulose, immer schon ein Sorgenkind der Wiener Gesundheitsverwaltung, unter der Wiener Bevölkerung damals stärker verbreitet war als je und daß sie in ungewöhnlich schweren, oft exsudativen Formen verlief. Wir hatten damals den Eindruck, auch häufiger Hepatitisrezidiven erlebt zu haben, ein Umstand, der nicht verwunderlich wäre, wenn wir bedenken, daß gerade die Leber durch chronischen Hunger mehr als alle anderen Organe in ihrer Masse reduziert wird. Wir hatten damals ferner den Eindruck, daß septische Endokarditiden häufiger vorkamen als ehedem und daß Pneumonien sich häufiger nicht lösten und in Abszedierung oder Gangrän ausgingen. Von mehreren Seiten wurde eine größere Anfälligkeit gegen Kälte gemeldet.

Es muß schließlich nicht betont werden, daß der Hungerödemkranke die gleichen psychischen Besonderheiten und Abweichungen im besonderen Maße zeigt, wie sie oben bei der Einstellung auf den Spargang genannt wurden.

Der Verlauf der Hungerödemkrankheit gestaltet sich naturgemäß ganz verschieden, Alter, Schwere des Kalorienentzuges, Ausgangskörpergewicht, allgemeine hygienische Verhältnisse, Kälte, Schwerarbeit usw. beeinflussen ihn. Die Sterblichkeit schwankte daher in den verschiedenen Lagern, verschiedenen Ländern und zu verschiedenen Zeiten.

Die *Therapie* scheint anfangs sofort sehr erfolgreich zu sein, wenigstens insofern, als Kranke, die ins Bett gebracht werden, selbst wenn sie nicht reichlich ernährt werden und vor allem auch im Eiweißmangel verbleiben, ihre Ödeme meist prompt verlieren. Dies ist aber nur eine vorübergehende Besserung. Die Ödeme kommen wieder, auch wenn der Kranke etwa schon zehn Tage im Bett ödemfrei war, sobald er aufsteht. Wohl mindert sich die Bereitschaft zum Ödem bei besserer Ernährung und langsamem Gewichtsanstieg, zumindest leichtere Ödeme der unteren Extremitäten können aber doch durch Monate immer wieder auftreten.

Die Behandlung besteht naturgemäß in Ruhe, anfangs in unbedingter Bettruhe, in kalorienreicher und vor allem in eiweißreicher Kost. In der ersten schwersten Phase scheinen sich, zumal bei anämischen Kranken, Bluttransfusionen zu bewähren, die auch eine parenterale Eiweißapplikation darstellen. Von der parenteralen Aminosäurentherapie (Methionin usw.) haben wir eindeutige Erfolge nicht gesehen; allerdings ist unsere Erfahrung nicht ausreichend, um verläßliche Rückschlüsse zu ziehen. Vitamine können gereicht werden. Die Hemeralopie verlangt A-Vitamin (s. S. 198).

IV. Erkrankungen des Kohlehydratstoffwechsels.

A. Physiologie des Kohlehydratstoffwechsels.

1. Blutzuckerregulation.

Der im Blut kreisende Zucker ist Traubenzucker. Von anderen Kohlehydraten kommt nur das Glykogen in wechselnden Mengen vor. Neben dem Traubenzucker sind im Blut noch andere reduzierende Substanzen vorhanden, wie Aminosäuren, Kreatin, Kreatinin, Harnsäure und die Glukuronsäure. Ihre Mengen sind beim Gesunden zu gering, um bei der Zuckerbestimmung stören zu können.

Bei Stoffwechselgesunden schwankt der Nüchternblutzucker zwischen 85 und 120 mg%. Leichtere Muskelarbeit ist gewöhnlich ohne wesentlichen Einfluß auf den Blutzucker. Zu Beginn einer schweren körperlichen Anstrengung stellt sich, namentlich bei Menschen, die an eine körperliche Arbeit nicht gewöhnt sind, ein Blutzuckeranstieg ein, an den sich dann ein Abfall anschließt. Eine stärkere Senkung des Blutzuckers wird bei größeren sportlichen Leistungen beobachtet.

Was die Verteilung des Zuckers im Blut betrifft, so besteht ein Unterschied zwischen dem Zuckergehalt der Erythrozyten und des Plasmas. Es findet sich ungefähr ein Verhältnis von 80 : 100.

Der Traubenzucker ist ein wichtiger Brennstoff, auf den das Muskelgewebe und das Nervensystem auch kurzfristig nicht verzichten können. Aus diesem Grunde stehen dem Körper zahlreiche Sicherungen zur Verfügung, denen die Aufgabe obliegt, die Zuckerzufuhr zum Gewebe auch unter den schwierigsten Bedingungen zu ermöglichen. Humorale und nervöse Regulationsmechanismen sichern die Konstanz des Blutzuckers. Diese Steuerungsmechanismen werden von der Höhe des Blutzuckers beeinflußt. Ein Blutzuckeranstieg verursacht die Ausschüttung von Insulin, wodurch sich der Zuckerspiegel wieder senkt. Ein bedrohlicher Blutzuckerabfall wird wieder durch eine Abgabe von Adrenalin aus dem Nebennierenmark verhindert.

Die Hauptaufgabe bei der Regulation des Zuckers hat die Leber. Sie kontrolliert das gesamte Kohlehydrat, das dem Organismus als Zucker zufließt. Sie gibt im Hunger allmählich ihr Glykogen ab, was an der Differenz des Blutzuckergehaltes zwischen der Pfortader und der Vena hepatica zu erkennen ist. Der Blutzuckergehalt der Vena hepatica ist nämlich höher als der der Vena portae. Normalerweise wird der von der Leber abgegebene Zucker im Muskel aufgenommen. Wird der Muskel in Tätigkeit gesetzt, so verbrennt er rasch die in ihm gespeicherten Kohlehydrate, so daß er Gefahr läuft, seines wichtigsten Brennmaterials verlustig zu werden. Um dies zu verhindern, wird in der Leber das Glykogen mobilisiert. Falls aber die Depots infolge zu starker Belastung entleert werden, so obliegt der Leber die Aufgabe, den Zucker aus anderen Substanzen wie Eiweiß oder Fett zu bilden. Die Leber besitzt ferner auch die Fähigkeit, die Milchsäure in Traubenzucker umzusetzen. Dieser Vorgang gewinnt an Bedeutung bei forcierter Muskelarbeit.

Bei der Muskelkontraktion wird das im Muskel deponierte Glykogen abgebaut. Dabei entsteht Milchsäure, die zum Teil wieder dortselbst in Glykogen umgesetzt wird. Ein Teil der Milchsäure gelangt auf dem Wege der Blutbahn in die Leber, wo sie wieder in Glykogen übergeführt wird. Durch den Abbau dieses neu gebildeten Glykogens kann wieder neuer Zucker an die Muskulatur abgegeben werden.

Der Kreislauf der Kohlehydrate im Organismus kann daher an Hand folgenden Schemas zur Darstellung gebracht werden (Abb. 1):

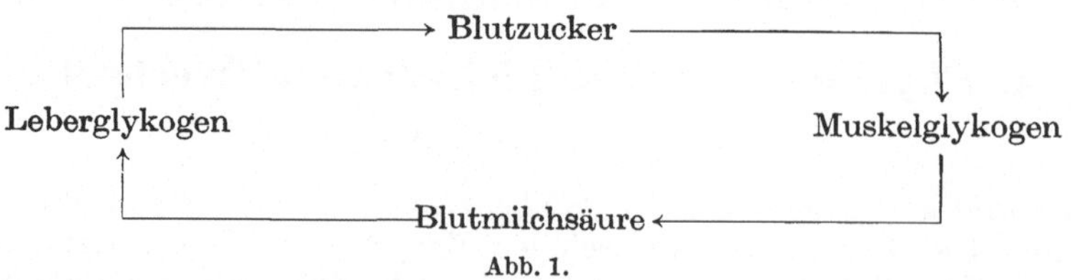

Abb. 1.

Die Tätigkeit der Leber wird durch fördernde und hemmende Einflüsse reguliert. Seit CL. BERNARD wissen wir, daß die Verletzung des Bodens des IV. Ventrikels (Zuckerstich) eine Glykosurie verursacht. Diese Zuckerausscheidung, die durch eine Mobilisierung des Leberglykogens entsteht, wird durch einen Reiz auf das sympathische Nervensystem ausgelöst.

Neben dem Adrenalin und dem Zentralnervensystem sind auch Hormone hypophysären Ursprunges an der Blutzuckerregulation beteiligt, wie HOUSSAY in sehr überzeugender Weise zeigen konnte.

2. Untersuchungsmethoden zur Prüfung des Kohlehydratstoffwechsels.

a) Verlauf der alimentären Hyperglykämie.

Eine kohlehydratreiche Nahrung verursacht einen Blutzuckeranstieg, der bei ungestörtem Kohlehydratstoffwechsel einen bestimmten gesetzmäßigen Verlauf erkennen läßt. Die Kohlehydratbelastung erfolgt gewöhnlich mit Traubenzucker oder mit Weißbrot.

Die Untersuchung wird folgendermaßen durchgeführt: Zur Ermittlung des Nüchternblutzuckers wird aus der Fingerkuppe oder aus dem Ohrläppchen Blut abgenommen. Darauf werden 50 bis 100 g Dextrose mit 1 l Tee verabreicht. Anschließend wird halbstündlich Blut zwecks Blutzuckerbestimmung entnommen. Die letzte Abnahme erfolgt 4 Stunden nach der Zuckerzufuhr. Der Blutzucker beginnt nach der Dextrose sofort steil anzusteigen und erreicht den Höhepunkt innerhalb der ersten Stunde. Die Werte schwanken gewöhnlich zwischen 150 und 180 mg%. Die normale Höchstgrenze liegt bei 210 mg%. In der zweiten Stunde beginnt der Blutzucker rasch abzufallen und erreicht an ihrem Ende schon häufig den Ausgangswert. Am Ende der dritten oder zu Beginn der vierten Stunde wird der tiefste Wert beobachtet. Der Blutzucker ist hier um 10 bis 20 mg% tiefer als der Nüchternblutzucker. Zu diesem Zeitpunkt treten mitunter hypoglykämische Erscheinungen, wie Blässe, Zittern, Schweißausbruch und Herzklopfen auf. Darauf beginnt der Blutzucker wieder allmählich zu steigen und erreicht am Ende der vierten Stunde wieder den Ausgangswert. Während der Belastungsprobe wird neben dem Blutzucker gleichzeitig auch der Harn auf seinen Zuckergehalt geprüft. Er wird stündlich abgegrenzt und qualitativ, wenn nötig auch quantitativ auf Zucker untersucht.

Wird neben dem Blut aus der Kapillare auch Blut aus der Vene entnommen, so zeigt sich, daß der Blutzuckeranstieg in der Vene weit hinter dem der Kapillare zurückbleibt. Während diese kapillar-venöse Blutzuckerdifferenz im Hunger, also zu Beginn des Versuches bloß 2 bis 4 mg% beträgt, so wird die Differenz in der zweiten Stunde nach der Traubenzuckerzufuhr wesentlich höher. Sie kann bis zu 40 mg% und darüber betragen.

Aus der Höhe des Blutzuckeranstieges, der Breite des Gipfels, der Geschwindigkeit des Abfalles und der Stärke der Hypoglykämie lassen sich Rückschlüsse auf die Funktionstüchtigkeit der Faktoren, die den Kohlehydratstoffwechsel steuern, ziehen.

Innerhalb der normalen Grenzen können größere Schwankungen auftreten, die durch verschiedene endogene und exogene Einflüsse verursacht werden. Dabei spielt auch die Ernährungsweise der Vortage des Versuches eine große Rolle. Der Gipfel der Blutzuckerkurve liegt nach einer Hungerperiode und fettreicher Vorperiode höher als nach einer eiweißreichen Kost. Er liegt am tiefsten, wenn an den Vortagen reichlich Kohlehydrate verabreicht wurden.

Wie weit die Menge der zugeführten Dextrose die Höhe des Blutzuckeranstieges beeinflußt, darüber herrscht bis zur Zeit noch keine einheitliche Auffassung. Nach STAUB nimmt im allgemeinen mit der Größe der Zuckerzufuhr auch die Höhe des Blutzuckeranstieges sowie auch die Dauer der alimentären

Hyperglykämie zu. Hingegen konnte TRAUGOTT eine derartige Gesetzmäßigkeit nicht beobachten. Er fand verhältnismäßig oft den Grad der erreichten Hyperglykämie ziemlich unabhängig von der Größe der gegebenen Zuckerdosis und manchmal nach kleinen Mengen sogar höher als nach größeren.

Beim Diabetiker verläuft die alimentäre Hyperglykämie grundsätzlich anders als beim Gesunden. Schon bei einem latenten Diabetiker mit einem normalen Nüchternblutzucker steigt der Blutzucker entweder höher an oder es fehlt die hypoglykämische Phase. Beide Möglichkeiten sind gegeben. Je schwerer der Fall, desto langsamer erfolgt der Blutzuckerabfall.

b) Dextrose-Doppelbelastung (STAUB-TRAUGOTTscher Effekt).

Im Originalversuch werden nüchtern 20 g und eine Stunde später nochmals 100 g Dextrose per os gegeben. Ist der Blutzuckeranstieg nach der zweiten Verabreichung höher als nach der ersten, so wird der Effekt als pathologisch bezeichnet. Allgemein wird der Versuch so durchgeführt, daß nüchtern 50 g und nach 90 Minuten abermals 50 g gegeben werden. Der Ausfall ist dann als pathologisch zu werten, wenn der Gipfel des zweiten Anstieges mehr als 50% des ersten beträgt.

c) Adrenalinbelastung.

Größere Mengen von Adrenalin (0,5 bis 1 mg) subkutan verabreicht, verursachen einen Blutzuckeranstieg, der nach 30 bis 60 Minuten seinen Höhepunkt erreicht. Der Blutzucker steigt gewöhnlich bei nüchternen Gesunden auf 130 bis 150 mg% und fällt dann allmählich innerhalb von 3 bis 6 Stunden zur Norm ab. Dieser Blutzuckeranstieg hat eine Ausschüttung von Insulin zur Folge. Sie nimmt mitunter ein stärkeres Ausmaß an, wodurch der Blutzucker den Ausgangswert sogar unterschreitet. Dabei treten hypoglykämische Erscheinungen auf. Bei Diabetikern liegt der Gipfelpunkt wesentlich höher als bei Gesunden. Der Abfall ist bei schwersten Diabetikern häufig derart verzögert, daß sogar noch 12 Stunden nach der Adrenalininjektion ein höherer Blutzucker angetroffen werden kann als vor Beginn des Versuches.

Der Adrenalineffekt dient nicht nur zur Prüfung der Leistungsfähigkeit des Inselapparates. Da nämlich das Nebennierenmarkhormon die Fähigkeit besitzt, das Leberglykogen zu mobilisieren, so wurde auch vielfach der Versuch unternommen, aus der Höhe des Blutzuckeranstieges nach einer Adrenalininjektion die verfügbare Leberglykogenmenge zu schätzen. Dagegen muß insofern Einspruch erhoben werden, als sich immer wieder zeigt, daß eine Adrenalininjektion auch bei hungernden Versuchstieren, deren Leber nur Spuren von Glykogen enthält, einen beachtlichen Blutzuckeranstieg zur Folge hat. Dieser Adrenalineffekt, der bei Nahrungsentzug in Erscheinung tritt, ist auf eine verstärkte Zuckerneubildung aus Milchsäure zurückzuführen.

d) Insulinbelastung (RADOSLAVscher Versuch).

Die Insulinbelastung dient vorwiegend zur Ermittlung der Insulinempfindlichkeit. Zu diesem Zwecke werden morgens im Nüchternzustand 14 E. Altinsulin subkutan injiziert und der Verlauf des Blutzuckers in stündlichen Abständen durch 4 bis 5 Stunden verfolgt. Auf diese Insulinmenge erniedrigt sich die Kurve des Gesunden nur bis an die untere Grenze des Normalwertes oder wenig darüber. Der tiefste Blutzucker wird 1 bis 2 Stunden nach der Injektion beobachtet. Zu einer weiteren Senkung sind noch größere Insulinmengen erforderlich. Verstärkte Ansprechbarkeit für Insulin wird bei M. Addison und bei hypophysärer Kachexie vorgefunden. Bei letzterer kann sogar eine Insulin-Einheit zu schweren hypoglykämischen Anfällen führen.

3. Zuckerneubildung (Glukoneogenie).

Da die meisten Organe zu ihrer Arbeitsleistung Zucker benötigen, ergibt sich im Hunger und bei forcierter Muskelarbeit infolge des Schwundes der Zuckerreserven die Notwendigkeit, den Zucker neu zu bilden. Im Mittelpunkt der Zuckerneubildung steht die Leber. Aus den Versuchen von MANN und MAGATH ist es bekannt, daß die Zuckerneubildung nach der Entfernung der Leber unterbleibt. Dies äußert sich in einem starken Blutzuckerabfall. Die Tiere gehen nach einigen Stunden zugrunde, falls ihnen nicht Traubenzucker gereicht wird. Durch die Verabreichung von Dextrose können sie länger am Leben erhalten werden. Sie gehen wohl später trotz der Zuckerzufuhr ein, aber die Ursache liegt in einer allgemeinen Intoxikation, die durch die Entfernung der Leber ausgelöst wird (s. Bd. II, S. 257). Aus diesen Versuchen geht also hervor, daß der Organismus auch für eine kurze Zeit auf Traubenzucker nicht verzichten kann. Um also den Körper bei Nahrungsentzug leistungsfähig zu erhalten, muß Zucker neu gebildet werden. Dazu dienen Fett und Eiweiß, also Substanzen, die mit den Kohlehydraten nur wenig gemeinsam haben. Diese Zuckerneubildung aus Nichtkohlehydraten wird als Glukoneogenie bezeichnet. Aus zahlreichen und vielseitig durchgeführten Untersuchungen geht hervor, daß in der Leber aus 100 g Eiweiß 50 bis 80 g Zucker gebildet werden.

Wieweit das Fett als Zuckerquelle eine Rolle spielt, darüber gehen bis zur Zeit die Meinungen und Deutungen auseinander.

Die Zuckerbildung aus Glyzerin, welches mit 10% am Neutralfettmolekül beteiligt ist, wurde schon seit langem sichergestellt. Und trotzdem verursacht ein Öltrunk auch beim Diabetiker keinen Blutzuckeranstieg. Ja, es kann eine länger andauernde Fettkost den Blutzucker sogar beim Zuckerkranken senken, wie aus der Diätbehandlung von PETRÉN bekannt ist.

Es liegen aber doch Ergebnisse vor, die darauf schließen lassen, daß auch aus Fettsäuren eine Zuckerbildung möglich ist. GEELMUYDEN verabreichte phlorizinvergifteten Versuchstieren ein Spaltprodukt der Fettsäuren, nämlich die β-Oxybuttersäure und sah dabei einen Extrazucker auftreten. Ferner hat BEST beobachtet, daß das Cholin bei Hunden mit fettreicher und glykogenarmer Leber den Fettgehalt dieses Organs unter gleichzeitiger Steigerung des Glykogengehaltes der Leber vermindert. Es geht aber aus diesen Versuchen leider nicht hervor, wieweit die Fettsäuren an der Zuckerneubildung beteiligt sind. Es könnte das Glykogen zur Gänze auch aus dem Glyzerin des Neutralfettes entstehen.

Obwohl bisher kein sicheres Beweismaterial vorliegt, aus dem hervorgeht, daß eine Zuckerneubildung aus Fett stattfindet, so hat sich doch eine neuere Untersuchungsmöglichkeit gefunden, deren Ergebnis darauf hinweist, daß die Zuckerbildung aus Fettsäuren nicht so fraglich erscheint, als vielfach angenommen wird. Es stellte nämlich vor kurzem BERINGER auf dem Wege der Leberpunktion fest, daß die Leber von mittelschweren und schweren Diabetikern am Karenztag im Gegensatz zu Gesunden beträchtliche Mengen von Glykogen enthält. Das Glykogen wird dauernd neu gebildet und mobilisiert. Da ein Großteil des Glykogens, wie die Bilanz ergab, weder aus Eiweiß noch aus Glyzerin entsteht, wird aus diesen Ergebnissen gefolgert, daß auch die Fettsäuren an der Zuckerneubildung beteiligt sein müssen.

Da aus diesen Untersuchungen hervorgeht, daß eine Kohlehydratbildung aus Fett anzunehmen ist, so bleibt doch noch eine wichtige Frage unbeantwortet:

Warum verursacht das Nahrungsfett beim Diabetiker keinen Blutzuckeranstieg? Nun haben auch hier weitere Leberpunktionen einen näheren Einblick in das Problem der Zuckerneubildung gestattet. Es hat sich nämlich gezeigt, daß die Diabetikerleber im Hunger neben reichlichem Glykogen auch enorme Fettmengen stapeln kann. Der Diabetiker verarbeitet also nur einen Bruchteil des eigenen Fettes, das von der Peripherie in die Leber wandert, zu Zucker. Das übrige Fett bleibt als eine weitere Reserve für die folgende Zuckerneubildung liegen. Da also der Zuckerkranke schon von seinem eigenen Fett nur kleine Mengen in Zucker überführt, so hat er es gar nicht nötig, das mit der Nahrung gereichte Fett auch noch in Zucker umzusetzen. Es erweckt demnach den Eindruck, daß die Zuckerneubildung aus Fett auf endogenem Wege gesteuert wird, auf welchen Vorgang das Nahrungsfett keinen Einfluß ausübt.

4. Intermediärer Kohlehydratstoffwechsel.

Über die einzelnen Vorgänge, die sich bei der Bildung und Mobilisierung des Glykogens abspielen, war bis vor kurzem nur wenig bekannt. Die wichtige Frage, ob die Leberzellen bei der Glukoneogenie zuerst Zucker und aus diesem Glykogen synthetisieren oder aber ob in der Leber direkt ohne Zwischenstufen Glykogen entsteht, konnte erst jüngst durch die hervorragenden Arbeiten von CORI und CORI sowie ihren Mitarbeitern geklärt werden.

Über einige wenige Phasen, die sich beim Abbau des Zuckers abspielen, weiß man seit langem Bescheid. Schon vor mehr als drei Jahrzehnten wurde gezeigt, daß der Zucker vor seinem Eintritt in den tierischen Stoffwechsel mit der Phosphorsäure verestert werden müsse. Die näheren Einzelheiten dieser Veresterung, die auch als Phosphorylierung bezeichnet wird, sind in den letzten Jahren immer genauer ausgearbeitet worden. Nach diesen Ergebnissen wird der Traubenzucker sowohl in der Leber als auch im Muskel zuerst am C_6 Atom mit der Phosphorsäure verestert. Es entsteht dabei das Glukose-6-Phosphat, eine Verbindung, die nach ihrem Entdecker als ROBISON-Ester bezeichnet wird. Dieser Ester bildet sowohl den Ausgang für den Abbau des Zuckers, als auch den für die Synthese des Glykogens.

Nun konnten CORI und CORI aus der Leber und dem Muskelgewebe ein Ferment isolieren, das von ihnen als „Phosphoglukomutase" bezeichnet wurde, welches die Fähigkeit besitzt, die Phorsphorsäure aus der Stellung C_6 nach C_1 zu verschieben. Es entsteht also aus dem ROBISON-Ester ein neuer, der den Namen CORI-Ester trägt. Der Vorgang ist reversibel. Ferner isolierten dieselben Forscher aus der Leber ein weiteres Ferment, genannt „Phosphorylase", welches den CORI-Ester in ein Polysaccharid überführt, das alle Reaktionen des Glykogens gibt und demnach als Glykogen anzusprechen ist. Auch diese Reaktion verläuft reversibel (Abb. 2).

Damit wären also die einzelnen Phasen, beginnend von der Veresterung des Zuckers bis zur Glykogenbildung erfaßt. Es ergibt sich nun noch die Frage, wie aus dem Glukose-6-Ester wieder ein freier Traubenzucker entsteht, falls das Glykogen abgebaut wird. Die letztere Veresterung ist nämlich irreversibel. Es ist also das Ferment, welches den Traubenzucker mit der Phosphorsäure zum ROBISON-Ester paarte, nicht fähig, die Phosphorsäure wieder abzuspalten. Und doch kreist, wie allgemein bekannt ist, der Traubenzucker, der durch die Mobilisierung des Leberglykogens entstanden ist, frei in der Blutbahn, ohne Bindung an die Phosphorsäure. Es konnte anfänglich keine richtige Erklärung dafür abgegeben werden, wodurch der Traubenzucker aus dem ROBISON-Ester wieder abgespalten wird. Nun konnten CORI und CORI in der Leber ein weiteres Ferment vorfinden, genannt Phosphatase, welches die Fähigkeit besitzt, den Robison-Ester und auch den Cori-Ester zu dephosphorylieren, womit also der Traubenzucker in Freiheit gesetzt wird. Dieses Ferment ist aber nur in der Leber und *nicht* im Muskel auffindbar. Auf Grund dieser Forschungsergebnisse wird die Blutzuckerbildung aus dem Leberglykogen auf die aufeinanderfolgende Wirkung von Phosphorylase und Phosphatase zurückgeführt. Der Abbau des Leberglykogens erfolgt demnach nicht, wie bisher allgemein angenommen wurde, durch die Diastase, sondern es sind daran weit spezifischere Fermente beteiligt.

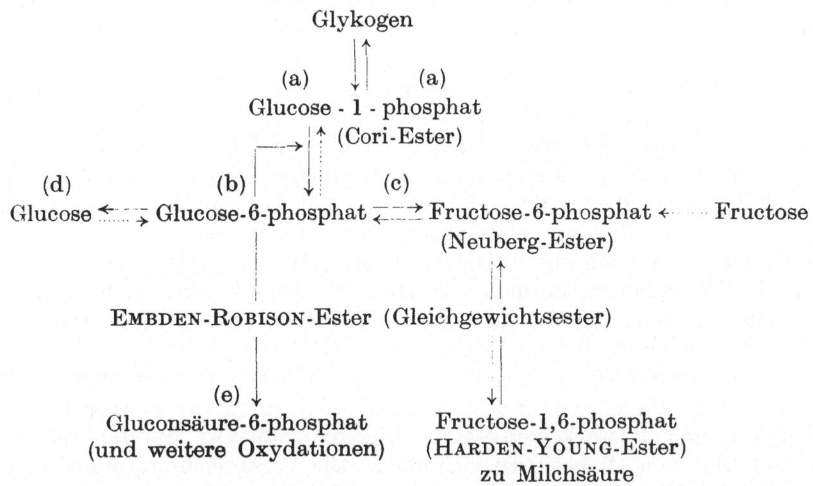

Enzyme (wenn kein Buchstabe angegeben, sind die Enzyme unbekannt):
(a) Phosphorylase,   (d) Phosphatase,
(b) Phosphoglucomutase,   (e) Glucose-6-phosphatdehydrogenase
(c) Isomerase,   (Zwischenferment von Warburg).

Glykogenabbau und -aufbau nach Cori.

Abb. 2.

In der Muskulatur fehlt die von Cori und Cori in der Leber vorgefundene Phosphatase. Damit ist also der Muskel nicht befähigt, den gebildeten Robison-Ester zu spalten. Es kann also der Muskel wohl den Zucker, der ihm angeboten wird, aufnehmen und in Glykogen überführen, er ist aber nicht imstande, den veresterten Zucker, der wieder bei Abbau des Glykogens entsteht, in Freiheit zu setzen und in die Blutbahn abzugeben. Es ist demnach dem Zucker in der Muskulatur ein anderer Abbauweg vorgeschrieben als in der Leber. Er führt über den Neuberg-Ester (Fruktose-6-Phosphorsäure) und den Harden-Young-Ester (Fruktose-1,6-Diphosphorsäure), welcher wieder in Triosen zerfällt, zur Milchsäure.

5. Einfluß der Blutdrüsen auf den Kohlehydratstoffwechsel.

a) Hypophyse.

Die Hypophyse stellt das Zentralorgan für die Steuerung des Kohlehydratstoffwechsels dar. Ihren Einfluß auf den Kohlehydratstoffwechsel konnte in exakter Weise Houssay mit seinen Mitarbeitern nachweisen. Aus diesen Arbeitsergebnissen geht hervor: 1. Die Entfernung der Hypophyse verursacht beim Versuchstier eine starke Empfindlichkeit gegenüber Insulin. Die Hypophysektomie mildert bei pankreaslosen Hunden den Diabetes.

2. Bei normalen oder hypophysektomierten Versuchstieren wird nach Verabreichung von Hypophysenpräparaten die Insulinempfindlichkeit herabgesetzt. Dieselben Präparate verursachen bei einem pankreaslosen und gleichzeitig hypophysektomierten Tier wieder eine verstärkte Harnzuckerausscheidung.

3. Eine länger andauernde Applikation von geeigneten Hypophysenvorderlappenpräparaten bewirkt auch beim Normaltier einen Diabetes.

Diese grundlegenden Erkenntnisse gaben den Anlaß, sich mit dem Einfluß der Hypophyse auf den Kohlehydratstoffwechsel noch eingehender zu beschäftigen. Es wurden zahlreiche Hormone isoliert, deren Wirkung darauf schließen läßt, daß die Hypophyse mit ihren Inkreten nicht nur selbständig in den Stoffwechsel eingreift, sondern daß sie auch die Tätigkeit der übrigen Blutdrüsen lenkt. Es wird hier nur auf die Hormone näher eingegangen, die mit dem Kohlehydratstoffwechsel in engerer Beziehung stehen.

Das *kontrainsuläre Hormon*. LUCKE konnte an Tierversuchen zeigen, daß sich aus der Hypophyse ein Extrakt mit blutzuckersteigernder Wirkung gewinnen läßt. Eine intravenöse oder intramuskuläre Injektion dieses Extraktes verursacht bei Hunden einen mäßigen Blutzuckeranstieg, wobei der höchste Wert eine Stunde nach der Injektion beobachtet wird. Der Blutzucker fällt nach 2 bis 4 Stunden zu normalen Werten ab. Dieses Hormon hebt die blutzuckersenkende Wirkung des Insulins auf. Wegen dieses Verhaltens wird es als das kontrainsuläre Hormon bezeichnet.

Das *kohlehydratstoffwechselregelnde Hormon*. Aus dem Vorderlappen der Hypophyse konnten HOFFMANN und ANSELMINO eine Substanz gewinnen, die den Leberglykogengehalt stark herabsetzt. Dieselbe Substanz konnten sie auch im Harn und Blut von Diabetikern vorfinden. Die Verabreichung dieses Hormons verursacht bei Versuchstieren eine mehrere Stunden andauernde Senkung des Leberglykogengehaltes.

Das *fettstoffwechselregelnde Hormon*. ANSELMINO und HOFFMANN isolierten ferner aus der Hypophyse ein weiteres Hormon, welches nach einigen Stunden einen Anstieg der Azetonkörper im Blut und Harn verursacht. Dasselbe Hormon konnten sie im Harn von Diabetikern, Schwangeren und auch bei Gesunden nach einer Fettbelastung vorfinden. BEST und CAMPBEL haben nachgewiesen, daß der Fettgehalt der Leber nach dem Fettstoffwechselhormon innerhalb weniger Tage um 300% steigen kann. Unter dem Einfluß dieses Hormons wird also das Depotfett mobilisiert und wandert in die Leber.

Nähere Einzelheiten über den Einfluß der Hypophyse auf den Kohlehydratstoffwechsel sind auf S. 6 zu finden.

b) Nebennieren.

Die Nebenniere enthält mehrere Hormone, die den Kohlehydratstoffwechsel beeinflussen. Die Wirkung der Inkrete der Rinde verhält sich zum Teil anders als die des Markes. Aus diesem Grunde ist eine gesonderte Besprechung angezeigt.

Das *Adrenalin*. Die Fähigkeit des Adrenalins, das Leberglykogen zu mobilisieren, ist schon seit langem bekannt. Der Leberglykogenabfall unter dem Einfluß des Adrenalins, der mit einem Blutzuckeranstieg Hand in Hand geht, kann sowohl bei hungernden als auch bei kohlehydratgefütterten Tieren nachgewiesen werden. Anfänglich wurde aber das Verhalten des Leberglykogens nach einer Adrenalininjektion nur in einem kürzeren Zeitabschnitt kontrolliert.

Spätere Untersuchungen, denen eine längere Beobachtungsdauer angeschlossen wurde, zeigten, daß das Adrenalin auch die Fähigkeit besitzt, den Leberglykogengehalt zu heben. Ja es wurden sogar Ergebnisse gemeldet, aus denen hervorgeht, daß hungernde, aber oft mit Adrenalin vorbehandelte Versuchstiere mehr Glykogen in der Leber enthalten können als die kohlehydratgefütterten Kontrolltiere. Man konnte zuerst über diese Glykogenspeicherung keine richtige Erklärung abgeben. Ursprünglich wurde die Meinung vertreten, daß eine Adrenalininjektion eine Ausschüttung von Insulin zur Folge habe, welches eine Glykogenablagerung in der Leber fördert. Diese Ansicht konnte insofern widerlegt werden, als sich zeigte, daß das Insulin den Glykogengehalt der Leber bei Hungertieren eher herabsetzt. Auch über das Material, aus welchem die Leber bei Nahrungsentzug unter dem Einfluß des Adrenalins ihr Glykogen bildet, war wenig bekannt. Es wurde eine Kohlehydratbildung aus Fett und Eiweiß angenommen, wofür sich einige Anhaltspunkte gefunden haben, aber etwas Sicheres konnte nicht ausgesagt werden. Nähere Einzelheiten wurden erst durch die Untersuchungen von CORI und CORI bekannt (Abb. 3).

An Versuchstieren haben CORI und CORI festgestellt, daß der Blutzucker nach einer Adrenalininjektion anfänglich ansteigt, wobei die Leber an Glykogenmengen einbüßt. Gleichzeitig wurde beobachtet, daß auch die Blutmilchsäure beträchtlich ansteigt. In der anschließenden Phase fällt sowohl der Blutzucker als auch die Milchsäure ab. Zu diesem Zeitpunkt beginnt die Leber Glykogen zu stapeln. Da die Milchsäure ein guter Glykogenbildner ist, nehmen diese Forscher an, daß die Glykogenbildung in der Leber bei Hungertieren nach einer Adrenalininjektion auf die Vermehrung der Milchsäure zurückzuführen sei. Gleichzeitige Untersuchungen im Muskel ergaben, daß hier ein beträchtlicher, länger andauernder Glykogenschwund nachweisbar ist.

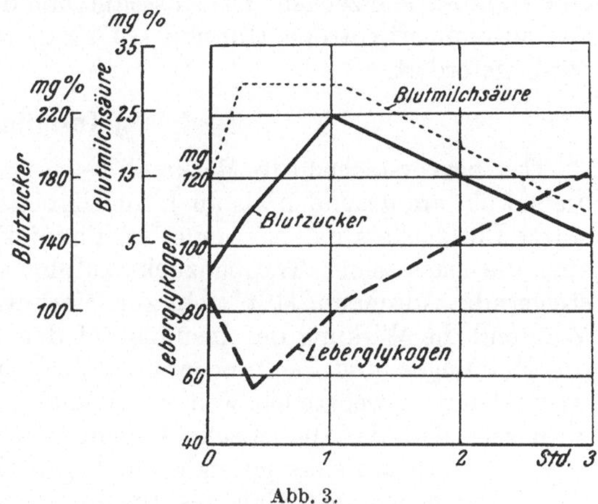

Abb. 3.

Adrenalinwirkung auf Blutzucker und Leberglykogen
(nach CORI und CORI).

Diese Befunde weisen darauf hin, daß das Adrenalin den Glykogenabbau in der Muskulatur beschleunigt und eine Milchsäurebildung bewirkt. Die entstandene Milchsäure wird in der Leber zu Traubenzucker umgewandelt. Dieser verursacht zum Teil einen Blutzuckeranstieg und zum Teil eine Speicherung des Leberglykogens. Das Adrenalin lenkt also den Kohlehydratstrom von der Muskulatur zur Leber.

Aus diesen Ergebnissen geht einwandfrei hervor, daß das Adrenalin die Fähigkeit besitzt, das Leberglykogen zu bilden und auch zu mobilisieren.

Die *Nebennierenrinde.* Entfernt man einem Versuchstier die Nebennieren, so treten Störungen im Kohlehydratstoffwechsel auf, die an diejenigen erinnern, die sich nach der Exstirpation der Hypophyse einstellen. Es fällt der Blutzucker auf hypoglykämische Werte. Gleichzeitig verringert sich auch der Leberglykogengehalt.

Die Tiere können beliebig lange am Leben erhalten werden, wenn man ihnen Extrakte aus dem Nebennierenrindengewebe injiziert. Sie bleiben auch ohne Rindenextrakte am Leben, falls eine kochsalzreiche und kaliumarme Kost verabreicht wird. Der Nebennierenrindenextrakt ist auch ersetzbar durch einen aus der Nebennierenrinde isolierten Stoff, das Desoxycorticosteron (s. S. 78). Mit diesem Hormon können die meisten Erscheinungen, die durch die Entfernung der Nebenniere verursacht wurden, behoben werden. Aber die Neigung zu Hypoglykämie bleibt weiter bestehen. Wird den Versuchstieren außer den Nebennieren auch noch die Bauchspeicheldrüse entfernt, so verläuft der Diabetes in wesentlich milderer Form als wenn das Pankreas allein exstirpiert wurde. Dieses Ergebnis ist in Analogie zu setzen mit den Versuchen von HOUSSAY, welcher nachweisen konnte, daß die Entfernung der Hypophyse den Pankreasdiabetes günstig beeinflußt.

Bei Versuchstieren, denen die Nebennieren und das Pankreas entfernt wurden, verursacht eine Injektion von Desoxykortikosteron weder eine Besserung noch eine Verschlechterung im Kohlehydratstoffwechsel. Werden aber andere, ebenso aus der Nebennierenrinde isolierte Hormone, die dem Desoxycorticosteron nahestehen, injiziert, so steigen wieder der Blutzucker und die Glykosurie an. Es handelt sich um das 11-Dehydrocorticosteron, das 17-Oxycorticosteron und das 17-Oxy-11-Dehydrocorticosteron. Ja man konnte mit diesen Fraktionen aus der Nebennierenrinde sogar bei normalen, vollständig gesunden Versuchstieren eine Glykosurie erzeugen. Die Ausschüttung der Nebennierenhormone wird durch das adreno-corticotrope Hormon (ACTH), welches in der Hypophyse gebildet wird, gefördert.

c) Insulin.

Das hervorstechendste Merkmal der Insulinwirkung ist die Hypoglykämie, die sowohl am gesunden als auch am diabetischen Körper nachweisbar ist. Der starke Blutzuckerabfall nach einer Insulininjektion löst hypoglykämische Krämpfe aus, die nach einer Traubenzuckerzufuhr schwinden. Auch das blutzuckersteigernde Adrenalin läßt sich zur Verhütung solcher Krämpfe verwenden. Während die Wirkung des Insulins auf den Blutzucker sichergestellt ist, gehen die Meinungen und Deutungen über den Einfluß des Insulins auf den Stoffwechsel der Gewebszellen weit auseinander. Dies ist zum Teil darauf zurückzuführen, daß der diabetische Organismus auf das Inselhormon anscheinend anders anspricht als der gesunde. Es liegen aber auch zahlreiche Ergebnisse vor, aus denen hervorgeht, daß das Insulin sogar beim normalen Versuchstier den Kohlehydratstoffwechsel verschiedenartig beeinflussen kann. So verhält sich z. B. das Muskelglykogen bei den hungernden Versuchstieren nach einer Insulininjektion anders als bei den kohlehydratgefütterten. Auf Grund zahlreicher Phänomene, die unter dem Einfluß des Insulins beobachtet werden, ist es bisher nicht möglich, eine Theorie über die Wirkung des Insulins aufzustellen, die allgemein befriedigen könnte. Anscheinend greift das Insulin nicht nur in die Materie des Kohlehydrat- und Fettstoffwechsels ein. Zahlreiche Untersuchungen weisen darauf hin, daß das Insulin auch auf die Ausschüttung von Hypophysenhormonen fördernd und hemmend eingreift. Wir müssen uns also damit begnügen, die Änderungen, die im Kohlehydrat- und Fettstoffwechsel nach einer Insulininjektion in Erscheinung treten, aufzuzählen. Damit gewinnt man immerhin einen Einblick in einige Phasen der Insulinwirkung.

Die Störungen im Kohlehydratstoffwechsel, die infolge eines Insulinmangels auftreten, sind sowohl beim Menschen als auch beim Tier seit langem bekannt. Schon in den Achtzigerjahren des vorigen Jahrhundertes beobachteten MINKOWSKI und VON MERING, daß die Entfernung der Bauchspeicheldrüse eine Harnzuckerausscheidung verursacht. Zugeführte Kohlehydrate werden quantitativ ausgeschieden. Gleichzeitig schwindet das Glykogen annähernd völlig aus der Leber. Auch der Muskel verarmt an Glykogen. Nach der Entdeckung des Insulins durch BANTING und BEST wurden zahlreiche Untersuchungen vorgenommen, um den Einfluß des Insulins auf den Kohlehydratstoffwechsel sicherzustellen. Dabei hat sich gezeigt, daß das Inselhormon bei hungernden pankreaslosen Hunden den Leberglykogengehalt schon nach kurzer Zeit von Spuren bis auf 2% vermehrt. Eine kohlehydratreiche Nahrung vereint mit Insulin hatte eine beträchtliche Anreicherung an Muskel- und Leberglykogen zur Folge. Nach diesen Ergebnissen erweckt es den Eindruck, als wäre der Einfluß des Insulins auf den Kohlehydratstoffwechsel sichergestellt. Aber dieselben Versuche mit Insulin, die an gesunden Tieren vorgenommen wurden, führten zu einem anderen Resultat.

So beobachteten CORI und CORI an hungernden Ratten, daß eine Insulininjektion einen Abfall des Muskel- und Leberglykogens verursacht. Dieses Ergebnis steht also in krassem Widerspruch zu den Erfahrungen, die am pankreaslosen Tier gesammelt werden konnten. Bei kohlehydratgefütterten gesunden Tieren beobachtete BRENTANO eine merkliche Zunahme des Muskelglykogens. In der Leber wurde hingegen wesentlich weniger Glykogen vorgefunden als bei den Kontrolltieren, denen kein Insulin injiziert wurde. Aus diesen Untersuchungen geht hervor, daß das pankreaslose Versuchstier auf das Insulin anders anspricht als das gesunde Kontrolltier. Ferner ist daraus zu ersehen, daß der Organismus eines gesunden Hungertieres auf eine Insulininjektion anders reagiert als das gesunde kohlehydratgefütterte Versuchstier.

Damit ist aber die Zahl der Phänomene, die nach einer Insulininjektion in Erscheinung treten, noch nicht erschöpft. Es hat sich nämlich jüngstens gezeigt, daß das Insulin beim menschlichen Diabetes, also einer Erkrankung, die durch einen Insulinmangel verursacht wird, den Leberglykogengehalt nicht nur heben, sondern sogar auch senken kann. Wie schon auf S. 119 (Glukoneogenie) hingewiesen wurde, enthält der zuckerkranke Mensch im Hunger mehr Glykogen in der Leber als der gesunde. Dies dürfte darauf zurückzuführen sein, daß das Insulin beim Diabetiker nicht vollständig fehlt. Dieser Mangel verursacht wohl eine verstärkte Zuckerneubildung, wobei durch die geringe noch vorhandene Insulinmenge ein beachtlicher Anteil des neu gebildeten Zuckers in der Leber zu Glykogen fixiert werden kann. Bei Nahrungsentzug hat das Insulin innerhalb von 1 bis 2 Stunden noch eine weitere Zunahme des Leberglykogens zur Folge. Die Ursache dieses Geschehens dürfte darin zu suchen sein, daß die großen Mengen des freien Gewebszuckers zu Glykogen gespeichert werden. Hingegen wird die Leber eines Diabetikers, bei dem der Blutzucker mit Insulin im Hungerzustand durch 24 Stunden dauernd auf 70 mg% gesenkt wurde, ebenso glykogenarm wie beim Gesunden, der ebenso lange keine Nahrung aufnahm und dem kein Insulin injiziert wurde. Es wird also beim hungernden Zuckerkranken unter längerer Einwirkung des Pankreashormons die Leberglykogenmenge herabgesetzt und die Zuckerneubildung normalisiert. Die Ketonkörper, die bei reichlichem Leberglykogengehalt vermehrt vorgefunden werden können, fallen unter dem Einfluß des Insulins trotz des Leberglykogenschwundes deutlich ab. Eine Insulininjektion vereint mit einer kohlehydratreichen Mahlzeit hat beim Zuckerkranken innerhalb von 6 bis 8 Stunden eine enorme Glykogenspeicherung zur Folge.

Eine allgemein befriedigende Erklärung für diese Phänomene kann bis zur Zeit nicht abgegeben werden.

Die bisher bekannten Phasen der Insulinwirkung auf den Kohlehydrat- und Fettstoffwechsel hat BERINGER auf Grund der aus den Tierversuchen vorliegenden Ergebnisse und der beim Menschen gesammelten Erfahrungen folgend eingeteilt:

1. Das Insulin senkt den Blutzucker im gesunden und diabetischen Organismus.

2. Das Insulin hebt die Leberglykogenmenge beim hungernden pankreaslosen Versuchstier.

3. Insulin vereint mit Kohlehydraten verursacht beim pankreasdiabetischen Versuchstier eine starke Zunahme des Leber- und Muskelglykogens.

4. Insulin senkt bei gesunden Hungertieren den Muskel- und Leberglykogengehalt.

5. Kleine Insulinmengen vereint mit Kohlehydraten fördern bei gesunden Tieren die Glykogenablagerung sowie den Kohlehydratumsatz im Muskel und hemmen die Glykogenspeicherung in der Leber.

6. Insulin verursacht beim zuckerkranken Menschen innerhalb von 1 bis 2 Stunden auch im Hunger eine Zunahme des Leberglykogens.

7. Eine 24 Stunden andauernde Senkung des Blutzuckers mittels Insulin bewirkt beim hungernden Zuckerkranken einen Glykogenschwund in der Leber.

8. Insulin vereint mit Kohlehydraten hat beim Zuckerkranken eine enorme Speicherung des Leberglykogens zur Folge.

9. Insulin hemmt die Zuckerneubildung.

10. Insulin hemmt die Ketonkörperbildung.

Was die gesunde Bauchspeicheldrüse veranlaßt, das Insulin in die Blutbahn abzugeben, darüber herrscht zur Zeit keine einheitliche Auffassung. La Barre vertritt die Ansicht, daß der rechte Vagus insulinsekretorische Nervenfasern enthält, deren Reiz eine Produktion des Insulins verursacht. Dagegen sind Grafe und Meyenthaler auf Grund ihrer Untersuchungen der Meinung, daß die Abgabe des Insulins von dem Nervensystem völlig unabhängig erfolgt und durch die Zuckerkonzentration der in die Bauchspeicheldrüse führenden Gefäße gesteuert wird.

Die Bildungsstätte des Insulins sind die Langerhansschen Zellinseln. Sie enthält drei verschiedene Zelltypen: Die sogenannten α-Zellen, β-Zellen und eine weniger gut definierbare Zellart. Das Insulin wird in den β-Zellen produziert.

Zur Eichung der gebräuchlichen Insulinpräparate benützt man die Wirkung auf den Blutzucker. Als eine Kanincheneinheit bezeichnet man diejenige Insulinmenge, die bei einem 24 Stunden hungernden Kaninchen von 2 kg Körpergewicht den Blutzucker in 4 Stunden auf 45 mg% herabsetzt. Ein Drittel dieser Einheit wird als eine klinische Einheit bezeichnet. Seit 1935 wird $^1/_{22}$ mg eines kristallisierten Standardinsulins, das in London und Toronto aufbewahrt ist, als eine internationale Einheit benannt.

Die Insulinpräparate, die sich im Handel befinden, sind verschieden dosiert. Es gibt solche, die 20 Einheiten, 40 Einheiten und noch mehr pro Kubikzentimeter enthalten. Ferner gibt es Insulinpräparate, die nur eine kurze Zeit den Blutzucker senken. Diese Art von Insulin wird als Altinsulin bezeichnet. Ihre blutzuckersenkende Wirkung hält beim Diabetiker bloß 8 bis 10 Stunden an. Die kurze Wirkungsdauer erfordert bei schweren Diabetikern oft eine einmalige oder sogar eine mehrmalige Wiederholung der Injektion. Aus diesem Grunde war man bestrebt, Insulinpräparate zu erzeugen, die über eine längere Zeit den Blutzucker senken. Diese Eigenschaft besitzen die sogenannten „Depot-Insuline". Davon werden mehrere Arten je nach der Substanz, die dem Insulin den Depotcharakter verleiht, erzeugt. Die länger anhaltende Blutzuckersenkung wird dadurch erzielt, daß das Insulin an gewisse Stoffe gebunden wird, von denen es im Organismus nur allmählich durch die fermentative Tätigkeit der Zellen in Freiheit gesetzt wird. Auf diese Weise kann der Zuckerkranke mit einer einzigen Injektion 24 Stunden lang mit Insulin versorgt werden. Zur Zeit ist das gebräuchlichste Depotinsulin das Protamin-Zink-Insulin. Den Depotcharakter trägt hier das Sperma aus der Regenbogenforelle und der geringe Zinkzusatz. Jüngstens erschien ein Insulin unter dem Namen Di-Insulin, welches sowohl einen Depotcharakter trägt, als auch eine prompte sofortige Blutzuckersenkung verursacht. Es steht also zwischen dem Altinsulin und dem Depotinsulin.

6. Einfluß des Nervensystems auf den Kohlehydratstoffwechsel.

Seit der berühmten Piqûre von Cl. Bernard ist es bekannt, daß auch das Nervensystem in die Regulation des Kohlehydratstoffwechsels eingreift. Dieser Forscher wies nämlich nach, daß der Einstich in die Spitze des Calamus scriptorius bei Kaninchen und Hunden eine Hyperglykämie und eine Glykosurie zur Folge hat. Dieser Zuckerstich bewirkt einen Glykogenschwund der Leber. Die Hyperglykämie und die Glykosurie tritt nur dann in Erscheinung, wenn die Leber mit Glykogen gefüllt ist. Falls sie schon zu Beginn des Versuches nur wenig Glykogen enthält, unterbleibt der Blutzuckeranstieg. Dieser Eingriff löst also keine Zuckerneubildung aus, sondern er gibt bloß den Anreiz zur Mobilisierung des Leberglykogens. Auf Grund dieser Ergebnisse wurde ursprünglich angenommen, daß am Boden des IV. Ventrikels ein Zentrum vorliegt, von welchem aus die Zuckerausschüttung der Leber neurogen gelenkt wird. Zahlreiche Nachuntersuchungen machten es wahrscheinlich, daß durch den Zuckerstich bloß die afferenten Bahnen eines höher gelegenen Zentrums getroffen werden. Dieses dürfte sich im Gebiet des Tuber cinereum und des zentralen Höhlengrau befinden, da die Ätzung dieser Stellen einen Diabetes zur Folge hat. Beim Hund führt dieser Eingriff zu einer Harnzuckerausscheidung bis zu 3%, die sogar einige Monate anhalten kann.

Zahlreiche Erfahrungen sprechen dafür, daß neben dem vegetativen Nervensystem auch das Großhirn auf den Kohlehydratstoffwechsel einen Einfluß ausüben kann. Aus klinischen Beobachtungen geht hervor, daß Erkrankungen und Verletzungen des Großhirnes wie Erschütterungen, Tumoren, Entzündungen usw. häufig einen Blutzuckeranstieg verursachen. Es ist anzunehmen, daß durch Krankheitsherde des Großhirnes Reize auf die Zentren des Zwischenhirnes übertragen werden. Auch die Hyperglykämie bei psychischen Erregungen findet auf diese Weise ihre Erklärung.

7. Einfluß von Pharmaka auf den Kohlehydratstoffwechsel.

Das *Phlorhizin*. Im Jahre 1886 beobachtete von Mering, daß das Phlorhizin bei Hunden eine starke Glykosurie verursacht. Das Phlorhizin ist ein Glykosid, das aus den Wurzeln von Kernobstbäumen gewonnen wird. Sowohl der Entdecker wie spätere Forscher stellten ferner fest, daß der Blutzucker während der Glykosurie abfällt.

Gibt man Hunden 1,0 g Phlorhizin pro 1 kg Körpergewicht, so scheiden sie nach einigen Stunden 10% und noch mehr Zucker im Harn aus. Das gleiche Resultat kann man auch beim Menschen erzielen, für den die Einnahme von Phlorhizin keine Gefahr bedeutet. Gravide, Basedowiker und Diabetiker sind gegenüber Phlorhizin empfindlicher als Gesunde. Die Phlorhizinempfindlichkeit bei Graviden wurde früher auch praktisch ausgewertet. Sie diente zur Sicherung der Frühdiagnose der Schwangerschaft, da die Frauen im ersten Drittel der Gravidität schon auf 2 mg Phlorhizin mit einer Glykosurie reagieren. Dieselbe Phlorhizinmenge ist bei fehlender Gravidität wirkungslos.

Als die Ursache der Phlorhizinglykosurie wird die Störung der Phosphorylierung des Zuckers in den Nieren angesehen, wodurch die Rückresorption des Zuckers erschwert wird. Die Störung der Phosphorylierung unter dem Einfluß des Phlorhizins betrifft aber nicht bloß die Nieren allein. Verzár und Mitarbeiter fanden im Phlorhizin ein Fermentgift, das auch die selektive Resorption der Kohlehydrate im Darm hemmt.

Das *Alloxan*. Seit einigen Jahren ist uns ein Mittel in die Hand gegeben, mit dem es möglich ist, einen echten Pankreasdiabetes auch ohne Entfernung der Bauchspeicheldrüse zu erzeugen. Shaw Dunn beobachtete an Versuchstieren, denen er 200 bis 300 mg Alloxan pro Kilogramm Körpergewicht verabreichte, daß sich schon innerhalb einer Stunde ein komatöser Zustand entwickelte. Der Blutzucker fiel bis auf 30 mg%. Es stellten sich am ersten Tag 10 und noch mehr schwere hypoglykämische Anfälle, verbunden mit Krämpfen, ein. Um diese Tiere überhaupt am Leben zu erhalten, ergab sich die Notwendigkeit, Traubenzucker zuzuführen. Aber schon am dritten Tag begann der Blutzucker zu steigen und erreichte nach sieben Tagen den Nüchternwert von 300 mg%. Im Harn erschienen 5 bis 6% Zucker, die Acetonkörper wurden sowohl im Blut als auch im Harn vermehrt vorgefunden. Größere Mengen von Alloxan verursachten eine Anurie, bedingt durch einen Nierenschaden und die Tiere gingen an Urämie zugrunde.

Histologische Untersuchungen am Pankreas ergaben, daß die β-Zellen der LANGERHANSschen Inseln schon 5 Minuten nach einer Alloxaninjektion unscharfe Konturen annahmen. Später verschwinden ihre Granula, während die Zellen mit α-Granula, die allgemein als die Vorläufer der insulinproduzierenden Zellen angesehen werden, erhalten bleiben. In der weiteren Phase werden sämtliche Inselzellen nekrotisch.

Hyperglykämie und hypertonische Salzlösungen. Der Anstieg des Blutzuckers nach intravenöser Applikation von hypertonischer Kochsalzlösung ist schon seit langem bekannt. Ferner hat sich gezeigt, daß auch andere konzentrierte Salzlösungen zum Anstieg des Blutzuckers führen. Dazu gehören Natriumkarbonat, Natriumazetat, Kalzium- und Magnesiumsalze. Die Salzhyperglykämie scheint durch einen Reiz auf das sympathische Nervensystem ausgelöst zu werden, da sie nach einer Durchtrennung des Splanchnikus ausbleibt. Auch die Aderlaßhyperglykämie dürfte auf dieselbe Ursache zurückzuführen sein. Durch den Flüssigkeitsverlust tritt eine Änderung im osmotischen Gleichgewicht zwischen Blut und Gewebe ein, wodurch das sympathische Nervensystem erregt wird.

Hyperglykämie nach Narkotika. Chloroform, Äther, Pentothal, Chloralhydrat, Urethan, Paraldehyd, Morphium und Opium führen zu einem Anstieg des Blutzuckers. Der Entstehungsmechanismus dieser Hyperglykämie ist nicht vollständig geklärt. Die ursprüngliche Auffassung, daß der Blutzuckeranstieg nach diesen Substanzen bloß durch einen Sauerstoffmangel infolge Asphyxie ausgelöst wird, kann kaum aufrecht erhalten werden, da sich zeigte, daß das Opium auch in geringen Gaben, die weder eine Narkose noch eine Asphyxie verursachen, schon einen Anstieg des Blutzuckers bewirkt. Bei tiefer Narkose dürfte wohl auch eine Asphyxie an dem Blutzuckeranstieg beteiligt sein. In diese Gruppe gehört auch der Blutzuckeranstieg nach Leuchtgas-, Kohlenoxyd- und Kohlensäurevergiftung.

Die *Säurehyperglykämie.* Ihre Ursache ist im unmittelbaren Einfluß der Säuren auf die Leber zu suchen. Bei Kaninchen bewirkt das Einverleiben verdünnter Säuren durch den Magen in Mengen, die noch keine Vergiftungserscheinungen zur Folge haben, einen Blutzuckeranstieg. Gleichzeitig schwindet das Leberglykogen (ELIAS). Durchspülungsversuche an isolierter Leber zeigten, daß der Angriffspunkt direkt in der Leberzelle liegt.

B. Glykosurie und Melliturie bei normalem Blutzuckerverlauf.

1. Renaler Diabetes.

Unter renalem Diabetes versteht man ein Krankheitsbild, für welches das Auftreten von Traubenzucker im Harn trotz eines normalen Verhaltens des Blutzuckers charakteristisch ist. Als Ursache für diese Art von Glykosurie ist die Herabsetzung der Nierenschwelle für Zucker anzusehen.

In der Regel handelt es sich um einen sehr leichten Diabetes, da auch nach Zufuhr größerer Kohlehydratmengen nicht mehr als 20 bis 30 g Zucker im Harn erscheinen. Fälle, bei denen täglich 100 g Zucker und mehr ausgeschieden werden, gehören zu den Seltenheiten. Diese Form der Glykosurie kann vorübergehend auftreten, sie kann länger bestehen oder sich bei gewissen physiologischen Zuständen, wie Schwangerschaft, einstellen. Auch die Kombination des renalen Diabetes mit anderen Erkrankungen, wie z. B. M. Basedowii und echtem hyperglykämischem Diabetes, ist bekannt.

Bei reinen renalen Fällen verhalten sich der Nüchternblutzucker sowie der Verlauf der alimentären Hyperglykämie nach einer Traubenzuckerzufuhr ebenso wie bei Gesunden. Ja es kann der Nüchternblutzucker sogar niedriger und der Blutzuckeranstieg nach einer Nahrungszufuhr flacher vorgefunden werden als beim Normalen. Die Ausscheidung des Zuckers wird entweder schon bei Kohlehydratentzug oder aber erst bei reichlicher Kohlehydrataufnahme beobachtet. Maßgebend ist die Höhe der Nierenschwelle. Sie liegt beim gesunden Menschen bei 170 mg-% und höher. Die Schwere des Krankheitsbildes hängt allein von der Einregulierung der Nierenschwelle ab. Ist diese sehr tief, so wird sie auch bei den physiologischen Schwankungen der Tageszuckerwerte überschritten und es fließt daher Zucker ab. Liegt die Nierenschwelle höher, so kann die Niere in den Zeiten des Tiefpunktes der Blutzuckerkurve, der dann unter der Schwelle liegt, dicht sein. Der Schwellenwert wird mitunter bei renalem Diabetes enorm niedrig vorgefunden. So kann nach einer Blutzuckersenkung mittels Insulin bis auf Werte von 35 mg-% noch immer Zucker im Harn vorgefunden werden. Bei schweren Formen des renalen Diabetes werden im Harn Azetonkörper angetroffen.

Eine Kombination des Diabetes renalis mit einem echten hyperglykämischen Diabetes ist nicht allzu selten. Hier kann allerdings bei einem stärkeren Blutzuckeranstieg und niederem Nierenschwellenwert eine hochgradige Harnzuckerausscheidung beobachtet werden.

Was den Verlauf der Krankheit betrifft, hat ein Großteil der Patienten keinerlei Beschwerden. Der Zucker wird häufig zufällig anläßlich einer Serienuntersuchung vorgefunden. Bei leichteren Fällen kann also in Ermangelung eines zugehörigen klinischen Krankheitsbildes eher von einer Stoffwechselanomalie als von einer Stoffwechselstörung gesprochen werden. Auch bei schwereren Formen des renalen Diabetes stehen die sekundären Erscheinungen des Kohlehydratverlustes, wie Gewichtsverlust und Neigung zur Ketonurie, im Vordergrund. Diese sind aber nicht als die charakteristischen Merkmale des renalen Diabetes anzusehen, sondern als die Folgeerscheinungen des Zuckerverlustes. Es gibt also außer der Glykosurie und den damit verbundenen Folgen kein typisches Krankheitsbild für den Nierendiabetes. Es finden sich unter den Erkrankten zahlreiche Neuropathen, was jedoch nicht als eine Regel anzusehen ist.

Ein besonderes Interesse fand der Nierendiabetes in der Erbbiologie. Diese Stoffwechselanomalie ist nämlich dominant vererbbar. Der Vererbungsgang ist an zahlreichen gut untersuchten Stammbäumen gesichert.

Die zweite, viel häufigere Gruppe der Fälle des renalen Diabetes ist unter dem Namen „Schwangerschaftsglykosurie" bekannt. Das gelegentlich spontane Auftreten von Zucker im Harn von Graviden wurde schon seit langem festgestellt. Aus der Anwesenheit von Zucker im Harn wurde früher sogar versucht, die Frühdiagnose der Schwangerschaft zu stellen. Die Ursache für das Zustandekommen der Schwangerschaftsglykosurie scheint in den Ovarien zu liegen. KÜSTNER hat nämlich gefunden, daß der renale Diabetes bei graviden Kaninchen nach der Entfernung des Uterus weiter bestehenbleibt. Hingegen schwindet die Glykosurie innerhalb von 24 bis 36 Stunden, falls die Ovarien statt des Uterus exstirpiert werden. Wird ferner das Ovar trächtiger Tiere nicht graviden Versuchstieren überpflanzt, so tritt bei diesen für mehrere Tage eine Glykosurie ein.

Was die Behandlung des renalen Diabetes betrifft, so gibt es bisher keine kausale Therapie. Er ist allgemein leichter Art und die mit der Nahrung zugeführten Kohlehydrate werden größtenteils assimiliert. Da sich der Blutzucker normal verhält, ist eine Einschränkung der Kohlehydrate nicht angezeigt. Sie führt höchstens zum Gewichtsverlust und die vielfach neuropathisch veranlagten Patienten werden nur noch unruhiger. Es wurde wohl jüngstens von manchen Seiten eine günstige Beeinflussung mit Desoxykortikosteron gemeldet, doch liegen allerdings auch Beobachtungen vor, aus denen hervorgeht, daß der gewünschte Erfolg häufig ausbleibt.

2. Lävulosurie.

Der Fruchtzucker geht beim Gesunden nach peroraler Zufuhr nur in geringen Mengen in die Blutbahn über. Nach Belastung mit 60 g Lävulose steigt der Fruchtzucker im Blut auf kaum 10 mg-%. Im Nüchternzustand ist das Blut sowohl unter normalen als auch pathologischen Bedingungen frei von Lävulose. Dieselbe Menge von Fruchtzucker, die beim Gesunden nur einen geringfügigen Anstieg des Fruchtzuckers im Blute verursacht, hat bei Kranken, die an Lävulosurie leiden, eine Vermehrung bis zu 50 mg-% zur Folge. Nach 100 g Lävulose kann der Fruchtzuckerspiegel im Blut sogar die Höhe von 60 mg-% überschreiten. Die Lävulosämie schwindet bei dieser Stoffwechselanomalie erst nach 3 bis 4 Stunden.

Im Harn von Gesunden werden nach größeren peroral gereichten Lävulosemengen (100 g) nur Spuren, höchstens aber 0,7 g wiedergefunden. Bei Patienten, die an Lävulosurie leiden, werden innerhalb der ersten 3 Stunden etwa 15% der zugeführten Lävulose ausgeschieden.

Aus den angeführten Untersuchungen geht also hervor, daß die Lävulosurie im Prinzip eine alimentäre Lävulosurie ist, da sie im Nüchternzustand fehlt. Das Auftreten der Fruktose im Harn beruht also bei den Trägern dieser Anomalie darauf, daß sie Nahrungsmittel, die diesen Zucker enthalten, also Honig, Früchte, Rohrzucker usw., genießen. Die Blutzuckerkurve verläuft nach einer Belastung mit Dextrose absolut normal. Die Lävulosämie kann weder durch Insulin noch durch Adrenalin beeinflußt werden. Bei der essentiellen Lävulosämie fällt der Blutzucker nach Zufuhr von Fruchtzucker mitunter beträchtlich, nämlich bis auf 44 mg-%. Ein Blutzuckerabfall nach Lävulose ist aber nicht charakteristisch für die essentielle Lävulosurie, da ein Sinken des Blutzuckers nach Fruchtzucker auch bei Gesunden beobachtet wird. Die Lävulose ersetzt also gleichsam den Traubenzucker des Blutes.

Als Ursache für die essentielle Lävulosämie wird eine Störung des Fermentsystems, welches die Lävulose in das Glykogen überführt, angesehen. Auch der Abbau der Lävulose scheint nach manchen Angaben gestört zu sein. Es wurde nämlich beobachtet, daß die Blutmilchsäure bei den Trägern dieser Anomalie nach einer Lävulosezufuhr wesentlich geringer ansteigt als bei Gesunden. Die Lävulosurie ist selten anzutreffen.

Da die Reduktionsproben bei Anwesenheit von Lävulose im Harn positiv ausfallen, ist bei einer oberflächlichen Untersuchung des Harnes eine Verwechslung mit dem Traubenzucker möglich. Die Lävulose ist aber im Gegensatz zur Dextrose linksdrehend. Ferner wird die Anwesenheit der Lävulose im Harn mit der SELIWANOFFschen Probe nachgewiesen.

3. Laktosurie.

Die Laktose ist ein Disaccharid, bestehend aus Glukose und Galaktose. Das Ferment, welches die Laktose in die beiden Monosaccharide spaltet, wird nur im Darm angetroffen. Aus diesem Grunde wird parenteral zugeführte Laktose nicht abgebaut und durch den Harn quantitativ ausgeschieden. Es gibt aber auch einen physiologischen Vorgang, bei welchem die Laktose endogen in größeren Mengen gebildet wird und unter Umgehung des Darmes direkt in die Blutbahn gelangt. Das ist die Schwangerschaft. Am Ende der Gravidität und noch mehr nach der Entbindung wird in der Brustdrüse die Laktose in größerer Menge gebildet, wovon ein Teil in die Blutbahn eindringt und durch den Harn abgegeben wird. Die nach der Entbindung im Harn ausgeschiedenen Milchzuckermengen schwanken innerhalb von 24 Stunden zwischen 10 bis 20 g.

Die Laktosurie kann auch bei Säuglingen, falls schwere Ernährungsstörungen, wie es bei der alimentären Intoxikation der Fall ist, vorgefunden werden. Das Erscheinen der Laktose im Harn von Säuglingen ist auf einen Rückgang der Fermentproduktion, die während dieses schweren Krankheitsbildes in Erscheinung tritt, zurückzuführen.

Bei oberflächlicher Untersuchung des Harnes kann die Anwesenheit von Milchzucker das Vorhandensein von Traubenzucker vortäuschen, da die Laktose ebenso wie die Dextrose reduzierend wirkt und auch die Ebene des polarisierten Lichtes nach rechts dreht. Die Gärungsprobe fällt aber bei der Laktose im Gegensatz zur Glukose negativ aus.

4. Galaktosurie.

Ob es eine spontane Galaktosurie gibt, darüber gehen die Meinungen auseinander. Diese Unsicherheit ist darauf zurückzuführen, daß bisher nur vereinzelte Fälle beschrieben wurden. Über die alimentäre Galaktosurie ist mehr bekannt.

Von MASON und TURNER wurde bei einem unterernährten Negersäugling das Auftreten von Galaktose im Harn beobachtet, die nach der Aufnahme von Milchzucker auftrat. Bei demselben Säugling konnte gleichzeitig eine Vergrößerung der Leber und Milz nachgewiesen werden. Der Harn enthielt Eiweiß. Wurde aber die Milch durch Sojabohnen ersetzt, so schwand der Milztumor, die Leber nahm ihre normale Größe an und gleichzeitig schwanden aus dem Harn die Galaktose sowie das Eiweiß. Falls die Sojabohnen wieder durch Milch ersetzt wurden, trat wieder Galaktosurie und Albuminurie in Erscheinung. Ein ähnliches klinisches Bild, das durch die Anwesenheit von Milch in der Nahrung verursacht wurde, konnte später auch bei anderen Säuglingen beobachtet werden. Die Galaktosebelastung hatte einen Blutzuckeranstieg bis zu 466 mg-% zur Folge. Merkwürdigerweise fiel der Traubenzucker, der ja sonst den Begriff des Blutzuckers darstellt, auf 13 mg-%, ohne daß sich hypoglykämische Krämpfe eingestellt hätten. Es wird also der Traubenzucker gleichsam durch die Galaktose ersetzt.

Da die Galaktose unter normalen Bedingungen größtenteils assimiliert wird und die Störung unter Streichung der Milch aus der Nahrung beseitigt werden kann, so ist die Ursache dieses Krankheitsbildes in einer toxischen Wirkung der Milch auf den gesamten Organismus und insbesondere auf die Leber zu suchen.

Eine stärkere Galaktosurie wird ferner auch bei Erwachsenen, die an einem Leberparenchymschaden leiden, vorgefunden. Die beschränkte Assimilationsfähigkeit für Galaktose bei Erkrankungen der Leber wurde von R. BAUER zu einer Funktionsprüfung ausgearbeitet (s. Bd. II, S. 251).

5. Pentosurie.

Die essentielle Pentosurie ist eine angeborene Stoffwechselanomalie, die den Träger durch das ganze Leben begleitet. Sie ist harmloser Natur. Bei der Anwesenheit von Pentosen im Harn geben die Reduktionsproben eine positive Reaktion. Da sich sowohl der Nüchternblutzucker, wie auch die alimentäre Hyperglykämie normal verhalten, wird die Pentosurie mitunter mit einem renalen Diabetes verwechselt. Der Traubenzucker kann aber insofern leicht ausgeschlossen werden, als die Pentosen mit der Hefe nicht vergären. Ferner werden die Pentosen mit der Orcinprobe von Tollens identifiziert.

Bei dieser Stoffwechselanomalie erfolgt die Ausscheidung der Pentose im Harn vollständig unabhängig von der Nahrungsaufnahme. Eine Einschränkung oder Belastung mit Kohlehydraten sind ohne Einfluß auf die tägliche Ausscheidung der Pentosen. Innerhalb von 24 Stunden werden im Harn gewöhnlich 10 bis 15 g Pentosen vorgefunden. Die essentielle Pentosurie kommt viel häufiger vor als die Lävulosurie. Sie trägt einen erblichen und familiären Charakter. Über die Ursache der Pentosurie ist nicht viel bekannt. Es wird angenommen, daß die Glukuronsäure in der Niere zu Pentosen umgewandelt wird.

Vorübergehend kann auch bei Gesunden nach Überfüttern mit Pentosen eine Pentosurie in Erscheinung treten. Sie ist hier aber alimentären Ursprunges und schwindet wieder rasch bei einer Nahrung, die nur wenig Pentosen enthält.

C. Diabetes mellitus.

1. Ätiologie des Diabetes mellitus.

Schon aus älteren Statistiken geht hervor, daß bei der Entstehung der Zuckerkrankheit die Heredität und Familiarität maßgebend beteiligt sind. Danach sind 15 bis 20% der Zuckerkranken erblich belastet. Nach neueren Untersuchungen wird die Erblichkeit mit 20 bis 30% angegeben. Bei ausgewählten Fällen mit guter Verwandtschaftskenntnis gehen die Werte sogar bis auf 55% in die Höhe. Dabei ist ein größerer Einfluß der Heredität (Diabetes bei Eltern, Großeltern usw.) als der Familiarität (Diabetes bei anderen Blutsverwandten) zuzuschreiben. Falls der Diabetes erblich erworben wird, so erkranken die Kinder gewöhnlich schon in jüngeren Jahren an Zuckerkrankheit als die Eltern. Für diese Form des Erbganges konnte v. Noorden folgendes eindrucksvolles Beispiel beobachten: Beide Eltern waren zuckerkrank. Der Vater erkrankte mit 70 Jahren und die beiden Kinder schon mit 56 und 60 Jahren an Zuckerkrankheit. Aus der Ehe des einen Sohnes mit einer Frau, die erblich belastet war und im 40. Lebensjahr an Diabetes erkrankte, stammte ein Mädchen, das mit 37 Jahren zuckerkrank wurde. Aus der Ehe desselben mit einem belasteten Mann stammten vier Kinder, von denen das eine im 23., das zweite im 22., das dritte im 20. Lebensjahr zuckerkrank wurde.

Die Wahrscheinlichkeit, daß ein Kind aus einseitig mit Diabetes belasteter Familie zuckerkrank wird, beträgt ungefähr 22,2%; hingegen fällt sie bei fehlender erblicher Belastung auf 1,14%.

Über die Art der Vererbung des Diabetes herrscht keine einheitliche Auffassung. In der überwiegenden Anzahl der Fälle ist eine rezessive Vererbung feststellbar. Es scheint aber auch die dominante Vererbung nicht sehr selten vorzukommen.

Der Beginn der Zuckerkrankheit ist an kein Alter gebunden. Selbst Kinder, welche dem Säuglingsalter angehören, können an Diabetes erkranken. Die Zuckerkrankheit wird aber in den ersten Lebensjahren doch etwas seltener festgestellt. Sie wird häufiger erst jenseits des Pubertätsalters gesehen. Meistens fällt der Beginn zwischen das 40. bis 60. Lebensjahr. Später wird ein frischer Diabetes seltener beobachtet. Die Zuckerkrankheit, die zwischen dem 40. bis 60. Lebensjahr ausbricht, soll namentlich bei wohlhabenden Schichten öfters vorkommen, während der jugendliche Diabetes bei Arm und Reich in gleicher Verhältniszahl angetroffen wird.

Neben der Vererbung wird auch der Art der Beschäftigung ein Einfluß auf die Entstehung der Zuckerkrankheit zugeschrieben. Es wird nämlich die Zuckerkrankheit der späteren Dezennien häufiger unter den geistigen Arbeitern und solchen Berufen, deren Ausübung mit psychischer Erregung verbunden ist, angetroffen.

Auch die Ernährungsweise sowie andere Stoffwechselerkrankungen scheinen bei der Entstehung der Zuckerkrankheit eine gewisse Rolle zu spielen. Das häufige Zusammentreffen von Diabetes mit Fettsucht ist schon lange aufgefallen. Die Fettleibigkeit besteht oft längere Zeit und erst nach einigen Jahren entwickelt sich die Zuckerkrankheit. Der Verlauf dieser Zuckerkrankheit ist meist gutartig. Die Überfütterung mit Fett wurde mancherseits in den Vordergrund der Ätiologie gerückt. Nach JOSLIN habe es sogar jeder in der Hand, frei von Diabetes zu bleiben, indem er sich nicht zur Fettleibigkeit anfüttere. Der fettwerdende Mensch gehöre — so sagt JOSLIN, wie uns scheint, mit starker Übertreibung — in gewissem Grade in die gleiche Kategorie wie der Säufer: "in the next generation one may be almost ashamed to have diabetes" (in der nächsten Generation wird man sich fast schämen müssen, Diabetiker zu sein).

Zuletzt sei noch auf das Auftreten des Diabetes nach einer Verletzung der Bauchspeicheldrüse hingewiesen. Die Zuckerkrankheit als Folge einer Pankreasschädigung durch ein Trauma ist verhältnismäßig selten. Immerhin sind aber Fälle bekannt, bei denen sich schon zwei Tage nach einer Bauchverletzung ein schwerer Diabetes einstellte, der sogar zum Koma führte.

Da nun die Zuckerkrankheit durch einen Insulinmangel ausgelöst wird, scheint es nicht von geringem Interesse zu sein, auch auf die Veränderungen in der Bauchspeicheldrüse, die bei verstorbenen Diabetikern gefunden wurden, hinzuweisen.

Die pathologischen Befunde werden in der Bauchspeicheldrüse nicht so häufig angetroffen wie man erwarten möchte. Es muß also dahingestellt bleiben, ob es auch funktionelle Störungen der Bauchspeicheldrüse gibt oder ob zur Zeit die Untersuchungsmethoden noch unzureichend sind, um auch geringe Veränderungen immer mit Sicherheit zu erkennen. Makroskopisch werden häufig Verfettungen, Atrophien, Zirrhosen usw. gefunden, doch sind diese Ergebnisse nicht als eine Regel anzusehen. Bemerkenswert ist, daß sich auch bei jugendlichen Diabetikern oft auffallend wenig Veränderungen finden. Es gibt aber eine Gruppe von Forschern, die die Behauptung aufrecht erhalten, daß die Bauchspeicheldrüse in jedem Falle erkrankt ist, wobei das Hauptgewicht auf das mikroskopische Bild gelegt wird. Die Einen legen einen großen Wert auf die Verminderung der Zellinseln, die Anderen auf histologische Veränderungen. Dagegen wird aber der Einwand erhoben, daß die Zahl der Inseln schon unter normalen Bedingungen in verschiedenen Bauchspeicheldrüsen und auch in den verschiedenen Teilen der Bauchspeicheldrüse größeren Schwankungen unterliegt, so daß es schwer zu entscheiden ist, ob eine Beurteilung überhaupt möglich ist. Immerhin ist aber auf diese Art eine Orientierungsmöglichkeit gegeben.

CONROY zählte in vergleichenden Schnittserien von zwölf normalen und zwölf diabetischen Bauchspeicheldrüsen, bezogen auf den gleichen Schnittflächeninhalt, im ersten Falle 184, beim Diabetiker bloß 74 Inseln.

Neben der Verminderung der Inselzellen wurden auch qualitative Veränderungen festgestellt. Diese bestehen in hyaliner und fibröser Degeneration der Inseln und in Veränderungen der Zellen, die in hydropische Degeneration und Vakuolisierung mit totalem Zerfall übergehen. Die α-Zellen, die als Gradmesser der Inaktivität der Bauchspeicheldrüse angesehen werden, werden stark vermehrt vorgefunden.

Im allgemeinen kann gesagt werden, daß die Angaben über die Häufigkeit positiver Befunde beim Diabetes stark voneinander abweichen. Die Divergenz dürfte zum Teil auf die Schwierigkeit zurückzuführen sein, geringfügige und feine Veränderungen einwandfrei festzuhalten.

2. Einteilung des Diabetes mellitus.

Es gibt kein Einteilungsschema, das allgemein befriedigen könnte. Die Trennung in bestimmte Formen und Einordnung in gewisse Gruppen kann von verschiedenem Standpunkt aus erfolgen. Als Orientierungspunkt dient gewöhnlich das Verhalten des Harnzuckers oder des Blutzuckers sowie der Ketonkörper. Auch die Ansprechbarkeit auf Insulin sowie die Höhe des Blutdruckes werden herangezogen, um die einzelnen Formen des Diabetes voneinander unterscheiden zu können.

Früher wie heute hat die Beurteilung der Schwere der Erkrankung nach der Menge der Harnzuckerausscheidung die größte Verbreitung gefunden. Nach ihrer täglichen Höhe werden drei verschieden schwere Gruppen des Diabetes unterschieden.

1. Leichte Diabetiker. Darunter werden die Fälle gezählt, bei denen der Harn schon nach einer Herabsetzung der Kohlehydratzufuhr zuckerfrei wird.

2. Mittelschwere Diabetiker. Hierher gehören Zuckerkranke, bei denen die Kohlehydrate vollständig aus der Nahrung ausgeschlossen werden müssen, um den Harn zuckerfrei zu erhalten.

3. Schwere Diabetiker, bei denen auch die vollständige Kohlehydratkarenz keine Zuckerfreiheit im Harn zu bringen vermag.

Dieses Schema enthält sicherlich sehr viele Vorteile und leistet in der täglichen Praxis insofern wertvolle Dienste, als aus dem Verhalten der Glykosurie nach der Einschränkung oder dem Entzug der Kohlehydrate auch gewisse therapeutische Richtlinien gegeben sind. Man wird sich nämlich bei fehlendem Harnzucker unter genügenden Kohlehydratmengen in der Nahrung zu einer diätetischen Behandlung entschließen. Bei bestehender Glykosurie trotz vollständigem Kohlehydratentzug wird sich eine Insulinbehandlung nicht vermeiden lassen. Aber trotz alledem geht es nicht an, aus der Harnzuckerausscheidung allein die Schwere der Erkrankung zu beurteilen. Die Gefahr der Zuckerkrankheit und damit die Schwere des Falles ist ja nicht bloß von der Seite des Harnzuckers zu beurteilen. Der Diabetiker wird ja akut nicht durch die Stärke der Glykosurie, sondern durch die Bereitschaft zur Azetonkörperbildung bedroht. Auf die Ketose und auf die Bereitschaft zu dieser kommt es bei der Beurteilung des Einzelfalles in erster Linie an. Und diese verläuft nicht immer parallel mit der Menge der Harnzuckerausscheidung. Bei einem Fall ist eine stärkere Einschränkung der Kohlehydrate mit keinen Folgen verbunden, bei einem anderen stellt sich schon eine beachtliche Ketose ein. So wird nicht selten beobachtet, daß der Kohlehydratentzug bei einem Diabetiker zur Ketose führt, während dieselbe kohlehydratfreie Nahrung bei einem anderen keine Nebenerscheinungen verursacht, obwohl beide Diabetiker annähernd dieselben Harnzuckermengen ausscheiden. Anderseits kann wieder die Stärke der Ketose deshalb nicht zum Maßstab für die Schwere der Erkrankung herangezogen werden, da die Bildung der Azetonkörper auch von exogenen Faktoren beeinflußt wird, die auch beim Nichtdiabetiker zur Azidose führen können. Eine wichtige Rolle spielt nämlich die Zusammensetzung der Nahrung. Eine reine Fettmast z. B. verursacht auch beim Gesunden einen Anstieg der Azetonkörper.

Zur Beurteilung der Schwere und zur Klassifizierung der Erkrankung wurde auch die Höhe des Nüchternblutzuckers herangezogen. Es wurde die Ansicht vertreten, daß ein Blutzucker von über 200 mg-% nur bei schweren Diabetikern angetroffen wird. Dieser Maßstab ist insofern nur wenig brauchbar, als Diabetiker mit noch höheren Nüchternblutzuckerwerten eine weit bessere Assimilationsfähigkeit für Kohlehydrate besitzen können als Zuckerkranke mit wesentlich geringerem Blutzucker. Für die Kohlehydrattoleranz ist nämlich häufig nicht so sehr die Blutzuckermenge als die Höhe der Nierenschwelle von ausschlaggebender Bedeutung.

Von anderer Seite wurde der Blutdruck zum Einteilungsprinzip gewählt. Man sprach von einem sthenischen Überdruckdiabetes im höheren Alter, der gutartig verläuft, und einem asthenischen Unterdruckdiabetes in der Kindheit, der ernster zu beurteilen ist. Es finden sich aber auch unter den jugendlichen Zuckerkranken Fälle, die durchaus leicht verlaufen und deswegen in die Gruppe des Diabetes innocens eingereiht werden. Da bei ihnen ein normaler Blutdruck vorgefunden wird, kann auch diese Einteilung keinen Anspruch auf allgemeine Gültigkeit erheben. Mit Recht ist der kindliche Diabetes gefürchtet.

Die Unterscheidung von insulinempfindlichen und insulinresistenten Diabetikern gibt wohl gewisse Anhaltspunkte für die Art des Diabetes, sie gibt uns aber keine Auskunft über die Schwere des Falles. Bei insulinresistenteren Diabetikern ist nämlich sogar häufig trotz des großen Insulinbedarfes eine reine diätetische Behandlung möglich, während bei einem schweren insulinempfindlichen Diabetiker, der zur Einstellung mitunter sogar wenig Insulin braucht, der plötzliche Insulinentzug zum sicheren Koma führt.

Nach diesen Ausführungen erweist es sich also bei der Beurteilung der Schwere der Erkrankung nicht als zweckmäßig, sich an ein starres Schema zu halten, sondern die Höhe des Blutzuckers, die Menge der Harnzuckerausscheidung sowie die Bereitschaft zur Ketose zu beobachten und den Fall jeweils aus diesem Gesamtbild zu beurteilen und dann den Plan der Behandlung festzulegen.

3. Blutzucker beim Diabetes mellitus.

Ein normaler Nüchternblutzucker schließt eine diabetische Stoffwechselstörung nicht aus. Namentlich bei leichten Diabetikern kann der Blutzucker während der Nacht zu normalen Werten abfallen. Tagsüber verursacht die Nahrungszufuhr allerdings auch bei leichtem Diabetes einen höheren Blutzuckeranstieg als beim Gesunden. Es ist also durch häufige Blutzuckerkontrollen im Verlaufe des Tages eine Sicherung der Diagnose möglich. Dabei ist aber darauf zu achten, daß die Nahrung auch Kohlehydrate enthält. Auch das Auftreten des Zuckers im Harn bei normalem Nüchternblutzucker kann den Verdacht auf das Bestehen einer Zuckerkrankheit rechtfertigen. Differentialdiagnostisch ist aber in solchen Fällen ein renaler Diabetes in Erwägung zu ziehen. Häufige Blutzuckerkontrollen während des Tages weisen auch hier den Weg zur richtigen Diagnose, da sich der Blutzuckeranstieg beim Nierendiabetes nach Nahrungszufuhr vom Gesunden nicht unterscheidet. Diese Art der Untersuchung ist nicht nur umständlich, sondern auch zeitraubend. Das Verhalten der alimentären Hyperglykämie nach Zufuhr von 50 bis 100 g Dextrose gibt eine genaue

Aufklärung über die Leistungsfähigkeit der Bauchspeicheldrüse. Der Einfluß einer einmaligen Gabe größerer Mengen von Traubenzucker auf den Blutzucker des Gesunden wurde schon auf S. 117 eingehend behandelt. Im Gegensatz zum Normalen steigt beim Zuckerkranken der Blutzucker nach Dextrose bedeutend höher an. Bei leichten Diabetikern kann die hypoglykämische Phase noch angedeutet sein. Bei schweren Diabetikern bleibt der hohe Blutzucker durch einige Stunden weiter bestehen.

Ein charakteristisches Verhalten zeigt bei Zuckerkranken der STAUB-TRAUGOTTsche Versuch. Während beim Gesunden (s. S. 118) eine zweite Kohlehydratgabe nur einen unbedeutenden Blutzuckeranstieg zur Folge hat, übertrifft beim Diabetiker der zweite Gipfel den ersten.

Der Blutzuckeranstieg nach einer Belastung ist auch von der Art der zugeführten Kohlehydrate abhängig. Stärke verursacht dieselben Änderungen im Blutzucker wie der Traubenzucker, doch ist der Verlauf etwas unterschiedlich. Der Anstieg erfolgt nämlich nach Stärkegaben etwas langsamer. Der Fruchtzucker hat bei leichten Diabetikern ein viel geringeres Ansteigen zur Folge als der Traubenzucker, bei schweren Diabetikern werden die Blutzuckerwerte annähernd ebenso angetroffen wie nach Dextrose.

4. Glykosurie.

Über die Beurteilung der Schwere des Krankheitsbildes nach der Größe der Harnzuckerausscheidung wurde schon im früheren Kapitel (s. S. 134) gesprochen. Um die tägliche Harnzuckerausscheidung bestimmen zu können, ist es notwendig, den Harn durch 24 Stunden zu sammeln, die Menge zu messen und den prozentualen Zuckergehalt in Gramm umzurechnen. So beträgt z. B. die tägliche Harnzuckermenge bei einem Tagesharn von 2000 ccm mit 5% Zuckergehalt 100 g Zucker. Beim Diabetiker schwankt die tägliche Zuckerausscheidung je nach Schwere des Falles und der Art der Nahrung zwischen Spuren und 8%. Auch 12% sind beobachtet worden. Quantitativ erfaßt kann also täglich bei 8 bis 10 l Harn 1 kg Zucker ausgeschieden werden.

Die Größe der Harnzuckerausscheidung wird neben der Schwere des Krankheitsbildes von der Art der Nahrung bestimmt. Die stärkste Glykosurie ist nach Kohlehydraten zu beobachten, wobei die verschiedenen Zuckerarten einen ungleichen Einfluß ausüben. Der Traubenzucker und die Maltose haben die größte Glykosurie zur Folge. Die Stärke, die im Magen-Darmkanal in Traubenzucker übergeht, bewirkt ebenfalls eine hochgradige Harnzuckerausscheidung. Bei leichten Diabetikern ist die Glykosurie nach Darreichung von Fuchtzucker nur halb so stark wie nach Traubenzucker. Dieses Verhalten ist aber nur nach einer einmaligen Gabe zu beobachten. Wird die Fruchtzuckerzufuhr fortgesetzt, so verhält er sich annähernd wie der Traubenzucker. Der Rohrzucker steht in seiner Wirkung auf die Harnzuckerausscheidung zwischen dem Traubenzucker und dem Fruchtzucker.

Das Fett verursacht im allgemeinen keine Steigerung der Glykosurie. Es wird wohl mitunter bei schwersten Diabetikern eine Zunahme des Harnzuckers beobachtet. Dies ist jedoch nur selten der Fall. In der Regel verursachen 100 g und noch mehr Fett keine verstärkte Glykosurie. Länger andauernde Fettzufuhr mit geringen Kohlehydratbeimengungen wirkt sich auf den Stoffwechsel des Diabetikers sogar günstig aus, wie PETRÉN (s. S. 155) zeigen konnte. Aus diesem Grunde ist das Fett ein wichtiges Nahrungsmittel für den Diabetiker. Bei geringer Kohlehydrattoleranz ist man häufig gezwungen, den Kalorienbedarf mit Fett zu decken. Es empfiehlt sich aber bei reichlicher Fettzufuhr, die Eiweiß-

mengen der Nahrung stark herabzusetzen, da Eiweiß vereint mit Fett die Keton-
ämie stärker fördert. Das Eiweiß wird im Körper, wie schon früher darauf hingewiesen wurde (s. Glukoneogenie), zum Teil in Zucker umgewandelt. Die verschiedenen Eiweißarten sind verschieden starke Zuckerbildner. Fleischeiweiß
und Kasein verursachen die stärkste Zuckerausscheidung. Die Zuckerbildung
aus Fischeiweiß ist etwas geringer. Noch weniger Zucker wird aus dem Eiweiß
der Hülsenfrüchte gebildet. Die schwächste Zunahme der Glykosurie wird nach
Eiereiweiß und dem Eiweiß aus Zerealien beobachtet.

Alkohol in nicht zu großen Mengen ist von vorteilhafter Wirkung auf die
Zuckerausscheidung. Nach früheren Angaben soll der Äthylalkohol im diabetischen Organismus leicht verbrannt werden. Nach neueren Untersuchungen
scheint bei manchen Formen des Diabetes seine Verbrennung doch zu leiden. Es
gibt nämlich Fälle von Diabetes, die selbst endogen größere Alkoholmengen
erzeugen, wodurch ein Anstieg des Alkoholgehaltes im Blut verursacht wird.

Die Glykosurie wird nicht bloß durch die Art der Ernährung, sondern auch
durch den Charakter der Beschäftigung beeinflußt. Es ist schon seit langem
bekannt, daß die Muskelarbeit bei leichten Diabetikern zu einer Verbesserung
der Kohlehydrattoleranz führt. Bei schwersten unbehandelten Diabetikern wird
durch eine größere körperliche Arbeitsleistung eine beträchtliche Verschlechterung
der Toleranz festgestellt. Dabei kann der Blutzucker bis zu 100 mg-% über den
Ausgangswert steigen. Eine seelische Erregung kann sowohl bei leichten als auch
bei schweren Diabetikern zu einer Verstärkung der Glykosurie führen. Die auf
diese Weise ausgelöste Steigerung der Harnzuckerausscheidung kann von nachhaltiger Wirkung sein. Hingegen hat eine seelische Entspannung einen Rückgang der Glykosurie zur Folge.

5. Azetonkörper.

Die Azeton- oder Ketonkörper, worunter das Azeton, Azetessigsäure und die
β-Oxybuttersäure verstanden werden, sind als normale Stoffwechselprodukte
anzusehen, da sie auch beim Gesunden im Blut und im Harn anzutreffen sind.
Allerdings ist ihre Menge unter normalen Bedingungen sehr gering. Bei unge-
störter Ernährung enthält das Vollblut 0,25 mg-% Azeton und Azetessigsäure
sowie 2,4 mg-% β-Oxybuttersäure. Im Harn werden täglich bis zu 0,01 g
Azeton ausgeschieden. Bei krankhaftem Anstieg sind namentlich die Azetessigsäure und die β-Oxybuttersäure beteiligt. Das Azeton nimmt im strömenden
Blut nur den geringsten Anteil an diesen Fraktionen. Es wird erst in der Lunge
in größerer Menge aus der Azetessigsäure gebildet. Auch im frischen Harn wird
verhältnismäßig wenig Azeton gefunden. Erst bei längerem Stehen geht die
Azetessigsäure in das Azeton über.

Eine Häufung der Azetonkörper wird nicht bloß beim schweren Diabetiker
beobachtet. Auch bei vollständig gesunden Menschen kann ein 24 Stunden andauernder Nahrungsentzug schon zu einem beachtlichen Anstieg der Azetonkörper führen. Dies ist aber seltener zu beobachten. Erst ein längeres Hungern
führt regelmäßig zu einer Häufung der Azetonkörper. Um auf eine Vermehrung
der Azetonkörper zu stoßen, ist nicht einmal eine Nahrungskarenz erforderlich.
Schon ein forciertes Atmen, Narkose oder starke körperliche Anstrengung verursachen eine Ketose. Die Werte sind allerdings nicht hoch und werden im Blut
leichter faßbar als im Harn. Eine größere Ausscheidung der Azetonkörper im
Harn kann bei Graviden schon nach 24stündiger Einschränkung der Kohlehydrate festgestellt werden. Die höchsten Azetonkörpermengen werden allerdings nur beim Diabetes beobachtet. Hier werden im Blut während des Komas
nicht selten einige 100 mg-% β-Oxybuttersäure nachgewiesen.

Worin die Ursache für die Häufung der Azetonkörper zu suchen ist, darüber herrscht keine einheitliche Auffassung. Nach älteren Theorien wird der Grund für das verstärkte Auftreten der Azetonkörper im Leber- und Muskelglykogenmangel gesucht. Diese Ansicht konnte jüngstens vollständig widerlegt werden. Nach neueren Untersuchungsergebnissen wird die Ketose durch das fettstoffwechselregelnde Hormon der Hypophyse gefördert. Das Insulin hemmt beim Diabetiker einerseits die Ausschüttung des fettstoffwechselregelnden Hormons und anderseits verhindert es die Ketose dadurch, daß es die Bildung der Ketonkörper in der Leber selbst hemmt. Die antiketogene Wirkung der Kohlehydrate wird demnach nicht durch den Zucker selbst, sondern durch die reaktive Insulinausschüttung verursacht. Die Azetonkörper werden vorwiegend in der Muskulatur und in der Niere abgebaut.

Bei größerer Anhäufung der Azetonkörper wäre die Gefahr gegeben, daß das p_H infolge des Säurecharakters der Azetessigsäure und der β-Oxybuttersäure im Sinne einer Azidose verschoben werden könnte. Diese wird aber nur in den seltensten und schwersten Fällen und auch dann nur ante mortem beobachtet. In der Regel werden gleich zu Beginn der Vermehrung der Ketonkörper Alkalien in Freiheit gesetzt, um eine Azidose zu verhindern. Dabei spielt die Alkalireserve eine große Rolle. Darunter wird die Menge von Alkali verstanden, die zur Absättigung der Kohlensäure im Blut zur Verfügung steht. Im Blut steht die Kohlensäure zu ihrem Na-Salz in einem gleichbleibenden Verhältnis. Das normale Blut enthält 3 Vol.-% freie und 50 bis 65 Vol.-% als Bikarbonat gebundene Kohlensäure. Bei einer Häufung von sauren Stoffwechselprodukten geht das Alkali der Bikarbonate mit den Säuren eine Bindung ein, wodurch diese neutralisiert werden. Die auf diese Art in Freiheit gesetzte Kohlensäure wird ausgeatmet, wodurch eine Säuerung des Blutes verhindert wird. Die gebundene Kohlensäure erfährt dadurch eine verstärkte Verminderung. Deshalb wird sie im Koma sehr erniedrigt vorgefunden. Ihre Menge kann bis auf 10 Vol.-% abfallen. Es besteht weiterhin eine Beziehung zwischen der Alkalireserve und der Kohlensäurespannung in der Alveolarluft, da die alveolare Kohlensäurespannung praktisch den gleichen Wert hat wie das arterialisierte Lungenblut. Diese herabgesetzte Kohlensäurespannung in der Alveolarluft kann als ein Maßstab für die Azidose angesehen werden. Normalerweise beträgt sie 35 bis 40 mm Hg und kann im Koma bis auf 10 mm Hg abfallen.

Neben den Bikarbonaten sind noch die Eiweißkörper und von diesen besonders das Hämoglobin an der Neutralisation der Säuren beteiligt. Das Serumeiweiß und das Hämoglobin sind amphotere Körper, die also mit Säuren und mit Alkalien eine Bindung eingehen können. Der Säureüberschuß wird auch durch eine Neutralisation mit Ammoniak beseitigt. Dieses wird durch Desamidierung der Aminosäuren zur Verfügung gestellt. In dem Maße, in dem Ammoniak zur Neutralisierung Verwendung findet, fehlt es für die Synthese des Harnstoffes, wodurch der Harnstoffgehalt des Harnes abfällt.

Sowohl die Azetessigsäure als auch die β-Oxybuttersäure lassen eine Giftwirkung auf den Zellstoffwechsel erkennen. Sie scheinen aber nicht die alleinige Ursache der Vergiftung beim Koma zu sein, da häufig kein Parallelismus zwischen ihrer Menge und der Tiefe des Komas besteht.

Bei schwerer Ketose werden im Blut in der Regel große Fettmengen angetroffen. Das milchige Aussehen des Diabetikerblutes war schon den alten Ärzten bekannt. Bei der Autopsie schwerster Diabetiker erscheinen die Mesenterialgefäße als weiße Stränge. Die Lipämie kann aber auch intravital im Augenhintergrund festgestellt werden, da die Retina eine milchig weiße Farbe annimmt. Bei den leichten Diabetikern unterscheidet sich der Fettgehalt des Blutes häufig nicht wesentlich vom Gesunden. Er bewegt sich um 1%. Bei schwersten Diabetikern wurden 15 bis 18% Fett im Blut vorgefunden. Der höchste sichergestellte Wert beträgt 27%. Neben dem Neutralfett tritt auch das Lezithin und Cholesterin vermehrt im Blut auf.

6. Wasser- und Mineralstoffwechsel.

Die Polydipsie und die Polyurie sind die auffallendsten Symptome des Diabetes. Die tägliche Harnausscheidung kann beim Diabetiker 10 l und in seltenen Fällen sogar 20 l betragen. Eine verstärkte Zuckerabgabe verursacht eine größere Harnproduktion. Gewöhnlich steigt die Wasserausscheidung langsamer als die Zuckerabgabe. Mit der Abnahme der Harnzuckerausscheidung nähert sich die Harnmenge den normalen Durchschnittswerten. Es gibt hier aber auch Ausnahmen. Es kann nämlich die Polydipsie und die Polyurie trotz der Zuckerfreiheit des Harnes weiterbestehen. Dies ist zum Teil wohl auf die Gewohnheit, viel Flüssigkeit aufzunehmen, zurückzuführen. Eine sekundäre Polyurie bei primärer Polydipsie kann sich mit der Zeit in eine primäre Polyurie, das heißt in einen Diabetes insipidus umwandeln (s. S. 14). Nach ärztlich verordneter Einschränkung der Wasserzufuhr stellt sich in einigen Tagen die Normalisierung doch zumeist ein. Bei einer anderen Gruppe von Diabetikern verursacht die beschränkte Wasserzufuhr eine Appetitlosigkeit, allgemeine Schwäche und Schlaflosigkeit. Diese Erscheinungen können oft durch Sedativa günstig beeinflußt werden. Anderseits gibt es wieder Zuckerkranke, die trotz reichlicher Zuckerausscheidung keine größeren Flüssigkeitsmengen aufnehmen.

Die durch die Glykosurie verursachte Wasserentziehung aus dem Körper hat eine Eindickung des Blutes zur Folge, wie sich aus dem Anstieg der roten Blutkörperchen, des Blutfarbstoffes und der Trockensubstanz feststellen läßt.

Neben der verstärkten Wasserabgabe kann unter bestimmten Bedingungen bei der Zuckerkrankheit auch eine verstärkte Ödembereitschaft bestehen. Da aber bei Diabetikern häufig Erkrankungen der Nieren sowie des Herzens angetroffen werden, kann erst dann ein diabetisches Ödem angenommen werden, falls diese Krankheiten ausgeschlossen wurden. Diese Ödeme treten oft nach größeren Mengen von Alkalien, die bei der Komabehandlung Anwendung finden, sowie nach Kochsalz und Hafertagen auf. Eine latente Ödembereitschaft wird durch Insulin gefördert. Die Neigung zur Ödembildung wird gehemmt, falls die Zufuhr von Kochsalz und Natriumbikarbonat herabgesetzt wird. Kaliumbikarbonat setzt die Ödembereitschaft herab. Die Ödeme können sich rasch entwickeln. Die Kranken können dabei innerhalb weniger Tage 10 bis 15 kg an Körpergewicht zunehmen. Der Beginn des diabetischen Ödems ist zuerst an einer Schwellung der Augenlider sowie der abhängigen Körperpartien feststellbar. Bei weiterer Entwicklung findet sich ein Ödem der ganzen Haut und ein Hydrops der Körperhöhlen.

Über die Ursache des diabetischen Ödems ist eigentlich nichts Sicheres bekannt. Es wird eine Verarmung des Körpereiweißes und zum Teil eine Verschiebung des Albumin-Globulin-Quotienten zugunsten der Globuline angenommen. Die Ödembereitschaft kann, wie schon gesagt, durch eine Herabsetzung des Na-Ions in der Nahrung gehemmt werden.

An Mineralien gehen bei schweren Diabetikern während der Polyurie namentlich Alkalien, Erdalkalien und Phosphorsäure verloren. Jüngstens wurde beim Coma diabeticum vereinzelt eine starke Verminderung des Kaliums im Blut nachgewiesen.

7. Verlauf der Zuckerkrankheit.

Im allgemeinen ist die Zuckerkrankheit ein Leiden, das unauffällig schleichend beginnt und viele Jahre andauert. Nicht selten sind anfänglich die charakteristischen Symptome derart schwach ausgeprägt, daß der Patient über den Zeitpunkt des Beginnes nichts Näheres aussagen kann. Für die überwiegende Anzahl der Fälle muß angenommen werden, daß die Erkrankung schon lange vor der Entdeckung des Zuckers bestand. Diese Periode wird als Prädiabetes bezeichnet.

Ist das Leiden weiter fortgeschritten, so klagen die Patienten über Müdigkeit, über das Auftreten von Furunkeln, Karbunkeln, Sehstörungen, Nervenentzündungen, Jucken an den Genitalien, Potenzstörungen, Durst, verstärkten Harndrang, Blasenkatarrh, Heißhunger, Gewichtsverlust usw. Viele der angeführten Symptome können fehlen, manche sind nur angedeutet, wobei die Beschwerden wieder vollständig zurückgehen können, um in einem späteren Zeitpunkte von neuem aufzutreten.

Seltener beginnt die Krankheit mit stürmischen Erscheinungen. Es sind die Infektionskrankheiten, die zu einer raschen Verschlechterung führen. Aber auch bei jugendlichen Diabetikern kann sich ohne andere Komplikationen das Krankheitsbild innerhalb weniger Tage entwickeln. In der Vorinsulinära folgte unter Umständen rasch das Koma, aus dem es oft keine Rettung gab.

Die Zuckerkrankheit wird wegen ihres schleichenden Beginnes nicht selten zufällig bei Serienuntersuchungen oder bei einem Abschluß einer Lebensversicherung festgestellt.

Ein Diabetes, der sich in der Jugend entwickelt, verläuft gewöhnlich schwer und kann in der Regel für die Dauer nur mit Insulin beherrscht werden. Es gibt aber auch unter den jugendlichen Diabetikern Formen, die leicht verlaufen. Manchmal macht die Krankheit auch halt und zeigt im Verlaufe von Jahren nur wenig Neigung zur Progredienz.

Der Diabetes, der zwischen dem 4. und 5. Dezennium entsteht, ist gewöhnlich leichter beeinflußbar. Sein Verlauf ist allerdings auch von der Art der Behandlung abhängig. Wird die Therapie zu wenig konsequent durchgeführt oder häufen sich die Diätfehler, so ist eine weitere Zunahme der Glykosurie zu erwarten. Allerdings können auch bei richtiger Einstellung wiederholte Schädigungen des Inselapparates, so z. B. durch Infektionskrankheiten, zu einer Verschlechterung der Kohlehydrattoleranz führen. Die Gutartigkeit des Diabetes, der im späteren Alter in Erscheinung tritt, ist jedoch nicht als eine Regel ohne Ausnahme anzusehen. Es gibt zahlreiche Fälle, bei denen sich die Zuckerkrankheit erst nach dem 40. Lebensjahr entwickelt und im Laufe der Jahre derart progrediente Formen annimmt, daß sogar eine energische Insulinbehandlung eingeleitet werden muß, um den Ausbruch eines Komas zu verhüten.

8. Begleitkrankheiten und Komplikationen des Diabetes mellitus.

Die Störungen des Kohlehydratstoffwechsels können sich in jedem Organ und in jeder Zelle bemerkbar machen. Ihre Leistungsfähigkeit wird bei der Zuckerkrankheit herabgesetzt, wodurch eine Neigung zu Erkrankungen an allen Körperstellen entsteht. Die Begleitkrankheiten tragen meistens den Charakter einer Ernährungsstörung, einer Entzündung, Nekrose oder einer Degeneration.

a) Veränderungen der Haut.

Es gibt kaum eine andere Krankheit, bei der so viele pathologische Erscheinungen der Haut beobachtet werden können, wie beim Diabetes.

Zu den unangenehmsten Beschwerden seitens der Haut gehört der Juckreiz, welcher bei den Diabetikern häufig anzutreffen ist. Der Pruritus kann an der ganzen Haut empfunden werden. Er stellt sich gewöhnlich bei Diabetikern mit hochgradiger Glykosurie und Polyurie sowie beträchtlicher Abmagerung und starker Trockenheit der Haut ein. Nicht selten wird er nur zu Beginn der Erkrankung bemerkt und schwindet mit der Besserung der Kohlehydrattoleranz. Bei einer Verschlechterung des Kohlehydratstoffwechsels tritt der Pruritus neuerdings in Erscheinung. Als Ursache des Juckreizes wird der hohe Zuckergehalt des Gewebes angenommen. Der Zucker soll in dieser Konzentration einen Reiz auf die Hautnerven ausüben. Es erweckt aber den Eindruck, daß auch noch andere Faktoren im Spiele sind, da oft schwerste Diabetiker über keinen Juckreiz klagen. Nach anderer Ansicht soll das Hautjucken durch die Trockenheit der Haut bedingt sein. Im allgemeinen schwindet der Pruritus nach einer erfolgreichen Einstellung des Diabetes. In Einzelfällen kann er aber trotzdem noch weiter bestehen bleiben. Ein günstiger Einfluß wird nach Verabreichung von Natrium salicylicum, Pyramidon und Phenacetin beobachtet.

Neben diesem allgemeinen Hautjucken klagen die Zuckerkranken häufig über einen Pruritus in den Genitalien. Bei Frauen ist diese Erscheinung nicht selten als das erste Symptom des manifesten Diabetes anzusehen. Durch das häufige Kratzen sowie durch Mischinfektionen sind die äußeren Genitalien meistens stark gerötet. Vorlagen mit 3% Borwasser mildern die subjektiven Beschwerden. Die Entzündungserscheinungen schwinden mit dem Rückgang der Glykosurie. Bei Männern ist das Jucken in der Genitalregion seltener zu beobachten. Aber auch hier können Entzündungen, wie Balanitis und Phimosis, vorkommen.

Von den eigentlichen Dermatosen und Dermatitiden sind Furunkel, Karbunkel und Phlegmonen am häufigsten anzutreffen. Sie sind oft die ersten Zeichen des Diabetes. Neben der allgemein üblichen konservativen Behandlung (essigsaure Tonerde, Ichthyolsalbe, Antibiotica) ist häufig auch ein chirurgischer Eingriff erforderlich. Diese Komplikationen können namentlich bei schwersten Diabetikern unangenehme Folgen haben. Während des Infektes stellt sich nämlich allgemein eine Insulinresistenz ein, so daß zur Herabsetzung des Blut- und Harnzuckers beträchtlich größere Insulinmengen notwendig sind. Wird diese Tatsache nicht berücksichtigt, so kann sich in kürzester Zeit ein Koma entwickeln. Oberflächliche Hautgangränen, wie Gangr. diabet. bullosa serpinginosa, sind selten anzutreffen. Ekzeme sind bei Zuckerkranken häufig und sie treten mit besonderer Vorliebe an der Vulva, am Skrotum, an den Brüsten und in der Schenkelbeuge auf.

Eine Hautkrankheit, die der Zuckerkrankheit eigentümlich ist, ist das *Xanthoma diabeticum.* Es ist gekennzeichnet durch kleine und größere Knötchen, die von gelblicher Farbe sind und von einem roten Hof umgeben sind. Sie können sich über den ganzen Körper zerstreuen. Sie können sich symmetrisch ausbilden, wobei gewöhnlich das Gesicht und der Nacken frei bleiben. Die Knötchen enthalten Cholesterin. Ihre Entstehung ist also auf eine Störung des Cholesterinstoffwechsels zurückzuführen. Über die auslösende Ursache ist nichts Näheres bekannt. Die Knötchen schwinden wieder nach einer erfolgreichen Einstellung. Das Xanthoma diabeticum wird mitunter mit den gelblichen und ebenfalls lipoidhaltigen Knötchen, die an den Augenlidern älterer Menschen beobachtet werden und als Xanthelasma anzusprechen sind, verwechselt.

Namentlich bei jugendlichen Diabetikern wird häufig eine gelbliche Verfärbung der Haut in der Nasolabialfalte, an den Hand- und Fußflächen beobachtet. Die Konjunktiven sind nie betroffen. Diese Erscheinung wird als *Xanthosis diabetica* bezeichnet. Auch das Blutserum kann dabei gelblich verfärbt sein.

Das Bilirubin wird im Blut normal vorgefunden. Der Farbstoff gehört in die
Gruppe der Lipochrome und wird in geringen Mengen auch beim Gesunden angetroffen. Er entstammt der Nahrung. Eine lipochromreiche Kost kann auch
beim Normalen zu einem vorübergehenden Pseudoikterus führen.

Bei jugendlichen und auch bei älteren Diabetikern wird eine rote Verfärbung
der Gesichtshaut beobachtet, die v. NOORDEN als *Rubeosis diabetica* bezeichnete.
Am stärksten sind gewöhnlich die Stirnhöcker befallen. Dabei verkümmern
häufig die Augenbrauen. Diese Erscheinung wird auf eine Herabsetzung des
Tonus in den Kapillaren zurückgeführt. Dieser soll mit der Besserung des Stoffwechsels wieder ansteigen.

b) Erkrankungen der Atmungsorgane.

Im Rachen und Kehlkopf nimmt die Schleimhaut bei Zuckerkranken nicht
selten eine trockene, glänzende, manchmal wie lackiert aussehende Beschaffenheit
an. Diese Erscheinung wird als Pharyngo- bzw. Laryngoxerosis bezeichnet.
Sie wird namentlich bei mageren Diabetikern nach hochgradigem Wasserverlust
beobachtet. Als Ursache wird eine verringerte Speichel- und Schleimsekretion
angesehen.

Die Lungentuberkulose war in der Vorinsulinära eine der gefürchtetsten
Komplikationen des Diabetes. 17 bis 30% der Diabetiker starben an Lungentuberkulose. Seit der Einführung des Insulins in die Behandlung der Zuckerkrankheit ist die Prognose der Lungentuberkulose bei bestehendem Diabetes
günstiger zu stellen. Nach zahlreichen gut übereinstimmenden Angaben sterben
nur 4 bis 16% der Diabetiker an Tuberkulose. Sie verschlechtert allgemein die
Kohlehydrattoleranz beim Diabetiker und verursacht damit einen erhöhten
Insulinverbrauch. In seltenen Fällen wird während der Tuberkulose auch eine
Besserung des Stoffwechsels beobachtet.

Die Lungengangrän ist bei Diabetikern als eine seltene Komplikation anzusehen. Sie ist jedoch häufiger als bei anderen mit Kräfteverfall einhergehenden
Krankheiten anzutreffen.

c) Krankheiten der Verdauungsorgane.

Früher gehörte der Soor zu den häufigsten Komplikationen des Diabetes.
In den letzten Jahren wird er seltener beobachtet. Dies dürfte darauf zurück-
zuführen sein, daß infolge der Insulinbehandlung die Widerstandskraft des
Körpers bei schweren Diabetikern gehoben wird.

Eine Gingivitis, Alveolarpyorrhoe und Periostitis der Kiefer ist bei Zuckerkranken oft zu beobachten. Die Zähne werden locker und fallen aus. Der Zähne-
ausfall, der bei älteren Menschen als ein physiologischer Vorgang anzusehen ist,
wird bei Diabetikern auch in jüngeren Jahren beobachtet. Sowohl die entzündlichen Erscheinungen als auch der Zahnausfall können durch eine gute Einstellung
günstig beeinflußt werden. Diese krankhaften Veränderungen in der Mundhöhle
werden bei Diabetikern sehr häufig beobachtet und es bleiben davon nur wenige
Zuckerkranke verschont. Nicht selten wird die Zuckerkrankheit vom Zahnarzt
durch diese Komplikationen erkannt.

Eine Schwellung der Parotis wird bei Zuckerkranken häufig beobachtet.
Sie gilt namentlich für die adipösen Diabetiker als ein charakteristisches
Merkmal. Die Ohrspeicheldrüse wird oft derart vergrößert vorgefunden, daß
die Ohrläppchen abstehen.

Erkrankungen des Magen-Darmkanales stellen bei Diabetikern keine Seltenheit dar. Häufig werden Magenbeschwerden beim Zuckerkranken durch die

Art der Ernährung verursacht. Die einseitige Kost, bestehend vorwiegend aus Eiweiß mit reichlichen Fettzulagen, wie sie bei der diätetischen Einstellung vielfach Anwendung findet, wird nicht immer gut vertragen. Auch die Eßgier und damit verstärkte Nahrungszufuhr, wie sie beim Ausbruch der Erkrankung häufig zu beobachten sind, können zu einer starken Beanspruchung des Magens führen. Die Magensäurewerte werden in der Hälfte der Fälle herabgesetzt gefunden. Eine Insulininjektion erhöht, außer bei vollständiger Anazidität, schlagartig die Säureproduktion. Bei häufiger Wiederholung der Insulininjektion vermindert sich dieser Effekt. Diese Hypazidität bei Diabetikern führt nicht selten zu gastrogenen Diarrhoen. Diese Beschwerden schwinden bisweilen unter einer Insulinbehandlung. Die Ursache der Besserung dürfte in der Zunahme der Säureproduktion nach Insulin zu suchen sein. Aber auch die Obstipation ist bei Zuckerkranken nicht selten anzutreffen.

Neben dieser sekretorischen Leistungsschwäche kann beim Diabetiker auch eine Verzögerung in der Magenentleerung festgestellt werden. Sie wird namentlich bei der Häufung der Azetonkörper im Präkoma und im Koma diabeticum beobachtet. Sie kann in diesem Zustand derart hochgradige Formen annehmen, daß das Bild einer dekompensierten Pylorusstenose vorgetäuscht wird. Auf diese Erscheinungen wird näher bei der Symptomatologie des diabetischen Koma eingegangen werden (s. S. 148).

Das Magenkarzinom gilt beim Diabetes als eine Seltenheit. Auch das Magengeschwür wird bei Zuckerkranken nur selten beobachtet.

d) Erkrankungen der Leber.

Nach älteren Statistiken sind Erkrankungen der Leber beim Diabetes häufig anzutreffen. In letzter Zeit wird darüber seltener berichtet. Die Häufigkeit der Lebererkrankungen auf Grund älterer Untersuchungen dürfte darauf zurückzuführen sein, daß auch Änderungen der Lebergröße in die Statistik einbezogen wurden. Da aber gerade beim Diabetes oft Komplikationen seitens des Kreislaufes nachgewiesen werden, so scheidet damit ein großer Teil der Lebererkrankungen, die mit der Zuckerkrankheit in ursächlichen Zusammenhang gebracht werden, aus und ist in die Gruppe der Stauungsleber einzureihen. Aber auch die Fettleber, die bei den Zuckerkranken oft vorgefunden wird, ist nicht als eine Lebererkrankung im engeren Sinne anzusehen. Sie ist bloß als ein Symptom des gestörten Kohlehydratstoffwechsels zu betrachten. Sie ist so häufig, daß sie für den Erfahrenen oft erster Anhaltspunkt für das Vorliegen eines Diabetes ist.

Bei Diabetikern, die an einer Leberzirrhose erkranken, stellt sich häufig eine hochgradige Insulinresistenz ein. Diese Resistenz tritt aber nicht regelmäßig in Erscheinung. Es gibt zahlreiche Diabetiker mit einer Leberzirrhose, die sogar ungewöhnlich insulinempfindlich sind.

Eine seltenere Form der Zuckerkrankheit, die mit einer Zirrhose der Leber und des Pankreas und Pigmentablagerungen einhergeht, wird als *Bronzediabetes* bezeichnet (s. Bd. II, S. 313). Bei diesem Krankheitsbild wird eine Bronzefärbung der Haut und auch der Schleimhäute beobachtet. An den inneren Organen ist diese Verfärbung gewöhnlich deutlicher zu sehen als an der Haut. Das Pigment ist eisenreich. Die Pigmentablagerung in der Haut kann in ihrer Stärke .wechseln. Sie kann sogar auch fehlen und nur in den inneren Organen vorgefunden werden. Es sind auch Fälle bekannt, bei denen die Pigmentierung nach eingeleiteter Insulinbehandlung schwand. Bei der Beurteilung der Pigmentierung sind Verwechslungen mit M. Addison möglich, doch ist die Farbstoffablagerung bei der letzteren Krankheit in den Schleimhäuten nur fleckweise vorhanden. Die Behandlung des Bronzediabetes kann auf größte Schwierigkeiten stoßen, da in größerer Anzahl der Fälle eine höhergradige Insulinresistenz vorgefunden wird. Es ist sogar ein Fall bekannt, der täglich bis zu 1680 E. Insulin benötigte, um den Stoffwechsel annähernd zu normalisieren. Diese Insulinresistenz ist jedoch für den Bronzediabetes kein charakteristisches Merkmal. Es gibt darunter auch Ausnahmen. Bei manchen Kranken ist sogar eine ungewöhnliche Insulinempfindlichkeit festgestellt worden.

Erkrankungen der Gallenblase werden bei Zuckerkranken häufig beobachtet. Gallensteinleiden finden sich bei Diabetikern öfter als bei Nichtdiabetikern. Über den ursächlichen Zusammenhang zwischen Gallenblasenleiden und Diabetes ist nichts Sicheres bekannt. Es wird angenommen, daß Erkrankungen der Gallenblase zur Zuckerkrankheit führen können. Es wurde sogar davon gesprochen, daß sich der Diabetes auf Grund eines Gallenblasenleidens entwickelt, wobei der Diabetes als die „zweite" Krankheit angesehen wird. Nach Ansicht der meisten Forscher kann aber die Erkrankung der Gallenblase erst dann zum Diabetes führen, wenn gleichzeitig auch die Bauchspeicheldrüse miterkrankt ist. Die Entfernung der erkrankten Gallenblase führt bei Diabetikern meistens zu einer Besserung der Kohlehydrattoleranz.

e) Erkrankungen der Kreislauforgane.

Unter ihnen nimmt die Arteriosklerose eine besonders wichtige Stellung ein. Sie wird bei Zuckerkranken häufiger vorgefunden als bei Nichtdiabetikern. Im allgemeinen wird die Neigung zu Erkrankungen des Gefäßsystems um so größer, je länger die Zuckerkrankheit besteht. Seit der Entdeckung des Insulins hat die Arteriosklerose als Todesursache an Häufigkeit zugenommen. Ob die Neigung zu Erkrankungen der Gefäße in der Insulinära größer geworden ist, läßt sich jedoch auf Grund dieser Tatsache nicht entscheiden. Es ist eher anzunehmen, daß infolge der Insulinbehandlung andere Komplikationen, wie septische Erkrankungen, besser beherrscht werden und die Komagefahr herabgesetzt wird, so daß auch Diabetiker, die früher an diesen Komplikationen in jüngeren Jahren starben, ihre Arteriosklerose erleben. Sie wird nicht selten auch bei jüngeren Diabetikern beobachtet, und zwar in einem Alter, in welchem sie bei Nichtdiabetikern nur ausnahmsweise vorkommt. In der Vorinsulinära wurden gewöhnlich bei jugendlichen Diabetikern, die an Koma starben, zarte Gefäße vorgefunden. Allerdings war die Krankheitsdauer damals wesentlich kürzer.

Aus Statistiken, die ein größeres Krankengut erfassen, geht hervor, daß die Koronarsklerose nach dem 50. Lebensjahr bei Diabetikern sechsmal so häufig angetroffen wird wie bei Nichtdiabetikern. Bei der Erkrankung der Koronargefäße wurde früher die Behandlung des Diabetes mit Insulin nicht gerne gesehen. Auch im neuen Schrifttum steigen Bedenken auf, da nach Insulin manchmal eine Häufung von stenokardischen Anfällen beobachtet wird. Aber aus klinischen Beobachtungen geht hervor, daß auch der Entzug oder eine starke Einschränkung der Kohlehydrate in der Nahrung den Anlaß zum Auftreten von stenokardischen Anfällen geben kann. Ein stenokardischer Anfall kann demnach sowohl durch Insulininjektionen als auch durch einen Kohlehydratentzug ausgelöst werden. Daraus ergibt sich die Frage, wie die Koronarsklerose beim Diabetes behandelt werden soll. Diese Schwierigkeit konnte insofern überbrückt werden, als sich zeigte, daß das Insulin nur dann einen ungünstigen Einfluß auf die Koronarsklerose ausübt, falls es so stark überdosiert wird, daß der Blutzucker zu tief abfällt. Im Zustand der Hypoglykämie wird dann reaktiv Adrenalin ausgeschüttet, wodurch ein Anfall von Angina pectoris verursacht werden kann. Es empfiehlt sich also bei der Therapie der Koronarsklerose, reichlich Kohlehydrate zu verabreichen und eine peinlich exakte Behandlung des Diabetes vorzunehmen. Wenn Insulin zur Beherrschung der Stoffwechselkrankheit nötig ist, wird man sich desselben, allerdings mit entsprechender Vorsicht bedienen. Es gibt nur wenige Fälle, wie wir sie seinerzeit beschrieben, in welchen jede Insulininjektion von einem Coronarspasmus gefolgt ist. Durch ein einschleichendes Verfahren mit kleinen Dosen wird man die adääquate, in diesem Fall noch erlaubte und verträgliche Dosis finden. Die Sklerose der Gefäße tritt bei der Zuckerkrankheit auch an anderen Stellen in Erscheinung. Namentlich die Arterien der unteren Extremitäten werden oft befallen. Die Patienten klagen dabei über das Gefühl der Kälte, Kribbeln oder Ameisenlaufen. Der Fuß wird blaß oder zyanotisch. Der Puls der Art. dors. pedis wird anfänglich schwächer und kann später nicht mehr tastbar sein. In den Gefäßen kann auf dem Wege der Röntgenuntersuchung reichliche Kalkeinlagerung nachgewiesen werden. Es können sich die arteriosklerotischen Krankheiten (Dysbasia arteriosclerotica) bis zur Gangrän entwickeln. Diese ist eine Erkrankung des mittleren und höheren Lebensalters. Beim Kinde kommt sie nicht vor. Das Maximum liegt zwischen dem 50. und 60. Lebensjahr. Ihre Entstehung wird gefördert durch diabetische Neuritis und Infektion mit Eiter- oder Fäulniserregern. Bei der Verhütung der ersten Anfänge spielt die Fußpflege eine wichtige Rolle.

Die Behandlung der diabetischen *Gangrän* erfordert vor allem eine exakte Einstellung bei kohlehydratreicher Kost. Auf diese Weise soll eine bessere Ernährung sichergestellt und eine weitere Infektionsmöglichkeit verhütet werden. Unter dieser Behandlung sowie Bettruhe, die unbedingt erforderlich ist, heilen leichtere Fälle nicht selten ohne jedweden Eingriff aus. In der lokalen Behandlung ist es von besonderer Wichtigkeit, die Gangrän trocken zu erhalten. Deswegen sind Bäder untersagt. Zur Wundbehandlung eignen sich Lebertransalben. Im übrigen sei hinsichtlich der arteriosklerotischen Gefäßerkrankungen und deren Therapie auf Bd. I, „Die Erkrankungen der Gefäße" verwiesen.

f) Krankheiten der Nieren- und Harnwege.

Bei Diabetikern, die an Koma gestorben sind, wird eine Hypertrophie der Nieren mit einer Vergrößerung der Glomeruli und der Tubulusepithelien vorgefunden. Daneben enthält die Niere reichlich Glykogen und Pigmentablagerungen.

Der Harn von Diabetikern, namentlich jenseits des 50. Lebensjahres enthält häufig geringe Eiweißmengen. Im diabetischen Koma werden im Harn Zylinder vorgefunden, die jedoch mit der Besserung des Stoffwechsels wieder schwinden.

Akute und chronische Nierenentzündungen werden bei Diabetikern nicht häufiger beobachtet als bei Gesunden. Auch eine echte Nephrose findet sich selten. Dagegen ist die primäre chronische (vaskuläre) Schrumpfniere bei Diabetikern häufiger anzutreffen. Die schweren Nierenveränderungen können die Zuckerausscheidung günstig beeinflussen oder ganz zum Schwinden bringen. v. NOORDEN sprach von einer Abdichtung der Niere. Dagegen steigt der Blutzucker aber hoch an. Die höchsten Werte werden im urämischen Stadium beobachtet. Die Ursache für die geringe Harnzuckerausscheidung dürfte neben dem erhöhten Schwellenwert auch in der geringeren Nahrungsaufnahme infolge einer Appetitlosigkeit, die durch die Anhäufung des Reststickstoffes bedingt ist, zu suchen sein. Da aber bei manchen Fällen eine Hyperplasie der Inselzellen nachgewiesen wurde, dürfte die Besserung der Kohlehydrattoleranz bei der primär chronischen Schrumpfniere auch auf eine Zunahme der Insulinproduktion zurückzuführen sein. Auch bei einer komplizierenden Pyelonephritis werden oft enorm hohe Blutzuckerwerte gefunden.

Ein Krankheitsbild, das gesehen zu haben jeder Praktiker sich erinnert, ist folgendes: Diabetiker befinden sich unter der üblichen Behandlung vorerst jahrelang wohl, fallen aber schließlich durch den hohen Blutdruck, durch Augenhintergrundsblutungen einer Retinitis albuminurica oder durch ihre Blässe, ihre Gedunsenheit des Gesichtes oder schließlich durch deutliche Ödeme auf und enden schließlich in allen Zeichen einer Niereninsuffizienz. Seit der Einführung des Insulins in die Behandlung der Zuckerkrankheit wird der Zustand vielleicht öfter beobachtet und durch die Verlängerung der Lebensdauer der Diabetiker tritt er erst richtig in Erscheinung. Es ist dies die *diabetische Glomerulosklerose*. Bei dieser Krankheit besteht neben einer Arteriosklerose der Niere eine kugelige oder keulenförmige Hyalinisierung des Glomerulus, die scharf abgesetzt ist. In der weiteren Folge entwickelt sich eine Kapselverdickung am Glomerulus und eine Hyalinisierung der Tunica propria an den Kanälchen, die besonders an den Schaltstücken in Form hyaliner Bänder in Erscheinung tritt. Diese Hyalinisierung wird häufig von einer stärkeren Verfettung, die auch an den Tubuli selbst sichtbar wird, begleitet.

Klinisch ist die Glomerulosklerose gekennzeichnet durch eine Hypertonie und Ödeme, die teils kardial und teils renal bedingt sind. Schon zu Beginn treten häufig Sehstörungen auf, die durch eine hypertonische Retinitis verursacht werden. Der Reststickstoff ist häufig gering oder mäßig erhöht. Auch die Xanthoproteinwerte werden hin und wieder erhöht gefunden. Im Harn werden gewöhnlich 4 bis 6⁰/₀₀ Eiweiß ausgeschieden. Eine Mikrohämaturie findet sich bei einem größeren Teil der Fälle und besonders häufig im Beginn der Entwicklung des Krankheitsbildes. Die VOLHARDsche Verdünnungs- und Konzentrationsprobe zeigt teils eine deutliche Hyposthenurie, teils jedoch sogar in schon sehr fortgeschrittenen Stadien fast normale Verdünnungs- und Konzentrationswerte.

Der Verlauf der Krankheit ist ein maligner. Sie führt innerhalb von Monaten oder bis zu vier Jahren zum Exitus letalis. Der Tod tritt meistens infolge einer Herzinsuffizienz, Niereninsuffizienz oder einer zerebralen Blutung ein.

Die Urethritis und Zystitis werden bei Diabetikern häufig beobachtet.

g) Erkrankungen der Nerven- und Sinnesorgane.

Erkrankungen des zentralen Nervensystems sind bei Diabetikern verhältnismäßig selten anzutreffen. Für die Zuckerkrankheit ist bloß die *Pseudotabes diabetica* charakteristisch. Sie verläuft unter dem Bilde einer peripheren Polyneuritis und wird häufig durch eine Affektion des Nervus opticus kompliziert. Es wird angenommen, daß es sich bei diesem Krankheitsbild um eine Degeneration der Hinterstränge im Rückenmark handelt. Die Schmerzen im Ischiadikusgebiet können mit den lanzinierenden Schmerzen der Tabes dorsalis eine große Ähnlichkeit aufweisen. Auch das Fehlen oder die Abschwächung der Sehnenreflexe wie die Abnahme der Potenz und des Körpergewichtes ist wie bei der echten Tabes zu beobachten. Die Pseudotabes diabetica wird durch eine gute Einstellung des Kohlehydratstoffwechsels günstig beeinflußt.

Dagegen werden Erkrankungen des peripheren Nervensystems bei Diabetikern häufig beobachtet. Es handelt sich vorwiegend um eine Neuritis, wobei mit Vorliebe die sensible Sphäre erkrankt. Die Neuritis wird sowohl an den oberen als auch an den unteren Extremitäten angetroffen, wobei sich auch eine Polyneuritis entwickeln kann. Seltener sind Entzündungen der motorischen Nerven.

Hierher gehören vor allem die Lähmungen des Nervus facialis und der Augenmuskelnerven. Therapeutisch kommt in erster Linie die Verbesserung des Kohlehydratstoffwechsels in Betracht. Dazu sind öfters größere Insulinmengen erforderlich, da nicht selten während der Erkrankung eine höhergradige Insulinresistenz in Erscheinung tritt. Daneben werden physikalische und symptomatische Therapie und das Vitamin B_1 in hohen Dosen empfohlen. In manchen Fällen sieht man eine auffallend rasche Besserung nach Infiltrationen des Nerven mit $^1/_4\%$ Novocainlösung ohne Adrenalinzusatz.

Von den Sinnesorganen sind bei der Zuckerkrankheit fast nur die Augen betroffen. Nach neueren Untersuchungen werden bei Diabetikern in 58% der Fälle die Augen krank befunden. Es handelt sich dabei um Akkommodationsschwäche, retinale Blutungen, Exsudate der Retina, Degenerationen des Irisepithels, vorübergehende Refraktionsanomalien, Katarakta und Iritis. Die Akkommodationsschwäche ist wohl als ein Erschöpfungszustand und ein Zeichen der allgemeinen Muskelschwäche anzusehen. Sie ist vorübergehender Natur und schwindet nach der Besserung des Allgemeinzustandes. In einem großen Prozentsatz wird bei Zuckerkranken die sogenannte Retinitis diabetica angetroffen. Das Sehvermögen ist mehr oder weniger stark herabgesetzt, je nach Sitz und Stärke der Erkrankung. Häufig wird während der Durchführung der Insulinbehandlung eine plötzliche Verschlechterung im Sehvermögen festgestellt, deren Ursache eine frische Blutung darstellt. Aus diesem Grunde galt früher mancherseits die Insulinbehandlung bei der diabetischen Retinitis als kontraindiziert. Die Erfahrung hat aber gelehrt, daß eine verstärkte Blutungsgefahr nur dann besteht, falls das Insulin überdosiert wird und hypoglykämische Erscheinungen auftreten. Diese müssen vermieden werden; eine exakte Einstellung ist erforderlich.

h) Diabetes und Schwangerschaft.

Bei diabetischen Frauen werden häufig Menstruationsbeschwerden beobachtet, die Libido ist oft vermindert, die Menopause stellt sich früher ein. Die Störung in der Menstruation schwindet oft nach erfolgreicher Behandlung. Die Gravidität bei diabetischen Frauen wurde in der Vorinsulinära selten beobachtet. Um die Jahrhundertwende galt sie als eine ausgesprochene Rarität. Aber schon 10 bis 20 Jahre später wurde sie mit der Besserung der Behandlung, die ja ursprünglich rein diätetisch durchgeführt wurde, immer häufiger gesehen. Dabei war aber die Mortalität der Frauen groß. Die Todesursache war meistens das Koma, das sich während der Schwangerschaft entwickelte. Sehr oft kam es auch zum Abortus oder zum Absterben der Frucht in den späteren Schwangerschaftsmonaten.

Die kindliche Bauchspeicheldrüse scheint die Fähigkeit zu besitzen, den Stoffwechsel der Mutter günstig zu beeinflussen. Trotzdem läßt sich während der Schwangerschaft häufig eine Verschlechterung der Kohlehydrattoleranz feststellen. Da diese Verschlechterung aber in auffallender Stärke nur in den ersten Monaten der Gravidität beobachtet wird, ist vielleicht anzunehmen, daß die Größenzunahme der kindlichen Bauchspeicheldrüse eine weitere Verschlechterung der Kohlehydrattoleranz in den späteren Schwangerschaftsmonaten doch verhindert. Auch das Auftreten von Hypoglykämien bei Neugeborenen, die eine Diabetikerin zur Mutter haben, dürfte dafür sprechen, daß die Bauchspeicheldrüse des Kindes vikariierend einspringen kann.

Vielfach wird die Meinung vertreten, daß die Aussichten für das Kind trotz einer Insulinbehandlung nicht günstig seien. Neuere Erfahrungen haben gelehrt, daß bei guter Einstellung sehr häufig ein gesundes Kind ausgetragen wird.

Die Kinder sind manchmal ungewöhnlich schwer. Ob eine Unterbrechung der Schwangerschaft durchgeführt werden soll, muß von Fall zu Fall entschieden werden. Bei einer Neigung zu schwerer Ketose trotz eines hohen Insulinverbrauches ist eine Unterbrechung der Schwangerschaft angezeigt.

i) Koma diabeticum.

Unter diabetischem Koma versteht man ein auf dem Boden der diabetischen Stoffwechselstörung entstandenes schweres, ohne Behandlung tödlich endentes Vergiftungsbild. Es besteht hiebei eine Bewußtlosigkeit, bei welcher die Auslösbarkeit der Sehnenreflexe herabgesetzt ist und die Atemluft reichlichst Azeton enthält. Das klinische Krankheitsbild wurde zuerst im Jahre 1874 von KUSSMAUL beschrieben. Im Vordergrund der Erscheinung steht manchmal die tiefe KUSSMAULsche Atmung. Sie ist häufig schon ausgeprägt, noch bevor der Kranke das Bewußtsein verliert. Sie kann schon sogar 24 bis 48 Stunden vor dem Eintreten der Bewußtseinsstörung angedeutet sein. Es entwickelt sich gewöhnlich eine langsam zunehmende Vertiefung der Atemzüge. KUSSMAUL selbst beschreibt die große Atmung in folgender Weise: „Nichts verrät, daß die Luft auf dem Wege zu oder aus den Lungen auch nur das geringste Hindernis zu überwinden habe. Der Thorax erweitert sich vortrefflich nach allen Richtungen, den vollkommenen Inspirationen folgen ebenso komplette Exspirationen. Es fehlt jede Blutstauung in den Halsvenen, jede Zyanose. Diese große Atmung ist ferner beschleunigt. Der Kontrast der allgemeinen Schwäche mit der Stärke der respiratorischen Bewegungen ist eine der auffälligsten Eigentümlichkeiten in diesem Bilde.“ Solange der Kranke das Bewußtsein nicht verloren hat, wird er von einem starken Lufthunger gequält.

Mit dem Auftreten der tiefen Atmung tritt gleichzeitig ein zweites wichtiges und für das diabetische Koma charakteristisches Symptom in Erscheinung. Die Spannung der Bulbi läßt infolge des Nachlassens des intraokulären Druckes nach. Der Abfall des Augeninnendruckes kann so hochgradige Formen annehmen, daß der Bulbus dem Drucke des Fingers nachgibt und dieser in den Augapfel einzusinken scheint.

Neben diesen Erscheinungen können sich vor dem Eintreten der Bewußtlosigkeit noch andere Vorboten einstellen, die auf ein drohendes Koma hinweisen. Dazu gehören vor allem die Hyperästhesie und die Schmerzen im Epigastrium. Diese Schmerzen können derart stark ausgeprägt sein, daß der Arzt geneigt ist, zum Morphium zu greifen, welches in diesem Falle kontraindiziert ist, da die Erregbarkeit des Atemzentrums durch das Narkotikum herabgesetzt wird. Der Schmerz kann spastischer Art sein oder auch einer Kolik ähneln. Er dauert mitunter auch längere Zeit ohne Unterbrechung an. Dabei wird nicht selten eine Spannung der Bauchmuskeln angetroffen, so daß man eher an eine Perforation des Magens als an ein Koma denkt. Ferner leiden die Kranken an Übelkeit und häufigem Erbrechen, wozu sich noch eine hartnäckige Verstopfung hinzugesellt. Im Blut steigen die Leukozyten, die Zunge wird trocken. Seltener wird neben diesem Bauchschmerz noch ein Schmerz in der Brust bei der Atmung beobachtet, als dessen Ursache eine trockene Pleuritis anzusehen ist. Über die Ursache der Schmerzen im Oberbauch ist nicht viel bekannt. Da sie aber nach erfolgreicher Behandlung rasch wieder schwinden, wird angenommen, daß der hochgradige Wasserverlust, bedingt durch die starke Glykosurie, eine Austrocknung des Gewebes zur Folge hat, wodurch sich eine trockene Peritonitis entwickelt. Gastrospasmen sind unseres Erachtens wahrscheinlicher. Die Übelkeit sowie das Erbrechen sind auf eine hochgradige Magenatonie zurückzuführen, die im Koma angetroffen wird. Der Magen wird stark erweitert gefunden, so daß das Bestehen einer Pylorusstenose vorgetäuscht wird. Bei einer Röntgenuntersuchung wird ein mit Flüssigkeit oder mit Nahrungsresten gefüllter ektatischer Magen angetroffen. Die Entleerung des Kontrastbreies kann derart verzögert sein, daß noch nach 20 Stunden Reste im Magen gefunden werden.

Ein weiteres wichtiges Symptom des diabetischen Komas stellt die Kreislaufschwäche dar. Die Pulsfrequenz schwankt zwischen 100 bis 140. Im Elektrokardiogramm werden Veränderungen festgestellt, die auf eine Schädigung des Herzens schließen lassen. Im Vordergrund steht aber das Versagen des peripheren Kreislaufes. In der Regel fällt der Blutdruck beachtlich herab, wobei infolge einer Bluteindickung erhöhte Serumeiweißwerte, erhöhter Hämoglobingehalt und eine Polyglobulie festgestellt werden. Vor dem Eintreten der Bewußtlosigkeit klagen viele Kranke über heftige Kopfschmerzen, über eine starke Müdigkeit und Vergeßlichkeit. Hat sich darauf die Bewußtlosigkeit eingestellt, so können die Sehnenreflexe noch lange erhalten bleiben. Sie nehmen später an Lebhaftigkeit ab, um endlich vollständig zu erlöschen. In diesem Zustand sind die Pupillen erweitert. Auch die Körpertemperatur fällt ab. Ante mortem wird jedoch ein Fieberanstieg beobachtet.

Die Blutzuckerwerte schwanken im Koma zwischen 300 und 1000 mg-%. Es werden aber auch noch höhere Werte beobachtet. So konnte sogar ein Anstieg bis zu 2060 mg-% festgestellt werden.

Die Azetonkörper, die beim Gesunden im Vollblut nur bis zu 5 mg-% vorgefunden werden, erfahren im Koma einen beträchtlichen Anstieg, wobei namentlich die β-Oxybuttersäure am meisten beteiligt ist. Sie kann im Koma auf einige 100 mg-% ansteigen. Auch im Harn werden große Mengen von Ketonkörpern ausgeschieden. Schon im Präkoma werden im Tagesharn nicht selten 30 bis 40 g Gesamtketonkörper gefunden.

Auch der Reststickstoff im Blut wird bei ausgeprägtem Koma häufig erhöht angetroffen. Dieses Verhalten wurde ursprünglich bloß auf die Nierenschädigung, die sich im Koma entwickelt, zurückgeführt. Da aber im Koma das Kochsalz im Blut vermindert vorgefunden wird und eine enge Beziehung zwischen dem Kochsalzgehalt und der Reststickstoffmenge besteht, scheint die Zunahme des Reststickstoffes auch auf dem Abfall des Kochsalzes im Blut zu beruhen. Diese Annahme wird durch das Sinken des Reststickstoffgehaltes im Blut nach einer Kochsalzinfusion gestützt (vgl. Hypochlorämische Azotämie, S. 221).

Die Wasserstoffionenkonzentration im Blut bleibt infolge der Pufferungsfähigkeit des Blutes lange Zeit in normalen Grenzen. Unmittelbar vor dem Tode kann eine geringe Verschiebung zur sauren Seite festgestellt werden, wobei das pH bis etwas unter 7,0 abfällt.

Die Ursachen, die zum Koma führen, können verschiedener Art sein. Es gehört nicht zu den großen Seltenheiten, daß der Diabetes gleich mit einem so stürmischen Verlauf einsetzt, daß durch das Koma erst die Diagnose der Zuckerkrankheit gestellt wird. In den meisten Fällen wird das Koma durch eine Infektion, eine Gangrän, seelische Erregung, durch das Weglassen des Insulins oder durch einen zu brüsken Kohlehydratentzug bei einem schon länger bestehenden Diabetes ausgelöst. Das Unterlassen einer Insulininjektion kann bei schwerstem Diabetiker schon nach 24 Stunden ein Koma zur Folge haben. Auch durch eine Operation kann ein diabetisches Koma verursacht werden, wobei die Narkose eine Rolle spielt. Die Narkotika fördern die Azetonkörperbildung.

Wenn auch das diabetische Koma leicht zu erkennen ist, so müssen differentialdiagnostisch mitunter auch andere Krankheitsbilder in Erwägung gezogen werden.

Schon die Erscheinungen seitens des Magen-Darmtraktes können oft an eine Perforationsperitonitis erinnern. Neben dem intensiven Azetongeruch der Atemluft führt die Anwesenheit von größeren Zucker- und Azetonmengen im Blut zur richtigen Diagnose. Aber auch zerebrale Erkrankungen, wie Apoplexie und Enzephalomalazie können differentialdiagnostisch Schwierigkeiten bereiten, da bei ihnen neben einer Hyperglykämie auch eine Ketonurie beobachtet werden kann. Die Ketonurie ist in diesen Fällen jedoch nur gering. Auch das übrige klinische Bild führt zum richtigen Weg, wenn unter anderem auch das Verhalten der Sehnenreflexe geprüft wird.

Das urämische Koma unterscheidet sich durch den typischen urämischen Geruch, die lebhaften Sehnenreflexe, und den positiven BABINSKI vom diabetischen Koma.

Eine Abgrenzung gegenüber dem hypoglykämischen Koma kann dann auf Schwierigkeiten stoßen, falls durch eine Überdosierung des Insulins das hyperglykämische Koma in das hypoglykämische überführt wurde. Hierüber kann das Verhalten des Blut- und Harnzuckers Aufklärung geben. Ansonsten ist das hypoglykämische Koma vom hyperglykämischen meist leicht zu unterscheiden. Beim hyperglykämischen Koma ist die Zunge trocken, beim hypoglykämischen dagegen feucht. Aus der Pulsfrequenz kann nicht immer die richtige Entscheidung getroffen werden. Es tritt wohl bei länger andauernder Hypoglykämie eine Bradykardie in den Vordergrund, aber zu Beginn des hypoglykämischen Komas kann eine Tachykardie ebenso angetroffen werden wie beim hyperglykämischen Koma. Bei letzterem besteht jedoch eine Hypotonie der Bulbi, welche beim hypoglykämischen Koma nicht beobachtet wird. Die Haut ist in der Hypoglykämie feucht, im diabetischen Koma dagegen trocken. Die Hypoglykämie verursacht eher eine Verengung der Pupillen, das diabetische Koma eine Erweiterung. Im diabetischen Koma ist die Auslösbarkeit der Sehnenreflexe herabgesetzt, während einer Hypoglykämie gesteigert. Die KUSSMAULsche Atmung wird nur beim diabetischen Koma und nicht während der Hypoglykämie beobachtet.

9. Diagnose der Zuckerkrankheit.

Kaum eine Krankheit kann so leicht erkannt werden wie die Zuckerkrankheit. Die Angaben der Kranken sind meistens so charakteristisch, daß ein Irrtum selten möglich ist. Die wichtigsten Erscheinungen seien noch einmal kurz wiederholt. Dazu gehören die Mattigkeit, der Heißhunger, das verstärkte Durstgefühl, die großen Harnmengen, die Abmagerung, allgemeiner oder auf die Genitalien beschränkter Juckreiz, Alveolarpyorrhoe, Zahnausfall, Furunkulose, Nervenentzündungen, Sehstörungen und die Potenzschwäche. Der manifeste Diabetes ist in typischen Fällen durch vier Kardinalsymptome charakterisiert. Die Polyurie wird in 73% der Fälle beobachtet, die Polydipsie ist in 67%, die Mattigkeit in 64% und die Polyphagie in 45% der Erkrankten festzustellen. Die Stellung der Diagnose kann dann auf Schwierigkeiten stoßen, falls die Symptome nur vereinzelt in Erscheinung treten, was namentlich bei leichten Diabetikern nicht selten zu beobachten ist.

Mit einem positiven Ausfall der Reduktionsproben im Harn ist die Zuckerkrankheit noch nicht sichergestellt. Außer Zucker reduzieren die FEHLINGsche Lösung auch Kampfer, Chloralhydrat, Chloroform, Terpentin, Salizylsäure sowie die Homogentisinsäure bei der Alkaptonurie. Aber auch falls diese Körper ausgeschlossen werden können, ist noch eine weitere eingehende Untersuchung des Harnes und des Blutes erforderlich, um andere Erkrankungen, bei denen auch Zucker im Harn ausgeschieden wird, vom echten Diabetes mellitus trennen zu können. Hier kommen in Frage die Lävulosurie, die Pentosurie, die Galaktosurie, die Laktosurie, die Schwangerschaftsglykosurie, die zentrale Glykosurie und die Glykosurie beim Koronarinfarkt. Auch bei einer Hyperthyreose kann Zucker im Harn ausgeschieden werden.

Die verschiedenen Zuckerarten im Harn können mittels des Polarimeters, ihrer Gärfähigkeit gegenüber der Hefe und mit den für sie spezifischen Proben identifiziert werden.

Ein Fehlen des Zuckers im Harn schließt die Zuckerkrankheit nicht aus. Namentlich bei leichten Diabetikern kann mitunter eine Glykosurie ausbleiben. Ausschlaggebend ist dafür nicht nur die Ernährungsweise, sondern auch die Tageszeit, in welcher eine Harnzuckerbestimmung durchgeführt wurde. So kann bei leichten Diabetikern, die in den Vortagen nur wenig Kohlehydrate zu sich nahmen, die Glykosurie vorübergehend schwinden. Die Tageszeit beeinflußt die Harnzuckermenge insofern, als der Morgenharn nicht selten zuckerfrei angetroffen wird, da der Blutzucker während der Nacht infolge fehlender Nahrungsaufnahme zu normalen Werten abfällt. Diese Fehlerquelle kann vermieden werden, wenn der Harn durch 24 Stunden gesammelt wird und ein Teil des Sammelharnes zur Harnzuckeruntersuchung entnommen wird.

Falls die Anwesenheit von Traubenzucker im Harn sichergestellt wurde, so ist weiter zu entscheiden, ob die Glykosurie bei normalem oder erhöhtem Blutzucker auftritt. Wird der Nüchternblutzucker normal vorgefunden, übersteigt die alimentäre Hyperglykämie nach einer Traubenzuckerbelastung nicht die physiologischen Grenzen und wird trotzdem reichlich Zucker im Harn gefunden, so kann der Diabetes mellitus ausgeschlossen werden. Es handelt sich dann nämlich um einen renalen Diabetes. Dieser kann wieder vorübergehender Art sein, falls gleichzeitig eine Schwangerschaft besteht.

Bei den leichtesten Formen des Diabetes mellitus kann auch ein normaler Nüchternblutzucker angetroffen werden. Dies ist nicht selten nach einer erfolgreichen Behandlung zu beobachten. Eine Aufklärung bringt in diesem Falle der Blutzuckerverlauf nach einer Kohlehydratbelastung. Der höhere Blutzuckeranstieg ist aber nicht nur für den Diabetes mellitus charakteristisch. Er kann auch bei Hyperthyreosen beobachtet werden. Eine Unterscheidungsmöglichkeit ist hier neben dem klinischen Verlauf auch durch das Krankheitsbild selbst gegeben.

Eine dauernde Erhöhung des Nüchternblutzuckers ist in der Regel nur für den Diabetes charakteristisch. Er wird wohl mitunter auch bei der Akromegalie beobachtet, doch unterliegen hier seine Werte größeren Schwankungen. Ferner kann der Nüchternblutzucker bei der Akromegalie durch längere Zeit sogar vollständig normal angetroffen werden, um wieder plötzlich in die Höhe zu schnellen. Diese starken Schwankungen sind bei der Zuckerkrankheit nicht anzutreffen, außer sie werden durch Diätfehler vorgetäuscht oder durch Komplikationen verursacht. Auch beim M. Cushing wird in der Regel ein erhöhter Nüchternblutzucker gefunden. Diese Erkrankung kann auf Grund des klinischen Bildes vom echten Diabetes ohne Schwierigkeiten unterschieden werden. Der Blutzuckeranstieg, der durch einen Koronarinfarkt oder durch Erkrankungen des zentralen Nervensystems ausgelöst wird, ist nur flüchtiger Art und zeitlich an die Dauer der Erkrankung gebunden, so daß eine Trennung vom Diabetes mellitus leicht möglich ist. Die Kenntnis des Harnzuckervorkommens bei den genannten Zuständen wird Irrtümer vermeiden lassen.

Es ist die Zuckerkrankheit, die in der überwiegenden Anzahl der Fälle als die Ursache einer Glykosurie anzusehen ist. Trotzdem soll man es nicht versäumen, sich schon gleich zu Beginn der Erkrankung zu überzeugen, ob ein echter Diabetes mellitus vorliegt.

Man begegnet gelegentlich Individuen, die wegen einer vor mehreren Jahren festgestellten Glykosurie oder vielleicht nur einer positiven FEHLINGschen Probe jahrelang strenge diätetische Vorschriften eingehalten hatten, obzwar sie nicht an Diabetes leiden.

10. Behandlung der Zuckerkrankheit.

Obwohl seit der Einführung des Insulins in die Therapie der Zuckerkrankheit auch den schweren Diabetikern weitgehende Nahrungseinschränkungen erspart bleiben, ist in gewissen Grenzen eine Diätbehandlung auch bei Zuckerkranken, denen Insulin injiziert wird, erforderlich. Bei leichten Diabetikern wird unter entsprechender Diätbehandlung der Harn auch ohne Insulin zuckerfrei. Das Schicksal des leichten Diabetikers wird meistens von der Befolgung der Diätvorschrift beeinflußt. Eine gute Einstellung des Diabetes führt in der Regel zu einer weitgehenden Besserung der Kohlehydrattoleranz. Eine Vernachlässigung der Diätbehandlung verursacht eine Verschlechterung der Assimilationsfähigkeit für Kohlehydrate. Diese bewirkt aber nicht nur häufige akute Komplikationen, sondern auch dauernde Schäden, die die Arbeitsfähigkeit herabsetzen. Es erweist sich demnach als notwendig, die exakte Einstellung des Diabetes gleich zu Beginn der Erkrankung durchzuführen und den Patienten über die Durchführung der Diät aufzuklären.

Auf die Indikationen zur Insulinbehandlung wird unten eingegangen werden. Hier sei nur vorausgeschickt, daß in Patienten- und Laienkreisen eine unbegründete Ablehnung der Insulinbehandlung oft zu beobachten ist. Diese Leute scheuen das „unnatürliche Einspritzen eines Medikamentes" und sie ziehen die „naturgegebene" diätetische Behandlung vor. Demgegenüber muß gesagt werden, daß die Diätbehandlung dort zu empfehlen ist, wo sie in ihrem Erfolge ausreicht und vom Kranken nicht zu große diätetische Einschränkungen verlangt, daß das Insulin aber in allen schweren Formen gerade der „naturgegebene Weg" ist, da das Element, welches dem Kranken fehlt oder von ihm in genügender Menge nicht produziert werden kann, gegeben wird. Und es muß betont werden, daß die Insulinbehandlung in diesen Fällen oft in ihrem Erfolg die Diätbehandlung weit übertrifft und daß die so gefürchtete tägliche Injektionsprozedur erfahrungsgemäß für die meisten Patienten bald keinerlei Belästigung mehr darstellt. Zumal in durch Krieg und Nöte aller Art unsicheren Zeiten macht das Insulin den Kranken von den Schwierigkeiten der diätetischen Therapie hinsichtlich Diätbeschaffung mehr-minder unabhängig.

a) Diätbehandlung.

Die Diätbehandlung zerfällt in drei Abschnitte. Ihre Aufgabe besteht zuerst darin, die Harnzuckerausscheidung zu beseitigen und den Blutzucker zu senken. Dieses Ziel wird durch eine Herabsetzung der Kohlehydrat- und Kalorienzufuhr erreicht. Anschließend wird die Kalorien- und Kohlehydratmenge schrittweise und vorsichtig so weit gesteigert, daß die Toleranzgrenze nicht überschritten wird. Es soll also im Harn kein Zucker erscheinen und der Blutzucker möglichst der Norm gleichkommen. In der nächsten und letzten Behandlungsphase werden dann noch die nötigen Korrekturen vorgenommen, das heißt bei Fettsüchtigen wird die Kost so gehalten, daß sich fortschreitend ein geringer Gewichtsverlust einstellt, bei mageren Diabetikern werden die Kalorien in Form von Fett zugesetzt, um einen Gewichtsansatz zu fördern. Dieses Diätregime, bei welchem dann der Kranke längere Zeit hindurch bleibt, wird als Dauerkost bezeichnet. Sie soll eine bestimmte Menge von Eiweiß, Kohlehydraten und Fett enthalten, da die volle Leistungsfähigkeit des Körpers nur dann erhalten bleibt, wenn die

Nahrung quantitativ und qualitativ an die täglichen Ansprüche des Organismus angepaßt wird.

Das Minimum der täglichen Eiweißaufnahme wird bei der Dauerkost mit 1 g pro Kilogramm Körpergewicht angegeben.

Der tägliche Kohlehydratgehalt der Nahrung soll allgemein bei der Dauerkost acht Weißbroteinheiten (s. unten) nicht unterschreiten. Es gibt Diabetiker, die mit weit weniger auskommen. Bei anderen verursacht die stärkere Einschränkung der Kohlehydrate der Nahrung eine Häufung der Azetonkörper im Blut und Harn.

Der Kohlehydratgehalt der verschiedenen Nahrungsmittel variiert innerhalb weiter Grenzen. So enthält das Weißbrot infolge der geringeren Zellulose-

Kohlehydratträger	Menge in Gramm	
Weißbrot	20	
Grahambrot	28	
Schwarzbrot	25	
Mehl, Reis, Grieß, Teigwaren	15	
Haferflocken	20	
Milch	250	
Kartoffeln	60	
Erbsen, trocken	28	
Linsen, trocken	28	
Erbsen, frisch	115	} 1 WBE
Äpfel	150	
Birnen	150	
Orangen	120	
Erdbeeren	200	
Kirschen	120	
Heidelbeeren	225	
Walnüsse	105	
Zucker	12	

Abb. 4. Tabelle der Weißbroteinheiten.

beimengungen mehr Stärke als das Schwarzbrot und dieses wieder wegen eines geringeren Wassergehaltes mehr Stärke als die Kartoffel. Da aber bei der Behandlung der Zuckerkrankheit ein großer Wert darauf gelegt wird, während des Tages eine bestimmte Menge von Kohlehydraten mit der Nahrung zuzuführen, so muß der wechselnde Stärkegehalt der unterschiedlichen Nahrungsmittel berücksichtigt werden, um grobe Diätfehler zu vermeiden. Bei gegenseitigem Austausch der Kohlehydratträger ist also die Notwendigkeit gegeben, sich über den Stärkegehalt der einzelnen Nahrungsmittel zu orientieren. Er kann an Hand von Tabellen ermittelt werden. Gewöhnlich wird aber die zulässige Kohlehydratmenge wegen der einfacheren Durchführung in Form von Weißbroteinheiten vorgeschrieben. Unter einer Weißbroteinheit (WBE.) wird der Kohlehydratgehalt von 20 g Weißbrot verstanden. Die Stärke des Brotes wird im Organismus zu Zucker gespalten. Dabei liefern 20 g Weißbrot 12 g Traubenzucker. Eine WBE. entspricht also 12 g Zucker. Die Kartoffel enthält wegen des höheren Wassergehaltes weniger Stärke als das Weißbrot. Aus 60 g Kartoffeln werden im Körper 12 g Zucker in Freiheit gesetzt. Deshalb sind 60 g Kartoffeln einer Weißbroteinheit gleichzusetzen. Wird also in einer Mahlzeit das Weißbrot mit Kartoffeln getauscht, so ergibt sich die Notwendigkeit, statt 20 g Weißbrot 60 g Kartoffeln zu reichen (Abb. 4).

Die zulässige Kohlehydratmenge wird beim Diabetiker über den ganzen Tag verteilt, so daß auf jede Mahlzeit ein bestimmter Teil entfällt. Die verordnete

Aufteilung wird folgend vermerkt: (2-2-3-2-3 WBE.). Damit wird ausgedrückt, daß morgens zum Frühstück 2, zum Gabelfrühstück 2, zu Mittag 3, zur Jause 2 und zum Nachtmahl 3 Weißbroteinheiten zu geben sind.

Bevor der Diabetiker auf Dauerkost gesetzt wird, muß eine Entzuckerung des Harnes vorgenommen werden. Dazu sind zahlreiche Methoden angegeben worden. v. Noorden schlug gewöhnlich folgenden Weg vor: In den ersten Behandlungstagen wird dem Kranken dieselbe Kost gereicht, wie er sie zu Hause nahm. Daran wird ein Hungertag angeschlossen. Um psychische Einflüsse auszuschalten, können leichte Schlafmittel verabreicht werden. Der Flüssigkeitsbedarf wird mit 1 bis 2 l Wasser oder Tee, fettarmer Bouillon oder zuckerfreier Limonade gedeckt. Ein Zusatz von Kognak ist von Vorteil, weil Alkohol die Bildung von Azetonkörpern hemmt. Wird der erste Hungertag subjektiv gut vertragen, so wird ein zweiter angeschlossen. In den leichten Fällen ist danach eine weitgehende Regularisierung des Kohlehydratstoffwechsels eingetreten, so daß ein vorsichtiger Aufbau der Kost gewagt werden kann. Den Karenztagen folgen nun je nach Bedarf zwei bis fünf reine Kohlehydrattage mit 3 bis 6 WBE. Die Kost enthält ausschließlich Salat, Obst und Dämpfgemüse (S-O-D-Tage). Sie enthält nur minimale Mengen von Eiweiß und Fett. Ihr Brennwert entspricht 500 bis 600 Kalorien. Der Erfolg dieser Behandlung entscheidet über die Insulinbedürftigkeit. Sie ist nicht gegeben, falls danach der Harn zucker- und azetonfrei vorgefunden wird und der Blutzucker normalen Werten gleichkommt. Nach diesen S-O-D-Tagen folgen nun größere Zulagen an animalem Eiweiß (100 bis 200 g Fleisch, 1 bis 2 Eier). In der anschließenden Behandlungsphase werden die Obst-Kohlehydrate durch Brot-Kohlehydrate ersetzt und die Gesamtkohlehydratmenge auf 8 WBE. erhöht. Zuletzt wird der fehlende Kalorienbedarf durch Fett gedeckt.

Die Resultate, die mit dieser Behandlungsart erzielt werden, sind ausgezeichnet. Falls aber der Kranke zu Beginn der Erkrankung vermehrt Azeton im Harn ausscheidet, so empfiehlt es sich, die Entzuckerung nicht zu brüsk vorzunehmen, sondern die Kohlehydrate nur langsam abzubauen, um eine stärkere Azidose zu vermeiden.

Falta normalisiert den Kohlehydratstoffwechsel bei leichten Diabetikern auf folgende Art: Die Zuckerkranken werden auf eine Kost gesetzt, die 150 g Fleisch, 3 Eier, 2 Eidotter, 40 g mittelfetten Käse, 100 bis 200 g Obers, 100 bis 150 g Fett, grünes Gemüse, 30 g Luftbrot, 100 g Kognak und Kohlehydrate in Mengen von 6 WBE. enthält. Diese Diät wird durch drei bis vier Tage gereicht und dient zur Orientierung über die Schwere der Stoffwechselstörung. Anschließend folgt ein strenger Gemüsetag darauf drei bis vier „Grundkosttage". Unter Grundkost wird die Standarddiät ohne Kohlehydratzulagen verstanden. Falls keine Entzuckerung eingetreten ist, so wird wieder ein Gemüsetag eingeschaltet, an den sich einige Grundkosttage reihen. Nach erfolgter Entzuckerung wird eine Toleranzprüfung vorgenommen. Sie wird derart durchgeführt, daß an jedem Grundkosttag 1 bis 2 WBE. zugelegt werden. Die Kohlehydrate werden so lange erhöht, bis wieder Zucker im Harn erscheint. Bei der anschließenden Dauerbehandlung werden aber weniger Kohlehydrate der Grundkost zugesetzt als assimiliert werden können, um die Bauchspeicheldrüse nicht zu sehr zu belasten. Jeden vierten bis fünften Tag wird nach Notwendigkeit auch weiterhin ein Gemüsetag eingeschaltet.

Neben diesen Methoden der Entzuckerung gibt es noch zahlreiche andere. Die Allensche beginnt mit drei bis vier Hungertagen, die nach Bedarf noch weiter fortgesetzt werden. Nach Schwinden der Glykosurie und Hyperglykämie wird die Ernährung unter schärfster Kontrolle mit knapper Kost, gleichsam einschleichend aufgebaut, wobei innerhalb der geringen Nahrungsmenge das Übergewicht je nach Umständen bei den Kohlehydraten oder dem Eiweiß liegt. Das Fett wird nur in kleinen Quantitäten gereicht. Die Tagesmenge erreicht kaum 60 g. Mit dieser Behandlungsart wurden gute Erfolge erzielt. Die Lebensdauer der Diabetiker wurde in der Vorinsulinära auf diese Weise um 25% gehoben. Die Kranken magerten aber bis zum Skelet ab.

Bei manchen Zuckerkranken besteht eine ausgesprochene Neigung zur Vermehrung der Ketonkörper. Ein brüsker Entzug der Kohlehydrate verursacht nicht selten einen noch weiteren Anstieg der Ketonkörper. Diese Bereitschaft zur Ketose kann bei einer rein diätetischen Behandlung größere Schwierigkeiten verursachen, da ja die Entzuckerung ohne eine Kohlehydrateinschränkung schwerer möglich erscheint. Durch einen Zufall entdeckte aber v. NOORDEN, daß die Kohlehydrate in Form von Haferflocken mit Fett allein, also ohne Eiweißzulage, die Fähigkeit besitzen, die Ketonkörper zu senken. Der Nüchternblutzucker steigt bei dieser Kostform vorübergehend an, doch schließt sich schon in den nächsten Tagen ein deutlicher Abfall an. Auch die Harnzuckerausscheidung wird schon nach ein bis zwei Tagen geringer. Am deutlichsten wird ein Sinken der Azetonkörper festgestellt. Nach dem Schwinden des Azetons aus dem Harn kann dann ein stufenweiser Abbau der Kohlehydrate erfolgen. Auf diese Weise ist auch bei nicht allzu schweren Diabetikern eine Entzuckerung des Harnes auf diätetischem Wege möglich. Die Haferkost wird gewöhnlich aus 150 bis 180 g Hafermehl oder Hafergrütze und mit etwa der gleichen Menge von Fett hergestellt. Diese Diätform wurde dann weiter ausgebaut, wobei der Fettgehalt stark gesenkt wurde. Später hat sich dann gezeigt, daß nicht bloß dem Hafer eine antiketogene Eigenschaft zukommt. Es kann nämlich der Hafer auch durch andere Kohlehydrate ersetzt werden, ohne daß die Wirkung der Diät abgeschwächt wird. Manche Diabetiker lassen sich mit einem bestimmten Kohlehydrat am besten einstellen (z. B. mit Linsen!). FALTA gab statt des Hafers zahlreiche andere Kohlehydratträger und begründete auf diese Weise die „Mehlfrüchtekur".

Sowohl zur Entzuckerung als auch für die Dauerbehandlung leistet die PETRÉNsche Kost gute Dienste. Sie fand in der Vorinsulinära namentlich in Amerika zahlreiche Anhänger. Sie enthält 200 g Fett, reichlich Gemüse und nur geringe Mengen von Kohlehydraten, die in Form von Obst gegeben werden. Auch der Eiweißgehalt der Nahrung wird stark eingeschränkt. Sie enthält 2000 Kalorien.

Von den angeführten typischen Diätvorschriften hat sich die Diätverordnung von FALTA der größten Beliebtheit erfreut und sie wird neben zahlreichen Modifikationen am häufigsten verordnet.

Es gibt also zahlreiche Möglichkeiten, den Kohlehydratstoffwechsel bei Diabetikern günstig zu beeinflussen. Bei leichten Diabetikern ist der Erfolg mit dieser oder jener Diätform gesichert. Ist aber die Kohlehydrattoleranz schwieriger beeinflußbar, so muß von Fall zu Fall entschieden werden, ob noch eine weitere Diätbehandlung angezeigt ist oder ob schon eine Stützung mit Insulin erforderlich ist. Namentlich bei stärkerer Neigung zur Azetonkörperbildung soll mit dem Beginn der Insulinbehandlung nicht zu lange gezögert werden. Auch bei schlechtem Allgemeinzustand oder bei bestehenden Komplikationen wird man rascher zu der Insulinspritze greifen.

b) Behandlung der Zuckerkrankheit mit Insulin.

Falls der Kohlehydratstoffwechsel auf dem Wege der Diätbehandlung nicht normalisiert werden oder aber die volle Leistungsfähigkeit des Kranken infolge einer zu starken Beschränkung der Kalorienzufuhr trotz einer Normalisierung des Stoffwechsels nicht wieder hergestellt werden kann, so ist die Indikation für eine Insulinbehandlung gegeben. Sie ist ferner bei bedrohlichen Komplikationen und chirurgischen Leiden in Anspruch zu nehmen. Auch bei starker Vermehrung der Azetonkörper und drohendem Koma ist eine Insulinbehandlung unverzüglich einzuleiten.

Bei Diabetikern, die frisch zur Einstellung kommen und bei denen keine ernsten Komplikationen vorliegen, erweist es sich nicht als zweckmäßig, sofort mit der Insulinbehandlung zu beginnen. Man prüfe zunächst die Harnzuckerausscheidung und untersuche die Höhe des Nüchternblutzuckers, um gewisse Anhaltspunkte für die Schwere des Krankheitsbildes zu gewinnen. Aus diesem Grunde wird der Kranke auf eine bestimmte Standardkost, bestehend z. B. aus 150 g Fleisch, 100 g Fett, 700 g Gemüse und 12 WBE., gesetzt. Die Kohlehydrate werden auf fünf Mahlzeiten aufgeteilt, wobei es sich meistens als zweckmäßig erweist, die größere Menge mittags und abends zu geben. Es wird z. B. folgende Aufteilung gewählt: (2-2-3-2-3 WBE.) Die bei dieser Diät ausgeschiedene Harnmenge wird in drei geteilten Portionen gesammelt. Die erste enthält den Harn vom Frühstück bis zum Mittagessen, die zweite von Mittag bis zum Nachtmahl und die dritte von Abend bis zum Frühstück. In sämtlichen Portionen wird nicht nur die Harnmenge erfaßt, sondern auch ihr Zuckergehalt prozentual bestimmt. Aus der Harnmenge und dem Prozentsatz des Zuckers wird der ausgeschiedene Harnzucker in Gramm berechnet. Die gesonderte Harnzuckerbestimmung erleichtert die Dosierung des Insulins. Gewöhnlich ergibt sich die Notwendigkeit, in jenem Zeitpunkt mehr Insulin zu injizieren, in welchem die stärkste Glykosurie angetroffen wird.

Wieviel Insulin soll injiziert werden? Leider gibt es kein Schema, das annähernd befriedigen könnte. Man suchte nach Richtlinien in der Harnzuckermenge. Es wurde der Versuch unternommen, zwischen der injizierten Insulinmenge und dem darauf erfolgten Rückgang der Harnzuckerausscheidung ein konstantes Verhältnis zu finden, um bei jedem Diabetiker sofort leicht feststellen zu können, wieviel Insulin erforderlich ist, um eine bestimmte Quantität von Zucker aus dem Harn zum Schwinden zu bringen. Diese Untersuchungen wurden weiter ausgearbeitet. Auf Grund dieser Ergebnisse wird von FALTA die Menge von Harnzucker, die durch eine Einheit Insulin zur Assimilation gebracht wird, als Glukoseäquivalent bezeichnet. Werden also z. B. bei einer Standardkost 100 g Zucker durch den Harn ausgeschieden und nach 10 E Insulin nur mehr 50 g, so hat das Insulin eine Assimilation von 50 g Zucker bewirkt, eine Einheit Insulin demnach 5 g. Das Glukoseäquivalent beträgt in diesem Falle 5. Es hat sich aber gezeigt, daß diese Zahl durchaus nicht als eine Konstante aufzufassen ist. Die Größe des Glukoseäquivalentes schwankt nämlich nicht nur von Fall zu Fall, sondern kann auch bei ein und demselben Diabetiker stärkeren Änderungen unterliegen. Dies ist namentlich bei Komplikationen häufig zu beobachten, wo infolge des Infektes die Ansprechbarkeit des Organismus auf Insulin herabgesetzt wird. Diabetiker mit einem niederen Glukoseäquivalent werden als insulinresistent bezeichnet.

Der Insulinbedarf muß also bei jedem Diabetiker zu Beginn der Behandlung festgestellt werden. Zu diesem Zwecke werden morgens vor dem Frühstück kleine Mengen, z. B. 10 E, Altinsulin injiziert. Die ausgeschiedene Zuckermenge gibt dann Richtlinien, welche Dosis weiter gewählt werden soll. Die Injektion erfolgt subkutan.

Zu Beginn der Behandlung injiziert man gewöhnlich zwei- bis dreimal täglich Altinsulin, wobei die größere Dosis morgens, die kleinste mittags und abends wieder eine etwas größere Menge als zu Mittag verabreicht wird. Aus dem Verhalten des Blutzuckers sowie der Harnzuckerausscheidung wird in den nächsten Tagen ersichtlich, ob sich die Notwendigkeit ergibt, an der Insulinmenge etwas zu ändern. Ob der Harn vollständig entzuckert werden soll oder ob eine geringere Restglykosurie von 4 bis 8 g weiter bestehen kann, darüber herrscht keine einheitliche Auffassung. Im allgemeinen ist es das Ziel der Behandlung, den Harn vollständig zuckerfrei zu erhalten.

Ist die Stoffwechselstörung durch einige Tage normalisiert, so treten bei gleichbleibenden Insulinmengen nicht selten hypoglykämische Anfälle auf, kenntlich an Heißhunger, Schweißausbruch, Zittern, Tachykardie und Schwächegefühl. In diesem Falle werden sofort Kohlehydrate verabreicht. Gewöhnlich genügen ein bis zwei Weißbroteinheiten, um diese Erscheinungen zum Schwinden zu bringen. Die Kohlehydrate, die während der Hypoglykämie gegeben werden, sollen leicht resorbierbar sein, damit eine rasche Wirkung gewährleistet wird (Zucker). Bei gleichbleibender Ernährung und gleicher Insulinmenge wiederholen sich die hypoglykämischen Anfälle in manchen Fällen immer häufiger. Zu diesem Zeitpunkt muß die Entscheidung getroffen werden, ob das weitere Auftreten der hypoglykämischen Erscheinungen entweder durch eine Herabsetzung der Insulineinheiten oder durch Kohlehydratzulagen beseitigt werden soll. Bei mageren Diabetikern empfiehlt es sich, bei derselben Insulinmenge die Zufuhr von Kohlehydraten zu steigern, um eine Gewichtszunahme zu fördern. Bei adipösen Diabetikern ist wieder die Insulinmenge herabzusetzen.

Trotz geringer Restglykosurie bleibt der Nüchternblutzucker bei schwersten Diabetikern, die mit Altinsulin behandelt werden, dauernd hoch. Die Ursache ist in der Art der Wirkung des Altinsulins zu suchen. Das Altinsulin setzt bei Zuckerkranken den Blutzucker bloß durch 10 Stunden herab. Nach der Abendinjektion fällt der Blutzucker wohl dauernd ab, doch ist der diabetische Organismus am Morgen schon nur mehr auf seine eigene Insulinproduktion angewiesen, die unzureichend ist, weshalb eine verstärkte Zuckerneubildung ausgelöst wird, die einen Blutzuckeranstieg zur Folge hat. Wenn auch die Insulinwirkung bald nach der Injektion einsetzt, so geht ein Teil der Kohlehydrate doch in den Harn über, da wenigstens eine Stunde vergeht, bis der Blutzucker den Nierenschwellenwert unterschritten hat. Um diese Glykosurie zu vermeiden, wird empfohlen, die Morgeninjektion mindestens eine Stunde vor dem Frühstück zu geben. Noch einfacher kann diese Restglykosurie und der morgendliche Blutzuckeranstieg vermieden werden, indem eine Umstellung auf ein Depotinsulin vorgenommen wird.

Der blutzuckersenkende Einfluß des Protamin-Zink-Insulin hält über 24 Stunden an, so daß der Nüchternblutzucker niedriger gefunden wird. Unter diesem Insulin fällt der Blutzucker während der Nacht nicht selten zu hypoglykämischen Werten ab. Die Hypoglykämie verläuft beim Depotinsulin gewöhnlich nicht so stürmisch wie beim Altinsulin. Manchmal äußert sich der niedere Blutzucker nur durch einen Verwirrungszustand oder durch starke Kopfschmerzen. Um die nächtliche Hypoglykämie nach Depotinsulin zu umgehen, werden abends vor dem Schlafengehen noch zwei, und falls sich die Notwendigkeit ergeben sollte, noch mehr WBE. zugesetzt. Das Depotinsulin besitzt gegenüber dem Altinsulin den Vorteil, daß man in der größeren Anzahl der Fälle nur mit einer Injektion am Tage auskommt. Bei insulinresistenten Diabetikern ergibt sich häufig die Notwendigkeit, auch das Depotinsulin zweimal am Tage zu injizieren. Da eine Muskeltätigkeit zu einer Verbesserung der Kohlehydrattoleranz führt, soll bei Zuckerkranken die in Ausübung ihres Berufes eine stärkere körperliche Arbeit leisten, schon während des Krankenhausaufenthaltes eine ausgiebige körperliche Bewegung verordnet werden, um eine spätere Häufung von hypoglykämischen Anfällen bei der täglichen Arbeit zu vermeiden. Es erweist sich auch als zweckmäßig, den Zuckerkranken möglichst bald mit der Injektionstechnik vertraut zu machen. Der Diabetiker muß sich seine Injektion selbst geben lernen.

Mit den verschiedenen Arten von Insulin hat man es in der Hand, den Stoffwechsel auch bei schwersten Diabetikern zu normalisieren. Schwieriger gestaltet sich die Einstellung bei Komplikationen. Besonders hier muß an dem Grundsatz festgehalten werden, die Störungen im Stoffwechsel baldigst zu beseitigen, da der Verlauf der Komplikationen häufig durch zu hohe Blutzuckerwerte und zu großen Zuckerverlust infolge der Glykosurie ungünstig beeinflußt werden kann. Außer dem Koma ist der Kohlehydratstoffwechsel bei Infektionskrankheiten am schwierigsten zu beeinflussen. In der Regel gerät er um so mehr in Unordnung, je schwerer die Infektion ist. Dazu entwickelt sich während des Infektes meistens eine hochgradige Insulinresistenz. Der Kranke selbst nimmt dabei unregelmäßig geringe Nahrungsmengen auf. In solchen Fällen ist es angezeigt, eine bestimmte Menge von Kohlehydraten, die nicht zu tief gegriffen werden sollen (10 bis 12 und noch mehr WBE.) gleichmäßig verteilt über den ganzen Tag in Form von Limonaden zu geben. Falls der Patient keine Nahrung aufnimmt, wird Zucker intravenös als Injektion oder Dauerinfusion gegeben. Es entsprechen 12 g Zucker einer WBE. Die Insulinmengen, die ein Diabetiker im Infekt täglich braucht, sind oft beträchtlich; bei einer Pneumonie muß die Dosis von etwa täglich 20 E z. B. auf über 300 E erhöht werden und diese reicht oft noch nicht aus! Für die Dosierung gibt es keine Regel, sie richtet sich nach der Höhe der Glykosurie.

Zu der akuten oder passageren Insulinresistenz führen meistens die Sepsis, das Erysipel und die Pneumonie. Aber auch ein Schnupfen oder eine leichte Angina können den Insulinbedarf schon beachtlich steigern. Ob diese passagere Insulinresistenz bloß durch eine verstärkte Tätigkeit der Hypophyse oder aber durch eine Zerstörung des Insulins selbst durch die tryptischen Fermente der Eitererreger verursacht wird, ist bisher nicht mit Sicherheit erwiesen. Die Inaktivierung des Insulins durch Eitererreger wurde in vitro nachgewiesen; ein Beweis für die Verhältnisse in vivo ist damit nicht gegeben.

Das Insulin hat manchmal Nebenwirkungen, die sich unangenehm äußern können. Zu diesen gehören anaphylaktische Reaktionen, die sich entweder lokal oder am ganzen Körper abspielen können. Die ersten treten gewöhnlich einige Tage nach dem Beginn der Insulinbehandlung auf. Die ersten acht Tage werden in der Regel gut vertragen. Danach stellt sich bei manchen Fällen ein Jucken an der Injektionsstelle ein. Einige Stunden darauf entwickelt sich an derselben Stelle eine Rötung, die sich in einem Umkreis von 5 cm verbreitet. Es bildet sich eine kleine Schwellung, die Haut ist empfindlich. Die Erscheinungen schwinden gewöhnlich nach zwei Wochen ohne jedwede Behandlung und werden später nicht mehr beobachtet. Diese vorübergehenden Beschwerden können erleichtert werden, wenn die Injektion statt subkutan intramuskulär gegeben wird.

Als die ersten Insulinpräparate im Handel erschienen, waren sie noch nicht vollständig von Beimengungen befreit und enthielten auch geringe Mengen von Eiweiß, die in seltenen Fällen die sogenannte Insulinanaphylaxie verursachten. Sie äußerte sich in hohem Fieber, allgemeiner Urtikaria, Erbrechen und Durchfällen. Seit der Diabetesbehandlung mit kristallinischem Insulin werden diese anaphylaktischen Reaktionen nur mehr sehr selten beobachtet. Zur Beseitigung dieser Erscheinungen wurden ein Wechsel des Insulinpräparates, intravenöse Kalziumtherapie und eine Desensibilisierungsbehandlung empfohlen; die modernen Antihistamine (s. S. 429) wären jeweils zu erproben.

Bei manchen Diabetikern kommt es bei länger andauernder Insulinbehandlung im Bereich der Injektionsstelle zu einem teilweisen oder völligen Schwund des Fettgewebes. Es entwickelt sich eine tiefere Grube. Diese Erscheinung kann in jedem Alter auftreten und wird bei Frauen häufiger beobachtet als bei Männern. Die Ursache dieses Fettschwundes ist nicht bekannt. Um diese Komplikation zu verhindern, empfiehlt es sich, die Injektionsstelle häufig zu wechseln. Der schon bestehende Fettschwund kann sich im Laufe von Jahren zurückbilden, falls die erkrankte Stelle von den Insulininjektionen verschont bleibt. Neben dieser *lokalen Lipodystrophie* kann sich im Fettgewebe noch eine andere unangenehme Erscheinung bemerkbar machen. Es ist die *Insulinlipomatose*. Hier verursacht das Insulin statt eines Fettschwundes einen Fettansatz. Es bilden sich an der Injektionsstelle faustgroße, weiche Fettumoren. Dieses Bild ist selten anzutreffen. Falls die erkrankte Stelle durch Jahre von einer Insulininjektion verschont bleibt, kann sich die Lipomatose zurückbilden.

Da eine Insulinbehandlung des Diabetes mit einer täglichen Injektion verbunden ist, so wurde mehrfach der Versuch unternommen, den Blutzucker mit Mitteln, die auch oral gereicht werden können, günstig zu beeinflussen. Hierher gehört vor allem das Synthalin, welches ein Guanidinderivat darstellt und früher häufig verordnet wurde. Man ist davon aber wegen der toxischen und dabei doch nur geringen Wirkung auf die Harnzuckerausscheidung immer mehr abgekommen. Auch aus Pflanzen wurden Extrakte gewonnen, die bei längerer Einnahme eine geringe Senkung des Blutzuckers verursachen. Sie werden als Glykokinine bezeichnet. Es wurde auch das Insulin selbst mit verschiedenen Farbstoffen vermengt, um es auf diese Weise vor der Verdauung zu schützen, und oral verabreicht. Die blutzuckersenkende Wirkung dieser Präparate entspricht aber nur einem Bruchteil des injizierten Insulins.

Auch eine Röntgenbestrahlung der Hypophyse und der Nebennieren hat sich nicht durchsetzen können.

c) Behandlung des Koma diabeticum.

In der Vorinsulinära führte das diabetische Koma regelmäßig zum sicheren Tod. Seit der Einführung des Insulins in die Komabehandlung ist in einer großen Anzahl der Fälle die Rettung der Kranken möglich, *falls die Therapie rechtzeitig einsetzt*. Bei länger andauernder schwerer Intoxikation sind die Heilungsaussichten trotz einer intensiven Insulinbehandlung weniger aussichtsreich.

Vor der Einleitung der Komabehandlung ist es erforderlich, sich zu überzeugen, ob wirklich ein diabetisches Koma vorliegt. Eine Verwechslung mit einem hypoglykämischen Koma ist nicht selten. Beim hypoglykämischen Koma kann eine Insulininjektion den Tod des Patienten zur Folge haben. Welche Symptome zur richtigen Entscheidung führen, wurde schon auf S. 150 besprochen.

Die Behandlung des Coma diabeticum und Präkoma soll in einem Krankenhaus durchgeführt werden. Nur dort ist die Möglichkeit einer ständigen ärztlichen Überwachung gegeben und nur dort können die Blut- und Harnanalysen zu jeder Zeit durchgeführt werden. Außerdem ist bei vollständiger Bewußtlosigkeit die Einführung größerer Flüssigkeitsmengen auf parenteralem Wege erforderlich, wobei sich mitunter die Notwendigkeit ergeben kann, die Venen freilegen zu müssen. Auch dieser Eingriff läßt sich in häuslicher Pflege meist weniger leicht durchführen.

Wird die Insulinbehandlung im Präkoma eingeleitet, so wird der Ausbruch des Coma diabeticum verhindert. Zu den charakteristischen Merkmalen des präkomatösen Zustandes gehören die Magen-Darmerscheinungen einschließlich des epigastrischen Schmerzes und die beginnende Vertiefung der Atmung bei intensivem Azetongeruch der Atemluft. Der Kranke ist noch ansprechbar und klagt über starke Müdigkeit und Kopfschmerzen. In diesem Stadium genügen gewöhnlich drei- bis viermal 20 bis 30 E Altinsulin, die in Abständen von 3 bis 4 Stunden injiziert werden, um die Komagefahr abzuwenden und die Azetonkörper zu senken. Die Anwendung von Depotinsulinen ist in diesem Zeitpunkt nicht angebracht, da sich ihre Wirkung zu langsam einstellt. Im Präkoma ist aber eine prompte Insulinwirkung erforderlich. Wenn keine anderen Komplikationen bestehen, so spricht der Kranke auf Insulin gut an, die Ketonkörper beginnen zu schwinden, der Blutzucker fällt ab und der Harn wird zuckerfrei. Es besteht also bei weiterer Applikation des Insulins die Gefahr, daß das diabetische Präkoma in das hypoglykämische Koma übergeführt wird. Dieses wird durch eine Verabreichung von Kohlehydraten umgangen. Ist eine fortlaufende Kontrolle des Blut- und Harnzuckers nicht möglich, so empfiehlt es sich, gleich mit dem Beginn der Insulinbehandlung auch Kohlehydrate in Form von Traubenzucker oder Fruchtzucker zu injizieren. Es genügen 1 bis 2 g Zucker pro Insulineinheit. Daneben ist für eine reichliche Flüssigkeitszufuhr zu sorgen, um die Ausschwemmung der Azetonkörper durch den Harn zu fördern. Da im Präkoma schon häufig eine Magenatonie besteht und sich im Magen reichlich Speisereste und größere Flüssigkeitsmengen finden können, die nicht resorbiert wurden, ist die Zufuhr der Flüssigkeit auf parenteralem Wege angezeigt. Dies geschieht am zweckmäßigsten durch eine subkutane oder intravenöse Infusion von physiologischer Kochsalzlösung. Auch Magenspülungen werden empfohlen, um die Schmerzen, die durch die hochgradige Dehnung des Magens verursacht werden, zu lindern. Die Magenspülung ist jedoch bei vollausgebildetem Koma zu unterlassen. Eine drohende Kreislaufschwäche wird mit Cardiazol, Coramin oder Kampfer günstig beeinflußt; diese Kreislauftherapie sollte übrigens in jedem Falle durchgeführt werden. Unter dieser Behandlung erholt sich der Kreislauf gewöhnlich nach einigen Stunden. Liegt aber irgendeine Komplikation vor, namentlich septischer Art, so ist infolge der passageren Insulinresistenz zur Beseitigung der Azetonkörper eine wesentlich größere Menge von Insulin erforderlich. Sie muß von Fall zu Fall entschieden werden und richtet sich nach dem Verhalten des Blut- und Harnzuckers.

Ist der Patient schon bei der Einweisung ins Krankenhaus kaum ansprechbar, so werden sofort 50 E Insulin intravenös und 50 E subkutan injiziert. Bei tiefer, schon länger andauernder Bewußtlosigkeit empfiehlt es sich, gleich die doppelte Menge zu injizieren. Für die weitere Dosierung des Insulins läßt sich keine allgemeingültige Vorschrift geben. Je tiefer und je länger der Zustand der Bewußtlosigkeit dauert, um so häufiger müssen die Injektionen wiederholt werden und um so höher soll die Einzeldosis sein. Wird nach der ersten Injektion keine Senkung des Blutzuckers beobachtet, so ist die Insulinmenge zu verdoppeln. Sollte nach zwei weiteren Stunden der Blutzucker auf derselben Höhe oder sogar noch höher gefunden werden, so schrecke man davor nicht zurück, auch 400 E auf einmal zu injizieren. In diesem Zustand kann neben dem Altinsulin auch Depotinsulin injiziert werden, um eine dauernde Insulinwirkung zu gewährleisten. Bei fehlender Ansprechbarkeit ist aber immer wieder Altinsulin nachzuspritzen. Dem Verhalten des Kreislaufes ist dauernd eine erhöhte Aufmerksamkeit zu schenken, da die Todesursache beim Koma häufig vorwiegend in einer Kreislaufschwäche zu suchen ist. Neben den auf das Vasomotorenzentrum angreifenden Mitteln wird auch Strophanthin empfohlen. Diese Stützung des Herzens erscheint nicht unbegründet, da im Koma gelegentlich Anhaltspunkte für einen Myokardschaden und eine Myokardschwäche gefunden werden.

Durch eine reichliche Flüssigkeitszufuhr wird die Ausscheidung der Ketonkörper begünstigt. Aus diesem Grunde werden gleich zu Beginn der Behandlung
$1^1/_2$ l physiologische Kochsalzlösung in Form einer Infusion subkutan zugeführt.
Nach Ablauf von 1 bis 2 Stunden wird eine intravenöse Infusion mit derselben
Menge von physiologischer Kochsalzlösung angeschlossen, die nach Bedarf noch
zu wiederholen ist.

Was die Kohlehydratzufuhr im Vollkoma betrifft, so gehen bis zur Zeit die
Ansichten auseinander, wieweit es zweckmäßig erscheint, Zucker zu injizieren.
Einerseits wird der Standpunkt vertreten, daß dem Organismus genügend
Zucker zur Assimilation zur Verfügung steht, da das Gewebe reichlich Zucker
enthält, so daß es sich erübrigt, noch weiter Zucker zu injizieren. Nach einer
anderen Anschauung soll auch im Koma Zucker zugeführt werden. Die letztere
Ansicht findet ihre Stütze im Tierexperiment. Der pankreaslose Hund bildet
nämlich auch ohne Insulin aus den Kohlehydraten der Nahrung geringe Mengen
von Leberglykogen. Da die Ursache der Häufung der Azetonkörper im Leber-
glykogenmangel gesucht wird, erschien es also vorteilhaft, die Glykogenablagerung in der Leber durch große Zuckermengen zu fördern, um eine verstärkte
Azetonbildung zu hemmen. Dieser Anschauung wurde aber jüngstens durch die
Erfahrungen, die beim diabetischen Menschen auf dem Wege der Leberpunktion
gesammelt wurden (s. S. 119 Glukoneogenie), die Grundlage entzogen, da es sich
zeigte, daß der Leberglykogengehalt auf die Ketonkörperbildung keinen Einfluß
ausübt (BERINGER). Demnach erweist es sich bei der Komabehandlung als
zweckmäßig, den Zucker erst in jenem Zeitpunkt zu injizieren, in welchem
der Blutzucker zu fallen beginnt, um dadurch eine Hypoglykämie zu vermeiden.

Die Alkalizufuhr spielt heute bei der Behandlung des Coma diabeticum nur
noch eine untergeordnete Rolle. Die Alkalireserve beginnt mit der Besserung
des Stoffwechsels zu steigen, falls genügend Kochsalz zur Verfügung steht. Da
dieses reichlich zugeführt wird, erübrigt es sich, Bikarbonate zu reichen.

Die Prognose ist bei einem Blutzuckergehalt über 1200 mg-% ernst zu stellen.
Es wird aber auch über eine Rettung bei einem Blutzuckerwert von 1360 mg-%
berichtet. Die dazu erforderlichen Insulinmengen waren enorm. So wurden an
einem Tag über 3000 E Insulin injiziert. Der Zustand der Bewußtlosigkeit beim
Koma veranlaßt sicherlich, die Heilungsaussichten ungünstiger zu stellen. Die
früher geltende Ansicht, daß ein weit fortgeschrittenes Koma zum sicheren Tode
führe, ist aber als unrichtig anzusehen. So konnten JOSLIN und MARBLE unter 39
vollständig bewußtlosen Kranken 35 retten. Nach anderen Statistiken, die sich auf
eine größere Anzahl von Beobachtungen stützen, liegt die Mortalität bei einem
voll entwickelten Koma mit 40 bis 50% wesentlich höher. Da die Heilungsaussichten nicht nur durch die Schwere der Azidose, sondern auch durch die
Leistungsfähigkeit des Kreislaufes entscheidend beeinflußt werden, ist die
Prognose hier bei jüngeren Diabetikern in der Regel günstiger zu stellen als bei
älteren.

11. Prognose der Zuckerkrankheit.

Die Prognose des Diabetes ist heute unvergleichlich günstiger zu stellen als
in der Vorinsulinära. Damals war die Lebensdauer vor allem vom Zeitpunkt
des Beginnes der Erkrankung abhängig. Je früher die Zuckerkrankheit auftrat,
desto früher und sicherer führte sie zum Tode. Aus dem Koma gab es keine
Rettung. Seit der Einführung des Insulins in die Behandlung der Zuckerkrankheit haben sich die Aussichten auf eine längere Lebensdauer wesentlich gebessert.
Kranke, die dem baldigen und sicheren Tode entgegengehen würden, werden
bei Insulin- und Diätbehandlung wieder fähig, ihren Beruf auszuüben. Kinder,

die infolge der verstärkten Glykosurie hochgradig abgemagert sind, erholen sich rasch; sie entwickeln sich normal und können von anderen kaum unterschieden werden. Die Häufung von Komplikationen, wie Tuberkulose, ist wesentlich seltener geworden. Aber trotzdem bedeutet die Insulinbehandlung nur eine Substitutionstherapie. Ein vorübergehendes Aussetzen der Insulininjektion bewirkt, daß sich das ursprüngliche Krankheitsbild von neuem in unverminderter Stärke entwickelt. Gerade bei jugendlichen Diabetikern, die auf eine Insulinbehandlung am besten ansprechen, führt die Unterlassung der Injektion schon nach ein bis zwei Tagen zum Koma. Allerdings ist auch in diesem Stadium eine Rettung nahezu sicher, falls nur die Behandlung nicht zu spät einsetzt.

Obwohl der Kohlehydratstoffwechsel beim Zuckerkranken mit Insulin nahezu normalisiert werden kann, sind es doch immer wieder die Komplikationen, die die Prognose trüben. Es stehen hier im Vordergrund die Gangrän, die Koronarsklerose, die Hypertonie und die Nephrosklerose. Ihnen ist es vor allem zuzuschreiben, daß das Leben des Diabetikers im Durchschnitt verkürzt wird.

Anhang.

Hyperinsulinismus.

Der Symptomenkomplex des Hyperinsulinismus wird in drei verschiedene Formen eingeteilt. Dazu gehören der artefizielle, der spontane und der relative oder Pseudo-Hyperinsulinismus.

Der artefizielle Hyperinsulinismus wird durch größere, parenteral verabreichte Insulinmengen ausgelöst. Diese bewirken einen Blutzuckerabfall, der subjektive und objektive Erscheinungen zur Folge hat. Sie wurden zuerst bei Diabetikern nach einer Überdosierung von Insulin beobachtet.

Nach größeren Insulinmengen stellen sich zunächst Heißhunger, Schwäche, ein Gefühl der Zittrigkeit und leise Angstempfindung ein. In der nächsten Phase gesellen sich zu diesen subjektiven Beschwerden objektive Erscheinungen, dazu gehören: Zittern, Herzklopfen, Zunahme der Pulsfrequenz, abwechselndes Erröten und Erblassen. Die Ursache dieses Symptomenkomplexes liegt in einer reaktiven Adrenalinausschüttung. Sie wurde auch beim Menschen im Zustand der Hypoglykämie nachgewiesen. Geht die hypoglykämische Reaktion weiter, so verstärkt sich das Angstgefühl, der Kranke beginnt zu schwitzen und klagt über Schwindel. Anschließend folgen Störungen der Aufmerksamkeit, Sehen von Doppelbildern, Desorientierung, verworrenes Reden, leichter Grad von Bewußtseinstrübung. Die nächste Phase ist gekennzeichnet durch verwaschene Sprache, heftige Erregungen mit Gewaltausbrüchen und Dämmerzustände. Häufig werden Herderscheinungen, wie BABINSKIsches Zeichen, Hemiplegie, motorische und sensorische Aphasie, beobachtet. Wird das Insulin noch weiter überdosiert, so entwickelt sich Bewußtlosigkeit und anschließend das hypoglykämische Koma. Bei Kindern sind häufig tonische Krämpfe, epileptiforme Zuckungen und choreiforme Bewegungen zu beobachten. Im Einzelfall müssen die aufgezählten Phasen nicht durchlaufen werden. Ohne Vorboten kann es zum Beispiel unmittelbar zur Desorientierung kommen usw.

Die Insulindosis, bei welcher die schweren Symptome auftreten, sind von Fall zu Fall verschieden. Die Psychiater injizieren gewöhnlich 60 bis 70 E, um den Insulinschock zu erzeugen. Manchmal werden viel größere Insulinmengen benötigt. Von einem gesunden Erwachsenen werden 10 bis 12 E ohne irgendwelche Begleiterscheinungen vertragen. Dieselbe Menge kann aber bei Unterernährten schon hypoglykämische Beschwerden verursachen. Auch beim

M. Addison, bei hypophysärer Kachexie, chronischen Enterokolitiden wird häufig eine hochgradige Insulinempfindlichkeit angetroffen, so daß schon 5 bis 10 E zum hypoglykämischen Koma führen können.

Nach Anwendung von Insulin-Zink-Protamin fällt der Blutzucker viel langsamer ab als nach Altinsulin. Daher fehlen häufig auch die Warnungssignale seitens des vegetativen Nervensystems, wie Zittern, Herzklopfen usw. Dabei werden aber unangenehme subjektive Erscheinungen beobachtet. Dazu gehören heftige Kopfschmerzen, die manchmal den Charakter einer Migräne tragen, ferner Übelkeit, Brechreiz und seltener starke Leibschmerzen, die oft an eine Appendizitis oder sogar an das diabetische Koma denken lassen.

Die Symptomatologie der *spontanen Hypoglykämie* ist die gleiche wie die der artifiziellen Hypoglykämie. Im Vordergrund können die psychischen und neurologischen Störungen stehen, so daß die Kranken zuerst den Psychiater oder Neurologen aufsuchen. Manchmal werden sie wegen der schweren Krämpfe für Epileptiker gehalten. Die hypoglykämischen Anfälle können zu Beginn der Erkrankung zunächst vereinzelt und dies besonders nach stärkerer körperlicher Anstrengung auftreten. Später werden sie immer häufiger, stärker und können sich öfters am Tag wiederholen. Sie stellen sich mit besonderer Vorliebe morgens nüchtern sowie einige Stunden nach den Mahlzeiten und nach verstärkter Muskeltätigkeit ein. Im Anfall werden Blutzuckerwerte bis unter 30 mg-% gefunden. Die Erscheinungen schwinden prompt nach einer Traubenzuckerinjektion. Bei lange andauernder Hypoglykämie kann aber die Behandlung mit Traubenzucker schließlich versagen, so daß die Patienten nicht mehr zu retten sind. Die Todesursache dürfte in Veränderungen der Ganglienzellen des Gehirnes zu suchen sein. Bei häufiger Wiederholung schwerer Anfälle werden auch im anfallsfreien Stadium mitunter psychische Störungen beobachtet, die auch weiterhin bestehen können.

Als Ursache dieses progredienten Spontanhyperinsulinismus ist eine von den LANGERHANSschen Zellen ausgehende Neubildung anzusehen, die als Insulom (Inselzellenadenom) angesprochen wird. In der Mehrzahl der Fälle handelt es sich um Tumoren von Kirschkern- bis Kirschengröße. Das Insulom kann einzeln auftreten, manchmal werden aber auch multiple Adenome gefunden. Maligne Inselzelltumoren werden selten festgestellt. Die Insulome produzieren beträchtliche Mengen von Insulin. So enthält ein Gramm einer gesunden Bauchspeicheldrüse zwei Insulineinheiten, während 1 g eines chirurgisch entfernten Adenoms bis zu 85 E Insulin liefern kann. Auch die Metastasen maligner Insulome können Insulin produzieren. So konnten in einem Fall aus 100 g Gewebe eines metastatischen Knotens in der Leber 40 E Insulin gewonnen werden.

Die Spontanhypoglykämie, die durch ein Insulom verursacht wird, ist durch die Neigung zur Häufung und Verstärkung der Anfälle gekennzeichnet. Im fortgeschrittenen Stadium muß der Patient oft sogar in der Nacht geweckt werden und Kohlehydrate nehmen, um von den schweren Anfällen verschont zu bleiben. Allgemein kann der Kranke in diesem Stadium nur durch die Entfernung des Insuloms von seinem Leiden befreit werden. In seltenen Fällen geht der Hyperinsulinismus in einen echten Diabetes über, was auf eine Erschöpfung der Bauchspeicheldrüse zurückzuführen ist. Auch das umgekehrte Verhalten wurde schon beobachtet. Bei manchen Diabetikern entwickelte sich ein Hyperinsulinismus, der sogar zum Tode führte.

Die Indikation zur Operation ist gegeben, falls der Nüchternblutzucker unter 60mg-% abfällt. In jedem zweifelhaften Fall soll ein Hungertest durchgeführt werden. Dabei wird bis auf Wasser durch 30 Stunden jedwede Nahrung entzogen. Bei einem Hyperinsulinismus, bedingt durch ein Inseladenom, treten schon innerhalb der ersten 24 Stunden häufig starke Anfälle auf. Wenn die ersten Anfälle erscheinen, soll so lange zugewartet werden, bis der Kranke beginnt, desorientiert zu werden. Darauf wird Blutzucker abgenommen, welcher zwischen 45 bis 50 mg-% schwankt, und dann erst wird Traubenzucker gegeben.

Die Hypoglykämie, die bei „vagotonen" Personen beobachtet wird, läßt sich meistens gegen die Spontanhypoglykämie leicht abgrenzen. Auch diese Patienten klagen häufig über verstärktes Hunger- und Schwächegefühl vor den Mahlzeiten. Oft wird auch ein rascherer Pulsschlag sowie Schweißausbruch beobachtet. Bei einer Dextrosebelastung ist die hypoglykämische Nachphase etwas stärker ausgeprägt. Im Gegensatz zum echten Hyperinsulinismus schwinden diese Erscheinungen innerhalb von 1 bis 2 Stunden von selbst. Außerdem verursacht ein länger andauernder Nahrungsentzug keinen stärkeren Blutzuckerabfall.

In seltenen Fällen kann ein Hyperinsulinismus bei intakter Bauchspeicheldrüse dadurch entstehen, daß andere Drüsen, die an der Blutzuckerregulation beteiligt sind, erkranken. Diese Art der Spontanhypoglykämie wird als relativer Hyperinsulinismus bezeichnet. Wie aus dem Tierexperiment bekannt ist, stellt sich bei den Versuchstieren, denen die Hypophyse entfernt wurde, eine Hypoglykämie ein. Auch beim Menschen wird bei bestimmten Erkrankungen der Blutdrüsen eine Hypoglykämie beobachtet. Hierher gehört in erster Linie die pluriglanduläre Insuffizienz, bei welcher eine Atrophie der Hypophyse, der Nebennierenrinde, der Schilddrüse und der Sexualdrüsen angetroffen wird. Die Entstehung dieses relativen Hyperinsulinismus wird durch eine Atrophie der Hypophyse und der Nebennierenrinde verursacht. Auf diese Weise wird die Zuckerneubildung gestört, was einen Blutzuckerabfall zur Folge hat. Neben dem niedrigen Blutzucker stehen bei diesem Krankheitsbild noch andere Erscheinungen im Vordergrund. Dazu gehören das Fehlen der Achsel- sowie Genitalbehaarung, der Abfall des Grundumsatzes, das Ausbleiben der Menses, Gewichtsverlust usw. Auf Grund dieser Symptome ist die Verwechslung des relativen Hyperinsulinismus mit dem durch ein Adenom des Pankreas bedingten Spontanhyperinsulinismus kaum möglich. Bei ersterem weist das klinische Bild auf eine pluriglanduläre Drüsenstörung hin. Es fehlt hier auch häufig der progrediente Charakter. Das Koma setzt beim relativen Hyperinsulinismus gewöhnlich unvermittelt ein und es kann wieder eine längere Zeit vergehen, bevor es sich wiederholt. Auch bei der ADDISONschen Krankheit wird häufig ein niedriger Nüchternblutzucker beobachtet. Es werden aber nur ausnahmsweise Anfälle gesehen, die auf ein hypoglykämisches Koma schließen lassen.

V. Gicht.

Bei Besprechung der Gicht sei für unsere Breiten die Feststellung vorangestellt, daß die Krankheit hierzulande — in Österreich, auch in Deutschland — eine sehr seltene Krankheit ist und daß sie viel zu häufig diagnostiziert wird. Diese Fehldiagnosen finden ihre Begründung in der Schwierigkeit, die verschiedenen Arthropathien auseinanderzuhalten, und vor allem in dem Umstand, daß noch vor etwa 30 bis 40 Jahren die große Gruppe der chronischen Gelenksaffektionen, die wir heute als Arthrosen bezeichnen, als gichtisch, als Folge einer uratischen Diathese aufgefaßt wurden. Der Laie verwendet heute noch „rheumatisch" und „gichtisch" synonym und umfaßt mit dieser Bezeichnung die zahlreichen und häufigen Gelenksaffektionen, die bald akuter, bald chronischer, bald infektiöser, bald rheumatischer oder anderer Natur sind. Die Gicht ist hierzulande aber tatsächlich sehr selten, der Erfahrene bekommt sie oft jahrelang nicht zu Gesicht.

Die Gicht ist eine Stoffwechselkrankheit, und zwar eine Erkrankung des gesamten Organismus, bei der es an verschiedenen Körperstellen, vor allem an den Gelenken und in deren Umgebung, zur Abscheidung harnsaurer Salze kommt. Daß ein konstitutionelles Moment ätiologisch eine große Rolle spielt, erhellt nicht nur aus dem Umstande, daß vorwiegend oder fast ausschließlich Männer von der Gicht befallen werden, sondern auch aus der Tatsache, daß die Krankheit erblich ist und daß sie auch in bestimmten Ländern (England und Amerika) viel häufiger ist als in anderen. Hierfür kann freilich auch der reichlichere Fleischgenuß in diesen Ländern verantwortlich sein. Das Verhältnis der Erkrankungsziffern bei Mann und Frau lautet ungefähr 100 : 1. Die Erblichkeit ist eine dominante. In der Aszendenz begegnet man übrigens nicht nur wieder der Gicht, sondern sehr häufig auch dem Diabetes und der Fettsucht. Diese Krankheiten kommen auch beim gleichen Individuum mit Gicht gepaart vor; am häufigsten kombinieren sich Gicht und Fettsucht. Der endogene Faktor, die Vererbung allein führt in der Regel nicht zur Krankheit, es müssen exogene Faktoren hinzutreten und diese sind vor allem Mast und Alkoholismus. Gicht ist daher eher eine Krankheit der oberen Zehntausend, der Reichen, die zuviel essen und viel Alkohol konsumieren. Letzterer Umstand soll auch für die Tatsache verantwortlich sein, daß Gastwirte, Brauer, Brauereiangestellte relativ häufig an Gicht erkranken, wobei aber die aufgenommene Kalorienmenge und nicht der Alkohol an sich entscheidet. Einmalige Exzesse im Essen und Trinken können den ersten Anfall der schon latent bestehenden Gicht auslösen. Im übrigen können auch Traumen, Infekte, zumal solche, bei denen viele Zellen zugrunde gehen (Pneumonie), und schließlich psychische Erregungen und Kälteeinwirkungen den letzten Anstoß bilden. Gichtanfälle treten häufiger im Frühjahr und Herbst auf.

Theorien über die Gichtpathogenese. So alt die Erkenntnis ist, daß im Mittelpunkt des gichtischen Geschehens die Harnsäure steht, und so gut wir über den Harnstoffwechsel unterrichtet sind, so wenig Wissen kann hinsichtlich der Gichtpathogenese als gesichert gelten. Die Muttersubstanz der Harnsäure ist das Zellkerneiweiß, welches entweder im Körper selbst zerfällt oder mit der Nahrung zugeführt wird, wonach wir auch eine endogene und exogene Harnsäure unterscheiden können. Im Gewebe oder im Magen-Darmkanal wird das Zellkerneiweiß abgebaut und in Eiweiß und die Polynukleotide gespalten; durch weitere Zerlegung resultiert schließlich die Harnsäure, die ein nicht weiter spaltbares Stoffwechselendprodukt darstellt. Die Harnsäure findet sich im Gewebe und im Serum, zu 1% als freie Säure und im übrigen als Salz, hauptsächlich als Mononatriumurat. Im Hunger, in dem nur endogene Harnsäure gebildet wird, werden im Tag im Harn 0,3 bis 0,6 g Harnsäure ausgeschieden, dieser niedere Wert wird erst nach mehrtägigem Hungern oder mehrtägigem Verabreichen einer purinfreien Kost erreicht. Bei gewöhnlicher Kost, bei der neben endogener vorwiegend exogene Harnsäure gebildet wird, ist die Harnsäureausscheidung im Harn größer; bei fleischfreier Kost beträgt der Wert 0,5 bis 1,0 g, bei fleischreicher 1 bis 2 g und bei Belastung mit purinreicher Kost (nukleinreicher Organe wie Thymus, Leber, Niere u. a.) ein Mehrfaches davon. Bei Gicht ist sowohl die endogene wie exogene Harnsäureausscheidung im Harn vermindert; der Gichtkranke neigt zumindest vor und nach dem Gichtanfall zu einer Harnsäureretention, die Ausscheidung ist um diese Zeit besonders verringert. Die Ursache der Harnsäureretention beim Gichtkranken ist nun aber bis heute mit Sicherheit nicht erklärt worden und gegensätzliche Hypothesen streiten um den Vorrang: Es werden einerseits eine Retention durch besondere Harnsäureavidität der Gewebe, anderseits eine Nierenfunktionsschwäche hinsichtlich der Harnsäureausscheidung diskutiert, wobei freilich gesagt werden müßte, daß es sich um eine isolierte Funktionsschwäche der Niere gerade nur hinsichtlich der Harnsäureausscheidung handeln würde. Hält man sich an die Retentionshypothese, so bleibt wieder auffällig und ungeklärt, daß der Organismus der Gichtkranken gegenüber der Norm nicht höhere Harnsäuremengen beherbergt. Verfütterung von größeren Mengen von Nukleoproteid steigert wohl bei einer gleichzeitigen Hyperurikämie die Ausscheidung der exogenen Harnsäure im Harn, es kommt aber weder bei dieser Hyperurikämie noch bei jener im Gefolge einer Pneumonie oder Leukämie, bei welchen Krankheiten zahlreiche Zellkerne zerfallen und viel endogene Harnsäure gebildet wird, zur Gicht. Die erwähnten Stoffwechseluntersuchungen unter verschiedenen Bedingungen lassen eine eindeutige Erklärung der Gichtpathogenese nicht zu und es bleibt eben vor allem die Frage, ob die Hyperurikämie als Folge der Harnsäureretention oder als Folge einer verminderten renalen Harnsäureausscheidung allein das Wesen der Krankheit ausmachen und ob beide Tatsachen nicht, ebenso wie die Ablagerung von Harnsäure in Gelenken oder anderen Organen, eine sekundäre Erscheinung einer andersartigen primären Grundkrankheit darstellen. Wir können auf Details hier nicht eingehen, wir wollen nur darauf hinweisen, daß englische und vor allem französische Autoren die These vertreten, daß der Gicht ein primärer allergischer Zustand mit sekundärer abnormer Ablagerung der Harnsäure in den allergisch geschädigten Geweben zugrunde liege. Damit aber wäre eingestanden, daß wir über die primäre Ursache der Gicht nichts wissen; in den, übrigens auch einheitlich noch nicht erklärbaren Änderungen des Harnsäurestoffwechsels wäre nur ein Nebenbefund der Krankheit unserer Erkenntnis nähergebracht.

Die Symptomatologie. Man kann verschiedene Formen der Gicht unterscheiden; in der Literatur herrscht hinsichtlich der Einteilung viel Verwirrung bzw. keine Übereinkunft. Die klassische Form ist die akute Gicht mit dem Gichtanfall. Unter chronischer Gicht verstehen manche Autoren irreversible Störungen, welche nach einer Reihe von Gichtanfällen zurückbleiben, andere hingegen chronische krankhafte Zustände bei Störungen des Harnsäurestoffwechsels, ohne daß aber Gichtanfälle aufgetreten wären oder aufträten. Überdies spricht man von einer Nieren-, Viszeral- und polyarthritischen Gicht, auf die kurz wird eingegangen werden müssen. Die einzelnen Formen lassen sich gegeneinander oft nicht scharf abgrenzen. Die akute Gicht mit den klassischen Anfällen wird als reguläre den übrigen Formen, der irregulären Gicht gegenübergestellt.

Die reguläre Gicht, der akute Gichtanfall. Der akute Gichtanfall betrifft meist adipöse Individuen, und zwar meist solche um das 40. Lebensjahr. Er tritt plötzlich, oft in der Nacht auf. Prämonitorische Erscheinungen waren nicht vorangegangen. Das „Anfallsmäßige" charakterisiert den Zustand wie auch der Umstand, daß der Anfall bei einem scheinbar völlig gesunden, meist sehr wohlgenährten Individuum auftritt. Manchmal bestehen vor dem Anfall akute „gastritische" Beschwerden oder Störungen des Allgemeinbefindens für einige Stunden. Eine reichliche Abendmahlzeit oder ein stärkerer abendlicher Alkoholgenuß waren einem nächtlichen Anfall meist vorausgegangen. Der Kranke wird mit einem heftigsten Schmerz in einem Gelenk, und zwar in der Regel, etwa in zwei Drittel der Fälle, im Großzehengrundgelenk — das linke merkwürdigerweise häufiger als das rechte —, seltener in einem Sprung- oder Fußwurzelgelenk, noch seltener in einem Knie-, Finger-, Hand-, Schulter-, Sternoklavikulargelenk und ganz selten in einem Wirbelsäulen- oder Hüftgelenk, geweckt. Die Schmerzen können sich zur „Unerträglichkeit" steigern, sie sind bald bohrend, bald brennend, der Kranke gibt an, es sei ein Schmerz, „wie wenn ein Nagel in das Gelenk

getrieben oder heißes Öl in dieses hineingepreßt würde". In der Regel ist nur
ein Gelenk betroffen. Der Schmerz und die bald einsetzende und sichtbare Entzündung erstrecken sich meist bald auch auf die Gelenksumgebung. Mit dem
Anfall kommt es in der Regel zu Fieber, das nicht selten auch von einem Schüttelfrost eingeleitet wird. Der Kranke beobachtet bald nach Beginn des Anfalles
ein Anschwellen des Gelenkes und der herbeigerufene Arzt stellt die akute Entzündung fest: Gelenk und Umgebung, der Fußballen wird hochrot, oft düsterrot,
geschwollen, teigig-weich und außerordentlich druckempfindlich, jede Bewegung
im Gelenk löst stärkere Schmerzen aus. Die Druckempfindlichkeit ist so groß,
daß selbst der Druck der Bettdecke nicht vertragen wird. Die erwähnte düsterrote Verfärbung erweckt manchmal den Eindruck einer Phlegmone; wird die
Fehldiagnose gestellt, so ergibt sich die Gefahr eines Kunstfehlers, nämlich einer
Inzision des vermeintlichen suppurierenden Prozesses. Nach einigen Stunden
ebben die Schmerzen langsam ab, Schwellung und Rötung lassen nach und nach
ein bis drei oder vier Tagen kann das Gelenk wieder normal sein. Eine leichte
Empfindlichkeit, zumal bei Bewegungen, kann allerdings ebenso zurückbleiben,
wie eine leichte Schwellung. Derartige Anfälle wiederholen sich in der Regel,
bald in kurzen, bald in längeren Intervallen, die auch viele Jahre währen können.
Die kürzesten Intervalle betragen doch meist mehrere Wochen. Atypische
Anfälle können trotz starker objektiver Veränderungen im Sinne von Rötung
und Schwellung, zumal bei alten Leuten, mit relativ geringen Schmerzen verlaufen.

Derartige Gichtanfälle können mit einer Restitutio ad integrum abklingen,
es können aber auch geringe chronische Reizerscheinungen im Sinne leichter
Schwellungen zurückbleiben, die zumal durch wiederholte Anfälle in das Bild
der *chronischen Gicht* überführen. Diese chronische Gicht, die auch langsam-
schleichend, ohne Gichtanfälle, einsetzen kann, ist nur durch umschriebene Harn-
säureablagerungen, die *Tophi*, gekennzeichnet, welche einerseits die Gelenke,
andererseits aber auch deren Umgebung, oder auch andere, vor allem mesenchymale
Gewebe der Bindegewebsreihe (lockeres oder straffes Bindegewebe, hyalinen
Gelenks- oder Netzknorpel) betreffen. Diese *Tophi arthritici* (die Bezeichnung
kommt von „Tuffstein") können also Residuen von Gichtanfällen darstellen, in
der Regel sind aber gerade sie langsamer ohne Anfälle aufgetreten. Sie haben
bestimmte Lieblingslokalisationen. Am bekanntesten sind die Tophi in der Haut
der Ohrmuscheln, vorzugsweise am Helix oder zwischen Helix und Anthelix.
Sie haben Stecknadelkopf- bis Erbsen- oder Bohnengröße, sie sind nicht selten
in der Vielzahl vorhanden. Durch Anstechen mit einer Nadel eröffnet, läßt sich
aus ihnen ein Brei herausquetschen, der durch die glänzenden Harnsäurekristalle
schon makroskopisch auffällt. Erhitzt man den Brei nach Zusatz eines Tropfens
konz. Salpetersäure in einer Porzellanschale, fügt etwas Ammoniak hinzu und
erhitzt, so kann man durch die so angestellte Murexidprobe (mit Purpurrot-
färbung) den Nachweis erbringen, daß es sich tatsächlich um Harnsäure handelt.
Diese Tophi können übrigens an jeder Stelle der Ohrmuschel, auch an den Ohrläppchen gefunden werden. Sie sind diagnostisch von großer Bedeutung. Tophi
finden sich auch in der Haut der Fingerspitzen, der Hohlhand, des Gesichtes,
der Nasenflügel, der Augenlider und in der Umgebung der Gelenke und Sehnen.
Letztere sind meist Residuen akuter Gichtanfälle. Sie betreffen hier das periartikuläre oder tendinöse straffe Bindegewebe; derartige Tophi können sekundär
gichtisch akut erkranken, das heißt, es kann sich an ihnen ein Gichtanfall einstellen. Dabei ist merkwürdig, daß ein etwa ohne Schmerzen schleichend ent-
standener Tophus nach dem Anfall völlig resorbiert wird, das heißt durch ihn
verschwinden kann. Tophi sind in der Regel vorerst von weicher Konsistenz,

sie werden langsam härter, hierbei nehmen sie manchmal eine unregelmäßige höckrige Gestalt an. Tophi können erweichen, bei einer Inzision entleert sich in diesen Fällen eine weißlich-kreidige oder milchige Masse. Die Tophi in der Umgebung der Fuß- und Handgelenke sind die häufigsten, sie gehen vom periartikulären straffen Bindegewebe oder von den Sehnen und Sehnenscheiden aus. Sie können eine beträchtliche Größe erreichen und zumal in der Vielzahl zu schweren Deformationen und unförmigen Gestaltungen der Hände und Füße führen; manche der Anschwellungen imponieren als Schwellungen einer chronischen Arthritis oder Tendovaginitis. An großen erweichten Tophis kann es auch zu Fistelbildungen kommen, aus welchen sich der Harnsäurekristallbrei entleert. An manchen Gichthänden finden sich zahlreiche derartige Fisteln. Eine Lieblingslokalisation für Tophi ist auch die Achillessehne. Auch Schleimbeutel können sich mit Harnsäure inkrustieren, auch sie können nach außen durchbrechen und dann chronisch fisteln. Die HEBERDENschen Knoten, die bekannten Exostosen der Phalangen bei der Arthrosis deformans, werden von Laien oft als gichtisch bezeichnet; es kommen hier übrigens auch ärztliche Fehldiagnosen vor. Auch im Knochen kann es zur Ablagerung von Harnsäure kommen, wobei der Knochen in einem stecknadelkopf- bis erbsengroßen (und noch größeren) Bezirk resorbiert und durch einen Uratherd ersetzt wird. Im Röntgenbild resultieren umschriebene lochartige Bildungen, auf der Röntgenplatte runde schwarze Defekte, die seinerzeit irrtümlich als nur für Gicht charakteristisch aufgefaßt wurden. Gleiche Bilder sieht man aber auch bei anderen Knochenprozessen, vor allem auch häufig bei der Arthrosis deformans. Derartige lochartige Defekte im Knochen sind auch bei der Gelenkstuberkulose bekannt.

In der älteren Literatur nimmt die „Nierengicht" einen größeren Raum ein, wobei der Überlegung Raum gegeben wurde, daß die Nierenfunktionsstörung hinsichtlich der Harnsäureausscheidung, die bei jeder Gicht beobachtet werden kann, sekundär zur Gicht führen könne. Man dachte früher auch an die Möglichkeit, daß Gicht zu einer Gicht-Schrumpfniere Anlaß geben könne, wir wissen heute aber, daß Schrumpfnieren bei Gicht als vaskuläre Schrumpfnieren aufzufassen sind. Man findet bei Gicht wohl zumeist eine leichte Albuminurie und Zylindrurie, zu einem sekundären Dauerschaden oder zu einem Funktionsschaden der Niere kommt es durch die Gicht aber nicht. Man findet anatomisch nicht selten weiße, wie Spritzer aussehende unregelmäßig gestaltete Stippchen, vorwiegend im Nierenmark, die aus harnsauren Salzen zusammengesetzt sind; es handelt sich um aus dem Blut ausgefallene, subepithelial gelegene Ablagerungen von Harnsäure. In zirka 15% der Fälle finden sich bei Gicht Harnsteine; über die diesbezüglichen pathogenetischen Zusammenhänge sind wir nicht näher orientiert.

Eine *viszerale* Gicht, die seinerzeit im Rahmen der irregulären Gicht eine besondere Stellung einnahm, wird heute mehr oder weniger geleugnet. Wohl können sich im akuten Anfall initial im Rahmen der Störungen des Allgemeinbefindens gastritische, enteritische und kolitische Erscheinungen finden, ein direkter Zusammenhang zwischen denselben und der Harnsäurestoffwechselstörung ist aber ganz unwahrscheinlich und ohne Gichtanfall dürften etwa gastritische Erscheinungen auch bei einem Gichtkranken nicht als Ausdruck einer Viszeralgicht gedeutet werden. Wir müssen uns auch lediglich mit der Feststellung begnügen, daß die Kombination von Gicht und Leberzirrhose vorkommt und die relativ häufige Koinzidenz beider Krankheiten an eine kausale Beziehung denken läßt. Ganz unsicher sind die Beziehungen der Gicht bzw. von Harnsäurestoffwechselstörungen zu Erkrankungen der Augen (Konjunktivitis, Skleritis, Iritis usw.) oder des Nervensystems (Kopfschmerzen, Schwindel und so weiter).

Die *Diagnose* einer Gicht stelle man mit aller Zurückhaltung, wenn es sich nicht um einen eindeutigen Anfall oder um einen chronischen Fall mit Harnsäurefisteln bzw. mit Tophi handelt, da die Wahrscheinlichkeit des Vorliegens einer Gicht mit Rücksicht auf ihre große Seltenheit von vornherein sehr gering ist. Wir haben gehört, daß Röntgenbilder im allgemeinen nicht beweisend sind, daß Hyperurikämien auch bei anderen Krankheiten, Niereninsuffizienz, Leukämie, Pneumonien usw., vorkommen. Es sei aber betont, daß normale Harnsäurewerte im Blut Gicht nicht ausschließen. Zur Sicherung der klinischen Diagnose kann der Stoffwechselversuch herangezogen werden, der allerdings die Diagnose nur zu stützen, sie nicht zu beweisen vermag: Man setzt den Patienten vier Tage auf purinfreie Kost und untersucht fortlaufend die Harnsäureausscheidung im Harn. Sehr niedere (endogene Harnsäure-) Werte sprechen für Gicht (s. S. 165), ebenso wie ein gleichzeitig hoher endogener Harnsäurewert des Blutes (4,8 bis 18 mg-%), Hyperurikämie allein beweist die Gicht hingegen nicht.

Die *Therapie* hat im Auge, den Purinstoffwechsel einzuschränken. Prophylaktisch wird man zu Mäßigkeit im Essen und Trinken (am besten Alkoholverbot), ferner zu körperlicher Arbeit, Vermeidung von Kälte raten.

Die Behandlung des akuten Anfalles besteht in Ruhigstellung des Gelenkes; sowohl Thermophor wie Eisbeutelapplikation, bzw. sowohl heiße wie kalte Umschläge können dem Kranken gut tun, nur die Erfahrung am Patienten kann diesbezüglich entscheiden. Man läßt den Kranken ein bis zwei Tage hungern. Der Darm ist zu entleeren. Die starken Schmerzen zwingen oft zur Medikation von Morphium. Zumeist kann der Anfall mit Colchicin kupiert werden, der Erfolg ist meist ein so prompter, daß er diagnostisch verwertet werden kann. Man gibt zwei- bis viermal täglich 10 bis 20 Tropfen der Tinctura Colchici oder Colchicin-Tabletten. Colchicin (in Tabletten à 0,001) wird folgendermaßen verordnet: Am ersten Tag vier, am zweiten Tag drei, am dritten Tag zwei und am vierten Tag eine Tablette Colchicin. Colchicin führt leicht zu Durchfällen, treten sie ein, so muß das Mittel abgesetzt werden. Colchicin ist wirksamer als Tinctura Colchici. Die Wirkung des Colchicin wird mit der durch sie bedingten Hemmung der Mitosen in Zusammenhang gebracht werden müssen. Bei Abklingen des Anfalles und Sistieren der Schmerzen wird der Kranke nicht mehr im Bett gehalten.

Kann man schon im Anfall statt Colchicin *Atophan* geben, so empfiehlt sich dieses aber vor allem für die Zeit nach dem Anfall, zur Intervallbehandlung, wobei gleichzeitig eine purinfreie Kost gereicht wird. Atophan wird in Stößen (durch drei bis vier Tage je vier- bis sechsmal 0,5 g, hierauf Pause) gegeben, da sich seine Wirkung bei längerer Medikation erschöpft. Als Dauerpräventivbehandlung können ein- bis zweimal im Monat Atophantage mit gleicher Dosierung eingehalten werden. Über Atophan-Hepatitiden s. Bd. II, S. 288.

Als Muster einer *purinarmen Diät*, die durch reichliche Zugaben oder Fortlassen von Butter, Sahne, Speck beliebig kalorisch verändert werden kann, sei hier folgendes Beispiel der Kostordnung aufgestellt und wegen weiterer Einzelheiten auf die Lehrbücher der Diätetik verwiesen:

Morgens: Kaffee mit 50 g Sahne oder 100 g Milch, 150 g Weißbrot, 25 bis 50 g Butter, 25 bis 50 g Honig, Fruchtgelee, Marmelade. Zweites Frühstück: 2 Eier oder 50 bis 100 g Käse (Emmentaler, Quark, Limburger, Holländer, Fromage de Brie, Sahnenkäse, Roquefort, Kuhkäse, Edamer Käse usw.), Weißbrötchen (50 bis 70 g), 25 g Butter. Mittags: 300 g einer sämigen Suppe (Grieß-, Graupen-, Reis-, Tapioka-, Sago-, Hafermehl- oder Fruchtsuppe, cave Bouillon!), 150 g Kartoffeln, nach Belieben als Kartoffelpüree, 150 g grüne Gemüse (passiert), Salate, 200 g Pudding (Grieß, Reis, Mondamin) mit Fruchtsauce oder Kompott (in das gesamte Mittagessen lassen sich 50 bis 100 g Butter verarbeiten). Nachmittags: Kaffee mit Milch oder Sahne, 50 bis 100 g gerösteter Zwieback mit Butter (25 bis 50 g) und Marmelade. Abends: Omelette mit Marmelade oder Rührei oder Eier in sonstiger Form (nach Belieben auch eine Mehl-, Grieß- oder Reisspeise mit Fruchtsaucen), 100 g Brot mit 25 g Butter, 50 g Käse, 100 g Obst.

Schließlich werden Trinkkuren in Karlsbad, Marienbad, Kissingen, Homburg usw. empfohlen, wobei eine Harnsäureabgabe durch den Darm durch die leicht abführenden Trinkkuren beabsichtigt ist. Die chronische Gicht mit sekundären arthrotischen Gelenksveränderungen, mit Muskelgelosen und Muskelatrophien verlangt überdies eine entsprechende Behandlung.

VI. Seltene Eiweißstoffwechselstörungen.

A. Alkaptonurie.

Diese Anomalie ist durch die Ausscheidung einer durch Alkali sich dunkelfärbenden Substanz im Harn, nämlich der Homogentisinsäure, gekennzeichnet. Diese ist ein Produkt des intermediären Eiweißstoffwechsels, auf Einzelheiten sei hier nicht eingegangen. Die Krankheit ist sehr selten. Sie wird zufällig durch die Dunkelfärbung der Windeln durch die alkalische Zersetzung des Urins beim Säugling, durch das Nachdunkeln des stehenden Harnes oft erst beim Erwachsenen erkannt. Die Störung ist von der Höhe des Tyrosin- und Phenylalaningehaltes der Nahrung abhängig. Sie macht in der Regel keine klinischen Erscheinungen. Die Ablagerungen der Homogentisinsäure im Knorpel, in Sehnen, in Bändern und in der Intima der Gefäße ist aber doch von einer gewissen Bedeutung. Die *Ochronose* stellt eine auf dieser Grundlage zustande gekommene braunschwarze Verfärbung des Knorpels, selten auch der Skleren oder des Netzknorpels der Ohren dar. Letztere Braunfärbungen können durch die Haut durchscheinen. Die Diagnose kann durch Alkalizusatz zum frischen Harn mit folgender Braunfärbung oder durch die TROMMERsche Probe sichergestellt werden. Die Therapie kann nur in der Eiweißbeschränkung der Kost bestehen.

B. Zystinurie und Aminurie.

Das Wesen der Zystinurie liegt in der Unfähigkeit des Organismus des Zystinabbaues, das Zystin tritt daher in Mengen bis zu 1,0 g in den Harn über, kristallisiert hier in Tafeln oder Nadeln aus und kann zu Harnsteinbildung Anlaß geben. Neben Zystin werden in manchen Fällen auch andere Aminosäuren (Leuzin, Tyrosin, Tryptophan, Lysin und Diamine wie Putreszin und Kadaverin) ausgeschieden.

Diese Eiweißstoffwechselstörung ist selten. Sie ist familiär. Zur Krankheit führt sie nur über die Steinbildung, die Therapie besteht in eiweißarmer Diät.

C. Porphyrinopathie, Porphyrie, Porphyrinurie.

Bei den Porphyrinopathien besteht eine kontinuierliche oder anfallsweise auftretende Ausscheidung großer Mengen von Porphyrin im Harn und Stuhl. Die Porphyrine, die aus vier Pyrrolringen bestehen und durch verschiedenartige Bindungen verschiedene Konstitutionsformeln haben, sind mit dem Haemin

und Chlorophyll verwandt. Beim Menschen kommen das Proto-, Uro-, Kopro-
und Deuteroporphyrin vor. Aus dem Haemin entsteht nach Eisenentzug ein
Porphyrin, kleine Mengen desselben werden normalerweise in Harn und Stuhl
ausgeschieden. Das Koproporphyrin wird im Darm durch die Tätigkeit bestimmter Bakterien gebildet, welche pyrrolhaltige Nahrungsmittel, wie Hämoglobin oder Chlorophyll, in Porphyrin umwandeln. Ein Teil des Porphyrins
gelangt in die Leber, wo es entweder in Bilirubin umgewandelt oder daselbst
wieder in die Galle oder den Darm ausgeschieden wird. Ein anderer Teil passiert
die Leber und wird an das Blut, über dieses an die Nieren abgegeben, die es zum
größten Teil ausscheiden.

Durch eine Steigerung des normalen Porphyrinstoffwechsels kann es zu einer
vermehrten Bildung von Porphyrin mit einer krankhaften Porphyrinurie kommen.
Bei Darmentzündungen ebenso wie bei Fäulnisdyspepsien wird mehr Porphyrin
gebildet. Es kommt ferner bei allen Hepatitiden zu einer vermehrten Bildung
und Ausscheidung. Pathologisch gesteigert ist die Porphyrinurie ferner bei der
perniziösen Anämie, beim Diabetes, bei Röntgenschädigungen, chronischen
Infekten und bei Intoxikationen mit Blei, Phosphor, Quecksilber, Sulfonamiden
und so weiter. Diese vermehrten Bildungen und Ausscheidungen lösen in der
Regel Krankheitserscheinungen nicht aus. Bei schweren (sekundären) Por-
phyrinurien dieser Art kann es, wenn auch selten, doch zu Darmstörungen,
Hautüberempfindlichkeit, vasomotorischen Störungen und Neuritiden kommen.

Besteht jene Überproduktion an Porphyrinen, die sich nicht aus einer Steigerung des normalen Porphyrinstoffwechsels ergibt und deren Ursache uns bislang
nicht bekannt ist, so sprechen wir von Porphyrie. Die Erscheinungen derselben
sind schwere, oft tödliche. Diese primäre Porphyrie ist oft familiär, also angeboren. Findet sich eine zumal größere Porphyrinmenge in der Zirkulation bzw.
im Gewebe, so löst eine Einwirkung von Ultraviolettstrahlen schwere entzündliche Reaktionen an Haut und Schleimhäuten aus. Primär unter der Belichtung
auftretende Blasen werden infiziert, sie vereitern, führen zu tiefgreifenden Entzündungen und schließlich zu Narbenbildungen, die bei ihrer Ausdehnung und
starken Retraktion zu Verstümmelungen an Armen, Beinen, Händen, Füßen,
Ohren, Nase, Mund usw. führen können. Die genannten Erscheinungen entsprechen der chronischen Porphyrie. Bei der akuten Form kommt es zu einem
akuten abdominellen Zustandsbild, zu Darmkrämpfen, Erbrechen, Obstipation,
es können sich ileusartige Zeichen einstellen. Die Darmkoliken halten Stunden
bis zu Tagen an, sie können sich im ganzen Bauch lokalisieren. Röntgenologisch
ist das Ileum meist spastisch kontrahiert, das Kolon atonisch dilatiert. Gleichzeitig treten polyneuritische, neuralgische oder arthritische Beschwerden auf,
Angstzustände, Delirien und auch epileptiforme Zustände können das Bild
komplizieren; abnorme Pigmentierungen, Zyanose und Polyglobulie können sich
einstellen. Eine Zylindrurie und Albuminurie begleiten das akute Krankheitsbild fast immer, im Harn erhält man eine starke „Urobilinogenreaktion", die
aber nicht auf Urobilinogen, sondern auf ein nicht näher bekanntes Eiweiß-
abbauprodukt bezogen werden muß. Etwa 60% der Fälle enden innerhalb
längstens eines Jahres tödlich. Therapie: Fernhalten von Licht, Medikation von
Leberpräparaten, Campolon usw., ferner Vitaminen, C-Vitamin, Nikotinsäureamid, Hefe.

Eine rein familiär, besonders bei kleinen Kindern vorkommende, viel seltenere
Form mit noch schlechterer Prognose ist die „GÜNTHERsche Krankheit", bei der
gewöhnliches Tageslicht ausreicht, um Krankheitserscheinungen auszulösen.
Hinsichtlich dieser Krankheit sei auf die Lehrbücher der Pädiatrie verwiesen.

VII. Phosphaturie, Oxalurie, Uraturie.

Es handelt sich bei den im folgenden geschilderten Zuständen um Anomalien, bei welchen nur Störungen in der Art der Ausscheidung normaler Stoffwechselprodukte vorliegen.

A. Phosphaturie.

Die Phosphaturie stellt eine Stoffwechselstörung dar, bei der eine größere Menge an schwer löslichem (sekundärem und tertiärem) Kalziumphosphat durch den Urin ausgeschieden wird. Hierdurch wird eine große Menge von Kalzium durch den Harn ausgeschieden, das sonst durch den Stuhl eliminiert würde. Dadurch kann die Phosphat- wie die Kalziumbilanz negativ werden. Hierbei wird ein milchig trüber Harn von meist alkalischer oder neutraler, selten von saurer Reaktion entleert. Beim Stehen bildet sich an der Oberfläche ein schillerndes Häutchen aus, das von einem ätherlöslichen oberflächenaktiven Kolloid gebildet wird. Gleichzeitig bildet sich ein Niederschlag von Kristallen von tertiärem Kalziumphosphat, Kalziumkarbonat, manchmal auch von tertiärem Magnesiumphosphat, sekundärem Kalziumphosphat und von phosphorsaurer Ammoniakmagnesia (Tripelphosphat).

Die *klinischen Symptome* sind im allgemeinen sehr gering, meist sind die Kranken nur durch den trüben Harn beunruhigt. Manchmal jedoch handelt es sich um ein in Schüben verlaufendes Zustandsbild, das mit Müdigkeit, Mattigkeit, Ohnmachts- und Kollapszuständen, migräneartigen Kopfschmerzen, großer Hinfälligkeit, insbesondere aber mit kolikartigen Schmerzen im Oberbauch, in der Lenden- und Leistengegend einhergeht, welche Steinkoliken ähnlich sind. Oft findet sich auch eine Mikrohämaturie. Bei Belastung mit Phosphat steigt der Phosphatspiegel beim Gesunden schnell auf ein Maximum an, das nach 12 Stunden erreicht ist, um schnell wieder abzufallen; bei Phosphaturie erfolgt dieser Anstieg nur langsam und nach 24 Stunden ist noch nicht alles Phosphat ausgeschieden. Hierbei ist der Übertritt des Phosphates in das Gewebe gehindert, da es von den Erdalkalisalzen festgehalten wird.

Differentialdiagnostisch müssen vor allem Konkrementbildungen anderer Genese, Tumoren und nervöse Erkrankungen ausgeschlossen werden. Die Diagnose wird durch Nachweis des typischen Sedimentes gesichert.

Phosphaturie findet sich bei alkalotischer Stoffwechsellage, so nach Pflanzenkost, Basenzufuhr, bei hyperazidem Magensaft und bei saurem Erbrechen. Physiologisch kann sie nach dem Mittagessen auftreten. Von echter Phosphaturie spricht man jedoch dann, wenn ein derartiger alkalischer Harn bei einer Stoffwechsellage gebildet wird, bei der ein saurer Harn entstehen sollte. Die Nierenfunktion ist hierbei völlig unverändert. Ein derartiges Verhalten findet sich bei vegetativ Stigmatisierten, insbesondere bei Ulkuskranken. Nach Splanchnikotomie kommt es im Experiment zu einer Abnahme der Azidität und zu Protrahierung der Kalzium- und Magnesiumausscheidung.

Therapeutisch kann man Atropin und andere, den Vagustonus hemmende Pharmaka geben. Chinin-Luminal vermag ebenfalls diese Zustände günstig zu beeinflussen. Weiters versucht man durch entsprechende Diät, wie eiweißreiche Kost oder Hungertage mit folgender Fettkost den Harn anzusäuern. In schweren Fällen sind Milch, Eigelb, Käse, Feigen, Linsen zu verbieten, pflanzliche Nahrung ist zu vermeiden und saure Speisen, eventuell Salzsäure oder Phosphorsäure zu verabreichen. Auch durch Nebennierenrindenhormon kann die Ausscheidung eines sauren Harnes gefördert werden. Die Migräneanfälle können angeblich durch Hypophysenvorderlappen-Präparate erleichtert werden.

B. Oxalurie.

Die Oxalatausscheidung im Harn beträgt unter normalen Bedingungen etwa 20 bis 30 mg täglich, sie kann aber unter pathologischen Umständen bis auf 1000 mg gesteigert sein. Die Oxalsäure stammt zum größten Teil aus der Nahrung. Kakao, Tee, Spinat, Rhabarber, Sauerampfer enthalten besonders reichlich Oxalsäure. Im Darm kann Oxalsäure durch bakterielle Zersetzung von Kohlehydraten (durch Bacterium oxalatigenum) und in Kavernen durch Aspergillus niger entstehen. Oxalsäure wird aber auch noch nach längeren Hungerperioden ausgeschieden. In diesem Falle muß sie endogen im intermediären Stoffwechsel entstehen. Diese endogene Oxalsäurebildung ist bei Diabetikern, bei kardialer Dekompensation und im Unterdruck infolge Hemmung der Endoxydation der aus dem Kohlehydratstoffwechsel stammenden Oxalsäure erhöht. Ein großer Teil der in der Nahrung zugeführten und im Darm entstandenen Oxalsäure wird nicht resorbiert und mit dem Stuhl ausgeschieden, ein kleiner Teil der resorbierten wird durch die Galle, der größte Teil durch die Niere als Kalziumoxalat eliminiert. Dieses ist schlecht löslich und wird durch Schutzkolloide im Harn in Lösung erhalten (bis zum 68fachen des Löslichkeitswertes in Wasser). Bei der Oxalurie kommt es zum anfallsweisen Ansteigen der Oxalsäureausscheidung, die durch neurovegetative Störungen, große Eiweißmahlzeiten, Erregungen, Adrenalingaben usw. ausgelöst werden kann, so daß sich im frisch gelassenen Harn Oxalatkristalle finden. Sie zeigen tetragonale Oktaeder (Briefkuvertform), seltener Kugel-, Hantel-, Pyramiden- oder Sternform.

Symptomatologie. Durch die im Harn enthaltenen Kristalle kommt es zu Reizzuständen in den ableitenden Harnwegen, wie Harndrang, Brennen beim Wasserlassen, Harnröhrenschmerzen bis zu kolikartigen Krämpfen und Hämaturie. Die Sedimentuntersuchung zeigt die charakteristischen Kristalle auf. Zur Konkrementbildung muß es keineswegs kommen. Die Oxalatsteine sind durch eine rauhe, maulbeerartig granulierte Oberfläche ausgezeichnet. Manchmal klagen die Patienten auch über spastische Zustände im Magen-Darmkanal sowie über migräneartige Kopfschmerzen. Hierbei kommt es möglicherweise durch Ausschüttung von Vasopressin aus der Hypophyse zu vorübergehender Hemmung der Oxalsäureausscheidung mit Hyperoxalämie und nach Abklingen der Wirkung zur oxalurischen Krise. Bei Hyperazidität kann die Resorption der exogenen Oxalsäure gesteigert sein. Es scheint jedoch nicht gesichert, ob die exogene Oxalsäure für die Ausbildung der Oxalurie in gleicher Weise verantwortlich ist wie die endogene.

Die Therapie besteht zunächst in der Vermeidung oxalathaltiger Nahrungsmittel. Frei von Oxalat und daher unbeschränkt gestattet sind Fette, Milch, Eier, Käse. Fraglich ist der Gehalt an Oxalsäure bei Linsen, Erbsen, Reis, Kohl, Karfiol, grünen Erbsen, weißen Rüben, Spargel, Gurken, Pilzen, Zwiebeln, Lauch, Birnen, Aprikosen, Pfirsichen, Weintrauben. Die Resorption kann durch reichliche Darmentleerungen, durch Abführmittel, durch Magnesiumsalze usw. vermindert werden. Bei Vermehrung der oxalatbildenden Darmbakterien kann man ohne viel Aussicht auf Erfolg außerdem versuchen, die Darmflora durch Mutaflor, Yoghurt, Kephir zu verändern oder durch Sulfaguanidin und Sulfasuccidin zu zerstören. Wesentlich größere Schwierigkeiten macht die Bekämpfung der endogenen Oxalsäurebildung, der größere Bedeutung zukäme. Barbitursäurederivate sowie Ergotamin wurden ohne wesentlichen Erfolg verwendet, Nikotinsäureamid zeigte geringen Erfolg. Es wirkt durch Förderung der Dehydrierung über das Kodehydrasesystem. Die Mehrausschüttung der Hypophysenhinterlappenhormone kann vielleicht durch Vorderlappenpräparate verhindert werden. Man hat versucht, die Oxalsäure durch Harnstoff (20 bis 40 g) in die leichter lösliche Oxalursäure überzuführen, wobei sich gleichzeitig der diuretische Effekt des Harnstoffes günstig auswirkt, da die Löslichkeitsverhältnisse bei vermehrter Diurese günstiger sind.

C. Uraturie.

Bei der Uraturie kommt es zu einer vermehrten Ausscheidung der Harnsäure und ihrer Salze. Da die Harnsäure wesentlich schlechter löslich ist als ihre Salze, so fällt sie leichter aus. Im Sediment findet man dann die charakteristischen Wetzstein-, Tonnen-, Rhomboederformen usw. Die harnsauren Salze bilden amorphe Sedimente. Meist fallen sie jedoch erst beim Abkühlen aus. Man findet dann einen ziegelroten Niederschlag, das Ziegelmehlsediment. Von einem krankhaften Zustand kann nur gesprochen werden, wenn der Ausfall der Kristalle noch innerhalb der Harnwege erfolgt. Es treten dann auch hier die typischen Erscheinungen von Brennen in der Harnröhre, Harndrang, Mikrohämaturie oder Steinbildung auf, wie sie bei Oxalurie geschildert wurden. Purinreiche Nahrung, eine reichlichere Fleischmahlzeit bei geringer Flüssigkeitszufuhr kann bereits einen derartigen Zustand auslösen. Die Therapie und die Prophylaxe entsprechen den auf S. 169 für die Gicht angegebenen Maßnahmen.

VIII. Störungen des Wasserstoffwechsels.

Hinsichtlich der Physiologie des Wasserhaushaltes sei auf die Lehrbücher der Physiologie verwiesen. Das Problem desselben liegt außerordentlich kompliziert, da es keinen Lebensvorgang gibt, der nicht an die Anwesenheit von Wasser gebunden wäre, da sich das Wasser ferner auf drei Räume, nämlich auf die Blut- („Blutwasser"), die Interzellular- und Lymphräume („extrazelluläres Wasser") und auf die Zellen („intrazelluläres Wasser") verteilt (wobei das extrazelluläre Wasser von Kolloiden frei ist, das Blutplasma hingegen 6,5 bis 8,5 g-% Eiweiß enthält) und da weiters der Stoffwechsel und die Nahrungs- und Wasserzufuhr das osmotische Gleichgewicht der genannten drei getrennten Wasserräume dauernd verändern, womit nur einige Hinweise gegeben erscheinen, die die Komplexheit des Problems und damit die Schwierigkeiten aufzeigen, die sich einer Erforschung entgegenstellen. In der Klinik begegnen wir auf Schritt und Tritt Krankheiten in den verschiedensten Organen, welche auch durch Störungen des Wasserstoffwechsels charakterisiert sind, es sei auf die Ödeme verschiedenster Ätiologie, kardiale (s. Bd. I, S. 28), renale (s. S. 245) und anaphylaktische Ödeme (s. Bd. I, S. 303), ferner auf Ödeme bei Anämien (s. Bd. II, S. 419), Leberzirrhosen (s. Bd. II, S. 307), bei der Hungerkrankheit, auf die Wasserretention bei akuten Hepatitiden (s. Bd. II, S. 274), bei der Morphiumintoxikation oder auf die Wasserstoffwechselstörungen bei den verschiedensten Erkrankungen der äußeren und inneren Sekretion, beim M. Basedow (s. S. 41), beim Myxödem (s. S. 48), beim Diabetes mellitus (s. S. 139), beim M. Addison (s. S. 83), bei den hypophysären Erkrankungen (s. S. 178) oder beim sogenannten extrarenalen Syndrom usw. hingewiesen. Der Diabetes insipidus wurde bei den Erkrankungen der Hypophyse ausführlich dargelegt. Vom Standpunkt der klinischen Medizin müssen noch die verschiedenartigen Oligurien, vor allem die primären Oligurien und die Zustände mit Wasserverarmung, die Exsikkosen besprochen werden. Wenn der Praktiker diesen primären Oligurien auch selten begegnet, so ist ihre Kenntnis doch von großer Bedeutung; nur eine richtige Klassifizierung dieser Oligurieformen oder der ihnen oft auch zugehörigen Ödeme kann zu einer erfolgreichen Behandlung führen.

A. Oligurien.

Es ist selbstverständlich, daß jede Oligurie, worunter die Ausscheidung kleiner Tagesharnmengen verstanden wird, immer nur Symptom einer Grundkrankheit sein kann. Dennoch können wir — zumindest aus didaktischen Gründen — primäre und symptomatische (sekundäre) Oligurien mit Hinblick darauf unterscheiden, daß die geringe Harnmenge das eine Mal offenkundig das Symptom einer Grundkrankheit ist, wenn die Harnmengen z. B. zur Zeit der Entwicklung kardialer Ödeme zurückgehen, und daß sie das andere Mal, wie wir sehen werden, eine scheinbar selbständige, dienzephal bedingte Stoffwechselstörung darstellt; gewiß ist die Oligurie auch hier Symptom, und zwar Symptom der Zwischenhirnkrankheit, sie imponiert klinisch aber als primäre selbständige Erscheinung. Es verlangt kaum eine weitere Erläuterung, daß eine Oligurie die drohende Anurie verraten oder daß eine Oligurie nach Sistieren einer Anurie erstes Zeichen eines Wiedereinsetzens der Harnsekretion sein kann. Hinsichtlich dieser Oligurieformen sei auf das Kapitel Anurie (s. S. 228) verwiesen.

1. Symptomatische Oligurien.

Die symptomatischen Oligurien wurden bei den jeweiligen Grundkrankheiten behandelt und es sei auf die entsprechenden Stellen des Lehrbuches verwiesen. Diese Oligurien sind jedem Arzt bekannt, er verwertet sie als wertvolles diagnostisches und prognostisches Symptom am Krankenbett: Sie kommen scheinbar in der Regel dadurch zustande, daß entweder im Organismus Wasser retiniert wird, wie beim Auftreten von Ödemen, Aszites, Transsudaten und Exsudaten, oder daß der Organismus viel Wasser nach außen verliert, wie bei schweren Durchfällen — bei der Cholera kommt es sogar zur gefürchteten Anurie —, ferner bei Hypersekretionserbrechen, beim Erbrechen der Pylorusstenose oder bei erhöhter Haut-Wasserabgabe, bei profusen Schweißausbrüchen, um nur einige Beispiele zu erwähnen. Die Pathogenese dieser Oligurien ist scheinbar mit dem Schlagwort umrissen: Der Niere wird Wasser nicht angeboten, da dieses entweder im Organismus retiniert oder in großen Mengen nach außen abgegeben wird; die Niere muß daher die harnfähigen Substanzen (konzentriert) oligurisch ausscheiden. Daß diese Erklärung unrichtig ist und daß das Wasserangebot an die Niere für die Harnmenge und für die Harndichte, das spezifische Gewicht, mehr minder ohne Belang scheint, soll später näher erläutert werden, hier sei nur darauf hingewiesen, daß das Auftreten von Ödemen in keiner Weise zur Oligurie führen muß, wie die Hungerkrankheit, das Hungerödem beweist, bei welchem trotz Auftreten schwerster Ödeme nicht nur eine Pollakisurie, sondern auch eine Polyurie zu beobachten ist. Dies wird oft damit erklärt, daß das Wasser in einem bestimmten Aushungerungszustand nicht nur in die Gewebe abwandert, wo es sich als Ödem manifestiert, sondern daß das frei gewordene Wasser auch der Niere im Übermaß zufließt und von dieser polyurisch ausgeschieden wird, eine Erklärung, die den Tatsachen sicher auch nicht gerecht wird.

Daß die landläufige Erklärung der symptomatischen Oligurien mit dem Nichtanbot von Wasser an die Nieren unrichtig ist, geht, dies sei nur kurz erwähnt, daraus hervor, daß die Durchströmungsgrößen der Niere, Blutmenge und Plasmakonzentration an harnpflichtigen Substanzen, mit der Harnmenge und Harnkonzentration nicht in unmittelbarer Beziehung stehen. Dies haben die Durchströmungsversuche am Herz-Lungen-Nieren-Präparat nach STARLING und VERNEY eindeutig gezeigt. Ob die Niere mit viel oder mit wenig Wasser durchströmt wird, ob die Salzkonzentration hoch oder nieder ist, die Harnmengen und Harndichten bleiben ungefähr die gleichen. Auch mit REINS Thermostromuhr hat sich bei den in situ Versuchen eine weitgehende Unabhängigkeit zwischen den Durchströmungsmengen und der gebildeten Harnmenge ergeben. Zum mindesten haben Änderungen der Durchströmungsmenge, wie sie unter vergleichbaren physiologischen oder auch pathologischen Bedingungen beim Menschen vorkommen können, keinen Einfluß auf die Harnbereitung.

Auf die symptomatischen Oligurien und Anurien bei Erkrankungen der Nieren oder des Harnapparates überhaupt (Oligurie-Anurie bei Glomerulonephritis, nekrotisierender Nephrose, Verlegung der Harnkanälchen bei Hämoglobinurien, Schwarzwasserfieber usw., bei Embolie oder Thrombose der Nierengefäße, bei allen Arten reflektorischer Anurien usw.) sei hier nicht näher eingegangen und es sei auf die Ausführungen über Anurie S. 228, verwiesen.

2. Primäre Oligurien.

a) Oligurie durch primäre Kochsalzretention (Typus JUNGMANN).

JUNGMANN beschrieb im Jahre 1922 eine Oligurie durch primäre Kochsalzretention in den Geweben; die Oligurie wäre demnach sekundäre Folge derselben, sie wäre eine symptomatische, nach dem früher Gesagten sind wir aber berechtigt, hier dennoch klinisch von einer primären Oligurie zu sprechen; am Krankenbett imponiert die Wasserretention jedenfalls als eine primäre, da sie einziges Symptom der Krankheit zu sein scheint. Es handelt sich bei dieser JUNGMANNschen Oligurie um Individuen, welchen im wesentlichen gemeinsam ist, daß sie bei normalem Herz- und Nierenbefund Ödeme oder Neigung zu Ödemen zeigen; Kochsalzzulagen zur Kost werden unter gleichzeitiger Wasserretention retiniert und dies führt in weiterer Folge zum Ödem. Kochsalzfreie Kost hat Wasserausscheidung und Verschwinden der Ödeme zur Folge. Nach Ausschwemmung der Ödeme fällt der VOLHARD-Versuch normal aus. Ödemfreiheit kann nur durch salzfreie oder salzarme Diät erhalten werden. Der Blutkochsalzspiegel wird bald niedrig, bald normal gefunden, es besteht eine Hypalbuminose des Serums bei normalem Hämoglobingehalt. Schließlich wurde Achylie des Magen- und Pankreassaftes festgestellt. Hypophysäre und pluriglanduläre Zeichen können vorhanden sein. Nach JUNGMANN haben eine Reihe anderer Autoren über derartige Fälle berichtet. Wahrscheinlich gehören einer oder der andere der Fälle FALTAS, die er als Ödem unklarer Genese veröffentlichte, ebenso wie die Fälle von HEILIG mit Kochsalzretention in den ersten Menstruationstagen in diese Gruppe. Die Ödembildung ist manchmal ganz gewaltig; Ein Fall VEILS nahm in 17 Tagen bei kochsalzhaltiger Nahrung 19 kg an Gewicht zu. JUNGMANN hat in überzeugender Weise dargetan, daß es sich in diesen Fällen also um eine primäre isolierte Störung des Kochsalzstoffwechsels handelt, der sekundär die des Wasserstoffwechsels folgt; die Kochsalzretention bedingt die Wasserretention bis zum Auftreten von Ödem und Hydropsien und damit die Oligurie. Die Ödeme können hochgradige sein, sie folgen in ihrer Lokalisation der allgemeinen Ödemneigung und gleichen in ihrem klinischen Aspekt daher renalen Ödemen. Die Achylie, bzw. die Anazidität des Magensaftes, nach J. BAUER ein wesentliches Zeichen dieser Oligurieform, soll damit ihre Erklärung finden, daß die Salzavidität der Gewebe eine Chlorausscheidung im Magen schließlich nicht mehr zuläßt. Pituitrin hat in diesen Fällen keinen Einfluß auf Kochsalz- oder Wasserausscheidung, Salyrgan und Theocin führen (symptomatisch) zu starker Ausscheidung von Kochsalz und Wasser (sofern unter einer normal salzhaltigen Kost Kochsalz und Wasser retiniert worden waren). Mit der Wasserretention erfolgt begreiflicherweise eine entsprechend starke Gewichtszunahme. Mit Rücksicht darauf, daß JUNGMANN diese Stoffwechselstörung bei Individuen fand, die meist eine Reihe dienzephaler oder hypophysärer Symptome boten, nahm er bei dieser primären Oligurie durch Kochsalzretention eine Zwischenhirnregulationsstörung an.

Derartige Fälle werden in der Praxis zumeist verkannt. Sie imponieren als generalisiertes Ödem, sie sind, wie erwähnt, im Aspekt von renalen Ödemen nicht zu unterscheiden. Will es der Zufall, daß einer dieser Kranken eine Albuminurie oder eine leichte oder gar schwere Hypertonie hat, so liegt eine Fehldiagnose auf der Hand. In der Regel werden aber gerade das Fehlen aller renalen Zeichen, der negative Harnbefund und der normale Blutdruck den Untersucher auf die richtige Fährte bringen. Wird in einem gegebenen Fall an die Möglichkeit des Vorliegens der JUNGMANNschen Stoffwechselstörung nur gedacht, so ist die Diagnose leicht zu sichern: Eine strenge Kochsalzkarenz (bei sonst frei gewählter Kost) führt in kürzester Zeit unter Polyurie und hohen NaCl-Werten im Harn zum Verschwinden der Ödeme und der Kranke bleibt auch ödemfrei, solange er sich an das NaCl-freie Regime hält. Bei einer NaCl-Belastung mit etwa 25 g erscheinen im Harn kein oder nur wenige Gramm Kochsalz und bei weiterer Belastung entwickeln sich in wenigen Tagen wieder schwere Ödeme. Die strikte Abhängigkeit von Ödem und Körpergewicht vom NaCl-Gehalt der Kost wird die Diagnose also immer leicht mit Sicherheit erstellen lassen. Führt man im Stadium der Ödeme, also bei einer normal kochsalzhaltigen Kost in den vorangegangenen Tagen, den VOLHARDschen Wasserversuch durch, so gibt dieser den klassischen Oliguriebefund: Bei einer Trinkmenge von 1500 ccm scheidet der Kranke in den ersten 4 Stunden etwa 150 ccm, innerhalb des ganzen Tages etwa 300 ccm aus, die Einzelportionen sind dementsprechend klein und von hohem spezifischem Gewicht (meist zwischen 1030 und 1036); nach Verschwinden der Ödeme unter Na-Cl-freier Kost fällt der Wasserversuch hingegen völlig normal aus, womit bewiesen ist, daß eine Wasserstoffwechselstörung nicht vorliegt! Die symptomatische *Therapie* kann nur in kochsalzfreier Kost bestehen. Eine Kausalbehandlung ist nicht bekannt.

b) Oligurie durch eine in ihrer Menge beschränkte Retention von Kochsalz ohne Ödeme.

Es handelt sich hier um Fälle, welche — vorerst ohne erkennbaren Grund — temporär oligurisch sind, bei welchen einer mehrtägigen Oligurie, bei der Ödeme nicht auftreten, eine mehrtägige Polyurie mit Ausschwemmung des in der Vorperiode retinierten Wassers folgt und bei welchen also — scheinbar willkürlich — Oligurie und Polyurie periodisch abwechseln. Ich habe seinerzeit eine Reihe derartiger Fälle als Erster beschrieben und sie dahin aufgeklärt, daß auch sie auf eine primäre Kochsalzstoffwechselstörung zurückzuführen sind und daß in diesen Fällen die Kochsalzretention im Gewebe (und damit die Wasserretention bis zum latenten Ödem) ebenso wie die Oligurie im Gegensatz zu JUNGMANNs Fällen nach wenigen Tagen sistieren und einer überschießenden Ausscheidung des vorher retinierten Kochsalzes und Wassers Platz machen. Es kommt hier deshalb nicht zum Ödem, weil es bei einem bestimmten Grade der NaCl-Anreicherung und Wasserretention im Gewebe — einem Grade, der noch nicht ausreicht, um manifeste Ödeme hervorzurufen — zu einer überschießenden NaCl- und damit Wasserausscheidung kommt. Diese

Fälle können klinisch folgendermaßen erkannt werden: Man beobachtet in einem Wasserversuch — dies kann sich nur in einer Periode der NaCl-Retention ereignen — eine hochgradige Oligurie: Es werden von einer Trinkmenge von 1500 ccm etwa nur 300 bis 400 ccm insgesamt ausgeschieden, die Harneinzelportionen haben ein sehr hohes spezifisches Gewicht, etwa 1030 und darüber. Hält man den Kranken bei NaCl-freier Kost, so fällt der Wasserversuch nach etwa drei bis vier Tagen völlig normal aus. Setzt man der Kost im Tag etwa 25 g NaCl zu, so beobachtet man in den ersten zwei bis vier Tagen eine hochgradige Retention des Kochsalzes, man findet im Tagesharn etwa nur 3 bis 7 g. Stellt man nach etwa zwei bis drei Tagen, in welchen Kochsalz retiniert worden war, einen Wasserversuch an, so findet man wieder eine hochgradige Oligurie, weil das im Organismus retinierte Kochsalz nun auch zur Wasserretention führt. Führt man die Kochsalzbelastung aber weiter fort, so beobachtet man in der Regel ungefähr vom vierten Tage an eine überschießende Kochsalzausscheidung im Harn (etwa 30 bis 40 g im Tag). Das Gewebe war gegen eine stärkere NaCl-Anreicherung empfindlich und schwemmt nun — einem Alles-oder-nichts-Gesetz folgend — fast alles Kochsalz aus. Wiederholt man nach dieser spontanen Kochsalzausscheidung den Wasserversuch, so fällt er nun — da die Gewebe ja keinen Grund mehr haben, Wasser zu retinieren, sind sie ja relativ kochsalzarm geworden — normal aus.

Auch hier ist eine primäre dienzephale Kochsalz-Stoffwechselstörung anzunehmen.

c) Oligurien bei hypophysären Erkrankungen (insbesondere bei SIMMONDSscher Kachexie).

Die Mehrzahl der Patienten mit Oligurien bei hypophysären Erkrankungen zeigt eine Abneigung gegen Flüssigkeitszufuhr, die sich zu Ekel steigern kann, fast ausnahmslos vermeiden sie ängstlich größere Flüssigkeitsmengen, manche Kranke leben fast ausschließlich von Trockenkost. Bei einem Teil der Kranken besteht bei erzwungener Flüssigkeitszufuhr Gewichtskonstanz, sie geben das Wasser in kleinen Mengen durch die Niere, in größeren Mengen durch extrarenale Wasserausscheidung ab, bei einem anderen Teil aber kommt es bei größerer Flüssigkeitszufuhr in kurzer Zeit durch Wasserretention zu Gewichtszunahme, nicht selten auch zu Ödemen. Ergeben sich so schon in der groben Klinik bei den differenten einschlägigen Fällen beträchtliche Unterschiede, so zeigt das Studium des Wasserstoffwechsels in den verschiedenen Fällen auch prinzipiell verschiedene Formen der Oligurie auf. Oft hat die hypophysäre Oligurie eine besondere Merkwürdigkeit: Während bei der Oligurie etwa eines Herz-Dekompensierten das spezifische Gewicht des Harnes mit der Verminderung der Harnmenge steigt, findet sich bei der hypophysären Oligurie dieses reziproke Verhältnis meist nicht, gerade kleine Harnmengen werden oft mit niederem und größere mit hohem spezifischem Gewicht ausgeschieden. In anderen Fällen wieder findet sich eine „Sekretionsstarre" in der Hinsicht, daß die Harnkonzentration sich überhaupt nicht ändert, daß die Kranken ohne Rücksicht auf die Größe der Harnmenge mit einem spezifischen Gewicht von etwa 1008 oder auch mit höherem spezifischem Gewicht isosthenurisch sind. Dabei kommt es nicht zu Reststickstoffsteigerungen.

Sehr bemerkenswert sind Fälle hypophysärer Oligurie, in welchen die Harnmenge auch bei erzwungener Aufnahme großer Flüssigkeitsmengen (etwa 2 bis 3 l im Tag) nicht ansteigt, der Kranke also Wasser in großer Menge zu retinieren scheint und dennoch an Gewicht nicht zunimmt. Eine Erklärung hierfür kann nur in einer außerordentlich großen Perspiratio insensibilis (Abdampfen von

Wasser durch Haut und Respirationstrakt, Schweiß) gefunden werden. Belastet man derartige Kranke übrigens mit großen Tagesflüssigkeitsmengen durch lange Zeit, so kann sich das Folgende ereignen: Hatte der Kranke ursprünglich auf eine Belastung mit etwa 2 l Flüssigkeit in 24 Stunden mit einer Oligurie von 500 ccm geantwortet, wobei alle Einzelportionen ein höchstes spezifisches Gewicht (über 1030) hatten, so scheidet der Kranke nach etwa zwei- bis dreiwöchiger erzwungener starker Flüssigkeitsbelastung von einer großen Flüssigkeitsmenge immer noch oligurisch nur etwa 500 ccm aus, die Harnportionen haben aber nun den ganzen Tag über ein sehr niederes spezifisches Gewicht. Bestand ursprünglich eine Sekretionsstarre mit hohem spezifischem Gewicht — was bei Oligurie auch zu erwarten war —, so findet sich nun eine Sekretionsstarre mit niederstem spezifischem Gewicht, trotz Weiterbestehens der Oligurie; nun ist die Harnmenge gering, aber auch das spezifische Gewicht hält sich unveränderlich auf geringster Höhe! Aus derartigen, genau studierten und über Wochen klinisch verfolgten Fällen haben wir seinerzeit den Schluß gezogen, daß der Grad der Harnkonzentration ebenso wie die Harnmenge von zwei Zentren im Zwischenhirn bestimmt werden müssen. Normalerweise arbeiten diese Zentren in zweckentsprechender Kooperation, geringe Harnmengen werden hoch konzentriert ausgeschieden, große Mengen in geringer Konzentration; unter pathologischen Bedingungen bleibt diese Koordination aus, sei es, daß die Zentren toxisch, sei es, daß sie anatomisch geschädigt sind, und nun kann es unter anderem dazu kommen, daß z. B. trotz Oligurie der Harn nicht hoch konzentriert wird oder daß (wie in einem hepatorenalen Syndrom, s. S. 247) der Harn wohl stark diluiert, aber nur in geringer Menge oligurisch ausgeschieden wird. Diese Hypothese, die mehrere Zwischenhirn-Wasserstoffwechsel-„Zentren" annimmt, von welchen die einen für die Harnmenge, die anderen für die Harndichte verantwortlich wären, erklärt übrigens, wie wir an anderer Stelle ausgeführt haben, eine Reihe anderer klinischer Tatsachen, unter anderem die Symptomenkomplexe des extrarenalen bzw. des hepatorenalen Syndroms (s. S. 246). Wenn in diesem Zusammenhang von zwei oder mehreren „nervösen Zentren" im Zwischenhirn die Rede war, von welchen die einen die Harndichte, die anderen die Harnmenge beeinflussen oder bestimmen, so müssen wir uns dessen bewußt bleiben, daß der Begriff der „nervösen Zentren" gerade im Mittelhirn immer problematischer Natur ist. Unter diesen „Zentren" dürfen wir nach dem heutigen Stande unseres Wissens nur Umschaltstellen verstehen, an welchen sich sowohl nervöse als auch hormonale und humorale Reize auswirken.

d) Hirntumor-Oligurie.

RUDOLF SCHMIDT war der Erste, der von einer Hirntumoroligurie sprach. Bei Durchsicht seiner Krankengeschichten von Hirntumorfällen fiel ihm auf, daß die spezifischen Gewichte des Harnes bei diesen Kranken in der Regel sehr hoch lagen und daß die 24stündigen Harnmengen auffallend klein waren. Er bezog die Störung der Harnsekretion mit Wahrscheinlichkeit ursächlich auf die Steigerung des interkraniellen Druckes und er glaubte den Angriffspunkt desselben in das mesenzephal-hypophysäre System verlegen zu müssen. Das Problem der Hirntumoroligurie ist zweifellos ein komplexes, die jeweilige Pathogenese dürfte in den verschiedenen Fällen eine verschiedene sein. Es dürften manche Fälle sich so verhalten wie hypophysäre Oligurien, manche jedoch wie eine JUNGMANNsche Kochsalzretention. Der von SCHMIDT aufgeworfene Fragenkomplex der Hirntumoroligurie bedarf noch in vieler Hinsicht der Klärung.

e) Oligurie bei Oligodipsie.

Eine Oligodipsie kann die Folge einer primären Oligurie sein, eine primäre Oligurie müßte sogar mit einer Oligodipsie einhergehen, wenn sie nicht mit einer starken Erhöhung der Perspiratio insensibilis vergesellschaftet ist und der Organismus daher trotz Oligurie doch viel Wasser verliert, das ersetzt werden muß. Das Beispiel der hypophysären Oligurie hat schon ein Beispiel geliefert, daß eine Scheu vor Wassertrinken, ein Ekel vor Flüssigkeitsaufnahme bestehen können, die im Rahmen anderer Faktoren eine Oligodipsie zur Folge haben, bzw. die in diesen Fällen Faktoren des krankhaften Wasserstoffwechsels sind. Es ergibt sich aber auch die Frage, ob bei an sich gesunden Individuen eine primäre Oligodipsie Ursache einer Oligurie werden kann. Diese Frage muß jedenfalls bejaht werden; analog der primären Polydipsie, die ein dem Diabetes insipidus ähnliches Krankheitsbild verursachen kann, gibt es Fälle primärer Oligodipsie mit sekundärer Oligurie. Die Oligodipsie scheint gelegentlich auf eine ärztliche Verordnung zurückzugehen; wenn der Arzt bei leichter kardialer Dekompensation, zumal eines Adipösen, oder bei Hypertonikern empfiehlt, die Flüssigkeitszufuhr einzuschränken, nehmen manche besorgte ängstliche Kranke die Verordnung übergenau und verfallen in eine Oligodipsie, die Oligurie im Gefolge hat. Es sind dies Neurotiker, die Magen-, Darm- oder Gallekranken an die Seite gestellt werden können, die den vom Arzt erlaubten Speisezettel in übergroßer Sorge vor Diätfehlern immer mehr einschränken, weil sie alle Speisen, nach deren Genuß Beschwerden aufgetreten waren, vom Speisezettel gestrichen haben und so schließlich mit der Angabe zum Arzt kommen, daß sie nur eine einzige Speise und diese in nur geringster Menge vertrügen. So suchte mich ein — wie sich dann herausstellte, Magen-Darmgesunder — Neurotiker auf, der seit Wochen nur geringe Mengen gedünsteten Reis gegessen hatte und der durch die äußerst kalorienarme Nahrung hochgradig abgemagert war. Unter entsprechender Psychotherapie erholte er sich rasch. Ehe man die Neurose primäre (nervöse) Oligodipsie diagnostiziert, sollte naturgemäß eine primäre Stoffwechselstörung mit Sicherheit ausgeschlossen sein. Es ist R. Schmidt beizupflichten, daß alle Krankheitsfälle mit dem Phänomen Oligodipsie auf das Vorhandensein mesenzephal-hypophysärer Störungen überprüft werden sollten.

B. Exsikkosen (Austrocknung).

Wenn wir in der Oligurie schon eine Störung im Haushalte des Wassers kennengelernt haben, bei der sich eine komplexe Störung des Stoffwechsels nur vornehmlich in der Verminderung der Harnmenge, in dem Symptom Oligurie manifestiert und nur in vereinzelten Fällen das Symptom doch scheinbar so vordringlich ist, daß wir berechtigt sind, von primärer Oligurie zu sprechen, so liegt die symptomatische Natur der Exsikkose bei allen ihren Formen auf der Hand, sie ist mit Ausnahme der Fälle von Verdurstung immer Symptom einer Grundkrankheit. Man versteht unter Exsikkose eine „Austrocknung", eine Wasserverarmung des Organismus. Wie wir hören werden, begegnen wir dieser Austrocknung unter den verschiedensten Bedingungen, in welchen eine mangelhafte Zufuhr oder eine abnorm große Wasserabgabe zum Wasserdefizit des Körpers führen. Wie in allen Fragen des Wasserstoffwechsels sind auch bei dieser Exsikkose die Mehrzahl der sich ergebenden Teilprobleme ungelöst. Welcher der Bluträume ist es (s. S. 174), der bei der Exsikkose Wasser verliert? Es scheint, daß jeder der Räume betroffen ist, daß es sich aber vor allem um das

Gewebswasser, und zwar um das interzelluläre Gewebswasser handelt. Bei Erörterung der Ursachen, die zur Exsikkose führen, werden wir ferner erfahren,
daß die Stoffwechselstörung der Austrocknung primär oder sekundär mit anderen
Stoffwechselstörungen gepaart ist, daß das klinische Bild also nicht das des
reinen Wassermangels, sondern gleichzeitig z. B. auch das des Salz- und Eiweißverlustes ist. Normalerweise wird Gewebswassermangel mit Durstgefühl und
dieses mit Trinken beantwortet und auch bei großen Wasserverlusten stellt sich
daher das Gleichgewicht bald wieder her. Bei dem Zustande der Exsikkose,
dem wir in der Klinik begegnen, kommt der Ausgleich hingegen nicht zustande,
wofür verschiedene Gründe maßgebend sind. Die reinste Form der Exsikkose
ist die Exsikkose durch Verdursten, hier handelt es sich um einen primären
Wassermangel, der durch rechtzeitige Wasserzufuhr auch restlos behoben werden
kann.

Der Durst bildet mit dem Hunger den Nahrungstrieb. Hunger und Durst
laufen im Normalleben vielfach parallel, unter besonderen Umständen tritt
Durst aber isoliert oder vorwiegend in Erscheinung und ist nun unvergleichlich
gebieterischer als Hunger. Dies mag auch schon darauf hinweisen, daß Wasserkarenz den Menschen unvergleichlich rascher und auch in höherem Maße gefährdet als Hunger. Durch Hunger kann es noch ohne Gefahr zu einer weitestgehenden Reduktion der Körpersubstanz kommen und der Hungerkünstler
produziert sich durch 50 bis 60 Tage, der Verlust aber von nur 20% des Wasserbestandes des Organismus ist mit dem Leben nicht mehr vereinbar, es gibt keine
„Durstkünstler“, da völliger Wassermangel schon in sechs bis sieben Tagen zum
Tod führt. Bemerkenswert ist auch, daß es das Symptom Appetitlosigkeit, nicht
aber das Symptom Durstlosigkeit gibt. Die Impetuosität des Triebes Durst
äußert sich auch im Gehaben des Durstenden: Er wird leicht erregbar, reizbar,
verworren, gewalttätig. Der Durst wird in der Schleimhaut des Mundes und
Rachens empfunden. Der adäquate Reiz ist die Wasserverarmung des Organismus bzw. die Austrocknung der Gewebe und vor allem die Bluteindickung, wobei
die Verminderung der Plasmamenge, der Anstieg der molaren Konzentration
und des Eiweißgehaltes das ausschlaggebende Moment darstellen.

Die Ursachen der Exsikkosen können in abnormen, durch Durst und Nachtrinken nicht kompensierten Wasserverlusten liegen. Derartige starke Wasserverluste sieht man bei schweren Durchfallskrankheiten, als Paradigma wird hier
mit Recht immer die Cholera genannt. Der Wasserverlust kann aber auch endogene Ursachen haben: Wasser-Chloridverluste durch Erbrechen bei Pylorusstenose
oder bei einer Hyperemesis gravidarum führen zu Salz- und auch zu Wasserverlust; mehrmalige Aszitespunktionen führen zu Eiweiß-Kochsalz- und zu
Wasserverlusten, wird der Aszites immer wieder nachgebildet, so geht dies
schließlich auf Kosten der Gewebe und es kommt vornehmlich durch die NaCl-
und Wasserverluste zur Exsikkose. Auch im Coma diabeticum ist ein Teil des
klinischen Symptomenbildes auf die Exsikkose zu beziehen, da durch die immer
noch starke diabetische Diurese Wasserverluste eintreten, die schon im beginnenden
Koma durch entsprechende Flüssigkeitszufuhr nicht wettgemacht werden.

Klinische Symptomatologie. Die Schleimhäute, insbesondere des Mundes,
Pharynx, der Atmungswege (seltener eindeutig auch der Konjunktiven), sind
abnorm trocken, die Zunge ist bei Berühren „strohtrocken“. Die Trockenheit
der Zunge ist bei vielen Exsikkosezuständen, z. B. bei Infektionskrankheiten
oder fieberhaften Zuständen, nicht nur auf die Exsikkose, sondern auch und vor
allem auf ein toxisches Versiegen der Speichelsekretion zu beziehen oder es ist überhaupt ein toxisches Zeichen, welches bekanntlich auch bei ausreichender Flüssigkeitsaufnahme und ohne jede Exsikkose vorkommen kann. Deutlicher und typischer

für Exsikkosen ist schon die Änderung der Stimme, sie wird heiser, tonlos, schwach. Die Haut hat allen Turgor verloren, abgehobene Hautfalten bleiben stehen, die Haut ist auch, durch Versiegen der Schweißsekretion, trocken; die Konjunktiven sind häufig stark injiziert. Muskelkrämpfe im Sinne der Crampi, im Sinne tonischer Krämpfe sind nicht selten ein Frühzeichen; die Crampi der Wadenmuskulatur sind meist das erste Zeichen schwerer Exsikkose bei Durchfallskrankheiten (Cholera), es kann bald zum quälendsten werden. Mit der Bluteindickung kommt es zur peripheren Kreislaufschwäche, zu Tachykardie, kleinem Puls, schließlich zu den bedrohlichen zerebralen Erscheinungen, Müdigkeit, Apathie, Somnolenz oder Erregung bis zu Tobsuchtsanfällen, Halluzinationen und schließlich zum Koma. Frühzeitig kann sich erhöhte Temperatur, schließlich auch hohes Fieber einstellen (Durstfieber, welches zerebral-zentral zu erklären ist). Bei schwereren Exsikkosen ist der Reststickstoff im Blut regelmäßig erhöht, man nimmt an, daß der gesteigerte Körpereiweißzerfall hierfür verantwortlich ist; inwieweit hierbei doch auch renale Faktoren mitspielen, die auf die der Exsikkose folgende Oligurie zu beziehen sind, bleibt fraglich.

Die *Therapie* hat naturgemäß den Ersatz des Wassers zu bewerkstelligen. Hierbei ist zu berücksichtigen, daß der klinische Gesamtzustand oft nicht nur einen Wassermangel bedeutet. Wenn es bei Choleradurchfällen oder nach mehrfachen Aszitespunktionen zu Wasser- und Eiweißverlusten kam, wenn unter einer fortgesetzten Salyrgantherapie Kochsalz und Wasser dem Organismus entzogen worden war, werden Eiweiß- und Kochsalzverluste bei der Therapie auch mitberücksichtigt werden müssen. Man wird daher unter Umständen zu Infusionen physiologischer Kochsalzlösungen oder zu Blut- oder Plasmaübertragungen greifen müssen.

C. Wasservergiftung.

Rowntree und seine Schüler haben als Erste eine „water-intoxication" im Tierversuch beschrieben. Bei Zufuhr sehr großer Wassermengen (100 ccm pro Kilogramm Körpergewicht und Stunde) kommt es beim Hunde, Katze oder Meerschweinchen in wenigen Stunden zu Koma und zu heftigen Krämpfen, die meist tödlich enden. Bei Diabetes insipidus-Kranken konnte das Bild einer Wasservergiftung dadurch provoziert werden, daß die Wasserausscheidung, die Polyurie des Kranken durch hohe Dosen Hypophysen-Hinterlappen-Hormon unterbunden wurde; es kam zur Retention des in großen Mengen getrunkenen Wassers und damit zur „Wasservergiftung". In der Regel wird beim gesunden und kranken Menschen das im Übermaß getrunkene Wasser durch die Niere ausgeschieden oder in Ödemen deponiert. Abgesehen von dem obigen Beispiel kann man in seltenen Fällen doch Wasservergiftungen bei Kranken sehen, die noch große Flüssigkeitsmengen aufnehmen, bei welchen aber eine Nierenerkrankung eine entsprechende Ausscheidung hintanhält; Gleiches kann man bei Hirntumoren oder Enzephalitiden mit zentraler Wasserstoffwechselstörung und mangelhafter Eliminierung des Wassers beobachten. Die klinische Symptomatik dieser gewiß seltenen Wasservergiftung äußert sich in psychischer und motorischer Unruhe, Kopfschmerz, Schwindel, Erbrechen, Durchfall, Schweißausbrüchen, Zittern, Ataxien, epileptiformen oder klonischen Muskelkrämpfen, Somnolenz und schließlich in Koma, das zum letalen Ende führt. Es ist beachtenswert, daß Ödeme fehlen, da diese bekanntlich nie durch ein Zuviel an Wasser allein bedingt werden.

Die Avitaminosen.

Allgemeiner Teil.

Die Ernährungsphysiologie beruhte lange Zeit auf der von C. v. Voit und von Max v. Rubner begründeten energetischen Betrachtungsweise. Jeder Organismus bedürfe einer gewissen kalorischen Menge an Nährstoffen, und zwar von Eiweiß, Fett und Kohlehydrat. Schon damals lag allerdings eine vorher zu wenig beachtete Erkenntnis aus dem Bungeschen Basler Laboratorium vor: Bunge ließ seinen Schüler Lumin die Frage beantworten, ob alle für die Erhaltung des Lebens von Tieren notwendigen Nahrungsstoffe bekannt sind. Lumin fütterte Ratten und Mäuse mit einem Gemisch aus den bekannten Mineralstoffen, aus reinen Eiweiß-, Kohlehydrat- und Fettarten und beobachtete, daß die Versuchstiere mit dieser kalorisch und scheinbar qualitativ ausreichenden Kost nicht am Leben zu erhalten waren. Es schien, daß in der Tierwelt außer den Hauptnährstoffen noch andere, bis dahin unbekannte Substanzen für Wachstum, Erhaltung und Fortpflanzung notwendig sind. In der menschlichen Pathologie war vor allem die Erkenntnis wegweisend, daß die Beriberikrankheit eine Ernährungsstörung war, die auf eine vorwiegende Ernährung mit geschliffenem Reis beruhe. Für die neue Richtung war es hierbei mitentscheidend, daß Eijkmann im Jahre 1897 schwere Störungen nach ausschließlicher Ernährung mit geschliffenem Reis bei Hühnern beobachtete, womit die Parallele zur Beriberikrankheit und Grundlagen für deren experimentelle Erforschung gegeben waren. Eijkmann stellte fest, daß Zugabe von Kleie oder Hefe zur geschliffenen Reisernährung das Auftreten der Ernährungsstörungen verhinderte oder diese wieder zum Verschwinden brachte. An der Taube ließen sich diese Verhältnisse, die einer experimentellen Tier-Beriberikrankheit entsprachen, besonders eindrucksvoll demonstrieren. Um den weiteren Ausbau der Lehre, daß neben Eiweiß, Fett und Kohlehydrat noch andere Nahrungsfaktoren lebenswichtig sind, haben sich bald darauf zahlreiche Autoren, Stepp, Hopkins u. a., verdient gemacht. Hopkins fand in klassischen Versuchen, daß junge Ratten mit einem Gemisch der bekannten Nahrungsstoffe weder wachsen noch auch ihr Körpergewicht halten können, daß sie abmagern und zugrunde gehen; diese Kost war teils durch Extraktion mit Alkohol und Äther von den Lipoiden, fettlöslichen, durch Diluierung in Wasser von den wasserlöslichen Substanzen befreit worden, zum Teil war sie aus reinsten Nährstoffen zusammengesetzt. Durch Zugabe der der Nahrung entzogenen Stoffe oder der Extrakte, auch in kleinsten Mengen, konnte der Tod aufgehalten, die kranken Tiere wieder geheilt werden; die gleichzeitige Gabe der Grundkost mit den Extrakten verhinderte mit Sicherheit die Erkrankung. Sehr eindrucksvoll war der erste Versuch von Hopkins: Junge Ratten gingen, gefüttert mit dem genannten Nahrungsgemisch, zugrunde;

Zugabe von nur ganz geringen Mengen Milch oder Butter, die als Baustoff oder kalorisch-energetisch keinerlei Bedeutung haben konnten, verhinderte die Erkrankung, sicherte eine normale Entwicklung der Tiere oder brachte die Krankheitserscheinungen wieder zum Verschwinden. Der Zusatz zur Grundnahrung mußte also Stoffe enthalten, welchen im Zellstoffwechselgeschehen eine ganz besondere Bedeutung zukam.

Die Erfahrungen bei der Beriberikrankheit und die genannten Grundversuche waren der Ausgangspunkt des Studiums der heute als Vitamin benannten Stoffe. Eine schier unübersehbare Flut wertvollster Arbeiten ist seither erschienen, die einerseits Mangelzustände, die sogenannten Hypo- oder Avitaminosen verschiedenster Art aufdeckte, die deren Behandlungsmöglichkeit mit den neu gefundenen Stoffen lehrte und die die chemische Struktur dieser Stoffe aufzeigte, und die anderseits dazu führte, daß diese neuen Ernährungs- bzw. Behandlungsfaktoren auch bei Zuständen, bei welchen eine Hypovitaminose nicht angenommen werden konnte, therapeutisch zur Anwendung kamen.

Die Stoffe nannte man Vitamine, eine Bezeichnung (Vita-Amine), die nicht korrekt ist, weil die Vitamine mit einigen Ausnahmen keine Beziehung zu Aminen haben und zum Teil sogar stickstofffrei sind. Der Name ist aber so eingebürgert, daß er allen Versuchen einer besseren Nomenklatur standgehalten hat.

Man kann wasser- und fettlösliche Vitamine unterscheiden; wasserlösliche können von der Darmwand unmittelbar resorbiert werden, die fettlöslichen bedürfen der Anwesenheit von Galle und vielleicht auch von Fett. Dies kann therapeutisch wichtig sein.

Je mehr Erkenntnisse gesammelt wurden, um so schwieriger wurde die *Definition der Vitamine*, die allen Eventualitäten gerecht wird. Nach ABDERHALDEN lautet die übliche Definition: „Vitamine sind lebenswichtig; sie wirken in sehr geringen Mengen und müssen mit der Nahrung zugeführt werden, das heißt der Organismus, der sie braucht, kann sie nicht selbst bilden. Weder kommen Vitamine als Energielieferanten noch als Bausteine für Zellanteile in Betracht." Die Definition ist nicht ganz befriedigend, weil sie die Wirkungsweise der Vitamine nicht umschreibt, — sie besagt nur, daß sie für das Leben wichtig sind, — weil ferner Vitamine, wie ABDERHALDEN hervorhebt, Bausteine von Fermenten sein können, die wieder wesentlichen Anteil an der Feinstruktur des Zytoplasmas haben, weil weiters die „geringe" Menge ein relativer Begriff ist und weil ein Normalbedarf des Erwachsenen pro Tag von 75 bis 100 mg schließlich nicht als so gering bezeichnet werden kann. Nicht jedes Lebewesen benötigt die gleichen Vitamine; dies gilt besonders für Bakterien und diese Tatsache hat dazu geführt, Bakterienwachstum als Test für bestimmte Vitamine zu benützen. Will man bei Säugetieren und Vögeln mit einer vitaminarmen Nahrung Krankheitserscheinungen auslösen, um so das Fehlen der bestimmten Vitamine zu beweisen, so bedarf es meist mehrerer Wochen und Monate, ehe eindeutig bewiesen ist, daß das Fehlen eines Stoffes in der Nahrung bestimmte Folgen hat. Bei Bakterien können schon Stunden ein Resultat bringen.

Aus dem Umstand, daß ein Organismus der Zufuhr eines bestimmten Vitamins mit der Nahrung nicht bedarf, kann nicht geschlossen werden, daß es für ihn entbehrlich ist (ABDERHALDEN). Wiederkäuer z. B. können eine Vitaminversorgung (Vitamin B_1) durch Bakterien und Protozoen erhalten, die in ihren Vormägen vegetieren. Diese Mikroorganismen bauen Vitamine auf, die im Darm resorbiert werden. Der B_1-Gehalt der Milch ist daher unabhängig von dem Kuhfutter, das Vitamin wird eben im Vormagen der Kuh gebildet. ABDERHALDEN verweist in diesem Zusammenhang auch auf Rattenversuche: Man kann bei Ratten Mangelerscheinungen durch Thiamin(B_1)-armes oder -freies Futter nur

dann erzielen, wenn man verhindert, daß sie ihren Kot fressen, Versuche, die
übrigens zeigen, daß Thiamin vom Dickdarm nicht in entsprechender Menge
resorbiert wird. Die Darmflora kann unter Umständen Vitaminsynthesen durchführen, so daß im Kot mehr Vitamine gefunden werden als in der Nahrung vorhanden waren. In der Regel scheinen diese Vitamine nicht zur Wirkung zu
kommen, da sie den Magen-Darmkanal nicht passieren.

Eine besondere Besprechung verlangen die Beziehungen der Vitamine zu den
Hormonen. Ursprünglich betrachtete man die Vitamine als Stoffe mit einer auch
im Tierkörper spezifischen Wirkung, die in Pflanzen gebildet werden und in
diesen auch bestimmte Aufgaben haben; Hormone galten als Produkte der Tierwelt, die ähnliche Aufgaben im Tierorganismus hatten. Es gibt aber Vitamine,
die auch im Tierkörper gebildet werden, wie das C-Vitamin, welches in der Leber
mancher Tiere produziert wird, und es gibt Hormone, die im pflanzlichen Organismus zu finden sind, wie ein dem Follikelhormon ähnlicher Stoff, der in der
Pflanzenwelt sogar weiteste Verbreitung hat. Eine strenge Trennung von
Vitaminen und Hormonen ist heute nicht mehr aufrechtzuerhalten (Stepp,
Kühnau und Schroeder), weder vom Standpunkt der Biologie noch von dem
der Chemie. Stepp und Kühnau haben im Jahre 1933 bereits einen Überblick
über die einschlägigen Fragen gegeben. Abderhalden weist darauf hin, daß
eine bestimmte Verbindung für eine Organismusart ein Vitamin, für eine andere
ein Hormon sein kann; es kann bei dem gleichen Organismus der gleiche Stoff
sogar bald die Bezeichnung Vitamin, bald Hormon rechtfertigen. Abderhalden
verweist diesbezüglich auf folgende Beispiele: Das Vitamin D_3 wird (in sehr
beschränkter Menge) mit der Nahrung zugeführt. Es kann aber in der Haut
unter der Einwirkung bestimmter ultravioletter Strahlen aus 7-Dehydrocholeste-
rin gebildet werden. In letzterem Falle wäre es ein Hormon. Der Organismus
kann ferner aus β-Karotin unter der Einwirkung der von der Leber gebildeten
Karotinase in dieser jene Verbindung bilden, die wir bei oraler Zufuhr A-Vitamin
nennen. Die Entstehung eines Wirkstoffes in der Pflanze oder im Tierorganismus kann für die Unterscheidung von Vitamin und Hormon also nicht das Entscheidende sein. Als weiteres Beispiel in dieser Richtung kann nach Stepp das
antiperniziöse Prinzip gelten. Der Intrinsic Factor stellt offenbar ein Ferment
dar, das aus dem Extrinsic Factor der Nahrung das antianämische Prinzip bildet.
Entsteht dasselbe im Mageninhalt und wird es dann sekundär resorbiert, dann
ist das für die Blutbildung wichtige Prinzip ein Vitamin, findet seine Bildung
jedoch in der Magenwand statt, so wäre es ein tierisches Produkt und damit
ein Hormon.

Die engen Beziehungen zwischen Vitaminen und Hormonen ließen Abderhalden den Vorschlag machen, alle diese Stoffe als „Sendboten" zu bezeichnen
und von endogenen und exogenen Hormonen zu sprechen; „die einen werden
von eigenen Zellen gebildet und ausgesendet und die anderen fern von unserem
Zellstaat aufgebaut und vollziehen da, wo sie entstehen, unentbehrliche Funktionen. Zugleich sind auch unsere Zellen in ihren Leistungen auf sie angewiesen.
Ihre Zufuhr erfolgt von der aufgenommenen Nahrung aus durch die Darmwand".
Freilich kann nicht übersehen werden, daß die Mehrzahl der von den Pflanzen
gebildeten Vitamine von den tierischen Organismen nicht synthetisiert werden
kann. Das tierische Leben ist von dem der Pflanzenwelt abhängig. Dies würde
nach Stepp und seinen Mitarbeitern bedeuten, daß die Vitamine phylogenetisch
viel älter sind als die Mehrzahl der Hormone, die größtenteils erst bei den höher
organisierten tierischen Lebewesen in den Hormondrüsen gebildet werden. Die
Vitamine waren „Urstoffe des organischen Lebens". „Wir begegnen ihnen schon
in den niedrigsten Lebewesen, in den Bakterien, in den Algen; wir finden sie

dann in der Tierreihe wieder bei den Organismen, bei denen es weder Hormondrüsen noch Hormone gibt. Bei den höheren Tieren, bei denen besondere innersekretorische Drüsen als physiologische Einrichtung zum erstenmal auftreten, werden sofort enge Wechselbeziehungen zwischen Vitaminen hergestellt. Die Vitamine nehmen, wie auf das Wachstum überhaupt, Einfluß auf die Entwicklung der Hormondrüsen sowie auf ihre Funktion, sie treten ferner in Wechselbeziehung mit den Hormonen, bald im Sinne eines Zusammen-, bald eines Gegenspieles. Infolge der damit gegebenen engen Verbindungen zwischen den beiden Stoffgruppen ist es praktisch oft nicht möglich, eine strenge Trennung ihrer Wirkungen durchzuführen; es kann ebenso sowohl ein Mangel wie ein Zuviel an Vitaminen als Hormonwirkung in Erscheinung treten" (STEPP, KÜHNAU und SCHROEDER). In der modernen Literatur wurden Wechselbeziehungen zwischen Vitaminen und Hormonen in großer Zahl diskutiert. Einmütigkeit in den Anschauungen — insbesondere hinsichtlich der Beziehungen des Vitamins C, A, D und B_1 und der Schilddrüsenfunktion — wurde allerdings nicht erzielt. Bei mangelhafter Zufuhr von Vitamin B_1 wurde eine Nebennierenhypertrophie gefunden, während die übrigen Organe atrophieren, woraus Beziehungen zwischen Vitamin B_1 und der Nebennierenrinde angenommen wurden. Auch auf Wechselbeziehungen zwischen Tyrosin und Thiamin, ferner Thiamin und Insulin wurde hingewiesen.

ABDERHALDEN macht auf einen wesentlichen Unterschied zwischen Vitaminen und Hormonen aufmerksam: Während die Bildung und Abgabe der Hormone unter Kontrolle stehen und die verschiedenen Hormonorgane sich hemmend oder fördernd beeinflussen, besteht zumindest keine gleichwertige Regulation der Vitamine, obzwar gewisse derartige Einrichtungen doch gegeben sind. So finden sich z. B. im Lebertran bestimmte Mengenverhältnisse von Vitamin A und D, was auf Wirkungsbeziehungen hinweist.

Vitamine haben Anteil an Fermentsystemen: Diese lassen sich in zwei Anteile zerlegen, ein nicht dialysables, thermolabiles, eiweißartiges sogenanntes Apoferment und ein dialysables, thermostabiles sogenanntes Koferment. Aus einem fermentativen Hefepreßsaft lassen sich diese beiden Anteile leicht gewinnen, sie vermögen einzeln eine Alkoholgärung nicht hervorzurufen, zusammengemischt führen sie wieder zur Gärung. Bestimmte Vitamine der B-Gruppe können nun in bestimmten Fermentsystemen die Rolle des Kofermentes übernehmen, wodurch verständlich wird, daß bei Fehlen bestimmter Vitamine schwere Störungen im Zellstoffwechsel auftreten.

Vitamine können im Organismus, speziell in der Leber, gespeichert werden, wodurch eine vorübergehende mangelhafte Zufuhr ausgeglichen werden kann. Die Menge der gespeicherten Vitamine ist aber nie groß.

Der Bedarf des Organismus an Vitaminen zeigt eine Abhängigkeit von etwaigen Vitaminvorräten, von der Jahreszeit, vom Alter — im hohen Alter ist der Vitaminbedarf geringer —, vom Wachstum, von der Schwangerschaft und von der Stillzeit, drei Perioden, in welchen der Bedarf beträchtlich erhöht ist. Schließlich besteht eine Beziehung des Bedarfes an einzelnen Vitaminen und bestimmten Stoffwechselvorgängen; so ist der Thiaminbedarf bei einem größeren Kohlehydratumsatz erhöht. Thiamin soll übrigens auch Beziehungen zum Eisenstoffwechsel haben.

Hypovitaminosen entstehen durch zu geringe Zufuhr oder auch durch vitaminarme, im Winter oder Frühjahr gelagerte Nahrungsmittel, wie Kartoffel oder Gemüse, ferner durch Resorptionsstörungen, was besonders für die fettlöslichen Vitamine gilt, bei welchen Galle und Anwesenheit von Fetten für die Resorption eine Rolle spielen, schließlich durch Zerstörung bestimmter Vitamine durch bestimmte Keime der Darmflora oder durch Mehrverbrauch (bei Muskel-anstrengungen und vor allem bei Infektionen).

Vitamine finden sich in Pflanzen und in Mikroorganismen, die sie aufbauen. Die Bezugsquelle für den Menschen ist daher vorwiegend die Pflanzenwelt. Die in tierischer Nahrung enthaltenen Vitamine entstammen ursprünglich, mit wenigen Ausnahmen, auch der Pflanzenwelt. Der Gehalt der einzelnen Nahrungs-mittel an Vitaminen findet sich in verschiedenen Übersichten tabellarisch zu-sammengefaßt, wobei diese Werte aber nie ganz verläßlich sind, da der Gehalt der Pflanzen je nach ihrem Standort, nach der Jahreszeit, je nach ihrer Vor-behandlung (Lagern, Abbrühen, Kochen) ein verschiedener ist. Hinzukommt, daß die meisten Vitamine in den Pflanzen in einer freien und gebundenen Form vor-kommen und daß in den Tabellen nicht immer beide Formen berücksichtigt sind.

Schließlich sei noch darauf hingewiesen, daß es zunächst bei Ratten gelang, Versuchstiere statt mit Nahrungsmitteln mit einem Gemisch von gereinigtem Kasein (Eiweiß), von Fett und Kohlehydrat und einem Salzgemisch unter Hinzu-fügung der bekannten Vitamine durch vier Generationen hindurch zu ernähren. Man konnte in diesen Versuchen die einzelnen Vitamine studieren und die Folgen nach Weglassen eines Vitamins aus der künstlichen Nahrung beobachten. Freilich bleibt die Aufgabe des Auffindens neuer Vitamine immer schwierig, Physiologen, Chemiker und Pathologen finden hierbei meist gleichzeitig ein interessantes und oft schwieriges Arbeitsfeld.

Spezieller Teil.

Im folgenden sollen nach Besprechung der einzelnen Vitamine die ent-sprechenden Hypo- bzw. Avitaminosen abgehandelt werden, wobei vorerst die wasserlöslichen und anschließend die fettlöslichen Vitamine besprochen werden.

I. Wasserlösliche Vitamine.

A. Vitamin B-Gruppe.

In der Vitamin B-Gruppe wurde eine große Anzahl von Vitaminen zusammen-gefaßt, deren Zuordnung zu einer Gruppe schon deshalb gerechtfertigt ist, weil diese Vitamine nicht einzeln, sondern gemeinsam vorkommen. So enthält die Hefe wahrscheinlich alle Vitamine dieser Gruppe. Die einzelnen Elemente der B-Gruppe sind noch nicht ausnahmslos sichergestellt, es gibt in ihr Vitamine, deren Identität feststeht, und solche, deren Natur nicht klargestellt ist.

Zur sichergestellten Gruppe gehören:

1. Vitamin B_1 (antineuritisches Vitamin; Beriberifaktor, Aneurin oder Thiamin).

2. Vitamin B_2 (Lactoflavin, Riboflavin, nutritives Vitamin).

3. Vitamin B_6 (Adermin, Pyridoxin, antidermatitischer Faktor der Ratte, antiakrodynisches Vitamin).

4. Vitamin PP (Nikotinsäureamid, PP-Faktor, Pellagraschutzstoff).

5. Pantothensäure (unentbehrlich für Aufbau und normale Funktion der Gewebe).

6. Folsäure.

7. Paraaminobenzoesäure.

8. Vitamin H, Biotin.

Die nicht sichergestellte Gruppe umfaßt:

1. Vitamin B_4: Wachstumsfaktor der Ratte.
2. Vitamin B_3: Wachstumsfaktor der Taube.
3. Vitamin B_5: Wachstumsfaktor für Ratte und Taube.
4. Antianämischer Faktor.
5. Außer der Folsäure wurden im B-Komplex noch B_{10}, B_{12} und B_{14} beschrieben.

Wir wollen uns nur mit den für die menschliche Physiologie und vor allem Pathologie wichtigen Vitaminen, nämlich B_1, B_2, PP, B_6 und mit der Pantothensäure beschäftigen. Die wichtige Folsäure ist ebenso wie B_{12} bereits an anderer Stelle besprochen (s. Bd. II, S. 440).

1. Vitamin B_1
(antineuritisches Vitamin, Beriberifaktor, Aneurin, Thiamin).

Wie im allgemeinen Teil ausgeführt wurde, war der Versuch, die Beriberikrankheit pathogenetisch aufzuklären, der Ausgangspunkt der Entdeckung des B_1-Vitamins. Als im geschliffenen Reis (s. S. 183) der ursächliche Ernährungsschaden erkannt worden war, hat EIJKMAN die Krankheit bei Hühnern durch Verfütterung von geschliffenem Reis reproduzieren und durch Zufütterung von Kleie oder Hefe verhindern können. Später erwies sich die Taube als besonders geeignetes Versuchsobjekt.

Bei dieser Vogelberiberi kommt es bald nach einseitiger Fütterung mit geschliffenem Reis zu Freßunlust, die Tiere müssen weiter künstlich gefüttert, geschoppt werden. Alsbald stellen sich die schweren Vitaminmangelerscheinungen ein. Die Tiere fliegen nicht mehr auf, sie kauern mit aufgeplustertem Gefieder am Boden, die Körpertemperatur fällt ab, sie werden bradykard. Im nächsten Stadium kommt es zu schweren, vorwiegend nervösen Erscheinungen: Ataxie, Krämpfe, Opisthotonus, Schwindel bzw. Gleichgewichtsstörungen, bei welchen sich die Vögel mehrmals überschlagen können, Somnolenz, Lähmungen, auch Ödeme — ein schwerer Zustand, der tödlich endet. Rechtzeitige Gabe von Reiskleie — jenes Anteiles, der beim Schleifen des Reises verlorengeht — oder von Hefe rettet das Tier und bringt alle Erscheinungen zum Verschwinden.

Nachdem FUNK gezeigt hatte, daß ein wässeriger Extrakt der Reiskleie ebenso wirksam und die wirksame Substanz wasserlöslich ist, war der Weg für die Reingewinnung gegeben, die JANSEN und DONATH, WILLIAMS und WINDAUS in kristallinischer Form gelang. In der Folge wurde die chemische Struktur des Thiamins aufgeklärt, es gelang deutschen und amerikanischen Chemikern schließlich die Synthese. Im Reis findet sich das Thiamin in der äußersten Schale.

Auf die Wirkungsweise des Vitamins im Organismus bzw. im Zellgeschehen sei hier nicht näher eingegangen. Es sei nur darauf verwiesen, daß der Pyrophosphorsäureester des Thiamins im Fermentsystem einer Dekarboxylase oder Karboxylase mitwirkt, welches die Kohlensäureabspaltung aus Brenztraubensäure vermittelt. Hinsichtlich der diesbezüglichen Einzelheiten erwiesener oder vermuteter Wirkungen des Thiamins im Zwischenzellstoffwechsel muß auf die einschlägige Literatur verwiesen werden. Jedenfalls ist es interessant, daß bei der Thiaminavitaminose Brenztraubensäure liegen bleibt, ihr Blutspiegel erhöht ist, eine Tatsache, mit der der Ausbruch der Krämpfe in Zusammenhang gebracht wurde. Brenztraubensäure ist ein Zwischenprodukt des Kohlehydratabbaues und so ist es verständlich, daß das Ausmaß des gesamten Kohlehydratstoffwechsels den Thiaminbedarf bedingt. Demgegenüber senkt vermehrte

Fettzufuhr den Thiaminbedarf, offenbar weil Fettkalorien für Kohlehydratkalorien einspringen. Daß der Thiaminbedarf bei erhöhter Muskelarbeit mit Mehrverbrauch an Kohlehydraten erhöht ist, ist verständlich. Auf die Beziehungen des Vitamins zum Fettstoffwechsel bzw. zur Fettresorption im Dünndarm, auf seine Mitbeteiligung bei Erregungsvorgängen, auf seine Beziehungen zum sogenannten „Vagusstoff" kann nicht näher eingegangen werden.

Der Tagesbedarf des Menschen beträgt 1 bis 2 mg (das sind 333 bis 666 Internationale Einheiten [I.E.] Aneurin; eine I.E. = 3 γ). Schwangerschaft, Stillen und Wachstum erhöhen den Bedarf beträchtlich, bis auf das Dreifache.

Das Vitamin B$_1$ ist für den Menschen auch in größten Dosen völlig ungiftig.

Hypo- und Avitaminosen an Vitamin B$_1$ können durch Mangelernährung (Exokarenz), durch Verdauungsstörungen mit mangelhafter Resorption des Vitamins (Enterokarenz) und schließlich durch Stoffwechselstörungen (Endokarenz) bedingt sein (s. ABDERHALDEN).

Klinische Symptomatologie der B$_1$ — Hypo-(A-)vitaminose des Menschen.

Die Beriberikrankheit. Man unterscheidet zwei Formen: Die trockene und die feuchte (ödematöse) Beriberi. Beide Formen können sich kombinieren. Die Krankheit ist seit langem bei Völkern bekannt, deren Hauptnahrungsmittel geschliffener Reis ist (Japan, China, Niederländisch-Indien, auch Philippinen, Indien usw.). Sie ist auch aus der Zeit der Segelfahrer als Segelschiff-Beriberi beschrieben, sie kommt auch in Gefängnissen oder Asylen vor. In der Pathogenese spielt aber nicht nur die mangelhafte Vitaminzufuhr eine Rolle, auch gewisse Auslösungsursachen (das „Karenz-Terrain") sind von Bedeutung. Die krankhaften Erscheinungen treten bei vitaminarmer Kost, auch bei der von geschliffenem Reis, erst auf, wenn Infektionen, vor allem Malaria, oder körperliche Überanstrengungen als zweiter Faktor hinzukommen. Ein weiterer auslösender Faktor ist der Kohlehydratreichtum der Nahrung (s. S. 188). Auch Alkoholismus kann zur Krankheit prädisponieren.

Die *trockene* Form beginnt mit Lähmungen in den unteren Extremitäten, wobei die Lähmung sich vor allem auf die Zehenstrecker und die laterale Peronäusmuskulatur erstreckt, wodurch eine Spitzfußstellung resultiert. Die Lähmung steigt allmählich aufwärts und verursacht schließlich eine Paraplegie mit aufgehobenen Reflexen und mit Atrophie der Muskulatur. Später können die Muskeln des Rückens und der oberen Extremitäten ergriffen werden. Es handelt sich hierbei um eine periphere Polyneuritis. Ein Herzmuskelschaden kann zum plötzlichen Herztod führen. Bei der *ödematösen* Form treten allmählich von den Füßen nach aufwärts steigende Ödeme auf, die weich, leicht eindrückbar sind und kardialen und Hungerödemen ähnlich sind. Diarrhoen, schwere Herzstörungen durch das ödematöse „Beriberiherz" (WENCKEBACH) und Abmagerung komplizieren das Bild.

Die Differentialdiagnose hat einerseits alle anderen toxischen und infektiösen Polyneuritiden und anderseits die verschiedenen zu Ödem führenden Krankheiten zu berücksichtigen.

Leichte B$_1$-Hypovitaminosen („verschleierte Form") äußern sich in Zeichen leichterer peripherer polyneuritischer Symptome, vor allem der Beine, leichter Knöchelödeme, Arbeitsdyspnoe usw.

Therapie. Durch entsprechende Nahrung oder Vitaminpräparategaben gehen alle Erscheinungen zurück, chronische Fälle können aber auch irreversibel sein (sogenannte „Vitamin B-Paravitaminose", die auch experimentell beim Tier erzeugt werden kann). In der Praxis kann man sich hinsichtlich des Vitamingehaltes an die Tabelle des Internationalen Roten Kreuzes halten. Auszugsweise:

100 I. E. Vitamin B_1 (= 300 γ) befinden sich in 5 bis 8 g Bierhefe, 15 g Getreidekeimen, 18 g Bäckerhefe, 20 g Kleie, 35 g Schinken, 46 g magerem Schweinefleisch, 70 g Gerste, 100 g Vollkornbrot, 215 g Eier, 310 g magerem Rindfleisch, 325 g Roggenbrot, 500 g Milch, 670 g Weißbrot.

Das reine kristallisierte Präparat kommt in Tabletten zu 0,005 g (bis 12 Tabletten täglich) oder als Ampullen à 0,005, 0,025 oder 0,1 g in den Handel. Es kann auch intravenös gegeben werden.

Nach den früheren Ausführungen muß auch das „dystrophische Terrain" berücksichtigt werden, die kohlehydratreiche Diät ist in eine eiweiß-fettreiche umzuwandeln, Infekte sind zu verhüten oder zu behandeln (Malaria), Alkoholismus ist zu berücksichtigen usw. Schwangeren, Gebärenden und Stillenden sind hohe Vitamindosen zuzuführen. Bei Vitaminresorptionsstörungen ist das Vitamin parenteral zu verabfolgen. Bei Verdauungsstörungen, Enterokarenz ist die Grundkrankheit zu behandeln. Da Leberstauungen die Ausnutzung des Thiamins zu beeinträchtigen scheinen, ist auch dies therapeutisch zu berücksichtigen (Endokarenz). Gleiches scheint für Erkrankungen endokriner Drüsen, des Inselsystems, der Schilddrüse, vielleicht der Nebennierenrinde zu gelten, die in Beziehung zur Stoffwechselwirkung des B_1-Vitamins zu stehen scheinen.

Sonstige Anwendung des Vitamins B_1 in der inneren Medizin. Es liegt mit Rücksicht auf das eben Gesagte eine fast nicht mehr übersehbare, zum Teil widersprechende Literatur über therapeutische Erfolge bei verschiedenen Zuständen vor, die übrigens scheinbar auch nicht auf einer Avitaminose beruhen. Derartige Zustände seien, ohne auf Einzelheiten einzugehen, kurz angeführt: Alkoholpolyneuritis und Polyneuritiden überhaupt, Neuralgien, Myalgien, Economosche Krankheit, Myokardiopathien (speziell Bierherz, welches nach Wenckebach eine gewisse Ähnlichkeit mit dem Beriberiherz hat; über das Herz des Fettsüchtigen siehe aber Bd. I, S. 224), Arteriitiden, Bürger-Winiwartersche Krankheit, Magen-Darmerkrankungen (Ulkus, Hyperazidität, Sprue, Fettresorptionsstörungen, Meteorismus, Magen-Darmatonie), M. Basedow, Hungerödem usw. Die einschlägigen Literaturangaben können nur zum geringsten Teil überzeugen, bei Magen-Darmstörungen konnten wir selbst Erfolge einer B_1-Vitaminzufuhr ebensowenig sehen wie etwa beim Hungerödem, bei dem der kalorische und Eiweißmangel wohl das Ausschlaggebende darstellen.

2. Vitamin B_2 (Lactoflavin, Riboflavin, nutritives Vitamin).

Wir können uns hier kurz fassen, da eine Vitamin B_2-Hypovitaminose beim Menschen zumindest sehr selten und auch im übrigen nicht vollends sichergestellt ist. Die Erscheinungen sind vieldeutig und einer Diagnose kaum zugänglich. Das B_2-Vitamin wurde von Warburg, Christian u. a. rein dargestellt, von Karrer und Kuhn auch synthetisiert. Die Bezeichnung Lactoflavin stammt daher, daß Kuhn das Vitamin ursprünglich aus Milch isolierte; es ist ein gelber Stoff, der in der Milch enthalten ist. In der amerikanischen Literatur wird es Riboflavin genannt. Lactoflavin ist in Verbindung mit Phosphorsäure und einem Eiweißkörper ein Bestandteil des gelben Atmungsfermentes von Warburg. Dieses Ferment und verwandte Fermente, die Lactoflavin enthalten, sind für die Zellatmung, für den Wasserstofftransport und die Oxydation und damit für die Lebensgrundlagen von ausschlaggebender Bedeutung. Hinsichtlich der Einzelheiten sei auf Abderhalden und Mouriquand verwiesen.

Im *Tierexperiment* führt eine Karenz des B_2-Vitamins zu Erscheinungen, die zwar charakteristisch scheinen, die aber nach Angabe mancher Autoren auch durch anderen Vitaminmangel (A-Avitaminose bei der Ratte) ausgelöst werden können. Bei der Ratte kommt es zu Wachstumsverzögerung und „Cheilosis"-ähnlichen Zuständen (s. unten) an der Schnauze, die Haut wird rissig und schuppig. Außerdem treten eine Lidentzündung und eine Keratitis mit Vaskularisation der Hornhaut auf. Auch beim Huhn, Hund und Schwein wird Ähnliches beobachtet. Auch Kataraktbildung und Paralyse der Beine kommen vor.

Beim *Menschen* werden als Ausdruck einer B_2-Hypovitaminose bzw. einer Hypo- oder Ariboflavinose, beschrieben: Leichte Ermüdbarkeit, Blaßwerden der Lippen mit anschließender Mazeration, Rhagaden an den Mundwinkeln, Glossitis, schuppige und fettige Desquamation in der Nasolabialfalte, auf den Nasenflügeln, an Ohren- und Naseneingang (sogenannte Cheilosis), Veränderungen an den Augenlidern, Keratitis mit Vaskularisation, Fettresorptionsstörungen. Alle diese Erscheinungen dürften auch durch Mangel an anderen Vitaminen, vor allem von A-Vitamin zustande kommen können, erst ein Verschwinden durch die spezifische Therapie läßt die Erscheinungen als Ariboflavinose mit Sicherheit ansprechen.

Hinsichtlich des Gehaltes der Nahrungsmittel an Vitamin B_2 sei auf die entsprechende Literatur verwiesen, hier nur einige Zahlen: 1 mg Vitamin B_2 ist (Tabelle des Internationalen Roten Kreuzes) enthalten in: 31 g Bierhefe, 40 g Bäckerhefe, 50 g Leber, 90 g trockene Pflaumen, 560 g Kirschen, 1800 g Äpfel, 4450 g Orangen.

Bei Verdacht auf Ariboflavinose, insbesondere bei Augenerkrankungen, gibt man Vitamin B_2-Präparate, dem Erwachsenen je nach der Schwere der Erscheinungen 3 bis 6 Tabletten à 0,003 g täglich per os, oder man gibt das Vitamin subkutan oder intramuskulär.

Auch bei Zuständen, die offenbar keine B_2-Vitaminmangelkrankheit darstellen, wurde das Vitamin angeblich mit gutem Erfolg gegeben: bei Augenkrankheiten (s. Lehrbücher der Augenheilkunde), bei Darmresorptionsstörungen, besonders Fettresorptionsstörungen (Sprue), bei Leberinsuffizienz, bei allen allgemein dystrophischen, kachektisierenden Zuständen und vor allem auch bei Haut- und Schleimhautveränderungen (Cheilosis, Mundwinkelrhagaden, Glossitis, PLUMMER-VINSON-Syndrom).

3. Vitamin PP (Nikotinsäureamid, PP-Faktor, Pellagraschutzstoff).

Die Entdeckung dieses Vitamins hängt mit der Erforschung der Pellagra zusammen, die eine schwere Stoffwechselkrankheit darstellt.

Die Pellagra tritt in bestimmten Gegenden, besonders den Mittelmeerländern (Lombardei, Italien überhaupt, auch Nordspanien), ferner Rumänien, Ägypten und gewissen Staaten Amerikas gehäuft auf. Sie ist seit ihrer Erforschung stark zurückgegangen. Früher wurde die Krankheit dem Genuß von vorwiegend Mais, speziell von verdorbenem Mais zugeschrieben. Heute ist sichergestellt, daß das Fehlen des PP-Vitamins, einerlei wie die Nahrung sonst zusammengesetzt ist, zu Pellagra führt. Mais enthält kein PP-Vitamin, es kommt in der Nahrung hauptsächlich auf das Fehlen von Fleisch, Milch und Eiern an. Auch bei Fehlen einer Maisernährung kann, zumal in Kriegszeiten, Pellagra auftreten. Bei dieser spielen neben der Ernährung Auslösungsursachen eine Rolle, hier ist vor allem Sonnenbestrahlung zu nennen (Ultraviolettstrahlen!). Die Pellagra erscheint bei der maisgenährten Bevölkerung im Frühjahr, verschlechtert sich im Sommer und geht im Herbst zurück. Auch Alkoholismus, Infekte und Intoxikationen und Stoffwechselstörungen aller Art (Störungen der Leberfunktion, des endokrinen Systems, des vegetativen Nervensystems usw.) kommen in Betracht. Ein Minimum von PP-Faktor in der Nahrung, welches den Gesunden noch schützt, kann bei diesen krankhaften Zuständen Pellagra auslösen.

Die *Symptomatologie* der Pellagra ist durch das Erythem, Verdauungsstörungen und Störungen im Bereiche des Nervensystems charakterisiert. Das *Erythem* ist das wichtigste Merkmal, es ist aber nicht immer vorhanden. Es tritt im Frühling und Sommer an den nicht bedeckten Körperstellen auf. Die Hautveränderungen verschlimmern sich während des Jahres und führen schließlich zu Blasenbildung, Abschuppung, Geschwür- und Narbenbildungen; die Narben können die Hände gebrauchsunfähig machen, die Hautveränderungen, die symmetrisch auftreten, führen zu starker Pigmentierung. Die *Verdauungsstörungen* sind regelmäßig vorhanden: Glossitis, Anorexie, Üblichkeiten, Hyp- und Anazidität, Obstipation und enteritische Durchfälle. Die nervösen Störungen äußern sich in Psychasthenie, Verwirrtheit (die sogar eine Internierung verlangen), in Schwindel und spastischen Paresen.

Nicht selten kombiniert sich die Pellagra mit A-, B- und C-Avitaminosen. Monosymptomatische Formen (z. B. nur Glossitis) sind häufig. Die Pellagra ist sogar in der Mehrzahl der Fälle fast immer auch gleichzeitig eine Hypovitaminose hinsichtlich Riboflavin, Ascorbinsäure und Pyridoxin, weshalb die Zufuhr von PP-Schutzstoff nicht alle Erscheinungen prompt zum Verschwinden bringt.

Immerhin konnte gezeigt werden, daß das Nikotinsäureamid imstande ist, die Pellagra entscheidend zu beeinflussen. Auch Nikotinsäure ist wirksam, wobei diese im Organismus offenbar zum Amid aufgebaut wird. Die Pellagra kann aber im wesentlichen auf das Fehlen des PP-Faktors bezogen werden.

Die Strukturformel des Nikotinsäureamids und der Nikotinsäure ist bekannt.

Hinsichtlich der physiologischen Funktion dieses Vitamins sei auf die einschlägige Literatur verwiesen. Das Nikotinsäureamid hat wichtige Beziehungen zu Fermentsystemen, es ist ein Baustein von Kofermenten, die Dehydrasen- und Hydrasensystemen angehören.

Am stärksten PP-vitaminhaltig sind Leber, Niere, Muskel und Milch. Nach der Tabelle des Internationalen Roten Kreuzes findet sich 1 mg Nikotinamid in: 1,2 g Schweinsleber, 2 g Bierhefe, 2,5 g Bäckerhefe, 4 g getrocknetem Schinken, 4 g getrocknetem Rindshirn, 6 g Rindsleber, 20 g Rindfleisch, 20 g Weizenkleie, 23 g Getreidekeimlingen.

Die pharmazeutischen Präparate werden zu therapeutischen Zwecken im allgemeinen bevorzugt. Der tägliche Vitaminbedarf des Menschen beträgt 4 bis 5 mg Nikotinsäure, zu therapeutischen Zwecken soll stark überdosiert werden. Es wird entweder Nikotinsäureamid oder Nikotinsäure gegeben: Ersteres bis zu 1 g in 24 Stunden, aufgeteilt in drei bis vier Dosen. Eine Gefahr einer Hypervitaminose besteht kaum. In mittelschweren Fällen gibt man 0,3 bis 0,6 g. Man gibt das Mittel in den handelsüblichen Tabletten, Tropfen oder Ampullen (subkutan, intramuskulär oder intravenös). Die Verabfolgung reiner Nikotinsäure ist mehr minder verlassen, da sie starke vasomotorische Reaktionen auslöst.

Der Erfolg der Therapie stellt sich meist schon nach Stunden ein, die Diarrhoen hören auf, die Hautläsionen und die psychischen Störungen gehen rasch zurück. Sonnenbestrahlung ist zu vermeiden, Alkohol, als Auslösungsfaktor, ist zu verbieten, eine kalorisch hochwertige vitaminreiche Nahrung ist zu verabfolgen. B_1-, B_2-, B_6- und C-Vitamin, ferner Pantothensäure sind zu geben, wenn gleichzeitig diese Avitaminosen im Krankheitsbild mitspielen (s. oben).

Die Vitamin PP-Therapie wird auch bei Zuständen empfohlen, die keine Avitaminose darstellen: bei Dermatosen, Pruritus, Erfrierungen, Akrozyanose, Verdauungsstörungen (Sprue vor allem, wir selbst haben eindeutige Erfolge nie erlebt), schließlich sogar bei Tuberkulose, auch bei Porphyrinurie (s. S. 171), bei Röntgenstrahlenkrankheit, bei Dermatosen durch Heliotherapie und bei Angiospasmen zerebraler oder koronarer Art. (Wir haben bei Angina pectoris ambulatoria auch keine Erfolge gesehen.) Schließlich wurde es auch, angeblich mit Erfolg, zusammen mit C-Vitamin bei Nephrosen, bei multipler Sklerose und bei Leberinsuffizienz empfohlen.

4. Vitamin B_6 (Adermin, Pyridoxin).

Dieses Vitamin ist rein dargestellt und auch synthetisiert worden. Mangel des Vitamins führt bei der Ratte zu einer besonderen Dermatitis (Akrodynie), die auf Vitaminzufuhr geheilt wird. Pfoten, Umgebung des Mundes, der Augen, der Nasenöffnung und der Ohren sind am meisten betroffen. Ödeme, Wachstumsstillstand und Anämien wurden beobachtet. Auch bei Affen und Schweinen wurden ähnliche Folgen der Avitaminose studiert.

Ob aber beim Menschen Störungen durch eine B_6-Avitaminose bestehen, kann heute mit Sicherheit nicht gesagt werden, weshalb auf dieses Vitamin im einzelnen nicht eingegangen sei. Es soll nur darauf verwiesen werden, daß eine Wirkung bei frühinfantilen diffusen Hirnsklerosen, bei PARKINSONscher Krankheit, bei Myasthenie und Myopathien beschrieben wurden. Auch der Röntgenkater soll durch Vitamin B_6 günstig beeinflußt werden.

5. Pantothensäure.

Die Kenntnis der Wirkungsweise der Pantothensäure beruht auf dem Tierexperiment. Experimentelle Karenz wirkt sich (beim Schwein, bei Nagetieren und beim Huhn) in Entzündungen und Degeneration der Schleimhäute, besonders der Atmungs- und Verdauungswege, in einer Degeneration der Leberzellen, in Blutungen in die Nebennieren, in Verlust der Lipoide derselben und in Störungen im Wachstum aus. Die verschiedenen Tierarten verhalten sich etwas verschieden.

Beim Menschen ist kein Syndrom mit Sicherheit bekannt, welches auf Pantothensäuremangel bezogen werden könnte. Eine Diagnose ist daher nicht möglich. Man kann Pantothensäuremangel nur erschließen, wenn dessen Zufuhr Symptome prompt beseitigt. Sie kommt hauptsächlich bei verschiedenen Hautaffektionen, Seborrhoe, Alopezie, bei Glossitiden, bei Thyreotoxikosen, ferner bei hartnäckigen Rhinitiden, Laryngitiden, bei Anfälligkeit für Pneumonien in Betracht; die Resistenz der Schleimhäute gegen Infekte soll durch sie gehoben werden. Die therapeutische Dosis beträgt 0,05 bis 0,1 g täglich.

6. Folsäure und Vitamin B_{12}.

Sie wurden in Bd. II, S. 440—442 im Rahmen der Therapie der Blutkrankheiten besprochen.

7. Vitamin B-Komplex-Therapie.

Die A- oder Hypovitaminosen des B-Komplexes kommen meist nicht isoliert, sondern kombiniert vor. Gleichzeitig ist die Gesamternährung gestört. Dies ist der Grund, warum vielfach eine Vitamin B-Komplex-Therapie durchgeführt wird, die alle Einzelvitamine beinhaltet. Die Bierhefe, auch die Sojabohne ist besonders reich an Vitamin B-Komplex. Es gibt überdies genau dosierte Präparate, welche die Komponenten des B-Komplexes in entsprechenden Mengenverhältnissen enthalten (Tabletten oder Ampullen; sie enthalten Vitamin B_1, B_2, PP, B_6 und das Ca-Salz der Pantothensäure).

B. Vitamin C-Gruppe.
1. Vitamin C (Askorbinsäure).

Das Vitamin C kann wohl als eines der wichtigsten Vitamine bei Tier und Pflanze bezeichnet werden. Für die Medizin wurde es bedeutungsvoll, als man erkannte, daß der Skorbut nicht nur die klassische C-Hypovitaminose darstellt und mit C-Vitamin prompt geheilt werden kann, daß das C-Vitamin vielmehr durch seine Fähigkeit, als Redoxkörper zu wirken, darüber weit hinaus therapeutische Wirkungen entfalten kann.

Auf den *Skorbut* sei hier näher nicht eingegangen, er ist in Bd. II ausführlich beschrieben. Es sei nur darauf hingewiesen, daß er als Ernährungsstörung schon seit Jahrhunderten bekannt ist. Auf langen Seefahrten zeigte die Schiffsbesatzung die gefürchteten Erscheinungen, die zumeist nach der Landung und nach Aufnahme frischen Gemüses und Obstes rasch schwanden. In belagerten Städten konnte Skorbut seinerzeit die Bevölkerung dezimieren. Es ist bemerkenswert, daß schon seit langem bekannt war, daß bestimmte pflanzliche Produkte eine besondere Heilkraft haben und daß es gerade diese waren, die sich später nach Erforschung der Vitamine als besonders C-vitaminreich erwiesen. Schon 1534 wurde die Heilkraft eines frischen Kiefernadelextraktes durch CARTIER gerühmt und Kiefernadeln sind, wie wir heute wissen, besonders reich an C-Vitamin.

Eine der wichtigsten Etappen in der Erforschung des C-Vitamins war die Erkenntnis, daß Mensch, Affe und Meerschweinchen C-Vitamin nicht zu bilden vermögen. Im Meerschweinchen war damit ein verfügbares Objekt für experimentelle Studien gewonnen (HOLST und FRÖHLICH). Das Meerschweinchen zeigt unter Skorbutkost (Gerstengraupen oder Weißbrot) die gleichen skorbutischen Erscheinungen wie der Mensch, durch Zugabe von Orangen, Zitronensaft, Beerenfrüchten oder Gemüse gehen die Erscheinungen zurück. SZENT-GYÖRGYI konnte den wirksamen Stoff schließlich isolieren: Bei der Untersuchung der Nebennierenrinde fand er eine Substanz mit ungewöhnlich starkem Reduktionsvermögen und diese Substanz erwies sich im Tierversuch als das antiskorbutische Prinzip. Bald gelang die Aufklärung der Strukturformel und schließlich die Synthese des Vitamins. Es handelt sich um Askorbinsäure, die ein starkes Reduktionsvermögen hat, womit ein Hinweis auf die Funktion gegeben schien.

Die Frage nach der physiologischen Bedeutung des C-Vitamins für alle Lebewesen wurde von einer großen Zahl von Untersuchern zu erforschen versucht. Das starke Reduktionsvermögen ließ annehmen, daß es im Rahmen eines Redoxsystems in das Zellgeschehen eingreife. In der neuesten Darstellung der Vitamine sagt ABDERHALDEN freilich: „Wenn wir jetzt die gewaltige Zahl der vorliegenden Einzelforschungen überblicken, die dem Vitamin C gewidmet worden sind, dann erfaßt uns Enttäuschung, ja man muß zum Ausdruck bringen, daß man über kein anderes Vitamin so viele Einzelergebnisse anzuführen in der Lage ist und dennoch außerstande ist, eine auf Tatsachen gestützte, einheitliche Darstellung seiner Leistungen im Zellgeschehen zu geben!" Hinsichtlich der Einzelheiten der Forschungsergebnisse und der sich aus ihnen ergebenden Schlußfolgerungen sei auf die genannte ausgezeichnete Monographie ABDERHALDENs verwiesen.

Der Gehalt an C-Vitamin ist in verschiedenen Pflanzen und tierischen Geweben sehr verschieden. Nach ABDERHALDEN enthalten je 100 g: Hagebutten 400 mg, schwarze Johannisbeeren 160 mg, Zitronen- und Orangenschale 150 mg, Grünkohl 87 mg, Meerrettich 70 mg, Blumenkohl 57 mg, Spinat 44 mg, Kalbsleber 33 mg, Schweinsleber 26 mg, Kartoffel 3 bis 13 mg (je nach Jahreszeit und Lagerung), Vollmilch 1,6 mg, Rindfleisch 1,5 mg, Butter 0,3 mg.

Vom Standpunkt der Pathologie ist nochmals besonders zu unterstreichen, daß der Mensch ebenso wie das Meerschweinchen auf die Zufuhr des C-Vitamins von außen angewiesen ist, da er selbst es nicht zu bilden vermag.

Der Bedarf an C-Vitamin ist beim Säugling und Kind höher als beim Erwachsenen (s. diesbezüglich Lehrbücher der Pädiatrie. Beim Erwachsenen geht der Bedarf nach Abschluß der Wachstumsperiode zurück. Der Tagesbedarf der Erwachsenen wird sehr verschieden beurteilt: NANSENS Nordpolexpedition mit einer Kost aus Bärenfleisch und Fett hatte eine Tagesdosis von 10 bis 15 mg pro Tag — ohne Skorbut; andere moderne Autoren verlangen 100 mg täglich, MOURIQUAND 1 mg Askorbinsäure pro Kilogramm Körpergewicht. Bei körperlichen Anstrengungen, Sport, Schwangerschaft, vor allem bei Infektionskrankheiten ist der Bedarf erhöht. Im hohen Alter geht der Bedarf zurück.

Die Ursachen, die zur C-Avitaminose führen können, sind mangelhafte Zufuhr (Exokarenz), auch in seltenen Fällen Entero- oder Endokarenz. Hinsichtlich der Verhältnisse beim Säugling und Kind sei nochmals auf die Lehrbücher der Pädiatrie verwiesen. Beim Erwachsenen führt die Exokarenz, trotz des sehr geringen Bedarfes, auffallend häufig zu schweren Avitaminosen, zum Skorbut. Die moderne Konservierung der Nahrungsmittel mit Erhalten der C-Vitamine hat Skorbut in Armeen oder Polarexpeditionen usw. verhindert. C-Vitamin wird im Magen-Darmtrakt im allgemeinen nicht zerstört und gut resorbiert, wie ja auch der prompte Erfolg einer oralen Zufuhr des Vitamins beweist; dennoch können bei Sprue und anderen chronischen Darmkrankheiten Hypovitaminosen auftreten, wobei sich allerdings Vitamin B-, A- und C-Mangel kombiniert. Es gibt schließlich zweifellos auch eine Endokarenz von C-Vitamin: Die Askorbinsäure gelangt wohl in den Stoffwechsel, die Ausnutzung ist aber verhindert. MOURIQUAND verweist darauf, daß ein entzündlicher Vorgang die Leber, die Nebennierenrinde und den Hypophysenvorderlappen, die sehr reich an Vitamin sind, unfähig macht, Askorbinsäure aus dem Blut aufzunehmen; die Askorbinsäure ist für die Funktion dieser Organe aber unerläßlich. Sicher spielen Erkältung, Ermüdung, Überarbeitung und Infekte beim Ausbruch des Skorbuts eine Rolle, auch dann, wenn noch eine unter normalen Umständen gerade ausreichende Vitaminzufuhr besteht, auch Schilddrüsenextrakt kann bei latenter Karenz auslösend wirken, womit weitere Beispiele für eine Endokarenz an C-Vitamin gegeben sind.

Neben dem Skorbut gibt es auch, zumal beim Kind, verschleierte Formen einer C-Avitaminose, bei welchen Müdigkeit, Anämie, leichte Zahnfleischblutungen, gelegentlich auch Schmerzen in den unteren Extremitäten bei Vitamin C-armer Nahrung den entsprechenden Verdacht aufkommen lassen. Ein entsprechender Therapieerfolg wird entscheiden.

Die zumal vor etwa 15 Jahren klinisch vielfach geübten Untersuchungen von Blut und Harn zur Beurteilung einer ausreichenden Versorgung des Gesunden und Kranken mit C-Vitamin wurden unseres Erachtens in ihrem Wert stark überschätzt. Unzureichende Methodik, rasche Ausscheidung des Vitamins usw. beeinflussen die Resultate. Im allgemeinen ist die Urinausscheidung durch den Askorbinsäuregehalt des Blutes bedingt, doch trifft dies keineswegs in allen Fällen zu (s. MOURIQUAND).

Schließlich sei betont, daß es auch bei höchsten Dosen von C-Vitamin eine Hypervitaminose nicht gibt. C-Vitamin ist nicht toxisch.

Bei der C-Vitamintherapie mit Nahrungsmitteln ist zu berücksichtigen, daß die Mehrzahl der grünen Gemüse beim Transport zum Markt, beim Liegen an der Luft und in der Sonne innerhalb 24 Stunden ein Drittel bis zu einer Hälfte an C-Vitamin verlieren. Auch vitaminhaltige Konserven sollen nach ihrer

Öffnung naturgemäß rasch verbraucht werden. Zur Therapie stehen uns vor allem die Präparate der pharmazeutischen Industrie in Tabletten (à 0,05 g — zweimal täglich 1 Tablette = 50 bis 100 mg) und Ampullen (à 0,1 bis 0,5 g des Na-Salzes der Askorbinsäure) zur Verfügung.

Auf die unspezifische C-Vitamintherapie bei Fehlen einer Vitamin C-Avitaminose sei nur kurz hingewiesen. Wir haben den Eindruck, daß die angeblichen Erfolge der Therapie stark überschätzt wurden. Die in der Literatur angegebenen Indikationen zu einer derartigen Therapie sind unübersehbar: Bei Infektionskrankheiten (Typhus, Dysenterie, Diphtherie, Pneumonie, Lungentuberkulose und so weiter), bei Polyarthritis, bei Zahnkaries und Paradentose, bei allen hämorrhagischen Diathesen, auch solchen, die einen Kapillarschaden nicht aufweisen, den das C-Vitamin beim Skorbut insbesondere beeinflußt, bei Magen-Darmstörungen (Appetitlosigkeit, Enteritiden usw.), bei allergischen Krankheiten, Augenkrankheiten, Überanstrengungen usw. usw. Die seinerzeitige sensationelle Nachricht aus einer Prager Klinik, nach welcher kruppöse Pneumonien mit hohen Redoxondosen (C-Vitamin) kupiert werden können, hat sich in keiner Weise bewahrheitet. Hinsichtlich der Desoxycorticosteronacetat-C-Vitamin-Therapie des Gelenkrheumatismus s. S. 350.

2. Vitamin P.

RUSZNYÁK und SZENT-GYÖRGYI isolierten aus der Zitrone, der Orange, der Melone und aus vielen anderen Früchten, schließlich aus der Paprikafrucht das Vitamin P, das „Citrin", welches Einfluß auf die Permeabilität und die Festigkeit der Kapillaren hat. Es ist keine einheitliche Substanz. Es gibt keine P-Avitaminose. Ob es sich überhaupt um ein Vitamin handelt, ist strittig (s. ABDERHALDEN).

Beim Skorbut scheint Citrin therapeutisch auf die Kapillardurchlässigkeit wirksam zu sein, allerdings ist nach MOURIQUAND Citrin neben Askorbinsäure für die Therapie nicht unbedingt nötig. Nur in ganz seltenen Fällen ist Skorbut C-vitaminresistent und erst die Zugabe von Citrin führt zum Erfolg. Angeblich sollen nach Mitteilungen verschiedener Autoren alle vaskulären Formen einer hämorrhagischen Diathese auf Citrin ansprechen können. Auch bei hämorrhagischer Nephritis, bei hämorrhagischer Kolitis usw. wurden gelegentlich therapeutische Erfolge gesehen. Auch hier wurde das Mittel unserer Erfahrung nach weit überschätzt.

II. Fettlösliche Vitamine.

Für den Menschen kommen hier in Frage die Vitamine A, D und K. Es gibt übrigens von jedem dieser Vitamine mehrere Arten. Das E-Vitamin, welches in die gleiche Gruppe gehört und bei dessen Mangel beim Versuchstier (Ratte) Störungen der Zeugungsfunktion und neuromuskuläre Störungen beobachtet werden, soll hier nicht interessieren, da beim Menschen sichere Folgen des E-Vitaminmangels nicht bekannt sind.

Für die Resorption aller fettlöslichen Vitamine ist die Anwesenheit von Galle im Darmkanal von großer Bedeutung.

1. Vitamin A_1 (Axerophthol).

Dieses Vitamin ist vor allem für den Okulisten von besonderer Bedeutung. Wir können uns bezüglich dieses Vitamins daher kürzer fassen.

Das A-Vitamin, welches für den Menschen Notwendigkeit bedeutet, ist das A_1-Vitamin aus der A-Gruppe. Wir nehmen es als fertiges A-Vitamin mit der pflanzlichen und tierischen Nahrung auf, mit Pflanzennahrung führen wir dem Körper auch eine Vorstufe, ein Provitamin, nämlich ein Karotin, und zwar das β-Karotin zu, welches im menschlichen Organismus zum A-Vitamin umgewandelt wird. Das Karotin gehört zur Gruppe der Karotinoide, die (fettlösliche) Lipochrome sind. Fleischfresser bedürfen des Karotins nicht, sie nehmen im allgemeinen ausreichend fertiges A-Vitamin mit der Nahrung auf. Karotin, gewonnen aus Butter und Lebertran, konnte das A-Vitamin, wie im Experiment gezeigt wurde, ersetzen. Die Strukturformel des β-Karotins wurde erforscht, es wurde auch synthetisiert und gezeigt, daß 1 Molekül Karotin unter Aufnahme von 2 Molekülen Wasser (Hydrolyse) in 2 Moleküle A-Vitamin (Axerophthol) übergeht.

A-Vitamin und β-Karotin werden im Darm resorbiert. Sie gelangen in das Blut und werden über das retikuloendotheliale System in der Leber, der Nebennierenrinde, im Corpus luteum, in der Plazenta und vor allem auch in der Retina gespeichert.

Bei dem *Bedarf an A-Vitamin* ist zwischen dem A-Vitamin selbst, das aus animalischen Nahrungsmitteln (wie Lebertran, Frischleber, Butter, Eigelb, Milch usw.) zugeführt wird, und Karotin, das hauptsächlich aus Vegetabilien (Grüngemüse, Gemüse überhaupt, gelbe Rüben, Spinat, Kresse, Blumenkohl, Kohl, Tomaten usw.) stammt, zu unterscheiden. Karotin setzt eine normale Leberfunktion voraus, da es vornehmlich in dieser in A-Vitamin umgewandelt wird.

Die wirksame Dosis des Karotins ist doppelt so groß wie die des A-Vitamins. Eine internationale Einheit von Vitamin A entspricht 0,6 γ Karotin oder 0,3 γ reinem Vitamin A. Der Tagesbedarf beim Erwachsenen beträgt an Vitamin A 2500 bis 5000 I.E. (= 1 bis 2 mg). Bei Kindern liegen die Werte niedriger; allerdings wird in den Wachstumsjahren ein viel höherer Wert angenommen, in der Pubertät bis zu 8000 I.E. Auch bei Schwangeren und Stillenden liegt der Wert bei 8000 I.E.

Die Ursache des A-Vitaminmangels kann in Exokarenz, Enterokarenz und Endokarenz liegen (s. S. 189). Auf die Verhältnisse beim Säugling, auf das Fehlen oder die zu geringe Menge der Frauenmilch, der Kuhmilch, zumal industriell verarbeiteter, kann hier nicht eingegangen werden. Jedenfalls ist vor allem Breiernährung mit Wasser besonders vitaminarm. Hinsichtlich der Verhältnisse beim Kind s. die Lehrbücher der Pädiatrie. A-Vitaminmangel stellt sich beim Erwachsenen langsamer ein; Fehlen A-vitaminhaltiger Nahrung, Mangel an Fett (s. S. 186) und karotinreichem Gemüse führt aber schließlich auch zu allen Erscheinungen der Avitaminose. Zumal in Zeiten einer Hungersnot kann man sie beobachten, auch in Normalzeiten bei Kranken, die lange Zeit auf reine Kohlehydratkost ohne Gemüse gesetzt waren. Enterokarenz mit folgender Hemeralopie (s. S. 198) kann man bei Sprue und anderen chronischen Diarrhöen beobachten, bei welchen die Resorption gestört ist, oder bei Krankheiten, bei welchen der Abfluß der Galle in den Darm verhindert ist (Gallefistel, Pankreaskopfkarzinom usw.). Eine Endokarenz kommt offenbar vor, ist aber ohne Therapieversuch kaum zu beweisen. Wir begegnen der Hemeralopie als häufigstem Zeichen der A-Avitaminose bei chronischen Hepatitiden, Zirrhosen der Leber, chronischem Stauungsikterus, was bei der bekannten Bedeutung der Leber für den A-Vitaminhaushalt nicht verwundert. EULER hat ferner auf den physiologischen Antagonismus von Thyroxin und A-Vitamin hingewiesen, STEPP erwähnt die günstigen Wirkungen des Vitamins bei Thyreotoxikosen und MOURIQUAND hat den Nachweis erbracht, daß gewisse Erscheinungen der A-Avitaminose durch Schilddrüsenextrakte beschleunigt auftreten.

Klinische Symptomatologie der A-Avitaminose. Einleitend sei hervorgehoben, daß die Avitaminose im Experiment (meist untersucht an Ratten) den klinischen Erscheinungen beim Menschen in den wesentlichen Zügen entspricht.

Ein Frühsymptom der A-Avitaminose beim Menschen ist die Lichtscheu. Gleichzeitig oder bald nachher zeigt sich eine hämorrhagisch seröse Konjunktivitis. Die Hornhaut kann sich trüben und geschwürig zerfallen *(Keratomalazie)*. In der Konjunktiva kommt es zur Verhornung von Epithelien (*Xerosis, Xerophthalmie,* die auch die Skleren ergreifen kann, wodurch diese eine gelb-orange bis graubraune Färbung annehmen). Die Haut zeigt durch Verhornung eine *follikuläre Hyperkeratose.* Es kommt zum *Haarausfall.* Die *Nägel* zeigen transversale Furchen. Und es kommt schließlich zur *Hemeralopie,* einer Störung der Adaptation der Augen an das Dämmerungssehen. A-Avitaminose ist die häufigste Form der sogenannten „*Nachtblindheit*", die als solche in seltenen Fällen auch andere Ursachen haben kann (Heredität, ganz selten auch B_2-Vitaminmangel). Für den Adaptationsvorgang im Dunklen ist der Stäbchenapparat der Netzhaut verantwortlich und der Vorgang der Anpassung derselben beruht auf der Anwesenheit des Sehpurpurs, der nur diesen Zellen eigen ist, der durch Licht bleicht und hierbei zu dem im Dunklen unwirksamen Sehgelb und Sehweiß ausbleicht. Schon aus dem Sehgelb läßt sich Vitamin A-Aldehyd in Chloroform ausziehen, Sehgelb ist labil und zerfällt in Karotinoid und Eiweiß. Im Dunkeln vollzieht sich der umgekehrte Vorgang. Der Sehpurpur wird durch Vitamin A bzw. Karotin und Eiweiß aufgebaut und dies ermöglicht Dämmerungssehen. Hinsichtlich der einschlägigen Einzelheiten s. die Lehrbücher der Ophthalmologie. Bei unzureichender Vitamin A-Zufuhr wird übrigens nicht nur der Stäbchen-, sondern auch der Zapfenapparat der Retina beeinflußt: Das Gesichtsfeld wird dadurch für Farben bzw. Blau und Gelb eingeengt.

Neben den genannten Augenschäden führt A-Avitaminose zu einer Reihe anderer klinischer Erscheinungen, die zum Großteil im Experiment reproduzierbar sind. Aus der Zusammenstellung von PILLAT, der in China eine außerordentlich große Zahl von Fällen gesehen hat, geht hervor, daß die A-Avitaminose eine Systemerkrankung ist und das gesamte Ektoderm betrifft. Neben den Haut- und Augenveränderungen, bei welchen er noch Trockenheit des Auges und Fundusveränderungen leichter Art aufzählt, führt er an: Veränderungen an den Atmungsorganen (Hochrücken der Schleimhautgrenze in der Nase, Abnahme des Riechvermögens, Ozaena, Heiserkeit durch Veränderung des Larynx- und Bronchitis durch eine solche des Flimmerepithels), Erscheinungen des Verdauungstraktes (Störung des Zahnwachstums, Hinaufrücken der Schleimhautgrenze an den Lippen, Trübung und Glanzverlust der Mundhöhlenschleimhaut und Mundwinkelstomatitis, Hypochylie wie Achylie des Magens, Neigung zu Durchfällen und blutig-schleimigen Stühlen), Erscheinungen des Urogenitalapparates (reichliche Abschilferung von Epithelien aus Ureter und Blase, große Häufigkeit von Blasen- und Nierensteinen durch Verhornungserscheinungen im Nierenbecken, unspezifische Urethritis), Veränderungen an drüsigen Organen, die zum Teil in den vorstehenden Ausführungen schon genannt wurden, verminderte Tränensekretion, Störungen an den Talgdrüsen der Haut, der Schweißdrüsenfunktion, Verminderung der Becherzellen an der Bindehaut und den Schleimhäuten der oberen Luftwege, herabgesetzte Tätigkeit der Magendrüsen. Von den innersekretorischen Drüsen kann mit einer Störung der Nebennieren gerechnet werden (Blutdruckabfall, Pigmentierungen), es bestehen schwere Sexualstörungen. Schließlich kann es wahrscheinlich auch zu Störungen am Zentralnervensystem kommen. Im einzelnen kann hier auf die nähere Symptomatologie verzichtet werden, da sie sich nur zum geringsten Teil auf die innere Medizin bezieht.

Überwiegender oder ausschließlicher Genuß von karotinhaltigen Vegetabilien (gelbe Rüben, Kürbis, Tomaten, Orangen usw.) führt zu *Karotinämie*, die durch Xanthochromie gekennzeichnet ist (Gelbfärbung· der Haut, insbesondere der Handteller, Fußsohlen und Nasolabialfalten); die Kranken schauen gelb, „gelbsüchtig" aus, wofür aber nicht eine abnorme Bilirubinämie, sondern eine Hyperkarotinämie verantwortlich ist, die von einer Hyperlipämie, Hypercholesterinämie und einer Senkung des Grundumsatzes begleitet ist. Die Hyperkarotinämie verlangt zu ihrer Entwicklung ein besonderes Terrain, als solches gelten Diabetes, Fettsucht, Lipoidnephrose, Leberinsuffizienz, Tuberkulose usw. Den Leberstörungen dürfte hierbei eine besondere Rolle zukommen.

Während, wie eben erwähnt, übermäßiger Genuß von Karotin nur zu Hyperkarotinämie, nicht aber zu einer Hypervitaminose A führt, entsteht diese nur durch übermäßige Zufuhr von Vitamin A (20000 bis 40000 I.E. täglich). Die Erscheinungen der Hypervitaminose A gleichen denen der A-Avitaminose: Hyperkeratose der Epithelien (Wachstumshemmung beim Kind), Schleimhautveränderungen an Atmungs- und Harnwegen, Kachexie. Übermaß und Mangel an A-Vitamin haben also gleiche Folgen. Die Hypervitaminose läßt sich durch reichlichen Genuß grünen Gemüses verhüten.

Das Internationale Rote Kreuz gibt folgende Zusammenstellung über den Vitamingehalt der Nahrungsstoffe:

1000 I.E. von Vitamin A sind enthalten in: 1 bis 1,7 g Lebertran, 2 g Petersilie, 5 g Spinat, 8 g Leber von Wiederkäuern, 25 g Kresse, 33 g Tomaten, 34 g Butter, 45 g Eigelb, 50 g Fettkäse, 75 g Eier, 200 g Niere, 200 g Frauenmilch, 420 g Kuhmilch, 450 g Bananen, 1800 g Ochsenfleisch.

A-Vitamin wird verordnet in: Heilbuttöl (1500 mg-% A-Vitamin; es enthält auch D-Vitamin), Lebertran (70mal schwächer als Heilbuttöl, es enthält aber immer noch 1000 bis 2000 I.E. A-Vitamin neben D-Vitamin). Bei langem Stehen von Lebertran an der Luft geht A-Vitamin durch Oxydation zugrunde.

Dosierung von Lebertran: Säuglinge 2 bis 4 Kaffeelöffel, Kinder 2 bis 4 Dessertlöffel, Erwachsene 2 bis 4 Eßlöffel. Lebertran wird präventiv in der kalten Jahreszeit gegeben. Der „überaktivierte" Lebertran enthält pro Kubikzentimeter 2000 I.E. Vitamin A und 500 I.E. Vitamin D_2 (Säuglinge 30 gtts., Kinder $^1/_2$ bis 1 Kaffeelöffel, Erwachsene 1 bis 3 Kaffeelöffel). Vitamin A kommt auch in Emulsionen, Dragées und in Ampullen in den Handel.

2. Vitamin D.*)

Die grundlegenden Kenntnisse über Vitamin D verdanken wir MELANBY, der in den Jahren 1918 bis 1920 bei verschiedenen Tieren durch eine bestimmte Kost Rachitis hervorrufen konnte und nachwies, daß diese experimentell gesetzte Störung schon durch kleine Gaben von Lebertran heilbar ist, dessen günstige therapeutische Wirkung bei der entsprechenden Erkrankung des Menschen schon lange bekannt war. Erhielt durch diese Untersuchungen die Auffassung der Rachitis als Mangelkrankheit eine bedeutende Stütze, so blieben doch einige wichtige Fragen ihrer Pathogenese offen. So hatte schon 1890 PALM auf Beziehungen zwischen der geographischen Verbreitung der Rachitis und der Intensität der Sonnenbestrahlung hingewiesen, und auch spätere Beobachtungen zeigten immer wieder die große Bedeutung des Sonnenlichtes, so daß von vielen die Rachitis geradezu als Lichtmangelkrankheit angesehen wurde. Für diese Meinung erbrachte 1919 HULDSCHINSKY ein eindrucksvolles Argument,

---

*) Dieses Kapitel gibt die Anschauungen meines Assistenten JESSERER wieder, der sich mit den D-Vitamin-Problemen seit Jahren eingehend beschäftigt hat.

indem er zeigte, daß die Säuglingsrachitis durch Bestrahlung mit ultaviolettem Licht heilbar ist.

Dieses Ergebnis, das mit den Befunden von MELANBY zunächst in keinerlei Beziehung zu bringen war, bedeutete für die Prophylaxe und Therapie der Rachitis einen entscheidenden Fortschritt und lenkte das Interesse vom „antirachitischen Vitamin" etwas ab, zumal sich dessen Isolierung aus dem Lebertran anfänglich erhebliche technische Schwierigkeiten entgegenstellten. Doch schon wenige Jahre später rückte das Problem der Vitaminnatur des antirachitischen Prinzips wieder in den Mittelpunkt der Betrachtung, als HESS und STEENBOCK unabhängig voneinander fanden, daß bestimmte Nahrungsmittel durch Bestrahlung mit ultraviolettem Licht antirachitisch wirksam gemacht werden können. Dieser Befund war nur so zu deuten, daß in den betreffenden Nahrungsmitteln Stoffe vorhanden sind, die eine inaktive Vorstufe des antirachitischen Prinzips darstellen. Als bald darauf der Nachweis gelang, daß auch in der menschlichen Haut ein solches antirachitisches „Provitamin" enthalten ist, ließ sich die Auffassung der Rachitis als Lichtmangelkrankheit zwanglos mit der einer Avitaminose vereinen. Die Rachitis war als eine Mangelkrankheit erkannt, zu deren Verhütung der entsprechende spezifische Wirkstoff entweder mit der Nahrung zugeführt oder durch Ultraviolettbestrahlung aus seiner Vorstufe in der Haut erzeugt werden mußte.

Die folgende Etappe der Erforschung des Vitamins D — wie man das antirachitische Prinzip von nun an nannte — ist durch die Entdeckung gekennzeichnet, daß durch Ultraviolettbestrahlung von *Ergosterin*, einem besonders reichlich in der Hefe vorkommenden Verwandten des Cholesterins, ein antirachitisch hochwirksames Präparat gewonnen werden kann (HESS und WINDAUS). Ein entsprechendes Bestrahlungsprodukt, das sich allerdings später als ein chemisch noch nicht völlig einheitlicher Körper erwies, wurde zur gleichen Zeit von WINDAUS und seinen Schülern in Deutschland und von BOURDILLON und seinen Mitarbeitern in England hergestellt und als *Vitamin D₁* bzw. als *Calciferol* bezeichnet. Die Aufgabe, aus Ergosterin *reines* Vitamin D zu gewinnen, erwies sich jedoch als viel schwieriger als es zuerst den Anschein hatte. Es zeigte sich nämlich, daß bei der Ultraviolettbestrahlung dieser Substanz eine überaus komplizierte photochemische Reaktion abläuft, bei der nebeneinander und nacheinander eine Reihe chemisch sehr nahe verwandter Produkte entsteht, unter denen nur eines antirachitische Wirksamkeit aufweist. Erst 1932 gelang WINDAUS und Mitarbeitern die Darstellung dieses antirachitischen Prinzips der Ergosterinbestrahlung in chemisch einwandfreier Form. Sie nannten diese Substanz *Vitamin D₂*, während in England die Bezeichnung Calciferol auch für dieses Reinprodukt beibehalten wurde.

Unter der Vielzahl der gewonnenen neuen Erkenntnisse stach besonders die hervor, daß das bei Ratten und anderen Säugetieren so hochwirksame Vitamin D₂ bei Vögeln auffallend wenig wirksam ist, während sich Lebertran schon in kleinen Quantitäten als heilkräftig erweist. Diese Tatsache mußte zwangsläufig zu der Annahme führen, daß der im Lebertran vorkommende natürliche antirachitische Wirkstoff nicht mit jenem identisch ist, der sich durch Bestrahlung von Ergosterin künstlich gewinnen läßt. Diese Auffassung erwies sich späterhin auch als richtig, indem es gelang, den im Lebertran vorkommenden Stoff mit einem schon vorher von SCHENCK aus Cholesterin gewonnenen antirachitischen Wirkstoff zu identifizieren (BROCKMANN), und man weiters erkannte, daß seine inaktive Vorstufe — das 7-Dehydrocholesterin — sich in der Haut des Menschen und vieler Tiere findet, wo es durch Sonnenbestrahlung in das körpereigene antirachitische Prinzip umgewandelt werden kann. Dieses sogenannte *Vitamin D₃* ist somit das beim Tier und Menschen vorwiegend in Erscheinung tretende antirachitische Vitamin, während das Vitamin D_2 — das sich vom D_3 so wie das Ergosterin vom Cholesterin nur durch die Seitenkette des Steringerüstes unterscheidet — zwar unter bestimmten Voraussetzungen therapeutisch gleich wirksam ist, im Prinzip aber doch für das Tierreich eine unphysiologische Substanz darstellt.

Vitamin D_3 findet sich in besonders reichlicher Menge in den Leber- und Eingeweideölen gewisser Meeresfische (Dorsch, Thunfisch, Heilbutt u. a.), Vitamin D_2 hauptsächlich im Fett der Kakaobohne sowie in kleineren Quantitäten auch in gewissen Pilzen und im Eidotter. Kuhmilch und Butter enthalten nur geringe Mengen von antirachitischem Vitamin.

Reines Vitamin D ist fett- und alkohollöslich. Es ist unempfindlich gegenüber Hitze und Luftsauerstoff.

Die Auswertung natürlicher Vitamin D-Träger und synthetischer Vitamin D-Präparate geschieht zumeist im biologischen Test an Ratten (für D_2) oder Hühnchen (für D_3), bei kristallisierten Reinprodukten neuerdings aber auch physikalisch-chemisch. Eine internationale antirachitische Einheit entspricht 0,025 γ reinem Vitamin D_2 oder D_3.

Biologische Wirkungen des Vitamins D. Die auffallendste Veränderung nach Entzug von Vitamin D aus der Nahrung und Ausschaltung der Sonnenbestrahlung sind Störungen im Bereiche des Skelettes. Auf der anderen Seite beobachtet man nach Verabfolgung großer Mengen von Vitamin D mit der Nahrung eine Reihe von Symptomen, die auf eine abnorme Steigerung des Blutkalkgehaltes zurückzuführen sind. Aus diesen beiden Tatsachen schließt man, daß die physiologische Aufgabe des Vitamins D darin besteht, als Gegenspieler des Nebenschilddrüsenhormons (das eine Entnahme von Kalk aus dem Skelett besorgt) durch Förderung der Kalkresorption aus dem Darm und Einlagerung von Kalksalzen im Skelett an der Regulation des Kalkhaushaltes mitzuwirken.

Vitamin D-Mangelzustände. Daß ein Individuum in einen Vitamin D-Mangelzustand gerät, kann verschiedene Ursachen haben, deren Kenntnis unter anderem deshalb von Wichtigkeit ist, weil die klinische Symptomatologie der entsprechenden Krankheitserscheinungen beim Erwachsenen in der Regel keine so charakteristische ist, daß daraus allein sofort die zugrunde liegende Ursache erkennbar wäre.

Eine solche mögliche Ursache ist begreiflicherweise eine *ungenügende Zufuhr* des Vitamins in der Nahrung, entweder infolge eines wirklichen oder auch nur eines relativen Mangels infolge eines in bestimmten Lebensphasen bestehenden erhöhten Bedarfes (Säuglingsperiode, Schwangerschaft, Laktation); eine andere eine *unzureichende Bildung* infolge mangelnder Sonnenbestrahlung. Diese Ursache ist bei ans Bett gefesselten Invaliden, bei Säuglingen, namentlich wenn sie in der lichtarmen Jahreszeit zur Welt kamen, bei alten Leuten sowie bei gewissen religiösen Gruppen erfahrungsgemäß nicht selten. Noch häufiger ist aber vielleicht eine *mangelhafte Aufnahme* des Vitamins infolge einer (manifesten oder latenten) Störung der Fettresorption. Daß eine weitere Ursache eines Vitamin D-Mangelzustandes in einer Störung der Provitaminbildung oder der photochemischen Umwandlung gelegen sein könnte, ist theoretisch wahrscheinlich, praktisch aber bislang noch nicht bewiesen.

Die Folge eines solchen spezifischen Mangelzustandes ist — was das Skelett betrifft — im Prinzip zwar immer die gleiche, in seiner klinischen Ausprägung aber je nach der Altersklasse recht verschiedenartig. Wird ein in Bildung begriffenes Knochensystem davon betroffen, dann entwickelt sich das Bild der Säuglingsrachitis: Wachstumsstillstand, allgemeine Hinfälligkeit, Auftreibungen an den Knochen-Knorpelgrenzen (namentlich an den Hand-

gelenken und Rippen), Kraniotabes, Quadratschädel usw.; trifft eine solche
Schädigung ein wachsendes Skelett, dann entsteht die Spätrachitis, ein bei
uns glücklicherweise kaum zur Beobachtung gelangendes Krankheitsbild, gekennzeichnet durch Knochenschmerzen, Wachstumsstillstand und „Knochenerweichung" in der Adoleszenz; besteht ein Vitamin D-Mangelzustand beim
Erwachsenen, dann kommt es allmählich zur Ausbildung einer *Osteomalazie*,
einer Erkrankung, die von vagen rheumatoiden Schmerzen bis zur völligen
Immobilisierung alle Stadien durchlaufen kann. Einzelheiten hierüber sind im
Kapitel der Knochenerkrankungen angeführt.

Die Diagnostik der Vitamin D-Mangelzustände hat sich einerseits auf das
klinische Bild (Schmerzen im Bereiche des Stütz- und Bewegungsapparates) und
anderseits auf gewisse chemische Befunde zu stützen. Von diesen ist der Blutkalkgehalt in der Regel normal, eventuell geringfügig vermindert; der Blutphosphatgehalt ist hingegen in den typischen Fällen stets vermindert und nur
ausnahmsweise (z. B. im ersten Beginn der Erkrankung) normal. Die alkalische
Blutphosphatase ist in ausgeprägten Fällen stets deutlich vermehrt. Die Kalkausscheidung im Harn (SULKOWITSCH-Reaktion s. S. 61) ist in der Regel beträchtlich vermindert.

Ein weiteres diagnostisch sehr wertvolles Hilfsmittel ist die Röntgenuntersuchung, doch muß betont werden, daß aus ihr allein nur ausnahmsweise beweisende Anhaltspunkte für die avitaminotische Genese einer Knochenveränderung gewonnen werden können.

Differentialdiagnostisch sind die auf einem Vitamin D-Mangel beruhenden
Knochenveränderungen des Erwachsenen einerseits gegenüber den verschiedenen Formen der *Osteoporose* und anderseits gegenüber osteomalazischen
Störungen nicht hypovitaminotischer Genese abzugrenzen. Einzelheiten hierüber
s. das Kapitel über Knochenerkrankungen.

Behandlung der Vitamin D-Mangelzustände. Die große Zahl verschiedenartigster Vitamin D-Präparate, die heute kommerziell angeboten werden, verführt begreiflicherweise leicht zu einer unkritischen Verabreichung. Es sei
deshalb nochmals die Tatsache in Erinnerung gerufen, daß jeder Vitamin D-
Mangelzustand seine besondere Ursache hat. Die Behandlung des Einzelfalles
hat deshalb korrekterweise mit der Erschließung bzw. dem Versuch der Beseitigung dieser speziellen Mangelursache zu beginnen. Eine richtige Behandlung
hat weiters auf diese Individualursache dahingehend Rücksicht zu nehmen, daß
etwa bei einem Vitamin D-Mangelzustand auf der Basis einer Fettresorptionsstörung das Vitamin nicht in öliger Lösung zugeführt wird. Nicht zuletzt ist
aber auch zu berücksichtigen, daß die therapeutisch notwendigen Dosen in der
Regel ein Vielfaches des physiologischen Vitamin D-Bedarfes betragen und deshalb die Dosierung nicht zu gering gewählt werden soll.

Nach dem gegenwärtigen Stand der Erfahrungen sind folgende allgemeine
Richtlinien der Vitamin D-Therapie zu empfehlen:

1. Bei allen floriden Vitamin D-Mangelzuständen soll Vitamin D_2 *per os*
gegeben werden, da eine intramuskuläre Verabfolgung aus bisher noch nicht
näher bekannten Gründen mit einer zumeist ziemlich ausgeprägten Wirkungs-
verzögerung verbunden ist.

2. Die übliche Einzeldosis beträgt beim Erwachsenen 15 mg, entsprechend
600000 intern. antirachitischen Einheiten. Diese Dosis ist zu Beginn der Behandlung zwei- bis dreimal wöchentlich, später einmal wöchentlich bis einmal
monatlich zu geben. Die Dosierung kann mittels der SULKOWITSCH-Reaktion im
Harn (s. S. 61) in einfacher Weise überwacht werden: Die Dosierung ist ausreichend, wenn die Reaktion wie bei einem Gesunden ausfällt; die Medikation

ist zu reduzieren bzw. abzubrechen, wenn die bei der Reaktion auftretende Trübung besonders intensiv wird.

Der Blutkalkgehalt verläßt bei richtiger Dosierung nicht den Bereich der Norm.

3. Bei allen Zuständen, bei denen eine Störung der Fettresorption als Ursache eines Vitamin D-Mangelzustandes erwiesen oder auch nur wahrscheinlich ist, soll das Vitamin in *alkoholischer Lösung* verabreicht werden.

4. Bei allen Zuständen, die sich gegenüber den üblichen Vitamin D-Präparaten als therapieresistent erweisen, soll Vitamin D_3 (in Ermangelung eines geeigneten Präparates eventuell in Form von Lebertran) versucht werden. Nur wenn auch dieses sich als wirkungslos erweist, kann im strengen Sinn von einer Vitamin D-Resistenz gesprochen werden. Zumeist dürfte es sich in einem solchen Falle aber auch um keinen Vitamin D-Mangelzustand handeln.

Vitamin D-Behandlung von Krankheitserscheinungen, die nicht auf einem Vitamin D-Mangel beruhen. Im letzten Jahrzehnt hat sich die Medikation von Vitamin D in hohen Dosen immer mehr auf Krankheitsformen ausgedehnt, bei denen ohne Zusammenhang mit einem spezifischen Mangelzustand empirisch eine günstige Beeinflussung gefunden wurde. Hierher gehören: Lupus, Sklerodermie, Psoriasis, Sprue, chronischer Gelenkrheumatismus, extrapulmonale Tuberkuloseformen, allergische Erkrankungen usw. Warum bei diesen Zuständen Vitamin D mitunter ausgezeichnet wirkt, entbehrt bisher jedweder Erklärung. Es läßt sich nicht einmal sagen, ob eine solche Beeinflussung etwas mit dem Vitamin D als spezifischem Wirkstoff zu tun hat, oder ob lediglich dessen besonderer Bau hierfür von Bedeutung ist. Immerhin wird diese Behandlungsart bei manchen der genannten Krankheitsbilder so häufig geübt, daß sie hier erwähnt werden muß.

Nach der Ansicht von JESSERER läßt sich bei dieser Medikation (bei der hohe Dosen von Vitamin D über lange Zeiträume gegeben werden müssen) die Gefahr toxischer Nebenwirkungen dadurch vermindern, daß man *Vitamin D_2 intramuskulär* zuführt, das bei dieser Applikationsart keine akut blutkalksteigernde Wirkung entfaltet. Immerhin scheinen auch hierbei noch toxische Schädigungen möglich (Hämaturie!), die allerdings in der Regel in keiner Beziehung zu einer Hyperkalkämie stehen (RIEHL und PROSSER).

Kontraindikationen einer solchen Behandlungsart sind nach dem gegenwärtigen Stande der Erfahrungen einerseits pulmonale Tuberkuloseherde und anderseits jede Art von Nierenschädigung schwererer Form.

Vitamin D-Vergiftung. Seit den ersten Versuchen mit durch Ultraviolettbestrahlung von Ergosterin gewonnenen Vitamin D-Präparaten ist bekannt, daß durch Verabfolgung entsprechend großer Mengen solcher Produkte mehr oder weniger schwere Vergiftungserscheinungen hervorgerufen werden können. Klinisch und pathologisch-anatomisch sind die Mehrzahl der dabei auftretenden Veränderungen zwanglos auf eine *Hyperkalzämie* infolge einer exzessiven Steigerung der Kalkresorption zu beziehen.

Die naheliegende Annahme einer „Hypervitaminose D" wurde 1930 von HOLTZ und SCHREIBER zurückgewiesen und statt dessen angenommen, daß ein bei der Ergosterinbestrahlung neben dem Vitamin D_2 entstehender blutkalksteigernder, antirachitisch jedoch unwirksamer „Kalzinosefaktor" — und nicht das Vitamin D — für diese Giftwirkung verantwortlich sei. Obwohl es HOLTZ und SCHREIBER nicht gelang, einen antirachitisch wirksamen, nicht blutkalksteigernden Faktor (der dem supponierten reinen Vitamin D_2 entsprochen hätte) aus den Ergosterinbestrahlungsprodukten zu gewinnen, fand diese Auffassung doch allgemein Annahme und bis heute herrscht die Meinung, daß ein durch Ergosterinbestrahlung gewonnenes Vitamin D-Präparat nur entsprechend gereinigt sein müsse, um ungefährlich zu sein und daß Vitamin D_3 als natürliches Produkt an sich ungiftig sei.

Neue Untersuchungen dieses Problems zeigten jedoch, daß sowohl Vitamin D_3 wie auch kristallreines Vitamin D_2 einen gleichen blutkalksteigernden Effekt wie der HOLTZsche „Kalzinosefaktor" Dihydrotachysterin besitzen, wenn sie in gleichen Gewichtsmengen wie dieser *per os* verabfolgt werden (JESSERER und BLACIZEK). Diesem Befund kommt deshalb eine prinzipielle Bedeutung zu, weil einerseits die Darreichung hoher Dosen von Vitamin D immer mehr Verbreitung gewinnt (s. S. 203) und anderseits die gerade hierbei vielfach verwendeten alkoholischen Lösungen von kristallisiertem Vitamin D_2 bisher als weitgehend atoxisch galten. Aus diesem Grunde muß auf die klinische Symptomatologie der Vitamin D-Intoxikation näher eingegangen werden.

Das erste klinische Zeichen einer Vitamin D-Überdosierung ist in der Regel das Auftreten von *Durst* sowie einer *Polyurie*, die teils auf eine vermehrte Flüssigkeitsaufnahme bezogen werden kann, zu einem anderen Teil aber sicherlich davon unabhängig ist. Bei mikroskopischer Untersuchung zeigt der Harn zumeist reichlich *Kalkzylinder* und ein Zusatz kalkfällender Agenzien gibt einen intensiven Niederschlag als Zeichen der bestehenden *Hyperkalzurie*. Diese Symptome entsprechen dem Bestreben des Organismus, den unter dem Einfluß des Vitamins aus dem Darm im Übermaß resorbierten Kalk über die Niere wieder auszuscheiden. Solange dieser Mechanismus seinen Zweck erfüllt, bleibt der Blutkalkgehalt innerhalb normaler Grenzen. Wird jedoch die Eliminationsfähigkeit der Niere früher oder später überschritten, dann kommt es zu einer mehr oder weniger ausgeprägten *Hyperkalzämie*, die wiederum eine Reihe von Erscheinungen, wie Kopfschmerzen, Müdigkeit, Appetitverlust, Schwindelgefühl, Temperatursteigerungen, Durchfälle, Erbrechen sowie psychische Veränderungen zur Folge haben kann. Werden über dieses Stadium hinaus hohe Dosen von Vitamin D zugeführt, dann kommt es einerseits zu exsikkotischen und anderseits zu urämischen Erscheinungen, verbunden mit Oligo- und schließlich Anurie, blutigen Durchfällen und komatöser Verwirrtheit. Schließlich tritt der Tod ein.

Bei der Obduktion findet man in solchen Fällen zumeist höhergradige Austrocknungserscheinungen und mehr oder weniger reichliche *Kalkablagerungen* in den Nierenkanälchen, den Gefäßwänden, der Magenwand und der Lunge.

Alle diese Erscheinungen können zwanglos mit der exzessiven Kalkresorption in Zusammenhang gebracht und daraus der Schluß gezogen werden, daß alles, was geeignet ist, die Entwicklung einer Hyperkalzämie hintanzuhalten, die Gefahr einer Vitamin D-Intoxikation vermindert. Zu solchen Maßnahmen gehört die intramuskuläre Zufuhr von Vitamin D_2 und eine entsprechende Überwachung der täglichen Kalkeinnahme. Immer mehr Beobachtungen wiesen jedoch darauf hin, daß nicht alle klinischen Intoxikationserscheinungen mit einer Hyperkalzämie verbunden zu sein brauchen. Hierher zu rechnen wäre z. B. das gelegentliche Auftreten *nephritischer* Erscheinungen sowie vielleicht auch die pathologisch-anatomisch so charakteristischen *Medianekrosen* der größeren Arterien. Es muß daraus die Forderung abgeleitet werden, eine hochdosierte Vitamin D-Behandlung stets nur nach gewissenhafter Prüfung aller vorliegenden Umstände und unter entsprechender klinischer und chemischer Kontrolle durchzuführen.

Die *Behandlung* der Vitamin D-Intoxikationserscheinungen besteht einerseits in einem Absetzen des Medikamentes und anderseits in reichlicher Flüssigkeitszufuhr.

Werden derartige Erscheinungen rechtzeitig erkannt, dann ist ihre Prognose gut: sie verschwinden unter den angegebenen Maßnahmen innerhalb weniger Tage und nach den Erfahrungen des Tierexperimentes scheinen sogar die heterotopen Kalkablagerungen in vielen Fällen wieder rückbildungsfähig zu sein. Dennoch muß man sich darüber im klaren sein, daß zweifellos auch irreparable Schädigungen auf solche Weise gesetzt werden können.

3. Vitamin E.

Dieses Vitamin wurde von H. M. Evans und Mitarbeitern entdeckt und aus Weizenkeimöl isoliert. Die chemische Konstitution ist aufgeklärt und auch die Synthese gelungen (Karrer). Chemisch wird das Vitamin als α-Tokopherol bezeichnet, die ältere Bezeichnung als „Anti-Sterilitäts-Vitamin" hängt mit der biologischen Wirkung im Rattenversuch zusammen. Werden Ratten mit Vitamin-E-freier Kost ernährt, so kommt es beim Männchen zu Degenerationserscheinungen am Samenepithel, Azoospermie und Sterilität, beim Weibchen zum Abortus oder zur Resorption des Fötus. Außerdem beobachtet man degenerative Veränderungen im Rückenmark und in der Skelettmuskulatur, als deren Folge schlaffe Lähmungen und Ataxie auftreten. Die Veränderungen sind durch E-Vitamin-Gaben teilweise reversibel.

Beim Menschen ist das Vorkommen einer E-Avitaminose bis heute nicht gesichert. Therapeutisch wird es bei Sterilität, habituellem Abortus und neuromuskulären Erkrankungen angewendet. Bezüglich der — recht unsicheren — Erfolge vergleiche die Lehrbücher der Gynäkologie und Neurologie. Ausgehend von der Beobachtung, daß zwischen Muskel und Vitamin E Zusammenhänge bestehen, legte Evans die Gundlagen für die Anwendung des E-Vitamins bei der Fibrositis, dem Muskelrheumatismus, der Lumbago und Torticollis.

Die Anwendung des Vitamin E erfolgt in Form des synthetisch dargestellten α-Tokopherol, das in Tabletten zu 0,01 und 0,05 g und in Ampullen zu 0,03 g erhältlich ist.

4. Vitamin K.

Dieses Vitamin ist unter den hämorrhagischen Diathesen in Bd. II, S. 579 abgehandelt, es erübrigt sich hier eine genauere Erörterung. Das K-Vitamin aktiviert und reguliert die Prothrombinbildung in der Leber und hält die Koagulationsfähigkeit des Blutes aufrecht. Die K-Avitaminose wirkt sich klinisch als eine hämorrhagische Diathese mit Hypoprothrombinämie aus. Das Vitamin K kommt im Pflanzen- und Tierreich vor; ein Vitamin K_1 wird aus Pflanzen, ein Vitamin K_2 aus frischem Fischmehl gewonnen. Beim Menschen und den meisten Tieren entsteht es durch Fermentationsprozesse der Darmbakterien. Synkavit ist ein synthetisches wasserlösliches Präparat mit voller K-Vitaminwirkung (Tabletten und Ampullen sind im Handel). Auf das hämorrhagische Syndrom des Neugeborenen als K-Avitaminose sei nicht eingegangen. K-Vitaminmangel stellt sich beim Erwachsenen bei einem Verschlußikterus, bei Gallefisteln oder auch bei der Sprue ein, da die Fettresorptionsstörung die Resorption des fettlöslichen K-Vitamins verhindert, ferner auch bei Leberaffektionen, die die Gallenproduktion beeinträchtigen (Hepatitiden und Zirrhosen). Diese Krankheiten gehen mit einer Hypoprothrombinämie einher, die durch K-Vitaminzufuhr behoben werden kann.

Die Krankheiten der Harnorgane.

Die Erkrankungen der Harnorgane müssen in die der Nieren und der ableitenden Harnwege (des Nierenbeckens, der Ureteren, der Blase und der Urethra) unterschieden werden. Die Erkrankungen der Nieren müssen wieder in die (wenigstens meist) „beiderseitigen hämatogenen Nierenerkrankungen", die kurz, wenn auch nicht ganz richtig, als Nephritiden zusammengefaßt werden, und in die (oft, aber nicht immer) einseitigen, die Niere an umschriebener Stelle schädigenden Erkrankungen (Tumoren, Zysten usw.) unterteilt werden. Bei dieser zweiten Gruppe ist die Einseitigkeit nicht obligat, wie etwa die Zystennieren beweisen, und die Beiderseitigkeit ist auch bei den Nephritiden nicht generell, denn die Herdnephritis kann einseitig sein. Die Betonung der Einseitigkeit bzw. Doppelseitigkeit ist aber, wie wir sehen werden, didaktisch und auch vom klinisch-praktischen Standpunkt aus wertvoll.

I. Einleitende Bemerkungen zur Physiologie der Nierensekretion.

In den letzten zwei Jahrzehnten haben sich unsere Kenntnisse über die Physiologie der Nieren, speziell der Harnbereitung, außerordentlich erweitert. Es waren vor allem tierexperimentelle, zum geringsten Teil klinische Untersuchungen am Menschen, welche sie so sehr vertieft haben. Daß uns diese Erkenntnisse der Physiologie dem Verständnis der Pathologie kaum nähergebracht haben, soll abschließend noch ausgeführt werden. Freilich hat in diesen 20 Jahren die Klinik der Nephritiden durch unseren Altmeister VOLHARD auch eine außerordentliche Bereicherung und endlich eine klinisch brauchbare Grundlage gefunden, die aber auf anderen Prinzipien und Untersuchungsmethoden fußt, als es diejenigen sind, welche für das Studium und die Erforschung der Physiologie in der letzten Zeit maßgebend waren.

Vom physiologischen Standpunkte aus wird heute streng zwischen glomerulärer und tubulärer Nierenfunktion unterschieden. Die erste ist in ihren Einzelheiten weitgehend, wenn auch noch keineswegs erschöpfend, klargestellt worden, die scheinbar viel kompliziertere zweite ist in den Details noch wenig durchschaut. Doch auch hier kann von prinzipiellen, sicheren Erkenntnissen gesprochen werden. Es wäre gerade die Kenntnis der Details der Tubulusfunktion von größter Bedeutung, da die Tubuli die große Regulationsarbeit leisten, welche die Leistungen der Niere an die jeweiligen Bedürfnisse in der Regel so ausgezeichnet anpaßt. Wir werden nachstehend kurz die heute fast allgemein angenommene These der Glomerulusfiltration eines plasmaisotonen, eiweißfreien

Primärharnes und einer wenigstens vorwiegenden Wasserrückresorption im Tubulusapparat darlegen, die die Diurese bestimmen, wir müssen aber vorweg betonen, daß die Harnsekretion nicht nur von den Nieren, sondern auch von extrarenalen Faktoren, wie vom Blutdruck, von nervösen und hormonalen Einflüssen abhängig ist und daß die Schilddrüse und das Hypophysen-Zwischenhirnsystem die Diurese ganz wesentlich beeinflussen.

Geschichtlich stellt sich das Problem der Harnbereitung kurz folgendermaßen dar: 1842 erkannte BOWMAN den Zusammenhang der MALPIGHISchen Körperchen mit dem tubulären Gangsystem der Niere. Er nahm an, daß im Glomerulus Harnflüssigkeit sezerniert würde. Die nächste Epoche ist durch den Meinungsstreit zwischen den Anhängern der LUDWIGSchen und der HEIDENHAINSchen Theorie gekennzeichnet: LUDWIG sah in der Harnsekretion einen rein physikalischen Vorgang, er nahm eine Glomerulusfiltration an, eine Theorie, nach welcher das Glomerulusfiltrat die gleiche Zusammensetzung haben sollte wie das Serum; in den Harnkanälchen sollte — wieder auf physikalischem Wege, und zwar durch osmotische Druckunterschiede gegenüber dem Blut in der Umgebung der Kanälchen — Wasser rückresorbiert werden. Die LUDWIGSche Theorie trat gegenüber der HEIDENHAINSchen Sekretionstheorie immer mehr in den Hintergrund, da diese ja schon einfach deshalb ihre Anhänger haben mußte, weil die Niere ihrem Bau, ihrer Histologie nach offenbar ebenso sekretorisch arbeiten müßte wie andere Drüsen. So unhaltbar die LUDWIGSche Theorie der Harnbereitung auf rein physikalischer Grundlage war, die große vorschauende Konzeption LUDWIGS — aus dem Jahre 1856 (!) — war richtig, daß nämlich die Glomeruli einen primären Harn produzieren und daß in den Tubulis eine Rückresorption erfolgt. Das Verdienst, die Filtrations-Rückresorptionstheorie der Nierenfunktion mit ausgezeichnetem Beweismaterial unterbaut und sie zur herrschenden gemacht zu haben, fällt dem englischen Forscher CUSHNY zu, der seine grundlegenden Argumente 1926 veröffentlichte. Seither haben sich zahlreiche Arbeiten mit der neuen Theorie beschäftigt und weiteres Tatsachenmaterial zu ihren Gunsten beigebracht.

Wir können hier auf Details nicht eingehen und möchten das Wesen der Filtrations-Rückresorptionstheorie folgendermaßen charakterisieren: Im Glomerulus wird durch einen Ultrafiltrationsprozeß ein eiweißfreier Urharn gebildet, der die ultrafiltrierbaren Konstituenten des Plasmas in derselben Konzentration enthält, wie sie sich im Plasma finden. Die Menge des Glomerulusfiltrates ist in erster Linie vom Filtrationsdruck abhängig, der dem Blutdruck vermindert um den Kapseldruck und den kolloidosmotischen Druck des Plasmas entspricht. Die Filtrationsleistung wird außerdem durch das Druckgefälle im Glomerulus beeinflußt, welche vom Verhältnis der Weite des vas afferens und efferens bestimmt wird. Ferner ist die Menge des Glomerulusfiltrates abhängig von der Blutmenge, die durch den Glomerulus strömt sowie von einer Membrankonstanten, die durch die Porengröße und die elektrische Ladung der Membran (ihre Permeabilität) charakterisiert ist. Durch die vis a tergo wird das Glomerulusfiltrat durch die Tubuli in das Nierenbecken befördert. Während dieses Weges wird ein Großteil des Wassers — etwa 97 bis 99,5% —, sowie ein verschieden großer Anteil der gelösten Stoffe rückresorbiert. Es handelt sich hierbei neben passiven Diffusionsvorgängen um aktive vitale Leistungen der Tubulusepithelien. Das Blut gelangt aus dem Glomerulus durch das vas efferens in die die Tubuli umgebenden Kapillaren. Auf diesem Weg hat es einen Großteil seines arteriellen Druckes verloren und durch die Eindickung im Glomerulus eine wesentliche Erhöhung seines kolloidosmotischen Druckes erfahren, so daß es zur Aufnahme der rückresorbierten Stoffe und des Wassers besonders befähigt ist. Gleichzeitig kann eine Sekretion einzelner Stoffe in die Tubuli erfolgen. Die Menge des Glomerulusharnes, die man heute einigermaßen erschließen kann, ist eine so erhebliche, daß die zur Ermöglichung der Konzentrationsvorgänge durch Rückresorption in den Kanälchen notwendigen ursprünglichen Harnmengen aus den Glomeruli durchaus zur Verfügung stehen. Die Richtigkeit der Annahme der Filtrations-Rückresorptionstheorie wird durch zwei Beobachtungen weitgehend gestützt: 1. hat RICHARDS durch Punktion des Glomerulus beim Frosch zeigen können, daß der Urharn tatsächlich ein eiweißfreies Ultrafiltrat des Plasmas darstellt, das die einzelnen filtrierten Stoffe in derselben Konzentration enthält wie das Plasma; 2. hat uns die Clearance-Methode von REHBERG die Möglichkeit in die Hand gegeben, die Menge des Glomerulusfiltrates beim Menschen zu bestimmen. REHBERG ging von den Untersuchungen MAYRS über die Konzentrierung verschiedener Stoffe in den Nieren aus, wobei es auffiel, daß Sulfat und Kreatinin im gleichen Maße und am stärksten konzentriert werden. Dieses gleichsinnige Verhalten zweier so verschiedener Substanzen ist jedoch nur möglich, wenn beide im Glomerulus filtriert und im Tubulus weder sezerniert noch rückresorbiert werden, sondern ihre Konzentrierung lediglich durch Veränderung eines dritten Faktors, nämlich durch Rückresorption von Wasser, erfolgt. Kennt man nun die Konzentration einer derartigen Substanz im Plasma und im Harn sowie die ausgeschiedene Harnmenge, so kann man das Glomerulusfiltrat (REHBERG-Zahl, Clearance) leicht errechnen. Unter Clearance im allgemeinen versteht man nach VAN SLYKE jenes Blut- oder Plasmavolumen, welches von der in der Zeiteinheit ausgeschiedenen Substanz befreit wurde, bzw. jene minimale Blutmenge, die die in der Zeiteinheit ausgeschiedene Menge einer beliebigen Substanz enthält. Für den hier geschilderten Sonderfall eines Stoffes, der im Tubulus weder sezerniert noch rückresorbiert wird, entspricht die Clearance dem Glomerulusfiltrat. Ist die Clearance einer beliebigen Substanz größer als die einer derartigen Substanz, so wird diese im Tubulus sezerniert (z. B. Diodrast, Perabrodil, Paraaminohippursäure), ist sie kleiner, so erfolgt Rückresorption (z. B. Urea). Während REHBERG von außen zugeführtes Kreatinin verwenden mußte, konnten POPPER und MANDEL durch Verfeinerung der Bestimmungsmethode mit dem körpereigenen Kreatinin das Auslangen finden und sie entwickelten so eine sehr einfache, klinisch leicht anwendbare Methode zur Bestimmung des Glomerulusfiltrates. Die Beobachtung, daß die exogene Kreatininclearance größer ist als die endogene und daß aglomeruläre Fische imstande sind, Kreatinin auszuscheiden, ließen Zweifel an der Zuverlässigkeit dieser Methode aufkommen, da die Möglichkeit einer Sekretion und Rückresorption von Kreatinin in den Tubulis beim Menschen ins Auge gefaßt werden mußte. Amerikanische Autoren (SMITH, RICHARDS, JOLLIFFE, SHANNON) haben daher im Stoffwechsel nicht abgebaute körperfremde Zucker, wie Xylose, Sucrose, Inulin, untersucht, von denen besonders der letzte die gestellten Anforderungen voll erfüllte und daher als Standardsubstanz zur Berechnung des Glomerulusfiltrates weite Verbreitung gefunden hat; Inulin ist durch eiweißundurchlässige Membranen leicht filtrierbar, wird von aglomerulären Fischen nicht ausgeschieden; außerdem ist die im Harn ausgeschiedene Menge innerhalb weiter Grenzen direkt proportional der Plasmakonzentration, wodurch gezeigt wird, daß es im Glomerulus nur filtriert, im Tubulus weder sezerniert noch rückresorbiert werden kann. Die Methodik der Bestimmung der Clearance mit Inulin ist jedoch wesentlich schwieriger als die unter Verwendung von Kreatinin, so daß ihre klinische Bedeutung nur beschränkt ist. Die Berechnung des Glomerulusfiltrates selbst ist einfach und erfolgt nach der Formel $Cl_x = \dfrac{U_x}{P_x} \cdot V$, worin Cl_x die Clearance der Substanz x in ccm/min (bei Verwendung von Inulin oder Kreatinin das

Glomerulusfiltrat), U_x die Konzentration der Substanz x im Harn in mg-%, P_x ihre Konzentration im Plasma in mg-% und V die Harnmenge in ccm/min bedeutet. Das nach dieser Methode bestimmte Glomerulusfiltrat beträgt beim Mann 131 ccm/min, bei der Frau 117 ccm/min, bezogen auf die Normalkörperoberfläche von 1,73 qm (SMITH). Von diesem werden 97 bis 99% in den Tubuli rückresorbiert. Mit diesen Werten stimmen die von POPPER und MANDEL mit der Kreatininclearance erhaltenen von 80 bis 180 ccm/min (Mittel 130) gut überein. Diese große Filtrationsleistung ist gut vorstellbar, wenn man bedenkt, daß die filtrierende Oberfläche etwa 1,5 qm und die vorbeiströmende Blutmenge 500 bis 1500 l täglich beträgt. Die durchströmende Plasmamenge ist jetzt auch einer direkten Messung zugänglich unter Verwendung von Substanzen, die bei einer bestimmten Plasmakonzentration bei einer einmaligen Passage durch die Niere durch Filtration im Glomerulus und Exkretion im Tubulus quantitativ ausgeschieden werden. Hierfür finden Diodrast und ganz besonders die Paraaminohippursäure (PAH) Anwendung. Die unter diesen Bedingungen nach der üblichen

Formel $\dfrac{U_{PAH} \cdot V}{P_{PAH}}$ berechnete Clearance ergibt die mindeste Plasmamenge, die

durch die Niere geströmt sein muß, damit die ausgeschiedene Substanzmenge herangebracht werden konnte. Sie beträgt beim Mann 700 ccm pro Minute (697 $\pm$ 135,9) und bei der Frau 600 ccm/min. (594 $\pm$ 102,4). Die tatsächliche Plasmadurchströmung dürfte allerdings um etwa 5 bis 10% höher liegen, da Analysen des Nierenvenenblutes ergaben, daß auch unter optimalen Bedingungen nur etwa 90 bis 95% der Paraaminohippursäure in der Niere ausgeschieden werden. Diese Zahl wird als die sogenannte Extraktion der Paraaminohippursäure bezeichnet. Eine abnorme Verminderung der Extraktion findet sich bei Erkrankungen der Tubuli. Wenn gleichzeitig der Hämatokrit bestimmt wird, kann man aus der bestimmten Plasmamenge auf die Gesamtblutmenge zurückschließen, die mit etwa 1300 ccm pro Minute angegeben wird. Ist aus einer gleichzeitig durchgeführten Inulin- oder Kreatininclearance das Glomerulusfiltrat bekannt, so kann der prozentuale Anteil der Glomerulusfiltration, die

sogenannte Filtrationsfraktion (F. F.), aus der Formel $\dfrac{Cl_{In} \cdot 100}{Cl_{PAH}}$ errechnet

werden. Sie beträgt unter normalen Verhältnissen 20%. Steigerung des Filtrationsdruckes im Glomerulus z. B. durch Kontraktion des vas efferens erhöht die Filtrationsfraktion. Unter pathologischen Umständen kann sie bis auf maximal 40 bis 50% ansteigen und so eine teilweise Kompensation einer gestörten tubulären Ausscheidung ermöglichen.

Wird die Konzentration einer im Tubulus sezernierten Substanz so weit gesteigert, daß bei einer einmaligen Passage durch die Niere völlige Ausscheidung nicht mehr gewährleistet ist, dann sinkt die Clearance ab und erreicht bei extrem hohen Plasmakonzentrationen den Wert des Glomerulusfiltrates. Man bezeichnet dieses Absinken bei Steigerung der Plasmakonzentration als „selfdepression" der Clearance, ein Verhalten, das für tubulär sezernierte Substanzen charakteristisch ist. Während dieser allmählichen Steigerung der Plasmakonzentration nimmt die Gesamtausscheidung der Substanz im Harn zunächst zu, um bei einer Plasmakonzentration, die bei den für diese Untersuchungen meist verwendeten Substanzen, nämlich bei Diodrast 30 bis 50 mg-% und bei Paraaminohippursäure 60 bis 100 mg-% beträgt, nicht mehr weiter anzusteigen. Es ist nun die maximale tubuläre Ausscheidungsfähigkeit (T_m) für die betreffende Substanz erreicht, die ein Maß für die gesamte funktionierende Tubularmasse darstellt und deren Bestimmung wichtige Aufschlüsse über die Funktion der Tubuli ergibt. Das T_m wird aus der Differenz der gesamten ausgeschiedenen und der filtrierten Menge bei einer gegebenen Plasmakonzentration nach der Formel $T_{m_{PAH}} = U_{PAH} \cdot V - 0{,}83 \cdot P_{PAH} \cdot Cl_{In}$ errechnet. Hierbei bedeutet

U_{PAH} die Konzentration der Paraaminohippursäure im Harn,
V die Harnmenge in ccm/min.
P_{PAH} die Konzentration der PAH im Plasma in mg-%,
Cl_{In} das mit Inulin bestimmte Glomerulusfiltrat in ccm/min,
$0{,}83$ einen für Paraaminohippursäure gültigen Faktor.
Dieser beträgt für Diodrast 0,72.

Das T_m beträgt für Diodrast bei Männern 50,6 $\pm$ 6,5 mg, für Frauen 44,2 $\pm$ 4,83 mg, für Paraaminohippursäure 65,6 $\pm$ 8,7 mg. Diese maximale Ausscheidung kann auch für alle anderen, im Tubulus sezernierten Substanzen bestimmt werden. Beeinflußt sich das T_m zweier Substanzen bei gleichzeitiger Applikation, so kann auf gleichen Ausscheidungsort im Tubulussystem geschlossen werden. In ähnlicher Weise kann die maximale Fähigkeit der Tubuli, Glukose rückzuresorbieren, die T_{m_G}, unter Anwendung steigender Glukosekonzentrationen bestimmt und nach der Formel $T_{m_G} = P_G \cdot Cl_{In} - U_G \cdot V$ als Differenz zwischen filtrierter und ausgeschiedener Glukosemenge errechnet werden. Bei schrittweiser Aufssätigung ist es auch möglich, die Nierenschwelle für Glukose zu ermitteln, deren Feststellung besonders zur exakten Differenzierung zwischen renalem und echtem Diabetes von Bedeutung ist.

Die Rückresorption von Wasser und gelösten Stoffen verläuft infolge der aktiven Leistung der Tubulusepithelien verschieden und mit einer großen Variationsbreite, so daß dadurch die den jeweiligen Erfordernissen entsprechende Endkonzentration des Harnes erreicht wird, während die Filtrationsleistung eine gewisse Starre aufweist. Über den der Rückresorption entgangenen prozentualen Anteil einer Substanz gibt ihr Exkretionsindex, der nach der Formel $\dfrac{Cl_x \cdot 100}{Cl_{In}}$ berechnet wird, Aufschluß. Trotz all dieser Methoden wissen wir über Modus und Ort der Rückresorption der einzelnen Substanzen nur sehr wenig. RICHARDS konnte zeigen, daß die Dextrose vorwiegend in den proximalen, Chlor und Wasser in den distalen Anteilen der Tubuli rückresorbiert wird. Schädigung der Tubuli durch Kälte, Zyanvergiftung und verschiedene krankhafte Zustände führt zu einer Verminderung der selektiven Tätigkeit der Niere. Durch Hypophysenhinterlappenhormon wird die Wasserresorption stark erhöht, durch Desoxycorticosteron die tubuläre Rückresorption von Natrium und Chlor erhöht, die des Kalium vermindert. Die Harnstoffausscheidung wird sehr frühzeitig durch pathologische Veränderungen der Niere beeinflußt. Sie ist weitgehend von der Wasserausscheidung abhängig und wird bei Tubulusschädigung schon frühzeitig stark herabgesetzt. Deshalb hat die Berechnung der Harnstoffclearance, die von MÖLLER, McINTOSH und van SLYKE eingeführt wurde, weite klinische Verbreitung erfahren. Bei Harnmengen von mehr als 2 ccm/min wird die Maximalclearance nach der Formel $Cl_{max} = \dfrac{U_U \cdot V}{P_U}$ berechnet, bei Harnmengen unter 2 ccm/min die Standardclearance $Cl_{St} = \dfrac{U_U \cdot \sqrt{V}}{P_U}$. Die Cl_{max} beträgt bei normalen Personen durchschnittlich 75 ccm/min, die Cl_{St} 54 ccm/min.

So wertvoll diese neuen Methoden für das Verständnis der Nierenphysiologie und Pathophysiologie sind, so haben sie doch erst in der letzten Zeit auch für die Klinik anwendbare Ergebnisse gebracht. Bei der akuten Nephritis (Abb. 5) findet man in den ersten Tagen eine mäßig starke Verminderung des Glomerulusfiltrates, der Nierendurchblutung, der Extraktion für Paraaminohippursäure sowie eine starke Verminderung der Filtrationsfraktion. In den folgenden Tagen, etwa Mitte der zweiten Woche sinkt das Glomerulusfiltrat stark ab, während sich die Nierendurchblutung normalisiert. Bei Abheilung steigt die Nierendurchblutung auf übernormale Werte an, während sich das Glomerulusfiltrat normalisiert. Bei der chronischen Nephritis ist das Glomerulusfiltrat am stärksten, die Durchblutung und die Filtrationsfraktion deutlich vermindert. Die Extraktion für PAH ist ebenfalls herabgesetzt und das T_m vermindert. Diese Werte lassen auch prognostische Schlüsse zu. Die Verfolgung des Exkretionsindex bei chronischen Nierenerkrankungen zeigt, daß die Ausscheidung des Harnstoffes deutlich vermindert ist, während die Ausscheidung der Jonen Natrium, Chlor, Kalium und Phosphat zumindest zur Zeit der Zwangspolyurie vermehrt ist. Vielleicht gibt dies mit eine Erklärungsmöglichkeit für das Auftreten der Azotämie einerseits und der Hypochlorämie anderseits im Verlaufe der chronischen Nierenschädigungen.

Bei der essentiellen Hypertonie sind im Stadium des labilen Hochdruckes keine sicheren Veränderungen nachweisbar. Sobald jedoch der Hochdruck fixiert ist, findet sich eine stärkere Verminderung der Nierendurchblutung als des Glomerulusfiltrates mit einer Steigerung der Filtrationsfraktion über die Norm. Die Extraktion und das Tm_{PAH} sind geringgradig vermindert. Das charakteristische Verhältnis von Durchblutung, Glomerulusfiltrat und Filtrationsfraktion bleibt auch bestehen, wenn in vorgeschrittenen Stadien alle

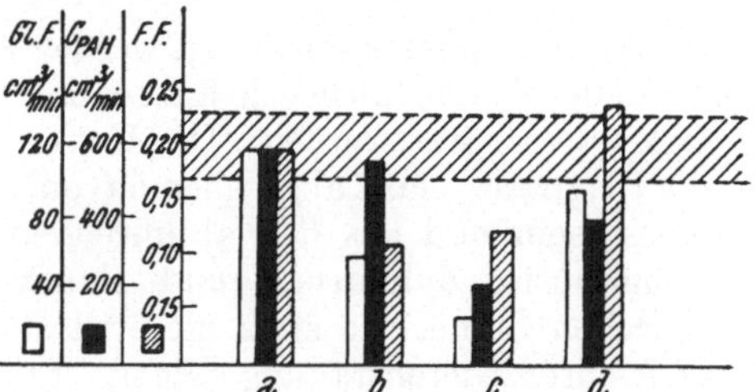

Abb. 5. Nierenclearance bei verschiedenen Erkrankungen. *a* Normalfälle, *b* akute Nephritis, *c* chronische Nephritis, *d* essentielle Hypertonie. Gl. F. = Glomerulusfiltrat, leere Säulen; C_{PAH} = Clearance der Paraaminohippursäure = Plasmadurchströmung der Niere pro Zeiteinheit, ausgefüllte Säulen. F. F. = Filtrationsfraktion, schraffierte Säulen. Das schraffierte Areale zwischen den beiden strichlierten Linien bedeutet die Variationsbreite der Norm (aus F. REUBI: Le flux sanguin rénal, Helvetica Med. Acta, 17, Suppl. XXVI).

Werte sehr niedrig geworden sind und findet sich auch bei der vaskulären Schrumpfniere. Es ermöglicht die Differentialdiagnose zwischen entzündlichen und vaskulären Veränderungen. So spricht zwar eine erhöhte Filtrationsfraktion nicht gegen eine Nephritis, hingegen läßt eine verminderte Filtrationsfraktion eine vaskuläre Schrumpfniere unwahrscheinlich erscheinen. Nur jene Formen der malignen Nephrosklerose FAHRS, die mit ausgedehnten Nekrosen der Glomeruli einhergehen, sind in ihrem Verhalten nicht von chronischen Nephritiden zu trennen.

Bei der Nephrose ist das Glomerulusfiltrat normal oder erhöht, die Rückresorption erhöht. Beim Diabetes kann das Glomerulusfiltrat wegen der bestehenden Permeabilitätsstörung ebenfalls erhöht sein. Ein normales Glomerulusfiltrat bei verminderter Durchblutung bei Diabetes spricht trotz Blutdrucksteigerung gegen das Bestehen einer Glomerulosklerose.

Bei kardialer Stauung ist die Durchblutung stärker herabgesetzt als das Glomerulusfiltrat und die Filtrationsfraktion deutlich erhöht. Auch hier läßt die Bestimmung des Glomerulusfiltrates gewisse prognostische Rückschlüsse zu. Ist dieses auf 10 ccm/min oder darunter gesunken, so ist eine Erholung recht unwahrscheinlich. Dekompensiert ein Patient mit chronischer Nephritis cardial, so kommt es meist zu einer Zunahme der Filtrationsfraktion, so daß sich Verhältnisse ausbilden, die den Fall nicht von dem Verhalten einer vaskulären Schrumpfniere unterscheiden lassen.

Bei chronischen Anämien findet sich eine Verminderung der Nierendurchblutung, des Glomerulusfiltrates und der Filtrationsfraktion, eine Herabsetzung des T_{mD}, aber ein normales T_{mG}.

Trotz dieser vorläufigen Ergebnisse hat die Kompliziertheit der Methodik und die große Belastung, die diese Untersuchungen für den Patienten bedeuten, wie die Unsicherheit in der Deutung der Resultate einstweilen eine breite Anwendung in der Praxis verhindert.

II. Allgemeine Symptomatik der Erkrankungen der Nieren.

1. Albuminurie, Zylindrurie und Hämaturie.

Im allgemeinen kann gesagt werden, daß Albuminurie, Zylindrurie und Hämaturie in der Praxis hinsichtlich ihrer diagnostischen und prognostischen Bedeutung stark überschätzt werden. Die Untersuchung des Harnes allein erlaubt niemals eine Diagnose. Ganz abgesehen davon, daß Eiweiß und Blut im Harn extrarenaler Genese sein und aus den abführenden Harnwegen stammen können, beweisen Albuminurie, Zylindrurie und Hämaturie keine Erkrankung der Nieren im klinischen Sinne, wie etwa die orthostatische Albuminurie oder eine Erythrurie bei leichter Nierenstauung zeigen. Freilich können der Befund von Eiweiß im Harn oder der Nachweis eines pathologischen Sediments alleinige objektiv faßbare Zeichen der Nierenkrankheit sein wie etwa Albuminurie, Zylindrurie oder Mikrohämaturie einer Herdnephritis bei einer Angina tonsillaris, wobei die Diagnose der Nierenerkrankung sich nur aus dem Gesamtbilde ergibt bzw. erschließen läßt. Es können schließlich bei Nierenerkrankungen, die in der Regel mit den aufgezählten Symptomen einhergehen, abnorme Befunde im Harn völlig fehlen, wie etwa bei einer chronischen Nephritis oder einer Nephrosklerose. Albuminurie, Zylindrurie und Mikrohämaturie können auch als harmlose Folge einer ausgeheilten Nierenkrankheit persistieren (Restalbuminurie).

Die Albuminurie. Minimale Mengen Eiweiß sind auch im normalen Harn enthalten, sie sind mit den üblichen qualitativen Methoden nicht nachweisbar (physiologische Eiweißausscheidung durch das Nierenepithel). Bei Erkrankungen der Niere kommt es zur Ausscheidung von Serumalbumin und Serumglobulin. Man darf wenigstens annehmen, daß das Harneiweiß bei den beiderseitigen hämatogenen Nierenerkrankungen, z. B. den Nephritiden, fast ausschließlich aus dem Serum stammt und daß das Eiweiß aus Nierenepithel demgegenüber völlig zurücksteht. Vorwiegend handelt es sich beim Eiweiß um Albumin, nur bei stärkeren Graden der Eiweißausscheidung auch um Globulin; Amyloidnieren machen diesbezüglich eine Ausnahme. Der Durchtritt großer Serumeiweißmengen aus dem Blut in den Harn kann zur Hypoproteinämie führen; da mehr Albumin ausgeschieden wird als Globulin, muß sich das Bluteiweißbild im Sinne eines relativen Überwiegens des Globulins verändern. Der Durchtritt der Serumeiweißkörper in den Harn erfolgt durch die Nierenepithelien. Über den Ort der Eiweißausscheidung in der Niere sind wir nicht genau unterrichtet, moderne Autoren nehmen an, daß das Eiweiß im Glomerulus mit dem Primärharn ausgeschieden und in den Tubulis zum Teil wieder rückresorbiert wird. Dies erklärt auch die gleichzeitige (scheinbar degenerative) tropfige Entmischung des Protoplasmas der Tubulusepithelien.

Die Ursachen einer Albuminurie können verschiedenster Art sein. VOLHARD und BECHER unterschieden eine aktive und passive Albuminurie. Bei ersterer liegt ein sekretorischer Vorgang der Ausscheidung entarteten Körpereiweißes oder eines körperfremden Eiweißes (dyskrasische Albuminurie), bei letzterer eine passive Transsudation von Serumeiweiß vor. Die beiden Arten können sich überschneiden. Der Albuminurie der Nephrosen scheint eine aktive Eiweißsekretion zugrunde zu liegen, abnorme Eiweißkörper werden durch die Tubulusepithelien sezerniert; zweifellos liegt Gleiches vor, wenn genossenes reines Hühnereiweiß, welches im Darm als solches resorbiert worden war, durch die Nieren ausgeschieden wird. Passiv transsudiertes Eiweiß wird bei den Albuminurien der Anämien mit anoxämischer Schädigung der Nieren oder bei Azidosen (z. B. eines Koma diabeticum) ausgeschieden. Auch bei Zirkulationsstörungen der Nieren kommt es zur passiven Transsudationsalbuminurie wie bei Nierenstauung, bei der akuten Glomerulonephritis mit ihrer Durchblutungsstörung der Niere oder auch bei der orthostatischen Albuminurie. Schließlich sind die Albuminurien bei bakteriell entzündlicher Schädigung der Nieren (Herdnephritis), bei toxischer Schädigung der Nieren, wie bei der febrilen Albuminurie und schließlich auch gewisse Albuminurien bei Reizung des Hypophysen-Zwischenhirnsystems zu den passiven Transsudations-Eiweißausscheidungen zu zählen.

Die *orthostatische (konstitutionelle, lordotische, juvenile, zyklische, intermittierende) Albuminurie* muß besonders besprochen werden. Sie tritt vornehmlich in der Pubertät, gelegentlich aber auch in der frühen Kindheit auf. Sie ist oft während der ganzen Wachstumsperiode zu verfolgen und hängt in erster Linie von der Körperhaltung ab. Es handelt sich um eine renal zirkulatorisch bedingte passive Transsudationsalbuminurie. In den klassischen Fällen ist der Harn im Liegen eiweißfrei, im Stehen tritt Eiweiß auf (bis zu $16^0/_{00}$); fast regelmäßig, und dies ist diagnostisch von Bedeutung, tritt der sogenannte „Essigsäurekörper" auf, ein Eiweißkörper, der schon in der Kälte bei Zusatz von Essigsäure zum Harn ausfällt. Mit der Albuminurie können auch Zylindrurie, selten auch Mikrohämaturie, beobachtet werden. Meist handelt es sich um vegetativ stigmatisierte (s. Bd. I, S. 299, Bd. III, S. 28) Astheniker, sie zeigen insbesondere vegetative kardiovaskuläre Zeichen. Als Erklärung dieser Albuminurie — es wurden die verschiedensten Hypothesen herangezogen — hat JEHLE überzeugend dargetan, daß das auslösende Moment die Einnahme einer Haltung mit Lendenlordose ist, die im Liegen naturgemäß zurücktritt und in aufrechter Haltung stärker wird (daher „orthostatische Albuminurie"). Sie kann im Liegen auch anhalten, ist dann aber im Stehen verstärkt. Sie kann periodisch auftreten (zyklische Albuminurie). Die orthostatische Albuminurie bleibt im Sitzen, beim Bergsteigen, bei Stehen und Stellen des Beines auf einen Sessel aus, da sich hier die Lordose der Lendenwirbelsäule korrigiert. Umgekehrt kann sie bei Verrichtungen, die zur Lordose Anlaß geben, wieder auftreten oder verstärkt in Erscheinung treten, wie bei Tragen eines Rucksackes, Schwimmen usw. Dem Einnehmen der Lordosehaltung folgt meist kurz darnach die Albuminurie; das zeitliche Intervall kann nur eine halbe Minute betragen, meist vergehen einige Minuten bis zu ihrem Auftreten. Nervöse, psychische Einflüsse, Aufregungen sollen die orthostatische Albuminurie deutlich im Sinne einer Verstärkung beeinflussen. Atropin kann ihr Auftreten verhindern.

Untersuchungen mit dem Ureterenkatheter haben gezeigt, daß das Eiweiß hauptsächlich oder auch nur von der linken Niere ausgeschieden wird. In dieser Tatsache kann eine Bestätigung der von JEHLE stammenden Theorie der Genese der orthostatischen Albuminurie durch Einengung der Nierenvenen, im besonderen der linken Nierenvene durch die Lordosehaltung erblickt werden. Die Nierenvenen münden in der Höhe des zweiten oder dritten Lendenwirbels in die Vena cava, die rechts von der Mittellinie liegt. Die linke Vena renalis wird **bei einer**

Lordosehaltung stärker gestreckt und eingeengt als die rechte, zumal sie überdies vor der Aorta liegt und durch die Lordose an dieser Stelle noch mehr vorgehebelt wird. Die Bezeichnung „lordotische Albuminurie" scheint das Wesen dieser Eiweißausscheidung am besten zu kennzeichnen.

Die orthostatische Albuminurie ist speziell bei asthenischen Jugendlichen sehr häufig. Bei Kenntnis dieser Tatsache und auch des klinischen Bildes werden Fehldiagnosen gegenüber chronischen Nephritiden nur selten unterlaufen. Die Diagnose stützt sich auf die Albuminurie bei einem asthenischen Jugendlichen, auf das Verschwinden der Ausscheidung im Liegen, ihr Auftreten oder ihre Verstärkung im Lordoseversuch (halbstündiges Knien mit am Rücken verschränkten Armen), auf den Nachweis des Essigsäurekörpers, meist auch einer stärkeren Oxalurie und auf ein Fehlen aller Nierenfunktionsstörungen. Es kann lediglich während der lordotischen Albuminurie eine flüchtige Oligurie beobachtet werden.

Die Zylindrurie. Hinsichtlich der Morphologie der Harnzylinder sei auf die Laboratoriumslehrbücher verwiesen. Wir unterscheiden bekanntlich hyaline und granulierte Zylinder, Wachszylinder, Zellzylinder (Erythrozyten-, Leukozyten- und Epithelzylinder) und schließlich Hämoglobinzylinder. Zylinder finden sich auch ohne Albuminurie. Die granulierten Zylinder entstehen zumeist durch Zusammensinterung von Zellen, speziell Epithelzellen. Sie finden sich daher vornehmlich bei degenerativen Erkrankungen der Tubulusepithelien (bei Nephrosen oder bei nephrotischem Einschlag einer Nephritis). Auch hyaline Zylinder können durch sekundäre Auflagerung von Körnchen, die aus degenerierten Zellen entstanden sind, granuliert werden. Wenn granulierte Zylinder auf diese Weise einen schwereren Epithelschaden des Tubulusapparates zu beweisen scheinen, darf man ihre Bedeutung aber nicht überschätzen. Auch bei harmlosen Albuminurien können sich granulierte Zylinder finden. Größere Bedeutung haben Zylinder, die doppelbrechende Substanzen in ihrem Inneren beherbergen, welche im Polarisationsmikroskop erkannt werden können. Erythrozytenzylinder sind für Nephritiden mehr minder charakteristisch. Hämoglobinzylindern begegnet man bei Hämoglobinurien, aber auch bei hämorrhagischen Nephritiden, bei welchen ausgelaugter Blutfarbstoff ausfällt. Wachszylinder charakterisieren bis zu einem gewissen Grade die chronische Nephritis, sie entstehen in weiten Kanälchen. Wachszylinder erkennt man an ihrer Größe und Dichte, aber auch an ihrer gelblichen Färbung. Große Zylinder aus größeren Kanälchen sind nicht immer Wachszylinder; ihre Diagnose bleibt daher nicht selten zweifelhaft, wodurch ihr klinischer Wert doch wieder relativ gering wird. Es wird die Bedeutung der Zylinder überhaupt überschätzt. Zumeist ist die Zylinderbildung Begleiterscheinung der Albuminurie, wenn beide auch nicht parallel gehen müssen, wie schon vermerkt wurde. Wenn das Harnsediment wenigstens der akuten Nephritis durch meist zahlreiche granulierte und auch hyaline Zylinder charakterisiert ist, so können diese gelegentlich auch gänzlich fehlen. Schließlich gibt es „Zylindroide", die sich auch beim Diabetes und Ikterus finden. Sie sind meist länger und scheinbar weniger scharf konturiert als echte Zylinder, sie lassen sich von diesen aber oft nicht scharf differenzieren. Die Zylinder entstehen offenbar zum Teil durch Gerinnung von Harneiweiß in den Kanälchen, es spielen aber sicher auch andere Momente eine Rolle; auch bei den Zellzylindern ist der Vorgang ein komplexer. Im alkalischen Harn bilden sich Zylinder schwer, sie können in diesem sogar auch wieder gelöst werden. Im sauren Harn fällt Eiweiß leichter aus, daher führt dieser leichter zur Zylinderbildung.

Die Hämaturie. Wir müssen zwischen einer makroskopischen und mikroskopischen Hämaturie unterscheiden. Makrohämaturien sind bei chronischen

Nephritiden selten, bei akuten kommen sie wohl vor. Es kommt hierbei nur ausnahmsweise zu einem deutlichen blutigroten Harn, dieser zeigt vielmehr meist eine charakteristische, dem Erfahrenen bekannte dunkelbräunliche Verfärbung. Abgang von Blutkoagulis findet sich bei den diffusen Nierenerkrankungen, speziell den Nephritiden, nie. Wohl kann der Harn dabei diffus rot-blutig, es kann das Harnsediment deutlich rot sein. Koagula charakterisieren aber lokale Blutungen aus einem größeren Gefäß, sei es aus der Niere (bei Tumor, Tuberkulose usw.), sei es aus den ableitenden Harnwegen. Zum Nachweis der Mikrohämaturien kann man auch die chemischen oder spektroskopischen Methoden heranziehen. Geringe Hämoglobinmengen werden aber spektroskopisch nicht erfaßt und die chemisch katalytischen Proben (Benzidinreaktion usw.) sind nicht spezifisch. Auch Leukozyten können eine positive Reaktion geben. Insbesondere bei vereinzelten, im Harnsediment sichtbaren Erythrozyten, bzw. Gebilden, die morphologisch rote Blutkörperchen zu sein scheinen, also bei einer geringfügigen Mikrohämaturie beachte man, daß runde homogene Gebilde auch entweder Hefen oder Protoplasmaabschnürungen von zerfallenden Zellen entsprechen können. Die Diagnose einer Mikrohämaturie kann große Bedeutung haben, wie dies z. B. schon bei der embolischen Herdnephritis der Endocarditis lenta besprochen wurde (s. Bd. I, S. 133). Die Diagnose der Herdnephritis stützt sich vor allem auf diese Mikrohämaturie, man sei aber mit dem Laboratoriumsbefund von ,,vereinzelten, ausgelaugten oder nicht ausgelaugten Erythrozyten im Sediment" vorsichtig und überschätze auch eine sichere Hämaturie nicht, weil z. B. eine geringste Nierenstauung sie auslösen kann, ohne daß die Nieren im engeren Sinne des Wortes krank sind. Mikrohämaturie findet sich auch bei leichten Erkrankungen der ableitenden Harnwege, etwa bei einer leichtesten Zystitis; auch nach körperlichen Anstrengungen, nach Kälteeinwirkungen kann sich eine harmlose Erythrurie dieser Art einstellen. Es gibt entsprechend der oben erwähnten Restalbuminurie nach einer abgeheilten Nephritis auch eine Resterythrurie als Dauererscheinung. Im einzelnen kann hier auf die Hämaturie bei den verschiedenen Erkrankungen der Harnorgane (Niereninfarkt, Nierenvenenthrombose, Nierentumor, Zysten, Blasenpolyp usw.) nicht eingegangen werden, es sei auf den speziellen Teil verwiesen. Bei der sogenannten *idiopathischen Massenblutung*, bei der aus heiterem Himmel eine schwerste Nierenblutung einer Seite erfolgt, die wegen ihrer Persistenz und Schwere nicht selten zur Nephrektomie führt, wird an Niere und Nierenbecken makroskopisch oft kein pathologischer Befund erhoben, erst histologisch kann man gelegentlich ein kleinstes Angiom im Becken als Blutungsherd erkennen. Hinsichtlich der Blutungen aus den Nieren bei hämorrhagischen Diathesen s. die entsprechenden Kapitel in Band II.

Die Hämoglobinurie. Bei ihr kommt es zum Auftreten gelösten Blutfarbstoffes im Harn. Die Natur des Farbstoffes (Methämoglobin, Sulfhämoglobin usw.) kann spektroskopisch identifiziert werden. Sie tritt auf als hämoglobinurischer Nachschub einer akuten Nephritis, bei Bluttransfusionszwischenfällen, nach Einwirkung exogener hämolytischer Gifte (Arsenwasserstoff, Schwefelwasserstoff, chlorsaures Kali, gallensaure Salze, Saponine, Pilzgifte, Schlangengifte usw.), nach Verbrennungen, bei Schwarzwasserfieber (s. S. 555), bei der Haffkrankheit (s. S. 302), bei hämolytischen Anämien (LEDERER-Anämie, s. Bd. II, S. 451), bei den paroxysmalen Hämoglobinurien, wie der Kältehämoglobinurie (s. Bd. II, S. 468), der nächtlichen Hämoglobinurie (s. Bd. II, S. 470), der Marschhämoglobinurie (s. ebenda), der paralytischen Myoglobinurie (s. ebenda) und der traumatischen Myoglobinurie (CRUSH-Syndrom nach Verschüttungen, s. S. 249). Sie ist die Folge einer schweren intravasalen Hämolyse, nur der hämoglobinurische

Nachschub der akuten Nephritis und die Marschhämoglobinurie sollen insofern eine Ausnahme machen, als hier die Zerstörung der Erythrozyten in den Nieren erfolgen soll. Der Urin ist in diesen Fällen braunrot, enthält Erythrozytentrümmer, Hämoglobinzylinder und vor allem freies Hämoglobin.

2. Niereninsuffizienz und die klinischen Methoden ihres Nachweises
[mit Ausschluß der echten (stillen) und der eklamptischen (Pseudo-) Urämie].

Unter Niereninsuffizienz versteht man eine Verminderung der Leistung oder auch nur der Leistungsfähigkeit der Nieren. Die Niere hat die Aufgabe, gewisse sogenannte harnfähige Substanzen zu eliminieren, sie kommt dieser Aufgabe mit einem bestimmten optimalen Sekretionsmodus nach. Es können eine Sekretionsstörung und eine gewisse Niereninsuffizienz bereits vorliegen, wenn dieser optimale Sekretionsmodus nicht mehr eingehalten werden kann, die Nieren aber ihrer Gesamtaufgabe der Ausscheidung der harnfähigen Substanzen doch mit diesem nicht mehr optimalen Sekretionsmodus nachkommen und die Nierenfunktionsstörung klinische Folgen daher nicht hat. Nur ein genaueres Studium des Sekretionsmodus wird diese Art der leichten Niereninsuffizienz (insbesondere im VOLHARDschen Wasserversuch, s. unten) aufzeigen. Die harnfähigen Substanzen werden also in diesem Falle im Blut und in den Geweben nicht retiniert, urämische Symptome fehlen. Niereninsuffizienz ist also kein absoluter Begriff, diese Bezeichnung kann verschiedenes bedeuten: Der Nachweis, daß die Niere einen hochkonzentrierten Harn nicht mehr produzieren kann, bedeutet ebenso Niereninsuffizienz, wie das vermehrte Auftreten harnfähiger Substanzen im Blut trotz geringster Belastung oder wie eine nicht beeinflußbare Urämie. Im ersteren Falle wird die Niereninsuffizienz durch den Nachweis einer gestörten Nierensekretion, im zweiten Falle vor allem durch den Nachweis eines Anstieges der harnfähigen Substanzen im Blute, durch den Nachweis der Stoffwechselstörung, erkannt.

Was die *veränderte krankhafte Harnsekretion* anlangt, so spielt bei den Nierenerkrankungen die Oligurie und Anurie (wie bei der Sublimatniere, selten bei der akuten Glomerulonephritis oder der Schrumpfniere) eine untergeordnete Rolle. Das Wesentliche vielmehr ist zumeist, daß „die für die normale Niere charakteristische, weitgehende Anpassungsfähigkeit an die Bedürfnisse immer mehr verschwindet" (VOLHARD). Die normale Niere ändert hierbei ihren Sekretionsmechanismus derart, daß die Blutzusammensetzung trotz wechselnder Belastung mit Substanzen, die die Blutchemie verändern müßten, und mit Wasser konstant bleibt. Als beste diesbezügliche Funktionsprüfung hat sich der VOLHARDsche Wasserversuch erwiesen. So primitiv scheinbar die Form ist, in welcher die Wasserbelastung oder die Wasserentziehung, das Dursten, in diesem Versuch in den Gesamtstoffwechsel einzugreifen scheinen, so ausgezeichneten Einblick gibt er für die Beurteilung der Leistung der Nieren; er hat sich daher auch als beste Untersuchungsmethode ganz allgemein eingebürgert.

Im *Verdünnungs- (oder Diluierungs-) Versuch* erhält der Kranke frühmorgens nüchtern 1500 (oder 1000) ccm Wasser bzw. sehr dünnen Tee, worauf die Harnmengen in Halbstunden-, Stunden- oder auch Zweistundenportionen aufgefangen werden, um auf Menge und spezifisches Gewicht untersucht zu werden (Dauerkatheter während des Versuches ist in der Regel überflüssig). Vor Beginn des Versuches hat der Kranke seine Blase zu entleeren. Unter normalen Verhältnissen zeigen die ausgeschiedenen Einzelportionen, wie nachstehend ausgeführt wird, charakteristische Mengen- und Konzentrationsverhältnisse, und zwar in typischer zeitlicher Folge.

Man kann den *Konzentrations- (Durst-) Versuch* an den Verdünnungsversuch unmittelbar anschließen; der Kranke erhält mittags, nachdem sich das Wasserausscheidungsvermögen der Nieren in den Vormittagsstunden bereits gezeigt hat, eine Trockenkost (s. unten), und es werden die Nachmittags-Harneinzelportionen bei Flüssigkeitskarenz weiter bis zum Abend untersucht. Fällt die Konzentration nicht normal aus, so dehnt man den Versuch über die Nacht oder sogar auch über den folgenden Vormittag weiter aus oder man beginnt in den nächsten Tagen morgens einen Trockendiättag und verfolgt die Harnverhältnisse durch zwölf Stunden.

Der normale Ablauf eines an einem Tage kombinierten Verdünnungs- und Konzentrationsversuches gestaltet sich etwa folgendermaßen, wobei Voraussetzung ist, daß weder Ödeme noch Ödembereitschaft vorliegen:

7 Uhr Trinken von 1000 ccm Flüssigkeit.

	Harnmenge	spez. Gewicht
8^h	140	1008
9^h	500	1002
10^h	270	1003
11^h	90	1010

erste Vierstundenmenge **1000 ccm**

	Harnmenge	spez. Gewicht
13^h	40	1020
15^h	45	1026
17^h	85	1025
19^h	30	**1031**

Zwölfstunden-Gesamtmenge 1200 ccm

Typisch für den normalen Ausfall sind hierbei: 1. größte Einzelportion in der zweiten Stunde, 2. Ausscheidung der aufgenommenen Flüssigkeitsmenge in den ersten Vierstundenportionen, 3. Abfall des spezifischen Gewichtes in den ersten Portionen, zumal der zweiten Stundenportion, auf 1001 bis 1003, 4. Anstieg des spezifischen Gewichtes im nachmittägigen Durstversuch unter Einhalten annähernd gleichbleibender kleiner Harnmengen auf ungefähr 1030. Auch unter normalen Verhältnissen kann die Gesamttagesharnmenge die Menge der aufgenommenen Flüssigkeit übersteigen. Diese „überschießende Wasserausscheidung" kann aber auch Ausdruck einer krankhaften Wasserausschwemmung aus dem Organismus sein. Es gelten ferner noch erreichte spezifische Gewichte von 1026 bis 1028 als normal und noch nicht als Zeichen einer Niereninsuffizienz. Die Bedeutung der Kontrolle des spezifischen Gewichtes des Harnes ist übrigens schon dadurch gegeben, daß ein höheres spezifisches Gewicht der Tagesharnmenge außerhalb des VOLHARDschen Versuches (etwa von 1022) eine Niereninsuffizienz unwahrscheinlich macht. Gleiches gilt, wenn unter normaler Aufnahme von Flüssigkeit eine Kontrolle des spezifischen Gewichtes der spontan abgeschiedenen Einzelportionen des Harnes während eines Tages auch nur einmal (etwa morgens) einen Wert von 1024 bis 1026 ergibt. Wenn man umgekehrt ständige Werte um 1010 beobachtet, so spricht dies an sich im Sinne einer Niereninsuffizienz, im Sinne einer *Isosthenurie*, bei der die Niere das Konzentrationsvermögen verloren hat. Ein höherer Eiweißgehalt des Harnes beeinträchtigt den Wert des Versuches, kleine Eiweißmengen sind ohne Belang. Ein höherer Zuckergehalt kann ebenfalls ein höheres spez. Gewicht bedingen. Bei einem ESBACH-Eiweißwert von mehr als 2 bis 3$^0/_{00}$ muß der Harn durch

Kochen enteiweißt werden, wobei nach dem Kochen die Harnmenge durch Zusatz von Aqua destillata auf die frühere Menge gebracht werden muß. Die Urometer sind meist auf eine Temperatur von 15° C geeicht; für je 3°, um welche die Harntemperatur von 15° abweicht, muß ein Teilstrich des Urometers zugezählt oder abgezogen werden. Zu betonen bleibt schließlich, daß der Kranke bei Trockenkost auch kein Obst, kein Gemüse, keine Breie, Saucen und Kartoffeln erhält, da diese wasserhaltig sind.

Bei Niereninsuffizienz beobachtet man im Wasserversuch eine Verminderung der in den ersten vier Stunden ausgeschiedenen Harnmenge. Die einzelnen Stundenportionen, wie sie oben beschrieben wurden und normalerweise in ihrer Menge einer charakteristischen Kurve folgen, weichen voneinander nicht oder nicht mehr deutlich ab. Die ersten Vierstundenportionen erreichen nicht mehr die Trinkmenge, die spezifischen Gewichte fallen im Diluierungsversuch nicht mehr auf die beschriebenen niederen Werte und die Konzentrationswerte bleiben mehr oder weniger hinter den Normalwerten zurück. Die Gesamttagesausscheidung kann durch größere Nachmittagsportionen während des Durstversuches anfänglich noch normal sein, schließlich aber unter der Trinkmenge bleiben. Zweckmäßigerweise wird der VOLHARD-Versuch an verschiedenen Tagen wiederholt, um extrarenale Faktoren, die die Wasserausscheidung auch beeinflussen, und um den Einfluß der Flüssigkeitsaufnahme der Vortage auszuschalten, worauf näher nicht eingegangen sei.

Wenn extrarenale Faktoren, Ödeme oder Ödembereitschaft, zu einer Wasserretention im Gewebe führen, so kann der Diluierungsversuch nicht normal ausfallen, das spezifische Gewicht sinkt nicht auf um 1003. Hierbei kann die Trinkmenge in den Nachmittagsstunden aber doch langsam ausgeschieden werden, wodurch sich größere Nachmittags-Einzelportionen, aber auch niedere spezifische Gewichte ergeben. Trotz normaler Konzentrationsfähigkeit der Niere scheint auf diese Weise eine Konzentrationsschwäche vorzuliegen. Akute Nephritiden, die in der Regel eine Diluierungsschwäche und doch noch eine normale Konzentrationsfähigkeit haben, verhalten sich häufig in einer derartigen Weise. Die extrarenale Störung bei noch normaler Nierenfunktion (z. B. bei kardialen Ödemen oder bei Leberparenchymerkrankungen mit Wasserretention im Gewebe) wird allerdings meist leicht daran erkannt, daß die Wasserausscheidung in den ersten vier Stunden wohl zu gering ist, die einzelnen Harnportionen ihrer relativen Menge nach aber doch der Norm folgen: sie sind zwar kleiner als normal, die zweite Stundenportion bleibt aber die größte.

v. KORANYI bestimmt statt des spezifischen Gewichtes des Harnes seinen Gefrierpunkt; bei niederem spezifischem Gewicht des Harnes, das heißt bei einer Konzentrationsschwäche der Nieren, kommt es zu einer Erhöhung des Gefrierpunktes, der schließlich (bei Isosthenurie, wo Harn- und Plasmakonzentration gleich werden) zu dem des Serums ansteigt. Die zu komplizierte Methode wurde aus der Klinik durch den Wasserversuch nach VOLHARD fast völlig verdrängt.

Bei der Hypo- oder der Isosthenurie ist zu berücksichtigen, daß trotz der Annäherung der Molenkonzentration im Harn und Plasma die Konzentrationen der verschiedenen harnfähigen Substanzen doch noch Verschiedenheiten aufweisen, was auch bei maximaler Insuffizienz immer noch eine sekretorische Funktion der Nieren beweist.

Mit zunehmender Dekompensation der Nieren wird die Harnmenge bald größer, bei hohen Graden derselben, zumal bei Isosthenurie, besteht eine *Zwangspolyurie*. Die Niere versucht ihrer Aufgabe hierbei dadurch nachzukommen, daß sie große Mengen eines dauernd nieder gestellten Harnes ausscheidet. Mit zunehmender Niereninsuffizienz verschwindet die Polyurie, mit Abnahme der Harnmengen muß es daher unter Oligurie oder schließlich sogar Anurie zur Retention der harnfähigen Substanzen im Blut kommen. Die Polyurie dürfte auch mit der Harnstoffretention zusammenhängen; Harnstoff wird bei Niereninsuffizienz zuerst zurückgehalten, der Ureastickstoff im Serum steigt an; Harnstoff ist aber bekanntlich ein Diuretikum und seine Retention erklärt zum Teil die Zwangspolyurie. Auch die bei Niereninsuffizienz bzw. bei Urämie auftretende Azidose wirkt übrigens diuretisch. Bei der Zwangspolyurie gibt die Niere hinsichtlich Wasserausscheidung ihre maximale Leistung. Bei Wasserbelastung im Wasserversuch tritt die Nierenschwäche hinsichtlich Wasserausscheidung aber zutage, diese erweist sich hierbei als schwer gestört.

Über die Bedeutung der REHBERG-Zahl bzw. der Clearance für die Beurteilung der Nierenfunktion s. S. 208. Die diesbezüglichen Verhältnisse sind noch nicht endgültig geklärt, die einschlägigen Befunde geben nur in der Hand des Geübten einigermaßen verwertbare Resultate.

E. BECHER beschrieb eine auffallend lichte Farbe des Harnes bei Schrumpfniere, die durch das niedere spezifische Gewicht nicht erklärt wird. Solche Harne dunkeln beim Stehen im Licht auch nach. BECHER gab die folgende Erklärung des Phänomens: In der Norm gelangen die Harnfarbstoffe als ungefärbte Vorstufen — als Chromogene — mit dem Blut an die Nieren heran. In der Niere werden sie dann durch Oxydationsvorgänge in die Farbstoffe selbst umgewandelt. Die insuffiziente Niere hat aber die Fähigkeit verloren, diese „Luxusoxydation" der Harnfarbstoffvorstufen durchzuführen. Im Harn findet man daher nur Farbstoffvorstufen, die durch oxydative Maßnahmen in die Farbstoffe übergeführt werden können. Die merkwürdige graugelbliche Verfärbung der belichteten Haut (Hände, Gesicht) ist nach BECHER in gleicher Weise zu erklären, nämlich dadurch, daß die retinierten Chromogene in der belichteten Haut oxydiert werden.

Ebenso wie der Wasserversuch nach VOLHARD ist der Alkalibelastungsversuch als Nierenfunktionsprüfung am Krankenbett durch den Praktiker leicht auszuführen. Man geht folgendermaßen vor: Man gibt dem Kranken oral alle zwei Stunden 5 g Natr. bicarbonicum und verfolgt die Harnreaktion mit Lackmuspapier. Beim Gesunden wird der Harn schon nach der ersten, längstens nach der zweiten Alkaligabe alkalisch. Wenn hingegen eine Basenausscheidungsstörung besteht oder wenn infolge Säureüberschusses Alkali im Gewebe retiniert wird, so wird der Harn erst nach mehreren und größeren Gaben Natriumbikarbonats (20 bis 30 g) alkalisch. Diese *Alkaliprobe nach* SELLARD kann schon Abweichungen von der Norm aufzeigen, wenn der Wasserversuch noch normal ausfällt — oder umgekehrt. Beide Proben, beim gleichen Patienten angestellt, ergänzen sich also und sind daher zu empfehlen.

Die Änderung der Werte der harnfähigen Substanzen im Blut zeigt im allgemeinen schon schwere Grade der Niereninsuffizienz auf. Freilich müssen abnorme Anstiege der Ureawerte im Serum nicht unbedingt Niereninsuffizienz bedeuten. Sie finden sich auch bei Hepatitiden, bei Herzinsuffizienz, im Fieber, bei schweren Anämien und bei M. Addison. Neben Harnsäure und Harnstoff werden im Serum auch Indikan und andere aromatische Substanzen (Indol, Phenol u. a.), Produkte der Darmfäulnis, zurückgehalten. Dies geschieht aber in der Regel erst später als Wasser- und Harnstoffretention. Bei akuten Nephritiden kommt eine Indikanwerterhöhung im Serum kaum je vor. Bei Schrumpfniere findet sich eine Retention aller genannten Substanzen, besonders frühzeitig eine Steigerung des Kreatinins und des Indikans.

Eine der gebräuchlichsten Untersuchungen im Serum zum *Nachweis der Nieren-insuffizienz ist die auf Reststickstoff (RN)*. Man versteht unter diesem den Nicht-eiweißstickstoff, der also nach Enteiweißung des Serums zurückbleibt. Der RN besteht aus dem Harnstoff-N, welcher etwa 50 bis 60% des RN ausmacht, und dem Residualstickstoff. Dieser besteht wieder aus Harnsäure-, Ammoniak-, Kreatinin-, Kreatin-, Indikan-, Aminosäuren-Stickstoff und aus Stickstoff einiger Substanzen von mengenmäßig geringer Bedeutung. Statt des RN kann man auch den Serum-harnstoff bestimmen. Die verschiedenen Kliniker bedienen sich zumeist nur einer von beiden Methoden. Der Normalwert für RN beträgt zirka 30 mg-%, niederere und etwas höhere Werte kommen vor. Werte über 40 mg-%, die aller-dings nur mit verläßlichen Methoden und beim nüchternen Patienten und eventuell bei relativ geringen Erhöhungen wiederholt gewonnen wurden, müssen bereits als krankhaft gewertet werden. Werte über 50 mg-% gelten als sicher pathologisch, wobei nochmals darauf hingewiesen sei, daß RN und Harnstofferhöhungen im Blut nicht unbedingt renal bedingt sein müssen. BECHER betont, daß es immer zweckmäßig ist, bei der chemischen Blutuntersuchung gleichzeitig eine Be-stimmung des Harnstoffes — die seiner Meinung nach der des RN vorzuziehen ist — und eine solche der aromatischen Substanzen zu machen. Letztere werden mit der von BECHER angegebenen Xanthoproteinreaktion bestimmt, eine Reaktion, die die Gesamtheit der aromatischen Substanzen angibt. Hinsichtlich der Details und der Technik dieser Untersuchungen sei auf die Laboratoriumslehrbücher verwiesen. Es sei nur noch betont, daß der positive Ausfall der drei Reaktionen, nämlich Harnstoff-, Xanthoprotein- und Indikanvermehrung im Serum, eine Niereninsuffizienz mit Sicherheit be-weisen.

Wie früher hervorgehoben, beträgt der Urea-N normalerweise und oft auch unter pathologischen Bedingungen 50% des RN. Bei Eintreten einer Nieren-insuffizienz steigt allerdings vorerst neben Harnsäure vor allem der Harnstoff an, der RN besteht hier somit zu mehr als 50% aus Urea-N. Wird die Nieren-insuffizienz aber eine schwere, so sinkt der Prozentanteil des Urea-N, es steigen nun Aminosäuren und Kreatinin im Serum an, die aus einem verstärkten und veränderten Eiweißabbau stammen. Bei einer akuten Nephritis hingegen steigt, wenigstens vorerst, nur die Harnsäure und der Harnstoff im Serum an; die aromatischen Darmfäulnisprodukte hingegen steigen nicht oder kaum an, da Konzentrationsleistungen hinsichtlich der aromatischen Substanzen noch möglich sind. Den Anstieg der Darmfäulnisprodukte im Serum bei Schrumpfniere erklärt BECHER auch dadurch, daß diese normalerweise in allen Geweben, besonders in der Leber, der Darmwand und der Lunge entgiftet werden und daß bei der Nephritis diese Entgiftung ausbleibt.

Bei Niereninsuffizienz kommt es ferner zu einer Azidose, Säuren häufen sich im Blut und im Gewebe an, die die bekannte urämische Dyspnoe und tiefe Atmung erklären. Lange Zeit bleibt die aktuelle Reaktion des Blutes durch dessen Puffer-eigenschaften trotz Anhäufung von Säuren konstant, schließlich kommt es aber zur Verschiebung nach der sauren Seite, da sich zu reichlich Säuren ansammeln und da überdies eine Verarmung der Körperflüssigkeit an fixem Alkali eintritt. Bei der Azidose handelt es sich um organische Säuren. Die Azidose kommt übrigens nicht nur durch eine verminderte Ausscheidung, sondern auch durch eine vermehrte Bildung von Säuren zustande. Dadurch, daß die insuffiziente Niere nicht mehr Ammoniak zur Neutralisation der auszuscheidenden Säuren bilden kann, werden diese an fixes Alkali gebunden und so eliminiert. Dadurch verarmt der Organismus an diesem, vor allem an Natrium, wodurch der Azidose weiter Vorschub geleistet wird.

Die bei Niereninsuffizienz beobachtete Abnahme des Kalziumwertes im Serum kann vorläufig in ihren Ursachen nicht sicher entschieden werden, es scheint sich um einen komplexen Vorgang zu handeln. Die größte Wahrscheinlichkeit besitzt derzeit die Ansicht von ALBRIGHT, daß die Hypokalzämie eine Folge der Hyperphosphatämie sei. Ein Kochsalzanstieg im Serum ist in der Regel nicht zu beobachten, da die Kochsalzausscheidung bei Niereninsuffizienz immer noch ausreichend erfolgt. Kommt es zur Kochsalzretention, so hat dies in der Regel extrarenale Ursachen.

Der Kochsalzspiegel im Serum bleibt bei Nierenkrankheiten also in der Regel mehr minder normal, nur bei Nephrosen (Sublimatniere) wird eine stärkere Hypochlorämie beobachtet. Schwere Hypochlorämien kommen bei Niereninsuffizienz dann zustande, wenn der Kranke viel erbricht und wenn mit der großen Menge Magensaft viel Chlor verlorengeht (sogenannte „hypochlorämische Urämie"). Von diesen Hypochlorämien bei Urämie sind solche Formen von Hypochlorämien zu unterscheiden, die als Folge von Chlorverlusten, z. B. bei langdauerndem Erbrechen bei Pylorusstenose, ohne Nierenerkrankung zustande kommen. Auch bei diesen ist der RN erhöht, wofür es jedoch bis heute noch keine sichere Erklärung gibt. Scheinbar versagt die Nierenfunktion, wenn das Serum nicht normale Kochsalzwerte enthält.

Durch Schweiß, Magen-Darmsaft, Galle oder auch Speichel kann eine geringe Menge retinierter harnfähiger Substanzen ausgeschieden werden („vikariierende Sekretion bei Niereninsuffizienz"). Man kann hier mit Fug und Recht nicht von einer Sekretion oder Exkretion sprechen, kommt es doch in den genannten „Sekretionsorganen" nicht zu einer Konzentrierung der harnfähigen Substanzen. Sicher kann man durch prolongiertes starkes Schwitzen und Nachtrinken von Wasser Schlacken nach außen entfernen, die Nierenfunktion kann damit freilich nicht voll ersetzt werden.

Wie aus der voranstehenden Darstellung hervorgeht, gibt es verschiedene Arten von Niereninsuffizienz, es ist vor allem die Niereninsuffizienz einer akuten Glomerulonephritis und die einer Schrumpfniere eine verschiedene. E. BECHER hat diese Verhältnisse in einer ausgezeichneten Zusammenfassung dargelegt, die wir in etwas gekürzter Form und unter Berücksichtigung unserer eigenen Erfahrungen modifiziert folgen lassen:

Während man bei Niereninsuffizienz der Schrumpfniere Hyposthenurie oder Isosthenurie mit hellem Harn und Fehlen von Urobilin oder Urobilinogen beobachtet, findet man bei der akuten Nephritis das Konzentrationsvermögen meist erhalten. Die Harnfarbe ist bei der akuten Nephritis nicht wesentlich blasser, es besteht keine Hyposthenurie und Urobilin und Urobilinogen verschwinden nicht aus dem Harn.

Auch bei der chemischen Blutuntersuchung findet man Verschiedenheiten in der Niereninsuffizienz der akuten Nephritiden und der Schrumpfnieren. Bei der akuten Nephritis kommt es vorwiegend zu einem Harnsäure- und Harnstoffanstieg. Wir fanden auch hier schon frühzeitig einen Anstieg des Kreatinins, der allerdings nicht sehr bedeutend ist, während die aromatischen Substanzen, wie Indol, Phenol, Kresol (und nach BECHER auch das Kreatinin), erst später und in geringerem Maße ansteigen. Es kann ihr Anstieg auch unterbleiben. Bei der Niereninsuffizienz der Schrumpfniere kommt es ebenfalls zu einem frühzeitigen, aber viel deutlicheren Anstieg des Kreatinins, aber hier steigen auch die aromatischen Substanzen viel früher und stärker an, insbesondere das Indikan, während der Anstieg der Harnsäure und besonders des Harnstoffes im Verhältnis nicht so hochgradig ist. Wenn es im Verlauf der akuten Nephritis zu einer hochgradigen

Oligurie oder zur Anurie kommt, werden alle Substanzen im Blut und im Gewebe retiniert.

Man kann das verschiedene Verhalten folgendermaßen erklären: Bei Schrumpfniere liegt eine wahre Insuffizienz der Kanälchenfunktion und der Glomerulustätigkeit vor. Daher versagen Konzentrations- und später auch Verdünnungsleistungen. Die Harnstoffchromogene werden nicht mehr in Farbstoffe übergeführt. Im Blut steigen die intermediären Eiweißabbauprodukte und Darmfäulnisprodukte an. Bei der akuten Nephritis kann die Störung der Glomerulus- und Kanälchenfunktion keine hochgradige sein, was schon daraus hervorgeht, daß die Wendung zum Besseren manchmal plötzlich eintritt. Bei der akuten Nephritis kommt durch die verschlechterte Zirkulation im Glomerulus nicht genügend Blut an die sezernierenden Stellen der Niere, um eine genügende Ausscheidung zu bewirken. Dabei können dann die Darmfäulnisprodukte, da sie besonders stark konzentriert werden, noch relativ gut ausgeschieden werden. Der Harnstoff und die Harnsäure werden im Gegensatz dazu nicht so stark konzentriert und bei der ungenügenden Nierendurchblutung deshalb in zu geringem Maße eliminiert. Da die Glomerulus- und Kanälchenfunktion bei der akuten Nephritis nicht wesentlich gestört ist, ist auch das Konzentrationsvermögen meist erhalten. Es ist auch die Umwandlung der Chromogene in die Farbstoffe möglich. Ferner verschwinden Urobilin und Urobilinogen nicht aus dem Harn, was bei einer starken Glomerulus- und Kanälchenfunktionsstörung doch der Fall ist.

Daß eine zirkulatorische Niereninsuffizienz sich in dieser Weise äußert, beobachtet man bei der Stauungsniere. Auch hierbei kann es bekanntlich zu einem Anstieg von Harnstoff und Harnsäure im Serum kommen. Kreatinin und aromatische Substanzen steigen aber, von seltenen Ausnahmen abgesehen, nicht an, und es kommt auch nicht zu einer Störung des Konzentrationsvermögens der Niere. Die Harnfarbe ist bei der Stauungsniere bekanntlich nicht blässer, sondern im Gegenteil intensiver als in der Norm. Es wird reichlich Urobilin und Urobilinogen ausgeschieden. Die Niereninsuffizienz der Stauungsniere entsteht auch infolge zu geringer Durchblutung bei erhaltener Glomerulus- und Kanälchenfunktion. Es ist die Durchblutung nicht in der Niere selbst gedrosselt, sondern durch die Herzschwäche beeinträchtigt.

3. Urämie.

Unter der Bezeichnung Urämie wurde seinerzeit eine Reihe von Symptomen zusammengefaßt, die bei schweren Nierenerkrankungen vorkamen. Man bezog sie auf die Retention der Harnschlacken und sprach dementsprechend von Urämie. Freilich erkannte man bald, daß ein Teil dieser Erscheinungen auch ohne Niereninsuffizienz vorkommt, und man sprach daher in diesen Fällen von einer Pseudourämie, bei der wieder eine akute oder eklamptische und eine chronische unterschieden wurde. Diese letztere sollten wir heute aus dem Urämiebegriff völlig ausschalten, denn bei ihr handelt es sich, wie wir heute wissen, um zentral angiospastische Zustände, wie sie jeder Hypertoniker haben kann, in Form flüchtiger Paresen, Amaurosen, flüchtiger Verwirrtheit, in Form einer Gedächtnisschwäche, Kopfschmerzen usw.; diese Form soll im folgenden auch nicht diskutiert werden, sie gehört im Grunde genommen der Neurologie zu.

Wir können den alten Urämiebegriff demnach in eine echte (stille) Urämie durch Harnvergiftung und in die eklamptische Urämie ohne eine solche unterteilen. E. Becher gibt über beide eine ausgezeichnete Übersicht, die wir folgen lassen:

Alter früherer Urämiebegriff.

a) *Urämie, Harnvergiftung (echte Urämie).*

Pathogenese: Schwere Niereninsuffizienz, gelegentlich auch extrarenal bedingt.

Hauptsymptome: Magen-Darmsymptome, tiefe Atmung, fibrilläre Muskelzuckungen, Apathie, Temperatursenkung, urinöser Geruch der Atemluft, Perikarditis (selten auch epileptiforme Krämpfe, die echt urämisch bedingt wären).

1. Akute Form infolge von Anurie,
    a) durch sehr schlechte Nierendurchblutung (im Sinne der VOLHARD-schen Auffassung) bei akuter diffuser Glomerulonephritis,
    b) durch Verlegung der Harnwege,
    c) reflektorisch,
    d) bei nekrotisierender Nephrose (Sublimatniere),
    e) bei sehr starker extrarenaler Flüssigkeitsabgabe infolge von Durchfällen und Erbrechen.
2. Chronische Form, Nierensiechtum bei sekundären und genuinen Schrumpfnieren, pyelonephritischen Schrumpfnieren, nephrotischen Schrumpfnieren (selten), Nierenamyloid, Nierentuberkulose, Zystennieren.

b) *Nierenkrampfleiden, nephrogene Epilepsie, nephrogene Eklampsie (akute oder eklamptische Urämie).*

Pathogenese: Hirnödem, Liquordrucksteigerung.

Hauptsymptome: Kopfschmerz, Flimmern vor den Augen, zentrales Erbrechen, Krämpfe, Bewußtlosigkeit, Amaurose.

1. Schwere Form mit Krämpfen und schweren Äquivalenten, mehr anfallsweise auftretend;
2. leichte Form ohne Krämpfe mit leichten Äquivalenten (Kopfschmerz, Benommenheit, nicht anfallsartig auftretend).

    Nierenkrampfleiden bei akuter diffuser Glomerulonephritis, bei der subchronischen, seltener bei der chronischen Verlaufsform und maligner Sklerose, bei Schwangerschaftsniere, sehr selten bei nekrotisierenden Nephrosen (Sublimatvergiftung), aszendierenden Schrumpfnieren und bei Ureterenverschluß.

Aus dieser BECHERschen Übersicht sind die angiospastische Enzephalopathie bzw. die chronische Pseudourämie, ebenso wie die verschiedenen Kombinationsformen fortgelassen.

Entsprechend der obigen Einteilung wollen wir zwischen „echter (stiller) Urämie" und eklamptischer Urämie (und ihren Äquivalenten) unterscheiden, da diese Bezeichnungen seit jeher eingeführt sind, wobei wir uns aber bewußt bleiben, daß die eklamptische Urämie keine Harnvergiftung, also keine Urämie im wahren Sinne des Wortes ist.

a) Echte (stille) Urämie.

Klinische Symptomatologie. Die Kranken zeigen vorerst, oft durch längere Zeit, Allgemeinerscheinungen im Sinne von Kopfschmerzen, Schwindel, Müdigkeit, Schläfrigkeit oder Schlaflosigkeit. Frühzeitig stellt sich ein starker Muskelschwund mit Adynamie ein. Im Vordergrunde stehen häufig Magen-Darmstörungen. Die urämische Gastritis führt zu schwerem unstillbaren Erbrechen, der urämische Darmkatarrh, vornehmlich eine Enteritis, zu schweren, oft hämorrhagischen Durchfällen. Diese stellen meist eine Terminalphase der Krankheit dar. Singultus kann den Patienten quälen. Anorexie und die genannten Erscheinungen führen terminal zu schwerer Abmagerung, wenn eine Anorexie nicht schon seit längerer Zeit zu einer urämischen Kachexie geführt hatte.

Es stellen sich ferner tiefe (KUSSMAULsche) Atmung, ähnlich wie beim diabetischen Koma, Schwerbesinnlichkeit oder schwere Benommenheit, selten auch ein Koma ein, aus dem die Kranken nicht mehr erweckt werden können. In diesen Stadien ist die Diagnose durch den urinösen Geruch leicht. Die tiefe Atmung und die Benommenheit sind Ausdruck der Azidose.

Schließlich beobachtet man nervöse Symptome, wie fibrilläre Muskelzuckungen, Sehnenhüpfen einzelner Muskelgruppen, jedoch im allgemeinen keine Krämpfe; diese sind in der Regel auf eine komplizierende eklamptische Urämie zu beziehen. Das BABINSKI-Phänomen ist negativ. Krampfanfälle sind bei echter Urämie sehr selten (ohne Blut- und Liquordrucksteigerung u. a.). Die Sehnenreflexe sind zumindest anfänglich immer lebhaft gesteigert, im Terminalstadium können sie abgeschwächt sein oder sie erlöschen. Die Pupillen sind eng.

Schließlich beobachtet man manchmal ekzematöse, urtikarielle, lichenartige, auch papulöse, vesikulöse und hämorrhagische Hautveränderungen, letztere durch Steigerung der Gefäßzerreißlichkeit und durch Thrombopenie infolge toxischer Knochenmarkschädigung. Die urämische Perikarditis, eine fibrinös trockene Form mit reichlichen dichten, oft hämorrhagischen Fibrinzotten, ist eine terminale Erscheinung. Psychosen sind bei echter Urämie sehr selten.

Entsprechend dieser Symptomatologie unterscheiden manche Autoren je nach der Dominanz dieser oder jener Erscheinungen in der stillen Urämie eine azidotische, gastrointestinale und nervöse Form, die Kombination dieser Symptome ist aber so häufig, daß eine derartige Unterteilung unseres Erachtens nicht viel weiterführt. Meist werden die Kranken frühzeitig anämisch (s. Bd. II).

Pathogenese. Die Pathogenese der Urämie ist keineswegs als geklärt zu betrachten. Wenigstens für bestimmte Formen und für bestimmte Symptome werden von manchen Autoren verschiedenste Ursachen, unter anderem auch seröse Entzündung, C-Vitaminmangel, Hypokalzämie u. a. ursächlich in Erwägung gezogen oder behauptet. Das Folgende aber scheint festzustehen:

Die Urämie besteht, mit Ausnahme der wenigen extrarenal bedingten Fälle (s. S. 247), die ja schließlich auch zu einer mangelhaften Nierensekretion führen, in einer schweren Niereninsuffizienz. Wenn wir BECHER folgen, muß vor allem betont werden: „Wir können die urämischen Symptome bis zu einem gewissen Grade mit der Retention einzelner Substanzen in Zusammenhang bringen. Es hat sich gezeigt, daß die Erscheinungen vorwiegend mit der Retention der Darmfäulnisprodukte im Blute parallel gehen und weniger mit dem Anstieg der intermediären Eiweißabbauprodukte zusammenhängen. Wir wissen, daß die Darmfäulnisprodukte Indol, Phenol, Kresol und die sich davon ableitenden Säuren, Indolessigsäure, aromatische Oxysäuren und ferner die im Darm entstehenden Amine Gifte darstellen. Der Anstieg dieser Substanzen wird bei der echten Urämie im Blut so stark, daß wir eine kausale Bedeutung annehmen können." Er sagt weiter (in gekürzter Form wiedergegeben): „Es ist nicht richtig, für das vielseitige Bild etwa nur ein Gift als Ursache anzuschuldigen. Die retinierten Substanzen werden mit den Verdauungssäften in den Magen-Darmkanal ausgeschieden. Es gehen unter anderem auch große Mengen Harnstoff auf diese Weise mit Magen-, Gallen- und in geringem Maße mit anderen Darmsekreten in den Magen-Darmkanal. Hier findet eine Umwandlung in kohlensaures und karbaminsaures Ammonium statt. Diese gewebsschädigenden Substanzen sind zum großen Teil die Ursache der urämischen Gastritis und Enteritis. Der Harnstoff spielt auf diese Weise eine Rolle als Darmgift. Er kann noch insofern eine pathogenetische Bedeutung haben, als er die Durchlässigkeit der Gewebe, insbesondere der Blutliquorschranke, steigert und somit giftigen Darmfäulnisprodukten den Weg in die Nervenzellen bahnt. Auch bewirkt Harnstoff eine Steigerung des Eiweißzerfalles und dies könnte den raschen Muskelschwund und den erhöhten Eiweißumsatz mit erklären."

Die tiefe Atmung erklärt sich durch die Azidose. Diese hat eine komplizierte Entstehungsursache, verschiedenste organische (nicht anorganische) Säuren bedingen sie. Es handelt sich hierbei nicht nur um die Retention, sondern auch um die Mehrbildung von Säuren. Wie oben schon ausgeführt, werden die auszuscheidenden Säuren in den Nieren auch an fixes Alkali gebunden, da diese Ammoniak nicht mehr bilden können, und dieser Alkaliverlust ist am Zustandekommen der Azidose mitbeteiligt. Der Kalziumverlust mag zum Teil manche nervöse Erscheinung, wie fibrilläres Muskelzucken, erklären.

Schließlich sei betont, daß in der Pathogenese der Urämie bei einer an der Grenze der Leistungsfähigkeit stehenden Niere eine abnorme Belastung mit eiweißhaltiger Kost oder eine kardiale Insuffizienz mit schlechter Nierendurchblutung eine Rolle spielt, was therapeutisch wichtig ist.

Therapie. Bei Urämien, die Folge einer Anurie sind, ist diese in erster Linie als Kausalfaktor zu behandeln (s. S. 230). Bei der seltenen Anurie der akuten Glomerulonephritis wird die VOLHARDsche Hunger-Durst-Kur energisch betrieben werden müssen, die Diathermie der Nieren ist unbedingt zu versuchen, eventuell kommt die Dekapsulation der Nieren in Frage; bei Anurie mit mechanischer Verlegung des Abflusses durch Steine, Blasenpapillome, Prostatahypertrophie usw. wird das Hindernis chirurgisch zu beseitigen sein.

Bei der schweren Urämie, die das letzte Stadium der Niereninsuffizienz bei den beiderseitigen hämatogenen Nierenerkrankungen, Nephritiden und Nephrosklerosen darstellt, kann man begreiflicherweise nur eine vorübergehende Besserung des Zustandes, ein Verschwinden der urämischen Beschwerden für eine Zeitlang erreichen und auch dies nur unter bestimmten Bedingungen: Wenn der Kranke nämlich dekompensiert ist und erst die zur schweren Nierengrundkrankheit hinzugetretene Nierenstauung die schwer gestörte Nierenfunktion erschöpft hat oder wenn der Kranke diätetisch nicht entsprechend behandelt war und die Anforderungen an die Niere so weit herabgesetzt werden können, daß die noch vorhandene Nierenfunktion gerade wieder ausreicht, um die urämischen Erscheinungen zu verhindern. Eine kardiale Dekompensation ist also nach den üblichen Regeln energisch zu behandeln und es ist dem Kranken eine soweit möglich eiweißfreie Kost zu geben, da aus Eiweiß die meisten Giftstoffe entstehen. Freilich wird der weitere endogene Eiweißzerfall nicht verhütet werden können und dessen Stoffwechselprodukte stellen schließlich doch immer eine zu große Belastung für die insuffiziente Niere dar. Ein vorübergehender Erfolg, ein Sinken des Urea-Stickstoffes und damit des Reststickstoffes, ein Verschwinden der hohen Indikan- und Xanthoproteinwerte im Serum, kann aber wenigstens in einem früheren Stadium erzielt werden. Man gibt dem Kranken eine salzarme Kohlehydrat-Fettdiät aus Mehl, Reis, Kartoffeln, Mehlspeisen, Sahne, Eigelb, Butter, Speck usw. Geringe Alkoholmengen sind gestattet.

Wenn die Behebung der kardialen Dekompensation und das entlastende diätetische Regime keinen Erfolg gebracht haben, so sind alle übrigen empfohlenen Behandlungsversuche in dieser oder jener Richtung wohl erfolglos. Es mögen manchmal allerdings leichte Besserungen im subjektiven Befinden erzielt werden. Becher empfiehlt zur besseren Absorption der Darmgifte Tierkohle oder Adsorgan peroral oder auch Magen- und Darmspülungen mit Kohleaufschwemmungen. Man kann ferner eine Entgiftung über die Haut und den Darm versuchen (unseres Erachtens nie mit auch nur einigermaßen deutlichem Erfolg); man verordnet (sofern keine pseudourämischen Symptome bestehen) Schwitzprozeduren, man leitet mit einer Duodenalsonde Magen- und Duodenalsaft nach außen ab, wobei bei dieser Maßnahme der Wasserverlust durch Nachtrinkenlassen wieder zu ersetzen ist. Auch die peritoneale Dialyse kommt in Betracht, die pleurale mit den zu geringen Oberflächen ist verlassen.

Die Technik der Bauchfelldialyse besteht darin, daß ein Troicart oder auch eine dicke Nadel im seitlichen Oberbauch in die Peritonealhöhle eingestochen wird, wo er bzw. sie als Einflußrohr liegen bleibt, im gegenüberliegenden unteren Bauchquadranten wird durch die Bauchwand ein Abflußrohr in Form einer gleich dicken Nadel eingelegt. Durch das Einflußrohr läßt man zwei bis drei Liter Spülflüssigkeit einfließen und hierauf saugt man, eventuell mit Saugpumpe, einen Teil der Flüssigkeit ab. Wieder wird Spülflüssigkeit einlaufen gelassen usf. Als Spülflüssigkeit wird eine modifizierte Tyrodelösung verwendet, die aus zwei Lösungen hergestellt wird, die miteinander gemischt werden: Lösung I: 19 Liter destilliertes Wasser und 160 g NaCl, 4 g KCl, 2 g $CaCl_2$, 2 g $MgCl_2$, eventuell noch 1 g NaH_2PO_4 und 30 g Dextrose; die Lösung wird im Autoklaven sterilisiert. Lösung II: 20 g $NaHCO_3$ in 1 Liter destilliertem Wasser gelöst und sterilisiert. Streng sterile Arbeit ist unbedingte Forderung. Vor einer Peritonitis wird man nie völlig sicher sein. Es wurde über Subileuszustände während dieser Behandlungsprozedur berichtet, sie erfordern sofortiges Sistieren der Durchspülung. Starke NaCl- und Wasserresorption kann zu Ödem, auch Lungen- und Hirnödem führen, wie dies berichtet wurde. Genaue Beobachtung des Patienten ist also nötig.

Vom Aderlaß kann man sich nichts erwarten, es bestünde denn eine Herzschwäche. Man kann jedoch Austauschtransfusionen versuchen (das heißt mehrfache Abnahme einer gewissen Blutmenge des Kranken und Ersatz durch Spenderblut), sie können für kurze Zeit von Erfolg sein. Eine Diuresesteigerung würde nicht zur Mehrausscheidung der harnfähigen Substanzen führen, sie ist also kontraindiziert, wobei freilich zu betonen bleibt, daß im Stadium einer Zwangspolyurie eine entsprechende Flüssigkeitsmenge zugeführt werden muß. Die Verordnung von Alkali (Natrium bicarbonicum, Calcium carbonicum, Magnesia usta) usw. gegen die Azidose bringt höchstens einen flüchtigen Erfolg, die oralen oder auch intravenösen Alkaligaben werden meist sehr schlecht vertragen.

Wenn die früher genannten Magenspülungen auch an der Urämie als solcher nichts oder nicht viel ändern, so können sie sich für den Augenblick in dem Sinne günstig auswirken, daß das quälende Übelkeitsgefühl, daß Brechreiz und Erbrechen eine Zeitlang sistieren und der Kranke wieder etwas Nahrung zu sich nehmen kann. Zu dieser symptomatischen Behandlung gehört auch die Bekämpfung einer etwaigen, eventuell durch langdauerndes Erbrechen bedingten Hypochlorämie mit intravenöser Injektion hypertoner Kochsalzlösung; bei Gefahr eines eklamptischen Anfalles ist dies verboten. Becher empfiehlt schließlich noch C-Vitamin in Form Vitamin C-reicher Pflanzennahrung und einen Versuch mit Nebennierenrindenhormon. C-Vitamin soll die Diurese steigern und die Phenolentgiftung fördern; es soll auch die hämorrhagische Diathese, die manche Urämien zeigen, gut beeinflussen können.

Die modernen Versuche, die urämischen Giftstoffe aus dem Blute durch Dialyse desselben (durch eine „künstliche Niere") außerhalb des Organismus oder durch Peritonealspülungen (s. oben) zu entfernen, sind noch nicht spruchreif. Für akute Niereninsuffizienzen, bei welchen es gilt, den Kranken über eine gewisse Zeit bis zum Wiedereintritt der Nierenfunktion hinwegzubringen, hätte eine derartige erfolgreiche Methode größte Bedeutung; bei chronisch Kranken könnte sie den Verlauf ausschlaggebend auch nicht beeinflussen. Über die Austauschbluttransfusion s. oben.

b) Eklamptische Urämie und ihre Äquivalente.

Symptomatologie. Leichtere Fälle sind nur durch Kopfschmerzen, Schläfrigkeit, Flimmern vor den Augen, Erbrechen und Bradykardie charakterisiert. In schweren Fällen kommt es zu epileptiformen Anfällen und zu Bewußtlosigkeit, aus der der Kranke manchmal mit Lähmungen oder mit Amaurose erwacht. Diese schweren Zustände sind die eklamptische Urämie im engeren Sinne des Wortes. Kopfschmerzen, Bradykardie und Erbrechen sind die unmittelbare Folge der Hirndrucksteigerung. Der epileptiforme Anfall ist meist auf eine Blutdrucksteigerung mit einer akuten Extrasteigerung des Hirndruckes zu beziehen. Bewußtlosigkeit ist im Anfall nicht obligat. Auch Amaurosen können z. B. plötzlich ohne Bewußtlosigkeit auftreten. Im epileptiformen Anfall hat der Kranke selten tonische, meist klonische Krämpfe. Atemmuskelkrämpfe können im Anfall zur Erstickung führen.

Häufig finden sich Reflexsteigerung, Patellar- und Fußklonus und ein positives BABINSKI-Phänomen. Psychische Störungen im Sinne von Depression oder manischen Zuständen sind selten. Die Kranken sind, wenn nicht bewußtlos, meist apathisch. Selten sind meningitische Zeichen.

Die Amaurosen, die oft monosymptomatisch auftreten, sind meist flüchtiger Natur, sie halten Minuten oder eine halbe bis eine Stunde an, sie können aber auch länger andauern und schließlich in Erblindung übergehen. Meist sind sie beidseitig. Die Pupillen sind im Gegensatz zur echten Urämie weit.

Es gibt schließlich auch alleinige Bewußtlosigkeit als Äquivalent eines eklamptischen Anfalles. Die Anfälle können sich oft wiederholen, dies ist ein Signum mali ominis.

Der eklamptischen Urämie begegnet man am häufigsten bei der akuten Glomerulonephritis, selten in Dauerstadien der chronischen Nephritis oder bei der Sublimatniere, der Nephropathia gravidarum (s. S. 255), ganz selten bei aszendierenden Schrumpfnieren oder bei der malignen Nephrosklerose.

Die Kombination echter mit eklamptischer Urämie ist häufig.

Pathogenese. Die Pathogenese der eklamptischen Urämie ist umstritten. Wahrscheinlich spielen verschiedene Momente eine Rolle. Sicher scheint aber zu sein, daß Blutdrucksteigerung und renales Ödem Voraussetzung ihres Auftretens sind und daß zum mindesten eine der wichtigsten Ursachen ein Hirnödem mit Liquordrucksteigerung ist. Wenn man bei der Sektion häufig, aber nicht immer, Hirnödem, akuten Hydrozephalus und Abplattung der Hirnwindungen nachweisen kann, so ist zu berücksichtigen, daß auch geringere Ödemgrade, die anatomisch nur an einer starken Durchfeuchtung des Gehirnes erkannt werden können, als Ursache in Frage kämen und daß postmortal ein Ödem alsbald nicht mehr nachweisbar sein muß. Jedenfalls finden wir bei der eklamptischen Urämie in der Regel einen erhöhten Liquordruck; Bradykardie, Kopfschmerz und zerebrales Erbrechen lassen sich übrigens am besten mit der Annahme gesteigerten Hirndruckes erklären. Auch die nicht seltene Stauungspapille spricht im gleichen Sinne. Reiz- und Lähmungserscheinungen sind freilich nicht nur auf den gesteigerten Druck, sondern oft vor allem auf das Ödem, zumal bestimmter Hirnanteile zu beziehen.

Über die Pathogenese des Hirnödems wissen wir nichts Sicheres. Vorläufig können nur Hypothesen Wissen ersetzen. Auf diese Fragen sei nicht näher eingegangen.

Therapie. Eine prophylaktische Hunger- und Durstkur kann eine drohende Eklampsie verhüten. Durch sie werden Ödeme und Blutdrucksteigerung, die Grundlage der Urämie, bekämpft. Das VOLHARD-Regime wird durch drei bis fünf Tage durchgeführt und eventuell nach einem Intervall wiederholt. Eine Herzschwäche ist zu behandeln. Der drohende oder ausgebrochene Anfall ist ferner sofort mit Lumbalpunktion und Aderlaß zu bekämpfen. Es empfiehlt sich, der Lumbalpunktion einen ausgiebigen Aderlaß (bis 500 ccm) folgen zu lassen. Die Lumbalflüssigkeit, die in der Regel unter starkem Druck abfließt, soll langsam abgelassen werden, der Mandrin der Nadel soll aus dieser nicht völlig entfernt werden. Das Hirnödem wird ferner mit intravenösen hypertonen Dextroseinjektionen (Osmon 33 bis 50%) zu bekämpfen versucht. Schließlich soll mit stärkeren Sedativmitteln (Luminal 0,3, Bromnatrium 1 bis 3 g, Chloralhydrat 3 g, Paraldehyd 5 g) die Erregbarkeit des Zentralnervensystems herabgesetzt werden.

Handelt es sich nicht um die Verhütung oder Behandlung der akuten schweren Eklampsie, sondern um die Behandlung einer chronischen Pseudourämie (s. S. 222), so ist durch völlige Kochsalzentziehung und starke Beschränkung der Flüssigkeitszufuhr die Ödembereitschaft zu bekämpfen; es versteht sich ferner, daß eine energische Therapie einer etwaigen Herzschwäche Platz zu greifen hat. Bei der NaCl-Entziehung handelt es sich vorwiegend um die Vermeidung des Natriums. Natriumfreie Kochsalzersatzmittel sind daher gestattet. Um Kochsalz und Wasser soweit möglich aus den Geweben zu entfernen, gibt man ferner Diuretika, auch Salyrgan, ferner Euphyllin, Deriphyllin, Diuretin usw.

4. Anurie.

Die Anurie kann verschiedenste Ursachen haben. LICHTWITZ gibt prinzipiell die folgende gute Übersicht:

1. Fehlen beider Nieren (arenale Anurie), bei Exstirpation oder schwerer Verletzung der zweiten Niere bei schwerer Erkrankung oder Fehlen der anderen.

2. Vollständige Aufhebung des Wassersekretionsvermögens beider Nieren (renale Anurie im engeren Sinne des Wortes), bei akuter Glomerulonephritis, im Endstadium chronischer Nephritiden oder bei schweren degenerativen Prozessen, wie Sublimatniere.

3. Mechanische Verlegung des Harnabflusses. Die Verlegung kann bereits in den Kanälchen stattfinden (durch Hämoglobin bei paroxysmaler Hämoglobinurie, Schwarzwasserfieber, Verbrennungen, bzw. bei jeder stärkeren intravasalen Hämolyse, durch Sulfonamide, durch Myoglobin, s. auch Lower Nephron-Nephrosis, S. 249). Auch die Anurie der akuten Glomerulonephritis mag zum Teil durch Blut, Zylinder und Zellen in den Kanälchen zustande kommen. Neben dieser renalen, durch Verlegung des abführenden Systems vorkommenden Anurie, gibt es die extrarenalen Formen durch Verlegung der Ureteren (sogar auch der Urethra) durch Steine, Tumoren, Narben, technische Operationsfehler usw. Hierbei müssen nicht beide Nieren verlegt sein, es ist sogar meist nur eine Niere verlegt und die mechanisch bedingte Anurie einer Seite wird durch eine reflektorische der anderen Seite kompliziert (s. Punkt 4).

4. Reflektorische Anurie, die relativ häufig ist und bei der es auch ohne mechanische Hindernisse bei Reizzuständen in den abführenden Harnwegen, aber auch bei peritonealer Reizung oder nach Einlegen eines Ureterenkatheters

zu einem Versiegen der Harnsekretion kommt, wobei wohl Ureterenspasmen und reine reflektorische renale Anurie oder beide eine Rolle spielen dürften.

5. Wassermangel bei starken Durchfällen (wie Cholera usw.).

Man könnte nach dieser Einteilung zwischen echter renaler und falscher subrenaler Anurie (Harnverhaltung) unterscheiden, doch auch bei der falschen kommt es alsbald zu einem Sistieren der Harnsekretion in der Niere. Es empfiehlt sich unseres Erachtens, bei Anurie die oben besprochene Pathogenese zu berücksichtigen und die jeweilige Anurie auf diese Weise, soweit möglich, exakt zu klassifizieren.

Die *Pathogenese* der Anurie ist mit obiger Einteilung bereits mehr minder gegeben. Im einzelnen ist noch folgendes zu sagen: Bei der diffusen Glomerulonephritis dürfte vor allem die Störung der Glomeruluszirkulation der ausschlaggebende Faktor sein. Auch bei der Sublimatniere, die ja vornehmlich den Tubulusapparat betrifft, dürfte die Schwellung der Niere und die damit gegebene Zirkulationsstörung in der Niere den Ausschlag geben, daneben aber spielen Verlegung der Kanälchen durch Schwellung und Abstoßung der nekrotisierenden Tubulusepithelien und schließlich — ebenso wie bei Glomerulonephritiden — die Blutveränderung eine Rolle. Nach VOLHARD geht die Anurie nach Operationen, Verbrennungen und bei starken Wasserverlusten auf eine Schädigung der Nieren durch die Blutflüssigkeit zurück; eine Azidose des Nierengewebes soll die Harnbereitung aufheben. Dagegen spricht allerdings, daß Azidose allein nicht zur Anurie führt, wie das Beispiel des diabetischen Komas zeigt. Bei der reflektorischen Anurie spielen, wie erwähnt, einerseits Harnleiterkrämpfe (die Anurie kann durch Einlegen eines Ureterenkatheters manchmal behoben werden), anderseits wahrscheinlich auch reflektorische Nierengefäßkrämpfe eine Rolle. Wie am Beispiel der Sublimatniere gezeigt wird, können auch toxische Nephrosen zur Anurie führen. Eine gleiche Pathogenese muß bei den Anurien bei Infektionskrankheiten aller Art, vor allem Typhus, Cholera (mit Wasserverarmung!), WEILscher Krankheit (mit Nephritis) und selten bei kruppösen oder Grippepneumonien angenommen werden. Daß bei diesen ferner auch die Verstopfung der Harnkanälchen durch den nekrotisierenden Prozeß am Tubulusapparat Bedeutung hat, wurde schon erwähnt. Die Anurie bei Prostatahypertrophie und nach urologischen Operationen hat nur urologisches Interesse. Bei der reflektorischen Anurie durch Steinverschluß ist die Feststellung der kranken Seite oft schwierig, zumal der Schmerz auf der kontralateralen Seite der Verlegung angegeben werden kann; hier hat der Urologe das Wort. Auch Pyelitiden können auf ähnliche Weise zu Anurien führen. Mit der Diagnose einer hysterischen Anurie — ich habe sie nie gesehen — sei man jedenfalls sehr vorsichtig.

Symptomatologie. Einige Tage nach Sistieren der Harnsekretion — bei primärem Fehlen urämischer Erscheinungen — fehlen vorerst alle Beschwerden. Bei einer Sublimatvergiftung kann die imminente Gefahr der kommenden Urämie übersehen werden, wenn man auf die Harnausscheidung nicht speziell achtet. Der Kranke ist die ersten Tage beschwerdefrei. Dann stellen sich vermehrter Schlaf, Inappetenz, Kopfschmerzen, Müdigkeit, Magen-Darmstörungen, nach etwa sechs bis acht Tagen schließlich auch die schweren Zeichen der manifesten Urämie, Somnolenz, Erbrechen, Singultus, urinöser Geruch der Exspirationsluft und schließlich alle Zeichen der stillen Urämie ein. Meist kommt es nicht oder erst terminal zu tiefer Bewußtlosigkeit; die Kranken bleiben lange Zeit auf lauten Anruf ansprechbar. Relativ frühzeitig kann Anurie auch zur Steigerung des Blutdruckes und schon nach weiteren ein bis zwei Wochen zur Herzhypertrophie führen. Für das seltene Vorkommen einer eklamptischen Urämie bei Anurien, die nicht nephritisch bedingt sind, haben wir keine sichere Erklärung (bei Sublimatniere, bei Ureterenverschluß usw.), zumal diese seltenen Eklampsien auch ohne Drucksteigerung und fast immer ohne Ödeme vorkommen. Die echte Urämie scheint als solche zentrale Krämpfe auslösen zu können.

Fälle, die nur ganz geringe Harnmengen abgeben, müssen sich von der wahren Anurie nicht unterscheiden, sie geben aber doch eine bessere Prognose. Wenn es jedoch einmal zu einer mehrtägigen völligen Anurie kommt, so ist die Prognose sehr schlecht, da mehr als 50% der Patienten urämisch zugrunde gehen. Kommt die Harnsekretion bei einer Anurie doch wieder in Gang, so wird erst nur eine geringe Menge meist eines isosthenurischen Harnes abgegeben, dann aber erholt sich die Niere zumeist in ihrer Funktion in wenigen Tagen. Wie schon erwähnt, sind Ödeme bei nicht nephritischer Anurie selten und, wenn vorhanden, geringen Grades.

Therapie. Bei Verlegungen der abführenden Harnwege mit mechanisch oder gleichzeitig reflektorisch bedingter Anurie sind diese Hindernisse zu beseitigen. Anurien bei Nierenkatheterismus, auch bei Sublimatniere und Schwangerschaftseklampsie, werden manchmal durch eine Splanchnikusanästhesie behoben.

Den Anurien der Glomerulonephritis soll durch Hunger und Durst vorgebeugt werden. Besteht eine Oligurie und droht eine Anurie, so ist diese Maßnahme ebenfalls sofort streng durchzuführen und es ist die von EPPINGER inaugurierte Nierendiathermie einzuleiten. Als Hilfsmaßnahmen, deren Wirkungsmechanismus nicht geklärt ist, können Aderlaß, Blutegel oder Schröpfköpfe auf die Nierengegend und intravenöse Zuckerinfusionen versucht werden. Bei Hypochlorämie (s. Sublimatniere) wird der Kochsalzspiegel mit intravenösen Injektionen hypertonischer NaCl-Lösungen zu normalisieren versucht werden. Diuretin, Euphyllin und andere nicht Hg enthaltende Diuretika können — mit wenig Aussicht auf Erfolg — gegeben werden. Röntgenbestrahlungen beheben auch in seltenen Fällen diese Anurie. Hat man mit den genannten Maßnahmen keinen Erfolg, so ist — nach etwa zwei- bis drei- bis viertägigem Zuwarten — zur Nierendekapsulation zu raten. Setzt eine Harnsekretion auf eine der genannten Maßnahmen ein, so kann sie durch einen Wasserstoß (Trinken von 1000 bis 1500 ccm) unter Umständen rasch in Gang gesetzt werden; bei völligem Darniederliegen der Harnsekretion bzw. bei Anurie ist dieser Versuch aber kontraindiziert. Treten durch die Anurie urämische Erscheinungen auf, so sind diese nach der üblichen Methode zu behandeln. Hinsichtlich der Behandlung der Sublimatniere s. S. 254.

5. Renale Hypertonie und das Hypertonieproblem im allgemeinen
(mit Einschluß der Klinik der essentiellen Hypertonie und der Hypotonie).

Wir unterscheiden vor allem einen renalen und einen extrarenalen Hochdruck, der wieder in verschiedene Formen geteilt werden kann. Das Hypertonieproblem stützte sich lange Zeit auf Hypothesen und Spekulationen, wohl auch auf anatomische Befunde an der Niere und an den Nierengefäßen, erst in der letzten Zeit hat die moderne Forschung Faktoren aufgezeigt, die tieferen Einblick in das Hypertonieproblem gestatten. Dies gilt allerdings fast ausschließlich für den renalen Hochdruck. Wenn der extrarenale Hochdruck auch nicht ein Stiefkind der Forschung geblieben ist, so sind unsere Kenntnisse hinsichtlich dieser Hochdruckformen doch dürftig und die zahlreichen Hypothesen erlauben keine klare Deutung. Dies gilt insbesondere für die sogenannte essentielle Hypertonie.

a) Pathophysiologie des Hochdruckes.

BRÜCKE hat auf der Salzburger Tagung der VAN SWIETEN-Gesellschaft 1948 ein ausgezeichnetes Referat über die Pathophysiologie des Hochdruckes gehalten, dem wir nachstehend im wesentlichen folgen. Der 1923 auf dem Kongreß der deutschen Gesellschaft für Innere Medizin in Wien von DURIG gegebene Überblick über das Hochdruckproblem wird, wie BRÜCKE hervorhebt, für die Besprechung der essentiellen Hypertonie maßgebend bleiben. So sehr lange dieses Referat auch zurückliegt, es blieb bis heute vorbildlich.

α) Der renale Hochdruck.

HARTWICH hatte durch Unterbindung einer Nierenarterie oder mehrerer Äste beider Nierenarterien bei Hunden einen wochenlangen, später spontan zurückgehenden Hochdruck erzeugt, womit scheinbar zum ersten Male gezeigt war, daß eine mangelhafte Durchblutung der Niere einen Hochdruck erzeugen könne. 1934 zeigte nun GOLDBLATT in verschiedenartigster Versuchsanordnung, daß die Unterbindung einer oder beider Nierenarterien den Druck im Experiment nicht dauernd steigert, daß man aber bei geringfügiger Drosselung schon einer, weit besser beider Nierenarterien regelmäßig einen andauernden Hochdruck erzielt. PAGE und seine Mitarbeiter erzielten den gleichen Effekt, wenn sie die Nierenzirkulation dadurch behinderten, daß sie die Nieren von Hunden in Cellophanhüllen betteten, wodurch sie komprimiert wurden; gleiches beobachteten sie, wenn sie die Nieren von Ratten mit Kunstharz oder Gummi wie mit einem Panzer umgaben.

Auch eine Drosselung beider Nierenarterien oder eine solche der Aorta oberhalb der Abgangsstelle derselben hatte den gleichen Effekt, wodurch eine Analogie, wenn auch keine sichere Erklärung (s. Bd. I, S. 186), für den Hochdruck der Isthmusstenose der Aorta gegeben war (bei dieser findet sich Hochdruck ja nur im Gefäßabschnitt oberhalb der Stenose). Eine Einengung anderer Gefäßgebiete kann gelegentlich, und zwar nur mäßigen Hochdruck hervorrufen. Diese experimentellen Hochdruckformen sind nicht durch Sympathektomie, sondern nur durch Beheben der arteriellen Stenose oder der behinderten Nierenzirkulation zu beeinflussen. Der „GOLDBLATT-Hochdruck" verschwindet auch nicht nach Entfernung der Nebennieren, wenn nur etwas Rinde zurückbleibt. Implantation der gedrosselten Niere in das Netz aber, wobei offenbar Kollateralen eine annähernd normale Nierenzirkulation herbeiführen, bringt den Hochdruck wieder zum Verschwinden.

Es scheint also kein Zweifel, daß dieser „Drosselungshochdruck" durch eine mangelhafte Versorgung der Nieren mit arteriellem Blut, durch Ischämie, zustande kommt und daß in der so gedrosselten Niere ein blutdrucksteigernder Stoff entsteht. Dies zeigten HOUSSAY und FASCIOLO in einem eleganten Experiment, indem sie einem Hunde eine gedrosselte Niere in eine Carotis-Vena jugularis-Anastomose am Hals einschalteten und so Hochdruck hervorriefen. Zahlreiche Varianten des gleichen Gedankens führten in der Folge zu bestätigenden Ergebnissen: Vorübergehendes Abklemmen eines Nierenstieles führt zu vorübergehender Hypertonie; Exstirpation einer gedrosselten Niere läßt den Blutdruck zur Norm abfallen. Es gibt übrigens auch einseitige Nierenerkrankungen (Zystennieren, Pyonephrosen usw.) mit Hochdruck, nach deren Exstirpation der Druck abfällt.

Es schien also, daß aus gedrosselten Nieren ein Stoff an die Zirkulation abgegeben werde, der den Hochdruck hervorruft, es schien, als gäbe es nephrogene, blutdrucksteigernde Stoffe, die für den renalen Hochdruck verantwortlich zu machen wären. Nun hatten schon TIGERSTEDT und BERGMANN im Jahre 1898 aus tierischen Nieren einen Stoff, Renin, gewonnen, der sicher nicht einheitlich war und der den Blutdruck steigerte. Dieses Renin ist ein Eiweißkörper von Antigencharakter. HOUSSAY, KOHLSTÄDT, PAGE und HELMER, die sich um die Erforschung dieses Problems die größten Verdienste erworben haben, zeigten, daß reines Renin oft artspezifisch ist (Renin aus Schweinenieren steigert z. B. den Druck beim Menschen nicht). Gereinigtes Renin steigert den Druck übrigens in Konzentrationen der gleichen Größenordnung wie Adrenalin, wie SCHALES gezeigt hat.

In späteren Versuchen konnte dargetan werden, daß gereinigte Reninpräparate keine blutdrucksteigernde Wirkung haben, sofern sie nicht mit Blut oder Plasma in Kontakt kommen: Injiziert man das gereinigte Präparat in mit Ringerlösung durchströmtes Gewebe, so steigt der Druck nicht an. Inkubiert man Renin aber nur für Minuten mit Blut oder Plasma, so hat es seine Wirkung; sie geht allerdings rasch vorüber. Wichtig war noch die Feststellung, daß gereinigtes Renin, in die Blutbahn gespritzt, nach beträchtlicher Latenz zu einem langsamen Druckanstieg von langer Dauer führt, der langsam abklingt. Wiederholt man die Injektionen kurz nacheinander, so erschöpft sich die Wirkung, um schließlich ganz auszubleiben (sogenannte „Tachyphylaxie"). Die genannten amerikanischen Autoren fanden die Erklärung für die beschriebenen Phänomene: Durch Einwirkung des Renins auf ein Pseudoglobulin („Hypertensinogen") des Plasmas entsteht das drucksteigernde „Hypertensin" (Angiotonin von PAGE). Dieses zeigt keine Tachyphylaxie mehr, die beim Renin offenbar dadurch zustande kommt, daß nach einer einmaligen Injektion alles Hypertensinogen verbraucht ist; nach einer Latenzperiode, in der Hypertensinogen wieder aufscheint, ist es wieder wirksam. „Es ist nun interessant, daß wenige Monate nach den amerikanischen Veröffentlichungen 1941 R. ENGER, ein VOLHARD-Schüler, berichtete, es sei ihm gelungen, aus Nierengewebe durch Alkohol-Sublimat-Extraktion einen dialysablen, thermostabilen, in saurer Lösung haltbaren, dagegen in alkalischem Milieu an Wirkung abnehmenden, sehr blutdruckwirksamen Stoff zu erhalten, den er „Nephrin" nannte. Es kann kaum ein Zweifel darüber bestehen, daß ‚Nephrin' mit ‚Hypertensin' identisch ist. Auch ENGER dachte an einen Zusammenhang mit Renin, allerdings nahm er (wohl irrtümlich) an, daß sein Stoff aus Renin entstehen könne, weil er fand, daß nach Inkubation von Renin mit Nierenbrei die extrahierbare Menge von ‚Nephrin' stieg. Die Steigerung war wesentlich beträchtlicher als bei Inkubation von Renin mit Blut. Dieser Befund scheint deshalb wichtig, weil er die Möglichkeit andeutet, daß vielleicht auch Hypertensinogen ursprünglich in der Niere entsteht und dort besonders angehäuft wäre" (F. BRÜCKE).

Über den Ort der Bildung der blutdrucksteigernden Stoffe ist Sicheres nicht bekannt. Es hat H. BECHER in der Niere, nahe dem Glomerulus, interstitielle Zellhaufen gefunden, die sich nach FEYRTER als intertubuläre Zellhaufen, als endophytische Bildungen vom Mittelstück des tubulären Systems abschnüren und die einer inkretorischen Drüse entsprechen könnten. Diese Zellen werden in Nieren von Hypertonikern angeblich in größerer Menge gefunden. Jedenfalls sprächen diese Befunde für eine Entstehung in der Nierenrinde, wofür auch ENGERS Nachweis einer höheren Konzentration des Renins in der Rinde als im Mark spricht.

Viel bearbeitet, aber noch nicht geklärt ist die Pathogenese des Hochdruckes bei der akuten Glomerulonephritis. Experimentelle Grundlagen waren für die Erforschung erst gegeben, als es MASUGI gelang, beim Tier eine experimentelle Nephritis zu erzeugen, die einer akuten diffusen Glomerulonephritis des Menschen gleichgestellt werden kann („Masugi-Nephritis"). Durch Vorbehandeln von Enten (oder von Schafen usw.) mit einem Brei aus Kaninchennieren erhält man im Serum des Versuchstieres ein spezifisch gegen das Antigentier gerichtetes Nephrotoxin. Injiziert man das nephrotoxinhaltige Serum dem Antigentier (Kaninchen) intravenös, so erhält man eine, der menschlichen Glomerulonephritis gleichzusetzende akute Glomerulonephritis. Abgesehen davon, daß dieser Versuch die moderne, von Pirquet und Schick begründete Lehre des allergischen Charakters der akuten diffusen Nephritis zu beweisen scheint, war er die Grundlage für Experimente von Sarre und Wirtz, die folgendes zeigten: Klemmt man während einer Injektion des Nephrotoxins den einen Nierenstiel für 15 bis 20 Minuten ab, dann läuft, ohne daß die vorübergehend ischämische Niere später pathologische Veränderungen zeigte, die Masugi-Nephritis auf der abgeklemmten Seite viel milder ab als auf der normalen. Klemmt man beide Nierenstiele vorübergehend ab, so tritt nach Freigabe der Nierenstiele durch das Nephrotoxin, das bis dahin keine Haftstellen gefunden hat, beiderseits eine allerdings milder verlaufende Nephritis auf. Sarre fand nun beim Kaninchen mit Masugi-Nephritis schon in den ersten Tagen eine Erhöhung des Blutdruckes, sofern der Prozeß die Nierenrinde diffus ergriffen hatte. Ob dieser Hochdruck einem Drosselungshochdruck gleichgestellt oder ob tatsächlich eine mangelhafte Zirkulation in den Glomerulis bei der Nephritis für den Hochdruck verantwortlich gemacht werden kann, ist nicht entschieden, zumindest nicht bewiesen. Auf diesbezügliche Details soll nicht näher eingegangen werden.

Schließlich sei darauf hingewiesen, daß bei der Eklampsie im Verlaufe einer Schwangerschaftstoxikose beim Zustandekommen des Hochdruckes eine nephrogene Komponente eine Rolle spielen dürfte.

Abschließend darf noch darauf hingewiesen werden, daß die maligne Nephrosklerose, die „genuine Schrumpfniere", offenbar eine primäre Gefäßerkrankung der Arterien darstellt und daß man von vornherein berechtigt wäre zu vermuten, daß diese Zirkulationsstörung den diese Krankheit begleitenden blassen Hochdruck auslöst (s. S. 280).

β) Der extrarenale Hochdruck.

Hier sei zuerst kurz auf die endokrinen Hochdruckformen, den Hochdruck beim Phäochromozytom (s. S. 90) und beim M. Cushing (s. S. 11) verwiesen. Der Hochdruck bei Nebennierentumoren ist ein „Minutenvolumen-Elastizitätshochdruck" (s. S. 234), dessen Verständnis wir Wetzler verdanken: Es besteht eine starke Erhöhung des Schlagvolumens und (wegen der hohen Herzfrequenz) auch des Minutenvolumens. Der periphere Strömungswiderstand kann in diesen Fällen sogar abnehmen oder er bleibt gleich. Die Strömungsintensität, das Minutenvolumen, nimmt aber zu und der elastische Widerstand des arteriellen Windkessels ist stark erhöht. Der diastolische Druck bleibt in diesen Fällen bekanntlich niedrig, die Blutdruckamplitude wird stark vergrößert. Auf die Pathogenese des sogenannten hypophysären Hochdruckes beim M. Cushing sei nicht näher eingegangen, eine direkte Wirkung der Hypophysenhormone ist jedenfalls nicht erwiesen.

Zu den extrarenalen Hochdruckformen müssen ferner die zentralen, zwischenhirnbedingten gezählt werden. Nachdem Karplus und Kreidl im Jahre 1909 durch elektrische Reizung bestimmter Stellen des Zwischenhirnes neben anderen Erscheinungen auch Blutdrucksteigerung beobachtet hatten, haben eine Reihe von Autoren über Drucksteigerungen nach Reizung des hypothalamischen Vasomotorenzentrums im Tierversuch berichtet. W. R. Hess, der sich mit besonderer Methodik am eingehendsten mit der Lokalisation vegetativer Zentren experimentell beschäftigt hat, lokalisierte das pressorische Feld in die Umgebung der hinteren Wand des dritten Ventrikels und in den hinteren und hinteren-seitlichen Hypothalamus. Auch aus der menschlichen Pathologie lassen sich mehrfache Beispiele für einen zentralen Hochdruck anführen. So wurden bei Enzephalitiden, im zweiten Weltkrieg speziell bei der Fleckfieberenzephalitis, zentrale Hypertonien bekannt. Die Hypertonien bei CO-Vergiftung, bei der Bleivergiftung (Encephalopathia saturnina) dürften gleiche Grundlage haben, auch Starkstromverletzungen und Schädeltraumen führen gelegentlich zu Hoch-druck. So sicher diese Erkenntnisse sind, so unsicher sind wir in der Beurteilung der Frage, wie weit wir auch bei der sogenannten essentiellen Hypertonie zentral nervöse Ursachen in Rechnung stellen können.

Einer derartigen Überlegung, die zumindest bestimmte Hochdruckfälle auf den Einfluß nervöser Reizzustände zurückführt, kann sich kaum Einer ver-schließen, der während des Krieges Gelegenheit hatte, bei zahlreichen Jugend-lichen oder jungen Männern systematische Druckmessungen vorzunehmen. Bei derartigen Tauglichkeitsuntersuchungen fand sich ein überraschend hoher Prozentsatz von jugendlichen Hypertonikern, die gleichzeitig eine ausgesprochene vegetative Stigmatisierung zeigten. Wenn der Blutdruck dieser jungen Männer durch Ruhe meist nach wenigen Tagen zur Norm zu bringen war, so ergaben spätere Nachuntersuchungen nach Jahren doch, daß sich ein gewisser und zwar relativ hoher Prozentsatz aus dieser ,,transitorischen Hypertonie'' in einen Dauerhochdruck gewandelt hatte. Bei diesen jugendlichen Hypertonikern ist meist nur der systolische Druck hoch und genauere Untersuchungen (SARRE) zeigten, daß es sich hierbei um einen Minutenvolumen-Hochdruck, zum Teil mit Erhöhung des *elastischen* Widerstandes, aber mit Herabsetzung des *peripheren* Widerstandes, handelte.

Hier sei kurz angeführt — Details würden den Rahmen des Lehrbuches weit überschreiten —, daß das Hochdruckproblem naturgemäß auch ein mecha-nisches ist und daß es als großes Verdienst WETZLERs bezeichnet werden muß, die mechanischen Grundlagen des Hochdruckes weitgehend geklärt zu haben. WETZLER unterscheidet: 1. einen Elastizitätshochdruck mit abnorm hohem mittlerem Druck, abnorm niederem oder auch normalem diastolischem Druck, hohem systolischem Druck bei großer Druckamplitude; Schlag- und Minuten-volumen sind normal. Der Elastizitätshochdruck kommt durch eine Verringerung der Dehnbarkeit der Arterienwände und den dadurch gegebenen hohen elastischen Gesamtwiderstand und durch einen abnorm kleinen Fassungsraum des arteriellen Systems zustande. Der Verlust der Dehnbarkeit, der Elastizität, kann durch eine Vergrößerung des Fassungsraumes, wie sie im Alter durch Erweiterung der Arterien zustande kommt, kompensiert werden. 2. Einen Widerstandshochdruck mit Erhöhung des peripheren Widerstandes mit Steigerung des mittleren, des systolischen und diastolischen Druckes bei normaler Druckamplitude; anatomische und funktionelle Veränderungen in den Arteriolen kämen ursächlich in Frage. 3. Einen kardialen Hochdruck durch abnorm großes Minutenvolumen, wobei entweder die Frequenz oder das Schlagvolumen oder beide erhöht sind; diastoli-scher, systolischer und mittlerer Druck sind hierbei meist erhöht. 4. Kombinations-formen der genannten Hochdruckarten.

Mit der obigen Darstellung der Hypertonie vegetativ stigmatisierter Jugend-licher befanden wir uns schon inmitten des Problems der sogenannten ,,*essentiellen Hypertonie*'', jener wenigstens anfänglich und oft auch dauernd gutartigen Hoch-druckform, die VOLHARD in bewundernswerter Intuition schon 1923 als ,,roten Hochdruck'' dem ,,blassen'', aus einer Nierendurchblutungsstörung entstehenden, ,,hämatogenen'' Hochdruck, also dem renalen gegenübergestellt hat. Wenn auch heute diese Einteilung in roten und blassen Hochdruck von manchen Autoren verworfen wird und wenn VOLHARD schon seinerzeit auf den gelegentlichen terminalen Übergang eines roten in einen blassen Hochdruck hingewiesen hat, so hat seine Konzeption die Klinik des Hochdruckes durch ein Vierteljahrhundert souverän beherrscht, sie ist heute noch eine vielfach anerkannte Einteilung und hat vor allem für den Praktiker außerordentlichen Wert. Der „rote Hochdruck" würde die „Hochdruckkrankheit" im engeren Sinne darstellen.

Über die Pathogenese dieser essentiellen Hypertonie freilich gehen die Anschauungen immer noch auseinander. Eine eingehende Besprechung der einschlägigen Fragen ist hier nicht möglich. VOLHARD sagte auf der Tagung der VAN SWIETEN-Gesellschaft 1948, auf der die widersprechenden Anschauungen der namhaften Autoren klar zutage traten: „Die Pathogenese des roten oder essentiellen Hochdruckes wird von den Hochdruckforschern Amerikas als unbekannt oder als Mysterium bezeichnet." Und dieser Ausspruch ist bedeutungsvoll, haben doch gerade amerikanische Autoren für die Klärung des renalen Hochdruckes wesentlichste Erkenntnisse geliefert.

VOLHARD gibt folgende Erklärung des roten Hochdruckes: Er gibt als Ursache Alter und Erblichkeit an, die DURIG in dem früher zitierten Referat schon in den Vordergrund gestellt hat, und nimmt für den Mechanismus des Zustandekommens die Abnahme der Dehnbarkeit des arteriellen Systems in Anspruch. Bei Abnahme der Dehnbarkeit des arteriellen Windkessels muß der systolische Druck ansteigen, wenn die Dehnbarkeitsabnahme nicht durch Erweiterung des Windkessels kompensiert wird, wie sie im Alter eintreten kann. Der reine systolische Altershochdruck ist auf diese Weise zu klären, es würde sich primär um einen „Elastizitätshochdruck" nach WETZLER handeln. Freilich hat die Blutdruckkrankheit zumindest später auch einen erhöhten diastolischen Druck und es ergibt sich nach VOLHARD die wesentliche Frage, wie dieser, zumal beim jugendlichen Hochdruck, zustande komme. Zur Erhöhung des diastolischen Druckes gehört ursächlich eine Erhöhung des peripheren Widerstandes. Es ergibt sich auch vor allem die Frage, warum schließlich die Blutdruckzügler den erhöhten Blutdruck nicht abregulieren. VOLHARD findet die Antwort darin, daß die Depressoren des Carotis-Sinus und der Aorta beim essentiellen Hochdruck zwar nicht ausgeschaltet sind, daß ihre Reizschwelle aber erhöht ist, da die Gefäßabschnitte, in welchen die dehnungs- (und nicht, wie früher angenommen, druck-) empfindlichen Rezeptoren liegen, weniger dehnbar sind; die Pressoren müssen daher überwiegen. Je geringer die Dehnbarkeit der blutdruckempfindlichen Gefäßabschnitte, desto höher der Druck, von dem ab die Depressoren anfangen, auf Mehrdehnung anzusprechen. Im Alter nimmt die Dehnbarkeit der Arterien ab, hereditäre Momente spielen hierbei eine große Rolle. Es ergibt sich noch die Frage, wie die Verhärtung, Verdickung und Elastizitätsverminderung des arteriellen Systems bei Jugendlichen bzw. überhaupt beim roten Hochdruck zustande kommt. Hierauf gibt VOLHARD die folgende Antwort: Die Verhärtung kommt durch die Persistenz des Druckes zustande, sie ist primär für seine Entstehung aber nicht verantwortlich. Herz und Gefäße werden in den Frühstadien des labilen Hochdruckes im Sinne eines Minutenvolumenhochdruckes mehr beansprucht, wofür „endokrine, nervale, psychische, am meisten vielleicht thyreogene Einflüsse" die Hauptrolle spielen. Er ist zentrogen bedingt, aber vaskulär bewirkt (VOLHARD). Die Mehrbeanspruchung der Gefäße führt zu einer funktionellen Anpassung mit Hypertrophie der Elastica. VOLHARD faßt zusammen: Die Pathogenese des essentiellen roten Hochdruckes beginnt als kardialer und labiler Minutenvolumenhochdruck, geht im Alter oder vorzeitig mit zunehmender Verhärtung der Gefäßwände infolge funktioneller Anpassung in einen Elastizitätshochdruck über und endet mit Hypotonie der Depressoren und ungenügend gezügelten Pressoren als neuroregulatorisch fixer Elastizitätswiderstandshochdruck. Daß der rote schließlich in einen blassen Hochdruck, daß also ein genuiner essentieller Hochdruck in eine maligne Nephrosklerose übergehen kann, erklärt sich aus der Kombination des primär roten mit einem renal bedingten blassen Hochdruck. Dieser renal-humorale Mechanismus und die Ursachen der schlechteren Nierendurchblutung sind noch nicht geklärt. BRÜCKE verweist auf die neuen Befunde von HOMER SMITH und seiner Schule, nach welchen genaue Funktionsproben bei Fällen beginnender essentieller Hypertonie Veränderungen der Nierenfunktion (hinsichtlich Inulinclearance und tubulärer Rückresorption von Glukose) ergeben können, Veränderungen, die auf einen Dauerkontraktionszustand des Vas efferens zurückgeführt werden müssen. Man kann somit auch verstehen, daß die operative Ausschaltung eines Großteiles des sympathischen Grenzstranges und damit der Vasokonstriktoren den Druck senkt und wahrscheinlich auch den Übergang in eine maligne Nephrosklerose zu verhindern vermag, eine Operation mit manchmal ausgezeichnetem Erfolg, die allerdings wieder die Bedeutung der Neuroregulation und wohl auch des Zentralnervensystems für die Entstehung der essentiellen Hypertonie aufzuzeigen scheint. In letzterem Sinne, nämlich zentraler Mitursachen in der Genese dieser Hypertonie, sprechen vielleicht auch Untersuchungen über die pharmakologische Beeinflußbarkeit verschiedener Hochdruckformen, woraus sich auch pharmakologische Teste für den voraussichtlichen Erfolg der Sympathikusoperation entwickelten. Sie sind samt und sonders nicht verläßlich, sie können aber immerhin einen Anhaltspunkt geben; mein Assistent HUEBER glaubt neuerdings im Hydergin (Sandoz), welches außer einer zentralen Wirkung eine periphere sympathikolytische und keine konstriktorische Wirkung auf die glatte Muskulatur hat, ein diesbezüglich erfolgversprechendes Mittel gefunden zu haben. ALLEN und ADSON, welche als Erste derartige Teste angaben, verwendeten Natriumamytal (je 0,2 g dreimal im Abstand einer Stunde) oder Natriumnitrit (je 0,03 g sechsmal in halbstündigen Intervallen) oder schließlich eine leichte intravenöse Narkose mit 5%igem Pentothal-Natrium. Eine stärkere Blutdrucksenkung spräche für essentiellen und gegen renalen Hochdruck.

Das Problem der essentiellen Hypertonie befindet sich im Fluß, bald werden mehr nervöse, bald mehr renale Ursachen in den Vordergrund geschoben. Auch die These der primären Hyalinose der Arteriolen, wie wir sie in Band I beschrieben haben, mit der Erhöhung des peripheren Widerstandes mit einem sekundären „Erfordernishochdruck", hat immer noch zahlreiche Anhänger. Kaum ein zweites Problem, wie das der essentiellen Hypertonie, steht so sehr im Mittelpunkt der Forschung. Wir dürfen hoffen, daß es geklärt wird.

b) Klinik der essentiellen Hypertonie.

Das Initialstadium der essentiellen Hypertonie ist durch eine Labilität des Blutdruckes, durch den Wechsel flüchtiger Hochdruckphasen mit Normaldruck, durch einen „nicht fixierten Hochdruck" gekennzeichnet. Derartige labile Hochdruckformen müssen übrigens, wie oben schon erwähnt, nicht in einen Dauerhochdruck übergehen, es gibt vegetativ Stigmatisierte, die oft zeitlebens bei Anstrengungen, Erregungen usw. Erhöhungen des Druckes zeigen. Das Klimakterium disponiert hiezu auch. Dieser labile Hochdruck gibt nur, zumal wenn er sich schon bei geringsten Anlässen manifestiert, auch die Grundlage des späteren fixierten.

Von welcher Höhe des Blutdruckes an man von einem Hochdruck zu sprechen berechtigt ist, ist auf Grund dieser Tatsachen schwer zu sagen, zumal flüchtige

Drucksteigerungen nicht zur Hypertrophie des linken Ventrikels führen und diese daher keine diagnostischen Anhaltspunkte liefert. Manche Autoren zählen Werte bei Jugendlichen und jüngeren erwachsenen Personen von 120 bis 140 mm Hg zu den hypertonen. Wir glauben, daß erst ein Wert von 140 mm Hg einen sicheren Anhaltspunkt gibt, sofern er mehrmals gemessen wurde. Von amerikanischer Seite wird dem sogenannten „Cold pressure test" (Eintauchen einer Hand in kaltes Wasser — Druckanstieg) für die Beurteilung noch flüchtiger Hypertonien großes Interesse beigelegt. Er scheint uns, wie alle Blutdruckteste, unzuverlässig (s. S. 236).

Das Dauerstadium der Hypertonie, des fixierten Hochdruckes mit hohem systolischem und diastolischem Druck, kann jahrelang währen, ehe irgendwelche Erscheinungen auftreten. Er kann auch eine normale Lebensdauer erreichen lassen, wie jeder Kliniker weiß. Zufällige Druckmessungen decken die Hypertonie oft erst auf.

Freilich können frühzeitig subjektive Beschwerden in Form von Müdigkeit und Leistungsverminderung auftreten, es kann vor allem zu zerebralen und kardialen Zeichen kommen. Die leichten zerebralen Erscheinungen äußern sich in Konzentrationsschwäche, Schlafstörungen, häufigen Kopfschmerzen und Schwindelzuständen, die jahrelang unverändert bestehen können.

Früher oder später können sich zerebrale Erscheinungen einstellen, die auf Gefäßspasmen bezogen werden müssen. Die Erscheinungen sind ungefähr die gleichen wie die einer Arteriosklerose des Gehirnes, mit der sich das Bild auch komplizieren kann; das Flüchtige der Erscheinungen ist für den rein spastischen Hypertoniecharakter vielleicht besonders charakteristisch. Der Kopfschmerz kann einen migräneartigen Charakter annehmen; schwerer Schwindel, schließlich im Sinne eines MÉNIÈRE-Anfalles mit Drehschwindel und Erbrechen, der stunden- oder auch tagelang anhalten kann, kann sich einstellen. Es kann schließlich zu Apoplexien kommen. Diesbezüglich sei auf die Lehrbücher der Neurologie verwiesen, aber betont, daß die Gefäße, auch die des Gehirnes mit ihrer viel schwächeren Muskularis, auch sehr hohe Druckwerte aushalten, sofern sie nicht (eventuell sekundär) arteriosklerotisch verändert sind.

Für den Internisten ist das klinische Hypertonieproblem meist ein solches des Herzens. Ein Großteil der Hypertoniker geht schließlich auch an Herzinsuffizienz zugrunde.

Subjektive Herzerscheinungen im Sinne von Herzklopfen bei leichter Erregung oder körperlicher Anstrengung, Druckgefühl in der Präkordialgegend zumal bei stärkerer Anstrengung und Erregung bis zu den Erscheinungen der Aortalgie (s. Bd. I, S. 204) können Frühsymptome sein, wenn das Herz lediglich eine geringe tonogene Dilatation (s. Bd. I, S. 47) und beträchtliche Linkshypertrophie zeigt, die sich in einem hebenden, noch wenig verlagerten Spitzenstoß und einem akzentuierten zweiten Aortenton manifestieren.

Schließlich kann es, muß es aber nicht, zur Dekompensation kommen. Hinsichtlich der Beziehungen des hypertrophen Herzmuskels zu seiner späteren Dekompensation s. Bd. I, S. 15. Zweifellos spielt hierbei eine sekundäre Koronarsklerose mit allen ihren Folgen oft eine maßgebliche Rolle. Ein Asthma cardiale-Anfall kann das erste Zeichen der Schwäche des linken Ventrikels sein, dieses kann sich scheinbar aus bestem Wohlbefinden plötzlich nachts einstellen und die dann schon bedrohliche Situation darlegen. Freilich klagt die Mehrzahl der Hypertoniker doch schon frühzeitig über Arbeitsdyspnoe, die sich ja daraus erklärt, daß die absolute Kraft des hypertrophischen Herzmuskels sich wohl erhöht, die Reservekraft für körperliche Leistungen sich aber immer schon vermindert hat (s. Bd. I, S. 12).

Die Insuffizienz des linken Ventrikels führt alsbald zur (myogenen) Dilatation bis zum Cor bovinum, wobei sich meist eine relative Mitralinsuffizienz einstellt („Mitralisation des Hypertonikerherzens"), der in kurzer Zeit die Rechtsdekompensation folgt, wie dies im ersten Band, S. 24 ff. beschrieben ist. Etwas mehr als die Hälfte der Hypertoniker geht kardial, etwa 15% zerebral zugrunde, ein kleiner Prozentsatz geht in eine maligne Nephrosklerose über und endet schließlich urämisch. Die Lebensdauer nach Beginn der Dekompensation des Hypertonikerherzens währt meist nicht lange, man kann mit etwa zwei Jahren rechnen.

Veränderungen der Retinalgefäße können lange Zeit ausbleiben. Zumeist aber ist der Hypertonikerfundus sehr frühzeitig durch gewisse Veränderungen charakterisiert: Die Gefäßfüllung ist verstärkt, die Sehnervenscheibe scharf begrenzt; der Fundus hat eine leuchtend rotgelbe Farbe. Die stark gefüllten Gefäße treten deutlich plastisch hervor. Die Arterien sind verbreitert und grob geschlängelt, an den Teilungsstellen biegen die Äste etwas nach rückwärts aus und ziehen dann peitschenschnurartig zur Peripherie. Die Reflexstreifen der Arterien sind etwas breiter, hell leuchtend, gelblich (Kupferdrahtarterie). Die Venen sind stärker gefüllt, dunkel und stark geschlängelt. Die Venolen der Makula sind deutlicher und lassen sich oft bis an die Fovea centralis verfolgen; sie sind oft korkzieherartig geschlängelt. Das Verhalten der Venen und Arterien an den Kreuzungsstellen (GUNNsches Phänomen) gilt heute als überschätzt. Die Vene, die von der oberflächlichen Arterie gekreuzt wird, schimmert normalerweise durch diese durch, im höheren Alter, bei Verdichtung der Arterienwand, erscheint die Vene unterbrochen (insbesondere deutlich bei Arteriosklerose). Bei Hochdruck ist die erweiterte Vene sehr bald in der Weise unterbrochen, daß sie bereits kurz vor der Kreuzungsstelle verdünnt oder scheinbar unterbrochen ist und sich erst wieder ein kurzes Stück nach der Arterie zum normalen Kaliber erweitert. Die durchschnittliche Weite des Gefäßes ist jedenfalls vergrößert. Mit dem Ophthalmodynamometer kann der Druck der Netzhautarterien übrigens unmittelbar gemessen werden. Nach langem Bestehen der Hypertonie treten, meist nur in den Arterien, Wandveränderungen auf, wodurch es zu einer wechselnden Weite des Lumens kommt; auch die Durchsichtigkeit der Gefäßwand leidet. Kaliberschwankungen und Unterbrechungen der Reflexstreifen sind die Folge. Es können schließlich auch Netzhautblutungen und gelegentlich vereinzelte gelblichweiße Degenerationsherde in der Netzhaut auftreten. Hinsichtlich der Einzelheiten sei auf die Lehrbücher der Ophthalmologie verwiesen. Subjektive Sehbeschwerden fehlen, sie treten erst auf, wenn sich Komplikationen (Thrombose der Zentralvene, Verschluß der Zentralarterie) einstellen.

Obwohl wir hier die maligne Nephrosklerose, den blassen Hochdruck, nicht abhandeln, seien die Augenhintergrundsveränderungen bei diesen beschrieben, einerseits der Übersichtlichkeit halber, anderseits deshalb, weil der benigne in den malignen Hochdruck übergehen kann. Auch hier sei nur eine Übersicht gegeben, die den Praktiker in die Lage versetzt, einen Fundusbefund des Spezialisten richtig zu deuten.

Die Fundusveränderungen beim blassen Hochdruck sind durch eine auffallende Enge der Arterien gekennzeichnet. Der Fundus erscheint dadurch weniger rot, sondern mehr gelbblaß. Die großen Venen zeigen keine Veränderung. Die peripheren Arterien werden so enge, daß sie stellenweise ganz verschwinden. Der Reflexstreifen ist schmal und weißlich (Silberdrahtarterie). Die Gefäße sind gleichzeitig geschlängelt. Die Venolen der Makulagegend sind auch verengt, eine Schlängelung ist hier aber nicht zu sehen (Gegensatz zum roten Hochdruck), die GUNNschen Kreuzungsphänomene (s. oben) sind immer deutlich. Frühzeitig kommt es zu Netzhautveränderungen. Die Papille ist unscharf begrenzt und zeigt ein zartes peripapilläres Ödem. Auch in der Makulagegend kann sich frühzeitig ein Ödem zeigen. Schließlich treten bald Degenerationszeichen der Netzhaut auf, die auf Ernährungsstörungen zu beziehen sind: Größere weißliche Herde (Cotton-wool-Exsudat) oder reinweiße Stippchen und Pünktchen, speziell in der Makulagegend. Es treten gleichzeitig zahlreiche Netzhautblutungen auf. Das Papillenödem kann bis zu einer stauungspapillenartigen Schwellung zunehmen. Mit Andauern des malignen Hochdruckes werden alle Fundusveränderungen immer deutlicher. In der Makulagegend findet sich in Spätfällen die bekannte komplette oder inkomplette Sternfigur aus spritzerförmigen, reinweißen Degenerationsherden. Höchstgradige Engstellung der Zentralarterie und Netzhautabhebungen komplizieren schließlich das Bild. Von leichten Flimmererscheinungen bis zu schweren Sehstörungen, sogar bis zur Erblindung, können sich alle Übergänge einstellen.

Die *Therapie des roten Hochdruckes.* Wie aus den voranstehenden Ausführungen hervorgeht, ist bei einem Hochdruck zu entscheiden, ob er Symptom einer Grundkrankheit oder ob er essentieller Natur ist. Im ersteren Fall ist das Grundleiden, soweit möglich, kausal zu behandeln; auch bei diesen Hochdruckformen aber kämen daneben auch die Behandlungsrichtlinien in Betracht, die im folgenden für die Therapie des essentiellen Hochdruckes angeführt werden.

Eine der wichtigsten Maßnahmen bei der Behandlung des essentiellen (roten) Hochdruckes ist die Beruhigung des Kranken und die Sorge für eine in jeder Hinsicht ruhige Lebensweise. Die Beruhigung des Kranken besteht einerseits in einer Psychotherapie, anderseits in einer Ausschaltung aller Erregungsursachen. Hypertoniker, zumal solche mit zerebralen Erscheinungen, sind zumeist in Sorge, der Hochdruck könne zum Schlaganfall führen. Diese Sorge soll dem Kranken weitgehend genommen werden, es scheint dies oft durch den Hinweis darauf zu gelingen, daß ein normales Gefäß auch durch einen höchsten Blutdruck nicht zum Bersten gebracht würde, es sei denn, es wäre in seiner Wand durch Sklerose geschwächt. Es genügt oft, dem Kranken die Versicherung zu geben, daß er keine „Verkalkung" habe, wovon er sich meist leicht überzeugen läßt. Meiner Erfahrung nach hat meine Kranken auch der Hinweis darauf beruhigt, daß sie gegenüber einem Individuum mit Normaldruck zumindest nicht stark im Nachteil seien, denn ihr Druck (etwa bei 200 mm Hg) liege nur um weniges höher als der Druck eines etwa 60jährigen Altersgenossen (mit einem Druck von 160 mm Hg). Demonstriert man dem Kranken augenscheinlich die Quecksilberhöhe beim Druck von 200 und 160 mm Hg, wird die beabsichtigte Beruhigung noch leichter gelingen. Wir werden dem Kranken nicht verraten, daß der Hochdruck eine Sklerose fördert, beruhigen ihn aber doch mit gutem Gewissen, denn die obige Darlegung hat eine gewisse Berechtigung. Die Psychotherapie erstreckt sich nicht nur auf den Blutdruck und die möglichen Folgen hinsichtlich Apoplexie oder Herzinsuffizienz. Der Kranke soll am besten durch seinen Hausarzt zu einer in körperlicher und geistiger Hinsicht ruhigen Lebensweise erzogen werden. Wenn man psychischen Erregungen auch nicht immer aus dem Wege gehen kann, wenn man sich zur Ruhe nicht zwingen kann, so kann eine entsprechende Führung durch den befreundeten Hausarzt den Kranken doch dorthin bringen, daß man den kleinen Erregungen des Alltags, der Familie, auch des Berufes aus dem Wege geht, daß man Hast und Eile vermeidet, daß man eine Tageseinteilung festlegt, die diese verhindert. Geistige Arbeit an sich wird nicht verboten, nur geistige Überarbeit, zumal Nachtarbeit. Alles, was zum psychischen, auch leichten Trauma führen kann, was Verstimmung, Ärger, Erregung oder gar stärkere Anstrengungen auslösen kann, soll vom Kranken, und speziell von der aufgeklärten Umgebung, soweit möglich, aus dem Wege geräumt werden. Der Blutdruck soll nicht zu oft gemessen werden. Häufige Kontrollen sind einerseits zwecklos und erregen andererseits den Kranken. Der Kranke soll sich mit der Höhe des Blutdruckes möglichst wenig beschäftigen. Körperliche Arbeit, die blutdrucksteigernd wirkt, soll vermieden werden. Akute Kraftanstrengungen treiben den Blutdruck in die Höhe. Hingegen sind Spaziergänge, Aufenthalt im Freien, auch leichte langsame Gartenarbeit, ein beschaulicher Pirschgang, auch wenn dies mit einer mäßigen körperlichen Leistung verbunden ist, nur zu empfehlen, freilich unter der Voraussetzung der Kompensation des Herzens. Dies mag genügen, um die Behandlung im Prinzip zu umreißen: Psychische Erregung und körperliche Arbeit sind zu vermeiden oder womöglich einzuschränken, da sie immer wieder zu einer Extrasteigerung des Blutdruckes führen, der sich unter diesen häufigen Erhöhungen bekanntlich geneigt zeigt, sich auf einer gewissen, steigenden Höhe zu fixieren. Es erscheint uns eine besonders empfehlenswerte Maßnahme, Hochdruckkranke, zumal solche, die im Berufe stehen, mindestens zweimal im Jahre auf einige Wochen auf Urlaub zu schicken. Die Entfernung aus dem doch meist etwas erregenden Milieu der Familie, vor allem des Berufes, die Ablenkung, bringen eine Beruhigung und einen Abfall des Blutdruckes, der noch lange nachwirkt. Allgemeine Regeln können freilich nicht gegeben werden. Wie man einen Kranken beruhigt, welche Lebensweise für ihn die schonendste ist, ist individuell zu sehr verschieden. Ein genaueres Eingehen auf die Psyche wird aber leicht den richtigen Weg weisen. Alle anderen Maßnahmen, auch die Diättherapie, scheinen uns demgegenüber von untergeordneter Bedeutung. Eine Fettsucht wäre diätetisch zu behandeln. Schon der Herzbelastung wegen ist das Körpergewicht eher niedrig zu halten.

Die Diättherapie hat eine kochsalz- und eiweißarme Kost zu befolgen. Man wird nach unserer Überzeugung der Forderung nach kochsalzarmer Kost gerecht, wenn die Küche des Kranken kein Kochsalz verwendet, wenn hierbei aber die normalen Ingredienzien der Kost (Brot, Weißbrot, Gebäck usw.) im normalen Handel besorgt werden. Man kann dem Kranken bei dieser nicht kochsalzfreien, sondern nur ausreichend kochsalzarmen Kost gestatten, zu geschmacklose Speisen mit etwa 2 bis 3 g Kochsalz im Tag nachzusalzen. Praktisch geschieht dies in der Weise, daß der Kranke oder dessen Umgebung angewiesen wird, auf einer Küchenwaage 1 dkg Kochsalz auszuwiegen und diese Kochsalzmenge in drei, vier, fünf Häufchen zu teilen. Ein derartiges Häufchen, das der Kranke am besten in einem Büchschen mit sich trägt, ist die erlaubte NaCl-Tagesmenge, die er zusalzen darf. Durch Dille, Sellerie, Paradeismark, Zitrone, auch Paprika, Pfeffer und andere Gewürze kann die Kost ausreichend schmackhaft gemacht werden. Die Kochsalzersatzpräparate Hosal, Curtasal, Titrosalz usw. sind übrigens auch erlaubt. Die Mehrzahl der Patienten gewöhnt sich an kochsalzarme Ernährung, wenige der Kranken berichten sogar, daß sie jetzt erst, nach Einhalten kochsalzarmer oder -freier Diät, den Geschmack der Speisen voll genießen. Der Erfolg der NaCl-freien Kost wird sehr verschieden beurteilt. Es ist kein Zweifel, daß sie in manchen Fällen Ausgezeichnetes leistet, daß sie in — vielen — Fällen versagt. Wie sie wirkt, ist nicht geklärt worden, VOLHARD spricht von einer Entlastung des Kreislaufes. In Amerika ist oder war vor kurzem die Reisdiät (reine Reiskost) modern. Jeder Hochdruck sollte durch sie gesenkt werden. Auch hier gehen die Erfahrungen auseinander, RICHARD SINGER sah glänzende Erfolge, BAAR leugnete in persönlichem Gespräch, je einen Erfolg gesehen zu haben. Alkohol ist stark zu reduzieren oder zu verbieten. Rauchen ist einzuschränken.

Es gibt keine Hochdruckmittel, welche den Blutdruck senken. Kleine Sedativdosen (Luminal, Bromnatrium usw.) sind bei manchen Patienten zur

Beruhigung angezeigt, immer können sie nur einen kleinsten Teil der Beruhigungstherapie darstellen. Diuretin, Kalzium-Diuretin, Euphyllin, Deriphyllin, Stenovasan, diese Mittel eventuell in Kombination mit einem Sedativum, wie das Theominal bzw. Theolumin, sollen durch die gefäßkrampflösende Wirkung helfen, durch Rutin allein oder in Kombination mit Theobromin und Luminal als Rutal soll die Gefäßzerreißlichkeit herabgesetzt und die Apoplexiegefahr vermindert werden(?). Man soll diese Mittel nur periodenweise geben, sie untereinander wechseln; bei manchen Patienten wirken sie sich symptomatisch gut aus, viel darf von ihnen nicht erwartet werden, der Erfolg steht in umgekehrter Proportion zur Häufigkeit ihrer Verordnung. Auch der Aderlaß kann den Hochdruck nicht ausgiebiger und auf längere Dauer senken. Gewisse Hochdruckkranke fühlen sich aber erfahrungsgemäß nach dem Aderlaß oft auf lange Zeit wohler, es kann z. B. ein sonst vorhandener Kopfdruck verschwinden. Nur die Erfahrung kann im Einzelfall entscheiden lassen, ob und in welchen Intervallen und in welchem Ausmaß der Aderlaß angezeigt ist. Der Aderlaß unterstützt auch die Psychotherapie.

Das früher bereits erwähnte Hydergin hat sich auch für Dauerbehandlungen bewährt; wenn der Druck in der Regel nach unserer Erfahrung auch nicht gesenkt wird, so fühlen sich die Kranken leichter, befreiter. (Hydergin liquid. mehrmals täglich bis 20 Tropfen.)

Eine Herzschwäche ist nach den üblichen Regeln zu behandeln. Auch bei kompensierter Hypertonie kann man, zumindest bei geringstem Verdacht, daß das Herz an der Grenze seiner Leistung steht, kleine Digitalisdosen geben, am besten in intermittierender Form (Bd. I, S. 85).

Für ausgiebigen Stuhlgang ist zu sorgen.

Kompensierte Hochdruckkranke kann man in Herzbäder schicken, Herzschwäche wäre eine Kontraindikation. Hinsichtlich der Herzbadeorte s. Bd. I, S. 91. Die Mehrzahl der Hypertoniker fühlt sich in größerer Höhe wohler als in der Ebene, zumindest nach wenigen Tagen eines Aufenthaltes. Wir schicken unsere Kranken mit gutem Erfolge nach Gastein, wobei ich es dahingestellt sein lassen möchte, ob es mehr die radiumhaltigen Bäder oder das besondere Gebirgsklima und der beruhigende Aufenthalt in einem Kurort sind, welche helfen. Bäder dürfen nicht zu heiß und nicht zu lange gebraucht werden, eine laufende Beobachtung durch den Bäderfacharzt ist erforderlich.

Chirurgische Therapie. Während des letzten Krieges und nach demselben haben vornehmlich amerikanische Autoren die moderne Neurochirurgie des Hochdruckes inauguriert. Zweck der verschiedenartigen Eingriffe ist, durch eine möglichst ausgedehnte Durchtrennung der Vasomotoren einen dauernden Abfall des Hochdruckes zu erzielen. Eine genauere Diskussion dieses schwierigen Problems erübrigt sich in einem Lehrbuch, da die einschlägigen Fragen noch allzusehr im Flusse sind. Die am meisten geübte Methode ist die nach WHITE und SMITHWICK, bei welcher der thorakale Sympathikusgrenzstrang mit den letzten drei Brustganglien und der lumbale Grenzstrang bis zum dritten Lendenwirbel beiderseits zweizeitig reseziert werden; auf andere Methoden und Modifikationen der Operation (FONTAINE u. a.) kann hier nicht eingegangen werden. Zweifellos kann man in gewissen Fällen mit diesen neuen Methoden gute Erfolge erzielen, in seltenen Fällen wird der Druck zur Norm gesenkt und er bleibt auch, vorläufig durch Jahre, normal. Umgekehrt gibt es zum Teil nur flüchtige Erfolge, zum Teil völlige Versager. Der Wert der Methode ist vor allem dadurch eingeschränkt, daß eine Auswahl jener Fälle, in welchen ein Erfolg der Operation wahrscheinlich ist, vorläufig auf unüberwindliche Schwierigkeiten stößt, da alle diesbezüglichen Teste sich als unzuverlässig erwiesen. Jedenfalls sollten ältere

Individuen (über 50 bis 55 Jahre) der Operation nicht zugeführt werden. Die wichtigste Anzeige zum Eingriff ist bei jugendlichen Hypertonikern mit beginnender Retinitis oder Niereninsuffizienzerscheinungen im Sinne einer vaskulären Schrumpfniere in ihren Anfangsstadien gegeben, schon deshalb, weil nur wenig zu verlieren und vielleicht sehr viel zu gewinnen ist.

c) Hypotonie.

Die Hypotonie oder Hypotension, der abnorm niedere Blutdruck, ist oft deshalb schwer zu erfassen oder nur mit aller Reserve anzunehmen, weil die Variationsbreite des systolischen und diastolischen Druckes nach oben wie auch nach unten bei einem immer noch als normal zu bezeichnenden Individuum außerordentlich groß sein kann. Immerhin muß bei Erwachsenen ein ständiger Wert des systolischen Druckes unter 100 mm Hg als abnorm gelten. Wieweit hierbei von einer Krankheit gesprochen werden kann, soll unten näher erörtert werden. Es ist einleitend übrigens auch darauf hinzuweisen, daß ein absoluter hypertoner Blutdruckwert unter bestimmten krankhaften Bedingungen als ein für dieses Individuum krankhaft hypotoner Wert gelten muß. Dies ist zum Beispiel bei einem Koronarinfarkt der Fall, durch welchen ein ursprünglicher Blutdruckwert von 240 mm Hg auf etwa 160 RIVA-ROCCI abgefallen ist (s. Bd. I, S. 213).

Je nach der Pathogenese oder der Ätiologie des abnorm niederen Blutdruckwertes könnte man zwischen einer symptomatischen und einer essentiellen Hypotonie unterscheiden. Daß aber unseres Erachtens diese sogenannte essentielle Hypotonie nicht einfach als Gegenstück der essentiellen Hypertonie aufgefaßt werden darf, soll später kurz dargelegt werden.

Die Berechtigung, eine symptomatische Hypotonie als spezielle Form hervorzuheben, ergibt sich aus dem Hinweis auf jene Hypotonien, die mehr oder weniger klassische oder sehr typische Zeichen bestimmter Krankheiten sind: Beim Morbus Addison, manchmal bei der Hypothyreose, bei der SIMMONDschen Krankheit, bei Tabes (hier insbesondere in paradoxer Weise beim Übergang in die aufrechte Haltung), bei Hypophysen-Zwischenhirnstörungen überhaupt, bei Lues cerebrospinalis, Arteriosklerosis cerebri, auch bei Aorten- oder Mitralstenosen (zumal bei stärkerer Tachykardie), ferner bei schweren Intoxikationen oder Infektionen, wie etwa bei einem Koma diabeticum oder im Verlaufe eines schweren Typhus oder eines Fleckfiebers, auch bei einer schweren Grippe oder einer Grippepneumonie, um nur einige Beispiele zu nennen. Auch im chronischen Hungerzustand kann es neben Bradykardie zu Hypotonie kommen, ein Geschehen, welches wir als Spareinstellung des Organismus gedeutet haben (s. S. 112). Daß Herzschwäche zum Blutdruckabfall führen kann, daß wir auch hier von einer symptomatischen Erscheinung sprechen können, ist selbstverständlich. Einer gleichen Deutung ist wohl auch die symptomatische Hypotonie beim Koronarinfarkt zugänglich (s. Bd. I, S. 213 u. 220), die Dinge liegen aber komplizierter als es vorerst den Eindruck macht. Das eben genannte Beispiel des schweren Typhus mit einer die Prognose trübenden symptomatischen Hypotonie läßt uns auf unsere Darstellung der Bedeutung der Vasomotorenblutdruckzentren beim Zustandekommen von Kollaps und Schock verweisen (Bd. I, S. 4ff.); dort betonten wir, daß alle akuten Kreislaufschwächen, wenn sie therapeutisch nicht behoben werden können, im Kollaps mit Versagen des Vasomotorenzentrums und mit Abfall des Blutdruckes in der Hypotonie enden, einerlei, ob es sich um eine primäre Herzschwäche, um einen primären Schock oder um einen primären Kollaps gehandelt hat. Kollaps und damit Hypotonie können also unter den verschiedensten Bedingungen in Erscheinung treten; daß also unter den verschiedenen anderen Ursachen auch Angst, Schreck oder psychische Affekte überhaupt zu einem akuten Abfall des Blutdruckes führen können, wurde ebenfalls besprochen.

Erfordert so die Einordnung der sogenannten symptomatischen Hypotonie bzw. die Einordnung dieser Hypotonie als eines Symptoms einer Grundkrankheit keine Schwierigkeiten, so ist die Frage schwer zu beantworten, ob es eine essentielle Hypotonie (im Sinne eines „Morbus") gibt oder ob nicht auch in den so bezeichneten Fällen doch nur eine symptomatische Form vorliegt.

Das klinische Bild dieses Zustandes, welches also von manchen Autoren als „essentielle Hypotonie" bezeichnet und als Krankheit sui generis aufgefaßt wird, ist das folgende: Es handelt sich meist um hochgewachsene Individuen von asthenischem Typus mit Neigung zu Herzklopfen, zu Tachykardie, zu geistiger und körperlicher, oft vornehmlich morgens am stärksten in Erscheinung tretender Ermüdbarkeit und Mattigkeit, mit Neigung zu Konzentrationsschwäche, zu Schwarzsehen vor den Augen, zumal bei Übergehen in die aufrechte Haltung, mit Neigung zum orthostatischen Kollaps leichterer oder schwererer Art (Ohnmachten), mit Neigung zu abnormem Erröten oder Erblassen, zu Dermographismus, zu kalten Händen, kalten Füßen, mit Neigung zum Schwitzen, zu Durchfällen, zu Tremor usw., mit anderen Worten, um Individuen mit einer früher ausführlich beschriebenen vegetativen Stigmatisierung mit zumeist besonders deutlich ausgeprägter neurozirkulatorischer Dystonie (Bd. I, S. 299), mit einer Gefäß- oder Kreislauflabilität, und um Individuen, bei welchen der Blutdruck ständig unter 100 bis 110 mm Hg liegt. Ein Teil dieser Fälle ist auch durch eine besondere Labilität des Blutdruckes in dem Sinne ausgezeichnet, daß Erregung oder körperliche Anstrengung zu einer flüchtigen ungewöhnlichen Hypertonie führen können. Es sind also Blutdrucklabile oder Dauerhypotoniker mit starker vegetativer Stigmatisierung. Das Absinken des Blutdruckes beim Übergang aus einer horizontalen in eine aufrechte Körperhaltung ist ein zumeist gleichzeitig beobachtetes Symptom. Die Bezeichnung der Krankheit als „essentielle Hypotonie" würde die Deutung involvieren, daß die primäre krankhafte Einstellung der Blutdruckzentren auf einen niederen Druck alle übrigen Erscheinungen im Gefolge hätte. Und wenn es uns nun auch richtig scheint, daß dem niederen Blutdruck und seiner mangelhaften Regulation eine Reihe der angeführten Krankheitszeichen anzulasten ist, so hatten wir trotzdem immer den Eindruck, daß die Hypotonie in derartigen Fällen auch nur eines der vegetativen Zeichen ist und daß auch die Hypotonie nur ein Stigma darstellt, wie etwa z. B. auch die feuchte Haut, die Neigung zum Schwitzen usw.

Daß die Hypotonie allein die Krankheit nicht ausmacht, bzw. daß die Hypotonie nur eines der vielen einander koordinierten Symptome darstellt, erhellt unserer Überzeugung und vielfältigen Erfahrung nach schon aus dem Umstande, daß man bei Vorliegen des beschriebenen Zustandsbildes einer „essentiellen Hypotonie" wohl an eine gleichzeitig vorliegende Hypotonie denkt und diese Annahme durch die Messung auch oft bestätigt findet, daß aber durchaus gleichgelagerte Fälle nicht selten einen normalen, ja selbst einen etwas erhöhten Blutdruck aufweisen. Unter entsprechender Ruhebehandlung können übrigens alle Beschwerden der sogenannten „essentiellen Hypotonie" verschwinden, obzwar der Blutdruck meist auf gleich niederer Höhe bleibt; die Hypotonie kann für das Zustandsbild also allein nicht maßgebend sein. Es steht unseres Erachtens schließlich auch die klinische Erfahrung außer Frage, daß diese Hypotonie nicht plötzlich auftritt und daß sie dann erst das geschilderte klinische Bild auslöst. Das Symptomenbild der „essentiellen Niederdruckkrankheit" tritt, wohl offenbar ausgelöst durch körperliche oder außerdem auch durch seelische Belastungen, durch eine gehetzte und aufregende Lebensperiode oder durch einen sogenannten „Nervenzusammenbruch" bzw. einen „nervösen Erschöpfungszustand", bedingt in Erscheinung, der Arzt kennt den Kranken aber schon seit Jahren als einen „Hypotoniker" ohne alle Beschwerden. Dies also muß besonders unterstrichen werden: Die Hypotonie geht sehr häufig ohne Hypotoniebeschwerden einher. Die Hypotonie muß auf Grund obiger Überlegungen in Fällen sogenannter „essentieller Hypotonien" unseres Erachtens als ein konstitutionelles Stigma aufgefaßt werden; dieses ist Teilerscheinung der besonderen Konstitution und das Individuum bekam die Hypotonie also schon bei seiner Geburt mit auf den Lebensweg. Es ist kein Krankheitszeichen, solange die vegetative Regulation nicht zu sehr aus dem Gleichgewicht gerät. Das konstitutionelle Moment wird übrigens überzeugend, wenn man, wie so häufig, das familiäre Vorkommen des Symptomes beobachtet. Ist der niedere Blutdruck bei einer Gruppe von Menschen auf einer bestimmten niederen Höhe fixiert, so tritt er bei anderen wieder nur periodenweise in Erscheinung. Er kann, muß aber nicht zum klinischen Bilde der „essentiellen Hypotonie" Anlaß geben, bzw. er muß nicht im Rahmen dieses Symptomenkomplexes nachweisbar sein.

Wenn auch nicht geleugnet werden kann, daß der niedere Blutdruck der „essentiellen Hypotoniker" für bestimmte Erscheinungen, vor allem die Neigung zum orthostatischen Kollaps, mitverantwortlich ist, wie früher schon betont wurde, so bleibt er dennoch nur Teilsymptom der konstitutionellen Stigmatisierung oder Symptom der neurozirkulatorischen Dystonie.

Bei der physikalischen Untersuchung findet man zumeist ein steilgestelltes Cor, welches durch die schlechte Füllung und die Steilstellung einen kleinen Eindruck macht. Das Herz kann auch einem Tropfenherzen (Bd. I, S. 47) entsprechen. Der zweite Aortenton ist in der Regel leise. Oft besteht eine Tachykardie.

Durch die bekannte Trainingsvagotonie des Sportlers kann eine vagale Hypotonie zustande kommen, die als günstige Dauereinstellung für eine ökonomische Kreislauftätigkeit zu werten ist. Es liegt hier eine ähnliche ökonomische Anpassung vor wie bei der Hypotonie und Bradykardie im chronischen Hungerzustand.

Der Laie fürchtet im allgemeinen den zu niederen Blutdruck ebenso wie den zu hohen. Die dem Patienten in der Praxis allzu oft mitgeteilte Diagnose einer Hypotonie und gar die — unseres Erachtens unrichtige — Eröffnung, daß der niedere Blutdruck eine Krankheit sei und im gegebenen Falle diese oder jene Beschwerden auslöse, richten unserer Erfahrung nach viel Unheil an. Bei diesen vegetativ Stigmatisierten und zumeist an sich schon psychisch Labilen führt die Mitteilung der Diagnose oft zur Neurose und der bis dahin nur vegetativ Stigmatisierte wird krank, er akquiriert eine Neurose, die im Circulus vitiosus die Erscheinungen der vegetativen Stigmatisierung noch verstärkt. Bei Besprechung der vegetativen Stigmatisierung haben wir darauf hingewiesen, daß die so Stigmatisierten in der Regel keineswegs Schwächlinge sind. Auch die Hypotoniker entsprechen wie die Stigmatisierten überhaupt nicht dem Athleten-, sondern eher dem Asthenikertypus, sie sind aber, ehe die Neurose sich entwickelt hat, in der Regel völlig normal leistungsfähig, sie können im Sport sogar Spitzenleistungen erreichen, sie sind also nicht als krank zu bezeichnen.

Aus einer derartigen Stellungnahme zum Problem der „essentiellen Hypotonie" ergeben sich zwanglos die *therapeutischen Richtlinien*. Die Hypotonie als Variante des Normalen soll und darf in der Regel nicht behandelt werden. Mit blutdrucksteigernden Mitteln, wie Sympatol, Adrenalin, Ephedrin usw., könnte übrigens höchstens eine flüchtige Druckerhöhung erreicht werden, die für den

Betroffenen kein Gewinn wäre. Die Mittel kommen als vorübergehende Maßnahme nur dort in Frage, wo die Hypotonie Krankheitserscheinungen, wie
Neigung zum leichten Kollaps, Neigung zu Ohnmachten oder auch Ohnmachten
auslöst und wo die drucksteigernden Mittel diese Erscheinungen auch mit Erfolg
bekämpfen oder gelegentlich beseitigen. Über die Kollaps- und Schockmittel
(Cardiazol, Coramin bzw. Sympatol, Ephetonin usw. s. Bd. I, S. 72).

Im Vordergrund der Behandlung müssen einerseits psychische Ruhe, eventuell
Milieuwechsel, Urlaub usw., anderseits die körperliche Ertüchtigung mit Sport,
Wanderungen, Abhärtung, Aufenthalt im Freien usw. stehen. Daß die Behandlung gerade bei dem psychisch leicht beeinflußbaren nervösen Zustandsbild
stark individuellen Charakter haben muß, ergibt sich von selbst. Unter diesen
Maßnahmen sieht man die Beschwerden oft rasch verschwinden und man stellt
nicht selten nun auch wieder eine höhere Einstellung des Blutdruckes fest. Die
blutdrucksteigernden Mittel (Adrenalin, Ephetonin, Sympatol) werden nur fallweise oder für kurze Perioden fortlaufend gegeben, die Kreislaufmittel (Cardiazol,
Coramin oder auch Koffein und Strychnin) können in kleinen Dosen auch lange
Zeit verschrieben werden, allerdings ohne viel Aussicht, Wesentliches zur
Therapie beizutragen.

6. Renales Ödem.

Das renale Ödem ist zum Unterschied vom kardialen ein allgemeines Ödem.
Wohl wird es zumeist vorerst oder bei ungenügender Ausbildung nur an den
Augenlidern und im Gesicht erkannt, hierfür muß aber die lockere Struktur des
Unterhautzellgewebes dieser Gegend verantwortlich gemacht werden. In schweren
Fällen ist es ubiquitär. Es kommt auch zu Ergüssen in der Pleura und dem
Perikard und zu einem Aszites. Die Verteilung der Ödeme ist nicht immer eine
gleichmäßige, auch Ödeme der unteren Extremitäten können prävalieren oder
allein nachweisbar sein.

Die Zusammensetzung der Ödemflüssigkeit ist bei den verschiedenen diffusen
Nierenerkrankungen eine verschiedene, bei der Glomerulonephritis ist sie eiweißreich, bei der Nephrose eiweißarm (Hypoproteinämie). Bei Nephritiden mit
nephrotischem Einschlag sinkt der Eiweißgehalt durch diesen ebenfalls ab. Auch
die Amyloidniere hat niedere Eiweißwerte in der Ödemflüssigkeit. Der Eiweißgehalt bei Nephrosen liegt nach BECKMANN, der diese Verhältnisse als erster
studierte, unter 0,1%, bei Glomerulonephritiden höher als 1,0%, während kardiale, kachektische oder mechanische Ödeme Werte zwischen 0,1 und 1% aufweisen. Ob die Wasseransammlung primär eine intrazelluläre ist, das heißt, daß
es zu einer Gewebsquellung kommt und sekundär durch Entquellung Flüssigkeit
zwischen die Zellen und in die Körperhöhlen austritt, oder ob primär ein derartiger Flüssigkeitsaustritt in das Zwischengewebe oder die Körperhöhlen statt-
hat, ist noch umstritten, es scheint, daß der letztere Vorgang aber doch zumindest prävaliert.

Der Streit, ob das renale Ödem tatsächlich renal, das heißt durch die Nierenfunktionsstörung, oder extrarenal durch Ursachen, die im Gewebe gelegen sind,
bedingt ist, ist heute wohl noch nicht einheitlich beantwortet, die große Mehrzahl
der Autoren haben sich aber für die extrarenale Genese entschieden. Maßgebend
für diese Auffassung war schon die einfache klinische Beobachtung, daß eine
durch Niereninsuffizienz bedingte Wasserretention nicht zu Ödem, sondern zu
Hydrämie führt, daß auch Anurie in der Regel nicht zum Ödem führt und daß
gerade bei schwer ödematösen Nephrosen die Nierenfunktion nur wenig gestört ist.
Die alte Annahme, daß die Wasserretention Folge einer nephrogenen Kochsalzretention im Gewebe wäre, mußte auch fallengelassen werden, wenn man auch

weiß, daß ein bestehendes Ödem durch Kochsalz verstärkt wird. Aber die Zufuhr großer Kochsalzgaben oder eine renale Kochsalzretention allein führen nicht zu Ödem. Im Tierversuch kann man beide Nieren exstirpieren und große Mengen Kochsalz intravenös zuführen und es kommt dennoch nicht zu diesem. Freilich lassen sich Tierversuche auf die menschliche Pathologie nicht übertragen (Hunde zeigen z. B. nie kardiale Ödeme, auch bei schwerster Herzinsuffizienz nicht), man kann aber auch bei Anurie beim Menschen Kochsalzanreicherungen im Blute sehen, ohne daß Ödeme auftreten. Ebensowenig wie mit Kochsalzzufuhr kann man durch große Wassergaben, sei es oral oder intravenös, ein Ödem hervorrufen, es kommt vielmehr zu starker Hydrämie. Renale Wasserretention allein führt zu einer Wasserabgabe durch Perspiratio insensibilis, aber nicht zu Ödem. BECHER faßt diese Verhältnisse dahin zusammen, daß die Abnahme der Harnmenge bei der Entstehung eines renalen Ödems nicht die Ursache, sondern die Folge der Ödembildung ist. Die Niere könnte das Wasser und das gleichzeitig damit retinierte Kochsalz ausscheiden, wenn es nur an die Schwelle der Niere gelangen könnte und nicht im Gewebe festgehalten würde. Die renale Wasserausscheidung ist bei den diffusen Nierenerkrankungen oft erhalten; es kann gezeigt werden, daß das Verdünnungsvermögen der Nieren erhalten ist und daß der Wasserversuch zumindest prinzipiell der Norm folgt (größte Einzelportion mit niederstem spezifischem Gewicht in der zweiten Stundenportion). VOLHARD vertrat als erster schon vor Jahren den Standpunkt, daß die renale Wassersucht unabhängig von der Nierenfunktion auftritt.

Das Problem, wie diese extrarenale Wasserbindung an das Gewebe zustande kommt, das eigentliche Problem des renalen Ödems, wird heute allerdings erst durch Hypothesen beleuchtet. So viele klinische und experimentelle Einzelbefunde zur Beantwortung dieser Frage auch beigebracht wurden, unsere Kenntnisse sind noch gering. Wir können im einzelnen auf die verschiedenen Hypothesen nicht eingehen, es sei nur kurz darauf hingewiesen, daß sowohl Veränderungen am Blut wie an den Kapillaren oder im Gewebe in der Pathogenese des renalen Ödems zumindest eine Hauptrolle spielen könnten. Veränderungen des Blutes könnten die Eiweißkörper betreffen: Diese haben einen kolloidosmotischen Druck und ziehen damit Wasser an; Menge und Art der Eiweißkörper würden das Ausmaß des Ödems bestimmen. Bei einem Austritt eiweißarmer oder -freier Flüssigkeit in die Gewebe, wie dies für nephrotische Ödeme charakteristisch ist, müßte dieser kolloidosmotische Druck überwunden werden. Dies wäre möglich durch Steigerung des Kapillardruckes bzw. Zunahme des Filtrationsdruckes, oder durch Änderung der Zusammensetzung der Eiweißkörper bzw. Abnahme der Menge der Plasmaeiweißkörper, wodurch der kolloidosmotische Druck im Plasma abnimmt. Tatsächlich kommt es bei Nephrosen häufig zu einem Abfallen der Serumeiweißwerte oder auch zu einer Veränderung der Albumin-Globulin-Relation in dem Sinne, daß das Albumin an Menge ab-, das Globulin und das Fibrinogen zunehmen. Doch wie schon erwähnt, geben die Veränderungen der Serumeiweißwerte noch keine ausreichende Erklärung für nephrogene Ödeme, auch Veränderungen der Kapillaren mit Steigerung ihrer Durchlässigkeit (eine Art Kapillaritis, die der Nierenerkrankung gleichgeschaltet wäre) und Veränderungen im Gewebe selbst kommen in Betracht.

7. Extrarenales Nierensyndrom.

Wir kennen klinische Bilder, welche jenen einer Niereninsuffizienz bei den diffusen Nierenerkrankungen völlig entsprechen, wir beobachten Hyposthenurie, Isosthenurie, Anurie, Azotämie, Bilder der klassischen Urämie (ohne Blutdrucksteigerung), die Kranken gehen auch unter dem Bilde der Urämie zugrunde, die

Nieren erweisen sich autoptisch aber als normal oder in einer Art geschädigt, die eine schwere Niereninsuffizienz ausschließt. Diese scheinbar nephrogen entstandenen Zustände sind also nicht nephrogen: Bald sieht man völlig normale Nieren, bald sind die Nieren nur leicht oder auch schwer kardial gestaut, bald zeigen sie nephrotische oder interstitiell-nephritische Veränderungen, die eine Niereninsuffizienz in keiner Weise erklären. Die Art und der Grad der Niereninsuffizienz können hierbei sehr verschieden sein, es gibt sogar langdauernde Isosthenurien ohne RN-Steigerungen. Alle diese, wie wir hören werden, verschiedenartigen Zustände, bei welchen Veränderungen der Nierenfunktion in Abhängigkeit von extrarenalen Störungen, aber nicht von Erkrankungen der Niere selbst auftreten, hat NONNENBRUCH unter der Bezeichnung „extrarenales Nierensyndrom" zusammengefaßt, womit er auch ausdrücken will, daß zu dem extrarenalen auch noch ein renaler Faktor kommt.

NONNENBRUCH gibt die folgende Übersicht über die verschiedenen Formen des extrarenalen Nierensyndroms:

a) Das hepatorenale Syndrom (hépatonéphrite der Franzosen);

b) das extrarenale Syndrom bei Salzmangel, wobei dieser auf verschiedene Weise zustande kommen kann;

c) die zerebrale Form.

Es scheint uns, als würde es darüber hinaus noch andere Formen geben. Es sind uns eine Reihe von Fällen bekannt, in welchen im Anschluß an Operationen, speziell an Laparotomien, auch bei gutem Kreislauf die bekannten Nierensymptome, auch urämische Symptome auftraten, die Patienten zugrunde gingen und die Niere normal befunden wurde. Wir glauben kein Recht zu haben, diese Fälle, zumal wenn sie in Lokalanästhesie operiert wurden, der zerebralen Form zuzuordnen; am Gehirn wurden auch keine anatomischen Veränderungen gefunden. Auch abnorme Kochsalzverluste waren bei diesen Fällen nicht anzunehmen.

Die Typen der Nierenfunktionsstörungen, über deren letzte Ursache wir also nichts wissen, sind verschiedene. NONNENBRUCH unterscheidet:

1. *Oligurie bei guter Nierenfunktion mit hohem spezifischem Gewicht (relative Oligurie).* Wenn die Leber, als Wasserdepot-Organ, Wasser zurückhält, wie bei einer Stauung, so kann es vorerst bei hohem spezifischem Gewicht des Harnes zur Oligurie kommen. Die zu geringe Wassersekretion in der Niere verhindert aber schließlich eine ausreichende Stickstoffausscheidung und eine Urämie kann die Folge sein.

2. *„Hyposthenurie n" („Hyposthenurie normal"),* wobei eine Oligurie mit Hyposthenurie bei suffizienter Niere (ohne RN-Anstieg im Serum) besteht. Trotz sehr niederem spezifischem Gewicht (etwa von 1001) kommt es nicht zur Urämie. Es scheint eine uns vorläufig nicht erklärbare Stoffwechselstörung vorzuliegen. Die Harnstoffwerte im Serum liegen meist sogar sehr niedrig. Die „Hyposthenurie n" ist die am häufigsten beobachtete Form des extrarenalen Nierensyndroms, sie wird nur oft übersehen, da sie grobe klinische Folgen nicht hat.

3. *Polyurie mit Hyposthenurie ohne Niereninsuffizienz.* Sie ist am häufigsten im Ausheilungsstadium einer Hepatitis nach vorangegangener Oligurie zu beobachten, sie ist für die Hepatitis bekanntlich ein prognostisch günstiges Zeichen (s. Bd. II, S. 276).

4. *Hyposthenurie mit Niereninsuffizienz.*

a) Bei Oligurie bis Anurie;

b) bei Polyurie.

Die N-Ausscheidung ist gestört. Die oligurische Form ist die häufigste und bedrohlichste Form. Die Formen a und b können ineinander übergehen; bei einer hyposthenurischen Polyurie mit Niereninsuffizienz kann es zur Heilung kommen.

Jedenfalls sprechen alle Beobachtungen dafür, daß diese Störungen extrarenal bedingt sind, auch wenn sich an der Niere gewisse Veränderungen finden.

a) Hepatorenales Syndrom.

Bei Lebererkrankungen, insbesondere bei Stauung der Leber, kann man Nierenfunktionsstörungen beobachten, die nach den beschriebenen Typen des extrarenalen Syndroms verlaufen und die auch zum Koma uraemicum führen können. Merkwürdig ist hierbei, daß nicht nur eine kardiale diffuse Stauung der Leber oder diffuse Hepatitiden, akute Hepatitiden und Zirrhosen, bei welchen Wasserstoffwechselstörungen oder andere Funktionsstörungen verständlich wären, zum extrarenalen Nierensyndrom führen, sondern auch umschriebene Lebererkrankungen, wie Karzinom oder Lymphogranulom, schließlich auch Cholangitiden, Lebertraumen oder, relativ häufig, auch Operationen an den Gallenwegen, wie es CLAIRMONT und HABERER schon 1911 beschrieben haben. Diese Fälle stehen offenbar jenen oben erwähnten nahe, in welchen es nach Laparotomien und anderen Ursachen zum extrarenalen Nieren-Syndrom bzw. zum Koma uraemicum kommt. Auch bei der WEILschen Krankheit ist das renale Syndrom extrarenal zu erklären. Wohl finden sich hier, wie auch in anderen Fällen des hepatorenalen Syndroms, anatomisch häufig geringe Nierenveränderungen, die aber eine Niereninsuffizienz nicht erklären können.

Die blutchemischen Veränderungen bestehen in einem Anstieg des Harnstoff-, Xanthoprotein- und Indikanwertes als Ausdruck der Nieren- und des Residualstickstoffes als Ausdruck der Leber-Funktionsstörung. Häufig findet sich eine Hypochlorämie.

Auch bei Fällen von Koma hepaticum kann man dem extrenalen Nierensyndrom begegnen und hiebei drei Typen unterscheiden: 1. ein normazotämisches Koma, 2. ein Koma mit Aminoazidämie und 3. ein Koma mit Azotämie (hepatorenales Koma), offenbar jene Form des Koma hepaticum, die schon ROKITANSKY vor 100 Jahren in ihrem Wesen erfaßte, als er meinte, daß im Bilde des Koma hepaticum urämische Züge mitspielen.

Die Therapie dieser Fälle kann sich großteils immer nur auf das Grundleiden, die Leberstauung, die Cholangitis usw., beziehen.

b) Nierensyndrom durch Salzmangel.

Nach Operationen, bei Infektionen, bei Ileus, bei Diabetes, bei M. Addison, bei Sublimatvergiftung und vor allem nach langdauerndem Erbrechen oder langdauernden Durchfällen kann man eine Azotämie mit gleichzeitiger Hypochlorämie beobachten; ein bedrohlicher Symptomenkomplex, der meist schlagartig durch intravenöse Zufuhr großer Kochsalzmengen behoben wird. Als Ursache des Zustandes bezichtigte man ursprünglich den Chlormangel, das Ausschlaggebende ist nach neuen Untersuchungen aber der Basenmangel, vor allem der Mangel an Natrium. Man kann die Zustände allerdings nicht mit Natrium allein, sondern nur mit Kochsalz beheben. „Die Erklärung der hier vorliegenden Nierenfunktionsstörung ist im Zusammenhang mit der Exsikkose und Natriumverarmung zu suchen, deren Beseitigung die Störung rasch aufzuheben vermag" (NONNENBRUCH).

Der Salzmangel kann durch Kochsalzverlust nach außen (Erbrechen, Durchfälle), durch innere Hypochlorämie (Verbrennung, nach Operationen), durch Nebenniereninsuffizienz, ferner bei Diabetes und bei Sublimatniere zustande kommen.

Die Funktionsstörung der Niere folgt den früher beschriebenen Typen. Eine Anurie oder Oligurie kann bei günstig verlaufenden Fällen über eine Polyurie ausheilen. Der Chlorwert im Blut ist kein verläßlicher Maßstab für das Bestehen des Salzmangelzustandes, denn er kann auch bei stark negativer Chlorbilanz seine normale Höhe behalten. Eine negative Chloridreaktion im Harn ist ein einfacher und in der Praxis leicht zu erhaltender Hinweis.

c) Zerebral bedingtes extrarenales Nierensyndrom.

Bei Hypertonikern mit Enzephalopathie kann man leichte oder schwere extrarenale Nierensyndrome beobachten. Die Niere kann dabei völlig normal sein. Gleiches wurde auch nach Subarachnoidalblutungen, Gehirnblutungen und -erweichungen, Leptomeningitiden und Enzephalitiden beschrieben.

d) „Lower-Nephron-Nephrosis".

In der amerikanischen Literatur findet sich seit der Beschreibung von LUCKÉ im Jahre 1946 der Begriff der Lower-Nephron-Nephrosis. Sieht man näher zu, so hat LUCKÉ ein bestimmtes Syndrom klarer herausgearbeitet, dessen Symptome uns aber fraglos schon lange geläufig sind und bereits im ersten Weltkrieg in der deutschen Literatur eingehend beschrieben wurden.

Ätiologie. Das Syndrom tritt nach schweren Traumen auf, die zu Hämoglobinämie oder Myoglobinämie führen, wie nach Verschüttungen, bei denen ausgedehnte Muskelpartien geschädigt werden („CRUSH-Syndrom"), nach Bluttransfusionszwischenfällen mit Hämolyse, bei Schwarzwasserfieber, es wird aber auch nach Verbrennungen, ferner nach Sulfonamidmedikation, nach Operationsschock nach Laparatomien, Entbindungen, nach Blutungen in große Höhlen und bei Anoxämie beobachtet.

Pathologische Anatomie. Die Niere ist ödematös, die Rinde blaß und geschwollen, das Mark erscheint dunkler als normal. Histologisch sieht man eine Degeneration und Nekrose der Zellen des aszendierenden Schenkels der HENLEschen Schleife und der Tubuli contorti zweiter Ordnung. Zwischen den Kanälchen finden sich ein interstitielles Ödem und Zellinfiltrationen. Nach dem achten Tag der Erkrankung pflegt eine Regeneration des Epithels einzutreten.

Pathogenese und Pathophysiologie. In den meisten Fällen kommt es infolge des Traumas zu einer Hämoglobin- oder Myoglobinämie. Man stellt sich vor, daß Hämoglobin und Myoglobin, welche in saurem Milieu schlecht löslich sind, in den unteren Tubulusabschnitten, wo die Konzentrierung und Säuerung des Harnes stattfinden, ausfallen, die Tubuli verstopfen und die Epithelien schädigen. Neben diesem mechanischen krankhaften Geschehen dürfte es durch das auslösende Trauma auch zur Freisetzung toxischer Degenerationsprodukte aus den Muskeln und durch den Schock zu einer Ischämie der Niere kommen, die teils durch einen Gefäßkrampf, teils durch Ableitung des Blutes über die derivatorischen Gefäße ausgelöst wird. Man findet daher eine verminderte Durchblutung (verminderte Diodrastclearance), eine geringfügige Verminderung der Filtrationsleistung (verminderte Kreatininclearance), eine schwere Störung der distalen Tubulusanteile (Verminderung der Ammoniakbildung, Übersäuerung des Harnes und Isosthenurie).

Symptomatologie. Bei diesem Syndrom kommt es also meist nach einem schweren Trauma, das oft zu einem mehrere Stunden anhaltenden schockähnlichen Zustand führt, zu einer schweren Oligurie, die sich bis zur Anurie steigern kann. Hierbei bildet sich eine Niereninsuffizienz aus, die in vielen Fällen nach einer Dauer von acht bis vierzehn Tagen tödlich endet. Im Anfang ist der Blutdruck niedrig, erst nach mehreren Tagen steigt er auch an und es entwickelt sich schließlich ein mäßig starker fixierter Hochdruck (RR etwa 180/100 mm Hg). Der Harn enthält meist Eiweiß, Hämoglobin oder Myoglobin und ist sauer. Es besteht eine Hypo- oder eine Isosthenurie. Meist entwickeln sich Ödeme, seltener auch Ergüsse in die serösen Höhlen. Im Blut finden sich eine Reststickstoffsteigerung, eine Hypochlorämie sowie eine beträchtliche Azidose. Noch nach acht- bis dreizehntägiger Dauer kann die Harnbildung in seltenen Fällen spontan wieder einsetzen und der Kranke kann sich erholen. Solange der Kranke nicht anurisch ist, besteht die Hoffnung, daß die Oligurie schlagartig einer Polyurie Platz macht und das Bild sich rasch zum Guten wendet. Gleichzeitig mit der guten Diurese sinkt der Blutdruck wieder ab.

Prognose. Die anurischen Fälle oder jene, bei welchen die schwere Oligurie persistiert, enden in kurzer Zeit letal. Setzt eine Diurese ein, so kommt es in der Mehrzahl der Fälle zu einer Restitutio ad integrum, bei den restlichen Fällen resultiert ein verschieden schwerer Dauerschaden.

Die *Therapie* besteht zunächst in der Bekämpfung des Schocks und später in dem Versuch, das Leben des Patienten bis zum Einsetzen der Regeneration des Epithels zu erhalten. Dies geschieht durch Zufuhr der nötigen Kalorien- und Eiweißmenge (eventuell als Glukose und in Form von hydrolysierten Aminosäuregemischen), durch Bekämpfung der Anämie mit Bluttransfusionen, durch Beseitigung der Azidose durch Natriumbikarbonat und durch Kalziuminjektionen; eventuell kommt die Anwendung der „künstlichen Niere" (s. S. 226), von Peritonealspülungen und Darmwaschungen in Betracht. Von chirurgischen Maßnahmen, wie Dekapsulation und Nierenbeckenspülungen, ist ein Erfolg nicht zu erwarten.

III. Spezielle Pathologie der Nierenerkrankungen.

A. Morbus Brightii.
Doppelseitige hämatogene Nierenerkrankungen.

Den beiderseitigen hämatogenen Nierenerkrankungen, die mit der alten Bezeichnung des Morbus Brightii zusammengefaßt werden können, liegen alle jene Veränderungen zugrunde, die der Niere aus ihrer Funktion als Hauptausscheidungsorgan für alle in flüssiger Form auszuscheidenden Stoffe erwachsen können. Seit VOLHARD und FAHR werden sie in drei Hauptgruppen eingeteilt: In Nephrosen, in Nephritiden und in Nephrosklerosen, je nachdem, ob es sich um primär degenerative, primär entzündliche oder primär vaskulär bedingte Nierenerkrankungen handelt.

1. Nephrosen.

Wesen, Pathogenese, Ätiologie und Einteilung. Nach FAHR liegen den Nephrosen primär degenerative Veränderungen der Nierenepithelien zugrunde. Je nach der Lokalisation dieser Veränderungen im Glomerulus oder im Tubulus unterscheidet man zwischen Glomerulonephrosen und Tubulonephrosen; je nach den besonderen pathologisch-anatomischen und klinischen Kennzeichen spricht man von einfachen, meist akuten und von bestimmt charakterisierten, meist chronischen Nephrosen. Betrachtet man jedoch die einzelnen in diese Gruppen fallenden Krankheitsbilder näher, so sieht man, daß in diesen sowohl in pathologisch-anatomischer wie in klinisch-symptomatologischer Hinsicht durchaus differente Krankheitsbilder subsumiert werden. Stellen die albuminöse und tropfige Degeneration der Tubulusepithelien, wie sie sich bei der einfachsten Form der Nephrose, der febrilen Albuminurie, finden, und die schweren nekrotisierenden Epithelveränderungen der Sublimatniere pathologisch-anatomisch schon sehr differente Substrate dar, so sind sie immerhin doch als durch äußere Noxen bedingte primäre Nierenschädigungen aufzufassen, die die bestehenden klinischen Symptome leicht erklären lassen. Betrachten wir jedoch die klinischen Hauptsymptome der chronischen Nephrosen, das allgemeine Ödem und die schwere Albuminurie, so ist es schwer, diese Erscheinungen aus den pathologisch-anatomischen Veränderungen der Nieren allein zu erklären, es ergibt sich vielmehr die Notwendigkeit, extrarenale Faktoren zu ihrer Erklärung heranzuziehen. Betrachten wir auch hier das einfachste Beispiel dieser Erkrankungsgruppe, die BENCE-JONES-Albuminurie, die sicher primär nicht nierenbedingt ist, aber im Verlaufe längeren Bestehens anatomisch an der Niere zu den typischen Zeichen der Nephrose führt, so erkennen wir, daß die Nephrose unter bestimmten Bedingungen lediglich sekundärer Folgezustand einer primären Stoffwechselerkrankung sein kann. Während die bisher angeführten Zustände im allgemeinen nicht zu einer Niereninsuffizienz führen, kann im Verlauf einer bestimmt charakterisierten Nephrose, der Amyloidnephrose, der Symptomenkomplex der Niereninsuffizienz relativ häufig hinzutreten. Berücksichtigt man noch, daß auch die chronischen Nephritiden klinisch alle charakteristischen Symptome der Nephrose und patho-anatomisch die entsprechenden typischen tubulären Veränderungen aufweisen können — man spricht in diesen Fällen von Nephritis mit nephrotischem Einschlag oder auch von Pseudonephrose — und daß bei typischen Amyloidosen die hyalintropfige Degeneration der Nierenepithelien fehlen kann, so erkennt man, daß man mit rein morphologischen Erklärungsversuchen den tatsächlichen Verhältnissen nicht gerecht wird.

Es erscheint daher der Versuch einer Klärung dieses Problems vom Standpunkt der funktionellen Pathologie her aussichtsreicher. Die FAHRsche Annahme der Ausscheidung pathologischer Harnbestandteile durch die Tubuli führt uns nicht weiter als die rein morphologische. Gegen seine Auffassung tritt vor allem RANDERATH auf, welcher die Verhältnisse vom Blickpunkt der Filtrations- und Rückresorptionstheorie aus betrachtet. Er verlegt die primäre Veränderung in die Glomeruli, in welchen ohne Bestehen einer Zirkulationsstörung die pathologischen Harnbestandteile dem Urharn beigemengt werden. Handelt es sich um kleinmolekulare Eiweißabbauprodukte, wie um Albumosen und Peptone, deren Anwesenheit RANDERATH bei Auftreten von Nephrosen im Verlaufe von Erkrankungen mit extrarenalem Eiweißzerfall annimmt, oder um kleinmolekulare pathologische Eiweißkörper, wie den BENCE-JONES-Eiweißkörper mit einem Molekulargewicht von etwa 35 500, so vermögen diese die intakte Glomerulusmembran zu passieren. In anderen Fällen, wie bei der febrilen Albuminurie oder besonders bei der Nephrose der toxischen Diphtherie, sind es verschiedene Toxine, die die Permeabilität der Glomerulusmembran beeinflussen, so daß auch normale Eiweißkörper durchtreten können. In wieder anderen Fällen verursacht eine primäre Eiweißstoffwechselstörung das Auftreten pathologischer Eiweißkörper, die möglicherweise selbst eine Änderung der Permeabilität der Glomerulusmembran bedingen, so daß sie ausgeschieden werden. Es war einerseits möglich, durch Applikation fremder Eiweißkörper bei gesunden Tieren Albuminurie und schließlich die typischen pathologisch-anatomischen Symptome der Nephrose hervorzurufen, anderseits haben elektrophoretische Untersuchungen der letzten Jahre die Paraproteinämie verschiedener chronischer Nephrosen eindeutig erwiesen. Die im Glomerulus in den Urharn übergetretenen pathologischen Harnbestandteile werden in den Tubuli zum Teil rückresorbiert, hierbei in die Epithelien aufgenommen und sie verursachen hier jene Veränderungen, die als hyalintropfige oder albuminotische Degeneration bezeichnet werden.

Dies geschieht besonders dann, wenn pathologische Eiweißkörper oder Zerfallsprodukte ausgeschieden werden. Dies erklärt aber auch, warum in Fällen, in denen infolge Änderung der Permeabilität der Glomerulusmembran normale Eiweißkörper in den Harn übertreten, trotz großer Albuminurie und Ödembildung unter Umständen die typischen Epithelveränderungen der Tubuli fehlen können. RANDERATH nimmt den gleichen Ausscheidungsmodus nicht nur für das Eiweiß, sondern bei der Lipoidnephrose auch für die Lipoide und beim Diabetes für den Zucker an, aus welchem bei der Rückresorption in den Tubuluszellen das Glykogen aufgebaut wird (Speicherungsnephrosen). Für diese Auffassung hat RANDERATH in tierexperimentellen Untersuchungen an Salamandern Beweise erbracht. Im Gegensatz zu den Nephritiden und zu den vaskulären Nierenerkrankungen führen diese Veränderungen nicht zu einer Störung der Durchblutung der Glomeruli und daher auch nicht zur Niereninsuffizienz. Berücksichtigt man aber, daß die Ausscheidung der pathologischen Harnsubstanzen bei der Nephrose ebenso in den Glomeruli erfolgt wie bei der Nephritis, so ist es nicht verwunderlich, daß sich im Verlaufe einer Amyloidnephrose, bei der es zur Amyloidablagerung in die Wandung der Glomeruluskapillaren kommt, schließlich eine Durchblutungsstörung und dadurch eine Niereninsuffizienz ausbilden und daß es anderseits bei hochgradiger Permeabilitätsänderung im Glomerulus im Verlaufe einer Nephritis zu bedeutender Albuminurie und den typischen nephrotischen Tubulusveränderungen kommen kann. Mit Verlegung der primären Nierenveränderung bei der Nephrose in den Glomerulus sind viele Berührungspunkte zwischen Nephritis und Nephrose gegeben. So finden auch die eigentümlichen Beobachtungen bei Auslösung der experimentellen Nierenschädigung nach MASUGI ihre Erklärung, bei denen trotz an sich gleicher Versuchsbedingungen nur infolge des veränderten Milieus einmal die Symptome der typischen Nephritis und einmal die einer Nephrose entstehen (ALBRICH). Ob es sich im Verlaufe der nekrotisierenden Nephrosen um eine direkte Schädigung des Epithels durch die im Tubulus ausgeschiedenen Giftstoffe handelt oder ob diese doch im Glomerulus ausgeschieden werden und erst durch die Wasserresorption im Tubulus eine solche Konzentration erreichen, daß sie das Epithel schädigen, muß dahingestellt bleiben, um so mehr, als viele Autoren annehmen, daß es sich hierbei um die Folge eines Kochsalzmangels des Blutes handle.

Mit RANDERATH stellen wir für die Pathogenese der Nephrose die Permeabilitätsstörung des Glomerulus mit oder ohne Schädigung der Kapillarwand bei erhaltener Zirkulationsgröße in den Vordergrund und sehen die Veränderungen an den Tubuli als sekundär an.

Auch VOLHARD anerkennt die Bedeutung der Permeabilitätsänderung der Glomerulusmembran für die Entstehung der Nephrose. Er ist jedoch der Ansicht, daß das gesamte nephrotische Zustandsbild, wie die Hypoproteinämie, die Änderung des Bluteiweißbildes und die Ödeme, einzig und allein Folge des Eiweißverlustes durch die Nieren sind. Doch dürfte man mit dieser Erklärung nicht in allen Fällen das Auslangen finden, wofür einerseits die elektrophoretisch nachweisbaren Paraproteinämien und die qualitativen und quantitativen Veränderungen des Bluteiweißbildes bei fehlender initialer Albuminurie sprechen. Da oft auch die Änderung des kolloidosmotischen Druckes allein die Ödembildung nicht hinreichend erklärt, wurden neben der Nierenschädigung und der primären Eiweißstoffwechselstörung eine Reihe anderer Faktoren ursächlich in Betracht gezogen, die hier nur aufgezählt seien: Endokrine Ursachen, da man bei M. Basedowi und bei der SIMMONDschen Kachexie „nephrotische" Bilder zu sehen glaubte, die allerdings ebenso durch eine primäre Wasserstoffwechselstörung erklärt werden könnten; Beziehungen zum Myxödem mit Wasserretention im Gewebe, eine Annahme, für welche Grundumsatzsenkungen gewisser Nephrosen und eine hohe Toleranz gegen Schilddrüsenpräparate, schließlich auch der gelegentliche therapeutische Erfolg derselben zu sprechen schienen; A-Avitaminose, die tatsächlich zur Degeneration des Tubulusepithels führen kann usw. Es ergibt sich also, daß ein Teil der Symptome extrarenal bedingt sein kann, wie das Ödem, die Oligurie, die Anurie und die Kochsalzretention. Ödem und Nierenschaden können in diesen Fällen koordinierte Symptome sein.

Für die einfachen akuten, aber auch für die Mehrzahl der chronischen Nephrosen spielt der Infekt in der Ätiologie die Hauptrolle. Es handelt sich hierbei in der einen Gruppe um akute, in der anderen Gruppe um chronische Infekte, wie Lues, Tuberkulose, Lymphogranulomatose und chronische Eiterungen. Bei einem Teil der chronischen Nephrosen gelingt es jedoch nicht, einen Infekt nachzuweisen, wenn man ihn auch nie mit Sicherheit ausschließen kann. Auf die Bedeutung einer primären Eiweißstoffwechselstörung und endokriner Störungen in diesen Fällen wurde bereits oben hingewiesen.

Bei der oben diskutierten Unsicherheit des Nephrosebegriffes in pathologischer und ätiologischer Hinsicht möchten wir uns im folgenden auf die Besprechung bestimmter klinisch wohlumschriebener Sonderformen der Nephrose beschränken, und zwar auf:

a) Die febrile Albuminurie,

b) die nekrotisierende Nephrose (Paradigma: Sublimatniere),

c) die Schwangerschaftsniere,

d) die chronischen Nephrosen (die chronische Lipoidnephrose, die Amyloidniere).

a) Febrile Albuminurie.

Bei allen fieberhaften Infekten, aber auch bei toxischem Fieber kann man eine leichte Albuminurie beobachten. Sie kann allerdings auch höhere Grade erreichen, LICHTWITZ beschreibt Fälle bis $10^0/_{00}$ Albumen. Gleichzeitig können sich in dem meist sauren Harn zahlreiche hyaline, aber auch einige granulierte Zylinder finden. Rote Blutkörperchen im Sediment gehören nicht zum Bilde; bei einer Mikrohämaturie wird mit Wahrscheinlichkeit eine Herdnephritis angenommen werden können, man überschätze aber vereinzelte Blutkörperchen im Sediment nie und berücksichtige, daß auch die akute Fiebernephrose sie zeigen kann. Jedenfalls sei man mit der Diagnose der Herdnephritis nicht vorschnell, ein rasches Verschwinden aller Harnerscheinungen wird die Sachlage mit Wahrscheinlichkeit im Sinne der febrilen Albuminurie, sicher aber im Sinne eines harmlosen Zustandes (vielleicht auch einer flüchtigen Herdnephritis) klären, die beide einer besonderen Behandlung nicht bedürfen. Die Gefahr der febrilen Albuminurie liegt in der Überschätzung des Zustandes als einer „Nephritis" mit folgender, langdauernder Behandlung bzw. mit wochen- und monatelangen diätetischen und allgemeinen Vorschriften und mit Sorgen.

Die Nierenfunktion ist normal, der Harn bei Fieberoligurien meist hochgestellt, dunkel. Die Verminderung oder das Verschwinden des Kochsalzes bei der Pneumonie hat extrarenale Ursachen. Andere Zeichen einer Nierenkrankheit, vor allem Ödem und Hypertonie, müssen naturgemäß fehlen. Wenn bei febriler Albuminurie auch Anurie mit folgender Urämie beschrieben wurden, so müssen diese Zustände dem extrarenalen Syndrom (s. S. 246) zugeordnet werden. Eine Therapie erübrigt sich.

b) Nekrotisierende Nephrose.

Bei dieser Nephrose handelt es sich um diffuse toxische Schädigungen ausschließlich des Tubularepithels, wobei dieses der Nekrose anheimfällt. Selten handelt es sich um infektiöse Toxikosen wie beim Nephrotyphus; das Prototyp und die häufigst gesehene Form der nekrotisierenden Nephrose ist die Sublimatniere. Auch die Chromatniere und die Veronalniere sind hier zu erwähnen, sie sind sehr selten. Die nekrotisierenden Nephrosen können zur Niereninsuffizienz führen.

Bei der *Sublimatniere* treten die Nierenerscheinungen zunächst hinter den allgemeinen Intoxikationszeichen, vor allem den schweren gastrointestinalen Symptomen, zurück und bei nicht speziell darauf gerichteter Aufmerksamkeit werden die ersten Kardinalsymptome des schweren Nierenschadens, nämlich Oligurie und Anurie, in den ersten Tagen sogar oft übersehen. Oligurie und Anurie sind hier Zeichen der Niereninsuffizienz; dies zeigt sich schon daran, daß die Oligurie mit Hyposthenurie einhergeht. Schwere Vergiftungen müssen daher alsbald in die stille Urämie übergehen. Bei mittelschwerer Vergiftung können die Magen-Darmstörungen und allgemeinen Intoxikationszeichen bald zurücktreten. Da die Niereninsuffizienz nur an der Oligurie und Hyposthenurie zu erkennen ist, kann die drohende Gefahr in den ersten Tagen übersehen werden. Erst wenn Anurie oder nach einigen Tagen urämische Zeichen beobachtet werden, wird sich jeder der Situation bewußt sein.

Im Harn werden Eiweiß, Zylinder, degenerative Epithelzellen, Epithelzylinder und auch rote Blutkörperchen gefunden. Doppelbrechende Lipoide fehlen meistens. Eine Blutdrucksteigerung ist in der Regel nicht vorhanden, sie kann im Rahmen der Anurie selten beobachtet werden, ohne daß für sie bisher eine sichere Erklärung gefunden worden wäre. Ödeme werden nur ausnahmsweise beobachtet, eine eklamptische Urämie kommt selten bei einem Zusammentreffen von Ödemen und Blutdrucksteigerung vor.

Gelegentlich zeigt sich der renale Schaden vorerst in einer Polyurie, die in eine Oligurie oder Anurie umschlägt. Folgt dieser wieder Oligurie, so ist der Kranke noch nicht mit Sicherheit gerettet, da die Urämie bei Oligurie und Hyposthenurie naturgemäß fortschreiten und zum tödlichen Ende führen kann.

Im klinischen Bilde der zumal schweren Sublimatniere kommt es, wie insbesondere auch VOLHARD betont hat, zu einer Hypochlorämie, die zum Teil für den Allgemeinzustand verantwortlich zu machen ist und die einen Fingerzeig für die einzuschlagende Therapie darstellt.

Die Prognose der Sublimatniere ist immer sehr ernst und um so schlechter, je früher die Anurie auftritt.

Die Therapie besteht vorerst in Magenspülungen, um den Giftrest zu entfernen; gleiches erstreben Gaben von Milch oder rohen Eiern, da Eiweiß das Gift bindet. Nach BECHER soll man, frühzeitig gerufen, eine starke Diurese erzeugen, um das Quecksilber in hoher Verdünnung durch die Niere zu treiben (reichliche Flüssigkeitszufuhr, intravenöse Dextrosegaben im Dauertropfklysma mit großer Flüssigkeitsmenge). Nach dem früher Gesagten muß die Hypochlorämie durch intravenöse Kochsalzinfusionen bekämpft oder behoben werden. Gleichzeitig ist die Azidose durch Zufuhr von Alkali zu bekämpfen. Man verabreicht entweder peroral alle zwei Stunden 5 g Natriumbikarbonat in Wasser oder man infundiert langsam intravenös einen halben bis einen Liter einer 5%igen Lösung. Bei subkutaner Anwendung darf nur eine 1,3%ige Natriumbikarbonatlösung verwendet werden.

Die Nierendekapsulation, oft versucht, hat keinen Erfolg, er blieb auch uns immer versagt, wenn wir uns, allerdings meist in einem Terminalstadium, zu diesem ultimum refugium entschlossen.

Wie bei jeder Anurie versuchen wir Nierendiathermie. Von Röntgenbestrahlungen der Niere wurde auch relativ Günstiges berichtet. STRAUB empfahl die paravertebrale Anästhesie von D XII, L I und L II beiderseits. Es ist sehr wichtig, auf eine strenge Mundpflege zu achten. Bei Darmkoliken verabreicht man Atropin und Opiate, hinsichtlich der Therapie der Hg-Vergiftung im allgemeinen (s. das Kapitel „Intoxikationen").

c) Schwangerschaftsniere (Nephropathia gravidarum).

Bei strenger Beachtung des Nephrosebegriffes dürfte die Schwangerschaftsniere hier nicht abgehandelt werden, denn es kommt bei ihr unter anderem manchmal auch zur Hypertonie. Es handelt sich nach FAHR um eine glomeruläre und tubuläre Erkrankung: Verbreiterung und Quellung der Kapillarschlingen und Degenerationserscheinungen (bis Nekrose) des Tubularepithels. Im Vordergrunde aber steht ein epithelialer Schaden, der auch die Berechtigung gibt, diese Nierenerkrankung hier einzuschieben. Freilich spricht man heute korrekter von einer Nephropathia gravidarum und nicht von einer Nephrose, um das Eigentümliche und Unterscheidende besser hervorzuheben.

Ätiologisch spricht man von einer Schwangerschaftstoxikose, die allerdings nicht näher geklärt ist. Alte Hypothesen (Druck des wachsenden Uterus auf die Nierengefäße usw.) sind als haltlos längst aufgegeben. Es handelt sich meist um sonst gesunde Frauen. Eine überstandene Nephritis oder auch eine chronische Nephritis disponiert zur Nephropathie. Das Alter spielt keine Rolle. Die Nephropathie befällt die Frauen in der ersten Gravidität oder überhaupt nicht; bestand eine Nephropathie in der ersten Gravidität, so kann es häufig zu Nephropathien in späteren kommen. Prädispositionszeit ist die zweite Hälfte der Gravidität.

Die Krankheit beginnt meist mit einem Ödem, welches wohl, zumal anfangs, nur lokalisiert sein kann, aber auf einer allgemeinen Ödembereitschaft beruht und oft oder sogar zumeist allgemein ist. Es kommt zum renalen Ödemtypus, auch mit Ergüssen in den serösen Höhlen. Im Harn werden um diese Zeit schon große Eiweißmengen gefunden. Die Kranken klagen neben den Beschwerden, die die oft enormen Ödeme verursachen, über Übelkeit, Durchfälle und Kreuzschmerzen. Sehstörungen stellen sich nicht selten ein, und zwar entweder eine der echten Nephrose nie zukommende Retinitis albuminurica oder eine eklamptisch-urämische Amaurose. Der Blutdruck kann ausnahmsweise ansteigen, der Anstieg wird meist zentral durch die Eklampsie erklärt. In etwa 8% der Fälle von Nephropathie kommt es zur Eklampsie bzw. „eklamptischen Urämie" (s. S. 227), und zwar zumeist gleichzeitig mit der Entbindung. Eine Niereninsuffizienz entwickelt sich nie, Oligurie und geringe Hyposthenurie kommen vor. Im Blut findet sich eine Verminderung der Albumine mit Senkung des kolloidosmotischen Druckes, Cholesterinvermehrung, Senkung der Alkalireserve, beschleunigte Blutsenkungsreaktion.

Der Verlauf ist hinsichtlich der Schwere der Erscheinungen, speziell des Ödems und der Albuminurie, ein schwankender, solange die Gravidität besteht. Mit der Entbindung gehen alle Erscheinungen meist restlos und rasch zurück. Die Gefahr liegt in der — gelegentlich tödlichen — Eklampsie.

Die Therapie besteht in NaCl-freier Kost, in Purinkörperdiureticis, also in einer schonenden Behandlung der Ödeme. Eine Unterbrechung der Schwangerschaft ist unbedingt einzuleiten bei Eklampsie, bei einer schweren Retinitis albuminurica und auch bei schwerstem lebensbedrohlichen, auf Behandlung nicht ansprechenden Höhlenhydrops. Spätere Graviditäten sind erlaubt, da es nicht zum Rezidiv kommen muß und Rezidive auch leicht verlaufen können. Sie können übrigens im Notfall durch Unterbrechung der Schwangerschaft immer kupiert werden.

Es sei nochmals betont, daß sich die Nephropathia gravidarum von der echten Nephrose unterscheidet: durch das Ödem, die Eklampsie, die Retinitis, gelegentlich sogar durch Blutdrucksteigerung, wodurch die Erkrankung sich symptomatologisch den Nephritiden nähert, von welchen sie auch anatomisch nicht ganz abgetrennt werden kann. Anatomisch finden sich neben den degenerativen Veränderungen an den Tubuli auch Veränderungen an den Glomeruli, die im Sinne einer Glomerulonephrose aufzufassen sind.

d) Chronische Nephrosen (Lipoidnephrose, Amyloidniere).

Vorweggenommen sei, daß es prinzipiell verschiedene Arten chronischer Nephrosen gibt. Es gibt anatomisch alle Übergänge von der trüben Schwellung der Niere mit der albuminösen Degeneration der Tubulusepithelien über den „zweiten Intensitätsgrad der einfachen Nephrose" nach FAHR mit starker tropfiger Degeneration der Hauptstücke, mit Zerfall der Epithelien, mit Kernschwund und Zelldesquamation bis zur Lipoidnephrose, bei der neben derartigen degenerativen Epithelveränderungen auch infiltrative sich finden, bei welchen offenbar auf Grund einer beigeordneten Stoffwechselstörung eine Infiltration des Epithels mit Lipoiden einsetzt; der anatomisch charakteristische Befund ist die Ablagerung von Cholesterin in Form doppelbrechender Körnchen in den Epithelien der Hauptstücke und den Interstitien. Die doppelbrechenden Lipoide finden sich auch im Harn.

Bei dem „zweiten Intensitätsgrad der einfachen Nephrose", also bei der leichten Form, finden sich in der Regel klinisch keine oder nur minimale Störungen, wenn wir von einer hohen Albuminurie absehen. Ödeme sind, wenn vorhanden, geringen Grades. Niereninsuffizienzsymptome fehlen völlig, der Blutdruck ist nicht gesteigert. Es resultiert praktisch eine hohe Albuminurie (hier ohne Lipoide im Sediment) fast ohne klinische Allgemeinsymptome. Diese Art chronischer Nephrosen können wir also übergehen und uns auf die Besprechung der Lipoidnephrose beschränken.

α) Lipoidnephrose.

Die Symptomatologie ist vor allem durch Ödem und hochgradige Albuminurie ausgezeichnet. Der Beginn der Erkrankung ist ein schleichender. Vorerst klagt der Patient nur über Müdigkeit in körperlicher und geistiger Hinsicht, über Kopfschmerzen, Gliederschmerzen, Rückenschmerzen, Inappetenz, manchmal auch über Durchfälle. Das Ödem, welches begreiflicherweise mit sekundärer Oligurie einhergeht, ist meist das erste manifeste Zeichen. Die Ödeme sind alsbald sehr hochgradig, zeigen meist in ihrer Verteilung den Typus des renalen Ödems (s. S. 245). Gleichzeitig entwickelt sich ein Höhlenhydrops, der den Kranken immobilisieren kann. Die Kranken machen einen stark blassen, wachsartigen Eindruck (alabasterweiß), die Ergüsse wie auch die Ödemflüssigkeit und das Blutserum sind infolge des Lipoidgehaltes trüb, pseudochylös. Das spezifische Gewicht liegt um 1010, die Ödeme sind eiweißarm, fett-, lipoid- und kochsalzreich. Im Blutserum sind die Lipoide, vor allem das Cholesterin, sehr stark erhöht (von 150 bis auf 1000 mg-%). Der Reststickstoff ist niedrig, der Eiweißgehalt vermindert (von 8 auf 2 bis 4%)

und die Eiweißfraktionen in dem Sinne verändert, daß das Fibrinogen und die Globuline (bis auf 3 bis 4%) vermehrt, während die Albumine (bis auf 0,5%) sehr stark vermindert sind. Durch Elektrophorese lassen sich schwerwiegende Veränderungen der Globulinfraktionen nachweisen. Der kolloidosmotische Druck ist dementsprechend vermindert.

Die Nierenfunktion ist normal, die Oligurie ist ausschließlich auf die extrarenale Wasserretention zu beziehen. Eine eklamptische Urämie tritt nicht auf, da eine Blutdrucksteigerung sich nie einstellt. Die Wasserretention geht mit einer Kochsalzretention einher. Die Konzentrationsfähigkeit ist erhalten, wie der immer hochgestellte Harn (1030 bis 1050) zeigt, die Diluierung erfolgt prompt, wenn die Wasserretention sistiert oder durch therapeutische Maßnahmen durchbrochen wird. Die Nierenfunktionsprüfungen können allerdings im Stadium der Ödeme nicht mit Sicherheit durchgeführt werden. Im Harn findet sich Eiweiß wenn auch selten bis zu 100⁰/₀₀, die Harnreaktion ist schwach sauer bis neutral, im Sediment finden sich granulierte Zylinder, Zellen, Zelldetritus sowie die charakteristischen doppelbrechenden Lipoide, die im Polarisationsmikroskop leicht erkannt werden können. Erythrozyten fehlen im Sediment (vereinzelte rote Blutkörperchen können allerdings bei jeder Nierenkrankheit gefunden werden und sind ohne Bedeutung). Während der Ödementstehung findet man eine Polyglobulie, während der Ödemausscheidung sinkt die Erythrozytenzahl.

Die Blutsenkung ist infolge der Eiweißveränderungen stark erhöht. Manchmal findet sich eine Verminderung des Grundumsatzes; der Augenhintergrund zeigt oft ein Papillenödem, sonst ist er jedoch unverändert; niemals findet man eine Retinitis albuminurica.

Im *Verlauf* der Erkrankung kommt es in der Regel zu einer starken Kachexie und Abmagerung, diese wird jedoch oft erst erkannt, wenn es im Verlaufe der Krankheit zum (oft spontanen) Verschwinden der Ödeme kommt. Die Ödeme können unter Umständen schon nach wenigen Wochen oder Monaten spontan verschwinden. Bessert sich der Zustand auf diese Weise, so kommt es zu einem ödemfreien oder -armen Stadium, in dem zunächst noch durch längere Zeit die Hydrothoraces oder der Aszites bestehenbleiben können. Bei günstigem Verlauf kann die Krankheit — oft über leichte Ödemnachschübe — allmählich restlos ausheilen. Derartige Fälle sind aber selten und die *Prognose* ist immer vorsichtig zu stellen. Meist werden die Ödemperioden immer schwerer, die Kachexie nimmt zu und der Patient geht schließlich an einem interkurrenten Infekt, wie einer Pneumonie oder einer Grippe mit lobulär-pneumonischen Herden, zugrunde. Am häufigsten handelt es sich um Pneumokokkeninfektionen und hier wieder um Pneumokokkenperitonitiden. Nach BECHER kommt es auch häufig zu Blutungen aus Lunge oder Magen. Auch treten als Komplikationen oft Thrombosen mit tödlichem Ausgang auf, die sich aber wahrscheinlich durch die moderne Thrombosebehandlung (s. Bd. I, S. 293) beherrschen lassen. Ein Übergang der reinen Lipoidnephrose in eine Schrumpfniere, über deren Wesen die Meinungen noch sehr auseinandergehen, ist außerordentlich selten. Wir wollen hier nur festhalten, daß also auch in seltenen Fällen reine Nephrosen, die nicht primär nephritischen Ursprungs sind, urämisch zugrunde gehen können.

Pathologisch-anatomisch sind die Nieren vergrößert, die Oberfläche glatt, die Rinde blaßgelb, das Mark rot. An den Glomeruli finden sich meist morphologisch keine Veränderungen, die Tubulusepithelien zeigen tropfige Entmischung und sind mit Lipoidtropfen erfüllt. Solche Lipoideinlagerungen, manchmal umgeben von kleinzelliger Infiltration, finden sich auch im Interstitium.

Pathogenetisch handelt es sich, wie schon oben betont, um eine primäre, ohne Durchblutungsänderung einhergehende Permeabilitätssteigerung im Bereiche der Glomeruli, wodurch es zum Übertritt von Eiweiß und Lipoiden in den Urharn kommt. Durch Rückresorption der pathologischen Harnbestandteile kommt es sekundär zu den Veränderungen am Tubulusepithel. Den Nierenveränderungen übergeordnet ist eine Eiweißstoffwechselstörung, die zur Veränderung der Zusammensetzung der Serumeiweißkörper führt. Die pathologischen Eiweißkörper dürften bei ihrer Ausscheidung die Nierenveränderungen verursachen (s. S. 251). Die Mobilisation der Lipoide ist eine Folge des Eiweißverlustes, die Ödembildung eine Folge der Verminderung des kolloid-osmotischen Druckes des Serums.

Die *Ätiologie*, speziell der Lipoidniere, liegt im Dunkeln. Infekten kommt gewiß eine große Bedeutung zu. Hervorzuheben sind die Nephrosen bei Lues, wo sie sowohl im sekundären wie im tertiären Stadium auftreten können. Aber auch bei Diphtherie, bei Tuberkulose, Pneumokokkeninfekten, Lymphogranulomatose, chronischen Eiterungen und aszendierenden Infektionen der Harnwege kann es zum Auftreten einer Lipoidnephrose kommen.

Differentialdiagnose. Die wichtigste und schwierigste Differentialdiagnose ergibt sich einerseits gegen Nephritiden mit nephrotischem Einschlag, anderseits in einem Initial- oder Remissionsstadium gegen eine Restalbuminurie nach Nephritis. Bei der Nephritis mit nephrotischem Einschlag findet sich in der Regel ein erhöhter Blutdruck, eine Linkshypertrophie des Herzens, ein akzentuierter Aortenton, Fundusveränderungen und mehr oder minder deutliche Erscheinungen der Niereninsuffizienz. Die Unterscheidung zwischen chronischer Nephrose und Nephritis mit nephrotischem Einschlag ist aus Gründen der Prognose und Therapie von größter Bedeutung, da die Pseudonephrosen primär unheilbar, die Nephrosen im Prinzip jedoch heilbar sind. Nach dem früher Gesagten ist letzteres jedoch so selten, daß die Prognose auf jeden Fall ernst zu werten ist. Entwickelt sich im Rahmen der Nephrose eine Amyloidniere, so ist diese im Anfangsstadium kaum zu erkennen.

Ist man im Zweifel, ob eine Restalbuminurie vorliegt, die man aus der Anamnese nicht zu erkennen vermag (wie zumeist mit großer Wahrscheinlichkeit), so werden hohe Albumenwerte und doppelbrechende Lipoide im Harn und Vermehrung des Blutcholesterins für Nephrose sprechen. Bei den sehr seltenen nephrotischen Schrumpfnieren soll das Verdünnungsvermögen der Nieren nicht so stark eingeschränkt sein wie bei anderen Schrumpfnieren.

Therapie. Bei der luetischen Nephrose ist die Therapie eine kausale. Im Sekundärstadium kann man sofort mit der spezifischen Behandlung beginnen, im tertiären Stadium soll man nach Möglichkeit zunächst die Ödeme beseitigen. Die Fokalherde sowie die interkurrenten Infekte, vor allem die Pneumokokkeninfektionen wird man mit den modernen Antibioticis wirksam bekämpfen bzw. beseitigen.

Eine Bekämpfung der Albuminurie scheint nicht von wesentlicher Bedeutung, immerhin kann man den starken Eiweißverlust einzudämmen versuchen. Die Albuminurie ist bei alkalischem Harn geringer, man verordnet daher Alkali (nach BECHER ein Gemisch von Natrium bicarbonium und Kal. citricum in Dosen von 5 g) bis zur alkalischen Harnreaktion. Eine vegetabilische Diät kann diese Maßnahmen unterstützen, doch muß die Kost wegen des großen Eiweißverlustes eiweißreich gestaltet werden. Dies ist jedoch nur möglich, solange keine Niereninsuffizienz besteht. Der Eiweißverlust kann auch durch intravenöse Zufuhr von Eiweiß in Form von Infusionen von Plasma oder noch wirksamer von Albumin bekämpft werden, wobei man die Eiweißkonzentration der Infusionsflüssigkeit auf das Doppelte der physiologischen Konzentration erhöhen kann. Noch höhere Konzentrationen werden schlecht vertragen. Durch den Eiweißersatz kommt es infolge Ansteigens des kolloidosmotischen Druckes zur Ausschwemmung der Ödeme. Dies kann man auch durch Anwendung künstlicher Kolloide, wie Periston oder Dextran, erreichen. Die Ödembekämpfung steht im Vordergrund der Therapie. Die Diät muß kochsalzfrei sein. Die Flüssigkeitszufuhr ist unter Kontrolle der Wasserausscheidung so weit einzuschränken, daß Zufuhr und Ausscheidung im Gleichgewicht stehen. Als Geschmackskorrigens der kochsalzfreien Diät verwendet man Gemüsesäfte, Tomatensaft, Zitronensaft, Dille, Kümmel. Ferner sind natriumfreie Kochsalzersatzpräparate, wie Hosal, Titro-Spezial, gestattet.

Medikamentös erzielt man bei der Ödembekämpfung oft ausgezeichnete Erfolge mit Harnstoff (30 bis 80 g täglich per os, auch in Form des besser schmeckenden Ituran) sowie mit Kalium aceticum (bis 10,0 g täglich). EPPINGER hat als Erster Schilddrüsenpräparate in hohen Dosen (bis 10mal täglich eine Tablette Thyreoidin à 0,1) mit gelegentlich gutem Erfolg gegeben. Während bei Nephritiden Quecksilber-Diuretika wie Salyrgan kontraindiziert sind, sind sie bei Nephrosen gestattet; es empfiehlt sich die Kombination mit Ammoniumchlorid (Gelamon), eventuell auch mit Decholin, da sich auch die ansäuernde Therapie merkwürdigerweise bewährt hat.

Schweißtreibende Prozeduren, zumal heiße Bäder mit folgender Packung, halten wir im Stadium der schweren Ödeme für kontraindiziert. Seinerzeit brachte man Nierenkranke, speziell Nephrosen, in das trockene warme Klima Ägyptens.

Überraschend gute Erfolge kann man mit einer *Fiebertherapie* erleben. Diese Therapie geht auf die Erfahrungstatsache zurück, daß interkurrente fieberhafte Infekte (Erysipel, Pneumonie usw.) unter Umständen zu einer ausgezeichneten Ausschwemmung der Ödeme bis zu ihrem Verschwinden, Abnahme oder auch Sistieren der Albuminurie und gelegentlich sogar auch zur definitiven Heilung führten. Erzeugt man künstliches Fieber, so kann man während des Fieberanstieges eine starke und rasche Beschleunigung der Senkung der Erythrozyten beobachten, die bei Fieberabfall dem Ausgangswert wieder Platz macht. Jedenfalls empfehlen wir in jedem hartnäckigen Falle die Fiebertherapie (mit intravenöser Typhusvakzineinjektion oder mit Pyrifer); in der Regel tritt zumindest eine Besserung ein. Wir haben einige klinische Heilungen gesehen. Die Literatur ist sich aber recht einig in der Angabe, daß künstliches Fieber nicht gleich gute Erfolge habe wie der natürliche Infekt: Daher wurde zur Malariatherapie geraten.

β) Amyloidniere.

Die einfache Amyloidose der Nieren besteht in einer Amyloidablagerung in den Glomerulusschlingen, sie stellt also keine echte Nephrose dar. Sie kann klinisch nicht sicher erkannt werden. Meist ist sie jedoch mit Zeichen der Nephrose ersten oder zweiten Intensitätsgrades (s. o.) vergesellschaftet, wobei sich die entsprechenden klinischen Symptome der Albuminurie finden. Später kann es zu Proliferationsvorgängen in den Glomeruli und infolge von Amyloideinlagerungen zu Verödung derselben kommen, was zu den Erscheinungen der Niereninsuffizienz führt. Oft ist die Amyloidniere mit einer Lipoidnephrose kombiniert.

Makroskopisch ist die Niere vergrößert, von einer eigentümlich speckigen, steifen Konsistenz und einer roten Farbe. Sobald es zur Schrumpfung gekommen ist, ist die Niere klein, fest und zäh, die Oberfläche granuliert oder gehöckert.

Symptomatologie. Die reine, mit Nephrose nicht komplizierte Amyloidniere entzieht sich der Diagnose. Handelt es sich jedoch um eine allgemeine Amyloidose mit großer, harter Milz und Leber, so kann man die Wahrscheinlichkeitsdiagnose einer Amyloidniere stellen, wenn man Albumen im Urin findet. Die BENNHOLD-sche Kongorotprobe fällt positiv aus. Man geht dabei folgendermaßen vor: Nach Abnahme von etwa 5 ccm Blut werden 10 ccm einer 1%igen, sterilen, frisch bereiteten oder stabilisierten käuflichen Kongorotlösung intravenös injiziert. 3 Minuten und 1 Stunde nach der Injektion entnimmt man aus dem anderen Arm etwa 5 ccm Blut. Die Blutproben werden schnell zentrifugiert und das klare Serum abpipettiert. Dann werden die Extinktionen des 3-Minuten- (E_1) und des 1-Stundenwertes (E_2) am Stufenphotometer bei Filter S 50 in Küvetten mit 2,5 mm Schichtdicke gemessen, wobei die Kompensationsküvette mit dem Serum des Vorwertes gefüllt ist. Der Prozentsatz des nach 1 Stunde noch in der Blutbahn enthaltenen Kongorots errechnet sich aus dem Quotienten $\frac{E_2}{E_1} \cdot 100$, der des Schwundes aus der Differenz dieses Wertes gegen 100. Der Schwund beträgt bei normalen Individuen 15 bis 30% und ist bei Anwesenheit von Amyloid im Organismus höher (positiver Ausfall der Probe).

Bei Kombination der Amyloidniere mit einer Lipoidnephrose wird vorerst diese mit Ödem, Albuminurie, und Ausscheidung doppelbrechender Substanzen das Bild beherrschen. Geht die Amyloidniere in die Amyloidschrumpfniere über, so wird das Auftreten der Niereninsuffizienzerscheinungen, insbesondere die Reststickstoffsteigerung und der allerdings nur in sehr chronisch verlaufenden Fällen vorhandene Anstieg des Blutdruckes — mit oder ohne Nephrosezeichen — im Rahmen einer allgemeinen Amyloidose die Diagnose Amyloid-Schrumpfniere erlauben. Differentialdiagnostisch hat uns bei der Frage Niereninsuffizienz durch Amyloidschrumpfniere oder chronische Nephritis, zumal bei subakutem Verlauf das Fehlen einer Blutdrucksteigerung öfters den rechten Weg im Sinne der Diagnose einer Amyloidniere gewiesen.

VOLHARD unterscheidet drei verschiedene Verlaufsformen: Eine subakute, die in kurzer Zeit zur Urämie führt, eine subchronische, die innerhalb weniger Jahre, und eine chronische Form, die innerhalb vieler Jahre zum tödlichen Ende führt. Bei der subakuten und subchronischen Form fehlt die Blutdrucksteigerung. Bei der chronischen Form mit Blutdrucksteigerung bilden sich auch die entsprechenden Fundusveränderungen aus. Die Prognose ist, da es sich um ein progredientes Leiden handelt, im allgemeinen ungünstig. Nur die leichten Formen der reinen Amyloidniere können sich bei Beseitigung der Entstehungsursache wieder zurückbilden.

Die *Ätiologie* der Amyloidniere ist bekanntlich durch chronische Zerfallsprozesse und chronische Entzündungen, wie Tuberkulose, Lues, chronischen Eiterungen, Malaria, Lymphogranulomatose usw., gegeben.

Therapeutisch sind alle Infekte, Fokalherde usw., die zur Amyloidose führen, zu behandeln bzw. auszuschalten. Die Amyloidose ist rückbildungsfähig, wie aus Tierversuchen bekannt ist (U. STRASSER u. a.). Solange die Zeichen der Nephrose ohne Reststickstoffsteigerung bestehen, ist die entsprechende Therapie, insbesondere Eiweißzufuhr, erforderlich, sobald jedoch Zeichen der Niereninsuffizienz auftreten, muß nach den entsprechenden Grundregeln behandelt (s. S. 225) und insbesondere die weitere Eiweißzufuhr unterlassen werden.

2. Nephritiden.

Unter Nephritiden verstehen wir die entzündlichen Erkrankungen der Niere und subsumieren unter dieser Bezeichnung verschiedenartige Formen: Die klinisch wichtigste ist die diffuse Glomerulonephritis in ihrer akuten Form und ihren verschiedenen chronischen Verlaufsformen bis zur nephritischen Schrumpfniere. Gewisse chronische Formen komplizieren sich mit einem nephrotischen Symptomenkomplex, mit „einem nephrotischen Einschlag". Bei den Nephritiden handelt es sich zumeist um die Entzündung der glomerularen Anteile der Niere. Während bei der diffusen Glomerulonephritis vermutlich alle Glomeruli an dem krankhaften Geschehen teilhaben, ist bei den Herdnephritiden immer nur eine Anzahl der Glomeruli betroffen; wir unterscheiden bei diesen (seltene) toxisch bedingte und vor allem bakteriell bedingte Formen und heben bestimmte Formen der Herdnephritis als besondere Typen heraus, wie die embolische Herdnephritis. Diesen diffusen und herdförmigen Glomerulonephritiden steht die interstitielle Nephritis gegenüber, bei der nicht das Parenchym, sondern das Interstitium Lokalisation der Entzündung ist.

a) Akute diffuse Glomerulonephritis.

Pathologische Anatomie. Nach FAHR, wohl dem besten Kenner der Verhältnisse, beginnen die entzündlichen Veränderungen mit einer entzündlichen Hyperämie der Glomeruli; die Gefäßschlingen ebenso wie das Vas afferens sind strotzend mit Blut gefüllt. Dieser Hyperämie folgen in wechselndem Verhältnis proliferative und exsudative Prozesse am Glomerulus. Die Proliferation spielt sich an den Glomerulusendothelien ab, die sich in das Schlingeninnere vorwölben und schließlich ablösen. Gleichzeitig kommt es zu einer Ansammlung von Leukozyten, die das Bild auch beherrschen können. Nehmen die Leukozyten stärker überhand, so treten sie auch in die BOWMANschen Räume und von hier schließlich auch in die Kanälchen über. Der exsudativ entzündliche Prozeß kann schließlich in schweren Fällen auch zur Exsudation von Fibrin führen. Der Tubularapparat zeigt nur unwesentliche Veränderungen. Der Prozeß ist ein diffuser, er betrifft sämtliche Glomeruli beider Nieren in gleicher Weise. Es handelt sich also um einen Entzündungsprozeß, der sich in der Glomerulusschlinge, später auch in der BOWMANschen Kapsel abspielt. Die Veränderungen sind rückbildungsfähig, sie können aber auch in das subakute oder subchronische Stadium übergehen.

Pathogenese. Die beiden Begründer der modernen Nierenpathologie FAHR und VOLHARD vertraten, obwohl ihre Kooperation vom anatomischen und klinischen Standpunkt aus zu einer Anatomie und Klinik harmonisch vereinenden Darstellung geführt hatte, gerade hinsichtlich der Pathogenese der akuten Glomerulonephritis differente Anschauungen. Folgte die Mehrzahl der Autoren durch Dezennien der Anschauung VOLHARDs, nämlich der eines primären Nierenkapillarspasmus, so trat in der letzten Zeit, besonders unter dem Eindruck neuer Erkenntnisse auf dem Gebiete der experimentellen Nephritis, ein Wandel ein; FAHRs These der primären Entzündung des glomerulären Apparates fand immer mehr Anhänger. Auch die moderne Lehre des Rheumatismusbegriffes und der allergischen Entzündung wirkte sich für FAHRs Anschauungen aus.

VOLHARD vertrat die Anschauung, daß dem Krankheitsbilde der akuten Glomerulonephritis eine primäre allgemeine Gefäßkontraktion zugrunde liege; sowohl in der Niere wie in anderen Organen käme es zu Durchblutungsstörungen, die die glomerulären und peripheren Veränderungen (Ödem) erklärten. VOLHARD nahm vor allem einen Arteriolenspasmus mit sekundärem Kapillarschaden an. Am Glomerulus käme es zu einer Engerstellung des zuführenden Gefäßes (Arteriolenspasmus am Vas afferens) und die Ischämie würde sekundär zu einer reaktiven Entzündung am Glomerulus führen. Diese Annahme fand im Nachweis der Engstellung der Gefäße in der Haut und vor allem am Augenhintergrund eine Bestätigung und, da sie sowohl die Nierenveränderungen wie die der Peripherie, auch die Blutdrucksteigerung zu erklären schien, war VOLHARDs Theorie lange Zeit die herrschende. Freilich hat FAHR immer schon betont, daß eine auffällige Blutleere der Glomeruli bei der akuten Nephritis nicht zurecht bestünde oder sekundärer Art sei und daß eine Ischämie, eine mangelhafte Durchblutung im übrigen entweder zu einer Schlingennekrose oder Atrophie, nicht aber zu einer Entzündung führen könnte, seine Anschauung konnte sich aber nicht voll durchsetzen, da VOLHARDS Theorie einerseits bestechend war und FAHR Frühstadien der Entzündung bei der menschlichen akuten Nephritis ja nicht zu Gesicht bekam. Für VOLHARD konnte vor allem ins Treffen geführt werden, daß sämtliche Glomeruli beider Nieren die gleiche Art und den gleichen Grad der Entzündung zeigten, was am besten mit einem generellen Arteriolenspasmus erklärt schien; bakterielle oder toxische Entzündungen würden sich nicht an allen Glomeruli so gleichmäßig auswirken.

Hatten wohl, abgesehen von FAHRS Autorität auf anatomischem Gebiet, Widerstände gegen die allgemeine Annahme der VOLHARDschen Theorie bestanden, so trat doch erst unter dem Eindruck der modernen Experimentalmedizin ein Wandel der Anschauungen ein. VOLHARDS These kann heute zumindest nicht mehr als die bestfundierte gelten. Immer mehr setzt sich die Anschauung durch, daß der akuten Glomerulonephritis eine primär allergische Entzündung der Glomeruli zugrunde liegt.

Diese moderne Anschauung findet ihre ersten Vertreter schon in SCHICK und v. PIRQUET, die die Scharlachnachkrankheiten in der dritten Woche, auch die Nephritis bei Scharlach als allergische Reaktion betrachteten. Es ließen übrigens schon damals die Glomerulonephritiden nach Anginen oder Streptokokkeninfektionen an eine ähnliche Entstehungsursache denken, wenn man berücksichtigte, daß zwischen Angina und Nephritis (ebenso wie bei einer Serumkrankheit) ein gewisses Intervall zu beobachten war. Auch die Gleichartigkeit des anatomischen und klinischen Bildes der Nephritiden verschiedenster Ätiologie (Scharlach, Angina, Pneumonie usw.), die Tatsache ferner, daß alle Glomeruli betroffen und daß Bakterien in der Niere nicht zu finden waren (im Gegensatz zu Herd- oder embolischen Nephritiden), sprachen im Sinne der unspezifischen, allergischen entzündlichen Reaktion der Niere bzw. der Glomeruli.

Nachdem verschiedenen Autoren mit verschiedenen allergisierenden Maßnahmen die Erzeugung allergischer Nephritiden gelungen war, die allerdings weder mit Regelmäßigkeit hervorgerufen werden konnten noch eine größere Ähnlichkeit mit der menschlichen Nephritis hatten, gelang schließlich MASUGI der große Wurf: Er konnte auf allergischem Wege mit absoluter Sicherheit eine akute Glomerulonephritis erzeugen, die diffus war und deren Schwere je nach der Dosierung gesteuert werden konnte. Nach Arbeiten aus dem ASCHOFFschen Institut kann es keinem Zweifel unterliegen, daß die MASUGI-Nephritis der menschlichen diffusen Glomerulonephritis vollkommen gleicht. Auf die Technik MASUGIS (Serum von Enten, welchen wiederholt Kaninchennierenbrei injiziert worden war und deren Serum nun ein gegen „Niere" gerichtetes Antiserum darstellt, wird Kaninchen injiziert, die regelmäßig an Nephritis erkranken) sei hier nicht näher eingegangen, hinsichtlich der Details s. S. 232. Diese Nephritis zeigt alle klassischen klinischen Zeichen der menschlichen Glomerulonephritis, sie kann ebenso wie diese in die chronische Form übergehen. Die klinischen Zeichen sind neben Albuminurie, Zylindrurie, Hämaturie auch die Zeichen der Niereninsuffizienz bis zur Urämie, ferner Ödem und Oligurie und auch Blutdrucksteigerung mit Herzhypertrophie. Selbst das für die menschliche Nephritis charakteristische Intervall zwischen Infekt (Angina) und Nephritis ist zu beobachten, die Sensibilisierung, Allergisierung, braucht im Tierexperiment eine gewisse Zeit. Dieses Intervall wird um so kürzer, je schwerer die Nephritis wird. Die Erzeugung der verschiedenen Formen ist eine Dosierungsfrage. Hat man mit der VOLHARDschen Theorie die Blutdrucksteigerung durch eine mangelhafte Durchströmung der Niere und die dadurch hervorgerufene Bildung blutdrucksteigernder Stoffe

(s. bei Hypertonie, S. 231) zu erklären vermocht, so hat das Studium der MASUGI-Nephritis allerdings dieses Problem nicht gefördert. Denn es zeigte sich, daß die Niere hier — gemessen mit Tuscheinjektionsverfahren und mit der REINschen Stromuhr — in jedem Stadium eine normale Durchblutung hatte. Die Blutleere der Glomerulusschlingen der menschlichen Nephritis wird bei der Autopsie von den modernen Autoren auf einen agonalen Kapillarspasmus und auf ein agonales Herauspressen des Blutes durch Schwellung und Ödem der Schlingen nach Fortfall des Blutdruckes im Tode bezogen. SARRE, dem wir in dieser kurzen Darstellung gefolgt sind, stellt die Hypothese auf, daß der renale Hochdruck nicht nur bei Durchblutungsstörungen (GOLDBLATT, s. S. 231), sondern auch bei anderen Schädigungen des glomerulären Apparates zustande kommt.

Hinsichtlich der näheren Details der experimentellen Nephritis sei auf die Spezialliteratur verwiesen. Zusammenfassend kann gesagt werden, daß das Problem der Pathogenese der menschlichen akuten, diffusen Glomerulonephritis wohl noch nicht völlig geklärt ist, daß die Anschauungen noch nicht einheitlich sind, daß in der letzten Zeit die Dezennien herrschende Theorie des Arteriolenspasmus in den Hintergrund tritt und die Anschauung eines allergisch-entzündlichen Vorganges immer mehr Überzeugungskraft gewinnt. Die Ödeme sind Folge einer diffusen Kapillaritis, welche zu einer Permeabilitätsstörung der Kapillaren und zur Entstehung des eiweißreichen Ödems führt.

Ätiologie. Meist ist die Grundkrankheit eine Streptokokken-, seltener eine Pneumokokken-, noch seltener eine andersartig bedingte Infektion. In 25% der Fälle findet sich eine initiale Tonsillitis, nach VOLHARD müssen bei drei Vierteln der Kranken infektiöse Affektionen des Schlundringes bzw. der Tonsillen als Ausgangspunkt betrachtet werden. Freilich spielen andere Infekte auch eine Rolle, wie Grippe, Pneumonie, Masern, Erysipel, Mumps, Otitis, Polyarthritis, Furunkulose usw. Die nicht so seltene Kombination von Nephritis und Polyarthritis und eventuell auch der Endokarditis beleuchtet die Beziehung der Nephritis zum Rheumatismus bzw. zu den allergischen Erkrankungen. Bei der Endocarditis lenta haben wir darauf hingewiesen, daß neben der embolisch-bakteriellen Herdnephritis auch die diffuse (allergische) Glomerulonephritis vorkommt (s. Bd. I, S. 133).

Die Erkältung, sicher ein ätiologisches Moment, dürfte nur eine auslösende, den Infekt aktivierende Bedeutung haben (s. Feldnephritis). Sicher spielen ein konstitutioneller Faktor — familiäres Vorkommen — und nach BECHER auch ein Genius epidemicus eine Rolle, welch letzterer für das starke Schwanken der Erkrankungszahlen nach Scharlach maßgebend sein soll. Bei vielen Fällen von Nephritis kann ein ätiologisches Moment nicht erfaßt werden; freilich kann ein aktiver Fokalherd nie ausgeschlossen werden.

Klinische Symptomatologie. Die Kardinalsymptome der akuten diffusen Glomerulonephritis sind in der Regel Albuminurie, Zylindrurie, Hämaturie, Blutdrucksteigerung, Ödeme, geringe Niereninsuffizienzerscheinungen, selten hochgradige Oligurie und Anurie mit sekundärer Urämie, häufig eklamptische Urämie und sehr selten Augenhintergrundveränderungen. Diese Symptome sind aber nicht konstant und sie sind verschiedenster Schwere, so daß sich die akute Nephritis dem Kliniker in sehr verschiedenen Formen präsentiert.

Der Beginn der Krankheit kann foudroyant sein und durch verschiedenartige Symptome rasch zu schweren subjektiven und objektiven Erscheinungen führen. Die Erkrankung kann aber auch fast symptomlos bleiben, indem sie überhaupt klinisch kaum in Erscheinung zu treten braucht, Fälle, in welchen die Nephritis unbehandelt „überlaufen" wird und sich dann später erst im chronischen Stadium manifestiert. Ging die Nephritis von einer Angina aus, so stellt sie sich meist erst acht bis zehn Tage nach dieser ein, nach Scharlach beträgt das Intervall meist drei Wochen.

Die ersten subjektiven Beschwerden können Müdigkeit und Abgeschlagenheit sein. Bei früher, zumal stärkerer Blutdrucksteigerung können Klagen über Herzdruck, Atemnot und Kopfschmerz prävalieren. Beschwerden in der Nierengegend im Sinne von diffusen, anhaltenden „Kreuzschmerzen" kommen vor und sind offenbar im Sinne einer „Nephritis dolorosa" auf eine Kapselspannung der Nieren zu beziehen, starke Schmerzen sind aber die Ausnahme, Schmerzen sind kaum je ein diagnostisch wertvolles oder verwertbares Zeichen und fehlen auch häufig völlig. Die früher erwähnte Atemnot ist bei primär Gesunden übrigens die Ausnahme von der Regel, das gesunde Herz vermag den Blutdruckanstieg mit seinen Reservekräften zu meistern. Geringgradige Temperaturen kommen vor, hohe sind zumeist auf einen persistierenden Infekt zu beziehen. Es ist möglich, daß Temperatursteigerungen auch auf das allergische Geschehen zu beziehen sind.

Die Blutdrucksteigerung ist eines der regelmäßigsten, aber doch kein obligates Zeichen. Sie entwickelt sich meist rasch (sie kann im Tierexperiment den histologisch entzündlichen Veränderungen am Glomerulus sogar vorangehen). Die systolischen Druckanstiege erreichen bei der akuten Nephritis kaum je 200, meist nur Werte um 160 bis 170 mm Hg; auch der diastolische Druck ist regelmäßig erhöht (100 bis 120 mm Hg). Die Blutdrucksteigerung kann vorübergehender Natur sein; ist sie sehr flüchtig, so wird sie oft übersehen. Der hypertonen Phase folgt eine kurze hypotone, worauf der Druck mit Ausheilung der Nephritis zur Norm zurückkehrt; bei körperlicher Anstrengung oder Erregung kann er noch lange vorübergehend ansteigen.

Herzschwäche ist unserer Erfahrung nach (entgegen anderen Autoren) bei einer akuten Nephritis mit hohem Druck und schwerem Ödem die seltene Ausnahme. Primär muskelkranke Herzen freilich können frühzeitig versagen. Die Blutdrucksteigerung führt über die Depressorenwirkung bei Dehnung der Aorta zu Bradykardie, die meist nachweisbar ist. Bei Hirnödem bzw. eklamptischer Urämie kann eine Hirndruckbradykardie (zusammen mit anderen eklamptisch-urämischen Symptomen) hinzukommen.

Das Ödem, das am meisten in die Augen springende, Patienten und Arzt oft zuerst auf die Nierenerkrankung aufmerksam machende Symptom, ist auch nicht obligat und kann während des Gesamtverlaufes fehlen. Meist allerdings ist es vorhanden, in der Regel ist es auch beträchtlich. Die Verteilung folgt dem Typus des renalen Ödems, wie auf S. 245 dargestellt wurde. Die Augenlidödeme führen den Kranken häufig zum Arzt. Die Ödemflüssigkeit ist eiweißreich. Nach BECHER soll das Ödem insofern ein günstiges Zeichen sein, als es der das Herz belastenden Hydrämie entgegenwirkt. Die Ödeme können flüchtig sein und nur wenige Tage dauern, sie können aber auch wochen- und monatelang anhalten, wie später bei Besprechung des Verlaufes noch ausführlicher dargelegt werden wird.

Eine schwere Komplikation stellt die eklamptische Urämie dar, die vorzugsweise beim Ödemkranken und insbesondere im Stadium der Mobilisierung und Ausschwemmung der Ödeme auftritt. Hinsichtlich der Symptomatik sei auf S. 227 verwiesen.

Die Harnmenge ist, zumal bei rascher Entwicklung des Ödems, vermindert, der Harn ist gut gefärbt, bei stärkeren Hämaturien fleischwasserfarben, selten blutig, das spezifische Gewicht ist hoch, da das Konzentrationsvermögen der Niere nicht gestört ist und auch eine stärkere Ödembildung die Niere zur Produktion eines konzentrierten Harnes zwingt.

Man kann wohl sagen, daß Albuminurie, Zylindrurie und Hämaturie bei der akuten Glomerulonephritis die Regel sind, der Arzt muß aber wissen, daß sie in seltenen Fällen auch fehlen können. Meist ist die Albuminurie stark, durchschnittlich $8^0/_{00}$, bald niedriger, bald auch höher. Hohe Eiweißausscheidungen sind auf eine nephrotische Komponente verdächtig, an die aber erst bei längerem Verlauf gedacht werden soll.

Im Harnsediment finden sich schließlich hyaline und granulierte Zylinder sowie Erythrozyten; diese können im Initialstadium aber auch fehlen. Die positive Benzidinreaktion im Harn oder Harnsediment ist für Hämaturie nicht beweisend, da auch andere Zellen katalytisch wirken; das Mikroskop entscheidet.

Während die Konzentrationsfähigkeit der Niere bei der akuten Nephritis erhalten ist, ist die Diluierungsfähigkeit durch renale und extrarenale Ursachen (Wasserretention im Gewebe) gestört. Ein Wasserversuch soll vermieden werden, da eine zu starke Belastung des Kreislaufes und eine Zunahme eines latenten Hirnödems und damit eine eklamptische Urämie heraufbeschworen werden können. Im Vordergrund steht jedenfalls die extrarenale Wasserretention, in Wasserversuchen stellt man eine Verminderung der Einzelportionen fest, die zweite Stundenportion ist die größte, ihr spezifisches Gewicht das niedrigste des Versuches, so daß im Prinzip wenigstens ein normales Verhalten der Wasserausscheidung vorliegt. In einem Konzentrationsversuch werden Werte des spezifischen Gewichtes von 1028 in der Regel nicht mehr erreicht. Die Clearancemethoden geben schwankende Werte.

Es besteht eine, sicher vorwiegend, vielleicht fast ausschließlich renale NaCl-Retention. An harnfähigen Substanzen findet im Blut vorerst nur eine Harnsäureretention statt, seltener ist eine Zunahme des Harnstoffes und des Rest-N. Die Darmfäulnisprodukte (Indikan, Xanthoprotein-Körper) sind im Serum nicht vermehrt.

Bei der relativ seltenen hochgradigen Oligurie oder Anurie kommt es zur Retention sämtlicher harnfähiger Substanzen und zur echten Urämie.

Wie früher erwähnt, ist die eklamptische Urämie bei der unbehandelten akuten Glomerulonephritis hingegen nicht selten. Nach BECHER kommt sie in etwa 50% der Fälle vor. Dies scheint uns zu hoch gegriffen. Mit der Therapie von VOLHARD (s. S. 266) kann die Zahl der Fälle jedenfalls auf wenige Prozente herabgedrückt werden. Fast kann es daher als Kunstfehler bezeichnet werden, wenn eine akute Nephritis zu einer Eklampsie führt. Symptome, die auf ein nur leichtes Hirnödem hinweisen, wie Kopfschmerzen, Flimmern vor den Augen, Schwindel, Brechreiz, Schläfrigkeit, Verstimmung, sind häufige und oft nicht zu verhindernde Erscheinungen; ob es sich hier aber nicht nur um Folgen der Drucksteigerung handelt, ist nicht sicher zu entscheiden.

Gefürchtet sind Sehstörungen, zumal wenn sie nicht zentral durch Hirnödem, sondern peripher durch die sehr seltenen retinalen Veränderungen (Blutungen, Gefäßspasmen, Netzhautabhebung, Thrombose der Zentralvene, Embolie oder Thrombose der Zentralarterie oder sehr selten durch eine Retinitis) bedingt sind. Auch diese Augenhintergrundveränderungen können sich aber bei der akuten Nephritis völlig zurückbilden.

Verlauf und Prognose. Die Frage nach der Prognose der akuten Nephritis wurde im Laufe der Jahre sehr verschieden beantwortet.

Alle Erscheinungen der Nephritis, Drucksteigerung, Ödem usw., können innerhalb weniger Tage zurückgehen, die Albuminurie schwindet alsbald und eine rasche Wendung zum Besseren läßt sehr frühzeitig eine gute Prognose erstellen. Halten die Erscheinungen aber trotz Behandlung längere Zeit an, so ist meist eine sichere Prognose kaum zu stellen, die Gefahr des Überganges in eine chronische Nephritis ist immer gegeben. Lange Zeit galt die Regel, daß ein Nichtausheilen einer akuten Nephritis innerhalb von sechs Wochen einen Übergang in eine chronische Form annehmen lasse, eine Anschauung, die aber in dieser Allgemeinheit gewiß unrichtig ist. Auch wenn Ödeme, Drucksteigerung, Hämaturie viele Monate, nach BECHER sogar bis zu zwei Jahren anhalten, kann eine Nephritis noch ausheilen. Derartige Fälle sind unserer Erfahrung nach aber sicher auch sehr selten. Im allgemeinen freilich wird die Gefahr oft überschätzt und es wird wegen Weiterbestehens einer Restalbuminurie, einer Restzylindrurie oder einer Resthämaturie der Übergang in eine chronische Nephritis angenommen, obzwar es sich hier um harmlose Dauerzustände handelt, die durch Jahre oder zeitlebens persistieren können. Es gibt auch stationäre Defektheilungen, bei welchen etwa die Konzentrationsfähigkeit der Niere eingeschränkt bleibt; die meisten dieser Fälle nehmen allerdings den Verlauf der progredienten chronischen Nephritis. Wesentlich für eine Ausheilung scheint zu sein, wann der Kranke in Behandlung kommt. Nach VOLHARD und BECHER liegt dieser Termin bei einer nicht behandelten Phase von sechs Wochen. Nach BECHER und BEST heilten von 98 akuten, rechtzeitig behandelten Fällen 96 aus! Durch rechtzeitige Behandlung ist auch die Zahl der Todesfälle in der akuten Phase der Nephritis stark zurückgegangen. Unbehandelt starben früher etwa 10%. Die Gefahr liegt in der Eklampsie und auch in dem Versagen des Kreislaufes. Auf die Möglichkeit der Anurie wurde oben hingewiesen.

Eine sichere Entscheidung, ob bei dem Kranken eine harmlose Restalbuminurie oder ein Übergang in eine chronische Nephritis, anfänglich ohne Blutdrucksteigerung und ohne andere Nephritiszeichen, vorliegt, ist aus dem Augenblicksbild nicht möglich, da auch bei einem derartigen Übergang alle Funktionsproben normal ausfallen können. Nur eine längerdauernde Beobachtung wird hier vor Irrtum schützen.

Diagnose. Sie bereitet im allgemeinen keine Schwierigkeiten. Diese sind freilich gegeben, wenn ein Hypertoniker, zumal mit einer Hämaturie oder auch mit Ödemen, eine Nephritis akquiriert. Der Nachweis einer Linkshypertrophie des Herzens wird aber an den schon präexistenten Hochdruck denken lassen. Die Abgrenzung der Herdnephritis wird bei Fehlen von Ödem und Blutdrucksteigerung schwer sein, und nur die Beobachtung, vielleicht ein erhöhter Blutharnsäurewert und leichte Nierenfunktionsstörungen, werden entscheiden lassen. Auch bei der Abgrenzung einer Nephrose von einer Nephritis mit nephrotischem Einschlag können sich Schwierigkeiten ergeben; Hämaturie, Drucksteigerung, Niereninsuffizienzzeichen sprechen für Nephritis, Hypoproteinämie und Hypercholesterinämie für Nephrose.

Therapie. Prophylaktisch kann man bei einem Scharlach, etwa auch bei einer schweren Angina, durch längerdauernde Bettruhe und eine salz- und eiweißarme Kost eine Nephritis vielleicht manchmal verhüten. Eine Penicillinbehandlung des Scharlachs soll unter anderem auch die Nephritis verhüten können.

Es ist ein Kunstfehler, eine Nephritis nicht mit strenger Bettruhe zu behandeln; „überlaufene" Nephritiden, auch leichter Art, enden oft in der chronischen Krankheit. Eine ebenso wichtige Maßnahme ist die Diät, eine Behandlung, die durch VOLHARD inauguriert wurde und ganz wesentlich zur Besserung der Prognose der akuten Nephritis beigetragen hat. Die Therapie beginnt mit einer Hunger- und Durstkur. Die Kranken fasten und dursten durch zwei bis drei Tage, in schweren, zumal spät in Behandlung gekommenen Fällen dehnt man die Kur manchmal bis zu einer Woche aus. Mundspülungen, Schlafmittel, auch kleine Alkaloiddosen helfen dem Kranken über die Kur hinweg. Der Darm wird zu Beginn der Kur mit 150 ccm einer 10%igen Magnesiumsulfatlösung oder mit

Rizinusöl gründlich entleert. Im Anschluß an die Fasten- und Durstkur erhält
der Kranke eine Kohlehydratkost ohne Salz, also eine salzfreie, flüssigkeits- und
eiweißarme Kost: Obst, Kompott und Kohlehydrate, Reis, salzfreie Teigwaren
entsprechen den Forderungen. Zucker, Eidotter und salzfreie Fette dürfen zur
Zubereitung verwendet werden. Nach Rückgang der Ödeme und bei guter
Diurese wird die Diät mit Gemüsen und Kartoffeln, nach Schwinden aller Erscheinungen, auch des Blutdruckes — eine leichte Albuminurie ist vorerst ohne
Belang — mit kleinen Fleischmengen erweitert. Die früher übliche Milchdiät ist als
kochsalz- und eiweißreich verlassen. Sahne ist in der Nierendiät gestattet. Ist die
Diurese in Gang gekommen und ist Flüssigkeitsbeschränkung nicht mehr geboten,
so können Tee, Kaffee, Fruchtsäfte, auch etwas Milch gereicht werden. BECHER
betont im übrigen, daß man in der Nierenschonkost, für die verschiedenartigste
Schemen aufgestellt wurden, nur auf Salzfreiheit, Eiweiß- und Flüssigkeitsarmut
achten müsse; auch eine Kalorienarmut ist als wichtig zu betonen.

Eine medikamentöse Behandlung erübrigt sich, es sei denn, daß der Herz-
zustand ein Kardiotonikum (Digitalis oder Strophanthin) verlangt. Bei Eklampsien
werden ein Aderlaß und eine Lumbalpunktion durchgeführt, bei Anhalten der
Krämpfe Chloralhydrat, Luminal und andere Sedativen verordnet. Bei Anurie
empfiehlt sich Diathermie und Röntgenbestrahlung der Nierengegend. Nach etwa
dreitägiger Anurie wird man eine paravertebrale Novocaininfiltration versuchen
und, wenn dies erfolglos bleibt, die Nierendekapsulation vornehmen, über deren
Wirkungsmechanismus die Ansichten heute auseinandergehen; es handelt sich
nicht nur um die mechanische Entspannung des Nierengewebes. Als Diuretika
kommen Purinkörper und Liquor kalii acetici in Frage.

Ist die Diurese gut in Gang gekommen, so kann man einen Wasserstoß (nach
VOLHARD) durchführen, der zu einer überschießenden Wasserausscheidung Anlaß
geben kann. Bei gutem Erfolg wird der Wasserstoß in entsprechenden Intervallen wiederholt.

Infektherde sind zu sanieren. War die Nephritis nach einer Tonsillitis aufgetreten, so wird die Tonsillektomie (unter Penicillinschutz) durchgeführt. Bei
Fortbestehen eines Infekts, auch bei einem diesbezüglichen Verdacht, empfiehlt
sich eine Penicillinkur. Vorbeugend kann man Antihistaminica geben (Antiallergische, antirheumatische Therapie!). Über eindeutige Erfolge in der Behandlung der Glomerulonephritis mit den Antihistaminsubstanzen allein (etwa
Antergan, Pyribenzamin, Antistin, Benadryl, Neoantergan usw.) wurde bisher
nicht berichtet.

Einige Wochen nach abgeklungener Nephritis kann man die Kranken in
ein Nierenbad schicken (z. B. Wildungen), in welchem die Niere durch den stark
verdünnten Harn geschont zu werden scheint und durch entsprechende Maßnahmen eine allgemeine Abhärtungskur durchgeführt wird. Aufenthalt der
Rekonvaleszenten in warmem Klima wird vor allem in der kalten Jahreszeit
in Frage kommen. Die richtige Erkennung einer Rest-Albuminurie oder -Hämat-
urie (s. S. 266) wird verhüten, daß der Kranke Wochen hindurch zwecklos im
Bett gehalten und eher verweichlicht wird. Die Restalbuminurie- und Hämaturie
behandelt man mit Kalziumglukonatinjektionen, mit Rutin, Citrin und Vitamin C.

b) Chronische diffuse Glomerulonephritis.

Pathologische Anatomie. Sie kann nur, soweit dies zum Verständnis der
folgenden Ausführungen nötig ist, kurz behandelt werden. FAHR unterscheidet
eine *subakute*, eine *subchronische* und eine *chronische* Glomerulonephritis. Die
ersteren entsprechen makroskopisch der großen weißen oder bunten Niere. Mikroskopisch beherrschen die Veränderungen der Glomeruli das Bild; hierbei ergeben

sich nach FAHR zwei differente Typen, die wohl nicht immer scharf auseinanderzuhalten sind, die aber auch mehr minder bestimmten typischen klinischen
Bildern entsprechen, nämlich die extra- und die intrakapilläre Form.

Die *extrakapilläre* Form ist durch die bekannten Halbmonde in der BOWMANschen Kapsel gekennzeichnet, die aus einer Wucherung konzentrisch geschichteter
Glomerulusepithelien bestehen. Diese Wucherungen werden größer, komprimieren den Glomerulus, der im übrigen selbst ähnliche Veränderungen zeigt
wie die intrakapilläre Form. Diese extrakapilläre Form hat einen sehr stürmischen Verlauf.

Die *intrakapilläre Form.* Die Glomeruli sind vergrößert, blutarm, die zelligen
Elemente in den Schlingen vermehrt, wobei es sich hauptsächlich um endotheliale
Elemente handelt. Die Schlingenwand ist verdickt, manche Schlingen verkleben
untereinander und veröden, so daß im Glomerulus unter gleichzeitiger Verkleinerung desselben hyaline Bildungen auftreten, die schließlich zur völligen Verödung
der Glomeruli führen. Der Kapselraum ist leer oder enthält wenige zellige
Elemente und etwas Fibrin. Diese Fälle haben häufig anatomisch (und auch
klinisch) einen nephrotischen Einschlag mit degenerativen Veränderungen am
Kanälchenapparat, mit Verfettung, Lipoidablagerung, mit einer Cholesterinvermehrung im Blut; der nephrotische Einschlag kann klinisch im Vordergrund
stehen und das Bild der Nephrose ergeben.

Bei der *chronischen* Glomerulonephritis unterscheidet FAHR eine glatte und
eine granulierte Schrumpfniere. Die glatte Form ist durch eine relative Gleichmäßigkeit der entzündlichen, zu ausgedehnter Verödung der Knauel führenden
Veränderungen gekennzeichnet. Der Verlauf ist wegen des Betroffenseins aller
Glomeruli ein ungünstiger. Bei der granulierten Schrumpfniere findet man
mikroskopisch neben nahezu oder völlig verödeten Glomeruli auch noch gut
oder recht gut erhaltene. Einzelne Knäuel erholen sich hier offenbar und gewährleisten eine längere, oft jahrzehntelange Lebensdauer. Schwund und Untergang der Tubuli stehen bei allen Nephritiden in unmittelbarem Zusammenhang
mit dem Glomerulusuntergang. An erhaltenen oder erholten Tubuli findet man
in der Regel eine Erweiterung, wobei die Epithelien meist ungewöhnlich
flach sind. Neubildungen von Kanälchenabschnitten, seitliche Auswüchse
und Sprossungen sollen Ersatz für das zugrunde gegangene Parenchym
schaffen.

Pathogenese. Warum eine einmal in das chronische Stadium eingetretene
Glomerulonephritis unaufhaltsam vorwärtsschreitet, ist umstritten und zahlreiche Hypothesen mußten zumindest lange Zeit besseres Wissen ersetzen.

Das Studium der MASUGI-Nephritis, besonders durch SMADEL, scheint hier
einen großen Fortschritt gebracht zu haben: Nach einer *einmaligen* Injektion .
des Antiserums (s. S. 232) entsteht eine Nephritis, die sich (bei entsprechender
Dosierung) nach einem mittelschweren akuten Stadium zunächst bessert, dann
aber progredient in sechs bis elf Monaten (Ratten als Versuchstiere, bei welchen
ein Jahr sicher chronische Krankheit bedeutet) zur Schrumpfniere und zum
Tod führt. Damit ist vor allem bewiesen, daß es einer Neuerkrankung oder
immer wiederkehrender Nachschübe, etwa aus einem streuenden Fokalherd
nicht bedarf: die einmal nicht abgeheilte Nephritis kann ihren eigengesetzlich fortschreitenden Verlauf nehmen. Freilich dürfen Tierversuche auf die
menschliche Pathologie nicht unmittelbar übertragen werden und so hat die
Frage der Pathogenese der chronischen Nephritiden eine einheitliche Antwort
nicht gefunden. Auf die verschiedenen Hypothesen kann hier nicht eingegangen
werden, zumal sie durch die besprochenen Tierversuche doch zum Großteil überholt scheinen.

Klinische Symptomatologie. Der Verlauf der chronischen Nephritis ist sehr verschiedenartig, daher ist auch die klinische Symptomatologie der verschiedenen Fälle eine sehr verschiedene. Nach VOLHARD und FAHR kann man verschiedene Verlaufsformen unterscheiden, die allerdings nicht immer scharf voneinander abzugrenzen sind; man muß überdies differente Stadien auseinanderhalten.

Die *verschiedenen Verlaufsformen,* welchen auch verschiedene (oben skizzierte) anatomische Bilder entsprechen, sind: 1. Die subakute, die innerhalb weniger Wochen oder Monate zur Niereninsuffizienz und zum Tode führt, 2. die subchronische, die wenige Jahre dauert und nephrotischen Einschlag hat und 3. die chronische, die viele Jahre oder Jahrzehnte dauert und oft nicht durch Urämie, sondern durch Insuffizienz des Hypertonieherzens endet.

Die *verschiedenen Stadien,* die jede dieser Verlaufsarten durchmacht, sind: Nach dem ersten akuten Stadium das zweite, in dem die Niere in ihrer Funktion zwar gestört sein kann, aber ihren exkretorischen Aufgaben in ihrer Gesamtheit noch völlig nachkommt, und ein drittes Stadium der Niereninsuffizienz, welches in Urämie tödlich endet. Bei der subakuten Verlaufsform ist das zweite Stadium nur schwer abzugrenzen, hier scheint das erste direkt in das dritte Stadium überzugehen. Bei der chronischen Form kann das zweite Stadium bei gutem Allgemeinbefinden jahrzehntelang andauern, die Kranken imponieren in dieser Zeit als Hypertoniker.

Die subchronische und die chronische Form sind übrigens durch eine mehr minder typische Symptomatik gekennzeichnet, die subchronische durch hohe Albuminurie und Ödeme, durch einen nephrotischen Einschlag (albuminurisch-ödematöser Typus), die chronische durch den Hochdruck bzw. die Kreislaufveränderungen (Hochdrucktypus), freilich gibt es hier Ausnahmen von der Regel, Übergänge zwischen den verschiedenen Formen und keine scharfen Grenzen. Dennoch kann man, zumal aus didaktischen Gründen, an folgendem Schema festhalten, welches auch die Anatomie bzw. Histologie der Glomerulusveränderungen berücksichtigt:

	Subakute Verlaufsform	Subchronische Verlaufsform	Chronische Verlaufsform
Glomeruli anatomisch	Halbmonde (extrakapilläre Form)	Verklebung, Verödung, Hyalinisierung der Schlingen (intrakapilläre Form)	Neben verödeten regenerierte Glomeruli
klinisch	Direkter Übergang der akuten Nephritis in das Endstadium, meist mit den Zeichen der akuten Nephritis, auch mit Ödem	Meist albuminös-ödematöser Typus (nephrotischer Einschlag)	Hochdruck-Typus
Dauer	einige Monate	wenige Jahre	Jahre und Jahrzehnte

Die *subakute Verlaufsform* stellt die stürmischeste chronische Nephritis dar, die, wie erwähnt, unvermittelt in die schwere Niereninsuffizienz übertritt und nach Monaten letal endet; sie ist, zumal unter entsprechender Behandlung des akuten Stadiums, sehr selten. Man kann sie auch als jene chronische Nephritis determinieren, die aus dem ersten Stadium ohne Zwischenperiode mit Suffizienz der Niere, also ohne zweites Stadium, direkt in das dritte Stadium der schweren Niereninsuffizienz übergeht. Im allgemeinen bleiben dementsprechend die

Symptome der akuten Nephritis, Ödeme, Blutdrucksteigerung, Oligurie, Albuminurie, Hämaturie und Niereninsuffizienz des ersten Stadiums bestehen, die Niereninsuffizienz nimmt nur dauernd bis zur Urämie und dem letalen Ende zu. Frühzeitig ist die Xanthoprotein- und Indikanreaktion im Serum stark positiv. Die Konzentrationsfähigkeit nimmt rasch ab.

Die *subchronische* und die *chronische Verlaufsform* lassen im allgemeinen die drei Stadien der Entwicklung deutlich erkennen. Auf das erste Stadium der akuten Nephritis folgt das zweite, das Intervallstadium mit relativer Suffizienz der Niere, in welchem zumindest schwere Funktionsstörungen nicht vorliegen, schließlich folgt das dritte mit klinisch deutlich manifester Niereninsuffizienz und baldigem Ende in der Urämie. Im zweiten Stadium kann der Kranke völlig beschwerdefrei sein oder nur Beschwerden eines kardial kompensierten Hochdruckes haben — ein Hochdruck muß im zweiten Stadium zumindest nicht konstant bestehen —, wobei freilich eine genauere Funktionsprüfung schon leichte Schäden aufdecken kann; es sind dies vor allem Harnsäureerhöhungen oder Veränderungen der Konzentrationsfähigkeit, der Harn erreicht etwa ein spezifisches Gewicht von höchstens nur 1022 bis 1024, die Kreatininclearance ist vermindert. Dieses zweite (Dauer-) Stadium wird auch oft unbemerkt durchlaufen, zumal wenn auch die akute Nephritis sich nicht deutlich manifestiert hatte und nicht erkannt wurde. Eine leichtere Ermüdbarkeit, sowohl körperlich wie geistig, wird sich aber mit der Zeit meist einstellen. Selten klagen die Kranken über Nierenschmerzen im Sinne einer Nephritis dolorosa. Im dritten Stadium wird etwa nur mehr eine Konzentration von 1018 bis 1020 erreicht, Harnsäure, Harnstoff, RN steigen an, Indikan und Xanthoprotein sind im Serum stark erhöht, der Kranke ist in das Endstadium eingetreten. Die subchronischen und chronischen Verlaufsformen unterscheiden sich, wie gesagt, in der Gesamtdauer, deren Kürze oder Länge hauptsächlichst vom zweiten Stadium mit relativer Nierensuffizienz abhängt; dieses ist bei der subchronischen Form kurz, bei der chronischen Form oft jahrzehntelang. Das dritte Stadium, das der Niereninsuffizienz, kann wohl verschieden lange währen, zumeist aber gehen die Kranken mit der subchronischen oder der chronischen Form, einmal in das dritte Stadium gelangt, im Verlaufe von mehreren Wochen oder wenigen Monaten an Niereninsuffizienz zugrunde. Der Blutdruck ist nun immer stark erhöht, Harnstoff, RN, Indikan und Xanthoprotein steigen im Serum immer mehr an, es stellen sich eine Isosthenurie mit einem spezifischen Gewicht des Harns von 1010 bis 1011 und Zwangspolyurie sowie die klinischen Erscheinungen der Urämie, Übelkeit, Erbrechen, Anorexie, Foetor uraemicus, Kopfschmerz und Somnolenz ein. Das Herz kann leichte Dekompensationserscheinungen zeigen, terminal kann es zu den urämischen Entzündungen, vor allem am Perikard und an der Darmschleimhaut kommen. Die Pericarditis uraemica ist meist eine fibrinöse oder fibrinöshämorrhagische, selten eine exsudative. In diesem Endstadium können sich auch Ödeme und ein Höhlenhydrops einstellen, auch dann, wenn im zweiten Stadium Ödeme nicht bestanden (wie beim Hochdrucktypus, s. S. 271); oft kann es sehr schwer sein, hierbei kardiale und renale Ödeme auseinanderzuhalten. Eine eklamptische Urämie kann sich interkurrent einstellen und auch das letale Ende herbeiführen, dies ist im dritten Stadium aber relativ selten. Hatte der Kranke zumeist schon im zweiten Stadium eine (hypochrome) Anämie, so wird diese im dritten zumeist rasch schwerer. Blässe, Abmagerung, Myasthenie, Muskelatrophie, Steigerung der Reflexe und eine auffallend trockene Haut komplettieren symptomatologisch das Bild des dritten Stadiums. Bei schwerer Urämie kann man auf der Haut gelegentlich die Ablagerung von Harnstoffkristallen beobachten. Insbesondere, wenn sich flüchtige Schweißausbrüche einstellen und der Schweiß wieder trocknet, sieht man zumal die unbedeckten Hautstellen, das Gesicht diffus oder stellenweise (Nasolabialfalten und Ohrläppchen), dicht mit weißen Kriställchen übersät. Die Zunge wird trocken, rissig, starker Durst plagt die Kranken. Die Somnolenz nimmt zu, ein Koma stellt sich erst terminal knapp vor dem Exitus ein, die Kranken bleiben zumindest durch lauten Anruf noch lange erweckbar.

Der geschilderte Verlauf gilt sowohl für die subchronischen als auch für die chronischen Formen, die beiden unterscheiden sich aber, wie schon gesagt, durch die kürzere oder längere bzw. lange Dauer des zweiten Stadiums mit relativer Nierensuffizienz. Darüber hinaus kann man klinisch aber doch noch unterscheidende Zeichen finden, nämlich insofern, als die subchronische Form im allgemeinen dem albuminurisch-ödematösen Typus, die chronische Form meist dem Hochdrucktypus der chronischen Nephritis folgt.

Wir begegnen dem *albuminurisch-ödematösen Typus* also im allgemeinen bei der subchronischen Form mit kürzerer Verlaufsdauer. Es sind dies die Fälle der chronischen Nephritis mit nephrotischem Einschlag. Die Albuminurie ist eine hochgradige, im Sediment finden sich doppelbrechende Lipoide, Cholesterin und Fette sind im Serum vermehrt, es besteht eine Hypoproteinämie mit Verschiebung der Eiweißkörper nach der grobdispersen Seite. Das Ödem tritt mit zunehmender Niereninsuffizienz, mit Zunehmen der Azidose unter Polyurie zurück. Der Blutdruck ist auch in diesen Fällen erhöht, er erreicht aber meist ·nicht sehr hohe Werte. Augenhintergrundveränderungen finden sich meist erst im urämischen Terminalstadium. Eklamptische Urämie ist trotz Ödem und Blutdrucksteigerung relativ selten. Differentialdiagnostisch ist in diesen Fällen zu berücksichtigen, daß diese Nephritiden mit nephrotischem Einschlag grobsymptomatologisch der Nephrose gleichen und daß nur eine genauere Untersuchung, die eine vielleicht nur mäßige Drucksteigerung, eine konstante Mikrohämaturie, beginnende Niereninsuffizienzerscheinungen und Harnsäureerhöhungen im Blut nachweist, eine Abgrenzung gegen Nephrosen gestattet; für die Diagnose ist auch die Feststellung wichtig, daß diese Pseudonephrosen viel häufiger sind als echte Nephrosen. Auch die Amyloidniere kann differentialdiagnostische Schwierigkeiten machen. Das Gesamtbild der allgemeinen Amyloidose bei einer entsprechenden Grundkrankheit, eventuell auch das Fehlen einer Hypertonie werden die Diagnose meist aber doch erlauben, im übrigen sei auf die Ausführungen auf S. 259 verwiesen.

Der *Hochdrucktypus* ist der häufigst beobachtete, er ist die chronische Nephritis im engeren Sinne des Wortes. Nach einem akuten Stadium, welches oft anamnestisch erfaßt, welches aber in vielen Fällen nicht eruiert werden kann, da es „überlaufen" wurde, kommt es zu dem langen zweiten Stadium ohne manifeste Niereninsuffizienzerscheinungen; der Kranke imponiert viele Jahre hindurch als Hypertoniker ohne oder mit vaskulären und kardialen Beschwerden. Bestehen keine Beschwerden, so wird der Zustand jahrelang unerkannt bleiben, wenn nicht ein Zufall die Hypertonie und eine genauere Nierenfunktionsprüfung (Harnbefund, Konzentrationsfähigkeit) leichte Störungen aufdeckt. Die kardiovaskulären Störungen sind die des Hypertonikers, wie sie auf S. 237 beschrieben wurden. Solange das Herz kompensiert ist, solange zumal der jugendliche Herzmuskel intakt ist, können Kopfschmerzen, Schwindel, leichte Arbeitsdyspnoe (bei stärkerer Anstrengung) und Oppressionsgefühle am Herzen bis zur Aortalgie dauernde oder periodische Beschwerden sein. Der Blutdruck ist meist · stark erhöht, die Werte übersteigen systolisch freilich nur selten 200 mm Hg, die höheren Werte findet man bei maligner Nephrosklerose. Anginöse Beschwerden können im höheren Alter bei hinzutretender Koronarsklerose das Bild komplizieren. Früher oder später kann eine Herzinsuffizienz auftreten, die dann immer auch progredient ist (s. Bd. I, S. 13). Freilich hängt es vom Herzmuskel, einer etwaigen Koronarsklerose usw. ab, ob die Progredienz rasch oder langsam erfolgt. Frühzeitig kann eine schwere Linksinsuffizienz eintreten und ein Asthma cardiale oder auch ein Apoplexie können die erste Manifestation dieser chronischen Nephritis sein. Eine relative Mitralinsuffizienz, eine sekundäre Rechtsinsuffizienz mit allen Folgen können sich schließlich einstellen. Dieses kardiale Ende ist aber bei der chronischen Nephritis selten. Eiweiß kann im Harn gerade bei dieser Nephritisform völlig fehlen, zumal im zweiten (Dauer-) Stadium der Nephritis, in welchem sich im übrigen, wie erwähnt, nur geringe Störungen im Wasserversuch manifestieren. Zu Beginn des zweiten Stadiums kann dieser sogar noch normal ausfallen. Nicht ungewöhnlich sind im Dauerstadium kurze Perioden eines renalen Ödems, oft nur angedeutet in einem leichten Gesichts- und Lidödem. Im dritten Stadium entwickelt sich das Vollbild der schweren Niereninsuffizienz, die in der Urämie endet (s. S. 223). Eine eklamptische Urämie, gelegentlich mit plötzlichem Tod, kann sich im Endstadium wohl auch einstellen, wobei nach BECHER die Frage offenbleibt, ob es sich um Hirnödem oder um eine ungewöhnliche Eklampsie durch echte Urämie handelt. Erstes Zeichen der Krankheit kann in Fällen, in welchen die Hypertonie keine Beschwerden machte und die deshalb übersehen wurde, auch eine Retinitis albuminurica sein. Der Okulist ist nicht selten der erste, der den schon schweren Zustand diagnostiziert. Ein Hypertoniefundus (s. S. 238) kann allerdings auch schon früher beobachtet werden, ohne mit Sicherheit auf die Erkrankung der Nieren hinzuweisen.

Die *Differentialdiagnose des Hochdrucktypus* hat im zweiten Stadium die Abgrenzung gegenüber der essentiellen Hypertonie im Auge zu behalten. Die Anamnese, die über eine durchgemachte akute Nephritis berichtet, wird im allgemeinen schon entscheiden, wobei freilich mit der Möglichkeit zu rechnen ist, daß die akute Nephritis ausheilte und der Kranke später einen essentiellen Hochdruck akquirierte. Der Nachweis einer relativen Insuffizienz der Nieren, einer leichteren Einschränkung der Konzentrationsfähigkeit, eines höheren Blutharnsäurespiegels, einer höhergradigen Albuminurie, einer Mikrohämaturie, gelegentliche flüchtige leichte Ödeme usw. werden entscheiden können. Ebenso schwierig, ja unmöglich ist zumal im dritten Stadium die Unterscheidung der chronischen Glomerulonephritis und der malignen Nephrosklerose, beide mit Niereninsuffizienz. Wieder wird vor allem die Anamnese mit überstandener akuter Nephritis den Weg weisen, im übrigen besitzen wir gewisse Anhaltspunkte zur Unterscheidung, die aber eine sichere Differentialdiagnose nicht erlauben; wozu freilich zu sagen ist, daß diese Entscheidung praktisch nahezu ohne Belang ist. Im allgemeinen gelten als unterscheidende Merkmale: 1. Die sekundäre Schrumpfniere hat schon frühzeitig Retention der aromatischen Substanzen im Blut und im Endstadium höchste RN-, Xanthoprotein- und Indikanwerte, die maligne Nephrosklerose geht zugrunde, ehe noch so schwere Vergiftungserscheinungen bestehen. 2. Die sekundäre Schrumpfniere hat seltener als die maligne Nephrosklerose Zeichen der eklamptischen Urämie. 3. Die sekundäre Schrumpfniere hat eine geringere Hypertrophie des linken Herzens als die maligne Nephrosklerose, ihr Blutdruck übersteigt im Gegensatz zur malignen Nephrosklerose selten die 200 mm Hg-Grenze (s. o.). 4. Die sekundäre Schrumpfniere kann in jungen Jahren auftreten, während sich die maligne Sklerose meist erst über dem 40. Lebensjahr zeigt. 5. Die Albuminurie der sekundären Schrumpfniere ist meist höher als die der malignen Sklerose. Sicher entscheiden aber alle angegebenen Symptome nie. Schwierig, ja vorerst unmöglich, kann die Abgrenzung einer Restalbuminurie von einem beginnenden zweiten Stadium der chronischen Nephritis sein, es wurde oben schon darauf hingewiesen, daß oft erst die weitere Beobachtung die Sachlage klärt. Die Diagnose einer Zystenniere mit Hypertonie und Niereninsuffizienz folgt ihren eigenen Gesetzen (s. S. 285).

Die *Prognose* der chronischen Nephritiden ist immer insofern ungünstig, als die Krankheit, einmal begonnen, unaufhaltsam fortschreitet. Wir haben aber anderseits gesehen, daß die Aussichten der chronischen Nephritiden je nach der vorliegenden Form durchaus verschieden sind, daß eine chronische Nephritis in kurzer Zeit zugrunde gehen oder auch jahrzehntelang beschwerdefrei sein kann, um schließlich erst im hohen Alter der in der Jugend oder bei einer späteren interkurrenten Krankheit akquirierten Nephritis zu erliegen. Die Prognose hängt schließlich von der rechtzeitigen Erkennung und der entsprechenden Therapie ab, die wohl nicht zur Heilung führt, die sich aber sicher lebensverlängernd auswirkt.

Die *Therapie.* Etwaige Fokalherde sind gegebenenfalls zu sanieren, wenn man auch nicht hoffen darf, je den Nierenprozeß damit zum Stillstand zu bringen. Der Allgemeineindruck geht aber immerhin dahin, daß sich die Sanierung günstig auswirkt. Daß nicht jedes röntgenologisch „verdächtige" Zahngranulom einen aktiven Fokalherd darstellt, daß man vor allem mit Zahnextraktionen nicht zu radikal vorgehen soll, wurde an anderer Stelle ausgeführt. Die Tonsillen, die zumeist der Fokalherd waren, sollen frühzeitig entfernt werden.

Die wichtigste Maßnahme bleibt die Vorschrift einer entsprechenden Diät. Schon im zweiten symptomfreien Stadium empfiehlt sich eine kochsalzarme Diät mit mäßiger Flüssigkeitsbeschränkung, bei einer Nephritis mit nephrotischem Einschlag, mit Ödemen wird man zur strengen, kochsalzarmen bzw. -freien Diät übergehen und die Flüssigkeitszufuhr zumindest während der strengen Diät stark einschränken, vorübergehend sogar Dursttage einschieben. Eine Eiweißbeschränkung ist im zweiten Dauerstadium mit suffizienter Niere nicht nötig, immerhin sollen die Eiweißmengen nicht hoch sein. Bei stärkerem nephrotischem Einschlag, starkem Eiweißverlust durch die Albuminurie und bei Hypoproteinämie wird aber doch Eiweiß wenigstens periodenweise gegeben werden müssen. Beim Nachweis deutlicher, allerdings nur relativer Niereninsuffizienz im zweiten Stadium wird man Eiweiß einschränken oder auch zwei- oder auch dreimal wöchentlich fleischfreie Tage einschieben. Im dritten Stadium mit Niereninsuffizienz schwerer Art ist Eiweiß naturgemäß stark zu reduzieren, bei Urämie schließlich aus der Kost völlig zu streichen. Bei der Chronizität des Leidens kann man bei einer chronischen Nephritis auch sehr schweren Grades das Eiweiß aus der Kost naturgemäß nicht ganz eliminieren, im allgemeinen hält man sich an Mengen von ungefähr 20 g täglich (mit Einschaltung von fleisch-eiweiß-freien bzw. Rohkosttagen usw.). Im Stadium der Zwangspolyurie des dritten Stadiums muß dem Organismus naturgemäß eine entsprechende Flüssigkeitsmenge zugeführt werden, sie soll ungefähr der Harnmenge entsprechen. BECHER empfahl bei Niereninsuffizienz mit Retention aromatischer Substanzen, also bei Steigerung des Indikan- und Xanthoproteinwertes im Blute, die aus der Darmfäulnis stammen, einmal wöchentlich eine energische Darmentleerung mit Magnesiumsulfat, allerdings bei Berücksichtigung des Allgemeinzustandes, da derartige Durchfälle den schon asthenischen Kranken erschöpfen können, und überdies täglich Gaben von Tierkohle — oral oder auch mit Einläufen. Wir stehen einer derartigen Absorptionstherapie zwar skeptisch gegenüber, sie mag aber immerhin Wert haben und wir besitzen keine aussichtsreicheren Maßnahmen. Im allgemeinen wird in der Nierendiät pflanzliches Eiweiß dem animalischen oder Milcheiweiß vorgezogen. Hinsichtlich der Behandlung der schweren Urämie s. übrigens S. 225.

Es ist selbstverständlich, daß Ödeme, Höhlenhydrops und Herzinsuffizienz nach den üblichen Regeln zu behandeln sind. Eine beginnende Urämie kann ja nur einerseits durch Diät, vor allem durch eine Eiweißkarenz, und anderseits durch eine eventuelle Behebung der Nierenstauung und Besserung des Allgemeinzustandes durch eine Behandlung einer Herzinsuffizienz beeinflußt werden. Nur eine funktionelle Entlastung der Niere durch eine N-arme Diät oder eine Besserung der Nierenfunktion durch Wiederherstellung normaler Zirkulationsverhältnisse bei einer bestehenden Nierenstauung durch eine entsprechende kardiotonische Therapie können eine bereits eingetretene Urämie noch einmal zum Verschwinden bringen.

Bei einer schweren Urämie, zumal mit schwerer Herzinsuffizienz, wird man schließlich alle strengen, den Kranken belästigenden Maßnahmen fallenlassen, um ihm das nicht zu vermeidende baldige Ende zu erleichtern!

Bei einer chronischen Nephritis ist einer Konzeption zu widerraten, eine Schwangerschaft, die die Nephritis immer ungünstig beeinflußt, ist zu unterbrechen.

c) Feldnephritis (Kriegsnephritis).

In der deutschen Literatur trat der Begriff der Feld- (Kriegs-, Schützengraben-) Nephritis zum erstenmal im ersten Weltkrieg auf; diese Nephritis verschwand in den folgenden Friedensjahren und trat neuerlich im zweiten Weltkrieg bei allen Armeen — vielleicht nicht im russischen Heere —, bei der deutschen vornehmlich an der Ostfront, wieder in großer Zahl auf. Diese Nephritis hat bei aller Ähnlichkeit mit der akuten diffusen Glomerulonephritis der Friedenszeit hinsichtlich Albuminurie, Hämaturie, Ödem und Blutdrucksteigerung doch insofern ihre eigene klinische Prägung, als die Ödemneigung eine auffällig starke ist, Ödeme und Hydropsien in Ausmassen beobachtet werden wie nur selten im Frieden, als eine Herzinsuffizienz mit Zyanose und mit Lungenödem schon in den ersten Tagen auftreten kann, als die abführenden Harnwege im Sinne einer Zystopyelitis häufig mitbeteiligt sind, als Erkältungsursachen in der Anamnese zu prävalieren scheinen, während Infekte, Anginen usw. zumindest zurücktreten, und als die Prognose schließlich relativ gut ist.

Über die Feldnephritis erschien eine umfangreiche Literatur, die sich zum Großteil auch mit der Ätiologie beschäftigt. Endgültige Erkenntnisse aber wurden nicht gewonnen, zahlreiche mehr oder weniger begründete Hypothesen wurden aufgestellt, auf die nicht näher eingegangen werden kann. PILGERSTORFER veröffentlichte vor kurzem eine umfangreiche Monographie über diese Nephritisform und faßt nach Besprechung der einschlägigen Literatur und auf Grund eigener Erfahrungen die Frage der Ätiologie folgendermaßen zusammen: „So kommen wir auf Grund unserer Untersuchungen und Überlegungen zu dem gleichen Ergebnis, das im ersten Weltkrieg bereits VOLHARD, C. HIRSCH und andere vertreten haben, daß nämlich die Feldnephritis durch Zusammenwirken verschiedener Faktoren entsteht: In dem durch Strapazen mitgenommenen, in seiner Abwehrkraft geschädigten Organismus kommt es zum Wirksamwerden an sich unterschwelliger, im Körper sonst ruhender infektiöser Herde, das in der großen Überzahl der Fälle durch eine schwere Kälteeinwirkung, ein ‚Kältetrauma‘ ausgelöst wird. Als pathogene Keime in diesem Sinne kommen wahrscheinlich nur Streptokokken in Betracht. B_2- und C-Hypovitaminose wirken vielleicht unterstützend. Das Vorhandensein eines spezifischen Erregers bei der Feldnephritis ist unbewiesen. Die Bezeichnung der Feldnephritis als ‚Nephritis infectiosa‘ (GUTZEIT) ist daher nicht als gerechtfertigt anzusehen.‟

KÖBERLE, der in PILGERSTORFERS Buch die *pathologische Anatomie* beschreibt, stellt hinsichtlich dieser abschließend fest, „daß sie uns nicht in die Lage versetzt, die Diagnose Feldnephritis mit Sicherheit zu stellen. Der stark „nephrotische Einschlag" dieser eigenartigen Nierenerkrankung, der morphologisch durch das Auftreten eines eiweißreichen Exsudates und bei längerer Krankheitsdauer durch Lipoid-Eiweißausscheidung im Kapselraum des Glomerulus zum Ausdruck kommt, ist zwar weitgehend kennzeichnend für die Feldnephritis; da diese Befunde aber keineswegs immer in entsprechender Weise ausgeprägt sein müssen, ist eine sichere Abgrenzung der Feldnephritis von der auch im Frieden auftretenden diffusen Glomerulonephritis auf Grund pathologisch-anatomischer Befunde nicht immer möglich".

Die *klinische Symptomatologie* ist vorerst durch die der akuten Nephritis zukommenden Zeichen — vor allem Hämaturie, Ödem und Blutdrucksteigerung — gekennzeichnet. Der Blutdruck erreicht meist keine sehr hohen Werte, er liegt etwa zwischen 140 bis höchstens 180 mm Hg. Die Albuminurie ist konstant, sie kann allerdings minimal oder enorm sein (Spuren bis $30^0/_{00}$). Das spezifische Gewicht des Harnes ist bei Oligurie durch Ödembildung hoch, es können Werte bis 1034 erreicht werden, die hohe Harnkonzentration soll vielleicht für die Reizung der abführenden Harnwege (Pollakisurie, Blasenreizerscheinungen usw.) verantwortlich sein.

Trotz der oft hochgradigsten Ödeme bleibt aber das eindruckvollste Symptom, welches ein Frühzeichen ist und den Kranken zum Arzt bringt, die Atemnot, wie sie bei einer akuten Glomerulonephritis kaum je vorkommt. Die Ursache dieser Dyspnoe, die anfangs vor allem bei körperlicher Anstrengung, allerdings auch schon beim Gehen auftritt, ist bis heute nicht geklärt, sicher handelt es sich um eine Störung im kleinen Kreislauf, die zum Teil auf eine Herzinsuffizienz (mit späterer Hypertrophie und Dilatation), zum Teil auf den Hochdruck, etwaige Perikardergüsse, ein Herzmuskelödem, ein interstitielles Lungenödem, Zwerchfellhochstand bei Aszites oder einen Hydrothorax zu beziehen sein dürfte. Das Herz gibt vorerst oft keinen krankhaften Befund, später treten verschiedenartige Geräusche auf (auch flüchtige diastolische sind beschrieben); Tachykardie und Galopprhythmus zeigen die Herzinsuffizienz an. Urämische Zeichen fehlen vorerst, Harnstoff- und RN-Werte sind manchmal etwas erhöht, Indikan- und Xanthoproteinwerte sind normal. Eklampsien werden selten beobachtet, wir haben sie in einem relativ kleineren Patientenkreis öfter gesehen. Die Milz kann vergrößert, die Leber bei Herzinsuffizienz gestaut sein. Fundusveränderungen werden kaum je gesehen. Im Rahmen der Feldnephritiden werden auch Fälle beschrieben, bei welchen Nierensymptome fehlen und die Krankheit vorwiegend in Ödem und Hypertonie in Erscheinung tritt. Man will auch eine renale Form abgrenzen, bei der nur Nierensymptome ohne periphere Erscheinungen beobachtet werden. Aus der Fülle der verschiedenartigen Krankheitsbilder unterscheidet PILGERSTORFER auf Grund der Literatur und seiner eigenen Erfahrungen folgende Formen:

1. Die eigentliche *Feldnephritis mit Nierenbeteiligung.*
   a) Das *Vollbild der Feldnephritis*, bei der ausgedehnte Ödeme, Blutdrucksteigerung und große Albuminurie vorhanden sind,
   b) eine *hypertone Form*, bei der die Blutdrucksteigerung, und
   c) eine *albuminurische Form*, bei der die hohe Albuminurie im Vordergrund des Krankheitsbildes steht.

2. Die *Ödemkrankheit*, bei der die Nierenbeteiligung fehlt.
   a) Eine *hypertonische Form*, bei der außer dem Ödem eine Blutdrucksteigerung vorhanden ist, und

b) eine *reine Ödemkrankheit*, bei der weder Albuminurie noch Hypertonie gefunden werden.

3. Die *renale Form*, bei der wir wieder eine

a) *hypertonische Form*, wenn bei bestehender Albuminurie auch der Blutdruck gesteigert ist, und

b) *rein renale Form* unterscheiden können, wenn Ödeme und Blutdrucksteigerung fehlen und lediglich Albuminurie vorhanden ist.

Ungefähr 88% folgen dem klassischen, unter 1 aufscheinenden Typus. Bei rechtzeitiger Behandlung, die der Nephritisbehandlung nach VOLHARD (s. S. 266) entspricht, werden die Ödeme innerhalb von zwei bis drei Wochen ausgeschwemmt. Latente Ödeme, Ödembereitschaft, Neigung zur Hypertonie können noch lange andauern; dies ist therapeutisch zu berücksichtigen. Langdauernde Bettruhe verhindert meist das Rezidiv. Eklampsie und Ausgang in Urämie sind außerordentlich selten. Die ungewöhnlichen Verlaufsformen sind aus der obigen Übersicht von PILGERSTORFER zu ersehen.

Nach der gegebenen Darstellung geht die Mehrzahl der Fälle — nach manchen Statistiken 95% — in Heilung aus. Berücksichtigt man allerdings nur schwere Fälle, so muß man die Prognose doch vorsichtiger stellen, Defektheilungen, leichte Schwäche der Konzentrationsfähigkeit, stärkere Restalbuminurien usw. und auch Übergänge in eine chronische Nephritis sind unter diesen schweren Fällen doch häufiger. Im großen Krankengut PILGERSTORFERS wurden 81,9% als geheilt betrachtet und nur 4,7% zeigten den Übergang in eine chronische Nephritis.

d) Herdnephritiden.

Unter Herdnephritis versteht man in ihrem Wesen verschiedene entzündliche Zustände an der Niere, die durch drei Hauptmerkmale charakterisiert sind: 1. Die Herdnephritiden sind Entzündungen umschriebener Anteile einer Niere oder meist beider Nieren, 2. es fehlen der Herdnephritis als umschriebener und nicht diffuser Nierenerkrankung die Fernwirkungen auf die Peripherie bzw. deren Miterkrankung, wie Ödeme, Blutdrucksteigerung bzw. alle Erscheinungen des blassen Hochdruckes, 3. die Herdnephritis ist schließlich nie eine selbständige Erkrankung, sondern Teilerscheinung eines allgemeinen Infektes. Man unterscheidet also verschiedene Typen, und zwar: Die *herdförmige Glomerulonephritis*, bei welcher die Glomeruli an umschriebenen Stellen des Nierenparenchyms die Glomerulitis zeigen, die *embolische Herdnephritis* bei der Endocarditis lenta auf dem Boden mykotischer Mikroembolien und die *interstitielle Nephritis*, bei der nicht das Nierenparenchym, sondern das Niereninterstitium entzündlich verändert ist.

α) Die herdförmige Glomerulonephritis.

Man nimmt im allgemeinen an, daß die herdförmige Glomerulonephritis mykotischen Ursprunges ist, daß Keime, und zwar in der Mehrzahl der Fälle Streptokokken, bei dem zugrunde liegenden Allgemeininfekt hämatogen in den Glomerulus gelangen und hier eine umschriebene bakterielle Entzündung auslösen. Tatsächlich kann man aus dem Harn nicht selten den Keim züchten. Freilich ist auch mit der Möglichkeit zu rechnen, daß ein allergischer Prozeß, wie er bei der diffusen Glomerulonephritis angenommen wird, nur an umschriebenen Stellen auftritt, also eine Herdnephritis erzeugt, eine Annahme, die im Tierversuch Analogien hat; durch Sensibilisierung mit Eiweiß und Nachinjektion des Antigens kann man beim Tier auch herdförmige Nephritiden erzeugen. Die herdförmige Glomerulonephritis kennt wohl ein akutes, völlig rückbildungsfähiges und ein chronisches Stadium, welches langsam zur Verödung der befallenen Glomeruli führt. Da dies aber eine Ausheilungsform ohne weitere Konsequenzen ist, ist diese chronische Form von geringer Bedeutung. Man kann von allen Infekten annehmen, daß sie zu einer Herdnephritis Anlaß geben können, sofern nur Keime in die Zirkulation gelangen; und dies ist bei jedem Infekt möglich. Bei einer Angina, Tonsillitis, bei streuenden Fokalherden kann sie ebenso vorkommen wie bei Appendizitiden, Cholezystitiden, beim Erysipel, Drüsenfieber, auch bei Tuberkulose oder Varizellen, bei welch letzteren allerdings nach VOLHARD erst die Sekundärinfektion mit Streptokokken die Nephritis bedingt.

Die *Klinik* der herdförmigen Glomerulonephritis ist begreiflicherweise symptomarm und ohne den Rahmen des Allgemeininfektes, der sie auslöst, vieldeutig und uncharakteristisch: Sie erschöpft sich in Harnveränderungen, in einer leichten, selten etwas schwereren Albuminurie (höchstens $2^0/_{00}$), wenn, wie es selten vorkommt, stärkere tubuläre Degenerationen mitspielen, ferner in Zylindrurie und vor allem in Hämaturie. Hämaturie kann als Kardinalsymptom gelten: Nach BECHER handelt es sich zumeist um eine Makrohämaturie, der Harn ist fleischwasserfarben, oder es kommt zu einer starken Blutung mit Gerinnselbildungen in den Harnwegen (dadurch auch zu Nieren-Ureter-Koliken). Unserer Erfahrung nach sind bei genauerer Harnkontrolle bei Infekten, vor allem bei Anginen usw., Mikrohämaturien als Ausdruck einer Herdnephritis sehr häufig und schwere Blutungen treten demgegenüber stark zurück. Es sind also leichte Herdnephritiden häufig, schwere Blutungen hingegen selten. Albuminurie ohne Hämaturie, zumindest ohne Mikrohämaturie, ist sehr selten. Bemerkenswert ist, daß in der Regel ein Intervall zwischen Infekt und Nephritis nicht besteht (zum Unterschied von der diffusen Nephritis), eine Tatsache, die im Sinne des mykotischen Infektes spricht. Die Nierenfunktionen bleiben selbstverständlich erhalten. Man hat allerdings im Rahmen von offenkundigen Herdnephritiden im Wasserversuch schlechte Diluierung, Wasserretention und auch schlechte Konzentration beobachtet, Erscheinungen, die aber schon nach wenigen Tagen der Norm Platz machen. Man hat aus diesen Fällen eine große Häufigkeit einer leichten, flüchtigen, akuten diffusen Glomerulonephritis postulieren wollen, eine Annahme, die sicher zurückzuweisen ist. Es handelt sich bei diesen Wasserstoffwechselstörungen offenbar um extrarenale Störungen, die ebenso wie gelegentliche RN-Anstiege auf ein extrarenales Syndrom (s. S. 246) zu beziehen sind. Selten entsteht das Bild der Nephritis dolorosa mit Schmerzen in der Nierengegend.

Der Verlauf ist meist ein kurzer, mit Sistieren des Allgemeininfektes sistiert auch die Herdnephritis. Beim Übergang in die chronische Form entwickeln sich naturgemäß auch keinerlei Fernwirkungen, Hämaturie und Albuminurie können lange Zeit anhalten. Diese chronische Herdnephritis kann jahrelang bestehen und — offenbar als Punctum minoris resistentiae — bei einer Infektion immer wieder akut rezidivieren.

Die Differentialdiagnose ergibt sich aus der obigen Darstellung. Die Diagnose ist im allgemeinen leicht.

Eine spezielle Therapie erübrigt sich. Streuende Fokalherde sind zu sanieren. Die Tonsillektomie oder Granulomoperation und Zahnextraktion sind unter Penicillinschutz durchzuführen.

β) *Die embolische Herdnephritis.*

Wir verdanken die Kenntnis dieser Nephritis LÖHLEIN (LÖHLEINsche Herdnephritis). Wenn bei dieser Nierenerkrankung, die nicht mehr zum M. Brightii sensu strictiori gehört, da sie mit der Ausscheidungsfunktion der Niere nichts mehr zu tun hat, vielfach von Kokkenembolien in den Glomerulusschlingen gesprochen wird, so muß dies wohl dahingehend richtiggestellt werden, daß es sich um kleinste Embolisierungen und die Verschleppung feinstverteilten Materials handelt, welches in der Regel von endokarditischen Klappenveränderungen einer Viridanssepsis stammt. Es kommt hierbei nicht zu groben Infarzierungen, da das verlegte Gefäß zu klein ist, sondern nur zur Verstopfung einzelner Schlingen im Glomerulus, also zur Bildung von „Miniaturinfarktchen“, die sich auf den Glomerulus oder Teile des Glomerulus beschränken und hier zur lokalen Entzündung führen. Bekanntlich kommt es bei Viridansinfekten (s. Bd. I, S. 130) nicht zur eitrigen Einschmelzung, die Entzündung führt daher zur Nekrose einzelner Knäuel, die dann narbig ausheilen. Bei langer Dauer der Endocarditis lenta bzw. der Viridansinfektion können mit der Zeit zahlreiche Glomeruli zerstört werden und es können sich so schließlich Niereninsuffizienzerscheinungen einstellen. Im übrigen ist zu betonen, daß bei Viridanssepsis auch (allergischrheumatische) diffuse Glomerulonephritiden mit Ödem und Hypertonie vorkommen oder sich auf die embolische Herdnephritis aufpfropfen. Zu betonen ist schließlich, daß embolische Herdnephritiden in seltenen Fällen auch bei Influenzabazillen-, Gonokokken- und Koliinfektionen beschrieben wurden. Die Diagnose der LöHLEINschen Herdnephritis macht keine Schwierigkeiten, sie ist eine Herdnephritis mit Albuminurie und Hämaturie, in der Regel ohne Blutdrucksteigerung bei einer Endocarditis lenta. Die Therapie ist die der Grundkrankheit. Wenn eine Viridansinfektion mit Penicillin geheilt wird (s. Bd. I, S. 140), heilt die embolische Nephritis unmittelbar aus. Verödungen und Vernarbungen der befallenen Glomeruli oder einzelner Schlingen derselben sind endgültige Residuen, die klinisch uninteressant sind, solange sie nicht den Großteil der Nierenrinde betreffen.

γ) *Die interstitielle Herdnephritis.*

Bei der interstitiellen Herdnephritis kommt es im Rahmen von Infektionskrankheiten zu Entzündungen des Interstitiums. Auch diese Nierenentzündung gehört also nicht zum M. Brightii sensu strictiori. Man begegnet ihr als akuter Form bei schweren Infekten, bei Streptokokkensepsis, Scharlach, Typhus, Diphtherie usw. Eine chronische Form kommt bei der Tuberkulose und Lues vor. Stellenweise ist das Interstitium bei der akuten Form mit zellreichem Exsudat infiltriert; dieses besteht vor allem aus Lymphozyten und Plasmazellen (Rundzellenherde). Die Kanälchen werden von kleineren Herdchen auseinandergedrängt, von größeren können sie in ihrer Wand zerstört werden. Auch Glomeruli können so zugrunde gehen. Die Infiltrate sitzen vorzugsweise in der Rinde.

Klinisch treten lediglich Albuminurie und Hämaturie, meist nur Mikrohämaturie auf. Nur bei sehr ausgedehnten Infiltraten mit schwerem interstitiellem Ödem können sich Oligurie und Anurie mit allen Folgen einstellen. Es würde sich in diesem Falle die frühzeitige Dekapsulation der Niere empfehlen.

Die seltene chronische interstitielle Nephritis geht wahrscheinlich nie oder nur ausnahmsweise aus einer akuten hervor, sie beginnt primär chronisch. Wenn auch andere Entzündungsursachen in Frage kommen, so sind ätiologisch doch fast ausschließlich die Tuberkulose und die Lues zu nennen. Dieser chronische Prozeß, der sekundär das Nierenparenchym schwer schädigt, kann schließlich zum Bilde der Schrumpfniere führen, wobei die Pathogenese komplizierter Natur ist: Zum Teil finden sich im Interstitium z. B. tuberkulöse oder nach abgeheilter Tuberkulose narbige Veränderungen, zum Teil kommt es durch die Tuberkulose zu einer spezifischen Miterkrankung, Thrombosierung und Sklerosierung von Arterien, die wieder zu lokalisierten Schrumpfungsvorgängen führen. In den Infiltraten sind Tuberkelbazillen nachweisbar. Auch bei der Lues finden sich einerseits spezifische interstitielle Infiltrate, anderseits spezifische Gefäßveränderungen. Durch narbige Schrumpfung resultiert schließlich anatomisch und klinisch das Bild der Schrumpfniere. Auch isolierte luetische Arteriitiden kommen vor, sie führen zu umschriebenen Narbenbildungen am Nierenparenchym. Wie auf S. 258 betont, kann Lues zur Nephrose führen, das Nephrosebild kompliziert sich daher unter Umständen durch diffuse endarteriitische Prozesse mit dem der Schrumpfniere, mit Hypertonie und Niereninsuffizienz.

In diesem Zusammenhang muß schließlich die Periarteriitis nodosa mit Lokalisation in der Niere erwähnt werden. Bei entsprechender Dauer und Ausdehnung des arteriitischen Prozesses entsteht aus der herdförmigen Erkrankung schließlich eine diffuse und aus einem klinischen Bilde, welches vorerst nur eine Herdnephritis mit Albuminurie und Hämaturie zeigte, entwickelt sich schließlich das Bild einer Schrumpfniere mit Niereninsuffizienz, mit Hypo-, Isosthenurie, Niereninsuffizienz, Hypertonie und Urämie. Die Diagnose ergibt sich aus dem Allgemeinbild, sie ist immer schwierig (s. Bd. I, S. 273).

3. Nephrosklerosen.

Das Problem der Nephrosklerosen, innig mit dem des Hochdruckes verquickt, war in den letzten Dezennien Gegenstand vielfacher Forschung; die einschlägigen Fragen fanden aber noch bis heute eine sehr kontroverse Beantwortung. Wir wollen die Nephrosklerosen mehr von einem praktischen Standpunkt aus besprechen und möchten hierbei vorerst betonen, daß die früher vielfach vertretene Identifizierung von benigner Nephrosklerose und rotem oder essentiellem Hochdruck nicht mehr aufrechterhalten werden kann, daß der essentielle Hochdruck, wie an anderer Stelle schon ausgeführt wurde (s. S. 235), zumindest primär und vornehmlich extrarenaler Genese ist. Bei der malignen Nephrosklerose, der genuinen Schrumpfniere, liegt eine primäre, wenigstens vorwiegend auch in die Niere lokalisierte Arteriolenerkrankung, vielleicht besonderer Art, vor, die zum Untergang des Nierenparenchyms und zu einem renalen (blassen) Hochdruck führt. Mit der modernen Lehre der essentiellen Hypertonie als extrarenal bedingter Affektion, tritt das Interesse, wenigstens der Kliniker, für die „benigne Nephrosklerose" immer mehr zurück. Wir wollen auf den anatomisch-histologischen Begriff der benignen Nephrosklerose nicht näher eingehen, wollen nur betonen, daß es durch eine Arteriosklerose der kleinen und mittleren Gefäße der Niere im höherem Alter früher oder später zu einem arteriosklerotischen, umschriebenen, lokalisierten Gewebsschwund, zu den bekannten Nierenabsumptionen (rote Granularniere) kommt, wodurch die Niere auch makroskopisch kleiner und höckerig werden kann, daß die Nierenarteriosklerose sich in der Regel aber funktionell nicht auswirkt und mit einer Hypertonie nicht in Beziehung gesetzt werden kann. Es handelt sich hier nicht um eine Schrumpfniere im engeren Sinne. Freilich kann man gleichzeitig in derartigen Nieren auch eine Arteriolosklerose finden. Sie kann umschrieben lokalisiert, sie kann diffuser Natur sein. Tatsächlich besteht in derartigen Fällen zumeist eine Blutdrucksteigerung und dies ist der Grund, warum manche Autoren die essentielle Hypertonie mit dieser benignen Nephrosklerose zu erklären versuchen. Man darf aber nicht übersehen, daß arteriosklerotische Nieren ohne Hochdruck vorkommen und daß vor allem die Arteriolosklerose, die ebenso in der Milz oder in den kleinen Mesenterialgefäßen gefunden wird, in gleicher Weise Ursache wie Folge des Hochdruckes sein kann, wofür sich namhafte Autoren einsetzen.

Die *benigne Nephrosklerose*, die Arteriosklerose der mittleren und kleinen
Arterien, aber auch die Arteriolosklerose hätten für den Kliniker somit an Interesse
völlig verloren, wenn nicht rote Hochdruckfälle, bei welchen also arteriolo-
sklerotische und arteriosklerotische Gefäßveränderungen, die nicht mit Niereninsuffizienz einhergehen und auch in der Regel zu dieser nicht führen, in gewissen
Fällen, oft nach Jahren, schließlich doch in einen blassen Hochdruck mit
vaskulärer Schrumpfniere, in eine maligne Nephrosklerose übergehen würden;
wir kommen unten darauf zurück.

Wir wollen vorher nochmals kurz auf die Streitfrage hinsichtlich der Bedeutung der benignen Nephrosklerose, der Arteriolenerkrankung in der Niere
(und auch in anderen Gefäßgebieten) für die Genese der essentiellen Hypertonie
eingehen. Der Gegensatz der Anschauungen prallte auf der schon zitierten Tagung
der VAN SWIETEN-Gesellschaft in Salzburg im Jahre 1948 hart aufeinander.
W. FREY konnte sich nicht entschließen, die Entstehung des roten Hochdruckes
auf die Einwirkung nervöser, humoraler oder toxischer Einflüsse zurückzuführen, für ihn ist die Arteriopathie der wesentliche Faktor. „Wenn man
sich an die Sektionsergebnisse hält, an die immer noch solideste Basis, die
pathologische Anatomie, so hat man sich bei der Frage der genuinen Hypertonie vor allem mit der Hyalinose der Arteriolen zu befassen im Sinne von
GULL und SUTTEN, MUNK und MÜNZER. Es gibt Fälle von nichtrenaler Hypertension ohne wesentliche Arteriosklerose, hier pflegt aber immer eine hyaline
Entartung der kleinen Gefäße nachweislich zu sein. Sie steht in keiner zwangs-
läufigen Beziehung zu dem Prozeß der Arteriosklerose und scheint eine Erkrankung sui generis darzustellen. Es handelt sich um ein Quellungs- und
Fällungsphänomen (ANDERS), um irreversible dyskolloidale Zustandsänderungen
der die Gefäßwand aufbauenden mesenchymalen Elemente, eine Imbibition mit
Plasmaeiweiß bei Schädigung des endothelialen Belages. Die Behandlung dieser
der genuinen Hypertonie zugrunde liegenden Arteriopathie ist für mich, wie
offenbar auch RAAB, in erster Linie ein Ernährungsproblem. Man hat es mit
eiweißartigen Stoffen zu tun, von welchen die Arteriolen imbibiert werden.‟
Demgegenüber sagte VOLHARD: „Ganz und gar nicht kann ich mich mit der Vorstellung befreunden, daß der Hochdruck als Hyalinose und als Eiweißproblem
anzusehen ist. Die Hyalinose der Arteriolen ist doch nicht das Primäre, sondern
meiner festen Überzeugung nach das Sekundäre, das heißt, die Einlagerung von
Hyalin und Fett in die Wand der Arteriolen ist erst die Folge des Hochdruckes,
und zwar der Drosselung der Gefäße, wie auch Tierexperimente beweisen. Die
extreme Engerstellung der kleinen Arterien ist ja beim renal bedingten, humoral
bewirkten Hochdruck im Augenhintergrund zu sehen und hier entwickeln sich
dieselben Gefäßveränderungen wie in der Niere und in anderen Organen.‟ Wir
sehen, von einer Einhelligkeit der Auffassungen sind wir noch sehr weit entfernt.

Mehr Übereinstimmung herrscht in der Frage der *malignen Nephrosklerose*,
der genuinen Schrumpfniere, die uns im folgenden beschäftigen soll. Hier wird
allgemein angenommen, daß der primäre vaskuläre Prozeß zum Untergang des
Nierenparenchyms führt und daß durch Drosselung der Nierengefäße frühzeitig
der blasse Hochdruck und in der Folge unter Schrumpfung der Niere alle Erscheinungen der Niereninsuffizienz auftreten. Diese Arteriolenerkrankung ist
eine allgemeine, sie kann daher auch u. a. zerebrale Folgen haben und beim
klassischen Hypertoniker auf diese Weise zum Tode führen, sie macht frühzeitig
vaskuläre Netzhautveränderungen, im Vordergrund freilich stehen zumeist die
Veränderungen der Nierengefäße mit Übergang in die genuine Schrumpfniere.
FAHR und LÖHLEIN waren die ersten, welche die hier vorkommenden Arteriolen-
veränderungen als eine besondere Erkrankung der kleinen Gefäße beschrieben

haben; es handelt sich nicht wie beim roten Hochdruck um eine Hyalinose der Arteriolen, sondern um einen endarteriitischen Prozeß mit periarteriitischen Granulomen und mit Wandnekrosen. Diese Nekrosen des Vas afferens greifen auch auf den Glomerulus über, die Glomerulusschlingen erkranken mit, es kommt sekundär in und um dieselben zu reparativer und infiltrativer Entzündung und schließlich zum Zugrundegehen dieser Schlingen bzw. des Glomerulus. Dem Untergang des Glomerulus folgt der seines tubulären Apparates. *Es handelt sich nach* FAHR *also um eine nekrotisierende Arteriolitis und Periarteriolitis.* Der Prozeß erinnert an eine Periarteriitis nodosa. Der blasse Hochdruck müßte, wie schon oben angedeutet und wie aus unseren Ausführungen über die Pathogenese des renalen Hochdruckes hervorgeht, auf die Drosselung der Nierenzirkulation bezogen werden.

Klinik der malignen Nephrosklerose.

Die maligne Nephrosklerose tritt, häufig schon im jugendlichen Alter, rasch, unvermittelt ein oder sie pfropft sich unter Wandlung eines roten in einen blassen Hochdruck auf eine oft sehr viele Jahre bestehende essentielle Hypertonie auf. In diesem Falle bestand, was den Blutdruck anlangt, ursprünglich ein extrarenaler Hochdruck (s. S. 233), der sich später mit einem nephrogenen Drosselungshochdruck kompliziert. Die Kranken mit maligner Sklerose gehen in relativ kurzer Zeit entweder an Niereninsuffizienz oder auch zerebral an Apoplexie zugrunde, da der maligne Gefäßprozeß auch andere Gefäßbezirke, vor allem auch das Gehirn, befällt.

Die maligne Sklerose betrifft meist Individuen zwischen dem 40. und 60. Lebensjahr, selten solche zwischen dem 30. und 40. oder 60. und 70. Lebensjahr. Maligne Nephrosklerosen kommen auch bei jungen Individuen, auch bei Kindern und Adoleszenten vor, dies ist aber sehr selten. Männer werden etwa dreimal so häufig betroffen als Frauen.

Die Zahl der Fälle, die aus einem roten Hochdruck hervorgehen, ist relativ klein, ungefähr ein Fünftel aller Fälle.

Nach VOLHARD und BECHER kann man bei der malignen Nephrosklerose zwei Stadien unterscheiden: Im ersten bestehen schon die Zeichen des blassen Hochdruckes, es tritt die Retinitis angiospastica auf, der diastolische Blutdruck steigt an, der systolische bleibt konstant hoch; es fehlen aber deutliche Zeichen der Niereninsuffizienz, wenn auch subtilere Methoden eine solche aufzeigen können; das Konzentrationsvermögen ist bald und stark eingeschränkt. Es folgt schließlich das Stadium der Niereninsuffizienz und der Kranke stirbt an stiller Urämie. Ein Teil der Kranken erlebt die Niereninsuffizienz allerdings nicht, er geht an Apoplexie oder auch an eklamptischer Urämie zugrunde. Der Blutdruck ist bei der malignen Sklerose meist systolisch und diastolisch sehr hoch (etwa 230 systolisch, 140 diastolisch) und dementsprechend stellt sich eine starke Herzhypertrophie ein. Kardiale Insuffizienzen können entstehen, wenn der Herzmuskel a priori geschädigt war oder wenn koronar-arteriosklerotische Komplikationen (Koronarinfarkt, koronare Myokardiopathie), die hier nicht selten sind, das Bild komplizieren. Der Augenhintergrundbefund ist auf S. 238 geschildert. Die Eiweißausscheidung im Harn ist meist nicht hochgradig (geringer als bei der sekundären Schrumpfniere), im Harnsediment finden sich Zylinder und Erythrozyten, auch eine stärkere makroskopische Hämaturie ist bei stürmischem Verlauf nicht selten. Relativ rasch stellen sich die Zeichen der Niereninsuffizienz ein, Hyposthenurie, Isosthenurie, auch Verlust der Diluierungsfähigkeit; unter Anstieg von Harnstoff, RN und aromatischen Substanzen wie Indikan, Xanthoprotein im Serum entwickelt sich die schwere Urämie. Relativ häufig finden sich zerebrale Erscheinungen (Reizbarkeit, Ermüdbarkeit, Schwindel, Kopfschmerzen, Angstzustände, Depressionen, auch schwerere psychische Störungen, vorübergehende gefäßspastische apoplektische Insulte, pseudourämische Amaurose usw.), die der Urämie auch vorangehen und früh zum Tod führen können (s. S. 272). Auch eklamptische Urämie kommt vor. Die Kranken magern im Verlauf der Krankheit meist erheblich und rasch ab. Die blasse Hautfarbe ist zum Teil auf die Gefäßkontraktion, zum Teil aber auch auf eine fast regelmäßig sich einstellende Anämie zu beziehen. Durch die genannten zerebralen und pseudourämischen Komplikationen tritt der Tod nach BECHER zumeist zu einer Zeit auf, zu der die urämischen Niereninsuffizienzerscheinungen noch nicht hochgradig sind.

Die *Differentialdiagnose* zwischen rotem und blassem Hochdruck gelingt meist ohne genauere Untersuchung des Kranken. Oft ist der Fundusbefund, die Retinitis, das erste alarmierende Zeichen, das die Malignität der Hypertonie bereits aufzeigt. Die — wenig wichtige — Unterscheidung einer sekundären Schrumpfniere nach Glomerulonephritis und einer genuinen Schrumpfniere ergibt sich aus der Anamnese, dem raschen Verlauf, den frühzeitigen zerebralen Symptomen (s. oben), dem höheren Blutdruck — freilich ist die Unterscheidung oft nicht möglich.

Die *Prognose* ist infaust. Die Kranken gehen manchmal schon nach Monaten oder nach wenigen Jahren zugrunde. Es gilt die alte Regel, daß eine Nephrosklerose nach Auftreten einer Retinitis albuminurica eine Höchstlebensdauer von zwei Jahren hat.

Die *Therapie* ist die der Niereninsuffizienz, der Urämie, der Pseudourämie, der Herzinsuffizienz; sie ist in den entsprechenden Kapiteln nachzulesen. Die Aussichten der Therapie sind bei der Progredienz der Nieren- und Gefäßprozesse naturgemäß keine guten.

Die Nierenveränderungen beim Diabetes mellitus und bei der Bleivergiftung und die pyelonephritische Schrumpfniere werden in den Kapiteln Diabetes, Bleivergiftung und Pyelitis behandelt werden.

B. Lage- und Formanomalien der Niere.

Es gibt angeborene Anomalien der Nieren hinsichtlich ihrer Zahl, Form, Gefäßversorgung, Lage, und schließlich hinsichtlich ihrer feingeweblichen Beschaffenheit (kongenitale Zystenniere).

Die *einseitige Nierenbildung*, die sich dem Anatomen zumeist in Form einer hochgradig hyperplastischen Niere einer Seite präsentiert, ist selten, als besondere Rarität müssen die primäre einseitige Anlage und Entwicklung einer Niere gelten. Der urologische Nachweis nur eines Ureters bei der Zystoskopie und Pyelographie wird entscheiden. Die einseitige Nierenbildung hat kaum internes Interesse; wichtig ist die Kenntnis, daß die Niere vikariierend abnorm groß ist; für den Chirurgen ist die Feststellung des Fehlens der zweiten Niere naturgemäß von größter Wichtigkeit. Vom internen Standpunkt ist der Nachweis einer atrophischen Niere bei Bestehen einer hypertrophischen Niere auf der andern Seite wichtig, da die atrophische Niere Ursache einer renalen Hypertonie sein kann, die durch Entfernung der hypoplastischen Niere geheilt werden kann. Selten liegen beide Nieren auf einer Seite, die Pyelographie deckt hier zwei Harnleiter und zwei Nierenbecken auf dieser Seite auf. Zu berücksichtigen ist, daß auch bei paariger Anlage der Nieren Atypien eines oder beider Nierenbecken (geteiltes Nierenbecken, Gabelung und Verdoppelung des Ureters, Abgang dieser Ureteren von kleinen Nierenkelchen und nicht von einem Nierenbecken usw.) vorkommen, die aber nur urologisches Interesse beanspruchen.

Die *Hufeisenniere* ist keine Seltenheit. Bei dieser sind die beiden Nieren mit ihren unteren Polen in der Medianlinie verschmolzen. Die Nierenbrücke liegt vor der Wirbelsäule und vor der Aorta abdominalis. Hierbei ziehen die Harnleiter, aus der Tiefe des Hufeisens kommend, an den vorderen Flächen der Nieren in einer Nierenfurche eingebettet nach abwärts. Die Zahl der Harnleiter ist oft verdoppelt. Die Hufeisenniere liegt manchmal in ihrer Gänze mehr oder fast völlig auf einer Seite, meist der rechten. Die Stauung des Harnes in den atypisch gelagerten Ureteren führt meist auch in geringerem oder stärkerem Ausmaß zu hydronephrotischen Erweiterungen der Nierenbecken und Nierenkelche. Die Pyelographie zeigt übrigens, daß die Nierenbecken „mondsichelartig" geformt sind und daß die Kelche nicht lateral-, sondern medianwärts von ihnen abgehen. Die Diagnose der Hufeisenniere ist nicht nur für den Urologen, sondern auch für den Internisten von Bedeutung. Die Nierenbrücke, die über Wirbelsäule und Aorta zieht, imponiert als ein mächtiger, pulsierender Tumor, der zur Verwechslung mit einem Aneurysma, einem Pankreastumor usw. Anlaß geben kann. Nur die Kenntnis der Hufeisenniere und ihrer besonderen Lage wird vor Irrtümern schützen, die Pyelographie wird die Diagnose sichern. Hufeisennieren können auch ohne Komplikation (Hydro-Pyonephrosen usw.) insofern Beschwerden machen, als es bei Einnehmen einer starken Lordosehaltung zu schmerzhaften Sensationen in der Nierengegend kommen kann, die unter Umständen auch zum Kollaps führen (Rovsing).

Hinsichtlich der Abklemmung eines Ureters durch eine akzessorische Nierenarterie mit folgender Hydronephrose s. S. 293.

Die *Wanderniere* ist von einer *angeborenen Dystopie*, wobei die Nieren unbeweglich an atypischer Stelle fixiert sind, strenge zu unterscheiden. Die Nieren zeigen normalerweise eine geringe respiratorische Verschieblichkeit, die palpatorisch und pyelographisch leicht nachgewiesen werden kann. Durch das Tiefertreten der Baucheingeweide werden die Nieren im Inspirium etwas nach unten mitverschoben, die rechte Niere meist deutlicher als die linke, wofür die Schubwirkung der großen Leber verantwortlich sein dürfte. Bei nicht zu fetten, insbesondere bei leptosomen, schmal und hoch gewachsenen Personen, insbesondere bei Frauen, kann man fast regelmäßig zumindest den rechten unteren Nierenpol palpieren. Es geschieht dies am besten in Seitenlage; in linker Seitenlage rücken rechtes Zwerchfell und Leber und damit die rechte Niere nach abwärts und in tiefer Inspiration wird der rechte untere Nierenpol in der Regel der Palpation leicht zugänglich. Resistenz, Größe, Glätte und halbkugelförmige Gestalt der Resistenz lassen den Erfahrenen auf Anhieb die Resistenz als unteren Nierenpol richtig deuten.

Wenn die Niere eine abnorme Beweglichkeit in dem angedeuteten Sinne hat, wenn nicht nur der Nierenpol, sondern etwa durch starkes Tiefertreten oder Tiefliegen der Niere sogar das ganze Organ mit der palpierenden Hand umfaßt werden kann, so spricht man von einer Wanderniere. Sie ist rechts viel häufiger als links, meist ist sie einseitig, sie kann aber auch bilateral sein. Die Niere kann bis in das kleine Becken „wandern".

Pathogenetisch ist die Wanderniere auf eine angeborene abnorme Verschieblichkeit des Organs, also auf konstitutionelle Momente, auf Schwund der Nierenfettkapsel und auf eine Verminderung des intraabdominellen Druckes bei schlaffen Bauchdecken zurückzuführen. Das konstitutionelle Moment wird besonders deutlich, wenn man berücksichtigt, daß Wandernieren bei Frauen unvergleichlich häufiger vorkommen, daß der leptosome Astheniker zu dieser Anomalie besonders disponiert und daß die Wanderniere oft Teilerscheinung einer Splanchnoptose (Enteroptose s. Bd. II, S. 231) ist. Die Häufigkeit der Wanderniere bei der Frau erklärt sich auch aus den schlaffen Bauchdecken nach Geburten. Traumen mögen selten ursächlich in Frage kommen.

Die Wanderniere wird in ihrer Bedeutung für subjektive Beschwerden in der Regel überschätzt. In der großen Mehrzahl der Fälle wird sie symptomlos getragen. Und wenn nicht wenige Kranke, insbesondere Frauen, mit der Diagnose Wanderniere von Arzt zu Arzt gehen, wenn bei diesen orthopädische Mieder mit entsprechenden Pelotten verordnet oder schließlich sogar die operative Fixierung der Niere versucht werden, so liegt zumeist eine Fehldiagnose vor. Es handelt sich in der Regel um Neurastheniker, bei welchen nervöse uncharakteristische Beschwerden vor Jahren irrtümlich auf eine Wanderniere bezogen wurden, wodurch die Neurose gezüchtet wurde. Nur in seltenen Ausnahmefällen ist die Wanderniere für Kreuzschmerzen oder auch für eine Nieren- oder Ureterkolik oder für eine Hydronephrose verantwortlich, wenn es durch die Tieflage der Niere zu einer Knickung des Ureters mit Harnstauung kam. In der Regel findet der Harn in dem auch stark geschlängelten Ureter kein Strömungshindernis; auch nur ausnahmsweise können eine Stieldrehung und Stielzerrung der Nieren Beschwerden auslösen.

Die Diagnose einer Wanderniere mit Beschwerden verlangt daher ein genauestes Eingehen in die Beschwerden und in die Persönlichkeit des Kranken, sie verlangt eine urologische Untersuchung, die eventuell Harnleiterknickung und sekundäre Hydronephrose nachweist. Die Diagnose der Wanderniere überhaupt, das heißt die Diagnose einer abnorm gelegenen und abnorm beweglichen Niere kann freilich auch am Krankenbett leicht gestellt werden, wenn man folgendes berücksichtigt: Die abnorm gelegene palpable Resistenz muß die Form, die Größe und die Konsistenz einer Niere haben. Dadurch, daß die Niere am Gefäßapparat hängt, pendelt sie an den oft längsgezogenen Gefäßen, oft medianwärts, ihre Achse liegt daher häufig schräg, wobei der mediane Kontur noch nach oben, der laterale mehr nach unten zu liegen kommt. Bei Nichtbeachtung dieser Verhältnisse kann der Eindruck eines Tumors erweckt werden, der in seiner Lage und Form nicht einer Niere entspricht. Am Krankenbett wird die Diagnose Wanderniere ferner leicht gesichert, — wenn man an sie nur denkt —, weil der verdächtige Tumor meist ohne Mühe in das Nierenbett reponiert werden kann. Es ist auch zu beachten, daß derartige Nieren nicht nur von unten nach oben und umgekehrt verschoben, daß sie vielmehr, wenn auch in geringem Ausmaß, weit median verlagert werden können; die palpierende Hand kann die Niere, zumal in Seitenlage des Patienten, unter mäßigen Schmerzen bis auf die Vorderfläche der Wirbelsäule verlagern. Selbstredend hat man auszuschließen, daß neben der fraglichen Resistenz eine Niere an normaler Stelle liegt. Im übrigen muß die Wanderniere alle Zeichen des retroperitonealen Tumors (Ballotement rénale s. S. 288 usw.) geben. Es empfiehlt sich, zumal bei schlaffen Bauchdecken, die Untersuchung im Liegen und auch im Stehen vorzunehmen, wobei die Nierensenkung manchmal noch deutlicher wird. Die Pyelographie wird schließlich an der Diagnose keinen Zweifel lassen; bei dieser soll gleichzeitig die Lage des palpierten Tumors durch ein schattengebendes Zeichen festgelegt werden, auf daß an der Identität des palpierten Tumors und der bei der Röntgenuntersuchung tiefliegenden Niere kein Zweifel bleibt. Die Diagnose der Wanderniere kann sich auch auf die alte Erfahrung stützen, daß längeres Palpieren des fraglichen Tumors zu einer Albuminurie oder zu einer Verstärkung einer bestehenden Albuminurie führt. Eine leichtere Albuminurie kann durch Stauung von vornherein vorliegen.

Es sei nochmals betont, daß Wandernieren gelegentlich Nierenkoliken, Hydronephrosen und deren Beschwerden durch Ureterknickung, Schmerzen durch

Stieldrehung, auch mesenteriale Beschwerden und damit Magen-Darmstörungen auslösen können, daß in der großen Mehrzahl der Fälle aber keine Beschwerden bestehen, bzw. daß zumeist neurasthenische und hysterische Klagen der Kranken irrtümlich auf eine Wanderniere bezogen werden.

Die Therapie hat diese nervösen Beschwerden oder zumindest eine fast immer vorhandene starke nervöse Komponente zu berücksichtigen. Die schlaffen Bauchdecken verlangen eine Kräftigung durch entsprechende Muskelübungen; der Kranke soll, wenn möglich, an Gewicht zunehmen. Nur ausnahmsweise greife man zum Mieder, zur Pelotte. Ein operativer Eingriff (Nephropexie) kommt nur selten und bei Ureterknickung mit Harnstauung in Frage.

Die *Zystenniere* kann in diesem Abschnitt deshalb behandelt werden, weil die Mehrzahl der Autoren sie zu den Mißbildungen rechnet; es muß allerdings bemerkt werden, daß ein entzündlicher Vorgang mit (fetaler) Nephrozirrhose und mit dadurch gegebener zystischer Entartung und daß auch eine neoplastische Pathogenese ursächlich in Frage kommen. Das hereditäre Moment, das familiäre Vorkommen läßt vor allem an ein Kystom, also an ein benignes Neoplasma denken.

Bei der Zystenniere sind meist beide Nieren polyzystisch verändert. Die Zysten haben verschiedene Größe, manche erreichen gelegentlich übermäßigen Umfang, selten ist die eine Niere fast nicht oder nicht, die andere schwer betroffen. Mit zunehmender zystischer Degeneration geht immer mehr Nierenparenchym zugrunde.

Die klinische Symptomatologie ist durch drei Erscheinungen gekennzeichnet: 1. Nierenblutungen, 2. palpable beiderseitige Nierentumoren und 3. langsam sich entwickelnde Erscheinungen einer Nephrozirrhose mit allen ihren Folgen. Die Nierenblutungen sind nicht selten das erste Zeichen, welches den Kranken zum Arzt führt, sie können sich in kürzeren oder längeren Intervallen wiederholen, sie können dem Endstadium viele Jahre vorangehen. Die Nierentumoren sind, wenn sie eine gewisse Größe erreichen, sehr charakteristisch und erlauben nicht selten frühzeitig durch den Palpationsbefund allein die Diagnose. In der Nierengegend beiderseits gelegene, mehr minder symmetrische, retroperitoneale Tumoren mit allen Zeichen derselben werden, zumal bei vielfach gebuckelter Oberfläche, zumindest die Vermutungsdiagnose auf Anhieb gestatten. Der Nachweis einer gleichartigen Veränderung der Leberoberfläche wird als eine Bestätigung gelten können, da zystische Degeneration von Leber und Niere nicht so selten gleichzeitig vorkommen. Die Diagnose wird durch das Pyelogramm sichergestellt: Wenn man auch annähernd normale Pyelogramme sehen kann, so findet man doch zumeist eine Ungleichheit der Form beider Nierenbecken, sie sind in die Länge gezogen und die großen Nierenkelche sind schwer deformiert, eingeengt, bogig begrenzt, langgezogen. Bei einseitigen Zystennieren wird der Palpationsbefund vorerst auf Tumor verdächtig sein, das mehr minder charakteristische Pyelogramm, das Fehlen der Allgemeinzeichen des malignen Tumors werden entscheiden können. Nach einem sehr langen Verlauf treten diese Nieren langsam in das Stadium der Niereninsuffizienz ein. Zumeist kommt es frühzeitig zur Hypertonie mit entsprechender Linkshypertrophie, nach Jahren werden die einschlägigen Untersuchungen eine Konzentrationsschwäche, schließlich eine Isothenurie, Zwangspolyurie, Oligurie, ein Ansteigen des Urea- und RN-Wertes und eine Vermehrung von Xanthoprotein und Indikan im Serum aufzeigen; der Kranke tritt in die stille Urämie ein, die zum Tode führt. Träger von Zystennieren erreichen meist kein hohes Alter, die Mehrzahl geht zwischen dem 40. und 50. Lebensjahr zugrunde, eine kürzere und viel längere Verlaufsdauer kommt freilich vor. Bei streng auf eine Niere beschränkter zystischer Degeneration kann der Kranke ein hohes Alter erreichen. Er ist nur durch die Hypertonie gefährdet, die sich auch in diesen Fällen einstellen kann (s. S. 231). Die Therapie muß sich auf die Behandlung der Niereninsuffizienz beschränken. Sicher einseitige Zystennieren mit der drohenden Hypertonie können mit Erfolg (Verhütung der renalen Hypertonie) exstirpiert werden.

C. Zirkulationsstörungen der Niere (Stauungsniere, Thrombose der Nierenvenen, Niereninfarkt).

Hinsichtlich der Stauungsniere ist dem in Bd. I, S. 42, Gesagten nichts hinzuzufügen. Nierenvenenthrombosen, häufig im Rahmen einer Cava inferior-Thrombose, äußern sich in Schmerzen, Hämaturie und Albuminurie, bei sehr raschem Verlauf kann es zur Infarzierung mit Nekrose der Niere kommen. Niereninfarkte müssen Erscheinungen nicht machen, es kann eine Mikrohämaturie, bei größerer Ausdehnung auch eine schwere Hämaturie auftreten. Ausgedehnte Infarzierungen können zu auch sehr heftigen, qualvollen Schmerzen und zu einem lokalen Ödem der Lumbalgegend Anlaß geben. Infarkte sind entweder auf Embolie oder Thrombose der Nierenarterien oder ihrer Äste zu beziehen. Es erübrigt sich, auf die diesbezüglichen Ursachen (Kompression, Tumoreinbruch, Arterienwandveränderung usw.) näher einzugehen. Hinsichtlich der embolischen Herdnephritis s. S. 277.

D. Tuberkulose der Nieren (Urogenitaltuberkulose).

Die Tuberkulose der Nieren und des Urogenitalapparates überhaupt gehört der Urologie zu, sie soll hier daher nur kurz behandelt werden. Es handelt sich bei der Nierentuberkulose — wenn wir von der miliaren Aussaat im Rahmen einer Miliartuberkulose absehen — um eine „organbeschränkte" Tuberkulose (Bd. I, S. 444), die hämatogen zustande kommt. Meist findet die Streuung aus kleinen Herden statt, in der Regel besteht also eine anders lokalisierte schwere Tuberkulose, etwa in den Lungen, nicht. Seinerzeit hatte man angenommen, daß die Nierentuberkulose durch eine aufsteigende Infektion aus den tiefen Harnwegen zustande käme; der gleichzeitige Befund einer Nierenbecken-, Ureter- und Blasentuberkulose ist aber, wie wir heute wissen, auf eine absteigende Infektion zu beziehen. Es können auch Hoden, Nebenhoden, Samenblase und Prostata im Rahmen der organbeschränkten Affektion des Urogenitaltraktes gleichzeitig befallen sein, eine Hodentuberkulose kann hierbei der Nierentuberkulose auch vorangehen, beide Lokalisationen kommen hiebei hämatogen zustande. Eine Streuung aus dem Hodenherd und eine sekundäre hämatogene Tuberkulose in der Niere ist freilich möglich. Häufig erkranken beide Nieren, wenn auch meist nicht gleichzeitig. Oft ist die eine Niere viel schwerer erkrankt als die andere. Die Nierenerkrankung beginnt im Mark, oft nahe der Papillenspitze, sie ist entweder eine käsig-kavernöse oder eine disseminierte tuberöse (knotige) Form. Die nahe der Papillenspitze gelegenen käsigen Herde erreichen meist bald das Nierenbecken, in das die Kaverne schließlich durchbricht. Von den Markteilen kann der Prozeß auf die Rinde übergreifen. Die Größe der Niere bleibt auch bei ausgedehnter Tuberkulose mehr minder normal. Die klinischen Erscheinungen einer noch auf die Niere allein beschränkten Tuberkulose sind meist relativ geringe und bestehen weniger in lokalen als in den Allgemeinzeichen, wie Fieber, Subfebrilität, Müdigkeit, Nachtschweiß, Abmagerung usw. Eine Mikrohämaturie, eine leichte Albuminurie und Zylindrurie können freilich frühzeitig auftreten. Schmerzen bestehen in der Regel nicht. Nur selten kommt es im Initialstadium zu einer starken Hämaturie. Beim Durchbruch einer Kaverne in das Nierenbecken kann durch Verlegung des Ureters mit dem bröckeligen Material eine Nierenkolik auftreten, der der Abgang (mit den üblichen Kulturmethoden sterilen) Eiters im Harn folgt; von dieser Zeit an wird im Harn ein eitriges Sediment gefunden. In diesem können mit Kultur nach LÖWENSTEIN und Tierversuch Tuberkelbazillen nachgewiesen werden. Der Befund säurefester Stäbchen im Ausstrich erlaubt beim Mann mit Hinblick auf die bekannten säurefesten Smegmabazillen noch keine sichere Diagnose.

Oft sind die ersten Zeichen, die auf die Urogenitaltuberkulose aufmerksam machen, die Reizerscheinungen der Harnblase. Es treten heftige zystitische Beschwerden auf dem Boden einer frischen Blasentuberkulose auf; zystoskopisch findet der Urologe veränderte Ureterenostien und eine frische Tuberkulose im Bereich des benachbarten Trigonums. Bei Fortschreiten der Blasentuberkulose tritt bald eine Pollakisurie auf, sie ist weniger auf die zystitische Reizung, sondern meist vorwiegend auf die beginnende tuberkulöse Schrumpfblase zurückzuführen. Der Urologe kann schon beim Auffüllen der Blase, auf Grund des geringen Fassungsvermögens, den Verdacht auf eine tuberkulöse Schrumpfblase aussprechen, noch ehe er zystoskopiert. Der zystoskopische Befund sichert die Diagnose. Der Befund einer gleichzeitigen Nebenhodenerkrankung, der bei rektaler Palpation geführte Nachweis der Miterkrankung der Samenblase, der Prostata und des Ductus deferens werden auch dem erfahrenen Praktiker bei der ersten Untersuchung die Wahrscheinlichkeitsdiagnose erlauben. Wegen der meist starken Miterkrankung der Ureteren, die durch den käsigen Wandprozeß oft zu mächtigen Schläuchen erweitert sind, ist eine Ureterensondierung nicht angezeigt. Eine Chromozystoskopie wird die Störung der Nierenfunktion und damit die ausgedehntere Miterkrankung der Niere erweisen.

Die einseitige Nierentuberkulose wird operiert; vor der Operation ist der, soweit möglich, sichere Nachweis zu führen, daß die zweite Niere gesund ist. Nach der Nierenexstirpation heilt eine leichte Ureteren- und Blasentuberkulose in der Regel aus. Bei Beidseitigkeit oder schwerer Tuberkulose der abführenden Harnwege sind die Allgemeinmaßnahmen wie bei einer Lungentuberkulose, eventuell die modernen Antibiotika (Streptomycin, Conteben, s. S. 521) zu empfehlen. Es ist zu betonen, daß auch eine beidseitige, sogar schwere Nierentuberkulose, nicht einen rasch tödlichen Verlauf nehmen muß. Unter der Allgemeintherapie kommt es nicht selten zu einem Ruhen des Prozesses, der fast einer Heilung gleichkommt. Freilich sind Rückfälle bei diesen Patienten sehr häufig und die schließliche Prognose muß als ungünstig bezeichnet werden. Bei einseitiger Nierentuberkulose ist der Patient durch die Nephrektomie geheilt. Er bleibt dennoch gefährdet, weil ein neuerlicher hämatogener Schub wahrscheinlich wieder zur Entwicklung einer (organbeschränkten!) Tuberkulose in der (zweiten) Niere führt. Etwa 50% der Fälle gehen wenige Jahre nach der Nephrektomie an der Nierentuberkulose der anderen Seite (allerdings oft auch im Rahmen einer sekundären Miliartuberkulose oder einer Meningitis tuberculosa) zugrunde.

E. Tumoren der Niere.

Die gutartigen Tumoren der Niere, Fibrome, Myxome, Angiome, Teratome, sind wegen ihrer zumeist geringen Größe und klinischen Symptomlosigkeit ohne Bedeutung. Kleine Angiome, in der Wand des Nierenbeckens gelegen, können allerdings zu schweren *idiopathischen Massenblutungen* (s. S. 215) führen.

Unter den bösartigen Geschwülsten der Niere sind die Hypernephrome, die aus versprengten Nebennierenkeimen hervorgehen, die häufigsten, ihnen folgen die Karzinome, die von den Harnkanälchen ausgehen, und schließlich die Sarkome. Die Hypernephrome (GRAWITZ-Tumoren) können lange Zeit auch gutartigen Charakter haben, früher oder später aber kommt es zur malignen Entartung; auch bei dieser wachsen sie oft relativ langsam und führen erst spät zu Metastasen. Hypernephrome metastasieren mit Vorliebe in die Lunge, die Knochen, auch in die Leber und die Lymphdrüsen. Karzinome und Hypernephrome treten zwischen dem 30. bis 70. Lebensjahr auf, Sarkome bevorzugen etwas jüngere Jahrgänge. Insbesondere bei primärem Lungen- und Bronchuskarzinom kann man auch metastatische, auch beiderseitige Nierentumoren beobachten.

Klinisch ist eine Unterscheidung zwischen Hypernephrom und Karzinom nicht möglich, wir fassen die Gesamtheit dieser Geschwülste klinisch-diagnostisch als Hypernephrome (oder auch Nierenkrebse) zusammen. Sehr rasches Wachstum beim jüngeren Individuum wird an das seltenere Nierensarkom denken lassen.

Die klinische Symptomatologie der Hypernephrome wird oft durch stärkere oder leichtere, in kürzeren oder längeren Intervallen auftretende Hämaturien eingeleitet. Kommt der Kranke der Blutung halber zum Arzt, so kann das Allgemeinbefinden noch sehr gut sein, auch wenn dieser bei der Untersuchung schon einen mächtigen Nierentumor nachweist. Die Differentialdiagnose des Tumors als eines retroperitonealen, wahrscheinlich von der Niere ausgehenden Tumors ist auf Grund der physikalischen Krankenuntersuchung im allgemeinen nicht schwierig und oft eindeutig. Auf die einzelnen Symptome, auf die zu achten ist, Ballotement rénale, Verschiebung des Colon ascendens oder descendens nach median zu, so daß in der Flanke eine absolute Dämpfung gefunden wird, geringe oder mangelnde respiratorische Verschieblichkeit, Möglichkeit, den Tumor in tiefer Inspiration von oben zu umfassen, das heißt von Leber oder Milz abzugrenzen und ihn in der Inspirationsstellung während der folgenden Exspiration zu fixieren usw. usw., muß hier im einzelnen nicht eingegangen werden, sie sind unter anderm bei der Differentialdiagnose der Gallenblasen- und Milztumoren ausführlich besprochen (s. Bd. II, S. 339, 522). Hier sei noch erwähnt, daß der einseitige harte, grobhöckerige Tumor die unmittelbare Vermutungsdiagnose Hypernephrom erlauben wird, wenn entweder Hämaturie, allgemeine Tumorzeichen, Abmagerung, vor allem die fast regelmäßige Anämie, auch Fieber usw. in diese Richtung weisen oder wenn der Tumor sich am oberen Nierenpol entwickelt hatte und daher am unteren Ende des Tumors der charakteristische Palpationsbefund des unteren Nierenpoles erhoben werden kann. Eine Hämaturie kann auch von einer Nierenkolik eingeleitet sein, dies ist der Fall, wenn Blutgerinnsel zu einer Verlegung der abführenden Harnwege geführt haben. Der Tumoreinbruch in das Nierenbecken kann auch ohne Blutung zu gleichen Schmerzanfällen Anlaß geben. Sistiert die schwere Blutung, so kann die meist weiterbestehende leichte Blutung mikroskopisch als Mikrohämaturie verfolgt werden. Eine erste Hämaturie, etwa im Alter von 40 Jahren aufgetreten, wird freilich auch bei völlig negativem Palpationsbefund, zumal bei Fehlen aller anderen Erscheinungen, auch an die Tumorätiologie denken und entsprechende Untersuchungen, vor allem eine Pyelographie durchführen lassen. Selten können frühzeitig Zeichen einer akuten Nephritis auftreten, die angeblich allergisch durch die Tumorzerfallsprodukte bedingt sein soll. Ebenso werden eine ungeklärte Anämie, besonders bei Mikrohämaturie, eine scheinbar unmotivierte Abmagerung und eine nicht geklärte Subfebrilität, zumal bei geringstem palpatorischem Verdacht diese Untersuchungen nahelegen. Gerade der Gesamteindruck, daß ein Tumor vorliege, und die Unmöglichkeit, ihn zu lokalisieren, lassen (neben einem Pankreasschwanzkarzinom) an das Hypernephrom denken. Zu erwähnen ist schließlich, daß beim Hypernephrom auch eine Mikrohämaturie fehlen kann, schließlich daß jeder, auch ein atypisch lokalisierter, retroperitonealer Tumor auf ein Hypernephrom verdächtig ist, solange dieses nicht durch eine Pyelographie, welche die normale Niere an anderer Stelle zeigt, ausgeschlossen wurde. Das Pyelogramm kann einen normalen Befund ergeben oder aber man sieht ein verzerrtes Nierenbecken mit lang ausgezogenen Kelchen, Ausbildung von Defekten und bei Einbruch des Tumors in die Kelche eine unregelmäßige Begrenzung derselben. Auch die Cystoskopie resp. Chromocystoskopie kann durch Nachweis einseitiger Blutung resp. einseitigen Funktionsausfalles einen Hinweis geben. Schließlich ist noch ein diagnostisch wertvolles Zeichen zu erwähnen: Eine einseitige Varikozele, die hier im Liegen und Stehen in gleicher Weise strotzend mit Blut gefüllt ist. Sie erklärt sich durch einen Einbruch des Tumors in die Nierenvene, zumal in die linke oder auch durch deren Kompression, wodurch es unmittelbar auch zur Stauung in der Vena spermatica und damit zur einseitigen Varikozele kommt; während die primären varikösen Veränderungen des Plexus pampiniformis im Liegen, mit Nachlassen der Stauung ihre strotzende Fülle sofort verlieren, persistiert die Varikozele bei anatomisch bedingter Zirkulationsstörung durch den Tumor auch im Liegen. Daß subfebrile Temperaturen oder auch hohes Fieber das Hypernephrom, zumal die Spätstadien, begleiten, erklärt sich daraus, daß der mächtig wachsende Tumor mit Blut nicht ausreichend versorgt ist und daß zentrale Nekrosen auftreten. Fieber oder Subfebrilität ungeklärter Genese lassen mich immer auch an das Hypernephrom denken. Stellt man Knochen oder Lungenmetastasen fest, ohne einen Primärtumor nachweisen zu können, so denke man jedenfalls auch an das okkulte Hypernephrom.

Die Therapie besteht nach Sicherstellung der guten Funktion der zweiten Niere in der Nephrektomie. Auch kindskopfgroße Tumoren können dem Chirurgen zur Operation noch zugewiesen werden, da Hypernephrome spät, oft auch erst lange Zeit nach einem Einbruch in die Venen, Metastasen setzen. Im übrigen ist sogar der Nachweis einer oder mehrerer Lungen- oder Knochenmetastasen — bei noch relativ gutem Allgemeinbefinden — keine unbedingte Kontraindikation gegen die Operation. Denn erstens können sich derartige vereinzelte Hypernephrommetastasen, wie eine eigene Erfahrung gezeigt hat, nach der Operation des Hypernephrom, wenn auch selten, spontan zurückbilden, zweitens sind sie gelegentlich einer Röntgenbestrahlung zugänglich und drittens wurden in vereinzelten Fällen isolierte Lungenmetastasen nach der Nephrektomie durch Lobektomie oder Pneumektomie mit Erfolg radikal operiert! Inoperable Tumoren werden röntgenbestrahlt, leider ohne viel Erfolg.

F. Erkrankungen der ableitenden Harnwege.

1. Sogenannte unspezifische Infekte der ableitenden Harnwege.
(Pyelitis, Zystitis, Bakteriurie, Urethritis.)

Als Erreger der sogenannten unspezifischen Harninfektionen kommen verschiedenartigste Keime in Frage. Am häufigsten begegnet man Koli- (Parakoli-, atypischen Koli-) Infektionen, aber auch Typhus- und Paratyphusbazillen, Bacillus faecalis alcaligenes, Bacillus lactis aërogenes, Protëus vulgaris, ferner Anaerobier und Streptokokken, Staphylokokken und Gonokokken kommen in Frage. Protëus, Strepto- und Staphylokokken zersetzen den Harnstoff zu kohlensaurem Ammonium und bedingen eine alkalische Reaktion des Harnes, bei den übrigen Infektionen ist der Harn sauer.

Die Infektion erfolgt meist aszendierend, selten (wie beim Typhus, manchmal auch bei Koliinfektionen) hämatogen und deszendierend. Die aszendierenden Infekte finden sich viel häufiger bei der Frau, bei der die kurze Urethra das Aszendieren der Keime besonders begünstigt. Der Prozentsatz der Frauen ist im Verhältnis zu dem der Männer unvergleichlich höher, in manchen Statistiken beträgt die Erkrankungsziffer der Frauen 95%. Während beim Mann eine Harnstauung bei Prostatahypertrophie oder unter anderem auch Steine zum Auftreten einer aszendierenden Zystitis oder Pyelitis fast immer Voraussetzung sind, finden sich die entzündlichen Affektionen der Harnwege bei Frauen oft ohne jede primäre Grundkrankheit. Eine leichte Verkühlung, eine Durchnässung, Kälte, oft kalte Füße allein bringen den Infekt zum Haften und führen zur Entzündung. Bei der Frau spielen bekanntlich auch die Menses (mit der Hyperämisierung des kleinen Beckens) und die Gravidität (mit Hyperämisierung und mit Stauung in den Ureteren) sowohl für eine Zystitis wie für eine Pyelitis eine prädisponierende Rolle: Alle entzündlichen Affektionen des weiblichen Genitales können sich übrigens in gleicher Weise auswirken. Eine Harnstauung wird auf jeden Fall bei Mann und Frau im gestauten Harn einen guten Boden für Bakterienwachstum abgeben, die Harnsteinkrankheit, die Prostatahypertrophie usw. werden daher durch eine Zystitis oder Pyelitis häufig kompliziert.

Zu den aszendierenden Infektionen muß auch die Zystitis nach Katheterisierung gezählt werden, bei welcher mit dem Instrument Keime in die bis dahin sterile Blase gebracht werden. Zystitiden und Pyelitiden müssen schließlich nicht immer eine bakterielle Ätiologie haben, auch toxische Substanzen, wie Urotropin oder Terpentinöl, können aseptische Entzündungen der Harnwege auslösen. Viel diskutiert wurden seinerzeit die hämatogenen Pyelitiden, die vom Dickdarm ihren Ausgang nehmen. Sie wurden seinerzeit, wahrscheinlich irrtümlich, bei Schwangerschaftspyelitiden regelmäßig angenommen.

Wir unterscheiden eine Pyelitis, die Erkrankung des Nierenbeckens, eine Zystitis, die Erkrankung der Harnblase, und eine Zystopyelitis, eine Unterscheidung, die allerdings nicht immer streng durchzuführen ist. Die aszendierende Infektion kann schließlich auch die Niere betreffen (Zysto-Pyelo-Nephritis).

Die *klinische Symptomatologie der akuten Pyelitis* ist mehr durch Allgemeinerscheinungen als durch lokale Zeichen ausgezeichnet. In der Regel besteht Fieber. Es muß nicht bestehen und die Fieberkurve kann verschiedenartigen Verlauf nehmen. Meist bestehen, wenigstens in den ersten Tagen, Temperaturen zwischen 38 und 39°, die Krankheit kann aber von Anbeginn subfebril verlaufen oder es können auch durch lange Zeit septische Temperaturen oder sogar eine Kontinua bestehen. Zumal bei hohen Temperaturen ist das Allgemeinbefinden meist stark gestört. Bei septischen Temperaturen macht der Kranke einen septischen Eindruck; es handelt sich in diesen Fällen um eine Sepsis mit dem Sepsisherd im Nierenbecken, um eine sogenannte Urosepsis (s. S. 433). Speziell die Fälle mit Kontinua können mit ihrer Benommenheit, Abgeschlagenheit, Anorexie, Schlaflosigkeit, mit leichten deliranten Zuständen des Nachts und mit der strohtrockenen Zunge einen typhösen Eindruck machen; man spricht von einem Urotyphus. Die Ähnlichkeit mit einem Typhus abdominalis kann um so größer sein, als eine Leukozytose, die bei leichteren Fällen fast immer fehlt, auch in diesen schweren Fällen fehlen kann. Die Diagnose der Pyelitis wird hier um so schwieriger, wenn die Harnwegeinfektion nicht gleichzeitig zystitische und vor allem auch lokale Nierenbeckenbeschwerden macht. Daß die aszendierende Pyelitis meist mit zystitischen Beschwerden einsetzt oder mit ihnen einhergeht, versteht sich ebenso, wie daß eine deszendierende Infektion der Harnwege meist auch unter zystitischen Komplikationen verläuft; war der Harn bei der Zystitis durch Bakterien, Leukozyten und Epithelien schon trübe, so nimmt die Dichte der Trübung des Harnes bei Hinzutreten der Pyelitis noch stärkere Grade an. Im stehenden Harn kann sich auch dicker Eiter absetzen. Die lokalen subjektiven Erscheinungen der Pyelitis können sich vor allem in Schmerzen äußern, wobei alle Übergänge vom schweren Nierenkolikschmerz, bzw. von der Nierenkolik überhaupt bis zu nur leichten dumpfen Dauerschmerzen beobachtet werden. Diese Nierenkoliken entsprechen völlig den Koliken, wie sie als Nierensteinkoliken bekannt sind, ohne daß jedoch ein Stein vorhanden wäre, sie sind hier nur durch die Infektzeichen kompliziert. Hinsichtlich der Symptomatologie der Nierenkolikschmerzen, ihrer Lokalisation, Ausstrahlung, ihres Charakters usw. sei auf die Ausführungen bei der Nephrolithiasis verwiesen, hier sei nur betont, daß das klinische Bild in schweren Fällen peritonitischen Charakter annehmen kann; es kommt zu einer brettharten Spannung der Bauchdecken, zumindest der kranken Seite, zu Erbrechen usw. Ein reflektorisch ausgelöster Meteorismus begleitet die Pyelitis häufig. Diagnostisch wichtig ist die Succussio renalis (Schmerzen bei leichtem oder stärkerem Beklopfen der Lumbalgegend mit der Faust oder besser mit der Ulnarseite der Hand).

Der Übergang zur (Zysto-) *Pyelo-Nephritis* kann leicht übersehen werden, manifestiert sich diese aszendierende interstitielle Nephritis doch nicht in allgemeinen Nierensymptomen, wie Ödemen oder Hochdruck, sondern ausschließlich in einer Verstärkung der Albuminurie, in Zylindrurie und meist vor allem im septischen Charakter der Krankheit. Die interstitielle Nephritis kann auch zur Insuffizienz und zum Nierentod führen (pyelitische Schrumpfniere). Hierbei fehlt meist die Blutdrucksteigerung sehr lange oder dauernd, der Reststickstoff steigt langsam an und es kommt schon ziemlich frühzeitig zu einer Zwangspolyurie mit Isosthenurie. Schwere Fälle führen zur abszedierenden interstitiellen Nierenentzündung, die unter dem Bilde einer Urosepsis einhergeht und dann vielfach letal verläuft.

Es hat häufig den Anschein, daß die akute Pyelitis ausheilt, dennoch hält der Infekt weiter an und führt bei geringen Anlässen (s. oben) und auch ohne diese zu Rezidiven. Oft nimmt erst das Rezidiv den geschilderten schweren Verlauf. In anderen Fällen schwinden nach der akuten Phase der Krankheit alle Entzündungserscheinungen, der Harn wird klar, schließlich sind auch im Sediment Leukozyten und Epithelien nicht mehr zu finden, der Harn aber bleibt infiziert. Diese *Bakteriurie* bei Fehlen einer Entzündung der ableitenden Harnwege kann auch primär auftreten, sie muß nicht zur Entzündung führen, es kommt daher nicht zu Krankheitserscheinungen (s. Infektionskrankheiten, S. 457).

Die Pyelitis gibt im allgemeinen eine gute Prognose, wenn wir von den schweren uroseptischen Fällen absehen. Die Neigung zur Chronizität aber bzw. zu Rezidiven wurde bereits erwähnt. Die Pyelitis, insbesondere die ascendierende Pyelonephritis kann zur Paranephritis bzw. zum *paranephritischen Abszeß* führen. Dieser kann auch als hämatogene Metastase bei Anginen, Furunkulosen, Panaritien und anderen Eiterungen auftreten. Der Krankheitsbeginn ist meist uncharakteristisch mit subfebrilen Temperaturen bis zu hohem septischem Fieber. Es besteht ein dumpfer, geringfügiger, oft aber auch sehr heftiger Schmerz in der Nierengegend. Er kann in seltenen Fällen vollkommen fehlen. Allmählich bildet sich paravertebral in der Nierengegend eine Vorwölbung aus, die Haut wird in diesem Bereich ödematös. Im Harn kann jeder pathologische Befund fehlen oder es finden sich Eiweiß, Leukozyten und Erythrozyten. Im Blut besteht meist eine Leukozytose mit Linksverschiebung. Manchmal kann sich an der erkrankten Seite per continuitatem eine Pleuritis oder ein Empyem ausbilden.

Das Zwerchfell ist meist schlecht verschieblich. Selten kann sich der Eiter entlang des Psoas nach abwärts senken und im Bereich der Leistenbeuge zum Vorschein kommen. Die Differentialdiagnose gegen einen subphrenischen Abszeß ist schwierig; die Unterscheidung ist oft auch problematischer Natur. Die kaudalere Lage und die Kenntnis des Ausgangspunktes wird die Diagnose ermöglichen. Sie kann durch die Probepunktion gesichert werden. Die Therapie besteht anfangs in Antibioticis, wenn jedoch die eitrige Einschmelzung nicht verhindert werden kann, so ist sie chirurgisch (s. auch hinsichtlich Symptomatologie subphrenischer Abszesse Bd. II, S. 387).

Die *Therapie der Pyelitis* (und der Zystitis) muß vorerst in Bettruhe, Wärmeapplikation und reichlicher Flüssigkeitszufuhr bestehen. Es empfiehlt sich ferner eine „Schaukeltherapie", die den Harn für einige Tage sauer, für folgende Tage wieder alkalisch macht. Die Ansäuerung erzielt man mit Salmiak (Ammoniumchlorid), am besten in Form von Gelamontabletten à 0,4 Ammonchlorid (zwei Tage 6, am dritten Tag 9 Tabletten mit saurer Kost und wenig Flüssigkeit), hierauf folgt die Alkalisierung (drei Tage lang 20 bis 30 g Natr. bicarbonic. oder Kal. citricum). Zur Ansäuerung können auch Mandelsäurepräparate verwendet werden. Nach Abklingen der akuten Erscheinungen gibt man reichlich alkalische Wässer (Fachinger, Wildungen usw.). Medikamentös hat man früher regelmäßig im sauren Harn Formaldehyd abspaltende Medikamente gegeben (Urotropin, Hexal, Borovertin, Salol, Amphotropin usw. 2 bis 3 g täglich in Tabletten). Cylotropin und Amphotropin eignen sich auch zur intravenösen Verabfolgung. Zu hohe Urotropindosen können zumal bei bestimmten Patienten Reizerscheinungen der Harnwege bis zur Hämaturie auslösen. Diese und andere Medikamente (Trypaflavin, Salvarsan usw.) sind durch die Sulfonamide (Sulfathiazole wie Eleudron oder Cibazol, besonders Badional und Supronal im Sulfonamidstoß s. Bd. I, S. 414) übertroffen worden; sie sind allerdings auch nicht verläßlich, sie versagen vor allem bei einmal chronischen Infekten zumeist. Penicillin kann nur versucht werden, wenn keine Coli-Infektion vorliegt; in diesen Fällen ist Streptomycin und Aureomycin zu versuchen. Die Spülbehandlung des Nierenbeckens mit Ureteren-Sondierung ist Sache der Urologen. Der Stuhl muß geregelt sein. Nach erfolgreicher Behandlung hat sich der Patient vor Erkältungen, Verkühlungen, Kälteeinwirkungen zu schützen. Eine etwaige Behinderung des Harnabflusses verlangt unter Umständen chirurgische Therapie.

Die selbständige oder auch die die Pyelitis komplizierende *Zystitis* ist vornehmlich durch eine Strangurie gekennzeichnet: Häufiger Harndrang mit Entleerung oft nur weniger Tropfen Harnes unter gleichzeitigen brennenden oder krampfartigen, oft heftigen Schmerzen der Blase, die in die Harnröhre ausstrahlen können. Der Harn wird gleichzeitig trüb, im Sediment finden sich neben Bakterien reichlich Eiterzellen und desquamierte Epithelien, zum Teil in Verbänden. Auch die selbständige Zystitis (ohne Pyelitis) kann, zumal anfangs, hoch fiebern. Zystitiden neigen sehr zu Rezidiven oder auch zur Chronizität. Freilich kann der anhaltend etwa mit Zellen und Zelldetritus trübe Harn durch Jahre oder für immer das einzige manifeste Zeichen der chronischen Zystitis sein, so daß man klinisch von einer (Defekt-) Heilung sprechen könnte. Die Therapie der Zystitis ist die gleiche wie die der Pyelitis (s. oben). In schweren Fällen werden Blasenspülungen mit Bor- oder $^1/_2^0/_{00}$iger Silbernitratlösung, Targesin 2 bis 5% versucht werden. Bei Blasentenesmen gibt man Zäpfchen mit Extr. Belladonnae 0,03 und Opii pulv. 0,02, bei starken Schmerzen beim Harnlassen Pyramidon, Veramon, Inalgon, Eukodal, Heptadon, usw. (im übrigen s. die urologischen Lehrbücher).

2. Hydro- und Pyonephrose.

Hydronephrose. Durch Abflußbehinderung des Harnes in den ableitenden Harnwegen, Ureter, Blase oder Urethra, kommt es infolge der Harnstauung im Nierenbecken zu dessen Erweiterung. Der Druck des im Nierenbecken sich ansammelnden Harnes führt zur Atrophie des Nierenparenchyms, zur Abflachung und sogar Aushöhlung der Nierenpapillen, später zum langsam zunehmenden Schwund des Nierenparenchyms mit Niereninsuffizienz. Das Nierenbecken bildet schließlich einen großen Sack (Sackniere), dessen eine Wand von dem Nierenrest gebildet wird, der aus Bindegewebe mit eingestreuten, mikroskopisch auffindbaren Nierenparenchymresten besteht. Die Hydronephrose kann ein- oder doppelseitig sein. Doppelseitige Hydronephrosen haben ihre Ursache in Abflußbehinderungen des Harnes in der Blase (durch Prostatahypertrophie oder Blasenkarzinome, selten durch Steine) und in der Harnröhre (durch Strikturen aller Art), die einseitige Hydronephrose beruht auf einem Hindernis in einem Ureter oder am Nierenbeckenausgang: Ureter-Nierenbeckenstein, ferner Einscheidung, Kompression und Durchwachsung eines Ureters durch Entzündungen aller Art oder durch maligne Tumoren, Abknickung des Ureters bei Wanderniere oder schließlich — und dies ist die häufigste Ursache und man kann sie immer annehmen, wenn eine greifbare Ursache für die Hydronephrose nicht vorliegt — die akzessorische Nierenarterie, welche den obersten Anteil des Ureters kreuzt und diesen gleichzeitig abklemmt. Die einseitigen Hydronephrosen sind häufiger als die doppelseitigen und akzessorische Nierenarterien und Nierensteine überwiegen in der Ätiologie vor allen anderen Ursachen bei weitem. Bei Harnleiternickungen, ebenso wie bei Nierenbecken- und Harnleitersteinen kann der Abfluß zeitweise wieder freigegeben sein (intermittierende Hydronephrose). Paresen der Blasenmuskulatur bei Tabes, Myelitiden usw. führen auch zu beiderseitigen, schließlich manchmal auch tödlichen Hydronephrosen.

Klinische Symptomatologie. Wenn das Abflußhindernis als solches, etwa der Nierenstein, keine Erscheinungen macht, so entwickelt sich die Hydronephrose meist allmählich, und zwar symptomlos. Der bis zu Kindskopfgröße sich vergrößernde Nierentumor kann freilich früher oder später zu Druckerscheinungen oder dumpfen Druckschmerzen in der Nierengegend Anlaß geben und den Kranken zum Arzt führen. Die Resistenz kann bei entsprechender Größe und Lage der Hydronephrose palpatorisch nachgewiesen werden, sie kann auf Grund ihrer retroperitonealen Lage, des Ballotement rénale, der Dämpfung in der seitlichen Lumbalgegend, ihrer geringen respiratorischen Verschieblichkeit, ihrer prallelastischen Konsistenz usw. leicht als der Niere angehörend erkannt werden. Röntgenologisch ersieht man, besser bei der retrograden als bei der intravenösen Pyelographie, oft mächtig erweiterte, plumpe Nierenbecken und Kelche. Beim intravenösen Pyelogramm sind die Becken oft sehr undeutlich und unvollkommen dargestellt. Der Urologe kann durch die einfache Ureterensondierung auch ohne Pyelographie die Diagnose mit Sicherheit im Augenblick erstellen: Während der Harn unter physiologischen Verhältnissen aus dem Nierenbecken in bestimmter Tropfenfolge periodisch abgegeben wird, entleert sich der hydronephrotische Sack, der eine rhythmische Entleerungsfunktion nicht mehr kennt, in rascher und kontinuierlicher Tropfenfolge. Der vorerst palpierte Tumor verschwindet durch Ureterensondierung und Entleerung des hydronephrotischen Sackes. Mit zunehmendem Schwund des Nierenparenchyms zeigen die Funktionsproben die Niereninsuffizienz. Beiderseitiger Nierenparenchymschwund endet in Urämie.

Meist ist die Therapie eine chirurgische. Eine Wanderniere mit Knickung des Ureters kann man mit nicht viel Aussicht auf Erfolg mit einem entsprechenden Mieder zu behandeln versuchen. Die eingetretene Niereninsuffizienz ist nach den üblichen Regeln zu behandeln. Im allgemeinen ist die Therapie Sache des Urologen, der auch entscheidet, ob der Grad der Ausweitung des Nierenbeckens eine Operation erfordert, ob versucht werden soll, das Nierenbecken operativ zu verkleinern usw.

Pyonephrose. Eine sekundäre, aszendierende oder hämatogene Harnweginfektion kann im gestauten Nierenbecken die Hydronephrose in eine Pyonephrose verwandeln. In dem stagnierenden Harn finden die Keime besonders günstige Ansiedlungs- und Vermehrungsverhältnisse, es kommt zur sekundären Entzündung, zur Eiterung, zur Pyonephrose. Diese kann sich auch aus einer primären Pyelitis entwickeln, wenn durch Schwellung, eingedickten Eiter oder insbesondere durch sekundäre Steinbildung der Harnabfluß aus dem Nierenbecken erschwert wird oder der Abfluß mehr minder stagniert. Pyonephrosen sind meist infizierte Steinnieren. Nierenbeckenstauung ist immer Voraussetzung, Nierensteine sind zumeist die primäre Ursache der Pyonephrose.

Klinische Symptomatologie. Sistiert der Harn- oder Eiterabfluß aus dem Nierenbecken nicht vollständig, so kann sich die schwere Eiterung unter Umständen nur in einer Pyurie äußern, der Kranke muß keine sonstigen Symptome haben. Freilich können alle Beschwerden einer Pyelitis frühzeitig auftreten, von einfachen Druckschmerzen bis zu Nierenkoliken, von erhöhten Temperaturen bis zu allen Erscheinungen der schweren Urosepsis. Insbesondere dann, wenn der Eiterabfluß aus dem Nierenbecken gestört ist, können sich — bei Klärung des Harnes (!) — Beschwerden und infektiös-toxische bis septische Zeichen, Fieber, Schüttelfröste usw. einstellen. Die physikalische Untersuchung ergibt den gleichen Befund wie bei der Hydronephrose, der Nierensack ist aber meist druck- und klopfempfindlich, bei der Succussio renalis gibt der Kranke heftige Schmerzen an.

Die Diagnose stützt sich auf die Pyurie, den Eiterabgang aus nur einem Ureter bei Zystoskopie bzw. Ureterenkatheterismus und schließlich auf den Nachweis der Nierenbeckenerweiterung durch Pyelographie oder urologische Untersuchung, wie dies bei der Hydronephrose geschildert wurde.

Die Therapie ist eine chirurgische. Bei guter Funktion der zweiten Niere ist bei hochgradiger Pyonephrose die Nephrektomie angezeigt. Ist das Nierenbecken noch nicht stark erweitert und finden sich, wie zumeist, Nierensteine, so können diese mit einer Pyelotomie entfernt werden und man kann hoffen, daß nach Schaffung des freien Harnabflusses und durch eine nun einsetzende Behandlung der Pyelitis (s. oben) eine schließliche Heilung mit Erhaltung der Niere erzielt werden kann.

3. Nierensteinkrankheit (Nephrolithiasis).

Unter Harn- (Nieren-, Ureter-, Blasen-) Steinen verstehen wir, wie der Name sagt, steinähnliche Gebilde, die vorwiegend aus Harnkristalloiden zusammengesetzt sind und in Form, Größe, chemischer und physikalischer Beschaffenheit außerordentlich variieren. Neben diesen harten, steinähnlichen Gebilden gibt es noch sehr seltene, weiche, meist multiple, oft lamellärgeschichtete „*Bakterien- oder Eiweißsteine*", die keine oder nur wenig kristalloide Körnchen enthalten.

Ätiologie und Pathogenese der Harnsteine sind wenigstens in ihren Details nicht geklärt. Die Steinkrankheit ist in verschiedenen Ländern verschieden häufig, ohne daß für diese Verschiedenheit bestimmte Gründe hätten erfaßt werden können. Klima, Boden-, Wasserbeschaffenheit, Ernährung, Heredität, Rasse und Geschlecht scheinen keine Bedeutung zu haben. Auffällig ist das starke Befallensein der Kinder, vielleicht auch der ärmeren Bevölkerungsschichten, welch letzteres aber nicht Eindruck aller Kliniker ist.

Die Verschiedenheit der Steine in chemischer Hinsicht — vorwiegend aus Harnsäure bzw. harnsauren Salzen, oxalsaurem Kalk, phosphorsaurem Kalk, phosphorsaurem Ammoniakmagnesia (Tripelphosphat), seltener Zystin oder Xanthin und anderen Substanzen zusammengesetzt — läßt bei der Lithiasis an eine Stoffwechselstörung mit übermäßiger Ausscheidung eines dieser Stoffe im Harn denken, einer überschüssigen Ausscheidung, die zur Ausfällung der Stoffe und damit zur Steinbildung im Harn führt. Man sprach in diesem Sinne von einer Steindiathese, ein Begriff, der aber mehr hypothetischer als exakt wissenschaftlicher Natur ist. Denn die uratische Diathese, die Gicht, oder eine stärkere Uratausscheidung im Harn geht keineswegs auch nur häufig, geschweige denn immer mit einer Uratharnsteinbildung einher, die Oxalurie, die sicher eine Stoffwechselstörung darstellt und als Diathese bezeichnet werden könnte, führt ebensowenig zum Auftreten des Oxalatsteines, auch die Phosphaturie (s. S. 172), wie sie bei Neurasthenikern oft beobachtet wird, führt in der Regel nicht zum Phosphatstein. Auf diese Fragen kann im Detail nicht eingegangen werden, die Diathesenlehre hat jedenfalls in der Erklärung der Ätiologie des Harnsteines im Stich gelassen, zumindest kennen wir diesbezüglich nicht ausreichend gesicherte Tatsachen.

Relativ neu sind unsere Kenntnisse über die Beziehungen der Nebenschilddrüsen bzw. eines Hyperparathyreoidismus zu Nierensteinen (s. S. 72); die klinisch zweifellos sichergestellte Tatsache der Häufigkeit von Nierensteinen beim Morbus Recklinghausen, der Nachweis eines latenten Hyperparathyreoidismus bei einer relativ großen Zahl von Steinträgern scheinen doch wieder die Annahme zu gestatten, daß eine inkretorisch bedingte Störung des Mineralhaushaltes die Steinentstehung zumindest in gewissen Fällen ermöglicht.

Schließlich muß noch betont werden, daß die Harnsteine auch ein Eiweißgerüst haben, welches den Zusammenhalt des Gebildes zum Stein erst ermöglicht. Und hier mag für die Bildung dieser organischen Substanzen sicher eine Entzündung (der „steinbildende Katarrh") mitspielen, sicher ist auch, daß organische Krümel den organischen Kern eines Steines abgeben können, eine Entzündung im anatomischen oder klinischen Sinn scheint aber bei der Steinbildung nicht obligatorische Voraussetzung. Eine organische kolloidale Substanz spielt bei der Entwicklung zumindest des Primärsteines eine Rolle, welcher Art und welchen Ursprunges sie ist, ist nicht entschieden.

Klinische Symptomatologie. Die Symptomatik der Nierensteinkrankheit ist naturgemäß verschieden, je nachdem ob eine blande, aseptische oder infizierte Steinkrankheit vorliegt, ob die Steinkrankheit zur Hydro- oder Pyonephrose geführt hat und ob bei dieser schließlich sogar Niereninsuffizienzerscheinungen aufgetreten waren. Die einfache unkomplizierte Steinkrankheit ist dann' symptomatologisch mit den Erscheinungen der Pyelitis, Hydronephrose oder Pyonephrose und der Niereninsuffizienz vergesellschaftet.

Die Nierensteine können symptomlos und beschwerdefrei verlaufen. Sie können zu Dauerbeschwerden Anlaß geben; dies ist aber ungewöhnlich: Druckschmerzen in der Nierengegend, vielleicht Neigung zu Meteorismus als reflektorischer Erscheinung. Zumeist begegnet man dem Stein anläßlich einer blanden Nierenkolik.

Die *Nierenkolik* setzt aus heiterem Himmel plötzlich ein. Der Kranke empfindet — manchmal auch nach vorangehendem Druck in der Nierengegend — am Rücken in der Höhe der Niere einen heftigen krampfartigen Schmerz, der in den charakteristischen Fällen von hinten nach vorne unten gegen die Blase zu ausstrahlt. Der Kranke kann oft mit Sicherheit angeben, daß der Krampf in die Blase einmündet, zumeist hat er auch vermehrten Harndrang. Oft geben Männer an, daß der Schmerz bis in die Penisspitze strahlt oder daß er im Rücken und gleichzeitig ohne wesentliche Ausstrahlung in der Penisspitze lokalisiert sei. Es kommt meist zu Üblichkeit, Brechreiz oder auch zu Erbrechen. In schweren Fällen entwickelt sich ein peritonitisches Bild mit Schockerscheinungen. Dieser Anfall kann stundenlang ohne Unterbrechung andauern, er klingt langsam ab und in aseptischen Fällen tritt dann Wohlbefinden ein. Das Kardinalsymptom, der Schmerz, kann allerdings auch atypische Lokalisation und Ausstrahlung zeigen; er kann seinen Hauptsitz nicht hinten, sondern vorne im Mittelbauch haben, er kann sogar gegen den Unterbauch zu lokalisiert sein, wobei es sich allerdings in der Regel um einen Ureterstein handelt, er zeigt ferner manchmal, im Rücken lokalisiert, keinerlei Ausstrahlung oder eine Ausstrahlung in den Hoden. Die schwere Schmerzattacke kann von Frösteln begleitet sein, auch wenn der Anfall aseptischer Natur ist.

Die objektive Untersuchung ergibt im Anfall oft keinen bemerkenswerten Befund. Eine Succussio renalis kann mit Schmerzen beantwortet werden, die Succussio renalis kann auch einige Tage empfindlich bleiben, wenn der Anfall abgeklungen ist. Die Niere erweist sich im Gegensatz zu ihrer Empfindlichkeit bei Erschütterung durch die lumbale Succussio auf Druck, bei einer Palpation vom Abdomen her, in der Regel als unempfindlich. Häufig stellt man in und nach dem Anfall eine abnorme Druckempfindlichkeit des Hodens der Seite fest, an der der Anfall sich abspielt oder abspielte. Oft stellt der Arzt ferner eine stärkere Bauchdeckenspannung auf der Seite des Anfalles fest, eine peritoneale Reizerscheinung, die in anderen, selteneren Fällen zum Bilde der akuten Peritonitis mit brettharter Spannung der Bauchdecken mit Schockerscheinungen usw. führen kann.

Mit dem Abklingen des Anfalles setzt nicht selten eine Polyurie eines fast wasserklaren Harnes ein, im Anfall besteht — auch ohne Infekt — eine Pollakisurie, offenbar durch reflektorische Reizung der Blase. Oft entleert der Kranke jeweils nur einige Tropfen Harnes, ähnlich wie bei einer akuten Zystitis. Es ist übrigens nicht ungewöhnlich, daß eine Nierenkolik einer Seite zu einer reflektorischen Anurie auch der anderen Seite führt.

Im Anfall und vor allem nach dem Anfall ist eine Mikrohämaturie das am meisten beweisende objektive Zeichen der Nephrolithiasis. Es ist insbesondere der Befund von roten Blutkörperchen im Harnsediment allein, ohne gleichzeitigen Befund von Leukozyten und Epithelien, der im Sinne der Nephrolithiasis spricht. Stärkere Harnblutungen sind während oder außerhalb der Nierenkolik bei Nephrolithiasis die große Ausnahme. Die Mikrohämaturie ist die Regel.

Hydro- und Pyonephrose können entsprechende Palpationsbefunde ergeben. Sehr große Steine können unter Umständen als solche palpiert werden, ganz selten kann man bei der Palpation ein Krepitieren der aneinanderreibenden Steine nachweisen. Der Urologe kann bei der Ureterensondierung im Ureter oder auch erst im Nierenbecken auf den harten Widerstand der Steine stoßen, dieser Befund wird aber nur in Ausnahmefällen überzeugend sein. Oft wird der Röntgenbefund durch den Nachweis des Steinschattens im Bereich der abführenden Harnwege entscheiden, zumal wenn eine Pyelographie mit schattengebendem Katheter oder mit Kontrastfüllung der Harnwege durchgeführt wird und der gesehene verdächtige Schatten mit Sicherheit in die ableitenden Harnwege (Nierenbecken, Ureter) lokalisiert werden kann.

Die Differentialdiagnose hat bei Nierenkoliken die verschiedenen Ursachen einer solchen (Stein, Tumoreinbruch, Blutung in das Nierenbecken, Nierentuberkulose, Pyelitis usw.) und bei Koliken der rechten Seite vor allem Gallenkoliken und Appendixkoliken bzw. eine akute Appendizitis auszuschließen. Auch Pankreaskoliken, Kolo- und Gastrospasmen sind differentialdiagnostisch in Erwägung zu ziehen. Nach Abklingen der stürmischen Phänomene werden oft die objektiven Befunde an Gallenblase, Appendix usw. entscheiden lassen. Der Nachweis der Hämaturie wird bei Berücksichtigung der Symptomatologie der genannten Krankheiten von großer diagnostischer Bedeutung sein. Der positive Röntgenbefund wird entscheiden. Die Pyelographie zeigt auch auf, ob die Steinkrankheit zu einer sekundären Hydronephrose geführt hat, ein für die Frage der Operation wichtiger Befund. Bei Beurteilung von Röntgenbildern ist zu berücksichtigen, daß Verkalkungen in Lymphdrüsen, Schatten des Darminhaltes und Phlebolithen analoge Bilder liefern können. Der schattengebende Ureterenkatheter und die Pyelographie werden die Lokalisation des Schattens in den Harnwegen und damit den Harnstein in der Regel sicherstellen.

Die *Therapie* ist eine chirurgische, wenn die Steine zur Hydronephrose geführt haben, wenn eine eitrige Pyelitis sich aufpfropft oder auch wenn Nierenkoliken sich trotz Behandlung häufen.

Die interne Therapie bezieht sich auf die der Anfälle und die des Intervalles. Im Anfall empfehlen sich Bettruhe, Nahrungsbeschränkung, Darmentleerung mit Klysma und als erste Maßnahme bei sehr starken Schmerzen eine Injektion eines Alkaloids in Kombination mit Atropin und Papaverin. In leichteren Fällen reichen auch Atropin und Papaverin aus. Insbesondere bei rezidivierenden Anfällen, zumal wenn sie erfahrungsgemäß lange dauern, sei zu Heptadon-Injektionen geraten, ehe man zum Morphium greift, da nach längerer Heptadon-Medikation keine Abstinenzerscheinungen beim Absetzen auftreten. Hatte man mit diesen Mitteln keinen Erfolg, so kann schließlich eine intravenöse Injektion von Pituitrin (1 ccm) gegeben werden. Nach Abklingen des Krampfanfalles versucht man, das spezifische Gewicht des Harnes niederzuhalten und die Harnwege durch große Harnmengen durchzuspülen, um ein Ausfallen von Kristalloiden zu verhüten und kleine Konkremente herauszuschaffen. Immer noch ist beim Nachweis oder beim Verdacht des Vorliegens kleiner Konkremente die Glyzerinkur in Übung, die den Abgang der Steine bezweckt. Wie diese Kur wirkt, ist unklar, jedenfalls geben immer wieder namhafte Autoren an, mit dieser Kur als Steinabtreibungsmaßnahme Erfolg gehabt zu haben. Wir selbst haben Überzeugendes allerdings nie gesehen. Die Glyzerinkur wird so durchgeführt, daß der Kranke an etwa drei bis vier aufeinanderfolgenden Tagen morgens nüchtern 60 bis 70 ccm Glyzerin mit einem Viertelliter Wasser und mit Zitronensaft trinkt. Ureterenspasmen werden vorher durch Atropin oder Belladonna zu beseitigen versucht. Darnach appliziert man auf die Nieren-Lendengegend heiße Packungen und der Kranke trinkt noch 1 Liter Lindenblütentee oder (destilliertes) Wasser. Die Kur kann nach zwei Wochen wiederholt werden. Eine Trinkkur mit erdigen Säuerlingen soll den Abschluß der Behandlung darstellen, in der der Kranke mehrere Liter Flüssigkeit im Tag zu sich nimmt.

Hinsichtlich der Diätbehandlung gehen die Anschauungen auseinander. Während die einen Autoren, deren Beispiel wir selbst folgen, nur zu einer gemischten Nahrung bei reichlicher Flüssigkeitszufuhr raten, um eine stärkere Anreicherung des Harnes mit bestimmten Kristalloiden zu verhindern, so empfehlen andere bestimmte Diäten, und zwar abhängig von der vermuteten Zusammensetzung der Steine. Diese kann aus der Natur bereits abgegangener kleiner Konkremente oder aus dem Harnsedimentbefund erschlossen werden, der vorwiegend Oxalate, Urate oder phosphorsaure Ammoniakmagnesiakristalle gezeigt hat. Uraturie, Oxalurie und Phosphaturie sollten also über die Kostform

entscheiden (s. S. 172—174). So begründet die Diätmaßnahmen auch scheinen
mögen, so kann man gegen sie den schwerwiegenden Einwand machen, daß bei
bereits bestehenden Steinen bestimmter Art die durch eine einseitige Kost gegebene Anreicherung des Harnes mit bestimmten (anderen) Kristalloiden zu
einem Ausfallen und einer Anlagerung derselben an die bereits vorliegenden
Steine führen wird, daß ein Phosphatstein sich unter dieser Diät etwa mit einer
Uratschicht überzieht, daß auf diese Weise geschichtete Steine entstehen, die
weiter an Größe zunehmen. Da Solitärsteine meist Oxalatsteine sind, die durch
ihre maulbeerförmige Gestalt im Röntgenbild erkannt werden können, und da
in diesen Fällen meistens die Natur der Steine mit einiger Sicherheit erkannt
wird, wird man in diesen Fällen eine gemischte, aber oxalsäurearme Kost geben
(s. S. 173). Nach Nierensteinoperationen wird man vor allem auf eine starke
Durchspülung der Nieren mit großen Flüssigkeitsmengen Wert legen (Trinkkuren).

4. Erkrankungen der Blase, der Prostata, der Ureteren, der Hoden, Nebenhoden und der Samenblasen.

Die Zystitis und die Tuberkulose der Harnblase wurden im wesentlichen
bereits behandelt. Die übrigen hierher gehörigen Erkrankungen haben vorwiegend urologisches, venerologisches oder chirurgisches Interesse, sie sollen nur
kurz soweit besprochen werden, als sie den Internisten interessieren.

Die Zystitis (s. S. 289) kann im Anschluß an eine absteigende (Pyelitis usw.)
oder aufsteigende Infektion (Katheterismus, Zystitis der Frau usw.) zustande
kommen. Die akuten Erscheinungen bestehen in Harndrang, Blasenschmerzen
und in durch Leukozyten trübem Harn bzw. in einer Pyurie. Die Blasenschmerzen treten meist knapp vor und nach der Harnentleerung auf. Hämaturie
ist selten. Die gonorrhoische Zystitis entsteht durch Übergreifen des Harn-
röhrenprozesses auf die Blase. Eine akute Zystitis kann fiebern. Bei der chronischen Zystitis treten die Blasenschmerzen meist zurück, bei Exazerbationen
entwickelt sich wieder das Bild der akuten Erkrankung. Therapeutisch sind
in schweren Fällen Bettruhe und Wärme zu empfehlen. Große Trinkmengen
erleichtern ein Durchspülen der Blase (Lindenblütentee, Species diureticae usw.).
Hinsichtlich der übrigen Therapie s. das bei der Pyelitis Gesagte S. 292.

Die Tumoren der Harnblase gehören der Urologie zu. Papillome der Blase
äußern sich initial zumeist mit schweren Hämaturien, diese Hämaturien können
sich oft wiederholen. Die chronischen, auch leichten Blutungen können zu
schweren Anämien führen. Zottenpapillome können die Uretereneinmündungen
verlegen und so sekundär zur Hydro- (Pyo-) Nephrose Anlaß geben, sie können
auch das Orificium internum der Urethra verlegen. Maligne Degeneration ist
nicht selten. Papillome, ebenso wie Blasenkarzinome äußern sich neben der
Blutung meist frühzeitig auch in Harndrang. Schmerzen treten meist zurück.
Die nahe nachbarliche Beziehung zum Darm kann bei malignen Tumoren zum
Übergreifen auf diesen und schließlich zur Perforation unter Bildung einer
Blasen-Mastdarmfistel Anlaß geben. Die Zystoskopie sichert die Diagnose der
Blasengeschwülste ohne Schwierigkeiten.

Die *Blasentuberkulose* wurde oben schon gestreift. Nochmals sei auf
die frühzeitige Tendenz dieser Blasen zur Schrumpfung hingewiesen. Das
Fassungsvermögen nimmt weitgehend ab. Eine Pollakisurie mit jeweiligem
sehr schmerzhaftem Abgang geringer Harnmengen wird zur quälenden Erscheinung.

Harnblasensteine können entweder aus den oberen Harnwegen stammen oder
sie können autochthon entstanden sein. Sehr große Steine sind autochthone, und

zwar zumeist Phosphatsteine. Die Klinik wird von Harndrang und meist sekundär zystitischen Erscheinungen beherrscht. Die plötzliche Unterbrechung des Harnstrahles beim Urinieren kann die Diagnose nahelegen. Die Therapie besteht in der transurethralen Lithothrypsie oder in der Operation mit hohem Blasenschnitt (s. die urologischen Lehrbücher). Nieren- und Blasensteine können sich bald nach der Operation wieder neu bilden und sehr rasch, in wenigen Wochen (!), zu großen Konkrementen anwachsen. Dauerbehandlung des operierten Kranken s. bei Nierensteinen S. 297.

Hinsichtlieh der *Bilharziose* s. Bd. II, S. 246.

Die *akute und chronische gonorrhoische Prostatitis* gehört der Venerologie zu. Den Internisten interessieren vor allem die septischen, abszedierenden Formen mit schweren Allgemeinerscheinungen. Es bestehen zumeist Schmerzen am Damm. Die rektale Palpation kann eine fluktuierende Vorwölbung feststellen. Durchbruch des Abszesses kann zur Spontanheilung oder zu phlegmonösem Übergreifen auf die Umgebung und zu schweren chirurgischen Komplikationen führen.

Die *Prostatahypertrophie,* auf deren Wesen hier nicht eingegangen werden kann, führt zu einer Erschwerung der Harnentleerung, zu Pollakisurie, besonders nachts. Nach der Entleerung bleibt Residualharn in der Blase, schließlich kommt es zur mächtigen Stauung des Harnes in der Blase, die über der Symphyse als praller, halbkugelig sich vorwölbender Tumor getastet werden kann, wobei Harn unfreiwillig dauernd abtröpfelt (Ischuria paradoxa). Initial können akute Harnverschlüsse auftreten, die nach Katheterismus für längere Zeit wieder behoben bleiben können. Große Mengen an Residualharn führen zur Rückstauung in die Ureteren und die Nierenbecken, zur beiderseitigen Hydronephrose, zur Niereninsuffizienz (s. S. 293). Die Diagnose ist durch das Alter der Kranken, die Funktionsstörungen der Harnentleerung, den Residualharn, die Harnretention und den rektalen Palpationsbefund gegeben. Das Übersehen einer Harnstauung bei Prostatahypertrophie mit sekundären Niereninsuffizienzerscheinungen bedeutet einen groben Kunstfehler. Bei alten Männern mit unklaren (urämischen) Intoxikationszeichen sollte durch Katheterismus der spontan entleerten Blase immer nach einem Residualharn gefahndet werden. Es sei ausdrücklich darauf hingewiesen, daß es nach zu schneller Entleerung der überdehnten Blase durch Katheterismus zu einer schweren Blutung ex vacuo kommen kann. Der Harn muß daher in solchen Fällen etappenweise abgelassen werden. Die Therapie ist eine urologische (Katheterismus, Dauerkatheter, Vasektomie, Hormontherapie usw.).

Das *Prostatakarzinom* wird in seinen Anfängen durch den rektalen Palpationsbefund diagnostiziert. Die Drüse ist diffus oder an umschriebener Stelle auffällig hart, knotig. Bei Übergreifen auf die Umgebung ergeben sich entsprechende Befunde. Bekannt sind die relativ häufigen Knochenmetastasen. Hinsichtlich der modernen Hormonbehandlung und der chirurgischen Therapie s. die Lehrbücher der Urologie. Hier sei nur darauf hingewiesen, daß trotz der bis vor kurzem noch kaum für möglich gehaltenen Erfolge einer internen Karzinombehandlung nach wie vor nur die Operation einen Dauererfolg verspricht. Aber abgesehen von der erfolgreichen Nachbehandlung der operierten Primärtumoren erzielt man mit Sexualhormonen, im speziellen Fall z. B. mit den synthetischen Östrogenen (Stilböstrol) bei Prostatakarzinommetastasen oft vorübergehend ausgezeichnete Erfolge (s. S. 100).

Die *akute Entzündung des Hodens* ist meist nicht gonorrhoischer, die des Nebenhodens gonorrhoischer Natur. Die akute Hodenentzündung (Orchitis) ist septisch-metastatischer Natur. Hinsichtlich der Orchitis bei Parotitis s. S. 622. Die Genitaltuberkulose entsteht hämatogen und beginnt meist im Nebenhoden, von wo sie per continuitatem auf den Hoden und längs des Lymphstromes auf Samenblasen, Prostata und Blase usw. übergreift. Siehe im übrigen die Lehrbücher der Urologie und Venerologie.

Ist der Descensus testis unvollständig, so spricht man von einer *Retentio testis*; durch Traumen oder Druck können die Hoden leicht atrophieren, was zur Azoospermie führt. Der Descensus scheint durch die Hypophyse gesteuert zu werden, weshalb als Therapie Hypophysenvorderlappenpräparate und eventuell Testikelhormon wirksam erscheinen.

Unter den *Erkrankungen der Samenblase* interessiert den Internisten nur die Tuberkulose. Sie kann ein- oder beidseitig sein, sie findet sich im Rahmen einer Urogenitaltuberkulose und macht keine speziellen klinischen Erscheinungen.

Die Krankheiten der Muskeln, der Gelenke und der Knochen.

I. Erkrankungen der Muskeln.

A. Muskelatrophie und Muskeldegeneration.

Es gibt kein Gewebe, welches bei Inaktivität so rasch einem hochgradigen Schwund, der *Inaktivitätsatrophie* anheimfällt, wie der quergestreifte Skelettmuskel. Bald sind es bestimmte Muskeln oder Muskelgruppen, die bei ihrer Ruhigstellung atrophieren, bald betrifft die Atrophie die gesamte Muskulatur, wie dies etwa bei einem viele Wochen bettlägerigen Typhuskranken der Fall ist, wobei allerdings auch toxische Schäden der Muskulatur, eine toxische Atrophie, mitspielen. Ob bei der hochgradigen Muskelatrophie, wie man ihr etwa bei einem akuten oder chronischen Gelenkrheumatismus begegnet, nur eine Inaktivitätsatrophie oder doch auch eine rheumatische Myositis besteht oder ob sogar nervöse (trophische?) Einflüsse eine Rolle spielen, ist nicht sicher entschieden.

Die *neurogene Muskelatrophie*, wie sie bei Störungen der Innervation, sei es bei peripherer Neuritis, sei es bei zentralen Schäden, wie etwa bei der spinalen progressiven Muskelatrophie oder der amyotrophischen Lateralsklerose usw., auftritt, sei hier ebensowenig besprochen wie die *primäre Myopathie* (Dystrophia musculorum progressiva [ERB], Dystrophia myotonica); hinsichtlich dieser Muskelerkrankungen sei auf die neurologischen Lehrbücher verwiesen.

Unter den *degenerativen Schädigungen der Muskulatur* sei die fettige Degeneration bei Infektionen und Intoxikationen (Diphtherie, Thyreotoxikose, Phosphorvergiftung) und die bei bestimmten Infektionskrankheiten (Typhus abdominalis, s. S. 475) auftretende *wachsartige (ZENKERsche) Degeneration* erwähnt; diese kommt übrigens auch bei Verbrennungen, bei Erfrierungen und bei Vergiftungen mit Schlangengift vor; der wachsartigen Degeneration liegt ein scholliger Zerfall der Muskelfaser zugrunde, ihr erstes Zeichen ist der Verlust der Querstreifung. Von der ZENKERschen Degeneration werden vorwiegend die Bauchmuskeln befallen; die Muskeln werden hierbei, insbesondere bei einer Kontraktion, also etwa beim Aufrichten im Bett, außerordentlich schmerzhaft. Die *fischfleischähnliche Degeneration* der Muskeln findet sich schließlich bei der Myoglobinurie (Bd. II, S. 470); unter bisher nicht näher bekannten Ursachen wird ein hämoglobinähnlicher Stoff, der wahrscheinlich Myoglobin ist, vom Muskelgewebe an die Zirkulation abgegeben und durch die Niere ausgeschieden; diese Erscheinungen spielen sich unter gleichzeitigen schweren Muskelschmerzen ab. Ein anfallsmäßiges Auftreten der Myoglobinurie unter Schüttelfrost und Fieber erinnert in seinem klinischen Bilde an eine paroxysmale Kältehämoglobinurie, bei der freilich Muskelschmerzen fehlen und im Harn nicht Myo-, sondern Hämoglobin gefunden wird, die voneinander spektroskopisch leicht unterschieden werden können. Schwere Myoglobinämien können in kurzer Zeit tödlich enden, meist sind die Fälle aber leichter Art, die Krankheit neigt dazu, immer wieder in Anfällen zu rezidivieren.

In diesem Zusammenhang ist auch die *Haff-Krankheit* zu nennen, bei der es auch zu Myoglobinurie kommt. Diese Krankheit ist eine der „neuen Krankheiten", sie wurde erstmalig am Kurischen Haff im Jahre 1924 beobachtet und wir haben allen Grund, anzunehmen, daß diese Krankheit früher nicht etwa nicht erkannt worden wäre, sondern daß es eine Krankheit ist, die damals tatsächlich erstmalig den Menschen befiel. Zu diesen neuen Krankheiten zählt u. a. wahrscheinlich auch die BANGsche Krankheit.

Die Krankheit entsteht durch den Genuß von rohen oder auch gekochten Fischen, insbesondere von Aalen, die selbst gesund scheinen. Die Leber der Fische soll den Giftstoff beherbergen. Kälte und Überanstrengung scheinen den Menschen gegen denselben empfindlicher zu machen. Die Krankheit ist vorzugsweise eine solche erwachsener Männer.

In Bein- und Lendenmuskeln treten plötzlich heftige Schmerzen auf, die sich aber alsbald über den ganzen Körper ausbreiten können. Oft kommen die Schmerzen während der körperlichen Arbeit (bei den Haff-Fischern beim Rudern). Die Schmerzen sind durch einen degenerativen Muskelprozeß bedingt, bei welchem es zur Auslaugung des Myoglobins, zu Myoglobinämie und oft auch zu Myoglobinurie kommt. In selteneren schweren Fallen fuhrt die Myoglobinurie uber Oligurie auch zur Anurie mit Urämie. Die Erscheinungen gehen in den leichteren Fällen meist rasch zurück. Die Leukozytenzahl ist meist erhöht, die Senkungsgeschwindigkeit der roten Blutkörperchen bleibt hingegen normal. Als *Therapie* wird Zufuhr großer Mengen (warmer) Flüssigkeit empfohlen.

B. Myalgien („Muskelrheumatismus").
(Lumbago, Torticollis acutus usw.)

Laie und Arzt verwenden die Bezeichnung „Muskelrheumatismus" für meist akute, seltener auch chronische Schmerzen in Muskeln, wobei allerdings ein sicherer Beweis für die rheumatische Natur der Affektion (im Sinne unserer einleitenden Darlegungen über den Rheumatismus) aussteht. Der ganzen Sachlage nach ist es sogar wenigstens für die Mehrzahl der Fälle eher unwahrscheinlich, daß sich bei diesem Muskelrheumatismus tatsächlich rheumatische Entzündungen in den Muskeln abspielen (s. S. 315). Im Sinne eines rheumatischen Geschehens kann nur oft ein Moment vermerkt werden: oft, freilich nicht immer, ist ein Erkältungsschaden (Kälte, Nässe, Zugluft) offenbar die auslösende Ursache.

Die klinischen Bilder, die hier besprochen werden müssen und die im allgemeinen dem „Muskelrheumatismus" zugezählt werden, sind durch Muskelschmerzen bei sonst nicht gestörtem Allgemeinbefinden gekennzeichnet. Sie können als „*akute Myalgie*" zusammengefaßt werden. Diese tritt, vor allem je nach der Lokalisation, unter verschiedenen Bildern auf.

Der Hexenschuß, die akute Lumbago. Es handelt sich hierbei um einen akuten in der Lenden- und Kreuzgegend auftretenden heftigen Schmerz, der durch Bewegungen verstärkt wird, offenbar muskulärer Natur ist und oft auch ein- oder beiderseitig in das Ischiadikusgebiet in die dorsalen Anteile des Oberschenkels ausstrahlt. Es gibt verschiedene auslösende Ursachen, sehr häufig wird ein Kälteschaden ursächlich beschuldigt: Nach einem kürzeren oder längeren Sitzen oder Liegen auf einer naßkalten Wiese, auf einem kalten Stein verspürt

der Kranke oft plötzlich, manchmal erst leise, alsbald aber sehr heftig, den Kreuzschmerz. Die vielleicht häufigste Auslösungsursache ist eine rasche, kräftige
Bewegung bzw. eine plötzliche Innervation der Rücken-Lumbal-Muskulatur:
Beim Heben einer schweren Last tritt der Schmerz nicht selten plötzlich auf;
hierbei ist die Last oft eine ungewöhnlich schwere, die körperliche Leistung für
den Betreffenden eine ungewöhnliche. Gelegentlich allerdings hob der Betroffene
ein keineswegs übermäßig schweres Gewicht. Manchmal ist es weniger eine an-
strengende als eine ungewöhnliche Muskelleistung: Der Betroffene steigt „un-
geschickt" auf eine höhere Stufe oder er steigt die Stufe herunter, hat hierbei
den Eindruck, irgendwie unsicher, stolpernd gestiegen zu sein und bekommt
im Augenblick den akuten heftigen Schmerz, manchmal scheinbar gerade in
jenem, in dem er sich „zurechtreißt", um nicht umzufallen. In anderen Fällen
wird berichtet, daß der Kranke in einem schlechten Bett geschlafen oder daß er
im Heu gelegen hätte, wobei er durch die Unnachgiebigkeit der Unterlage offenbar
im Schlaf durch Stunden eine ungewöhnliche, steife Haltung eingenommen
hätte; beim Aufstehen sei er „steif" gewesen, das Kreuz hätte bei geringster
Bewegung geschmerzt. Der Schmerz kann im Augenblick so intensiv einsetzen,
daß der Kranke auch nicht einen Schritt weitergehen kann oder daß er sogar
zusammenfällt und nicht mehr imstande ist, aufzustehen. Unter heftigen
Schmerzen wird er ins Bett gebracht, wo er nun unbeweglich liegt, da jede Bewegung äußerst stark schmerzt. Der Schmerz kann in Ruhe alsbald verschwinden,
er bleibt auf Bewegungen beschränkt. Auch beim Husten, Niesen oder stärkerem
Lachen, bei Anspannen der Bauchpresse (bei der Defäkation) nimmt der Schmerz
meist im Augenblick stark zu. Diagnostische Schwierigkeiten können sich, wie
mir eigene Erfahrung mehrmals gezeigt hat, dann ergeben, wenn der Schmerz
kein heftiger ist, da wir gewöhnt sind, der Lumbago nur mit heftigem
Schmerz zu begegnen. Es kommt auch vor, daß ein erst leiser Schmerz im Laufe
von Stunden und auch erst nach Tagen zur schweren Lumbago anschwillt, er
kann schließlich von vorneherein geringen Grades sein und auch geringgradig
bleiben. Hat der Schmerz oft nach ein bis zwei oder mehr Tagen seinen höchsten
Grad schon verloren, so kann als Charakteristikum dieses Lumbagoschmerzes
folgendes gesagt werden: Der Schmerz tritt bei bestimmten Bewegungen auf,
häufiger beim Aufrichten aus vornübergebeugter Stellung als beim Niederbeugen
selbst; der Kranke kann aber nie voraussagen, ob er bei dieser oder jener Bewegung den Schmerz bekommen werde. Oft bekommt er z. B. beim Aufrichten den Schmerz, gelegentlich aber bleibt er aus und der Kranke erhebt sich
ängstlich, vorsichtig, schmerzfrei aus seiner vornübergebeugten Stellung; bei
der unmittelbaren Wiederholung der gleichen Bewegung tritt der heftige reißende
Schmerz aber doch auf. Eine Eigentümlichkeit ist ferner die folgende: Manche
Kranke weinen vor Schmerz, zumal im Beginn, wenn sie unfähig sind, sich zu
rühren, und die Schmerzen überdies auch in Ruhe anhalten. Ist aber eine Besserung eingetreten und tritt der — immer noch sehr heftige — Schmerz nun bei
bestimmten Bewegungen auf, so bringt der kurzdauernde Schmerz den Kranken
häufig zum Lachen! Die Lokalisation der Schmerzen ist die Kreuz- und Glutealgegend, am häufigsten im Bereiche der am Kreuzbein inserierenden Rückenmuskeln; bald wird der Schmerz links-, bald rechtsseitig, bald in die Mitte oder
beidseitig lokalisiert. Die Ausstrahlung reicht entweder aus der Lumbalgegend
nur in die Glutaei oder sie reicht hinten weit in die Oberschenkel. Bei der Untersuchung findet sich oft eine deutliche Druckempfindlichkeit der entsprechenden
Muskelabschnitte, allerdings nur bei sehr starkem und tiefem Druck. Der Druck-
punkt ist meist recht umschrieben. Die neurologische Untersuchung ergibt einen
negativen Befund. Es fehlen sensible oder motorische Störungen. Der LASÈGUE

ist negativ, das gestreckte Bein kann passiv ohne weiteres gehoben werden, sofern der Kranke es vollständig entspannt. Aufgefordert, das passiv schmerzfrei gehobene Bein nun aktiv weiter hochzuhalten, zuckt der Kranke beim Versuch, entsprechend zu innervieren bzw. die Muskulatur zu aktivieren, unter heftigsten Schmerzen meist sofort zusammen und ist nicht imstande, der Aufforderung nachzukommen. In der Regel kann man im Bereich des Hexenschusses an der Muskulatur nichts Abnormes nachweisen, besondere Verhärtungen (Gelosen s. S. 305) sind im allgemeinen nicht nachweisbar, sie kommen aber vor. In bestimmten Fällen findet man hingegen „rheumatische Knötchen", wie sie auf S. 352 beim Gelenkrheumatismus geschildert werden. Diese Fälle mit Knötchen unterscheiden sich von den anderen ohne Knötchen in keiner Weise. Die Muskulatur ist nicht geschwollen, Rötung oder andere Zeichen einer Entzündung fehlen ebenso wie etwa Fieber. Diese Lumbago währt einige Tage, die Schmerzen lassen langsam nach, schließlich resultieren für ein bis zwei Tage immer noch als Residuum der schmerzhaften Affektion eine Unsicherheit und eine Steifigkeit im Kreuz. Die Kranken geben an, die normale Haltung verlernt zu haben, sie wüßten nicht, „wie sie das Kreuz halten sollten". Sie hätten das Gefühl, das Gesäß wie bei einer krankhaften Lordose zu stark nach hinten zu halten. In günstigen Fällen kann ein Hexenschuß auch innerhalb der ersten 24 Stunden wieder vergangen sein. Auch bei derart kurzem Verlauf des Einzelanfalles kann der Kranke durch seinen Lumbago relativ stark geplagt sein, weil dieser bei bestimmten Individuen bei bestimmten Anlässen oder auch ohne allen Grund zu rezidivieren pflegt und diese Kranken mehrmals im Jahr durch den Hexenschuß immobilisiert sind. Ein Rezidiv muß sich freilich nicht einstellen. Immer sind diese Fälle noch als leichte Lumbagofälle zu bezeichnen, sofern sie sich in derartigen flüchtigen ein- oder mehrtägigen Attacken erschöpfen. In anderen Fällen nämlich wird die Lumbago chronisch. War es in diesen Fällen vorerst vielleicht noch zu ein oder zwei kurzdauernden und schließlich zu einem über viele Tage sich hinziehenden Lumbagoanfall gekommen, so verschwindet der Lumbagoschmerz schließlich bei einem späteren Anfall überhaupt nicht mehr ganz, er verhält sich ähnlich wie eine chronische Ischialgie, es kommt wohl zu Besserungen, vielleicht auch zu kurzen schmerzfreien Pausen, aber immer wieder auch zu Verschlechterungen.

In den Fällen oft rezidivierender leichterer oder überhaupt nicht akut, sondern schleichend einhergehender Lumbagoschmerzen kann die Differentialdiagnose zu den verschiedenartigsten Kreuzschmerzen schwierig sein. Es würde zu weit führen, diese Differentialdiagnose im Detail und erschöpfend zu besprechen. Auf die wichtigsten Ursachen von Kreuzschmerzen soll kurz hingewiesen werden. Eine der häufigsten Ursachen ist eine Spondylarthrose der Lendenwirbelsäule. Sehr häufig sind es auch statische Ursachen, die zu Lendenmuskelschmerzen führen: Kyphoskoliosen aller Ätiologien, vor allem auch Pedes plani, einseitige Belastung der Beine aus irgendwelcher Ursache. Wirbelsäulenveränderungen im Sinne von Sakralisationen des untersten Lendenwirbels. Frakturen oder Luxation im Bereiche der Wirbelsäule werden differentialdiagnostisch kaum Schwierigkeiten machen, zumal wenn eine Röntgenuntersuchung durchgeführt wird; Gleiches gilt für grob anatomische Veränderungen an der Wirbelsäule, Karies, kalter Abszeß usw. Über die eigentümlichen heftigen und hartnäckigen Schmerzen bei Metastasen der Wirbelsäule, ebenso wie über die Schmerzen bei Morbus Paget usw. ist im Abschnitt Erkrankungen der Knochen nachzulesen. Kreuzschmerzen bei Nephrolithiasis, Pyelitis haben meist durch ihren zeitweise kolikartigen Charakter so sehr anderen Typus, ebenso durch ihre typische Ausstrahlung, daß die Diagnose meist klarliegt. Eine gynäkologische Untersuchung wird ein Uterus-Myom, eine Ovarialzyste usw. als Ursache der Kreuzschmerzen leicht ausschließen. Nicht zu vergessen ist, daß Jugendliche und insbesondere Astheniker bei oder nach ungewöhntem längerem Stehen oder Tragen durch Überbeanspruchung der Muskulatur über Kreuzschmerzen klagen können.

Im Prinzip gleichartig läuft die Klinik des „*steifen Genickes*", des *Torticollis acutus*, ab. Auch hier sind es oft rasche, kräftige Kopfwendungen, abnorme Bewegungen oder länger eingenommene, krampfhaft eingehaltene seitliche Kopfhaltungen (im Theater auf einem Seitensitz), vor allem aber Zugluft oder beide Momente zugleich, die den Muskelschmerz auslösen; eine Fahrt im Eisenbahnwaggon oder im Auto bei offenem Fenster läßt auf der dem Fenster zugekehrten Seite meist noch während der Fahrt einen leisen Schmerz bei Drehung des Kopfes auftreten, der in den folgenden Stunden oder Tagen zum heftigen Torticollis ausartet. Der Befallene kann die Schmerzen in einer bestimmten Haltung (Caput obstipum), in der er den befallenen Muskel entlastet, erträglich gestalten oder verschwinden lassen, eine bestimmte Kopfwendung aber löst sie wieder aus. Der Schmerz ist in der tiefen Nackenmuskulatur, bald rechts, bald links, lokalisiert und strahlt meist einerseits gegen den Schädel, anderseits gegen die Schultern und den Rücken und den Oberarm aus. Die Muskulatur zeigt bei der Untersuchung keine Besonderheit, auf tiefen Druck können Schmerzpunkte gefunden werden, diese betreffen bald den Musculus sternocleidomastoideus, bald den Musculus trapezius, zumeist letzteren.

Die akuten Myalgien können auch andere Muskelgruppen, die Pektoral-, die Interkostalmuskeln („Pleurodynie") usw. betreffen, wodurch zum Teil recht typische Bilder zustande kommen, es können aber so ziemlich alle Muskeln Lokalisation einer Myalgie sein (M. rectus abdominis, M. glutaeus, M. sartorius, M. biceps, M. deltoideus usw.), wodurch recht ungewöhnliche, weil seltene Zustände resultieren.

Es ist bis heute nicht geklärt, was diesen Myalgien zugrunde liegt. Ein echtes rheumatisches Geschehen, eine rheumatische Myositis scheint nicht oder nur ausnahmsweise vorzuliegen. Die Mehrzahl der Autoren nehmen eine vielfältige Pathogenese an. Viel spricht dafür, daß es sich in manchen Fällen um eine Muskelzerreißung handeln könnte; das rasche Heben der Last und der unmittelbar damit auftretende Schmerz legen diese Annahme wenigstens sehr nahe. Daß ein plötzlich innervierter Muskel reißen kann, wissen wir aus zahlreichen Beispielen; der Sartorius oder sogar Quadrizeps kann reißen, auch ohne daß besondere Kraft aufgewendet wurde. Gegen diese so sehr auf der Hand liegende Erklärung einer Lumbago muß aber gesagt werden, daß derartige schwere Muskelrisse nur im Momente ihres Auftretens einen heftigen Schmerz bedingen, der aber bald nachläßt, hexenschußähnliche Schmerzen werden bei derartigen schweren Muskelabrissen nicht beobachtet. In histologischen Untersuchungen probeexzidierter Muskelstückchen ließ sich ein organisches Substrat dieses Muskelschmerzes auch nicht nachweisen, es fanden sich weder myositisch-entzündliche Veränderungen, noch Strukturveränderungen an den Muskeln, welche einem „Hartspann" (MÜLLER-GLADBACH), noch einer „Myogelose" (SCHADE) hätten entsprechen können. MÜLLER beschrieb als Hartspann fühlbare Verdichtungen und Verhärtungen der Muskeln, die durch Massage zum Schwinden gebracht werden können. Derartige Muskelhärten kommen wohl zweifellos vor, aber gerade bei der akuten Myalgie seltener; häufiger kann man sie bei überanstrengter Muskulatur, die lange Zeit in einem Kontraktionszustande verharrte, beobachten, etwa in der Umgebung eines Gelenkes, welches seiner Schmerzhaftigkeit wegen in fixierter Lage ruhig gehalten worden war. Die Ansicht SCHADES, daß diese Verhärtungen im myalgischen Muskel auf einer durch

Kälte bewirkten Änderung der Muskelkolloide im Sinne einer Änderung zum Gelzustand beruhen, ist durch nichts bewiesen und sie läßt überdies in allen Fällen im Stich, in welchen die Myalgie nicht durch Kälteeinwirkung zustande kam. Die Annahme mancher Autoren schließlich, daß es sich beim Lumbago und den verwandten Myalgien um Symptome einer Neuritis handelt, muß voll abgelehnt werden, da doch eine Neuritis eines kleinen Nerven derartige Schmerzen nicht auslöst. Berufsmäßige Masseure behaupten dank ihrer besonderen Erfahrung und Übung, fast bei jeder Lumbago, jedem Torticollis oder nahezu bei jeder Myalgie Muskelhärten im Sinne eines Hartspannes oder einer Myogelose zu tasten. Dies muß aber dahin richtiggestellt werden, daß Muskelhärten durch langdauerndes Verharren in einem Kontraktionszustand wohl vorkommen, daß diese Muskulatur durch Massage und „Lockerungsgymnastik" auch zu einem normalen Muskeltonus „erweicht" werden kann, daß die umschriebene Härte aber doch keine regelmäßige Erscheinung der Myalgien darstellt. Nach Ansicht einiger Kliniker soll es schließlich eine kleine Gruppe von Fällen geben, die einer echten entzündlichen Muskelaffektion entsprechen, Fälle, die der Myositis oder Polymyositis (s. S. 307) zugehören würden.

Der so auffällige akuteste Beginn vieler Myalgien läßt an eine allergische Genese denken, womit die rheumatische (allergisch-hyperergische) Ätiologie wieder nahegerückt wäre. Zu echten rheumatischen Myalgien wird man unseres Erachtens vielleicht auch jene nicht seltenen Lumbagofälle rechnen können, bei welchen man, meist an der Glutaealfaszie fixiert, ein oder seltener mehrere druckempfindliche „rheumatische" Knötchen palpieren kann; die von uns gefundenen Knötchen hatten meist etwa Bohnengröße, sie waren von derber Konsistenz und lagen zumeist im oberen äußeren Quadranten der Glutaealmuskulatur, immer in dem Bereich, in dem die stärksten Schmerzen angegeben wurden. Novokaininfiltrationen der Umgebung dieser schmerzhaften Knötchen linderten auch den tieferen Lumbagoschmerz. Der Befund derartiger „rheumatischer" Knötchen, deren allergisch-hyperergisch-rheumatische Genese mit nichts bewiesen ist, genügt aber doch nicht, um eine echte rheumatische Lumbago zu postulieren.

Die *Therapie* der Lumbago und der verwandten Myalgien verlangt vorerst Ruhe und Schonung der befallenen Muskulatur, wobei es freilich von der Schwere des Falles abhängen wird, ob Bettruhe verordnet wird. Sicher wird die Affektion in Bettruhe am raschesten überwunden werden. Wegen der Heftigkeit der Schmerzen ergibt sich die Notwendigkeit der Bettruhe oft von selbst. Die erkrankte Muskulatur ist warmzuhalten, die ständige Bettwärme ist ein wesentlicher therapeutischer Faktor, der durch Heizkissen noch unterstützt werden kann. Wir verordnen an den ersten ein oder zwei Tagen Salicylate, in der Annahme, daß eine in diesen Fällen vielleicht doch vorliegende rheumatische Myositis spezifisch beeinflußt werden könnte, vor allem aber auf Grund der Erfahrung, daß Schwitzprozeduren überraschend helfen können. Neben dem Salicylat verordnen wir heißen Tee usw., eventuell mit Alkohol und Wärmepackung. Halten die Schmerzen in kaum erträglichem Grade länger an, so versuchen wir eine Novokaininfiltration der befallenen Muskelpartie. Ist der stärkste Schmerz überwunden, so versuchen wir nach etwa zwei Tagen eine energische Massage; diese kann mit Einreibungen kombiniert werden (Kampferspiritus, Rheumasan usw.). Kranke, die sich humpelnd mit Krücken in die Ordination schleppen, können diese nach einer energischen Massage oft fast schmerzfrei verlassen. Der verblüffende Erfolg ist allerdings nur zu häufig ein flüchtiger, nach einigen Stunden, zumal der Ruhe, treten die Schmerzen wieder auf, zumeist aber nicht mehr in der alten Intensität, und unter wiederholten Massagen gehen die

Schmerzen schließlich vorbei: Profundus-, Diathermie-, Hochfrequenz-, Kurz-wellen- und Ultraschallbehandlungen haben in dieser Phase des Krankheits-verlaufes auch manchmal gute Wirkung. Die einschneidendste und manchmal wohl verblüffendste Behandlungsmethode ist schließlich die mit Histamin-quaddeln. Man setzt mit feinen Nadeln im Bereiche der befallenen Muskulatur, etwa in einem handtellergroßen Bezirk sechs Intrakutanquaddeln, auf die man eine Ampulle Histamin (die Ampulle zu 1 cm der $1^0/_{00}$igen Lösung) aufteilt. Im allgemeinen folgt je nach der Empfindlichkeit des Kranken ein schwerer oder leichterer Histaminschock, nach dem Abklingen sind die Schmerzen oft nahezu völlig oder vorübergehend völlig verschwunden. Der Kranke, der sich eben im Bett kaum bewegen konnte, kann aufstehen und ist manchmal völlig schmerz-frei. Auch hier ist der Erfolg oft flüchtig, die Lumbago kommt wieder, aber meist nur in vermindertem Ausmaße, und nach zwei bis drei Histaminbehand-lungen an den folgenden Tagen ist der Patient geheilt. In chronischen Fällen werden also die genannten Maßnahmen abwechselnd versucht werden. Hier kommen naturgemäß auch Bäderkuren in Frage (Solbäder, Radiumbäder, Schlammbäder, Schwefelbäder usw.). Man wird in hartnäckigen Fällen das ganze moderne Rüstzeug gegen den Rheumatismus heranziehen, wie es auf S. 348—351 dargestellt ist.

Auf Grund der Beobachtung, daß E-Vitamin-Mangel zu entzündlichen und degenerativen Veränderungen im Muskel führt, und auf Grund der Ähnlichkeit der hier gesehenen Bilder mit der rheumatischen Entzündung (Fibrositis), hat STEINBERG die Vitamin E-Therapie, im Besonderen auch bei Lumbago und Torticollis empfohlen; er gab als Tagesdosis 300 mg Vitamin E durch mehrere Wochen und senkte die Dosis später auf 150 und 100 mg. Vitamin E kann als Ephynal (Roche) gegeben werden.

C. Muskelentzündungen (Myositiden).

1. Der sogenannte „echte" Rheumatismus musculorum.

Manche Autoren stellen einen Muskelrheumatismus einem akuten Gelenk-rheumatismus in Parallele. Wenn es auch richtig ist, daß im Rahmen einer akuten Polyarthritis, insbesondere an den den Gelenken benachbarten Muskel-ansätzen, eine rheumatische Myositis anzunehmen ist, glauben wir an die Existenz eines echten Muskelrheumatismus nicht, wir sind ihm wenigstens nie begegnet und die in der Literatur gegebenen Beschreibungen sind nicht überzeugend. Vielfach werden die entsprechenden Krankheitsbilder nicht scharf unterschieden, Myalgien (s. S. 302) erscheinen manchmal als echter Muskelrheumatismus be-schrieben, ein Standpunkt, der mit Hinblick auf das Fehlen von Fieber, einer Senkungsbeschleunigung und auf die Tatsache, daß im Rahmen der akuten und chronischen Myalgien Endokarditiden nie vorkommen, wohl abgelehnt werden muß. Der Muskelrheumatismus soll mit einer Eosinophilie einhergehen. Ob es sich in den einschlägigen Fällen nicht um eine Trichinose gehandelt hat? Die Existenz eines echten Muskelrheumatismus erscheint uns also durchaus pro-blematisch. Hinsichtlich „rheumatischer" Knötchen bei Lumbago und ihrer Bedeutung als etwaiges Argument für die Existenz rheumatischer Muskel-erkrankungen (s. S. 305).

2. Dermatomyositis, Myositis.

Unter Myositis versteht man eine akute infektiös-septische Erkrankung mit einer akuten oder subakuten Entzündung von Muskeln oder Muskelgruppen, unter Dermatomyositis die gleiche Affektion, bei der aber die über den affizierten Muskeln befindliche Haut mit an der schweren Entzündung teilhat. Die Dermatomyositis ist unserer Erfahrung nach häufiger als die auf die Muskeln beschränkte Myositis, wobei allerdings zuzugeben ist, daß die durch das Fehlen der Dermatitis viel weniger sinnfällige Krankheit Myositis leichter übersehen bzw. nicht erkannt werden kann. Absolut genommen ist aber auch die Dermatomyositis sehr selten, ich begegnete ihr etwa insgesamt siebenmal.

Die Ätiologie der Dermatomyositis (Myositis) ist unbekannt. Es handelt sich offenbar um einen septischen Zustand; es sind Fälle beschrieben, die sich an eine Angina oder an ein Erysipel anschlossen.

Die Dermatomyositis beginnt meist plötzlich mit Fieber, allgemeiner Schwäche, die bald ungewöhnlich schweren Grad haben kann. Früher oder später, manchmal auch erst nach einigen Wochen, beobachtet man die Haut-Muskelentzündung. Diese ist unserer Erfahrung nach von anderen Hautentzündungen, etwa einem Erysipel, insofern verschieden, als die Haut, insbesondere das Unterhautzellgewebe, stark ödematös ist, daß eine stärkere entzündliche Rötung fehlt, die Haut — wie in der Mehrzahl unserer Fälle — sogar auffallend blaß ist; sie ist auch nicht stärker druckempfindlich, später bestehen etwas schmerzhafte Spannungsgefühle, zumeist aber wenigstens keine wesentlichen Schmerzen. Gleichzeitig sind die darunterliegenden Muskeln entzündlich geschwollen, die Muskeln rigide, bei Druck auch schmerzhaft. Die Entzündungen lokalisieren sich hauptsächlich am Thorax, an den oberen Extremitäten, am Hals, auch im Gesicht, seltener an der unteren Körperhälfte. Schultern und Oberarme waren in den selbsterlebten Fällen zumeist betroffen. Es ist im allgemeinen besonders auffällig, daß sich die Hautentzündung in ihrer Ausdehnung an keinerlei Organgrenzen hält, daß ein irregulär begrenztes Areale (etwa obere Brust, Schulter und Innenseite des Oberarmes) betroffen ist; es können sich auch zwei oder drei voneinander unabhängige Entzündungsbezirke finden. Dadurch kann man bei genauer Durchuntersuchung in entfernt gelegenen Muskeln gleichzeitig auch umschriebene Schwellungen beobachten, die offenbar einer Myositis ohne Mitbefallensein des Tegumentes entsprechen. Freilich kann man gleichzeitig auch mehreren dermatomyositischen Arealen begegnen. Meist findet sich ein Milztumor; eine Herdnephritis ist die Regel.

Der Verlauf der eigentümlichen Krankheit, die für den, der sie nicht kennt, größte diagnostische Schwierigkeiten macht, ist ein verschiedener, gemeinsam ist aber wohl allen Fällen ein protrahierter Verlauf über viele Wochen und auch Monate. Drei bis vier Wochen ist für einen günstigen Ausgang die kürzeste Dauer. Bei foudroyantem Verlauf kann die Krankheit rasch unter dem Bilde der schweren Sepsis letal enden. Hatte die Krankheit, wie zumeist, plötzlich mit hohem Fieber eingesetzt, so kommt es meist nach etwa einer Woche zu einem Übergang in einen subakuten und chronischen Verlauf, meist mit mäßigem intermittierendem Fieber, welches sich nun viele Wochen bis zu einem halben Jahr hinzieht. Der Verlauf kann von Anbeginn auch schleichenden Charakter haben. In der Regel entwickelt sich eine hochgradige allgemeine Schwäche, die betroffenen Muskeln zeigen eine Steifheit, nahezu eine Unbeweglichkeit, die den Kranken schließlich im Bett immobilisieren kann. Pneumonien führen in diesen Fällen häufig zum Ende. Die entzündlichen Haut- und Muskelabschnitte vereitern nie. Das erst lockere Ödem wird allmählich härter; in günstig endenden Fällen gehen die Schwellungen unter gleichzeitiger Atrophie und stellenweiser Induration der Muskeln und unter einer Sklerosierung der Haut und des Unterhautzellgewebes langsam zurück und es währt Monate bis zur Restitutio ad integrum. Probeexzisionen der Haut zeigen eine unspezifische chronische Entzündung, in einem unserer Fälle mit Riesenzellen. Manche der Muskelveränderungen enden in einer narbigen Sklerosierung und mit Kontrakturen, dies scheint aber die seltene Ausnahme zu sein. Auch die Atem- und Schluckmuskulatur kann betroffen sein, womit sich neue Gefahrenmomente ergeben. In zwei unserer Fälle kam es offenbar per continuitatem bei einem ausgedehnten Infiltrat des Thorax zu einer Pleuritis. Die Literatur berichtet über gelegentliche Fälle, in welchen sich gleichzeitig eine Polyneuritis entwickelte („Neuromyositis").

Differentialdiagnostisch wird immer wieder die Trichinose angeführt, die angeblich ein ähnliches Bild machen soll. Unsere Fälle — und sie entsprechen der klassischen Beschreibung — ließen den Gedanken an eine Trichinose nie aufkommen. Derartige ausgedehnte, scharf umschriebene und mächtige Haut-Muskel-Schwellungen kommen bei der Trichinose doch nicht vor. Die Diagnose muß für den, der die Krankheit kennt, als leicht bezeichnet werden, sie kann eine Blickdiagnose sein. Die Diagnose ist wegen der unklaren Pathogenese immer unbefriedigend. Man gibt den Erscheinungen einen Namen, ohne recht zu wissen, „was los ist". Man möge diese laienhaften Worte verzeihen, sie umreißen aber, wie ich glaube, die Situation des Arztes in diesen Fällen am besten. Die Dermatomyositis hat der Literatur nach gelegentlich eine Eosinophilie, in unseren Fällen bestand sie nie (bei der Trichinose ist die hohe Eosinophilie die Regel).

Eine spezifische *Therapie* wurde noch nicht gefunden. Penicillin war in eigenen Fällen ohne deutlichen Einfluß. Jedenfalls ist die moderne antibiotische Therapie zu versuchen.

3. BORNHOLMsche Krankheit.

Unter BORNHOLMscher Krankheit versteht man eine epidemische akute Myositis, die in Norddeutschland, Schweden und Norwegen beobachtet wird. Sie tritt im Sommer gehäuft auf. Die Muskeln, besonders der Brust und des Bauches, sind offenbar entzündet, stark schmerzhaft. Auch das Zwerchfell kann mitbetroffen sein. Die Krankheit, die unter Fieber bei starken Schmerzen der befallenen Muskeln einhergeht, dauert etwa eine Woche. Die Muskeln bleiben noch lange Zeit empfindlich. Pleuritis, Orchitis und Meningitis können als Komplikation auftreten.

4. Muskelabszesse.

Muskelabszesse sind sehr selten, sie kommen gelegentlich metastatisch im Rahmen einer Sepsis vor. Zumeist handelt es sich um Staphylokokkeninfektionen. Unter den primären idiopathischen Muskelabszessen kommt dem Psoasabszeß eine gewisse Bedeutung und selbständige Stellung zu.

Beim primären Psoasabszeß handelt es sich um eine eitrige Myositis, die auf hämatogenem Wege entsteht. Traumen, Hämatome und Überanstrengungen sollen die Erkrankung begünstigen. Leichtere Fälle von idiopathischer Psoitis scheinen sich unter konservativer Therapie zurückzubilden, meist aber kommt es zur Bildung eines typischen Psoasabszesses, der nach operativer Behandlung auch ausheilen kann, meist wird der Zustand aber septisch. DECASTELLO hat im deutschen Schrifttum als erster einen einschlägigen Fall beschrieben, uns gelang die Diagnose auf Grund seiner Beschreibung zweimal. Es handelte sich um hochseptisch fiebernde Kranke, die neben den allgemeinen Zeichen der Sepsis heftige in den Oberschenkel ausstrahlende Schmerzen im Bereich der Hüft- und Lendengegend hatten und der Schmerzen halber die Psoasstellung einhielten. Die Kranken vermeiden tunlichst jede Körperbewegung, das Bein der kranken Seite ist in der Hüfte und im Knie gebeugt, in der Hüfte gleichzeitig abduziert und außen rotiert. Wenn in derartigen Fällen ein Übergreifen eines septischen Prozesses von der Umgebung auf den Psoas (retroperitoneal-periappendizitischer Abszeß, Osteomyelitis im Bereich des Psoas usw.) ausgeschlossen werden kann, darf der Abszeß in den Psoas selbst verlegt werden. In einem unserer Fälle kam es offenbar lymphogen aufsteigend zu einer Meningitis, in einem anderen ging der Kranke in wenigen Tagen septisch zugrunde (Vor-Antibiotika-Ära). In diesen Fällen fand sich autoptisch neben den Zeichen der allgemeinen Sepsis ausschließlich der pflaumengroße, klinisch diagnostizierte Psoasabszeß.

5. Myositis ossificans.

Unter Myositis ossificans versteht man Verkalkungen in Muskelpartien, die schon vorher verschiedenen Schädigungen ausgesetzt waren. Der Reitknochen in den Adduktoren der Oberschenkel und der „Exerzierknochen" im Deltoideus sind auf Reiten bzw. Gewehranschlagen zurückzuführen, wobei die Muskeln traumatisch und durch Überanstrengung geschädigt waren und wahrscheinlich auch Blutungen in den Muskeln stattgefunden hatten, die später unter Narbenbildungen in Sklerosierungen übergingen. Auch bei Tabes und Syringomyelie, selten bei anderen Nervenkrankheiten, kommen Muskelverkalkungen vor, wobei als Primärschaden eine „Muskeltrophoneurose" angenommen wird.

Anhang.

Von der Myositis ossificans ist die *Calcinosis universalis* abzutrennen, bei der nur der bindegewebige Anteil der Muskulatur, besonders die sehnigen Anteile und die Ansätze an den Knochen von der Verkalkung betroffen werden. Es kommt hierbei zu einer schweren Versteifung des ganzen Körpers, sekundär zu einem schwersten Marasmus. Es kann in der sonst prognostisch ungünstigsten Krankheit auch zu Remissionen mit Rückbildung der Verkalkungen kommen. Es handelt sich zum Teil um eine Verkalkung, zum Teil um eine Knochenneubildung im inter- und perimuskulären und peritendinösen Gewebe. Die Ätiologie des Zustandes ist unbekannt. Bei der sogenannten *Kalkgicht*, die vornehmlich alte Frauen betrifft, kommt es zu Kalkablagerungen im Unterhautzellgewebe, sie sind vornehmlich an den oberen Extremitäten (Finger, Vorderarme) lokalisiert. Der *Calcaneus- und Olecranonsporn* und analoge Bildungen sind Verkalkungen oder Verknöcherungen an Sehnen- oder Faszienansätzen an den Knochen. Einer der häufigsten Sitze eines Sporns ist der Ansatz der Achillessehne bzw. der Plantaraponeurose am Calcaneus. Der Sporn kann stärkere Beschwerden verursachen, er kann auch nur durch Zufall entdeckt werden. Die näheren Details sind in den Lehrbüchern der Chirurgie und Orthopädie nachzulesen.

D. Parasitäre Muskelerkrankungen.

Hier sind die Trichinose und die Cysticercose (aus Taenia solium) zu erwähnen.

1. Trichinose.

Bei Besprechung der den menschlichen Darm gelegentlich bewohnenden Würmer (s. Bd. II, S. 234) wurde die *Trichina spiralis* nicht erwähnt, da ihr Darmparasitismus als solcher nahezu keine klinischen Erscheinungen auslöst. Die Trichineninfektion wirkt sich klinisch in erster Linie erst dann aus, wenn die jüngeren Trichinen in das Blut gelangen und sich vorwiegend in der quergestreiften

Muskulatur festsetzen; sie gelangen wohl mit dem Blutstrom in alle Organe, sie können sich aber nur im Muskel weiterentwickeln, wo sie sich einkapseln und bis zum Tode des Wirtes verharren.

Die Geschlechtsform der Trichine lebt im Darm des Menschen und auch einiger Säugetiere: Hausschwein, Wildschwein, Bär, Ratte, Rind, Katze, Fuchs, Dachs, Iltis, Marder, Waschbär, Sumpfbiber und Nilpferd. Experimentell ließen sich auch Kaninchen, Schaf, Kalb, Pferd, Meerschweinchen u. a. infizieren. Kommt es unter den im Darm lebenden Trichinen zur Befruchtung, so dringt der befruchtete weibliche Wurm durch das Darmepithel in die Darmlymphräume ein, wo er die sich inzwischen gebildeten zahlreichen Embryonen absetzt. Diese gelangen mit dem Lymphstrom in die allgemeine Zirkulation und damit in alle Organe, insbesondere in die quergestreiften Muskeln, wobei eine Organotropie zum Muskel offenbar eine Rolle spielt. Ein Wurm bringt im Verlaufe mehrerer Wochen zirka 300 lebende Junge zur Welt. Bei einer mehrfachen Infektion errechnet sich also eine gewaltige Überschwemmung des Blutkreislaufes mit den jungen Würmern. Sie können im Kreislauf im allgemeinen zwischen dem 5. bis 28. Tage nach der Infektion nachgewiesen werden. Vom neunten Tag an, nach der Infektion per os gerechnet, setzen sie sich in der Muskulatur fest, wo sie auf das Zehnfache ihrer ursprünglichen Größe heranwachsen und sich unter spiraliger Aufrollung mit einer Kapsel umgeben, die ab sechstem Monat verkalkt. Wird das betreffende Muskelstück von einem Säugetier verzehrt, so wird die Kapsel im Magen rasch verdaut; die Trichinelle wird frei, wandert in den Darm und wächst hier zur Geschlechtsform heran. Freilich wird eine Muskeltrichinose erst ab 19. Tag nach der Infektion wieder infektionsfähig. Eingekapselte Trichinen sind gegen Unterkühlung auch bis —20° resistent, sie bleiben also im Gefrierfleisch infektiös, sie sterben erst bei Temperaturen über 60° ab, weshalb ein kürzeres Einlegen sehr kalten oder gefrorenen Fleisches in siedendes Wasser die Trichinen nicht abtötet, da die inneren Anteile des Fleischstückes nicht genügend erhitzt wurden. Auch Räuchern und Einpökeln geben keinen sicheren Schutz (Einpökeln erst nach monatelangem Liegen in 13%iger salzhaltiger Lauge).

Die Übertragung der Trichinose auf den Menschen erfolgt praktisch ausschließlich durch das Schwein. Trichinose findet sich also gehäuft nur dort, wo, der Landessitte entsprechend, nicht ausreichend gekochtes Schweinefleisch genossen wird; bei mohammedanischen Völkern ist die Trichinose daher sehr selten. Im übrigen hängt die Verbreitung ganz wesentlich von den im Lande herrschenden Staatsgesetzen über die Fleischbeschau ab; ist diese obligatorisch und entspricht sie allen Anforderungen, so reduziert sich die Infektionsmöglichkeit auf ungesetzliche Hausschlachtungen von kranken Schweinen. Daß es während des Krieges dort und da zu Gruppenerkrankungen kam, daß zur Zeit der Hungersnöte auch nicht einwandfreies Schweinefleisch in größerem Ausmaß in den Handel und vor allem in den Schwarzhandel gebracht wurde und es so zu Gruppenerkrankungen kommen konnte, ist selbstverständlich. Derartige Gruppenerkrankungen wurden auch nach Genuß von Hundefleisch bekannt. In Stuttgart nahm eine größere Trichinoseepidemie von einem im Zoologischen Garten getöteten Eisbären bzw. durch den aus ihm bereiteten Schinken ihren Ausgang. Im Menschen endet der Trichinenzyklus im allgemeinen. Die Erhaltung der Art erfolgt bei den Trichinen auf anderen Wegen. Seit LEUCKART wurde die Quelle der Schweinetrichinose in der Ratte gesucht, die in zahlreichen Städten in hohem Ausmaß, bis zu 99%, infiziert ist. Hierbei soll die Trichinose durch Kannibalismus, durch gegenseitiges Auffressen von Ratte zu Ratte übertragen werden. Allerdings sollen die Ratten bei dieser zumeist übermäßig starken Infektion dieser erliegen,

bevor die Muskeltrichinen infektionsfähig werden. Beim Fressen von trichinen-
haltigem Schweinefleisch erkrankt die Ratte hingegen nur leicht, weshalb man
annimmt, daß die Ratte eher nur die Rolle eines Zwischenwirtes von Schwein
zu Schwein spielt. Dieser Kreislauf Schwein-Ratte-Schwein scheint aber nicht
der einzige zu sein; in Deutschland ist erwiesen, daß Fuchs und Dachs die eigentlichen Träger und Überträger der Trichinose sind, da sie nach dem Abbalgen
meist nicht verscharrt werden, sondern am „Ludersplatz" oder am Düngerhaufen
wieder Füchsen oder Dachsen, Wildschweinen oder auch den allgegenwärtigen
Ratten zugänglich sind. Füchse werden sich demnach zeitweise in einem höchsten
Prozentsatz trichinös befinden. Es ist heute weidgerecht, abgebalgte Füchse
und Dachse tief zu vergraben, auf daß das trichinenhaltige Fleisch nicht weitere
Tiere infizieren könne. Eine obligatorische systematische Fleischbeschau aller
als menschliche Nahrungsmittel in Frage kommenden fleischfressenden Tiere
ist die wichtigste Maßnahme in der Bekämpfung oder Ausrottung der Trichinose,
eine für den Staat zwar kostspielige Maßnahme, die sich aber mit Hinblick auf
die Gefahr der Trichinenkrankheit, die eine Mortalität bis zu 30% haben kann,
mehr als „bezahlt" macht. Die Trichinose ist zumeist eine schwere Krankheit.
Der einzelne sollte sich daher auf die staatlichen Präventivmaßnahmen nicht
verlassen und sollte den Genuß rohen oder nicht entsprechend zubereiteten
Schweinefleisches auf alle Fälle unterlassen.

Klinische Symptomatologie. Die ersten zehn Tage, und zwar beginnend etwa
am zweiten Tag nach der infizierenden Mahlzeit, sind von enteritischen
Symptomen beherrscht, es ist dies die Zeit, in der die Darmschleimhaut durch
die erwachsenen Trichinen gereizt wird (s. oben). Nach diesen zehn Tagen beginnt
das eigentliche Trichinenkrankheitsbild durch die Überschwemmung der Zirkulation bzw. des Organismus mit den zahlreichen in die Lymphräume des Darmes
abgesetzten jungen Exemplaren; das Absetzen der Jungtrichinen in die Zirkulation hält durch mehrere Wochen an. Es resultiert in dieser Zeit ein schwerer
Allgemeinzustand, oft eingeleitet mit Schüttelfrost unter hohem Fieber, mit allgemeinen Glieder-Muskel-Schmerzen, mit Erbrechen, Durchfällen, Kopfschmerzen,
auch mit katarrhalischen Lungenerscheinungen, ein Zustand, der als dem typhösen
Bild des Typhus abdominalis ähnlich beschrieben wurde (es wurden übrigens
auch Milztumor, positive Diazoreaktion und sogar Roseolen beschrieben!).
Dieses „typhöse" Zustandsbild wird von manchen Autoren auf Giftstoffe zurückgeführt, die entweder Stoffwechselprodukte der Trichinen oder toxische Abbau-
produkte der befallenen und zerfallenden Muskeln sein sollen. Die Schwere der
Erscheinungen hängt von der Zahl der aufgenommenen Trichinen ab, daher
kann man neben diesen schwer toxischen auch sehr mild verlaufende und daher
ambulant überstandene Formen beobachten, womit sich die Schwierigkeit der
Differentialdiagnose ergibt, die man häufig erlebt. Die Symptome, die in relativ
verläßlicher Weise die Krankheit erkennen lassen, sollen vor allem eine hohe
Eosinophilie, positive Diazoreaktion und starke Muskelschmerzen sein, unserer
Erfahrung nach können aber gerade Muskelschmerzen oder auch „Muskelkater"-
Beschwerden, wie sie oft als typisch geschildert werden, auch völlig fehlen oder
die Muskelerscheinungen erschöpfen sich in schwerem Muskelmüdigkeitsgefühl,
womit die Literaturangabe nicht bestritten werden soll, daß die Muskeln unter
gleichzeitigem Anschwellen und Steif- und Hartwerden sehr schmerzhaft werden
können, insbesondere bei Berührung und Bewegung, bei Kontraktion. Am stärksten
sollen die Muskeln befallen sein, die am stärksten tätig waren, wie die Atemmuskulatur, das Zwerchfell, die Interkostalmuskeln oder die Beinmuskeln (beim
Infanteristen), schließlich auch Masseter und Zunge. Am Höhepunkt der Muskel-
erkrankung sollen die Kranken schließlich regungslos im Bett liegen. Ein sehr

häufiges und unseres Erachtens das sinnfälligste Symptom ist ein starkes beiderseitiges Lidödem, seltener auch scheinbar unmotivierte Ödeme anderer Lokalisation. Diese Ödeme sind wahrscheinlich durch die Verlegung kleinerer Gefäße durch die Jungtrichinen bedingt. Die Tatsache, daß gleichzeitig, allerdings auch zeitlich unabhängig, makulös-papulöse, manchmal juckende Exantheme auftreten, läßt unserer Ansicht nach auch die Deutung als allergische Ödeme zu. Die Verlegungstheorie kann schwer erklären, daß gerade Lidödeme, noch dazu beiderseitige, die Regel sind, eine Tatsache, die mit der Annahme einer allergischen Ödembereitschaft gut im Einklang stünde. Die hohen Eosinophilenzahlen können ebenfalls als Beleg unserer Anschauung gelten. Das Exanthem soll übrigens gelegentlich Typhus- oder Flecktyphus-Roseolen ähnlich sein. Mit dem Lidödem sieht man gelegentlich eine Conjunctivitis, manchmal hämorrhagischen Charakters. Die Milz ist öfters vergrößert und palpabel. Die Ödeme werden — es fehlen uns diesbezügliche eigene Erfahrungen — auch an Beinen, Armen und auch am Skrotum beschrieben. Die Differentialdiagnose der Lidödeme kann Schwierigkeiten machen: renale Ödeme, Begleitödeme einer schweren Entzündung, einer Conjunctivitis, Hypophysentumor bzw. intrasellarer Tumor überhaupt, werden neben der Trichinose bei beidseitigen Ödemen vor allem berücksichtigt werden müssen, allergische Ödeme im Sinne von QUINCKE sind nicht zu vergessen.

Da die Jungtrichinen mit dem Blutstrom überallhin gelangen, kann sich die Trichinose mit den verschiedensten „Zufälligkeiten" komplizieren: Pleuritis, Perikarditis, Arthritiden, auch Meningismus mit Zellvermehrung im Liquor und mit Druckanstieg, sind beschrieben.

In dem schweren früher beschriebenen Allgemeinzustand sind die Kranken oft schlaflos, sie können tagsüber aber somnolent sein, sie können auch unruhig und erregt werden.

Trichinen verschonen den Herzmuskel, im Rahmen der Trichinose sind aber akute eosinophile (allergische?) Myokarditiden beschrieben.

Als böse und alarmierende Komplikation gilt die komplizierende Pneumonie, zumal dann, wenn die Atmung durch Befall der Atemmuskeln (s. oben) stärker beeinträchtigt wird.

Die Leukozytenzahl ist etwas erhöht und es findet sich die schon erwähnte starke Eosinophilie, sie erreichte in einem unserer Fälle 82%!

Bei unkompliziertem Verlauf sinkt das Fieber, welches bis dahin erst eine Kontinua, später eine hohe re-intermittierende Kurve gezeigt hatte, erst in flüchtigen Remissionen, schließlich endgültig ab. Eine allgemeine Müdigkeit, ziehende „rheumatische" Schmerzen in allen Gliedern können, immer mehr abklingend, noch lange anhalten.

Eine *exakte Sicherung der Diagnose* ist durch den Nachweis der ausschwärmenden Jungtrichinellen im strömenden Blute möglich. Die Untersuchungstechnik ist einfach: 1 ccm Blut wird mit 10 ccm 3%iger Essigsäure zentrifugiert, das Sediment wird mehrmals ausgewaschen, dann mit Methylalkohol fixiert und nach GIEMSA gefärbt. Diese Technik nach SCHULTZ kann erst um den achten bis zehnten Tag nach der Infektion positiv gefunden werden. Nach dem neunten Krankheitstag kann man Trichinellen in Zupfpräparaten exzidierter Muskelstückchen finden (man entnimmt diese meist aus Bizeps oder Deltoideus). Die Aussichten der Methode sind keine großen, wir hatten nie Erfolg. Nach GAADE u.a. liefern ferner die Komplementbindungs- und die Präzipitinreaktion mit dem „Trichinellenantigen der Behringwerke" verläßliche Resultate. Auch Intrakutanreaktionen, für die auch von den Behringwerken ein „Trockenantigen" geliefert wird, werden mit Erfolg angewendet, sie scheinen aber nach Kathe nicht spezifisch zu sein, da dieser Autor auch bei Cysticercose ein positives Resultat erhielt Immerhin wird auch diese Methode bei gegebenem klinischem Verdacht eine wertvolle· Unterstützung der Diagnose sein. Die Verkalkung der Muskeltrichinen ist meist erst nach sechs Monaten soweit abgeschlossen, daß die verkalkten Trichinen röntgenologisch erfaßt werden können und die Diagnose auf diese Weise gesichert werden kann. Jedenfalls ist das frühzeitige Heranziehen des Röntgenverfahrens zur Diagnose eines unklaren Fieberanfalles und bei Verdacht einer akuten Trichinose zwecklos!

Prognose. Einleitend wurde die in manchen Endemien hohe Mortalität bis zu 30% erwähnt, es ist aber zu betonen, daß die Mortalität zwischen 0 und 30% schwankt. Wird das akute Stadium gut überstanden, so können eine Muskelschwäche, Muskelkater oder Muskelziehen noch viele Wochen und auch Monate anhalten, schließlich kommt es aber doch langsam zur vollen Wiederherstellung.

Die *Therapie* ist leider im Anfangsstadium, im Zeitpunkt der Infektion nicht imstande, diese zu kupieren und die aufgenommenen Fleischtrichinen zu vernichten. Man versucht wohl durch Magenwaschungen und durch Verabreichung von Laxantien unmittelbar nach Aufnahme des ominösen Fleisches dieses, soweit möglich, wieder aus dem Magen-Darmtrakt zu entfernen und versucht auch in der enteritischen Periode die schon ausgeschlüpften Darmtrichinellen durch Laxantien abzutreiben. Seit jeher gilt Alkohol als gutes „Gegenmittel" gegen Trichinose. War nämlich — dies soll eine alte Erfahrung sein — das trichinöse Fleisch gleichzeitig mit starkem Alkohol genossen worden, so sind diese Kranken entweder nicht oder nur leicht erkrankt. Wenn also die Verabfolgung großer Dosen hochkonzentrierten Alkohols sicher auch keine Gewähr gibt, daß die Gefahr vor letaler Erkrankung gebannt wurde, so wird eine kräftige Dosis 90%igen Alkohols oder hochwertiger Schnäpse (Kirsch, Kornbranntwein, Whisky, Kognak usw.) zu empfehlen sein. Die bekannten Darmwurmmittel versagen bei Darmtrichinellen in der Regel. Immerhin soll man doch unbedingt einen Versuch mit Thymol (täglich 5,0 g!) oder mit Palmitinsäurethymolester und insbesondere mit dem Antimonpräparat Fuadin machen.

Prophylaktisch hat sich eine amtliche Trichinenschau als wichtigste Waffe gegen die Trichinose erwiesen. Der einzelne hat, soweit möglich, rohes Schweinefleisch (in Würsten usw.) zu vermeiden. In Hungerzeiten liegt die größte Gefahr in den Schwarzschlachtungen!

2. Cysticercose.

Durch die perorale Aufnahme von Eiern oder von reifen Gliedern von Taenia solium kann es auch in den Muskeln zur Cysticercose kommen, wobei Cysticerken als erbsen- bis haselnußgroße, solitäre oder multiple Knoten getastet werden können.

Wird ein reifes Glied mit hunderten befruchteten Eiern aufgenommen, so führt das Eindringen der zahlreichen Larven in die allgemeine Zirkulation auch zu einer kurzen Periode von Allgemeinerscheinungen, die aber so wenig charakteristisch sind, daß sie kaum richtig erkannt werden können. War es zu einem starken Befall der Muskulatur gekommen und verkalken die kleinen Cysticerken bald, so kann eine spätere Röntgenuntersuchung mit dem Zufallsbefund zahlreicher größerer Verkalkungsherde in den Muskeln die Diagnose rückblickend richtig erstellen lassen.

II. Erkrankungen der Gelenke.

A. Allgemeine Betrachtungen über das Wesen des Rheumatismus.

Der Begriff Rheumatismus stammt aus der Klinik. „Rheumatismus" ist seit Jahrtausenden ein dem Kliniker geläufiger und auch festgefügter Begriff gewesen, obwohl die Frage nach der genauen Umgrenzung dessen, was die Bezeichnung „rheumatisch" mit Recht zu führen hätte, bis heute nicht einhellig beantwortet ist. Wenn die moderne Pathologie die allergische Natur des Rheumatismus erst zur Diskussion, dann durch Beibringen zahlreicher wertvollster Unterlagen schließlich auch unter Beweis gestellt hat, so blieb es immer noch — und zwar bis heute — einem sehr subjektiven Ermessen anheimgestellt, was nun tatsächlich als rheumatisch zu gelten hätte. Darf man der akuten rheumatischen Polyarthritis oder Myositis und der akuten rheumatischen Endo-Myokarditis, also der klassischen Erscheinungsweise des Rheumatismus, mit gutem Recht auch eine rheumatische Serositis, eine rheumatische Pleuritis, Perikarditis und auch Peritonitis bzw. Polyserositis, darf man ihnen auch ein gleichartig rheumatisches Erythema nodosum oder schließlich eine rheumatische akute diffuse Glomerulonephritis an die Seite stellen? Wir sind der Überzeugung, daß die diesbezüglichen Beweise erbracht sind.

Vom Standpunkt der Historie ist es interessant, festzuhalten, daß das Rheuma schon Hippokrates bekannt war. In der hippokratischen Zeit bedeutete Rheuma — wir hören hier zum ersten Mal diese Bezeichnung — „Fluß" (von ῥεῖν fließen), eine Nomenklatur, die einst mit „Katarrh" (καταρρεῖν herabfließen, Katarrh-Herabfluß) synonym gebraucht wurde; die damalige Vorstellung war die, daß „schleimige Flüsse" vom Gehirn in den Körper herabgeleitet würden, daß diese in die verschiedenen Organe, so auch in die Gelenke, gelangten und hier krankhafte Vorgänge auslösten. Einer der Flüsse führte zu den Gelenken und löste die rheumatische Arthritis aus, die übrigens Hippokrates auch wohlbekannt war und von ihm klinisch im Detail beschrieben wurde. Es sei hier also festgehalten, daß die rheumatische Polyarthritis in der hippokratischen Gedankenwelt über einen Katarrh zustande kommt, der vom Gehirn durch das Siebbein vorerst in die Nase bzw. den Nasenrachenraum gelangt, daß also schon damals Zusammenhänge zwischen einer entzündlichen Affektion der Rachengebilde und dem Gelenkrheumatismus hergestellt wurden und daß in der damaligen Vorstellung im Grunde genommen somit auch unser heutiger Fokalherd (in den Tonsillen) schon irgendwie verankert erscheint.

Mit dem Ende der Humoralpathologie mußte der Rheumabegriff einen anderen Inhalt bekommen und es bedeutete einen Schritt vorwärts, als BAILLOU (BALLONIUS) in der Mitte des 16. Jahrhunderts unter Rheumatismus jene Krankheiten verstand, die mit herumziehenden Schmerzen der Weichteile, der Muskeln und der Gelenke einhergehen, wobei die Definition allerdings eine rein symptomatische wurde; von der alten Lehre war nur der „herumziehende" Charakter der Krankheit in einem abgewandelten Sinne übernommen worden. Man näherte sich dem späteren und unserem Rheumabegriff erst wieder viel mehr, als man die rheumatischen Krankheiten, die also durch das Symptom des „Herumziehens", „Fließens" und speziell durch herumziehende Schmerzen charakterisiert waren, auf Grund vielfältigster klinischer Beobachtung ätiologisch auf eine gemeinsame Ursache, nämlich die Erkältung, zurückführte und als man nun auch die Erkältungsätiologie als Charakteristikum der einschlägigen Krankheiten betrachtete. Dieser schon recht klaren Umfassung des Rheumabegriffes durch

1. „Herumziehen", 2. herumziehende Schmerzen und schließlich 3. durch die Erkältungsursache war der Weg allerdings erst geebnet worden, als man aus dem Rheumabegriff bzw. aus der rheumatischen Arthritis die Gicht eliminiert hatte, was in der Mitte des 17. Jahrhunderts geschah. Es war noch ein Moment, welches insbesondere die akuten rheumatischen Erkrankungen auszeichnet und etwa um die gleiche Zeit als Charakteristikum derselben erkannt wurde: das Moment der Entzündung, speziell der exsudativen Entzündung.

Das Paradigma einer derartigen rheumatischen Erkrankung war also die akute Polyarthritis, von ihr nahm der Rheumatismusbegriff auch seinen Anfang. Da die Klinik auf Grund vielfältigster Erfahrung den Zusammenhang zwischen Polyarthritis und Endo- und Myokarditis bereits erkannte, ist es nur zu selbstverständlich, daß auch bei diesen Krankheiten die rheumatische Ätiologie bald allgemeine Anerkennung fand. Und wenn nun wieder auf Grund der klinischen Symptomatologie die akute Polyserositis mit dem flüchtig-fließenden Moment ihrer Erscheinungsweise, mit ihrem entzündlich-exsudativen Charakter und mit der Erkältungsgrundlage auch noch begreiflicherweise dem Rheumatismus zugezogen wurde, so ergeben sich aber kaum mehr ausreichende Argumente, um etwa eine isolierte Pleuritis exsudativa (oder sicca) oder eine Perikarditis oder Peritonitis als rheumatisch zu erklären. Eine verbindende Grundlage könnte ja höchstens in dem exsudativen Entzündungs- und dem Erkältungsfaktor vermutet werden. Die rheumatische Polyarthritis kann sich wohl in einer — bei einer derartigen Betrachtung — eindrucksvollen Weise klinisch mit einer Polyserositis oder auch einer isolierten Pleuritis exsudativa kombinieren, das Zusammentreffen ist aber nicht häufig genug, um als Argument für eine gemeinsame „rheumatische" Grundlage beider Krankheiten gelten zu können. Und doch hielt noch mein Lehrer v. ORTNER an der rheumatischen Genese gewisser Pleuritiden fest. Dies ist um so erstaunlicher, als zu seiner Zeit die Tatsache schon längst bekannt war, daß im Pleuraexsudat wenigstens mit dem Tierversuch in der Mehrzahl der Fälle Tuberkelbazillen nachgewiesen werden können. Auf den Tuberkelbazillennachweis im Rahmen rheumatischen Geschehens soll unten noch zurückgegriffen werden. Hier sei nur festgehalten, daß in keiner Phase der Weiterentwicklung des Problems an der rheumatischen Natur bestimmter Pleuritiden unverrückbar festgehalten wurde. Wenn der Begriff Rheumatismus auch nicht festgefügt war, so war dieses geheimnisvolle, noch ungeklärte, nicht reproduzierbare, fluidale, krankhafte Geschehen ein gesicherter Bestandteil ärztlichen Denkens geworden, und wir können rückblickend nur den intuitiven Intellekt unserer Vorgänger bewundern, die trotz der größten Verschiedenheiten im klinischen Bild (einer Polyarthritis, einer Pleuritis, einer Glomerulonephritis) bei den einschlägigen Krankheiten doch ein gemeinsames ätiologisches Prinzip postulierten und den Rheumatismus intuitiv erfaßten, lange bevor entsprechende sichere Grundlagen gefunden waren.

Wie wir im I. Band, S. 122, bereits dargelegt haben, kann es als allgemein anerkannte These gelten, daß dem Rheumatismus eine allergisch-hyperergische Reaktion zugrunde liegt. Wenn ein Organismus durch Einschwemmen von artfremdem Eiweiß — meist handelt es sich um Bakterienleiber — allergisiert bzw. sensibilisiert worden war, so kann der so Sensibilisierte auf eine neuerliche Antigeneinschwemmung allergisch-hyperergisch, id est rheumatisch reagieren, wobei verschiedenste Organe betroffen sein können, in diesen aber immer der Gefäßbindegewebsapparat. Es kommt hier vorerst zu einer Verquellung kollagener Fasern, durch Reaktion und Proliferation am retikulären System zur Bildung eines spezifisch rheumatischen Granulationsgewebes, im besonderen der ASCHOFFschen Knötchen und schließlich zur fibrösen Narbenbildung. Wie wir im I. Band schon betont haben, ist dieses rheumatische Geschehen in Gelenken, am Endokard, im Myokard, oder, wie wir hinzufügen können, an den serösen Häuten, am Perikard, an der Pleura oder am Peritoneum und schließlich auch an den Nieren zueinander parallel geschaltet, die Endokarditis ist nicht Folge des Gelenkrheumatismus, wie man früher annahm, alle rheumatischen Affektionen sind Ausdruck der gleichartigen Reaktionsweise, einer allergischen Reaktion eines sensibilisierten Organismus. Die Sensibilisierung kann auf verschiedenste Weise erfolgen: In der Humanpathologie in der Regel über einen Fokalherd, aus dem Bakterien bzw. Bakterieneiweiß in die Zirkulation eingeschwemmt wurden, im Tierversuch, in dem das rheumatische Geschehen, wie KLINGE gezeigt hat, reproduzierbar war, durch systematische parenterale Applikation von artfremdem Eiweiß. Im rheumatisch entzündlichen Gelenk oder in den Klappenauflagerungen der Endocarditis verrucosa rheumatica werden Bakterien in der Regel nicht gefunden, sie können zufälligerweise aus dem Fokalherd als Träger des Allergens dorthin gebracht werden, ohne sich hier aber als pathogene Keime auszuwirken; in diesem Sinne ist der Rheumatismus bzw. die rheumatische Entzündung abakteriell. Wenn ein Organismus einmal allergisiert ist, ist er oft auch gegen andere Allergene parallergisch geworden, und so versteht es sich, daß im Rahmen verschiedener Bakteriämien ein sensibilisierter Organismus rheumatische Erscheinungen zeigen kann. Unter einem derartigen Gesichtswinkel wären die sogenannten Rheumatoide bei verschiedenen Infektionskrankheiten zu betrachten, wie sie bei der Dysenterie (Ruhr-Rheumatoid) am bekanntesten sind, wie sie aber auch bei Scharlach, Masern, Variola usw. vorkommen. Meist freilich ist der Ausgangspunkt, der Fokalherd in der Mundhöhle zu suchen, in einer chronischen Tonsillitis, in Zahngranulomen (selten); auch andere unspezifische Herde (chronische Appendizitis, Adnexitis, Prostatitis, Cholezystitis, Pyelitis usw.) können gelegentlich in Frage kommen.

Machen wir uns als Kliniker die neue Theorie zu eigen, so fügen sich nun alle dem Formenkreis des Rheumatismus zugezählten Krankheiten zwanglos der neuen These, die Klinik kann sogar neue Argumente dafür beisteuern, daß die Lehre des Rheumatismus als allergisch-hyperergische Reaktion zu Recht besteht.

Wir müssen uns hierbei mit dem Begriff des Fokalherdes auseinandersetzen, müssen diesen prinzipiell vom Sepsisherd unterscheiden und vor allem unterstreichen, daß der Rheumatismus nicht eine allergisch-anaphylaktische Antigen-Antikörperreaktion schlechtweg, sondern eine besondere Art einer allergisch-hyperergischen Reaktionsform ist.

Die Tonsillektomie, selbst die Sanierung des Gebisses bei rheumatischen Erkrankungen ist älter als die Lehre des Rheumatismus auf der Basis einer allergisch-hyperergischen Reaktion. Schon die alten Kliniker kannten die Zusammenhänge von Angina, Tonsillitis mit Polyarthritis oder Endokarditis. Die Fokalherdlehre freilich wurde erst mit der neuen Theorie entsprechend unterbaut.

Wie früher ausgeführt, kann der rheumatische Fokus allenthalben lokalisiert sein, meist findet er sich in Mund und Rachen. Wesentlich ist, daß ein Herd nur dann zum Fokalherd wird, wenn er eine gewisse Zeit Keime in die allgemeine Zirkulation gestreut hat und wenn diese Keime eine derartige Umstimmung oder Allergisierung des Organismus bedingten, daß ein späterer Einbruch mit der rheumatisch-hyperergisch-allergischen Reaktion beantwortet wird. Es bedarf also einer Art Inkubationszeit, ehe die Neueinschwemmung zur rheumatischen Polyarthritis führt, eine theoretische Forderung, die in der Klinik auch tatsächlich erfüllt ist. Hören wir von einer Angina tonsillaris, die ursächlich für eine rheumatische Endokarditis oder Polyarthritis in Betracht kommt, so liegt zwischen Angina und Auftreten der rheumatischen Erkrankung in der Regel ein Zwischenraum von etwa zwei Wochen. Es bedurfte von der Ersteinschwemmung an, die wir mit der Zeit der akuten Angina fixieren können, einer zweiwöchigen Vorbereitung, in welcher aus den durch die Angina kranken und infizierten Tonsillen dauernd Keime in die Blutbahn eingeschwemmt werden. Diese für die Sensibilisierung notwendige Zeitspanne von zirka 10 bis 14 Tagen war als Faktum auch den alten Ärzten schon bekannt. Daß das Intervall einmal ausbleiben und Endokarditis oder Polyarthritis gleichzeitig mit der Angina in Erscheinung treten können, wird uns nicht erstaunen, weil die Sensibilisierung aus einer chronischen Tonsillitis schon Platz gegriffen haben und die Angina tonsillaris der letzten, die hyperergische Reaktion auslösenden Keimeinschwemmung entsprechen kann.

Ein Fokalherd und ein Sepsisherd sind prinzipiell scharf zu trennen, wobei allerdings der Fokalherd schließlich doch auch zum Sepsisherd werden kann. Wir wollen auf diesen Punkt nicht näher eingehen, wir möchten nur darauf hinweisen, daß es bei der Sepsis zur Ausschwemmung von Keimen kommt, die keine Immunität auslösen, daß die resultierende Krankheit ausschließlich unmittelbare Folge der bakteriellen Einwirkung ist und daß im Sepsisherd massenhaft Keime produziert werden, die den Organismus überschwemmen. Diese Sepsis unterscheidet sich von den zyklischen Erkrankungen, wie etwa von einem Typhus, dadurch, daß bei diesem mit dem Beginn der Einschwemmung von Bazillen in die Blutbahn und ihrer Vermehrung daselbst ein Immunisierungsvorgang einsetzt, der nun als Gegenspieler der Bazillen den klinischen Ablauf des Typhus als zyklische Krankheit diktiert. Was nun die rheumatische Affektion anlangt, so nimmt diese zwischen Sepsis und einer derartigen zyklischen Krankheit, wie dem Typhus, insofern eine Mittelstellung ein, als sich hier im Gegensatz zum Typhus ausschließlich die allergisch-hyperergische Immunitätslage in einer besonderen Reaktion dokumentiert und daß das rheumatische Geschehen an Gelenken oder Klappen ausschließlich abakterieller allergisch-hyperergischer Natur ist. Und obzwar bei Rheumatismus und Sepsis von einem Herd oft sogar gleiche Keime (etwa Streptokokken) in die Zirkulation abgegeben werden, versteht man doch den großen Unterschied im klinischen Aspekt einer septischen Kokkenerkrankung und einer rheumatischen Affektion, in welcher Kokken nur das Allergen darstellen, in welcher sie aber septische Krankheitszeichen nicht auslösen. Man versteht schließlich auch die recht weitgehende Ähnlichkeit zwischen den zyklischen Infektionskrankheiten wie einem Typhus, Paratyphus usw., und einer rheumatischen Erkrankung, die zumindest in ihrer akuten Form weitgehend einer spezifischen Infektionskrankheit zu entsprechen scheint: Denn so wie eine Typhusbazillenüberschwemmung des Organismus erst dadurch zum Typhus wird, daß die Typhusbazillen den immunisatorischen Vorgang einleiten und dieser dem Verlauf das Gepräge gibt, ebenso wird ein Fokalherd mit Ausschwemmung von Keimen erst dadurch zum Rheumatismus, daß diese Keime die rheumatisch-allergische Umstimmung besorgen, die dann den Boden der allergisch-hyperergischen Reaktion, eben des Rheumatismus, abgibt. Es kann daher endlich nicht wundernehmen, daß beim Rheumatismus, zumal bei der akuten Polyarthritis, seit jeher ein spezifischer Erreger gesucht wurde und die Krankheit vielfach auch unter die spezifischen Infektionskrankheiten eingereiht wurde, worauf wir noch zurückkommen.

Der modernen These entsprechend ist der Rheumatismus also eine allergisch-hyperergische Reaktion: Es ist dieser Allgemeindefinition aber mit Nachdruck hinzuzufügen, daß es sich beim Rheumatismus um eine besondere Immunreaktionsform und überdies um eine solche bei besonders disponierten Individuen handelt.

Die Sonderstellung des Rheumatismus im Rahmen der anderen allergisch-anaphylaktischen Krankheiten dokumentiert sich schon dadurch, daß die allergische Reaktion nur über einen Fokalherd mit endogenen Fokalherdallergenen zustande kommt; exogene Allergene, wie Nahrungsmittel-, Geruchs- usw. Allergene, die bei einem Asthma bronchiale, einer Myxoneurose oder einem QUINCKE-Ödem die viel häufigere Ursache abgeben, kommen beim Rheumatismus als Allergen oder Antigen nie in Frage. Es ist also kein Zweifel, daß es vom klinischen Standpunkt aus in ihrem Wesen verschiedene allergische Krankheiten gibt; wenn wir vorerst die besondere Gruppe der rheumatischen Krankheiten (die Polyarthritis, Serositis, Endo-Myokarditis, das Erythema nodosum und die Nephritis) herausheben, bleiben auf der einen Seite das Asthma bronchiale, die Darmmyxoneurose, die allergischen Durchfälle, die Urtikaria, das QUINCKE-Ödem und andere allergische Krankheiten, die den Stempel der Anaphylaxie seit jeher klar haben erkennen lassen, und auf der anderen jene Zustände, bei welchen pathogenetisch von manchen Autoren nur vermutungsweise eine allergische Komponente postuliert wurde, wie etwa die Colitis ulcerosa, das Ulcus ventriculi und duodeni und andere Krankheiten mehr. Die Verschiedenartigkeit dieser Gruppen allergischer Krankheiten drängt sich dem Kliniker schon dadurch auf, daß sich die verschiedenen rheumatischen Krankheiten zum Teil gesetzmäßig, zum Teil wenigstens sehr häufig beim gleichen Kranken kombinieren, wie die rheumatische Polyarthritis mit der rheumatischen Endo-Myokarditis, oder das Erythema nodosum bzw. die Chorea mit der Endokarditis, nicht so selten auch die Polyarthritis mit der Serositis bzw. Polyserositis, übrigens sehr eindrucksvolle Beispiele eines rheumatischen Geschehens in verschiedenen Körperregionen und an verschiedenen Geweben, während die rheumatischen Erkrankungen trotz ihrer allergischen Grundlage nie mit einem Asthma, einer Urtikaria oder den übrigen Erkrankungen dieser zweitgenannten allergisch-anaphylaktischen Gruppe kompliziert sind, von der dritten Gruppe (Colitis ulcerosa usw.) gar nicht zu reden. Der Wesensunterschied einer allergisch-rheumatischen Polyarthritis und eines allergischen Asthma bronchiale oder der diversen verwandten Zustände äußert sich unter anderem auch in einer Senkungsbeschleunigung bei jenen, die diesen immer fehlt. In diesem unterschiedlichen Verhalten der normalen Senkung bei auch schwerstem Asthma bronchiale und regelmäßig starker Beschleunigung derselben bei einer Polyarthritis dokumentiert sich so recht die abgrundtiefe Kluft, welche zwischen den verschiedenen Zuständen klafft, die wir als allergische bezeichnen. Handelt es sich beim Asthma bronchiale ausschließlich um ein verändertes funktionelles Verhalten im vegetativen System, so liegt beim Rheumatismus eine schwere organische und humorale Zustandsänderung vor.

Den rheumatischen allergischen Krankheiten kommt also durch den obligaten Fokalherd und die endogene Natur des Allergens eine Sonderstellung zu, die sich auch in der geschilderten klinischen Erscheinungsweise bzw. in der Kombination mit nur rheumatischen und nicht andersartigen anaphylaktischen Krankheiten und schließlich in der Senkungsbeschleunigung dokumentiert. Sie haben übrigens auch noch insofern eine Sonderstellung, als diese rheumatisch-allergische Reaktionsform primär nur bestimmte Gewebe betrifft, und zwar Gelenke, Muskeln, Endo- und Myokard, seröse Häute, Haut und auch die Nieren, wobei auch hier wie in allen übrigen Organen das Bindegewebe den primären Angriffsort darstellt.

Wir haben schon einleitend darauf hingewiesen, daß die alten Ärzte die Erkältung als auslösende Ursache der rheumatischen Krankheiten erkannt haben und daß von der Klinik seinerzeit die Erkältungsätiologie als verbindender Faktor der differenten rheumatischen Zustände sogar in den Vordergrund geschoben wurde. Seit wir durch die modernen experimentellen Studien wissen, daß das rheumatische Geschehen durch Kältereize im Experiment sogar an bestimmte Gewebe und Gewebsstellen fixiert bzw. lokalisiert werden kann, treten die Zusammenhänge zwischen Rheumatismus und Erkältungsschäden noch klarer zutage.

Die Klinik hat schließlich beim Auftreten rheumatischer Erkrankungen seit jeher der Disposition des Individuums eine besondere Dignität zugesprochen. Sie hat die Existenz von Rheumatikerfamilien, Rheumatikersippen immer sehr unterstrichen und die KLINGEschen Untersuchungen zeigten, daß auch beim Tier eine besondere Disposition Voraussetzung für das Zustandekommen des experimentellen Rheumatismus ist. Eine der letzten Wiener Arbeiten, die das dispositionell-familiäre Moment in der Ätiologie der rheumatischen Erkrankungen, speziell der Herzklappenfehler richtig betonen, stammt aus der Abteilung WIESEL. Es wird nicht der Klappenfehler vererbt, aber die Disposition zur rheumatischen Erkrankung.

Bei der objektiven Betrachtung des Rheumatismusproblems von dem vorgebrachten modernen Standpunkt aus muß aber denn doch auffallen, daß in einem Organismus, der in seiner Gesamtheit allergisch gemacht oder geworden ist, nur bestimmte Gewebe die hyperergische, rheumatische Reaktion zeigen, daß zumindest bestimmte Gewebe bevorzugt befallen werden: die Gelenke, Sehnenscheiden, Bursen, Endokard, Myokard. Während bei einer kruppösen Pneumonie, bei der wir bekanntlich auch den Standpunkt vertreten, daß es nach Allergisierung mit Pneumokokken zu einer allergischen Exsudation kommt, in der erst sekundär die Pneumokokken zu wuchern beginnen — daher allergisch-hyperergischer Beginn mit Schüttelfrost und 40° Fieber — die Lokalisation der Pneumonie gerade in der Lunge deshalb ohne weiteres verständlich ist, weil das krankheitsauslösende (letzte) Allergen eben die Lunge trifft, da die die allergische Reaktion auslösende Schädlichkeit elektiv nur dieses Organ trifft, so muß beim Rheumatismus erst nach einer Erklärung gesucht werden, warum wenigstens in der Regel das Gelenk oder das Herz so sehr elektiv betroffen wird. Das AUER-Phänomen gibt die, wie uns scheint, ausreichende Erklärung: Bei einem gegen ein artfremdes Eiweiß sensibilisierten Kaninchen löst man durch eine erneute Injektion des gleichen Antigens eine Allgemeinreaktion aus. Wenn man gleichzeitig, während diese noch im Gange ist, ein Ohr des Versuchstieres mit Xylol einreibt und dadurch eine starke örtliche, sonst aber rasch wieder abklingende Hyperämie erzeugt, so bildet sich anschließend eine nekrotisierende Entzündung dort, wo das unspezifische Mittel eingewirkt hat. „So können vielleicht auch traumatische Schädigungen oder thermische Reize bei Allergischen zur Entwicklung lokalisierter umgrenzter nekrotischer Veränderungen an den besonders betroffenen oder auch den besonders beanspruchten Organen, wie Herzmuskel, Zwerchfell oder Gelenken führen" (BIELING).

Wir haben früher darauf hingewiesen, daß die rheumatischen Erkrankungen, voran der akute Gelenkrheumatismus, vom rein klinischen Standpunkt aus als spezifische Infektionskrankheiten imponieren, und wir versuchten, die rheumatische Erkrankung etwa zu einem Typhus in Parallele zu setzen. In beiden Fällen hat der allergisierende, immunisierende Charakter des krankhaften Geschehens auf die Gestaltung des Ablaufes der Krankheit besonderen Einfluß, in beiden Fällen muß sich daher bei aller Verschiedenheit aus der Wechselwirkung zwischen bakteriellem Geschehen und Allergisierung bzw. Immunisierung ein ähnliches klinisches Bild ergeben, Rheumatismus und Typhus werden in ihrer Klinik gemeinsame Züge aufweisen müssen. Es kann daher nicht wundernehmen, daß der Rheumatismus vielfach als spezifische Infektion aufgefaßt wurde, es gilt dies insbesondere für die Polyarthritis rheumatica acuta. Wie stark der Eindruck einer spezifischen Infektionskrankheit seit jeher vorgeherrscht haben muß, ersieht man daraus, daß die Polyarthritis rheumatica, welches Lehrbuch der inneren Medizin man immer aufschlägt, bis in die letzte Zeit unter den Infektionskrankheiten figuriert! Lange galt die Polyarthritis bekanntlich als spezifische Streptokokkenkrankheit, vergleichbar dem Scharlach, und sie gilt für manche Autoren auch heute noch als solche. Es ist ja auch, wie zahlreiche Züchtungsversuche aus Tonsillen, Blut, Harn und Gelenken gezeigt haben, kein Zweifel, daß der streptomykotische Infekt für die große Mehrzahl der Fälle zutrifft; freilich der modernen These nach nicht in dem Sinn, daß bestimmte Streptokokken den Erreger der Polyarthritis rheumatica darstellen, sondern in dem, daß es zumeist hämolytische Streptokokken sind, welche allergisieren und das letzte unheilvolle Allergen darstellen. Die streptomykotische Natur der zumeist in Betracht kommenden Keime kann uns auch erklären, warum wir Fälle einer rheumatischen Endokarditis erleben, die schließlich in eine Lenta übergehen, warum die Viridans-Sepsis sich so häufig an endokarditisch vernarbten Klappen lokalisiert, warum sich die Grenzen zwischen abakterieller rheumatischer und Viridans-Lenta-Endokarditis in der Klinik so sehr verwischen können. Es sind pleomorphe oder schon von vornherein in Viridanskeime mutierte Streptokokken, die den allergisch hyperergischen Prozeß am Endokard auslösen; langsam erlangen die Keime eventuell unter endgültiger Mutation in einem Streptococcus viridans ihre ausreichende Virulenz, langsam erlahmt die Abwehr und die Krankheit imponiert nun als septische Endokarditis vom Lentatypus, die sie ja auch geworden ist. Die letzten Versuche, der Polyarthritis bzw. dem Rheumatismus die Dignität von spezifischen Infektionen zuzusprechen, waren die von GRÄFF, der den Begriff Rheumatismus infectiosus specificus aufstellte, und die jener Autoren, welche die akute Polyarthritis auf eine Tuberkelbazillämie bezogen wissen wollten. Auf GRÄFFS spezifischen Gelenkrheumatismus sei nicht näher eingegangen, nur darauf hingewiesen, daß der Erreger des spezifischen Rheumatismus bis heute nicht gefunden ist und daß GRÄFF seine Anschauung ausschließlich auf die anatomischen Befunde an der Leiche aufbaut; klinisch würde sich unsere akute rheumatische Polyarthritis mit dem GRÄFFschen spezifischen Rheumatismus decken. Für die Klinik bedeutungsvoller schien die neue Lehre von LÖWENSTEIN, REITTER u. a., welche bekanntlich in einem hohen Prozentsatz der akuten Polyarthritiden Tuberkelbazillen aus dem strömenden Blut gezüchtet haben wollen. Vorerst sei festgehalten, daß über die Tatsache, daß in gewissen Fällen Tuberkelbazillen in der Zirkulation gefunden werden können, Zweifel wohl nicht mehr bestehen können. Die Mehrzahl der Nachuntersucher hat bei der akuten Polyarthritis im Blut Tuberkelbazillen gefunden, allerdings zumeist in einem kleinen Prozentsatz. Wir glauben nicht, daß — dies wurde gegen LÖWENSTEIN vorgebracht — in einem gleich hohen Prozentsatz auch bei scheinbar normalen Individuen eine Tuberkelbazillämie festgestellt werden könnte. Eine Tuberkelbazillämie kommt unseres Erachtens bei der akuten Polyarthritis also in seltenen Fällen vor. Wir sehen in dieser Bazilleneinschwemmung den gleichen Vorgang wie in einer Streptokokkeneinschwemmung aus einem tonsillogenen Fokalherd; in diesem speziellen Fall hatte ein vielleicht vorher aus Tonsillen sensibilisiertes Individuum auf Tuberkelbazillen parallergisch, und zwar rheumatisch reagiert. .

Das Problem der Tuberkelbazillämie bei der Polyarthritis führt uns schließlich auch auf die Häufigkeit positiver Tuberkelbazillenzüchtungen aus pleuritischen Exsudaten und auf die Frage, wieso bei dieser allergisch-hyperergischen Reaktion der Pleura gerade Tuberkelbazillen so häufig das Allergen darstellen sollen. Und hier kann nur die Erfahrungstatsache festgehalten werden, daß es offenbar für die Art der sich entwickelnden hyperergischen rheumatischen Reaktion, insbesondere für die Lokalisation dieses rheumatischen Geschehens mit von entscheidender Bedeutung ist, welche Art Keime im Spiele sind. Es scheint, daß entweder eine Sensibilisierung mit Tuberkelbazillen zu einer besonderen Disposition führt, in den Pleurahöhlen hyperergisch exsudativ zu reagieren, wenn es in einem solchermaßen allergisierten Individuum zu einer neuerlichen Tuberkelbazillenstreuung kommt, oder daß der im Sinne des rheumatischen Geschehens auch mit anderen Keimen Sensibilisierte bei Einbruch von Tuberkelbazillen in die allgemeine Zirkulation offenbar am ehesten mit einer allergisch-hyperergischen (rheumatischen) Reaktion seiner Pleura antwortet.

Die rheumatische Erkrankung von Haut, Muskel, Gelenken, Bindegewebe, Herzmuskel, Endokard, Pleura, Periost, Perikard war für die Kliniker, wie ich früher schon ausführte, eine alte Erkenntnis. Neu und umstritten blieb die Frage der nosologischen Stellung der akuten Glomerulonephritis im System. Für die Zuordnung zum Rheumatismus sprächen die hier in die Augen springende Erkältungsätiologie, ferner das eher Entzündliche, das Abakterielle, schließlich der so häufig auf der Hand liegende Fokalherd und nicht zuletzt die Beidseitigkeit bzw. die Gleichzeitigkeit auf beiden Seiten und in der gesamten Niere. Schauen wir uns in der Klinik um, ob diese vielleicht allergisch-hyperergische rheumatische Glomerulonephritis sich mit anderen sicher rheumatischen Erkrankungen vergesellschaftet, so kommt die Kombination Nephritis und Polyarthritis wohl vor, sie ist aber vergleichsweise selten. Dies kann aber nicht als Argument gegen die rheumatische Natur der Nephritis ins Feld geführt werden, es zeigt sich nur wieder, daß bei bestimmten Individuen eine bestimmte Disposition hinsichtlich der Lokalisation des rheumatischen Geschehens in bestimmten Organen in Rechnung zu setzen ist. Abgesehen von im Einzelfall differenten prädisponierenden Momenten, wie Kälteeinwirkung auf bestimmte Organe, muß eine individuelle Disposition verschiedener Organe dem rheumatischen Geschehen gegenüber postuliert werden. Wie sehr hier verwandte Gewebe sich dispositionell verschieden verhalten können, zeigen meines Erachtens am eindeutigsten die Fälle von reiner rheumatischer Polytendovaginitis, bei welchen ein Krankheitsbild zu beobachten ist, welches durchaus dem der akuten Polyarthritis entspricht, welches das Flüchtige, Sprunghafte, Wechselvolle, das Fließende, Schmerzhafte usw. in gleicher Form zeigt, bei dem aber statt der Gelenke ausschließlich die Sehnenscheiden betroffen sind. Diese Fälle sind um so auffallender, als die Sehnenscheiden im Rahmen einer Polyarthritis sehr häufig miterkranken, isolierte Erkrankungen der Sehnenscheiden oder auch der Schleimbeutel, wie ich es einmal sah, daher ganz ungewöhnlich sind. Daß es vorkommt, zeigt die besondere Disposition zum Rheumatismus in bestimmten Geweben. Und so kann es nicht wundernehmen, daß auch die Nieren allein rheumatisch erkranken, wenigstens kann man aus der relativen Seltenheit der Kombination von Nephritis und anderen rheumatischen Erkrankungen kein Argument gegen die rheumatische Natur der Glomerulonephritis ableiten.

Daß wir heute mehr denn je berechtigt zu sein scheinen, die akute Glomerulonephritis als rheumatische Krankheit aufzufassen, ist nach der experimentellen Arbeit MASUGIS kaum ein Zweifel (s. S. 262). Vom klinischen Standpunkt beeindruckt bei der rheumatischen Nierenerkrankung vor allem das eine: Es ist bekannt, daß eine akute Glomerulonephritis nach einem im Einzelfalle verschieden langen Intervall in das chronische Stadium übergeht und nun stetig sich verschlechternd dem Endstadium der Schrumpfniere zustrebt; eine Erklärung für dieses unaufhaltsame Geschehen konnte nie gefunden werden. Wenn wir heute wohl keine Erklärung haben, so ist wenigstens ein Paradigma gefunden: Die experimentelle Nephritis geht nach einem bestimmten Zeitpunkt auch dann in das chronische Stadium über, wenn das Allergen, welches zum akuten Stadium geführt hatte, dem Versuchstier nicht mehr weiter einverleibt wird! Dieses unaufhaltsame progrediente Geschehen wenigstens bei bestimmten dieser allergisch-hyperergischen Zustände, auch ohne weitere Allergennachschübe, macht übrigens auch die Progredienz einer chronischen Polyarthritis, etwa die des sogenannten sekundären chronischen Gelenkrheumatismus bei Individuen verständlich, bei welchen offenbar alle Fokalherde mit äußerster Minutiosität eliminiert zu sein scheinen. Die relative Seltenheit der eindeutigen Beeinflussung eines chronischen Rheumatismus durch Herdsanierung mag in diesem Zusammenhang erwähnt werden.

B. Akuter Gelenkrheumatismus.

Hinsichtlich *Ätiologie und Pathogenese* sei auf das voranstehende Kapitel verwiesen.

Klinische Symptomatologie. In etwa 50% der Fälle berichtet die Anamnese über eine dem Auftreten der Gelenkserscheinungen vorangehende Angina tonsillaris. Die Statistiken gehen diesbezüglich wohl nicht unwesentlich auseinander, jedenfalls ist die Angina tonsillaris als Vorbote ein häufiges Ereignis. Im vorangehenden Abschnitt wurde darauf hingewiesen, daß bei dem noch nicht sensibilisierten Individuum ein zirka zweiwöchiger Termin nötig ist, bis dasselbe durch mehrfache Allergeneinschwemmungen ausreichend sensibilisiert wurde (s. S. 317). In diesen 14 Tagen, die von der Angina an bis zum Ausbruch der Gelenkkrankheit verstreichen, können allgemeines Krankheitsgefühl, Kopfschmerzen, Gliederreißen, manchmal auch Subfebrilität als Frühzeichen bestehen. Freilich kann eine Arthritis auch unvermittelt ohne vorangehende Angina und ohne derartige Vorboten aus bestem Befinden auftreten.

Wenn derartige Vorläufer auch bestehen, so macht das Auftreten der Gelenkentzündung jedenfalls doch fast immer den Eindruck eines sehr akuten Geschehens. Meist erkranken erst ein oder zwei Gelenke unter gleichzeitigem Fieber, das in der Regel von einem Schüttelfrost nicht eingeleitet wird. Am Verlauf der Krankheit ist bekanntlich der sprunghafte Wechsel im Befallensein der Gelenke charakteristisch; während die Entzündung an den zuerst erkrankten Gelenken bereits im Abklingen begriffen ist, sind nun andere schwer betroffen. Freilich können gleichzeitig auch zahlreiche Gelenke affiziert sein, sei es, daß sie gleichzeitig, sei es, daß sie rasch hintereinander erkrankten. In diesem voll ausgebildeten Stadium der schweren Erkrankung liegt der Patient oft unbeweglich in seinem Bett. Jede Lageveränderung wird wegen der Schmerzhaftigkeit ängstlich vermieden. Es genügt schon die geringe Erschütterung beim Umhergehen einer Person im Zimmer, um Schmerzen zu verursachen. Die Lokalisation des Gelenkprozesses ist sehr verschieden und hängt unter anderem von der Beanspruchung der Gelenke durch den Beruf des Kranken ab. Bei Handarbeitern erkranken häufig die Handgelenke, Ellbogen- oder Schultergelenke zuerst, bei Patienten, die ihre Beine besonders beanspruchen, wie Briefträger oder Soldaten, werden die Fuß- und Kniegelenke am Krankheitsbeginn bevorzugt. Am häufigsten werden wohl im allgemeinen Knie-, Hand-, Fuß-, Schulter- und Ellbogengelenke schließlich auch Finger- und Zehengelenke, seltener Hüftgelenke, Wirbel- und Kiefergelenke befallen. Wenn in der Mehrzahl der Fälle Gelenke der Extremitäten erkranken, so werden aber doch alle möglichen Lokalisationen beobachtet, die unter Umständen recht ungewöhnliche Zustandsbilder ergeben: Der Gelenkprozeß kann sich auf die kleinen Wirbelgelenke beschränken und so das Bild eines akuten BECHTEREW erstehen lassen, der die ganze Rumpfpartie des Patienten schmerzhaft versteift. Oder es kommt allein zur Erkrankung des Atlas-Epistropheusgelenkes, wodurch bei dem Patienten eine eigenartige steife Kopfhaltung hervorgerufen wird und ein seitliches Bewegen des Kopfes nur unter Mitdrehung des ganzen Körpers möglich ist. Es kann sich die akute Arthritis auch in den straffen Verbindungen der Syndesmosen, also des Sternoklavikular- und Akromioklavikulargelenkes lokalisieren, diese können dann gerötet und geschwollen, stark druckschmerzhaft sein und lassen, wenn sonst keine Gelenke des Körpers befallen sind, an einen entzündlich-eitrigen Prozeß infektiöser Genese denken. Quälend und besonders schmerzhaft ist die Lokalisation des akut rheumatischen Geschehens in den straffen Syndesmosen der RippenknorpelSternumansätze, da die Bewegung dieser Verbindungen oder der Zug an ihnen schon bei jedem Atemzug heftige Beschwerden hervorruft. Ebenso quälend ist eine Erkrankung der Kiefergelenke, da die Mundsperre jede Flüssigkeitsund Nahrungsaufnahme fast oder ganz unmöglich machen kann. Von seltenen Lokalisationen der akuten Polyarthritis im Bereich der Halsregion wäre noch die Erkrankung der Articulatio cricoarythenoidea zu nennen. Von den atypischen Lokalisationen des akuten Gelenkrheumatismus in der Hüftregion muß die in der Articulatio sacroiliaca und in der Symphyse erwähnt werden. Ein Befallensein dieser straffen Knochenverbindungen kann die Beweglichkeit der Patienten im Beckengürtel erheblich stören. Nicht nur die Gelenke können beim akut rheumatischen Schub befallen sein, auch die Sehnenscheiden und die Bursen können miterkranken, sie können sogar auch allein befallen werden (s. S. 322), so daß das Bild einer rheumatischen Polytendovaginitis und Polybursitis entsteht. Die Erkrankung dieser Gelenkanhangsgebilde tritt meistens bei Rezidiven besonders stark hervor und kann die Gelenkerkrankung oft völlig in den Hintergrund drängen.

Im akuten Krankheitsstadium ist das befallene Gelenk geschwollen und gerötet, die Haut darüber ist gespannt und fühlt sich heiß an, oft ist sie auch eigenartig teigig-weich, wie bei einem Ödem. Die Gelenke werden in Mittelstellung gehalten, eine Bewegung derselben ist wegen ihrer Schmerzhaftigkeit meistens unmöglich. Die Schwellung der Gelenke ist teils durch einen Gelenkerguß, teils durch eine seröse Verquellung von Synovialmembran und Gelenkkapsel bedingt. Die entzündliche Schwellung betrifft nicht nur die Gelenke und ihre Anhangsgebilde, sondern kann sich auch in die Sehnenscheiden, Muskeln und Faszien fortsetzen. Der Nachweis eines Gelenkergusses gelingt am leichtesten im Kniegelenk durch das Ballotement der Patella. Bei Punktion der Gelenke wird, wenn ein Erguß vorhanden ist, eine eiweißreiche, leicht gelbliche, seröse Flüssigkeit aspiriert.

Das eindrucksvollste Symptom der akuten Polyarthritis ist der Schmerz. Sind überwiegend Hand- und Armgelenke betroffen, so wird der Patient völlig hilflos und zu den einfachsten Handlungen unfähig. Er muß gefüttert werden und bedarf der Wartung wie ein Gelähmter. Man findet auch häufig in der Anamnese von Patienten, die einmal eine akute Polyarthritis durchgemacht haben, die Angabe, daß sie durch einige Tage „gelähmt" gewesen seien. Neben der großen Schmerzhaftigkeit des Gelenkprozesses ist es die psychische Hemmung der Bewegung durch die Schmerzerwartung, die die Patienten oft völlig bewegungslos im Bette verharren läßt. Manchmal geraten die Patienten durch die starken Schmerzen in Erregungszustände und müssen mit Sedativen behandelt werden.

Das Fieber ist beim akuten Gelenkrheumatismus mit Ausnahme der hyperpyretischen Form, bei der Temperaturen bis 42° gemessen werden, nicht sehr hoch und steigt selten über 39°. Die Fieberkurve verläuft parallel mit der Gelenkerkrankung, neue rheumatische Schübe bedingen ein Ansteigen der Körpertemperaturen, während das Schwinden der Gelenkbeschwerden die Temperaturen wieder abfallen läßt. Der weitere Verlauf der Polyarthritis ist durch die ständig wechselnde Lokalisation der Gelenkbeschwerden und die damit konform gehenden Fieberschwankungen gekennzeichnet. Dieser periodische Verlauf der Erkrankung kann sich durch Wochen hinziehen.

Die Kranken machen zumeist einen blassen Eindruck, dieser Scheinanämie liegt eine Kontraktion der Hautkapillaren zugrunde, eine Anämie entwickelt sich nicht. Die Zahl der Leukozyten ist meist leicht erhöht, es handel sich um eine leichte neutrophile Leukozytose. Die Blutsenkung ist stark beschleunigt, die Senkung normalisiert sich rasch, konform dem Verlauf des Gelenkprozesses.

Unter den Komplikationen der rheumatischen Erkrankung sind vor allem die Endo- und Myokardschäden zu nennen, wobei wir uns freilich bewußt bleiben, nicht eine Komplikation der Arthritis, sondern eine Parallelerkrankung rheumatischer Art vor uns zu haben. Es gibt fast keine akute Polyarthritis ohne rheumatischen Herzschaden. Auf die verschiedenen Statistiken über die Häufigkeit der verrukösen Endokarditis wurde in Band I eingegangen. Hier sei nur festgestellt, daß die Schwere der Polyarthritis Rückschlüsse auf die Möglichkeit oder Wahrscheinlichkeit einer Herzkomplikation nicht gestattet. Am häufigsten stellt man die Herzkomplikation in der ersten Woche der Polyarthritis fest, sei es, daß man Geräusche, Tachykardie oder Arrhythmien findet. Die Herzerkrankung kann dem Untersucher freilich vorerst entgehen, wie ja bekanntlich die akute Endokarditis nicht nachweisbar werden muß; erst der ausgebildete Klappenfehler, meist nach völligem Abheilen der Polyarthritis läßt die Sachlage rückschauend leicht erkennen. Es kann die Endo- oder Myokarditis der Polyarthritis auch vorangehen, wenn sich der erste rheumatische Schub am Herzen, der zweite auch am Gelenk manifestiert. Wenn eine in Schüben verlaufende Polyarthritis zu einer neuen Fieberperiode ansetzt, ohne daß diesmal Gelenke neu erkranken, so darf man dieses Fieber auch ohne sonstige lokale Hinweise auf eine rheumatische Herzkomplikation beziehen. Ebenso wie das Endo- und Myokard kann auch das Perikard erkranken. Hinsichtlich der rheumatischen Endokarditis siehe im übrigen Bd. I, S. 124. Nochmals sei auf die gleichzeitige Erkrankung der serösen Häute hingewiesen, eine rheumatische Polyarthritis und eine rheumatische Serositis bzw. Polyserositis können sich kombinieren. Eine rheumatische Meningitis kommt vor, sie ist aber selten (häufiger findet sie sich beim Ruhrrheumatoid bzw. im Rahmen des REITERschen Syndroms, s. S. 493).

Auf die Bursitiden und Tendovaginitiden wurde oben bereits hingewiesen, es muß noch betont werden, daß gleichzeitige rheumatische Myositiden in Form von schmerzhaften Schwellungen in der Extremitätenmuskulatur vorkommen, daß diese aber selten sind und stärkeren Grad nicht erreichen. Nur die Muskelansätze in der Nähe erkrankter Gelenke sind häufiger betroffen.

Im Rahmen der rheumatischen Komplikationen bzw. Miterkrankungen muß schließlich die akute Glomerulonephritis erwähnt werden, aus der im allgemeinen aber ein chronisches Nierensiechtum selten entsteht. Im Harn findet man im Rahmen der Tonsillitis häufig geringe Mengen Eiweiß als Ausdruck einer febrilen Albuminurie oder, wenn auch eine Mikrohämaturie vorliegt, einer Herdnephritis.

Es ist verständlich, daß man im Rahmen eines Rheumatismus neben der Arthritis und den genannten häufigeren rheumatischen Erkrankungen differenter Organe alle nur möglichen rheumatischen Schäden beobachten kann. Ehe hierbei die Hautveränderungen genannt werden, sei darauf hingewiesen, daß die akuten Polyarthritiden meist eine vermehrte Schweißbildung haben, es wird ständig ein leicht säuerlich riechender Schweiß produziert, der als solcher belästigt, der aber durch den Wasserverlust auch zu starkem Durst Anlaß gibt. Die rheumatischen Hauterkrankungen sind neben der Purpura rheumatica, hinsichtlich welcher auf Bd. II, S. 605, verwiesen sei, das Erythema nodosum und das Erythema exsudativum multiforme. Die rheumatische Iritis, Iridozyklitis, Neuritis optica, Episkleritis gehören der Ophthalmologie an.

Das *Erythema nodosum* besteht in rasch sich entwickelnden erbsen- bis walnußgroßen erhabenen Knoten an der Streckseite der Unterschenkel und Unterarme, seltener auch an anderen Stellen der Haut der Extremitäten. Die Haut über den vorspringenden Knoten ist stark gerötet, die Knoten sind schmerzhaft, unter gleichzeitiger Verfärbung in das Blaugrünliche bilden sich die Knoten langsam wieder zurück. Dieses Erythema nodosum wird auch heute noch von namhaften Forschern auf eine tuberkulöse Ätiologie zurückgeführt. Die Mehrzahl der Autoren erblickt im Erythema nodosum aber den Ausdruck eines rheumatischen Geschehens.

Unter *Rheumatismus nodosus* versteht man eine Form des akuten Gelenkrheumatismus, bei dem sich in der näheren oder auch weiteren Umgebung der Gelenke kleine, stecknadel- bis höchstens erbsengroße Knötchen entwickeln, die aus rheumatischem Granulationsgewebe bestehen. Der Rheumatismus nodosus findet sich vorwiegend bei Kindern und Jugendlichen. Es handelt sich meist um schwere, mit Endokarditis komplizierte Fälle. Die Knötchen treten erst in der dritten Woche der Erkrankung auf, sie entwickeln sich sehr rasch oft über Nacht und sitzen zum Teil auf der Gelenkkapsel, zum Teil auf den benachbarten Sehnen oder dem Periost fest auf. Man kann derartige Knötchen auch in der Haut des Schädels oder des Rückens, an den Schultern finden, sie sind oft symmetrisch. Sie können rasch wieder verschwinden. Die Zahl der Knötchen schwankt zwischen wenigen und fünfzig.

Ebenfalls bei Kindern und Jugendlichen tritt im Verlaufe einer Polyarthritis rheumatica gelegentlich eine Chorea auf, die als eine rheumatische Erkrankung der Stammganglien aufzufassen ist. Rheumatische Iritiden, Iridozyklitiden, Episkleritiden und Fälle von Neuritis optica auf rheumatischer Basis können als selbständige Affektion oder als Komplikation einer Polyarthritis auftreten.

Gelegentlich beobachtet man einen akuten infektiösen Milztumor, der den Rippenbogen etwas überschreiten und palpabel sein kann, der aber meist nur aus der Perkussion erschlossen werden kann.

Der *Verlauf* der rheumatischen Polyarthritis kann ein sehr verschiedener sein. Macht schon der akute erste Schub je nach seiner Ausdehnung über wenige oder zahlreiche Gelenke einen sehr verschiedenen klinischen Eindruck, so kann sich die Krankheit, zumal unter frühzeitiger energischer Salizylbehandlung in wenigen Tagen in diesem einen Schub erschöpfen, es können aber — abgesehen davon, daß der erste Schub sich gegen Salizylate mehr minder als refraktär erweisen und sich über lange Zeit hin erstrecken kann — nach abgeklungenem ersten Schub noch zahlreiche Rückfälle einander folgen, so daß die Krankheit sich in manchen Fällen über viele Wochen und Monate erstrecken kann. Diese Fälle laufen Gefahr, den bösen Verlauf des sekundär chronischen Gelenkrheumatismus (s. S. 338) zu nehmen. Daß die Komplikation der Endokarditis (oder Myokarditis bzw. Perikarditis usw.) unabsehbare Folgen für das weitere Schicksal des Falles haben kann, verlangt keine ausführlichere Erörterung. Es gibt mit höchsten Temperaturen einhergehende Fälle von Polyarthritis, die im ersten Schub auch tödlich enden können, „hyperpyretische Form" mit Temperaturen bis 42°, sie sind aber die große Ausnahme.

Beim *hyperpyretischen* Gelenkrheumatismus kommt es in einem bis dahin scheinbar leichten Fall plötzlich zu einer neuen Temperatursteigerung auf 41 bis 42° und gleichzeitig treten Gehirnerscheinungen in den Vordergrund. Es kommt zu großer motorischer Unruhe, zu Delirien, motorischen Reizerscheinungen, Konvulsionen, Meningismus, der Puls wird sehr frequent, klein, fadenförmig und oft erfolgt in kurzer Zeit Exitus im Kollaps. Die Dauer dieses bedrohlichen Zustandes beträgt oft nur Stunden, manchmal auch Tage. Fieberhöhe und Schwere der zerebralen Erscheinungen gehen nicht parallel, letztere können dem Fieberanstieg sogar vorangehen. Rechtzeitige Salizylbehandlung läßt die hyperpyretische Form kaum aufkommen. Seit Einführung der Salizyltherapie wird die hyperpyretische Form auch kaum mehr beobachtet.

Differentialdiagnose. Die Diagnose der akuten Polyarthritis rheumatica ist im allgemeinen eine leichte. Je rudimentärer die Gelenkaffektion zutage tritt, je weniger Gelenke betroffen werden und je weniger subjektive Gelenkbeschwerden bestehen, um so schwieriger wird die Erkennung dieses „rheumatischen Fiebers". In der Mehrzahl der Fälle mit anhaltendem höheren rheumatischen Fieber ohne stärkere Gelenkbeteiligung wird das Endo- und Myokard Sitz der rheumatischen Affektion sein und es ergeben sich in diesen Fällen, zumal im Beginne diagnostische Schwierigkeiten, wie sie bei der rheumatischen Endokarditis bekannt und in Bd. I, S. 127, ausführlich beschrieben sind. Es dürfte ganz seltene Fälle eines akuten Rheumatismus ohne Gelenk- und Herzlokalisation geben — die Fälle sind aber außerordentlich selten.

Die akuten Gelenkaffektionen der verschiedenen Rheumatoide bei Infektionskrankheiten (Dysenterie, Morbus BANG, Lues usw.) können als solche jenen des akuten Gelenkrheumatismus völlig gleichen, die meist leichte Diagnose der Grundkrankheit wird den Gelenkprozeß richtig klassifizieren lassen. Diesbezüglich sei auf den nächsten Abschnitt verwiesen. Die meist monartikuläre gonorrhoische Arthritis mit ihren besonders heftigen Schmerzen wird differentialdiagnostisch kaum Schwierigkeiten machen. Wichtig ist die Erkennung des rein anaphylaktischen Hydrops eines Gelenkes, der nicht selten als *Hydrops articulorum intermittens* häufig rezidiviert. Die beim gleichen Individuum auftretenden Anfälle von Urtikaria oder QUINCKE-Ödem, Asthma bronchiale bzw. bei ihm beobachtete anaphylaktische Zustände anderer Art können den rechten Weg weisen. Dieser Hydrops geht meist bald zurück und hinterläßt (außer der Lockerung des Bandapparates) keine Spätfolgen (s. S. 337). Die Serumkrankheit (s. S. 426) geht — das Paradigma der allergischen Reaktion — auch an den Gelenken mit den Erscheinungen einer akuten Polyarthritis einher, diagnostisch werden sich aber kaum je Schwierigkeiten ergeben.

In der *Therapie* der akuten rheumatischen Erkrankungen spielen die Salizylderivate seit jeher die große Rolle, ihre oft zauberhafte Wirkung wird fast von keinem anderen Mittel erreicht. Man gibt Salizyl am besten als Natriumsalizylat in Dosen von 6 bis 10 g pro die, wobei man stündlich 1 g Natrium salicylic. mit 1 g Speisesoda nehmen läßt. Diese Dosierung kann durch einige Tage fortgesetzt werden; man erreicht mit ihr meistens schon in wenigen Tagen Schmerzfreiheit. Es empfiehlt sich, die Salizylmedikation auch nach dem Abklingen der akuten Erscheinungen noch einige Zeit in kleineren Dosen von 2 bis 4 g fortsetzen zu lassen, um Rezidive zu verhindern. Manche Autoren haben auch extrem hohe Dosen von 30 bis 40 g Natriumsalizyl angewandt, davon ist aber im allgemeinen abzuraten, da der therapeutische Effekt meistens auch kein besserer ist und bei den Patienten durch die hohen Dosierungen beträchtliche Störungen auftreten können. Immerhin gibt es Fälle, in welchen erst mit diesen hohen Dosen ein Erfolg, vor allem ein anhaltender Erfolg, erzielt wird. An toxischen Erscheinungen kann es unter Salizyl zu Ohrensausen, Schwerhörigkeit, Magenverstimmungen, Erbrechen, Hautausschlägen, hämorrhagischer Diathese (Purpura), Durchfällen, Dyspnoe und Zyanose kommen, auch Erregungszustände, die einem Delirium tremens täuschend ähnlich sind, können auftreten. Daneben sind noch Nierenschädigungen beschrieben worden. Auch bei niederen Dosierungen können Sehstörungen auftreten, wenn der Patient besonders salizylempfindlich ist. In diesen Fällen oder, wenn man, wie wir es für alle schweren Fälle empfehlen möchten, von vornherein mit höheren Dosen (von 6 oder 8 g im Tag) zu behandeln beginnt, gebe man wenigstens einen Teil der Dosis als Mikroklysma. Wir pflegen die Dosis von 6 g auf eine rektale Dosis von 4 g und zwei orale Dosen von je 1 g, eine Tagesdosis von 8 g auf zwei rektale Dosen von je 4 g aufzuteilen. Das Salizyl wird bei Umgehung des Magens in der Regel besser vertragen, wenngleich auch bei dieser Verabfolgung schwere Intoxikationserscheinungen nicht sicher vermieden werden können, die auch zur Verkleinerung der Dosen zwingen. Die früher erwähnte Beigabe von Natrium bicarbonicum macht das oral gegebene Salizyl verträglicher. Auf die intravenöse Applikation des Salizyls kann man in der Regel verzichten; in den letzten Jahren hat man Salizyl in Periston gelöst als intravenöse Dauerinfusion verabreicht, um einen dauernd gleichhohen Salizylspiegel im Blute zu unterhalten. Hierbei soll die Ausscheidung verzögert und der Salizylspiegel länger hochgehalten werden. Gleiches verfolgt die orale Therapie mit Tabletten, in welchen Salizyl an Aluminiumhydroxyd adsorbiert ist. Als wesentliche Verbesserung der Salizyltherapie wird aus der BERGMANNschen Klinik das Salizylamid (Tabletten à 0,5, 12 bis 16 Tabletten täglich) empfohlen, es soll verträglicher sein und rascher und anhaltender wirken. Als allgemeines Prinzip der Salizyltherapie sei schließlich hervorgehoben, daß die Behandlung in Salizylstößen durchgeführt werden soll; ein Stoß dauert mehrere Tage. Wir geben in der Regel am ersten Tag etwa 6 g, bei guter Verträglichkeit an den nächsten zwei bis drei folgenden Tagen 8 g, hierauf noch einige Tage etwa 4 bis 2 g, machen dann aber eine mehrtägige Pause. Bei lange pausenlos fortgesetzten hohen Dosierungen scheint sich die Salizylwirkung stark abzuschwächen.

Als Ersatzpräparate des Salizyls können bei Unverträglichkeit desselben Aspirin, Salol, Diplosal u. a. m. herangezogen werden. Sehr gut hat sich bei der Therapie der akuten Polyarthritis das Pyramidon bewährt, das in Mengen bis zu 4 g pro die, eventuell auch als Klysma (oder auch als intravenöse Injektion in einer Dosierung von 2 g pro die) verabreicht werden kann. Bei protrahiert verlaufenden rheumatischen Gelenkerkrankungen empfiehlt sich gelegentlich die täglich wechselweise Gabe von Salizyl und Pyramidon zu versuchen. Als unangenehme Nebenerscheinungen der Pyramidontherapie muß das stärkere Schwitzen, die Diuresehemmung und die mögliche Senkung der Leukozytenwerte (s. Bd. II, S. 553) erwähnt werden. Früher hat man häufig das Acidum salicylicum verwendet, heute wird es wegen seiner schlechten Verträglichkeit in der Therapie des Gelenkrheumatismus weniger benützt.

Die Wirkung der Salizylate ist bis heute nicht befriedigend erklärt. Zum Teil wird eine bakterizide Wirkung, zum Teil eine antiallergische angenommen. Man kann im Experiment zeigen, daß durch Gaben von Natriumsalizyl der anaphylaktische Schock beim sensibilisierten Tier wesentlich schwächer ausfällt oder fast vollkommen unterdrückt werden kann. Es ist auch behauptet worden, daß die Speicherungsfähigkeit der erkrankten Gelenke für Salizyl erhöht sei und daß durch die erhöhte Kohlensäurespannung im entzündlichen Gewebe aus dem Natriumsalizyl die Salizylsäure freigemacht und dadurch ein therapeutischer Effekt erzielt wird, diesbezügliche Beweise stehen aber aus. Während die Gelenkveränderungen durch die Salizyltherapie gut beeinflußt werden, sieht man keine sichere Wirkung auf die rheumatischen Herzerkrankungen (s. Bd. I, S. 128).

Die modernste und gut fundierte Theorie der Salizylsäurewirkung ist schließlich die folgende: Es hat die Annahme viel für sich, daß die Salizylsäure auf den Viskositätsgrad der Synovialflüssigkeit, auf die kollagenen Fasern und den Zwischenzellkitt und schließlich auch auf das entzündliche Gewebsödem Einfluß habe. Diese Fähigkeiten sollen der Salizylsäure durch Hemmung der *Hyaluronidase* zukommen, jenes Ferments, welches im Bindegewebs- und Synovialstoffwechsel große Bedeutung hat. Diese neue und wohl am besten gestützte Theorie der Salizylwirkung hat die allergisch-hyperergische Theorie der Rheumatismusätiologie um ein Argument beraubt: Wenn der Salizylsäure tatsächlich eine antiallergisch-antianaphylaktische Wirkung zukäme, wie dies aus den oben zitierten Tierversuchen angenommen werden darf, so war die gute therapeutische Beeinflußbarkeit des Rheumatismus nur zu gut verständlich, wenn der Rheumatismus ein allergisches Geschehen darstellt. Freilich ist die neue Erklärung der Salizylwirkung nur der Verlust eines Argumentes, nicht aber ein Gegenargument gegen die in der Einleitung gegebene Theorie der Rheumatismuspathogenese auf allergischer Basis.

Als umwälzende Neuerung in der Therapie der akuten und chronischen Form der Polyarthritis kann amerikanischen Berichten zufolge die Anwendung von bestimmten Extrakten aus der Nebennierenrinde bezeichnet werden, worauf wir bei Besprechung der Therapie der chronischen Polyarthritiden zurückkommen (s. S. 349), für welche diese neue therapeutische Richtung am meisten in Frage kommt.

Ein zweites Mittel, das neu in die Therapie der akuten Polyarthritis eingeführt wurde, ist ferner das Heparin, dem man in einer Dosierung von 300 bis 400 mg intravenös in Form von Injektionen oder Dauertropfinfusionen eine gute Wirkung bei der akuten Polyarthritis zuschreibt. Es wird fünf bis sechs Tage hindurch gegeben; die Patienten sollen daraufhin rasch schmerzfrei werden, die periartikulären Ödeme sollen verschwinden und die serösen Exsudationen zurückgehen. Auch Herzschädigungen sollen auf diese Behandlung gut ansprechen. Frühzeitiger Beginn der Behandlung mit Heparin sei notwendig, um einen Erfolg zu gewährleisten. Nicht nur das akute Stadium der Polyarthritis werde gut beeinflußt, auch die Neigung zu Rezidiven soll vermindert werden. Als Erklärung für die Heparinwirkung wird sein Einfluß „auf die Zell- und Kapillarpermeabilität und auf die Wiederherstellung des Proteingleichgewichtes" angegeben.

Bei der Therapie der akuten Polyarthritis müssen auch noch allgemeine Maßnahmen, die auf die Temperaturempfindlichkeit der Gelenkerkrankungen Rücksicht nehmen, erwähnt werden. Seit jeher wird empfohlen, die akut erkrankten Gelenke in Watte zu packen, eventuell Heißluft oder Glühlichtkasten anzuwenden und Schlammpackungen durchführen zu lassen. Auch heiße Sandpackungen, warme Bäder oder die BIERsche Stauung können angewendet werden.

Bei den akuten Arthritiden ist aber bei Hitze- und Wärmebehandlung immer insofern Vorsicht am Platze, als akute entzündliche Gelenkveränderungen starke Hitze oft nicht vertragen. Während also akut entzündliche Gelenke immer warmzuhalten sind, eventuell immer in Wattepackungen gehalten werden sollen und auch geringste Abkühlungen zu vermeiden sind, ist die Applikation von heißen Schlammpackungen, Bestrahlungen usw. auf bestimmte hartnäckige

Fälle zu beschränken, in welchen überdies die Hitzeapplikation erst versuchsweise und individuell dosiert zu erfolgen hätte. Die altbewährte Wärmetherapie der Polyarthritis, mindestens im Sinne des Warmhaltens der befallenen Gelenke, hat heute eine experimentelle Grundlage erhalten, seitdem man aus der modernen experimentellen Medizin weiß, daß man durch Kältereize die artifizielle Arthritis auf bestimmte Gelenke lokalisieren kann.

Wenn eine akute Polyarthritis rheumatica auf die genannte Therapie nicht oder nur sehr langsam anspricht und sie schließlich droht, in eine chronische Form überzugehen, so ist als erste Maßnahme zu einer Umstimmungsbehandlung durch Injektion von Milch, Omnadin oder Eigenblut und schließlich auch zu energischer Fiebertherapie zu raten. Oft hat auch eine im Anschluß an die Umstimmung wiederholte Salizyltherapie Erfolg. Eine Umstimmungstherapie durch Injektion von Milch, Omnadin oder Eigenblut usw. kann einen Prozeß mit schlechter Heilungstendenz günstig beeinflussen.

Neben der örtlichen Wärmebehandlung empfiehlt sich in manchen Fällen auch die lokale Salizyltherapie mit der Applikation von 10- bis 20%iger Salizylsalbe auf die erkrankten Gelenke; diese Salbe kann magistraliter verschrieben werden, es können auch Salit, Rheumasan, Analgit usw. als einschlägige Mittel empfohlen werden; diese Lokalbehandlungen werden zweckmäßigerweise mit der Watte-Wärme-Packung (s. oben) kombiniert.

Nach Abklingen der akuten Erscheinungen des Gelenkrheumatismus muß eine Untersuchung auf Fokalherde durchgeführt werden, Zähne, Tonsillen, Nebenhöhlen, eventuell auch Gallenblase, Prostata, Adnexe und alle anderen Möglichkeiten müssen dabei in Betracht gezogen werden (s. S. 317). Wenn ein Fokalherd gefunden wird, so soll alles zu seiner Sanierung geschehen. Man wird also die Patienten eventuell den entsprechenden Spezialisten zur Behandlung überweisen. Sollten sich nachgewiesene Herde nicht entfernen lassen oder vermutet man einen Fokalherd, ohne ihn lokalisieren zu können, so wird man eine energische Therapie mit Antibioticis oder Sulfonamiden durchführen. Sicher wurde früher, besonders in Amerika, die Wichtigkeit der Fokalherde überschätzt und als Folge dieser Überschätzung zu radikal vorgegangen. Falsch ist es aber, die Suche nach dem Fokalherd, dessen Bedeutung für die Genese der akuten und chronischen Polyarthritis heute feststeht, zu unterlassen. Operation, Gebißsanierungen, Tonsillektomie usw. sind unter Penicillinschutz durchzuführen.

Die starke Schmerzhaftigkeit der Gelenke zwingt den Kranken, die Gelenke so ruhig wie möglich in Mittelstellung zu halten, da jede geringste Bewegung Schmerzen auslöst. Wenn das Gelenk etwa nach einigen Tagen schon in dieser Ruhelage schmerzfrei geworden ist, bleibt es bei Bewegung immer noch schmerzhaft. Bekanntlich neigen Gelenke, die eine Entzündung durchgemacht haben, sei es eine exsudative oder trockene, bei der Abheilung zu versteifen, zu ankylosieren und das vorerst durch die Entzündung bei Bewegung schmerzhafte Gelenk wird nun zu einem versteiften, bei dem die Bewegung wieder Schmerzen auslöst. Während die strenge Ruhigstellung des akut entzündeten Gelenkes im Interesse des Rückganges der Entzündung zu empfehlen ist, so ist sie bei beginnender Versteifung kontraindiziert. Es ist Sache des behandelnden Arztes, dieses Stadium rechtzeitig zu erkennen und mit einer systematischen Bewegungstherapie zu beginnen. Je früher er sie beginnt, um so vorsichtiger wird er zu Werke gehen müssen, um nicht mit ihr Reste der Entzündung wieder zum Aufflackern zu bringen, um so mehr wird er aber einer Ankylosierung des Gelenkes entgegenarbeiten. Man sieht leider oft Gelenke, bei welchen die Übungs-Bewegungstherapie zu spät einsetzte und die Patienten nicht rechtzeitig gezwungen wurden, sich vorerst passiver und später aktiver Bewegungstherapie zu unterwerfen, in welchen es zur Ankylosierung kam, die unter Umständen nicht mehr behoben werden kann. Wenn das Gelenk in einer funktionell ungünstigen Lage versteifte, ist der Schaden besonders groß. In diesen Fällen kann höchstens der Orthopäde helfen. Die Übungstherapie hat nicht nur die Beweglichkeit des Gelenkes, sondern auch die Wiederaktivierung der Muskulatur im Auge. Die Wiederbewegungstherapie kann zweckmäßigerweise mit einer Bädertherapie, Unterwassergymnastik, mit Diathermie, Kurzwellenbehandlung usw. kombiniert werden. Die Kräftigung der Muskulatur kann auch mit Massage gefördert werden. Unterwassergymnastik im Thermen-Hallenbad (Warmbad Villach) mobilisiert versteifende Gelenke vergleichsweise rasch und unter relativ geringen Schmerzen, wie uns insbesondere die Kriegsorthopädie erneut gelehrt hat.

C. Akute Infektarthritiden.

Es sei vorausgeschickt, daß die Autoren, die im akuten Gelenkrheumatismus eine spezifische Infektionskrankheit erblicken (GRÄFF), auch diesen den Infektarthritiden zuzählen. Wir fassen in diesem Kapitel alle Gelenkentzündungen zusammen, die auf Infektionen verschiedener Art beruhen, wobei wir uns dessen aber bewußt sind, daß ein Teil derselben dem Gelenkrheumatismus prinzipiell gleichzusetzen ist. Wir haben in unserer Übersicht über die rheumatischen Erkrankungen darauf hingewiesen, daß bei einem etwa aus einem Fokalherd sensibilisierten Individuum eine Infektion mit im Blute kreisenden Erregern eine parallergisch-hyperergische rheumatische Reaktion auslösen kann, so zwar, daß diese Infektionskrankheit sich nun mit einem Gelenkrheumatismus kompliziert. Man spricht von sogenannten Rheumatoiden. Am besten bekannt ist das Dysenterierheumatoid (Ruhrrheumatoid), gleichartigen Arthritiden begegnet man aber auch beim Typhus und insbesondere beim Paratyphus, und die bekannten entzündlichen Gelenkkomplikationen des Morbus BANG, des Scharlach, der Variola, Varizellen und Masern sind auch prinzipiell hier einzuordnen. In all diesen Fällen hat man also zu erwarten, daß die entzündeten Gelenke steril bleiben, der jeweilige Erreger der Grundkrankheit kann höchstens als zufälliger Befund im Gelenk gefunden werden, die Entzündung hat aber nicht eine bakterielle bzw. unmittelbare Erregergrundlage, sie ist vielmehr abakterieller, allergisch-rheumatischer Natur. Gewiß gibt es gleichartige rheumatische Gelenkentzündungen auch bei septischen Zuständen, bei Streptokokken-, Staphylokokken-, Pneumokokken- und Meningokokken-Infektionen, bei diesen kommen aber auch septisch metastatische Entzündungen vor, in welchen das Gelenk im Rahmen der Bakteriämie mitinfiziert wird und eine bakteriell bedingte einfache exsudative oder eitrige Infektion vorliegt. Zwischen derartigen bakteriellen und rheumatischen Arthritiden wird gelegentlich die Unterscheidung schwierig sein, wie wir noch ausführen werden. Bei den Arthritiden im Verlaufe einer Gonorrhoe scheint es sich fast immer um eine bakterielle Infektarthritis zu handeln.

Wenn also bei den verschiedenen Infektionskrankheiten bzw. Infektionen prinzipiell bald rheumatisch-allergische, bald bakterielle Gelenkentzündungen auftreten können, so sind die Arthritiden bei den verschiedenen Infekten doch mehr minder charakteristisch; sie sollen im folgenden kurz besprochen werden, soweit sie besonderes Interesse verdienen:

Bei Streptokokken- oder Staphylokokken-, auch bei Pneumo- und Meningokokkeninfektionen kann es im Rahmen der Bakteriämie zu akuten septischen Arthritiden kommen; sie sind bald monoartikulär, bald polyartikulär. Die Erscheinungen sind zumeist foudroyante, die Gelenke schwellen unter heftigen

Schmerzen, die sie immobilisieren, stark an, die die Gelenke bedeckende Haut ist stark gerötet und geschwollen, eine Gelenkpunktion zeigt leukozytenreiches Exsudat oder Eiter, im Punktat können die jeweiligen Keime meist schon im Ausstrich nachgewiesen werden. Staphylokokken und Streptokokken bedingen häufig Eiterung, Pneumokokken und Meningokokken meist seröse bzw. serös-fibrinöse Entzündungen. Die eindrucksvollste Tatsache derartiger septischer Gelenke ist wohl die, daß diese Entzündungen, selbst bei eitrigem Exsudat, oft innerhalb kurzer Zeit wieder restlos zurückgehen können, in wenigen Tagen können Exsudat oder auch Eiter wieder resorbiert sein. Der gute Ausgang stellt sich allerdings in der Regel nur dann ein, wenn die Allgemeinsepsis auch einen guten Verlauf nimmt. Kommt es nicht bald zur Rückbildung, führt die Eiterung zu einer schweren Destruktion an Gelenkkapsel und Gelenkkörpern, so werden, wenn überhaupt eine Heilung eintritt, diese schweren Defekte meist eine Ankylosierung der Gelenke hinterlassen. Eine besondere Stellung nimmt die Gonokokkenarthritis ein. Sie ist metastatischer Natur und findet sich bei frischer oder alter gonorrhoischer Affektion im Genitaltrakt (Urethritis, Prostatitis, Oophoritis, Adnexitis usw.). Die Gonokokkenarthritis hebt sich aus den übrigen Arthritiden mit einer gewissen Regelmäßigkeit durch folgende Symptome heraus, ohne daß freilich hierbei von einer sicheren Regel gesprochen werden könnte: 1. Die Gonokokkenarthritis ist sehr häufig monoartikulär, 2. sie betrifft zumeist nur große Gelenke, am häufigsten das Kniegelenk, 3. die Entzündung ist eine besonders foudroyante und ungewöhnlich schmerzhafte und 4. das periartikuläre Gewebe ist in ungewöhnlich starkem Ausmaß mitbetroffen. Die Gonokokkenarthritis setzt zumeist auch unter stürmischen Allgemeinerscheinungen mit hohem Fieber ein. Waren vorerst doch mehrere Gelenke ergriffen, so gehen die Schwellungen der Gelenke oft bis auf ein Gelenk rasch zurück, welches nun als monoartikuläre Affektion als schwere Erkrankung weiterbestehen bleibt; es resultiert der gleiche Zustand wie in den Fällen, die von Anbeginn als schwere Monarthritis begannen. Das Kniegelenk, um dieses handelt es sich zumeist, ist stark geschwollen, leicht gerötet, die Gelenkkapsel stark gespannt, die Patella ballotiert, dem Exsudat entsprechend. Die starke Schwellung betrifft auch die weitere Umgebung des Gelenkes. Der Kranke nimmt eine Mittelstellung im Knie ein, an der er der heftigen Schmerzen halber unverrückbar festhält. Die Schmerzen sind häufig so stark, daß an Schlaf durch Tage nicht zu denken ist und daß zum Alkaloid Zuflucht genommen werden muß. Analogen starken Schmerzen kann man bei rheumatischen Gelenkaffektionen kaum je begegnen. Im Gelenkpunktat, das serofibrösen Charakter hat, können intrazellulär gelagerte Gonokokken gefunden werden. Anhaltende, sehr hohe septische, intermittierende Temperaturen mit Schüttelfrost müssen daran denken lassen, daß eine Gonokokkensepsis vorliegt; in diesem Fall kann man die Entwicklung der seltenen Gonokokken-Endo-, Myo- oder Perikarditis beobachten. Fälle mit derartigen schweren Gelenkveränderungen, wie wir sie oben geschildert haben, lassen auch einen langdauernden Verlauf erwarten. Wohl kommt, zumal unter entsprechender Therapie, auch rasche Rückbildung vor, meist aber ist der Rückbildungsprozeß ein langdauernder. Vorerst gehen die Temperaturen wohl zurück, die starke Schmerzhaftigkeit nimmt nach einigen Tagen ab, die Schwellung mag auch etwas zurückgehen, dann aber kann die restierende noch starke Gelenkschwellung wochenlang stationär bleiben, um sich schließlich erst allmählich zurückzubilden. Hierbei kommt es auch trotz rechtzeitiger oder möglichst frühzeitiger Versuche, das Gelenk wieder zu mobilisieren, oft zu Schrumpfung der Gelenkkapsel und zu Versteifung des Gelenkes. Bei der gonorrhoischen Arthritis stellt sich meist frühzeitig eine ungewöhnlich starke Atrophie der benachbarten Muskulatur ein, der Ober-(und auch Unter-)schenkel nimmt durch den Muskelschwund oft an Umfang auffällig ab. Röntgenologisch beobachtet man frühzeitig eine hochgradige Knochenatrophie, eine ungewöhnliche Entkalkung der Gelenkkörper, die für die gonorrhoische Arthritis als pathognomonisch gilt und offenbar auf die besondere Inaktivität der Extremität zu beziehen ist, für die wieder die starken Schmerzen verantwortlich sind.

Der *Scharlachrheumatismus* oder das *Scharlach-Rheumatoid* ist im allgemeinen eine leichte flüchtige Komplikation, die ohne Rezidive zu hinterlassen abklingt. Gleiches gilt für die arthritischen Komplikationen bei Masern, Variola und bei den Varizellen. Diese Rheumatoide sind offenbar regelmäßig allergisch-rheumatische Entzündungen, wie wir sie oben näher erörtert haben.

Das *Ruhr-Rheumatoid*, speziell im Rahmen des REITERschen *Syndroms* hebt sich aus der Gruppe der Infektarthritiden durch Besonderheiten heraus. Es sei allerdings hervorgehoben, daß das Ruhr-Rheumatoid, ebenso wie das REITER-Syndrom keineswegs an eine bazilläre Dysenterie gebunden ist. Gleiche Erscheinungen sind auch bei andersbedingten infektiösen Enterokolitiden, insbesondere bei den paratyphösen, zu beobachten. Beim einfachen Ruhr-Rheumatoid kommt es nach einer infektiösen Durchfallkrankheit (bazilläre Ruhr, paratyphöse Gastroenteritis, Enterokolitis aller Art, auch Colitis ulcerosa mit septischer Komponente) zu oft hartnäckigen Arthritiden, die oft in dem Zeitpunkt auftreten, in dem die Darmerscheinungen abzuklingen beginnen oder auch erst zwei bis vier Wochen nach Abklingen der Durchfallkrankheit; meist kommt es hierbei zu einem neuerlichen Temperaturanstieg. Das Gelenkpunktat ist serofibrinös und steril, entspricht also dem allergisch-rheumatischen Geschehen (s. S. 331).

Das REITER-*Syndrom* ist in erster Linie mit den Schlagworten: Konjunktivitis, Urethritis und Polyarthritis gekennzeichnet. Das Syndrom stellt sich nach einer infektiösen Durchfallkrankheit (Dysenterie, Paratyphus usw.), und zwar zumeist erst zwei bis vier Wochen nach Abklingen der Durchfälle ein. Nach diesem symptomlosen Intervall der Rekonvaleszenz kann es vorerst nur zu einer der genannten Teilerscheinungen des REITER-Syndroms kommen, die aber im allgemeinen erst in ihrer klassischen Gesamtheit die Diagnose erlauben; eine Urethritis oder eine Konjunktivitis allein, zwei bis vier Wochen nach einer Dysenterie auftretend, wird nach eigenen Erfahrungen wenigstens zumeist nicht richtig erkannt. Das Syndrom mit seinen verschiedenen Zeichen ist hingegen so typisch, daß der, der ihm einmal begegnete, es leicht erkennen wird, zumal das REITER-Syndrom zumeist im Rahmen einer Epidemie auch gehäuft auftritt. Es handelt sich beim REITER-Syndrom übrigens meist nicht nur um Konjunktivitiden, sondern auch um Skleritiden, Keratitiden, Iritiden, Iridozyklitiden, nicht nur um Urethritiden, sondern oft auch um Entzündungen der ableitenden Harnwege, um Zystitiden und Pyelitiden und nicht nur um Entzündungen der Gelenke, sondern auch um solche der Sehnen, des Periosts und des Perichondriums. In vereinzelten Fällen wurden auch Neuritiden und Meningitiden beobachtet, wir selbst beobachteten eine Enzephalitis, eine Einzelbeobachtung eines „zerebralen Rheumatismus", die bislang in der Literatur nicht mehr wieder vermerkt wurde. Beim REITER-Syndrom handelt es sich fraglos um echte rheumatische Erscheinungen, um allergisch-hyperergisch-rheumatische Entzündungen; unter anderem kann dies damit bewiesen werden, daß unserer Erfahrung nach alle Einzelzeichen des Syndroms auf Salizyltherapie überraschend gut ansprechen können, es gilt dies insbesondere auch für die auf andere Therapien refraktäre Konjunktivitis. Einer unserer Fälle war wochenlang als „infektiöse" Konjunktivitis von einem namhaften Okulisten vergeblich behandelt worden.

Salizyl brachte nicht nur die später aufgetretene Polyarthritis, sondern auch die Konjunktivitis und Urethritis schlagartig zum Verschwinden. Es ist leider zu betonen, daß die Teilerscheinungen des REITER-Syndroms sehr zu Rezidiven neigen und daß die Polyarthritis lange Zeit therapieresistent sein kann. Die schließliche Prognose ist aber gut, im allgemeinen heilen die Arthritiden aus, ohne Residuen zu hinterlassen. Auch die arthritischen Komplikationen des *Typhus*, des *Morbus* BANG — hier treten Gelenkbeschwerden bekanntlich relativ häufig auf — sind meist leichter Art und haben beste Prognose. Die *Dengue*-Arthritiden verlaufen stürmisch, haben aber gute Prognose.

Hinsichtlich der *Arthritiden bei Tuberkulose* ist prinzipiell das Folgende zu sagen: Fälle von Gelenktuberkulose, in welchen hämatogen in das Gelenk verschleppte Tuberkelbazillen sich in diesem ansiedeln und eine anatomisch-histologisch nachweisbare Gelenktuberkulose bedingen, sind prinzipiell von den tuberkulösen Arthritiden im engeren Sinne strenge zu unterscheiden. Diese Gelenktuberkulose (als Tumor albus, als Fungus des Gelenkes usw.) gehören ebenso wie eine tuberkulöse Karies der entsprechenden knöchernen Gelenkkörper der Chirurgie und Orthopädie zu. Sie geben Anlaß zu kalten Abszessen, zu tuberkulösen Fistelbildungen usw. Wir sprechen hier besser von einer Gelenktuberkulose und die Symptomatik derartiger eindeutiger Fälle wird Zweifel an der Natur der Erkrankung meist nicht aufkommen lassen. Freilich muß zugegeben werden, daß akute Tuberkulosen der Gelenke, bei welchen Tuberkelbazillen nachgewiesen und entsprechende anatomische und histologische Befunde erhoben werden können, unter Umständen einem akuten oder chronischen Gelenkrheumatismus symptomatisch sehr ähnlich werden können, es sind dies Fälle, die von manchen Autoren als *Rheumatismus tuberculosus* bezeichnet werden. Dieser „Rheumatismus tuberculosus" hätte aber mit unserem Rheumatismusbegriff nichts zu tun, es ist nur die äußere Ähnlichkeit der Gelenkaffektion mit einer rheumatischen, die ihm diese Bezeichnung eintragen würde.

Aus der älteren Literatur hat sich aber bis heute in einem anderen Sinn der Begriff eines tuberkulösen Rheumatismus erhalten, nämlich in der Form eines Rheumatismus, den PONCET als erster aufgestellt hat und der seither seinen Namen trägt. Man spricht in diesen Fällen von einem PONCET-Rheumatismus oder kurz von einem „Poncet". PONCET stand auf dem Standpunkt, daß eine große Anzahl rheumatischer Erkrankungen durch Gifte der Tuberkelbazillen erzeugt würde, wobei es genüge, daß irgendein Herd in den Lungen oder in Drüsen vorhanden sei, von dem aus durch Vermittlung der Bakteriengifte Fernwirkungen an den Gelenken, Sehnenscheiden und anderen Organen (Iris usw.) ausgelöst würden. Später vertrat PONCET überdies die Meinung, daß Tuberkelbazillen in der Zirkulation, auch ohne in irgendeinem Organ spezifische Veränderungen zu setzen, ohne Tuberkelknötchen zu bilden usw., durch Giftstoffe entzündliche Gelenkveränderungen auslösen könnten, und er nannte diese Spezialform einer tuberkulösen Entzündung Tuberculose inflammatoire. Beim PONCET-Rheumatismus hätten wir also eine akute oder chronische Polyarthritis ohne anatomische Tuberkulose an den Gelenken vor uns, und zwar entweder bei einem Individuum mit einer Tuberkulose in irgendeinem Organ oder bei einem solchen mit einer Tuberkelbazillämie.

Zusammenfassend könnten wir demnach sagen, daß Arthritis in zweifacher Weise mit Tuberkulose in Beziehung gebracht wurde: 1. man sprach (und spricht) in Fällen von organischer Gelenktuberkulose, wenn sie in ihrer Erscheinungsweise einem Gelenkrheumatismus ähnelt, von einem Rheumatismus tuberculosus, und 2. man spricht von einem („tuberkulotoxischen") PONCET-Rheumatismus in Fällen, in welchen die Gelenke keine organische Tuberkulose zeigen und in welchen aus einer gleichzeitig bestehenden extraartikulären Organtuberkulose oder einer Tuberkelbazillämie eine auf tuberkulöser Giftwirkung beruhende Polyarthritis erschlossen werden kann.

Nach allem, was wir früher über das Wesen des Rheumatismus und auch über seine Beziehungen zur Tuberkulose gesagt haben, muß der moderne Standpunkt über tuberkulösen Rheumatismus aber der folgende sein: 1. Der Rheumatismus tuberculosus, in dem eine organische Gelenktuberkulose einen Gelenkrheumatismus imitiert, ist kein Rheumatismus. Freilich muß zugegeben werden, daß die Abgrenzung mancher Gelenktuberkulosen von einem Rheumatismus schwer oder unmöglich sein kann. Es gibt im Rahmen einer Miliartuberkulose ein starkes Befallensein der Synovialmembran der Gelenke, die klinisch einem Rheumatismus gleicht. Derartige Gelenkmiliare können auch ausheilen, auch rückblickend ist eine Entscheidung also nicht immer möglich. In der Mehrzahl der Fälle wird der Verlauf aber entscheiden. 2. Fälle von Polyarthritis ohne anatomische tuberkulöse Veränderungen an den Gelenken als tuberkulotoxisch zu erklären, ist eine willkürliche Interpretation, da diese von PONCET angenommenen Giftstoffe einerseits nie nachgewiesen wurden und mit Tuberkulin im Tierexperiment überdies tuberkulotoxische Polyarthritiden nie erzeugt werden konnten. Nach den neuen Anschauungen über den Rheumatismus wird man in Fällen von sogenanntem PONCET-Rheumatismus anzunehmen haben, daß eine akute (oder chronische) Polyarthritis rheumatica vorliegt, die durch Tuberkelbazillen als Allergen ausgelöst wurde; das wahrscheinlich mit anderen Allergenen sensibilisierte, allergisch und parallergisch gewordene Individuum reagierte auf den Tuberkelbazilleneinbruch mit der allergisch-rheumatischen Reaktion. Mit einer derartigen Auffassung bzw. Erklärung sogenannter PONCET-Fälle fällt der PONCET-Rheumatismus in seinem ursprünglichen Sinne. Es ist eine Reihe von Fällen beschrieben (BERGER u. a.), in welchen eine akute Polyarthritis in allen übrigen Gelenken abheilte, wie eine Polyarthritis acuta eben abheilt, in welchen sich aber in einem Gelenk ein Tumor albus, eine Gelenktuberkulose, ein Fungus, entwickelte. Nach unserer heutigen Auffassung wären derartige Fälle nicht Beweise für die Existenz eines PONCET-Rheumatismus; hier wäre entweder anzunehmen, daß aus der bereits alten Gelenktuberkulose, die klinisch nicht manifest war, eine Tuberkelbazillenstreuung erfolgte und daß dieser Bazilleneinbruch eine rheumatische (allergische) Arthritis in allen übrigen Gelenken bedingte. Oder es könnte angenommen werden, daß Tuberkelbazillen aus einem okkulten Herd in die Zirkulation gestreut wurden; das bereits sensibilisierte Individuum reagierte (parallergisch) in seinen Gelenken mit einem Rheumatismus. In einem Gelenk aber siedelten sich nun doch einige in die Zirkulation gestreute Bazillen an und das primär wahrscheinlich auch rheumatisch-entzündliche Gelenk wandelte sich nun in ein fungöses. Wie immer man die Dinge betrachten mag: Es gibt wohl Beziehungen der Tuberkulose zu Arthritiden, im Prinzip aber handelt es sich immer um eine allergisch-rheumatische Gelenkreaktion, ausgenommen sind nur die Fälle, in welchen eine echte Tuberkulose der Gelenke den Rheumatismus imitiert. Hier hätten wir aber von Gelenktuberkulose und nicht von Rheumatismus zu sprechen! Es gibt also keinen Rheumatismus im alten Sinne von PONCET, weder im Sinne eines akuten Rheumatismus, noch etwa im Sinne eines primär chronischen Rheumatismus, wie dies so oft behauptet wurde.

Luetische Arthritiden kommen zweifellos in den verschiedensten Formen vor, ihre Diagnose ist aber vorerst immer zweifelhaft und sie kann wohl meist erst nach einer erfolgreichen spezifischen Behandlung mit einiger Sicherheit angenommen werden. Im Sekundärstadium der Lues kann man eine akute oder subakute luetische Polyarthritis beobachten, die, einer rheumatischen sehr ähnlich, auf Grund der übrigen gleichzeitig bestehenden Sekundärzeichen ohne Schwierigkeit erkannt und durch den Mißerfolg einer Salizyl- und den guten Erfolg einer Bismogenol-Salvarsankur sichergestellt werden kann. Auch monartikuläre Fälle können den akuten Verlauf nehmen. Spätluesfälle können unter verschiedenen Bildern verlaufen. Trotz ihrer Seltenheit ist allen Klinikern jene Form bekannt, die unter der Bezeichnung *Tumor albus syphiliticus* des Gelenkes in die Literatur Eingang gefunden hat: Die Affektion betrifft meist das Kniegelenk, oft sind auch beide Knie befallen, wie dies bei den einschlägigen Fällen auf hereditär-luetischer Grundlage die Regel ist. Es kommt regelmäßig zu einem Gelenkerguß, Knorpel und Knochen können zerstört werden, die Knochenzerstörung ist meist umschrieben, eine Knochenatrophie ist hierbei in der Regel gering.

Das Gelenk bzw. dessen Kapsel soll sich wie „auswattiert" anfühlen. Da der Gelenkprozeß irgendwo an den Gelenkkörpern beginnen kann, um dann erst das Gelenk zu ergreifen, findet man nicht selten umschriebene Druckpunkte am Periost bzw. am benachbarten Knochen. Andere Fälle sollen unter dem Bilde einer Arthrosis deformans verlaufen, diese Fälle wurden unseres Erachtens aber kaum je überzeugend als luetisch bedingt beschrieben, andere Fälle wieder unter dem Bilde eines primär chronischen Gelenkrheumatismus. H. Schlesinger, der sich mit dem Problem der luetischen Arthritiden am eingehendsten beschäftigt hat, gibt unter anderem die folgenden Merkmale als diagnostisch wichtig an: Lues-Anamnese, positive Wassermannreaktion im Serum sehr selten, in der Gelenkflüssigkeit manchmal positiv bei negativem Serum-Wassermann, kein Wechsel der befallenen Gelenke, Fieberperioden, Fieberprovokation durch spezifische Therapie, Nachtschmerz, Steigerung der Schmerzen nach spezifischer Therapie, starke Remission der Schmerzen unter spezifischer Behandlung, Schmerzpunkt an den Gelenken oder in der Umgebung, häufige Erkrankung der Knie-, der Sternoklavikular- und der Kiefergelenke, Verdickung des sternalen Klavikularendes, radiologisch nachweisbare Periostitis, doppelseitiger Hydrarthros der Knie, Keratitis parenchymatosa, schubweise Besserungen, häufige Lokalrezidive, Fieber durch Salizyl unbeeinflußbar, antirheumatische Therapie erfolglos, Herz frei von Veränderungen, keine starken Kontrakturen, keine Muskel- und Knochenatrophie.

Die Therapie ist neben den lokalen Maßnahmen mit Wärme, Packungen usw. eine antiluetische. Auch Jod allein kann gute Erfolge bringen.

D. Anaphylaktische Gelenkerkrankungen.

Es ist bekannt, daß bei der Serumkrankheit sehr häufig gleichzeitig mit den übrigen Erscheinungen eine akute exsudative Polyarthritis auftritt. Das Krankheitsbild unterscheidet sich, was die Gelenkschmerzen anlangt, primär nur wenig von einem akuten Gelenkrheumatismus, wenn wir davon absehen, daß zumeist gleichzeitig zahlreiche Gelenke affiziert werden, daß dieser Gelenkerkrankung also das „Fließende", „Sprunghafte" des Rheumatismus fehlt. Die anaphylaktische Polyarthritis unterscheidet sich aber vor allem durch den Verlauf, denn gleichzeitig mit den übrigen allergischen Erscheinungen gehen die polyarthritischen Veränderungen in wenigen Tagen wieder zurück. Es sind in der Literatur auch Fälle beschrieben, in welchen bei einer alimentären Anaphylaxie bzw. Idiosynkrasie ein Krankheitsbild auftritt, in dem unter den sonstigen klassischen anaphylaktischen Erscheinungen, Urticaria, Quincke-Ödem usw. eine akute Polyarthritis dominiert. Im übrigen wird für die Auslösung des Gichtanfalles heute ebenfalls eine anaphylaktische Miturasche als Auslösungsfaktor postuliert.

Den anaphylaktischen Gelenkerkrankungen wird auch der *Hydrops articulorum intermittens* zugezählt, jene Arthritisform, die durch das periodische Auftreten einer Gelenkexsudation charakterisiert ist, die meist nur wenige Tage andauert, verschwindet und nach einem bestimmten Intervall durch lange Zeit, oft, aber keineswegs immer, durch Jahre wiederkehrt (s. S. 327). Die Anfälle können etwa jeden 10., 12. oder 14. Tag auftreten, dies sind auch die häufigsten Angaben über die Länge der Intervalle. Die akute Gelenkaffektion betrifft zumeist die Kniegelenke, seltener die Hüft- und noch seltener andere Gelenke. Das akut geschwollene Gelenk kann schmerzhaft sein, der Schmerz kann aber auch nahezu fehlen und erreicht übrigens meist nicht höhere Grade. Die Gelenke sind äußerlich kaum gerötet, sie fühlen sich etwas heißer an. Besonders merkwürdig sind jene Fälle, in welchen zwei Gelenke nach untereinander verschiedenen, aber am gleichen Gelenk immer gleichen Intervallen erkranken. Beim Hydrops der Kniegelenke atrophiert die Streckmuskulatur des Oberschenkels frühzeitig. Familiäres Auftreten wird beobachtet. Ein Vergleich mit einem QUINCKE-Ödem liegt auf der Hand; es wurden im übrigen auch Fälle beobachtet, in welchen sich der Gelenkhydrops mit QUINCKE-Ödem komplizierte, die Prognose ist relativ günstig, wenigstens kommt es nicht zu schweren chronischen Gelenkveränderungen. Es gibt auch Fälle, die sich nach zwei bis drei Anfällen erschöpfen, nach eigener Erfahrung gibt es auch solche, in welchen der Einzelanfall nicht nur, wie zumeist zwei bis fünf Tage, sondern zwei Wochen und darüber andauerte. Neben der Lokaltherapie mit Heißluft, Schlammpackungen usw. kommt Röntgen- und Radiumbehandlung in Frage.

E. Chronische Gelenkerkrankungen.

Bisnun ist trotz aller Bemühungen eine zufriedenstellende Einteilung der chronischen Gelenkerkrankungen nicht gefunden worden. Der wichtigste Grund, der hierfür verantwortlich gemacht werden kann, ist wohl der, daß wir über die Ätiologie der meisten chronischen Gelenkaffektionen zu wenig wissen oder auf Grund klinischer Beobachtungen nur Vermutungen anstellen können und daß die Klinik der einschlägigen chronischen Krankheiten begreiflicherweise sehr ähnlich ist. Freilich könnte man demgegenüber auch sagen, daß kaum ein Fall von chronischer Gelenkveränderung dem anderen völlig gleicht. An groben Einteilungsprinzipien hat sich nur eines, wie wir glauben, endgültig durchgesetzt, nämlich die von FRIEDRICH VON MÜLLER aufgestellte Unterteilung der chronischen Gelenkaffektionen in *entzündliche* und *nichtentzündliche* bzw. *degenerative* Erkrankungen. Die entzündlichen sind die *Arthritiden*, die degenerativen die *Arthrosen (Osteoarthrosen)*.

1. Chronische Arthritiden.

Man versteht unter der Bezeichnung chronische Arthritis also alle Gelenkaffektionen chronischer Art auf entzündlicher Basis. Sie sind entweder rheumatisch-entzündlicher Natur oder sie sind Folgezustände aller in früheren Abschnitten geschilderten akuten Infektarthritiden. Die chronisch-rheumatischen Arthritiden unterteilen sich wieder in zwei Formen: in den sekundär chronischen und den primär chronischen Gelenkrheumatismus. Während der erstere, wie der Name sagt, sekundär aus einem akuten Gelenkrheumatismus hervorgeht, der nicht zur Abheilung kam, entwickelt sich der zweite primär, schleichend ohne ein akutes rheumatisch-polyarthritisches Initialstadium. Wie wir noch ausführen werden, ist es noch die Frage, ob die strenge Trennung von primär und sekundär

chronischem Gelenkrheumatismus berechtigt ist, sicher ist, daß die praktische
Unterscheidung am Krankenbett oft sehr schwerfällt oder auch unmöglich ist.
Das gravierendste Moment, welches die Unterscheidung anderseits aber fordert,
scheint uns die von allen Autoren immer wieder gemachte Angabe, daß es
beim primär-chronischen Gelenkrheumatismus zu Herzkomplikationen, Endo-
Myokarditiden bzw. zu Herzfehlern nicht kommt bzw. daß sich — entsprechend
der modernen Lehre des Rheumatismus — der rheumatische Prozeß beim primär
chronischen Rheumatismus nur an den Gelenken, nie aber gleichzeitig auch am
Herzen abspielt.

a) Sekundär chronischer Gelenkrheumatismus.

Wenn sich aus einem akuten Gelenkrheumatismus ein sekundär chronischer
entwickelt, so nimmt der erstere zumeist schon einen protrahierten Verlauf,
schließlich heilt er mit Hinterlassung einer Schwellung oder einer leichten Versteifung an diesem oder jenem Gelenk ab, um aber nach kürzerem oder längerem
Intervall mit einem neuen Schub aufzuflackern. Freilich kommt es vor, daß der erste
Schub oder daß noch einige folgende Schübe vorerst scheinbar noch restlos abheilen,
schließlich aber bleiben Dauerschäden zurück, die sich mit jedem neuen Nachschub verschlechtern. Auch gibt es Fälle, die aus dem ersten Schub unvermittelt
in das chronische Stadium übergehen, bei welchen die akute Arthritis in mehreren
Gelenken nicht abheilt und der chronische Schaden sich in verschiedener Weise
manifestiert: Das Exsudat wird nicht resorbiert, das Gelenk bleibt geschwollen;
zumeist nimmt die Fluktuation des Gelenkes bzw. des Exsudates ab, dieses
scheint sich einzudicken, die das Gelenk bedeckenden, vorerst akut entzündlichen,
ödematösen Weichteile verändern sich im Sinne des chronischen Ödems, sie ver-
dicken sich, werden fibrös induriert. In anderen Gelenken geht die Exsudation
unter gleichzeitiger Schrumpfung der Kapsel und Einschränkung der Beweglichkeit des Gelenkes zurück und verschwindet nahezu oder auch ganz. Das
Gelenk kann fibrös oder auch knöchern ankylosieren. Diese Ankylosierung kommt
dadurch zustande, daß sich das eindickende fibrinreicher werdende Exsudat
bindegewebig umwandelt, daß sich von der Synovialmembran aus diese Binde-
gewebswucherungen über den Knorpelüberzug der Gelenkfläche erstrecken und
einen Pannus bilden, der, sich in straffes Bindegewebe umwandelnd, die beiden
Gelenkkörper fibrös straff verbindet, das heißt fibrös ankylosiert, ein Vorgang,
dem eine knöcherne Ankylosierung folgen kann. Im Rahmen dieses Geschehens
kommt es zumeist auch bald zu Schädigungen, Usurierungen des Gelenkknorpels,
später zu dessen Schwund, der ja auch Voraussetzung der knöchernen Ankylose
ist. Schließlich wird auch der Knochen arrodiert, so daß die Gelenkenden im
Röntgenbild unregelmäßig konfiguriert gefunden werden. Die Schrumpfung der
bindegewebig indurierten Gelenkkapsel hat übrigens für die Gelenkenden noch die
mechanische Folge eines Aneinandergepreßtwerdens, was zur Folge haben dürfte,
daß die Gelenkenden verbreitert werden, wie dies etwa an den Interphalangealgelenken palpatorisch festgestellt werden kann. Durch die aufgezählten Veränderungen am Gelenk und an dessen Kapsel, die Kapselschrumpfung, den Zug
der Kapsel, das Aneinandergepreßtwerden der Gelenkenden, den Knorpelschwund,
die Knochenarrosionen usw., Vorgänge und Schäden, die sich im Gelenk ja
keineswegs symmetrisch, gleichmäßig oder gleich stark auswirken, muß es schließlich auch zu Stellungsanomalien, zu einem Abrutschen der Gelenkkörper, zu
deren Deviation und schließlich zu völligen „Verkrüppelungen“ von Gelenken,
Zehen, Fingern, Füßen, Händen oder auch der ganzen Extremität kommen.
Es kommt also zu Deformierungen und im äußeren Aspekt haben diese Gelenke
große Ähnlichkeit mit einer Arthrosis deformans, jener Gelenkveränderung,

die auf degenerativer Grundlage zustande kommt. Es ist auch keine Frage, daß die durch eine ausgeheilte Arthritis einmal gesetzten Schäden einer degenerativen Arthrose Vorschub leisten, die nun sekundär zu weiteren Gelenkveränderungen führen kann, obzwar die Gelenkentzündung sistiert hat. Daß unter solchen Bedingungen eine scharfe Grenze zwischen chronischer Arthritis und deformierender Arthrose oft nicht mehr gezogen werden kann, zumindest der jeweilige Anteil an diesem oder jenem krankhaften Gelenkgeschehen nicht mehr abgeschätzt werden kann, ist selbstverständlich. Bei diesen chronisch sekundär rheumatischen Gelenkveränderungen kann es sogar auch zu einer Knochenneubildung in der Umgebung des Gelenkes kommen, wie dies für die Osteoarthritis deformans charakteristisch ist; freilich erschöpft sich die Knochenneubildung hier in kleinen osteophytischen Zacken, die offenbar durch Zug der schrumpfenden Kapsel am Knochen zustande kommen.

Wir möchten an dieser Stelle eine Tatsache festhalten, die der Therapeut beobachten kann und die auf die Art der Versteifung der arthritischen Gelenke ein besonderes Licht wirft: behandelt man in einem Falle schwererer ankylosierender Arthritis, bei der man den Eindruck einer schon straff bindegewebigen oder vielleicht schon knöchernen Ankylosierung haben muß, etwa mit einem energischeren Salicylstoß mit hohen Dosen oder mit anderen modernen Verfahren (s. S. 349), so erlebt man nicht selten die Überraschung, daß ein oder mehrere Gelenke, die fast völlig ankylosiert schienen, die wenigstens weder aktiv noch passiv auch nur im geringsten in ihrer Stellung verändert werden konnten, über Nacht gut, sogar ausgezeichnet beweglich werden, daß eine Frau mit scheinbar ankylosierter Schulter sich kämmen, daß sie die Schulter und andere Gelenke nahezu frei locker bewegen kann oder daß ein bisher bettlägriger immobiler Kranker aufstehen und gehen kann. Die plötzlich wiederkommende Beweglichkeit schließt eine knöcherne, ja auch eine straffe bindegewebig-narbige Ankylosierung aus, es muß sich um eine Starre der Gelenkkapsel, der Synovialmembran und des Gewebes um das Gelenk gehandelt haben, deren Wesen nicht klar ist.

Der sekundär chronische Gelenkrheumatismus kommt beim Mann und bei der Frau gleich häufig vor. Kein Alter ist verschont, keines bevorzugt.

Hinsichtlich des Verlaufes gibt es keine Regel. Zu jedem Neuaufflackern des Prozesses in diesem oder jenem Gelenk bzw. in mehreren oder in zahlreichen Gelenken gehört eine Temperatursteigerung. Der Schub kann hierbei subfebril oder unter hohem Fieber verlaufen. Daß mit häufigeren rheumatischen Schüben und langer Dauer der rheumatischen Krankheit in aktiver Form die Gefahr der rheumatischen Herzerkrankung bzw. des Herzfehlers immer größer, die Komplikation wahrscheinlicher wird, versteht sich. Das Allgemeinbefinden kann zumal durch derartige lange Fieberperioden und Komplikationen mit rheumatischer Endokarditis schwer leiden. Zumeist entwickelt sich in diesen Fällen eine Anämie, es kommt zur Abmagerung und allgemeinen Entkräftung. Die Inaktivität führt zu schwerer Muskelatrophie. Kommt es in vielen Gelenken, zumal in denen der Extremitäten, zu Ankylosen, so kann der Kranke schließlich an das Bett gefesselt bleiben, er wird zum bedauernswerten Krüppel, zumal wenn die Gelenke in ungünstigsten Kontrakturstellungen ankylosierten, wie so oft. Die ursprünglich ödematös-fibröse Haut über den Gelenken kann mit der Zeit auffallend dünn und glänzend werden, dabei straff gespannt sein, womit der eigentümliche Eindruck der „glossy skin" bedingt wird; diese Hautpartien können sich auch augenfällig pigmentieren oder depigmentieren. Der Zustand des Schwerkranken ist nicht nur wegen seiner Versteifung und Hilflosigkeit, schließlich wegen seiner Arbeitsunfähigkeit und Pflegebedürftigkeit, der auf die Dauer oft nur mehr in einer Anstalt entsprochen werden kann, sondern vor allem auch durch die Schmerzen ein bedauernswerter. Treten neue Schübe auf, so geht das Wiederaufflackern der Gelenkentzündung im allgemeinen mit starken Schmerzen einher, aber auch der schließlich ankylotisch ausgeheilte Kranke hat durch sekundäre Muskelgelosen, Kapselschrumpfungen usw. meist starke Schmerzen, auch wenn der Gelenkprozeß im Augenblick zur Ruhe gekommen ist. Im übrigen klagen die Rheumatiker auch ohne Nachschübe bei Wechsel des Barometerstandes, bei Nahen einer Schlechtwetterperiode usw. über Schmerzen. Diese Tatsache allein darf aber als ein diagnostisches Argument im Sinne einer rheumatischen Affektion nicht gewertet werden, man begegnet ihr u. a. auch bei Arthrosen. Daß Rheumatiker das spätere Aufziehen eines Gewitters durch ihre Schmerzen vorauswissen, ehe am Horizont noch ein Wölkchen steht, ist keine Fabel.

Es führen freilich nicht alle chronisch entzündlichen Gelenkveränderungen zu Versteifungen, manche Gelenke bleiben, zumal nach Abklingen eines etwaigen akuten Nachschubes, wohl verdickt, in manchen kann sich sogar auch ein Exsudat chronisch erhalten, eine Versteifung bleibt aber aus; eine Bewegungseinschränkung kann nahezu oder sogar völlig fehlen. Derartig chronisch verdickte und geschwollene Gelenke verursachen dem Kranken im Intervall meist auch keine Schmerzen. Ebenso wie bei einer Arthrose mag der Kranke nach längerer Ruhigstellung, also vorwiegend morgens nach dem Aufwachen ein Gefühl der leicht schmerzhaften Versteifung haben, das aber nach wenigen Bewegungen rasch verschwindet.

Röntgenologisch ergeben sich je nach dem Stadium der Krankheit verschiedene Bilder an Kapsel und knöchernen Gelenkkörpern. Bei einer Gelenkexsudation kann der Gelenkspalt verbreitert sein, die Verdickung der Kapsel kann sich im Bilde ebenfalls ausdrücken. Mit zunehmender Schrumpfung der Kapsel und Abnahme oder Zurückgehen des Exsudates verschmälert sich der Gelenkspalt, um schließlich, eventuell unter den Zeichen gleichzeitiger Ankylosierung, zu verschwinden. Die Gelenkkörper werden beim chronischen Gelenkrheumatismus mit Ruhigstellung der Gelenke und durch die Inaktivität immer mehr atrophisch, der Knochen wird kalkarm, die Spongiosabälkchen verschmälern sich, sie werden auch rarefiziert. Bekanntlich erscheinen die Knochenkonturen durch Kontrastwirkung besonders scharf und im Bilde hervorspringend, obwohl die Kortikalis gleichzeitig an Dicke etwas abnimmt.

Im Rahmen des sekundär chronischen Gelenkrheumatismus werden gewisse Sonderformen unterschieden, die sich prinzipiell allerdings nicht unterscheiden und die auch nur in ihrer vollen Ausprägung als selbständige Krankheitsform imponieren; es sind dies vor allem der Rheumatismus fibrosus (JACCOUD) und der Rheumatismus ulcerosus (Arthritis ulcerosa).

Der von JACCOUD als besondere Verlaufsform beschriebene *Rheumatismus fibrosus* ist dadurch charakterisiert, daß sich an den akuten Gelenkrheumatismus eine als Systemerkrankung imponierende fortschreitende Ankylosierung zahlreicher Gelenke anschließt. Soweit der Bewegungsapparat in Betracht kommt, ist dies wohl der bösartigste Ausgang der chronischen Arthritis. Wenn ein akuter Gelenkrheumatismus mit Mitbeteiligung der Wirbelgelenke als JACCOUDscher Rheumatismus ausheilt, muß das Bild eines Morbus Bechterew entstehen und tatsächlich endet manche akute Polyarthritis unmittelbar in dieser Erkrankung (s. S. 353).

Der *Rheumatismus ulcerosus*, auch eine besondere Verlaufsform des sekundär chronischen Gelenkrheumatismus, ist dadurch gekennzeichnet, daß an den Gelenkflächen Substanzverluste auftreten, die zu multiplen grubigen Vertiefungen führen. Am stärksten sind meist die Metakarpal- und Phalangealknochen betroffen, im übrigen kann sich diese Form auch nur an dem einen oder anderen Gelenk finden, es müssen nicht alle erkrankten Gelenke diesem Typus folgen, weshalb es vielleicht nicht gerechtfertigt ist, von einer Sonderform zu sprechen. Freilich imponieren Fälle mit schwerer Destruktion an zahlreichen Gelenken, abgesehen von dem schweren klinischen Verlauf und der starken Funktionsbeeinträchtigung, vor allem radiologisch als besonders geartete Arthritis.

Durch ihre besondere Lokalisation manifestiert sich schließlich die *Spondylarthritis chronica (ankylopoetica)* als eine Sonderform, die allerdings ebenso von einer primär chronischen Polyarthritis ihren Ausgang nehmen kann und daher auch im Anschluß an diese behandelt werden soll.

Die *Therapie* wird gemeinsam mit der der primär chronischen Polyarthritis besprochen.

b) Primär chronische Polyarthritis.

Wie wir in der Einleitung zu diesem Abschnitt bereits betont haben, ist die Stellung des primär chronischen Gelenkrheumatismus zum sekundär chronischen strittig. Sicher gibt es zahllose Fälle, in welchen eine Zuordnung zu dieser oder jener Form durchaus willkürlich sein muß, Fälle, die eine Zwischenstellung einnehmen und die auch zeigen, daß es alle Übergänge zwischen beiden Formen gibt. Wenn es sich tatsächlich um wesenverschiedene Zustände handeln sollte, so reichen unsere heutigen, rein klinisch-symptomatischen Unterscheidungsmerkmale jedenfalls oft nicht aus, um eine eindeutige Unterscheidung zu treffen.

Das Besondere an den Fällen des sogenannten primären chronischen Rheumatismus liegt also in der Tatsache, daß ein Initialstadium einer akuten rheumatischen Polyarthritis fehlt, aber nicht nur in dieser, auch das Symptomenbild als solches weicht in den als klassisch beschriebenen Fällen von anderen chronischen Polyarthritiden nicht unerheblich ab. Dies ist ja auch der Grund, warum die Krankheit vielen Autoren als nosologische Einheit imponierte und daher auch mit den verschiedensten Bezeichnungen belegt wurde. („Rheumatoidarthritis" [GARROD], eine Nomenklatur, die in Englisch sprechenden Ländern im Gegensatz zum „rheumatic fever", dem eigentlichen Gelenkrheumatismus, gebraucht wird, ferner „primär chronisch progressive Polyarthritis", „primär chronische progressive exsudative Polyarthritis", „Arthritis atrophicans" usw.)

In der Frage der *Ätiologie* der Krankheit müssen die Ansichten divergieren, je nachdem, ob man den primären dem sekundär-chronischen Rheumatismus gleichsetzt oder nicht. Tut man es, so hätte man nach moderner Anschauung eine echte allergisch-rheumatische Affektion vor sich. Hierzu wäre nur zu bemerken, daß von allen Autoren immer schon betont wurde, daß Fokalherde bei dieser primären Form klinisch wenig hervortreten, daß man anamnestisch selten von initialen Anginen, von chronischen Tonsillitiden usw. hört, daß die Fokalherdsuche meist vergeblich und die Entfernung eines supponierten Fokus meist ohne Erfolg ist. Kälte, Überanstrengung, feuchte Wohnungen, wurden bei dieser sogenannten „*Gutta pauperum*" zur Erklärung herangezogen, genauere Statistiken ließen aber derartige Grundlagen nicht ermitteln. Das symmetrische Auftreten des Gelenkleidens, ferner die Muskelatrophie und die gelegentlich vorkommenden trophischen Störungen ließen an neurogene Einflüsse denken, objektive Befunde konnten am Nervensystem aber nicht erfaßt werden. Eine umfangreiche Literatur beschäftigt sich mit verschiedensten Keimen, die zum Teil aus dem Gelenk, zum Teil aus dem Blute des Kranken gezüchtet werden konnten, wir können sie mit dem Hinweis übergehen, daß kein einigermaßen überzeugender Befund erhoben werden konnte. Wir neigen der Ansicht zu, daß im Prinzip eine echte rheumatische Affektion vorliegt, die sich entweder bei einem besonders gearteten Individuum mit einer besonderen Konstitution in etwas abgewandelter Form abspielt oder die aus uns nicht durchsichtigen Gründen ihre Eigenheiten hat. Haben wir doch bei der Besprechung des Wesens des Rheumatismus betonen müssen, daß auch der Rheumatismus eine besondere allergische Reaktionsform bei einem besonders gearteten Individuum ist. Dort wissen wir ebensowenig über das Warum dieser besonderen Reaktionsform wie offenbar beim primär chronischen Rheumatismus. Ein Befund mag unterstrichen werden, der die Verschiedenheit und gleichzeitig doch auch die Zusammengehörigkeit der beiden chronischen Arthritiden dokumentiert, nämlich das hier sehr seltene, aber immerhin des öfteren gesehene Vorkommen rheumatischer Knötchen! Der Gasteiner Badearzt WICK war der erste, der sie bei dieser Arthritis beschrieb und studierte. Wenn der Satz richtig ist, daß der Kranke mit dem akuten Gelenkrheumatismus am Herzen, der Kranke mit dem primär chronischen Rheumatismus an seinen Gelenken zugrunde geht, so muß zu diesem exquisit chronischen Leiden vor allem hinzugefügt werden, daß diese Krankheit, wie kaum eine andere, den tristen Lebensablauf des Unglücklichen, der von ihr betroffen wird, bestimmt, denn abgesehen von ganz leichten Fällen, die auch wieder arbeitsfähig werden, verurteilt die Krankheit den Träger zu einem schwersten Invalidentum, zum Leben eines meist hilflosen Krüppels, der, auch wenn die Krankheit nach vielen Jahren vielleicht endlich doch noch zum Stillstand oder sogar zur Heilung gekommen ist, sein Leben als bejammernswertes Wrack beendet.

Was das *Vorkommen* anlangt, so ist das weibliche Geschlecht fraglos viel häufiger befallen als das männliche. Es kann ferner festgestellt werden, daß die Frequenz der Krankheit mit zunehmendem Alter ansteigt, daß sie etwa im fünften und sechsten Dezennium ihren Höhepunkt erreicht, um im Senium wieder abzusinken. Der Beginn der Krankheit liegt zumeist im fünften Lebensjahrzehnt, ein Faktum, welches den primär chronischen Rheumatismus wohl wesentlich vom akuten und später sekundär chronisch werdenden Rheumatismus unterscheiden könnte, wenn man nicht auch argumentieren könnte, daß die gleiche Krankheit beim alternden Menschen anders verläuft. Absolut genommen scheint uns die Zahl reiner klassischer Fälle, in welchen die Einreihung in den primär chronischen Rheumatismus außer Frage steht, gering, dieser ist unseres Erachtens wenigstens seltener als der sekundär chronische Rheumatismus. Nach allem, was wir aber bereits gesagt haben, muß es aber oft Sache der Auffassung sein, ob man einen Fall in diese oder jene Gruppe einreiht, sodaß die Urteile über eine absolute Häufigkeit des Vorkommens der Krankheit schon deshalb schwanken müssen.

Klinisch symptomatologisch lassen sich vier Stadien unterscheiden (FREUND). Diese Stadien gehen allerdings stark ineinander über, es können gleichzeitig an verschiedenen Gelenken Befunde erhoben werden, die verschiedenen Stadien entsprechen, auch kann das Leiden in jedem Stadium stationär werden, so daß nicht alle Stadien durchlaufen werden müssen.

Den eigentlichen objektiv nachweisbaren Krankheitserscheinungen kann durch Wochen, Monate und auch Jahre ein *erstes (Prodromal-)Stadium* vorangehen, in dem die Kranken nur über ziehende, bohrende oder reißende Schmerzen klagen und in welchen sie auch über Parästhesien, Spannungsgefühle, „Taubsein" vorwiegend in den „wie angelaufenen" Fingern berichten. Diese Schmerzen können wandern, bald hier, bald dort auftreten, es sind übrigens nicht immer Gelenk-, sondern auch Muskelschmerzen, manchmal haben sie sogar neuralgischen Charakter.

Das *zweite Stadium* ist durch das Auftreten der Gelenkschwellungen gekennzeichnet. Oft setzt das Leiden übrigens mit diesem Stadium ein, das Prodromalstadium kann fehlen. Die Gelenkschwellungen treten zumeist zuerst an den Kleinfingergelenken auf und zwar entweder an den Handgelenken oder den proximalen Interphalangealgelenken, gewöhnlich des zweiten und dritten Fingers, sehr oft symmetrisch. Vom Daumen abgesehen nimmt die Häufigkeit des Befallenseins der Gelenke nach der ulnaren Seite hin ab. Häufig sind die Handgelenke der erste Sitz der Krankheit. Gelegentlich wird ein Knie- oder ein Schultergelenk zuerst betroffen und eine solche monartikuläre Erkrankung kann der polyartikulären oft viele Monate und auch Jahre vorangehen. Anderseits gibt es Fälle, in welchen die Gelenkentzündung sich in raschester Folge über zahlreiche Gelenke ausbreitet, so daß von dem ersten scheinbar harmlos schleichenden Beginn in den Fingergelenken bis zum Befallensein fast sämtlicher Gelenke nur wenige Monate liegen. In diesem zweiten Stadium ist die Gelenkerkrankung eine vorwiegend exsudative; jedenfalls sind die im Röntgenbild zu beobachtenden Veränderungen am knöchernen Skelett noch sehr geringfügige. Der Gelenkprozeß ist ein primär-synovialer, entzündlicher, meist exsudativer; die trockene Entzündung kommt aber auch vor, sie ist nur viel seltener. Der Gelenkerguß ist meist ein großer, die Gelenke werden stark geschwollen, der Erguß kann etwa an den Finger-, Knie- und Ellbogengelenken palpatorisch auch leicht nachgewiesen werden. Auf der Höhe der Krankheit verschwinden dann die normalen Konturen der Gelenke, diese bekommen eine spindelförmige Gestalt, ähnlich der eines Fungus, allerdings, zumal anfangs, schon unterschieden durch den primären wenigstens recht dünnflüssigen Charakter des Exsudates. Die Haut über dem Gelenk fühlt sich heißer an, wobei ganz allgemein vermerkt sei, daß man zumindest zum Vergleich von Hauttemperaturen auf besondere Thermometrien verzichten kann und daß die Palpation mit der vola manus auch geringe Temperaturunterschiede recht sicher wahrnehmen läßt. Die Haut über den Gelenken wird meist blaß, selten gerötet, oft leicht bläulich-livid-zyanotisch gefärbt. Begreiflicherweise bestehen meist heftige Schmerzen, sie können allerdings auch fehlen, was sich vor allem durch eine relativ langsame Dehnung der Kapsel bei dem schleichenden Prozeß erklärt. Die meist bestehenden Schmerzen können in Ruhe sistieren, sie können bei Bewegung stark zunehmen und den Patienten ans Bett fesseln. Nach längerem Bestande kann das Gelenk aber auch schmerzfrei werden und auch bei Bewegung und Belastung schmerzfrei bleiben, auch wenn das Exsudat nicht zurückging. Die mächtigsten Gelenkexsudate sieht man zumeist am Kniegelenk: die Patella ballotiert deutlich, die Rezessus der Gelenke treten als starke Vorwölbung hervor; auch Schleimbeutel, die manchmal auch mit dem Gelenk kommunizieren, können an der Schwellung teilhaben. Die Schwellung kann sich dadurch weit, etwa eine Handbreite, über das Kniegelenk hinaus erstrecken, wodurch die Spindelgestalt des kranken Gelenkes verschwindet und die größte Breitenausdehnung sogar oberhalb des Knies zu liegen kommt. Man kann in diesen Fällen an eine paraartikuläre Schwellung denken, man wird die Sachlage aber durch die Feststellung leicht klarlegen, daß man eine Fluktuation zwischen der suprapatellaren Vorwölbung und der infrapatellaren neben dem Ligamentum patellae proprium feststellt. Dieses exsudative Stadium kann Wochen, Monate und auch Jahre nahezu unverändert bestehenbleiben, Nachschübe können sich durch Temperaturzunahme der Haut über dem Gelenk, durch deren stärkere Anschwellung und Kapselspannung, Rückgänge durch Abnahme der genannten Erscheinungen dokumentieren, wobei die Schmerzen sich meist dementsprechend verhalten. In der Regel verschwinden die Gelenkerscheinungen, einmal aufgetreten, aber nicht mehr. Während es beim akuten Gelenkrheumatismus zur völligen Restitution kommen kann, ist dies hier die große Seltenheit.

Häufig sind auch die Sehnenscheiden mitergriffen. Es sind insbesondere die Handrückensehnenscheiden, die wir oft als pralle (exsudatgefüllte) Vorwölbungen finden. Es kommt übrigens vor, daß sich die Krankheit durch lange Zeit, vielleicht auch für immer, nur auf die Sehnenscheiden beschränkt (primärchronische Polytendovaginitis). Auch die Periost-Muskel-Sehnen-Ansätze können entzündlich miterkranken, was meist heftige Schmerzen verursacht. Ebenso wie die Sehnenscheiden können sich schließlich die Schleimbeutel an dem Prozeß beteiligen, die multiplen Bursitiden können sogar im Vordergrunde stehen. Pigmentierungen und seltene Depigmentierungen der Haut in der Nähe der erkrankten Gelenke kommen vor.

Wenn man die Afebrilität immer als ein den primär chronischen und sekundär chronischen Gelenkrheumatismus unterscheidendes Merkmal hervorhebt, so muß doch betont werden, daß auch er zumeist, zumindest periodisch, und zwar gerade im Stadium der Anschwellung der Gelenke, leicht erhöhte Temperaturen aufweist. Die Erhöhungen betragen allerdings nur wenige Zehntelgrade (37,2° bis 37,5°), höhere Temperaturen sind selten. Ausnahmsweise kann aber auch eine höhere und sogar eine hohe (39° und darüber) Temperatur bestehen, gerade auch wieder im Anfangsstadium der Gelenkschwellungen, ein Umstand, der wieder die häufige Schwierigkeit der Abgrenzung eines primär und sekundär chronischen Gelenkrheumatismus deutlich aufzeigt.

Es muß ferner betont werden, daß der primär chronische Rheumatismus nicht nur eine lokale Gelenkkrankheit zu sein scheint, wenigstens ist das Allgemeinbefinden der Kranken meist auffallend mitgestört. Appetit und Schlaf leiden, die Kranken magern ab, sie machen sogar oft bald einen kachektischen Eindruck. Oft klagen die Kranken über eine auffällige Müdigkeit. Nicht selten vergesellschaftet sich das schlechte Allgemeinbefinden mit einer allerdings ohne weiteres verständlichen depressiven Verstimmung. Die Blässe der Kranken entspricht einer meist mäßig starken symptomatischen hypochromen Anämie. Das weiße Blutbild bleibt in der Regel normal, Lymphopenie, Monozytose und Aneosinophilie kommen vor. Die Blutkörperchensenkung ist stark beschleunigt.

Als charakteristische Erscheinungen sind ferner regionäre Drüsenanschwellungen und ein Milztumor zu erwähnen. Drüsenschwellungen sind allerdings kein regelmäßiges Symptom, sie kommen in etwa einem Viertel aller Fälle vor, sie finden sich am häufigsten in der Axilla, ferner im Sulcus bicipitalis medialis knapp ober dem Ellbogengelenk und in inguine. Es sei hier eingeschoben, daß auch die Palpation von Achseldrüsen eine besondere Erfahrung und Übung verlangt, da hochsitzende Drüsen leicht übersehen werden: hat man Drüsen vermutet, kann man sie aber nicht finden, so untersuche man im Sitzen oder im Stehen, wobei man nach Einlegen der Hand in die Axilla den Kranken auffordert, die Schultern möglichst locker fallenzulassen; nach Entspannung der Muskulatur kann man erst hoch in die Axilla eingehen; die Drüsen sitzen an der Medianseite der Achselhöhle, oft in der obersten Kuppe. Am liegenden Patienten, bei dem man die Entspannung meist leicht erreicht, bei dem die Drüsen aber meist schwerer zugänglich sind, kann man den Kunstgriff anwenden, die Drüsen von außen, und zwar etwa von der Gegend des MOHRENHEIMschen Dreieckes aus nach unten der in der Axilla palpierenden Hand entgegen zu drücken. Mit Abklingen eines entzündlichen Nachschubes am Gelenk gehen die Schwellungen der Drüsen meist wieder zurück.

Besteht ein Milztumor, so ist der derbe scharfe Milzrand meist knapp unter dem Rippenbogen zu tasten, nur selten findet sich eine sehr große Milz (s. unter STILLsche Krankheit). Fälle mit chronischer, mit rezidivierenden Gelenkschüben einhergehender Polyarthritis mit meist großem Milztumor, mit Leukopenie, hypochromer Anämie, Hautpigmentierungen, Magensaftachylie, Lymphdrüsenschwellungen und mit Perioden von Subfebrilität sind in der Literatur unter der Bezeichnung „*Felty-Syndrom*" bekannt. Ätiologisch nehmen viele Autoren für diesen speziellen Fall der chronischen Polyarthritis eine chronische mitigierte Sepsis mit besonderer allergischer Reaktionslage an (s. S. 351).

Im zweiten Stadium beginnt auch bereits eine Muskelatrophie, die aber bereits als Teilerscheinung des dritten Stadiums gelten kann.

Als charakteristisches negatives Moment im Symptomenkomplex des primär chronischen Gelenkrheumatismus ist ferner nochmals das Fehlen der für den sekundär chronischen Rheumatismus meist charakteristischen Herzkomplikation hervorzuheben. In der Regel fehlt eine gleichzeitige Endokarditis bzw. der aus ihr resultierende Klappenfehler. Differentialdiagnostisch spielt das Freibleiben des Endokards von der rheumatischen Erkrankung eine große Rolle, wobei allerdings betont werden muß, daß in sonst klassischen Fällen einer primär chronischen Polyarthritis gelegentlich doch die Endokarditis bzw. der Klappenfehler zur Beobachtung kommen können, womit die schwere Unterscheidbarkeit beider Zustände erneut unterstrichen ist oder gezeigt ist, daß eine sekundär chronische Polyarthritis rheumatica unter einem Bilde einhergehen kann, welches für die primär chronische als charakteristisch gilt.

Im *dritten Stadium* der primär chronischen Polyarthritis hat die eben erwähnte Muskelatrophie höhere Grade angenommen, es haben sich fehlerhafte Stellungen, Deviationen und Subluxationen ausgebildet, zum Teil auch schwere Ankylosen entwickelt. Das Allgemeinbefinden ist bereits stark beeinträchtigt, die Bewegungs- und auch die Arbeitsfähigkeit haben eine starke Einbuße erlitten.

Viele Autoren nehmen an, daß die oft hochgradige Muskelatrophie, die am Krankheitsbild wesentlichen Anteil hat, nicht nur einer sekundären Inaktivitätsatrophie entspricht, daß sie vielmehr trophischer Natur ist, ohne daß für diese allerdings eine ausreichende Erklärung gegeben werden kann. Jedenfalls entwickelt sich der Muskelschwund auch dort, wo trotz schwerster Erkrankung der Gelenke von einer Inaktivität gewiß nicht die Rede sein kann. Der Muskelschwund kann manchmal durch eine (vikariierende) Fettgewebshyperplasie überdeckt und dadurch schwer erkennbar sein.

Eine der häufigsten Stellungsanomalien, welcher man begegnet, ist die der Finger, die in den Grundgelenken flektiert und ulnarwärts abgelenkt sind, wobei sie in den Interphalangealgelenken meist mehr minder gestreckt bleiben. Bisweilen sind die proximalen Fingergelenke in Streckkontraktur, die distalen in leichter oder auch stärkerer Beugekontraktur. Durch die lang bestehenden Exsudate und durch die Überdehnung der Gelenkkapsel können sich, insbesondere in den Fingergrundgelenken, Schlottergelenke entwickeln. Hierbei sind diese Gelenke ganz ungewöhnlich überstreckbar. An den proximalen Fingergelenken wieder kommt es sehr häufig zu knöcherner Ankylose, ebenso an den Knie- und Ellbogengelenken. Zumeist wird auch das Handgelenk frühzeitig ankylosiert, leider nicht selten in der für den Träger unglücklichen Palmarflexionsstellung; wenn die Fingergelenke gleichzeitig schwerer erkrankt sind, wie oben beschrieben, sind die Hände kaum mehr gebrauchsfähig. Das Schultergelenk fixiert sich meist in Adduktion und Innenrotation. Die Bewegungsfähigkeit des Kranken wird häufig durch ungünstige Ankylosestellungen in Hüft- und Kniegelenken stark eingeschränkt oder auch völlig aufgehoben. Wenn der bettlägrige Patient versteift, so geschieht dies häufig in einer Flexionskontraktur der Knie- und der Hüftgelenke; das Hüftgelenk erkrankt zum Glück für den Kranken allerdings meist erst spät. Sind aber Knie- und Hüftgelenk doppelseitig erkrankt, so ist der Kranke auch mit Krücken meist nicht mehr bewegungs- bzw. geh-

fähig. Die Versteifung der Wirbelsäule in gestreckter Haltung oder in arkuärer
Kyphose führt zum Bilde des Morbus Bechterew (s. S. 353). Die Sprunggelenke
erkranken häufig gleichzeitig mit den Handgelenken. Die Zehengelenke erkranken
viel seltener als die Fingergelenke. Häufig entwickeln sich dennoch ein Plattfuß
und ein Hallux valgus, wobei es sich um eine ähnliche seitliche Deviation der
Zehe handelt, wie wir sie bei den Fingern betont haben. Die übrigen Zehen
stehen häufig in Klauenstellung, wobei die gespannten Sehnen am Fußrücken
vorspringen. Auch ein Querplattfuß ist häufig. Beim bettlägrigen Patienten

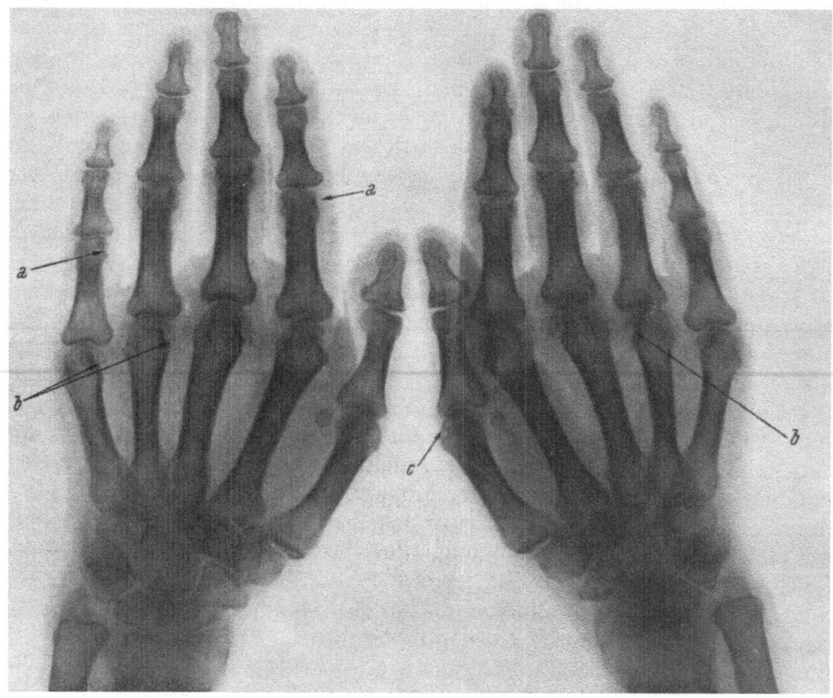

Abb. 6. Primär chronische Polyarthritis. Die Gelenkspalten an den Interphalangealgelenken sind deutlich
verschmälert, ebenso an den Gelenken der Handwurzel. Die gelenknahen Anteile der Phalangen und Metacarpalknochen, sowie die Handwurzelknochen sind deutlich porotisch. An den Kapselansatzstellen der
Phalangen (a) finden sich kleinere, an den Metacarpalknochen größere (b) Knochenusuren. Am Metacarpus I
rechts eine kleine subchondrale Zyste (c).

kann sich eine fixierte Spitzfußstellung entwickeln. Auch die Sternoklavikular-
und Akromialgelenke werden gelegentlich befallen. Selten sind Erkrankungen
der Kiefergelenke; wenn erkrankt, so nicht selten gleichzeitig mit der Affektion
der Wirbelsäule (neck-jaw-syndrom) und der Kehlkopfgelenke. Gelegentlich ist
die Syndesmose zwischen Manubrium und Corpus sterni geschwollen und schmerzhaft. Die Articulatio sacroiliaca ist auffallend selten miterkrankt.

Das *vierte Stadium* schließlich ist das Endstadium, in dem die entzündlichen
Veränderungen der Gelenke zurückgegangen sind und in welchem das Bild von
den Ankylosen, Deviationen, Subluxationen und allen übrigen Stellungsanomalien beherrscht wird. Da zumeist zahlreiche oder die meisten Gelenke
ergriffen sind, sind die Kranken selbst hilflos und auf die Hilfe der Mitmenschen
bei den einfachsten Verrichtungen angewiesen. Wenn die Schmerzen in den ausgeheilten Gelenken wohl völlig verschwinden können, so sind doch noch hie

und da geringe Entzündungsreize vorhanden, die Schmerzen auslösen, auch ist es verständlich, daß die Kranken im Rahmen ihrer Kontrakturen an myalgischen und neuralgischen Beschwerden stark leiden können; die Schmerzen können auch bei vollständiger Heilung der Entzündung anhaltend quälend sein.

Röntgenologisch ist das Bild außerordentlich vielgestaltig. Die Atrophie der Knochen (Abb. 6, 7) beginnt erst in der Umgebung der erkrankten Gelenke, breitet

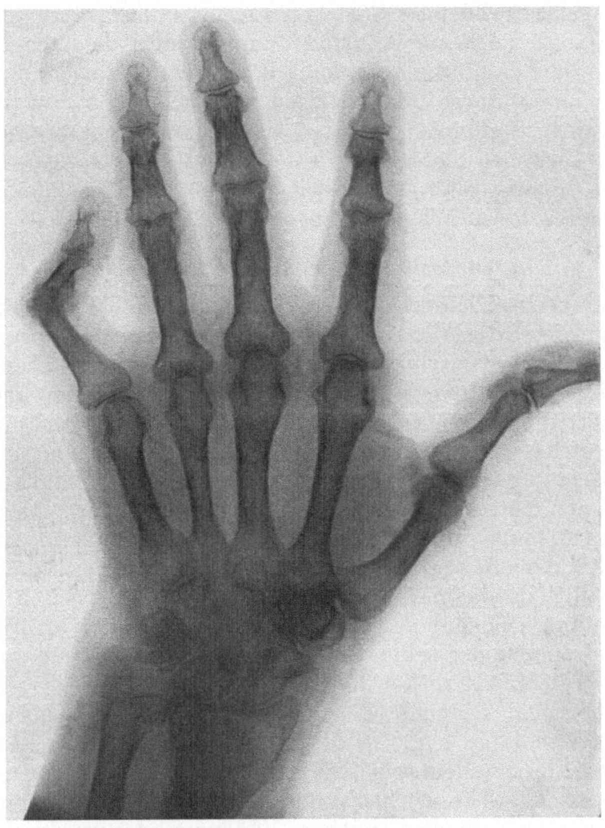

Abb. 7. Primär chronische Polyarthritis. An der Aufnahme erkennt man eine beträchtliche Deformierung der Hand. Das Handgelenk zeigt geringfügige ulnare Deviation, der fünfte Finger wird in Beugestellung im proximalen Interdigitalgelenk fixiert gehalten. Das distale Interdigitalgelenk nach dorsal überstreckt. Sämtliche Gelenkspalten sind hochgradig verschmälert, an den Kapselansatzstellen erkennt man deutliche Knochenusuren. Es besteht eine beträchtliche, ziemlich ausgedehnte ältere Osteoporose.

sich aber später auf ganze Skelettabschnitte aus. Der Knorpelverlust zeigt sich erst in einer Verschmälerung des Gelenkspaltes (Abb. 7), später kommt es zu Knochenusuren (Abb. 6a und b), zu schweren Deformierungen der Gelenkenden, zu Subluxation (Abb. 7) und Luxation, für die nicht nur die Kapseldehnung und Knochenzerstörung, sondern auch Weichteilschrumpfungen und Muskelzug verantwortlich sind. In den Gelenkenden können sich zystenartige Aufhellungen (Abb. 6c), gelegentlich können sich parartikulär Verknöcherungen der Sehnenansätze, Infraktionen, Periostitiden entwickeln — ein außerordentlich variables und vielgestaltiges Bild! Wenn sich eine knöcherne Ankylose entwickelt, kommt dies röntgenologisch klar zur Darstellung.

Verlauf und Prognose. Die Schilderung der Symptomatologie hat wohl gezeigt, daß die Prognose im allgemeinen sehr ungünstig gestellt werden muß, ist die Krankheit doch in der Regel über viele Jahre progredient, betrifft sie meist zahlreiche Gelenke, sehr oft symmetrisch und führt sie doch schließlich oft zur Zerstörung der Gelenke, zur Ankylose, zumindest aber zu einer starken funktionellen Beeinträchtigung. Es muß aber betont werden, daß es auch abortive Formen gibt und daß die Krankheit in jedem Stadium zum Stillstand kommen kann, die Progression ist also keine obligate. Auch kann es in mehreren, auch großen und gleichzeitig kleinen Gelenken zu schweren Veränderungen kommen, die schließlich sogar auch zur Ankylose führen, wobei dennoch Leistungs- und Arbeitsfähigkeit und damit die Arbeitsfreude erhalten bleiben können, wenn durch eine entsprechende Obsorge und Therapie nur darauf geachtet wurde, daß die Ankylosierungen in Stellungen erfolgten, die noch eine entsprechende Funktion gewährleisten. Zwischen diesen glücklicheren und den traurigen Fällen völligen Siechtums mit ungünstigsten Ankylosen, die den Kranken zum unbeweglichen Krüppel machen, gibt es alle Übergänge.

c) Therapie der chronischen Arthritiden.

Es muß als bemerkenswertes Faktum vorausgeschickt werden, daß bisnun kein Therapeut hinsichtlich der einzuschlagenden Maßnahmen prinzipiell zwischen primär und sekundär chronischem Gelenkrheumatismus unterschieden hat; gerade in letzter Zeit wurden in therapeutischer Hinsicht bemerkenswerte Neuerungen bekannt, die zu neuen Hoffnungen berechtigen, Neuerungen, die aber durchwegs in gleicher Weise beim primär und sekundär chronischen Gelenkrheumatismus, ja sogar auch bei den Arthrosen eine Wirkung haben sollen! Freilich bleibt ein therapeutisches Faktum, welches primär und sekundär chronischen Rheumatismus unterscheidet: die primär chronische Erkrankung ist salicyl-refraktär! Wobei allerdings wieder gesagt werden muß, daß das gute Ansprechen auf Salicyl im allgemeinen nur bei der akuten rheumatischen Polyarthritis oder bei einem akuten Schub der sekundär chronischen Polyarthritis beobachtet werden kann, während der sekundär chronische Rheumatismus im chronischen Stadium auch auf Salizyl in der Regel nicht oder kaum anspricht. Bei einem sekundär chronischen Rheumatismus mit einem akuten Nachschub ist eine energische Salicyltherapie, eventuell in hohen Dosen bis zu 20 g und darüber zu empfehlen; ist man bei einem scheinbar primär chronischen Rheumatismus auch nur in geringstem Zweifel hinsichtlich der Diagnose, so mache man auf alle Fälle einen Versuch mit der Salicylbehandlung. Viel verwendet wurden früher Atophan und andere Derivate der Chinolinkarbonsäure. Die Wirkung auf die Gelenksbeschwerden ist manchmal eine gute, doch dürfen diese Präparate wegen der Gefahr der Leberschädigung (vgl. Bd. II, S. 288 und 290) nur vorsichtig dosiert (bis vier Tabletten à 0,5 g täglich) und nicht länger als eine Woche gegeben werden. Auch die bei der Therapie der akuten Polyarthritis erwähnte Heparintherapie kommt bei akuten Nachschüben in Betracht.

Der Diätetik wurde seinerzeit und wird von manchen Ärzten heute noch Bedeutung zugesprochen, wir glauben zu Unrecht. Es ist lediglich einer Unterwie einer Überernährung entgegenzutreten. Den Gelenkrheumatismus stoffwechselmäßig zu bekämpfen, ist unseres Erachtens therapeutisch nicht berechtigt, zumal wir der Überzeugung sind, daß es eine Diät, die einer Allergie-Hypergie entgegenwirkt, nicht gibt. Die diätetische Behandlung der chronischen Arthritis beruht auf einer Reminiszenz an die Zeit, als Gicht und Rheumatismus nicht unterschieden wurden; daher auch die gelegentliche Forderung mancher Therapeuten, bei chronischer Arthritis kein oder wenig Fleisch in der Diät zu gestatten.

Aktive Fokalherde wird man auf alle Fälle, auch bei einem scheinbar primär chronischen Rheumatismus ausschalten. Auch bei sekundär chronischen Fällen ist hier nicht viel zu erwarten.

Örtliche Wärmeanwendungen bringen manchmal kleine Erfolge, nachhaltige Wirkungen kann man sich nicht erwarten, nicht selten aber werden sie nicht vertragen. Reizkörpertherapie mit Milch, Typhus-Vakzine, Sanarthrit, Yatren-Kasein u. a. können manchmal Besserungen erzielen. Auch PONNDORF-Impfungen haben sich gelegentlich bewährt.

Neben diesen Maßnahmen, welche die mesenchymale Abwehrkraft heben sollen, hat sich die Goldtherapie eine gesicherte Stellung bei der Behandlung der chronischen Arthritiden erworben, die auch den anergischen oder rheumatisch-hypergischen Organismus zu erhöhter Abwehr-Aktivität anregen soll. Das meistverwendete Goldpräparat ist das Solganal B-oleosum, von dem in steigenden Dosen, beginnend mit 0,1 ccm bis maximal 0,5 ccm einer 2%igen Lösung, mit intramuskulären Injektionen in drei- bis viertägigen Abständen eine Gesamtdosis von 3 g gegeben wird; es haben sich auch Aurodetoxin und Sanocrysin bewährt. Bei Auftreten geringster toxischer Erscheinungen (Haut und Schleimhäute, Leber, Niere und Nerven!) ist die Goldbehandlung sofort abzubrechen. Statt der Goldpräparate wird auch das besser verträgliche Kupferpräparat Ebesal verwendet (intravenös 0,01 bis 0,075 g).

Eine Röntgentherapie kann eine überraschende Wendung zum Besseren ergeben, auch Radiumemanation in Form von Inhalationen sind zu empfehlen.

Wie bei allen chronischen Gelenkserkrankungen mit allmählich zunehmender Versteifung hat auch hier die Übungstherapie, die Bewegungsgymnastik ihre große Bedeutung. Mit aktiver und passiver Bewegung, auch mit Massage der benachbarten Weichteile und Lockerung der Muskeln und des Bandapparates soll frühzeitig begonnen und langsam eine maximal mögliche Beweglichkeit erstrebt werden. Und wenn man die Versteifung schon nicht aufhalten kann, so soll sie wenigstens in einer funktionell günstigsten Position erfolgen. Wärmeprozeduren, Diathermie und Kurzwellenbehandlung wird man gleichzeitig mit Vorteil anordnen können. Speziell in der warmen Jahreszeit wird man die Kranken schließlich in Kurorte schicken, wobei für die Wahl des Badeortes kaum Richtlinien gegeben werden können. Die Erfahrung im Einzelfall entscheidet. Die chronische Polyarthritis findet bald in der Schwefeltherme (Baden bei Wien, Deutsch-Altenburg, Schallerbach), bald in der Radiumtherme (Gastein, Warmbad Villach) usw. bessere Erfolge.

Alle aufgezählten Maßnahmen stellen aber im Einzelfall immer nur Versuche einer Therapie dar. Gleiches gilt auch für die neuen, in der allerletzten Zeit aufgekommenen Behandlungsmethoden, die in manchen Fällen der Literatur nach ganz überraschend gute Erfolge gebracht haben. So überraschend die Erfolge waren, so überraschend war auch die Mitteilung über den therapeutischen Weg: er führt über die Nebennierenrinde!

KENDALL, HENSCH und Mitarbeiter entdeckten 1948 an der Mayo Clinic, daß man mit einem Extrakt aus der Nebennierenrinde, den sie Cortison oder Compound E nannten und der ein 17-Oxy-11-dehydrocorticosteron ist, auch bei schweren Arthritiden verblüffende Erfolge erzielen kann. Ihre Angaben beziehen sich wohl vornehmlich auf den chronischen Rheumatismus, aber auch bei der akuten Polyarthritis wurden die gleichen guten Resultate beobachtet. Schon nach einer einzigen Injektion konnten Patienten, die auch schon jahrelang fast unbeweglich waren, ihre Gelenke frei bewegen und verloren alle Muskelsteifigkeiten. Es kommt unter dieser Therapie zu einem raschen Abschwellen der Gelenke, zu einer Normalisierung der Blutsenkung und einer Verschiebung der Bluteiweißkörper zur Norm. Unter Compound E verschwanden das Fieber und die Gelenkschwellungen in einigen Tagen, der Allgemeinzustand der Patienten besserte sich wesentlich, sogar die EKG-Veränderungen bildeten sich wieder zurück und die Blutsenkung erreichte normale Werte. Allerdings waren diese verblüffenden Erfolge von kurzer Dauer, sie hielten nur einige Tage an, konnten aber bei Wiederholung der Injektionen neuerlich erzielt werden. Wegen des auch für amerikanische Verhältnisse fast unerschwinglichen Preises des E-Compounds versuchte man durch Verabfolgung von weniger kostspieligem adreno-kortikotropen Hypophysenhormon die Nebennierenfunktion des Kranken und so auch seine E-Compound-Produktion zu heben. Auch damit sollen Erfolge erzielt worden sein. Nicht nur die von KENDALL und HENSCH gefundene Substanz hat diese auffallend gute Wirkung auf den Rheumatiker, sondern auch andere Extrakte der Nebennierenrinde, so erzielten die Schweden LEWIN und WASSÉN mit einer Kombination von Desoxycorticosteron und Askorbinsäure gleich gute Erfolge wie die Amerikaner. Sie verwendeten das Desoxycorticosteron in einer Dosierung von 5 mg intramuskulär und spritzten eine halbe Stunde später 1 g Askorbinsäure intravenös. Nach ihren Angaben darf eine gewisse Zeitspanne zwischen diesen beiden Injektionen nicht überschritten werden. Wird die Askorbinsäure später als zwei Stunden nach dem Desoxycorticosteron verabreicht, so tritt keine Wirkung auf. Ähnlich gute Erfolge in der Therapie der Gelenkerkrankungen sind auch durch Implantation von Kalbs-Hypophysen oder Injektion von Hypophysenvorderlappenhormon erzielt worden. EDSTRÖM und WESTMANN haben durch Implantation von Hypophysen erstmals gute Erfolge bei der chronischen Polyarthritis erzielt, Befunde, die später von FELLINGER bestätigt werden konnten. Dieser hat an einem scheinbar bisher größten Krankengut diese Therapie zum Teil mit Frischdrüsen, zum Teil mit Trockenpulver nachgeprüft und sah nur wenige Versager. Die Erfolge aber waren ausnahmslos passager und hielten manchmal nur ein bis zwei Stunden (!), meist nur Tage an. Die amerikanische Literatur wurde hinsichtlich dieser Therapie in der letzten Zeit wieder zurückhaltender.

Wir selbst sahen mit Hypophysentransplantation und mit der Applikation von Desoxycorticosteron plus Askorbinsäure auch nur flüchtigste Erfolge, oft hatte man nur durch ein bis zwei Stunden, und zwar am Tage der Behandlung den Eindruck, daß ein Kranker die Gelenke etwas leichter bewegte; die flüchtige Besserung ging aber manchmal so weit, daß früher an das Bett gefesselte Kranke 2—3 Stunden lang einige Schritte machen konnten. Immer war der Erfolg flüchtig. Mit Cortison hingegen erlebten wir in einem Falle eines völlig immobilisierten Rheumatismus fibrosus einen ausgezeichneten, kaum für möglich gehaltenen und zum Großteil anhaltenden Erfolg. Der Kranke blieb geh- und arbeitsfähig.

Man kann zu dieser neuen Therapie vorläufig nicht Stellung nehmen; wie diese therapeutischen Maßnahmen, die zum Teil ja völlig differenter Natur sind, auf rheumatische Gelenke einwirken, liegt völlig im Dunkeln. Das eine scheint nur sicher: Wir werden hinsichtlich unserer Vorstellungen über Versteifungen und fibröse Ankylosierungen chronisch entzündlicher Gelenke umlernen müssen. Wenn wir hören, daß Kranke, die im Hand-, Finger- und Schultergelenk seit Monaten und Jahren versteift sind, wenige Stunden nach Applikation des Mittels z. B. die oberen Extremitäten locker in den Gelenken bewegen können, wenn wir hören, daß lange Zeit Bettlägrige aufstehen können und die Wirkung des Mittels fast an die biblischen Wunder, an die Heilung des Lahmen erinnert, so können diese Gelenke nicht „fibrös" ankylosiert gewesen sein, denn Bindegewebe könnte, zumal in der kurzen Zeit, in seinem Aufbau, in seiner Konsistenz denn doch nicht völlig geändert werden. Es könnte sich in der kurzen Zeit auch nicht wieder in fibröses Bindegewebe zurückverwandeln. Es entsteht also aus diesem therapeutischen Experiment — anders kann man die Therapie noch kaum bezeichnen — die Forderung, das Wesen der Gelenkankylosierungen bzw. -versteifungen eingehend zu studieren. Im übrigen eröffnet diese Therapie völlig neuartige Aspekte hinsichtlich allgemeiner Pathologie und Therapie, man darf wohl voraussagen, daß wir uns an einer großen Wende befinden. Wer Einblick in diese neuen Fragen sucht, lese das Buch: Stress von Hans SELYE.

d) STILLsche Krankheit (FELTY-Syndrom).

Unter STILLscher Krankheit verstehen wir eine chronische Gelenkentzündung, deren Stellung im System der Arthritiden keineswegs klar liegt. Von vielen Autoren wird sie der primär chronischen Arthritis zugezählt; wir werden aber darauf hinweisen müssen, daß in gewissen Fällen wohl eine äußere symptomatologische Ähnlichkeit mit der primär chronischen Polyarthritis besteht, daß es aber durchaus zweifelhaft ist, ob hier von prinzipiell identischen Zuständen gesprochen werden kann.

STILL, ein englischer Arzt, beschrieb eine chronische Polyarthritis, die nur bei Kindern vorkommt und mit Drüsenschwellungen und mit einem Milztumor einhergeht. Die Krankheit beginnt vor der zweiten Dentition. Die Gelenke sind geschwollen, spindelig aufgetrieben, sie sind in der Regel nicht schmerzhaft. Meist werden zuerst Knie-, Hand- und Wirbelsäulengelenke, später erst Sprung-, Ellbogen- und Fingergelenke ergriffen. Eine starke Muskelatrophie ist charakteristisch. Milztumor mit Drüsenschwellungen treten in einer gewissen Parallelität auf. Die Milz überragt den Rippenbogen meist handbreit, auch eine sehr große Milz kann gefunden werden. Das Blutbild ist durch eine Leukopenie und Anämie charakterisiert. Es besteht periodisch ein in seinem Verlauf wechselndes, meist nicht hohes Fieber. Tuberkuloseherde werden gleichzeitig nicht beobachtet, doch scheint eine gleichzeitige Serositis oder Polyserositis nicht selten zu sein; sie kann in einer schwieligen Mediastinitis enden. Usurierungen des Gelenkknorpels sind ungewöhnlich; das Röntgenbild zeigt Knochenatrophie.

Wird das Syndrom beim Erwachsenen beobachtet, so mag es einer STILLschen Krankheit wohl entsprechen (STILLs disease in adult), es ergibt sich allerdings die Frage, ob es sich hier nicht um eine primär chronische Polyarthritis handelt, bei welcher sich die bei ihr vorkommende Drüsenschwellung und ein Milztumor besonders stark entwickelten, und ob diese Fälle nicht im besonderen mit dem bereits auf S. 345 genannten FELTY-*Syndrom* identisch sind.

Die STILLsche Krankheit gibt beim Kind eine schlechte Prognose. Sie zeigt ausgesprochene Chronizität, sie führt alsbald zum Siechtum und meist über interkurrente Krankheiten früher oder später zum Tode.

Die Ätiologie ist unbekannt. Sie wird vielfach als eine mitigierte Sepsis aufgefaßt. Das FELTYsche Syndrom der Erwachsenen mag ätiologisch einer primär chronischen Polyarthritis gleichzustellen sein.

Die Therapie ist die der chronischen Arthritiden bzw. eine antiseptische (Antibiotica usw.). Therapeutische Versuche und Intuition müssen hier sicheres Wissen ersetzen.

e) Arthritis psoriatica.

Das Krankheitsbild der primär chronischen Arthritis findet sich nicht selten bei Individuen, zumeist Männern, die gleichzeitig an einer Psoriasis leiden. Und da scheinbar oft die sichere Beobachtung gemacht werden konnte, daß Gelenknachschübe sich mit neuen Schüben der Hautkrankheit einstellten, wurde die Annahme einer Zusammengehörigkeit beider Erscheinungen für viele Autoren zur Gewißheit und auf dieser Basis der klinischen Erfahrung und Beobachtung entstand der Terminus bzw. die Gelenkkrankheit Arthritis psoriatica (Psoriasis arthropathica, Arthropathia psoriatica). Manche Autoren stellen endokrine Störungen in den Vordergrund, es wurden Beziehungen zur Schilddrüse hergestellt. Die Gelenkerkrankung verläuft meist schwer, es kommt oft und auch frühzeitig zu Ankylosen, Kontrakturen, zu schwerer Muskelatrophie. Röntgenologisch sieht man oft schwere Zerstörungen an den Knochen, das Köpfchen einer Phalange kann eingeschmolzen werden und verschwinden usw.

Die Prognose ist also eine ungünstige. Dank der Auffälligkeit der Psoriasis einerseits und der Polyarthritis anderseits ist die Diagnose einer psoriatischen Arthropathie eine leichte, wenn man von ihr nur je gehört hat. Nach dem Wenigen oder dem Nichts, das wir über die Zusammenhänge wissen, beinhaltet die Diagnose aber vorläufig doch nur die Feststellung der Kombination einer chronischen Arthritis wahrscheinlich schlechter Prognose mit einer Psoriasis.

Die Therapie deckt sich mit der der Psoriasis und der primär chronischen Polyarthritis. Vor kurzem beschrieb RIEHL eine schon drei Monate lang mit Hypophysenimplantationen (s. S. 350) klinisch geheilte derartige Arthropathie, die fast 30 Jahre lang allen anderen Therapien getrotzt hatte!

f) Rheumatische Knötchen.

Schon bei der Besprechung der Symptomatologie des akuten Gelenkrheumatismus verwiesen wir auf Fälle, in welchen zum Teil in der Umgebung der ergriffenen Gelenke, zum Teil auch fern von Gelenken, z. B. auf der Galea aponeurotica vereinzelte oder zahlreiche Knötchen auftreten, Fälle, die unter dem Namen Rheumatismus nodosus zusammengefaßt werden. Gleichartige Knötchen können auch beim sekundär und beim primär chronischen Gelenkrheumatismus gefunden werden, wie dies auf S. 342 betont wurde, wobei diese Tatsache als Argument für die ätiologische Zusammengehörigkeit der beiden Krankheiten, nämlich der primär und der sekundär chronischen Polyarthritis, ins Treffen geführt wurde. Wir wollen hier übrigens auch darauf hinweisen, daß unserer Erfahrung nach klassische rheumatische Knötchen auch bei chronischer Lumbago gefunden werden können. Sind die Knötchen also häufig eine Begleiterscheinung der Arthritiden, so haben sie, speziell in ihrer chronischen Form, nicht selten auch selbständigen Charakter, weshalb sie hier gesondert besprochen werden sollen.

Wieweit diese rheumatischen Knötchen des Klinikers mit den mikroskopischen rheumatischen ASCHOFFschen Knötchen etwa im Myokard gleichgestellt werden können, muß wohl dahingestellt bleiben, uns scheint die Verwandtschaft sehr wahrscheinlich. In beiden Fällen handelt es sich um entzündliche Reaktionsprodukte am und im Bindegewebe. Die periartikulären rheumatischen Knötchen wurden vielfach exzidiert und untersucht, es handelt sich um chronisch entzündliche Herde, die zentral einen oder mehrere Nekroseherde zeigen, in welchen noch einzelne, zum Teil in Zerfall befindliche Rundzellen gefunden werden und welche von einem zellreichen Gewebe umgeben sind; unter diesen Zellen finden sich auch vereinzelte mehrkernige und zahlreiche rundzellige und epitheloide Elemente. Es handelt sich also um ein Granulationsgewebe, welches wahrscheinlich als Reaktion auf einen nekrobiotischen Bindegewebsprozeß auftritt.

Der Lieblingssitz der Knötchen ist die Umgebung des Olecranons, ferner häufig die Streckseite der Vorderarme an der Ulnarseite, aber auch an anderen Stellen des Körpers, namentlich an den Sehnen und Aponeurosen der Extremitäten. Die Knötchen sind spontan meist nicht schmerzhaft, sie können aber zur Zeit ihrer Entwicklung oder auch später, meist intermittierend, oft abhängig von der Wetterlage, schmerzhaft werden. Eine zumindest leichte Druckempfindlichkeit besteht zumeist. Diese Knötchen sind mit der darunterliegenden Bindegewebsschichte, eventuell mit dem Periost oft innig verwachsen und daher an diesem Gewebe unverschieblich fixiert, während die Haut darüber immer locker verschieblich ist, es können manche Knötchen aber auch locker im Unterhautzellgewebe eingelagert liegen und daher passiv nach allen Richtungen verschoben werden. Die Knötchen können über Monate bestehen und dann doch wieder restlos verschwinden, andere erhalten sich auch dauernd, wobei sie zumeist etwas kleiner werden und offenbar narbig-bindegewebig schrumpfen. Auf Grund eigener Erfahrungen möchten wir zwei Lokalisationen besonders hervorheben, die weniger bekannt zu sein scheinen: die eine am Periost oder der Gelenkkapsel am proximalen Interphalangealgelenk, meist des zweiten und dritten Fingers, nicht selten symmetrisch auftretend und eine arthrotische (degenerative) Gelenkveränderung vortäuschend. Diese rheumatischen Fingerknötchen, die etwa die Größe einer Bohne haben können und die Finger nicht wenig verunstalten, ohne aber die Beweglichkeit des Gelenkes merklich zu beeinträchtigen, sind zuzeiten gelegentlich recht schmerzhaft. Sie können nach Jahren erst allmählich kleiner werden, auch verschwinden, sie hinterlassen aber doch zumeist eine bindegewebige Verdichtung, einem unscharf begrenzten Fibrom vergleichbar. Die andere ungewöhnliche Lokalisation ist die auf der Faszie des Gluteus maximus meist in der Umgebung des Sakroiliakalgelenkes nahe der Crista iliaca; auch hier ist Doppelseitigkeit häufig anzutreffen. Wir besprachen das Knötchen bei der Diskussion der Lumbago (s. S. 306).

g) Spondylarthritis ankylopoetica.
(STRÜMPELL-, BECHTEREW-, PIERRE MARIEsche Krankheit.)

Die Spondylarthritis ankylopoetica ist eine besondere Form einer chronischen Polyarthritis, die, fast ausschließlich Männer befallend, eine, wie der Name schon sagt, entzündliche Erkrankung ausschließlich oder vorwiegend der Gelenke der Wirbelsäule darstellt und die unter Mitergreifen des gesamten Bandapparates der Wirbelsäule und durch Ankylosierung der Gelenke allmählich zu einer Versteifung derselben führt. STRÜMPELL sowie BECHTEREW und PIERRE MARIE haben dieses chronische Leiden nahezu gleichzeitig beschrieben; waren diese Autoren von Anfang an hinsichtlich der entzündlichen Natur der Wirbelsäulen-Gelenkaffektion einig, so divergierte die Meinung der Erstbeschreiber hinsichtlich der Ätiologie. STRÜMPELL faßte seine Krankheit als einen chronischen Gelenkrheumatismus auf, BECHTEREW und PIERRE MARIE beschuldigten Traumen und Lues als ätiologische Faktoren. Wegen der von BECHTEREW einerseits, PIERRE MARIE anderseits gegebenen differenten Beschreibung der Symptomatologie der Krankheit — u. a. hier Ausbreitung der Krankheit von oben nach unten, dort in umgekehrter Richtung — wurde seinerzeit zwischen einer BECHTEREWschen und PIERRE MARIEschen Krankheit unterschieden, seit Eugen FRÄNKEL spricht die Klinik aber nur mehr von einer Spondylarthritis ankylopoetica (STRÜMPELL-BECHTEREW-PIERRE MARIE), da erkannt wurde, daß in den unwesentlichen differenten Zügen der Krankheit, die übrigens auch nicht einmal konstant sind, Unterscheidungsgründe nicht gefunden werden dürfen.

Einleitend sei noch besonders unterstrichen, daß seinerzeit diese Spondylarthritis von der Spondylarthrosis deformans, die auch zu einer Versteifung der Wirbelsäule führen kann, bei der aber entzündliche Gelenkveränderungen fehlen, nicht scharf unterschieden wurde, womit sich manche Gegensätzlichkeit in der älteren Literatur erklärt. Die Spondylarthritis ankylopoetica auf dem Boden einer entzündlichen Gelenkaffektion und die Spondylarthrosis deformans auf dem Boden degenerativer Wirbel- und Bandscheibenveränderungen (s. S. 365) sind in ihrem Wesen völlig verschieden.

Das krankhafte Geschehen an der Wirbelsäule gipfelt bei der Spondylarthritis ankylopoetica also einerseits in einer durch eine Polyarthritis verursachten Verknöcherung der kleineren Wirbelsäulengelenke bei sonst unversehrten Wirbelkörpern und unversehrten Bandscheiben, anderseits in einer Verknöcherung zahlreicher Bänder und damit in einer knöchernen Verbindung der Wirbel zu einer starr-knöchernen Säule. Es muß allerdings betont werden, daß Fälle mit freiem Gelenkspalt an den Zwischenwirbelgelenken und auch Fälle von postarthritischer knöcherner Ankylosierung dieser Gelenke ohne Verknöcherung des Bandapparates beschrieben sind. Sowohl der Gelenk- wie der Bänderprozeß scheint demnach eine gleichwertige Stellung im Rahmen dieser Krankheit einzunehmen und man kann — wie dies geschehen ist — offenbar weder von einer primären Gelenkankylosierung mit sekundärer Bandverknöcherung noch umgekehrt von der primär knöchernen Bänderversteifung mit sekundär knöchernen Gelenkobliterationen sprechen. Wir glauben im übrigen, daß man in Fällen, in welchen eine knöcherne Veränderung am Bandapparat nicht beobachtet wird, eine bindegewebige Versteifung der Wirbelsäule durch Härterwerden des Bindegewebes (auch auf entzündlicher Basis ?) voraussetzen kann.

Klinische Symptomatologie. Die Krankheit befällt nahezu ausnahmslos Männer, wobei es bei den sehr seltenen Ausnahmen fraglich bleibt, ob diese nicht doch wesensdifferente Wirbelaffektionen darstellen. Die Krankheit beginnt meist schleichend im dritten oder vierten Lebensjahrzehnt. Sie betrifft zumeist vorerst völlig gesunde, oft kraftstrotzende athletisch gebaute Individuen. In den letzten Weltkriegen sah man nicht wenige Kriegsteilnehmer erkranken.

Die Krankheit beginnt meist schleichend, oft mit durchaus uncharakteristischen Beschwerden: mit ziehenden Rücken- oder Kreuzschmerzen, mit Steifheitsgefühl im Knie, mit schmerzhaften Anschwellungen in den oberen oder unteren Extremitäten, meist Erscheinungen, die bald als Interkostalneuralgie, als Ischias oder etwa als Lumbago, speziell als chronischer Lumbago gedeutet werden. Allmählich stellt sich die Versteifung der Wirbelsäule ein, die freilich anfangs oft lange Zeit übersehen wird, obwohl sie bei besonderer Darnachachtung meist leicht erkannt werden könnte. Läßt man einen derartigen Kranken mit den aufgezählten uncharakteristischen Beschwerden stark nach vorne beugen, so erkennt man, daß die Wirbelsäule „stocksteif" gerade nach vorne gelegt wird, daß die Beugung ausschließlich in den Hüftgelenken vor sich geht und die Wirbelsäule einer Ventralflexion oder auch einer Lordosehaltung nicht im geringsten fähig ist. Hüfte, Knie und Schulter bleiben oft lange frei. Die Wirbelsäulenversteifung beginnt bald oben, bald unten, meist allerdings ungefähr in der Mitte, um sich nach oben und unten allmählich auszubreiten, um schließlich die Lenden- und Halswirbelsäule zu erreichen und diese in gleicher Weise zu fixieren. Das Tempo des Fortschreitens der Versteifung ist verschieden, ich erinnere mich eines Soldaten, der in etwa sieben Monaten unter meinen Augen völlig versteift war, und es ist anderseits bekannt, daß die Zeit bis zur endgültigen Versteifung viele Jahre währen kann. Zusammen mit der Versteifung kommt es zumeist zur Entwicklung einer hochgradigen arkuären Kyphose (früher Typ BECHTEREW), die Wirbelsäule kann sich aber auch nahezu kerzengerade fixieren (früher Typ PIERRE MARIE). Eine zumindest leichte Krümmung ist aber fast immer vorhanden. Die Halswirbelsäule, einmal ergriffen, ist bald völlig unbeweglich, der Kopf kann weder gehoben noch gesenkt oder gedreht werden, wenn die Augenbewegung nicht ausreicht, muß der Kranke den ganzen Körper (mit einer Beinwendung) seitlich drehen, um weiter auf diese oder jene Seite blicken zu können. Eine Rückenlage kommt bei einer arkuären Kyphose nicht mehr in Frage, nur in einer bestimmten Seitenlage liegt der Körper seiner Länge nach der Unterlage auf. Bei starker arkuärer Kyphose bilden sich über dem Abdomen zwei charakteristische quere Hautfalten aus, der Bauch bleibt eingezogen.

Die Versteifung der Wirbelsäule zieht zumeist auch eine Versteifung der Wirbel-Rippengelenke nach sich, so daß die Rippen nicht mehr gehoben oder gesenkt werden können, das heißt, daß eine thorakale Atmung unmöglich wird. Die Atmung wird eine rein abdominelle, der „Kranke atmet aus dem Bauch heraus". An Stelle der Brustatmung kommt es also zu einer reinen Zwerchfellatmung. Vorbeugen und Wiederheben des Oberkörpers sind bei stärkerer arkuärer Kyphose mit an sich sehr stark vornübergeneigter Haltung durch die Hüftgelenke vorerst noch gewährleistet. Häufig schreitet die Krankheit aber zentrifugal weiter fort, das heißt, es erkranken als nächste zumeist die Ileosakral-, Hüft- und Schultergelenke und durch die Mitbeteiligung der Hüftgelenke ist die Immobilisierung des Patienten eine noch schwerere geworden. Die Hüftgelenke gelangen in eine Beugekontraktur, wobei sie in der Regel aus einer Mittelstellung heraus noch eine geringe Beugung gestatten, eine auch nur mäßige Streckung und auch eine Ab- und Adduktion der unteren Extremität aber nicht mehr erlauben. Damit aber ist eine Dauerstellung erreicht, in der Kopf und Rumpf weit nach vornübergebeugt und das Gesicht nach abwärts gekehrt ist. Der bedauernswerte Kranke muß, um sich orientieren zu können, den Blick immer nach oben richten, um so in die Horizontale sehen zu können, was, zumal mit der Unmöglichkeit der Kopfdrehung, einen eigentümlichen Allgemeineindruck und Gesichtsausdruck nach sich zieht. Die Schultergelenke ankylosieren meist in geringerem Maße. Auch das Sternoklavikulargelenk kann mitgriffen sein. In den ersten Jahren der Krankheit sind die Kranken meist, wenigstens periodisch, von starken Schmerzen, die zum Teil auch myalgischer Natur sind, gequält, später, mit Eintritt der definitiven Ankylosierung, können sie schmerzfrei werden. Muskelatrophie kommt vor, Sensibilitätsstörungen fehlen immer. Die Muskulatur kann aber, zumal bei entsprechend energischen Individuen, die sich zu den eben noch möglichen Bewegungen immer wieder zwingen, kräftig bleiben.

Der Röntgenbefund entspricht dem anatomischen Geschehen: Alle Wirbelsäulengelenke sind ankylosiert, es fehlen Exostosen, der Bandapparat ist in weiter Ausdehnung verknöchert (Abb. 8). Während die Bandscheiben völlig intakt sind, bilden die Ligamente mit den Wirbelbögen geradezu ein Knochenrohr. Vor der Ankylosierung spielt sich ein destruierender entzündlicher Prozeß an den Gelenkflächen ab, der erst zum Knorpelschwund und dann zur Verknöcherung führt. Im Röntgenbild finden sich diese Verhältnisse in der Regel an der Lendenwirbelsäule am deutlichsten. Die Wirbelkörper sind normal gestaltet, zumeist sind sie etwas kalkarm, die Höhe der Bandscheiben ist normal. Die Wirbel sind entsprechend den verknöcherten Bändern durch Knochenspangen untereinander verbunden, wobei aber die neu gebildete Spongiosa des Bandapparates mit der Spongiosa der Wirbelkörper nirgends in Kontakt kommt, wie dies hingegen bei der Spondylarthrose (s. S. 366) mit den aus den Wirbelkörpern entstehenden knöchernen Spangen der Fall ist. Kombinationsbilder mit einer Arthrose kommen bei älteren Individuen freilich vor. Der Gelenkspalt der Wirbelgelenke ist im Röntgenbild aufgehoben. Im Anfangsstadium, in welchem die Verknöcherung des Bandapparates noch nicht begonnen hat oder wenig ausgeprägt ist, kann die Röntgenologie die Diagnose noch nicht sichern, zumal die Wirbelsäulengelenke nur schwer zur Darstellung gebracht werden können. Auch muß betont werden, daß auch bei schließlich völliger Versteifung die knöcherne Umwandlung des Bandapparates nur eine relativ geringgradige sein kann.

Die *Prognose* ist insofern absolut ungünstig, als eine Reparation nicht möglich ist, die Krankheit oft unaufhaltsam fortschreitet und es höchstens früher oder später zu einem Stillstand kommen kann. In diesen Fällen kann sich ein leidlich stationärer Zustand entwickeln, mit dem sich der Träger auch bis zu einem

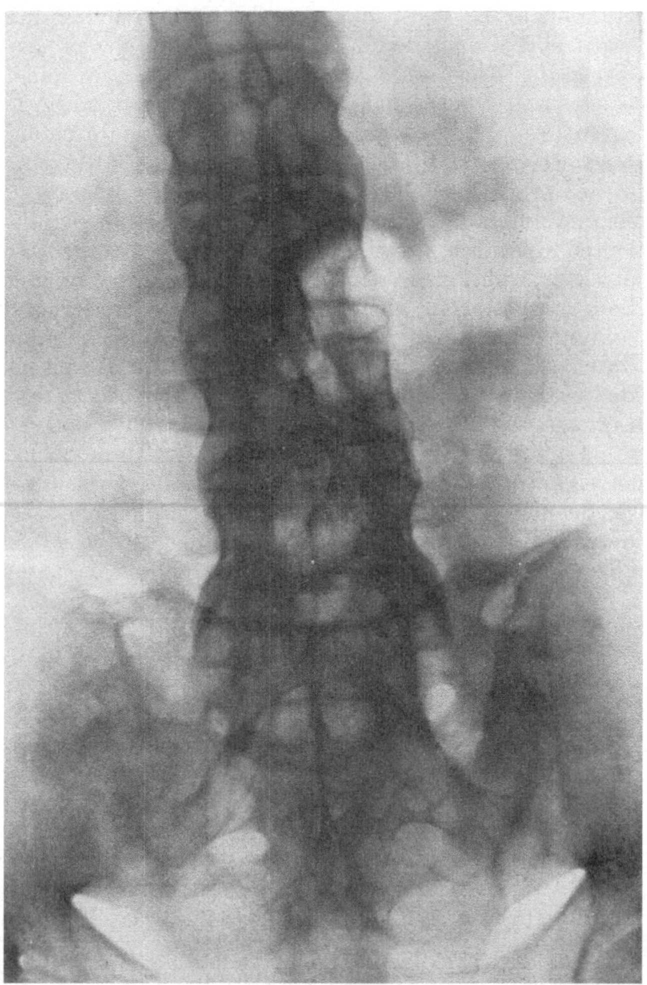

Abb. 8. Morbus BECHTEREW. Die Aufnahme der LWS. zeigt deutlich Spangenbildung zwischen den einzelnen Wirbelkörpern, welche durch Verknöcherung des Längsbandes entstanden ist (sogenannte Bambusstabform). Die Zwischenwirbelbandscheiben zeigen normale Höhe. Die Gelenkspalten der Wirbelgelenke und beider Sacroiliacalgelenke sind vollkommen verödet und auch nicht mehr angedeutet zu erkennen.

gewissen Grade abfinden kann. Diese Kranken können sich im übrigen bis in das hohe Alter einer sonst guten Gesundheit erfreuen.

Die Frage nach der *Ätiologie* berührt zum Teil auch die Frage nach der Stellung der Krankheit im System der chronischen Arthritiden. Es gibt Fälle, die sich offenbar aus einer akuten und dann sekundär chronischen Polyarthritis, und es gibt vor allem Fälle, die sich scheinbar aus einer primär chronischen Polyarthritis entwickeln. Gegen eine zumindest generelle Zuordnung zum sekundär- oder primär-chronischen Gelenkrheumatismus muß aber vor allem ins Feld geführt werden, daß die Spondylarthritis ankylopoetica fast ausschließlich Männer befällt. Auch fehlen der BECHTEREWschen Krankheit alle akut infektiösen oder entzündlichen Allgemeinsymptome, es fehlen Fieberperioden, Leukozytose und Linksverschiebung. Die Blutsenkungsgeschwindigkeit ist nur so lange beschleunigt, als die Krankheit progredient ist. Wenn ein Rheumatismus fibrosus (s. S. 340) die Wirbelsäulengelenke mit erfaßt, so resultiert ein klinisch ähnliches Bild, es liegt aber eine völlig verschiedene Krankheit vor. Die Ätiologie der Krankheit ist unbekannt, ein konstitutionelles Moment scheint jedenfalls mitzusprechen, wie das Befallensein nur des männlichen Geschlechtes zu beweisen scheint, wenn auch ein hereditäres Vorkommen nicht oder kaum bekannt wurde. Wenn feuchte Wohnungen, Traumen usw. ursächlich eine Rolle spielen sollen, so können sie höchstens Auslösungsfaktoren darstellen.

Die *Differentialdiagnose* wird im Anfangsstadium unter Umständen schwierig sein, die frühzeitige Erkennung der Tendenz der Wirbelsäule zu versteifen, wird die Diagnose erstellen lassen. Die richtige Abgrenzung einer ähnlich verlaufenden primär-chronischen oder sekundär-chronischen Polyarthritis, wie dies oben geschildert wurde, wird manchmal schwierig oder unmöglich sein. Wir werden uns erinnern, daß ein Parkinsonismus eine ähnliche steife Haltung haben kann. Die Spondylarthrosis deformans zu unterscheiden, wird zumal mit Hilfe der Röntgenuntersuchung nie schwer sein.

Die *Therapie* muß wohl als machtlos bezeichnet werden. Warme Bäder, Unterwassergelenkübungen im warmen Bassin, in einer Therme (Warmbad Villach) werden einer weiteren Versteifung etwas entgegenarbeiten, man hört von günstigen Beeinflussungen nach radioaktiven Thermen (Gastein). Orthopädisch-chirurgische Maßnahmen haben sich immer als gefährlich und aussichtslos erwiesen. Man wird alle modernen Arthritisbehandlungen versuchen (Hypophysenimplantation, adrenocorticotropes Hormon, Desoxycorticosteronazetat und Redoxon in hohen Dosen, E-Compound s. S. 350 usw.). Röntgentherapie hat manchmal gute Erfolge. Neuere Literatur berichtet über Erfolge mit Ultraschall-Behandlung.

2. Arthrosen.

Arthrosis deformans (Osteoarthrosis deformans). Spondylosis deformans.

Unter der Bezeichnung Arthrose werden die nach heutiger fast einmütiger Annahme auf degenerativer Grundlage entstehenden chronischen Gelenkveränderungen zusammengefaßt. Diese Krankheiten sind von den Arthritiden völlig verschieden, weshalb auch die seinerzeitige Nomenklatur „Arthritis deformans" fallen gelassen wurde, sie können sich freilich mit diesen in zweifacher Hinsicht kombinieren: Die chronische Gelenkentzündung kann zur sekundär-degenerativ-arthrotischen Erkrankung führen, die chronische Arthrose kann den Boden für eine sekundäre Entzündung abgeben.

Bei der Arthrosis deformans handelt es sich um eine Abnützungskrankheit des Gelenkes, wobei der Gelenkknorpel primär degenerative Veränderungen eingeht und hierbei offenbar seiner schützenden Elastizität verlorengeht. Der subchondrale Knochen wird, preisgegeben einer verstärkten und abnormen Inanspruchnahme, sekundär abgebaut und gleichzeitig zu einer ungeordneten und im Übermaß erfolgenden Reaktion angeregt, die sich insbesondere an den Gelenkflächenrändern in den bekannten Randwulstbildungen und den Verdichtungen des Knochengewebes manifestiert. Von den subchondralen Markräumen aus wird der Knorpel überdies vaskularisiert, es kommt ferner zu Wucherungen der Synovialmembran. Wo der Knorpel verlorengeht, kommt es zu Schliffflächen an den knöchernen Gelenkkörpern, diese können an anderen Stellen mit ihren unregelmäßigen Oberflächen aneinanderreiben; aus Knorpel-, eventuell auch Knochenstückchen, auch aus kleinen Synovialfetzen können sich freie Gelenkkörper (Gelenkmäuse) entwickeln. Eine Entzündung fehlt den unkomplizierten Fällen, im Gelenk wird kein Exsudat gefunden. Der Gelenkspalt bleibt immer erhalten. Die Beweglichkeit des Gelenkes kann nur durch Schmerzen oder durch die Knochenunregelmäßigkeit, die Exostosen und Randwülste beeinträchtigt werden. Es werden große und kleine Gelenke befallen, am häufigsten Knie- und Hüftgelenke, worin sich schon die Bedeutung der mechanischen Beanspruchung durch Belastung in der Ätiologie der Krankheit ausdrückt.

Pathogenese und Ätiologie: Die Ursache der Entstehung der Arthrosis deformans ist, wie schon gesagt, im Elastizitätsverlust des Knorpels zu suchen, der physiologischerweise den subchondralen Knochen, das Markgewebe und auch die nährenden Gefäße im Mark vor Stößen und Erschütterungen weitgehend schützt. Auch der einfache *fortdauernde* unmittelbare Druck von Knochen zu Knochen muß das Knochengerüst in unphysiologischer Weise beeinträchtigen. Die Reizwirkung am Knochen äußert sich im Eindringen von Gefäßen aus den Markräumen in den kranken Knorpel. Wie weit diese Gefäßwucherungen, wie POMMER meint, anatomisch tatsächlich das primäre Geschehen darstellen, mag dahingestellt bleiben, sicher ist doch wohl — und dies wird allgemein angenommen —, daß degenerative Veränderungen am Knorpel das Primäre überhaupt darstellen.

Was aber nun primär zur Degeneration des Knorpels führt, ist freilich bis heute nicht entschieden. Eine einfache Altersinvolution des Knorpels anzunehmen, hätte wohl vorerst viel für sich, da die idiopathische Arthrosis deformans zumindest zumeist den alternden Knorpel betrifft. Ein einfaches Altern des Gelenks stellt der krankhafte Prozeß aber schon deshalb nicht dar, da Altern nie krankhaft ist. Freilich könnte man eine krankhafte, konstitutionell gegebene, mangelhafte Widerstandsfähigkeit des Knorpels gegen die an ihn gerichteten Ansprüche annehmen, die sich erst im Laufe der jahrelangen Beanspruchung, also mit dem Altern manifestiert. Je geringer die Widerstandsfähigkeit, um so früher tritt die degenerative Erscheinung am Knorpel auf und die Arthrose manifestiert sich dann auch in jüngeren Jahren. Je stärker die Belastung des Gelenks, um so früher auch werden sich die Veränderungen einstellen. Daß bei diesen Knorpelveränderungen vaskuläre (Alters-) Schäden die ätiologische Grundlage sein sollen, wie dies WOLLENBERG meint, ist zumindest mit nichts erwiesen worden. Wenn wir in diesem Zusammenhang die Belastung der Gelenke genannt haben, so war die normale Belastung eines normal gebauten Individuums mit normaler Belastung und Abnützung seiner Gelenke gemeint. Die am meisten belasteten Gelenke, Knie und Hüfte, werden daher am ehesten erkranken. Daß abnorme Belastungen zum Trauma werden können, die schließlich zu einer traumatischen Schädigung des Knorpels bzw. der Gelenkkörper und damit zur Arthrose führen können, ist bei einer derartigen Betrachtung verständlich. Und so erklärt sich, daß angeborene oder erworbene Skelettanomalien mit pathologischer Statik und damit mit Überbelastung und falscher Belastung bestimmter Gelenke in diesen gleichartige Veränderungen nach sich ziehen können, und zwar naturgemäß auch in einem Alter, in dem die übrigen Gelenke noch völlig intakt sind. Bei rachitischen und osteomalazischen Knochendeformierungen, bei schlecht geheilten Knochenbrüchen, bei Kyphoskoliosen, bei Beinverkürzungen irgendwelcher Ursachen usw. werden die über- und die falschbelasteten Gelenke bald arthrotisch reagieren. Auch bei primären Arthritiden mit teilweiser Zerstörung des Knorpels, mit Bloßliegen des Knochens und oft überdies mit falscher Stellung der Gelenkenden mit Subluxation usw., kombinieren sich mehrere Ursachen zur sekundären Arthrose

im chronisch arthritischen Gelenk u. a. auch der unmittelbare Reiz am bloß-
liegenden Knochen, der diese zur Bildung neuer Knochensubstanz, zu Exostosen-
bildungen usw. anregt; derartige sekundäre Arthrosen können wir bei der Gicht
und bei defekt geheilten Arthritiden aller Art vorfinden. Es ist selbstverständlich,
daß das Gelenk des Hämophilen, daß Gelenke bei aseptischen Knochennekrosen
(s. S. 369) ebenfalls sekundär arthrotisch reagieren. Alle letztgenannten Formen
können als sekundäre Arthrose der früher erwähnten primären oder idiopathischen
(Alters-)Arthrose gegenübergestellt werden, wobei das Wort Altern nur bedeutet,
daß die Widerstandsfähigkeit des Gelenkknorpels einer normalen Belastung
nur einen beschränkten Zeitraum hindurch standgehalten hat und daß sich mit
den Jahren, mit dem Altern die Arthrose einstellte. Endokrine Beeinflussungen
der Gelenke im Sinne einer Arthrose sind unseres Erachtens nicht zu leugnen,
wenngleich die inneren Zusammenhänge noch durchaus undurchsichtig sind.

Es ist aber doch keine Frage, daß die Arthrosis deformans, ebenso wie die so
verwandte Erkrankung der Wirbelbandscheiben, die Spondylarthrose häufig
zur Zeit der Menopause, bald vor, bald nachher, in Erscheinung treten, wobei
man oft den Eindruck hat, daß vorzeitige Kastration die Arthrose auch bei noch
jungen Individuen auslöst. Hinsichtlich der Arthrose bei Hyperthyreosen und
hypophysären Erkrankungen sei auf die entsprechenden Kapitel verwiesen.
Man darf die endokrinen Einflüsse nicht überschätzen, gewisse Einflüsse dieser
Art bestehen aber ohne Zweifel. Gerade die HEBERDENschen Knoten (s. S. 364),
die der Arthrosis deformans zugehören, zeigen die endokrine Beeinflussung wohl
ohne Zweifel. Im übrigen muß in diesem Zusammenhang festgehalten werden,
daß Frauen an der polyartikulären Arthrose viel häufiger erkranken als Männer,
die allerdings wieder bei den Monarthrosen, zumal der großen Gelenke (Malum
coxae senile, s. S. 362) zahlenmäßig überwiegen.

Klinische Symptomatologie. Wenn im allgemeinen mit Recht gesagt wird,
daß die Arthrosis deformans die höheren Lebensalter befällt, so muß betont
werden, daß die ersten Anfänge doch oft schon zu Beginn des fünften Lebens-
jahrzehntes und auch schon früher zu beobachten sind. Kein Zweifel ist, daß die
ersten Beschwerden häufig um die Menopause angegeben werden. Es werden
große und kleine Gelenke befallen, unter den letzteren besonders häufig und
schwer das Grundgelenk der großen Zehe und das Sattelgelenk des Daumens; die
schwersten Erkrankungen sieht man zumeist an den großen Gelenken (Hüft-,
Kniegelenke). Sehr häufig ist die Wirbelsäule miterkrankt. Kaum je sieht man
Fälle mit arthrotischen Gelenkbeschwerden, die nicht mindestens über die
typischen Morgen- oder Nacht-Kreuzschmerzen klagen.

Das Allgemeinbefinden bleibt bei den Osteoarthrosen — und dies ist ein
wichtiges Detail der Krankheit, welche sie schon als Abnützungskrankheit
charakterisiert — immer ungestört; es sind sonst gesunde Individuen mit normalem Appetit, normalen Temperaturen usw. Sie haben nach unserer Überzeugung auch keine Zeichen frühzeitigen Alterns, wenigstens nicht in höherem
Ausmaß als der Durchschnitt. Immer wird betont, daß diese Individuen zu
Exostosen oder Spornbildungen (s. unten) neigen.

Der Verlauf der Krankheit ist ein exquisit chronischer, der Beginn immer
schleichend. Jahre können vergehen, ehe die Krankheit erste deutliche Beschwerden macht, wenigstens sieht man nicht selten Kranke, die etwa arthrotische Schmerzen in einem Knie angeben und dem Untersucher offenbar schon
lange bestehende schwerste Veränderungen im anderen schmerzfreien Knie
zeigen. Man kann die Arthrose übrigens oft als Zufallsbefund erheben, ohne daß
je Beschwerden bestanden hätten. Eine Arthrose, auch schwerer Art, kann ja
auch jahrzehntelang bestehen, ohne überhaupt je Beschwerden zu verursachen.

Die Inspektion, Palpation und Untersuchung der Gelenke hinsichtlich ihrer Beweglichkeit müssen keinerlei objektiven Befund ergeben, meist palpiert oder hört man aber sogar auf Distanz ein Reiben, eine Krepitation oder ein Knacken, Knarren oder Krachen. Jedenfalls sind die äußeren Konturen der Gelenke oft normal, die darüberliegende Haut weist keinerlei abnorme Beschaffenheit auf, die Hauttemperatur über dem Gelenk ist normal und es muß auch die Beweglichkeit nicht eingeschränkt sein. Trotz schweren Krachens des Gelenkes müssen Beschwerden überhaupt nicht bestehen oder diese erschöpfen sich in einer gewissen Steifigkeit, die insbesondere nach längerer Ruhigstellung des Gelenkes zum Vorschein kommt. Es kann als eine allgemeine Regel gelten, daß arthrotische Gelenke gerade nach längerem Einhalten der Ruhelage zu schmerzen beginnen, zumal wenn nach längerer Ruhe bewegt wird. Da die Arthrose eine generalisierte Krankheit ist, die große Mehrzahl der Gelenke mitbetroffen wird, nur dieses oder jenes Gelenk durch die Schwere der Veränderungen als monartikulär betroffen imponiert, so haben fast alle Arthrosen auch Kreuzschmerzen, die in der Nacht beim Umdrehen im Bett auftreten, die den Kranken oft auch aufwecken und die sich morgens beim Aufstehen wieder manifestieren, in charakteristischer Weise nach wenigen Bewegungen, z. B. während des morgendlichen Waschens wieder verschwinden. Am Morgen sind auch die Hände steif, auch bei Individuen, die sonst nie über Handbeschwerden zu klagen haben, und diese Steifheit verschwindet nach einigen Bewegungen der Hände bzw. der Finger. Wenn eine Frau längere Zeit bei der Handarbeit gesessen ist, beginnen die Schultern zu schmerzen und es treten Kreuzschmerzen auf; versucht die Kranke aufzustehen, so tut sie es mit Mühe und unter Kreuzschmerzen, aber nach wenigen Schritten können Steifigkeit im Kreuz und Kreuzschmerz wieder verschwunden sein. Wenn Bewegung nach Ruhe den Schmerz lindert oder zum Verschwinden bringt, so kann eine gröbere Arbeit, eine längerdauernde stärkere Inanspruchnahme des Gelenkes auch Schmerzen auslösen. Die Schmerzen durch Überanstrengung manifestieren sich allerdings oft erst nach Stunden, wenn der Kranke wieder geruht hat. Nach einem längeren, mehrstündigen Marsch können die Arthrosebeschwerden im Kreuz, in den Fuß-, Knie- und Hüftgelenken am nächsten Morgen verstärkt sein. Zu starke Belastung eines Gelenkes führt auch schon während der Arbeit zu Schmerzen. Wenn etwa ein Patient mit einer Kniearthrose einen steilen Berg hinuntersteigt, wobei die Kniegelenke bekanntlich besonders stark belastet werden, treten oft nach kurzem Abwärtssteigen Schmerzen auf. Während lockere Gelenkbewegungen unter geringem Kraftaufwand und maximalen Exkursionen, etwa Armkreisen, das Gelenk hinsichtlich Schmerzhaftigkeit günstig beeinflussen, nehmen die Schmerzen, etwa nach einem Bügeltag der Hausfrau, beträchtlich zu, weil in diesem Fall das Schultergelenk wohl auch, aber nur in kleiner Exkursion und unter Kraftaufwand, also unter starker Belastung des Gelenkes bewegt bzw. in Anspruch genommen wurde. Die Abnützungskrankheit muß sich unter diesen Abnützungsbedingungen verschlechtern. Hüft-, Knieund Kreuzschmerzen können also nach kurzem Gehen verschwinden, nach zu langem, zumal beschwerlichem Gehen, etwa bei Tragen einer Last, verstärkt werden. Eine Druckempfindlichkeit der Gelenke besteht im allgemeinen nicht, die einzelnen erkrankten Gelenke aber haben doch gewisse empfindliche Stellen, wie die Kniegelenke an der Innenseite, die Schultergelenke an der Vorderwand, das Akromioklavikulargelenk auf seiner Höhe. Nach langem Bestehen der Arthrose werden die Gelenke deformiert, die Randwülste vor allem können hervortreten. Die Knie schmerzen bei einer Arthrose übrigens nicht immer gerade beim Bergabgehen oder beim Herabsteigen einer Stiege, bei manchen Kranken löst gerade das Hinaufgehen (mit den stärkeren Muskelaktionen) Schmerzen aus.

Niemals veröden die Gelenkspalten, Ankylosen kommen nicht vor, wohl aber Bewegungseinschränkungen, die durch die Unregelmäßigkeit an den Gelenkflächen und vor allem durch die Randwülste der Gelenkkörper bedingt sind. Frühzeitig kann z. B. das Hüftgelenk nur mehr wenig abduziert werden, während es noch lange normal gebeugt und gestreckt werden kann. Im Rahmen des destruktiven Prozesses kann der Bandapparat zugrunde gehen. Das Ligamentum teres des Hüftgelenkes, die Kreuzbänder des Kniegelenkes werden aufgefasert, auch die Kniegelenkmenisken können zerstört werden, zum Teil wandeln sie sich in freie Gelenkkörper. Diese schweren Veränderungen haben zur Folge, daß sich Schliffflächen und Gelenkfurchen entwickeln, die die freie Beweglichkeit des Gelenkes naturgemäß weitgehend einschränken und Bewegungen oft nur mehr in einer Richtung erlauben. Die Bewegung kann so schließlich weitgehendst eingeschränkt sein, das Gelenk ist trotz Offenbleiben des Gelenkspaltes funktionell ausgeschaltet. Es kann naturgemäß zu schweren Verunstaltungen der äußeren Gestalt des Gelenkes, zu abnormen Stellungen einer Extremität, zu Haltungsanomalien usw. kommen.

Wenn die Veränderungen an den Gelenkflächen und die Veränderungen am Gelenk überhaupt Beschwerden, vor allem Schmerzen auslösen können, so klagen die Kranken über verschiedenartigste Schmerzen, zum Teil fern vom Gelenk, die durch die Haltungsanomalie, durch Übermüdung bestimmter Muskelgruppen, durch Muskelgelosen bei Überbeanspruchung bestimmter Muskeln und Muskelgruppen und durch Zerrungen am Bänderapparat bedingt sind. Belastungsdeformitäten, welche zu einer sekundären Arthrose führen können, wie Plattfuß, Coxa vara, Genu varum oder valgum haben Schmerzen im Gefolge, die nicht nur Gelenkschmerzen sind. Die vom Gelenk oder dessen Umgebung ausgehenden Schmerzreize strahlen oft ins Segment aus und so kann man z. B. bei einer Arthrose des Hüftgelenkes bekanntlich eine schwere Ischialgie erleben. Bekannt sind die Interkostalneuralgien oder — schwieriger zu erkennen — irgendwo in der Thorax- oder der Abdominalwand lokalisierte, oft dem Nervenverlauf folgende Schmerzen, die auf die Arthrose der Wirbelsäule zu beziehen sind.

Ganz andere Schmerzen sind die, welche durch freie Gelenkkörper, durch Gelenkmäuse ausgelöst werden; es handelt sich hierbei fast immer um das Kniegelenk. Bei einem Normalschritt, meist bei einem etwas größeren Schritt, beim Ersteigen einer Stufe z. B., verspürt der Kranke plötzlich einen heftigsten stichartigen Schmerz im Gelenk, es ist, als würde ihm ein Nagel in das Gelenk geschlagen. Der Schmerz kann so heftig sein, daß der Kranke zusammenstürzt, jedenfalls kann er so arg sein, daß er vorerst nicht weitergehen kann. Der arge Schmerz klingt früher oder später ab, eine Schmerzhaftigkeit kann aber Tage bestehen bleiben, zumal das Gelenk in den nächsten Tagen Zeichen der entzündlichen Exsudation zeigen kann. Bei derartigen Schmerzanfällen hatte sich eine Gelenkmaus, sei es ein freies Knorpelstückchen, sei es eine Zotte der Synovialmembran, zwischen die Gelenkflächen geschoben und sie war im nächsten Augenblick unter dem Druck des Körpergewichtes von den Gelenkkörpern gequetscht worden. Daß diese mechanische Läsion einen Entzündungsgrund abgeben kann, versteht sich. Derartige Anfälle können sich wiederholen, zumeist allerdings fixieren sich die Gelenkmäuse in Synovialzotten oder in Gelenksbuchten, zumal, wenn sich im Gelenk eine vorübergehende Entzündung abspielt.

Die arthrotischen Gelenke können ein Punctum minoris resistentiae darstellen und können sekundär an einem akuten und später sekundär chronischen Rheumatismus erkranken. Derartige entzündliche, meist exsudative Schübe sind sogar recht häufig. Bei chronischem Verlauf ist eine Klassifizierung derartiger Fälle deshalb schließlich schwierig oder auch unmöglich, weil, wie wir gehört haben, der sekundär chronische Rheumatismus seinerseits zur sekundären Arthrose Anlaß gibt.

Die verschiedenen Gelenke haben bis zu einem gewissen Grad ihr besonderes arthrotisches Krankheitsbild, weshalb die Gelenke, die hierbei besonders in Frage kommen, einzeln besprochen werden müssen.

Hüftgelenk. Im Endstadium kommt es zu dem bekannten Bilde des *Malum coxae senile.* Der Femurkopf ist schwerst verändert, zu einer Walzen- oder zu einer Pilzform umgewandelt, die Pfanne weist schwere Randwulstbildungen auf, in noch schwereren Fällen kommt es sogar zur Pfannenwanderung, wobei die Extremität — nach oben verschoben bzw. höher am Os ilium artikulierend — ver-

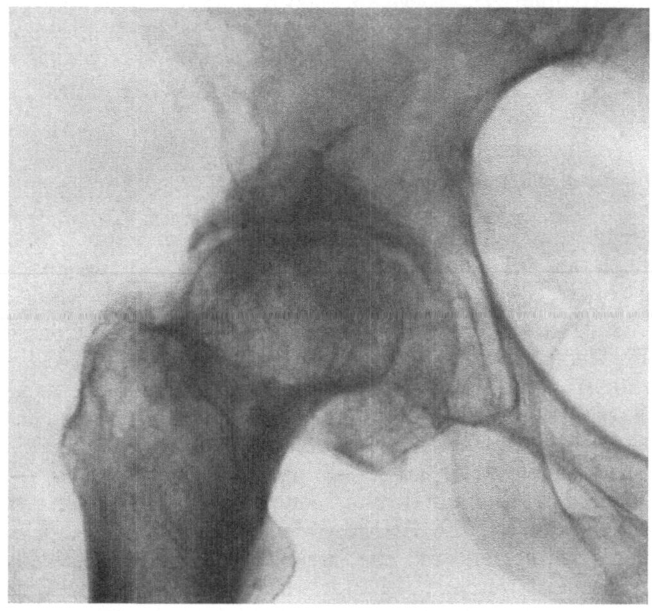

Abb. 9. Malum coxae senile. Der Gelenkspalt ist weitgehend verschmälert, am Pfannenrand und insbesondere am Femurkopf finden sich mächtige wulstförmige Osteophytbildungen. Das Pfannendach deutlich subchondral sklerosiert.

kürzt erscheint. Die Bewegung ist hochgradig eingeschränkt, meist ist nur eine Beugung, vor allem aber keine Abduktion möglich. Schließlich kann das Gelenk völlig fixiert sein. Diese Ankylosierung erfolgt zumeist in mittlerer Beugestellung, was beim Gehen eine Lordose und Beckenschiefstellung zur Folge hat. Das Röntgenbild zeigt beim Malum coxae senile typische Veränderungen. Meist besteht eine hochgradige Inaktivitätsatrophie der Gluteal-, Oberschenkel- und Streckmuskulatur. Wie schon an früherer Stelle betont, ist das Malum coxae senile oft einseitig. Merkwürdig ist, daß diese Arthrose oft in relativ jungen Jahren auftritt, so daß die Bezeichnung „senile" nicht zutrifft und die Ätiologie daher auch nicht eine senile Abnützung allein sein kann. Gerade in derartigen Fällen wird man sich daher bewußt, daß die Frage der Ätiologie der Arthrosis deformans noch keineswegs befriedigend beantwortet ist.

So leicht die Diagnose im Endstadium ist, so schwierig kann sie im Anfangsstadium sein. Es sind vorerst recht uncharakteristische Schmerzen in der Hüftgegend, über die die Kranken klagen, manchmal sind es ausgesprochene Ischialgien. Erstes objektiv nachweisbares Zeichen am Gelenk ist zumeist eine Einschränkung der Abduktion. In diesem ersten Stadium muß das Röntgenbild keineswegs deutlich genug sein, um Klarheit zu geben. Spätstadien geben eindeutige Röntgenbilder (s. Abb. 9).

Kniegelenk. Das Gelenk ist durch seine relativ sehr hohe Belastung und die dadurch bedingte starke „Abnützung" meist stark mitbetroffen. Trotz relativ schwerer Veränderungen, die sich palpatorisch in Krachen, Knarren, Krepitieren usw. äußern, können die Gelenke auch beschwerdefrei bleiben. Oft treten die ersten Schmerzen beim Stiegenabwärts- bzw. Bergabwärtsgehen auf. Wie sehr die Belastung für das Auftreten von Beschwerden maßgebend ist, erkennt man gerade bei der Kniearthrose aus der Anamnese, die oft berichtet, daß das Gelenk von einem bestimmten Körpergewicht an schmerzt. Eine Gewichtszunahme kann sich für den Betreffenden manchmal schwer auswirken. Die Gelenke sind an ihrer Innenseite oft druckempfindlich. Röntgenologisch erkennt man Randwulstbildungen und eine auffällige Zuspitzung der Tubercula intercondyloidea tibiae (Abb. 10). Die Lokalisation der Arthrose an der Hinterfläche der Patella („fissurale Knorpeldegeneration der Patella" BÜDINGER) ist wohl sehr selten. FREUND beschrieb ein Genu varum arthriticum, bedingt durch eine Zerstörung des Knorpels und des Meniskus der Innenseite des Gelenkes mit konsekutiver Abschleifung des medialen Condylus der Tibia.

Schultergelenk. Die Schulterarthrose ist relativ selten und wirkt sich bei einer allgemeinen Arthrose im Krankheitsbilde sehr wenig aus. Die Schmerzen sind auch hier hauptsächlich damit charakterisiert, daß sie nach längerer Ruhe bei den ersten

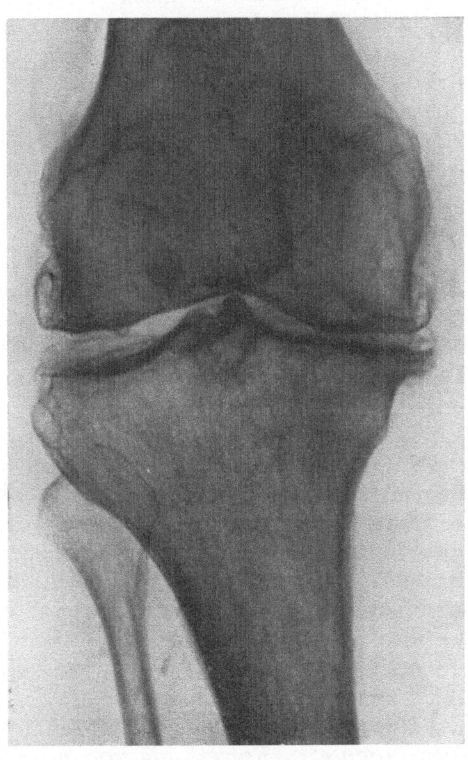

Abb. 10. Arthrosis deformans des Kniegelenkes. Der Gelenkspalt ist besonders im medialen Anteil höhergradig verschmälert. Am Rande der Gelenkflächen von Femur und Tibia erkennt man beiderseits breite Randwülste. Die Gelenkflächen sind entrundet. Geringgradige subchondrale Sklerosierung.

Bewegungen am stärksten sind. Fehldiagnosen gegenüber Bursitiden sind häufig. Diese werden daran leicht erkannt, daß die Schulter an umschriebener Stelle, bei der am häufigsten betroffenen *Bursa subdeltoidea* hinter dem Musculus deltoideus etwas unterhalb der Schulterhöhe, druckempfindlich ist, daß ferner passive Bewegungen im Schultergelenk bei entspannter Muskulatur schmerzfrei sind, daß hingegen aktive Bewegungen, also bei Anspannung des Musculus deltoideus und Druck auf die Bursa Schmerzen auslösen; ein passiv hoch gehaltener Arm schmerzt nicht, versucht der Kranke den Arm nun aktiv hoch zu halten, tritt augenblicklich der Schmerz auf; bei der Arthrose ist dies nie der Fall, zumindest nicht in diesem Ausmaße. Palpable Krepitationen, Krachen usw. sind relativ selten. Die Schmerzen strahlen oft weit in den Oberarm. Oft demonstrieren Kranke mit Schulterschmerzen irgendwelcher Art ein „Schulterkrachen", welches aber ein Skapularkrachen ist, also das bekannte, auch bei Normalen und bei Jugendlichen vorkommende Krachen, welches durch ein Schleifen der Skapula über die dorsalen Rippenanteile zustande kommt und als solches auch keine Schmerzen oder sonstige Beschwerden erklären könnte.

Akromioklavikulargelenk. Die Schmerzen treten hauptsächlich beim Heben der Arme über die Horizontale (beim Haarkämmen) auf. Schultergelenksbewegungen bei fixierter Schulter sind schmerzfrei. Das der Palpation leicht zugängliche Gelenk ist meist sehr druckempfindlich. Selten kann auch das *Sternoklavikulargelenk* von der Arthrose betroffen sein.

Sprung- und Handgelenke. Die Arthrose der Sprunggelenke ist wohl am häufigsten bei Belastungsanomalien der Füße, bei Senk- und Plattfüßen zu beobachten. Die Arthrosis des Grundgelenkes der großen Zehe, regelmäßige Begleiterscheinung des Hallux valgus, manchmal auch Ursache oder Teilursache desselben, ist eine sehr häufige Erscheinung. Randwülste an der Dorsalseite sind oft zu beobachten. Auch die Arthrose im Tarsometatarsalgelenk der zweiten und auch der dritten Zehe ist relativ häufig, das Gelenk ist in diesen Fällen bei umschriebenem Druck gegen das Gelenk von der Planta aus druckempfindlich. Die Abgrenzung der Arthrose der Grundzehengelenke gegen Gicht ist nicht schwierig (s. S. 166), Gicht führt allerdings sekundär zur Arthrose. Die Arthrose der *Fingergelenke* ist sehr häufig, am häufigsten die des Grundgelenkes des Daumens. Der Daumen ist bei stärkerer Arthrose dieses Gelenkes nicht selten subluxiert, wodurch der Daumen in eine Bajonettstellung gerät. Die Fingergelenke zeigen im Röntgenbild den Gelenkspalt erhalten, die Bewegungseinschränkung ist, wenn vorhanden, auf die Randwulstbildungen und auf die Unregelmäßigkeit der Gelenkflächen zu beziehen. Diese Gelenkflächen haben nicht selten einen welligen Kontur, Wellenberge greifen hierbei in gegenüberliegende Wellentäler, es sind dies Folgen von langsamen Abscheuerungen des Knorpels bzw. später des Knochens. Die Basen der Phalangen, insbesondere der Endphalangen sind stark verbreitert, die seitlichen Enden bzw. Vorsprünge können hierbei den Kopf der unteren Phalange zangen- oder klammerförmig umgreifen oder ihn zumindest überragen. An den Enden der proximalen Phalangen kann es zu randständigen, seitlichen Usuren kommen.

Eine Teilerscheinung der Arthrosis deformans der Hände sind die HEBERDEN*schen Knoten,* die von manchen Autoren als selbständige Affektion, und zwar auf dem Boden einer endokrinen Störung aufgefaßt werden. Es ist auch kein Zweifel, daß eine inkretorische Beeinflussung mitspielt, insofern als HEBERDEN-Knoten vor allem bei der Frau und zwar zur Zeit der Menopause auftreten, wie dies für die Osteoarthrose überhaupt gilt (s. S. 359). Die HEBERDENschen Knoten sind knorpelige oder knöcherne, bis etwa linsen- oder kleinbohnengroße Knoten, die vor allem, vorerst symmetrisch, an beiden Seiten der Endphalangealgelenke sitzen, meist sind Zeige- und Mittelfinger betroffen, nicht selten aber auch alle Finger, diese beträchtlich verunstaltend. Der Daumen zeigt diese Knoten sehr selten, ebenso sind sie an den proximalen Interphalangealund an den Phalangometakarpalgelenken nur ganz ausnahmsweise zu finden. An den Zehen kommen HEBERDENsche Knoten nicht vor. HEBERDENsche Knoten können im Anfangsstadium auch sehr schmerzhaft sein, später verursachen sie keinen Schmerz und sind auch kaum mehr druckempfindlich. Diesem Verhalten entspricht auch ihre Pathogenese: Vorerst handelt es sich um eine periostale Reaktion, unter welcher der Knochen zu wuchern beginnt und die Exostose bildet. Die Entwicklung der Knoten zieht sich über Monate. Selten kommt es auch zur Bildung von HEBERDENschen Knoten zwischen den beiden Interphalangealgelenken. Neben der idiopathischen, hauptsächlich bei Frauen vorkommenden

Form, sind auch traumatisch entstandene beschrieben. Röntgenologisch sieht man die Gegend der Interphalangealgelenke durch die HEBERDENschen Knoten pilzförmig aufgetrieben, gleichzeitig wird die Endphalange meist etwas seitlich disloziert; sie zeigt auch eine abnorme passive seitliche Beweglichkeit, für die bis heute mangels entsprechender anatomischer Untersuchungen eine sichere Erklärung nicht gegeben werden kann. FREUND meint, daß es durch die Abschleifung zu einer Annäherung der Ansätze der Bänder und der Kapsel kommt und diese dadurch locker werde. Die Knoten, die HEBERDEN schon vor zirka 140 Jahren als eine erste Veränderung der Osteoarthrose beschrieben hat und die den Ärzten und selbst den Laien schon lange wohlbekannt waren, sind in ihrem Wesen also noch nicht endgültig durchschaut. Unserer Überzeugung nach sind sie Teilerscheinung der vorzugsweise weiblichen Arthrosis deformans. Die Prognose der HEBERDEN-Knoten ist insofern ungünstig, als eine Rückbildung in der Regel nicht vorkommt, insofern aber doch günstig, als schwere Bewegungseinschränkungen oder gar Ankylosen durch sie und die gleichzeitige Arthrosis deformans nicht vorkommen. Die Hände sind nur insbesondere des Morgens, nach längerer Ruhe oder auch nach Arbeit mit kurzen, nicht ausgiebigen *Fingerbewegungen* (Nähen, Stricken usw.) schmerzhaft und vor allem steif. Durch systematische Bewegungen und Streckungen, aktiv oder passiv, mit maximalen Gelenkexkursionen, schwindet die Steifheit zumeist.

Die Wirbelsäulengelenke sind im Rahmen einer allgemeinen Arthrose immer, oft sind sie auch selbständig ergriffen. Auf die entsprechenden Kreuzschmerzen bei Nacht, im Liegen, beim ersten Umdrehen im Bett, des Morgens beim Aufstehen usw. haben wir oben schon hingewiesen. Diese Wirbelsäulenarthrose ist nun aber immer auch mit einer Erkrankung der Bandscheiben und Wirbelkörper verbunden, wodurch ein eigenartiger Symptomenkomplex zustande kommt und die Arthrose der Wirbelsäule, die Spondylarthrose, eine selbständige Stellung einnimmt.

Die *Spondylarthrose* (Spondylarthrosis deformans). Wie eben angedeutet, nimmt die Spondylarthrose dadurch eine Sonderstellung im Rahmen der Arthrosis deformans ein, als die Erkrankung von degenerativen Veränderungen der Zwischenwirbel-Bandscheiben ihren Ausgang nimmt, welchen die Wirbelkörperveränderungen erst sekundär folgen.

Man nimmt heute an, daß der Elastizitätsverlust verbrauchter und alternder Zwischenscheiben Ausgangspunkt des krankhaften Geschehens ist. Neben dem Alter spielen offenbar auch berufliche Schäden eine Rolle. Schwerarbeit, Tragen schwerer Lasten wirken disponierend und dies erklärt die relative Häufigkeit der Krankheit bei Männern. Auch Traumen, häufige, zumal berufliche Erschütterungen sowie Deformitäten der Wirbelsäule (Kyphose und besonders Skoliose), wie sie z. B. angeboren, nach Osteomalazien, nach Spondylitiden, Karies oder bei SCHEUERMANN Adoleszentenkyphose vorkommen, können den Boden vorbereiten. Sind die Bandscheiben einmal unelastisch und plattgedrückt, so sind die Wirbelkörper unmittelbar allen Stößen und Erschütterungen ausgesetzt und es kommt in denselben zum knöchernen Umbau und zu kompensatorischen Vorgängen; diese bedingen die Deformierung der Wirbelsäule entweder nur an umschriebener Stelle oder nach Art einer Systemerkrankung in ihrer ganzen Ausdehnung. Es kommt zu den die Arthrose kennzeichnenden Randwulstbildungen, mit den plattgedrückten Bandscheiben überragen bald auch die wulstförmig aufgetriebenen Wirbelkörperränder, die den Bandscheiben aufliegen, die normalen Wirbelkonturen und bilden die bekannten lefzen- oder lippenförmigen, oft zackigen Vorsprünge, die sich „dachziegelartig" über die unteren Wirbel schieben. Gleichartige Knochenneubildungen können aber auch von dem oberen Rand des nächstunteren Wirbelkörpers gebildet werden, wodurch zwei lippenförmige, meist spitzzackig zulaufende exostotische Ränder einander entgegenwachsen, sich schließlich auch treffen und untereinander verschmelzen können, wobei eine beide Wirbelknochen verbindende Spange entsteht (Abb. 11). Diese kann in der Einzahl, sie kann in der Mehrzahl auftreten, sie kann schließlich überall zwischen zwei Wirbeln sich entwickeln und so zu einem Zustand führen, der dem Morbus Bechterew weitgehend

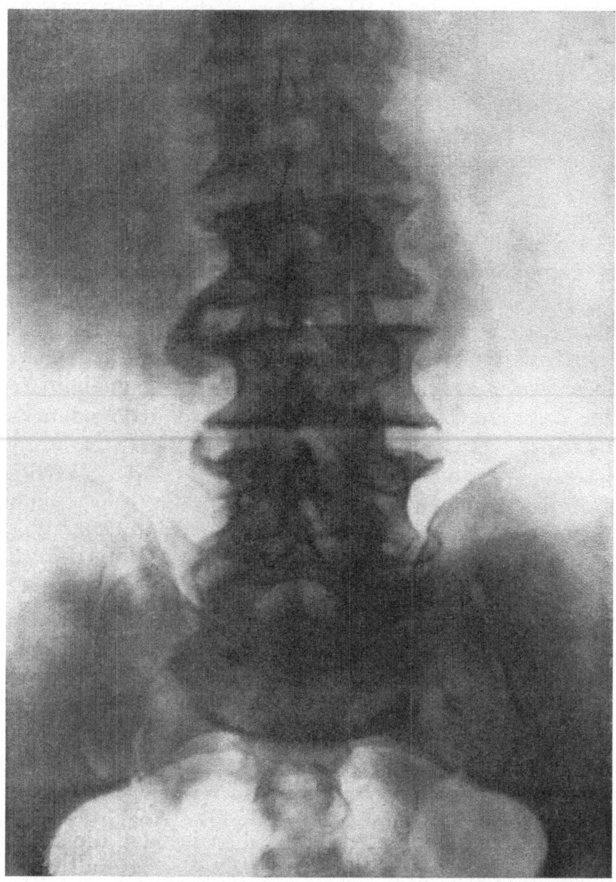

Abb. 11. Spondylosis deformans. Die wulstförmig aufgetriebenen Ränder der verbreiterten Deckplatten überragen die Wirbelkörper lippenförmig. Am vierten Lendenwirbel zeigt der Osteophytwulst eine rabenschnabelartige Form, zwischen zweitem und drittem Lendenwirbelkörper ist es zur Ausbildung einer kompletten Osteophytspange gekommen. Die Zwischenwirbelbandscheiben sind verschmälert. Die Gelenkspalten der Zwischenwirbelgelenke wie die der Kreuzdarmbeingelenke sind — unterschiedlich zum Verhalten bei Morbus Bechterew — deutlich zu erkennen.

ähnlich sein kann. Die Wirbelsäule muß hierbei knöchern versteifen. Meistens wird nur die untere Brust- und die Lendenwirbelsäule betroffen, die ständig nahezu das ganze Körpergewicht und etwaige Lasten zu tragen haben. Diese Exostosen, die die Wirbel schließlich verbinden, sind anfangs aus Spongiosa aufgebaut, später kann sich diese auch in Kompakta umwandeln. Röntgenologisch geben die lippen- oder schnabelförmigen Deformitäten des Wirbelkörperrandes (Abb. 11), die aus Spongiosa, seltener auch aus Kompakta (s. oben) bestehen, und unter Umständen auch die unregelmäßigen Knochenwucherungen an beliebiger Stelle des Wirbelkonturs und die arthrotischen Gelenkveränderungen sehr eindeutige Bilder, die von einem Morbus Bechterew durchaus verschieden sind. Die Verschmälerung der Zwischenwirbelbandscheiben und ihr fast völliges Verschwinden an einzelnen Stellen treten im Röntgenbild klar zutage. Nach Ansicht mancher Autoren sollen die Intervertebralkanäle, die die austretenden Nerven führen, durch den spondylarthrotischen Prozeß eingeengt und es sollen die austretenden Nerven komprimiert bzw. geschädigt werden, wodurch Interkostalneuralgien, Schmerzen, Parästhesien, Muskelatrophie usw. im Bereiche der zugehörigen Interkostalnerven ihre Erklärung finden. Die Mehrzahl der Autoren lehnt heute eine derartige Möglichkeit aber ab und die schmerzhaften Sensationen im Rücken, in der Lumbalgegend, im Thoraxgebiet sind wohl in erster Linie als muskuläre Beschwerden zu deuten und auf Übermüdung, Überbeanspruchung, eventuell auf Gelosen bei der sich ausbildenden Versteifung der Wirbelsäule zu beziehen. Bei der relativ häufig bevorzugten Lokalisation der Arthrose in der Halswirbelsäule klagen die Kranken über in die Schulter ausstrahlende Schmerzen. Die Spangenbildung kann gelegentlich nur zwei Wirbel betreffen, die übrigen können nur geringgradige oder auch keine Veränderungen der Arthrose zeigen. Es scheint kein Zweifel, daß die Spondylarthrose auch dem Auftreten häufiger Lumbago-Anfälle Vorschub leisten kann (s. S. 304).

Bei Besprechung der Spondylarthrose seien schließlich noch die in letzter Zeit viel diskutierten *Nucleus-pulposus-Hernien* und die sogenannten SCHMORLschen *Knorpelknötchen* erwähnt, wenn sie ihr auch nicht unmittelbar zugehören. Wenn die überbeanspruchte oder alternde Knorpelplatte der Bandscheibe einreißt, so kommt es nach Einbruch des Nucleus pulposus in der Umgebung zu einer Wucherung von Knorpelgewebe, wodurch Knorpelknötchen entstehen, welche beim Einbruch in die Wirbelkörper im Röntgenbild als rundliche Aufhellungen in der der Bandscheibe benachbarten Spongiosa imponieren. Der Einbruch nach hinten in den Wirbelkanal kann schwerste Folgen nach sich ziehen, es sind Kompressionen des Rückenmarkes in der Höhe der Brustund Halswirbelsäule beschrieben, diese sind allerdings sehr selten. Die einfachen Nucleus-pulposus-Hernien, die im Bereiche der unteren Lendenwirbelsäule ischialgische Symptomenkomplexe auslösen, sind scheinbar relativ häufig; ihre Häufigkeit dürfte aber von manchen Chirurgen überschätzt werden. In der letzten Zeit hat sich die Orthopädie mit diesen Zuständen sehr viel beschäftigt und neue Operationsmethoden ausgearbeitet.

Diagnose: Zur Diagnose der Osteoarthrosis seien noch einige allgemeine abschließende Bemerkungen gemacht. Die Arthrose ist eine, zumal bei Frauen über 40 bis 45 Jahren, außerordentlich häufige Krankheit, und die Wahrscheinlichkeit allein spricht daher bei der Mehrzahl der Schulter-, Knie-, Rücken-, Kreuzschmerzen bei der Frau von 50 Jahren für diese Diagnose. Beim Erheben der Vorgeschichte ergibt sich in der Regel die folgende Anamnese: Die 50jährige Patientin klagt über Nackenschmerzen mit Ausstrahlung in die Schulter. Wann sind die Schmerzen am stärksten? Früh beim Aufstehen. Die genauere Ausfragung ergibt, daß die Schmerzen den Patienten oft morgens aufwecken, beim Versuch, die Lage des Kopfes im Halbschlaf oder beim Aufwachen zu ändern, tritt der heftige Schmerz auf. Durch ein „Einspielen" der Kopfbewegungen während des Waschens usw. verschwindet der Schmerz entweder völlig oder er beschränkt sich auf geringgradigere schmerzhafte Sensationen bei bestimmten Bewegungen. Nach längerem Lesen in sitzender Haltung, wobei der Nacken durch Stunden in gleicher Lage ruhig gehalten wird, treten die starken Schmerzen allmählich oft wieder auf. Auch wenn die Kranken über keinerlei Beschwerden anderer Art geklagt haben, so frage man zur Sicherstellung der Diagnose nach folgenden

Beschwerden, die in der Regel bestehen, da die Spondylarthrose als Abnützungs-krankheit auf konstitutioneller Basis eine Erkrankung aller mehrbeanspruchten Gelenke ist: „Haben Sie nie Kreuzschmerzen?" Wenn mit Nein beantwortet: „Und früh beim Aufwachen oder nachts beim Umdrehen im Schlaf?" Diese Frage wird in der Regel schon mit Ja beantwortet. Ferner: „Haben Sie morgens steife Hände, steife Finger? Vergehen diese Schmerzen bei Bewegungen? Kommen sie wieder nach längerem Nähen oder Stricken? Und in den Knien hatten Sie nie Schmerzen?" Je mehr man auf diese Weise die allgemeine Gelenkkrankheit eruiert, um so sicherer wird die Diagnose. Eine typische mit Ja beantwortete Frage: „Wenn Sie länger in einem tiefen Fauteuil unbeweglich sitzen, machen Aufstehen und erste Schritte starke Schmerzen? Macht auch Stiegensteigen (herunter oder auch hinauf) Schmerzen?" Auch dies wird in der Regel mit Ja beantwortet. Schließ-lich noch eine Frage nach der beobachteten Deformierung der Finger durch die HEBERDENschen Knoten und die Diagnose wird anamnestisch gestellt sein. Bringt hingegen ein Patient einen Röntgenbefund mit leichten oder auch schwereren spondylarthrotischen Veränderungen, so sei man sehr vorsichtig und versuche zumindest die Diagnose nach allen Seiten zu sichern, ehe man, wie dies so oft geschieht, irgendwelche Bauch- oder auch Rückenbeschwerden auf die Spondylarthrose bezieht. Diese röntgenologisch geringgradigen Zeichen finden sich bei etwas älteren Leuten so häufig, daß sie allein nichts besagen. Umgekehrt schließt ein negativer Röntgenbefund die Diagnose einer Spondylarthrose, welche Nackenschmerzen auslöst, in keiner Weise aus. Spondylarthrose ist vor allem eine klinische Diagnose, die röntgenologisch gesichert werden kann.

Anhang: Die Bandscheiben können in ihrem zentralen Abschnitt verkalken (Calcinosis intervertebralis). Diese an sich harmlosen Veränderungen können für die von manchen Patienten angegebenen Rückenschmerzen verantwortlich gemacht werden.

Therapie. Die Behandlung der Arthrosis deformans hat einerseits die Schonung der erkrankten Gelenke, anderseits die Lockerung der sekundären Muskelspasmen und auch eine Art „Einschleifen" der Gelenke im Auge. Sicher ist, daß die Be-schwerden zunehmen, je mehr der Kranke versteift, die Beweglichkeit muß daher weitestgehend erhalten werden, was bei den relativ geringen Einschränkungen derselben relativ leicht gelingt. Durch systematische Lockerungsgymnastik, bei der aktiv und passiv ohne Kraftaufwand maximale Exkursionen in den Gelenken nach allen Bewegungsrichtungen geübt werden sollen, erreicht man die Lockerung der Muskulatur und auch eine Schmerzfreiheit oder -linderung in den Gelenken, die die Kranken von ihren morgendlichen ersten Bewegungen ja bereits kennen. Durch die maximale Exkursion ohne Kraftanstrengung werden die Gelenkkörper auch in allen ihren Anteilen „eingeschliffen", das heißt, es wird der Ausbildung bestimmter Leisten und Furchen im Knorpel oder Gelenkkörper entgegengearbeitet, die sich bei den gewohnten (belastenden und abnützenden) Bewegungen eingestellt hatten. Wir lassen die Kranken also eine Lockerungs- und Gelenkgymnastik durchführen, wobei freilich eine Kraftathletik mit Be-lastung der Gelenke unseren Bestrebungen gerade zuwiderliefe. Die Schonung der Gelenke wird erreicht durch Vermeidung von schwerer Arbeit, Lastentragen, Arbeit in gebückter Haltung usw. und bei Individuen, die an Gewicht zugenommen haben oder die adipös sind, durch eine Gewichtsabnahme. Lockerungsgymnastik, vielleicht auch die Abmagerungskur können durch Massage gefördert werden. Bei einer Abnützungskrankheit können Medikamente nicht helfen, es kämen höchstens Analgetika in Frage. Auch Bäderkuren können an dem anatomischen Befund nichts ändern, dennoch hat wohl jeder Arzt den verläßlichen Bericht zahlreicher Kranker erhalten, daß Bäderkuren einen gewissen Erfolg hatten.

Von den österreichischen Bädern kommen Gastein, Deutsch-Altenburg, Schallerbach und Baden vor allem in Frage; nach einem persönlichen Eindruck wäre
gerade bei Arthrose vielleicht Deutsch-Altenburg der Vorzug zu geben. Hinsichtlich der Bäderkuren ist zu unterstreichen, daß im Einzelfall eine Indikation
für eine bestimmte Art der Bäder (Schwefel, Radium usw.) nicht gegeben werden
kann. Maßgeblich bleibt die Erfahrung der einzelnen Kranken. Warum dieser
und jener gerade in diesem Bade den großen Erfolg hatte, wissen wir nicht,
jedenfalls wird man zur Wiederholung der Bäderkur, die Erfolg gebracht hatte,
wieder raten, wenn noch Beschwerden bestehen, wobei die optimistische Einstellung des Kranken an sich schon therapeutischer Gewinn ist! Daß es völlige
Versager der Bäderkur gibt, muß nicht erst betont werden. Sekundär aufge-
pfropfte Rheumatismen sind nach deren Regeln zu behandeln. Bei der Schwierigkeit einer Differentialdiagnose wird man gelegentlich auch bei scheinbar eindeutigen Arthrosen die Therapie des chronischen Rheumatismus versuchen.
Bei Arthrosen spielen die verschiedensten Arten der Wärmebehandlung, vom
Tragen des Katzenfelles, über die Heizkissen bis zu den Diathermien eine große
Rolle. Man erlebt manchmal überraschend gute Erfolge mit Kurzwellentherapie
und mit Röntgenbestrahlungen. In letzter Zeit wurde über Erfolge mit Ultraschall berichtet. Bei sekundärem Plattfuß ist der Orthopäde zu konsultieren,
aber nicht nur bei Schmerzen im Plattfuß, sondern auch bei spondylarthrotischen
Rückenbeschwerden und gleichzeitigem Pes planus.

F. Aseptische Knochennekrosen.

PERTHESsche Krankheit, KÖHLERsche Krankheit, Lunatum-Malacie (KIENBÖCK), Naviculare-Malacie (KÖHLER).

Das gemeinsame Merkmal der in dieser Gruppe zusammengefaßten Gelenkerkrankungen ist der Umstand, daß sie von einer Nekrose im Bereiche der Epiphyse ihren Ausgang nehmen, und zwar von einer umschriebenen Partie des
Knochens. Der Knorpel wird erst sekundär in Mitleidenschaft gezogen, wodurch
sich ein prinzipieller Unterschied zur Arthrosis deformans ergibt; im weiteren
Verlauf, wenn der Knorpel mitergriffen ist, gewinnt die Krankheit immer mehr
Ähnlichkeit mit der Arthrose. Diese Gruppe von Gelenkkrankheiten hat auch
das Auftreten bei Jugendlichen gemeinsam. Die Pathogenese und insbesondere
die Ätiologie sind noch keineswegs geklärt. Einerseits sind sich die Autoren
bei den aufzuzählenden Krankheiten keineswegs einig, ob die Nekrose der
knöchernen Epiphyse tatsächlich das primäre Geschehen darstellt, anderseits
können sie sich über die Ursache der Nekrose nur in Mutmaßungen ergehen;
man nimmt nekrotische Vorgänge auf Grund von Zirkulationsstörungen (durch
Gefäßerkrankung, durch Embolie usw.), traumatische Zerreißungen der Gefäße,
primäre Subluxationen und vor allem konstitutionelle Momente an, wofür in
erster Linie z. B. das familiäre Vorkommen der PERTHESschen Krankheit ins
Treffen geführt werden kann.

Die PERTHESsche Krankheit kann lange Zeit bei den befallenen Kindern oder
Jugendlichen Beschwerden vermissen lassen. Die Kinder können wegen der
Schmerzen aber auch frühzeitig zu hinken beginnen, durch stärkere Anstrengung
wie nach längerem Gehen kann sich das Hinken verschlechtern. Die ersten objektiven Zeichen sind eine Atrophie der Quadrizepsmuskulatur und eine Behinderung der Abduktion und Rotation des Hüftgelenkes bei freier Beugung. Röntgenologisch kann der Befund noch negativ sein. Später werden Schmerzen und
Hinken sehr ausgesprochen. Die Bewegungsbeschränkung im Hüftgelenk nimmt

zu, wobei sowohl muskuläre Spannungszustände wie Gelenkdeformierungen eine Rolle spielen. Röntgenologisch fallen vorerst nur ungeordnete Strukturen der knöchernen Femurepiphyse auf, später sieht man Infraktionen, schwere Deformierungen des Femurkopfes, oft eine Abflachung seines oberen Randes, Abschleifungen und später durch sekundär arthrotische Veränderungen am Hüftgelenk meist Randwulstbildungen usw. Der Schenkelhalswinkel kann stärker geneigt werden, wodurch der Hals eine mehr horizontale Stellung einnimmt und die Abduktion noch mehr erschwert wird. Der Trochanter major steht hierbei manchmal um 1 bis 2 cm höher, das Bein ist verkürzt. Subchondrale Aufhellungsherde weisen auf noch bestehende knöcherne Nekrosen hin.

Die KÖHLERsche Krankheit betrifft meist Individuen im zweiten Lebensjahrzehnt, meist Frauen. Es handelt sich um eine Erkrankung des Köpfchens des zweiten und dritten Metatarsus. Fleckenförmige Aufhellungen, später sequesterähnliche Bildungen, Abflachungen und Eindellungen des Köpfchens und schließlich sekundär arthrotische Veränderungen mit Randwulstbildungen usw. charakterisieren das Röntgenbild. Die Kranken klagen, insbesondere nach längerem Gehen, zumal unter Belastung, über Schmerzen, bald mehr auf der plantaren, bald mehr auf der dorsalen Seite. Die Beschwerden sind mit denen bei einem vorderen Querplattfuß sehr ähnlich. Die Behandlung besteht in einer Entlastung und in orthopädischen Maßnahmen.

Die *Lunatum-Malazie* (KIENBÖCK) und die *Naviculare-pedis-Malazie* (KÖHLER) sind gleichartige nekrotisierende Knochenveränderungen, Veränderungen, welchen übrigens noch andere an anderen Skelettabschnitten an die Seite gestellt werden können, die aber relativ sehr selten sind (sternales Klavikulärende, Radiusepiphyse, Os naviculare der Hand). Bei der KIENBÖCKschen Krankheit, der Malazie des Os lunatum der Hand, werden vielfach fortgesetzte Traumen bei Schwerarbeit besonders mit Kompressionshämmern beschuldigt, meist werden Schwerarbeiter befallen. Es handelt sich um eine Nekrose des Lunatum, oft mit Fraktur und folgenden verdichtenden reparativen Vorgängen. Neben der konservativen Behandlung kommt hier auch die Exstirpation des nekrotischen Knochens in Frage. Die Nekrose des Os naviculare pedis (KÖHLER) kommt nur bei Kindern, meist Knaben vor. Die Prognose ist eine gute, hinsichtlich der Einzelheiten siehe die Lehrbücher der Pädiatrie und Orthopädie.

In diesem Zusammenhang sei die SCHLATTER-OSGOODsche *Krankheit*, ferner die *Apophysitis des Calcaneus* und des *Trochanter major* erwähnt, es handelt sich um eine Zerklüftung des Apophysenkernes bzw. um einen teilweisen Abriß des Epiphysenfortsatzes von der Tibia.

Bei der SCHEUERMANNschen Adoleszentenkyphose finden sich — zumeist bei Jünglingen, selten bei Mädchen — multiple Knorpelknötchen in den Knochenendplatten der Wirbelkörper, gleichzeitig kommt es zu Ossifikationsstörungen in den Epiphysen der Randleisten, durch diese ebenso wie durch die oft hochgradige Bandscheibenverschmälerung, die sich vornehmlich im Bereiche der mittleren Brustwirbelsäule entwickelt, kommt es zu einer arkuären Kyphose in diesem Wirbelsäulenabschnitt, zum sogenannten „*Rundrücken*".

Bei der *Osteochondritis dissecans*, die auch in diesem Zusammenhang erwähnt werden soll, obwohl es sich nicht um eine primäre Knochennekrose zu handeln scheint, kommt es zur Loslösung von Knorpel- oder auch Knochenteilen der Gelenkenden, wodurch freie Gelenkkörper resultieren (vornehmlich im Knie- und Hüftgelenk). Die Krankheit gehört der Orthopädie zu.

G. Arthropathien bei Nervenkrankheiten.

Arthropathien begegnet man am häufigsten bei der Tabes und der Syringomyelie, seltener bei Verletzungen oder anderen Erkrankungen des Rückenmarkes. Die Annahme, daß die Ataxie oder der fehlende Lagesinn die mangelhafte Regulation der Bewegungen, die herabgesetzte Sensibilität und die Analgesie durch krankhafte Überbeanspruchung der Gelenke zur Krankheit führen, muß deshalb abgelehnt werden, weil die schwere Gelenkveränderung den nervösen Störungen vorangehen kann. Sicher besteht eine abnorme Knochenbrüchigkeit; intraartikuläre Knochenfrakturen oder auch Abrisse und Schäden des Knorpels bzw. von Anteilen desselben spielen in der Entwicklung der Arthropathie eine große Rolle (KIENBÖCK). Es kommen übrigens auch Brüche an den Diaphysen vor, die auf einen Elastizitätsverlust der an organischen Substanzen verarmten Knochen zurückzuführen sind und die meist Querbrüche sind. Eine stärkere Atrophie der Knochen, eine Kalkarmut, können röntgenologisch nicht beobachtet werden. Ein weiteres Faktum, welches wenigstens für die spätere Entwicklung der Arthropathie bei Tabes zum ursächlichen Moment wird, ist der Umstand, daß die Gelenkaffektion — allerdings aus uns unbekannten Gründen — mit einem mächtigen serösen oder rein hämorrhagischen Exsudat einsetzt; dieses bleibt lange bestehen und überdehnt Kapsel und Bandapparat derart, daß ein Schlottergelenk resultiert, das zur Subluxation und Luxation und damit zu arthrotischen Veränderungen Anlaß gibt. Diese arthrotischen Veränderungen, die ja zum Teil auch durch die schon erwähnten intraartikularen Frakturen bedingt werden, sind nun bei den Arthropathien der Nervenkrankheiten dadurch gekennzeichnet, daß die hyperplastischen Vorgänge im Sinne der Randwulstbildungen usw. ungewöhnlich hohen Grad annehmen und zu ausgedehnten Veränderungen an den Gelenkkörpern führen. Schon bei der äußeren Betrachtung ist etwa das Kniegelenk schwerst verändert, zum Teil durch einen mächtigen Erguß, zum Teil durch die hyperplastischen Knochenprozesse; das Gelenk kann subluxiert sein, es hat als Schlottergelenk eine abnorme seitliche Beweglichkeit. Röntgenologisch sieht man mächtige Randwulstbildungen, Verknöcherungen im Bereiche der Gelenkkapsel, freie Gelenkkörper, intraartikuläre Frakturen der Gelenkkörper. Am Hüftgelenk kann die Pfanne nach innen durchgedrückt werden. Durch die Arthropathie bei Erkrankungen der Fußwurzelknochen entstehen ganz ungewöhnliche Plattfußbildungen, hinsichtlich deren Details aber auf die Lehrbücher der Orthopädie verwiesen werden muß. Dort ist auch die Therapie nachzulesen.

Die Verkalkung der Gelenkkapsel bei tabischer Arthropathie wurde oben erwähnt, es ist noch anzuführen, daß es bei diesen Arthropathien übrigens nicht so selten zur Myositis ossificans kommen kann (s. S. 310).

H. Gelenkerkrankungen bei Stoffwechselstörungen, bei Hämophilie und bei endokrinen Störungen.

Die einschlägigen Gelenkerkrankungen sind in den entsprechenden Kapiteln behandelt (s. die Arthropathien bei Gicht, Bd. III, S. 168, bei Hämophilie, Bd. II, S. 593, bei Schilddrüsenerkrankungen, Bd. III, S. 39). Bei der Alkaptonurie zeigen die Gelenke die Veränderungen der Arthrosis deformans, zumeist schwersten Grades.

I. Erkrankungen der Umgebung der Gelenke.

Auf die *Erkrankungen der Sehnenscheiden und Schleimbeutel* im Rahmen der Gelenkerkrankungen, akuten wie chronischen, wurde in den vorangehenden Kapiteln bereits mehrfach hingewiesen. Hier sei nochmals betont, daß die

Schleimbeutel und die Sehnenscheiden isoliert in Form einer *akuten* (oder *chronischen*) *Polybursitis (Hygromatosis universalis)* oder *Polytendovaginitis* erkranken können, wobei das Krankheitsbild dem der Gelenke weitgehend entspricht. Eine gleichzeitige Erkrankung mit den Gelenken ist freilich die Regel. Auf die Differentialdiagnose der Omarthrose und Bursitis subdeltoidea wurde auf S. 363 eingegangen.

Unter *Bursitis calcarea* versteht man eine ohne Ursache oder nach Traumen auftretende, röntgenologisch leicht nachweisbare Verkalkung im Bereiche der Schleimbeutel. Die bekannteste und häufigste ist jene, welche die Bursa subacromialis betrifft; auch die Bursa subdeltoidea und subcoracoidea können betroffen sein. Die Kranken klagen, offenbar bei entzündlichen Nachschüben — eine Röntgenuntersuchung zeigt jetzt schon die Kalkablagerungen, und zwar meist unter dem Akromiom, über dem Humeruskopf — über Schmerzen ähnlich jenen einer Omarthritis; die genauere Untersuchung deckt allerdings die Unterschiede auf, wie sie auf S. 363 beschrieben wurden. Rezidivierende Attacken können sich einstellen, die einzelnen Schmerzperioden können lange währen. Röntgenbestrahlungen können einen auffallend raschen therapeutischen Erfolg haben. Nach neuen Untersuchungen (LANDSTRÖM) sind die röntgenologisch nachweisbaren Verkalkungen aber nicht den Bursen zugehörig, es handelt sich vielmehr um eine Verkalkung der nahen Sehnen und ihrer Umgebung *(Peritendinitis calcarea)*. Auch in der Hüftgegend kommen ähnliche Verkalkungen vor. Hinsichtlich Kalkgicht s. S. 310.

Erkrankungen des Sesambeines kommen vornehmlich am Grundgelenk der großen Zehe, seltener auch am Daumengrundgelenk vor. Die Beschwerden können erhebliche sein. Das Sesambein, welches in der Regel akut im Sinne einer Ostitis mit partieller Nekrose erkrankt, wird akut stark schmerzhaft und sehr druckempfindlich, die entsprechenden Bewegungen in Zehe oder Daumen werden schmerzhaft oder auch unmöglich. Nach einem etwa sechs- bis achtwöchigen akuten Stadium mit heftigsten Schmerzen gehen die Erscheinungen langsam zurück. Die Erkrankung kann die Sesambeine allein betreffen, sie kann aber auch im Rahmen einer Polyarthritis acuta oder eines primär chronischen Gelenkrheumatismus auftreten.

Ein *Ganglion* oder „*Überbein*" ist ein kugeliges, erbsen- bis taubeneigroßes Gebilde, welches meist auf der Streckseite des Handgelenkes, seltener anderer Gelenke gefunden wird. Es handelt sich nicht um Ausstülpungen der Gelenkkapsel, wie vielfach angenommen wird, sondern um selbständige Bildungen, die aus einer kolloidalen Degeneration umschriebener Partien des Bindegewebes und durch Zusammenfließen der so entstandenen kleinen Höhlenbildungen entstehen. Die Entwicklung ist schleichend. Die Gebilde können bekanntlich zerdrückt oder (mit einem Hammer) zerschlagen werden; sie bilden sich an der gleichen Stelle leicht wieder. Sie können operativ entfernt werden.

Unter *Epicondylitis* versteht man einen Zustand, bei dem der laterale Epicondylus humeri schmerzhaft wird. Meist sind die Schmerzen nur bei Arbeit der Ober- und Unterarmmuskeln, und zwar vor allem der im Bereiche des Epikondylus ansetzenden, vorhanden. In Ruhe schmerzt die Epicondylitis selten. Die Schmerzen können stark sein, sie können auch in den Unterarm ausstrahlen. Der mediale Condylus ist sehr selten betroffen. Die Epicondylitis tritt meist nach längerer schwerer, insbesondere auch ungeschulter und ungewohnter Arbeit auf, wie Holzhacken des Intellektuellen; sie betrifft aber auch Schlosser, Eisendreher, Tennisspieler. Die Affektion ist ungemein hartnäckig, sistiert in der Regel schließlich aber doch, allerdings oft erst, wenn der Arm lange Zeit geschont wird. Eine sichere Erklärung des Wesens der Krankheit konnte bisher nicht gegeben werden. Wir haben den Eindruck, daß es sich um periostale Reizzustände handelt. Die Therapie ist nahezu machtlos. Höhensonne- und Röntgenbestrahlungen sind zu versuchen. Unter *Condylitis tibialis* ist eine Schmerzhaftigkeit der Innenseite des Kniegelenkes am Condylus medialis tibiae bekannt, die der Epicondylitis humeri vergleichbar ist und auch sehr hartnäckig sein kann. Die *Styloiditis radii* schließlich betrifft den Processus styloideus radii; sie ist oft außerordentlich schmerzhaft und kann unter Umständen die Ausübung des Berufes verhindern.

III. Erkrankungen der Knochen.

Allgemeines. In den letzten Dezennien haben die Kenntnisse von der Physiologie und Pathologie des Knochensystems eine beträchtliche Erweiterung erfahren. Dabei erwies sich hier wie auch anderwärts, daß für das richtige Verständnis der den klinischen Krankheitsbildern zugrunde liegenden Vorgänge klare sprachliche Bezeichnungen oft von entscheidender Wichtigkeit sind. Gerade bei den Knochenkrankheiten stößt man aber auf gewisse Schwierigkeiten, und die mehrdeutige Verwendung des Wortes „Knochen" ist nicht selten eine Quelle von Mißverständnissen. Eine Erklärung der unterschiedlichen Bedeutung dieser Bezeichnung muß deshalb heute jeder einschlägigen Erörterung vorangesetzt werden: „Knochen" ist einerseits ein *Gewebe* spezifischer Struktur, das als *Tela ossea* bezeichnet wird; „Knochen" sind anderseits *Organe* charakteristischer Eigenart, die teils als Bestandteile des statischen Körpergerüstes, teils als Mineralspeicher sowie als Träger des Knochenmarkes bestimmte Aufgaben zu vollbringen haben.

Das *Knochengewebe* besteht aus einer organischen Grundsubstanz fibrillärer Struktur, die von knochenbildenden Zellen, den *Osteoblasten* gebildet wird. Diese entwickeln sich aus Bindegewebszellen durch spezifische Umwandlung und werden später zu *Osteozyten*, die umschlossen von der von ihnen produzierten Zwischensubstanz den zellulären Anteil des Knochengewebes darstellen. In der Eiweißmatrix ist eine Verbindung von tertiärem Kalziumphosphat und Kalziumkarbonat besonderer komplexchemischer Struktur als anorganische Substanz eingelagert. Sie verleiht dem Knochengewebe seine Festigkeit und Härte.

Die unverkalkte Vorstufe des Knochengewebes nennt man *Osteoid*. Es stellt natives, für die natürlichen Knochenabbauzellen, die meist mehrkernigen *Osteoklasten*, unangreifbares Eiweiß dar. Seine Umwandlung in fertige Knochensubstanz, die Tela ossea, erfolgt anscheinend unter dem dirigierenden Einfluß des Vitamins D (s. S. 201). An den dabei ablaufenden Vorgängen ist jedoch auch ein — höchstwahrscheinlich von den Osteoblasten gebildetes — Ferment, eine *alkalische Phosphatase*, maßgeblich beteiligt, das durch Spaltung organischer Phosphatverbindungen in der Gewebsflüssigkeit die Konzentration an Phosphationen lokal steigert und damit die Ausfällung der entsprechenden Kalziumverbindung im Bereich der Knochengrundsubstanz einleitet. Da ein Teil dieser Phosphatase auch in die allgemeine Zirkulation gelangt, findet man ihren Gehalt im Blut bei allen Knochenveränderungen mit gesteigerter Osteoblastenaktivität mehr oder weniger stark vermehrt. Diese Tatsache ist diagnostisch verwertbar.

Das im Laufe der Knochenentwicklung zuerst gebildete Knochengewebe ist reich an Zellen, relativ mineralarm und von unregelmäßiger, geflechtartiger Struktur. Dieser „primitive", infolge seines Baues statisch wenig leistungsfähige Knochen wird verhältnismäßig rasch gebildet, später aber allmählich wieder vollständig abgebaut und durch reifes Knochengewebe von streng gesetzmäßiger, lamellärer Struktur ersetzt.

Das Organ Knochen besteht aus verschiedenen Gewebselementen, wie Knochengewebe, Bindegewebe, Gefäßen, Knochenmark und Knorpel. Im Gegensatz zu der immer gleichförmigen Bildung von Knochengewebe entwickelt es sich auf zweierlei Art, und zwar teils auf knorpeliger, teils auf bindegewebiger Grundlage. Bei den knorpelig vorgebildeten Skelettanteilen verkalkt zuerst die Knorpelgrundsubstanz, wird schließlich resorbiert und durch Osteoid ersetzt, das von Osteoblasten gebildet wird, die von den bindegewebigen Elementen in den Knorpel vorgedrungener Gefäß- und Marksprossen abstammen. Die Knochenentwicklung in den bindegewebig vorgebildeten Skelettanteilen erfolgt durch direkte Umwandlung von Bindegewebszellen in Osteoblasten. Durch Verkalkung der von diesen gebildeten Grundsubstanz entsteht zuerst unreifer, „geflechtartiger" Knochen, der durch Apposition vermehrt und nach Abbau von reifem, „lamellärem" Knochengewebe ersetzt wird.

Das Wachstum der Knochen erfolgt einerseits durch Auflagerung von Knochengewebe an den Periostflächen, anderseits durch Umwandlung von Knorpel oder Bindegewebe im Bereiche der bis zur Erlangung der Skelettreife erhalten bleibenden Epiphysenfugenknorpel und Suturen. Durch eine den jeweiligen Erfordernissen angepaßte, ständig alternierende Produktion und Resorption von Knochengewebe wird die Formung der einzelnen Skelettanteile vollzogen.

Die funktionelle Anpassung der verschiedenen Skelettanteile folgt allgemeinen biologischen Gesetzen: Vermehrte funktionelle Beanspruchung führt zu einer Substanzvermehrung, Inaktivität zu einer Rarefikation. Entsprechend seiner Aufgabe als statisches Gerüst des Organismus ist das Knochensystem auf diese Weise in einem ständigen, durch An- und Abbau charakterisierten Wandel begriffen, der an Stellen hoher funktioneller Beanspruchung besonders intensiv vonstatten geht. Dies ist der Grund, weshalb man bei bestimmten Stoffwechselstörungen an charakteristischen Stellen des Skeletts die sogenannten *Umbauzonen* findet, im Röntgenbild (Abb. 12) entfernt an eine Fraktur erinnernde, bandförmige oder keilförmige Aufhellungen, die einem neugebildeten, jedoch unverkalkt gebliebenen Knochengewebe (Osteoid) entsprechen (s. S. 383). Eine andere typische Veränderung infolge einer der tatsächlich vorhandenen Beanspruchung nicht gewachsenen mechanischen Leistungsfähigkeit ist die Bildung periostaler Knochenauflagerungen im Bereiche bestimmter Skelettanteile als lokale Verstärkung der einer abnorm hohen Beanspruchung ausgesetzten Knochenstellen.

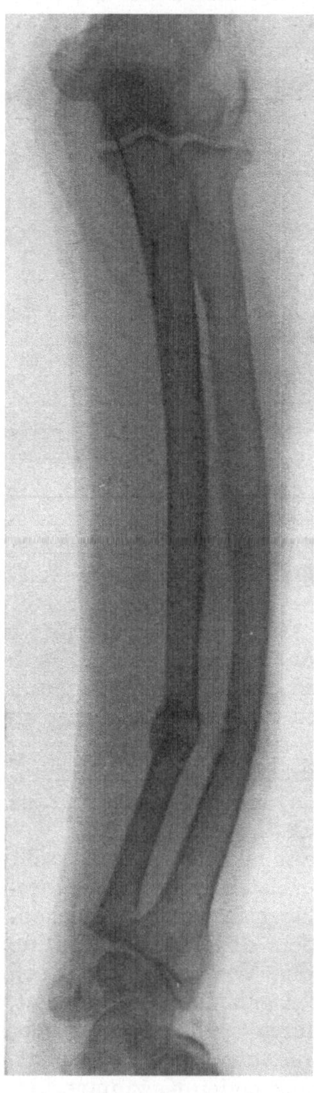

Abb. 12. Umbauzone bei avitaminotischer Osteomalazie. 78 jährige Frau. Im distalen Drittel der Ulna findet sich ein mehrere Millimeter breites helles Band, welches den Knochen quer durchsetzt (Umbauzone). Über dieses zieht periostaler Callus hinweg. In derselben Höhe am Radius gleichartige Veränderungen geringeren Grades.

Die Erkrankungen der Knochen lassen sich zwanglos in Gruppen gliedern, die sich einerseits als Störungen der Entwicklung des Knochengewebes und anderseits als Veränderungen der einzelnen Skeletteile darstellen. Knochenveränderungen können lokalisiert oder generalisiert sein. Diesem Unterschied kommt eine grundsätzliche Bedeutung zu, da die Zugehörigkeit eines bestimmten Krankheitsbildes zu dem einen oder anderen Typ nicht selten von entscheidender diagnostischer Wichtigkeit ist. So ist etwa die Osteomalazie oder die RECKLINGHAUSENsche Ostitis fibrosa immer eine generalisierte Störung, die PAGETsche Krankheit oder die fibröse Knochendysplasie aber immer eine lokalisierte. Eine Osteoporose, ein durch Verminderung der Tela ossea charakterisierter Zustand (s. S. 380) kann hingegen je nach den ursächlichen Bedingungen generalisiert oder lokalisiert in Erscheinung treten. Angesichts der heute bei manchen Knochenkrankheiten ungeklärten Ätiologie versucht man diese Unterschiede auch in der Weise zu verwerten, daß man den generalisierten Veränderungen in erster Linie eine konstitutionelle oder stoffwechselchemische Ursache zuzuschreiben geneigt ist, die lokalisierten hingegen vor allem mit örtlich wirksamen Störungen in Verbindung setzt.

Es ist im Rahmen eines Lehrbuches der inneren Medizin nicht möglich, alle bisher beobachteten und zum Teil überaus seltenen Knochenveränderungen im einzelnen zu besprechen. Die nachfolgende Darstellung beschränkt sich deshalb auf jene Störungen, die nach den praktischen Erfahrungen der Klinik wichtig genug sind, hier Erwähnung zu finden.

A. Entwicklungsstörungen der Knochen.

Osteogenesis imperfecta. Dieses Leiden — nach seinem führenden klinischen Symptom, der abnormen Knochenbrüchigkeit, auch *Osteopsathyrosis* genannt — ist eine ziemlich seltene, generalisierte Skeletterkrankung, deren wesentliche Störung in einer verminderten periostalen Bildung von Knochengewebe besteht. Obwohl neben typischen Stammbäumen auch immer wieder Einzelfälle ohne nachweisbare erbliche Belastung zur Beobachtung gelangen, gilt die Krankheit heute ziemlich allgemein als ein Erbleiden.

Nach dem klinischen Verlauf lassen sich zwei Formen unterscheiden, die sogenannte *Osteogenesis imperfecta congenita* (VROLIK), die sich immer schon in utero manifestiert und schon bei oder bald nach der Geburt zum Tode führt, und die *Osteogenesis imperfecta tarda* (LOBSTEIN), die mit dem Leben vereinbar ist und jenseits der Pubertät sogar eine weitgehende klinische Besserung erfahren kann. Die früher vertretene Ansicht, es handle sich bei diesen beiden Formen nur um zeitliche Manifestationsvarianten einer an sich gleichen Störung, wird heute immer mehr dahin geändert, daß es sich in beiden Fällen wohl um eine Heredopathie gleicher Auswirkung am Skelett handle, die VROLIKsche Form jedoch zusätzlich mit einem Letalfaktor belastet sei, während die LOBSTEINsche davon frei ist. Nach dieser Auffassung ist es somit kein entscheidendes Merkmal, ob die genannte Knochenstörung schon zum Zeitpunkt der Geburt nachweisbar ist, sondern allein, ob sich das erkrankte Individuum durch längere Zeit als lebensfähig erweist.

Die klinische Symptomatologie dieser Krankheit weist auf eine umfassendere Störung als nur im Bereich des Knochensystems hin und man neigt deshalb zu der Ansicht, der Osteogenesis imperfecta liege eine allgemeine Mesenchymschwäche zugrunde. In der Reihenfolge ihrer Häufigkeit findet man folgende Veränderungen: blaue Skleren und mitunter auch blaue Trommelfelle als Aus-

druck einer besonderen Dünnheit dieser Häute; erhöhte Knochenbrüchigkeit
als Folge des in seiner Quantität und Qualität verminderten Knochengewebes;
Schwerhörigkeit. Diese Veränderungen können isoliert oder in Kombination
in Erscheinung treten und innerhalb entsprechender Sippen findet man Individuen mit blauen Skleren besonders häufig. Die Knochenbrüche treten zumeist
schon in früher Kindheit und nach nichtigen Ursachen auf. Nach rasch einsetzender und reichlicher Kallus-
bildung kommt es nur langsam
zu einer funktionstüchtigen
knöchernen Konsolidierung,
was häufig eine langdauernde
Immobilisierungsbehandlung
notwendig macht, die wiederum infolge der sich daraus
ergebenden Inaktivität die
Entwicklung tragfähiger Knochen hemmt (vgl. S. 374). Auf
diese Weise kommt es bei
schwereren Fällen häufig zu
grotesken Verkrüppelungen,
die das betroffene Individuum weitgehend unbeweglich
machen. Die Zahl der auftretenden Knochenbrüche kann
aber bei anderen Fällen gering
sein, wenngleich dieselben
auch sonst die übrigen charakteristischen Zeichen des
Leidens im Bereiche des
Skelettes aufweisen mögen.
Hierzu gehört eine eigenartige
Kurzgliedrigkeit und ein ge-
simsartiges Überragen der
Schädeldecke über die Basis,
Veränderungen, die klinisch
und röntgenologisch auch
dann eine entsprechende Diagnose mit hoher Wahrscheinlichkeit gestatten, wenn eine
typische Anamnese nicht vorliegt.

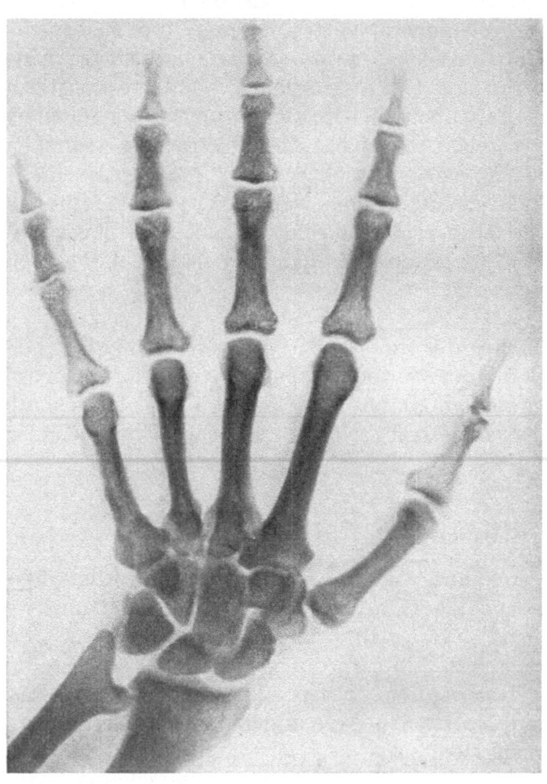

Abb. 13. Marmorknochenkrankheit. An den Metakarpalknochen II,
III, IV erkennt man eine beträchtliche Verbreiterung der besonders dichten Corticalis, wodurch es zu einer Verschmälerung
des Markraumes kommt. An den Grundphalangen bestehen gleichsinnige, nur geringfügigere Veränderungen. Auch die Handwurzelknochen dichter als der Norm entspricht. Die Knochenstruktur des V. Strahls jedoch normal.

Im Röntgenbild erscheinen die Knochen in ausgeprägteren Fällen außerordentlich zart und durchscheinend, während ihre Form sowohl normal, wie
auch besonders verändert sein kann (keulenförmige Gestaltung der Tibiameta-
physen bei dünnem Schaft, Fischwirbelbildung, „Crâne à rebord"). Die Blut-
mineralverhältnisse und die alkalische Serumphosphatase zeigen keine Abweichung von der Norm.

Eine aussichtsreiche Behandlung dieses Leidens ist bisher nicht bekannt.
Da sich jedoch das praktisch wichtigste Übel, die Knochenbrüchigkeit nach Erlangung der Pubertät erfahrungsgemäß weitgehend bessert, muß das ärztliche
Handeln in erster Linie auf ein Verhindern frakturbedingter Verkrüppelungen
gerichtet sein.

Osteopetrosis (Marmorknochenkrankheit). Die erstmals 1910 von ALBERS-SCHÖNBERG beschriebene Marmorknochenkrankheit ist ein sehr seltenes, wahrscheinlich rezessiv vererbbares Leiden, dessen Wesen in einer pathologischen Verminderung der physiologischen Knochenabbauvorgänge besteht. Auf diese Weise kommt es zu einer hochgradigen Anhäufung von primitivem Knochen und als Folge davon zu einer verminderten Elastizität des Skelettes bei gleichzeitiger Reduktion des Markraumes (Abb. 13) und eventueller Verengerung knöcherner Kanäle. Die klinischen Symptome dieses Leidens sind deshalb: Abnorme Knochenbrüchigkeit; hochgradige Verdichtung und manchmal Verdickung der einzelnen Knochen; Anämie als Ausdruck einer Knochenmarkschädigung (s. Bd. II,

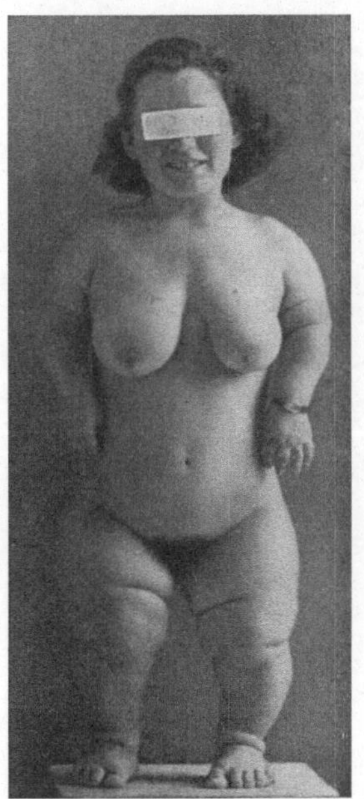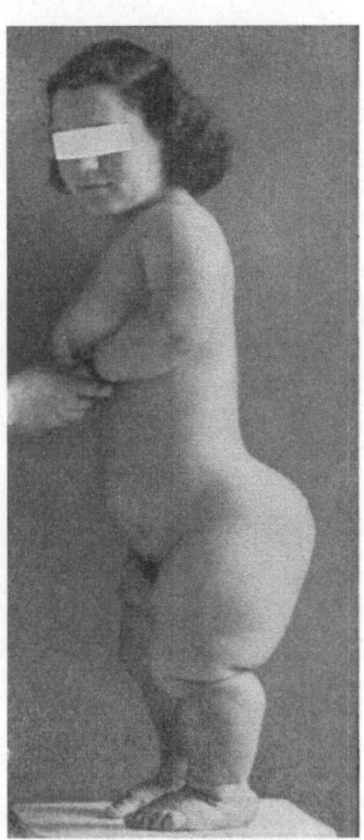

Abb. 14. Chondrodystropher Zwerg. 20 Jahre altes Mädchen.

S. 548); Verengung des Foramen opticum und des Meatus acusticus internus mit fortschreitender Beeinträchtigung der entsprechenden Sinnesorgane; besondere Anfälligkeit des Knochens (namentlich des Kiefers) gegenüber lokalen Infektionen. Es muß jedoch betont werden, daß völlige klinische Erscheinungsfreiheit die Entdeckung eines solchen Leidens mitunter auch dem Zufall überläßt, da Frakturen und Infektionen eine gewisse Exposition erfordern und die Erythropoese durch eine entsprechende kompensatorische Metaplasie in der Leber, der Milz und den Lymphknoten, namentlich aber durch die Entwicklung eines leistungsfähigen Markes in ausgedehnten periostalen Knochenauflagerungen eine geregelte bleiben kann.

Hinsichtlich der Klinik der ALBERS-SCHÖNBERGschen Krankheit und der verwandten Osteosklerose und Myelosklerose (Typ HEUCK-ASSMANN und Typ VAUGHAN) sei auf den Abschnitt Blutkrankheiten im Bd. II, S. 548 und 549, verwiesen.

Chondrodystrophia foetalis (Achondroplasie). Diese ebenfalls (und zwar dominant und rezessiv) vererbbare Skeletterkrankung beruht auf einer fötalen Störung der knorpeligen Knochenpräformation, die zu einer Hemmung des

Längenwachstums namentlich der langen Röhrenknochen und der Schädelbasis führt. Mit diesem Leiden behaftete Individuen sind deshalb Zwerge charakteristischer Erscheinung, mit grotesk verkürzten Extremitäten, tief eingesunkener Sattelnase, jedoch normal großer Schädelkapsel und Rumpflänge (Abb. 14, 15). Die Störung setzt bereits im fötalen Leben ein und ist deshalb zum Unterschied von anderen Zwergwuchsformen schon zum Zeitpunkt der Geburt an der Verkürzung der Arme und Beine deutlich erkennbar. Die meisten dieser Mißgeburten

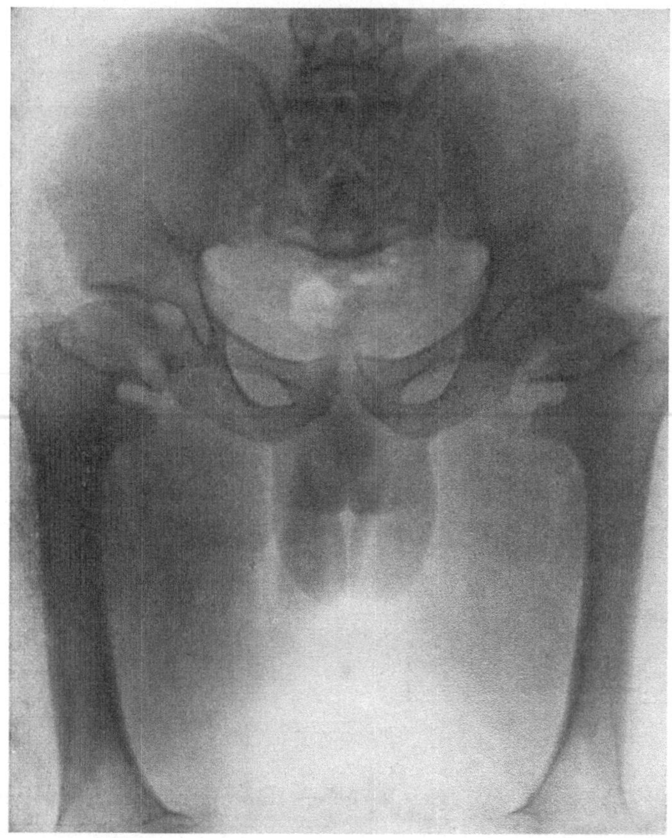

Abb. 15. Becken und Oberschenkel bei chondrodystrophem Zwerg. 35jähriger Mann. Das Becken eng, abgeplattet mit kräftig entwickelten Beckenknochen (periostale Ossifikation). Lumbalisation des ersten Sakralwirbels. Die Oberschenkel kurz, plump, die Epiphysen breit, der Schenkelhals sehr kurz, der Schenkelkopf pilzförmig deformiert, der Trochanter major verhältnismäßig groß.

sterben bald, manche sind jedoch lebensfähig und können ein hohes Alter erreichen. Intelligenz, Fortpflanzungsfähigkeit und allgemeine Organfunktionen sind ungestört. Chondrodystrophische Zwerge sind großer körperlicher Leistungen fähig. Man sieht sie als akrobatische Clowns auf Jahrmärkten, in Schaubuden, im Zirkus. Läsionen am Zentralnervensystem durch Wirbelsäulenveränderungen kommen gelegentlich zur Beobachtung.

Die Krankheit ist seit undenklichen Zeiten bekannt. Einer therapeutischen Beeinflussung ist sie bisher nicht zugänglich.

Eine mit der Chondrodystrophie mitunter fälschlich in Verbindung gebrachte Wachstumsstörung anderer Art stellen die familiären *polytopen enchondralen*

Dystostosen dar, deren Wesen in einer mangelhaften Bildung und Entwicklung von Knochen in verschiedenen, an sich normal vorgebildeten Epiphysen besteht. Diese als dominantes oder rezessives Erbleiden (sogenannter Typus LÉRI, Typus MORQUIO, Typus PFAUNDLER-HURLER) in Erscheinung tretende Entwicklungsstörung betrifft meist die Knochenenden zahlreicher Gelenke, vorwiegend den Femur- und Humeruskopf, aber auch die Epiphysen an den Knie- und Hüftgelenken, die Köpfchen der Metakarpalia u. a. Die betroffenen Knochen sind verkürzt und an ihren Enden unregelmäßig und plump. Die röntgenologische Erkennung dieses Leidens macht in typischen Fällen kaum Schwierigkeiten, eine exakte typenmäßige Zuordnung des Einzelfalles ist jedoch nur bei gleichzeitiger Untersuchung der Sippe möglich.

Eine weitere, relativ häufige Mißbildung des Skeletts stellen die *multiplen kartilaginären Exostosen* dar. Diese Störung ist klinisch durch eine allmähliche, namentlich während der Pubertät auffällige Entwicklung knorriger Auswüchse an Skelettanteilen knorpeliger Präformation gekennzeichnet, deren Entstehung auf Störungen der enchondralen Ossifikation oder auf dem Vorkommen von Knorpelelementen im Periost zurückzuführen ist. Ihre Zahl kann von einigen wenigen bis mehreren hundert variieren. Sie finden sich am häufigsten im Bereiche der Knie-, Sprung- und Ellbogengelenke, des Schultergürtels, des Beckens, der Rippen und Wirbel sowie der Mittelhand- und Mittelfußknochen und sind meist symmetrisch ausgebildet. In schwereren Fällen sind mitunter auch Wachstumsstörungen der veränderten Skelettanteile zu beobachten. Eine auf dieser Basis entstandene Verkürzung des Radius mit Subluxation des Handgelenkes und Verlagerung der Gelenkfläche wird als MADELUNG*sche Handdeformität* bezeichnet.

Trotz der Erblichkeit dieses Leidens findet es sich noch nicht beim Neugeborenen, sondern entwickelt sich erst allmählich in der Kindheit. Männliche Individuen sind häufiger befallen als weibliche. Wenn durch die genannten Veränderungen an der einen oder anderen Stelle lokale Beschwerden verursacht werden, ist an ihre chirurgische Beseitigung zu denken. Ansonsten ist die Krankheit für ihren Träger zumeist bedeutungslos.

Andere kongenitale Skeletterkrankungen sind nach dem heutigen Stande unseres Wissens die *Osteopoikilie*, die *Melorheostose*, die *akromegaloide Osteose*, gewisse Formen der *multiplen Enchondrome* und die Knochenveränderungen bei der RECKLINGHAUSEN*schen Neurofibromatosis*. Wegen ihrer Seltenheit und geringen allgemeinen Bedeutung seien sie jedoch hier nur erwähnt und hinsichtlich ihrer Einzelheiten auf die einschlägige Spezialliteratur verwiesen.

B. Stoffwechselstörungen der Knochen.

Allgemeine Vorbemerkungen. Knochen als spezifisches Gewebe kann in seiner Entwicklung entsprechend den verschiedenen Komponenten und Stadien (s. S. 373) verschiedenen Störungen unterliegen: hinsichtlich der Bildung der organischen Grundsubstanz ebenso wie hinsichtlich der Umwandlung des kalklosen Osteoids in reifes, verkalktes Knochengewebe, hinsichtlich der Produktion im ganzen ebenso wie hinsichtlich der Resorption. Knochen als Organe können wiederum von Störungen in ihrer Bildungsphase, im Stadium ihres Wachstums und schließlich las Bestandteile des bereits erwachsenen Skeletts mit seinen ständig ablaufenden Umbauvorgängen befallen werden. Aus der jeweiligen Kombination von Störungsart und Lebensphase ergibt sich das individuelle klinische Bild einer Knochenkrankheit.

Ungenügende Bildung von Knochengewebe führt zur *Osteoporose*; sie ist im Prinzip eine Eiweißstoffwechselstörung verschiedenartiger Ätiologie und hat mit einer Störung des Mineralhaushaltes nichts zu tun. Mangelhafte Überführung der unverkalkten Knochengrundsubstanz in mineralhaltiges, statisch suffizientes Knochengewebe ist *Osteomalazie*; sie beruht auf einer Mineralstoffwechselstörung wechselnder Ätiologie und läßt die zelluläre Knochenbildung unberührt. Abnorm gesteigerte Resorption von Knochengewebe führt zu Verminderung und Porosierung der Knochensubstanz und (kompensatorischer) *Osteofibrose*, pathologisch verminderter Abbau oder vermehrte Produktion zur *Osteosklerose*; beide sind in ihrem Wesen Störungen der Osteoblastenaktivität verschiedener Richtung und verschiedenster Ursachen. Pathologisch gesteigerte Bildung von Knochengewebe findet man als Folge gewisser Vergiftungen (Phosphor, Fluor), bei abnorm hoher statischer Beanspruchung und als überschießenden Heilungsvorgang bei konsumierenden Knochenprozessen, abnorm verminderte Resorption bei der ALBERS-SCHÖNBERGschen Marmorknochenkrankheit (s. S. 377) und bei der chronischen Nebenschilddrüseninsuffizienz (s. S. 60).

Stoffwechselstörungen der Knochen sind, ihrem Wesen entsprechend, grundsätzlich generalisierte Skeletterkrankungen, wenngleich klinisch gewisse Unterschiede in der lokalen Ausprägung ziemlich häufig sind. Diese Unterschiede erklären sich zwanglos aus der verschiedenen Intensität der Regenerationsvorgänge an verschieden beanspruchten Skelettabschnitten.

1. Osteoporose, Knochenatrophie.

Eine Reihe von Ursachen kann die Bildung von Knochengewebe beeinträchtigen und damit zur Osteoporose führen: verminderte mechanische Beanspruchung, wodurch der natürliche Reiz für die Osteoblastenaktivität herabgesetzt wird (Inaktivitätsatrophie der Knochen); Mangelernährung mit Unterschreiten des Eiweißminimums, wodurch die Knochengrundsubstanz nicht in ausreichender Menge gebildet werden kann; Skorbut, bei dem infolge Fehlens von Vitamin C die Bildung der Eiweißmatrix gestört ist; Eunuchoidismus, Kastration und die Menopause, in denen ein wichtiges natürliches Stimulans der Osteoblastenaktivität, das Keimdrüsenhormon, wegfällt; das Senium, wo infolge des allgemeinen Vitalitätsverlustes ebenso wie andere Gewebe auch der Knochen atrophiert; CUSHING-Syndrom, Akromegalie, Hyperthyreoidismus, wo im einzelnen noch nicht völlig bekannte inkretorische Momente die Bildung des Knochengewebes beeinträchtigen; erbliche Osteoblastenminderwertigkeit, die zu der schon erwähnten Osteogenesis imperfecta führt (s. S. 375); schließlich Umstände, über deren Wesen bislang nichts bekannt ist (sogenannte idiopathische Osteoporose).

Die klinischen Symptome der Osteoporose können von völliger Beschwerdefreiheit bis zu schmerzhaftester Insuffizienz eine große Mannigfaltigkeit aufweisen. Der Substanzverminderung der Tela ossea — dem Wesen der Osteoporose — entsprechend stehen erhöhte Brüchigkeit und verminderte röntgenologische Schattendichte im Vordergrund der Erscheinungen. Blutkalk- und Blutphosphatgehalt weisen keine Abweichung von der Norm auf, die alkalische Blutphosphatase ist bei den generalisierten Formen erniedrigt. Die Kalkausscheidung im Harn ist je nach den vorliegenden individuellen Bedingungen (z. B. bei Bewegung oder Bettruhe) normal, erhöht oder vermindert.

Bei den generalisierten Osteoporoseformen sind vor allem die Wirbelsäule, die Rippen und das Becken, weniger der Schädel und die Extremitätenknochen betroffen. Bei der Inaktivitätsatrophie infolge Nichtgebrauches von Gliedern ist die Osteoporose auf entsprechende umschriebene Bereiche beschränkt. Die Rarefikation des Knochens führt namentlich an den Wirbelkörpern vielfach zu Mikrofrakturen und demzufolge zu einem Einsinken der Deckplatten, zur sogenannten

„Fischwirbelbildung" (Abb. 16b) und eventuell auch zu groben, keilförmigen Deformierungen, die nicht selten mit quälenden Schmerzen und einer Verkürzung der Körperlänge einhergehen (Abb. 16a). Frakturen der Extremitätenknochen, wie sie schon nach geringfügigen Traumen in Erscheinung treten können, sind infolge der Sprödigkeit des Knochens spitz-splitterig und damit deutlich verschieden von dem sogenannten runden Verbiegungssyndrom der Osteomalazie (s. S. 385).

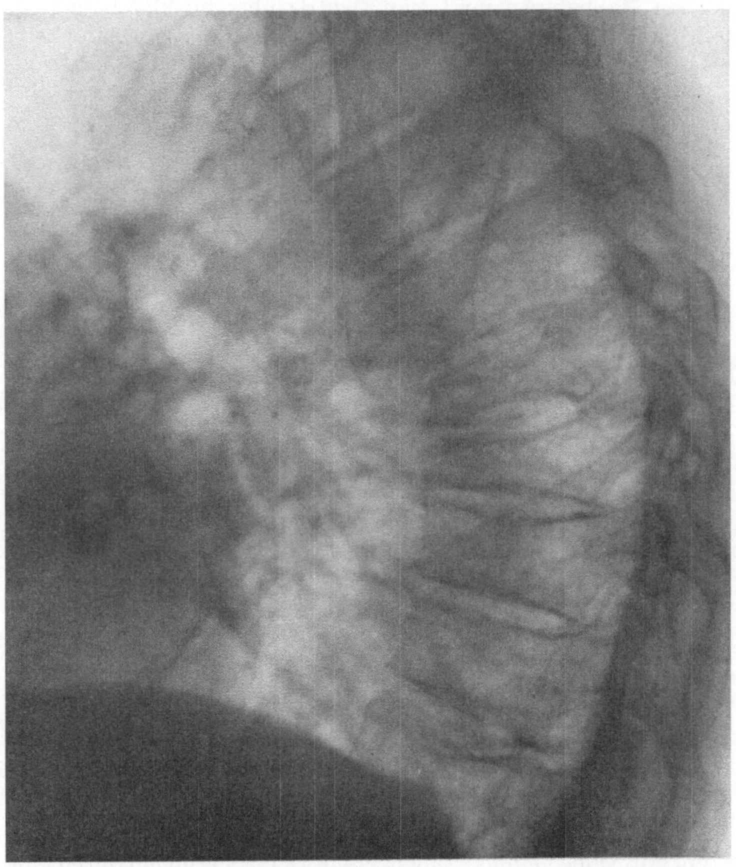

Abb. 16a. Postklimakterische Osteoporose bei einer 58jährigen Frau. An der Brustwirbelsäule erkennt man eine hochgradige Verminderung der röntgenologischen Schattendichte und eine arkuäre Kyphose, die in erster Linie durch Infraktion und keilförmige Gestaltung des achten und neunten Brustwirbelkörpers bedingt ist. Auch der zehnte und elfte Brustwirbelkörper sind niedriger als es der Norm entspricht.

Die fälschlich als *akute Knochenatrophie*, richtiger als SUDECK-*Syndrom* bezeichnete Veränderung ist als eine trophoneurotische Störung zu werten; sie ist histologisch durch einen exzessiv gesteigerten Knochenumbau charakterisiert und hat mit einer Knochenatrophie nichts zu tun. Sie findet sich im Gefolge von Traumen (Frakturen und Distorsionen), von Nervenschädigungen und Thrombosen.

Die Behandlung der Osteoporose hat sich nach der jeweils vorliegenden Ursache zu richten. Eine Inaktivitätsatrophie ist durch eine geeignete Beanspruchung zu bekämpfen, die Osteoporose auf der Basis einer Mangelernährung durch eine eiweiß- und vitamin-C-reiche Kost, die durch eine Minderleistung der Keimdrüsen verursachte Osteoporose und die senile Osteoporose durch Zufuhr entsprechender Hormone (vgl. S. 97). Auf keinen Fall begehe man den Fehler, etwa die statische Insuffizienz einer porotischen Wirbelsäule durch Ruhigstellung bekämpfen zu wollen. Was damit erreicht wird, ist allein eine zusätzliche Inaktivitätsatrophie der entsprechenden Skelettanteile und damit unter Umständen eine irreparable Verschlechterung der Gesamtsituation. Denn auch bei erfolgversprechenden Maßnahmen muß man sich darüber im klaren sein, daß einem porotischen Skelett wohl wieder seine statische Leistungsfähigkeit gegeben

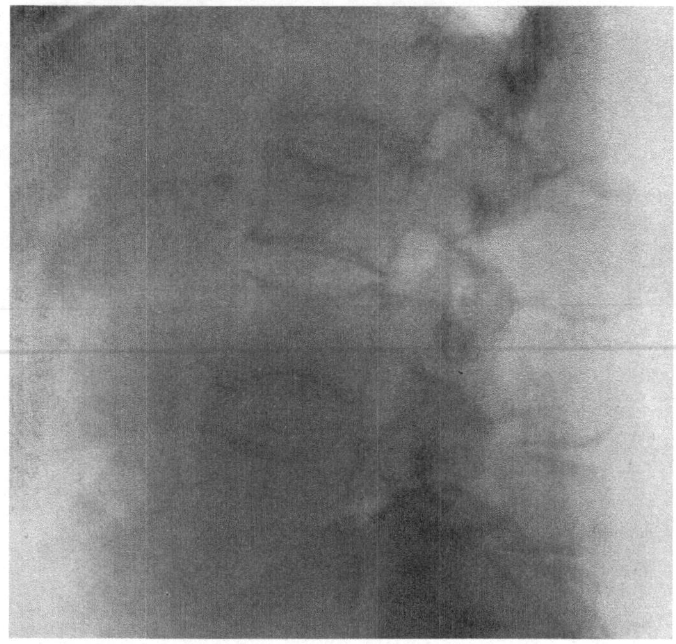

Abb. 16 b. Postklimakterische Osteoporose bei einer 58jährigen Frau. Die Lendenwirbelkörper haben Fischwirbelform angenommen. Die Spongiosa ist grobmaschig, die Corticalis deutlich verschmälert. Dieselbe Patientin wie in Abb. 16 a.

werden kann, daß jedoch einmal aufgetretene Deformierungen durch eine Wiederherstellung der Knochenfestigkeit nicht zu beseitigen sind.

Außer geeigneter statischer Beanspruchung ist die wichtigste allgemeine Maßnahme in der Osteoporosebehandlung heute die Verabfolgung von Keimdrüsenhormonen. Die damit zu erzielenden Erfolge sind vielfach außerordentlich gute, namentlich dann, wenn diese medikamentöse Behandlung mit individuell zweckmäßigen Allgemeinmaßnahmen (Anpassung des Körpergewichtes an die statische Leistungsfähigkeit des Skeletts, Konditionsmassage, Heilgymnastik usw.) kombiniert wird. Als zweckmäßigste Darreichungsform erscheint nach eigenen Erfahrungen die Gabe als Depot nach den auf S. 98 geschilderten Grundsätzen.

2. Osteomalazie.

Auch bei dieser Erkrankung verliert das Skelett in zunehmendem Maße seine statische Leistungsfähigkeit, zum Unterschied von der Osteoporose liegt jedoch die Ursache hierfür nicht in einer verminderten Bildung von Knochengrundsubstanz, sondern in einer Störung der Verkalkung derselben. Eine solche Veränderung kann sich auf verschiedener Basis entwickeln: Durch eine Störung im Vitamin-D-Haushalt, durch Veränderung des Säure-Basen-Haushaltes infolge einer Nierenschädigung, infolge inkretorischer Störungen und schließlich aus unbekannter Ursache. Immer ist jedoch dabei die Bildung der unverkalkten Knochengrundsubstanz uneingeschränkt, ja sogar teilweise gegenüber der Norm vermehrt, *gestört ist allein die Umwandlung des Osteoids in verkalktes, reifes Knochengewebe.* Als Ausdruck einer erhöhten Osteoblastenaktivität ist deshalb die alkalische Serumphosphatase zum Unterschied von der Osteoporose gegenüber der Norm vermehrt, während sich die Mineralverhältnisse im Blut und Harn nach der jeweils vorliegenden Art der Grundstörung richten.

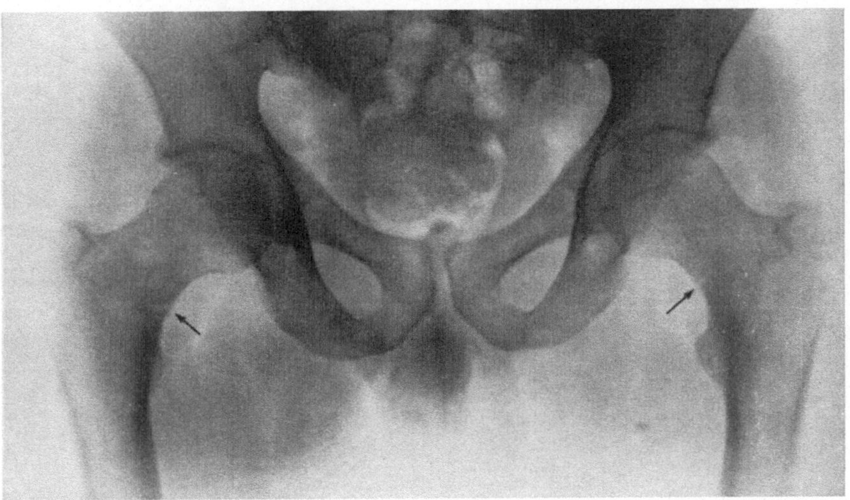

Abb. 17. MILKMAN-Syndrom bei einem 29jährigen Mann. An beiden Schenkelhälsen erkennt man beiderseits an symmetrischen Stellen je eine etwa 1 cm lange und etwa 4 mm breite, bandförmige Aufhellungszone (Umbauzone). (Pfeil.) In diesem Bereich ganz geringe periostale Callusbildung. Abgesehen von dieser Veränderung zeigt das dargestellte Skelett normale Struktur und Schattendichte.

Da der Osteomalazie eine sich am Knochen mehr oder weniger stark auswirkende Stoffwechselstörung zugrunde liegt, lassen sich klinisch verschiedene Grade der Schwere der Erkrankung auseinanderhalten: beim ersten Grad beschränken sich die erfaßbaren Veränderungen auf den Blutchemismus; beim zweiten treten bereits deutlichere histologische Veränderungen am Knochen im Sinne einer Anhäufung von Osteoid hinzu; beim dritten treten im Röntgenbild an gewissen, statisch besonders beanspruchten Stellen des Skeletts, wie Schambein, Femurhals, Mittelfußknochen, Unterarme usw., Umbauzonen in Form keil- oder bandförmiger Streifen verminderter Schattendichte auf, während das Knochensystem an den übrigen Stellen noch keine auffallenden Veränderungen erkennen läßt (diese Sonderform der Osteomalazie wird heute vielfach als MILKMAN-*Syndrom* bezeichnet) (s. Abb. 17); beim vierten Grad schließlich zeigt das Röntgenbild außer diesen Umbauzonen eine allgemeine, höhergradige Verminderung der Schattendichte (vgl. Abb. 12) und in den schwersten Fällen eventuell Spontanfrakturen, Fischwirbelbildung oder Deformierungen in Form runder Verbiegungen.

Was die allgemeine *klinische Symptomatologie* der häufigsten Osteomalazieform betrifft, so ist die erste Klage der Kranken meist die über unbestimmte

Körperschmerzen, die oft als „rheumatisch" bezeichnet werden. Sie sind anfänglich meist im Rücken lokalisiert und haben einen dumpfen, ziehenden Charakter. Auch die Leistengegend, das Kreuz und die Oberschenkel sind eine häufig angegebene Lokalisation. Frühzeitig schon können auch die Rippen spontan, insbesondere aber auf Druck schmerzhaft sein. Die Schmerzen nehmen unter Belastung oder Inanspruchnahme des betreffenden Skelettabschnittes oft zu, wobei die verschiedenen Kranken verschiedene Stellungen bzw. Körperhaltungen oder Beschäftigungen angeben, bei welchen die Schmerzen auftreten, sich verstärken oder unerträglich werden. Fast alle Kranken mit stärkeren Beschwerden berichten, ohne Rückenlehne bzw. ohne Anlehnen des Rückens nicht sitzen zu können; selbst Liegen auf weicher oder harter Unterlage wird als sehr schmerzhaft empfunden. Gegen Abend nehmen die Beschwerden fast immer zu. Dadurch, daß

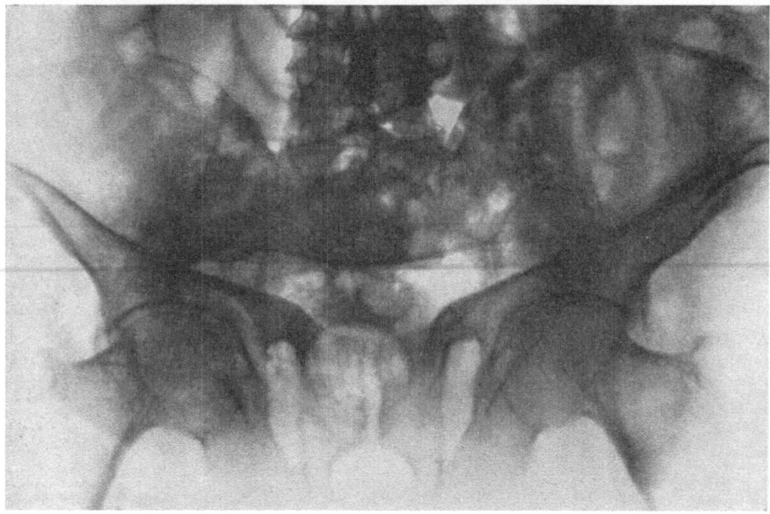

Abb. 18. Kartenherzförmige Deformierung des Beckens infolge seitlichen Druckes der Femurköpfe bei Osteomalazie.

die Hüftgelenke durch eine krampfhafte Anspannung der Adduktoren soweit als möglich immobil gehalten werden, haben die Kranken einen eigentümlichen, für den Erfahrenen charakteristischen und diagnostisch wichtigen, meist als „watschelnd" bezeichneten Gang, der damit gekennzeichnet werden kann, daß die Kranken kleine, sehr kurze Schritte machen und die Füße hierbei nicht vorwärts, sondern einwärts setzen, und zwar deshalb, weil sie bei fixierten Hüftgelenken den Rumpf (und damit auch die Füße) einwärtsdrehen. Dies erklärt auch einen Teil des „Watschelns", da der Oberkörper im Kreuz bei dem einen Schritt z. B. nach links auswärts, beim nächsten nach rechts einwärts gedreht wird. Die Krampfhaltung der Adduktoren wird verschieden erklärt, wahrscheinlich handelt es sich um einen Teil einer komplexen Krampfhaltung mit dem Bestreben, das meist stark schmerzhafte und durch die Erkrankung in Mitleidenschaft gezogene knöcherne Becken ruhigzustellen. Es würde sich also hierbei ähnlich wie bei einer Psoasstellung um eine Schonhaltung handeln. Der Gang muß, insbesondere im Beginn der Krankheit, nicht in dem beschriebenen Sinne watschelnd sein, er kann auch schleichend-schleifend sein, wobei jedoch auch hierbei das Moment der beabsichtigten Schonung des Beckens zutage tritt, und er kann manchmal sogar auch hüpfend sein, wenn nämlich die unteren Extremitäten durch Drehen des Oberkörpers gehoben werden, um das Becken beim Gehen zu schonen, zum Teil vielleicht auch um der schweren Müdigkeit zu begegnen, die sich beim Gehen alsbald einstellt. Das Becken, insbesondere die Knochen des Beckenringes werden durch das Körpergewicht am meisten belastet, weshalb sich die Folgen der Osteomalazie hier röntgenologisch sehr eindrucksvoll manifestieren können (s. S. 386). Wenn der Beckenring dem nach innen gerichteten Druck der Femurkörper nicht mehr standhält, entsteht schließlich das charakteristische, „kartenherzförmige" Becken (Abb. 18), das in dieser Form ausheilend, später als verengtes Becken zu einem schweren Geburtshindernis werden kann. Zu betonen ist, daß der reflektorische Adduktorenspasmus mit einer Nervenläsion nichts zu tun hat, wie seinerzeit angenommen wurde.

Weitere häufige Erscheinungen der Osteomalazie sind die frühzeitige starke kyphotische Krümmung der Wirbelsäule und die „Glockenform" des Thorax (Abb. 19). Der Brustkorb wird durch den Zug des Zwerchfelles und auch der Brustmuskeln in seinen unteren seitlichen Partien eingezogen (Pfeil). Schon durch dieses Einziehen des höher gelegenen Thoraxanteiles muß die untere Thoraxapertur auseinanderweichen, wodurch die Glockenform noch mehr unterstrichen wird. Die Wirbelsäulenkrümmung führt zu einer Abnahme der Körpergröße, die dem Patienten und seiner Umgebung nicht selten als eines der ersten Krankheitszeichen auffällt. Auch Deformierungen der unteren Extremitäten im Sinne von X- oder O-Beinen sind bei Jugendlichen nicht selten. Besonders hervorzuheben sind schließlich Spontanfrakturen verschiedener Knochen, die sich aus Umbauzonen (Abb. 12) in Form eines sogenannten „Dauerbruches" entwickeln können oder schon bei geringfügigen mechanischen Beanspruchungen der Stellen stärkster Spannung auftreten. Bei der physikalischen Untersuchung fällt ferner eine besondere Schmerzhaftigkeit des Thorax auf, wenn man versucht, ihn von beiden Seiten her einzudrücken. Eine ähnliche Schmerzhaftigkeit beobachtet man gelegentlich auch beim Versuch, beide großen Trochanteren gegeneinander zu drücken oder das Becken von den beiden Cristae iliacae aus zu komprimieren. Diese Schmerzempfindlichkeit der Beckenknochen gegen Druck äußert sich gelegentlich auch in der anamnestischen Angabe, daß längeres Liegen auf einer Seite der Schmerzen halber unmöglich sei. Sofern keine Hungerosteomalazie vorliegt, ist der Allgemeinzustand des Kranken im übrigen aber ein guter, das Blutbild zeigt keine wesentlichen Abweichungen von der Norm, wenngleich leichte hypochrome Anämien mitunter beobachtet werden.

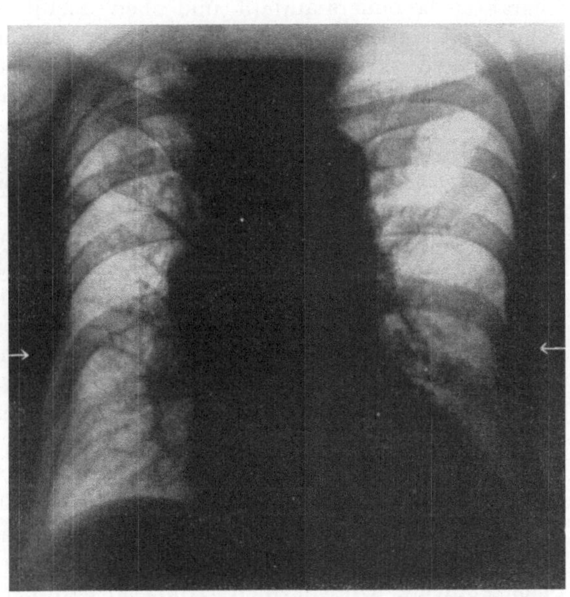

Abb. 19. Glockenthorax bei Osteomalazie.

a) Osteomalazie auf der Basis eines primären oder sekundären Vitamin-D-Mangelzustandes.

Diese Störung, die je nach dem Zeitpunkt ihrer Manifestation als *Rachitis*, *Spätrachitis* oder *Osteomalazie* bezeichnet wird, ist die ätiologisch häufigste Osteomalazieform. Als Ursache kommen Mißernährung, chronische Darm- und Gallenerkrankungen, mangelnde Sonnenbestrahlung, wahrscheinlich aber auch noch andere Umstände, deren Erörterung zu weit führen würde, in Betracht. Die hauptsächlichsten Beschwerden sind zusammenfassend eingangs beschrieben, sie bestehen in Schmerzen, teils direkt in den Knochen, teils im Bereiche der Muskulatur, wobei besonders die Adduktoren der Beine betroffen sind. Auf Grund dieser Schmerzen entwickelt sich mit dem Fortbestand der Krankheit die charakteristische Schonhaltung, die beim Gehen durch ihren watschelnden Charakter besonders auffällt und oben ausführlicher beschrieben ist. Mit zunehmender statischer Insuffizienz des Knochengerüstes und den sich daraus entwickelnden Verkrümmungen wird auch die Körpergröße allmählich geringer, der Rücken krumm und am Bauch treten auffallende Querfalten in Erscheinung. Dieses immer wieder als charakteristisch beschriebene Symptom ist aber selbstverständlich nicht für die Osteomalazie allein kennzeichnend, es kann sich bei jeder statischen Insuffizienz der Wirbelsäule entwickeln und findet sich deshalb auch bei entsprechenden Fällen von Osteoporose oder M. BECHTEREW (s. S. 355). Typischer für schwere Osteomalazieformen ist wahrscheinlich die in Abb. 19 gezeigte glockenförmige Deformierung des Brustkorbes, die, wenn vorhanden, nicht nur röntgenologisch, sondern gemeinsam mit der dabei stets vorhandenen auffälligen Schmerzempfindlichkeit auch klinisch ein recht eindrucksvolles Phänomen darstellt. Bei Kranken, die auch bei fortgeschrittener Krankheit nicht bettlägerig werden, kommt es ferner zu einer typischen Veränderung des Beckens: Dieses wird durch den Druck der Schenkelköpfe auf die Hüftgelenkpfannen seitlich zusammengedrückt und nimmt hierbei die schon beschriebene „Kartenherzform" an (s. Abb. 18). Für spätere Schwangerschaften ergeben sich daraus oft schwerste Geburtshindernisse.

Röntgenologisch findet man beim Erwachsenen je nach der Schwere der Erkrankung eine mehr oder weniger ausgeprägte allgemeine Verminderung der Schattendichte, Umbauzonen (Abb. 12) und Verbiegungen der am meisten belasteten Skelettanteile. Blutchemisch liegt der Kalkgehalt im Bereich der Norm oder an deren unteren Grenze, während der Blutphosphorgehalt in den reinen Formen stets deutlich vermindert ist. Die alkalische Serumphosphatase ist dem Grad der Erkrankung entsprechend erhöht. Die Kalkausscheidung im Harn ist vermindert (s. S. 61).

Durch alle diese Befunde unterscheidet sich die Osteomalazie deutlich von der klinisch mitunter ähnlichen Osteoporose. Als letztes Kriterium bleibt jedoch im Zweifelsfalle noch die Knochenbiopsie, die stets eine eindeutige Unterscheidung gestattet: die Osteoporose zeigt das Bild verminderter Knochenbildung bei normalem Abbau; die Tela ossea ist überaus zart, an sich aber normal gebaut, Osteoblasten sind kaum zu sehen; demgegenüber ist die Osteomalazie durch eine lebhafte Osteoblastenaktivität gekennzeichnet; Osteoid ist überall reichlichst in Form der charakteristischen Säume vorhanden, seine Umwandlung in die Tela ossea des gesunden Knochens geht jedoch nicht vonstatten.

Aus diesem Unterschied ergibt sich, daß die Therapie der Osteoporose und der Osteomalazie nicht die gleiche sein kann. Während bei der Osteoporose die Aktivität der Osteoblasten zu steigern ist (s. S. 381), hat man bei der Osteomalazie seine Maßnahmen auf die Ermöglichung einer geordneten Umwandlung des

Osteoids in verkalktes Knochengewebe zu richten. Bei den hypovitaminotischen Osteomalazieformen kann dies durch eine geeignete Zufuhr von Vitamin D und Kalk geschehen, doch soll dabei, wo immer möglich, auch die zur Hypovitaminose führende Grundstörung beseitigt werden. Gelingt dies und wird das Vitamin nach den auf S. 202 erörterten Grundsätzen zugeführt, dann sind die Heilungsaussichten auch bei den schwersten Formen keineswegs schlecht: **Die Kranken** verlieren ihre Schmerzen, nehmen an Gewicht zu und sind schon nach wenigen Wochen kaum mehr wiederzuerkennen. Dennoch soll die Behandlung immer möglichst früh einsetzen, denn einmal aufgetretene Skelettdeformierungen sind nicht mehr zu beseitigen.

Auch die *Rachitis* der Säuglinge und die *Spätrachitis* der Jugendlichen sind avitaminotische Osteomalazieformen. Sie unterscheiden sich in ihren anatomischen Veränderungen und in ihrer klinischen Symptomatologie nur dadurch von der entsprechenden Störung des Erwachsenen, daß bei ihnen das Knochensystem zur Zeit seiner Bildung bzw. seines Wachstums befallen wird.

Auch hier stehen Knochenschmerzen und Knochendeformierungen im Vordergrund der klinischen Erscheinungen, zu denen sich ein Wachstumsstillstand als weiteres kennzeichnendes Symptom gesellt. Die Säuglinge und Kleinkinder bleiben in ihrer Entwicklung zurück, sind

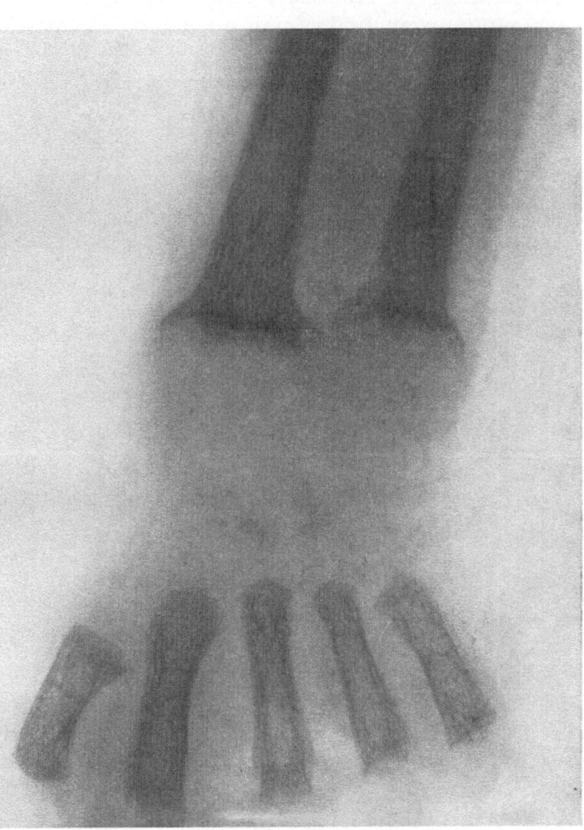

Abb. 20. Floride Rachitis. 9 monatiges Kind. Die Metaphysen von Radius und Ulna zeigen deutliche Becherform. Die präparatorische Verkalkungszone fehlt vollkommen. Einzelne Spongiosabälkchen ragen gegen die Epiphysenfugen frei vor. Die Knochenkerne von Capitatum und Hamatum sind auffallend klein, völlig unscharf begrenzt und kaum zu erkennen. Die Spongiosa grobmaschig, die Kortikalis aufgelockert, schmal und nur undeutlich zu erkennen (vgl. Abb. 21).

blaß und weinerlich, schwitzen leicht und lernen erst spät laufen. Die Schädelknochen fühlen sich als Ausdruck der „Kraniotabes“ weich und dünn an, die Fontanellen zeigen keine Tendenz zum Verschluß, die Knochenknorpelgrenzen der Rippen sind in Form des rachitischen „Rosenkranzes“ aufgetrieben, der Brustkorb mitunter wie bei der Hühnerbrust deformiert, die Tubera frontalia infolge periostaler Auflagerungen vorspringend, die Diaphysenenden verdickt, der Zahndurchbruch verzögert. Ältere Kinder und Jugendliche klagen zumeist über eine quälende Müdigkeit und ziehende Gliederschmerzen und zeigen bei längerer Dauer der Störung einen zunehmend watschelnden Gang sowie eine fortschreitende Verkrümmung der Beine, sei es zur X- oder O-Form.

Ihre körperliche Leistungsfähigkeit ist auch infolge einer abnormen Schlaffheit der Muskulatur — der sogenannten Myopathia rachitica — zumeist erheblich herabgesetzt. Bezüglich weiterer Einzelheiten der Klinik der Rachitis der Säuglinge und der Jugendlichen sei auf die pädiatrischen Lehrbücher verwiesen.

Im Röntgenbild verschwindet zuerst die präparatorische Verkalkungslinie (Abb. 20), dann wird die Epiphysenfuge breit und die Metaphyse schließlich becherförmig (s. Abb. 20). Ähnliche Veränderungen gemeinsam mit stärkeren Verkrümmungen findet man auch bei der Spätrachitis älterer Kinder, während bei Jugendlichen mit dem Auftreten von typischen Umbauzonen (vgl. S. 374) sich das Bild immer mehr der Osteomalazie der Erwachsenen nähert. Blutchemisch sind alle diese Krankheitsformen durch einen an der unteren Grenze der Norm sich bewegenden Blutkalkgehalt, eine zumeist tiefe Hypophosphatämie und eine deutliche Steigerung der alkalischen Serumphosphatase gekennzeichnet. Die Kalkausscheidung im Harn ist in allen Fällen vermindert (vgl. S. 386).

Die Behandlung besteht auch hier in einer geeigneten Zufuhr von Vitamin D und Kalk (s. S. 202).

b) Osteomalazie auf der Basis chronischer Nierenstörungen (renale Osteopathie).

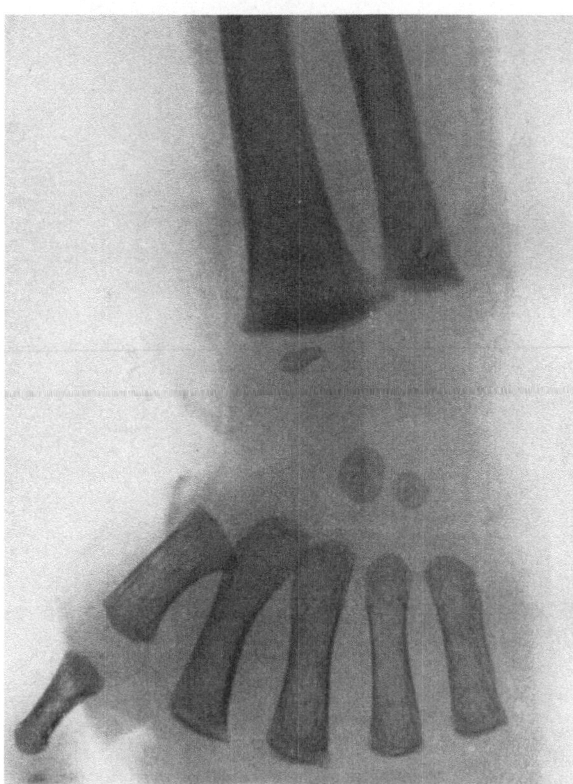

Abb. 21. Hand eines gleichaltrigen normal entwickelten Kindes.

Alle Nierenkrankheiten, die chronisch verlaufen und mit stärkeren Veränderungen im Säurebasenhaushalt einhergehen, können zu mehr oder weniger ausgeprägten Störungen am Skelett führen, da in solchen Fällen an Stelle des infolge des Nierenschadens vermindert gebildeten Ammoniaks Kalzium zur Bindung saurer Valenzen herangezogen und mit dem Harn vermehrt ausgeschieden wird. Wenn sich die Störung der Nierenfunktion auf das Bestehen einer solchen azidotischen Stoffwechsellage beschränkt (das heißt in erster Linie die Tubulusfunktion, nicht aber die Glomerulusfunktion gestört ist), kommt es so über den Weg einer chronischen Hyperkalzurie allmählich zu einer mehr oder weniger ausgeprägten Hypokalzämie und damit zu einer Störung der Verkalkungsvorgänge am Knochen, das ist zur Osteomalazie. Eine entsprechende Zufuhr alkalischer Valenzen in der Nahrung gemeinsam mit einer Steigerung der Kalkresorption aus dem Darmkanal durch eine entsprechende Vitamin-D-Medikation vermögen eine solche Mineralstoffwechselstörung renaler Genese weitgehend zu kompensieren und auch die Skelettveränderungen zur Rückbildung zu bringen (ALBRIGHT und Mitarbeiter). Wenn jedoch außer der Tubulusfunktion auch die Glomerulusfunktion stärker beeinträchtigt ist — wie etwa bei allen Schrumpfnierenerkrankungen und schwereren Nierenmißbildungen —, dann liegen die Verhältnisse wesentlich komplizierter und eine alleinige Besserung der Säurebasenbilanz führt noch zu keiner Bereinigung der pathologischen Stoffwechsellage. In solchen Fällen entwickelt sich als Ausdruck kompensatorischer Vorgänge eine Hyperplasie der Epithelkörperchen, die unter dem Bilde des sogenannten *sekundären Hyperparathyreoidismus* (vgl. S. 76) allmählich zu einer ausgeprägten Osteofibrose führt, die wiederum je nach der Dauer ihres Bestehens und dem Zeitpunkt ihres Einsetzens zu mehr oder weniger ausgeprägten Skelettveränderungen führen kann. Die bekannteste Erkrankung dieser Art ist die sogenannte *renale Rachitis*, eine auf der Basis einer frühinfantilen Nierenschädigung sich entwickelnde Osteomalazie und Osteofibrose, die sich klinisch vor allem durch den durch sie bedingten Zwergwuchs kennzeichnet, desgleichen können aber im späteren Lebensalter auch Spätrachitis und Osteomalazie aller Schwerheitsgrade durch eine derartige Grundstörung verursacht sein. Das Bestehen einer Nierenkrankheit ist bei entsprechender Untersuchung wohl kaum zu übersehen, da jedoch auch einmal das Augenmerk durch eine Spontanfraktur oder Umbauzonen in eine andere Richtung gelenkt werden kann, ist die Kenntnis einer derartigen Entstehungsmöglichkeit solcher Veränderungen immerhin von Bedeutung.

Von der avitaminotischen Osteomalazie unterscheidet sich die renale Osteopathie einerseits histologisch durch das stärkere Hervortreten fibröser Markveränderungen, anderseits durch die Tatsache, daß die Kalkausscheidung im Harn nicht vermindert, sondern erhöht ist und der Blutkalkspiegel eine deutliche Tendenz zum Absinken, der Blutphosphorgehalt aber zu einem mehr oder weniger starken Ansteigen erkennen läßt. Die alkalische Serumphosphatase ist wie bei allen Zuständen mit erhöhter Osteoblastenaktivität auch bei der renalen Osteopathie gegenüber der Norm erhöht.

Infolge der chronischen Hyperkalzurie findet man bei derartigen Krankheitsfällen ebenso wie beim primären Hyperparathyreoidismus (s. S. 73) häufig kalziumhaltige Nierensteine. Wenn bei solchen Kranken hierzu noch eine Infektion der Harnwege tritt, dann ist die Allgemeinprognose begreiflicherweise außerordentlich schlecht. In günstigeren, unkomplizierten Fällen kann sich ein solches, an sich schweres Leiden jedoch erstaunlich lange hinziehen. Der endliche Ausgang wird dabei immer von der Niere und nur ausnahmsweise (z. B. bei hochgradiger Immobilisierung infolge Frakturen) vom Skelett bestimmt.

c) Andere Osteomalazieformen.

Andere Osteomalazieformen, wie etwa die infolge primärer („idiopathischer") Hyperkalzurie oder in der Heilphase eines Morbus Recklinghausen zur Beobachtung gelangenden, sind heute teils in ihrem Wesen noch zu wenig erschlossen, teils besitzen sie ein zu geringes praktisches Interesse, um hier ausführlicher erörtert zu werden.

Unter dem Begriff der *puerperalen Osteomalazie* werden im älteren Sprachgebrauch die im Rahmen einer Maternität nicht selten zur Beobachtung gelangenden klinischen Zustandsbilder einer Knochenerweichung zusammengefaßt. Sie stellen höchstwahrscheinlich keine pathogenetische Einheit dar, sondern sind zweifellos häufig hypovitaminotisch, manchmal wohl aber auch inkretorisch oder eventuell endotoxisch bedingt. Die im Einzelfall entscheidende Ursache bestimmt deshalb sehr unterschiedlich den klinischen Verlauf und die allfällige therapeutische Beeinflußbarkeit derartiger Störungen.

Die als *Hungerosteopathie* bezeichnete Störung ist nach unseren heutigen Kenntnissen eine durch chronische Mißernährung qualitativer und quantitativer Art hervorgerufene Kombination von Osteomalazie und Osteoporose. Ihre Behandlung besteht in einer eiweiß- und vitaminreichen Nahrung hohen Kaloriengehaltes und in einer medikamentösen Zufuhr von Vitamin D und Kalk (vgl. S. 202).

Das Auftreten der Hungerosteopathie ist durch den Hunger allein nicht zu erklären. In den beiden schweren Hungerperioden, die unsere Generation in und unmittelbar nach dem ersten und zweiten Weltkrieg mitmachte, sah man nur zeitweise und merkwürdigerweise nur in bestimmten Gegenden Osteomalaziefälle, wobei das Auftreten keineswegs unmittelbar in Parallele zur Schwere des Hungerns stand. Vor allem muß betont werden, daß die Osteomalazie in beiden Weltkriegen nicht zur Zeit der geringsten Kalorienzufuhr an die Bevölkerung und scheinbar unabhängig von der Vitaminzufuhr auftrat. Es wurde im ersten und im zweiten europäischen Kriegs- und Nachkriegshunger Osteomalazie vorerst nicht gesehen. Mitteilungen über einschlägige Beobachtungen mehrten sich erst einige Monate nach Kriegsende, und zwar zu einer Zeit, da die Verpflegung der Bevölkerung schon eine bessere geworden war. Dies gilt sowohl für die Fälle in Wien und Niederösterreich, wie auch für die Fälle in Bayern, wo übrigens merkwürdigerweise in jedem Weltkrieg mehr Fälle gemeldet wurden als aus dem übrigen Deutschland. Auffällig muß für eine Hungerosteomalazie doch auch sein, daß gerade in der schwersten Inanitionsperiode Wiens, unmittelbar nach Kriegsende im Jahre 1945, Osteomalazie so gut wie nicht vorkam. Also nochmals: Einfacher Hunger allein, und sei dieser noch so schwer, muß keineswegs zwangsläufig zu Hungerosteomalazie führen. Die Zusammenhänge, die mit diesen Ausführungen berührt sind, sind von einer Klärung noch weit entfernt.

Zu den Mangelkrankheiten, die zu Veränderungen an den Knochen führen, gehört auch der *infantile Skorbut* oder die MÖLLER-BARLOW*sche Krankheit*. Diese zumeist künstlich ernährte Säuglinge befallende und auf einem hochgradigen und langdauernden Vitamin-C-Mangel beruhende Störung ist klinisch durch eine Kombination einer Knochenerkrankung mit Erscheinungen einer hämorrhagischen Diathese gekennzeichnet. Nach vorausgegangenen, wenig charakteristischen Allgemeinerscheinungen findet man in typischen Fällen äußerst schmerzhafte, durch subperiostale Blutungen bedingte Knochenverdickungen, die mit Blutungen und Ödemen der Weichteile kombiniert, zu sichtbaren, nichtentzündlichen Schwellungen der Glieder führen. Hierzu treten Blutungen im Bereiche der Haut, des Zahnfleisches, der Schleimhäute und nicht selten auch der Nieren — Hämaturie kann als Kardinalsymptom gelten — sowie häufig Fieber infolge einer unzureichenden Abwehr gegenüber Infekten oder durch Blutresorption.

Die Diagnose wird in ausgeprägten Fällen durch ein typisches Röntgenbild erhärtet: dunkle, quere Schattenstreifen an den Knorpelknochengrenzen, Randschatten an den Diaphysen der langen Röhrenknochen infolge periostaler Abhebung durch Blutungen und dunkler Randsaum an den Knochenkernen, neben allgemeinen Zeichen einer Osteoporose (s. S. 380). Die Knochen zeigen eine Störung des Epiphysenwachstums; röntgenologisch sieht man in dieser Zone eine sogenannte Trümmerzone; meist besteht Wachstumstillstand und eine auffällige Anfälligkeit gegen Infektionen. Eine probatorische Gabe von Vitamin C kann die Diagnose sichern.

Die Behandlung dieser heute bei uns kaum mehr zur Beobachtung kommenden Störung besteht in einer entsprechenden Zufuhr von Vitamin C (s. S. 195) bzw. Frauenmilchernährung mit vitaminreicher Beikost.

3. RECKLINGHAUSENsche Krankheit (Ostitis fibrosa generalisata).

Diese ebenfalls auf einer Stoffwechselstörung beruhende Knochenerkrankung wurde bereits bei den inkretorischen Störungen ausführlich behandelt (s. S. 72).

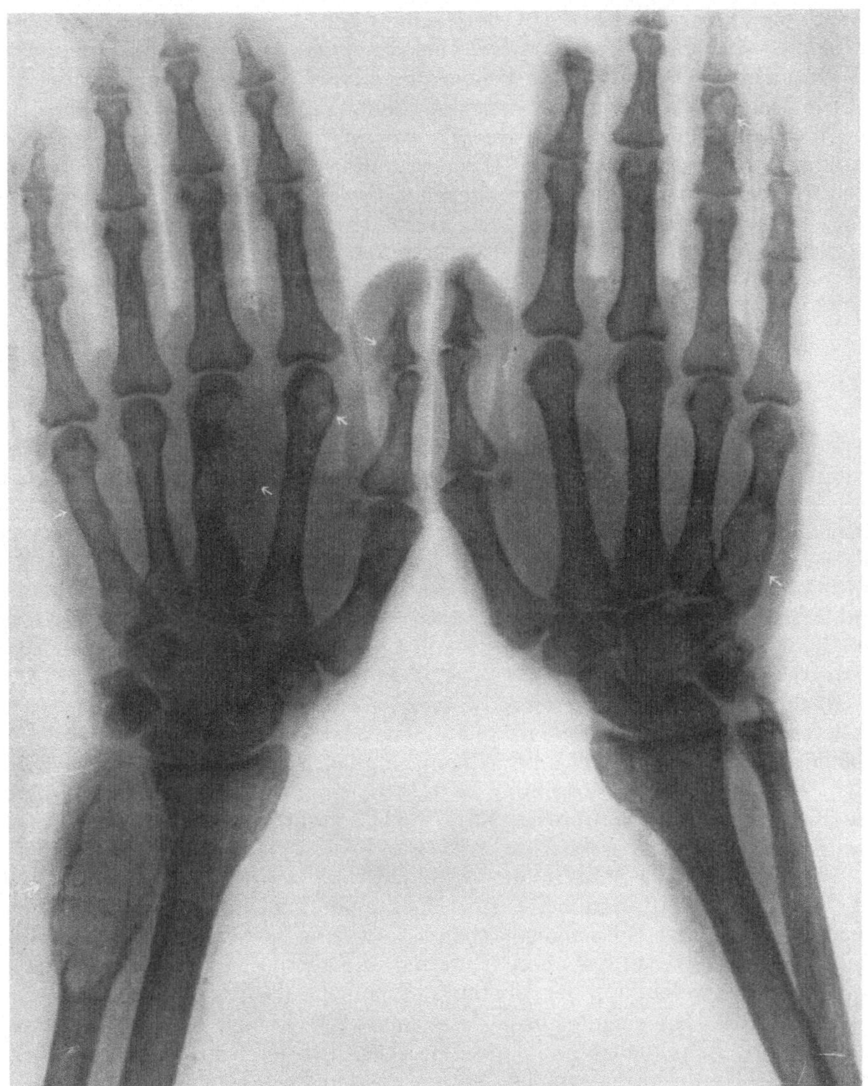

Abb. 22. RECKLINGHAUSENsche Erkrankung. Am distalen Ende der Ulna, am Os multangulum majus, am Os Metacarpale I, II, III und V der linken, sowie am Os Hamatum, Metacarpale IV und V und an der Mittelphalanx des IV. und V. Strahles der rechten Hand erkennt man zystenähnliche Aufhellungen, die zum Teil durch grobe septenförmige Bälkchen unterteilt sind. Im Bereich eines Teiles dieser Herde ist der Knochen verbreitert. An sämtlichen dargestellten Knochen sieht man eine Porosierung der Spongiosa und eine Auffaserung der Corticalis. (Die Herde zum Teil durch Pfeile gekennzeichnet.)

Ihre klinische Symptomatologie ist durch eine zumeist sehr schmerzhafte, progressive Knochenerweichung schwersten Grades gekennzeichnet. Röntgenologisch finden sich am Knochensystem von einer mäßigen, diffusen Verminderung der Schattendichte, die auf einer Spongiosierung der Kompakta beruht, bis zu schwersten Konsumptionsveränderungen mit zystenähnlichen Aufhellungen (s. Abb. 22) und grotesken Deformierungen alle Übergänge. Differentialdiagnostisch ist dabei vor allem auf das Verschwinden der Alveolarkompakta im Bereiche der Zahnalveolen hinzuweisen (STROCK). Histologisch ist das Bild durch eine Hyperaktivität der Osteoklasten, Knochenkonsumption, Markfibrose und eine sekundäre (kompensatorische) Steigerung der Osteoblastenaktivität mit vermehrter Osteoidbildung gekennzeichnet.

Die Diagnose der RECKLINGHAUSENschen Krankheit basiert auf dem Nachweis der ihr zugrunde liegenden Mineralstoffwechselstörung, die durch eine Hyperkalzämie, Hyperphosphatämie, Hyperkalzurie, Hyperphosphaturie und eine Steigerung der alkalischen Serumphosphatase gekennzeichnet ist. Das Röntgenbild ist trotz der in typischen Fällen überzeugenden Veränderungen allein keine diagnostische Grundlage. Hinsichtlich der Details der Krankheit s. das Kapitel Inkretorische Erkrankungen, Bd. III, S. 72.

C. Knochenerkrankungen unbekannter Ursache.

1. Fibröse Knochendysplasie (JAFFÉ-LICHTENSTEIN).

Von der Ostitis fibrosa generalisata (RECKLINGHAUSEN) ist eine örtlich beschränkte Knochenerkrankung mit fibröser Umwandlung des Knochenmarkes und Änderung der Knochenstruktur zu trennen, die schon in früher Jugend in Erscheinung tritt und zumeist nur eine geringe Tendenz zum Fortschreiten zeigt. Während schon früher bekannte derartige Fälle nur als Sonderformen der RECKLINGHAUSENschen Erkrankung angesehen wurden, gaben neuere Untersuchungen und Erfahrungen zur Anerkennung dieses Leidens als eigengesetzliches Krankheitsbild Anlaß. Es wurde von JAFFÉ und LICHTENSTEIN 1942 als *fibröse Knochendysplasie* bezeichnet.

Nach unserem gegenwärtigen Wissen ist die Krankheit als eine fehlerhafte Skelettentwicklung aufzufassen, die einen oder mehrere, einander segmental zugehörige Knochen umfaßt und vielfach eingliedrig oder einseitig in Erscheinung tritt. Das Wesen der Erkrankung besteht in einer fehlerhaften Differenzierung des Knochenmarkes in fibröses Mark und Entwicklung von Bindegewebe an Stelle von Knochensubstanz.

Die Krankheit beginnt in der Kindheit, verläuft in Schüben und kommt im Nachpubertätsalter zumeist zum spontanen Stillstand. Eine Mineralstoffwechselstörung oder Epithelkörperchenveränderung besteht nicht. Die Kalzium- und Phosphorwerte im Serum sind normal, die alkalische Serumphosphatase ist bei stärkerer Ausdehnung der Erkrankung zumeist leicht erhöht.

Die fibröse Knochendysplasie ist zum Unterschied von der RECKLINGHAUSENschen Krankheit eine lokale, immer örtlich beschränkte Knochenerkrankung. Die Herde liegen am häufigsten in den proximalen Enden der Ober- und Unterschenkel (s. Abb. 23), im Becken, Schädel (Abb. 24), Mittelhand- und Mittelfußknochen, aber in manchen Fällen auch in den Rippen und der Wirbelsäule. Histologisch erweisen sich solche Herde als Bindegewebe ohne auffällige Aktivitätszeichen, das ohne Übergang an normales Knochengewebe anschließt. In dieser Lokalisiertheit der Veränderungen und in dem Fehlen einer osteoklastischen Überaktivität liegt der entscheidende Unterschied gegenüber der Ostitis fibrosa generalisata (RECKLINGHAUSEN), weshalb die Krankheit auch vielfach, wenn auch wenig glücklich, jener als „Ostitis fibrosa localisata" gegenübergestellt wird.

Da die echte Recklinghausensche Ostitis fibrosa immer durch eine Nebenschilddrüsenüberfunktion verursacht ist und damit bis heute die einzig aussichtsreiche Therapie in der operativen Entfernung des Adenoms besteht (s. S. 76), ein solcher Eingriff bei der fibrösen Knochendysplasie aber naturgemäß völlig wertlos ist, kommt der diagnostischen Differenzierung dieser beiden Krankheiten eine besondere Bedeutung zu. Hierbei ist folgendes zu berücksichtigen:

Die Recklinghausensche Krankheit ist die Folge einer Mineralstoffwechselstörung und daher immer generalisiert; eine histologische Untersuchung ergibt an jeder beliebigen Stelle des Skeletts die prinzipiell gleiche Veränderung. Die fibröse Knochendysplasie ist eine lokalisierte, häufig einseitige Veränderung und deshalb histologisch nur im Bereich entsprechender Herde zu finden. Die fibröse Knochendysplasie manifestiert sich schon in der Jugend, während die Recklinghausensche Krankheit vor dem 20. Lebensjahr kaum anzutreffen ist. Der Mineralstoffwechsel ist bei der Recklinghausenschen Krankheit charakteristisch gestört, bei der fibrösen Dysplasie hingegen völlig unverändert. Die fibröse Knochendysplasie macht schließlich bei Lokalisation am Schädel ausgeprägte Gesichtsasymmetrien (s. Abbildung 24), was bei der Recklinghausenschen Krankheit niemals der Fall ist und nicht zuletzt ist das führende klinische Symptom der Recklinghausenschen Krankheit ein quälender Knochenschmerz, der bei der fibrösen Dysplasie auch bei starker Ausbreitung fehlt.

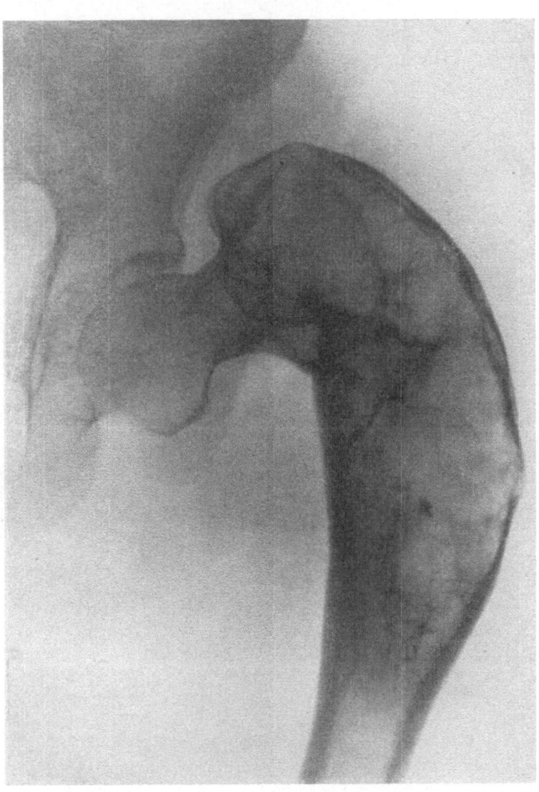

Abb. 23. Fibröse Knochendystrophie. Der Femur ist in seinem proximalsten Anteil mächtig verdickt und hirtenstabförmig gekrümmt. Die Corticalis ist stellenweise sehr stark verschmälert, die Knochenstruktur völlig verändert, man erkennt große, durch derbe Septen getrennte Aufhellungen.

Wenn die fibröse Knochendysplasie weibliche Individuen befällt, dann sind die Knochenveränderungen mitunter mit einer sexuellen Frühreife und mit eigenartigen, hellbraunen Pigmentflecken an der Haut kombiniert, wobei die letztgenannte Veränderung zumeist an derselben Seite wie die Knochenherde gelegen ist. Für diese Symptomenkombination ist heute die Bezeichnung Albright-*Syndrom* üblich.

Über die Ursache der fibrösen Knochendysplasie ist heute noch nichts Endgültiges bekannt. Wegen der Kombination von Knochenmetaplasie, Frühreife und abnormer Pigmentation segmentaler Anordnung denkt man an eine zentrale neuro-hormonale Störung, die wahrscheinlich schon im frühen Embryonalleben einsetzt. Die Knochenveränderungen, welche die Eigenschaften einer Mißbildung mit denen eines Tumors vereinigen, rechnet man heute zu den sogenannten *Hamartomen*.

Die wesentlichste ärztliche Maßnahme bei der fibrösen Knochendysplasie ist das Verhindern unnützer Eingriffe am Epithelkörperchenapparat. Die Krankheit kommt, wie erwähnt, in der Nachpubertätszeit zumeist zur Ruhe und ist

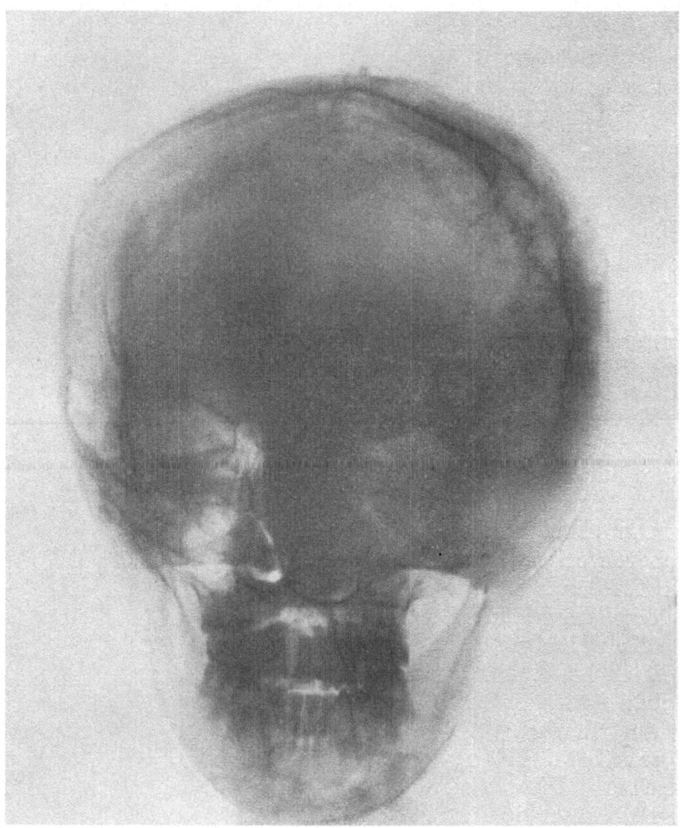

Abb. 24. Fibröse Knochendysplasie. Die Aufnahme des Schädels läßt eine deutliche Asymmetrie erkennen. Die Schädeldecke ist links auf mindestens das Doppelte verdickt, die Knochenstruktur verändert. Auch die linke Hälfte der Schädelbasis erscheint dichter und dicker. Die linke Stirnhöhle ist nicht zu erkennen, die Nasenscheidewand nach rechts verschoben, die linke Orbita deformiert. Der rechte Nasengang, die rechte Stirn- und Kieferhöhle sind deutlich zu erkennen und unverändert.

an sich ungefährlich, wenngleich odontogene Infektionen von im Kiefer gelegenen Herden und statisch besonders ungünstige Frakturen, wie etwa im Schenkelhals, zu doch bösen Komplikationen führen können. Solche Komplikationen sind den individuellen Gegebenheiten entsprechend zu behandeln. Ansonsten ist jedoch jedwede Intervention nach Möglichkeit zu vermeiden.

2. Ostitis deformans (PAGET).

Diese 1877 erstmalig von PAGET beschriebene lokalisierte Knochenerkrankung beginnt pathogenetisch wahrscheinlich mit einer vermehrten Durchblutung bestimmter Knochenbezirke und ist in ihrem Wesen als eine krankhaft überstürzte, exzessive Steigerung der normalen Knochenauf- und -abbauvorgänge zu kennzeichnen. Als Folge dieses Vorganges kommt es zu einem *Umbau* des Knochens, der sich histologisch als ein enges Ineinandergreifen pathologisch gesteigerter Osteoklasie und Osteoplasie und eine dadurch hervorgerufene mosaikartige Struktur ohne statische Gliederung darstellt. Das Knochenmark zeigt an den Stellen der Erkrankung eine ausgeprägte Fibrose. Diese Veränderungen beginnen an einer oder mehreren Stellen des Skeletts und schreiten, dieses wie Rost Eisen zerfressend, mehr oder weniger rasch vorwärts und können schließlich im Laufe der Zeit beinahe das ganze Knochengerüst befallen. Das Charak-

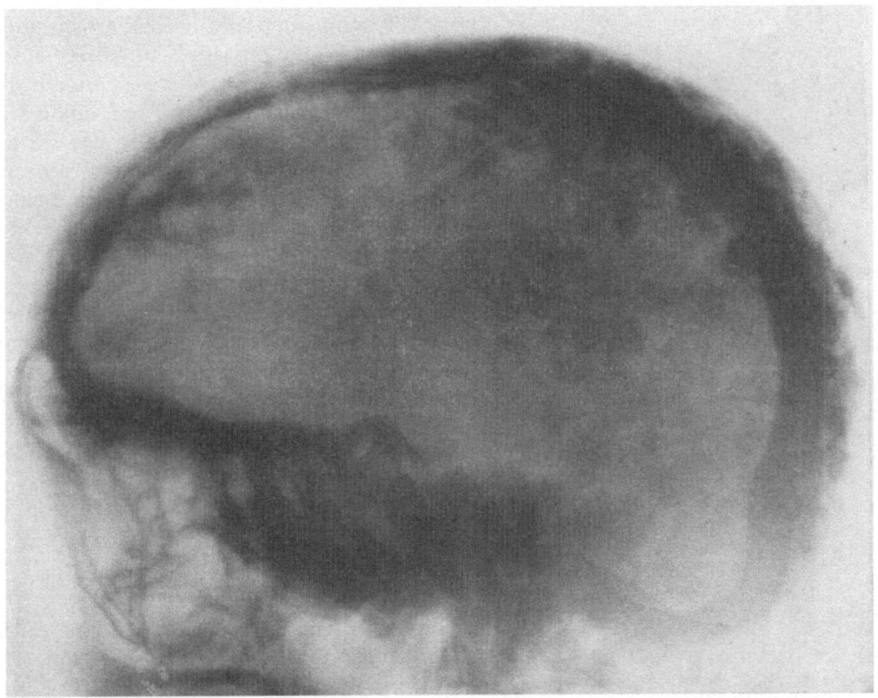

Abb. 25. Ostitis deformans PAGET. Das Schädeldach ist mächtig verdickt, die Knochenstruktur im Sinne eines typischen Paget-Umbaues verändert, von unregelmäßigen, dichten, sklerotischen Herden und Arealen mit lockerer Struktur durchsetzt. Der normale Aufbau in lamina interna, externa und intermedia nicht mehr zu erkennen. Die Schädelbasis ist hochgradig abgeplattet und verdichtet, die Gegend des Foramen occipitale magnum gegen das Schädelinnere vorgedrängt.

teristische dieser Krankheit liegt aber vor allem auch in der Tatsache, daß auch bei einer hochgradigen Ausbreitung immer noch einzelne Knochen intakt bleiben und daß das Ausmaß der Veränderung entsprechend der Dauer ihres Bestehens von Lokalisation zu Lokalisation wechselt. Dieser fortschreitende Umbau führt einerseits zu einer schmerzhaften statischen Insuffizienz der befallenen Skelettanteile und anderseits zu mehr oder weniger ausgeprägten Deformierungen.

Entsprechend dem Wesen der Erkrankung kann ihre Symptomatologie je nach ihrer Ausdehnung, dem Tempo ihres Fortschreitens und dem Auftreten allfälliger Sekundärveränderungen außerordentlichen graduellen Schwankungen unterliegen. Bei den mon-ostotischen und olig-ostotischen Formen geringer Progredienz sind neben etwaigen Knochendeformierungen und rheumatoiden Schmerzen wechselnder Intensität allenfalls sich wärmer als die Umgebung anfühlende Auftreibungen zumeist die einzig auffällige Veränderung. Befällt die Krankheit das Becken, dann kann das röntgenologische Bild unter Umständen einer Knochenkarzinomatose außerordentlich ähneln und z. B. an Metastasen eines Prostatakrebses denken lassen. Bei Befallensein des Schädels kommt es zu einer mehr oder weniger auffälligen Vergrößerung desselben und damit oftmals zu der charakteristischen Angabe der Kranken, daß der Hut nicht mehr passe. Merkwürdig ist, daß der Schädel am Scheitel tympanitischen Perkussionsschall gibt. Ein anderes, ebenso häufiges Symptom ist das Auftreten einer Schwerhörigkeit vom Typ der Otosklerose, nicht selten auch von Taubheit und in fortgeschrittenen Fällen auch von geistigen Störungen. Die letztgenannten Veränderungen sind auf einen Umbau der Schädelbasis zurückzuführen, der zu unmittelbaren Zug- und Druckwirkungen auf die Hirnnerven, vor allen den Acusticus, und auch zu zerebralen Drucksymptomen Anlaß geben kann. Veränderungen der Wirbelsäule führen zu einer Verkürzung der Körperlänge und zu einer krumm vorgebeugten Haltung des Rückens. Ähnliche Verkrümmungen treten als Folge von Umbauvorgängen in den langen Röhrenknochen auf. Entsprechend der Verkürzung der Körperlänge berichten weibliche Kranke, daß der Rock „zipfe" und sogar vorne am Boden schleife. Als eine Folge des durch lange Zeit exzessiv gesteigerten Kalkumsatzes beobachtet man nicht selten die Entwicklung von Nierensteinen.

Das Röntgenbild zeigt zu Beginn der Erkrankung eine umschriebene Osteoporose, später stark verbreiterte Knochenschatten, in denen Aufhellungen und wolkige Trübungen unregelmäßig und meist ohne scharfe Grenze wechseln und so den erkrankten Skelettanteilen ein charakteristisches „schwammiges" Aussehen verleihen. Am markantesten ist diese Veränderung bei entsprechender Lokalisation am Schädel (siehe Abb. 25) und an der Tibia, die bei größerer Ausdehnung der Veränderung außerdem eine „säbelscheidenartige" Krümmung aufzuweisen pflegt.

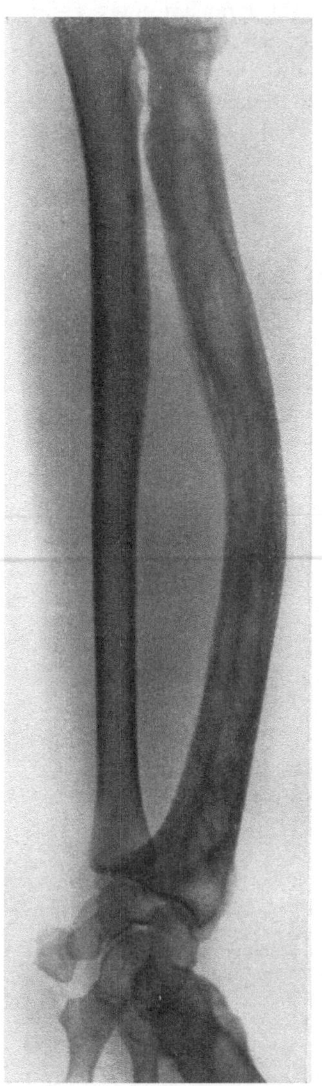

Abb. 26. Ostitis deformans PAGET. Der Radius ist etwas verlängert, gekrümmt, seine Knochenstruktur verändert. Die Ulna hingegen zeigt vollkommen normale Form und Struktur.

Der Mineralstoffwechsel ist bei der PAGETschen Krankheit nicht gestört, Kalzium- und Phosphorgehalt im Serum sind normal. Die alkalische Serumphosphatase ist hingegen als Ausdruck der pathologisch gesteigerten Osteoblastenaktivität je nach dem Ausmaß der Veränderungen mehr oder weniger stark, unter Umständen exzessiv erhöht.

Neben der klinischen Symptomatologie ergibt sich die Diagnose der Krankheit vor allem aus dem Röntgenbild, das die Kennzeichen einer das Skelett völlig ungleichmäßig verändernden Erkrankung aufweist: Neben typischen Prädilektionsstellen (Becken, Schädel, Wirbelsäule, Oberschenkel, Tibia) sind andere Knochen sehr selten befallen und heben sich damit — wie etwa die Phalangen oder die Fibula — außerordentlich markant als gesund von den kranken ab (s. Abb. 26).

Der Verlauf der Erkrankung ist in der Regel langsam fortschreitend, nicht selten unterbrochen von längeren Perioden klinischen Stillstandes. Der Tod der Kranken wird in der Regel nicht durch die Knochenkrankheit an sich, sondern durch deren mannigfachen Folgen verursacht. In einem gewissen Prozentsatz der Fälle kommt es jedoch auch zu einer sarkomatösen Entartung der Knochenherde und damit zum Ende unter dem Bilde eines bösartigen Tumors.

Eine wirksame Behandlung dieser nicht so seltenen Krankheit ist zur Zeit nicht bekannt. Gelegentlich lassen sich durch Röntgenbestrahlungen gewisse vorübergehende Erfolge erzielen.

D. Osteoarthropathie hypertrophiante (pneumique) PIERRE MARIE.
(Periostitis hyperplastica BAMBERGER, Akropachie, Osteose) Trommelschlegelfinger.

Bei verschiedenen chronischen Erkrankungen der Lunge (daher der Name pneumique), wie bei Bronchiektasien, Empyem, Lungentumor, kavernöser Tuberkulose oder Bronchuskarzinom, ferner des Herzens, wie bei angeborenen Vitien, insbesondere Pulmonalstenosen, aber auch bei chronischen Darmstenosen, bei verschiedenen chronischen Eiterungen, bei chronischer Nephritis sowie bei Leberzirrhosen kann man trommelschlegelartige Verdickungen der Finger und Zehen zugleich mit Uhrglasnägeln beobachten. Diese Verdickungen sind auf eine Hyperplasie des subkutanen Gewebes mit Kapillarhyperplasie zurückzuführen, die durch nicht näher bekannte, toxische, durch die genannten Prozesse und in den Stauungsorganen entstehende Stoffe bedingt sein sollen. Auch chronische Stauung allein kann für ihre Entstehung maßgebend sein, wofür Fälle sprechen, in welchen es bei einseitiger Stauung nur einseitig zu den charakteristischen Veränderungen gekommen ist. Am Knochen finden sich Rundzelleninfiltrate in der Faserschicht des Periosts, Wucherung des Kambiums und Ausbildung von geflechtartigem Knochen, der sich allmählich in lamellären Knochen umwandelt. Man findet daher manschettenartige periostale Auflagerungen am Schaft der Grund- und Mittelphalangen und der langen Röhrenknochen, während die Endphalangen röntgenologisch meist unverändert bleiben. Die periostalen Auflagerungen, die vom anatomischen und radiologischen Standpunkt das am meisten Charakteristische des Krankheitsbildes darstellen, pflegen durch einen schmalen Saum von der Kompakta getrennt zu sein.

Ähnliche Knochenauflagerungen können bei Arbeitern in der Perlmutterindustrie beobachtet werden. Sie treten bald nach Aufnahme der Arbeit sowohl an den langen Röhrenknochen wie am Unterkiefer auf und verursachen heftige Knochenschmerzen. Mitunter besteht auch Fieber. Nach erst kurzem Bestande sind Trommelschlegelfinger unter Umständen rückbildungsfähig, wie in einem eigenen Falle einer Streptomycin-behandelten pulmonalen Miliartuberkulose.

E. Entzündliche Erkrankungen des Knochens.

Die Entzündungen der Knochenhaut werden als *Periostitis*, die des Knochenmarkes als *Osteomyelitis* bezeichnet. Unter *Ostitis* versteht man die entzündlichen Erkrankungen des Knochens als Organ. Entzündungen der eigentlichen Knochensubstanz sind nicht möglich, wohl aber kann es zu entsprechenden Veränderungen des Gefäßbindegewebes in den Knochenkanälen kommen.

Zu Beginn der Erkrankung überwiegen destruktive Veränderungen; erst später kommt es zu reaktiv-reparatorischen Vorgängen. So bildet sich zunächst eine Porosierung des Knochens im Bereich der Entzündung, dann eine reaktive ossifizierende Periostitis aus (Abb. 27), die durch periostale Auflagerungen eine Verdickung des Knochens bedingt. In diesem Bereich ist die Haut je nach Art und Heftigkeit der periostalen Entzündung und in Abhängigkeit von ihrem Übergreifen auf die Umgebung mehr oder weniger stark ödematös geschwollen und gerötet; sie fühlt sich heiß an. Das Gewebe ist spontan oder auf Druck stark schmerzhaft. Allmählich setzen reparatorische Vorgänge innerhalb des Knochens ein, die zu endostaler Knochenneubildung führen. Hierdurch kommt eine Osteosklerose zustande, die sich bis zu Eburneation unter Bildung einer gleichmäßig dicken Knochenmasse steigern kann. Anderseits kann sich aber auch eine Knochennekrose ausbilden. Wird dieser tote Knochenteil demarkiert und allseits von Eiter umspült, so bleibt er unverändert als Sequester liegen (Abb. 27). Da er von der Zirkulation ausgeschlossen an dem entzündlichen Ab- und Umbau nicht mehr teilnimmt, erscheint er röntgenologisch oft deutlich dichter als der umgebende lebende Knochen. Können jedoch Granulationen an den toten Knochen heran, so wird er allmählich abgebaut und von neuem, lebendem Knochen ersetzt. Die Demarkierung kann unter günstigen Umständen meist unter mehrfacher Fistelbildung und mit komplizierender Abszeßbildung bloß wenige Wochen dauern, sie kann aber auch ein halbes Jahr und noch viel längere Zeit erfordern.

Die Entzündung des Knochens kann durch Übergreifen der Entzündung von der Nachbarschaft entstehen (z. B. im Anschluß an eine infizierte Verwundung) oder aber auf hämatogenem Wege im Laufe einer Septikopyämie zustande kommen. Als Erreger kommen in erster Linie pyogene Staphylokokken (in etwa 80% der Fälle), dann Streptokokken, Pneumokokken, FRIEDLÄNDER-Bazillen, Pyozyaneus, seltener Typhus, Paratyphus, Bang und Anaerobier, aber auch die Erreger der spezifischen Entzündungen in Betracht. Wenn auch die Reaktion des Knochens auf diese Erreger im wesentlichen nach denselben Grundprinzipien erfolgt, so lassen sich doch für die einzelnen Erreger und Erregergruppen auf Grund des Verlaufes und der klinischen und röntgenologischen Symptomatologie bis zu einem gewissen Grad recht typische Bilder abgrenzen.

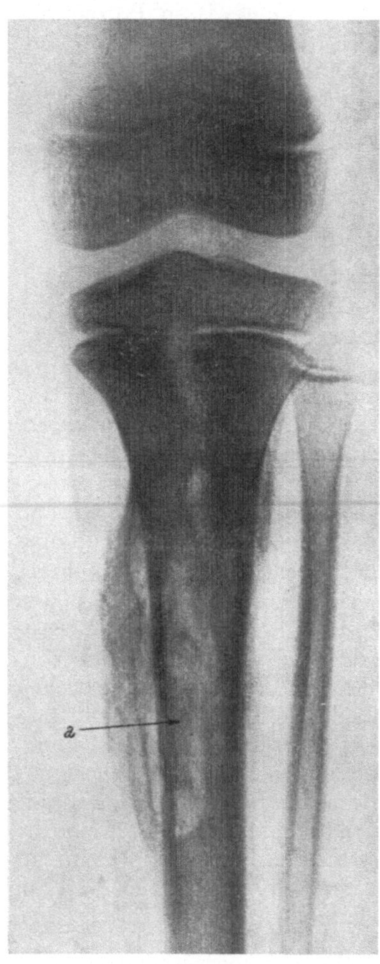

Abb. 27. Akute Osteomyelitis der Tibia. Im proximalen Drittel der Tibia findet sich eine große und mehrere kleine durch Knochenabszesse bedingte Aufhellungen. Eine solche reicht bis an die Epiphysenfuge heran. In der großen Abszeßhöhle ein Sequester (*a*). Mächtige periostale Auflagerungen an der Tibia im Erkrankungsbereich.

1. Osteomyelitis durch die sogenannten „unspezifischen" Eitererreger.

Sie wird vorwiegend durch Staphylokokken, aber auch durch Streptokokken, Pneumokokken, Pyozyaneus und FRIEDLÄNDER-Bakterien verursacht. Sie betrifft am häufigsten die Metaphyse von Tibia (Abb. 27), Femur und Humerus, seltener Fibula, Ulna, Radius, Mandibula, Klavikula, Metatarsalia und Os ilium. Die übrigen Knochen werden nur ganz selten befallen. Die Altersverteilung ist charakteristisch: Am häufigsten werden jugendliche Individuen betroffen und hier wieder die Altersklassen von 10 bis 15 Jahren, es bleibt jedoch keine Altersklasse verschont. Männer erkranken etwa dreimal so häufig als Frauen. Die Osteomyelitis entsteht entweder per continuitatem von der Umgebung her (meist posttraumatisch, aber auch nach anderen Eiterungen) oder aber — und hier liegt ihre Bedeutung für die innere Medizin — im Anschluß an irgendeine eitrige Entzündung wie nach Furunkel und anderen Hauteiterungen, nach Tonsillitiden, eitrigen bzw. septischen Zahngranulomen, wobei bezüglich Lokalisation und Auslösung der Erkrankung wenigstens in einem Teil der Fälle Traumen, Erschütterungen und Überanstrengungen Bedeutung zukommt. Das Intervall zwischen der eitrigen Entzündung und dem Ausbruch der Osteomyelitis kann sehr verschieden lang sein und bis zu mehreren Jahren dauern.

Bei akutem Verlauf beginnt die Erkrankung mit heftigen Schmerzen im befallenen Knochenabschnitt, Schwellung, Rötung, Ödem der Haut, Schüttelfrost und hohem Fieber. In anderen Fällen verläuft sie langsam, schleichend, mit subfebrilen Temperaturen und ziehenden rheumatoiden Schmerzen, so daß oft erst zufällig gemachte Röntgenaufnahmen den wahren Charakter der Erkrankung aufklären. Die Schwierigkeit der Diagnose in derartigen Fällen kann nicht selten zu verhängnisvollen, dem Ansehen der Ärzte sehr abträglichen Fehldiagnosen führen. Bestehen bei einem bisher gesunden Mann, der seit längerer Zeit unklar gefiebert hat, und der schließlich vereinzelte Schüttelfröste aufwies, nicht erklärbare, heftige, umschriebene oder neuralgiforme, in das ganze Bein ausstrahlende Schmerzen, so vergesse man nicht, an die Femurosteomyelitis zu denken. Man wird dann ein lokalisiertes geringfügiges Ödem, eine umschriebene Erhöhung der Hauttemperatur, eine umschriebene und sich allmählich auf größere Areale erstreckende Druckempfindlichkeit, Schmerzen beim Versuch, das Bein zu heben, oder bei Muskelkontraktionen nicht übersehen und durch den Nachweis einer Leukozytose mit Linksverschiebung und bei nachweisbarer Fluktuation durch eine Probepunktion, bei der Eiter aspiriert wird, die Diagnose sicherstellen. Wiederholt habe ich bei Konsilien derartige voll ausgebildete Osteomyelitiden gefunden, die für Ischialgien gehalten worden waren oder deren Schmerzen sogar als „neurotisch" nur deshalb abgetan worden waren, weil man nicht nach den charakteristischen Symptomen gesucht hatte. Wenn der Konsiliarius dann einen derartigen Fall mit wenigen Handgriffen klärt und der richtigen Therapie zuführen kann, so fällt es oft schwer, dies bei bestem Bemühen so zu tun, daß dem erstkonsultierten Arzt die Fehldiagnose bzw. eine fehlerhafte Behandlung von den Angehörigen nicht vorgeworfen werde. Aber auch Fehldiagnosen auf Osteomyelitis in Fällen, in denen eine solche nicht vorliegt, können häufig vorkommen. So sah ich im ersten Weltkrieg in Konstantinopel einen etwa 38jährigen Mann, der mit Schüttelfrost und septischem Fieber und Schmerzen rechts neben der Wirbelsäule in der Höhe des vierten bis siebenten Brustwirbeldornes zur Aufnahme gekommen war. Es bestand dort eine prallelastische, derbe, fluktuierende Geschwulst. Es war deshalb die Diagnose einer Spondylitis mit heißem Abszeß gestellt worden. Die Diagnose war jedoch auf Malaria tertiana-Recidiv plus traumatischem Hämatom unterhalb der Rückenmuskulatur zu korrigieren. Die Diagnose Malaria ergab sich aus der Gegend, aus der der Patient kam, dem typischen Tertianafieber, dem palpablen Milztumor und der typischen Hautfarbe auf Grund der hämolytischen Anämie. Der Tumor fühlte sich kalt an, war blaugelblichgrün verfärbt und machte eher den Eindruck eines Hämatoms. Die diesbezüglich aufgenommene Anamnese ergab, daß der Patient bei seiner Tätigkeit in einem Varietee mit seiner kräftig gespannten Rückenmuskulatur zwischen den Schulterblättern eine ,,Kanonenkugel'' aufzufangen pflegte, die gegen ihn abgeschossen wurde. Wenige Tage vor der Aufnahme war die Kugel durch einen Kunstfehler gegen eine falsche Stelle abgeschossen worden, so daß es zu einer Quetschung mit Ausbildung des Hämatoms kam. Das Hämatom hatte — wie dies ja auch durch eine einfache Milchinjektion möglich ist — das Malariarezidiv ausgelöst. Die Probepunktion ergab auch tatsächlich steriles Blut.

Eine besondere Form der Osteomyelitis ist der *Knochenabszeß nach* BRODIE, der ebenfalls oft schleichend verläuft und nur subfebrile Temperaturen und rheumatoide Schmerzen macht, mitunter aber auch einen akuten Verlauf nehmen kann. Man findet in diesen Fällen in der Metaphyse, seltener in der Diaphyse, besonders von Tibia oder Radius eine mehr oder minder glattwandige, zystenähnliche Höhlenbildung, in deren Umgebung der Knochen sklerosiert sein kann. Die Diagnose wird erleichtert, wenn sich gleichzeitig periostale Auflagerungen finden. Die klinischen Symptome entsprechen weitgehend den bereits oben geschilderten. Differentialdiagnostisch sind bei dieser Form der Osteomyelitis solitäre Knochenzysten, Riesenzelltumoren und Tuberkulose auszuschließen.

Die Osteomyelitiden nehmen oft einen chronisch rezidivierenden Verlauf, besonders dann, wenn Sequester die Eiterung unterhalten und zu Fistelbildung Anlaß geben, wie dies so häufig der Fall ist.

Die *Therapie* besteht in einer frühzeitig einsetzenden, lokalen und allgemeinen, hochdosierten Penicillinbehandlung, unterstützt durch Verabfolgung von Sulfonamiden und in der rechtzeitigen Übergabe an den Chirurgen, sobald bei Fluktuation Eiter angenommen werden kann, da unseres Erachtens trotz der modernen Therapie mit Antibioticis der alte Satz gilt: ubi pus, ibi evacua.

Eine Sonderstellung scheinen die häufig in der unteren Femurdiaphyse lokalisierten Osteomyelitiden einzunehmen. Während bisher nur der chirurgische Eingriff Aussicht auf Erfolg bot, so empfehlen heute auch Chirurgen die Penicillinbehandlung: Der periostale Abszeß wird punktiert, der Eiter möglichst vollständig abgesaugt und Penicillin in die Abszeßhöhle injiziert; diese Behandlung wird, wenn nötig, mehrmals wiederholt. Der Vorteil der geschlossenen Osteomyelitisbehandlung besteht in Vermeidung der Fistelbildung und der Gefahr einer Sekundärinfektion der Wunde mit meist zwar nicht infektiös-toxischen, aber doch nicht belanglosen Luftkeimen, die trotz noch so steriler Kautelen immer wieder möglich ist. Aber auch hier wird man individuell vorgehen müssen und oft erst im Verlaufe der Behandlung entscheiden können, ob man mit der geschlossenen antibiotischen Therapie das Auslangen findet oder ob eine Kombination mit einem chirurgischen Eingriff erforderlich ist.

Auch bei der chronischen Osteomyelitis ist es durch lokale und Allgemeinbehandlung mit Antibioticis möglich, gute Erfolge zu erzielen und lang bestehende Fisteln zum Verschluß zu bringen. Es ist aber auch bei diesen Krankheitsfällen eine enge Zusammenarbeit mit dem Chirurgen erforderlich.

2. Knocheneiterungen bei Typhus, Paratyphus und BANG.

Noch viele Jahre nach Ablauf dieser Erkrankungen — nach Infektion mit den Bruzellosen wesentlich seltener als nach Infektion mit den Keimen der Typhus-Paratyphusgruppe — kann es zum Auftreten rheumatoider Knochenschmerzen und zur Ausbildung einer schmerzhaften knochen-harten Vorwölbung an einem langen Röhren-knochen kommen, die auf eine mild verlaufende Periostitis und Osteomyelitis, die besonders in der Kortikalis lokalisiert zu sein pflegt, zurück-zuführen ist (Abb. 28). Aus dem Eiter können die entsprechenden Erreger gezüchtet werden. Das Periost ist verdickt, der Knochen in diesem Bereich sklerosiert (Abb. 28). Oft finden sich auch mehrere in der Kortikalis gelegene Abszesse. Auch die Wirbelknochen können befallen sein, wobei es bei Lokalisation im Wirbelkörper zu Verschmälerung der Bandscheiben, Spangen-bildung zwischen den Wirbelkörpern und mit-unter zu ihrer Verschmelzung kommt. Auch Chon-dritiden und Perichondritiden (z. B. am Cricoid) werden nach Typhus beobachtet.

3. Knochenveränderungen bei Aktinomykose, Lepra und Lympho-granulomatose.

Bei der *Aktinomykose* kommt es in den meisten Fällen durch Übergreifen des Entzündungspro-zesses von den Weichteilen auf den Knochen zur Periostitis, zu Knochenusuren und zu langdauern-den Fistelbildungen. Entsprechend der Häufigkeit der Lokalisation der Aktinomykose im Bereich bzw. in der Nachbarschaft der Kiefer sind diese, und zwar die Unterkiefer am häufigsten befallen. In gleicher Weise kann es im Anschluß an eine Lungenaktinomykose zur Erkrankung der Rippen und des Sternum, im Anschluß an eine Ileocökal-aktinomykose zum Befall der Darmbeine kommen. Wesentlich seltener entwickelt sich die Knochen-aktinomykose hämatogen-metastatisch. Hierbei kommt es zu zentraler Osteoporose, geringer reak-tiver Osteosklerose und Periostitis mit Neigung zur Sequesterbildung. Die Therapie der Wahl ist die Röntgenbestrahlung eventuell in Verbindung mit Jodpräparaten; heute hat Penicillin gerade bei der Knochenaktinomykose die meisten Aussichten.

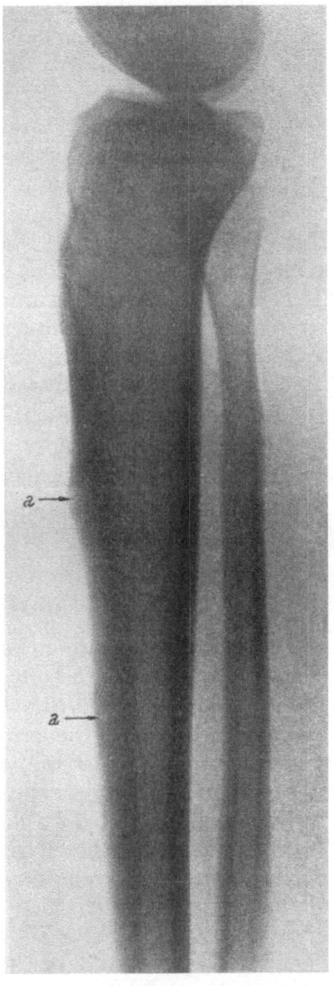

Abb. 28. Typhusosteomyelitis. Die Cor-ticalis des proximalen Drittels des Tibia-schaftes ist durch periostale und endo-stale Knochenneubildung stark verdickt und sklerosiert. Innerhalb des ver-dickten Areales finden sich 2 linsen-große Aufhellungen (*a*), kortikalen Knochenabszessen entsprechend.

Bei *Lepra* kann man Knochenlepromen und ossifizierenden Periostitiden begegnen. Von diesen Veränderungen, die echte Knochenlepra sind, müssen die trophisch bedingten Knochenzerstörungen bei Lepra nervosa strenge unterschieden werden.

Die *Lymphogranulomatose* greift sehr häufig von den Lymphknoten ausgehend auf die benachbarten Knochen über. Es werden entsprechend der Lokalisation der Lymphknotenerkrankung häufig das Brustbein vom Mediastinum aus, die Hals-, Brust- und Lendenwirbelsäule sowie der Bereich der Sakroiliakalgelenke befallen. Hierbei kommt es zu Knochenusuren und herdförmigen Spongiosazerstörungen. Die befallenen Wirbelkörper brechen oft zusammen. Sklerosierung ist bei Lymphogranulom selten, doch kann es mitunter auch zur Bildung von Elfenbeinwirbeln kommen. Unter Umständen bilden sich bereits frühzeitig die Erscheinungen der Kompressionsmyelitis aus, da das Granulationsgewebe leicht durch die foramina intervertebralia in den Rückenmarkskanal eindringt. Zum Unterschied von der Wirbeltuberkulose bleiben hier die Bandscheiben erhalten.

Das hämatogene Knochenlymphogranulom ist eine seltene Form der extraglandulären Lymphogranulomatose (s. Bd. II, S. 565). Es befällt vorwiegend spongiöse Knochenteile, wo es das Knochenmark verdrängen kann, ohne die Tela ossea anzugreifen. Dennoch sind diese Veränderungen oft röntgenologisch nicht nachzuweisen. Die Diagnose dieser primär im Knochen lokalisierten Granulomatoseformen kann sehr schwer sein, besonders dann, wenn die Erkrankung mit hohen Temperaturen unter einem typhösen Bild verläuft (s. Bd. II, S. 566). Aber auch dann, wenn röntgenologisch Knochenveränderungen erweisbar sind, ist es oft sehr schwer, diese als lymphogranulomatös anzusprechen.

Differentialdiagnostisch sind Knochentuberkulose (besonders bei Befall der Wirbelkörper), osteogenes Sarkom und Karzinommetastasen auszuschließen.

Therapeutisch können mit intensiver Röntgenbestrahlung mitunter recht gute Palliativerfolge erzielt werden. Die Therapie und Prognose sind in erster Linie von Ausbreitung und Verlauf des Grundleidens abhängig. Siehe auch Bd. II, S. 561.

4. Luetische Knochenveränderungen.

In fast allen Stadien der Lues kommen Knochenveränderungen zur Beobachtung. Sie spielen besonders bei der Diagnose der kongenitalen Lues eine große Rolle. Die *Osteochondritis luetica* findet sich bei 97 bis 100% der kongenital luetischen Kinder. Die präparatorische Verkalkungszone bildet hier nicht eine zarte, gerade, weiße Linie, sondern infolge einer Störung der Osteoblastentätigkeit eine stark verbreiterte, zackige, gelblichweiße Linie. Manchmal schiebt sich zwischen diese und die Diaphyse eine Schichte von matschem weichen Granulationsgewebe. Die beschriebenen Veränderungen sind an den schnell wachsenden Epiphysen am ausgeprägtesten. Hier kann es auch zur Epiphysenlösung und dadurch zur PARROTschen Pseudoparalyse kommen, bei der die Kinder die betreffende Extremität — meist ist es der Oberarm — wegen der Schmerzen nicht bewegen, so daß der Eindruck einer Lähmung erweckt wird. Im Röntgenbild ist die Verkalkungszone aufgefasert und manchmal durch eine hellere Linie von der Diaphyse getrennt.

Häufig findet sich gleichzeitig eine *Periostitis ossificans* an den Diaphysen der langen Röhrenknochen, die einen sklerotischen Mantel bildet, der mehrschichtig sein kann.

Als dritte Erscheinungsform der kongenitalen Lues ist die *Osteomyelitis fibrosa rareficans luetica* zu erwähnen, welche die Diaphysen der langen Röhrenknochen betrifft. Es bilden sich meist mehrere osteomyelitische Herde aus, die teils im Innern, teils am Rande im Bereiche der Kortikalis gelegen sind und röntgenologisch als helle Flecken imponieren. Hier kommt es leicht zur Infraktion. Eine besondere Form dieser Osteomyelitis ist die *Phalangitis luetica*, welche die Grundphalangen sowie die Mittelhand- und Mittelfußknochen betrifft. Differentialdiagnostisch sind die MÖLLER-BARLOWsche Krankheit (s. S. 390), die

Rachitis (s. S. 387), die Tuberkulose (s. S. 404) und die Osteomyelitis (s. S. 399) abzugrenzen, doch ist die Differentialdiagnose bei Berücksichtigung des klinischen Gesamtbildes meist leicht. Vor allem treten die luetischen Veränderungen sehr frühzeitig, fast immer schon im ersten Vierteljahr des Lebens auf, während der infantile Skorbut und die Rachitis erst im zweiten Vierteljahr und auch die anderen beiden Erkrankungen erst wesentlich später zur Ausbildung gelangen.

Die *Lues congenita tarda*, welche sich erst um das achte bis zwölfte Lebensjahr manifestiert, führt zur Verdickung, Verbiegung und manchmal auch zur Verlängerung der langen Röhrenknochen, insbesondere der Tibia. Es entsteht so eine typische Säbelscheidentibia.

Im *Sekundärstadium* der erworbenen Lues kommt es zur Entzündung der Knochenhaut mit schmerzhafter Schwellung und Bildung hyperämischer Infiltrate.

Im *Tertiärstadium*, das in den letzten zwei Dezennien kaum mehr zu sehen war, aber im Anschluß an den zweiten Weltkrieg möglicherweise wieder häufiger gefunden werden könnte, kommen periostitische, osteolytische und osteosklerotische Prozesse zur Beobachtung, die meist gleichzeitig, jedoch in von Fall zu Fall wechselndem Ausmaß zur Ausbildung kommen. Die periostalen Gummata bilden umschriebene, bis apfelgroße, diffus schmerzhafte, anfangs harte, dann elastische Knoten, die erweichen, aufbrechen und schließlich mit eingezogenen Narben abheilen. Sie führen auch von außen her zu Druckusuren des Knochens. Außerdem kann es auch in dem spezifischen Granulationsgewebe innerhalb des Knochens zur Gummabildung kommen, die zu mehr oder minder ausgedehnten Knochenzerstörungen führt, die polytop-polyostisch aufzutreten pflegen und die langen Röhrenknochen, das Schädeldach und das Sternum befallen und häufig in der Kortikalis gelegen sind (Abb. 29). Im Bereich dieser Veränderungen kommt es in der Regel durch endostale und periostale Knochenbildung zu Verdickung und Verdichtung des Knochens (Sklerose). Gleichzeitig

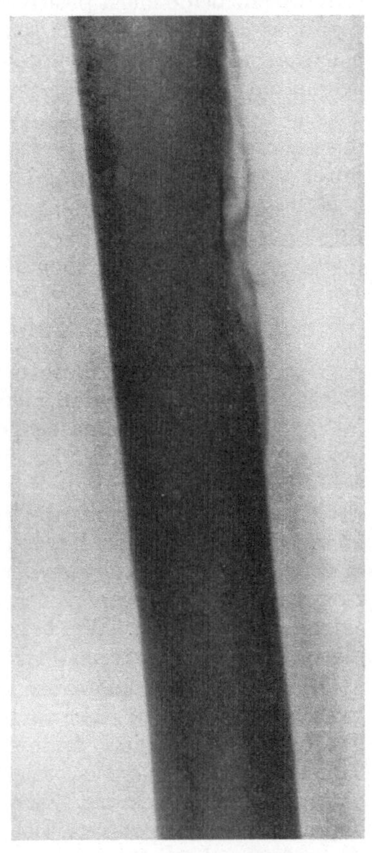

Abb. 29. Gumma. Die proximale Hälfte des Femur erscheint deutlich schattendichter. Die Kortikalis verbreitert und der Markraum eingeengt. Im proximalen Drittel an umschriebener Stelle ist jedoch die Kortikalis weitgehend zerstört und von mehreren großen Aufhellungen durchsetzt. In diesem Bereich finden sich zarte periostale Auflagerungen.

besteht eine ossifizierende Periostitis, welche zunächst zur Ausbildung zarter moosartiger Osteophyten führt, die allmählich immer dichter werden und schließlich an den langen Röhrenknochen kompakte periostale Auflagerungen bilden, die sogenannten nodi syphilitici. Sie sind oft von sehr heftigen nächtlichen Knochenschmerzen begleitet (Dolores osteocopi nocturni). Das Spongiosamaschenwerk kann sich mit endostalen Knochenmassen ausfüllen, so daß es zu einer ausgedehnten Verdickung und Sklerose des Knochens kommt. Hierbei kann die Gummenbildung völlig in den Hintergrund treten, so daß man nur die Sklerose findet.

Differentialdiagnostisch ist an die chronische Osteomyelitis (s. S. 400), an die Ostitis deformans PAGET (s. S. 394) und bei Befall der kleinen Knochen an die Tuberkulose (s. S. 405) zu denken. Bei reiner Sklerose sind die verschiedenen, mit Sklerose einhergehenden Krankheitsbilder auszuschließen. Die WASSER-MANNsche Reaktion und ganz besonders die Luotestprobe wird heranzuziehen sein, welche beide meist positiv sind. Die Diagnose kann auch durch den prompten und fast überraschend glänzenden Erfolg einer versuchsweisen antiluetischen Therapie sichergestellt werden, unter der die Gummaknoten „wie Schnee" schmelzen.

Die luetischen Knochenveränderungen sind therapeutisch durch eine anti-luetische Behandlung mit Salvarsan, Wismuth, Quecksilber, oft aber schon durch Jodkali allein (15,0 auf 150 Wasser, viermal täglich ein Eßlöffel) leicht zu beeinflussen. Die Veränderungen heilen oft erstaunlich schnell und vollkommen ab. Dennoch wird man nach Verschwinden der Gummen die tertiäre Lues weiter energisch nach den üblichen Regeln behandeln.

5. Tuberkulose der Knochen.

Die Knochentuberkulose entsteht meist auf hämatogenem Wege (s. Bd. I, S. 444, wo betont ist, daß auch das Skelettsystem ebenso wie der Urogenital-trakt im Rahmen hämatogener Schübe tuberkulös erkrankt und daß es Sitz der „organbeschränkten" Tuberkulose sein kann). Es können nur ein oder aber auch gleichzeitig oder hintereinander mehrere Herde in verschiedenen Knochen entstehen. Seltener greift die Tuberkulose von der Umgebung auf den Knochen über. Die hämatogenen Herde entwickeln sich meist in spongiösem Knochen, so in den Epi- und Metaphysen der Röhrenknochen, besonders häufig in den Wirbel-körpern und den kurzen Knochen der Hände und Füße. Männer werden häufiger betroffen als Frauen. Wie bei der Osteomyelitis werden auch hier besonders die jugendlichen Altersstufen befallen.

Die Herde sind entweder produktiv-granulierend oder exsudativ-käsig. Es kann bei letzteren zu einer ausgedehnten Verkäsung des Knochenmarkes und zur Nekrose der Spongiosa kommen, ohne daß hiebei die Nekrose der Knochen-bälkchen röntgenologisch nachweisbar wäre. Bei der granulierenden Form hingegen kommt es zur Zerstörung der Knochenbälkchen, die im Röntgen-bild als Defekt imponiert. Die Umgebung exsudativer Herde zeigt in der Regel eine sehr deutliche Osteoporose. Kommt es zur Einschmelzung, so bildet sich ein Knochenabszeß, in dem sich Sequester finden können, die röntgenologisch dichter erscheinen als der porotische Knochen der Umgebung. Die Sequester pflegen kleiner zu sein als bei einer unspezifischen Osteomyelitis. In anderen Fällen sind die Herde keilförmig gestaltet und reichen bis an die Oberfläche. Von hier kann die Erkrankung auf die umgebenden Weichteile übergreifen. Wenn es hierbei zu nennenswerter Einschmelzung kommt, entwickelt sich ein kalter Abszeß, der sich in der Richtung des geringsten Widerstandes und dem Gesetz der Schwere nach ausbreitet (Senkungsabszeß). Periostale Auflagerungen und Sklerosierung von beträchtlichem Ausmaß finden sich meist nur an den kurzen Knochen von Händen und Füßen.

Die klinischen Symptome entwickeln sich nur sehr langsam. Es bestehen zeitweise Schmerzen, leichte Fiebersteigerung, Verschlechterung des Allgemein-befindens, Appetitlosigkeit, Abmagerung, Neigung zum Schwitzen, Nacht-schweiße, also alle Allgemeinerscheinungen der hämatogenen Tuberkulose (s. Bd. I, S. 450), leichte Ermüdbarkeit im betroffenen Glied. Schließlich bildet sich eine Verdickung der Weichteile von teigig-weicher Konsistenz aus. Manchmal kann man eine Verdickung des Knochens tasten. Die Haut verfärbt sich bläulich, wird dünn, bei Entwicklung eines kalten Abszesses tritt Fluktuation auf und schließlich kommt es zur Fistelbildung. Die Fistel weist bläuliche, unterminierte Ränder auf, zeigt schlaffe, glasige Granulationen. Es entleert sich ein dünnflüssiger Eiter, der kleine Sequester enthalten kann. Jetzt besteht die Gefahr der Mischinfektion der Fistel mit anderen Keimen und der Überlagerung der tuberkulösen Karies mit einer unspezifischen eitrigen Osteomyelitis. Es sei hier ausdrücklich darauf hingewiesen, daß Kranke mit einer tuberkulösen Knochenfistel als offene Tuberkulose zu gelten haben und daß der bazillenhaltige Eiter durch Schmierinfektion, bei Eintrocknung des Eiters auch durch Staubinhalation eine Gefahr für die Umgebung darstellt.

Der Verlauf der Knochentuberkulose ist ein chronischer. Es kann sehr lange dauern, bis entsprechende Veränderungen im Röntgenbild nachweisbar werden. Im Durchschnitt sind hierzu mindestens zehn Wochen, bei Spondylitiden jedoch eine wesentlich längere Zeit erforderlich.

Die Knochentuberkulose kann je nach der Lokalisation verschiedene Symptome verursachen und einen sehr verschiedenen Verlauf nehmen. Im folgenden seien einige häufigere Formen kurz besprochen:

a) Spina ventosa.

Sie ist die häufigste Form der Knochentuberkulose des Kindesalters. Sie betrifft die Phalangen der Finger und Zehen sowie die Metakarpalia und Metatarsalia besonders vor dem fünften Lebensjahr, solange diese Knochen einen rein spongiösen Aufbau zeigen. Unter meist nur geringen Schmerzen kommt es zu einer spindeligen Verdickung des befallenen Knochens, die durch periostale Auflagerungen bedingt ist. Bei der granulierenden Form wird der Knochen vom Zentrum her eingeschmolzen, der Markraum erweitert. Es kann zur Fistelbildung kommen. Bei der käsigen Form können sich Sequester ausbilden. Differentialdiagnostisch sind die Phalangitis luetica (s. S. 402), das Panaritium osseum, die ossäre Form des Boeckschen Sarkoids (s. S. 407), Chondrome (s. S. 410) und Knochenzysten (s. S. 410) und bei Lokalisation in den Metakarpalien und Metatarsalien auch die sogenannten aseptischen Knochennekrosen (s. S. 369) auszuschließen.

b) Spondylitis tuberculosa.

Sie ist die zweithäufigste Form der Knochentuberkulose und findet sich vorzugsweise im Kindesalter, aber auch häufig bei Erwachsenen. Die Herde sind zunächst meist im Wirbelkörper weit ventral und nahe der Bandscheibe lokalisiert. Eine seltene Form, die sich nur vorne unter dem ligamentum longitudinale anterius ausbreitet, wird als Spondylitis tuberculosa anterior bezeichnet. Der Krankheitsprozeß greift sehr bald auf die Bandscheibe über, die bereits zu einem Zeitpunkt verschmälert sein kann, in dem röntgenologisch an den Wirbelkörpern noch keine Veränderungen nachgewiesen werden können. Sehr bald wird auch die anliegende Deckplatte des benachbarten Wirbelkörpers ergriffen, so daß meist zwei nebeneinanderliegende Wirbelkörper betroffen sind (Abb. 30). Mitunter sind gleichzeitig mehrere Wirbelkörper primär hämatogen erkrankt, weshalb man immer die ganze Wirbelsäule röntgenologisch untersuchen sollte. Die Spondylitis ist meist in der unteren Brust- und oberen Lendenwirbelsäule lokalisiert, seltener in der Halswirbelsäule. Klinisch bestehen zu Beginn mehr oder minder heftige, rheumatoide Schmerzen im Bereich der Wirbelsäule, die je nach der Lokalisation als Lumbago, Ischias, Muskelrheumatismus gedeutet werden und mitunter den Beschwerden bei einer Pyelitis, einer chronischen Cholezystitis, einer trockenen Pleuritis oder einer Pleuraschwarte sehr ähnlich sein können. Besonders bei Befall der Halswirbelsäule kommt es schon frühzeitig zur Einschränkung der Beweglichkeit, die sich bei Erkrankung der übrigen Wirbelsäulenabschnitte wesentlich weniger deutlich manifestiert. Die Patienten fühlen sich sehr matt und müde, schwitzen leicht und zeigen subfebrile Temperaturen. Die Blutsenkung ist beschleunigt. Der Dornfortsatz des betroffenen Wirbels pflegt druck- und klopfschmerzhaft zu sein. Ein Heizkissen verstärkt die Schmerzen in der Regel.

Oft kommt es schon frühzeitig zum Einbruch des erkrankten Wirbelkörpers und zur Ausbildung eines winkeligen *Gibbus* (Malum Potti, auch POTTscher Buckel oder kurz Gibbus genannt). Infolge der starken räumlichen Verschiebung, aber mitunter auch durch Übergreifen des Prozesses auf den Wirbelkanal kann es zur Rückenmarkskompression mit den entsprechenden nervösen Ausfallserscheinungen kommen. Mitunter bildet sich schon frühzeitig — manchmal sogar schon vor dem Manifestwerden röntgenologisch erweisbarer Veränderungen — ein Senkungsabszeß aus. Im Bereich der Halswirbelsäule entwickelt sich nicht selten — bei entsprechend hohem Abgang an der Pharynxhinterwand sicht- und tastbar — ein Retropharyngealabszeß, der zunächst Schluckbeschwerden verursacht, dann aber auch die Trachea nach vorne verlagert und schließlich durch die obere Brustapertur bis in den Thoraxraum gelangen kann, wo er unter Umständen eine paravertebrale Dämpfung verursacht. Röntgenologisch erkennt man bei einem klassischen derartigen Abszeß eine meist ziemlich dichte Verschattung, die das Mediastinum verbreitert, gegen die Lunge zu scharf begrenzt erscheint und differentialdiagnostisch gegen eine substernale Struma, ein Aorten-

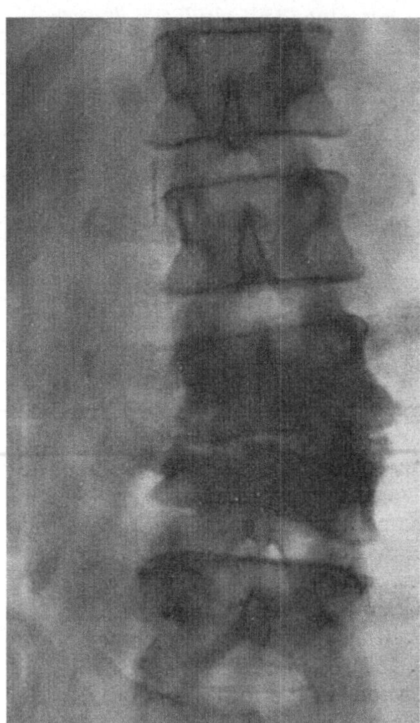

Abb. 30. Spondylitis tuberculosa. Die Bandscheibe zwischen dritten und vierten LWK. fehlt nahezu vollkommen. Die einander zugekehrten Deckplatten des dritten und vierten LWK. weitgehend zerstört, der vierte Lendenwirbel eingebrochen. Infolge des Einbruchs ist es im Bereich der erkrankten Wirbelkörper zur Ausbildung einer links-konvexen Skoliose gekommen.

aneurysma sowie gegen mediastinale Lymphknotentumoren abgegrenzt werden muß. Die Senkungsabszesse der Brustwirbelsäule sind vor und neben den Wirbelkörpern gelegen, meist symmetrisch und buchten sich gegen die Lungenfelder mit scharfen Konturen vor. Von der Lendenwirbelsäule ausgehende Abszesse pflegen sich vielfach einseitig, seltener beidseitig in der Psoasloge nach abwärts zu senken und können im Bereich der Schenkelbeuge im Trigonum femorale zum Vorschein kommen. Sie verursachen meist sehr heftige Schmerzen im Bereich des Hüftgelenkes, dessen Beweglichkeit eingeschränkt ist und das meist in der Mittelstellung (Psoasstellung) gebeugt gehalten wird. Seltener senken sich diese Abszesse von den dorsalen Wirbelpartien ausgehend unter den langen Rückenmuskeln nach abwärts, wobei sie bis in die Glutealgegend gelangen können; bei ihrem Deszensus brechen sie aber doch da und dort durch die Rückenfaszie und die Muskellagen dorsalwärts durch und bilden manchmal eine ganze Reihe untereinander kommunizierender, fluktuierender, flacher Erhabenheiten, die bald mehr rechts, bald mehr links von der Wirbelsäule gelegen sind. Dieses Abszeßsystem kann sich an irgendeiner Stelle durch eine Fistel nach außen öffnen. Die Spondylitis tuberculosa verläuft außerordentlich chronisch und heilt sehr häufig mit Synostosierung der benachbarten Wirbelkörper und mit bleibender Verkrümmung und lokaler Versteifung der Wirbelsäule aus.

Differentialdiagnostisch sind die Staphylokokkenosteomyelitis (s. S. 399) der Wirbelsäule, das Lymphogranulom (s. S. 402), Knochenmetastasen (s. S. 413) und im Bereich der Halswirbelsäule die dort mitunter auf wenige Wirbel beschränkte deformierende Spondylose auszuschließen. Der außerordentlich langsame Verlauf, die Zerstörung der Bandscheibe, die Gibbusbildung und das Fehlen einer ausgedehnteren Sklerose sprechen im allgemeinen für Tuberkulose.

Die Therapie besteht in der seinerzeit von den Franzosen inaugurierten Höhen- und Sonnenbehandlung (Heliotherapie), die speziell im Schweizer Klima zu sehr schönen Resultaten führt und die auch heute noch nicht überholt ist. Sie hat ebenso wie die orthopädischen Maßnahmen (Gipsmieder, Halskrause usw.) möglichst frühzeitig einzusetzen. Bezüglich der Anwendung der modernen Antibiotika und Chemotherapeutika (Streptomycin, Paraaminosalizylsäure, Conteben) gehen die Meinungen noch sehr auseinander (s. S. 518). Diese Präparate dürften bei Knochentuberkulose allein nicht sehr wirksam sein, wohl aber kommt ihnen zur Operations-Vor- und Nachbehandlung größere Bedeutung zu. Wir haben in den letzten Jahren mit energischer Tuberkulinbehandlung nach FROEWIS (Einreiben von konzentriertem Alttuberkulin in die in weiter Ausdehnung skarifizierte Rückenhaut) sehr gute Resultate gesehen.

c) Schafttuberkulose.

Die Schafttuberkulose der langen Röhrenknochen ist sehr selten. Bei dieser können periostale Auflagerungen und Sklerosierungen beobachtet werden, doch überwiegen meist auch hier die porotisch-osteolytischen Vorgänge.

Anhang.

Ostitis cystoides multiplex JÜNGLING.

Mit diesem Namen werden Knochenveränderungen bezeichnet, welche im Verlauf der BOECKschen *Erkrankung der Lungen und der Haut* auftreten (s. Bd. II, S. 569). Sie sind am häufigsten in den Phalangen, etwas weniger häufig in den Metatarsal- und Metakarpalknochen lokalisiert und finden sich in den stammnahen Knochen nur sehr selten. Histologisch erkennt man ein nicht verkäsendes Granulationsgewebe mit Epitheloidzellen, Fibroblasten und Lymphozyten ohne Riesenzellen. Bei der diffusen Form verlieren die Phalangen ihre hantelförmige Gestalt und werden plump säulenförmig. Sie weisen eine wabige Struktur bei papierdünner Kortikalis auf. Bei der umschriebenen Form finden sich wie mit dem Locheisen ausgestanzte, runde oder kartenherzförmige, zystenähnliche Defekte, besonders in den gelenknahen Anteilen der genannten Knochen. Selten wird eine mutilierende Form beobachtet, die zu schweren Knochendefekten an den Fingern führt. Abgesehen von dieser letzteren Form verursacht die Erkrankung keine nennenswerten Beschwerden. Differentialdiagnostisch kommen vornehmlich die wesentlich häufigere Spina ventosa (s. S. 405) und die Phanlangitis luetica

(s. S. 402) in Betracht. Als Therapie kann eine vorsichtige Röntgenbestrahlung versucht werden.

F. Knochenveränderungen bei den Speicherkrankheiten.

Im folgenden sind nur die Veränderungen am Skelettsystem besprochen. Bezüglich der übrigen Symptomatologie sei auf die entsprechenden Abschnitte in Bd. II, S. 570, verwiesen.

1. Morbus Schüller-Christian.

Bei dieser Erkrankung (s. Bd. II, S. 571) kommt es im Knochenmark zur Proliferation von Retikulumzellen, welche unter Ausbildung charakteristischer Schaumzellen Cholesterin speichern. Es ist jedoch noch nicht völlig geklärt, ob die Wucherung der Retikulumzellen zuerst erfolgt und die Cholesterineinlagerung in die Zellen ein sekundärer Vorgang ist oder ob die Stoffwechselstörung die primäre Veränderung darstellt. Nach neueren amerikanischen Autoren soll es sich um eine spezifische Reaktion auf ein nicht näher bekanntes infektiöses Agens handeln. Die Erkrankung beginnt meist im frühen Kindesalter und nimmt einen sehr chronischen Verlauf. Vom Knochensystem werden vorwiegend der Schädel (einschließlich der Schädelbasis) und das Becken befallen, während die übrigen Skeletteile relativ selten betroffen sind. Im Bereich des Schädeldaches entstehen meist mehrere große unregelmäßig gestaltete, scharf begrenzte Knochendefekte (Landkartenschädel). Außerdem finden sich häufig Zerstörungen im Keilbein, am Clivus, im Bereich der Sella und am Orbitaldach. Durch Druck des Granulationsgewebes auf die Hypophyse und den Hypophysenstiel kann es zu Diabetes insipidus und Dystrophia adiposogenitalis, durch Einbruch in die Orbita zur Protrusio bulbi kommen. In letzter Zeit wird vielfach angenommen, daß die LETTERER-SIWEsche *Erkrankung* und *das eosinophile Knochengranulom* der gleichen Krankheitsgruppe wie die SCHÜLLERsche Erkrankung zugehören. Die LETTERER-SIWEsche *Erkrankung* unterscheidet sich von der SCHÜLLER-CHRISTIANschen nur dadurch, daß sie nur Kinder unter zwei Jahren befällt und nahezu immer einen akuten, schnell tödlich endenden Verlauf nimmt. Das *eosinophile Granulom* hingegen weist einen sehr gutartigen Verlauf auf, betrifft nur die Knochen und hier wieder vorwiegend Schädel, Rumpf und lange Röhrenknochen. In den Herden finden sich neben Histiozyten, die Cholesterin gespeichert haben können oder auch nicht, sehr zahlreiche eosinophile Zellen.

Bei der Differentialdiagnose des Morbus Schüller-Christian sind das multiple Myelom (s. S. 412), das sogenannte EWING-Sarkom (s. S. 412) und auch osteoklastische Knochenmetastasen in Betracht zu ziehen. In der Therapie der Erkrankung werden durch Röntgenbestrahlungen sehr bemerkenswerte Erfolge erzielt.

2. Morbus Gaucher.

Auf Knochenschnitten von Patienten mit Morbus Gaucher (s. Bd. II, S. 570) ist das Knochenmark diffus oder fleckig graugelblich verfärbt, da es von Zellen durchsetzt ist, welche Kerasin gespeichert enthalten. Am häufigsten sind die Phalangen und Unterkiefer, dann die Ober- und Unterarme, die Ober- und Unterschenkel, seltener die Wirbelkörper und das Becken befallen. Der Schädel wird nur ausnahmsweise betroffen, was von differentialdiagnostischer Bedeutung ist. Im Röntgenbild erscheint die Kompakta der befallenen Knochen durchlöchert oder aufgeblättert, die Enden der langen Röhrenknochen sind flaschenförmig verdickt. Die Wirbelkörper brechen leicht ein.

3. Morbus Nieman-Pick.

Hier finden sich Knochenveränderungen nur äußerst selten (s. Bd. II, S. 571).

G. Knochenechinokokkus.

Das Vorkommen des Knochenechinokokkus ist überall selten, in Zentraleuropa ist er kaum je zu sehen, in Dalmatien mit dem relativ häufigen Echinokokkusvorkommen und bei aus Dalmatien zugereisten Kranken wird man jedoch unter Umständen an den Echinokokkus denken müssen. Bisher wurde nur die zystische Form beobachtet. Er befällt am häufigsten das Becken und die Wirbelsäule, selten die langen Röhrenknochen. Er entwickelt sich zunächst innerhalb der Markhöhle oder zwischen den Spongiosabälkchen, arrodiert schließlich die Kortikalis und perforiert. Bei der Röntgenuntersuchung findet man in den Knochen rundliche Aufhellungen, manchmal erscheinen die befallenen Knochen wie aufgeblasen. Bei Befall der Wirbelsäule kann Vordringen der Blasen gegen den Rückenmarkskanal Kompressionserscheinungen hervorrufen.

H. Knochenveränderungen bei Blutkrankheiten.

Bei verschiedenen Erkrankungen des blutbildenden Gewebsanteiles des Knochenmarkes — auf das Kapitel Blutkrankheiten in Bd. II sei verwiesen — kann es zu begleitenden Veränderungen an den Knochen kommen. So kann man bei leukämischen und aleukämischen Formen der *myeloischen Leukämie* und selten auch bei *lymphatischer Leukämie* bei Jugendlichen periostale und bei Erwachsenen endostale Knochenneubildungen mit Ausgang in Sklerose finden. Knochenzerstörungen, die zu röntgenologisch nachweisbaren Defekten führen, kann man bei Leukämien nur sehr selten, in typischer Weise jedoch bei *Chloromen* beobachten.

Bei schweren *aplastischen Anämien* findet man mitunter Knochensklerosen. Die Marmorknochenkrankheit (s. Bd. II, S. 548) geht meist mit einer aplastischen Anämie einher. Hinsichtlich der osteosklerotischen Anämien Erwachsener s. Bd. II, S. 549.

Bei den erblichen *hämolytischen Anämien* (s. Bd. II, S. 442 ff.) findet man eine frühzeitige Verknöcherung der Schädelnähte mit Deformierungen des Schädels wie Turm-, Rund- oder Quadratschädel. Diese prämaturen Synostosen werden von manchen Autoren als Folge der abnorm hohen Durchblutung des roten hyperplastischen Knochenmarkes angesehen und sind daher indirekte Folgen der „hämolytischen Konstitution". Manchmal kann man am Schädeldach eine Hyperostose nachweisen. Als weitere angeborene Fehlbildungen findet man einen hohen steilen Gaumen sowie Stellungsanomalien der Zähne. Die Knochenveränderungen sind bei der *Sichelzellenanämie* noch deutlicher ausgebildet und betreffen hier auch die langen Röhrenknochen, welche durch periostale Osteophytenbildung verdickt sind.

Bei der (sehr seltenen) *Erythroblastenleukämie (Mediterrananämie* COOLEY*)* (s. Bd. II, S. 453) sind die Markräume erweitert und die Trabekel vergröbert, die Kortikalis verdünnt. Besonders deutlich sind diese Veränderungen im Bereich des Schädeldaches, wo die Trabekel senkrecht auf die Tabula interna stehen, die Tabula externa oft weitgehend fehlt und so röntgenologisch das Bild des für diese Erkrankung typischen „Bürstenschädels" zustande kommt. Auch an den übrigen Knochen findet man die Erweiterung der Markräume und die Verbreiterung der Trabekel. Die Knochenveränderungen fehlen bei der COOLEY-Anämie nie und sind daher von großer differentialdiagnostischer Bedeutung.

I. Knochentumoren.

Die meisten gutartigen und vor allem die bösartigen primären Knochentumoren erfordern eine chirurgische Behandlung und gehören daher in das Fachgebiet der Chirurgie. Da jedoch die Diagnosestellung oft Sache des Internisten ist, sollen sie hier kurz erwähnt werden. Hinsichtlich vieler Einzelheiten muß aber auf die Lehrbücher der Chirurgie verwiesen werden.

1. Gutartige solitäre Knochentumoren.

Bei diesen Tumoren können geringe ziehende oder rheumatoide Schmerzen bestehen. Manchmal kann man eine Knochenverdickung tasten. Wenn die Tumoren groß werden, können sie die Beweglichkeit behindern. Sie sind zum Teil durch typische Lokalisation und Altersverteilung (s. unten) bis zu einem gewissen Grade ausgezeichnet. Röntgenologisch sieht man meist eine zystenähnliche Aufhellung, in deren Bereich die Kortikalis verdünnt erscheint und der Knochen verdickt sein kann. Wegen dieser weitgehend ähnlichen Symptomatologie ist die Differentialdiagnose zwischen den hier zu besprechenden Erkrankungen zum Teil sehr schwierig und man ist meist auf das Ergebnis einer Biopsie angewiesen. Außerdem sind differentialdiagnostisch Knochenmetastasen, Osteomyelitis, Ostitis deformans PAGET, Morbus RECKLINGHAUSEN, fibröse Knochendysplasie, Lues und Knochenparasiten auszuschließen.

a) Solitäre Knochenzysten.

Solitäre Knochenzysten finden sich am häufigsten bei Kindern im Alter von sechs bis zehn Jahren; sie lokalisieren sich in die Metaphyse. Pathologisch-anatomisch findet man einen Hohlraum mit blutiger oder klarer Flüssigkeit.

b) Gutartige Riesenzelltumoren.

Gutartige Riesenzelltumoren finden sich vorwiegend bei Jugendlichen im Alter von zehn bis dreißig Jahren. Sie sind in die Epiphysen, besonders in die distale Femur-, Radius- und die proximale Tibiaepiphyse, sowie in die Unterkiefer lokalisiert. Die Tumoren sind solid oder zystisch, sehr blutreich, mit einer braunrot pigmentierten Oberfläche. Therapeutisch werden mit Erfolg Röntgenbestrahlungen angewendet.

c) Fibrome und Myxome.

Fibrome und Myxome der Knochen findet man nur äußerst selten.

d) Solitäre Chondrome.

Solitäre Chondrome finden sich besonders an den Phalangen, den Metatarsal- und Metakarpalknochen. Sie entsprechen morphologisch und röntgenologisch weitgehend den Enchondromen, nur daß sie solitär auftreten. Oft enthalten sie unregelmäßige Verkalkungen. Mitunter findet man jedoch auch regelrechte Knochenbildung, so daß man von Osteochondromen spricht.

e) Osteome.

Bei den *Osteomen* unterscheidet man je nach der Lage Exostosen und Enostosen. Sie entstehen zum Unterschied von den kartilaginären Exostosen nicht auf knorpeliger Grundlage und finden sich daher auch am Schädel und Unterkiefer.

f) Hämangiome.

Die *Hämangiome* stellen gutartige Geschwülste dar, die aus blutgefüllten Hohlräumen bestehen, ganz mit einschichtigem Endothel ausgekleidet sind und sich zwischen den Knochenbälkchen entwickeln. Die Trabekel sind verdickt, die Spongiosaräume erweitert. Es können mehrere Skeletteile gleichzeitig befallen sein. Bei Befall der Wirbel erscheinen die betroffenen Wirbelkörper etwas aufgetrieben, ihre seitliche Begrenzung ist nicht konkav, sondern konvex. Ihre Struktur ist grobwabig oder strähnig. Es kommt leicht zu Kompressionsfrakturen.

2. Bösartige primäre Knochentumoren.

a) Osteogenes Sarkom.

Das osteogene Sarkom betrifft besonders jugendliche Individuen im Alter von zehn bis fünfundzwanzig Jahren. Nach dem fünfzigsten Lebensjahr findet es sich selten. Männer werden doppelt so häufig befallen als Frauen. Es entwickelt sich — unter Bevorzugung der Metaphysen — von der Kambiumschicht des Periosts, vom Endost oder dem perivaskulären Bindegewebe der HAVERSschen Kanälchen aus; der häufige periostale Typ wächst subperiostal unter Abhebung des Periosts weiter, macht jedoch an den Knorpeln der Epiphysenfugen oder, wenn diese bereits verschwunden sind, an den Gelenkknorpeln durch lange Zeit Halt. Es setzt bereits frühzeitig Metastasen in der Lunge, während Metastasen in den Lymphknoten und im Skelett nur sehr selten gefunden werden. Histologisch handelt es sich um ein polymorphzelliges Sarkom mit ziemlich weitgehender Differenzierung der Grundsubstanz mit Knorpelzellen und Osteoid, welches verkalken und sogar in richtigen Knochen umgewandelt werden kann. Je nach dem histologischen Aufbau unterscheidet man Chondrosarkome, Osteochondrosarkome und Osteomyxosarkome, die klinisch nicht, röntgenologisch nur mit einiger Wahrscheinlichkeit unterschieden werden können.

Klinisch beginnt die Erkrankung mit uncharakteristischen Schmerzen in den langen Röhrenknochen. Man kann meist eine Geschwulst tasten, über der die Haut gespannt, nicht gerötet ist, sich warm anfühlt und erweiterte Venen aufweist. Für die Diagnosestellung ist die Röntgenuntersuchung von eminenter Wichtigkeit, doch ist zur Sicherstellung der Diagnose oft eine Biopsie erforderlich. Man unterscheidet nach dem röntgenologischen Bild, ohne daß damit etwas über den histologischen Aufbau gesagt werden könnte, folgende Formen:

a) eine osteoklastische Form mit ausgedehnten, bald zentral, bald peripher gelegenen Defekten.

b) eine osteoplastische Form mit strahlenartig angeordneter, oft weit in die Weichteile reichender Knochenneubildung.

c) eine diffus grobfleckig verkalkende Form,

d) eine osteoneutrale Form, bei der röntgenologisch keine Knochenveränderungen nachgewiesen werden können, da sich der Tumor lediglich in den präformierten Markräumen entwickelt, ohne die Tela ossea anzugreifen.

Differentialdiagnostisch müssen Chondrome, Osteochondrome (s. S. 410), chronische tumorbildende Osteomyelitis (s. S. 400) sowie verkalkende Knochenparasiten ausgeschlossen werden. Die Therapie besteht in Bestrahlung und Operation. Die Prognose ist auch bei frühzeitiger Diagnosestellung ungünstig.

Bei Leuchtziffernblattarbeitern kommt das osteogene Sarkom relativ häufig vor; es ist hier meist in Knie, Becken oder Schulter lokalisiert.

b) EWING-Sarkom.

Das EWING-Sarkom, das isolierte Retothelsarkom des Knochenmarkes, ist
in Bd. II, S. 576, besprochen. Was den Röntgenbefund anbelangt, so findet
man zunächst eine spindelige Verdickung der betreffenden Knochenpartie mit
zwiebelschalenartigen periostalen Auflagerungen, später nimmt die Schattendichte
des Knochens ab, der Markraum wird breiter und die Kortikalis schmäler. Schließlich kommt es meist auch hier zu ausgedehnten Knochendefekten.

c) Multiples Myelom.

Bezüglich der klinischen Symptome und der charakteristischen Veränderungen
der Bluteiweißkörper und des blutbildenden Gewebes sei auf Bd. II, S. 576, ver-

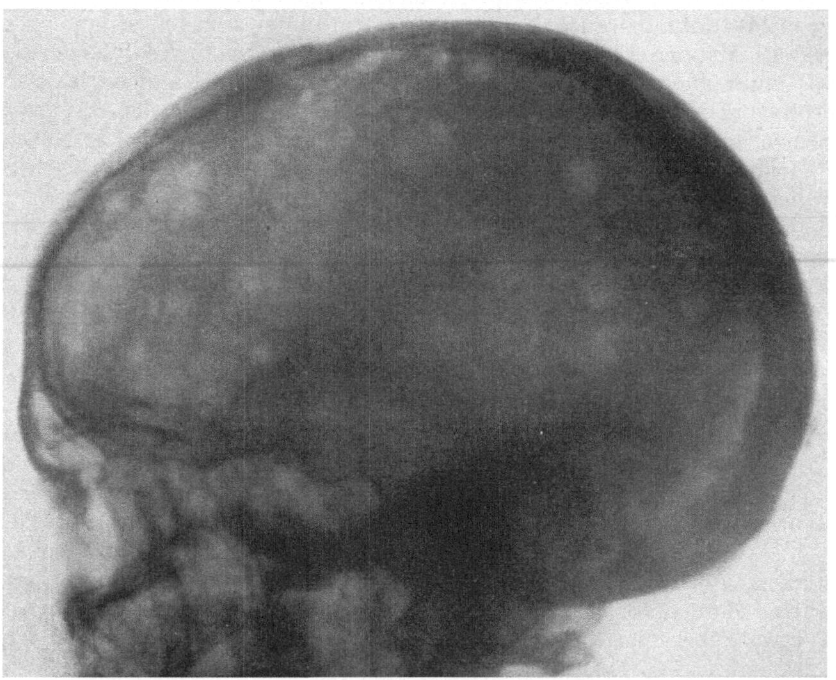

Abb. 31. Multiples Myelom. Im Bereich der Schädeldecke erkennt man äußerst zahlreiche stecknadelkopf-
bis fast kirschgroße, runde, ziemlich scharf begrenzte Defekte, die jedoch von keinem sklerotischen Randsaum umgeben sind.

wiesen. Hier sollen nur die Knochenveränderungen besprochen werden. Diese
finden sich vorwiegend im Bereich des Schädeldaches, an der Wirbelsäule, den
Rippen und im Becken sowie an den rumpfnahen Anteilen der Extremitätenknochen. Man findet sehr zahlreiche, erbsen- bis hühnereigroße Defekte mit
scharfer Begrenzung (Abb. 31). Die Herde sind rein osteoklastisch, also ohne
Zeichen von Knochenneubildung.

d) Periostales Fibrosarkom.

Dieses gehört nicht zu den eigentlichen Knochentumoren, sondern geht vom
Periost oder der anschließenden Faszie aus, ist jedoch bereits frühzeitig so fest
mit dem Knochen verbunden, daß es von diesem nicht isoliert werden kann. Diese

Tumoren zeigen ein sehr langsames Wachstum. Histologisch bestehen sie aus Spindelzellen. Sie scheinen die untere Extremität zu bevorzugen. Diese Tumoren setzen erst spät Lungenmetastasen. Die Therapie besteht in Vorbestrahlung, möglichst frühzeitiger radikaler Operation und Nachbestrahlung. Dennoch sind die Heilungsaussichten nur gering.

3. Metastatische Knochentumoren.

Die Knochenmetastasen kommen dadurch zustande, daß Geschwulstzellen in die Blutgefäße des Knochenmarkes gelangen und dort in Kapillaren steckenbleiben. Die Knochenmetastase entsteht also immer auf hämatogen-embolischem Wege. Nicht alle Tumoren setzen mit gleicher Häufigkeit Knochenmetastasen. Besonders häufig finden sie sich bei den Karzinomen von Prostata, Mamma, Thyreoidea, Bronchus, Magen sowie beim Melanom und Hypernephrom. Die übrigen Tumoren einschließlich der Sarkome führen selten zu Knochenmetastasen.

Die Metastasen entwickeln sich immer zunächst im Knochenmark. Bei weiterer Ausbreitung können sie zu Knochenzerstörung führen. Durch Knochenabbau bilden sich verschieden große, meist scharf begrenzte Defekte aus, sogenannte *osteoklastische Metastasen*. Manchmal erscheinen größere Knochenareale wie verschwunden (Tabula-rasa-Form). In anderen Fällen folgt auf den Abbau eine Neubildung von allerdings pathologisch strukturiertem, oft auffallend dichtem Knochen. Überwiegt diese Neubildung, so spricht man von *osteoplastischen Metastasen*. In den meisten Fällen kann man jedoch neben Arealen mit überwiegendem Knochenabbau solche mit Knochenneubildung beobachten. Man spricht von gemischten, *osteoplastisch-osteoklastischen Metastasen*. Röntgenologisch findet man bei den osteoklastischen Formen einzelne oder mitunter auch sehr zahlreiche linsen- bis hühnereigroße, vorwiegend zentral, seltener auch in der Kortikalis gelegene Defekte mit meist ziemlich scharfer Begrenzung. Manchmal erscheint der Knochen wie von einem Wabenwerk durchsetzt. Bei den osteoplastischen Metastasen findet man eine unregelmäßige herd- und fleckförmige Sklerose des befallenen Knochens. Stellen mit unregelmäßig verdichteter, mitunter etwas unscharf begrenzter Spongiosa wechseln mit normaler oder osteoporotischer Spongiosa ab. In anderen Fällen kann es zu einem völligen Verschwinden der Spongiosaräume und zu gleichmäßiger dichter Eburneation kommen. In anderen Fällen wieder breitet sich das Aftergewebe in den präformierten Markräumen aus, ohne den Knochen zu zerstören. In diesen Fällen kann man röntgenologisch keinen abnormen Befund erheben, weshalb man von *osteoneutralen Metastasen* spricht.

Nach der Zahl der Metastasen unterscheidet man solitäre, sporadische, multiple und generalisierte Formen, je nachdem, ob sich nur ein Herd, vereinzelte oder zahlreiche Herde gebildet haben oder ob alle Knochen befallen sind. In den meisten Fällen jedoch werden nicht alle Skeletteile gleichmäßig betroffen, sondern das Rumpfskelett ist bevorzugt befallen. Die Veränderungen finden sich nach fallender Häufigkeit geordnet in der Wirbelsäule, den Rippen, der Klavikula, im Becken, Sternum, Schädel, dann folgen die rumpfnahen Anteile des Extremitätenskelettes, während die peripheren nur sehr selten betroffen werden.

Klinisch ist der Verlauf häufig zunächst völlig symptomlos. Eine Spontanfraktur kann dann das erste Krankheitszeichen sein. In anderen Fällen bestehen durch längere Zeit geringfügige „rheumatoide" ziehende Schmerzen. Bleiben diese hartnäckig bestehen und ist der Patient im karzinomgefährdeten Alter, so soll man die betreffende Region röntgenologisch untersuchen lassen; ganz besonders aber dann, wenn der Patient bereits an einem der früher genannten Primärtumoren operiert wurde. Bei der klinischen Untersuchung kann man mitunter, keineswegs besonders häufig, eine wechselnd starke Klopf- und Druckempfindlichkeit der betroffenen Skelettabschnitte finden; man lege aber einer solchen weder in dieser noch in jener Richtung besondere Bedeutung bei. Gleichzeitig mit diesen Beschwerden, manchmal bereits früher, oft aber auch erst wesentlich später, geht das Allgemeinbefinden der Patienten stark zurück, sie werden appetitlos, nehmen auch trotz hinreichender Nahrungszufuhr an Gewicht ab, sie sind müde, matt und hinfällig. Bald fällt meist das blasse, müde Aussehen der Patienten auf, das durch eine Tumoranämie und die beginnende Kachexie bedingt ist; die Anämie nimmt meist, zumindest anfangs, keine besonders hohen Ausmaße an. Das Hämoglobin ist immer höhergradig vermindert als die Erythrozytenzahl, so daß der Färbeindex kleiner als 1 ist. Anfangs findet man deutliche Zeichen der Regeneration neben Poikilozytose Polychromasie und vermehrte Retikulozyten. Bei noch stärkerer Reizung werden dann auch kernhaltige rote Blutkörperchen in das periphere Blut ausgeschwemmt; diese können sogar außerordentlich zahlreich sein. Dies ist besonders bei multiplen Knochenmetastasen der Fall. Das weiße Blutbild kann ebenfalls die Zeichen starker Regeneration aufweisen (mit einer Leukozytose von 10 bis 15 000, selten höher — es sind Fälle mit 100 000 Leukozyten beschrieben — mit Linksverschiebung bis zu Myelozyten), so daß das Blutbild dem bei einer Leukämie ähnlich werden kann (s. Bd. II, S. 537). Wird das blutbildende Knochenmark jedoch immer mehr vom Aftergewebe verdrängt, so kommt die Anämie in ein aregeneratorisches Stadium, die Erythroblasten verschwinden und die Erythrozytenzahl sinkt schnell ab. Auch die Leukozytose verschwindet und macht einer Leukopenie mit relativer Lymphozytose Platz. Die Thrombozyten können vermehrt, aber auch vermindert sein. Im aregeneratorischen Stadium kann es zu schweren hämorrhagischen Diathesen mit purpuraartigen Blutungen kommen. Das Knochenmarkspunktat zeigt im Anfang die Zeichen der lebhaften Regeneration, später ist das Mark aregeneratorisch. Mitunter kann man auch Tumorzellen aspirieren und so die Diagnose bestätigen, doch sollten nur sehr eindeutige überzeugende Bilder diagnostisch verwertet werden und dies auch nur im Rahmen der Gesamtklinik des Falles. Die Milz ist meist normal groß, selten geringfügig vergrößert. Eine Vergrößerung der Lymphknoten ist wohl auf eine regionale Metastasierung zurückzuführen.

Von seiten des Nervensystems kommt es oft frühzeitig zu Erscheinungen. So führen Wirbelsäulenmetastasen entweder durch Einbruch des Wirbelkörpers oder durch Übergreifen der Metastase auf die Meningen zu Kompression des Rückenmarks mit den Zeichen der Querschnittsläsion. Durch Druck auf die austretenden Nervenwurzeln kommt es zu radikulären Schmerzen. Diese unterscheiden sich prinzipiell freilich nicht von den gleichartigen Schmerzen bei Reizung dieser Nerventeile durch irgendwelche andere Prozesse wie Neuritis, Radikulitis, Druck durch Wirbelkaries usw. Dennoch kann man die Verdachtsdiagnose auf Metastasen auch bei normalen Röntgenbefunden dann stellen, wenn neuralgische Schmerzen in einem bestimmten Nervausbreitungsbezirk sich durch besondere Intensität, Verstärkung durch bestimmte Bewegungen und Körperhaltungen, gleichmäßiges Anhalten durch Tage und Wochen, Unbeeinflußbarkeit durch schmerzstillende Mittel auszeichnen. Unterstützt wird diese Diagnose durch Anhaltspunkte und Verdachtsgründe, die für das Vorliegen eines Primärtumors sprechen könnten, in der Anamnese, der physikalischen Untersuchung, und schließlich durch den Gesamteindruck. Finden sich diese Erscheinungen bei sichergestelltem Primärtumor, würde ich auch entgegen allen negativen Röntgenbefunden die Diagnose auf Knochenmetastasen stellen. Bei Lokalisation der Metastasen in den Knochen der Schädelbasis kann es zu Druckerscheinungen auf die Hirnnerven mit Lähmungen im Bereich des Fazialis und Abduzens sowie Parästhesien im Trigeminusgebiet kommen. Befallensein des Felsenbeines führt zu Schwerhörigkeit.

Sarkommetastasen findet man viel seltener im Knochen. Nur das EWING-Sarkom führt häufiger zu Knochenmetastasen. Diese sind oft osteoklastisch und verursachen starke Schmerzen. Die Milz ist in der Regel deutlich vergrößert.

Beim Hypernephrom und beim Thyreoidea-Karzinom finden sich häufig solitäre Metastasen, die oft vor dem Manifestwerden des Primärtumors durch eine Spontanfraktur aufgedeckt werden. Sie sind fast immer osteoklastisch. Das Prostatakarzinom führt zu vorwiegend osteoplastischen Metastasen.

Die röntgenologische Differentialdiagnose richtet sich bei solitären Metastasen vor allem gegen die Knochenzysten und die solitären gutartigen Knochentumoren (s. S. 410), bei zahlreichen Metastasen gegen die fibröse Knochendysplasie (s. S. 392) und gegen den Morbus Recklinghausen (s. S. 391), bei generalisierten Formen vor allem gegen das multiple Myelom (s. S. 412) und das Retothelsarkom (s. Bd. II, S. 576).

Die *Therapie* besteht in der Röntgenbestrahlung, die wohl in den meisten Fällen keine klinische Heilung, aber oft eine weitgehende Besserung sowie zunächst eine wesentliche Linderung der Schmerzen bewirkt. Cytostatica wie N-Lost, Urethan, Colchizin allein oder in Verbindung mit Röntgenbestrahlungen können versucht werden und bringen mitunter vorübergehende Erleichterung. Durch Behandlung mit Geschlechtshormonen in hoher Dosierung, und zwar bei Mammakarzinom mit männlichen und bei Prostatakarzinom mit weiblichen, können auch sehr gute Erfolge mit weitgehender bis völliger Rückbildung der Knochenmetastasen erzielt werden. Man verabreicht durch acht Wochen jeden zweiten Tag 100 mg des betreffenden Hormons in öliger Lösung intramuskulär und dann noch durch weitere acht Wochen 50 mg jeden zweiten Tag. Ob diese Therapie auch bei Knochenmetastasen anderer Tumoren (als Prostata- und Mammakarzinom) ähnlich gute Wirkung zu entfalten imstande ist, ist noch nicht geklärt, auch existieren noch nicht ausreichend umfangreiche statistisch erfaßbare Erfahrungen über die Dauer der etwaigen späteren Rezidivfreiheit. Das Problem der hormonalen und medikamentösen Therapie maligner Tumoren sollte hier nur kurz skizziert werden, der Fragenkomplex ist noch zu sehr im Flusse, um berechtigte Hoffnungen wieder zu Grabe zu tragen oder diese Hoffnungen, die zweifellos ihre Berechtigung haben, zu überschätzen und etwa von einer generellen Heilbarkeit bereits metastasierender bösartiger Tumoren zu sprechen. Vor allem darf auch nicht vergessen werden, daß Überdosierung dieser Hormonpräparate unter Umständen zu unangenehmen Nebenerscheinungen und zu pathologischem Wachstum mit Entstehung bösartiger Tumoren führen kann.

Die Infektionskrankheiten.

Allgemeiner Teil und Einteilung.

Entsprechend der Grundeinstellung dieses Lehrbuches, die Klinik der inneren Erkrankungen, ihre Symptomatologie und Therapie in den Vordergrund zu stellen und die Ätiologie, Pathogenese und Pathologie nicht ausführlicher zu behandeln als es gerade zum Verständnis des Vorgebrachten nötig ist, sollen auch die Infektionskrankheiten vor allem hinsichtlich der speziellen Pathologie und diese vor allem vom Standpunkt der Klinik eingehender besprochen werden. In den einzelnen Kapiteln wird über die verschiedenen Erreger, ihren Nachweis usw. kurz berichtet werden. Hinsichtlich der Infektionskrankheiten im allgemeinen, des Wesens einer Infektion, der Empfänglichkeit, der natürlichen und der erworbenen Resistenz des Wirtes, der Immunität und der Virulenz der Erreger, hinsichtlich der Epidemiologie, der Art und der Wege der Übertragungen, der Inkubation und hinsichtlich der allgemeinen und speziellen Bakteriologie und Serologie bzw. Serodiagnostik sei auf die Lehrbücher der Hygiene, der allgemeinen Pathologie, der Serologie und Bakteriologie verwiesen.

Einige allgemeine Bemerkungen müssen aber dennoch Platz finden, auf daß später gebrauchte Nomenklaturen richtig verstanden werden. Freilich beschränken wir uns auf eine kurze orientierende Darstellung, in der übrigens auch die *Serumkrankheit* erörtert werden soll, die im Lehrbuch sonst nicht aufscheint.

Nach DOERR definiert man die Infektion als Ansiedlung, Wachstum und Vermehrung niedrig stehender Organismen in höher organisierten, wobei der Biologe, je nach Nutzen oder Schaden, der dem Wirt aus der Lebenstätigkeit der Mitbewohner seines Körpers erfließt, zwischen Parasitismus (Leben auf Kosten des Wirtes), Kommensalismus (gleichzeitiges Leben nebeneinander ohne Nutzen und ohne Schaden) und Symbiose (Zusammenleben mit Nutzen) unterscheidet.

Der Begriff Infektion (typhöse Infektion z. B.) deckt sich vielfach mit dem der Infektionskrankheit, die allerdings eine Resultante der Infektion des Wirtsorganismus mit dem jeweiligen Erreger und auch der besonderen Reaktionsart des Wirtes auf das Eindringen des Erregers darstellt. Dieses Verhältnis von Erreger und Wirt wurde vielfach als Kampf zwischen Mikroben und Wirt dargestellt, „der von beiden Seiten mit besonderen Waffen geführt wird und mit dem Untergang des einen oder anderen Gegners enden muß". Vielleicht ist es besser, sich bei jeder Infektionskrankheit von der Vorstellung leiten zu lassen, daß durch das Zusammentreffen zweier zum Teil aufeinander angewiesener Lebewesen, des Wirtes und des infizierenden Keimes ein Gleichgewicht gestört ist, welches die Natur durch gegenseitige Anpassung oder durch die Eliminierung der Keime oder auch durch den Tod des Wirtes auszugleichen versucht. Daß eine derartige Auffassung nicht generalisiert werden kann und daß das Bild des Kampfes zwischen Erreger und Wirt keineswegs für alle Infekte zutrifft, dafür genügt der Hinweis, daß der sogenannte „*Keimträger*" pathogene Keime lange Zeit beherbergen kann, ohne krank zu sein oder krank zu werden (wie dies z. B. bei der Diphtherie ausführlicher dargelegt wird). Wenn der sogenannte „*Keimausscheider*" (s. S. 462) nach überstandener Krankheit weiterhin pathogene Keime ausscheidet, so kann dies vielleicht noch als Sieg des Kranken, allerdings mit der Friedenskonzession an die Typhusbazillen, weiter im Wirtsorganismus parasitieren zu dürfen, gedeutet werden.

Die verschiedene Reaktion des Makroorganismus gegen Infekte kann zu einer groben Unterscheidung der differenten Infektionskrankheiten führen, die hauptsächlich deshalb diskutiert sei, weil sie uns mit dem Begriff der zyklischen Infektionskrankheit vertraut macht.

Der Kampf zwischen Wirt und eingedrungenen Keimen oder besser, die Störung und Wiederherstellung des Gleichgewichtes im Wirtsorganismus nach Eindringen der krankmachenden Keime, kann verschieden verlaufen, verschiedenen Gesetzen folgen und dementsprechend lassen sich prinzipiell verschiedene Infekte unterscheiden: zyklische Infektionskrankheiten, septische Krankheiten und schließlich Lokalprozesse.

Bei zyklischen Krankheiten werden auf Grund von Aktion der befallenden Keime und Gegenaktion des befallenen Wirtes in einem bestimmten Zyklus verschiedene typische Stadien durchlaufen, wobei heute immer mehr eine zentrale Steuerung angenommen wird (Speransky u. a.), moderne und interessante neue medizinische Betrachtungsarten, die hier im Detail nicht erörtert werden können. Die Stationen dieses Geschehens sind: das Stadium der Inkubation, der Generalisation mit dem Auftreten der Bakterien im Blut, das Stadium der Organmanifestation (wenn es zu einer solchen kommt) und das Stadium der Immunität. Diesem Typus folgen in klassischer Weise die Typhus- und Paratyphus-Infektionen, auch das Fleckfieber, die Weilsche Krankheit u. a. Auch die chronischen Infekte Lues und Tuberkulose haben bekanntlich diese Stadien. Auch die Pneumonie und die Grippe gehören hierher. Beim Typhus ist man besonders leicht geneigt, von Kampf, von Angriff der Invasionsbakterien, ihrer Vermehrung im Blut, ihrer Ansiedlung in Organen (Darmgeschwüre) und vom Aufkommen der Abwehr und dem Sieg des überfallenen Wirtes zu sprechen, der diesen vor allem durch seine immunisatorische Abwehrmaßnahmen erficht. Wichtig erscheint hier die Feststellung, daß für die Infektion als solche und auch für deren Verlauf die Massivität des Infektes von untergeordneter Bedeutung ist. Ein schwerst verlaufender Abdominaltyphus kann theoretisch auch durch die unglückliche Aufnahme eines einzigen Typhusbazillus mit dem Trinkwasser zustande kommen, wobei freilich nicht generalisiert werden darf. Mit massiven Infekten wird ein Organismus sicher schwerer fertig als mit wenigen eingedrungenen Keimen. Für bestimmte Infekte ist die massive Dosis sogar Voraussetzung der krankmachenden Infektion, wie wir dies z. B. von der Bang-Krankheit her wissen, wo der fortgesetzte Genuß stark infizierter Milch von Bang-Kühen bekanntlich Voraussetzung der Erkrankung ist. Dennoch folgt die Regel dem Alles-oder-Nichts-Gesetz. Entweder wird der eingedrungene pathogene Keim eliminiert, es kommt nicht zur Erkrankung oder der Organismus wird mit ihm nicht fertig und nun läuft ein Typhus schwerer Art ab, wie es der Virulenz der in dieser Epidemie herrschenden Keime bzw. wie es dem Genius epidemicus entspricht.

Wenn der Wirtsorganismus durch den Infekt nicht sensibilisiert wird, wenn er seine Immunisierung nicht betreibt, wie dies etwa bei der Cholera der Fall ist, die eine Lokalinfektion des Darmes darstellt, so hätten wir den Typus einer Infektion, die unter einem Lokalprozeß abläuft. Auch die Diphtherie kann hierher gezählt werden, wenn wir davon absehen, daß die von den Diphtheriebazillen gebildeten Toxine doch eine antitoxische Immunität auslösen, die allerdings die Diphtheriebazillen selbst nicht tangiert.

Als letzte Sondergruppe unter den Infektionskrankheiten muß noch im Gegensatz zum Lokalinfekt die Sepsis bzw. die septische Infektionskrankheit erwähnt werden, deren nähere Definition im entsprechenden Kapitel (S. 431) folgt.

Die Infektionskrankheiten können schließlich noch nach der verschiedenen Art der in Aktion tretenden Keime unterschieden werden. Die Erreger können in folgende Kategorien fallen:

1. Bakterielle Erreger (Bazillen oder Kokken),
2. Pilze,
3. Spirochäten,
4. Virusarten,
5. Rickettsien,
6. Protozoen.

Als spezielle Gruppe können noch die Infektionskrankheiten gelten, welche vom Tier auf den Menschen übertragen werden, also eigentlich Tierkrankheiten sind, nur ausnahmsweise auch die Menschen befallen. Daß der Kreis sehr weit gezogen werden kann, wenn man auch die Krankheiten einbezieht, die durch die verschiedenen Zwischenwirte übertragen werden, soll in der Einleitung zum Kapitel Zoonosen dargelegt werden. Auch über die Virusarten und deren Definition und über die theoretischen Schwierigkeiten einer solchen wird in der Einleitung zu den Viruskrankheiten gesprochen werden. Ebenso sind die protozoären Erkrankungen gesondert zu betrachten; siehe die entsprechenden Kapitel mit der Definition der Protozoen.

Im allgemeinen dringen die Keime der Infektionskrankheiten über Lymph- und Blutgefäße in die allgemeine Zirkulation ein. Im Lymphsystem müssen die Barrieren der Lymphdrüsen überwunden werden, ehe es zur Allgemeininfektion kommt. Es gibt ferner Erreger, und zwar bestimmte Virusarten, die neurotrop sind und hierbei nicht nur schließlich im Gehirn und im Rückenmark zum organischen Infektprozeß führen, sondern die in den Körper eingedrungen, längs der Nerven dem Zentralnervensystem zustreben, wie die Lyssa und Poliomyelitis; ob bei diesem Wandern längs der Nerven diese selbst bzw. die peripheren Neurome oder die Nervenlymphspalten die Schiene abgeben, ist noch nicht sichergestellt. Es gibt schließlich Keime, die weniger durch Ansiedlung und Ausbreitung im Organismus krankheitserzeugend wirken, sondern mehr oder ausschließlich durch die Abgabe von Giften, Toxinen, Ektotoxinen, die wieder zu bestimmten Geweben eine hohe Affinität haben und in diesen ihre verheerende Wirkung ausüben. Dies gilt für die Tetanusbazillen, aber auch für die Diphtheriebazillen; die Herz- und Muskelschäden bei der Diphtherie sind rein toxischer Natur. Neben diesen von den Keimen abgegebenen Ektotoxinen können Keime auch sogenannte Endotoxine haben, die, in ihrer Leibessubstanz enthalten, erst dann im Wirtsorganismus zur Wirkung kommen, wenn die Keime absterben und der Autolyse anheimfallen, wobei die Endotoxine frei werden. Da im Rahmen einer Infektionskrankheit oft massenhaft Keime zugrunde gehen, kommt diesem Giftstoff eine große Bedeutung bei. Im allgemeinen sind die Ektotoxine giftiger als Endotoxine. Neben den genannten Diphtherie- und Tetanusbazillen produzieren auch Scharlachstreptokokken Ektotoxine, Typhusbazillen enthalten Endotoxine. Manche Keime, wie der SHIGA-KRUSE-Bazillus, enthalten gleichzeitig Ekto- und Endotoxine.

Wie schon früher hervorgehoben, hängen die Schwere der Krankheit und das Erkranken oder Nichterkranken u. a. auch von der *Virulenz* der Keime ab, unter der man die Lebenskraft bzw. die Fähigkeit versteht, sich gegen die Abwehr des befallenen Wirtes zu behaupten, sich rasch zu vermehren und den Organismus, sei es durch direkte bakterielle Aggression im Lokalprozeß am Ansiedlungsgewebe, sei es durch große und stark giftige Toxinmengen, zu schädigen und eventuell zu töten. Neben der Virulenz, die noch näher definiert werden soll, spielen bei der Infektkrankheit auch die *Abwehr des Menschen,* die *natürliche Resistenz* und Bildung der *Immunkörper* eine große Rolle.

Das Wort Virulenz beinhaltet verschiedenes, einerseits die Eigenschaft der eingedrungenen Keime, mehr oder weniger krankmachend zu wirken, worunter auch die stärkere oder weniger starke Vergiftung des Wirtes bzw. mehr oder weniger starke Toxinproduktion gemeint ist, anderseits aber auch die Fähigkeit, sich im Wirtsorganismus zu behaupten bzw. sich zu vermehren, wozu allerdings wieder gesagt werden muß, daß die tatsächliche Ausbreitung nicht nur von der Virulenz des Keimes, sondern auch von der Stärke der Abwehr des Wirtes abhängt. Die Fähigkeit, sich auszubreiten, also dieser Teil der Virulenz, kann bei einem bestimmten Keim enorm sein, die gleichzeitige Virulenz hinsichtlich Krankmachung aber kann beim gleichen Keim sehr gering sein: Als Beispiel sollen die Masern dienen, die eine außerordentlich starke Infektiosität bzw. große Virulenz hinsichtlich Ausbreitung im Wirte mit einer im allgemeinen sehr geringen Pathogenität im Sinne krankmachender Wirkung verbinden.

Das Erkranken des Individuums und der leichtere oder schwerere, auch oft der kürzere oder längere, eventuell der abortive oder der nur latente Verlauf der Infektion hängen aber nicht nur vom infizierenden Keim, seiner Dosis, seiner Virulenz, sondern auch von der Anfälligkeit bzw. der Resistenz des Individuums gegen den Infekt ab. Erkranken am Infekt und Verlauf der Infektionskrankheit sind also noch von einer Reihe von Faktoren abhängig.

Vorerst sei festgestellt, daß es eine *artgebundene Resistenz* gibt, die am besten durch Beispiele erklärt wird: Typhusbazillen infizieren den Menschen, Typhus ist aber auf Tiere nicht übertragbar, da sie eine artgebundene Resistenz besitzen; umgekehrt hat der Mensch gegen die Schweinepest eine artgebundene Resistenz und kann an ihr nicht erkranken. Die Infektdosis kann, muß aber für das Zustandekommen oder Nichtzustandekommen der Infektionskrankheit nicht maßgebend sein; wie wir schon erwähnt haben, kann ein Typhusbazillus allein, der sich im Organismus vermehrt, zur schwersten Erkrankung führen. Freilich können die natürlichen Abwehrkräfte manchmal kleine Infektdosen vernichten und die Erkrankung verhindern, während sie großen Dosen machtlos gegenüberstehen.

Die *Abwehr des Menschen* gegen Infekte hängt von vielen Umständen ab, z. B. vom allgemeinen Ernährungszustand. Eine bereits bestehende oder eben durchgemachte Infektionskrankheit disponiert zu einer neuen Infektionskrankheit, da die Abwehrkräfte durch die ersten Infekte erschüttert worden waren. Wir selbst sahen in russischer Gefangenschaft im ersten Weltkrieg zahllose Fleckfieberfälle, und zwar gerade bei Soldaten, die im letztvorangegangenen Jahr einen Abdominaltyphus überstanden hatten. Jedenfalls erkrankten diese unserem Eindrucke nach, ohne daß wir Statistiken geführt hätten, perzentuell viel häufiger als bis dahin Gesunde. Die Infektion durch die vorangegangene Krankheit Geschwächter verläuft auch schwerer: Schwer verlaufender Scharlach nach Diphtherie, die eben gut überstanden war; Kinderärzte fürchten den Scharlach, der der Diphtherie nachkommt! Es gibt ferner im Gegensatz zu der bei den meisten Infektkrankheiten sich entwickelnden erhöhten Resistenz gegen eine Wiedererkrankung, im Gegensatz zur Immunität, die wir unten besprechen, auch eine besondere Anfälligkeit für eine Wiedererkrankung, wie wir dies bei der kruppösen Pneumonie auf S. 385, Bd. I, beschrieben haben und wie wir dies beim Erysipel, S. 454, darlegen werden. Bei der Pneumonie ist sogar der einmal befallen gewesene Lappen für die Neuerkrankung besonders anfällig.

Die Abwehrkraft des Menschen gegen Infekte kann ferner auch unter Umständen durch körperliche Überanstrengungen herabgesetzt werden, wie wir dies bei der Poliomyelitis ausführen werden, es können schließlich auch Erkältungen disponierend wirken, soweit sie die Widerstandskraft vorübergehend herabsetzen.

Die natürliche Resistenz hat mit Immunkörpern bzw. mit Immunität nichts zu tun, auch geht diese erhöhte oder verminderte Resistenz mit der Menge der sogenannten Normal-Immunkörper (Normalagglutinine usw.), die im Serum des nicht spezifisch Erkrankten, des Gesunden, nachgewiesen werden können, nicht parallel.

Unter (aktiver) *Immunität* versteht man die Unempfänglichkeit des Individuums gegen eine bestimmte Infektionskrankheit, erworben durch Überstehen derselben. Diese Immunität ist also nur gegen diese eine Infektion gerichtet, sie ist also spezifisch. Die Immunität kann eine *absolute* oder eine *relative* sein, je nachdem, ob das Individuum unter keinen Umständen erkrankt, oder ob es unter gleichen Infektbedingungen nur seltener erkrankt und ob die Krankheit, wenn sie doch akquiriert wird, leichter verläuft. Durch eine relative Immunität könnte z. B. die durchschnittliche Letalität der Epidemie stark herabgesetzt werden. Die differenten Infektkrankheiten hinterlassen auch eine verschieden starke Immunität: Variola und Masern hinterlassen eine absolute Immunität, ein Wiedererkranken kommt nicht vor; anders bei Typhus abdominalis oder Diphtherie, bei welchen die zweite Erkrankung möglich ist, aber im allgemeinen viel leichter verläuft.

Je schwerer die Krankheit verlief, um so größer ist der Schutz, die Immunität, die sie hinterläßt. Aber auch eine „*stumme*" Infektion kann eine weitgehendste Immunität hinterlassen. Wir erinnern, daß eine einzige kleine Vakzinepustel eine absolute Immunität gegen Variola hinterläßt, daß es hierzu nicht einer schweren Variolaerkrankung bedarf. Auf das besondere Verhältnis Variola-Vakzine wird im speziellen Kapitel zurückzukommen sein.

Unter „*stummer Infektion*" versteht man die Infektion des Individuums ohne klinisch objektiv und subjektiv wahrnehmbare Zeichen der Erkrankung.

Unter „*latenter Infektion*" verstehen wir eine solche, bei der weder durch direkte Beobachtung noch durch das subjektive Gefühl des Kranken krankhafte Erscheinungen erfaßt werden können. Das häufigste Beispiel sind die „Lues latens" und eine „latente Tuberkulose", woraus sich auch ersehen läßt, daß die latente Infektion manchmal nur eine Phase einer Infektionskrankheit sein kann. Latenz ist sogar häufig eine Phase der Krankheit, wofür der einfache Hinweis Beweis sein mag, daß schon die Inkubationsperiode immer Latenz heißt: Der Kranke ist infiziert, ist hierbei oft höchst infektiös für seine Umgebung, er kann völlig beschwerdefrei sein, ist es zumindest im Beginn der Inkubation sogar immer, in der Regel läßt sich die Erkrankung auch nicht nachweisen (höchstens manchmal durch den direkten Keimnachweis). So wie der Beginn in der Inkubation eine latente Infektion zeigt, kann die Krankheit auch am Ende, bzw. nach ihrem klinischen Ende wieder latent werden. Wir erinnern an die Typhusbazillenausscheider, die im allgemeinen beschwerdefrei sind, bei welchen sich allerdings die latente Infektion durch Zeichen einer typhobazillären Cholezystitis in eine manifeste zurückverwandeln kann.

Rudimentäre oder *abortive* Infektkrankheiten sind solche, in welchen die zumeist gesehene volle Symptomatik nicht in Erscheinung tritt und die Klinik sich in einigen kleinen Zeichen, bei der Diphtherie etwa in einem leichten Rachenkatarrh, erschöpft.

Zur Frage der Immunität, und zwar der *erworbenen Immunität*, sei noch folgendes angeführt: Unter dem Begriff erworbene Immunität versteht man eine Unempfänglichkeit für eine bestimmte Infektion, die das Individuum überstanden hat. Diese Immunität wird durch das Überstehen der Krankheit erworben. Der Grad der entwickelten Immunität hängt von verschiedenen Faktoren ab, die noch zu behandeln sein werden.

Diese erworbene Immunität ist übrigens ein Spezialfall der *Allergie*, unter der wir die immer andersgeartete Reaktionsweise eines Individuums verstehen, wenn es eine Infektion überstanden hat bzw. wenn in die Blutbahn des Organismus nach einem gewissen Intervall neuerlich körperfremde Substanzen, vornehmlich artfremde Eiweißkörper gelangen. Der Organismus war durch die erste Applikation anders reagierend, er war „allergisch" geworden. In Bd. I, S. 435, haben wir bei Besprechung der Tuberkuloseallergie einen Spezialfall der Allergie bereits besprochen. Ein weiterer Spezialfall, anders zu reagieren, ist eine absolute oder partielle Immunität, ein schwächeres oder ein Nicht-Erkranken an einer Infektionskrankheit, die man einmal durchgemacht hat. Masern, Scharlach, Diphtherie, Typhus, Flecktyphus und Variola z. B. hinterlassen eine derartige spezifische Immunität. Bei Gonorrhöe, Syphilis und bei Streptokokkeninfektionen tritt diese Immunität nicht ein, es gibt daher Mehrfacherkrankungen an diesen Infektionen. Hinsichtlich der besonderen Verhältnisse bei der Tuberkulose, im besonderen hinsichtlich Allergie, Hypergie, Anergie, der Durchseuchungsresistenz und der Möglichkeit, mit dem BCG-Stamm eine wirkungsvolle Schutzimpfung mit erworbener Immunität durchzuführen, s. Bd. I, S. 434ff. und 490ff.

Die Faktoren, von welchen die Immunität überhaupt und deren Grad abhängen, sind im wesentlichen die folgenden: 1. die Tatsache, daß manchen Krankheiten, sogar abortiven (Vakzine-Variola), eine absolute Immunität folgt, daß andere eine Immunität nicht hinterlassen, zeigt schon, daß offenbar der wichtigste Faktor in der Natur des Infektes gelegen ist. Bestimmte Infekte geben eben eine absolute langdauernde, andere eine kurzdauernde, andere wieder nur eine länger oder kürzer dauernde relative Immunität. Als weiteren Faktor müssen wir ferner auch die Schwere der Ersterkrankung anerkennen, wobei allerdings immer noch zugegeben bleibt, daß auch leichteste Variola, Masern oder Fleckfieberfälle eine sichere, langdauernde, absolute Immunität gewährleisten. Hingegen scheint es z. B., daß zahlreich überstandene Malariaanfälle doch eine Resistenz gegen eine Neuinfektion ergeben, oder daß, wie Doerr angibt, ein einziger durchgemachter Rekurrensanfall nicht immunisiert, daß zwei oder mehrere Anfälle notwendig sind, um eine gruppenspezifische, gegen eine bestimmte Type von Rekurrensspirochäten gerichtete Immunität zu erzeugen. Es spielen ferner die Rassenzugehörigkeit und die Individualität des Menschen auch eine Rolle. Die Neger erwerben zum Unterschied von der weißen Rasse kaum oder nur eine geringe und kurzdauernde Immunität gegen Pocken. Auch innerhalb der gleichen Rasse unterscheiden sich schließlich die verschiedenen Individuen, so daß man der Individualität als solcher bei bestimmten Infekten (Dengue z. B.) Bedeutung zumessen muß. Die absolute Immunität kann sich mit der Zeit abschwächen, sie kann sich in eine relative wandeln, womit also auch dem Faktor Zeit nach der Erstinfektion Beachtung zu schenken ist.

Die Frage nach den Quellen der Immunität oder nach ihren Ursachen ist heute wohl damit zu beantworten, daß die Immunität an das Protoplasma der Zellen, und zwar in erster Linie der Zellen des retikuloendothelialen Systems gebunden ist (*zelluläre Immunität*). Unter *humoraler Immunität* versteht man eine solche, die durch Serumübertragung auf nicht immune Tiere übertragen werden kann, wobei man sich vorzustellen hätte, daß von den Zellen, in welchen die Immunität verankert ist, also vor allem vom RES, Immunkörper an die Zirkulation, an das Serum abgegeben würden, die nun, als Träger einer spezifischen Immunität, mit dem Serum auf ein zweites Individuum übertragen werden können, wodurch bei diesem eine passive Immunität entstünde. Dies hieße allerdings, daß die humorale Immunität von einer zellulären Immunität ausgeht. Wir verstehen auf Grund dieser Verhältnisse, daß bei bestimmten Krankheiten durch das Rekonvaleszentenserum eine allerdings meist nur kurzdauernde passive Immunität übertragen werden kann (Masern, Scharlach, Tetanus, Fleckfieber, Pest und andere Erkrankungen). Meist verschwinden die übertragenen Serumschutzstoffe in diesen Fällen nach zwei bis drei Wochen bereits wieder aus dem Blute des Empfängers, womit die Immunität wieder erlischt. Will man ein Individuum auf längere Zeit immunisieren, muß man eine aktive Immunisierung durchführen, wobei die Zellen des Organismus selbst gezwungen werden, die Abwehrstoffe zu produzieren; dies geschieht durch Einverleibung abgeschwächter Keime (Vakzine) oder ihrer Gifte, wobei durch letztere Maßnahme allerdings nur eine „*antitoxische Immunität*" erzeugt wird. Antitoxische Impfstoffe werden zur aktiven Immunisierung gegen Diphtherie, Tetanus und Scharlach verwendet. Zu ihrer Herstellung muß zunächst das Toxin gewonnen werden, etwa durch Abfiltrieren der Keime aus einer Bouillonkultur, die Toxine müssen überdies so abgewandelt werden, daß sie nur mehr die Antitoxinbildung anregen, selbst aber nicht mehr toxisch wirken. Auf diese Details kann im einzelnen hier nicht eingegangen werden. Als Beispiel einer derartigen Vorbehandlung sei die Formaldehydbehandlung des Toxins erwähnt, wodurch sogenannte ungiftige Toxoide entstehen. Eine passive Immunisierung hat gegenüber der aktiven den großen Vorteil, daß sie sofort einsetzt, sie hat aber den großen Nachteil, daß sie flüchtiger Natur ist. Die Immunkörper sind ja an Eiweißkörper, an Globuline gebunden, die nun als artfremdes Eiweiß vom Empfänger alsbald eliminiert und nicht nachgebildet werden. Durch mehrfache Einbringung der Giftstoffe oder der abgetöteten Keime kann man die Wirksamkeit des antitoxischen Serums bzw. des Immunserums vervielfältigen. Nach einer Erstimpfung bedarf es meist des Zeitraumes von ungefähr einer Woche, bis die Immunkörperbildung eine entsprechende Höhe erreicht hat. Aus der langsamen Wirkung ersieht man, daß die aktive Immunisierung sich fast ausschließlich zur Prophylaxe eignet. Die bekanntesten und verbreitetsten Beispiele der prophylaktischen aktiven Immunisierung geben die Vakzination (s. S. 598) und die prophylaktische Choleraschutzimpfung (s. S. 528). Bei der Vakzineimpfung hat die Impfung rascher eine Immunisierung erreicht als die Inkubation der Variola dauert, so daß die Schutzimpfung hier noch zurecht kommt, wenn das Individuum soeben infiziert wurde. Gleiches gilt für die Lyssa, wo der Ausbruch der Krankheit auch durch die Schutzimpfung noch verhindert werden kann, wenn der infizierte Hundebiß schon erfolgt ist. Die Pathologie kennt nur wenige Beispiele, wo eine Impfung mit lebenden oder abgetöteten spezifischen Keimen die Krankheit zur Heilung bringen kann: dies gilt für die Bruzellosen (Febris Melitensis und BANG-Krankheit), bei welchen bei schon länger bestehender Krankheit mit noch hohem Fieber der Krankheitsprozeß durch eine einmalige oder mehrmalige intravenöse Applikation abgetöteter Bruzellen kupiert werden kann, offenbar dadurch, daß durch diese hohe Antigendosis der Organismus zur Produktion der Antikörper, der Immunkörper maximal gereizt oder angespornt wird. In der Regel aber ist die Krankheit als solche schon maximaler

Ansporn zur maximal möglichen Abwehr, so daß die Weitereinverleibung von Antigen zwecklos ist oder sogar schädlich sein kann.

Man kann unter Umständen passive und aktive Immunisierung kombinieren. Bei der Diphtherie kann man für den sofortigen Schutz antitoxisches Serum geben und nach zehn Tagen Vakzine nachspritzen, wenn der durch das Serum gegebene Schutz nachläßt.

Wir wiesen früher darauf hin, daß sich zur passiven Immunisierung im allgemeinen Rekonvaleszentenserum am besten eignet. Statt desselben kann man auch Serum von Tieren verwenden, die bei artifizieller Infektion oder bei Einbringen des Toxins Immunsera oder antitoxische Sera produzierten. Hierbei erweist sich das Pferd am geeignetsten, wenigstens insofern, als es am besten Immunkörper produziert. Auch Rind und Schaf kommen in Betracht. Auf die Gefahren des heterologen Serums, die Serumkrankheit, kommen wir unten zurück. Im Tierversuch sind die Immunkörper vor allem an die Gamma-Globulinfraktion gebunden. Auf Grund dieser Kenntnis kann man besonders hochwertige konzentrierte Sera herstellen.

Wie früher angedeutet, gibt es *antitoxische* und *antiinfektiöse Sera.* Wird dem Pferd gereinigtes Diphtherietoxin eingespritzt, so produziert es Antitoxin, wir erhalten ein rein antitoxisches Serum, welches bei Diphtherie die bekannte segensreiche Wirkung hat. Auch gegen Scharlach, Botulismus und Tetanus gibt es antitoxische Sera. Das BANG- und das Meningokokkenserum hingegen ist ein antiinfektiöses Serum, es soll in irgendeiner Weise bakterizid wirken. Eine ganz scharfe Trennung zwischen antitoxischem und antiinfektiösem Serum ist vielfach nicht möglich.

Es gibt eine ganze Reihe von Infektionskrankheiten, bei welchen weder prophylaktisch noch therapeutisch eine verläßliche Serumbehandlung durchführbar ist. Weder die Sepsis, noch das Erysipel, noch der Typhus lassen sich durch Immunsera beeinflussen.

Welche Elemente sind es nun, die bei entwickelter Immunität diese garantieren? Man kann die Frage damit beantworten, daß sich als Reaktion auf das eingebrachte Antigen *Antikörper* oder *Immunstoffe* entwickeln, welche bei entsprechend großer Menge den vollen oder teilweisen Schutz gewährleisten. Wir kennen diese Immunkörper in den Präzipitinen, Agglutininen, den Bakteriolysinen (oder Lysinen) oder in den Antitoxinen. Präzipitine und Agglutinine verkleben die Erreger untereinander und mit den Leukozyten, die Lysine lösen die Antigene, artfremdes Eiweiß oder Bakterien auf, die Antitoxine neutralisieren die Toxine. Man darf sich in primitiver Art aber nicht vorstellen, daß die Immunität immer unmittelbar am Serum abgelesen werden könnte und daß jede Immunität durch Untersuchung des Serums erkannt würde. Die früher genannten Immunkörper sind nur Indikatoren für das Bestehen einer Immunität, Zeichen, daß der Organismus, das RES-System, auf die eingedrungenen Keime reagiert hat, die Immunität selbst liegt doch tiefer an der Körperzelle verankert.

Die früher genannten, als Ausdruck einer Immunisierung im Serum auftretenden Stoffe sind uns insbesondere aus diagnostischen Gründen sehr wertvoll. Denn wenn die Diagnose der Infektionskrankheiten sich ja doch zumeist aus dem typischen, meist sehr symptomenreichen Bild ergibt, so erschöpft sich die Natur in ihrer Mannigfaltigkeit der infektiösen Krankheitsbilder doch schließlich auch und die differentesten Infekte können einander sehr ähnliche, meist fieberhafte Zustände ergeben, die wir nun freilich mit Sicherheit diagnostizieren können, wenn wir spezifische Antikörper nachweisen, zumal in einem im Verlaufe der Krankheit steigenden Ausmaße. Aus Gründen, die noch anzuführen sein werden (Paragglutination usw.), bleiben freilich die wichtigsten Beweise für das Vorliegen einer bestimmten Infektion und daher das Ziel aller Bakteriologie die Reindarstellung, die Züchtung und Identifizierung des Erregers. Aus seiner Natur als Lebewesen, welches für sein Leben und seine Fortpflanzung ganz bestimmte Umweltsvoraussetzungen hat, ist es aber wieder nur zu selbstverständlich, daß diese Reinzüchtung keineswegs immer möglich ist, und dadurch gewinnen die im Serum nachgewiesenen Immunkörper um so größere Bedeutung, zumal sie, in bestimmter Menge gefunden, sicher beweisend sind. Als besonders wertvolles diagnostisches Hilfsmittel muß hier die Gruber-Widalsche *Agglutinationsprobe* (kurz „der Widal") genannt werden. Die Technik ist sehr einfach, das Ablesen des Resultates verlangt eine gewisse Erfahrung: Einige Kubikzentimeter Blut aus der Armvene genommen werden in der Eprouvette absetzen gelassen. 1 ccm des so erhaltenen Serums wird nun in einer Eprouvettenreihe mit physiologischer Kochsalzlösung verdünnt, und zwar so, daß man eine Verdünnungsreihe von 1 : 25, 1 : 50, 1 : 100, 1 : 200, 1 : 400, 1 : 800, 1 : 1600, 1 : 3200 erhält. Zu jedem Röhrchen, welches also immer die gleiche Gesamtmenge und abfallende Serummengen enthält, gibt man nun die gleiche Menge einer frischen (Typhus-) Bazillenaufschwemmung, die so gewonnen wird, daß man eine 24 Stunden-Kultur auf einem Schräg-Agar mit einer dünnen Pipette mit physiologischer NaCl-Lösung abwäscht und zu einer gleichmäßigen Bazillenaufschwemmung verdünnt (man kann auch eine Bazillenbouillonkultur verwenden). Die so beschickten Röhrchen kommen nun in den Brutschrank. Je nach der Agglutinabilität des Stammes und der agglutinierenden Kraft des Serums kann man schon nach $^1/_2$ Stunde oder erst nach Stunden (meist mit freiem Auge oder auch mit der Lupe oder im hängenden Tropfen unter dem Mikroskop) die Agglutination, d. h. die Zusammenballung der Keime, die ursprünglich eine gleichmäßige trübe Aufschwemmung dargestellt hatten, zu kleinen Häufchen wahrnehmen. Im übrigen sinken die zusammengeballten Häufchen später alsbald zu Boden, so daß die Agglutination auch daran mit freiem Auge erkannt werden kann, daß sich über einem Bodensatz eine wasserklare Flüssigkeitsschicht findet. Je stärker die Agglutinationskraft des Serums ist, in um so höherer Verdünnung (bei um so höherem „Titer") fällt die Agglutinationsprobe noch positiv aus. Die Agglutinationsprobe ist spezifisch, ein Typhusserum agglutiniert nur Typhusbazillen; zu beachten sind aber einerseits Spontanagglutination bestimmter Typhus-Bazillenstämme, die aber an einem mitlaufenden Kontrollröhrchen ohne Serum, nur mit Bazillenaufschwemmung in NaCl-Lösung, leicht erkannt wird, anderseits eine sogenannte Paragglutination (oder Mitagglutination), das heißt, daß verwandte Keime (Paratyphus-Bazillen z. B.) von einem spezifischen Typhusserum, meist allerdings nur bis zu einem relativ niederen Titer, mitagglutiniert werden können. Eine sichere Unterscheidung wird in diesen Fällen durch die Weiterverfolgung der Agglutination in den nächsten Tagen getroffen. Liegt ein Abdominaltyphus vor, so wird der Titer für Typhus weiter steigen, etwa von 1 : 400 auf 1 : 1600, während der paragglutinierte Paratyphus A auf dem Titer 1 : 200 weiter stehenbleiben wird. Bei Agglutinationsproben soll nicht vergessen werden, daß Steigerungen des Titers von 200 auf 400 oder 800 auf 1600 nicht starke (und damit sicher beweisende) Sprünge im Ansteigen des Agglutinationstiters sind; denn es bleibt das Faktum, daß bei der ersten Agglutination etwa das fünfte Röhrchen (1 : 400), das nächste Mal das sechste Röhrchen (1 : 800) agglutinierte, daß also bei dieser Versuchsanordnung der Unterschied nur in einem einzigen Röhrchen liegt und daß der Ausfall dieser oder jener Agglutination u. a. auch nur von einer besseren oder schlechteren Agglutinationsfähigkeit des jeweils verwendeten Typhusbazillenstammes abhängen konnte und daß kleine technische Fehler das Resultat beeinflussen konnten.

Man muß von den verschiedenen Infektionskrankheiten wissen, von welchem Tag der Krankheit an eine positive Agglutination erwartet werden kann und welche Werte erst als beweisend gelten können. Beim Abdominaltyphus z. B. erhält man erst ab der zweiten Krankheitswoche eine positive Agglutination (niederster beweisender Wert ist ein Titer von 1 : 100 bis 200). Die Agglutination kann bei Typhus manchmal auch erst später positiv werden und diese Tatsache, die für alle Agglutinationen gilt, ist nun freilich ein großer Nachteil der Methode, da das positive Resultat bei einem hochfieberhaften Fall lange auf sich warten lassen kann. Die Züchtungsmethode hat den Vorteil, daß sie gerade im Beginn der Krankheit am ehesten positiv sein wird. Nach dem Gesagten ist es verständlich, daß *eine* negative Agglutination noch nicht beweisend ist, daß die Proben daher mehrmals, beim Typhus abdominalis sogar bis in die sechste Woche wiederholt werden müssen, ehe man vom serologischen Standpunkt aus endgültig erklären kann, ein Typhus liege nicht vor.

Die GRUBER-WIDALsche Reaktion wird im übrigen nicht nur zur Diagnose einer Krankheit, sondern auch zur Identifizierung bestimmter Keime verwendet. Mit einem Typhus-Rekonvaleszentenserum mit einem Titer von 1 : 1600 kann man durch den Nachweis seiner ebenso hohen Agglutinabilität einen aus dem Blute eines unklar Fieberkranken gezüchteten, gramnegativen, beweglichen Bazillus mit Sicherheit als Typhusbazillus ansprechen. Diese Identifizierung bestimmter Keime ist verläßlicher als alle Methoden mit Differentialkulturnährböden, auch ist die Methode die weitaus schnellste!

Auf die diagnostisch ebenfalls sehr wertvolle BORDET-GENGOUsche Komplementbindungsreaktion sei hier nicht näher eingegangen. Auf ihr beruht die WASSERMANNsche Reaktion für Lues; zahlreiche andere Infektionskrankheiten sind durch sie aber diagnostisch faßbar geworden. Leider fällt auch sie meist erst zwei bis drei Wochen nach Beginn der Krankheit oder noch später positiv aus.

Passive Immunisierung. Serumkrankheit, Serumschock.

Wie erwähnt, betreiben wir die einfachste passive Immunisierung mit Rekonvaleszentenserum, der Immunkörpertiter ist in diesem auch höher als bei Individuen, welche die Krankheit schon lange Zeit vorher überstanden haben. Rekonvaleszentenserum kann auch intravenös gefahrlos übertragen werden. Bei Übertragung von Blut (oder Serum) von Rekonvaleszenten muß bei i. v. Applikation selbstverständlich auf die Blutgruppe geachtet werden, handelt es sich doch um eine Bluttransfusion (s. Bd. II, S. 477). Tiersera haben gegenüber Rekonvaleszentenserum den Vorteil, daß ihr Titer systematisch hochgetrieben werden kann, auch ist Rekonvaleszentenserum nicht immer greifbar, es wird daher im allgemeinen nur bei Masern, Poliomyelitis, Fleckfieber und Enzephalitis verwendet, Krankheiten, gegen deren Erreger im Tier Sera nicht gewonnen werden können, da wenigstens unsere Großtiere, aus welchen Sera zu gewinnen rentabel wäre, mit diesen Erregern nicht infiziert werden können bzw. gegen diese Erreger keine Antikörpern erzeugen.

Aus mehrfachen Gründen eignet sich das Pferd zur Gewinnung von Immunserum ganz besonders: Es bildet leicht Immunkörper bis zu hohem Titer, es gibt, einmal immunisiert, große Blut- bzw. Serummengen. Auch Rinder, seltener Schafe, werden herangezogen. Wie oben erwähnt, kann man durch Einspritzen abgeschwächter oder abgetöteter Keime *antiinfektiöse Sera*, durch Einspritzen von Toxinen oder Toxoiden (s. S. 422) *antitoxische Sera* erzeugen. Antitoxische Sera verwendet man nur bei Krankheiten, wie bei der Diphtherie, bei welchen die Bakterien schwer giftige Ektotoxine bilden und diese Toxine für das Krankheitsgeschehen maßgeblich werden; so verursacht nicht der Diphtheriebazillus, sondern das von ihm gebildete Diphtherietoxin den gefährlichen Herzmuskelschaden.

Das vom Pferd frisch gewonnene Serum kann noch eingeengt und von unwichtigen Eiweißstoffen befreit werden; wir verwiesen früher darauf, daß die Gammaglobulinfraktion, die Trägerin der Immunstoffe ist, rein dargestellt und zum konzentrierten Schutzstoff verarbeitet werden kann.

Durch die Einverleibung artfremden (Pferde-) Eiweißes kann es bei der passiven Immunisierung zu Überempfindlichkeitsreaktionen kommen, die sich klinisch als *Serumkrankheit* oder unter Umständen als viel gefährlicherer *Serumschock* äußern können.

Die Überempfindlichkeit der Serumkrankheit hat ihr Paradigma im experimentellen anaphylaktischen Schock: Injiziert man einem Meerschweinchen artfremdes (Pferde-)Serum bzw. artfremdes Eiweiß, so wird diese erste Injektion reaktionslos vertragen. Injiziert man nach einem bestimmten Intervall (drei Wochen) ein gleiches artfremdes Serum nach, so kommt es zu dem oft tödlichen *anaphylaktischen Schock*, der durch allgemeine Unruhe, Muskelkrämpfe, Temperaturabfall, Bronchospasmen mit akutem Emphysem und schwere Dyspnoe gekennzeichnet ist und oft letal endet. Man hat sich hierbei vorzustellen, daß das artfremde Eiweiß als Antigen die Bildung von Antikörpern u. a. auch des Anaphylaktogens anregt, welches Ambozeptorcharakter hat und bei Gegenwart von Komplement (dieses ist im frischen Serum, auch im Menschenserum immer vorhanden) zur Bildung des giftigen Anaphylatoxins führt. Das Tier war, wie wir sagen, durch die Erstinjektion „anaphylaktisch" geworden und eine kleine Menge Antigens, nachgespritzt, genügte, um den Schock im Augenblick auszulösen.

Wie kann es nun kommen, daß auch die Serumkrankheit, die nach der Erstinjektion des Immunserums auftritt, diesen anaphylaktischen Erscheinungen zugezählt wird? Vor Beantwortung dieser Frage sei kurz die Klinik der Serumkrankheit geschildert.

Die *Serumkrankheit* tritt meist sieben bis zwölf Tage (also zirka ein bis zwei Wochen) nach der Ersteinspritzung artfremden Serums auf. Ihre Symptomatik ist die folgende: Sie beginnt mit allgemeinem Unwohlsein, meist gepaart mit leichtem, selten hohem Temperaturanstieg, mit allgemeinen Gliederschmerzen und vor allem mit einer arg quälenden Urtikaria. Diese setzt wohl erst nur lokal an der Injektionsstelle des Serums ein, wird aber alsbald eine allgemeine. An den wie mit vielen Nadeln stechenden und juckenden Hautstellen müssen Hautveränderungen nicht sichtbar sein, meist aber finden sich die bekannten Urtikaria-Flecken und -Quaddeln. Bei schwerer Serumkrankheit kommt es ferner fast immer auch zu Lymphdrüsenschwellungen, zu Erscheinungen einer Polyarthritis und zu allgemeinen Ödemen, vor allem Ödemen des Gesichtes und der Hände. Die Gelenke schwellen wie bei einer Polyarthritis an, oft besteht eine starke Exsudatbildung von Seiten der Synovialmembran. Es kann auch zur allergischen Exsudation bzw. steril anaphylaktischen Entzündung der serösen Häute kommen, es können sich eine Pleuritis, Perikarditis, auch eine Meningitis entwickeln. Neuritiden und Enzephalomyelitiden sind selten. Eine Albuminurie ist die Regel. Die Lymphdrüsenschwellungen stehen manchmal im Vordergrund und können differentialdiagnostisch Schwierigkeiten machen. Es sind generalisierte Adenitiden, die geschwollenen Drüsen können beträchtliche Größe erlangen, sie sind meist leicht druck-, weniger spontanempfindlich.

Nach zwei bis vier Tagen gehen die im allgemeinen recht foudroyant einhergehenden und oft quälenden Erscheinungen der Serumkrankheit wieder restlos vorbei, auch die seltenen Paresen, die Folge von Neuritiden und Enzephalitiden sein können, gehen nach Wochen, längstens Monaten wieder zurück.

Wenn wir die eingangs gestellte Frage beantworten sollen, warum diese Serumkrankheit nach der ersten Applikation von artfremdem Serum auch als anaphylaktisch gedeutet werden darf, so können wir uns an die Klinik, und zwar an die Tatsache halten, daß die Serumkrankheit zum Unterschied vom anaphylaktischen Schock im Tierversuch, der sofort bei der Zweiteinspritzung auftritt, immer erst sieben bis zwölf Tage nach der Serumapplikation in Erscheinung tritt. Wir dürfen annehmen, daß in diesen sieben bis zwölf Tagen vom Impfling Antikörper gegen das artfremde Eiweiß gebildet werden, unter diesen auch das Anaphylaktogen, welches schließlich in entsprechender Menge gebildet mit dem noch nicht abgebauten Eiweiß der Erstinjektion in Reaktion tritt und das Anaphylatoxin bildet, ein Vorgang, der also dem Zustandekommen des klassischen anaphylaktischen Schocks im Tierversuch identisch oder analog wäre.

Es reagiert nur ein gewisser Prozentsatz der Serumbehandelten mit der Serumkrankheit, eine gewisse Disposition ist Voraussetzung. Man kann die Zahl der Erkrankungen durch Verwendung besonders präparierter Sera (Fermoserum Behringwerke, Anaphylactoserum Sächsische Serumwerke) herabsetzen, aus welchen bestimmte Eiweißfraktionen entfernt wurden, die nicht Träger der Immunkörper sind.

Ganz anders liegen die Verhältnisse und Gefahrenmomente, wenn man einem Menschen, der schon einmal artfremdes Serum erhalten hatte, artgleiches Tierserum wieder spritzt, insbesondere wenn das Intervall zwischen den beiden Injektionen nur wenige Wochen betrug. Von diesem Intervall also hängt es vornehmlich ab, welche Folgen sich einstellen können.

Beträgt das Intervall *sechs Monate oder mehr*, so beherbergt der Impfling wohl keine von der ersten Injektion her vorgebildeten Antikörper, es kommt also vorerst zu keinerlei Reaktion, er ist aber so weit umgestellt, daß auf die neue Reizung die Antikörperbildung sehr rasch einsetzt. Dadurch kann es nun innerhalb von nur vier bis sechs Tagen zur Serumkrankheit kommen und man spricht von einer „beschleunigten Reaktion"; sie verläuft analog wie die Serumkrankheit. Folgt die Zweitinjektion der ersten aber innerhalb von *wenigen Wochen*, so beherbergt der Organismus noch Antikörper, die sofort mit dem neuen Antigen in Reaktion treten, das heißt es kommt zur „Sofortreaktion", die der Serumkrankheit gleich verläuft, bei der es allerdings auch zum „ARTHUS-Phänomen" (s. Bd. I, S. 436) kommen kann: An der Injektionsstelle kommt es nicht nur zu starker Schwellung, Rötung und Ödem, sondern auch zu schwerer Nekrose. Diese sofortige Reaktion kann aber auch statt dieser Erscheinungen das Bild des gefürchteten *Serumschocks* bieten.

Der *Serumschock* kann noch während der Injektion (zumal bei intravenöser Applikation auch einer geringen Serummenge) sofort oder wenige Minuten nachher mit einem anaphylaktischen Kreislaufschock (s. Bd. I, S. 5 und 10) (mit Abfallen des Blutdruckes, Blutversacken in den Blutdepots, Blässe, kaltem Schweiß, Schwindel, Tachykardie mit kleinem Puls, Atemnot oder auch Ohnmacht) und mit Atemnot durch Bronchialmuskelkrampf einsetzen, es kann zu Urtikaria und allgemeinem Ödem kommen und es kann der Tod in wenigen Minuten oder schlagartig eintreten. Wird der Schock überwunden, so kann der Kranke als gerettet gelten. Der Serumschock tritt naturgemäß um so schwerer auf, je mehr Antigen (artfremdes Eiweiß) plötzlich in die Zirkulation gelangt und mit den schon vorhandenen Immunkörpern, die von der Erstinjektion stammen, in Reaktion tritt, also vor allem bei einer massiven intravenösen (auch bei einer lumbalen) Applikation. Bei intrakutaner oder intramuskulärer Injektion, bei der die Resorption Zeit braucht, ist die Gefahr geringer. Der Serumschock ist sehr selten auch bei der Erstinjektion zu beobachten, es sind dies Individuen, die eine angeborene oder erworbene Überempfindlichkeit haben, Individuen, die meist auch an allergischen Krankheiten (Urtikaria, Asthma bronchiale) leiden.

Der Übersichtlichkeit halber seien kurz noch einmal alle Möglichkeiten krankhafter Reaktionen auf die Applikation eines Heilserums aufgezählt:

I. Nach Erstinjektion eines Serums kann es kommen:

1. zur Serumkrankheit, und zwar erst sieben bis zwölf Tage nach der Serumeinspritzung, da sich in der Zwischenzeit erst entsprechende Anaphylaktogene gebildet haben müssen, welche unter Reaktion mit noch nicht abgebautem Eiweiß das Anaphylatoxin bilden;

2. sehr selten auch zu einem Serumschock, allerdings nur bei besonders überempfindlichen Individuen (die übrigens oft an Urtikaria, Asthma bronchiale oder anderen allergischen Krankheiten leiden).

II. Nach Reinjektion eines Heilserums:

1. *wenn das Intervall zwischen der Applikation des Serums sechs Monate oder mehr beträgt:*

a) Serumkrankheit in beschleunigter Reaktion, da das Impflingsserum Immunkörper nicht mehr enthält, diese aber bei den vorbehandelten Individuen rascher gebildet werden. Die Serumkrankheit tritt hier daher schon vier bis sechs Tage nach der Seruminjektion auf;

2. *wenn das Intervall nur wenige Wochen beträgt:*

a) Serumkrankheit in „Sofortreaktion“.

b) ARTHUS-Phänomen an der Injektionsstelle.

c) Serumschock.

d) Serumpolyneuritis, Serumencephalomyelitis.

Therapie der Serumreaktionen. Beim *Serumschock* ist Adrenalin das Mittel der Wahl, es ist insbesondere dann dringend indiziert, wenn der Blutdruck stark abgefallen ist: 1 ccm der $1^o/_{oo}$igen Lösung subkutan oder intramuskulär. Oder man gibt, mit noch verläßlicherer Wirkung, wenn die Umstände es erlauben, 1 ccm Adrenalin (der $1^o/_{oo}$igen Lösung) in 20 ccm einer 20%igen Dextroselösung, die angewärmt langsam intravenös injiziert wird. Cardiazol, Coramin sind in entsprechend hohen Dosen in Intervallen zu geben, der periphere Kreislauf ist dauernd bis zur Erholung zu überwachen. Auch Hypophysin-Injektionen intramuskulär, auch subkutan oder vorsichtig langsam intravenös in Verdünnung mit NaCl-Lösung.

Bei der *Serumkrankheit* trachtet man den Patienten vor allem symptomatologisch von seinen quälenden Beschwerden zu befreien, wobei freilich auch auf den Kreislauf zu achten ist und geringste Schockerscheinungen sofort zu behandeln sind. Gegen die Urtikaria haben sich seinerzeit intravenöse Kalziumdosen (Calc. Glukonat SANDOZ, EGGER usw.) gut bewährt. Man muß hierbei allerdings manchmal zu sehr hohen Dosen greifen, bis zu 40 bis 60 ccm 20%iger Lösung. Man gehe hierbei vorsichtig vor, da Kalzium in seltenen Fällen an sich zu einem schwersten Schock- und Kollapszustand führen kann. Dies ist nicht allgemein bekannt. Unsere Kenntnis dieser Tatsache beruht auf einer traurigsten Erfahrung nach einer intravenösen Kalzium-Medikation in sogar relativ geringer Menge bei einer Patientin mit einer mäßig schweren chronischen Kolitis (s. Bd. II, S. 500). Man lasse in Übervorsicht den von der Serumkrankheit oft wahrhaft gequälten Patienten aber des Mittels mit der oft zauberhaften momentanen Wirkung doch nicht entraten, man spritze also vorsichtig langsam intravenös 10 ccm einer 10%igen Kalziumglukonat-Ampulle. Folgen keine toxischen Erscheinungen, vor allem keine Übelkeit vom Magen, kein Brechreiz oderErbrechen, so wiederhole man die Dosis in gleicher Weise ein und auch ein anderes Mal auch innerhalb weniger Stunden. Man wird — die meisten Individuen vertragen ja auch hohe Dosen ausgezeichnet! — beim gleichen Kranken durch die bereits gemachte Erfahrung sicherer werden und allmählich auch vorsichtig auf höhere und höchste Dosen ansteigen und hierbei die Freude erleben, daß zumindest das quälende Jucken, aber auch die Urtikaria überhaupt und schließlich auch alle anderen Erscheinungen rasch zurückgehen. Gerade bei der Serumkrankheit haben sich die modernen Antiallergika, die Antihistamine (Antistin, Pyribenzamin, Dibendrin, Benadryl, Phenergan, Neo-Antergan usw., s. Bd. I, S. 304) besonders bewährt. Man gebe durch einige Tage die normalen auf den Packungen verzeichneten Dosen. Man gibt z. B. von Antistin dreimal täglich ein bis zwei Tabletten à 0,1 oder ein- bis zweimal täglich eine Ampulle à 2 ccm intramuskulär oder auch langsam injizierend eine Ampulle Antistin intravenös, wobei unter Umständen schlagartig eine deutliche Besserung einsetzt und die Erscheinungen der Serumkrankheit in etwa einer Stunde verschwunden sind. Auch bei der Serumkrankheit kann man in schweren Fällen zum Hypophysin (intravenös) greifen. Auch eine Ampulle Scophedal Merck (Scopolamini hydrobromici 0,0005, Eukodal 0,01, Ephetonini 0,025) intravenös, eventuell in Kombination mit Hypophysin, wird empfohlen.

Für alle Komplikationen der Serumtherapie gilt aber vor allem die Forderung, eine entsprechende Prophylaxe im Auge zu haben.

Prophylaxe der Serumkrankheiten. Wären Serumschocktodesfälle, wie wir sie früher erwähnten, an der Tagesordnung, so hätten diese die Serumbehandlungen längst völlig in Mißkredit gebracht. Das oberste Prinzip aller Therapie: Nil nocere! wäre durch die Therapie gröblich durchbrochen. Tatsächlich sind aber durch die Prophylaxe diese traurigen schweren Zwischenfälle der Serumtherapie sehr selten geworden. Die entsprechenden Maßnahmen sind:

1. Kann man ein in obigem Sinn gereinigtes Serum (Fermoserum, Anaphylactoserum usw. (s. o.) verwenden, wodurch die Zahl der Zwischenfälle geringer wird, sie werden allerdings nicht mit Sicherheit vermieden, auch sind diese Sera nicht für alle Krankheiten erhältlich.

2. Man versucht den Serumschock zu verhindern und wenn dies gelingt, ist ja die Hauptgefahr beseitigt. Hierzu ist zu beachten:

Man gibt zur Prophylaxe (z. B. gegen Tetanus), wenn irgend möglich, nur Rinderserum, um später, im Falle einer Serumapplikation, die dringend nötig ist, das übliche Pferdeserum als heterologes Serum gefahrlos verwenden zu können. Aus diesem Grunde sollte auch das Scharlach-Auslöschphänomen nicht mit antitoxischem Pferdeserum, sondern mit Rekonvaleszentenserum geprüft werden. Es sollte ferner vor jeder Seruminjektion eine Befragung des Patienten bzw. seiner Umgebung darüber erfolgen, ob und wann in letzter Zeit Serum gespritzt wurde. Manche Spitäler und Ärzte stellen den Kranken nach einer Serumapplikation ein diesbezügliches Zeugnis aus. Um einen primären Schock bei nicht Vorbehandelten zu vermeiden, frage man vor der Serumapplikation nach allergischen Krankheiten in der Vorgeschichte, Asthma bronchiale, Quincke Ödem, Urtikaria usw.) und vermeide bejahendenfalls die Injektion tunlichst überhaupt.

Wenn der Verdacht gegeben ist, daß ein allergisches Individuum vor dem Arzt steht, so soll jedenfalls die Vorprobe durchgeführt werden, die in verschiedener Technik durchgeführt wird und die auch in mehrfacher Variante gemacht werden soll: Die Augenprobe besteht darin, daß ein Tropfen der Serumverdünnung 1:10 mit physiologischer NaCl-Lösung in den unteren Konjunktivalsack eingeträufelt wird, zur Kontrolle erhält das andere Auge einen Tropfen einer NaCl-Lösung. Bei bestehender Allergie gegen dieses Serum kommt es nach 10 bis 15 Minuten zu Brennen, zu einer Rötung und Tränensekretion im vorbehandelten Auge. Oder man mache die *Hautprobe*, bei der ein Tropfen des Originalserums in eine oberflächliche Exkoriation (ähnlich wie bei einer Vakzineimpfung) eingerieben wird, an einer anderen Hautstelle bringt man eine Kontrolle mit NaCl-Lösung an. Wenn hier ein negatives Resultat erzielt wird, das heißt, daß die mit Serum behandelte Exkoriation weder Rötung noch Jucken noch Quaddeln zeigt, so mache man schließlich eine Intrakutanprobe, indem man intrakutan mit feiner Nadel eine Quaddel setzt, und zwar mit einer Serumverdünnung 1:100. Kommt es hier auch nicht zu einer Reaktion oder nur zu einer leichten Rötung wie bei der gleichzeitig in gleicher Weise angestellten Kontrolle mit Quaddeln von physiologischer NaCl-Lösung, so wiederhole man die Intrakutanprobe mit einer Serumverdünnung 1:10. Diese negativen Hautteste zusammen mit einer negativen Augenprobe können eine Allergie gegen Serum ausschließen lassen. Zeigte sich aber mit der Vorprobe eine Überempfindlichkeit, so darf man das geprüfte Serum nicht geben und gibt, wenn vorhanden, statt dessen ein Rinder- oder Schafserum, wenn das ominöse Serum Pferdeserum war. Sind heterogene Immunsera nicht aufzutreiben, so kann man noch *desensibilisieren*, wobei meist und auch am sichersten folgenderweise verfahren wird: man gibt subkutan 0,025 ccm des ominösen Pferdeserums und wiederholt die Injektion in immer doppelter Dosis jede halbe Stunde bis zu 1,0 ccm; hierauf gibt man 0,1 ccm intravenös und verdoppelt nun auch diese Injektion alle 20 Minuten bis zu 25 ccm, nach weiteren vier Stunden können 50 ccm, nach weiteren acht Stunden noch größere Mengen gegeben werden. Voraussetzung für die allmähliche Steigerung war selbstverständlich, daß die einzelnen Dosen symptomlos vertragen worden waren.

Intravenöse und intralumbale Injektionen sollten immer nur gegeben werden, wenn wenigstens die eine oder die andere Vorprobe mit günstigem Ergebnis ausgeführt wurde.

Kranke, die vor wenigen Wochen bis längstens vor einem halben Jahr Serum der gleichen Tierart erhalten hatten, sollten vor Wiederapplikation des homologen Serums unbedingt desensibilisiert werden, wie oben beschrieben, da die Gefahr des Serumschocks hierbei groß ist. Innerhalb der ersten Wochen nach der ersten Einspritzung ist hingegen keine Gefahr, da eine stärkere Allergie sich noch nicht entwickeln konnte.

Schließlich halte man auf alle Fälle Adrenalin zur Injektion bereit, wenn man Ursache hat, eine Serumkrankheit zu befürchten. Größere Serummengen sollten bei intravenöser Applikation langsam gespritzt werden, da das jedem Serum zur besseren Konservierung beigegebene Phenol rasch injiziert von der Leber nicht entgiftet wird und einen Phenolschock auslösen kann.

Abschließende Bemerkungen des Allgemeinen Teiles.

Dieses Kapitel behandelt nicht alle Infektionskrankheiten, denn sie gehören zum Teil nicht der inneren Medizin an, wie die Gasödeminfektionen, die Gonorrhöe oder die primäre oder sekundäre Syphilis, zum Teil werden sie in diesem Lehrbuche an anderer Stelle besprochen, wie dies etwa für die Endocarditis lenta, die Viridanssepsis, für die Tuberkulose oder für die Hepatitis epidemica gilt. Tropische Krankheiten, die hierzulande kaum Bedeutung haben, werden nur kursorisch behandelt. Auch die kindlichen Infektionskrankheiten werden in den Lehrbüchern der Pädiatrie ausführlicher nachzulesen sein.

Obzwar die Erreger der meisten Infekte bekannt sind und die Infektionskrankheiten nach den verschiedenen Erregergruppen (Kokken, Bazillen, Spirochäten, Virus usw.) geordnet werden könnten, gibt es bis heute keine allgemein anerkannte Ordnung, nach der die Infektionskrankheiten in bestimmter Reihenfolge abgehandelt würden. Für die jeweils eingehaltene Ordnung war oft mehr die grobe Klinik als der ätiologische Faktor ausschlaggebend; die Infekte wurden auch vielfach nach den befallenen Organen gruppiert.

Es gibt schließlich Infektionskrankheiten, wie die Sepsis, bei der das klinische Bild zum ordnenden Prinzip wird; denn die verschiedensten Erreger können dieses Zustandsbild des schweren Infektes, das wir als Sepsis bezeichnen, in gleicher Weise hervorrufen, und so wichtig die Kenntnis des jeweiligen Erregers gerade für die moderne Therapie der Sepsis geworden ist, so kann die Sepsis vom Standpunkte der Klinik aus nach ätiologischem Prinzip dennoch nicht eingeteilt werden. Obzwar die Kolisepsis im Gegensatz zur Streptokokkensepsis nur mit Streptomyzin, nicht aber mit Penicillin behandelt werden kann, die Unterscheidung daher höchst bedeutsam ist, so muß die Sepsis in differential-diagnostischer Hinsicht doch als selbständige klinische Krankheitseinheit abgehandelt werden.

Spezieller Teil.

Die einzelnen Infektionskrankheiten.

I. Bakterielle Infektionen.

A. Sepsis.

Die Sepsis kann vorerst als ein krankhafter Zustand definiert werden, der durch die dauernde oder häufig sich wiederholende Einschwemmung von Bakterien aus einem sogenannten „Sepsisherd" in die allgemeine Zirkulation zustande kommt, bei welcher also eine permanente oder periodische Bakteriämie besteht. Diese Definition krankt daran, daß die zu definierende Sepsis durch das Wort „Sepsisherd" determiniert wird. Wir werden sehen, daß diese Definition daher noch eine weitläufigere Erklärung verlangt, was unter „Sepsisherd" verstanden werden soll. Diese die Sepsis also noch keineswegs ausreichend umschreibende Definition macht es aber wenigstens schon klar, daß der Typhus z. B. mit der in bestimmten Krankheitsperioden bestehenden Typhobazillämie nicht der Sepsis zugezählt werden kann, da die Blutinfektion nicht aus einem Sepsisherd erfolgt. Der „Sepsisherd" ist nämlich ein lokaler Infektionsprozeß, der dadurch erst zu diesem gefährlichen „septischen" Herd wird, daß er einen Kontakt zum Blut-Lymphgefäßsystem findet, über welchen die Allgemeininfektion, die Einschwemmung der im Sepsisherd sich vermehrenden Keime zustande kommt. Dieser Sepsisherd kann sich an der Eintrittspforte der Infektion entwickeln; der lokale Entzündungsprozeß der Haut, die Abszedierung einer Tonsille, eine lokale Infektion einer Wunde oder des puerperalen Uterus ergreift in diesem Falle eine Vene bzw. ein Lymphgefäß und von diesem Augenblick an, in dem die Bluteinschwemmung von Bakterien gegeben ist, ist der lokale Entzündungsherd an der Eintrittspforte zum Sepsisherd geworden. Eine Blutinfektion allein bedeutet übrigens auch noch nicht immer Sepsis, es muß sich um eine *bakterielle* Allgemeininfektion handeln; eine Filariosis oder eine protozoäre Blutinfektion wie die Malaria gehören der Sepsis also von vornherein auch nicht zu.

Nach dem Gesagten ist ferner nicht jede Bakteriämie eine Sepsis. Eine einmalige auch schwere Einschwemmung von Keimen macht das septische Zustandsbild noch nicht aus, eine Sepsis muß durch einen Sepsisherd weiter unterhalten werden. Wir wissen, daß kurzdauernde Einbrüche von bakteriellen Infektionsprozessen, in einer gewissen Zeitspanne auch mehrmals, in die Blutbahn erfolgen können, ohne eine Sepsis hervorzurufen, ja sogar ohne krankmachend zu sein. Im Rahmen einer eitrigen Tonsillitis, eines Furunkels, einer Phegmone usw. können Staphylo- oder Streptokokken vorübergehend im Blut gefunden werden und derartige Einbrüche erfolgen sogar sehr oft, sicher viel häufiger als wir im allgemeinen vermuten; sie bedeuten aber nicht Sepsis, die natürlichen Abwehrkräfte werden mit dieser kurzdauernden, sogar auch mit den wiederholten Bakteriämien fertig. Derartige akute Bakteriämien können bei systematischen Züchtungsversuchen aus dem Blut als scheinbarer Zufallsbefund etwa bei Tonsillitiden, dentalen Periostitiden usw. nachgewiesen werden, ohne daß Allgemeinerscheinungen irgendwelcher Art eine Bakteriämie anzeigen würden. In anderen Fällen kann eine derartige Bakteriämie doch auch zu einem Schüttelfrost und einem flüchtigen hohen Fieber führen, wie dies nach Zahnextraktionen, Wurzelfüllungen oder bei Arbeiten an einem Zahn, der an einer Spitze ein infiziertes Granulom trägt, nicht selten vorkommt. Auch in diesen Fällen sprechen wir nicht von einer Sepsis, denn der einmalige bakteriämische Schub kann durch die natürlichen Abwehrkräfte erfolgreich bekämpft werden und weitere Allgemeinerscheinungen bleiben aus, wenn der Primärherd nicht weiter und fortlaufend Bakterien in die allgemeine Zirkulation einschwemmt. Diese Darstellung zeigt aber begreiflicherweise, daß eine scharfe Grenze zwischen einfacher Bakteriämie und Sepsis nicht immer gezogen werden kann. Eine noch unkomplizierte und eine zur Sepsis gewordene Angina tonsillaris lassen sich voneinander oft nicht scharf abgrenzen; es entscheidet übrigens hier nicht der bakteriologische Keimnachweis im Blut, sondern das klinische Gesamtbild. Sepsis ist also im Grunde genommen eine klinische Diagnose, wenn auch ein anatomisches und bakterielles Substrat vorliegt und in der Mehrzahl der Fälle nachgewiesen werden kann. Das Beispiel des Typhus zeigt noch in anderer Hinsicht, daß nicht jede Bakteriämie, auch wenn sie schwer krankmachend ist, Sepsis bedeutet: Eine Sepsis nämlich kommt nur dann zustande, wenn die in die Blutbahn eingedrungenen Keime nicht gleichzeitig eine Immunisierung einleiten, die das weitere krankhafte Geschehen bestimmt. Der Organismus wird bei der Sepsis durch die eingedrungenen Keime wohl sensibilisiert, aber nicht immunisiert. Wir verstehen daher, daß der „septische" bakterielle Einbruch in die Blutbahn zumeist unter foudroyanten Allgemeinerscheinungen erfolgt und daß Typhusbazillen, welche in die Blutbahn eindringen und zu einer Immunisierung führen, kein foudroyant „septisches" Bild bedingen. Voraussetzung des Zustandekommens einer Sepsis ist also auch, daß es sich um Bakterien handelt, die eine Immunität nicht erzeugen; in diesem Sinne sind Streptokokken, Kolibazillen, Staphylokokken, Gonokokken usw., nicht aber Typhus- oder Paratyphusbazillen Sepsiserreger. Bei den letzteren ist die Pathogenese der Krankheit eine durchaus andere als bei der Sepsis. Bei einem Typhus vermehren sich die Keime während der Inkubationsphase in der Zirkulation, gleichzeitig mit der Generalisation des Infektes setzt die Immunisierung ein und diese Wechselwirkung zwischen bakteriellem Angriff und immunisatorischer Abwehr bestimmt das bekannte klinische Bild mit dem protrahierten, aber in sich geschlossenen Krankheitsgeschehen, welches wir als „zyklische Infektionskrankheit" bezeichnen, deren Klinik und Verlauf sich einerseits aus den septisch-infektiös-toxischen Folgen des Angreifers, der in der Zirkulation kreisenden und sich vermehrenden Bakterien (in unserem Falle der Typhusbazillen) und anderseits aus der Abwehr und Verteidigungsstellung des befallenen Makroorganismus ergeben, die wir als Immunisierungsmaßnahmen zusammenfassen können.

Der Sepsisherd kann sich an der Eintrittspforte etablieren. Der lokale Infektprozeß an der Eintrittspforte kann aber auch zur Einschwemmung von Keimen in die Blutbahn und über diesen Weg zu einem sekundären Sepsisherd, etwa am Endokard führen, der später allein führend wird, wenn der Prozeß an der Eintrittspforte abheilt.

Ein Sepsisherd kann sich allerorts im Organismus entwickeln. Während des Krieges wurde wohl jede noch so versteckte Stelle des Organismus durch Eindringen infizierter Fremdkörper zum Sepsisherd. Immerhin begegnet man in der Human- (Friedens-) Pathologie immer wieder einer bestimmten Gruppe von Sepsisherden, nach welchen die Sepsis im allgemeinen auch benannt wird: Wundsepsis, tonsillogene, odontogene, otogene, cholangitische, enterogene, urogenitale Sepsis, Puerperalsepsis oder endokarditische Sepsis. Die letztere besprachen wir eben u. a. bei jenen Formen, in welchen die Keime aus einem lokalen Prozeß, etwa in den Tonsillen, in die Blutbahn eingeschwemmt worden waren, ohne daß es zu septischer Bakteriämie gekommen wäre, die Sepsis sich vielmehr erst entwickelte, als die verschleppten Keime sich an den Herzklappen festsetzten und hier den Sepsisherd erzeugten: Typus Endocarditis lenta. Bei der Endocarditis ulcerosa geht der Klappenherd im Rahmen der bereits bestehenden (Puerperal- usw.) Sepsis unter. Dieses Beispiel zeigt, daß es bei der Entwicklung dieses oder jenes Sepsisherdes auch auf die Art der Keime ankommt. Während Viridans-Streptokokken fast regelmäßig die Herzklappen zum Sepsisherd machen, bedingen die Erreger der Puerperalsepsis eine von der Eintrittspforte ausgehende Sepsis, in der die sekundäre Endokarditis nur mehr eine zufällige und meist terminale Komplikation ist. So werden die Art der Erreger und, wie diese Beispiele zeigen, auch die primäre Eintrittspforte für die Art der sich entwickelnden Sepsis, für das gesamte klinische Bild derselben von größter Bedeutung.

Die geschilderten Verhältnisse zeigen also, daß die Keimvermehrung bei der Sepsis in der Regel in einem Sepsisherd vor sich geht. Man nimmt heute an, daß eine Keimvermehrung in der Zirkulation so gut wie nicht vorkommt, daß die aus dem Sepsisherd ausgeschwemmten Keime vielmehr durch die natürlichen Abwehrkräfte und -einrichtungen (Phagozytose im retikuloendothelialen System usw.) in der Zirkulation und im Gewebe vernichtet werden. Nur bei schwerster Sepsis oder in der Agonie können sich die Keime doch auch andernorts ansiedeln und so septische Metastasen bedingen. Freilich hängt die Metastasenbildung auch von der Art des Erregers ab; Staphylokokken neigen viel eher zu denselben als Streptokokken. Diese Metastasenbildung ist nun nach moderner Anschauung, einerlei, ob sie sich in kleinsten miliaren Herden erschöpft oder zu großen metastatischen Abszessen, Osteomyelitiden usw. führt, entgegen der alten, vor allem pathologisch-anatomischen These kein wesentliches differenzierendes Moment. Daher kommt es auch, daß die Gegenüberstellung von *Sepsis und Pyämie*, bei welch-letzterer gedanklich eine Verschleppung von Eiter und eine Ablagerung von virulentem Eiter in entfernten Körperpartien mit metastatischen Abszedierungen vorschwebte, fallengelassen worden ist.

Ein Sepsisherd und ein sogenannter Fokalherd, wie ihn etwa die Lehre des Rheumatismus postuliert (s. S. 317), sind in ihrem Wesen und in ihrer Bedeutung durchaus verschieden, auch wenn sie einen gleichartigen infektiösen Entzündungsherd darstellen, ja wenn ein Fokalherd sogar in einen Sepsisherd übergehen kann. In beiden Fällen handelt es sich um einen Herd, der virulente Keime beherbergt, die in die Zirkulation eingeschwemmt werden. Während aber die

Keime beim Fokalherd, in die Zirkulation eingeschwemmt, nur zu einer allergisch-anaphylaktischen Sensibilisierung des Wirtes führen und etwa eine (aseptische, abakterielle) Polyarthritis oder eine rheumatische Pleuritis usw. hervorrufen, werden aus dem Sepsisherd virulente Keime als Sepsiserreger eingeschwemmt und die vorangegangenen Keimeinschwemmungen hatten höchstens die eine Folge, daß die letzte massive Keimeinschwemmung in den schon sensibilisierten Organismus das folgende septische Geschehen mit einem initialen (allergisch-hyperergischen) Schüttelfrost einleitete, wobei allerdings aus dem Primärherd nun fortlaufend Massen virulenter Keime eingeschwemmt werden müssen, um die Bakteriämie zur Sepsis zu machen. Auf daß ein Fokalherd zum Sepsisherd werde, muß sich die Keimvermehrung im Herd auch plötzlich vervielfältigen.

Der Weg, auf dem die Keime aus dem Sepsisherd in die Zirkulation gelangen, ist ein verschiedener. Eine der bösartigsten Formen der Sepsis (wobei die Bösartigkeit freilich immer auch noch von anderen Faktoren, z. B. von der Art des Erregers, abhängt) ist jene, die ihren Sepsisherd in einer in der Nähe der Eintrittspforte lokalisierten Thrombophlebitis hat. Die Puerperalsepsis ist ein ebenso treffendes Beispiel wie etwa eine tonsillogene Sepsis (in des Wortes wahrer Bedeutung; „tonsillogener Herdinfekt" im Sinne des rheumatischen Fokalherdes bedeutet ganz anderes; s. S. 317). Die Gefahr derartiger thrombophlebitischer Sepsisfälle, einerlei ob sie ihren Ausgang von einer kleinen Tonsillarvene, vom großen Venengeflecht des puerperalen oder abortierenden Uterus oder von einer Mesenterialvene bei einer Appendizitis oder einer Perisigmoiditis nehmen, ist vor allem darin gegeben, daß es neben einer einfachen Einschwemmung von Bakterien auch zu einer solchen kleinerer oder größerer Thrombuspartikel, das heißt zu septischen Embolien kommt. Wenn einzelne Keime oder auch Gruppen von Keimen etwa im Kapillargebiet der Lunge noch unschädlich gemacht werden können, so wird dies bei septischen, auch kleinen Lungeninfarkten kaum mehr möglich sein. Wer je eine foudroyant verlaufende tonsillogene Sepsis gesehen hat, wer die Diskrepanz zwischen dem kleinen thrombophlebitischen Venenast, den der Obduzent nur mit Mühe findet, und der Unzahl von stecknadel- bis bohnengroßen septischen Infarkten erlebt hat, die sich im Zeitraum von zwei bis drei Tagen entwickelt haben und die nach Art einer konfluierenden Lobulärpneumonie fast ganze Lungenlappen einnehmen, wird erst die Gefährlichkeit derartigen Geschehens ermessen können. Die Gefahr derartiger Fälle kann um so größer sein, als die Angina und die lokale Thrombophlebitis sich kaum oder nicht manifestieren müssen und die Jugularvenen-Unterbindung daher meist zu spät kommt. Thrombophlebitische Sepsisfälle finden sich ferner relativ häufig bei Lippenfurunkel, bei der otogenen Sepsis und bei der infizierten, septischen Sinusthrombose.

Weniger foudroyant, weil gehemmter, ist die lymphangitische Sepsis. Offenbar spielen hier der viel langsamere Weg und das Fehlen der Einschwemmung größerer infizierter Gerinnsel für den weniger „septischen" (sit venia verbo) Charakter der Erscheinungen eine Rolle; der Infekt wird vorerst in regionären Lymphdrüsen aufgehalten und die Einschwemmung in das Blut über den Ductus thoracicus erfolgt gehemmter, langsamer. Man kann diesen Sepsisverlauf bei Infekten an den Extremitäten oft gut verfolgen, von einem oft unscheinbaren Infektherd ziehen unter gleichzeitig auftretendem mäßigem Fieber die bekannten lymphangitischen roten Streifen zentralwärts, die inguinalen oder axillären Drüsen schwellen schmerzhaft an; der Prozeß kann hier haltmachen oder es entwickelt sich zumeist ohne Schüttelfröste eine septische Kontinua mit dem schweren Bilde der „Blutvergiftung", ein Wort, welches das Wort Sepsis übrigens im übertragenen Sinn richtig umschreibt.

Als eine besondere Form der Sepsis mag die gelten, bei der der primäre oder sekundäre Sepsisherd eine abgekapselte Eiterhöhle darstellt, wie ein Pleuraempyem, eine Pyonephrose, ein Empyem der Gallenblase usw.; der durch die starke Eiterbildung wachsende Innendruck der Höhle wird, zumal bei Fehlen einer Abflußmöglichkeit, das Seine zur weiteren „Blutvergiftung" beitragen.

Die Einschwemmung von Bakterien in die allgemeine Zirkulation kann, wie diese Ausführungen schon gezeigt haben, Folgen verschiedener Art haben. Wie sehr verschieden die Bilder sind, mögen nun die folgenden Beispiele dartun: Nicht immer sind Eintrittspforte und Sepsisherd faßbar. Wenn wir Fälle einer septischen Endokarditis, einer Endocarditis lenta zu analysieren versuchen, so sind wir hinsichtlich der Eintrittspforte oft nur auf Mutmaßungen bzw. auf die Erfahrung angewiesen. Die Sepsis kann sich also scheinbar ohne Sepsisherd („kryptogen") entwickeln. Es muß ferner ein Gallenblasenempyem, also ein mächtiger Eiterherd keineswegs zu einer Sepsis führen; es kann auch dann und wann zu einer klinisch nicht manifest werdenden Einschwemmung von Bakterien in die Blutbahn kommen, es kann diese allerdings auch ebenso nur kurzdauerndes Fieber erzeugen ohne eine Sepsis auszulösen; ein tonsillogener, odontogener, otogener Herd kann unter Umständen nur zu derartigen sporadischen, scheinbar harmlosen, klinisch kaum in Erscheinung tretenden Bakteriämien Anlaß geben. Als Folge einer derartigen flüchtigen Bakteriämie kann sich aber schließlich doch auch ein subphrenischer Abszeß, ein Hirnabszeß usw. entwickeln, deren Genese nach dem Gesagten oft „kryptogen" bleiben muß. Gleiches gilt für viele Fälle von Osteomyelitis, paranephritische Abszesse, manche eitrige Gelenkaffektionen usw.

Die Art der Sepsiserreger ist durchaus verschieden, Sepsis ist also eine klinische Diagnose, die nur insofern die Ätiologie berücksichtigt, als Bakterien verschiedenster Art sie bedingen und ihr den Stempel aufdrücken können. Die häufigsten Sepsiserreger sind: Streptococcus pyogenes haemolyticus, Staphylococcus pyogenes aureus, Pneumococcus mucosus, Bacillus coli, seltener schon sind Streptococcus putridans, Diplococcus Fränkel-Weichselbaum, Gono- und auch Meningokokken, wenn auch jede Genickstarre eine septische Komponente hat; ganz ungewöhnlich sind FRIEDLÄNDER- oder Pyozyaneusbazillen oder gar die Erreger zyklischer Infektionserkrankungen, wie etwa Typhusbazillen, die in diesen Fällen nicht einen durch die sich entwickelnde Immunitätslage typisch mit Inkubation, bestimmter Verlaufsdauer usw. ablaufenden Typhus, sondern eine typhobazilläre Sepsis auslösen. Hinzuzufügen ist die jedem Kliniker bekannte Tatsache, daß bestimmte Streptokokken, wie Viridanskeime und die verwandten anhämolytischen kurzkettigen Streptokokken, eine besonders protrahiert verlaufende Sepsis auslösen. Daß auch der Tuberkelbazillus nicht nur zur Miliartuberkulose, sondern auch zur Sepsis (Typhobazillose LANDOUZY) Anlaß geben kann, wurde andernorts betont (s. S. 518).

So ähnlich die durch diese differenten Krankheitserreger entstehenden Krankheitsbilder auch sein mögen und so sehr sich im klinischen Aspekt, im Verlauf oder in schweren Fällen insbesondere in der deletären terminalen Phase alle Unterschiede verwischen mögen, so wird ein guter Arzt doch immer das Bestreben haben, Erreger und Eintrittspforte zu erkennen, zumal in einer Zeit, in welchem auch bei schwerstem Verlauf der rasche rechtzeitige Nachweis eines bestimmten Keimes als Erreger zur richtigen Wahl des Antibiotikums und dadurch vielleicht im letzten Augenblick zur Lebensrettung führen kann. Die Eintrittspforte zu wissen ist aus therapeutischen Gründen auch oft wichtig, da z. B. die Ligatur der Jugularvene bei mit Recht vermuteter peritonsillärer Thrombophlebitis ein Menschenleben erhalten kann.

Klinische Symptomatologie. Leichtere oder schwere örtliche Entzündungsprozesse an der Eintrittspforte der Sepsis werden begreiflicherweise den ersten Eindruck bestimmen können, sie werden vielleicht sogar im Augenblick vergessen lassen, daß man schon eine Sepsis vor sich hat. Ein schwerer, ausgedehnter Oberlippenfurunkel mit ausgedehnter entzündlicher Verschwellung des Gesichtes wird den weniger Erfahrenen vielleicht die Hauptdiagnose Sepsis übersehen lassen. Eine Puerperalsepsis, eine tonsillogene Sepsis, die sich aus einer Retropharyngealphlegmone entwickelt, oder eine schon zur Sepsis gewordene akute eitrige Mediastinitis werden so durch die subjektiven und objektiven schweren und an sich bedrohlichen Lokalerscheinungen als sehr differente Bilder imponieren, das Verbindende all dieser Fälle, dasjenige, was die Sepsis, die Generalisation des Infektes ausmacht, ist der schwere Allgemeinzustand, eben das „septische" Bild.

Kardinalsymptom dieses Bildes ist im allgemeinen das Fieber, und zwar „septisches" Fieber, woran nichts ändert, daß es insbesondere bei alten oder marantischen Individuen, die Fieber „nicht mehr aufbringen", auch sub- oder afebrile Sepsisfälle gibt. Das septische Fieber ist zumeist ein intermittierendes oder stark remittierendes, hohe Abend- und niedere, sogar unternormale Morgentemperaturen sind bis zu einem gewissen Grade charakteristisch, wobei wieder ein Typus inversus den Abend und Morgen vertauschen kann. Mit dem Einsetzen der hohen Fieberzacken kommt es oft zum Schüttelfrost, wie denn überhaupt der Schüttelfrost das septische Geschehen charakterisiert oder oft wenigstens einleitet. Als generelle klinische Regel mag gelten, daß ein Schüttelfrost oder gar wiederholte Fröste im Rahmen eines infektiösen Fiebers unbedingt an den Umschlag in Sepsis denken lassen müssen. Hierzu muß allerdings bemerkt werden, daß einerseits Schüttelfröste völlig fehlen können und daß andererseits ein remittierendes Fieber durch immer kleinere Zacken auch zu einer Kontinua werden kann. Wir haben schon oben hervorgehoben, daß speziell die lymphogen sich ausbreitende Sepsis oft Schüttelfröste und remittierendes Fieber vermissen läßt und unter einer Kontinua verläuft. Wenn früher von sub- oder sogar afebrilen Sepsisfällen die Rede war, so sehen wir, daß das Fieber gelegentlich auch keinerlei Regel folgt. Die raschen Temperaturstürze sind meist von schweren Schweißausbrüchen begleitet bzw. gefolgt.

Die in ihrem Wesen so schwere Krankheit äußert sich in der Regel auch in subjektiven Beschwerden. In kürzester Zeit, oft schon mit dem initialen Schüttelfrost, setzen schwerste Müdigkeit, Mattigkeit, Abgeschlagenheit, Inappetenz und eine Allgemeinschwäche in körperlicher und geistiger Hinsicht ein. Oft klagt der Kranke über Somnolenz während des Tages und Schlaflosigkeit des Nachts. Abgesehen von den lokalen entzündlichen Veränderungen des Sepsisherdes oder etwaiger metastatischer objektiv faßbarer Veränderungen sind es zwei fast regelmäßig nachweisbare Symptome, die der Arzt objektiv nachweisen kann: der septische Milztumor und die septische Zunge. Die Milz, dem Anatomen als septischer Milztumor bekannt, als das am Schnitt zerfließende Organ, ist auch in vivo häufig von weicher Konsistenz; sie hat einen plumpen Rand. Die Weichheit kann so hochgradig sein, daß es schwerfällt, sie zumal bei etwas strafferen Bauchdecken zu finden, der Geübte wird sie aber palpatorisch doch ein bis zwei Querfinger unter dem Rippenbogen nachweisen, wenn er sich dessen bewußt bleibt, daß er sie unter möglichster Entspannung der Bauchdecken als weiche plumpe Resistenz suchen muß. Der Milzrand ist aber manchmal auch scharf und hart, und dies auch in Fällen, in welchen der Anatom später die zerfließende septische Milz demonstriert. Die geschwollene Milzpulpa macht aber unter Druck, in der derben gespannten Milzkapsel zusammengehalten, den resistenten, oft sehr harten Eindruck. Nichts charakterisiert ferner unseres Erachtens die Schwere der Sepsis deutlicher als die Beschaffenheit der Zunge. Sicher zeigt das blasse livide Aussehen des Kranken mit den tief halonierten Augen dem Arzt und sogar auch dem Laien, daß eine schwerste Krankheit vorliegt. Wenn für die abdominellen peritonitischen Fälle die Facies hippokratica charakteristisch ist, so gilt dies fast nicht minder für alle schweren Sepsisfälle. Die Zunge ist fast immer schwerst verändert, auch wenn der übrige somatische Zustand, auch wenn das Gesicht den schweren Allgemeinzustand noch nicht so deutlich verrät. Sie ist trocken, in den hinteren Partien braunborkig belegt, vielfach zerklüftet und dort und da mit zähem Schleim bedeckt. Der Kranke hat Mühe, diese „strohtrockene" Zunge vorzustrecken. Die Trockenheit gilt übrigens nicht nur für die Zunge, sondern für die Mund- und Rachenhöhle überhaupt. Diese ist diffus gerötet, und trockener und zäher Schleim, der die Kranken oft quält, bedeckt dort und da die Schleimhaut wie überdies auch die gingivalen Anteile der beiden Zahnreihen. Die septisch Kranken atmen oft durch den Mund und der zähe trockene Schleim legt sich hierbei meist an die der Luft ausgesetzten im Mundspalt liegenden Ränder beider Zahnreihen. Diese septische Trockenheit der Zunge oder der Mundhöhle kann mit noch so guter Mundpflege nicht behoben werden, es liegt ihr eine toxisch-septische Gewebsexsikkose bei gleichzeitigem septisch-toxischem Sistieren der Salivation zugrunde. Diese septische (infektiös-toxische) Zunge als Zeichen schwerster bedrohlicher Krankheit unterscheidet sich weder morphologisch noch prinzipiell von der Zunge der Pneumonie (s. Bd. I, S. 389), die den schweren Verlauf anzeigt, noch von der „Typhuszunge", wie sie (beim Typhus abdominalis, s. S. 467) beschrieben wird.

Solange Herz und Kreislauf dem septischen Geschehen standhalten, stellen wir nur eine dem Fieber entsprechende Tachykardie fest, die Gefäßwände verlieren den Tonus und werden weich. Bei schlechtem Verlauf stellen sich erst leichte, später immer schwerere Schock- bzw. Kollapszustände ein, die schließlich im tödlichen Kollaps enden können, worauf nicht näher eingegangen sei (s. Bd. I, S. 4). Im Vordergrund des krankhaften Kreislaufgeschehens steht vorerst der Schock mit dem Blutversacken in der Peripherie; die Extremitäten und das Gesicht werden zyanotisch, livide, blaß und die Hauttemperatur sinkt zuerst in der Peripherie als ominöses Zeichen ab. Daß Endokarditiden, Thrombophlebitiden, Infarkte, abszedierte Metastasen, Meningitiden, Osteomyelitiden, Hirnabszesse usw. das Bild im Einzelfall durch den Lokalprozeß scheinbar beherrschen können, versteht sich, auf diese Details und auf diese so mannigfachen Bilder kann nicht eingegangen werden. Auf die relativ häufigen septischen Exantheme, die durch ihre Ähnlichkeit mit Scharlach-, Masern-, Fleckfieber-Roseolen oder -Exanthemen gelegentlich differentialdiagnostische Schwierigkeiten bereiten können, auf das Wechselvolle und meist auch Flüchtige dieser Hauterscheinungen sei ebenso nur hingewiesen, wie auf gelegentliche Hautembolien, die im Rahmen einer septischen Endokarditis auftreten können. Hinsichtlich der septischen hämorrhagischen Diathese s. Bd. II, S. 610. Zu bemerken wäre, daß bei Sepsisfällen nicht selten neben der Milzvergrößerung auch eine solche der Leber imponiert, ohne daß der Anatom mehr fände als eine trübe Schwellung des Organs. Wie bei allen Infektionskrankheiten kann es insbesondere in den ersten Tagen der Sepsis zu septischen „allergisch-anaphylaktischen", wässerigen, foudroyanten Durchfällen kommen, s. Bd. II, S. 206. Nicht selten sind Rücken-, Glieder-, Muskel- und Gelenkschmerzen; gelegentlich kommt es zu septisch-eitrigen Arthritiden (s. S. 331), die übrigens überraschenderweise (sofern die Sepsis unter entsprechender Therapie überwunden wird) ohne chirurgischen Eingriff restlos ausheilen können. Eine sekundäre Beteiligung der Nieren im Sinne einer

Herdnephritis, im besonderen einer embolischen Herdnephritis, ist nahezu die Regel, hingegen die der ableitenden Harnwege (Zystitis usw.) selten.

Mir selbst hat eine Sepsis mit einer besonderen Lokalisation des sekundären Sepsisherdes mehrmals als mehr minder selbständige klinische Einheit imponiert: Der zuerst von DECASTELLO beschriebene Psoasabszeß. Das klinische Bild ist bei den Erkrankungen der Muskeln eingehender beschrieben (s. S. 309).

Das Auftreten eines septischen Ikterus ist bei einer Sepsis immer ein Signum mali ominis (Bd. II, S. 287). Das Blutbild zeigt eine Leukozytose mit starker Erhöhung der Gesamtzahl bis zu pseudoleukämischen Bildern (s. Bd. II, S. 533), mit starker Linksverschiebung, meist allerdings nicht über die Myelozyten oder Promyelozyten. Hinsichtlich der septischen Blutbilder, der septischen Veränderungen der Leukozytengranulation usw. s. Bd. II, S. 488. Dort ist auch auf atypische Blutbilder, auf niedere Leukozytenzahlen und die Übergänge bis zur Agranulozytose und auf die prognostische Bedeutung des Blutbildes bei Sepsis hingewiesen.

Es ergibt sich schließlich die Frage, ob aus dem klinischen Verlauf auf die Art des Erregers rückgeschlossen werden kann bzw. ob bestimmte Bakterien der sich entwickelnden Sepsis wenigstens bis zu einem gewissen Grade den Stempel aufdrücken. Hier wäre zu sagen, daß der Streptococcus pyogenes haemolyticus der häufigste Sepsiserreger ist, so daß die Wahrscheinlichkeitsdiagnose einer Streptokokkensepsis von vornherein viel für sich hat. Finden sich eitrige Metastasen, so spricht dies vor allem für den Staphylococcus pyogenes aureus als Erreger. Streptokokken siedeln sich leichter, Staphylokokken schwerer am Endokard an, tun sie es, so ist der Prozeß meist ein schwerster und deletärer. Die anhämolytischen Streptokokken führen oft zur endokarditischen, schleichend verlaufenden Sepsis, worüber im Kapitel Endocarditis lenta (Bd. I, S. 130) nachzulesen ist. In der Literatur werden Fälle von Meningokokken-Sepsis beschrieben (u. a. DECASTELLO), die mit schwersten Hauterscheinungen, oft ohne Meningitis einhergehen, rasch zum Koma führen und als MARCHAND-WATERHOUSE-FRIEDRICHSEN-Syndrom als spezieller septischer Symptomenkomplex zusammengefaßt werden (s. S. 84); die Fälle sind selten, es scheint, daß Gonokokken ähnliche Bilder erzeugen können. Bei dem eben genannten Symptomenkomplex, der bei Kindern nicht so selten sein soll, erfolgt oft im Rahmen einer Purpura fulminans eine Blutung in die Nebennieren, eine Nebennierenapoplexie mit folgendem Blutzucker- und Blutdruckabfall bzw. mit Adynamie, mit Schweißausbrüchen, Zyanose, Delirien, Durchfällen mit schwerster akuter Nebenniereninsuffizienz. Die Gonokokkensepsis ist im übrigen aber sehr selten, sie geht meist mit schweren, sehr schmerzhaften Gelenkaffektionen (s. S. 332) einher. Die Kolisepsis neigt weder zur Endokarditis noch zur septischen Metastase, der Verlauf ist meist relativ milde.

Die *Prognose* hängt von vielen Momenten ab: vom Erreger, vom Sepsisherd, von der Möglichkeit oder Unmöglichkeit, diesen von der allgemeinen Zirkulation operativ abzuschalten oder ihn überhaupt zu eliminieren, von der natürlichen Resistenz, dem Allgemein-, vom Herz- und Gefäßzustand und heute auch vor allem davon, ob der vorliegende Keim durch eines unserer Antibiotika entscheidend getroffen werden kann.

Eine Besprechung der *Diagnose* und der Differentialdiagnose erübrigt sich. Der Symptomenkomplex ist bei voller Ausbildung so charakteristisch, daß Zweifel insbesondere dann nicht bestehen, wenn die Blutuntersuchung die hohe Leukozytenzahl und die starke Linksverschiebung ergibt. Ist der Sepsisherd bekannt, bestand vorerst ein lokalisierter Infekt, eine Otitis, ein Gallenblasenempyem, eine abszedierende Angina oder etwa ein Furunkel, so kann der Zustand nicht verkannt werden. Freilich wird der Primärherd bei klinischer Untersuchung oft nicht gefunden werden können (s. S. 435, kryptogene Sepsis). Häufig wird der septische Zustand nicht am klinischen Bilde an sich, sondern erst an der Metastase, etwa an einem subphrenischen Abszeß (s. S. 433) erkannt werden können, auch wenn sich etwa an einen Furunkel eine Periode subfebriler Temperaturen schloß, die an eine Sepsis nicht denken ließen, früher oder später dann aber der septisch-metastatische subphrenische Abszeß, der sich im Rahmen der milde verlaufenden nicht erkennbaren Sepsis entwickelt hatte, in Erscheinung trat.

Der Blut-Befund wird in kryptogenen Fällen, zumal solchen mit einer Kontinua ohne Schüttelfrost, in diagnostischer Hinsicht nicht selten entscheidende Bedeutung haben. Der Typhus und die Miliartuberkulose, die beide als septisch-infektiöse toxische Allgemeinerkrankungen ein schwerstes sepsisähnliches Bild bieten können, werden beim Nachweis einer hohen Leukozytose und einer Linksverschiebung a limine ausgeschlossen werden können. Gleiches gilt für einen Paratyphus und die BANGsche Krankheit, die beide mit Leukopenie und relativer Lymphozytose einhergehen, wozu noch kommt, daß das BANG-Fieber im Fiebertypus gelegentlich „septisch" verläuft, im Allgemeinbefund hingegen nur selten den schweren septischen Eindruck macht. Sicher kommen differentialdiagnostisch schließlich alle Infektionskrankheiten in Frage, wie Malaria, Febris recurrens usw., doch werden sich im Einzelfalle doch zumeist diesbezügliche genügende Anhaltspunkte ergeben und das Laboratorium wird dann entscheiden. Es ist nicht möglich, hier alle in Betracht kommenden hoch fieberhaften und mit Leukozytose einhergehenden Krankheiten aufzuzählen, die gelegentlich in Frage kommen; eine krupppöse Oberlappenpneumonie kann bekanntlich bei der physikalischen Untersuchung oft Tage hindurch dem Nachweis entgehen, wenn bis auf eine geringe Schallverkürzung alle sonstigen physikalischen Zeichen fehlen. Man wird in einem derartigen Falle auf Grund der hohen Leukozytose, der Linksverschiebung, des Schüttelfrostes und der Kontinua vielleicht vorerst die Fehldiagnose kryptogene Sepsis stellen, man wird diese aber doch meist bald richtigstellen, wenn man an die Möglichkeit der Pneumonie nur denkt.

Der Verlauf der Sepsis ist in der Regel ein foudroyanter. Die subakuten und chronischen Fälle imponieren mehr als Organkrankheiten und sind auch dort abgehandelt: die Endocarditis lenta, die Cholangitis chronica, die Periarteriitis nodosa usw.; es sei auf die einschlägigen Kapitel verwiesen. Wenn übrigens etwa ein periappendizitischer Abszeß abheilt, nach Wochen und Monaten wieder akut wird, wieder abheilt und wieder unter Neuaufflackern des lokalen bakteriellen Prozesses wieder zum Abszeß führt, so handelt es sich hier oder in ähnlich gelagerten Fällen nicht um eine chronische Sepsis (s. chronische Appendizitis).

Therapie: Die Therapie ist soweit eine dringlich chirurgische, als es gilt, den Sepsisherd zu beseitigen oder von der Zirkulation, soweit möglich, abzuschalten: Abszeßeröffnung, Cholezystektomie bei Gallenblasenempyem, Eröffnung eines periappendizitischen Abszesses oder Ligatur der Jugular- bzw. der septisch-thrombophlebitischen Vene. Bluttransfusionen bringen offenbar manchmal guten Erfolg, ohne daß ihr Wirkungsmechanismus geklärt wäre. Gleichzeitige oder alleinige Maßnahme ist ferner die Behandlung mit den modernen Antibiotika, wobei naturgemäß die durch den blutzüchterischen Nachweis gegebene Kenntnis des Erregers und seiner Empfindlichkeit gegen bestimmte Antibiotika eine sichere Basis für die spezifische Therapie darstellt. In schweren gefahrdrohenden Fällen wird man sofort mit einer kombinierten Behandlung mit Penicillin, Streptomycin usw. einerseits und starken Sulfonamiden anderseits, beide in höchsten Dosen, beginnen. Hinsichtlich der Details sei auf das über die Sulfonamide, das

Penicillin, das Streptomycin, das Chloromycetin und vor allem auch das Aureomycin an anderer Stelle Gesagte verwiesen.

Das *Aureomycin* sei vor allem wegen seiner großen Wirkungsbreite unterstrichen. Bei einer kryptogenen Sepsis — und wie oft kann der Erreger nicht bestimmt werden — hat man mit dem Mittel größte Aussichten. Vorläufig ist erwiesen, daß folgende Keime aureomycinempfindlich sind: Staphylokokken, Streptokokken, Pneumokokken, Meningokokken, Gonokokken, Kolibazillen, Aerobacter aerogenes-Bazillen, Bruzellosen, Pertussis, Haemophilus-influenzae-Infektionen, Rickettsien, und zwar Rocky-Mountain spotted fever, murine Flecktyphus, Q-Fieber, Tsutsugamushi-Fieber, die BRILLsche Krankheit, virusbedingte Augenkrankheiten, Trachome usw., Lymphogranuloma inguinale, Psittakose, Drüsenfieber und infektiöse Hautkrankheiten und schließlich die Hepatitis epidemica, wie meine Klinik zeigen konnte, die das Mittel Kollegen SANDERS, Miami, verdankte.

Von einem Wert der intravenösen Alkoholtherapie, die hierzulande speziell von manchen Gynäkologen bei Puerperalsepsis empfohlen wurde, konnte ich mich nie recht überzeugen. Gegen mäßigen Alkoholgenuß ist aber gewiß nichts einzuwenden, oft fördert er die Nahrungsaufnahme. Im übrigen ist aber bei kurzdauernder schwerer Sepsis die Nahrungsaufnahme kein besonderes Problem, die Inappetenz ist einerseits oft nicht zu überwinden, außer etwas kalorienhaltigen Flüssigkeiten kann der Kranke oft nichts zu sich nehmen, anderseits spielt die mehrtägige Nahrungskarenz keine so bedeutsame Rolle wie oft geglaubt wird. Sicher ist eine Nahrungsaufnahme anzustreben. Der Versuch, dieselbe zu erzwingen, stellt für den Kranken mit der Inappetenz, die sich bis zum Ekel gegen alle Speisen und Speisengerüche steigern kann, und mit der septischen Stomatitis oft eine zwecklose Plage dar, die den Kranken sogar erschöpft. So sehr die Krankenpflegerin wenigstens versuchen soll, dem Schwerkranken oft im Tage etwas Suppe, gezuckerten Tee, Fruchtsaft, einen Bissen Biskuit usw. beizubringen, so sehr sollte der Arzt dem dauernden, den Kranken zermürbenden Zureden zum Essen vonseiten der Umgebung, die ein „Verhungern" befürchtet, entgegentreten. Eine rektale Ernährung führt in der Regel nicht zum Ziel, auch sie stellt für den Kranken oft eine Belästigung dar. Intravenöse Zuckerinfusionen, subkutane Kochsalzinfusionen, Dauertropfinfusionen, rektale Zuckertropfklistiere sind die sichersten Methoden, um einem Schwerkranken Nahrungskalorien beizubringen. Sorge für eine ruhige Nacht, für den für Schwerkranke immer so wichtigen Schlaf ist nie außer acht zu lassen. Insbesondere bei deliranten Kranken werden Schlaf- und Beruhigungsmittel ohne Scheu herangezogen werden können. Der Schaden, den ein Schlafmittel etwa in sich schließen könnte, wird durch den Gewinn einer durchschlafenen Nacht bei weitem wettgemacht! Wie bei allen Schwerkranken ist die Krankenpflege einer der wichtigsten Teile der Behandlung. Eine fortlaufende Beachtung des Kreislaufes, die Verordnung peripherer Kreislaufmittel (s. Bd. I, S. 73) usw. sind Forderungen, auf die kein Arzt vergessen wird.

Anhang.

Pneumokokkeninfektionen.

Hinsichtlich der Pneumokokkeninfektion ist das Wesentliche bei Besprechung der kruppösen Pneumonie in Bd. I, S. 382, gesagt, dort und S. 385 sind auch die verschiedenen Pneumokokkentypen besprochen.

Auch die moderne Therapie der Pneumokokkeninfektion mit der Serumtherapie, Bd. I, S. 411, mit den Sulfonamiden bzw. mit Penicillin, S. 412, ist dort nachzulesen. Nachzutragen ist, daß auch Streptomycin und Aureomycin wirksam sind.

Das *Puerperalfieber* gehört zu sehr der Geburtshilfe zu, als daß es in einem Lehrbuch der Inneren Medizin abgehandelt werden könnte. Desgleichen sollen die *gonorrhoischen Infektionen* in den Lehrbüchern der Venerologie nachgelesen werden.

B. Meningitis epidemica.

Wenn in unserem Lehrbuch die Erkrankungen des Nervensystems nicht behandelt werden und daher auch hinsichtlich der Meningitiden auf die Spezial-lehrbücher der Neurologie verwiesen werden könnte, so soll die Meningitis epidemica schon deshalb Platz finden, weil die Meningokokkeninfektion heute nicht mehr als lokalisierte bakterielle Entzündung der Hirnhäute aufgefaßt werden kann, sie vielmehr als Allgemeininfektion gilt, bei der allerdings die hämatogene septische Metastase an den Meningen im Vordergrunde steht und die Zeichen der Allgemeininfektion in dem meningitischen Syndrom untergehen.

Die Meningitis epidemica, die epidemische Genickstarre, war wegen ihrer hohen Mortalität eine der gefürchtetsten Infektionskrankheiten, wobei allerdings betont werden muß, daß die Krankheit wohl epidemisch auftritt, die Kontagiosität aber relativ gering ist und ausgedehntere Epidemien daher relativ selten sind und waren.

Die Meningitis epidemica zeigt eine jahreszeitliche Häufung, Epidemien kommen in der Regel nur im Winter und Frühjahr vor, wobei insbesondere April und Mai bevorzugte Monate sind. Es mag sein, daß banale Erkältungen das Haften der Meningokokken begünstigen. In der Epidemiologie der übertragbaren Genickstarre spielen, wie wir heute wissen, Keimträger eine große Rolle. Als Erste haben ALBRECHT und GHON im Nasenrachensekret von Genickstarre-kranken Meningokokken gezüchtet und sie haben später auch bei Gesunden (also bei „Keimträgern") den kulturellen Nachweis von Meningokokken erbracht. Bei optimalen Züchtungsbedingungen kann man die Erreger in den ersten Tagen einer Meningitiserkrankung nahezu in 100% der Fälle züchten. Bei Züchtungs-versuchen aus dem Nasenrachenraum von Personen der Umgebung des Kranken kann man aber auch in einem hohen Prozentsatz positive Züchtungsbefunde erheben und auf der Höhe der Epidemie übersteigt die Zahl der Keimträger die Zahl der Genickstarrekranken um das 10- bis 20fache. Schließlich muß darauf verwiesen werden, daß man gelegentlich auch bei Gesunden, die mit einem Genickstarrekranken nie in Kontakt gekommen waren, und zwar auch außerhalb von Epidemiezeiten, Meningokokken aus dem Nasenrachenraum züchten kann. Interessant ist, daß vor dem Ausbruch einer Epidemie öfters eine starke Zunahme von Keimträgern festgestellt werden konnte; die Zahl der Keimträger nimmt mit dem Ausbruch der Epidemie noch weiter stark zu und die Umgebung des Kranken kann bis zu 60% Keimträger werden. Die Trägerepidemie ist also viel umfangreicher als die Epidemie der Genickstarrekranken. Die Erforschung des Problems der Keimträger brachte die Erklärung für das scheinbar unver-mittelte und früher unverständliche Ausbrechen einer Erkrankung oder einer Epidemie in scheinbar nicht infiziertem Milieu und auch für das Auftreten einer epidemischen Meningitis nach Schädelbasisfraktur, wobei die Infektion der Meningen aus dem Nasenrachenraum unmittelbar möglich ist.

Die *Übertragung* erfolgt im allgemeinen durch Tröpfcheninfektion, vielleicht selten auch mittelbar durch Gegenstände. Kinder sind unvergleichlich empfäng-licher als Erwachsene, die große Mehrzahl der Erkrankungen betrifft das Alter unter 15 Jahren. Kinder sind sehr häufig durch erwachsene Keimträger infiziert.

Daß zu Epidemiezeiten, aber auch überhaupt ältere Individuen virulente Meningokokken im Nasenrachenraum beherbergen, daß sie, ohne zu erkranken, Krank-
heitsüberträger sind, läßt vermuten, daß die Prädisposition der Kinder auf dem
Mangel an Immunstoffen beruht. Man nimmt auch an, daß zu Epidemiezeiten
neben manifesten auch larvierte Erkrankungen vorkommen, durch die die so
kaum Erkrankten eine stille Feiung erfahren; sie können, nun immunisiert,
nicht mehr erkranken, sind aber oft dauernd Keimträger und können als Erwachsene wieder Kinder, die die bekannt geringe Resistenz gegen diese Infektion
haben, krankmachend infizieren. Direkte Erkrankungen von Kind zu Kind sind
merkwürdigerweise eher selten, bei engem Zusammenleben in Schulen oder
Pensionaten können freilich Gruppeninfektionen, kleine Endemien vorkommen;
dies gilt auch für jugendliche Soldaten in Kasernen oder für Jugendliche in
Besserungsanstalten usw.

Der Erreger ist der von WEICHSELBAUM zuerst nachgewiesene *Diplococcus
intracellularis*, der *Meningokokkus* bzw. *Neisseria intracellularis*. Er findet sich
regelmäßig im Nasenrachenraum, im Liquor und oft auch im Blut. Es handelt
sich um einen gramnegativen Diplokokkus, der zumeist intrazellulär gelagert ist,
freilich gibt es im Ausstrich auch extrazelluläre Formen. Die Diplokokken haben
Semmelform und gleichen dem Gonococcus oder dem Mikrococcus catarrhalis weitgehend. Sie lassen sich am besten auf Traubenzucker-Aszites-Agar oder Blutagar
züchten. In Aszitesbouillon bei Sauerstoffabschluß kann man in einem Liquor, der
nur spärliche Keime enthält, eine gute Anreicherung erzielen. Die Keime sind
gegen Sonnenlicht, Austrocknung und auch gegen Kälte empfindlich. Man
kultiviere daher möglichst bald nach Entnahme des Liquors. Bei Versand ist
es von Vorteil, nicht Liquor als solchen, sondern Liquor direkt in Aszitesbouillon
eintropfen zu lassen und diese in einer Thermosflasche zu verschicken, um eine
stärkere Abkühlung zu verhindern. Gezüchtete gramnegative Kokken werden
durch stark agglutinierende Sera als Meningokokken sichergestellt. Eine Typendifferenzierung von Meningokokken, die früher im Hinblick auf die Behandlung
mit spezifischem Serum von Bedeutung war, ist heute nicht wichtig, da alle
Typen sulfonamid- und penicillinempfindlich sind. Wichtig hingegen ist der
Hinweis, daß der eitrige Liquor bei einem Genickstarrekranken auch keimfrei
gefunden werden kann. Es gilt sogar die Regel, daß Keimfreiheit eines *eitrigen*
Liquors zu Endemiezeiten die Meningitis epidemica beweist. Die Agglutination
eines Meningokokkenstammes mit dem Serum eines Patienten, bei dem der
Verdacht einer (abortiven) Genickstarre besteht, gibt kein verläßliches Resultat,
auch am siebenten bis zehnten Krankheitstag, an dem am ehesten eine Agglutination positiv sein könnte, kann sie negativ ausfallen. Die Untersuchung des
Rachensekretes (dieses wird dem Laboratorium mit einem Wattebauschstäbchen
eingesandt, mit dem man einen Rachennasenabstrich gemacht hatte) kommt
nur für Keimträger in Frage. Bei Genickstarrekranken kann der Meningokokkus
in den ersten Tagen auch aus dem Blut gezüchtet werden.

Pathologisch-anatomisch ergibt sich das Bild der eitrigen Meningitis mit
Bevorzugung der basalen Liquorräume. Die Entzündung kann auf die austretenden Hirnnerven, auf das Gehirn und Rückenmark übergreifen, Ependym
und Plexus sind an der Entzündung nicht beteiligt. Oft finden sich im Gehirn
verstreut kleine Hämorrhagien; sie entstehen zumeist auf dem Boden kleiner
enzephalitischer Entzündungsherde. Die akuten entzündlichen katarrhalischen
Veränderungen an den Rachenorganen, Nebenhöhlen, oberen Luftwegen, Bronchien und an der Lunge ebenso wie entzündliche Veränderungen an Haut, Herz,
Hoden und Nebenhoden beweisen vom anatomischen Standpunkte aus die
Allgemeininfektion, die, wie wir eingangs betonten, vorliegt.

Symptomatologie. Die Inkubation wird im allgemeinen mit zwei bis vier Tagen angegeben, wobei es freilich oft fraglich bleibt, ob der Erkrankte die Keime im Nasenrachenraum nicht schon lange beherbergte; der Kranke könnte also bei Ausbruch der Krankheit schon lange Zeit infiziert gewesen sein. Die ersten Krankheitserscheinungen sind nicht immer meningitischer Natur, ein Prodromalstadium mit Katarrh der Nase und oberen Luftwege oder auch der Nebenhöhlen, mit Bronchitis und entsprechendem Husten und mit Gliederschmerzen, welches eben dem Beginn der Allgemeininfektion entspricht, kann einige Tage vor den zerebralen Erscheinungen ein grippeähnliches Bild hervorrufen. Hierauf erst treten plötzlich die Meningitiszeichen auf. Zumeist geschieht dies allerdings doch unvermittelt ohne diese Prodrome: Unter plötzlich auftretenden Kopfschmerzen, unter Üblichkeit, Brechreiz, unstillbarem Erbrechen, welches auch nach völliger Entleerung des Magens als heftigstes, bald schmerzhaftes leeres Erbrechen anhält, oft unter initialem Schüttelfrost und sofort einsetzendem hohem Fieber kommt es zur Nackensteifigkeit, welche der Krankheit den Namen gegeben hat, zur Starre des Genickes. Die Kopfschmerzen, die meist diffus sind, sich aber doch im Nacken bis zu einem gewissen Grade konzentrieren, sind heftig und trotz frühzeitig einsetzender Benommenheit des Kranken quälender Art. Vor voller Ausprägung der schweren Erscheinungen können schon einige Tage subfebrile Temperaturen bestanden haben, auch muß sich keineswegs ein Schüttelfrost einstellen und die Temperatur kann in manchen Fällen in mittlerer Höhe verbleiben. Vor Auftreten der Nackensteifigkeit können eklamptische Muskelkrämpfe beobachtet werden. Die Genickstarre mit der Nackensteifigkeit kann der Erfahrene in der Regel schon erkennen, noch ehe er den Versuch macht, den Kranken aufsetzen zu lassen. In einem frühen Stadium nämlich schon liegt der auch nur leicht benommene Kranke, der über die erwähnten heftigen Kopfschmerzen klagt, am Rücken und macht den Eindruck, als wolle er durch Hintüberstrecken des Kopfes seinen Scheitel tief nach hinten in den Polster vergraben. Diese Rückwärtsfixierung des Kopfes wird als Opisthotonus bezeichnet. Die Nackenmuskulatur ist hierbei sichtlich gespannt und man hat hierbei auch den Eindruck, der Kranke versuche ängstlich jede kleinste Bewegung des Kopfes zu vermeiden. Fordert man den Kranken in diesem Frühstadium auf, den Kopf etwas zu heben, so wird er der Aufforderung in einer auffallend steifen Form Folge leisten, meist wird er allerdings den Nacken versteift halten und gleichzeitig die Schulter hochzuheben versuchen. Gleichzeitig oder auch oft vor Deutlichwerden der Nackensteifigkeit, bei der der Kopf auch passiv nicht mehr völlig nach vorne gebeugt werden kann, weist man das KERNIGsche Phänomen nach: Bei Aufsetzen des Kranken beugt er unwillkürlich die Beine in Hüft- und Kniegelenken. Gleiches sieht man, wenn man beim liegenden Kranken versucht, das Bein gestreckt passiv zu heben, d. h. im Hüftgelenk zu beugen: Der Kranke beugt unter Schmerzäußerung auch in den Kniegelenken (LASÈGUEsches Zeichen). Das Nackenphänomen von BRUDZINSKI besteht darin, daß bei passiver Beugung des Kopfes nach vorne auch die Arme und Beine gleichzeitig gebeugt werden. Schließlich stellt man meist frühzeitig eine allgemeine Hyperästhesie bzw. Hyperalgesie fest, die Berührung des Tegumentes wird allenorts schmerzhaft empfunden. Die Überempfindlichkeit erstreckt sich manchmal auf die Muskulatur (Wade, Oberschenkel, Oberarm). Die Haut- und Sehnenreflexe zeigen wechselndes Verhalten, die Patellar- und Achillessehnenreflexe sind bald gesteigert, bald können sie fehlen. Das BABINSKIsche Phänomen (langsame, träge Dorsalflexion der im Interphalangealgelenk gestreckten großen Zehe bei gleichzeitiger Spreizung und Plantarflexion aller übrigen Zehen bei Bestreichen der Fußsohle, zumal ihres äußeren Randes oder bei starkem Herabstreichen längs der Tibia-

kante [Oppenheim-Phänomen]) kann nach einigen Tagen auftreten, auch Fuß-
und Patellarklonus sind gelegentlich frühzeitig zu beobachten.

Rasch kommt es innerhalb von ein bis zwei Tagen zum Höhepunkt der
Krankheit, an dem sich der nun unverkennbare Symptomenkomplex der „Genickstarre" voll entwickelt hat: Der nun schwer benommene oder delirante
oder schließlich bewußtlose Patient liegt mit angezogenen Beinen, die in den
Knien stark gebeugt sind, in Überstreckung des Rückens (Opisthotonus) und
des Nackens völlig versteift und bewegungslos am Rücken. Das Abdomen wird
in allen Lehrbüchern als „kahnförmig eingezogener Leib" beschrieben. Diese
Beschreibung trifft für sehr magere Individuen auch insofern zu, als die tonische
Anspannung der Muskulatur der Bauchdecken das Abdomen abflacht; ist der
Brustkorb gut gewölbt, so kann sein Niveau höher zu liegen kommen und es ent-.
steht der Eindruck der „kahnförmigen Einziehung" des Bauches. Das Symptom
ist freilich bei der nicht seltenen darmparetischen Blähung des Abdomens verwischt.
Die tonische Krampfstellung der quergestreiften Muskulatur führt zum Trismus,
übrigens auch zu dem Vorspringen der Masseteren, welches dem an sich starren
Gesichtsausdruck eine weitere charakteristische Note verleiht. Die Rigidität,
die durch Muskelzuckungen unterbrochen werden kann, hat bald alle Muskeln ergriffen. Die Reflexe sind nun gesteigert. In fast der Hälfte der Fälle stellen sich
Augenmuskellähmungen ein; eine Abduzens- oder auch Okulomotoriusparese
ist ein oft schon frühzeitig sich einstellendes Symptom, es zeigt sich manchmal
schon zu einer Zeit, in der die Nackensteifigkeit noch wenig ausgeprägt ist. Die
Augenmuskellähmungen sind begreiflicherweise meist einseitig; sind sie beiderseitig, so stellen sie sich wenigstens in der Regel nicht gleichzeitig ein. Andere
häufigere Hirnnervenlähmungen sind vor allen die des Optikus, Akustikus und
Fazialis. Im Sinne kortikaler Reizerscheinungen können Jackson-Epilepsie-
anfälle, im Sinne kortikaler Ausfallserscheinungen Lähmungen verschiedener Art,
Monoparesen oder auch Hemiparesen auftreten, diese gehören wohl meist erst
einem Terminalstadium an. Die Pupillen sind zumeist ungleich groß, ihre Reaktion kann in verschiedenster Weise gestört sein, oft reagieren sie nicht. Ein
„Hippus", starke, rasche Schwankungen der Pupillenweite, manchmal synchrone
Änderungen ihrer Weite mit der Respiration sind nicht selten. Eine böse, meist
terminale Komplikation ist eine metastatische Panophthalmie.

Wie schon betont, wird der erst leicht benommene Kranke bald delirant,
später — seinerzeit zum Segen für den Unglücklichen, wenn der foudroyante
schwere Verlauf keine Hoffnung auf Rettung mehr zuließ — bewußtlos. Die
Bewußtlosigkeit, die sich meist bald einstellt, wird als Zeichen eines allgemeinen Hirnödems aufgefaßt. Der in den ersten Stunden und Tagen langsame Vagus-Reiz-Puls nimmt mit zunehmender zentraler Parese an Frequenz
zu, auch die Atmung wird nun beschleunigt und endet in einer Cheyne-Stokesschen Atmung. Beim bewußtlosen Kranken, bei dem mit zunehmender
zentraler Paralyse die tonische Muskelstarre der Muskelparese oder Paralyse
folgt, stellt sich meist eine Retentio urinae et alvi ein, eine Ischuria paradoxa
ist selten.

Die epidemische Meningitis ist eine jener Krankheiten, die die latente herpetische Infektion sehr häufig manifest machen, zum Unterschied von der Meningitis
tuberculosa tritt bei ihr ein Herpes labialis (facialis, genitalis usw.) oft auf. Die
Meningokokkeninfektion führt ferner häufig zu verschiedenartigen, manchmal
auch urtikariellen, manchmal masernartigen oder Fleckfieber-ähnlichen Exanthemen, die Exantheme sind nicht selten hämorrhagisch, wobei kleine Petechien
vorherrschen. Aus exzidierten Petechien lassen sich meist Meningokokken ohne
Mühe züchten.

Das Fieber kennt keine bestimmte Regel, es ist meist unregelmäßig re- oder auch intermittierend und bewegt sich meist zwischen 38,5 und 39,5° C, doch kommt, trotz sonst schweren Verlaufes, auch nur Subfebrilität vor. Schüttelfröste können sich im Verlauf einstellen, agonal beobachtet man manchmal hyperpyretische Temperaturen.

Man stellt meist eine starke neutrophile Leukozytose mit 15000 bis 20000 Zellen im Kubikmillimeter mit einer mäßigen Linksverschiebung fest; die Eosinophilen verschwinden, die Senkungsgeschwindigkeit der roten Blutkörperchen ist stark beschleunigt.

Der Liquor cerebrospinalis wird in der Regel unter erhöhtem Druck abgelassen, er ist zumeist deutlich trübe, oft, insbesondere in den ersten Tropfen, eindeutig gelb-eitrig. Scheint der Liquor vorerst, im ersten Beginn der Krankheit, klar, so kann man durch Vergleich mit reinem Wasser zumal bei schräg einfallendem Licht meist doch schon eine deutliche Trübung erkennen; sieht man genauer oder mit der Lupe zu, so kann man nicht selten auch größere und kleinere, bis an der Sichtbarkeitsgrenze stehende Klümpchen unterscheiden, die mikroskopisch Eiterzellenklümpchen oder -häufchen entsprechen. Zum Vergleich des Liquor mit reinem Wasser nehme man zwei gleichartige, gleich vorbehandelte, etwa mit gleichem Papier oder Wattepfropfen verschlossene Eprouvetten, da z. B. gerade von derartigen Pfropfen nicht selten kleinste staubartige Trübungen bedingt sein können. Mikroskopisch findet man, zumal im Sediment, meist reichlich Eiterzellen, im Grampräparat meist ohne langes Suchen in zahlreichen Exemplaren die intrazellulären (oder auch extrazellulären, s. oben) Gram-negativen, semmelförmigen Diplokokken (WEICHSELBAUM). Neben diesen Zellen finden sich auch spärliche rote Blutkörperchen.

Zur Technik der *Lumbalpunktion* seien für den noch Ungeübten einige kurze Bemerkungen eingeschoben: Solange der Kranke nicht bewußtlos ist, versuche man den Kranken im Sitzen zu punktieren. Zumal der Anfänger wird hierbei leichter und sicherer zum Ziele kommen. Beim benommenen oder bewußtlosen Kranken wird der Kranke vom rechtshändigen Arzt auf der rechten Seite liegend punktiert, wobei der Assistent mit dem rechten Arm die Beine, die in Hüfte und Knie gebeugt sind, maximal nach oben zum Bauch, mit seinem linken Arm Kopf, Hals und Schulter maximal nach unten beugt, um die ganze Wirbelsäule in maximale Vorwärtsbeugestellung zu bringen. Der Geübte findet den richtigen Stichkanal ohne alle Mühe, für den Ungeübten seien einige Kniffe und Hinweise angegeben, die ihm das Erlernen erleichtern und die auch dem Geübten in komplizierten Fällen helfen können. Es ist ja bekannt, daß bei hochgradiger Kyphoskoliose manchmal überhaupt keine Möglichkeit gegeben ist, die Nadel in den Lumbalkanal zu führen, bei geringer Skoliose ergeben sich geringere oder auch größere Schwierigkeiten. Geht man an die Punktion, so macht man sich also vorerst ein Bild über den Verlauf der Wirbelsäule und erschließt so den voraussichtlichen Weg und die voraussichtliche Richtung, die die Nadel wird nehmen müssen. Zur Erleichterung dieses Beginnens empfiehlt sich folgendes Vorgehen: Der Kranke sitzt mit stark vornübergebeugtem Oberkörper im Querbett, wobei er mit dem Gesäß am äußersten Bettrand aufzusitzen kommt; bei nicht zu schwer Kranken, die man außer Bett bringen kann, empfiehlt sich Rittlingssitzen auf einem Sessel. Am Querbett stützt der Kranke seinen Kopf auf die Schulter der vor ihm sitzenden Krankenschwester. Ob liegend oder sitzend, jedenfalls macht der Kranke einen maximalen „Katzenbuckel“. Ist die Stellung gefunden, so suche man sich die Processus spinosi der Wirbelsäule, die man mittels eines Jodtinkturtupfers punktförmig markiert. Der gerade hinter dem Kranken sitzende oder kniende punktierende Arzt hat so ständig den Verlauf der Wirbelsäule vor sich, er kann sich dieselbe vorstellen und wird dadurch in der schließlich gewählten Richtung nicht — wie dies so häufig vorkommt — seitlich abweichen. Nach Bestimmung und Markierung der Wirbelsäule fixiere man die Darmbeinkämme; wo die Verbindungslinie die Wirbelsäule kreuzt, findet sich der Processus spinosus des 4. Lendenwirbels. Zwischen dem nächsten und dem Kreuzbein oder auch, wenn die Palpation des Skeletts hier leichter gelingt, zwischen den Processus spinosi L 4 und L 5 taste man sich den Punkt, der gerade in der Mitte zwischen den beiden Processus spinosi liegt, und man hat damit die Punktionsstelle gefunden. Man mache es sich zur Regel, eine Lokalanästhesie zu geben. Wenn der Schmerz einer Punktion in der Regel auch ein geringer ist, so soll er immerhin vermieden werden, auch wird der Kranke sich bei der Punktion ruhiger verhalten, besser entspannen usw. und so günstigste Vorbedingungen für das Gelingen der Punktion geben. Die Anästhesie führe man folgendermaßen durch: Subkutane Quaddel an der vorher festgelegten Punktionsstelle, Einstich in das Ligamentum interspinosum unter gleichzeitigem Einspritzen des 1%-Novokains in eine Tiefe von etwa 2 bis 4 ccm, Zurückziehen der Nadel bis knapp unter die Haut, Verschieben der angestochenen Haut horizontal etwa 0,5 cm nach rechts und tiefes Einstechen der Nadel mit gleichzeitigem Einspritzen der Anästhesie-Flüssigkeit knapp neben dem Processus spinosus, bis man auf Knochen stößt, wieder Zurückziehen der Nadel bis knapp unter die Haut und Wiederholen der seitlichen Einspritzung auf der linken Seite. Damit ist von einer Hauteinstichstelle das Ligament und dessen Umgebung anästhesiert. Nach kurzem Zuwarten wird die mit Mandrin ausgestattete Liquor-Punktionsnadel von ungefähr der gleichen Stelle aus eingestochen. Bei normalem Verlauf der Wirbelsäule läuft der Stichkanal in der Medianlinie nach vorne und schräg nach aufwärts, das heißt, die Nadel weicht von der Horizontalen um etwa 20 Grad ab. Der Durchstich der Dura wird an einem kurzen harten „Ruck" deutlich wahrgenommen. Nach diesem entfernt man langsam den Mandrin, liegt die Nadel richtig, so beginnt Liquor sehr langsam abzutropfen, ehe der Mandrin aus der Nadel völlig entfernt ist. Es kann vorkommen, daß die Nadel richtig liegt und Liquor auch nach völligem Herausziehen des Mandrins nicht sofort abtropft. Man hat kurze Zeit zu warten, den Kranken etwas pressen zu lassen. Tropft Liquor aber auch dann nicht ab, so mag bei richtigem Liegen der Nadel der eitrige Liquor zu dickflüssig sein, um durch eine zu dünne Nadel abzutropfen; nach Einspritzen von etwas physiologischer NaCl-Lösung werden diese Verhältnisse leicht erkannt werden. Lag die Nadel unrichtig, so ist sie bis unter die Haut zurückzuziehen und es ist ein neuer Stichkanal zu suchen. Hierbei vergegenwärtige man sich immer wieder die Lage der ganzen Wirbelsäule. Zumeist wird man bei der Berücksichtigung und bei Beachten der Lage der eingestochenen Nadel erkennen, in welcher Richtung man vom richtigen Wege abgewichen war. Trotz einer Kyphoskoliose kann man bei einer derartigen Gesamtbetrachtung der Skelettverhältnisse meist den richtigen Stichkanal in den Lumbalsack finden. Dies gilt auch insbesondere für den liegenden Kranken. Man vergegenwärtige sich vor allem, ob der auf der Seite liegende Kranke mit seiner Medianebene tatsächlich horizontal liegt, ob er also beim Umdrehen auf die rechte Seite tatsächlich um gerade 90° gedreht wurde. Ist dies nicht der Fall, neigt er sich etwa etwas mehr nach rechts, wie dies zumeist zutrifft, so muß die nach kranial gerichtete Nadel auch überdies um ebensoviel nach unten tendieren, auf daß sie in der Medianlinie des Kranken vorgeschoben werde und nicht links an der Wirbelsäule vorbeigleite.

Der *Verlauf* einer Meningitis epidemica kann sich sehr verschieden gestalten, da es alle Übergänge von stillen Feiungen (spätere Keimträger, die eine abortive Infektion durchgemacht haben) zu den foudroyanten Fällen gibt, da das Bild von den septischen Zügen der Allgemeininfektion mehr beherrscht sein kann als von den meningitischen und weil schließlich die akute Krankheit in eine chronische übergehen kann, die wieder ein ganz anderes Bild bietet. Die foudroyanten Verlaufsformen beginnen mit unvermitteltem Erbrechen, mit Schüttelfrost, hohem Fieber und enden schon in wenigen Stunden zunehmender Benommenheit, Bewußtlosigkeit und Koma im Kreislaufkollaps. Nur zu Epidemiezeiten werden derartige Fälle richtig erkannt werden. Es sind dies Fälle, die gelegentlich auch mit einer allgemeinen septischen hämorrhagischen Diathese einhergehen und in welchen man mit oder auch ohne diese eine Nebennierenapoplexie vermuten kann, wodurch der Zustand in den Symptomenkomplex der MARCHAND-WATERHOUSE-FRIEDRICHSENschen Krankheit mit ihren Nebennieren-insuffizienzzeichen (s. S. 84) einzuordnen wäre. Im Rahmen von Epidemien begegnet man anderseits den ganz leichten Fällen, in welchen sich das Bild in einer abortiven Meningitis mit Kopfschmerzen, Fieber, angedeuteter Nackensteifigkeit, Tonsillitis und mit Katarrh der oberen Luftwege erschöpft und ein wasserklarer Liquor gefunden wird, der nur unter erhöhtem Druck steht und eine Zellvermehrung zeigt. Da der kulturelle Kokkennachweis hier oft nicht gelingt, ist der sichere Beweis, daß eine epidemische Genickstarre vorliegt, nicht zu führen. Wie oben erwähnt, kann der Verlauf der Meningitis insofern von der Norm abweichen, als das klinische Bild von allgemeinseptischen Zügen beherrscht wird. Nicht selten schließt sich an ein akutes Stadium einer klassischen Meningitis ein zweites an, welches besser als Meningokokkensepsis bezeichnet werden könnte. Hohe septische, intermittierende Temperaturen, Schüttelfröste, septische Myokarditis, Endokarditis, Pneumonie mit Meningokokken im Sputum, Pleuraempyem, septische Anorexie, septische wässerige Durchfälle, septisch-embolische Herdnephritis, septische Polyarthritis, septische Komplikationen von Ohr und Auge (Otitis media, Innenohr-Schädigung, Panophthalmie), hohe septische Leukozytose mit Aneosinophilie, hämorrhagische Diathese, septische Purpura usw. kennzeichnen jetzt das klinische Bild. Aus Blut- und Gelenk-punktaten kann man meist ohne Mühe Meningokokken züchten. Derartige schwere Bilder schließen sich manchmal überraschend als Rezidive an einen abortiven Verlauf einer Genickstarre an, der scheinbar zur Hoffnung berechtigte, daß der Kranke über dem Berg sei.

Wenn wir von den perakuten Fällen absehen, die in kürzester Zeit letal enden, so ziehen sich die mittelschweren, die in Heilung ausgehen, meist über acht bis vierzehn Tage. Immer besteht hier die oben schon aufgezeigte Gefahr eines unerwarteten Rezidivs in foudroyanter oder leichter Form. Und derartige Rezidive können sich oft wiederholen, so daß sich eine Erkrankung an Genick-starre in dramatisch-wechselvollstem Verlauf über Wochen und Monate erstrecken kann. Innerhalb von sechs bis acht Wochen wandelt sich das Bild außerordentlich, bald kommt es mit Zunahme der meningitischen Erscheinungen zu einer neuen Fieberperiode, bald scheint die Krankheit mit Rückgang der meningitischen Zeichen in Heilung auszugehen, um aber alsbald wieder von einer Verschlech-terungsphase, einem neuen Rezidiv gefolgt zu werden. Derartig lange Verlaufs-formen stellen sich insbesondere auch dort ein, wo es beim Abheilen der Meningitis zu einem Verschluß des Foramen WINSLOWI kam und sich ein Hydrocephalus internus entwickelte.

Entwickelt sich ein Hydrocephalus internus, so magert der Kranke innerhalb weniger Wochen stark ab, er wird kachektisch, er bekommt ein greisenhaftes Aus-sehen, es stellt sich periodisches Erbrechen und Flexionskontrakturen der unteren Extremitäten ein, meist bestehen Nackenstarre, positives KERNIGsches Phänomen, geringe Hyperästhesie der Haut und getrübtes Sensorium. Der Liquor ist in diesen Fällen meist sehr aufgehellt, er zeigt aber entsprechend der noch starken Zellvermehrung doch eine wenigstens leichte Trübung. Der Liquor kann aber makroskopisch auch wasserklar sein, nur mikroskopisch sind die Zellen etwas vermehrt. Der Eiweißgehalt des Liquor ist meist hoch. Unter zunehmender Kachexie und Trübung des Sensoriums endet der Kranke im Koma.

Als besondere Verlaufsform mag vielleicht noch jene herausgehoben werden, bei welcher die Sepsis sich an den Herzklappen festsetzt und diese Endokarditis zu einem monatelang anhaltenden lentaähnlichen Bild führt, welches meist makulös-papulöse Exantheme und wechselnde kardiale Erscheinungen begleiten.

Die *Prognose* der Meningitis epidemica bzw. der Meningokokkeninfektion war bis vor Einführung der Sulfonamidtherapie eine sehr schlechte. Trotz der die Prognose schon etwas bessernden Serumtherapie betrug die Mortalität in den früheren Statistiken 40 bis 50% der Fälle. Die Sulfonamidtherapie hat hier gründlich Wandel geschaffen, zumal seit die Aussichten durch die kombinierte Penicillintherapie vielleicht noch weiter verbessert wurden. Unter dieser Behand-lung muß die Prognose heute als gut bezeichnet werden, sofern mit der Behandlung nur rechtzeitig begonnen wird. Freilich ist der Kranke nach Kupieren des schweren Infektes mit diesen modernen Heilmitteln nicht sofort wieder hergestellt. Die Rekonvaleszenz dauert viele Wochen; Kopfschmerz, Kopfdruck und Schwindel und andere meningeale Reizerscheinungen können noch lange anhalten, auch erholen sich die Kranken überhaupt nur langsam. Kam die Behandlung spät, aber doch noch so rechtzeitig, daß der Kranke mit dem Leben davonkommt, so sind Dauerdefekte zu befürchten, wie Schwerhörigkeit oder auch (doppelseitige) Taubheit, Sehstörungen, Kopfschmerzen, Epilepsie, spastische Paresen aller Art und Veränderungen der Psyche und des Intellekts. Hinsichtlich dieser neurologischen Details und auch hinsichtlich des manchmal erst spät in einer verzögerten Rekonvaleszenz sich entwickelnden Hydrozephalus sei auf die Lehrbücher der Neurologie verwiesen.

Die Sulfonamide werden peroral oder intramuskulär, nicht aber lumbal gegeben. Penicillin wird entweder in dem üblichen Dreistundenintervall oder ein verläßliches, hochdosierbares Depot-Penicillin alle 24 Stunden intramuskulär, überdies aber auch intralumbal gegeben. Die Sulfonamide haben allein 100%ige Erfolge. Da es aber nicht nur auf Heilung, sondern, in diesen Fällen mehr als in irgendeinem anderen, auch auf rascheste Heilung ankommt, um auch geringste Narbendefekte zu vermeiden, wird doch die kombinierte Therapie angezeigt sein: Sulfonamid per os, Penicillin intramuskulär und intralumbal. Man kann unter dieser Therapie mit 100%iger Heilung rechnen.

Die *Differentialdiagnose* stützt sich auf die Kenntnis der verschiedenen Formen meningealer Reizung, die das klinische Bild einer Meningitis imitieren oder es schließlich auch in voller Prägung auslösen. Liegt ein Lumbalpunktat bereits vor, wird die Differentialdiagnose in der Regel stark eingeschränkt sein, da differentialdiagnostisch fast nur die eitrigen Meningitiden in Frage kommen. Abgesehen aber davon, daß die Diagnose, wenn möglich, unmittelbar gestellt werden soll und die Vornahme einer Lumbalpunktion oft nicht möglich ist, gibt es Fälle von Meningokokken-Meningitis mit wasserklarem Liquor, worauf oben hingewiesen wurde.

Bei Vorliegen meningitischer Zeichen und am Krankenbett sind folgende Möglichkeiten in Betracht zu ziehen:

Meningismus. Es handelt sich hierbei um leichte meningeale Reizerscheinungen mit Kopfschmerzen, leichte oder nur angedeutete Nackensteifigkeit mit manchmal deutlichem KERNIGschen Phänomen, mit leichter Benommenheit, manchmal auch mit Reizbarkeit oder psychischer Unruhe. Wir kennen diese Meningismen als Zeichen einer stärkeren zerebralen Hyperämie nach Insolation oder als initiales Symptom verschiedener Infektionskrankheiten, wobei eine allergische Grundlage angenommen wird. Es sind hier insbesondere Typhus abdominalis, Pneumonie, im besonderen die Oberlappenpneumonie, die Trichinose, Influenza, Grippe, Sinusitis, Otitis media, Fleckfieber, Drüsenfieber, bazilläre Dysenterie zu nennen. Meist zeigt der Liquor leichtere oder auch starke Druckerhöhung, die Zellen können leicht vermehrt sein, man kann 10 bis 50 Drittelzellen, und zwar bald mehr lympho-, bald mehr leukozytären Charakters, sehen, auch das Eiweiß kann etwas vermehrt sein, der Liquorzucker liegt in normaler Höhe. Eine Lumbalpunktion kann übrigens therapeutisch von zauberhafter Wirkung sein. Meist sind alle Erscheinungen, zumal nach Lumbalpunktion, nach längstens 24 Stunden verschwunden.

Ähnlich leichte meningeale Reizerscheinungen, die auch ohne Behandlung in wenigen Tagen oder nach derselben abheilen, sieht man als Zeichen infektiöstoxischer *Meningo-Encephalo-Myelitiden,* wie sie bei Infektionskrankheiten verschiedener Art auftreten können oder wie sie sich als Zeichen einer umschriebenen

Reizung von Leptomeningen-Arealen, in deren Nachbarschaft sich entzündliche Prozesse abspielen und die nichtinfizierten Hirnhäute mitreagieren. Die amerikanische Literatur spricht in diesen Fällen von einer „localised meningitis".

Diese Fälle einer „localised meningitis" heilen meist ab, sie können aber auch chronisch werden und in die adhäsive Arachnoiditis übergehen, hinsichtlich dieser Details sei auf die Lehrbücher der Neurologie verwiesen.

Differentialdiagnostisch kommen ferner bei der Meningitis epidemica unter den nicht eitrigen Meningitiden, die abschließend noch besprochen werden müssen, die nichtbakteriellen *Virusmeningitiden*, vor allem die sogenannte *lymphozytäre Choriomeningitis* in Frage.

Diese *lymphozytäre Meningitis* verläuft unter mäßigem Fieber und den bekannten meningitischen Zeichen. Nackensteifigkeit, KERNIG, Kopfschmerz, Übelkeit, initiales Erbrechen, relative Bradykardie sind ebenso bald entwickelt, wie sie es bei jeder Meningitis sind. Das Blutbild zeigt nur eine mäßige neutrophile Leukozytose. Der Liquor zeigt erhöhten Druck, morphologisch eine starke Zellvermehrung (bis zu mehreren Tausend Zellen), und zwar ausschließlich Lymphozyten, die Eiweißwerte sind erhöht, der Zuckerwert liegt in normalen Grenzen. Unter relativ geringer Störung des Allgemeinbefindens verschwinden die Symptome langsamer, um nach wenigen Wochen meist restlos zu verschwinden, auch dann, wenn sich schwerere neurologische Ausfallserscheinungen, Bewußtseinsstörungen, Krämpfe oder Paresen eingestellt hatten.

Eine gleichartige lymphozytäre Meningitis mit guter Prognose ist auch als Komplikation oder als Äquivalent eines *Mumps* bekannt.

Es sind hier schließlich noch seltenere, manchmal gehäuft auftretende Virusoder *Leptospiren-Meningitiden* zu erwähnen, wie sie vor kurzem in Österreich (Kärnten) von LASCH in Villach beschrieben wurden. Es handelt sich hierbei um eine eigenartige abakterielle Meningitis, bzw. eine Meningitis serosa, die nach einem längeren, hoch fieberhaften Verlauf bis zur völligen Heilung und Normalisierung des Liquorbefundes noch viele Wochen benötigt. Die klinischen Zeichen der Meningitis, Nackenstarre, KERNIG usw. waren oft nur wenig ausgeprägt, obwohl der Liquor sehr starke Veränderungen aufwies.

Der Beginn ist meist ein plötzlicher mit unklaren Beschwerden, Glieder-, Rückenschmerzen, Kopfschmerzen. Schüttelfrost ist seltener. Darmsymptome fehlen in der Vorgeschichte in der Regel. Manchmal bestehen von Anfang an nur subfebrile Temperaturen, Kopfschmerzen und Erbrechen. Bei hohem Fieber ist das Sensorium etwas getrübt. Immer war objektiv eine leichte Nackensteifigkeit vorhanden, Kernig war schwach positiv oder fehlend. Vorübergehende Fazialis- und Hypoglossusparese wurden beobachtet. Im Liquor fand sich nur eine geringe Eiweißvermehrung, aber eine starke Polynukleose bei normalen Liquor-Zuckerzahlen. Das weiße Blutbild zeigt eine starke Linksverschiebung, meist bestand Aneosinophilie. Die Krankheit heilte immer ohne Defekt aus. Mehrmals war der Verlauf ein zweiphasischer, unter Wiederauftreten oder Verschlechterung der meningealen Erscheinungen kam es erneut zu einem Fieberanstieg auf 39°. Kälteagglutination von roten Blutkörperchen der Blutgruppe 0 mit dem Patientenserum war vom 16. bis etwa 28. Tage der Krankheit in steigendem Ausmaß häufig positiv. Die Untersuchung des Serums, die LASCH den besten Kennern des Problems, Prof. GSELL und Dr. WIESMANN (St. Gallen), verdankte, ließen die Frage offen, ob bei dem beschriebenen Krankheitsbild ganz oder teilweise noch unbekannte Leptospirenstämme (s. S. 532) als Erreger in Frage kommen. Jedenfalls wurde aber einmal der sichere serologische Beweis erbracht, daß eine Leptospirose vorlag. Aber auch das Virus der Schweinehüterkrankheit (s. S. 542) käme in Frage. REY hat vor kurzem über eine „Virusmeningitis" berichtet, deren Befunde sich weitgehend mit denen von Lasch decken, die Dauer der Erkrankungen in den Fällen von Rey war, wie Lasch hervorhebt, nur kürzer, sie betrug maximal 14 Tage.

Bei der lymphozytären Meningitis ist das Virus aus Blut und Liquor auf das Versuchstier (Meerschweinchen) übertragbar. Eine subkutane Liquorübertragung löst bei diesem Fieber mit einer Inkubation von einer Woche aus, dem das Tier innerhalb von ein bis zweieinhalb Wochen erliegt; mit Tierpassagen läßt sich das belebte Agens, das Virus mit Sicherheit nachweisen.

Unter den bakteriellen Meningitiden hätten wir differentialdiagnostisch noch die *tuberkulöse Meningitis* zu erwähnen. Freilich würde auch hier zur Abgrenzung der Hinweis genügen, daß es sich nicht um eine eitrige Meningitis handelt; die schon wiederholt gemachte Feststellung, daß auch die epidemische Meningitis nicht immer eitrigen Liquor haben muß, macht es doch nötig, die positiven Anhaltspunkte hervorzuheben, die gerade der tuberkulösen Meningitis eigen sind. Auf das gesamte Bild soll nicht näher eingegangen werden. Die Meningitis tuberculosa ist Teilsymptom einer Miliartuberkulose und schon damit bis zu einem gewissen Grade charakterisiert. Es sind Kinder oder Jugendliche, die in den letzten Jahren an einer hämatogen streuenden Tuberkulose gelitten hatten. Im Krankheitsverlauf fallen vor allem die vorübergehenden Remissionen auf, die leider oft falsche Hoffnungen auf Heilung erwecken und immer wieder Enttäuschung bringen. Der Liquor steht unter abnorm hohem Druck, das Gesamteiweiß im Liquor ist stark erhöht, es findet sich eine lymphozytäre Zellvermehrung, beim Stehenlassen des Liquors bildet sich das bekannte ominöse Fibringerinnsel, in dem im Ausstrich oft Tuberkelbazillen färberisch nachgewiesen werden können. Der Liquor ist oft xanthochrom, die Goldsolkurve ist typisch. Die früher hoffnungslose Prognose hat sich heute durch die Streptomycintherapie bekanntlich gebessert. Diesbezüglich sei auf die pädiatrische Literatur verwiesen. Die Hoffnungen waren ursprünglich zu hoch geschraubt.

In der Differentialdiagnose der Meningitiden müssen schließlich noch die meningitischen Miterkrankungen der Enzephalitiden, also die *Encephalomeningitiden* (oder Enzephalomyelomeningitiden) berücksichtigt werden. Die Abgrenzung wird nicht schwerfallen, da es sich auch nicht um eitrige Meningitisformen handelt und die Enzephalitis das dominierende klinische Syndrom darstellt. Auf die Differentialdiagnose der verschiedenen Enzephalitiden kann hier nicht eingegangen werden. Bei den verschiedenen Formen der Economoschen Enzephalitis (epidemica seu lethargica) finden sich Liquorveränderungen, nur wenn die Krankheit mit Meningitis kompliziert ist, und dies ist nicht die unbedingte Regel. Liegt eine Enzephalomeningitis vor, so besteht eine mäßige Liquordrucksteigerung, das Eiweiß ist wenig vermehrt, die Kolloidreaktionen zeigen nicht die Rechtskurven der Meningitis, sondern Lues cerebri-Kurven. Schließlich findet sich eine mäßige Zellvermehrung (10 bis 20 Drittel-Zellen). Regelmäßig ist der Liquorzucker erhöht.

Hier ist auch das erste meningitische Stadium der *akuten Poliomyelitis* in Betracht zu ziehen. Wie bei Besprechung der virusbedingten Kinderlähmung noch zu beschreiben sein wird, beginnt diese Krankheit nach einem „fieberhaften Vorstadium" mit dem sogenannten prodromalen präparalytischen meningitischen Stadium, mit Fieber, Abgeschlagenheit, Kopfschmerz, Erbrechen, Verstopfung (oder Durchfall) und mit den meningitischen Zeichen im engeren Sinne, allgemeine Hyperästhesie und Hyperalgesie, abnormer Spannungszustand der Nacken- und Rückenmuskulatur, positives Kernig-Zeichen. Der Liquor zeigt erhöhten Druck, eine Pleozytose und eine Vermehrung des Gesamteiweißes (über 50 mg-%). Die Art der Liquorzellen ist wechselnd, und zwar kann man in der ersten Woche eine vornehmliche, fast ausschließliche Polynukleose durch Vermehrung der polymorphkernigen Leukozyten finden, ein Bild also, wie es auch den eitrigen Meningitiden zukäme. Die Gesamtzahl kann überdies sehr hoch werden (bis 2000 im Kubikmillimeter)! In der nächsten Woche schon verschiebt sich das Verhältnis der Lymphozyten zu Neutrophilen langsam zugunsten der Lymphozyten, so daß nach zwei Wochen meist eine Lymphozytose vorherrscht. Unter Umständen kann diese Meningitis das einzige Zeichen der durchgemachten Poliomyelitis sein! Jedenfalls sei hervorgehoben, daß die Poliomyelitis unter Umständen unter dem Bilde einer Meningitis mit neutrophiler Polynukleose im Liquor verlaufen kann, womit an sich die Möglichkeit der Verwechslung mit einer epidemischen Meningitis gegeben wäre. Freilich kann auch hier von einem eitrigen Liquor im wahren Sinne des Wortes, wie wir ihn bei der epidemischen Meningitis sehen, nicht gesprochen werden. In diesem Zusammenhang sei übrigens auch darauf hingewiesen, daß liquor-neutrophil-leukozytäre Initialstadien sich auch bei der tuberkulösen und bei der syphilitischen Meningitis finden können, wieder Beispiele, die besagen, daß vorwiegend leukozytärer Liquor über die Erregernatur der Meningitis noch nichts Beweisendes aussagt.

Die *frühsyphilitische Meningitis* kann im Primär- und Sekundärstadium der Lues eintreten. Der Serum-Wassermann kann hierbei noch negativ sein, der Liquor-Wassermann ist hingegen in der Regel schon positiv. Die Erscheinungen sind die gleichen wie bei anderen Meningitiden, auch der Liquor ist stark verändert, oft ist der Liquor trüb, xanthochrom, leicht gerinnend, hoher Eiweißgehalt, Kolloidreaktion nach Art der Meningitiskurven, Liquor-WaR positiv. Eine derartige frühe *schwere* Erkrankung des Zentralnervensystems besagt noch nicht, daß der Kranke die metaluetischen Nervenerkrankungen zu gewärtigen hat. Die Therapie ist die der Neurolues mit einer kombinierten Behandlung mit Penicillin, Jod, Bismogenol und Neosalvarsan.

Schließlich sind die differentialdiagnostisch wichtigsten *eitrigen Meningitiden* anzuführen, bei welchen freilich häufig schon der Erregernachweis die Unterscheidung gestatten kann. Eine Streptokokken- oder Pneumokokken-Meningitis ist im gram-gefärbten Ausstrich eines Liquorsedimentes meist leicht zu erkennen, die gram-positiven Kokken in kurzen oder längeren Ketten, oder auch Haufen-, Traubenform bei Staphylokokken, oder in Diplo-Lanzettform ist so auffällig, daß eine Verwechslung mit den kleinen gram-negativen bohnenförmigen Meningokokken nicht möglich ist. Eine Verwechslung wäre hier nur mit dem Mikrococcus catarrhalis verzeihlich, da dieser mit dem Meningokokkus morphologisch weitgehende Ähnlichkeit hat; es wäre Sache des Bakteriologen, die Unterscheidung zu treffen. Bei der Unterscheidung der gram-negativen Meningokokken und gram-positiven Pneumokokken, die morphologisch durch die Kaffeebohnen- und die Doppel-Lanzett-Kerzenflammenform schulmäßig zu unterscheiden wären, muß noch hinzugefügt werden, daß diese morphologischen Eigentümlichkeiten nicht immer so typisch sind, daß sie, zumal an wenigen gefundenen Exemplaren, sicher entscheidend wären, und auch der Ausfall der GRAM-Färbung kann bekanntlich täuschen. Ebenso wie man in älteren Kulturen (offenbar als Degenerationszeichen) bei fast allen gram-positiven Keimen unter den positiven auch Exemplare antrifft, die sich entfärben und gram-negativ erscheinen — bei länger lagernden GRAM-Farbstoffen ist dies noch häufiger, weshalb die Regel gilt, zur Färbung immer eine frischbereitete Farblösung zu benützen —, ebenso kann man in einem eitrigen Liquor, zumal nach Versand und längerem Verweilen außerhalb des Organismus, aber auch im frischen Liquor gelegentlich schlecht gram-entfärbende Meningokokken finden, wodurch Irrtümer entstehen können.

Eitrige Meningitiden werden ferner auch durch Influenzabazillen und die FRIEDLÄNDER-Diplobazillen bedingt. Letztere werden durch ihre Doppelstellung der Stäbchen in ihrer Schleimhülle meist morphologisch leicht erkannt. Die jeweilige Unterscheidung ist für die Behandlung wegen des differenten Ansprechens auf die verschiedenen Antibiotika wichtig. Selten können auch Koli- und Proteusbazillen (beide gram-negativ, aber Stäbchen!) den Erreger abgeben.

Die sekundären eitrigen Meningitiden bei Fortbestehen der eitrigen Entzündung werden in manchen Fällen auf der Hand liegen (tiefe Muskelabszesse, Psoasabszeß mit sekundärer Meningitis oder traumatisch gesetzte, sekundär vereiternde Wunden), bei einer Otitis media, Sinusthrombose usw. werden auch genügende Hinweise gegeben sein, die die Zusammenhänge klären.

Schließlich muß in differentialdiagnostischer Hinsicht die *Meningitis sympathica* genannt werden. Diese findet sich als Reaktion der Meningen auf einen benachbarten, subduralen oder wenigstens extraduralen Entzündungsherd bzw. Abszeß. Diese sympathische Meningitis ist und bleibt auch vorerst steril, sie kann freilich später auch septisch werden. Solange dies nicht der Fall ist, ist der Liquor aber dennoch schon steril-eitrig. Hierbei ist der Globulin-Albuminquotient (normal unter oder um 0,25, bei einer septisch eitrigen Meningitis um oder unter 0,5) bei der aseptisch eitrigen oder sympathischen Meningitis um 1,0.

Therapie der eitrigen Meningitiden. Die Meningitis epidemica hat seit Einführung der Sulfonamide und des Penicillins ihre Schrecken verloren. Rechtzeitig mit Sulfonamid behandelt, ist der Behandlungserfolg ein 100%iger. Wir haben an anderer Stelle (s. S. 448) schon ausgeführt, daß man heute die Sulfonamidtherapie zweckmäßig mit Penicillin kombiniert (intramuskulär und intralumbal), um die Erkrankung möglichst rasch zu kupieren und Narbendefekten soweit möglich vorzubeugen. Strepto-, Staphylo- und Pneumokokken-Meningitiden werden am besten von vornherein mit Penicillin behandelt.

Bei Influenzabazillen- und FRIEDLÄNDER-Bazillen-Meningitiden sind Sulfonamide und Penicillin nicht verläßlich; diese Meningitiden werden am besten mit *Streptomycin* behandelt. Gleiches gilt auch für Koli-, Proteus-Meningitiden und Meningitiden mit gram-negativen Bazillen überhaupt. Bekanntlich bewies Streptomycin seine Überlegenheit allen anderen Antibiotika gegenüber in der Behandlung einer Tuberkulose gerade bei der Meningitis tuberculosa. Diese war seinerzeit absolut tödlich. Streptomycin ist bekanntlich noch nicht das ideale Mittel, da Defektheilungen noch zu häufig sind, immerhin ist zum erstenmal ein Medikament gefunden, welches die Hirnhauttuberkulose beeinflussen kann.

Streptomycin wird im allgemeinen in Tagesdosen von 1 bis 3 g gegeben (Kinder erhalten Kleindosen, siehe hinsichtlich der Tuberkulose der kindlichen Meningitiden die pädiatrischen Lehrbücher), die Tagesmenge gelöst in destilliertem Wasser wird in vier intramuskulären Injektionen über 24 Stunden verteilt. Streptomycin wird auch intralumbal gegeben; 20 bis 50 mg Streptomycin werden in steriler physiologischer Kochsalzlösung gelöst und nach Ablassen einer gleichen Liquormenge intralumbal gegeben, man macht durch etwa acht Tage je eine Injektion. Fortlaufende Harnkontrollen auf etwaige Nierenschäden sind wichtig. Bei Auftreten toxischer Akustikusstörungen wird man, wenn es der Allgemeinzustand schon erlaubt, mit der Dosis heruntergehen oder eventuell die Streptomycintherapie unterbrechen.

Außer dieser ätiologischen Kausaltherapie verlangen die Meningitiden eine besondere Pflege, Schmerzbekämpfung, eventuell Dauerkatheter (Blasenlähmung darf nicht übersehen werden), Achtung auf Dekubitus usw.

C. Erysipel.

Das Erysipel ist eine akute infektiöse, übertragbare, aber relativ wenig ansteckende Streptokokkenerkrankung, die vorwiegend die Haut, aber auch die Schleimhäute betrifft und in der Regel unter einem typischen klinischen Bild abläuft.

In der voraseptischen Zeit war die „Wundrose" in den Spitälern eine böse Komplikation, da Kranke mit Wunden, speziell auch Operierte sie akquirierten und ihr auch oft erlagen. Durch Schmierinfektion wurde das Erysipel in der damaligen Zeit von Patient zu Patient übertragen und ein auf einem Krankensaal eingeschleppter Fall bedeutete meist den Beginn einer Serie von Fällen. Noch heute ist Erysipel speziell auf chirurgischen Stationen gefürchtet, wenngleich man gelernt hat, daß die Infektiosität der Krankheit doch nur eine geringe ist und ihre Ausbreitung durch entsprechende Vorsichtsmaßnahmen in der Regel verhindert werden kann. Die geringe Infektiosität und auch die die Erysipelgefahren meist rasch beseitigenden modernen Antibiotika sollten uns aber schon mit Rücksicht auf die Schwere der Erkrankung die Gefahren nicht unterschätzen lassen, welche von einem auch auf einer internen Station aufgetretenen Erysipel drohen. Die Frage, ob Erysipelkranke isoliert werden sollen oder ob sie unter entsprechenden Kautelen inmitten anderer Kranken belassen werden können, wird übrigens von den verschiedenen Autoren nicht einheitlich beantwortet. Neigt man im allgemeinen dazu, von einer strengen Isolierung abzusehen und ist z. B. in Wiener Krankenhäusern eine Verlegung auf eine Infektionsabteilung nicht mehr vorgeschrieben wie ehedem, so empfiehlt es sich unseres Erachtens doch, die Erysipelfälle von den übrigen Kranken wenigstens durch Einzelunterbringung räumlich zu trennen. Ich verlor in der Vor-Sulfonamidära auf meiner seinerzeitigen Abteilung innerhalb weniger Tage drei Fälle: Eine Patientin mit einer Colostomie bei Colitis gravis, ferner eine Patientin mit schwerer kardialer Dekompensation, die dem schweren Infekt des Erysipels wohl wegen ihres an sich schon gegebenen schlechtesten Allgemeinzustandes nur mehr knapp drei Tage widerstand, und schließlich einen siebzehnjährigen Jungen mit einer Milzvenenthrombose, der nur zur Sicherstellung der ambulant gestellten Diagnose bei bestem Allgemeinbefinden nur mehr der großen Milz halber, die ihm etwas lokale Beschwerden gemacht hatte, auf die Abteilung aufgenommen worden war; es kam am dritten Tag des Erysipels, offenbar unter der Einwirkung des hyperämisierenden „akuten infektiösen Milztumors", der den Zustand der Venenthrombose an der Milz komplizierte, zu einer tödlichen Magenblutung aus einer der Milzvenenkollateralen. Hat man derartige Erfahrungen gemacht, die einerseits zeigen, daß die Möglichkeit der Erysipelübertragung (auch auf der gutgehaltenen Abteilung mit ausgezeichnetem Pflegepersonal) und die Kontagiosität doch nicht so gering sind, und anderseits dartun, daß der schwere Infekt, den das Erysipel darstellt, auf einem Krankensaal mit an sich schon Schwerkranken, auf diesem oder jenem Wege deletäre Folgen haben kann, so wird man zur Vorsicht mahnen müssen. Das Erysipel den übertragbaren Krankheiten überhaupt nicht zuzuzählen, so wie Manche es wollen, geht gewiß nicht an.

Der Erreger des Erysipels ist ein hämolytischer Streptokokkus vom β-Typ, der der A-Gruppe der Streptokokken zugehört; hinsichtlich diesbezüglicher Details und deren Nomenklatur sei auf die Lehrbücher der Bakteriologie verwiesen. Es sind jedenfalls verschiedenartige β-Typ-Stämme, die jeweils in Frage kommen. Diese Streptokokken bilden auch Toxine, die am krankhaften Geschehen mit teilhaben, aber eine untergeordnete Rolle spielen; in der Pathogenese des Erysipels sind die Kokken selbst und nicht deren Toxine die ent-

scheidenden Faktoren. Man kann die Erreger zur Zeit der initialen Schüttelfröste aus dem Blut züchten, später findet man sie nur lokal in der befallenen
Hautpartie oder in den regionären Lymphdrüsen.

Vom epidemiologischen Standpunkt ist zu sagen, daß das Erysipel auf der
ganzen Welt, bevorzugt in den gemäßigten Zonen, vorkommt; es tritt im Frühjahr und im Herbst häufiger auf. Die Fälle sind immer sporadisch, nie epidemischer
Art, wenn wir von der früher erwähnten Häufung auf Krankensälen usw. absehen.
Jedes Alter kann befallen sein, Kinder und Greise bevorzugt, Männer häufiger
als Frauen.

Die Eintrittspforte für die Infektion sind Wunden an Haut und Schleimhäuten, oft auch nur kleine Rhagaden, ferner Operationswunden, der Nabel des
Neugeborenen usw. Es ist kein Zweifel, daß die Erreger bei Gesunden in der
Nasen-Pharynx-Schleimhaut ein saprophytisches Dasein führen können, eine
kleinste Kontinuitätsläsion der Schleimhaut oder Haut (Naseneingang) führt
dann zum manifesten Infekt. Im übrigen dürfte die Übertragung durch Tröpfcheninfektion oder durch Schmierinfektion erfolgen.

Die Inkubationszeit ist sehr kurz, wenige Stunden oft bis zwei und drei
Tage, sehr selten bis zehn Tage.

Das Erysipel hinterläßt eine temporäre Immunität gegen den Stamm, der
es erzeugte. Schon nach Wochen kann es aber doch zum Rezidiv kommen,
welches allerdings dank der relativen Immunität meist viel milder (oft ohne
Fieber) verläuft. Individuen, die einmal ein Erysipel durchgemacht haben,
erkranken nach Monaten oder aber auch noch nach vielen Jahren häufig wieder.
Es scheint, daß diese Kranken eine besondere Empfänglichkeit für die erysipelöse
Infektion haben (s. Einleitung, S. 420). Spätrezidive können auch sehr schwer
verlaufen, es ist dies offenbar dann der Fall, wenn ein anderer Streptokokken-
stamm die Erkrankung verursachte. Sowohl bei der Früh- wie bei der Spätrezidive tritt das Erysipel meist immer wieder in der gleichen Hautregion auf
(z. B. immer rezidivierendes Gesichtserysipel).

Symptomatologie. Zumeist beginnt die Krankheit mit einem Schüttelfrost
(nicht nur mit leichtem Frösteln), dem unmittelbar ein hoher Fieberanstieg
auf 39 oder 40 Grad und darüber folgt. Das Allgemeinbefinden ist schwer gestört.
Initiales Erbrechen kommt vor. Die Kranken sind oft somnolent, klagen anderseits nachts über Schlaflosigkeit, sie zeigen im hohen Fieber nicht selten eine
motorische Unruhe, sie können, zumal nachts, delirant sein. Bald nach dem
Fieberanstieg, gelegentlich auch schon im Fieberanstieg oder im Frost, verspürt
der Kranke in der befallenen Hautpartie eine unangenehme Spannung und alsbald
folgt das charakteristische Symptom, das „Hauterysipel", die starke diffuse
Rötung und Schwellung der Haut in einem asymmetrischen Bezirk, wobei die
Hautveränderung, Schwellung und Rötung, sich an ihren Rändern gegen die
gesunde Haut scharf abhebt. Diese scharfe Abgrenzung bedingt eine Art Stufen-
bildung von der gesunden auf die erkrankte Haut; die Stufe ist sehr niedrig,
es kommt nie zu einem mächtigen entzündlichen Ödem. Die befallene Partie
wird heiß, druckempfindlich, die Hautspannung kann subjektiv auch sehr
schmerzhaft empfunden werden. Das Erysipel ergreift meist eine größere oder
kleinere Hautpartie, von dieser bilden sich neue Ausläufer bzw. zackenartige
Weiterausdehnungen der Infiltration in die Umgebung, die mit zunehmender
Ausdehnung verschmelzen und so schließlich weite Areale einnehmen. An
Hautfurchen oder an Stellen, an welchen die Haut normalerweise an der Unterlage stärker fixiert ist, macht das Erysipel meist vorübergehend oder auch
endgültig Halt. Je nach der Straffheit der Haut imponiert das Erysipel in verschiedenen Körperpartien als verschiedenes Bild. An den Augenlidern, die mit

ihrer lockeren Subkutis bekanntlich zu jeder Art Ödem neigen, entwickelt sich vor allem ein starkes (entzündliches) Ödem, Gleiches beobachtet man etwa an der Skrotalhaut, an der lockeren Haut eines abgemagerten Oberarmes usw. Wo die Haut gespannter ist (wie Nase, Stirne, Scheitel) tritt das Ödem zurück und man sieht vor allem die düsterrote Verfärbung; im Gesicht macht das Erysipel auch oft an der Nasolabialfalte, am Hals oft an den Querfalten Halt (s. oben). Die regionären Lymphdrüsen sind akut geschwollen, druckempfindlich.

Als spezielle Formen sind zu unterscheiden das *Erysipelas bullosum seu vesiculosum* und das *Erysipelas gangraenosum*. Beim bullösen Erysipel hebt sich die Epidermis oft in mächtigen Blasen ab. Beim gangränösen Erysipel kommt es zu einer sehr oberflächlichen feuchten Gangrän.

In kurzer Zeit wird eine bestimmte Hautregion, Gesicht, Ohr, Arm, untere Extremität usw. befallen. Im weiteren Verlauf bestehen hierbei zumeist ein septisches re-intermittierendes Fieber mit typischem Abfall, seltener eine Kontinua, die oft nach sieben bis neun Tagen kritisch unter Schweißausbruch zur Norm abfällt. Durch Rezidive an der gleichen Stelle (z. B. immer wieder im Gesicht [s. S. 454]) wie durch Ergriffenwerden neuer Hautpartien kann auch das Fieber entsprechend rekurrieren. Bei Rezidiven, ebenso beim primären Erysipel alter Leute kann es auch nur zu einer Subfebrilität kommen; Fieber kann sogar völlig fehlen, wodurch sich diagnostische Schwierigkeiten ergeben, weil wir ein Erysipel ohne Fieber nur selten sehen und weil die Krankheit in diesen Fällen lediglich in der lokalen Hautveränderung besteht. Auch das Allgemeinbefinden ist in diesen Fällen meist kaum oder wenig gestört.

Das Erysipel lokalisiert sich bei weitem am häufigsten im Gesicht. Die selteneren Extremitätenerysipele scheinen durch die große Ausdehnung der Entzündung schwerere Allgemeinerscheinungen auszulösen. Auch die Schleimhäute können Sitz der Krankheit sein. Dies gilt vor allem für die Nasenschleimhaut, wobei das Erysipel von hier ausgehend und auf die Gesichtshaut übergreifend nicht selten zum Gesichtserysipel wird. Es muß allerdings betont werden, daß sich bei Erysipelkranken initial leichte pharyngitische, tonsillitische und rhinitische Zeichen einstellen, die nicht einem primären Erysipel entsprechen. In Fällen von Erysipel des Nasopharynx sind die Schleimhäute und die Tonsillen hochrot verfärbt und ödematös und auch hier kann man die scharfe Abgrenzung gegen die gesunde Schleimhaut feststellen. Übergreifen auf den Larynx bedeutet Glottisödem und höchste Lebensgefahr, es verlangt meist die sofortige Tracheotomie unter ungünstigsten Bedingungen. Dieses Übergreifen auf den Larynx ist sehr selten; die Entwicklung ist hierbei oft eine so rasche, daß die Tracheotomie zu spät kommt. Als eine besondere Form wird das *Erysipelas migrans* beschrieben, eine schwere, nicht so seltene Verlaufsart, bei der nach Ergriffensein einer Hautregion, etwa des Oberarmes, und unter den Zeichen des Abheilens des Prozesses dieser Gegend das Erysipel auf die Schulter, den Rücken, den Hals usw. weiterwandert. Es sind dies die bösesten Formen mit schwerster Beeinträchtigung des Allgemeinbefindens, wie sie oben beschrieben wurden (Somnolenz, Delirium usw.).

Abgesehen von der Gefahr eines schwer verlaufenden Erysipels an sich, welches an den Kreislaufapparat manchmal schließlich nicht mehr realisierbare Anforderungen stellt, drohen dem Kranken bestimmte Komplikationen, die sich insbesondere beim Säugling und beim Greis einstellen können. Es sind dies Osteomyelitiden, Pneumonien, Nephritiden, Myokarditiden, Endokarditiden, Phlegmonen, Abszedierungen; beim Gesichtserysipel ist die Orbita gefährdet; sekundäre Neuritis optica kann auftreten. Fälle, die in eine Streptokokkensepsis übergehen, sind selten, sie geben begreiflicherweise die schlechteste

Prognose. Moderne rechtzeitige Behandlung wird die Komplikation aber kaum aufkommen lassen.

Differentialdiagnostisch ist das Erysipeloid (der Schweinerotlauf des Menschen, vgl. S. 541) hervorzuheben. Dieser befällt hauptsächlich Personen, die beruflich mit Schweinen zu tun haben, Tierärzte, Landwirte, Fleischhauer usw. Es handelt sich um eine meist in geringer Ausdehnung, oft an der Hand auftretende Hautinfiltration, die einem Erysipel gleicht, die aber sehr protrahiert, fieberlos oder höchstens subfebril verläuft und immer gute Prognose hat. Das Erysipeloid stellt durch das Spannungsgefühl und den nicht seltenen Juckreiz eine mehr unangenehme lokale Hautaffektion, denn eine Allgemeinkrankheit dar.

Therapie. Alle frühen Lokalmaßnahmen, wie das gesamte seinerzeitige Rüstzeug gegen das Erysipel, können seit Einführung der Sulfonamidtherapie als überholt gelten (Eigenblutinjektionen, Jodierung, Abgrenzung des Erysipels mit Heftpflasterstreifen usw.). Geschichtlich mag als interessant hervorgehoben werden, daß es das Erysipel war, bei dem die unerhörte Wirksamkeit der neuen Antibiotika bei Streptokokkenkrankheiten zum erstenmal unter sicheren Beweis gestellt wurde (s. Bd. I, S. 136). Die guten Erfolge des Prontosil beim Erysipel waren es, welche zum erstenmal einen Ausblick auf die Möglichkeit eröffneten, banale Infekte mit Streptokokken usw. erfolgreich zu bekämpfen. Im allgemeinen hält man sich beim Erysipel auch heute noch an die Behandlung mit Prontosil, wobei die allgemeinen Regeln der Sulfonamidbehandlung einzuhalten sind (Stoßtherapie mit hohen Dosen, entsprechend lange Nachbehandlung usw. [s. Bd. I, S. 414]). Man gibt in den ersten Tagen, ehe Entfieberung eintritt, im Tag 8 bis 10 g Prontosil und setzt die Behandlung mit zirka 4 g täglich durch etwa vier Tage nach der Entfieberung fort. Wenn Prontosil nicht zum Erfolg führt, wird man andere Sulfonamide, eventuell Supronal (heute vielleicht das stärkste Sulfonamid!) usw., eventuell auch Penicillin oder Streptomycin versuchen.

D. Infektionen mit der Typhus-Koli-Gruppe.

1. Bacterium-Coli-Infektionen.

Unter der Bezeichnung Bacterium Coli fassen wir eine Gruppe nahe verwandter Keime zusammen, die vielfach der übergeordneten großen Koli-Typhus-Paratyphus-Gruppe zugeordnet werden.

Kolibazillen sind bekanntlich wichtige und harmlose Saprophyten des Darmes, wichtig, weil sie die Fähigkeit haben, Kohlehydrat und Eiweiß zu spalten und so Fäulnis im Darm einzuschränken. Ob gemeine Koli-Abarten, Para-Kolistämme auch im Darm pathogene Eigenschaften zeigen können, ob sie nur beim Kind zu pathogenen Darmbewohnern werden können, ist wohl strittig, sicher ist aber, daß den Kolistämmen außerhalb des Darmes pathogene Eigenschaften zukommen, wie dies im Rahmen des Lehrbuches (Zystitis, Pyelitis, Cholezystitis usw.) mehrfach erwähnt wurde. Die Kolikeime werden aus Harn, Duodenalsaft, Eiter und bei Koliseptikämien auch aus dem Blute leicht gezüchtet. Unserer Überzeugung nach gibt es auch akute infektiöse, manchmal (meist im Sommer) endemisch ansteckende Enterokolitiden, die einen Para-Koli-Stamm zum Erreger haben.

Manche Kolistämme haben die Fähigkeit der Hämolyse. Hämolytische Formen sollen bei Kolipyelitiden einen akuten Beginn mit stürmischen Krankheitserscheinungen hervorrufen, während Infektionen mit nicht hämolysierenden Kolibazillen angeblich einen allmählichen Beginn zeigen und dann ein mehr chronisches Krankheitsbild bedingen. Die Harnwege werden zum Teil aszendent, zum Teil hämatogen infiziert.

Eine besondere Bedeutung haben Kolibazillen auch für die Peritonitis.

Von besonderer Bedeutung scheinen uns jene Koli-Harnwegsinfektionen, bei welchen sich die lokale Erkrankung nicht in zystopyelitischen Entzündungserscheinungen manifestiert, in welchen nur eine Bakteriurie aus einer Koliinfektion des Harnes der Harnwege, ohne Entzündung der Wände derselben, besteht und die Klinik sich in einem meist leichteren septischen Bilde mit hohem Fieber erschöpft. Es sind Kranke mit längerdauernden, spontan wieder abklingenden, aber immer wieder rezidivierenden Fieberperioden, oft von Schüttelfrösten eingeleitet. Die Diagnose ist deshalb schwierig, weil das Harnsediment ohne Besonderheiten ist und nur die Kolibakteriurie auf die Harnwege als Sepsisherde hinweist. Die erfolgreiche Therapie, das Verschwinden der Krankheitserscheinungen mit dem Verschwinden der Keime im Harn sichert die Diagnose.

Therapeutisch waren wir bis vor kurzem mehr minder machtlos. Die meiste Aussicht hatte die Koli-Autovakzine-Therapie, die auch heute noch in Kombination mit Antibiotika empfohlen werden kann. Penicillin ist bei Koliinfektion bekanntlich unwirksam. Streptomycin und Aureomycin hingegen haben manchmal, nicht immer, sehr gute Wirkung, sie sind mit Sulfonamiden zu kombinieren, die nicht selten, zumal bei akuten Infektionen, allein angewandt auch guten Erfolg haben. Die Therapie ist also nicht absolut verläßlich, dies bedeutet, daß ein Mißerfolg der Therapie die Diagnose nur nicht sichert, sie aber nicht in Frage stellt oder gar ablehnen läßt. Immerhin sind doch die meisten Kolistämme aureomycinempfindlich, es wurden mit diesem Antibiotikum auch bei Kolisepsis, Kolihirnabszessen, Kolimeningitis, Kolipyelitiden und Koliperitonitiden glänzende Erfolge erzielt (s. auch die Behandlung der Zystopyelitis, S. 292).

2. Typhöse und paratyphöse Erkrankungen.

a) Einleitung, Übersicht.

Unter Typhus verstand man seinerzeit ein Fieber mit Trübung des Sensoriums ($\tau\tilde{v}\varphi o\varsigma$ — Hauch, Dunst, Nebel). Auch heute noch sprechen wir bei Fieberkranken mit schwer darniederliegendem Allgemeinbefinden, mit Trübung des Sensoriums oder mit deliranten Zügen, ohne Rücksicht auf die bakteriologischen oder ätiologischen Grundlagen der Krankheit, von einem „typhösen Eindruck, den der Kranke macht", und denken hierbei an bestimmte schwere Allgemeininfekte, an den Abdominaltyphus oder an Paratyphen oder auch andere Krankheiten, die zu diesem Bilde führen und die wir bei der Differentialdiagnose des Typhus abdominalis noch zu besprechen haben werden. Bei manchen Krankheiten haben speziell bestimmte Verlaufsformen so sehr „typhösen" Charakter, daß die Nomenklatur dies seit jeher berücksichtigt, so sprechen wir bei entsprechendem Bilde auch heute noch von einer „typhoiden" Verlaufsform eines Lymphogranuloms (Bd. II, S. 566), von einem „Drüsenfiebertyphoid" (Bd. II, S. 509) oder auch von einer „typhösen Pneumonie" (Bd. I, S. 401). Unter den akuten spezifischen Infektionskrankheiten hatten nur zwei die Bezeichnung „Typhus" erhalten: Der Typhus abdominalis und der Flecktyphus, wobei wir allerdings vorerst den Paratyphus als Abdominaltyphus-Verwandten übergehen wollen. Abdominaltyphus und Flecktyphus stellten den alten Ärzten die Charakterzüge einer „typhösen" Erkrankung am deutlichsten zur Schau, es waren offenbar schwerste Infekte mit hohem Fieber, bei welchen die nervösen Erscheinungen hinsichtlich des Sensoriums besonders deutlich zu Tage traten. Freilich hatte man frühzeitig schon erkannt, daß bei diesen beiden Krankheiten verschiedene Infekte vorliegen müßten, die nur unter einem gleichen oder sehr ähnlichen „typhösen Bilde" verlaufen, denn die eine Gruppe der Fälle (der

Typhus abdominalis) zeigte die Darmgeschwüre und die Schwellungen der Mesenterial-Lymphknoten, während die andere Gruppe (der Typhus exanthematicus) diese abdominellen Veränderungen vermissen ließ. Da der Typhus exanthematicus heute als Rickettsienerkrankung erkannt ist und so von den typhösen-paratyphösen Erkrankungen weit abzustellen ist, hat sich schließlich die Nomenklatur „Fleckfieber" statt „Flecktyphus" leicht und rasch eingebürgert. Es sei nebenbei erwähnt, daß die englisch-amerikanische Nomenklatur für den Autor deutscher Zunge sehr verwirrend ist: Denn hier bedeutet „typhoid" unser Fleckfieber und „typhoid fever" unseren Typhus abdominalis! (fièvre typhoide der Franzosen und febbre tifoide der Italiener). Mit der bakteriologischen Erschließung der Infektionskrankheiten ergaben sich beim Typhus bald neue Schwierigkeiten: War durch EBERTH 1880 der Erreger des klassischen Typhus abdominalis, der Typhusbazillus, entdeckt worden, so konnte SCHOTTMÜLLER im Jahre 1902 zeigen, daß manche Typhusfälle durch einen verwandten, aber doch differenten und gut abgrenzbaren Bazillus verursacht werden, und er nannte diesen Keim Paratyphusbazillus. Bald zeigten aber weitere bakteriologische Forschungen, daß mit einer Vielheit von Paratyphuserregern zu rechnen sei, die alle eine gleiche oder sehr ähnliche typhöse Allgemeininfektion auszulösen imstande seien; man erkannte also, daß das klinische Bild eines Typhus abdominalis durch die Bazillen Bacillus typhi (abdominalis) und Bacillus paratyphi (abdominalis), und zwar eines Typus A, B oder C hervorgerufen werden könnte. Bakteriologisch werden Typhus- und Paratyphuserreger unter der Typhus-Paratyphusgruppe bzw., da das Bakterium Koli ein verwandter gram-negativer beweglicher Bazillus ist, unter der Koli-Typhus-Paratyphusgruppe zusammengefaßt.

Die bisnun noch wenig komplizierte Sachlage schien sich aber mit einem Schlage dadurch zu verwirren, daß die bekannten Paratyphusbazillen auch als Erreger akuter Gastroenteritiden, akut fieberhafter, in kleinen Epidemien auftretender offenbar infektiöser Brechdurchfälle erkannt wurden, so daß sich die merkwürdige Situation zu ergeben schien, daß ein Paratyphus A einmal eine Krankheit mit dem klinischen Bilde eines Abdominaltyphus und einmal eine kurzfristige Fieberaffektion mit dem Bilde einer akuten Gastroenteritis auszulösen vermochte. Die Sachlage wurde schließlich scheinbar noch unübersichtlicher, als in rascher Folge zahllose derartige paratyphöse Erreger von Brechdurchfällen gefunden wurden, die sich züchterisch untereinander nicht oder kaum unterschieden. Und hierzu kam noch, daß manche dieser Paratyphusbazillen nicht nur beim Menschen Brechdurchfälle, sondern bei bestimmten Tieren auch schwere Allgemeininfektionen hervorrufen und daß wieder eine weitere züchterisch verwandte oder sogar identische Gruppe nur bei Tieren eine Infektion auszulösen imstande ist, für den Menschen aber apathogen ist.

Es kam also vor, daß ein morphologisch und kulturell wohl definierter Bazillus, der zu dieser Typhus-Paratyphusgruppe gehörte, etwa ein Paratyphus-B-Bazillus, entweder nur das Bild eines Typhus abdominalis beim Menschen zu erzeugen vermochte, oder daß ein scheinbar gleicher Stamm einen akuten Brechdurchfall beim Menschen und gleichzeitig auch Mäusetyphus bei der Maus erzeugte und daß schließlich ein scheinbar gleicher Stamm als Erreger eines Abortus epidemicus beim Schaf entdeckt wurde, der für den Menschen aber nicht pathogen war. Alle diese Keime waren, wie schon gesagt, in ihrem kulturellen Verhalten und in ihrer Morphologie identisch, ganz verschieden aber waren sie in ihrer Pathogenität. Es bedeutete hier einen großen Schritt nach vorwärts, als die nach ihrem kulturellen Verhalten scheinbar identischen, in pathogener Hinsicht aber differenten Keime durch ihr unterschiedliches serologisches Verhalten in verschiedene Typen unterschieden werden konnten, wobei diese Typen als streng verschiedene Formen erkannt wurden; denn trotz aller offenbarsten Verwandtschaft kommt, wie wir heute wissen, ein Übergang der einen in die andere nicht vor. Auf Details und insbesondere auf die Antigenformeln, nach welchen die einzelnen Bazillen klassifiziert werden, kann hier nicht eingegangen werden. Es sei nur darauf verwiesen, daß diese Typhus-Paratyphus-Enteritisbazillen heute nach neuester internationaler Nomenklatur in die Gruppe Salmonella gezählt werden. Die Salmonellakeime werden nach ihren verschiedenen O- (Bakterienleiber-) Antigenen in die verschiedenen Gruppen A bis E und diese wieder nach ihren verschiedenen H- (Geißel-) Antigenen in verschiedene Arten unterteilt. Man unterscheidet heute auf Grund dieser verschiedenen serologischen Eigenschaften bereits über 100 verschiedene Keime, die der Salmonellagruppe zugehören. Die Bezeichnung O- oder H-Antigen hat folgende Bedeutung: Typhus- und Paratyphusbazillen haben sowohl in den Bakterienleibern mehrere verschiedene Antigene, diese sind „O-Antigene" (Ohne Hauch-Antigene), als auch in den Geißeln verschiedene Antigene (H-Antigene, Hauch-Antigene) und diesen verschiedenen Antigenen entsprechen im Krankenserum auch O- und H-Agglutinine. Durch die Zahl und Art der O-Agglutinine ist die Salmonellagruppe, die Zahl und Art der H-Agglutinine die Untergruppe, die Art des Keimes gegeben. O-Antigene sind thermostabil, H-Antigene thermolabil. Unter der Einwirkung der O-Agglutinine werden die Bazillenleiber unmittelbar miteinander verklebt (O-Agglutination wird daher auch als körnige Agglutination bezeichnet), während die H-Agglutinine die Geißeln lähmen und sie leicht miteinander verkleben (H-Agglutination wird daher auch als flockige Agglutination bezeichnet).

Zum besseren Verständnis des Vorgebrachten wollen wir nochmals kurz auf die obigen Beispiele zurückkommen (s. Tabelle).

Tabelle.

Salmonella B-Gruppe*

(färberisch, morphologisch, züchterisch identisch,
serologisch different)

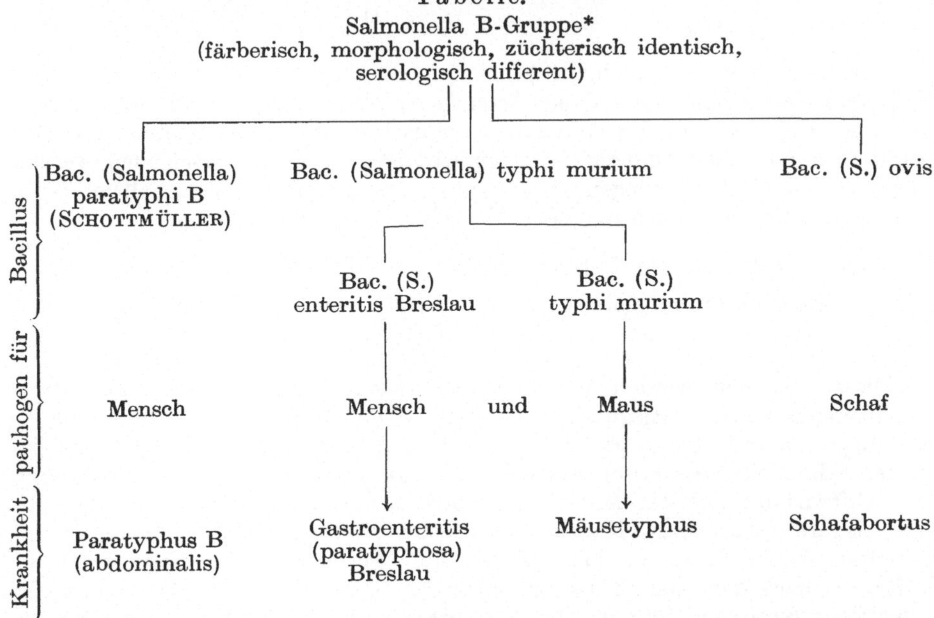

* In dieser Tabelle sind nur einige wenige Unterarten verzeichnet. Es sind einige Unterarten als Beispiele herausgegriffen, die zeigen, daß Paratyphus B-Bazillen bzw. die Bazillen der Salmonellagruppe paratyphi B Bazillen umfaßt, die eine durchaus differente Pathogenität für Mensch und Tier haben. Es gibt insgesamt neun Unterarten der Salmonellagruppe B.

Die genannten Bazillen gehören der Salmonellagruppe B zu, sie verhalten sich morphologisch, färberisch und züchterisch gleichartig. Eine Unterart dieser Salmonella B ist u. a. der Paratyphus B-Bazillus SCHOTTMÜLLER, der nur menschenpathogen ist und beim Menschen ein dem menschlichen Abdominaltyphus gleiches Bild hervorruft. Zur gleichen Gruppe gehört ein also morphologisch, züchterisch usw. gleicher Bazillus, der sowohl menschen- wie maus-pathogen ist, es ist der Bacillus (Salmonella) typhi murium, der beim Menschen die Gastroenteritis (paratyphosa) Breslau, bei der Maus den Mäusetyphus bedingt. Als drittes Beispiel der Salmonella-B-Gruppe ist der Bacillus (Salmonella) abortus ovis herausgegriffen, der nur schafpathogen ist und den Schafabortus auslöst.

Hatte die Salmonellagruppe, soweit wir bisher gesehen haben, beim Menschen nur Bezug zu typhösen oder gastroenterokolitischen Infektionskrankheiten, so spielt eine letzte Gruppe der Salmonellabazillen auch noch eine Rolle als Nahrungsmittelvergifter, auf die wir später ausführlich eingehen müssen. Diese Salmonellen würden sich in Nahrungsmitteln unter entsprechenden Bedingungen vermehren, Gifte bilden können, die vom Menschen genossen ein Vergiftungsbild erzeugen, wenigstens vorerst aber keine Infektion hervorrufen müssen (s. S. 485).

Nach dieser Übersicht über dieses lange Zeit sehr verworrene Kapitel der Bakteriologie bleibt noch festzustellen, welche Keime der Typhus-Paratyphus-Enteritisgruppe in der Humanpathologie in Betracht kommen. Es sind dies:

1. *Die Erreger der Bauchtyphen:*

> Bacillus (Salmonella) typhi abdominalis
>   ,,   ,,   paratyphi A (abdominalis)
>   ,,   ,,   ,,   B   ,,
>   ,,   ,,   ,,   C   ,,

Die Beifügung (,,abdominalis") bei den Paratyphen soll darauf hinzielen, daß diese Keime bzw. diese Typen beim Menschen eine Allgemeininfektion hervorrufen, die das Bild des Abdominaltyphus imitiert. Diese Keime, die also serologisch von allen anderen Paratyphusbazillen sicher unterschieden werden können, sind nie tierpathogen. Wir können das Bild des Abdominaltyphus im Tierversuch übrigens auch nur beim Menschenaffen reproduzieren.

2. *Die Erreger der paratyphösen Gastroenterokolitiden* (Enteritisbakterien):

> Bacillus (Salmonella) enteritidis Breslau (aus der Gruppe B)
>   ,,   ,,   ,,   Gärtner (,,   ,,   ,,   D)

Diesen Keimen werden wir auch bei Besprechung der Nahrungsmittelvergiftungen wieder begegnen, wobei wir darauf hinweisen werden, daß — allerdings nur in seltenen Fällen — noch eine Anzahl anderer serologisch differenter Salmonellen als Enteritiserreger in Frage kommt, wobei ihre Giftbildung und Giftwirkung auf den Menschen größere Bedeutung haben (oft ausschließlich) als ihre Infektiosität. Manche dieser Keime sind sogar reine Nahrungsmittelvergifter, das heißt sie produzieren bei ihrer Vermehrung im Nahrungsmittel Gifte, die nach dem Genuß der ,,verdorbenen Speise" zur toxischen und nicht infektiösen Krankheit führen. Die Abgrenzung der infektiösen und vergiftenden Wirkung dieser Keime ist scharf oft nicht möglich. Neben den Salmonellakeimen kommt schließlich noch eine Reihe anderer Bazillen als Nahrungsmittelvergifter in Frage (s. S. 486), worüber bei den Nahrungsmittelvergiftungen ausführlicher gesprochen werden wird.

b) Typhus abdominalis.

Der Typhus abdominalis wird mit Recht als Schulbeispiel einer Allgemein-infektionskrankheit beschrieben. Die frühzeitige Erforschung des Erregers, die klassischen Verhältnisse hinsichtlich Epidemiologie, Erregernachweis beim Kranken, Immunität, Bazillenausscheider, auch hinsichtlich des in sich geschlossenen Krankheitsbildes mit dem klassischen Ablauf und dem durchsichtigen Widerstreit von Septikämie und Immunisierung, kurz, die in jeder Hinsicht klaren Verhältnisse, was die Infektion und das Zustandekommen dieser zyklischen Infektionskrankheit anlangt, waren hierfür gute Gründe.

Der *Erreger* gehört der Salmonellagruppe (s. S. 458 und 459) zu, er ist der Bacillus (Salmonella) typhi abdominalis (EBERTH-GAFFKY); EBERTH hatte den Bazillus als erster im Mikroskop gesehen, GAFFKY als erster in Reinkultur gezüchtet. Der Typhusbazillus ist bekanntlich ein gram-negatives, (durch Geißeln) lebhaft bewegliches, schlankes Stäbchen, welches auf den üblichen Nährböden bei Zimmer- oder Brutschranktemperatur gut gedeiht und sich leicht nachweisen und isolieren läßt. Auf die näheren Details der Züchtungsverhältnisse soll nicht eingegangen, nur darauf hingewiesen werden, daß Typhus- und Paratyphus-bazillen auf der DRIGALSKI-Platte (oder Endoplatte) aus der Stuhlflora leicht differenziert werden können, da sie ohne Zuckervergärung und daher ohne Säurebildung und deshalb auch ohne die blaue Platte zu röten als farblose, mehr oder weniger dichtere oder zartere Kolonien wachsen. Der Ausstrich auf der DRIGALSKI-Platte läßt vor allem die Isolierung von Bakterium coli leicht zu, da dieser Bazillus Zucker vergärt und daher die Platte stark rötet. Der Geübte kann, zumal in Epidemiezeiten, aus einer derartigen Platte allein die Wahrscheinlich-keitsdiagnose des Vorliegens von Typhus-Paratyphus-Bazillen stellen, ja er kann bei großer Erfahrung aus der Eigenart der nicht rötenden Kolonien schon auf Grund des Aspektes der Kolonien (ihre Größe, Dichte, ihr Durchscheinen) mit Wahrscheinlichkeit sogar zwischen Typhus- und den verschiedenen Paratyphus-bazillen unterscheiden. Die sichere Identifizierung gelingt im allgemeinen mit dem Differentialnährboden (sogenannte „bunte Reihe", s. bakteriologische Lehrbücher) oder serologisch ohne Mühe.

Typhusbazillen sind nur menschenpathogen, sie finden sich also nur bei Typhuskranken oder in deren näheren und weiteren Umgebung, die Ansteckungs-quelle ist letzten Endes immer wieder der Mensch. Es gibt keine Laboratoriums-tiere, bei welchen der Typhus abdominalis reproduziert werden könnte.

Epidemiologie. Etwa bis zum Jahre 1870 war der Typhus in allen europäischen Ländern, speziell den Städten, endemisch, mit den Fortschritten der Hygiene, mit dem Bau der Städtekanalisationen und der entsprechenden Ausgestaltung der Wasserversorgung wurden die früher gefürchteten Epidemien — bis zu einem Fünftel aller Todesfälle ging damals durchschnittlich zu Lasten des Bauch-typhus — immer seltener. Die Entdeckung des Erregers und die dadurch erst mögliche optimale Seuchenbekämpfung trugen begreiflicherweise das ihre hierzu bei. Die Zahl der Typhuserkrankungen eines Landes spiegelt mehr minder den Stand der sanitären Verhältnisse. Es ist klar, daß Kriegs- und Notzeiten zu einer Häufung von Typhusfällen führen. Wien machte während der beiden Welt-kriege eine Reihe von kleinen Epidemien mit, woran einerseits die Einschleppung von den östlichen und südlichen Kriegsschauplätzen, anderseits auch die viel-fach ungeordneten und schließlich in der Bombenzeit unkontrollierten hygie-nischen Verhältnisse in gleicher Weise ihre Schuld hatten.

Unter normalen mitteleuropäischen Verhältnissen, die als Paradigma für die gemäßigten Zonen gelten können, ereignet sich etwa auf 100000 Einwohner jährlich ein Todesfall an Typhus. Die Typhuserkrankungsziffern sind ungefähr zehnmal so hoch, die Letalität betrüge somit 10%, je nach Art der Epidemie ergeben sich aber Unterschiede, manche Epidemien haben eine Mortalität bis zu 15%, andere nur eine solche von 5 bis 6%. Die Sterblichkeit ist im frühen Kindes- und im Greisenalter am größten und kann hier auch 50% betragen. Sporadische Erkrankungen, die meist durch Kontakt zustande kommen, verlaufen in der Regel schwerer als epidemische. Die Mehrzahl der Erkrankungen betrifft jüngere Individuen im Alter zwischen 15 und 35 Jahren. Ärzte, die im ersten oder im zweiten Weltkrieg Kriegsteilnehmer waren, haben immer wieder die auffällige Erfahrung gemacht, daß gerade besonders kräftige Individuen an Typhus erkrankten. Im Spätsommer und Herbst häufen sich die Fälle, es scheint, daß die Typhusbazillen bei den zu dieser Zeit waltenden Temperaturen (in Milch, Trinkwasser usw.) die optimalen Lebensbedingungen finden. Im Winter sistieren die Herbstepidemien und werden nun oft von der Flecktyphusepidemie abgelöst (offenbar, weil die Zwischenträgerläuse sich in der zu Notzeiten Tag und Nacht und oft viele Wochen getragenen Wäsche, in Kleidern oder in nie abgelegten Pelzen usw. stark vermehren).

Die *Ansteckungsquelle* ist, wie oben erwähnt, immer der Mensch, ein Kranker — oft ein Leichtkranker, bei dem wegen Verkennung der Sachlage entsprechende Vorbeugungsmaßnahmen nicht ergriffen wurden — oder ein gesunder *Bazillenausscheider* bzw. ein *Keimträger*. Bekanntlich kann der Rekonvaleszent oder der schließlich von seinem Typhus Geheilte und scheinbar Gesunde dauernd Bazillen ausscheiden; erfahrungsgemäß werden 1 bis 4% der Kranken Dauerausscheider! Eine längerdauernde, aber nach drei bis sechs Monaten doch noch verschwindende Bazillenausscheidung bei Rekonvaleszenten ist häufig, von Dauerausscheider sprechen wir aber erst, wenn die Ausscheidung länger und dann meist lebenslänglich währt. Nach hiesigen Gesetzen gilt jede Person, die zehn Wochen nach der Entfieberung Bazillen ausscheidet, als Dauerausscheider und unterliegt als solche einer bestimmten Kontumaz. Für ihre Umgebung sind naturgemäß die stillen Keimträger die gefährlichsten, Dauerausscheider nämlich, bei welchen sich die Keime meist in den Gallenwegen vermehren und die Typhusbazillen im Stuhl ausgeschieden werden, die also infiziert wurden, aber nicht an einem Typhus erkrankten. Ihre große Gefährlichkeit ergibt sich aus dem Umstand, daß die Infektiosität dieser Personen nicht bekannt ist und sich vorerst keinerlei Verdacht gegen sie richtet, Bazillenausscheider zu sein.

Bevor auf die Eliminierung der Typhusbazillen durch Stuhl, Harn und Sputum eingegangen sei, sei kurz der Infektionsweg im Kranken wiederholt:

Der Abdominaltyphus ist eine Blutallgemeininfektion. Die immer per os aufgenommenen Bazillen dringen vielleicht schon über die Tonsillen, vorwiegend aber über die Mukosa der oberen Darmabschnitte in die Lymphwege und über diese vorwiegend in die Mesenteriallymphdrüsen, von hier in das Blut ein, von wo aus sie nun vorwiegend das gesamte lymphatische System infizieren. Unter starker Vermehrung im lymphatischen Gewebe werden die Bazillen in immer größerer Zahl an das Blut abgegeben. Man findet sie am leichtesten in der Milz, im Knochenmark und im Blut. Die Blutinfektion ist eine allgemeine, Bazillen können vom Blut überallhin verschleppt werden, die Bazillen haben aber eine besondere Affinität zum lymphatischen System, speziell zu dem des Darmes, so daß die Krankheit dem Anatomen als eine Darmkrankheit imponieren könnte; tatsächlich finden sich im untersten Ileum und im Coecum die schwersten Veränderungen, beginnend mit der markigen Schwellung des lymphatischen Gewebes im Darm, der Lymphfollikel und der PEYERschen Plaques bis zu der bekannten Geschwürsbildung oder schließlich zur Vernarbung. Wie schon erwähnt, finden die Keime in der Galle, speziell in der stagnierenden Galle der Gallenblase einen guten Entwicklungsboden. Von .den Gallenwegen werden Bazillen immer wieder an den Darmtrakt abgegeben und auf diese Weise durch den Stuhl eliminiert. Eine Bazillenausscheidung erfolgt auch durch die Nieren, allerdings zumeist erst in einem späteren Zeitpunkt (s. S. 478). Daß Bazillen im Organismus allenorts gefunden werden können, ist selbstverständlich. Die Roseolen z. B. sind entzündliche Reaktionen der Haut auf die sich in ihr vermehrenden Keime; man könnte von bazillären Kapillarembolien mit der reaktiven Hyperämie der Umgebung sprechen. In seltenen Fällen können Typhusbazillen auch eitrige Entzündungen bedingen, man kennt typhös-eitrige Osteomyelitiden, abszedierende typhöse Periostitiden, typhöse Muskel- und Hautabszesse usw., wobei ausdrücklich zu bemerken ist, daß in den klassischen Fällen Mischinfektionen nicht vorliegen; man züchtet aus dem Eiter Typhusbazillen in Reinkultur. Mischinfektionen kommen allerdings auch vor. Typhöse Abszesse können jahrelang latent bleiben. Die psychischen Störungen, das Delirium, die Trübung des Sensoriums sind Erscheinungen toxischer Art; wir beschuldigen die Endotoxine der Typhusbazillen, die entsprechende Giftquelle zu sein. Vom anatomischen Standpunkt sei noch auf die Darmgeschwüre, die zu Durchfällen Anlaß geben können, und schließlich auf die typhöse Darmblutung und die Darmperforation hingewiesen.

Etwa 1 bis 4% der Personen, die an einem Typhus erkranken, werden zu Dauerausscheidern, das heißt, durch die Immunisierungsvorgänge kommt es im Zuge der Abwehr über die bazilläre Allgemeininfektion zu einem Erlöschen der Krankheit, die Bazillen werden aber nicht vernichtet, sondern leben nun als Saprophyten in dem ihnen nicht mehr angreifbaren immunisierten Organismus, wobei die Bazillen aber doch so resistent sind, daß sie den Immunstoffen nicht erliegen. Auch scheint es, daß die Bazillen den Immunstoffen vielfach, wie in den Gallenwegen, nicht zugänglich sind. Bei diesen Dauerausscheidern mögen sich die Bazillen wohl hauptsächlich in den Gallenwegen vermehren; dadurch werden sie vorwiegend durch den Darm nach außen befördert. Die alte und heute noch zum Teil akzeptierte Lehre, nach welcher nach abklingender Krankheit nur die Gallenwege (und sekundär der Darm) infiziert bleiben, wird allerdings von zahlreichen modernen Forschern bestritten, die die Anschauung vertreten, daß bei den Dauerausscheidern mit Bazillen im Stuhl oder im Harn die akute Septikämie in eine chronische übergegangen sei; es würde also die Blutinfektion persistieren und nicht oder nicht nur die Infektion der Gallenwege oder der abführenden Harnwege.

Neben diesen Dauerausscheidern unterschied man früher *Bazillenträger*, Individuen (meist aus der Umgebung eines Typhuskranken), die dauernd Typhusbazillen ausscheiden, ohne je nachweislich einen Typhus durchgemacht zu haben. Man darf aber wohl annehmen, daß auch diese Personen eine sehr leichte, „stumme", dem Arzte entgangene oder von ihm falsch diagnostizierte Infektion mit Typhusbazillen durchgemacht haben; auch bei ihnen sind die Gallenwege der Sitz der Keimvermehrung. Eine scharfe Trennung von Dauerausscheidern und Bazillenträgern erscheint kaum zweckmäßig, viele Autoren sprechen auch für beide Kategorien von „Bazillenausscheidern". Sie scheiden in erster Linie mit dem Stuhl, zum geringen Teil auch mit dem Harn Bazillen aus.

Nach neuesten Untersuchungen STEINERS müßte zwischen einer Cholecystitis typhosa oder posttyphosa im Rahmen eines klinischen Abdominaltyphus und einem „Typhus der Gallenblase" unterschieden werden, bei welchem der Kranke keinen Typhus überstanden hat, sondern auf Grund der Typhusinfektion nur gallekrank ist. Das pathologische Geschehen äußert sich hier nur in Veränderungen der Gallenblase. Hierbei führt vielleicht der Paratyphus-B-Bazillus zu schwereren (phlegmonösen) Veränderungen an der Gallenblase als der Typhusbazillus. Nach der Cholezystektomie hört in diesen Fällen die Bazillenausscheidung (im Stuhl, Duodenalsaft oder aus der Wundfistel) bald auf. Gallensteine, die bei derartigen Operationen gewonnen werden, sind schwer infiziert (und sollten den Operierten erst nach Desinfektion überlassen werden, wie dies häufiger Brauch der Chirurgen ist).

Die Bazillenausscheider spielen in epidemiologischer Hinsicht eine große Rolle, stellen sie doch, da ihre Infektiosität vorerst nicht bekannt ist, zumal in der größeren Gemeinschaft eine eminente Gefahrenquelle dar. Das Aufspüren von Bazillenausscheidern wird auf um so größere Schwierigkeiten stoßen, als diese nicht selten Bazillen nur periodisch ausscheiden.

Die *Typhusübertragung* geschieht durch Kontakt mit dem Kranken oder durch den Genuß infizierter Nahrungsmittel oder infizierten Wassers. Den Kontaktinfektionen sind vor allem die zum Haushalt der Kranken gehörigen Personen bzw. das Pflegepersonal ausgesetzt. Die Infektionsquellen sind hierbei die Ausscheidungen der Kranken, das von ihnen benützte Geschirr, Besteck, Gläser usw., auch die unmittelbare Bazillenübertragung von Mensch zu Mensch kommt naturgemäß in Betracht. Es sei besonders unterstrichen, daß Kontaktinfektion von Krankenschwestern, zumal bei der Pflege schwerkranker und deliranter Personen, auch dann nach eigener Erfahrung nicht selten sind, wenn die üblichen antiseptischen Maßnahmen (Waschen der Hände mit Desinfizientien nach jeder Berührung des Kranken oder wahrscheinlich infizierter Gegenstände usw.) eingehalten werden. Bei der Pflege deliranter Schwerkranker ist während auch nur einer Nachtwache die Möglichkeit einer Kontaktinfektion bei aller Vorsicht nicht zu verhindern.

Unter den infizierten Nahrungsmitteln, die für die Weiterverbreitung des Bauchtyphus Bedeutung haben, sind vor allem Milch, Wasser und Gemüse zu nennen. Ein Melker, der Typhusbazillenausscheider ist, infiziert mit einigen Keimen die Milch seines Stalles; dies mag noch keine Folgen haben, wenn die Milch pasteurisiert wird. Geschieht dies aber nicht oder wird die Milch erst nach der Pasteurisierung durch den Bazillenausscheider infiziert, so kann die Sammelmilch von Gehöften, in der Folge die einer Molkerei oder schließlich die der vereinigten Molkereien infiziert werden, wobei sich die Keime bei entsprechender Außentemperatur unter optimalen Vermehrungsbedingungen in ganz eminenter Weise vermehren können. Eine „*Milchepidemie*" ist die Folge. Wenn ein Hausbrunnen gegen den Zufluß einer unweit stehenden Senkgrube, zumal zu Zeiten stärkeren Regens, nicht ausreichend geschützt ist, kommt es zur Gruppeninfektion der Hausbewohner. Werden durch unglückliche Zufälle Wasserleitungen mit Bazillen infiziert, so kommt es zum Ausbruch einer *Trinkwasserepidemie*, die bei einer entsprechend großen Wasserversorgungsanlage große Ausdehnung gewinnen kann. Es ist oft beobachtet worden, daß einer Trinkwassertyphusepidemie eine Epidemie von Magen-Darmerkrankungen vorangeht (sogenannte Wasserkrankheit), wobei angenommen wird, daß das Wasser neben den Typhusbazillen auch mit anderen Keimen infiziert wurde, die in kürzerer Inkubation nur zu einer flüchtigen Gastroenterokolitis Anlaß gaben. Daß Gemüse durch Düngung unter Umständen infiziert werden kann, mag für manche Einzelerkrankung ausschlaggebend gewesen sein. Übertragungen durch Fliegen dürften selten sein; während und nach der Belagerung Wiens erlebten wir allerdings eine größere Zahl von Infektionen, die anders nicht erklärt werden konnten: Das unglückselige Zusammentreffen einer Typhusepidemie mit einer unerhörten Fliegenplage, die wieder Folge des allerorts herumliegenden Unrates war, war hier sicher zu beschuldigen (Typhusinfektionen bei Chirurgischkranken, die schon lange auf der chirurgischen Klinik lagen und bei welchen eine Kontaktinfektion nahezu ausgeschlossen war).

Die *Empfänglichkeit* des Menschen für Typhus abdominalis dürfte zwischen 5 und 20% der Infizierten schwanken, sie ist also relativ gering, die natürliche Resistenz der Menschen gegen die Typhusinfektion relativ hoch. Das Überstehen der Krankheit hinterläßt in der Regel eine lebenslange *Immunität*. Zweitinfektionen kommen nach einem Intervall von meist mindestens fünf Jahren in 2 bis 5% der Fälle wohl vor, die Erkrankungen haben in der Regel aber wenigstens einen viel milderen Verlauf.

Die *Inkubationszeit* wechselt zwischen fünf und zwanzig Tagen, sie beträgt im Durchschnitt meist zwei Wochen. Bei Kontakt- und Nahrungsmittelinfektion scheint die Inkubationszeit kürzer (ein bis zwei Wochen), bei Wasserinfektion länger (zwei bis drei Wochen) zu sein.

Klinische Symptomatologie. Wir geben vorerst eine Übersicht über den Verlauf eines klassischen Typhus und geben erst in der Folge eine genauere Besprechung der einzelnen Symptome. Wenn die Grenzen auch nicht scharf sind, so lassen sich im Verlaufe des Typhus, wie dies den alten Ärzten schon geläufig war, verschiedene Stadien festhalten, die sich in Krankheitswochen ungefähr begrenzen lassen und die auch bis zu einem gewissen Grade dem pathologisch-anatomischen Geschehen, insbesondere im Darm, entsprechen.

Wenn also im folgenden aus didaktischen Gründen (!) von einer ersten, zweiten, dritten und vierten Typhuswoche gesprochen wird, wenn hierbei angenommen wird, daß die erste Woche anatomisch der Entwicklung der markigen Schwellung, die zweite und dritte der vollen Ausbildung derselben und der beginnenden Verschorfung (dritte Woche) und die vierte Woche schließlich der Reinigung und Heilung der Darmgeschwüre entsprechen, wenn ein Stadium incrementi mit stufenweisem Anstieg der Temperatur in der ersten Woche, ein Stadium der Kontinua in der zweiten und dritten Woche und ein Stadium decrementi mit Abfieberung zur Norm in der vierten Woche abgegrenzt werden und schließlich die pathologisch-anatomischen Abschnitte mit diesen klinischen Wochenabschnitten in Beziehung oder Parallele gesetzt werden, so muß einleitend betont werden, daß ein derartiger Parallelismus keineswegs immer vorhanden ist, daß man im Stadium decrementi gereinigte Geschwüre, aber auch verschorfte Plaques und überdies in Rückbildung begriffene markige Schwellungen nebeneinander sehen kann und daß daher vielleicht eine einfachere Einteilung in ein Stadium der Entwicklung und ein solches der Heilung oder in Stadien des aufsteigenden und absteigenden Verlaufes richtiger wäre. Aber einerseits kann sich der Verlauf doch auch in dem angedeuteten Sinne mit den Vier-Wochen-Stadien abspielen, und dies ist nach eigenen Erfahrungen doch häufig, andererseits bleiben uns das anatomische und das pathologische Geschehen im Organismus bei einer derartigen, wenn vielleicht auch etwas zu schematisierten und den Tatsachen nicht immer gerecht werdenden Darstellung besser im Gedächtnis.

Die erste Krankheitswoche entspricht bekanntlich klinisch der langsamen Entwicklung der klinischen Typhussymptomatik bis zu ihrer vollen Ausbildung als Ausdruck des rasanten Angriffes der Bazillen auf den noch nicht zur vollen Abwehr bereiten Organismus, anatomisch der septisch-typhösen Infektion mit der markigen Schwellung des lymphadenoiden Apparates, insbesondere der Peyerschen Plaques und der Lymphfollikel im Darm. Es hatte sich also die Bazillämie entwickelt und die Bazillen hatten sich vorwiegend im lymphatischen System des Darmes angesiedelt und hatten hier die typhöse Entzündung ausgelöst, die zu den bekannten Follikel- und Plaquesveränderungen, zum Typhusdarm geführt hatten.

Gegen das Ende der Inkubationsperiode zeigen sich meist leichte Prodromalerscheinungen, die Patienten fühlen sich müde, abgeschlagen, sie klagen über
leichte Kopfschmerzen, über Inappetenz und Schlaflosigkeit. Störungen des
Stuhles, meist im Sinne leichter Stuhlverhaltung, können sich schon einstellen.
Der Beginn der Beschwerden ist also ein allmählicher, sie nehmen langsam an
Intensität zu, Müdigkeit, Kopfschmerz nehmen dem Kranken die Lust zur
Arbeit; wenn sich Fieber, Frösteln, Hitzegefühl einstellen, wird der Kranke
bettlägerig. War frühzeitig gemessen worden, so stellt man in der Regel einen
langsamen Anstieg der Körpertemperatur fest. Man spricht von einem „staffelförmigen Anstieg" der Temperatur (Stadium incrementi). Die hohe Temperatur,
die in der Folge in den klassischen Fällen als Kontinua anhält, wird meist nach
vier bis sechs Tagen erreicht, in der ersten Woche also steigt das Fieber in der
Regel Stufe um Stufe, höher und hoch an. Schon in diesen ersten Tagen tritt
nicht selten eine leichte Bronchitis auf. Häufig wird auch über Nasenbluten
berichtet.

Schon in den letzten Tagen dieser ersten Woche zeigen sich bei einem durchschnittlich schweren Verlauf eines Abdominaltyphus noch weitere Zeichen der
zunehmenden Intoxikation (bzw. Infektion). Die Kopfschmerzen nehmen meist
an Intensität zu, der Kranke kann nachts schon leichte Fieberdelirien haben und
tagsüber etwas somnolent oder müde-apathisch oder teilnahmslos sein. Der Kranke
klagt über Durst, über Trockenheit der Zunge, die sich auch objektiv als trocken
und weißgrau bis bräunlich belegt erweist. Das Abdomen kann alsbald leichte
Blähungserscheinungen zeigen. Schon in der Inkubationsperiode, insbesondere
aber in dieser ersten Krankheitswoche kann man der bestehenden Typhusbazillaemie entsprechend positive Blutzüchtungsergebnisse erzielen. Die
Züchtung gelingt am besten in Galleröhrchen; man läßt einige Kubikzentimeter
Blut unmittelbar in das sterile Galleröhrchen eintropfen und stellt das Röhrchen
in den Brutschrank. — Wir treten in die zweite und dritte Woche, welche Phase
bei den klassischen Fällen den klinischen Höhepunkt der Krankheit darstellt,
gekennzeichnet durch die anhaltende Kontinua als Ausdruck des Kampfes der
Blutinfektion, der schweren Bazillämie gegen den alle Abwehrmaßnahmen zum
Extrem steigernden Organismus. Auch anatomisch zeigen sich die Eigentümlichkeiten der typhösen Infektionskrankheit in dieser Höheperiode der Krankheit am
deutlichsten. Wenn es auch den alten Ärzten klar war, daß dem „Bauchtyphus" eine
Allgemeininfektion zugrunde liegen müsse, so haben sie der abdominellen Erkrankung doch die besondere Beachtung geschenkt, die Anatomen sprachen auf
Grund der auffälligen Befunde von einem „Ileotyphus". Und wenn die typhöse
Septikämie heute sichergestellt ist, so wissen wir nicht minder, daß die typhöse
Infektion vornehmlich den lymphatischen Apparat und hier wieder insbesondere
den des Darmes, hauptsächlich des unteren Ileums und des Coecums trifft. Unter
starker kleinzelliger Infiltration kommt es in der zweiten und dritten Woche zur
maximalen markigen Schwellung des lymphatischen Apparates, die dem Darm
das eigenartige Aussehen verleiht. Follikel und Plaques, oft blumenbeetartig
aufgeworfen, erscheinen vorerst hochrot, später grau- oder gelblich-rötlich. Nach
ein bis zwei Wochen ihres Bestandes bilden sich diese Schwellungen zum Teil
wohl wieder zurück, zumeist aber wandeln sie sich unter langsamer Nekrotisierung in Typhusgeschwüre; diese betreffen bald ausgedehntere lymphatische
Plaques oder nur solitäre Follikel. Auf nähere Details der anatomischen Vorgänge kann nicht eingegangen werden, es sei nur soviel gesagt, daß die Bildung
und Reinigung der Geschwüre, die unter Abstoßung der nekrotischen Masse

erfolgt, in der Regel am Ende der dritten Woche abgeschlossen ist. Gleichzeitig mit dem Darmprozeß sind die regionären Lymphdrüsen stark geschwollen, ohne daß es in diesen zu Nekrose kommen würde. Es erkranken übrigens nicht nur regionäre Drüsen, auch entferntere Lymphdrüsen können eine flüchtige markige Schwellung zeigen. Ein abdominelles Organ, welches regelmäßig anatomisch hervortritt und durch eine diffuse Vergrößerung auch klinisch in Erscheinung tritt, ist die Leber. Sie überschreitet den Rippenbogen in der Regel meist um einen Querfinger und der Anatom erkennt schon makroskopisch kleine, scharf begrenzte, unregelmäßig gestaltete Areale, oft in großer Zahl, die histologisch lymphomartigen Gebilden entsprechen, die in geringer Zahl im übrigen auch in der Niere gefunden werden können. Auch die Milz ist im Sinne eines akuten infektiösen Tumors beträchtlich vergrößert.

Nach dem stufenweisen Ansteigen der Temperatur in der ersten Woche in der Initialphase der Krankheit begleitet die anatomischen Vorgänge, wie wir sie eben geschildert haben, die Kontinua der zweiten und dritten Woche. Das Fieber liegt ungefähr um 40° (oder auch etwas tiefer), die Differenz zwischen Tages-Maximum und -Minimum ist gering. Dieses Stadium kontinuierlichen Fiebers hält in der Regel die zweite und dritte Krankheitswoche an, wobei gegen das Ende der Kontinua die Temperaturamplituden langsam zunehmen. Die toxischen Erscheinungen gelangen nun auf ihren Höhepunkt, der Kranke ist benommen, oft auch somnolent, oder er wird, zumal in den Nachtstunden, delirant. Er hat eine völlige Inappetenz, auch Durst plagt ihn kaum mehr, obwohl die Zunge und die gesamte Mund- und Rachenhöhle so „strohtrocken" sind, wie wir dies für schwer septische Zustände oder für die kruppöse Pneumonie auf S. 389, Bd. I, beschrieben haben. Auch hier gilt, daß die Schwere des Typhus, seine Toxizität und damit zum Teil seine Prognose an der Zunge abgelesen werden können. Auch hier sehen wir den zähen Schleim, der dort wie da die Mund- und Pharynxschleimhaut und die Zahnreihenränder bedeckt, wir sehen die septische Zunge, die hier Typhuszunge heißt, die in klassischen Formen nur in den hinteren Partien rissig und braunborkig belegt ist, während der Belag einen dreieckigen Bezirk an der Zungenspitze ausspart, wo die hochrote und trockene Zunge sich gegen den belegten schmutzig-grau-braunen hinteren Abschnitt scharf abhebt. Die Zungenbewegungen sind unsicher, der Kranke kann, hierzu aufgefordert, die Zunge nur mit Mühe nach vorne, nach rechts oder nach links bewegen; sie zeigt nicht selten ein fibrilläres Zucken. An somatischen Erscheinungen kann man in dieser Zeit das Auftreten einer leichten diffusen Bronchitis beobachten. Der zu Beginn auch bei leichtem Fieber schon langsame Puls hält diese *Typhusbradykardie* jetzt trotz höchsten Fiebers fest. Der akute infektiöse Milztumor, der sich in der ersten Woche schon entwickelt hatte und oft schon palpabel geworden war, ist nun deutlich, der untere weiche plumpe Milzrand liegt etwa 1 bis 2 Querfinger unterhalb des Rippenbogens und das Abdomen ist diffus leicht gebläht, insbesondere oft deutlich in der Ileocoecalgegend, wo die palpierende Hand leicht Gurren auslöst. Der Stuhl ist entweder angehalten, es besteht eine mäßig starke Obstipation oder es entwickeln sich die bekannten Durchfälle, manchmal von klassischem „erbsenpüreeartigem" Typus. Inwieweit diese Durchfälle tatsächlich mit der Nekrose der oberflächlichen Schichten der PEYERschen Plaques oder der Lymphfollikel im unteren Dünn- und oberen Dickdarm, mit dieser Geschwürbildung und deren Reinigung zu tun haben, wollen wir dahingestellt sein lassen, jedenfalls gibt es zahlreiche Fälle, unserer Erfahrung nach mehr als die Hälfte, bei welchen dieses (anatomisch regelmäßige) Geschehen am lymphatischen Apparat des Darmes ohne Darmerscheinungen subjektiver oder objektiver Art oder nur unter leichtem Meteorismus einhergeht. Die Geschwürbildung im Darm gibt Anlaß zu einem Übertritt zahlreicher Bazillen in den Darminhalt und damit in den Stuhl. Konnte die Typhusdiagnose in der ersten Woche schon durch die Züchtung der Bazillen in der Blutkultur gesichert werden, konnte die positive WIDAL-Agglutinationsprobe schon zu Beginn der zweiten Woche ein positives Resultat erbringen, so sichert jetzt die Züchtung der Bazillen aus dem Stuhl die Diagnose. In dem Stadium der Kontinua, also etwa in der zweiten und dritten Krankheitswoche, allerdings manchmal auch schon etwas früher, kann man ferner die diagnostisch wichtigen Roseolen beobachten, auf die später näher eingegangen werden soll. Die Roseolen zeigen sich zumeist in Schüben. Wenn sie auch nicht pathognomonisch sind, so sind sie dem Geübten doch eine wertvollste diagnostische Hilfe.

Im Stadium der vollentwickelten Krankheit, in der zweiten und dritten Krankheitswoche, haben wir demnach die folgenden Kardinalzeichen der typhösen Erkrankung: Schwerer toxisch-infektiöser Allgemeinzustand mit septischer Zunge, benommen-delirantes Wesen, hohe Kontinua, mit ihr im auffälligen Gegensatz eine Bradykardie, akut-infektiöser Milztumor, leichter Meteorismus, Gurren in der Ileocoecalgegend, Roseolen. Hierzu kommen noch das klassische Blutbild: Eine Leukopenie mit relativer Lymphozytose und mit Aneosinophilie, und die positive Diazoreaktion im Harn.

Die oben beschriebene Bronchitis kann zumal bei benommenen Schwerkranken zu Bronchiolitiden und zu Pneumonien Anlaß geben, die eine böse Komplikation der an sich schweren Krankheit darstellen. Was die Bewegungsorgane, die Muskeln und das Skelett anlangt, so wird (s. S. 475) auf die ZENKERsche wachsartige Degeneration der quergestreiften Muskulatur, auf gelegentliche Osteomyelitiden, Periostitiden, Perichondritiden und Spondylitiden (auf typhöser Basis!) zurückzukommen sein. Die Komplikation mit einer akuten diffusen Glomerulonephritis ist sehr selten, wir haben keinen Anlaß, in derartigen Fällen eines Typhus mit ungewöhnlicher Kombination mit der Nierenentzündung von einer eigenen Krankheit zu sprechen, wie die Franzosen dies tun („Nephrotyphus").

Mit dem Ende der dritten Woche beginnt das Fieber eine größere Amplitude zu zeigen. In der vierten Woche, im Stadium amphibolicum senken sich die Temperaturen mit immer größeren Fieberamplituden und immer tieferer Maximal- und Minimaltemperatur remittierend stufenförmig wieder der Norm zu, die sie zumeist etwa am Ende der vierten Krankheitswoche erreichen. In dieser Woche haben sich die Darmgeschwüre voll entwickelt. Die Nekrose der ursprünglich markig geschwollenen PEYERschen Plaques bzw. der Follikel haben aber nun zwei Gefahren heraufbeschworen: Die typhöse Darmblutung mit der etwaigen Verblutung und die typhöse Darmperforation mit der Perforationsperitonitis. In den günstig verlaufenden Fällen endet jetzt die Nekrose mit Reinigung der Geschwüre.

Wie wir noch hören werden, kann sich der weitere Verlauf des Typhus nach Reinigung der Geschwüre sehr verschieden gestalten. Zwischen dem klassischen einwöchigen amphibolen Stadium mit der Entfieberung im Beginn der fünften Woche gibt es alle Übergänge einerseits zu kritischer Entfieberung oder zu einem langsamen lytischen, über Wochen sich hinziehenden Abfall der Temperatur zur Norm. Dieses *Stadium decrementi*, welches im klassischen Verlauf die vierte Woche umfaßt und in welchem es im unkomplizierten Fall zur endgültigen Heilung der Geschwüre kommt, kann somit verschieden verlaufen, auch wenn wir von einer Komplikation, den schon genannten Darmblutungen und Geschwürperforationen absehen: Es kann erst nach wochenlangen Remissionen zur endgültigen Abfieberung kommen. Die letzte Heimtücke des Verlaufes liegt schließlich noch in dem Umstand, daß es in der Rekonvaleszenz, also nach völliger Abfieberung, noch nach mehreren Wochen, zum Rezidiv, zum Rückfall mit all seinen neuen Gefahren kommen kann.

Bei Ausbruch eines Typhus setzt die Menstruation oft vorzeitig ein, im Verlauf des Typhus bleiben die Menses zumeist aus. Eine Gravidität endet beim Typhus meist bald in einem Abortus oder in einer Frühgeburt.

Spezielle Symptomatologie. Das Fieber: Sind das stufenförmige Ansteigen der Temperatur in der ersten Woche, die Kontinua der zweiten und dritten Woche und die amphibole Kurve der vierten Woche zwar so sehr charakteristisch, daß der Fieberverlauf (s. Abb. 32) oft allein die Diagnose mit größter Wahrscheinlichkeit gestatten würde, so kennt die Klinik des Typhus doch viele Ausnahmen von der Regel. Es ist vor allem darauf hinzuweisen, daß der Arzt ein stufenförmiges Ansteigen der Temperaturen oft nicht sieht, weil der Höhepunkt der Kurve mit dem Beginn der hohen Kontinua schon nach wenigen, etwa zwei bis drei Tagen

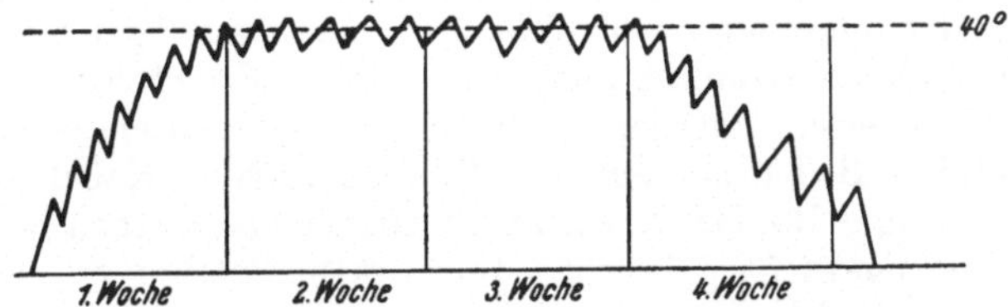

Abb. 32. Schematischer Fieberverlauf bei Typhus abdominalis.

erreicht ist, der Arzt erst nach diesen wenigen Tagen oder gar erst zu Beginn der zweiten Woche gerufen wurde und der Bericht über die vorangegangene Zeit mangelhaft oder deshalb unzuverlässig bleibt, weil der Kranke, wie dies vorkommt, sich in der ersten Woche seiner manchmal sehr geringen subjektiven Beschwerden nicht bewußt geworden war. Der Arzt müßte in beiden Fällen den Eindruck eines raschen Fieberanstieges auf eine große Höhe bzw. einer plötzlich einsetzenden Kontinua haben. Er wird an dieser Annahme um so mehr festhalten müssen, je kürzer der stufenförmige Anstieg war und er wird von einem abrupten Beginn eines hohen Fiebers überzeugt sein, wenn der Kranke über einen initialen Schüttelfrost berichtet, der beim Typhus, obzwar selten, doch vorkommt. In einer gemischten bzw. gleichzeitigen Abdominaltyphus- und Fleckfieberepidemie — da beide Krankheiten in großer Zahl meist nur als Kriegsseuchen gesehen werden, ist Gleichzeitigkeit verständlich, wir selbst erlebten die großen Abdominaltyphus- und Exanthematikusepidemien (in beiden Weltkriegen) gleichzeitig — spricht der Schüttelfrost in der Regel für Exanthematikus, da dieser beim Abdominaltyphus die Rarität ist. Die Dauer der hohen Kontinua gibt dem Typhus ferner mehr minder ein Gepräge eines schweren oder eines leichten Falles; eine kurze Kontinua läßt mit großer Wahrscheinlichkeit einen leichten Verlauf erwarten, eine Dauer der 40°-Kontinua durch etwa zwei Wochen und länger, ohne daß sich das Kommen des amphibolen Stadiums durch tiefere Morgentemperaturen ankündigte, ist prognostisch ungünstig zu werten, der Typhus wird voraussichtlich schwer verlaufen. Freilich bestimmen Dauer und Höhe des Fiebers allein die Prognose niemals, sie sind aber doch wichtige Anhaltspunkte für deren Beurteilung. Je höher das Kontinuafieber, um so ungünstiger ist es zu werten; freilich gibt es auch Fälle mit niederer Temperatur, nebst subfebrilen Fällen bei Greisen, die schlecht ausgehen. Der Temperaturabfall erfolgt in der Regel im Stadium decrementi der vierten Woche in relativ steiler Kurve, ein kritischer Abfall zur Norm ist sehr selten, eine steilere Abfallkurve innerhalb von drei bis vier Tagen hingegen ist aber auch nichts Ungewöhnliches. Eine Kontinuafieberperiode kann auch fehlen, der Kranke kann statt kontinuierlich in gleicher Höhe auch in einer unregelmäßigen inter- oder remittierenden Kurve fiebern. Das Fieber kann sich ferner vorerst auf einer Höhe von 38 bis 39 Grad halten, um sich erst in der dritten Woche auf 40 Grad zu erhöhen, es kann umgekehrt auch vorerst hoch verlaufen, um sich in der zweiten Hälfte längere Zeit kontinuierlich auf etwa 38 Grad einzustellen. Die Einstellung des einmal gegebenen kontinuierlichen Fiebers auf eine höhere Temperatur gilt im allgemeinen als böses Omen. Es gibt schließlich auch nicht nur bei Greisen (s. oben) Typhen mit auffällig niederem Fieber, es gibt überhaupt solche, die subfebril verlaufen. In diesen leichtesten Formen ist auch die Dauer der Fieberperiode nicht selten auffallend kurz. Man spricht in diesen Fällen von einem *Typhus levissimus*. Ist der Kranke sogar afebril oder überläuft er mangels schwererer toxischer Erscheinungen oder deutlicheren Fiebers die Krankheit, ohne zu Bett zu gehen, so spricht man von einem *Typhus ambulatorius*. Den Typhus levissimus oder den ambulanten Typhus kann man zu Epidemiezeiten in der Umgebung von anderen Kranken nicht so selten beobachten.

Nach der Entfieberung werden auch Untertemperaturen beobachtet, ohne daß diesen besondere Bedeutung zukäme. Ein vegetatives „Nachfiebern", wie wir es in Bd. I, S. 486, und Bd. III, S. 32, ausführlicher beschrieben haben, bei dem das aus dem Gleichgewicht gebrachte Temperaturzentrum zu seiner Normaleinstellung nicht zurückfindet, ist bei vegetativ Stigmatisierten nichts Ungewöhnliches; die Kranken erholen sich, die Senkung normalisiert sich, die leichte Hyperpyrexie, die den Namen Fieber nicht mehr verdient, kann noch Wochen und länger bestehenbleiben. Hinsichtlich der Differentialdiagnose, die sich hauptsächlich auf die Regelmäßigkeit der nur etwas höher als normal gelegenen Temperaturkurve stützt, sei auf das in Bd. III Gesagte verwiesen. Hier sei nur betont, daß nach der Entfieberung in Intervallen wieder auftretende kleine Fieberzacken, ebenso wie eine anhaltende, sehr unregelmäßige Subfebrilität, die man als „Nachfiebern" nicht ansprechen kann, ein Rezidiv befürchten lassen!

Das Exanthem. Die Haut. In der ersten Woche machen die Typhuskranken meist einen kongestionierten Eindruck, sie haben ein gerötetes Gesicht, glänzende Fieberaugen. Mit der Kontinua und im Höhepunkt der Krankheit weicht die Rötung des Gesichtes bald einer Blässe, die dem Versacken des zirkulierenden Blutes in die Blutdepots bzw. dem Schockzustand entspricht, wie dies in Bd. I, S. 11, ausführlich behandelt ist. Das blasse, an Mimik arme, meist ernste Gesicht des Schwerkranken, die halonierten, fiebrig glänzenden Augen, die trockenen Lippen verleihen dem Kranken einen eigentümlichen Aspekt.

Das Exanthem ist diagnostisch wichtig, zumal es bereits am Ende der ersten Woche auftreten kann, zu einer Zeit, in welcher, wenn die Blutkultur negativ ausfiel, weder die Serologie noch sonstige klinische Zeichen die Wahrscheinlichkeitsdiagnose erlauben. Zumeist zeigen sich die *Roseolen*, aus welchen das Typhusexanthem bekanntlich besteht, in der zweiten Krankheitswoche; das Exanthem ist zumeist bis zum Beginn der vierten Woche zu beobachten, im Rezidiv kehrt es zumeist wieder. Im großen und ganzen kann man sagen, daß die Roseolen die Höheperiode des Typhus, die Zeit der Kontinua begleiten.

Die einzelne Roseole stellt im Moment ihres Aufschießens eine wohl charakterisierte Erscheinung dar, die trotz ihrer Kleinheit und sonstigen Unscheinbarkeit so typisch ist, daß sie diagnostisch gewertet werden kann. Sie beginnt als stecknadelkopfgroßer, vorerst kreisrunder hochroter Fleck, der manchmal über das Hautniveau leicht erhaben ist. Man kann die Roseole als eine manchmal leicht erhabene vorerst kreisrunde, stark hyperämische Stelle der Haut beschreiben.

Daß es sich vorwiegend um eine Hyperämie handelt, erweist sich damit, daß die Roseole auf Druck verschwindet, um bei Nachlassen des Druckes sofort wieder zu erscheinen. Unter einem Objektträger, den man bald mehr, bald weniger aufdrückt, kann man das (je nach Stärke des Aufdrückens wechselnde) Kommen und Gehen der Roseole leicht verfolgen. Freilich wird ein derartiger Fleck allein zur Diagnose nicht verhelfen, die Zeit des Auftretens, die Weiterentwicklung der einzelnen Roseole und ihr Verschwinden, das oft zwei Wochen anhaltende, aus immer wieder neuauftretenden Roseolen durch oft zwei bis zweieinhalb Wochen erhaltene Typhusexanthem, welches im gegebenen Zeitpunkt aus jungen und alten Elementen zusammengesetzt ist, und schließlich dessen merkwürdige besondere Lokalisation im Bereiche der Leibesmitte sind aber doch so zahlreiche Charakteristika, daß das Roseolen-Exanthem am Krankenbett diagnostisch oft sogar entscheidet. Die ersten Roseolen also treten am Ende der ersten Woche, zumeist erst in der zweiten Woche auf, die einen vergehen, wie gleich beschrieben werden soll, neue Schübe treten auf, so daß sich ein Exanthem in verschieden dichter Ausprägung durch etwa zwei bis zweieinhalb Wochen finden kann. Die Roseolen treten in der Regel auf der Bauchhaut, und zwar häufiger der Oberbauchhaut, oder im Bereiche der unteren Brust, bald in gleicher Höhe vorne oder auch hinten am Rücken auf. Diese lokalisatorische Bevorzugung der Leibesmitte ist immer zu beobachten, auch dann, wenn das Exanthem ausnahmsweise Unterbauch und obere Brusthälfte oder sogar untere Extremitäten, obere Extremitäten und Hals und Kopfhaut mitbetrifft, da die Roseolen in diesen Fällen wenigstens in der Leibesmitte etwa knapp unter und über Zwerchfellhöhe am dichtesten gelagert sind und um so spärlicher werden, je mehr man sich von dieser Mitte entfernt. Nach oben und unten weit „verlagerte" Roseolen finden sich in der Regel nur bei einer ungewöhnlich dichten Aussaat. In der Mehrzahl der Fälle ist die Roseolenzahl eine geringe. Im ersten Schub sind es oft nur zwei bis drei, es können allerdings auch zehn bis zwanzig sein, womit übrigens gesagt sein soll, daß auch bei relativ dichtem Exanthem die Roseolen doch immer noch zählbar bleiben. Es gibt ganz seltene Fälle, in welchen Roseolen sich in einigen, rasch sich folgenden Schüben sehr dicht lagern, in welchen auch an den atypischen Lokalisationsstellen, weitab von der Leibesmitte, zahlreiche Roseolen zu finden sind, Fälle, in welchen das dichte Typhus-Roseolen-Exanthem an den Armen oder Beinen (selbst Fußrücken), an ein Fleckfieberexanthem erinnern kann. Dies sind aber ganz große Ausnahmen. In der Regel muß der Arzt die Roseolen suchen! Sie werden als kleinste rote Fleckchen leicht übersehen und der Unerfahrene, dem man zum erstenmal eine Roseole zeigt, kann kaum glauben, daß man einem derartigen kleinen uncharakteristischen hyperämischen Fleckchen so große Bedeutung beimessen könne. Er wird von ihrer Bedeutung allerdings bald überzeugt werden, wenn er die Roseolenentwicklung und das Roseolenvergehen in einem Falle sorgsam verfolgt und die gesetzmäßigen Details studiert hat: Die einzelne frische Roseole, meist stecknadelkopfgroß, nimmt in den nächsten drei bis vier Tagen oft an Größe zu und wächst manchmal zu Linsengröße heran. Gleichzeitig werden aber die vorerst scharfen Konturen unregelmäßig, die runde Roseole kann sogar vielgestaltig werden und setzt sich gegen die Umgebung nicht mehr so scharf ab. Nach meistens drei bis vier Tagen, in welchen sie langsam abblaßt, leicht gelblich oder bräunlich wird, verschwindet sie wieder vollständig. Da inzwischen neue Roseolenschübe aufgetreten waren, hat der Untersucher zumeist ein recht buntes Bild von kleinen, großen, frischen, älteren, lebhaft roten oder schon abblassenden, leicht gelblichen oder bräunlichen, schließlich kaum mehr sichtbaren oder erkennbaren Roseolen vor sich und dieses bunte Bild ist charakteristisch, diagnostisch bedeutungsvoll. Manche

Roseolen verschwinden viel rascher als eben beschrieben, sie können innerhalb 24 Stunden verschwunden sein.

Der Roseole liegt eine Hyperämie einer umschriebenen Koriumstelle zugrunde, die eine Kapillarreaktion auf ein kleinstes Infiltrat ist, welches wieder eine Reaktion auf Typhusbazillen darstellt, die sich, angesiedelt in einem Spaltraum des Koriums (Hautlymphgefäß), an einer Stelle kolonieartig vermehrt hatten. Es sind einige Papillen des Koriums leicht entzündlich verändert, es umgibt sie eine hyperämische Zone und diese stellt in erster Linie die Roseole dar.

Nicht selten werden die Roseolen auf Grund eines vaskulären Schadens hämorrhagisch (s. Bd. II, Hämorrhagische Diathesen).

Was die Haut im übrigen anbelangt, so wäre — auch differentialdiagnostisch — hervorzuheben, daß ein Herpes labialis wohl vorkommt, aber sehr selten ist, daß Typhuskranke zu Dekubitus besonders neigen. Dies gilt übrigens nicht nur für die Haut. Bei den auf dem Rücken liegenden Kranken kann man an allen aufliegenden Stellen Dekubitalgeschwüre sehen, nicht nur am Sacrum, sondern auch über der Skapula oder am Ellbogen und an den Fersen. Aber auch am unteren hinteren Pharynx sieht man schwerste Dekubitalnekrosen dort, wo der Larynx der Schleimhaut des Pharynx über der harten Unterlage der Wirbelsäule aufliegt. Der geschwürige Prozeß betrifft dann sowohl die hintere Pharynxwand wie den Kehlkopf, bzw. die das Krikoid bedeckende Pharynxschleimhaut, woraus auch Knorpelnekrosen als böse Komplikation resultieren. Entgegen eigenen Erfahrungen, aber entsprechend dem Urteil zahlreicher Autoren soll eine Furunkulose im Verlaufe eines Typhus recht häufig sein. Merkwürdig ist schließlich ein gelegentlicher auffälliger Haarausfall, der nur das Kopfhaar betrifft und zu einer vorübergehenden völligen Alopecie führt; diese Fälle sind nach unserer Erfahrung selten. Die Haare wachsen, wie uns aus eigener Erfahrung bekannt ist, bald wieder nach (toxischer Haarausfall?). Wegen des angeblich so sehr drohenden Haarausfalles und der Gefahr des Kahlbleibens wurde seinerzeit empfohlen, Typhuskranken das Haupthaar zu schneiden; es soll in diesen Fällen später besonders reichlich nachwachsen. Wir halten dies für eine Fabel. Nagelernährungsstörungen, die sich in einer queren Rinne und einer folgenden wallartigen Verdickung äußern, wurden mehrfach beschrieben.

Der Zirkulationsapparat. Im Kapitel Schock und Kollaps in Bd. I, S. 11, wurde auf die Schäden im peripheren Kreislauf hingewiesen, wie sie sich bei schweren Infekten, speziell auch bei Typhus abdominalis zeigen können. Hier sei speziell ein auch diagnostisch wichtiges Zeichen, die Bradykardie unterstrichen, die allerdings oft nur als relative Bradykardie, relativ zur Höhe des Fiebers, in Erscheinung tritt; bei Temperaturen über 39 Grad, ja über 40 und 41 Grad kann der Puls dauernd noch weit unter 100 bleiben. Die Frequenz ist allerdings sehr labil und sowohl körperliche Anstrengung wie psychische Erregung, wie sie vor allem im Delirium in Betracht kommen, führen meist zu starker Tachykardie. Der Gefäßtonus ist herabgesetzt, dies erklärt die häufige (belanglose) Dikrotie des Pulses, sie soll auch für die Akzentuation des zweiten Aortentones maßgebend sein (ORTNER). Wenn der Typhustod häufig in einer Kreislaufschwäche erfolgt und wenn in diesen Fällen eine kardiale Insuffizienzkomponente zweifellos auch mitspielt, so sind eindeutige Zeichen einer Herzschwäche doch ebenso selten wie nachweisbare organische Herzschäden im Sinne einer Perikarditis oder einer Myo- oder gar Endokarditis. In letal endenden Fällen kann man terminal wohl leichte Stauungen im Cavabereich sehen, die Leber kann leicht gestaut sein, der Tod erfolgt aber, wie erwähnt, meist in einer peripheren Kreislaufschwäche, Herzschwäche spielt, wenn überhaupt, so doch nur eine untergeordnete Rolle. Venenthrombosen meist der unteren Extremitäten, Thrombophlebitiden mit ihren Komplikationen sind relativ häufige Ereignisse. Der Blutdruck bleibt in der Regel normal, er fällt nur in einem etwaigen Kollaps. Auf S. 9, Bd. I, wurde darauf hingewiesen, daß Typhusrekonvaleszenten beim ersten Aufstehen in einer akuten peripheren Kreislaufschwäche tot zusammenbrechen können.

Der Digestionstrakt. In der Verlaufsübersicht wurde auf die Frühzeichen einer Inappetenz, auf die gelegentliche früh einsetzende Blähung des Abdomens, auf die charakteristische Typhuszunge und auf den Umstand hingewiesen, daß ein Teil der Kranken obstipiert ist, ein anderer Teil die seit jeher als charakteristisch bezeichnete „erbsenpüreeartige" Diarrhoe hat. Hier sei vorerst nochmals unterstrichen, daß die Schwere des Typhus und damit dessen Prognose bis zu einem gewissen Grade von der „Typhuszunge", von den leichten oder schweren Zungenveränderungen abgelesen werden kann (s. auch Bd. II, S. 1). In schweren Fällen oder agonal sieht man nicht selten als Komplikation eine Soorstomatitis.

Erscheinungen von Seiten des Darmes können völlig fehlen. Es kann zu einem leichten Meteorismus kommen, wie dies einleitend schon erwähnt wurde. Dem in der Ileocoecalgegend häufig nachweisbaren Gurren kommt bei der Armut an Symptomen doch diagnostische Bedeutung zu; es ist freilich keineswegs pathognomonisch. Sowohl der allgemeine leichte Meteorismus wie auch das Gurren sind auf die typhösen Ileum- und Ileocoecalveränderungen und auf den Dünndarmkatarrh zu beziehen, der regelmäßig vorhanden und der auch für die nicht seltenen Durchfälle verantwortlich ist. Es ist selbstverständlich, daß die oft schweren und ausgedehnten geschwürigen Veränderungen im Dünndarm und im Coecum hier auch eine diffuse katarrhalische Schleimhautentzündung im Gefolge haben müssen, daß also eine Enteritis und eine katarrhalische Kolitis (bzw. Enterokolitis) sich zusätzlich zum typhösen Darmprozeß entwickeln. Und wenn eine sekundäre Enteritis nicht auftritt, so ist es zumindest verständlich, daß ein schwer veränderter Dünndarm eine Beschleunigung der Peristaltik und damit eine mangelhafte Nahrungsausnutzung aufweist. Es bleibt vielleicht eher erstaunlich, daß Erscheinungen einer raschen Peristaltik, eine Enteritis und damit eine Durchfallkrankheit oft ausbleiben. Tatsächlich sind auch viele Typhuskranke während der ganzen Verlaufsdauer der Krankheit obstipiert und es müssen ihnen leichte Abführmittel oder (vorsichtige!) Klysmen (Darmperforationsgefahr!!) gereicht werden. Daß wenigstens ein leichter Ileocoecal- oder Allgemeinmeteorismus sich einstellt, ist bei der mangelhaften Nahrungsausnutzung, bei der sekundären Gärung und Fäulnis ohne weiteres erklärt. Ein Teil der Typhuskranken hat Durchfälle vom Typus einer Enteritis mit rascher Dünndarmperistaltik, mit zwei bis vier und mehr breiigen Stühlen, ohne Blut- und Schleimbeimengung, die durch reichliche Beimengung von Biliverdin auch grünlich gefärbt sein können, woraus die in der alten Literatur immer wieder zitierten, wenn auch keineswegs häufigen „erbsenpüreeartigen" Durchfallstühle resultieren. Unserer Erfahrung nach ist eine Grünfärbung die Ausnahme, meist sind es bei der vorzugsweisen Kohlehydratkost leicht gärende, lichtere, gelbliche dyspeptische Stühle. Manchmal erreicht die Gärung und damit der Meteorismus höhere Grade, auch wenn Durchfälle nicht bestehen. Daß unter diesen Bedingungen nicht selten Bauchschmerzen auftreten, die Dünn- und Dickdarmspasmen entsprechen, ist nur zu verständlich: Bauchschmerzen und Meteorismus mit Zwerchfellhochstand können die einzige Klage der Kranken sein.

Darmblutungen treten etwa in 5 bis 6% der Fälle, und zwar zumeist zur Zeit der Reinigung der Darmgeschwüre, also ungefähr zu Ende der zweiten oder in der dritten oder auch in der vierten Woche auf. Als kritische Tage bezeichnet man die vom 17. bis zum 21., also die der dritten Woche. Blutungen können auch früher oder später, sie können bei jedem Rezidiv ebenso auftreten. Die Blutungen stammen aus arrodierten Arterien, sie können aber auch auf Gefäßthrombosen mit Darmwandinfarzierung beruhen, bzw. durch eine hämorrhagische Diathese bei anatomisch kaum veränderter Darmwand bedingt sein, wie dies mehrfach eingehend beschrieben wurde. Die typhöse Blutung ist eine der gefährlichsten Darmblutungen. Sie ist zumeist eine profuse schwere Blutung, der der Kranke in kurzer Zeit erliegen kann. Und wenn die Blutung rechtzeitig zu sistieren scheint, so hat man immer noch die Nachblutung zu befürchten. Wegen der Schwere der typhösen Blutung ist das eingetretene Ereignis, auch ohne daß Blutstühle schon in Erscheinung getreten wären, kaum zu verkennen: Ein unmotivierter Kollaps schwerer Art mit einer ungewöhnlichen Blässe, mit Schweißausbruch, mit kalten Extremitäten, mit Schwindel und allen übrigen Zeichen des akuten Blutverlustes (s. Bd. II, S. 403) werden kaum einen Zweifel lassen. Meist entleert der Kranke bald darauf rote Blutstühle, seltener folgen erst später schwarze Melaena-Pechstühle, wenn eben bei langsamer Peristaltik Zeit zur Umwandlung des Hämoglobins in Hämatin geblieben ist. Während der Blutung fällt die Temperatur im Kollaps zur Norm oder darunter ab, der Puls schnellt (trotz der Typhusbradykardie) in die Höhe. Darmblutungen während eines Typhus sind im allgemeinen ein Zeichen schlechtester Prognose, auch wenn die Blutung als solche noch gut überstanden wird.

Die gefürchtete *Darmperforation* tritt nach recht übereinstimmenden Statistiken in etwas unter 3% der Fälle ein. Wenn nicht innerhalb der ersten Stunden operiert wird, geht der Kranke in einigen Tagen einem jammervollen Tod, der diffusen Perforationsperitonitis, entgegen. Der Tod ist deshalb für den Kranken ein so schwerer, weil das Sensorium meist bis knapp vor dem Ende völlig klar bleibt. Auch dieses Ereignis ist nicht zu übersehen und zu verkennen. Im Augenblick des Durchbruches oder unmittelbar darauf klagt der Kranke über heftigste Bauchschmerzen, die er nur durch größtmögliche Ruhe einigermaßen zu steuern versuchen kann. Jede kleinste Bewegung, jeder etwas tiefere oder sogar jeder oberflächliche Atemzug verstärkt, durch Druckänderung oder Bewegung im Bereiche der Perforationsstelle, die Schmerzen. In der Regel sitzt diese in der Ileocoecalgegend bzw. im unteren Ileum, der Gegend der ausgedehntesten anatomischen typhösen Darmveränderungen. Übelkeit, Erbrechen, Kollaps, Schwindel, Schwitzen, Meteorismus usw. begleiten die ersten Peritonitiszeichen, in wenigen Stunden ist das Vollbild der akut-diffusen Peritonitis gegeben (Bd. II, S. 381). Die Temperatur kann im Kollaps abfallen, sie kann mit der Peritonitis auch weiter steigen. Nur schwer typhös-deliranten, benommenen Patienten kann das Schicksal insofern gnädig sein, als sie des plötzlichen Wandels der Dinge in einem schon hoffnungslosen Zustand nicht gewahr werden. Freilich haben sie zumeist auch das Alarmsignal überhört, den akut einsetzenden Schmerz nicht verspürt, der in letzter Minute noch den vielleicht rettenden Chirurgen auf den Plan hätte rufen können. Freilich: auch frühzeitigste Operation kann hier den rasch letalen Ausgang oft nicht mehr aufhalten. Der sehr geschwächte typhöse und nun peritonitisch-kollabierte Kranke überlebt den Eingriff oft nicht mehr. 5 bis 10% der Typhus-Todesfälle gehen auf die Perforation eines Darmgeschwüres zurück. Durchwanderungsperitonitiden kommen auch vor, sie sind aber außerordentlich selten.

Milz und Blut. Fieber, relative *Bradykardie, Harn-Diazoreaktion* und vor allem *Milztumor* und *Leukopenie mit relativer Lymphozytose* sind seit jeher die klassischen Zeichen gewesen, die am Krankenbett zur Typhusdiagnose geführt haben. Milztumor und Leukopenie sind vielleicht unter diesen Erscheinungen die konstantesten, die Diazoreaktion im Harn und auch die Bradykardie sind nach eigenen Erfahrungen diagnostisch kaum überzeugend brauchbar. Man wird zumindest, an das Krankenbett gerufen, etwa an einem zehnten Fiebertag bei Typhusverdacht unbedingt nach dem Milztumor suchen und ihn, wenn er gefunden ist, als wesentliches Argument im Sinne des Vorliegens eines Typhus betrachten, man wird demgegenüber das Fehlen einer Bradykardie gegen die Diagnose kaum in die Waagschale werfen, wenn sie auch, wie schon erwähnt, als relative Bradykardie die Regel ist. Die Milzvergrößerung ist ein sehr regelmäßiges Symptom. Die Milz zeigt perkutorisch eine Verbreiterung ihres Dämpfungsbereiches, sie gibt durch ihre Dickenzunahme eine intensivere Schallverkürzung, sie ist schließlich meist mit einem plumpen, stumpfen und weichen Rand knapp unter dem Rippenbogen palpabel. Sie kann den Rippenbogen nach unten auch um 1 bis 2 Quf. überschreiten. Die Konsistenz der Milz kann sehr weich sein, sie entspricht ja auch anatomisch der septischen zerfließlichen Milz, sie kann so weich sein, daß man Mühe hat, den weichen plumpen Pol als „Resistenz" zu finden. Doch gelingt es in der Regel, wenn man nur nicht damit rechnet, einen scharfen harten Rand tasten zu müssen. Im übrigen kommt es in gut der Hälfte der Fälle vor, daß die palpierende Hand etwas unter dem Rippenbogen tatsächlich einen scharfen harten Milzrand tastet, daß seine Finger über die „harte" scharfe Kontur hinweg „springen" und dies, obzwar der Anatom wenige Tage später am Seziertisch zeigt, daß die Milz doch eine zerfließliche Pulpa hatte und in jeder Hinsicht der akuten infektiösen Milz entsprach. Wir haben bei Besprechung der akuten septischen Milz schon darauf hingewiesen, daß die septische, weiche, geschwollene, im Volumen vermehrte, zerfließende Milzpulpa, zusammengehalten durch die straffe Milzkapsel, in vivo doch einen harten Eindruck macht, ebenso wie etwa ein stark aufgeblasener Ballon mit zunehmendem Innendruck bei auch dünner unnachgiebiger Ballonwand immer härter werden muß, je mehr Masse er beherbergt. Der Milztumor wird mit dem Abfiebern in der Regel wohl kleiner, er verschwindet aber oft zeitlebens nicht mehr ganz.

Die Blutuntersuchung ergibt eine Leukopenie mit relativer Lymphozytose. Die Leukopenie bei einem hohen septischen Fieber ist so sehr eindrucksvoll, daß die niedere Leukozytenzahl in diesen Fällen kaum je übersehen werden kann, zumal der Praktiker heute im allgemeinen so gut geschult ist, daß er bei unklarem Fieber den Blutbefund für die Differentialdiagnose erheben läßt, um die in Frage kommenden Fieberursachen einzuschränken. Hinsichtlich der Details des Blutbildes sei auf Bd. II, S. 500, verwiesen, dort ist auch vermerkt, daß der Typhuskranke bei einer Komplikation mit einer Pneumonie doch mit einer Leukozytose und Linksverschiebung reagiert. Die Eosinophilen verschwinden im Initialstadium, sie kehren als Zeichen guter Vorbedeutung zu Ende der dritten Woche, zu Beginn des amphibolen Stadiums wieder.

Im Harn stellt man meist eine leichte Fieberalbuminurie fest, nephritische Zeichen sind die große Seltenheit. Die Diazoreaktion im Harn kann während der gesamten Dauer der schweren Krankheit positiv bleiben, im Abfiebern verschwindet sie.

Veränderungen an Muskeln und Knochen. Eine hochgradige Muskelatrophie ist bei jedem auch nur mittelschweren Typhus die Regel. Selten kommt es in der Muskulatur zur sogenannten wachsartigen ZENKERschen Degeneration, die in umschriebenen Muskelnekrosen mit frühzeitigem Kernuntergang und mit Muskelblutungen besteht. Diese Degeneration bzw. Muskelveränderung findet sich fleckweise, vor allem in der Bauchmuskulatur, es kommt zu einer umschriebenen Druckschmerzhaftigkeit, manchmal auch zu stark schmerzhaften

Schwellungen, die jede Lageveränderung oder jeden Hustenstoß zur Qual machen. Diese Stellen können auch vereitern, im Eiter können Typhusbazillen gefunden werden. Eine Osteomyelitis typhosa oder eine Periostitis typhosa sind seltene Vorkommnisse, die Perichondritis auf Grund eines Pharynx-Dekubital-geschwüres wurde bereits erwähnt, es gibt aber auch selbständige Perichondritiden, z. B. des Zungenbeines, wie wir sie mehrmals erlebten.

Nervensystem. Noch heute kann man für Typhus abdominalis die alte Be-zeichnung „Nervenfieber" oder „Kopftyphus" hören, die so recht den Haupt-eindruck zum Ausdruck bringt, den wenigstens der Laie von vielen Typhus-kranken erhalten kann. Schon in der ersten Woche müssen die Somnolenz und die Schwerbesinnlichkeit, die Benommenheit und in vielen Fällen alsbald der schwer delirante Zustand zur Überzeugung führen, daß das Nervensystem von der Erkrankung schwerstens betroffen ist. Es handelt sich bei den nervösen Erscheinungen um solche, die typhös-toxisch bedingt sind, anatomische Hirn-läsionen spielen hier keine Rolle und ein gelegentlich gefundenes Hirnödem oder eine Gehirnhyperämie können wenigstens generell nicht verantwortlich gemacht werden, da sie in der großen Mehrzahl der Fälle fehlen.

Zu den initialen zerebralen Erscheinungen der ersten Tage gehören meist schon allgemeine Unlustgefühle, depressive Stimmung, Eingenommenheit des Kopfes und vor allem die fast regelmäßigen Kopfschmerzen. Schlaflosigkeit kann schon vor dem Fieberbeginn vorhanden sein, sie wird in der Folge oft quälendes Symptom.

Im hohen Fieber äußern sich die nervösen Erscheinungen in deliranten Zuständen, in Unorientiertheit in Raum und Zeit und die schwere Benommenheit läßt dem Kranken oft den schwersten Teil seiner Erkrankung nicht mehr bewußt werden, erst als Rekonvaleszent tritt er in das bewußte Leben wieder zurück. In dieser Zeit verbringt das Pflegepersonal mit seinen Kranken unruhige und oft aufregende Nächte. Der delirante Kranke wird gerade nachts besonders unruhig und erst gegen Morgen überkommt den bis dahin Unruhigen und jetzt Erschöpften für einige Stunden ein oberflächlicher Schlaf. Doch auch tagsüber ist der Kranke oft delirant, er spricht oder lallt oft unverständliche Worte, gestikuliert, er will das Bett nicht hüten; nachts nehmen die Erscheinungen meist beträchtlich zu. Manche Kranke beginnen auch zu toben. Die motorische Unruhe äußert sich manchmal nicht in Bewegungsdrang, sondern in Zittern, in Zähneknirschen usw. Die alten Ärzte unterschieden die Febris nervosa stupida mit tiefer Benommenheit und äußerster Gleichgültigkeit und die Febris nervosa versatilis mit lebhaften Delirien und mit starker motorischer Unruhe, womit zwei Extreme gekennzeichnet sind, zwischen welchen alle Übergänge vor-kommen.

In dem Zurücktreten der Benommenheit und in der Wiederkehr des klaren Bewußtseins kann das erste Zeichen der Wendung zum Guten aufscheinen. Meist bessern sich die psychisch-nervösen Erscheinungen mit Beginn des Fieber-abfalles, mit Beginn des amphibolen Fiebers, mit den ersten tieferen Morgen-temperaturen. Bald ist die volle psychische Erholung eine sehr rasche, bald eine langsamere. Eines der ersten günstigen Zeichen ist auch oft der erste spontane Schlaf, den der Kranke so lange vermißt hat.

Organische Erkrankungen des Zentralnervensystems sind selten. Hier wären zu nennen: Eine Meningitis serosa, die sehr seltene eitrige typhöse Meningitis, meningeale Blutungen, akute Erweichungen auf der Grundlage von Thrombosen und akute umschriebene Enzephalitiden und Myelitiden. An den peripheren Nerven beobachtet man gelegentlich Mono- und Polyneuritiden. Auf dem Boden einer Neuritis acustica, seltener auf Grundlage einer Labyrinthitis können nach einem Typhus Schwerhörigkeit und Taubheit als flüchtige oder Dauerfolgen zurückbleiben.

Nachschübe und Rückfälle. Die normale Dauer eines Typhus von vier Wochen bis zum Abfiebern wird einerseits durch Komplikationen, wie Pneumonie mit Pleuraempyemen usw. usw., anderseits aber auch ohne solche durch Rezidive und vor allem durch Nachschübe ganz wesentlich verlängert und Verlaufsformen mit einer Dauer von etwa zwölf Wochen sind nichts Ungewöhnliches.

Unter einem Rezidiv versteht man den Wiederbeginn und einen neuen Ablauf eines Typhus nach einem längeren oder kürzeren Rekonvaleszentenintervall (meist zwischen wenigen Tagen und drei bis vier Wochen). Rezidive sieht man am häufigsten zwei Wochen nach der Entfieberung. Der Rezidivtyphus verläuft meist milder und auch kürzer. Wir dürfen uns in diesen Fällen vorstellen, daß im Darm wieder die Folge von der markigen Schwellung des lymphatischen Apparates bis zur Geschwürreinigung und -vernarbung einsetzt, daß also die Veränderungen des Darmes die bekannten Stadien durchlaufen. Bei einem Nachschub kommt es im Verlauf eines Typhus, und zwar meist in der abklingenden, abfiebernden zweiten Hälfte zu einem neuen Schub mit Anstieg der Temperatur über die bereits sich senkende Kurve und mit neuen Darmveränderungen, die nun einem frischeren Stadium entsprechen müssen, als es die Follikel und Plaques vom ursprünglichen Typhus bereits zeigen. Für diese Fälle wäre es bei tödlichem Ausgang charakteristisch, daß sich autoptisch neben frischen auch alte Typhus-Darmveränderungen finden. Hiezu ist allerdings zu sagen, daß auch bei einem Typhus mit raschem Ablauf, in dem klinisch zumindest ein Nachschub nicht manifest wird, auch nicht alle Follikel oder Plaques gleich alte bzw. gleichartige typhöse Veränderungen zeigen, wie man vielleicht annehmen könnte, und es ist darauf hinzuweisen, daß ein Nachschub, klinisch gesprochen eine Verschlechterung des Gesamtbildes oder ein Höheransteigen der Temperaturkurve, vielleicht auch wieder eine leichte Benommenheit bei einem bereits klar gewordenen Sensorium usw. noch nicht unbedingt dem Hinzutreten eines frischen Typhusprozesses etwa im Sinne eines Parallellaufens infiltrativer und geschwüriger Darmveränderungen durch einen zweiten Bazillenstamm entsprechen muß, daß die Verschlechterung des klinischen Bildes ebensogut mit einer Hemmung der bereits eingetretenen regressiven Veränderungen erklärt ist. Wird der regressive typhöse Prozeß stationär — und dies gilt ja nicht nur für den Darm, sondern auch für den Infekt überhaupt — und wird der abklingende Infekt wieder aktiver, so kann das Fieber steigen, die Zahl der Typhusbazillen im Blut größer werden, es können sogar neue Roseolen auftreten, die Milzgröße kann zunehmen, woraus ersichtlich wird, daß ein derartiger Nachschub klinisch von einem Rezidiv nicht zu trennen ist. Im allgemeinen unterscheiden sich Rezidiv und ursprünglicher Typhus klinisch nicht, manchmal wird das Bild nochmals in allen Details wiederholt; in der Regel freilich ist das Rezidiv leichter und meist kürzer. Darmblutungen und Darmperforationen sollen im Rezidiv viel seltener sein.

Die *Rekonvaleszenz.* Die Tatsache, daß die Mehrzahl der Lehrbücher die Rekonvaleszenz nach Typhus in einem eigenen Abschnitt herausheben, während dies bei anderen Krankheiten in der Regel nicht geschieht, hat ihren tiefen Grund. Freilich gibt es Infekte, welche den Kranken mit einem schweren, oft unheilbaren und kaum mehr besserungsfähigen Defekt in die Rekonvaleszenz entlassen, wie etwa die Poliomyelitis acuta oder der Flecktyphus mit einer enzephalitischen Hemiparese usw., es gibt aber keine Infektionskrankheit, bei welcher der Kranke in einer derartigen Schwäche mit Abmagerung und Kachexie und als derartiges Wrack in die Rekonvaleszenz eintritt, wie es nach einem Bauchtyphus die Regel ist. Freilich gibt es Ausnahmen, wie könnten sonst nicht von einem Typhus levissimus oder einem Typhus ambulatorius sprechen (s. S. 470). Nach Überstehen eines auch nur mittelschweren Typhus bei normaler Dauer, ohne Nachschub und Rezidiv, entfiebert der Kranke aber meist in einem wahrhaft bejammernswerten Zustand. Wer je in einem der beiden Weltkriege in Epidemiespitälern Dienst machte, in Gefangenenlagern oder auch in gut geführten Kriegslazaretten, erinnert sich an die zum Skelett abgemagerten, blassen Menschen mit den abgezehrten Zügen, den tiefliegenden halonierten Augen, den hohlen Wangen und faltigen Hälsen, an die Menschen, die zu schwach waren, um sich aufzusetzen und gar um das Bett verlassen zu können, und deren Arme, ja deren Oberschenkel nicht selten von einer normalen Männerhand umspannt werden konnten; er erinnert sich an jene armseligen schwankenden Gestalten, die, sich gegenseitig unterstützend, später gerade zwei, drei Schritte zur nächsten Bank machen konnten, um hier als kraftloses Häuflein die erste Rast zu machen und die doch stolz waren ob solch großer vollbrachter Leistung. Es gibt keine Infektionskrankheit, die den Betroffenen nach wenigen Wochen in solch geschwächten Zustand bringt, es gibt aber auch kaum eine Krankheit, bei der die Rekonvaleszenz, einmal begonnen, so rasche Fortschritte macht wie nach einem Typhus. Wir sprechen nicht davon, daß der Typhusrekonvaleszent mit ungewöhnlichen Komplikationsfolgen behaftet sein kann, die eine rasche Erholung unmöglich machen, wie die erwähnte Osteomyelitis, eitrige Periostitis, Perichondritis, wozu die nicht selten eitrige Parotitis als Nachkrankheit noch anzuführen wäre. Wenn aber derartige Komplikationen nicht bestehen, so erholt sich der Typhuskranke trotz des elenden Allgemeinzustandes, in dem er die Rekonvaleszenz beginnt, in der Regel sehr rasch. Ich möchte den Satz, den Andere geschrieben haben, nicht unterschreiben, nach dem der allgemeine Gesundheitszustand nach überstandenem Typhus oft besser wird, als er je vordem gewesen sei, der Satz zeigt nur die glänzende und, wir fügen hinzu, die meist rasche Erholung. Unter bestem Appetit wird Versäumtes nachgeholt, das Gewicht erreicht bald wieder die normale Höhe, die Körperkraft nimmt zu, die Anämie verschwindet und nach durchschnittlich drei bis vier Wochen ist der Kranke wieder hergestellt. Zu rascher Erholung hat scheinbar nicht selten die auffällige Euphorie des Typhusrekonvaleszenten beigetragen.

Die bakteriologische und serologische Diagnose. Durch Züchtungs- und Agglutinationsmethoden kann man die Diagnose bei klinischem Verdacht auf Typhus frühzeitig sicherstellen. Schon im Initialstadium des Typhus, erst recht im Beginn der Kontinua, die an den Typhus denken ließ, läßt sich der Typhusbazillus aus dem Blute oder aus den Roseolen in Reinkultur darstellen, womit die Diagnose eindeutig gesichert ist. Freilich muß zugegeben werden, daß die Blutkultur auch bei mehrfacher Züchtung nicht angehen muß. Stellt man den Versuch im Krankheitsbeginn aber etwa dreimal an einanderfolgenden Tagen an, so wird man bei Vorliegen eines Typhus in der großen Mehrzahl der Fälle die Diagnose durch das positive Züchtungsergebnis sicherstellen können. Es empfiehlt sich, gleichzeitig in Galle und in Bouillon zu züchten (Beschicken eines Galleröhrchens mit einigen Kubikzentimeter Blut, welches mit Venaepunctio aus der Kubitalvene entnommen wurde, oder Zugabe von etwa $1/_3$ Volumen des so steril entnommenen Blutes zu etwa 100 bis 200 ccm Bouillon und sofortige Bebrütung bei 37 Grad). Die Aussichten des positiven Züchtungsergebnisses sind um so größer, je früher man die Züchtung versucht. Auch die — wenig übliche — Züchtung aus den Roseolen — die oberflächlich mit Alkohol gereinigte Roseole wird mit einem Skalpell geritzt und der austretende Serum-Bluttropfen in Galleröhrchen gezüchtet — gibt gute Resultate. Auch Züchtungen aus dem Harn können frühzeitig angehen. Aus dem Stuhl hat man ein positives Ergebnis frühestens in der dritten Woche zu erwarten. Die Stuhlzüchtung gewinnt ihre große Bedeutung erst zum Nachweis, daß der Kranke nach dem Überstehen des Typhus nicht mehr ansteckungsfähig ist. Seitdem die Knochenmarkpunktion modern geworden ist, hat man auch sie zu Züchtungszwecken herangezogen, die Resultate sind gut, züchtet doch der Anatom aus der Leiche mit Vorliebe aus Milz und Knochenmark. Da die Resultate der Knochenmarkzüchtung nicht oder doch nicht sicher bessere sind als die der Blutzüchtung, wird man aber im allgemeinen auf sie verzichten können.

Im Beginn der zweiten Woche wird die Serumagglutinationsprobe (GRUBER-WIDAL) meist positiv. Sie ist die in der Praxis am meisten verwendete Probe. Titerwerte von 1 : 200 gelten bereits als pathologisch, das heißt beweisend, wobei allerdings zu berücksichtigen ist, daß auch nach Typhusschutzimpfungen höhere Titerwerte erhalten werden oder daß positive Agglutinationen, wenn negativ geworden, unter irgendeinem Fieber wieder auftreten können, daß der Wert von 1 : 200 auch eher als nur sehr suspekt betrachtet werden sollte, der erst dann beweisend wird, wenn eine Wiederholung in den nächsten Tagen ein deutliches Ansteigen des Titers zeigt. Zumeist erreicht der Typhus ja doch mindestens Werte von 1 : 400, meist steigt er sogar bald auf 1 : 1600. Bei Beurteilung von Agglutinationswerten ist überhaupt immer zu berücksichtigen, daß die Verdünnungsreihen meist in Werten von 1 : 25, 1 : 50, 1 : 100, 1 : 200, 1 : 400, 1 : 800, 1 : 1600 aufgestellt werden, daß also ein gegebener Titer an Normalagglutininen bei einem Nichttyphuskranken je nach der Agglutinabilität des zur Agglutination verwendeten Typhusstammes mit dem Ergebnis 1 : 100 oder 200 ausfallen kann und daß überhaupt Unterschiede zwischen 1 : 200 und 1 : 400 oder 1 : 800 und 1 : 1600, also scheinbar sehr große Wertunterschiede, im Versuche nicht mehr bedeuten, als daß die Agglutination in einem nächst höheren oder in einem nächst niederen Röhrchen der Reihe noch positiv ausfällt. Es ist als ein „Ansteigen" eines Titers von z. B. 1 : 100 auf 1 : 200 noch kaum verwertbar! Zu erwähnen ist schließlich, daß ein Typhusimmunserum die Paratyphen meist „mitagglutiniert" (s. S. 424), allerdings nur in hohen Serumkonzentrationen. In der ersten Krankheitswoche aber kann es sein, daß durch einen höheren Wert an Normalagglutininen Paratyphus B mit 1 : 200, Typhus aber noch nicht bzw. nur mit 1 : 100 agglutiniert wird, daß es also auch nicht überraschend ist, wenn der Paratyphus B nach einigen Tagen wohl auch höher, aber nur mit 1 : 400 „mitagglutiniert", der Typhus abdominalis aber jetzt den Wert 1 : 800 oder 1 : 1600 zeigt. Andere serologische Proben (Bakteriolysine-, Opsoninenachweis usw.) haben sich klinisch nicht bewährt.

Zusammenfassend ergibt sich, daß man in der ersten Woche aus dem Blut (eventuell auch dem Harn) zu züchten versucht. Vom Ende der ersten Woche an und in der zweiten Woche hat man viel Aussicht, die Diagnose mit der Agglutination sicherzustellen, freilich kann der Blutzüchtungsversuch immer noch positiv ausfallen. Gegen Ende der zweiten oder in der dritten Woche hat man begründete Aussicht, Bazillen aus dem Stuhl zu züchten. Die Züchtung aus dem Stuhl ist zu Ende der Krankheit wieder von großer Bedeutung, um nachzuweisen, daß der Kranke kein Bazillenausscheider geworden ist. Man verlangt in der Regel drei negative Stuhluntersuchungen an drei aufeinanderfolgenden Tagen. Es ist mit Nachdruck hervorzuheben, daß auch mit bester Technik und bei wiederholter und rechtzeitiger Untersuchung die Züchtungen aus dem Blut und Harn negativ ausfallen können, daß der Agglutinationstiter ferner

manchmal erst in der dritten oder gar erst vierten, fünften oder sechsten Woche
anzusteigen beginnt, daß man also gelegentlich keine Möglichkeit hat, während
der Erkrankung den bakteriologisch-serologischen Schlußstein unter die Typhusdiagnose zu setzen.

Verlaufsarten. Aus unserer bisherigen Schilderung geht schon hervor, daß
der Verlauf sich sehr verschieden gestalten kann. Während das Fieber bei
klassischem Ablauf vier Wochen währt, kann es auch ohne Komplikationen und
ohne Nachschübe fünf und sechs Wochen anhalten; bei Rezidiven und Nachschüben oder bei Rezidiven, die selbst wieder Nachschübe haben, kann ein
Typhus sich über drei und vier Monate hinziehen. Wir haben auch auf besonders
leicht verlaufende Formen, Typhus levissimus und Typhus ambulatorius (s. oben)
hingewiesen, hier sei noch die Bezeichnung Typhus abortivus kurz erläutert.
Es gibt Fälle, die vorerst wie ein normaler Typhus verlaufen, vorzeitig, etwa
nach zehn oder vierzehn Tagen oder, etwa nachdem sich das Fieber eben auf
eine Kontinua eingestellt hatte, völlig abfiebern und scheinbar gesund werden.
Daß in solchen Fällen der Typhus afebril und ohne toxische Allgemeinerscheinungen weiterläuft, daß die Darmveränderungen, das heißt, daß der Typhus
dennoch ihren vorgezeichneten Weg durchlaufen, zeigen jene Fälle, die abgefiebert in der dritten oder vierten Woche eine Darmblutung oder eine Darmperforation zeigen und bei welchen eventuell autoptisch das anatomische
Geschehen eines anatomisch normal abgelaufenen Typhus demonstriert werden
kann. Im Rahmen von Epidemien kann man Fälle sehen, die gerade nur einige
Tage subfebrile Temperaturen hatten, bei welchen man Roseolen und einen
Milztumor feststellt und mittels Blutkultur oder Agglutination beweist, daß ein
abortiv verlaufender Typhus vorliegt. Es ist kein Zweifel, daß Typhusschutzimpfungen für den abortiven Verlauf mancher Fälle verantwortlich zu machen
sind, sicher aber gibt es auch Individuen, die den Typhus dank ihrer natürlichen
Resistenz abortiv überstehen!

Differentialdiagnose. Die differentialdiagnostischen Überlegungen werden
sich zu Epidemie- und Nichtepidemiezeiten wohl weitgehend unterscheiden.
Ein Typhus abortivus, ein Typhus levissimus oder ambulatorius wird sporadisch
auftretend kaum je erkannt werden, es sei denn, er gelangte durch Zufall in eine
systematische klinische Untersuchung; zu Epidemiezeiten, in welchen jedes
Fieber typhusverdächtig ist, wird die Diagnose züchterisch oder serologisch
gestellt werden.

Uns interessiert hier vor allem die Differentialdiagnose des sporadischen
Typhus. Die Überlegungen werden hier verschieden sein, je nachdem, in welchem
Stadium wir dem Fall begegnen. Wenn der Typhus „schulmäßig" mit dem
stufenförmigen Anstieg des Fiebers beginnt, wenn Somnolenz, Schlaflosigkeit,
oder leichter nächtlicher deliranter Zustand, Kopfschmerzen sich zeigen und
wenn gar dort und da eine Roseole aufscheint und der große weiche Milztumor
palpabel wird, wird die Verdachtsdiagnose auch in sporadischen Fällen in einem
Frühstadium getroffen werden müssen. Sieht man den leicht benommenen und
deliranten Kranken in den ersten Tagen des hohen Fiebers, so wird der Bericht
eines initialen Schüttelfrostes die Erwägungen in die Richtung eines Fleckfiebers
oder einer Pneumonie lenken und man wird den ungewöhnlichen Abdominaltyphus, der mit einem Schüttelfrost einsetzte — wie dies sehr selten vorkommt —,
erst in Erwägung ziehen, wenn die beiden genannten Krankheiten ausgeschlossen
wurden.

Hat man eine hohe Kontinua vor sich, ist der Patient leicht delirant, besteht
eine relative Bradykardie, eine positive Diazoreaktion im Harn und ein Milztumor, so zieht man den Typhus, einen Paratyphus, die Bangsche Krankheit,

die Miliartuberkulose und schließlich auch jede Sepsis in Betracht, wenn Bradykardie und Diazo ihr auch nicht zugehören (s. S. 437). Man wird aber die Differentialdiagnose mit einem morphologischen Blutbefund sofort einengen. Besteht eine Leukopenie, so kommen nur mehr Typhus, Paratyphus, Bang, Miliartuberkulose (eventuell eine Grippe) in Betracht, besteht auch eine relative Lymphozytose, so wird auch die Miliartuberkulose ausgeschlossen werden können, da dieser eine relative Lymphopenie zuzukommen pflegt. Diese Einschränkung mittels des Blutbefundes ist eine wichtige Hilfe, sie ist nicht absolut verläßlich, der Blutbefund scheidet aber, zumal wenn er mehrmals kontrolliert ist, die septischen Erkrankungen mit Sicherheit von den echt typhösen. Eine Ausnahme bilden nur die septischen Krankheiten mit gleichzeitiger Agranulozytose. Die weiteste Ähnlichkeit mit Typhus hätte die BANGsche Krankheit; Milztumor, Leukopenie mit relativer Lymphozytose, positive Diazoreaktion und relative Bradykardie kommen der Bang-Krankheit ebenso zu wie dem Typhus, beide unterscheidet aber zumeist das Allgemeinbefinden. Dieses ist bei Bang im allgemeinen ein ausgezeichnetes, es werden Delirium, eine Somnolenz usw. fast nie beobachtet. Oft hat der Patient trotz hoher Kontinua kaum ein Krankheitsgefühl (es gibt freilich Ausnahmen). Schon am Krankenbett also gelingt die Unterscheidung zwischen Sepsis, Bang, Miliartuberkulose und Typhus; Bakteriologie und Serologie werden alsbald entscheiden. Es muß in diesem Zusammenhang allerdings noch auf eine bestimmte Tuberkuloselokalisation hingewiesen werden, die mir mehrmals differentialdiagnostische Schwierigkeiten gemacht hat, nämlich die Peritonealtuberkulose: Das Fieber, die Leukopenie, die Diazoreaktion (bei gleichzeitig beginnendem meningealem Kopfschmerz und Bradykardie!), die leichte diffuse Blähung des Abdomens und das Gurren in der Ileocoecalgegend brachten mich schon zweimal auf die falsche Fährte und erst die negativen bakteriologischen und serologischen Typhusbefunde und der weitere Verlauf der Krankheit stellten die Diagnose richtig. Der eigentümlich „teigigweiche" Palpationseindruck am Abdomen bei der Tuberkulosis peritonei kann allerdings oft auch so deutlich sein, daß er allein und sicher entscheidet (s. Bd. II, S. 384).

Ein uncharakteristisches Fieber durch acht bis zehn Tage mit einer diffusen Bronchitis mit eher niederer Leukozytenzahl, allgemein starkem Krankheitsgefühl, kann ebenso einem atypischen Typhus wie einer Grippe entsprechen, eine Differentialdiagnose, die oft erst durch weitere Beobachtung und Bakteriologie-Serologie entschieden werden kann.

Hinsichtlich der Differentialdiagnose eines „typhoiden" Lymphogranuloms oder eines „typhoiden" Drüsenfiebers und einer „typhösen" Pneumonie s. Bd. I, S. 401, und Bd. II, S. 509 und 566.

Prognose. Die Prognose wird mit zunehmendem Alter ungünstiger. Es ereignet sich selten, daß ein primär gesundes Kind einem Typhus erliegt. Über dem 45. Lebensjahr wird die Mortalität relativ hoch. Freilich lassen sich absolute Zahlen hierbei schwer angeben, da die Mortalität entsprechend dem Genius epidemicus von Epidemie zu Epidemie sehr schwankt. Sicher spielen auch die äußeren Verhältnisse, vor allem die Pflege, eine große Rolle; ein bewegliches Feldspital in improvisierten Krankenhäusern und eine stationäre Klinik lassen sich hinsichtlich der Möglichkeiten ausreichender und prognostisch-entscheidender Pflege nicht mehr vergleichen. In einem Militärlazarett liegen ferner meist vorerst gesunde, kräftige, junge Typhuskranke, im Zivilspital Patienten jeder Altersklasse in verschieden gutem Ernährungszustand usw.; auch hier müssen sich Unterschiede zugunsten der Jungen ergeben. Im allgemeinen rechnet man bei Spitalbehandlungen mit einer Mortalität von 5 bis 10%, wobei je nach der Epidemie die Zahl sich noch nach oben und unten verschieben kann.

Im Einzelfall würden eine sehr hohe Kontinua, eine plötzliche Einstellung des Fiebers auf eine noch größere Höhe, ein Alter über 45 oder über 50 Jahre, selbstverständlich ein nicht ausgezeichneter Kreislaufapparat, starke Benommenheit, Delirium und ein starker Meteorismus die Prognose von vornherein trüben.

Therapie. Es will uns scheinen, daß die Therapie des Typhus abdominalis vor einer entscheidenden Wende steht. Die neuen Antibiotika Aureomycin und Chloromycetin scheinen die — uns älteren Ärzten an das Wunderbare zu grenzen scheinende — Kraft zu haben, einen Typhus abdominalis glatt zu kupieren oder die Infektion in wenigen Tagen zum Erlöschen zu bringen. Ich sah vor zwei Jahren auf meiner Amerikareise auf der Medizinischen Klinik in Columbus (Vorstand Prof. WISEMANN) zum erstenmal einen durch drei positive Blutkulturen diagnostisch gesicherten Typhusfall, der am zwölften Krankheitstag in einem schwer toxischen deliranten Zustand in hoher Kontinua darniederlag und der auf Aureomycin in zwei Tagen kritisch entfieberte. Nach diesen zwei Tagen war der vorerst Schwerkranke als Rekonvaleszent kaum wieder zu erkennen. Ich selbst erlebte einen gleich guten Erfolg bei einem Fall meiner Klinik, bei dem allerdings eine bakteriologisch-serologische Bestätigung der Diagnose ausstand. Die Erfahrungen mit dieser neuen Behandlungsmethode mit Antibiotika sind noch nicht umfangreich genug, um Endgültiges sagen zu können, das Wenige, was bekannt wurde, berechtigt sicher zu den größten Hoffnungen.

Durch diese neue Behandlung bleiben freilich die alten Regeln der Prophylaxe und der sonstigen Behandlung weiter aufrecht. Die persönliche Prophylaxe in einem gefährdeten Milieu (Reisen in verseuchten Gebieten, Pflege eines Typhuskranken usw.) bezieht sich auf die allgemeine Hygiene, oftmaliges Händewaschen usw., kurzes Kochen von Wasser und Milch in verseuchten Gegenden; Salate, Obst sollen durch kurzes Eintauchen in siedendes Wasser oberflächlich desinfiziert oder überhaupt nicht genossen werden usw. Kontaktinfektion am Krankenbett kann bei entsprechender Sorgfalt wohl meist vermieden werden, eine einmalige Nachlässigkeit freilich kann sich mit der Infektion rächen; Pflegepersonal soll längstens vor einem Jahr schutzgeimpft sein, auf daß ein etwa doch angehender Typhus leichter verlaufe, noch günstiger ist es, man hat eine Pflegerin zur Hand, die einen Typhus überstanden hat. Bei einer Pflege im Privathaus sind Geschirr, Wäsche, Ausscheidungen des Kranken fortlaufend zu desinfizieren, die Familienmitglieder müssen über die Kontaktinfektion und ihre Vermeidung aufgeklärt werden. Haushaltmitglieder sind vom Schulbesuch, von einer Betätigung im Gastgewerbe, Lebensmittelhandel usw. fernzuhalten. Der Kranke ist zu isolieren. Diese prophylaktischen Maßnahmen gehören schon in die Typhusbekämpfung im allgemeinen, auf deren Details nicht eingegangen werden soll. In den Kulturstaaten regeln gesetzliche Bestimmungen die Typhusbekämpfung. Erkrankungen und Todesfälle an Typhus abdominalis sind an die Gesundheitsämter anzeigepflichtig. Die beste Isolierung ist sicher die Aufnahme in das Krankenhaus. Die Isolierung hat so lange zu währen, bis drei Stuhluntersuchungen nach der Entfieberung als „Abschlußuntersuchung" negative Typhusbazillenbefunde erbracht haben. Aufgabe der Gesundheitsämter ist es, bei jedem angezeigten Typhusfall die Infektionsquelle zu ermitteln. Bei Gruppenerkrankungen oder kleinen Epidemien gelingt es den beamteten Medizinalpersonen mit ihrer großen Erfahrung in der Regel, die Quelle (Bazillenausscheider in einer Molkerei, Lebensmittelhandlung usw.) aufzudecken. Bazillenausscheider bleiben unter ständiger Kontrolle des Amtsarztes, sie dürfen sich bestimmten

Berufen nicht zuwenden, bzw. sie werden aus bestimmten Berufen eliminiert, sie haben die Grundsätze eines ihnen ausgehändigten Merkblattes zu befolgen usw. Leider haben wir vorläufig keine sichere Möglichkeit, Bazillenausscheider keimfrei zu machen, vielleicht wird dies in der nächsten Zeit mit einem Antibiotikum gelingen. Hinsichtlich der Verhütung von Infektionen von Brunnen und Wasserversorgungsanlagen, die dort besonders gefährdet sind, wo nicht genügend Grundwasser zur Verfügung steht und Oberflächenwasser verwendet werden muß, sei auf die Lehrbücher der Hygiene verwiesen.

Die Typhusschutzimpfung verfolgt das Ziel, Menschen, die in der nächsten Zeit voraussichtlich einer Typhusinfektion ausgesetzt sein werden (Soldaten oder auch Zivilbevölkerung zu Kriegs- und Epidemiezeiten), aktiv zu immunisieren. Es geschieht durch subkutane Verabfolgung eines Impfstoffes, der aus abgetöteten Bazillen besteht. Man impft in Intervallen von fünf bis sieben Tagen dreimal in steigenden Dosen. Auf die erste und oft auch auf die zweite Impfung reagiert der Kranke häufig mit Fieber und einer lokalen entzündlichen Reaktion. Die Erfolge der Schutzimpfungen waren wohl nicht sehr überzeugend, auf Grund großer Statistiken kann ihr relativer Wert aber nicht mehr bestritten werden. Es scheint, daß die Zahl der Fälle, die einen Typhus akquirieren, durch die Schutzimpfung vermindert wird, daß die Schutzimpfung also in manchen Fällen tatsächlich das Angehen der Infektion verhindert, und es ist wohl kein Zweifel, daß der Typhus, wenn er, wie zumeist, doch angeht, beim Schutzgeimpften in milderer Form verläuft. Die Schutzimpfung wird in den meisten Ländern mit einer polyvalenten Vakzine durchgeführt, die neben Typhusbazillen auch Paratyphusbazillen A und B enthält.

Behandlungen mit Heilseren und mit Vaccinen brachten keine eindeutigen Erfolge.

Was schließlich die Behandlung im Einzelfalle betrifft, so sei nochmals an das eingangs Gesagte, die moderne Behandlung mit Antibiotika erinnert. — Im übrigen gilt immer noch die alte These, daß eine der wichtigsten therapeutischen Maßnahmen bei Abdominaltyphus eine gute Krankenpflege ist. Gute Lagerung, Verhütung des mit Recht gerade beim Typhus so sehr gefürchteten Dekubitus, Hautpflege, Mundpflege (Soor! Soorpharyngitis, aszendierende Parotitis! Kauenlassen!), Veranlassen des benommenen Kranken zu tiefen Atemzügen zur Verhinderung der Hypostase, Atemübungen, Aufsetzen usw. Von der reinen Milchdiät, die von vielen alten Ärzten strenge gefordert wurde, ist man abgekommen; bei der langen Dauer der hochfieberhaften, schwerkachektisierenden Krankheit legt man Wert auf eine kalorienreiche Kost. Man hat dabei nur zu berücksichtigen, daß die Nahrung gut aufgeschlossen sei und unverdauliche oder schwerverdauliche Schlacken nicht enthalte. Gröbere Gemüse, Salate usw. sind der Perforationsgefahr wegen unbedingt zu verbieten. Wir selbst geben, seit wir mit dem Tage des Verabreichens festerer Kost, trotz Vermeidung grober Zellulose, zwei tödliche Perforationen bei Krankenpflegerinnen erlebten, doch wieder eine flüssig-breiige Kost, die ungefähr zu einer Hälfte aus Milch, eventuell mit Sahne, zur anderen aus Milchspeisen, Milch-, Zucker-, Eicreme, dicken Suppen, weichgekochtem Reis, Eiern, geschabtem Schinken, getoastetem Weißbrot usw. besteht. Wie immer ist unserer Überzeugung nach auch hier auf den persönlichen Geschmack des Kranken ganz besonders zu achten, auf daß die Inappetenz überwunden werde. Es ist Sache des Pflegepersonals, den Kranken öfters während des Tages zu einem Bissen, einem Schluck zu bewegen, freilich, ohne ihm damit lästig zu fallen. Patienten, die an Wein gewöhnt sind oder die besondere Lust nach demselben haben und bei welchen Wein appetitanregend wirkt, wird er ohne weiteres in mäßigen Mengen gestattet sein. Bei

Darmblutungen führe man ein bis zwei Tage eine Nahrungskarenz durch und gebe dann einige Tage nur Milch, eventuell mit Ei. Bei starkem Blutverlust wird sich eine nicht zu große, eventuell wiederholte Bluttransfusion empfehlen, die bei stärkerer Anämie auch in einem späten Typhusstadium überhaupt in Frage kommt.

Bei Obstipation können leichtere Abführmittel gegeben werden, stärkere Drastika sind aber verboten, bei hartnäckiger Stuhlverhaltung gebe man Klysmen, achte aber darauf, daß große Flüssigkeitsmengen, mit welchen der Darm überdehnt werden könnte, vermieden werden. Der Einlauf soll unter nur geringem Druck (mit nicht hochgehaltenem Wasserreservoir) durchgeführt werden.

Bei hoher Temperatur empfehlen sich fortlaufende kleine Pyramidondosen, der Kreislauf ist mit Analeptika (Coramin, Cardiazol usw.) fortlaufend energisch zu unterstützen (s. Bd. I, S. 73). Digitalis kann in kleinen Dosen etwa von der Mitte der zweiten Woche an auf alle Fälle gegeben werden.

Bei Dauerausscheidern kommt die Cholezystektomie später in Frage; in manchen Fällen, nach eigener Erfahrung selten, sistiert die Ausscheidung nach dem Eingriff.

c) Paratyphöse Erkrankungen.

Wir unterscheiden drei Paratyphusbazillen, Paratyphus A, B und C, die ein typhöses Krankheitsbild auszulösen imstande sind, welches einem leichten Typhus abdominalis weitgehend entspricht. Wir haben einleitend hervorgehoben, daß Paratyphusbazillen auch akute Gastroenterokolitiden hervorrufen können, daß es sich dann aber um andere Paratyphusstämme handelt, die allerdings nicht kulturell, sondern serologisch unterschieden werden können. Wir unterscheiden demnach z. B. einen Paratyphus (Salmonella, s. S. 459) B (abdominalis) (SCHOTT-MÜLLER) von einem Gastroenterokolitis verursachenden, kulturell gleichartigen Stamm, dem Bacillus (Salmonella) enteritidis Breslau, der sich aber serologisch von dem Paratyphus B- (abdominalis) Stamm unterscheidet.

Der Paratyphus (abdominalis) B (SCHOTTMÜLLER) kommt in allen Erdteilen vor, der Paratyphus (abdominalis) A ist in Nord- und Mitteleuropa selten, häufig in Süd- und Osteuropa, Asien, Zentralafrika; der Paratyphus (abdominalis) C, der der Suipestifergruppe der Salmonella zugehört, der auch für Schweine pathogen ist und der als Typ KUNZENDORF bzw. Typ HIRSCHFELD beim Menschen typhöse Krankheitsbilder erzeugen kann, im übrigen aber wieder in serologisch anders sich verhaltenden Typen hauptsächlich Gastroenteritiden verursacht, wird auf dem Balkan und in Südrußland beobachtet.

Die *klinische Symptomatologie* dieser Paratyphusinfektion imitiert einen leichten Abdominaltyphus. Es ergeben sich allerdings gewisse Unterschiede.

Der *Paratyphus B*, mit einer sehr kurzen, oft nur dreitägigen Inkubation, beginnt meist akut, oft sogar mit Schüttelfrost, das typhöse Bild wird von gastroenteritischen Prodromen eingeleitet. Der Verlauf ist im Vergleich zum Abdominaltyphus leichter und kürzer. Herpes labialis ist häufiger als bei diesem. Die Mortalität ist dem leichten Verlauf entsprechend geringer (zirka 2%), die Roseolen sind oft sehr stark und zahlreich entwickelt, Darmblutungen und -perforationen sind selten, zystitische, zystopyelitische Erscheinungen ebenso wie Thrombophlebitiden häufige Komplikationen. Die Therapie ist die gleiche wie die des Abdominaltyphus. Die Diagnose wird blutzüchterisch und serologisch sichergestellt.

Auch beim *Paratyphus (abdominalis) A* ist die Inkubation kurz, meist 8 Tage. Katarrhalische Erscheinungen der oberen Luftwege, Rhinitis und Konjunktivitis sind häufig initiale Erscheinungen. Die Krankheit ist oft schon nach fünf bis zehn Tagen abgelaufen. Nervöse Erscheinungen treten kaum hervor, die Prognose ist günstig. Auch hier kann die Roseolenaussaat sehr dicht sein. Beim *Paratyphus (abdominalis) C* ist als besondere Auffälligkeit die Tatsache zu vermerken, daß er insbesondere als Nachkrankheit anderer Infektionskrankheiten, und zwar einer Malaria tertiana, eines Fleckfiebers, eines Rückfallfiebers, einer Dysenterie usw. bekannt ist. Die Paratyphus C-Bazillen werden merkwürdigerweise im allgemeinen nur im Blut, nicht aber im Stuhl nachgewiesen. Die Diagnose kann durch Agglutination serologisch gesichert werden. Die Krankheit präsentiert sich als eine unerwartete Kontinua im Rahmen oder nach Abklingen einer der genannten Infektionskrankheiten. Denkt man in einem solchen Fall an die Möglichkeit der Paratyphus C-Infektion, so wird man die Diagnose durch Blutzüchtung sichern können. Bronchitiden mit Herdpneumonien, Milztumor, Leukopenie, positive Diazoreaktion im Harn und starke Blutsenkungsbeschleunigung gehören zum Bilde; Roseolen und Durchfälle sind selten. Die Therapie ist zum Teil eine symptomatische, zum Teil deckt sie sich mit der des Abdominaltyphus.

d) Nahrungsmittelvergiftungen.

Die Nahrungsmittelvergiftungen sollen im Anschluß an das Kapitel Typhus und Paratyphus behandelt werden, weil, wie wir früher schon dargelegt haben, die Paratyphen nicht nur zu typhösen Erkrankungen, sondern auch zu Gastroenterokolitiden Anlaß geben können, die in die große Gruppe der Nahrungsmittelvergiftungen gehören.

Unter „Nahrungsmittelvergiftungen" verstehen wir Infektionen und Intoxikationen durch den Genuß von Nahrungsmitteln, in welchen sich Bakterien angesiedelt und vermehrt haben, wobei entweder diese Bakterien bei einer Gruppe von Menschen, die das gleiche Gericht genossen hatten, eine akute infektiöse Gastroenterokolitis auslösen oder aber das im Nahrungsmittel von den Bakterien gebildete und gespeicherte Gift bei einer anderen Gruppe eine reine Intoxikation hervorruft. Es können sich auch gleichzeitig beide Komponenten, die Infektion und die Vergiftung, auswirken.

Wir haben in bestimmten Keimen der Paratyphusgruppe derartige Salmonellaarten kennengelernt, die infektiöse Gastroenterokolitiden verursachen; es sind Bakterien, die sich kulturell wie Paratyphus A, B, C (abdominalis) verhalten, die serologisch aber different sind: wir nannten Bact. enteritidis Breslau aus der Salmonella (Paratyphus) B-Gruppe, das Bact. enteritidis GÄRTNER (aus der Salmonella D-Gruppe) und erwähnten, daß in seltenen Fällen noch andere Salmonellaarten bekannt wurden, die diesen Enteritis- bzw. Typhus-Paratyphus-Enteritis-Bazillen (Salmonella) zuzuordnen wären: wir nennen noch das Bact. ratin, auch aus der D-Gruppe, und das Bact. orient aus der Paratyphus C-Suipestifer-Gruppe. Es sind im Laufe der letzten Jahre an die 70 Typen der Paratyphus-Enteritis-Gruppe als gelegentlich menschenpathogen und als Erreger einer infektiösen Gastroenteritis erkannt worden. Diese Keime sind zum Teil auch tierpathogen und es können Nahrungsmittel über diesen Umweg (Ratten, Mäuse) infiziert werden. Im übrigen werden sie auch bei gesunden Tieren (Rind, Schwein, Geflügel usw.) gefunden; es können daher Fleisch, Milch, Eier usw. infiziert sein. Und wenn auch die große Hitze bei der Zubereitung der Speisen die Keime tötet, so können die einen Nahrungsmittel (Milch, Eier) roh genossen werden und so zur Infektion führen, es können aber auch gekochte oder gebratene Nahrungsmittel deshalb zur Gastroenteritis führen, weil auch die bereits gebildeten Gifte die Krankheit auszulösen imstande sind.

Es ist schließlich zu betonen, daß es nicht nur Salmonellaarten, allen voran aus der Paratyphus B-Gruppe sind, welche zu derartigen Nahrungsmittelvergiftungen führen: Bei Einzelfällen und auch bei Massenerkrankungen haben systematische umfangreiche Untersuchungen zur sicheren Überzeugung geführt, daß es das eine Mal atypische Kolibazillen, das andere Mal Proteus-Bazillen oder Enterokokken, selbst Streptokokken, Staphylokokken, Heubazillen u. a. waren, die als Erreger bzw. Giftbildner in Betracht kamen.

Bei diesen Gruppen- oder Massenerkrankungen an Gastroenteritis kann man im Frühstadium manchmal die Erreger auch im Blut nachweisen, ein Beweis, daß eine Infektion mit starker endotoxischer Giftkomponente vorliegt, in anderen Fällen sind es aber weniger die invasiven Eigenschaften der Erreger als ihre Toxine, wahrscheinlich oft auch diese allein, welche das Vergiftungsbild bedingen. Die Giftstoffe hatten sich in den Nahrungsmitteln angesammelt und kommen nun unmittelbar nach dem Genuß der Speise zur Wirkung, wofür ja schon die oft sehr kurze Inkubationszeit (von weniger als 24 Stunden) spräche. Freilich kann die Inkubation auch bei paratyphösen Gastroenterokolitiden, bei welchen man Keime im Blut und später auch im Stuhl und bei welchen man nach einigen Tagen hohe Agglutinationswerte im Serum findet, sehr kurz sein und 24 Stunden kaum überschreiten. Eine scharfe Trennung zwischen Nahrungsmittelinfekt und Nahrungsmittelvergiftung ist also oft kaum sicher zu ziehen, sie wäre auch für den Kranken ohne Belang; für die Umgebung freilich ist die bestehende oder fehlende Kontakt-Infektionsmöglichkeit wichtig.

Die Klinik der Erkrankungen — oft handelt es sich um Massenerkrankungen aus einer Gemeinschaftsküche — läßt gewisse Anhaltspunkte gewinnen, die mehr für Infektion oder mehr für Intoxikation sprechen. Folgt die Krankheit dem Genuß der Speise nicht unmittelbar nach wenigen Stunden, kann man eine Inkubation von zirka 24 Stunden feststellen, kommt es zu Fieber, wurden gar schließlich ein Milztumor und Roseolen gefunden, wie dies vorkommt, so hätten wir mit Sicherheit eine infektiöse, paratyphöse Gastroenteritis vor uns. Rasches Auftreten von Erbrechen, schwere Übelkeit, Durchfälle ohne Fieber kurz nach Genuß der verdächtigen Speise, sprechen mehr für Vergiftung. Paratyphöse Gastroenterokolitiden können nach ein oder zwei Tagen abfiebern, die Durchfälle halten aber meist länger an. Diese können schwerste Grade erreichen, sie können in Art und Schwere den Durchfällen einer Cholera gleichen; man spricht von „*Cholera nostras*“. Die schweren Wasserverluste führen zu starkem Durst, Trockenheit der Mundhöhle, zu Muskelschmerzen, Wadenkrämpfen und schwerster Prostration, kurz zu den Erscheinungen der Exsikkose, wie sie auf S. 181 beschrieben sind. In diesen schweren, foudroyant verlaufenden Fällen kann innerhalb von ein bis drei Tagen der Tod eintreten. Beim günstigen Verlauf kommt es meist rasch zur Wendung zum Guten und der Kranke kann sich in einigen Tagen wieder völlig erholen.

Im Einzelfall wird die Symptomatologie allein die Diagnose „Nahrungsmittelvergiftung“ nie sicher stellen lassen, die Diagnose stützt sich in der Regel auf die Massen-Gruppen-Erkrankung. Handelt es sich nicht oder nicht nur um die Vergiftung, sondern um eine Infektion, so kann eine Agglutinationsprobe die Detaildiagnose, z. B. Infektion mit Bact. enteritidis GÄRTNER oder BRESLAU sichern. Die Differentialdiagnose wird alle akuten Durchfallskrankheiten zu berücksichtigen haben, wir verweisen auf Bd. II, S. 165.

Was die Prognose bei derartigen Massen-Nahrungsmittelvergiftungen anbelangt, so ist diese je nach dem vorliegenden Infekt sehr verschieden. Es gibt leichte Vergiftungen, bei welchen keiner der Erkrankten als schwerkrank zu bezeichnen ist, es gibt Nahrungsmittelvergiftungen mit einer großen Mortalität.

Die Art der Nahrungsmittel hat für diese Vergiftungen nur insofern Bedeutung, als die Bakterien auf den verschiedenen Nahrungsmitteln verschieden gut wachsen. Flüssige oder halbflüssige Nahrungsmittel, wie Milch, Obers, Pudding, Sulze, Ragouts, Hackfleisch, Faschiertes, Fleisch-, Fisch- und Kartoffelsalate, aufgeschnittene harte Eier, stellen besonders günstige Bakteriennährböden dar. Für eine ausreichende Vermehrung der Keime und für die Produktion einer großen Menge Giftes ist die Raumtemperatur, bei der die Speisen gehalten werden, ebenso wie das Zeitintervall zwischen ihrer Zubereitung und dem Verzehren derselben von großer Bedeutung. Wenn die infizierten und vergifteten Speisen vor ihrem Genuß gekocht werden, so werden die noch lebenden Bazillen zwar vernichtet und eine infektiöse Gastroenterokolitis kann nicht resultieren, das Gift aber muß durch kurzes Kochen, Braten oder Erhitzen nicht oder kaum verändert werden und eine Lebensmittelvergiftung kann naturgemäß zustande kommen. Die Gifte sind wohl thermolabil, aber nur langes Erhitzen auf hohe Temperaturen macht sie unschädlich. Von Bedeutung ist, daß die Nahrungsmittel im äußeren Aussehen und auch im Geschmack in keiner Weise verändert sein müssen. Die Keime können sich bei warmer Temperatur auch so rasch, z. B. über Nacht, so sehr vermehren, daß derartige Vergiftungen oder Infektionen durch scheinbar noch „frische" Speisen zustande kommen können.

Die Bekämpfung der Nahrungsmittelvergiftung ist hauptsächlich Sache der Gesundheitsämter und der Veterinärbehörde. Gesetze und Verordnungen regeln die Bekämpfung der Tierseuchen, den Betrieb der Schlachthöfe, der Fleischbeschau, den Verkehr mit Nahrungsmitteln, den mit Milch und Milchprodukten, so daß im allgemeinen die Gewähr einer entsprechenden Prophylaxe gegeben ist. Wird eine Massenvergiftung mit Nahrungsmitteln gemeldet, so ist es zumeist nicht schwierig, die Quelle der Ansteckung bzw. der Infektion zu finden.

Die *Behandlung* ist die der akuten Enterokolitiden (s. Bd. II).

e) Botulismus.

Der Botulismus gehört unter jene Lebensmittelvergiftungen, bei welchen sich in den Lebensmitteln Giftstoffe ansammeln, die in denselben von Bakterien produziert werden; diese Giftstoffe führen beim Genuß der Speisen zur Vergiftung, zum Botulismus. Hier kommt es nicht zu einer krankmachenden Infektion, hier handelt es sich um eine reine Vergiftung durch das Toxin des Bacillus botulinus. Wir haben früher darauf hingewiesen, daß derartige Giftstoffe in Nahrungsmitteln auch durch Salmonellen oder Staphylokokken usw. produziert werden können, der Botulismus hebt sich aus diesen Vergiftungen dadurch hervor, daß er ein sehr markantes Vergiftungsbild bedingt und daß kleinste Giftmengen zu schwersten Vergiftungen oder auch zur tödlichen Intoxikation führen können. Es mag nach neueren Untersuchungen übrigens sein, daß mit den Botulismus-vergifteten Speisen auch lebende Botulismusbazillen oder deren Sporen und mit diesen auch Botulismusgift aufgenommen würde, diese Giftmenge aus Bazillen und Sporen hat aber kaum eine Bedeutung. Jedenfalls aber können mit den Nahrungsmitteln auch Bazillen aufgenommen werden und tatsächlich wurden in Leichen von an Botulismus Verstorbenen lebende Bazillen im Kreislauf und im Organismus gefunden; im Serum konnte man auch Agglutinine neben Antitoxinen nachweisen. Daß Antitoxine auftreten, ist nicht erstaunlich, da das Botulismustoxin gleiche antigene Eigenschaften hat wie etwa ein Tetanus- oder Diphtherietoxin, das heißt, es ist ein echtes Toxin, worunter man jene meist bakteriellen Gifte versteht, die im Organismus die Produktion von Antitoxinen anregen.

Aetiologie. Der Bac. botulinus ist ein streng anaerob wachsendes, grampositives, sporentragendes Stäbchen. Anaerobe Bedingungen zu seinem Wachstum findet der Keim in Fleisch-, Fisch-, Obst-, Gemüse- u. a. Konserven oder auch in Lebensmitteln, die von einer dichten Fettschichte umgeben sind, wie etwa Fleischpasteten usw. Auch in den tieferen Schichten von Räucherfleisch oder von Würsten, in tieferen Lagen eines Pökelfasses usw., sind ausreichend anaerobe Bedingungen gegeben, die das Wachstum und die Giftproduktion des Bac. botulinus garantieren. Da der Bazillus ein ubiquitärer Bodenbewohner ist, ist die Gelegenheit der Infektion leicht gegeben: sporenhaltiger Staub oder sporenhaltige Erde, die z. B. Gemüse beschmutzt haben, kann trotz Waschens bei mangelhafter Sterilisierung bei der Herstellung einer Konserve das Ausgangsmaterial abgeben. Es genügen wenige Tage, um die Ansammlung großer Toxinmengen zu ermöglichen. Auf festen Nahrungsmitteln, wie Wurst, Speck, Schinken, Pasteten findet sich Gift oft nur in einem eng beschränkten Bezirke, weshalb nicht alle Individuen, die von einer Speise essen, erkranken müssen, auch schon wegen der verschieden starken Giftdosen, die ihnen zufallen. Hierbei ist überdies zu berücksichtigen, daß die Empfindlichkeit der verschiedenen Individuen gegen das Gift verschieden ist, ja daß manche Menschen trotz erwiesener schwerster Vergiftung (Giftnachweis im Blut, s. S. 489) doch nicht erkranken.

Das Botulinustoxin wird durch langsames Erhitzen auf 100 Grad zerstört, mäßigeres und kurzdauerndes Erhitzen aber macht es nicht unwirksam. Das Botulinustoxin ist ein sehr schweres Gift und kleinste Mengen genügen, wie erwähnt, zur Vergiftung; es sind Fälle bekannt, in welchen es nach einem „Abschmecken" der Lebensmittel in der Küche zu tödlicher Vergiftung kam, wobei freilich gerade die Stelle „abgeschmeckt" worden war, in welcher das Toxin konzentriert abgelagert war. Die Mortalität hat bei manchen Vergiftungen 100% betragen. Die Durchschnittsmortalität in den großen Statistiken schwankt, sie erreicht bei Familien-Gruppenerkrankungen oft 50%. Die Botulismusvergiftung ist deshalb relativ selten, weil sie an die folgenden unglücklichen Bedingungen geknüpft ist: 1. Verunreinigung des Ausgangsmaterials mit Bazillen oder Sporen, 2. Erhaltung der Bazillen oder Sporen bei der Konservierung, 3. Geeignete Wachstumsbedingungen für die Bazillen, 4. Erhaltung des Toxins infolge unterlassener oder mangelhafter Erhitzung vor der Verwendung.

Klinische Symptomatologie. Meist frühestens 10 bis 12, längstens 36 bis 40 Stunden nach der Aufnahme der vergifteten Speise kommt es unter einem Gefühl „schwersten Krankseins" zu Erbrechen und zu Durchfällen. Diese Initialphase ist kurzdauernd, beträgt Stunden oder etwas über einen Tag, der Durchfall kann hierauf von Obstipation abgelöst werden. Unmittelbar nachher kommt es zu den charakteristischen Lähmungserscheinungen, die das Bild so sehr typisch machen. Der Kranke klagt über Akkommodationsstörungen mit undeutlichem verwaschenem Sehen, der Unmöglichkeit, Gegenstände scharf einzustellen, ferner über Doppelbilder, die übrigens oft schon Initialsymptom sind; sie beruhen auf einer Parese oder Paralyse des Rectus externus oder der Obliqui sup., also auf einer Abducens- und Okulomotoriuslähmung. Die Pupillen sind an beiden Augen verschieden groß, an beiden abnorm erweitert. Eine Ptose der Lider kommt vor wie auch die Lähmung anderer Augenmuskeln als der genannten. Frühzeitig kommt es ferner zu Störungen der Speichelsekretion, Mund- und Pharynxschleimhaut werden „strohtrocken", während des durch Aufnahme von Speisen bestehenden Sekretionsreizes kann der Speichelfluß anfangs während des Essens etwas in Gang kommen, in schweren Fällen bleibt dieser aber überhaupt aus. Ebenso kommt es zur Austrocknung der

Konjunktiven und der Schleimhaut der Nase. Die für den Kranken unangenehmsten und die folgenschwersten Lähmungen aber sind die der Pharynx- und der Oesophagusmuskulatur, wodurch Schlucken erst sehr erschwert und schließlich unmöglich wird. In einem nur einigermaßen schwereren Fall treten diese Schluckbeschwerden immer auf. Auch das Gaumensegel kann ein- oder beiderseitig gelähmt sein. Mit der Speichelsekretion kann auch die Schweißsekretion versiegen. Durch eine Lähmung der Larynxmuskulatur kann Heiserkeit oder Aphonie auftreten und schließlich kann sich als schwerste Komplikation eine Zwerchfellähmung entwickeln. Es gibt übrigens keinen Hirnnerv, der nicht gelegentlich mitbetroffen sein könnte. Es kann auch zu Schwerhörigkeit, zu Fazialislähmung, es kann zu Blasen-Mastdarmstörungen, selten sogar auch zu Extremitätenlähmungen kommen. Eine allgemeine Muskelschwäche ist die Regel. Das Bewußtsein bleibt immer erhalten, bei dem oft schweren Bild einer Bulbärparalyse zur Qual des Kranken! Schwindelzustände, Schlaflosigkeit sind häufig. Fieber tritt in unkomplizierten Fällen nicht auf.

In schweren Fällen ist der Verlauf ein foudroyanter, in wenigen Tagen kann es unter Atemlähmung zur Erstickung kommen. Bei nur mangelhafter Atmung und schlechter Lüftung der Lungen kann sich eine Pneumonie entwickeln, auch Schluckpneumonie (s. Bd. I, S. 418) kommt vor. Daß die Prognose dieser Pneumonie im Rahmen der schweren Vergiftung schlecht sein muß, versteht sich. In mittelschweren Fällen tritt der Tod an Atemlähmung erst am Ende der ersten oder zweiten Woche ein. Auch bei diesen längerdauernden Fällen ist das Bewußtsein bis zum Ende völlig klar. Bei manchen Kranken zieht sich das schwere Krankheitsbild bis über drei Wochen, die Kranken entkräften, meist rafft sie schließlich eine Pneumonie hinweg. Wenn die Lähmungserscheinungen nach etwa zwei bis drei Tagen ihres Bestandes haltmachen, wenn man den Eindruck gewinnt, daß die Vergiftung sich erschöpft hat, kann man eine relativ gute Prognose stellen, in diesen Fällen gehen die Erscheinungen im Laufe der nächsten Woche langsam wieder zurück. Bei manchen Kranken sah ich die Speichelsekretionsstörung erst nach vielen Monaten verschwinden.

Zur Sicherung der Diagnose können Reste des verdächtigen Nahrungsmittels, das Erbrochene, der ausgehobene Mageninhalt, auch Stuhl auf Botulinustoxin und auf Bazillen untersucht werden. Der Giftnachweis wird durch Verfütterung des fraglichen Materials oder durch subkutane Injektion von keimfrei filtrierten Auszügen desselben an Meerschweinchen geführt; diese zeigen das Vergiftungsbild und gehen in der Regel zugrunde. Wenn man einem Meerschweinchen ferner etwa 2 ccm Zitratblut des Kranken intraperitoneal injiziert, so geht auch dieses Tier unter den Vergiftungserscheinungen zumeist ein.

Therapie. Man gebe möglichst frühzeitig spezifisches antitoxisches Botulismusserum in hohen Dosen intravenös. Vom Behring-Werk-Serum gibt man 50 bis 100 ccm. Man nimmt ein polyvalentes Serum, da es verschiedene Botulismusstämme mit arteigenem Toxin gibt. Mit dem antitoxischen Serum werden im Körper noch nicht gebundene Toxine neutralisiert. Serum hat daher nur zu Beginn der Vergiftung einen Wert. Einmal ausgebildete Paresen können selbstverständlich nicht mehr beeinflußt werden. In schweren Fällen wird Serum auch intralumbal gegeben.

Im übrigen betreibt man eine symptomatische Therapie, die in allen leichteren Fällen auch allein ausreicht: Magenwaschung, Laxantien, später Ernährung mit Schlundsonde und mit Traubenzuckerinfusionen, eventuell sogar auch mit Nährklysmen, deren Wert aber unseres Erachtens, wie immer so auch hier, ein sehr beschränkter ist. Pneumonie-Prophylaxe mit Penicillin.

E. Bazilläre Dysenterie.

„Ruhr" war durch lange Zeit ein klinischer Begriff, er war als Durchfallskrankheit mit blutig-schleimig-eitrigen Entleerungen gekennzeichnet. Es mußte sich bald die Erkenntnis Bahn brechen, daß dieser klinische Begriff einen Symptomenkomplex darstellte, der einem schwer ulzerösen Dickdarmprozeß entsprach, und daß verschiedene Ursachen für derartige blutig ulzeröse Darmerkrankungen verantwortlich zu machen waren. Auf eine ausführliche Besprechung der einschlägigen Krankheiten (Vergiftungen mit Quecksilber, Arsen, Blei usw., Colitis ulcerosa gravis usw.) kann nicht eingegangen werden. Es genügt der Hinweis auf das Kapitel Colitis ulcerosa in Bd. II, es soll hier nur betont werden, daß im Rahmen der epidemisch-endemischen infektiösen Ruhrerkrankungen vorerst die Amöbenruhr, die Amöbiasis (Lösch 1875, Koch und Kartulis 1883) abgetrennt und diese der bazillären Ruhr gegenübergestellt werden konnte. Die bakteriologische Erforschung der bazillären Ruhr schien vorerst schon um die Jahrhundertwende durch die Entdeckung eines Dysenteriebazillus im Jahre 1898 durch Shiga in Japan und 1900 durch Kruse in Deutschland und durch die Auffindung eines zweiten Dysenteriebazillus 1910 durch Flexner in Amerika geglückt. Bald aber wurden immer neue Ruhrbakterien entdeckt, die mit dem Flexnerschen Bazillus verwandt schienen, von denen sie aber doch abzutrennen waren, so daß sich wegen der Schwierigkeiten, die sich in der Abgrenzung der verschiedenen Typen ergaben, im Schrifttum bald eine grenzenlose Verwirrung ergab. Die zahlreichen Neuentdeckungen von mit dem Flexner-Typ verwandten Keimen zwang zu einer neuen Nomenklatur, man bezeichnete die verschiedenen Keime nach dem Alphabet, ging aber schließlich aus praktischen Gründen dazu über, die Dysenteriebazillen in zwei große Gruppen einzuteilen: 1. in die toxische, in welcher nur der Shiga-Kruse-Bazillus figurierte, und 2. in die atoxische, welche alle Bazillen des Flexner-Typus umfaßte. Nach der damaligen, heute zum Teil noch gangbaren Lehre sollten nur die Shiga-Kruse-Bazillen Exotoxine bilden und dadurch allein das schwere Bild der „toxischen Dysenterie" hervorzurufen vermögen, während die „atoxische Flexner-Gruppe" nur Endotoxinbildner umfaßte und entsprechend der schwächeren Giftwirkung der Endotoxine ihrer Keime leichtere Krankheitsbilder auslöste. Später wurde noch zwei Typen eine gewisse Selbständigkeit zuerkannt, und zwar dem Schmitz-Bazillus und dem Kruse-Sonne-Bazillus, Erregern, welche neben dem Endotoxin doch auch kleine Mengen Exotoxin zu bilden schienen. Wenn diese differente Giftbildung bei den verschiedenen Ruhrbazillentypen im Prinzip auch allgemein anerkannt wurde, so war die Einteilung der verschiedenen bazillären Dysenterien auf dieser Grundlage doch nicht haltbar. Denn abgesehen davon, daß im Tierexperiment das Endotoxin mancher Flexner- oder sogar Kruse-Sonne-Stämme stärkere enterotrop-toxische Wirkungen zu entfalten vermochte als das Exotoxin von Shiga-Kruse-Stämmen, so widerspricht der Annahme eines solchen Schemas die klinische Tatsache, daß manche Shiga-Kruse-Epidemien außerordentlich leicht und harmlos verlaufen und manche „atoxische" Flexner-Epidemien mit einem Krankheitsbild höchster Toxizität einhergehen können. Man darf also aus der Klinik nicht auf „atoxische Flexner-" oder „toxische Shiga-Ruhr" rückschließen. Es scheint auch möglich, daß die Flexner-Bazillen hierzulande und in Deutschland leichtere Dysenterieformen bedingen, weil Flexner- und vielleicht auch die E- (Kruse-Sonne-) Bazillen endemisch sind und unsere Bevölkerung gegen diese Keime eine Durchseuchungsresistenz erworben hat, während die Shiga-Ruhr als Fremdseuche sich schwerer auswirkt. Daraus ließe sich aber ein prinzipieller Unterscheidungsgrund der Dysenterieerreger nicht konstruieren. Es wird also weiter zwischen SHIGA-KRUSE- und FLEXNER-Dysenterie unterschieden werden müssen, neben welchen den KRUSE-SONNE- (E-) Ruhr- und den SCHMITZ-Ruhrbazillen eine gewisse Selbständigkeit eingeräumt wird, für die Klinik ergeben sich aus dieser Unterscheidung aber keine wesentlichen Rückschlüsse oder Folgerungen.

Die Ruhrbazillen setzen ihre pathologischen Veränderungen fast ausschließlich in der Schleimhaut des Dickdarmes, namentlich im Rektum und im Sigmoid. Es kann der ganze Dickdarm diffus und schwer befallen sein, es kann sogar in seltenen Fällen auch der untere Dünndarm in das Krankheitsgeschehen miteinbezogen sein. Die Entzündung ist in schweren Fällen eine diphtherisch-nekrotisierende, wobei die Kuppen der Schleimhautfalten zuerst und am schwersten befallen werden, in leichten Fällen liegt nur eine katarrhalische Kolitis oder Proktosigmoiditis oder sogar nur eine Proktitis vor. Es gibt alle Übergänge zwischen den beiden Extremen. Die Geschwüre können mit Narben ausheilen. Die Darmveränderungen sind von schweren akuten lymphadenitischen Veränderungen in den regionären Mesenteriallymphknoten begleitet.

Sämtliche Ruhrbazillen sind gram-negative zarte Stäbchen und gehören der übergeordneten Koli-Typhus-Dysenterie-Gruppe zu. Sie wachsen auf DRIGALSKI- oder Endoagarplatten als zarte Kolonien, die von Typhus-Paratyphuskolonien durch den Aspekt usw. nicht unterschieden werden können, zumal sie den Nährboden durch Zuckervergärung auch nicht röten oder säuern. Die Dysenteriekeime sind von den Typhus-Paratyphuskeimen im hängenden Tropfen aber dadurch leicht zu differenzieren, daß sie im Gegensatz zu diesen unbeweglich sind. Es muß ein Tropfen einer frischen Kultur untersucht werden, das Präparat darf unter dem Mikroskop nicht zu rasch abkühlen, damit die Typhuskeime ihre Beweglichkeit nicht einbüßen.

Da die FLEXNER-Bazillen keine Toxine produzieren, müssen sie erst zerfallen, auf daß Endotoxine frei werden, die wahrscheinlich im Dünndarm resorbiert, auf hämatogenem Wege die Dickdarmschleimhaut erreichen und im Sinne der Entzündung schädigen. Damit erklärt man, warum lebende FLEXNER-Bazillen im Stuhl im allgemeinen nicht oder nur sehr selten gefunden werden können, im Gegensatz zu SHIGA-Bazillen. Die Entzündung wird durch die resorbierten Endotoxine der FLEXNER-Bazillen im Dickdarm eingeleitet und wahrscheinlich durch unspezifische Kolonbewohner, Koli-, Parakolibazillen (s. S. 456), Streptokokken usw. weiter unterhalten.

Die Übertragung der Ruhr erfolgt einerseits durch direkten Kontakt von Mensch zu Mensch, anderseits aber auch, wenn auch seltener, durch Trinkwasser. Bei der Übertragung spielen Fliegen fraglos auch eine bedeutsame Rolle. Ruhrnahrungsmittelinfektionen durch Gemüse, Obst, Milch dürften fast ausschließlich nur bei E-Ruhrbazillen vorkommen, die resistenter sind.

Das Überstehen einer Ruhr hinterläßt keine Immunität. Es ist möglich, daß sich gegen SHIGA-Toxine Antitoxine bilden, die eine Zweiterkrankung milder gestalten würden. Jedenfalls ist eine Erkrankung mit anderen Typen immer möglich und diese wäre durch die Ersterkrankung in keiner Weise beeinflußt.

Klinische Symptomatologie. Sie ist die der infektiösen Kolitis in allen ihren Varianten von der diffusen Enterokolitis bis zur umschriebenen Proktitis und in anderer Hinsicht von der schwer diphtherisch-nekrotisierenden bis zur katarrhalischen Entzündung. Je nach der Schwere der toxischen Allgemeinerscheinungen ist das Bild auch in dieser Hinsicht verschieden: Schwerste Mattigkeit, Schwäche, Prostration bei hohem Fieber charakterisiert die einen, wenig gestörtes Allgemeinbefinden die anderen Fälle. Der Genius epidemicus wird entscheiden, es gibt aber in jeder Epidemie auch schwere und leichtere rudimentäre Fälle.

Die Inkubationszeit ist kurz, sie dürfte nur Stunden oder wenige Tage, höchstens eine Woche betragen. Nach einem kurzen Prodromalstadium, welches auch nur Stunden währen kann und in welchem der Kranke über Müdigkeit, Appetitlosigkeit, Übelkeitsgefühl, Kopfschmerzen und Bauchgrimmen klagen kann, treten Durchfälle auf, die rasch an Zahl zunehmen. Mag der erste Stuhl zum Teil noch geformt sein, da er noch einem im gesunden Darm präformierten entspricht, so folgen bald weiche und flüssige Stühle, die vorerst noch Stuhlmassen und in steigendem Ausmaße Schleim und meist bald auch Blut darstellen, die zumeist auch noch fäkulenten Fäulnisgeruch haben, da die eiweißreichen Exsudatmassen im Darmrohr der Fäulnis anheimfallen; mit zunehmenden Diarrhoen, mit zunehmender Zahl der Stühle und mit rascherer Passage werden aber immer mehr Stühle abgesetzt, die nur mehr aus Schleim, Blut und Exsudat bestehen und die bei der rasch erfolgenden Darmentleerung bald nahezu geruchlos werden, da die Exsudatmassen im Darm nicht mehr Zeit haben, der Fäulnis anheimzufallen. Im ersten Weltkrieg glaubten einige Autoren, die Diagnose SHIGA-KRUSE-Dysenterie aus dem Geruch der Stühle stellen zu können, sie verglichen den Geruch dieser Stühle mit dem von Sperma, eine Behauptung, die nur insofern richtig war, als es bei schwerer (daher meist SHIGA-) Ruhr bald zu Entleerungen kam, die nicht mehr faulten und auch keinen Fäzesgeruch, sondern den faden süßlichen Geruch reinen Exsudates hatten. Da die Schwere der Schleimhautveränderungen nach unten fast immer zunimmt, ist die Ampulla recti in der Regel am schwersten verändert, woraus der meist quälende Tenesmus resultiert. Die Intoxikation bei schwerer Ruhr, der starke Säfteverlust, das anfangs oft bestehende toxische Erbrechen, die häufigen Stuhlentleerungen, die den Kranken oft nicht mehr von der Leibschüssel oder dem Leibstuhl sich entfernen lassen, schließlich auch das Fieber, führen meist zu einer schwersten Allgemeinschwäche. Ein derart schwerer Verlauf endet rasch in einem qualvollen Zustand. Der dauernde Stuhldrang, der schmerzhafte Tenesmus, die Darmkrämpfe, verbunden mit schwerster Körperschwäche, die bald mit Kollapsgefühl und -zuständen kombiniert ist, und die Notwendigkeit, Stunden am Leibstuhl oder auf der Leibschüssel zu verbringen, machen den Kranken zu einem beklagenswerten; er findet keine Minute Ruhe, er kann sich keinen Augenblick erschöpft zur Ruhe legen. Und unter ungünstigsten Bedingungen, in Notspitälern oder schließlich ohne primitivste Pflege, wie es in Not- und Kriegszeiten oft vorkommt, resultiert ein bejammernswerter Zustand. Oft verlassen den Kranken bei schwerem Verlauf schließlich die Kräfte, er kollabiert und nichts mehr beachtend liegt er erschöpft meist bei vollem Bewußtsein in seinen Dejekten. Bei diesem schweren Verlauf führt der Wasserverlust überdies zu unstillbarem Durstgefühl, die Exsikkose (s. S. 180) zu Muskel-, insbesondere Wadenkrämpfen. Anfangs besteht meist Fieber, welches aber in der Regel nicht hoch ist, 39 Grad kaum je übersteigt und oft nur wenige Tage währt. Kollaps führt zu Untertemperaturen. Fieber kann auch völlig fehlen oder es besteht von Anbeginn nur Subfebrilität. Je toxischer der Verlauf, um so trockener auch die Zunge. Die physikalische Untersuchung des Bauches ergibt nur wenige Zeichen: Das Abdomen kann anfangs leicht gebläht oder aber auch reflektorischperitonitisch bretthart gespannt sein. Es besteht eine diffuse Druck- und Klopfempfindlichkeit. Kann man bei weichen Bauchdecken tiefer palpieren, so erweist sich zumeist vor allem das (meist kontrahierte) Sigma als besonders empfindlich. Ein Milztumor fehlt (im Gegensatz zu dem zumal in den ersten Tagen sehr ähnlichen gastroenteritischen Paratyphus). Das Blutbild ist uncharakteristisch, anfangs kann eine leichte Leukozytose mit Linksverschiebung bestehen, später sieht man meist eine (postinfektiöse) Lymphozytose. Nur bei starkem Erbrechen kann eine Hypochlorämie und eine mäßige Azotämie nachgewiesen werden. Die Senkungsgeschwindigkeit der Erythrozyten ist normal, sie kann bei längerem Verlauf später auch beschleunigt sein.

Unter den *Komplikationen* bzw. *Nachkrankheiten* ist das „*Ruhr-Rheumatoid*" bzw. das „REITER*sche Syndrom*" die wichtigste und häufigste. Es handelt sich hierbei um einen echten Rheumatismus, um eine allergisch-hyperergische rheumatische Nach- oder Begleitkrankheit, offenbar mit dem Darm als rheumatischem Fokalherd.

Das Ruhr-Rheumatoid ist eine Polyarthritis vom Typ der rheumatischen Gelenksentzündung. Es tritt etwa zwei bis vier Wochen nach der Ruhr, oft schon aus einem wieder guten Allgemeinbefinden auf und befällt nach Art der Polyarthritis sprunghaft mehrere Gelenke hintereinander, wobei die Affektion eines Gelenkes bald abklingen, oder auch lange persistieren kann. Manchmal, selten wird nur ein Gelenk befallen. Oft ist die Affektion stark exsudativ, sie geht dann mit um so mehr Schmerzen einher. Immer ist die Gelenkaffektion sehr schmerzhaft, die Kranken liegen in schweren Fällen bewegungslos im Bett, jede kleinste Bewegung vermeidend. Das Ruhr-Rheumatoid verhält sich auch im übrigen gleich einer rheumatischen Polyarthritis. Die Gelenkexsudate vereitern nicht, es besteht, gleichzeitig und konform mit dem Befallenwerden der Gelenke, ein (meist hohes) Fieber (bis 38 und 39 Grad). Die Gelenkaffektion kann nach wenigen Tagen oder erst nach ein bis zwei Wochen oder auch erst nach vielen Wochen abklingen, meist ist das Ruhr-Rheumatoid sehr hartnäckig.

Unter „REITERsches Syndrom" (s. auch S. 333) versteht man zumeist die „REITER-Trias", die mit den Schlagwörtern Konjunktivitis, Urethritis und Polyarthritis gekennzeichnet ist. Es tritt ebenso wie das Ruhrrheumatoid zwei bis vier Wochen nach der Ruhr auf, es ist die gleiche rheumatische Erkrankung, wobei der Rheumatismus aber auch andere Gewebe befällt. Es muß im übrigen betont werden, daß es nicht immer eine Ruhr ist, welche dem REITER-Syndrom vorangeht, man sieht dieses auch nach andern, z. B. paratyphösen Enterokolitiden. Auch handelt es sich bei dem Syndrom nicht immer nur um eine Konjunktivitis, sondern oft auch um Skleritiden, Keratitiden, Iritiden und Iridozyklitiden und nicht nur wie zumeist um Urethritiden, sondern auch um Zystitiden und Pyelitiden, wie denn schließlich auch nicht nur um Polyarthritiden, sondern auch um Entzündungen der Sehnen, des Periosts oder des Perichondriums. Auch leichte Meningitiden, in eigenen Fällen auch Meningoenzephalitiden, wurden beobachtet.

Bei der chronischen Enteritis (s. Bd. II, S. 166) und der Colitis ulcerosa (s. Bd. II, S. 174) wurde darauf hingewiesen, daß beide Krankheiten ätiologisch auf eine Ruhr zurückgehen können, sie sind also ebenso wie gewisse Fälle von Magenachylie als Spätkomplikation zu betrachten.

Die *Diagnose* der Ruhr ist in Epidemiezeiten leicht, wobei auch die bakteriologische Untersuchung allein die Art der vorliegenden Ruhr wird entscheiden können, zumal sich in einer SHIGA-KRUSE-Ruhrepidemie unserer Erfahrung nach immer auch Fälle finden, die andere Stämme zum Erreger haben. In sporadischen Fällen imponiert die Krankheit als akute Enterokolitis oder Kolitis (s. Bd. II), und nur die Bakteriologie kann den Ruhrcharakter der Erkrankung sichern. Hierbei ist allerdings zu sagen, daß die bakteriologische Untersuchung der Stühle bei Ruhr oft negativ ausfällt, worauf schon hingewiesen wurde. Um optimale Züchtungsergebnisse zu erhalten, empfiehlt es sich, den noch körperwarmen Stuhl auf vorgewärmte DRIGALSKI- oder Agarplatten auszustreichen oder mit der Platinöse rektoskopisch direkt von der Darmschleimhaut auf die vorgewärmten Nährböden abzuimpfen. Versandmaterial ergibt fast ausnahmslos negative Züchtungsergebnisse. Auch die Ruhrbazillenagglutinationen geben unverläßliche Resultate: Wenn überhaupt ausreichend Agglutinine gebildet werden, so erscheinen diese frühestens acht bis zehn Tage nach Beginn der Krankheit. Erst Titer ab 1 : 200 sind verwertbar, sie erreichen selten hohe Werte (1 : 10000). Negativen Agglutinationen bei sicherer Ruhr begegnet man häufig. Eine Typendiagnose ist auf diesem Wege auch kaum möglich, da Mitagglutinationen häufig sind.

Verlauf und Prognose. Der Verlauf und die Dauer der Ruhr können außerordentlich verschieden sein. Die Krankheit kann bei foudroyantem Verlauf in wenigen Tagen ad exitum führen. Die Mortalität ist in den verschiedenen Epidemien verschieden. In schweren toxischen Epidemien, meist, aber nicht immer SHIGA-Epidemien (s. S. 490), kann die Mortalität 20% erreichen, sie beträgt durchschnittlich zumeist 10%, leichte FLEXNER-Epidemien haben demgegenüber manchmal keine Mortalität, sie erschöpfen sich in gehäuftem Auftreten leichter Durchfälle. Auch hinsichtlich der Dauer lassen sich Regeln nicht aufstellen. Eine akute Dysenterie dauert meist eine bis zwei Wochen, sie kann mit gutem Ausgang auch nur wenige Tage währen, in jeder Epidemie begegnet man derartigen rudimentären Formen; sie kann sich aber auch über viele Wochen hinziehen, wobei man den Übergang einer akuten in eine chronische Kolitis sehen kann und wobei anfangs nachgewiesene Ruhrbazillen bald aus dem Stuhle verschwinden. Man bezeichnet derartige Fälle zu Unrecht als „chronische Ruhr". Hier sei nochmals darauf hingewiesen, daß eine Colitis ulcerosa aus einer Dysenterie hervorgehen kann, damit ist die Variationsbreite der Ruhrdauer gekennzeichnet, wobei allerdings zugegeben werden muß, daß die Ruhr in diesem Falle in eine zweite langdauernde Krankheit umschlägt, daß sie nur den Boden für die Entwicklung der Ulzerosa abgab. Es gibt Fälle, die im Stuhl nach kurzem oder langem Verlauf, nach Abklingen der klinischen Erscheinungen bakteriologisch positiv bleiben, derartige Bazillenausscheider sind gerade bei der Ruhr aber selten. Hingegen sind nicht erkrankende Bazillenträger während einer Epidemie relativ häufig, das heißt während einer Ruhrepidemie infizieren sich viele Individuen, um nur Bazillenträger zu werden, nicht aber, um zu erkranken. Die Prognose und auch die Mortalität einer Epidemie hängen, abgesehen vom Genius epidemicus, von äußeren Umständen (Pflege, Diät, rechtzeitiger Behandlung des Kreislaufes usw.) ganz wesentlich ab.

Therapie. Nochmals sei die eminente Bedeutung der Pflege betont. Absolute Bettruhe, Vermeiden jeder geringsten Abkühlung, Warmhalten des Kranken mit Wärmeflaschen, Obsorge für den Kreislauf sind kardinale Forderungen. In den ersten Tagen bekommt der Kranke ausschließlich gezuckerten Tee, Schleimsuppe, später erhält er eine möglichst aufgeschlossene Kost, wie dies bei den Enterokolitiden und Dyspepsien in Bd. II dargelegt ist. Eiweiß in Form von Ei, weichem, gut abgelegenem, gut gekochtem oder durchgebratenem, zartem Fleisch oder Topfen, Kohlehydrate ohne Zellulose (verboten Gemüse, Obst, Kompott, Kartoffeln, Hülsenfrüchte), wenig Fett. Geringe Alkoholmengen (auch Rotwein) sind bei kollapsnahen Kranken angezeigt. Starken Wasserverlusten wird mit Infusionen von Kochsalz oder Traubenzuckerlösungen begegnet.

Mit der Einführung der Sulfonamide wurde zum erstenmal ein brauchbares Medikament verwendet. Ein Sulfonamidstoß kann die Krankheit in den ersten Tagen kupieren. Es werden schwer lösliche Präparate, Sulfoguanidin, Sulfosuccidin besonders empfohlen, wir haben den Eindruck, daß alle in der Klinik derzeit gebräuchlichen Sulfonamide gleich gute Wirkung haben können, die individuelle Verträglichkeit der verschiedenen Sulfonamide muß mitberücksichtigt werden. Man braucht die Dosis von täglich 4 bis 6 g meist nicht zu überschreiten, gehe aber bei einem Mißerfolg nach zwei bis drei Tagen doch auf etwa 8 bis 10 g pro Tag. Bei starken Magenbeschwerden kann das Sulfonamid auch injiziert werden. Bei längerdauernden Fällen wird das Sulfonamid in mehrtägigen Stößen mit entsprechenden Intervallen verabfolgt. Die spezifische Therapie ist nahezu verlassen oder sie wird nur auf schwer toxische Fälle beschränkt. Sie besteht in der Verabfolgung von einem antitoxischen Antidysenterieserum. Antitoxische Sera haben nur bei frühzeitiger Anwendung Aussicht auf Erfolg! Ist die Art des vorliegenden Dysenteriestammes festgelegt, so empfiehlt sich, bei Shiga-Kruse-Ruhr ein monovalentes Shiga-Serum zu verwenden, andernfalls greift man zu einem polyvalenten Serum. Man gibt je nach der Schwere des Falles 20 bis 100 ccm des Serums intramuskulär, nur bei besonderer Gefahr auch intravenös, wenn nötig kann die Dosis nochmals wiederholt werden. Die Wirkung soll sich in einer sofortigen oder raschen Besserung des Allgemeinbefindens zeigen. Autovakzinebehandlungen haben sich nicht bewährt, von der d'Hérelle*schen Bakteriophagentherapie* haben die meisten Autoren keinen Erfolg gesehen.

D'Hérelle machte die Beobachtung, daß Stuhlbouillonfiltrat eines Ruhrkranken Shiga-Kruse-Bazillen aufzulösen imstande ist. Diese Phagen finden sich auch in einem sterilen Ruhrbazillenbouillonfiltrat. Durch die Elektronenmikroskopie scheint die Natur der Phagen im Sinne eines Lebewesens der Größenart der Virusarten entschieden zu sein. Es lag nahe, diese Wirkung, die d'Hérelle auf die sich gleichzeitig mit den Ruhrkeimen vermehrenden Bakteriophagen bezog, therapeutisch auszunützen. Tatsächlich berichteten eine Reihe von Autoren in Übereinstimmung mit dem Entdecker gute Resultate mit derartigen Bakterienfiltraten, die Ruhrphagen enthielten. Der Enthusiasmus um die Phagentherapie, die sich alsbald von der Dysenterie auf zahlreiche andere Keime erstreckte, hat sich längst gelegt und auch bei der Ruhr wird sie nur mehr mit großer Reserve empfohlen. Von den verschiedenen Anwendungsarten rektal, parenteral oder oral hat sich die orale am besten behauptet, es werden an drei aufeinanderfolgenden Tagen, je ein Eßlöffel Phagenbouillon in Tee oder Suppe verabreicht, am besten nach vorheriger Einnahme von Natriumbikarbonat, da die Phagen gegen Magensäure sehr empfindlich sind. Hinsichtlich des Wesens der Bakteriophagen sei im übrigen auf die Lehrbücher der Bakteriologie verwiesen; hier sei nur noch betont, daß Phagentherapie oft wegen der Polyvalenz der Phagen, der Phagenhemmung durch körpereigene Stoffe, der Ausbildung von Antiphagen usw. scheitert. Phagen sind spezifisch gegen einen Keim eingestellt.

Eine spezifische Prophylaxe, die — bei Übernahme der Pflege eines Kranken — sofort wirksam sein sollte, kann mit der intramuskulären Injektion von 10 ccm des antitoxischen Serums versucht werden. Für einen längerdauernden Immunschutz kommt eine aktive Immunisierung mit Vakzinen in Frage; die bisher beobachteten Erfolge blieben aber zumindest hinter den Erwartungen weit zurück.

Beim Reiter-Syndrom bzw. bei dem Ruhrrheumatoid hat sich uns, entgegen zahlreichen Autoren, die Salizylsäuretherapie in vielen Fällen sehr gut bewährt, und zwar sowohl hinsichtlich der entzündlichen Erscheinungen an den Gelenken, wie hinsichtlich der am Auge, den Harnwegen usw. Andere Autoren wollten gerade in dem salizylrefraktären Verhalten des Reiter-Syndroms einen Gegensatz zum Rheumatismus postulieren, wir meinen auf Grund unserer Erfahrungen — zu Unrecht.

F. Keuchhusten (Pertussis).

Der *Erreger des Keuchhustens* ist der von BORDET-GENGOU entdeckte Keuchhustenbazillus, ein kleines, gram-negatives Stäbchen, welches nur im Anfangsstadium im Sputum gefunden wird. Die Erregernatur des BORDET-GENGOUschen Bazillus war lange Zeit hindurch heftig umstritten, die schwierige Abgrenzung gegen den recht ähnlichen Influenzabazillus stand seiner Identifizierung als spezifischer Keim lange im Wege. Die neurotischen Züge der Krankheit ließen manche Autoren übrigens ihre Infektiosität bezweifeln oder überhaupt ablehnen, eine Tatsache, welche dem Fortschritt auf dem Gebiete der bakteriologischen Erforschung des Keuchhustens sicherlich hinderlich war.

Die Übertragung erfolgt ausschließlich von Mensch zu Mensch, hauptsächlichst durch Tröpfcheninfektion; außerhalb des Körpers geht der Keim zugrunde.

Die Inkubation schwankt zwischen acht und vierzehn Tagen, selten angeblich auch zwischen zwei und zwanzig Tagen. Die Krankheit bleibt ansteckungsfähig, solange im Sputum Keime nachgewiesen werden können. Die Kontagiosität nimmt nach der ersten Woche des katarrhalischen Stadiums mit dem immer unsicherer werdenden Nachweis des Erregers auf der Hustenplatte (nach CHIEVITZ) langsam ab. Hochinfektiös ist der Keuchhusten im Prodromalstadium, bis in die erste Zeit des konvulsiven Stadiums (s. unten); der Keuchhusten ist in der Regel nicht länger als die ersten vier bis fünf Wochen ansteckend. Eine längere Isolierung über vier Wochen nach den ersten typischen Hustenanfällen ist daher nicht notwendig. Die Prophylaxe verlangt aber eine Isolierung bis zu dieser Zeit.

Die Empfänglichkeit ist in den ersten Lebensjahren sehr groß, auch Neugeborene bleiben nicht verschont. Die Empfänglichkeit nimmt aber vom fünften Lebensjahr langsam ab, Erwachsene erkranken allerdings auch bis in das hohe Alter, aber selten und wenn überhaupt, in leichter, abortiver Form.

Symptomatologie. Die Krankheit beginnt mit einem katarrhalischen Prodromalstadium. Unter meist leichtem Fieber klagen die Kinder über Halsweh, Schluckbeschwerden, Heiserkeit, Hustenreiz, trockenen Husten und Schnupfen; recht häufig stellt sich eine Konjunktivitis ein. Nach ein bis zwei, selten erst nach drei oder sogar vier Wochen beginnt das *Stadium convulsivum,* welches durch die typischen Keuchhustenanfälle charakterisiert ist, die so typisch sind, daß sie zumeist die Diagnose erlauben. Ein initialer Kitzel im Hals löst vorerst einige leichte Hustenstöße und ein Beklemmungsgefühl auf der Brust aus. Der eigentliche Anfall beginnt mit einem tiefen stridorösen, mehr pfeifenden oder mehr seufzenden Inspirium, es kann auch eher einem inspiratorischen lauten seufzenden Stöhnen gleichen. Diesem langgezogenen Inspirium folgen einige rasche kurze Hustenstöße, worauf wieder das oben geschilderte langgezogene Inspirium einsetzt, dem neuerlich der trockene Husten folgt. Das Kind wird durch die sich nun mehrmals hintereinander folgenden Hustenstöße, zumal sich kein Inspirium einschiebt, zyanotisch, die Hals- und unter Umständen die Gesichts-Stirn-Venen treten durch Stauung stärker hervor, die Konjunktiven werden durch die starke Stauung injiziert und tränen. Das Kind empfindet schwersten Lufthunger bis zu einem Erstickungsgefühl, welches das stridoröse Inspirium noch forcierter werden läßt. Nach einem derartigen Hustenparoxysmus, in dem sich rasch hintereinander die kurzen Hustenstöße gefolgt waren, folgt wieder das lange forcierte stridoröse, so sehr charakteristische Inspirium. In diesem werden alle auxiliären Atemmuskeln maximal angespannt. Zumeist nimmt das Kind im Anfall eine stark vornübergeneigte Haltung ein und es versucht durch Anhalten an einer Sessellehne usw. besser Halt zu haben. Im Anfall können durch die starke Inanspruchnahme der Bauchpresse Harn und Stuhl unwillkürlich abgehen. Im Husten wird die Zunge krampfhaft und meist merkwürdig helmförmig, kranial zu einer Mulde geformt, vorgestreckt, wobei nicht selten das Frenulum linguae, angespannt und über die Schneidezähne gelagert, einreißt — es entstehen so kleine Ulzera, die diagnostische Bedeutung haben. Der Anfall dauert etwa 30 bis 45 Sekunden. Wenn das Kind schließlich bei dem forcierten Husten etwas zähen Schleim herauswürgt, tritt oft noch ein Brechreiz auf, bei vollem Magen wird Mageninhalt mit etwas Magensaft erbrochen; bei sehr häufigen Anfällen und langer Dauer des Keuchhustens magern die Kinder durch dieses häufige Erbrechen, durch Inanition auch stark ab. Mit dem Erbrechen endet der Anfall. Das Kind erholt sich rasch und macht bald einen völlig normalen Eindruck. Die Anfälle sind anfänglich leichterer Art und treten während eines Tages nur selten auf. Alsbald nehmen sie an Intensität, Dauer und auch an Zahl zu, so daß sie sich in einem Tag bis zu fünfzigmal und öfter wiederholen können. Sie treten mit Vorliebe des Nachts auf, den Schlaf schwer störend. Am Tage lösen kleine Erregungen oder auch körperliche Arbeit, häufig mit leichter Arbeitsdyspnoe Anfälle aus. Häufig erkranken mehrere Kinder einer Familie, hört dann ein Kind das Husten des Anfalles eines anderen, so löst auch dies den Anfall aus. Anfälle können — aus diagnostischen Gründen — provoziert werden, indem man dem Kind in den Hals sieht oder mit dem Spatel den Racheneingang berührt und einen Würgereflex auslöst. Im Anfall kommt es nicht selten durch die akute starke Stauung zu kleinen Gefäßrissen, vor allem zu kleinen subkonjunktivalen Blutungen. Auch Nasenbluten, kleine pharyngeale Blutungen sind nicht selten.

Die Keuchhustenanfälle unterscheiden sich von allen Hustenanfällen durch die Intensität und damit auch durch den Grad der bei ihr auftretenden schweren Stauung im großen Kreislauf, welche für eine Reihe von Erscheinungen verantwortlich ist und welche auch die Pertussisgefahren in sich schließt. Abgesehen von der bereits erwähnten akuten Zyanose, der Venenanschwellung am Hals und im Gesicht und den erwähnten subkonjunktivalen Blutungen und dem Nasenbluten machen die Kinder auch außerhalb des Anfalles manchmal einen gedunsenen Eindruck, offenbar auf Grund eines leichten, mit der Zeit sich entwickelnden Oedems. Die Schwere der im Anfall auftretenden Stauungen manifestiert sich ferner in Blutungen der Mundhöhle, des Pharynx, des Respirationstraktes, vor allem Trachea und Bronchien. Alle diese Blutungen aber treten hinter den Blutungen im Gehirn an Bedeutung weit zurück; diese zentralen Blutungen, die bald das Gehirn, bald die Meningen betreffen, können zum augenblicklichen Tod, zu Hemiplegien usw. führen. Bei Autopsie eines während einer Konvulsion verstorbenen Kindes stellt der Anatom manchmal keine Blutung, sondern nur ein Hirnödem oder einen beginnenden Hydrocephalus internus fest. Flüchtige Hirnsymptome, soporöse Zustände, Hemiplegien, Hemianopsien, Aphasien gehen zumeist sehr rasch zurück und sind offenbar immer auf lokalisierte Stauungen und Oedem zurückzuführen. Bei Erwachsenen kommt es in der Regel höchstens zu einer Ohnmacht. Zum Glück können wir feststellen, daß zerebrale Komplikationen, insbesondere ein derartiger tödlicher Ausgang eines Keuchhustenanfalles außerordentlich selten sind. Die Schwere des Hustenanfalles dokumentiert sich schließlich noch in dem im Konvulsivstadium zumeist nachweisbaren akuten Emphysem, welches aber nach der Krankheit ausnahmslos wieder verschwindet.

Die Anfälle der Erwachsenen unterscheiden sich von jenen der Kinder meist dadurch, daß sie leichterer Art und seltener sind, daß ihr terminales Erbrechen, oft sogar auch das charakteristische stridoröse Inspirium fehlten, wodurch die Diagnose erschwert wird.

Die leichten Temperaturen der katarrhalischen Initialphase verschwinden meist frühzeitig, geringfügige, unregelmäßige Temperatursteigerungen können aber im Konvulsivstadium weiter bestehen. Auch die leichten bronchitisch-katarrhalischen Erscheinungen über der Lunge des ersten Stadiums können persistieren und sie dürften ja auch vornehmlich der Ausgangspunkt der Broncho-pneumonien sein, die im Stadium convulsivum auftreten und die Prognose des Keuchhustens so sehr trüben.

Im Laufe der mehrwöchigen Periode der Krampfhustenanfälle, die ja bei neuropathischen und psychasthenischen Kindern an sich schon häufiger auf-treten und auch schwerer in Erscheinung treten, kann man zumeist eine Zunahme der psychischen Labilität feststellen und beobachten, wie die Anfälle immer mehr psychogen ausgelöst und immer mehr Ausdruck einer nervösen Reaktionslage werden. Bei bestimmten psychopathisch belasteten Kindern wollen die Anfälle schließlich auch nicht mehr verschwinden, da psychisch bedingte Anfälle die echten Keuchhustenanfälle zu ersetzen beginnen. Man kann in derartigen Fällen schließlich durch eine entsprechende Psychotherapie die Anfälle schlag-artig zum Verschwinden bringen!

Unter normalen Bedingungen dauert das Stadium convulsivum zumeist zwischen vier bis sechs Wochen, wobei die Anfälle an Zahl immer mehr ab-nehmen (Stadium decrementi), es kann kürzer und länger währen.

Die *Diagnose* des Keuchhustens ist bei Kindern, zumal bei einer Gruppen-erkrankung oder einer kleinen Endemie nicht schwierig. Die Schilderung der Anfälle durch die Eltern reicht meist auch zur Diagnosestellung aus, im übrigen kann man einen Anfall auslösen (s. o.) und sich selbst überzeugen. Die Diagnose kann im katarrhalischen Initialstadium bakteriologisch sichergestellt werden, der Praktiker wird dieses Nachweises aber kaum je bedürfen. Schwierig ist die Diagnose bei Erwachsenen. Die äußeren Umstände, Kindererkrankung in der Umgebung werden die Verdachtsdiagnose bei Hustenanfällen erlauben. Differentialdiagnostisch kommen alle trockenen Reizhustenzustände, wenn sie anfallsmäßig auftreten, in Betracht (Mediastinaltumor, Bronchialdrüsentuber-kulose). Auch spastische Bronchitis kann ähnliche Hustenprozesse auslösen. In fraglichen Fällen sind sowohl beim Kind wie beim Erwachsenen zwei Labo-ratoriumsbefunde von großer diagnostischer Bedeutung: Im Blute findet sich meist schon im katarrhalischen Stadium eine Leukozytose (mit Zahlen bis zu 16 000) mit einer starken relativen Lymphozytose (bis 85%), die Blutsenkung ist gleichzeitig normal oder sogar verlangsamt!

Die *Prognose* ist beim Kleinkind durch die gelegentlich sehr seltene tödliche Konvulsion während eines Hustenanfalles, bei älteren Kindern durch die Kompli-kation einer Bronchopneumonie und durch die bekannte Aktivierung einer Lungentuberkulose durch die Pertussis getrübt. Bei primär gesunden kräftigen Kindern ist die Prognose im allgemeinen eine gute. Im Säuglingsalter beträgt die Letalität aber 20 bis 60%!

Therapie. Zur Prophylaxe wäre nachzutragen, daß sich die Vakzine-Schutzimpfung z. B. mit dem Phytossan oder Petein bewährt hat; die Zahl der Erkrankungen wird herabgesetzt, die Fälle verlaufen auch leichter. Gefährdete Kinder, zumal in Instituten, können mit recht großer Sicherheit geschützt werden. In den ersten Lebensmonaten sind Schutzimpfungen aber kontra-indiziert. Sulfonamide und Penicillin sind unwirksam, über Streptcmycin und die übrigen neuen Antibiotika fehlen uns eigene Erfahrungen. Neueste Literatur berichtet, daß durch eine frühzeitige perorale Verabreichung von Aureomycin und Chloromycetin der Keuchhusten kupiert und innerhalb weniger Tage geheilt werden kann. Bei später einsetzender Behandlung ließen sich eine Abkürzung der Krankheitsdauer und nur progressive Abnahme der Häufigkeit und Heftigkeit der Anfälle erreichen.

Im Stadium decrementi scheint sich Klimawechsel zu bewähren. Ob die vor nicht langem propagierten ein- bis zweistündigen Höhenflüge tatsächlich schlagartige Erfolge haben, wie die Tagespresse vermeldete, muß abgewartet werden. Die Therapie ist im übrigen eine symptomatische. Bei starken Konvulsionen ist ein Versuch mit einer Lumbalpunktion zu machen, damit der erhöhte Liquordruck zur Norm gesenkt werde. Zur allgemeinen Beruhigung kann auch die intravenöse Applikation von 20 ccm einer 8%igen Magnesiumsulfatlösung versucht werden. Es scheint, daß unter einer Dauerbehandlung mit Chinin die Zahl der Anfälle vermindert und diese auch leichter gestaltet werden. Man gibt Säuglingen dreimal täglich 0,1, größeren Kindern dreimal täglich 0,3 bis 0,75 Euchinin oder Aristochin, die gegenüber dem Chinin. muriatic., welches übrigens größeren Kindern in Dosen von dreimal täglich 0,1 bis 0,3 in Oblaten gegeben werden kann, den Vorteil der Geschmacklosigkeit haben. Aristochin ist überdies wasserlöslich und kann Säuglingen daher leichter beigebracht werden. Auf die Bedeutung nervöser Faktoren und die Notwendigkeit einer Psychotherapie in bestimmten Fällen wurde oben bereits hingewiesen.

G. Brucellosen.

Unter der Bezeichnung „Brucellosis" faßt man heute die seit langem bekannten Krankheiten „Maltafieber" und „Bangsche Krankheit" („Bang-Fieber", „Bang-Infektion") zusammen, nachdem Evans 1918 gezeigt hatte, daß das 1887 von Bruce entdeckte Bacterium melitense, der Erreger des Maltafiebers, und das von Bang 1896 beim Rind als Erreger des seuchenhaften Verwerfens entdeckte Bacterium abortus, welches in seltenen Fällen auch den Menschen infizieren kann und bei diesem das Bang-Fieber hervorruft, einander außerordentlich ähnlich sind, was in der Humanpathologie auch wieder dadurch zum Ausdruck kommt, daß die Klinik der beiden Krankheiten, Maltafieber und Bang-Fieber, nahezu identisch ist. Die beiden verschiedenen Keime gleichen sich in morphologischer, kultureller und biologischer Hinsicht weitgehendst. Der Name Brucella leitet sich von dem Entdecker des Maltafiebererregers ab. Die durch die Brucellen bei Mensch und Tier hervorgerufenen Krankheiten bezeichnet man als Brucellose. Die alte Krankheitsbezeichnung für das Maltafieber, „Febris undulans", welche den Fieberverlauf so gut charakterisierte, hat sich nur in der Bezeichnung „undulierendes Fieber" für das Symptom eines charakteristischen, in Wellen verlaufenden Fiebers erhalten.

Wir kennen beim Menschen drei durch Brucellen verursachte Krankheiten: 1. Die Bangsche Krankheit (auch kurz „Bang" genannt, das Bang-Fieber), 2. das Maltafieber und 3. eine Abart einer Bangschen Krankheit, die bisnun in Nordamerika und in der Schweiz beobachtet wurde, bei welcher eine Brucella suis (des Schweines) den Erreger darstellt. Die drei Erreger: Die Brucella Bang, die Brucella melitensis und die Brucella suis werden heute als Varianten des gleichen Keimes aufgefaßt, die sich durch die Passagen durch verschiedene Wirte, das Rind, die Ziege und das Schwein, entwickeln, wobei nahezu identische, weitgehend verwandte, aber doch verschiedene Keime resultieren! Wenn wir vorerst die Schweinebrucellose, die übrigens hierzulande nicht vorkommt, unberücksichtigt lassen, so wird die enge Zusammengehörigkeit der Stämme Brucella Bang und Brucella melitensis durch mehrere Umstände illustriert.

Die enge Zusammengehörigkeit der beiden Stämme wird nämlich dadurch unterstrichen, daß die BANG-Infektion des Rindes einerseits, die Melitensisinfektion der Ziege anderseits beim Menschen ein nahezu identisches Krankheitsbild erzeugen, daß es bei der Melitensis- wie bei der BANG-Infektion zur sogenannten „latenten Infektion" kommen kann und daß die Melitensisinfektion von der Ziege auch auf Rinderbestände übergehen kann und hier zum seuchenhaften Abort führt. Hinzu kommt noch, daß es bei der Kuh nach Überimpfen einer vom Menschen gezüchteten Melitensiskultur ebenso wie nach Überimpfen eines vom Menschen gezüchteten BANG-Stammes zum seuchenhaften Abort kommt, daß beide Stämme eine auffallende Affinität zum Genitale des befallenen Tieres haben, daß eine scheinbar erfolglose Verimpfung eines BANG-Stammes auf den Menschen zu einem wirksamen Schutz gegen die Melitensisinfektion führt, wie dies im Pasteur-Institut von Tunis gezeigt wurde, und daß schließlich, um nur die wichtigsten Punkte hervorzuheben, Immunsera, erzeugt mit dem einen Stamm, den anderen mit hohem Titer agglutinieren. Man kann somit eine Reihe von Fakten anführen, welche im Sinne der Gleichstellung von BANG- und Melitensiserregern sprechen; es darf aber nicht übersehen werden, daß bestimmte biologische Unterschiede doch eine Trennung ermöglichen.

Hier muß unter anderem vor allem darauf hingewiesen werden, daß das Rind den Überträger der BANGschen Krankheit, die Ziege den Überträger des Maltafiebers darstellen. Eines der wesentlichsten biologischen Unterscheidungsmerkmale bildet ferner der Umstand, daß das Maltafieber von der Ziege auf den Menschen außerordentlich leicht übertragbar ist, während die Ansteckungsgefahr der Abortus-BANG-Infektion des Rindes für den Menschen überaus gering ist. Bedenkt man z. B., daß nach LERCHE die Breslauer Marktmilch zu gegebener Zeit zu 50% mit Brucella BANG infiziert war, ohne daß mehr als ganz vereinzelte BANG-Fälle in der Stadt vorkamen, überlegt man ferner, in welchem Ausmaß Tierärzte, Stallknechte und -mägde usw. beim Verwerfen eines Rindes der BANG-Infektion ausgesetzt sind, so bleibt die Erkrankungsziffer an BANG-Krankheit auffallend gering und es ergibt sich ein krasser Gegensatz zum Maltafieber, bei dem auch ein einmaliger Genuß infizierter Ziegenmilch Krankheit nach sich zieht. Übertragungen des Maltafiebers von Mensch zu Mensch sind in Maltafieberepidemien ein häufiges Ereignis, während Kontaktinfektionen mit BANGscher Krankheit von Mensch zu Mensch mit Sicherheit noch nicht beobachtet wurden. Wenn bei der BANGschen Krankheit in einzelnen Fällen über Gruppenerkrankungen auf einem Gutshof usw. berichtet wurde, so handelt es sich in der großen Mehrzahl der Fälle doch nur um sporadische Erkrankungen, während beim Maltafieber große Epidemien die Regel sind. Ein bemerkenswerter Unterschied in den beiden Infektionen beim Menschen ist ferner darin zu erblicken, daß sich BANG-Bazillen oft nur schwer, unter besonderen Bedingungen, unter veminderter Sauerstoffspannung aus dem Menschen züchten lassen, während die Maltafieberkeime aus Blut, Organen und Sekreten ohne Mühe gewonnen werden können. Wenn wir schließlich noch darauf hinweisen, daß sich wesentliche Unterschiede in der Affenpathogenität der beiden Erreger, ferner solche in der geographischen Ausbreitung der beiden Seuchen ergeben, endlich, daß sich mit dem Absättigungsverfahren auch serologische Unterschiede aufstellen und auch geringe kulturelle Differenzen aufzeigen lassen und daß schließlich auch geringe klinische Differenzen in der Erscheinungsweise der beiden Krankheiten beim Menschen bestehen, worauf wir noch zurückkommen, so sind die unterscheidenden Merkmale zwischen BANG- und Melitensisinfektion erschöpfend dargestellt.

Die BANGsche Krankheit gilt für viele Autoren, welchen wir uns anschließen möchten, als „neue Krankheit" in dem Sinne, daß die Krankheit den Menschen erst in jüngerer Zeit, nach dem ersten Weltkrieg befallen hat. Es handelt sich um das Auftreten einer früher nicht dagewesenen, nicht um die jetzt richtige Erkennung einer früher übersehenen oder mißdeuteten Krankheit. Gleiches soll übrigens auch für die Psittakose und die HAFF-Krankheit gelten.

Die *Erreger*, die Brucellen, sind kleinste, gram-negative unbewegliche, oft kokkenähnliche Stäbchen, die serologisch einander weitgehend ähnlich sind. Auf die Differenzierung der einzelnen Typen kann hier nicht eingegangen werden. Es ist wichtig zu wissen, daß die Brucellen bei der Züchtung aus dem menschlichen Körper in den ersten Kulturen nur sehr langsam wachsen. Die Brucella abortus ist noch dadurch ausgezeichnet, daß sie nach der Isolierung in den ersten Kulturen nur in Nährböden mit einer erhöhten CO_2-Spannung, nicht aber unter gewöhnlichen aeroben Bedingungen wächst. Auf die wichtigste Differenz zwischen Brucella melitensis und BANG, die verschiedene Infektiosität für den Menschen wurde oben hingewiesen. Melitensiserreger sind sehr häufig, BANG-Erreger sind sehr seltene Erreger von Laboratoriumsinfektionen; diese kommen freilich vor, wie wir aus eigener Erfahrung wissen. Aus den Laboratoriumsinfektionen kennt man die genaue Inkubationszeit, sie schwankt zwischen wenigen Tagen und drei Wochen.

1. BANGsche Krankheit.

Die Übertragung auf den Menschen erfolgt nur vom Tier, durch direkten Kontakt mit dem erkrankten Tier oder mit Tierprodukten. Tierärzte und seine Helfer sind bei der Beihilfe beim seuchenhaften Verwerfen der Kuh besonders gefährdet; Uterus, Foetus und Fruchtkuchen enthalten Bazillen in großer Zahl. Die Tiere können Dauerausscheider werden, die Milch kann daher jahrelang infiziert bleiben, wobei die Tiere aber keinerlei Krankheitszeichen zeigen. Eine weitere Quelle der Ansteckung sind Milch und Milchprodukte. Roh genossene Milch kann also zur Infektion führen. Wir haben allerdings schon oben darauf hingewiesen, daß nur fortgesetzte Aufnahme von Keimen in großer Menge mit stark infizierter Milch zur Ansteckung führt, da sich bei der hohen natürlichen Resistenz des Menschen gegen die BANG-Infektion nur massive Infektionen krankmachend auswirken. Kontaktinfektionen von Mensch zu Mensch sind nicht bekannt.

Das *Krankheitsbild* wird vom Fieber beherrscht. In vielen Fällen imitiert die Fieberkurve jene des Maltafiebers, jenes eigentümliche periodenweise An- und Abschwellen der Körpertemperatur, welches dem Maltafieber die Bezeichnung undulierendes Fieber eingetragen hat, jenen Fieberverlauf, der auch bei anderen Krankheiten, z. B. beim Lymphogranulom als Melitensistyp des Fiebers bezeichnet wird (s. Bd. II, S. 563). Das Fieber setzt hiebei schleichend, ohne Schüttelfrost, selbst ohne Frösteln ein, erreicht in wenigen Tagen Höhen von 39 bis 40 Grad und verläuft eine Zeitlang als Kontinua, um alsbald einen remittierenden Charakter mit Tagesschwankungen von zirka 2 Grad anzunehmen. Das Tagesmaximum nimmt dann langsam ab und nach zwei bis drei Wochen sind subfebrile Temperaturen erreicht. Nach einem Intervall von zehn bis zwanzig Tagen kommt es neuerlich zu einer ähnlichen Fieberwelle und derartige Perioden remittierenden Fiebers können sich mit den beschriebenen Intermittenzen mehrmals wiederholen. Abweichungen von diesem charakteristischen Melitensistyp kommen allerdings nicht selten vor. Es sind Fälle bekannt, in welchen die Krankheit mit einem initialen Schüttelfrost einsetzt und in welchen schon am ersten Tag ein Fieber von 40 Grad erreicht wird, Fälle ferner, in welchen in den ersten Tagen häufig Frösteln auftritt, auch Fälle, in welchen sich die Fieberkurve in einer einzigen, früher beschriebenen Fieberwelle erschöpft, Fälle schließlich, in welchen ein unregelmäßiges remittierendes septisches Fieber oder auch eine Kontinua wie beim Abdominaltyphus beobachtet werden. Die Dauer der Erkrankung ist außerordentlich wechselnd, bei einer Durchschnittsdauer von zirka zweieinhalb Monaten gibt es Fälle, die nur drei Wochen und solche, die ein und mehrere Jahre andauern, was allerdings nicht häufig vorkommt. Die Krankheit ist ferner insofern heimtückisch, als der Erkrankte auch noch nach vielwöchiger Fieberpause und scheinbarer völliger Genesung vor einem Nachschub nicht sicher ist.

Auffallend, ja überaus erstaunlich ist die Tatsache, daß das Allgemeinbefinden der auch hochfiebernden Patienten meist nicht oder doch nur unwesentlich gestört ist. Es gilt dies nicht nur für den Beginn der Krankheit, bei welchem Arzt und Patient durch die Höhe des am Thermometer abgelesenen Fiebers oft überrascht werden — der Patient, da er sich nicht oder kaum krank fühlt und oft schwer zu bewegen ist, das Bett zu hüten, der Arzt, weil der Aspekt des Patienten eine schwere akute hochfieberhafte Erkrankung scheinbar ausschließt. Dies ändert sich aber oft auch im weiteren Verlauf der Krankheit nicht. Der viele Wochen fiebernde Patient macht nicht den Eindruck eines Schwerkranken, sein Sensorium ist nicht getrübt, er interessiert sich für die Umwelt wie ein Gesunder, er liest, er beschäftigt sich, es fehlt die Mattigkeit und die Zerschlagenheit des Hochfiebernden, der Appetit bleibt meist ein guter, der Patient magert nicht ab und das Aussehen verrät in keiner Weise die scheinbar doch schwere Erkrankung. Es sind allerdings auch Fälle bekannt, wir haben sie auch gesehen, in welchen in der ersten Zeit ein erheblicher Gewichtsverlust eintrat; wenn Bettruhe verordnet wird, erholt sich der Patient aber alsbald und noch in der Fieberperiode werden sogar nicht selten Gewichtszunahmen verzeichnet. Und es gibt auch Fälle mit schwerer und schwerster Beeinträchtigung des Allgemeinbefindens, es sind dies unserer Erfahrung nach insbesondere Fälle mit Komplikationen, etwa mit einer BANG-Myokarditis. Dieses aber zumeist doch gute Allgemeinbefinden, bei keiner anderen längerdauernden fieberhaften Erkrankung in derart auffälliger Form bekannt, ist diagnostisch von großer Bedeutung und hat uns selbst bei der Klärung eines Falles schon öfters den richtigen Weg gewiesen.

Ein weiteres, fast regelmäßig vorhandenes Symptom sind die profusen Schweißausbrüche, die meist mit dem täglichen Temperaturabfall einsetzen; das Symptom hat dem Maltafieber, bei welchem es auch konstant vorkommt, die Bezeichnung „fièvre sudorale" eingebracht.

Vier Symptome sind weiterhin zu erwähnen, die die häufige Verwechslung mit Abdominaltyphus so sehr verständlich machen: Die im Verhältnis zur hohen Temperatur auffallende Bradykardie, die nicht selten positive Diazoreaktion im Harn, der Milztumor und die Leukopenie mit relativer und absoluter Lymphozytose. Der Milztumor ist wohl keine regelmäßige Erscheinung, er schwankt in seiner Größe, die Milzvergrößerung ist oft nur perkutorisch nachweisbar. Auch die Leber kann übrigens eine Vergrößerung erfahren, daher die Bezeichnung „infektiöse hepatolienale Erkrankung"; die Leberschwellung geht zumeist restlos zurück, es sind seltene Fälle beschrieben, in welchen sich ein zirrhoseähnliches Zustandsbild entwickelte. In einem unserer Fälle konnte im akuten Stadium der Krankheit eine positive Galaktoseprobe erhoben werden. Die Gesamtleukozytenzahl ist niedrig, sie bewegt sich um 3000; über 8000 bis 10000 Zellen werden in unkomplizierten Fällen ohne Pneumonie usw. nicht beobachtet. Das Hauptcharakteristikum des Blutbefundes ist die absolute und relative Lymphozytose von zirka 50%; auch 80% wurden beobachtet. Erwähnenswert bleibt schließlich, daß die eosinophilen Zellen oft nicht ganz verschwinden und daß eine leichte sekundäre Anämie auftreten kann.

Respirations- und Verdauungstrakt sind zumeist intakt, gelegentlich beobachtet man allerdings leichte Bronchitiden, gelegentlich Verstopfung. Man findet nicht selten eine leichte febrile Albuminurie.

Dieses eben skizzierte, relativ symptomenarme und dadurch monotone Krankheitsbild kann durch typische Komplikationen eine Veränderung erfahren. Hier wären vor allem die ziemlich häufigen serösen bis eitrigen Arthritiden zu erwähnen. Arthralgien sind sogar ein sehr häufiges Vorkommnis. Die akuten infektiösen Schwellungen der Gelenke sind außerordentlich schmerzhaft, ihr Auftreten ist meist mit gleichzeitigem Temperaturanstieg verbunden und der Gelenkprozeß kann mono- und polyarthritisch verlaufen. Auch Neuritiden sind beschrieben, wir beobachteten eine sehr schmerzhafte Ulnaris-Neuritis. Es sind hier ferner die Komplikationen am Genitale zu erwähnen, die nicht seltenen Orchitiden und Orchitiden mit Epididymitiden; sie können von geringgradigen Schmerzen begleitet sein, vorübergehende Impotenz kann folgen, es kommt nie zur Vereiterung. An der nichtschwangeren Frau wurde nur Genitalfluor beobachtet, wobei der Erreger im Sekret gefunden wird. Während bis vor kurzem eine abortive Wirkung der BANG-Infektion beim Menschen nicht erwiesen schien, ist sie auf Grund mehrfacher Beobachtungen heute wohl kaum zu bezweifeln. Interessant ist die Tatsache, daß die Maltafieberinfektion beim Menschen aber nicht zum Abort führt.

Als letzte typische Komplikation sind schließlich Hauterscheinungen verschiedenster Art zu verzeichnen: Bullöse hämorrhagische und nichthämorrhagische Dermatitiden, bläschenförmige Eruptionen, Exantheme ähnlich dem Erythema exsudativum multiforme oder auch solche papulöser Natur; die Hauterscheinungen sind meist initial.

Komplikationen von seiten des Herzens im Sinne von Endo- und Myokarditiden sind selten. Das gleiche gilt für die hämorrhagische Diathese und für psychische Erscheinungen, wie Delirien, Verwirrtheit, Meningismus, Meningitiden (mit positivem Züchtungsbefund aus dem Liquor), Enzephalitiden, ferner Lymphdrüsenschwellungen und Phlebitiden.

Es ist kein Zweifel, daß die *Diagnose* der BANG-Krankheit Schwierigkeiten bereiten kann. Die Mehrzahl der Fälle ist symptomenarm, in anderen Fällen können gerade die typischen Komplikationen dem Unerfahrenen das Krankheitsbild verwischen. Immerhin imponiert das Bild schon mit seinem Fieber, insbesondere dem, der Gelegenheit hat, den Fieberverlauf zu beobachten, es imponiert ferner durch das gute Allgemeinbefinden, die Leukopenie mit relativer und absoluter Lymphozytose, den Milztumor und die Schweißausbrüche als wohl umschriebene klinische Einheit und gerade auch die Komplikationen werden den Eingeweihten zur Diagnose führen. Bei typisch entwickeltem Krankheitsbild wird die Diagnose sogar leicht getroffen werden können, es kann sich nur die schwierige Frage ergeben, ob BANG- oder Maltafieber vorliegt.

Die Differentialdiagnose wird vor allem den Typhus und Paratyphus in Betracht zu ziehen haben, da Fieberverlauf, Milztumor, Leukopenie und relative Bradykardie dem klassischen Typhus entsprechen könnten. Das Lymphogranulom mit seinem undulierenden Fieber und dem anfangs auch oft relativ guten Allgemeinbefinden wird die BANGsche Krankheit imitieren können, kryptogene Sepsisfälle, Tuberkulose werden unter Umständen ein ähnliches Bild machen.

Die bakteriologische Diagnose durch Züchtung der Brucellen aus dem Blut ist unsicher, zumal die ersten Kulturen auf künstlichen Nährböden so schwer angehen. Die Agglutinationsprobe klärt die meisten Fälle, wobei allerdings darauf hingewiesen sei, daß eine positive Agglutination trotz Weiterbestandes des Fiebers im Titer sinken und sogar negativ werden kann, das heißt daß eine Agglutination auch nach langem Bestande negativ ausfallen kann. Der Agglutinationstiter muß mindestens 1:200 betragen, er steigt meist höher, bis 1:5000, selten noch höher (bis 1:50000) an. Die verschiedenen Typen der Brucellagruppe werden vom Krankenserum meist gleich hoch agglutiniert, so daß aus der Titerhöhe eine Differentialdiagnose zwischen Melitensis- und BANG-Infektion nicht möglich ist. Nur komplizierte Absättigungsversuche führen hier zum Ziele. Verläßlicher als die Agglutination — nur nicht in allen Laboratorien durchführbar — ist für die Diagnose der BANG-Infektion die Komplementbindungsreaktion.

Bei der Bewertung serologischer Befunde ist zu beachten, daß bei der BANG-Brucellose serologische Reaktionen durch latente Infektionen hervorgerufen werden können. Man findet z. B. positive Befunde bei Personen, die mit infizierten Tieren viel in Berührung kommen, wie bei Tierärzten, Melkern oder Personal in Ställen, Schlachthöfen oder Molkereien, ohne daß diese Personen in der Vorgeschichte eine manifeste BANG-Infektion durchgemacht hätten. Bei fieberhaften Erkrankungen derartiger Individuen ist eine positive BANG-Agglutination für eine bestehende BANG-Infektion nicht beweisend.

Die *Prognose* ist gut. Todesfälle kommen fast nur bei den seltenen Komplikationen mit Myo-, Endokarditis, Enzephalitis oder Meningitis vor. Auch komplizierende Thrombophlebitiden mit tödlicher Embolie wurden beschrieben, ob aber ein unmittelbarer Zusammenhang zwischen Brucellose und Phlebitis angenommen werden kann, bleibt fraglich. Es wurde oben auf die im akuten Stadium bestehende Leberschwellung hingewiesen; es sind Fälle bekannt geworden, die in einer atrophischen Leberzirrhose endeten.

Therapie. Wir selbst haben seinerzeit mit der von uns angegebenen intravenösen spezifischen Vakzinetherapie mit hohen Fieberreaktionen sehr gute Resultate gesehen. Heilungen des Maltafiebers mit dieser Therapie waren damals schon bekannt. Wir haben die Therapie auf die BANG-Krankheit nur übertragen. Die subkutane oder intramuskuläre Applikation der Vakzine hatte keinen Erfolg. In neuerer Zeit wurde berichtet, daß man auch mit unspezifischer Fiebertherapie (mit Pyrifer) gleich gute Resultate erlebt. Sicherheitshalber würden wir vorläufig noch zur spezifischen Vakzinetherapie raten: im Beginn mit $1/_2$ bis 1 Million Keimen intravenös und in dreitägigen Intervallen rasch steigen auf höhere Dosen (bis 50 Millionen Keime und mehr). Gelegentlich kann man mit einer Injektion die Krankheit endgültig kupieren.

Die Sulfonamide haben sich nicht bewährt, ebensowenig hatte Penicillin gute Resultate. Streptomycin und vor allem auch Aureomycin hingegen sollen gute Erfolge haben. Jedenfalls ist heutzutage vorerst zu einem Versuch mit diesen Antibioticis zu raten.

2. Maltafieber.

Die Brucella melitensis kommt bei Schafen und Ziegen in subtropischen Gegenden vor, vor allem im Mittelmeergebiet. Die Übertragung erfogt durch den Genuß roher Ziegenmilch oder durch den Kontakt mit kranken Ziegen. Im Gegensatz zum BANG-Fieber ist hier auch der erkrankte Mensch oder der Bazillenausscheider Infektionsquelle. Beide scheiden im Harn massenhaft

Brucellen aus. Die Infektion erfolgt durch Einbringen der Keime per os; diese können aber auch durch andere Schleimhäute, Konjunktiven, Genitale usw., eindringen.

Die Empfänglichkeit des Menschen ist im Gegensatz zur BANG-Krankheit eine außerordentlich große.

Das typische undulierende Fieber mit den Perioden remittierender Temperaturen und solchen der Intermittenz ist hier viel häufiger als bei der BANG-Krankheit. Es ist auch ein akuter schwerer Verlauf mit initialer hoher Kontinua und mit hyperpyretischen Temperaturen, mit schweren Störungen des Allgemeinbefindens, mit Kreislaufinsuffizienz, mit Komplikationen von seiten der Lungen und Meningen und mit zentralen Störungen mehr dem Maltafieber eigen als der BANG-Krankheit. Der Maltafieberkranke soll ferner häufig unter Obstipation leiden. Die Kranken zeigen manchmal starke Abmagerung und Verfall, eine Tatsache, die zur Bezeichnung Phthisie mediterrannée Anlaß gegeben hat. Die Letalität beträgt 6 bis 10%!

Hinsichtlich Differentialdiagnose, Bakteriologie und Therapie siehe bei BANGscher Krankheit.

3. Schweinebrucellose.

Sie ist bisher nur in Nordamerika und in der Schweiz bekannt geworden. Die Übertragung erfolgt durch direkten Kontakt mit dem infizierten Tier (Tierärzte, Schlächter usw.). Das Krankheitsbild entspricht einer schweren BANGschen Krankheit. Die Therapie ist die gleiche wie bei dieser.

H. Pest.

Die Pest ist in Asien, Afrika, in Nord- und Südamerika herdförmig endemisch und tritt dort sporadisch auf. Größere oder große Epidemien, wie sie die Geschichte als schwerste Seuchen schildert, kommen nicht mehr vor.

Der *Erreger* ist das Bacterium pestis, ein plumpes, gram-negatives Stäbchen mit charakteristischer Polfärbung.

Die *Übertragung* geschieht durch bestimmte Nagetiere, insbesondere Ratten. Es sind vor allem die schwarze Tropenratte und die ägyptische Ratte, die auf Schiffen und in Hafenstädten lebt, welche als Ansteckungsquelle in Betracht kommen. Die Wanderratte unserer Breiten ist weniger empfänglich. An anderen Nagern, deren epidemische Erkrankungen gelegentlich für den Menschen gefährlich werden können, sind Eichhörnchen, Mäuse, Murmeltiere und Hamster zu nennen. Die Übertragung von Tier zu Tier und Tier auf Mensch geschieht durch Flöhe, welche bekanntlich immer von toten oder erkrankten Ratten abwandern und die dann auf den Menschen übergehen. Im Magen der Flöhe hatten sich die Pestbazillen stark vermehrt. Die erkrankten Ratten suchen die Nähe der Menschen auf oder sie verlieren zumindest ihre Scheu vor den Menschen, wodurch die Ansteckungsmöglichkeit erst recht gegeben ist. Dem Auftreten einer großen Anzahl menschlicher Erkrankungen bzw. einer Epidemie geht in der Regel eine Rattenepidemie voran. Eine Übertragung von Mensch zu Mensch kommt nur bei der Lungenpest in Frage; die Krankheit breitet sich hier durch Tröpfcheninfektion rasch aus.

Die *Letalität* der Pest beträgt bei Lungenpest und Pestsepsis 100%, bei Beulen- und Hautpest ist sie geringer, bis zu 70%.

Die *Inkubation* beträgt zwei bis zehn, meist vier bis fünf Tage.

Symptomatologie. Man unterscheidet eine Beulenpest, eine Lungenpest und eine Pestsepsis.

Die *Beulenpest* (Bubonenpest) ist die häufigste Form. Unter initialem Schüttelfrost kommt es rasch zu hohem Fieber mit Kopfschmerzen, häufig mit Nasenbluten, Erbrechen und Durchfällen. Der Schüttelfrost kann sich mehrmals wiederholen, das hohe Fieber kann nach zwei Tagen eine flüchtige längere Remission zeigen, die Morgentemperatur ist in der Regel niedrig. Die Infektionsstelle, die infizierte Bißstelle, kann sich auf der Haut zur Initialpustel entwickeln, die zu einem Pestkarbunkel werden kann. Man spricht von einer *Hautpest*. Die Initialpustel muß sich aber nicht entwickeln; sie sitzt meist an den unteren Extremitäten. Alsbald schwellen die regionären Drüsen, also meist die Inguinaldrüsen an (primärer Bubo). Die über den stark geschwollenen Drüsen oder dem Drüsenpaket gespannte Haut hat zumeist eine fleckförmige livide bläuliche Verfärbung, da die Entzündung der Drüsen stark hämorrhagisch ist. Bei schwerem Verlauf kommt es in der Folge zu gleichen Veränderungen in anderen Drüsengruppen (Axillen, Hals, Leiste, auch Mediastinum, Peritoneum usw.). Die Milz ist vergrößert, palpabel. Eine hämorrhagische Diathese mit zahlreichen Hautpetechien ist nicht selten. Es können sich im Sinne einer Hautpest ausgedehnte Phlegmonen entwickeln.

Im Rahmen des schweren Allgemeinzustandes werden die Kranken leicht benommen, oft delirant, manchmal ergreift sie ein Bewegungsdrang, sie sind im Bett, im Zimmer nicht zu halten, sie werden früher oder später schwer benommen, bewußtlos und komatös.

Die Drüsen können sich langsam zurückbilden, sie können auch vereitern. In leichten Fällen sinkt mit dem Rückgang der Erscheinungen die Temperatur lytisch ab und nach einer Fieberdauer von sechs bis zehn Tagen kann die Norm wieder erreicht sein. Im schweren Verlauf aber kommt es frühzeitig zum Kreislaufkollaps (der Puls war von Anbeginn schon frequent), zum Lungenödem, welchem der Kranke erliegt, oder es entwickelt sich aus der Beulenpest die tödliche Pestsepsis. An Komplikationen werden genannt: Otitis media, Nephritis, Keratitis, Iridozyklitis, Enzephalitiden mit Paresen, Pneumonien.

Die *Lungenpest* verläuft unter dem Bilde einer schwersten septischen Pneumonie. Es sind dies Fälle, in welchen die Lunge durch Tröpfcheninfektion Primärsitz der Pest wurde. Die Lungenpest kann Komplikation einer Beulenpest oder einer Pestsepsis sein. Bei der hohen Kontagiosität der Lungenpest und ihrer hohen Mortalität gibt es aber Lungenpestepidemien, die sich mit rasender Geschwindigkeit ausbreiten und denen Tausende von Opfern in kürzester Zeit erliegen. Der Beginn der Krankheit ist der gleiche mit hohem Fieber, Schüttelfrost wie bei der Bubonenpest, alsbald aber treten schwerste pneumonische Prozesse auf. Am zweiten Krankheitstag beginnen die Kranken meist zu husten, sie werfen alsbald ein schwer hämorrhagisches hochinfektiöses Sputum aus. Es kommt zu schwerer Dyspnoe und hochgradiger Zyanose (schwarzer Tod), die Kranken erliegen dem schwersten Infekt in ein bis drei Tagen, oft unter hyperpyretischen Temperaturen.

Die *Pestsepsis* verläuft unter den geschilderten schweren allgemeinen und nervösen Erscheinungen. Im Blute werden massenhaft Bazillen gefunden, der Kranke stirbt innerhalb ein bis zwei Tagen, ehe sich noch lokale Veränderungen entwickelt haben.

Die Diagnose kann durch den Tierversuch gesichert werden. In sporadischen Fällen wird der Tierversuch bei unklaren Todesfällen und bei Pestverdacht immer herangezogen werden müssen.

Therapie. Die Sulfonamidbehandlung mit hohen Dosen scheint die Prognose der Pest etwas besser zu gestalten. Über die Wirkung anderer Antibiotika ist

Sicheres noch nicht bekannt geworden. Die Pestserumtherapie brachte nur geringe Erfolge. Die symptomatische Therapie berücksichtigt entsprechende Pflege — die Statistik hat immer die große Bedeutung entsprechender Pflege aufgezeigt — und sie beachtet vor allem den Kreislauf.

I. Diphtherie.

Die Diphtherie ist in der Regel eine lokale Erkrankung. Die Erreger gelangen nicht in die Blutbahn. An der Stelle ihres Eindringens in den Körper, zumeist an den Rachengebilden, siedeln sie sich unter Auslösung einer lokalen membranösen „diphtherischen" Entzündung an, sie produzieren Giftstoffe, Toxine, welche in das Blut gelangen und schwere Giftwirkungen bedingen. So erst wird das schwere Krankheitsbild verursacht.

Die Geschichte der Diphtherie zeigt starke Schwankungen im Auftreten der Krankheit, wobei sich einerseits die Erkrankungsziffern, anderseits aber auch das Krankheitsbild mit Hinblick auf die steigende Zahl besonders schwerer und oft auch rasch tödlicher Diphtherieerkrankungen ändern. In diesem wellenförmigen Kommen und Gehen verschiedenartiger Epidemien unterschied GOTTSTEIN verschiedene Schwankungen, säkulare in größeren Zeiträumen, sekundäre von mehreren Jahren und tertiäre, jahreszeitliche Schwankungen mit ihrem Wintergipfel. Eine ungewöhnliche Zunahme der Erkrankungsziffern erlebte Deutschland in den Jahren 1934 bis 1937; von ungefähr 56 000 Erkrankungen im Jahre 1931 erreichte die stets steile Erkrankungskurve im Jahre 1936 zirka 150 000 Fälle! Für diese epidemiologischen Besonderheiten können weder Virulenzänderungen des Erregers, noch ein Wechsel in der Empfänglichkeit von Menschengenerationen angenommen werden. Auch der Versuch einer Erklärung, daß nämlich drei verschiedene Wuchsformen des Diphtheriebazillus die Unterscheidung verschiedener Typen von Bazillen gestatten, welchen verschiedene Virulenz zukäme (Typus gravis, mitis und intermedius), daß also verschieden virulente Typen den jeweiligen Charakter der Epidemie bestimmten, scheiterte an den zu häufig beobachteten Ausnahmen.

Das *Bacterium diphtheriae* ist ein unbewegliches, sanft gekrümmtes zartes Stäbchen von wechselnder Länge und Dicke, oft von Keil- oder Keulenform oder von unregelmäßiger Gestalt. Die Diphtheriebazillen haben zumeist eine typische Lagerung zueinander, die in Rachenabstrichen meist deutlich zu sehen und diagnostisch wichtig ist: Sie liegen „wie ausgestreute Streichhölzer" gruppenförmig, zum Teil parallel, zum Teil sich überschneidend. GUNDEL beschreibt die Lagerung recht treffend „wie die fächerartig ausgespreizten Finger der kreuzweise übereinandergelegten Hände". Zur Kultur kann man sich immer noch mit gutem Erfolg des LÖFFLER-Serumnährbodens bedienen, auf dem diesem Autor als Erstem die Züchtung der Diphtheriebazillen gelang. Hinsichtlich verbesserter Nährböden (Indikatornährböden, Schnellverfahren nach SOLÉ) sei auf die entsprechenden Lehrbücher verwiesen. Es ist zu beachten, daß morphologisch und färberisch fast identische Pseudodiphtheriebazillen im Nasenrachenraum, daß ebenso sich verhaltende HOFMANN-Bazillen in Ohr und Nase und schließlich ebensolche Xerosebazillen in der Konjunktiva gefunden werden können, Keime, die, eingeschlossen den toxischen Diphtheriebazillus, unter dem Namen *Coryne*-Bakterien zusammengefaßt werden. Ihre Atoxizität wird im Tierversuch leicht festgestellt: Meerschweinchen gehen nach intra-peritonealer Injektion von Diphtheriebazillen unter klassischem Autopsiebefund innerhalb von vier bis fünf Tagen zugrunde, bei Überimpfung der anderen Coryne-Bakterien überleben sie ohne Krankheitszeichen.

Die *Übertragung* der Diphtherie erfolgt in der Regel durch Tröpfcheninfektion, sie ist auch mittelbar durch Gegenstände möglich, da die Bazillen gegen äußere Schädlichkeiten (Hitze, Kälte, Austrocknung) sehr resistent sind. Die Übertragung ist also zumeist eine solche von Mensch zu Mensch und es kommen hiebei als Infektionsquelle Diphtheriekranke oder Dauerausscheider, das heißt Rekonvaleszente und schließlich aber auch Keimträger, die an Diphtherie nicht erkrankt waren, also Gesunde, die Keime in ihrem Nasen-Rachenraum als Saprophyten beherbergen, in Frage. In der großen Mehrzahl der Fälle erfolgt die Weiterverbreitung nicht durch Kranke, sondern durch Keimträger. Der komplizierte Fragenkomplex über die Bedeutung der Keimträger für die Epidemiologie der Diphtherie kann hier nicht ausführlicher behandelt werden, es soll nur darauf hingewiesen werden, daß nach Ansicht maßgebender Autoren jeder Städter mehrmals mit Diphtherie infiziert war und daß sogar anzunehmen ist, daß jeder Städter im Jahr mehrmals vorübergehend Keimträger wird. In Epidemiezeiten soll der Keimträger-Hundertsatz 50 der Gesamtbevölkerung erreichen können!

Die Empfänglichkeit für Diphtherie ist bei Säuglingen sehr gering, bei Kindern im Alter von zwei bis fünf Jahren ist sie am größten. Etwa die Hälfte aller Fälle betrifft Kinder unter fünf Jahren, 80% Kinder unter zehn Jahren. Bei Erwachsenen über dreißig Jahren ist die Diphtherie wieder selten, sie kommt aber in jedem Alter vor. Ist die Exposition eine schwere, das heißt, setzt sich der Erwachsene einer oftmaligen und massiven Diphtherieinfektion aus, so erkrankt auch er schließlich häufig, wie dies die hohen Erkrankungsziffern bei Ärzten und beim Pflegepersonal beweisen. Die Empfänglichkeit kann bis zu einem gewissen Grade mit dem SCHICK-Test beurteilt werden: Man injiziert von einem standardisierten Toxin 0,2 ccm intrakutan. Bei großer Giftempfindlichkeit entsteht nach 24 Stunden eine scharf begrenzte elliptische Rötung, die langsam an Größe zunimmt, nach vier Tagen ihre maximale Größe erreicht hat und unter Pigmentbildung abheilt (SCHICK positiv). Eine Kontrolle mit normalem Pferdeserum kann eine „falsche" Reaktion ergeben, die daran als solche erkannt wird, daß sie nach wenigen Stunden auftritt, unscharf begrenzt ist und nach drei bis vier Tagen restlos verschwindet. Der positive Ausfall des SCHICK-Testes zeigt mit recht großer Sicherheit eine besondere Empfänglichkeit des Patienten für Diphtherie an, der negative Ausfall läßt wohl einen ausreichenden Antitoxingehalt des Prüflings annehmen, es ist aber eine Immunität damit nicht erwiesen!

Die überstandene Diphtherie hinterläßt beim Erwachsenen meist eine langdauernde *Immunität*, die aber nicht unbedingt verläßlich ist und auch nicht immer lange anhält. Bei Kindern sind mehrfache Erkrankungen sogar häufig, bei Erwachsenen kommen sie, wie gesagt, auch vor; es handelt sich ja im Grunde genommen nur oder vorwiegend um eine antitoxische Immunität.

Die *Inkubation* dauert ein bis sieben Tage, selten auch länger (bis zu zehn Tagen), durchschnittlich zwei bis fünf Tage.

Klinische Symptomatologie. Die Krankheitserscheinungen setzen im allgemeinen langsam schleichend ein, es treten leichte, langsam steigende Temperaturen auf, der Kranke klagt über ein allgemeines Unbehagen, über Halsweh und allgemeine Müdigkeit und Abgeschlagenheit. Der Appetit läßt nach. Die Halsbeschwerden können sogar anfangs völlig fehlen und der Kranke klagt über die Rachenbeschwerden erst, wenn die lokalen Veränderungen an den Rachengebilden deutlich sind. Die Gaumenmandeln verändern sich erst im Sinne einer Schwellung und Rötung. Alsbald treten kleine punkt- oder bald fleckförmige Beläge auf, die in kurzer Zeit zusammenfließen und so die diphtherische Membran bilden. Die Farbe der Beläge, der Membran bzw. Pseudomembran, ist grau-weiß, manchmal auch fast reinweiß, seltener auch graugrünlich. Daß es sich um Pseudomembranen, das heißt um oberflächliche nekrotische Schichten und nicht auf normaler Schleimhaut abgelagerte Membranen handelt, ersieht man daran, daß diese Membranen jetzt und auch später nicht ohneweiters abgezogen werden können, bei einem diesbezüglichen Versuch kommt es zur Blutung. Die Beläge sind also als Pseudomembranen angewachsen. Diese liegen bald nur auf einer, bald auch auf beiden Tonsillen, alsbald auch auf den Gaumenbögen, auf der Rachenschleimhaut oder auf der Uvula. Sehr häufig finden sie sich auch an der Rachenmandel und werden dadurch sichtbar, daß sie sich von dort längs der Rachenwand oder der Gaumenbögen nach abwärts verbreiten. Die Umgebung der Membranen ist oft stark geschwollen und fast immer stark dunkelrot verfärbt. Der Diphtherie ist ein merkwürdiger süßlicher Mundgeruch eigen. Die regionären Lymphdrüsen sind geschwollen und mäßig druckempfindlich.

Auch eine isolierte Lokalisation in der Nase (*Nasendiphtherie*) kommt vor. Beim Säugling ist die isoliert in der Nase lokalisierte Diphtherie sogar die häufigste Form, die klassischen Merkmale sind blutig-eitriger Schnupfen, Rötung und Erosion am Nasenausgang. Oft fehlen hier Temperaturen oder auch eine starke Beeinträchtigung des Allgemeinbefindens, wodurch diese Form leicht übersehen werden kann.

Die Lokalisation der diphtherischen Entzündung gibt der Krankheit jeweils ein besonderes Gepräge, allen Fällen sind die Allgemeinerscheinungen gemeinsam. Die Temperatur, die inzwischen auf 38 und 39 Grad angestiegen war, hält weiter an, um erst nach einigen Tagen bei Abklingen der lokalen Erscheinungen und bei günstigem Verlauf lytisch abzuklingen. Meist besteht gleichzeitig, einerlei ob die Nase unmittelbar beteiligt ist oder nicht, eine Rhinitis mit schleimigeitriger Sekretion. Die Milz ist nicht oder kaum vergrößert. Es besteht eine neutrophile Leukozytose mit mäßiger Linksverschiebung, zumeist mit Aneosinophilie. Eine leichte febrile Albuminurie und Zylindrurie bestehen sehr häufig.

Je nach der Intensität und vor allem der Lokalisation der diphtherischen Entzündung kann man die verschiedenen Formen unterscheiden. Bei ganz leichten Fällen, in welchen klinisch lediglich eine Angina lacunaris resultiert, Diphtheriebazillen aber nachweisbar sind, Fällen, die innerhalb von drei bis vier Tagen auch abklingen, spricht man von *Angina diphtherica*, bei den früher beschriebenen Fällen mit Lokalisation der Membranen an den Rachengebilden von *Rachendiphtherie*. Steigt die Diphtherie nach abwärts auf den Kehlkopf, so liegt eine *Kehlkopfdiphtherie* vor, wobei sich diese entweder nach einer Woche oder noch länger an eine abklingende Rachendiphtherie anschließen oder schon frühzeitig in den ersten Tagen auftreten kann. Eine Diphtherie kann als Nasendiphtherie mit entsprechenden Belägen in den Nasenhöhlen beginnen, über den Rachen rasch nach abwärts bis in den Kehlkopf und die Trachea sich ausbreiten und so den echten Krupp (Croup) darstellen. Dieser echte Croup wird heutzutage häufiger beobachtet, da eine Rachendiphtherie in der Regel rechtzeitig erkannt und ein sekundärer Croup durch energische Therapie verhindert wird. Die Kehlkopfdiphtherie, die also entweder bei frühzeitigem Befall des Kehlkopfes oder bei vernachlässigten Fällen beobachtet wird, setzt symptomatisch meist mit Heiserkeit und Stimmlosigkeit ein. Mit zunehmender Kehlkopf- oder Trachealstenose wird die Atmung stridorös und es setzt alsbald eine zunehmende Erschwerung der Atmung mit Zyanose ein. Die Atmung wird angestrengt, alle auxiliären Hilfsmuskeln werden zu Hilfe gerufen, die Einziehung des Epigastriums, der Flanken, des Jugulums und der Supraklavikulargruben sind die Zeichen maximal

angestrengter vergeblicher Inspirationsbewegungen, ohne daß ein entsprechender
Lufteintritt erfolgt. Die zunehmende Zyanose, die immer mehr in ein Dunkel-
schwarzblau übergeht, zeigt den gefahrdrohenden Zustand immer deutlicher an.
Bei Auskultation hört man über der Lunge ein verlängertes und immer mehr
abgeschwächtes Inspirium. Mit zunehmender Erstickung werden die Patienten
immer benommener und apathischer, die Gliedmaßen kühlen ab, die Atmung
wird noch oberflächlicher, der Puls jagend und kleiner und es tritt schließlich
in schwerster Asphyxie und in bewußtlosem Zustand der Erstickungstod ein.
Ein Loslösen der verlegenden diphtherischen Membranen und deren Aushusten
oder Auswürgen könnte bei glücklichem Verlauf das Leben noch retten. Hat
man also gerade noch rechtzeitig Diphtherieserum bekommen, durch welches die
Abstoßung der Membranen beschleunigt wird, so kann der Kranke, solange
noch ausreichende Atmung besteht und der Hustenreflex nicht erloschen ist,
gerettet werden. Es sei übrigens darauf hingewiesen, daß gelegentlich eine
Krupp-Membran, die aus den tiefen Abschnitten ausgehustet wird, in dem
verschwollenen und verengten Kehlkopf hängenbleiben und so zur Asphyxie
führen kann; die diphtherische Entzündung kann sich ja weit hinab, sogar bis
in die kleinsten Bronchien erstrecken. Eine primär tief in den Bronchien sich
entwickelnde Diphtherie (also ohne gleichzeitige oder primäre Rachendiphtherie)
macht diagnostisch begreiflicherweise die größte Schwierigkeit, das Bestehen
einer Diphtherieepidemie oder zumindest eine bekannte Infektionsmöglichkeit,
die Allgemeinerscheinungen und eventuell die rasch unter Infektzeichen sich
entwickelnde Stenosierung der oberen Luftwege werden auf den richtigen Gedanken führen. Man spricht in diesen Fällen von einer *Bronchialdiphtherie*, die
meist schlechteste Prognose hat.

Eine Reihe anderer Lokalisationen haben geringere Bedeutung: Konjunktival-,
Vaginal-, Schleimhaut-, äußerer Gehörgangs-, Mittelohrdiphtherie, die in Speziallehrbüchern nachzulesen wären, und die Wunddiphtherie, die im Krieg eine
bedeutende Rolle gespielt hat.

Wir haben früher schon darauf hingewiesen, daß die Diphtheriefälle sich
nicht nur durch die verschiedene Lokalisation, sondern vor allem auch durch
ihre verschiedene Toxizität unterscheiden. Man spricht von einer *malignen* oder
toxischen Diphtherie, wenn Krankheitsbild und -verlauf durch besondere Giftwirkungen ausgezeichnet sind. Sicher können sich auch mit einer viel langsamer
entwickelnden Diphtherie allmählich schwerste toxische Erscheinungen einstellen,
bei der malignen Diphtherie im engeren Sinne des Wortes aber ist die Toxizität
des Prozesses so sehr im Vordergrund, daß der lokale einerseits zurücktritt,
anderseits auch gar nicht Zeit findet, sich entsprechend zu entwickeln. Man sieht
daher in diesem Falle die Rachengebilde düsterrot verfärbt, man erkennt ferner
hauchartige dünne frische Beläge, die bald da, bald dort deutlicher hervortreten,
die aber nicht die Kompaktheit normaler Diphtheriemembranen erkennen lassen,
die vielmehr lockerer und durchsichtiger gebaut scheinen. Die Schleimhäute,
Gaumenbögen, Tonsillen, Uvula sind hierbei stark odematös geschwollen, die
zugehörigen Lymphdrüsen auch entzündlich verändert, wobei sich die schwere
Toxizität des Prozesses auch dadurch manifestiert, daß die akut entzündlich
geschwollenen Lymphdrüsen in einem diffusen periglandulären entzündlichen
Ödem der ganzen Halsgegend, insbesondere der submandibularen, fast untergehen und kaum mehr genauer abgegrenzt werden können. Die Kinder — um
solche handelt es sich ja fast ausschließlich — machen einen „mediastinalen",
einen mediastinal gestauten Eindruck, der durch die Zyanose noch verstärkt
wird. An weiteren toxischen Symptomen treten auf: Erbrechen, foudroyante
Durchfälle, Meteorismus, schwerste Allgemeinschwäche. Nicht selten wird das

schwere Bild frühzeitig mit einer hämorrhagischen (vaskulären) Diathese kompliziert. Abgesehen davon, daß die Beläge im Rachen hämorrhagisch-blutig dunkel, sehr bald schwarz-mißfarbig verändert sind, tritt eine allgemeine Purpura auf. Die Kranken erliegen einer toxischen Diphtherie meist an akuter Kreislaufschwäche in wenigen Tagen, die Mortalität ist hoch.

Die akute Kreislaufschwäche ist bei Diphtherie jederzeit zu befürchten, bei der toxischen Diphtherie ist das Ende immer das einer akuten Kreislaufschwäche, wobei sowohl Schock, später schließlich auch Kollaps und akute Herzschwäche mitbeteiligt sind (s. Bd. I, S. 11 u. 143).

Neben den unmittelbar in Erscheinung tretenden toxischen Erscheinungen gibt es bei der Diphtherie überdies die gefürchteten Spätkomplikationen, die postdiphtherische Herzmuskelschädigung und die postdiphtherischen peripheren (Muskel-) Lähmungen.

Die *postdiphtherischen Herzmuskelschäden* wurden im Bd. I, S. 145, eingehend besprochen, es sei auf die dortigen Ausführungen verwiesen. Hier sei nur noch festgestellt, daß diese Herzerscheinungen zwei bis drei Wochen nach der Diphtherie in Erscheinung treten. Die große Gefahr liegt im akuten Herztod, der sich meist am Ende der zweiten oder zu Beginn der dritten Woche einstellt. Das Auftreten schwerer Arhythmien, von Extrasystolen, Flimmern, Flattern oder Blockerscheinungen ist ein Zeichen böser Vorbedeutung, höhere Grade der Myokarditis führen zur akuten Dilatation und zu den Erscheinungen der Rechts- oder auch Linksinsuffizienz. Wird das akute Stadium überstanden, so kann die Dilatation des Herzens restlos zurückgehen und es bleibt die Prognose, sogar manchmal trotz Bestehenbleiben etwa eines Blockes, eine gute; es resultiert oft zumindest ein praktisch nahezu gesundes Herz. Der akute Herztod kann in jedem Stadium der akuten Myokarditis eintreten, man sei also mit Aufstehenlassen usw. und in der Prognosestellung vorsichtig.

Die *postdiphtherischen* (Muskel-) *Lähmungen* treten meist in der dritten Krankheitswoche, also nach Abklingen der lokalen Diphtherie auf, sie können sich aber auch erst später, etwa bis zur sechsten Woche einstellen. Sie betreffen fast ausnahmslos die motorischen Nerven. Ihr Auftreten hängt von der Schwere der Diphtherie einerseits und von der frühen oder erst späten Verabreichung des Heilserums ab. Bekanntlich ist die häufigste Lähmung die des Gaumensegels, wodurch Flüssigkeit und Speisen beim Schlucken durch die Nase regurgitieren, da diese gegen den Pharynx nicht mehr abgeschlossen wird, wodurch auch eine näselnde Sprache auftritt. Abduzens-, Okulomotorius-, Fazialisparesen können sich einstellen und schließlich auch Extremitätenlähmungen, meist vorerst der Beine. Es handelt sich um schlaffe Lähmungen, die Reflexe sind abgeschwächt oder sie erlöschen, die Muskeln geben Entartungsreaktion und werden atrophisch. Auch die Tiefensensibilität geht verloren, wodurch sich Ataxie einstellt. Schlucklähmung führt zur gefürchteten Schluckpneumonie (s. Bd. I, S. 418), eine Phrenikuslähmung schließlich zur Atemlähmung. Extremitätenlähmungen sind oft wochen- und monatelang stationär, sie geben aber in der Regel doch eine gute Prognose, sie erholen sich meist zur Restitutio ad integrum. Im allgemeinen ist ihre Prognose um so ungünstiger, je früher sie auftraten. Eine Gaumensegellähmung, die isoliert auftritt, hat immer gute Prognose, sie heilt in zwei bis drei Wochen regelmäßig restlos aus. Blase und Mastdarm werden nie betroffen.

Eine Nephrose oder eine Glomerulonephritis ist schließlich eine seltene Komplikation einer Diphtherie. Sekundärinfektionen in dem diphtherisch erkrankten WALDEYERschen Schlundring können zu sekundären Tonsillar-Peritonsillarabszessen oder Schlundphlegmonen usw. Anlaß geben.

Die *Diphtheriediagnose* wird bei typischem Verlauf leicht sein, sie wird durch einen Rachenabstrich, eventuell mit Polkörperchenfärbung, sichergestellt. Bei klinischem Verdacht wird der Nachweis der zarten, etwas unregelmäßigen und wie „Streichhölzer" gelagerten Stäbchen (s. S. 507) ausreichende Bestätigung sein. Die Züchtung wird schließlich alle Zweifel beseitigen. Durch den Abstrich wird auch die PLAUT-VINCENTsche Angina, die im Aussehen ihrer Beläge ähnlich sein kann, ausgeschlossen werden können, da bei ihr Spirochäten und fusiforme Bazillen gefunden werden (s. Bd. II, S. 10). Nekrotisierende Anginen bei Knochenmarksinsuffizienzen (akute Leukämie, Agranulozytose, FRANKsche Aleukie) werden dem Erfahrenen differentialdiagnostische Schwierigkeiten kaum machen.

Prognose. Wenn frühzeitig Serum gegeben worden war und die Erscheinungen noch lange anhalten, so sei man mit der Prognose vorsichtig. Die toxische Diphtherie gibt auf alle Fälle eine sehr unsichere Aussicht.

Therapie. a) *Prophylaxe.* Obligatorische Isolierung der Kranken auf Infektionsabteilungen. Die Patienten werden meist erst vier bis fünf Wochen nach Krankheitsbeginn bazillenfrei; die Bazillenfreiheit wird durch drei an aufeinanderfolgenden Tagen vorgenommene Rachenabstriche bewiesen. b) *Therapie.* Das Diphtherieheilserum ist zwar ein antitoxisches, es zeigt aber Wirkungen, wie sie bakteriziden Seren zukommen würden, das heißt die lokalen Erscheinungen der diphtherischen Entzündung klingen nach Serumgaben alsbald ab, die akut entzündlichen Schwellungen gehen zurück, die Membranen werden abgestoßen. Die Serumverabfolgung hat so früh wie möglich zu erfolgen, da nur frisch gebildetes Toxin dem Antitoxin zugänglich ist; im Falle bereits am Herzmuskel usw. gebundenen Diphtherietoxins ist es durch Antitoxin nicht mehr angreifbar. Die Erfolge sind, wie die Statistiken übereinstimmend zeigen, um so besser, je früher die Serumgaben erfolgen: am ersten Krankheitstag am besten, am zweiten und dritten noch gut, am vierten und fünften zweifelhaft und später kaum mehr erweisbar. Je früher das Antitoxin gespritzt wurde, um so weniger braucht man die Spätkomplikationen der Diphtherie (Herz, Muskellähmungen) zu befürchten. Meist genügen beim Erwachsenen Dosen bis 12000 Antitoxineinheiten, wenn die Beläge nicht zu ausgedehnt sind; ist dies der Fall, müssen höhere Gaben gegeben werden, etwa bis 20000 A. E., wobei es sich empfiehlt, die eine Hälfte i. v., die andere i. m. zu verabfolgen. Sind die Erscheinungen nach 24 Stunden nicht zurückgegangen, so wiederholt man die Injektion am nächsten und eventuell am übernächsten Tag. In schweren Fällen kommt man so oft auch bis 60000 A. E. Von höheren Dosen ist abzuraten, weil sie zwecklos sind. Hinsichtlich der Dosierung bei Kindern siehe die Pädiatrielehrbücher. Ein Viertel der so behandelten Kranken bekommt die Serumkrankheit als Überempfindlichkeitsreaktion gegen das Pferdeserum. Bei bereits bekannter Überempfindlichkeit sind möglichst eiweißarme Sera zu geben. War der Kranke schon einmal mit Pferdeserum behandelt worden, gebe man wenn möglich Rinder- oder Hammeldiphtherieserum (s. S. 429). Sulfonamide und Antibiotika haben sich bei Diphtherie als unwirksam erwiesen.

Die unspezifische Therapie ist ungemein wichtig: Bettruhe muß mindestens drei Wochen (bis zum möglichen Auftreten der Herzkomplikation) eingehalten werden. Der periphere Kreislauf ist ständig im Auge zu behalten und eventuell entsprechend zu stützen. Bei maligner Diphtherie wird von vielen Autoren zu kleineren (300 ccm) Bluttransfusionen geraten. Die Zimmerluft ist feucht zu halten. Bei Kehlkopfstenosierung müssen die Tracheotomie oder die Intubation rechtzeitig durchgeführt werden. Es erübrigt sich, auf die übliche Lokalbehandlung mit Mundspülen, Gurgeln und Inhalation näher einzugehen. Die postdiphtherischen Lähmungen gehen ohne alle Behandlung zurück. Die Wiederherstellung wird durch eine Übungsgymnastik, B-Vitamintherapie, eventuell Strychnin (etwa 3 mg täglich per os oder subkutan) gefördert werden können. Bei Atemlähmung künstliche Atmung mit dem Biomotor oder mit elektrischer Zwerchfellreizung.

K. Tuberkulose.

Die Tuberkulose ist in ihrer wichtigsten Erscheinungsweise als Lungentuberkulose im ersten Bande des Lehrbuches ausführlich behandelt. Im übrigen ist die Tuberkulose der verschiedenen Organe in den einschlägigen Kapiteln dargestellt worden. Es erübrigt sich noch kurz allgemein auf die Bakteriologie und auf die nicht organgebundene Tuberkuloseform, die Miliartuberkulose, näher einzugehen.

Der Erreger der Tuberkulose ist bekanntlich der von ROBERT KOCH entdeckte Bazillus. In den letzten Dezennien wurde mehrfach die Möglichkeit diskutiert, daß die Tuberkelbazillen unter bestimmten Umständen sich in eine ultrafiltrierbare Form umdifferenzieren können, diese Anschauung ist heute aber wohl allgemein verlassen. Man unterscheidet verschiedene Typen, und zwar den Typus humanus, bovinus und gallinaceus. Die übrigen sogenannten Tuberkelbazillen, die Kaltblüter-, Schildkröten-, Blindschleichen-, Froschtuberkelbazillen sind lediglich Modifikationen weitverbreiteter säurefester Saprophyten, die mit den echten Tuberkelbazillen nur eine ähnliche Morphologie und die Säurefestigkeit gemein haben.

Der Typus humanus ist für die große Mehrzahl der menschlichen Tuberkuloseformen verantwortlich. Der Typus bovinus erzeugt die Perlsucht der Rinder und verwandter Tierarten. Gelegentlich tritt er auch beim Menschen auf, besonders bei Schlächtern und Melkern, die mit den kranken Tieren in Berührung kommen, wobei die Infektion durch kleine Hautverletzungen vor sich geht. Namentlich kleine Kinder können durch infizierte Milch, die von perlsüchtigen Kühen stammt, infiziert werden, die Masse der Erwachsenen ist gegen diese Infektion im allgemeinen resistent. Der Erreger der Geflügeltuberkulose wurde nur in sehr seltenen Ausnahmefällen beim Menschen nachgewiesen; er ruft entweder eine Hauttuberkulose oder eine Miliartuberkulose bzw. ein septisches Krankheitsbild hervor.

Die häufigste Infektionsquelle ist der bazillenhustende Mensch. Durch Tröpfcheninfektion kommt es zu einer Inhalationstuberkulose. Da die Tuberkelbazillen gegen Austrocknen sehr resistent sind, wird auch der Staub der Großstadt überhaupt, speziell aber der Staub einer von einem Offentuberkulosen bewohnten Wohnung, Infektionsquelle sein können. Die Infektion von Mitbewohnern eines Tuberkulosekranken wird vor allem auf diese Weise erfolgen. Kinder werden sich auch mit dem Staub infizieren können, wenn sie den mit Staub infizierten Finger zum Mund führen. Die Bazillen dringen entweder schon in der Mundhöhle, den Tonsillen usw., oder erst im Darmtrakt in die Lymph- und Blutbahn ein. Auf dem gleichen Wege erfolgt die Infektion der Kleinkinder mit der Milch perlsüchtiger Kühe. Man rechnet heute mit etwas weniger als 10% Infektionen mit derart infizierter Milch. Leichentuberkel bei Ärzten, Sektionsdienern usw. kommen durch die lokale Infektion kleiner zufälliger Hautwunden durch direkten Kontakt mit tuberkulösen Organen zustande; bei Melkern und Schlächtern gibt es eine gleichartige Hautinfektion mit Typus bovinus. Über die erbliche, erworbene und organische Disposition bei der Tuberkuloseinfektion s. Bd. I, S. 437.

Die Miliartuberkulose. Wenn stark bazillenhaltiger tuberkulöser Käse einer erweichten Lymphdrüse (oder seltener auch eines tuberkulösen Lungenherdes) in den Ductus thoracicus oder in eine Lungenvene einbricht, so kommt es zu einer Überschwemmung der Zirkulation mit massenhaft Tuberkelbazillen und damit zur Miliartuberkulose.

Die Miliartuberkulose entwickelt sich in der Regel im Stadium der hämatogenen Streuungen, wie dies in Bd. I ausführlich dargelegt ist. Eine schwere Miliartuberkulose und eine relativ harmlose oder harmlose hämatogene Streuform im Sinne einer diskreten Streuung oder eines Lungenspitzenkatarrhs unterscheiden sich nur durch die Mächtigkeit des Einbruches. Jede Tuberkulose kann sich zu jeder Zeit mit einer Miliartuberkulose komplizieren, die Erfahrung zeigt aber, daß Miliartuberkulosen bei bestehender schwerer Lungentuberkulose, wenn sich also bereits die organbeschränkte Tuberkulose entwickelt hat, zumindest sehr selten sind und daß sie um so seltener sind, je schwerer diese Organtuberkulose ist, was damit zu erklären ist, daß die besondere Allergie und Immunität die Ansiedlung von Keimen außerhalb des nun besonders disponierten Organs nicht mehr möglich machen, daß eine Immunität des übrigen Organismus besteht, welche die allgemein haftende Aussaat verhindert. In dem Terminalstadium einer gewöhnlichen Phthise kann sich freilich durch den schließlichen Zusammenbruch der Resistenz zuletzt doch noch eine Miliartuberkulose entwickeln, die aber an der Situation Wesentliches nicht ändert (s. Bd. I, S. 445). Die Miliartuberkulose entwickelt sich meist bei einem anergischen, tuberkulin-negativen Individuum, oft im Rahmen einer Bronchialdrüsentuberkulose. Es muß ihr nicht das klassische Bild einer Hilusdrüsentuberkulose mit Zeichen eines Mediastinaltumors usw. vorangegangen sein, oft entwickelt sich das schwere Zustandsbild plötzlich bei einem Kinde oder einem Jugendlichen, die entweder gesund schienen oder die gerade nur geringe Zeichen einer leichten kryptogenen Tuberkulose mit Inappetenz, leichten Temperaturen, „schlechtem Aussehen", aufgewiesen hatten. Der Einbruch erfolgt in diesen Fällen aus einer kleinen erweichten, verkästen Drüse, die aber als solche keine oder fast keine klinischen Manifestationen gemacht hatte. Eine stärkere Verminderung der natürlichen Abwehrkräfte, wie sie bei akuten Infektionskrankheiten angenommen werden kann, scheint das Auftreten einer Miliartuberkulose ebenfalls zu begünstigen, wie dies insbesondere für die Masern zu gelten scheint.

Die Aussaat der Bazillen erfolgt also in die allgemeine Zirkulation, in der Regel passiert der infizierte Blutstrom vorerst die Lunge, nur beim Einbruch des Tuberkuloseherdes in eine Lungenvene gelangt das infektiöse Material unmittelbar über das linke Herz in die allgemeine Zirkulation. Wäre so eine gewisse Prädilektion der Ansiedlung für die Lunge gegeben, wie sie sich zweifellos bei leichten hämatogenen Streuungen, bei den Lungenspitzenkatarrhen usw. ja auch auswirkt, so gelangen die Bazillen bei der Massigkeit der Einbrüche jedenfalls in alle Organe, sie siedeln sich aber zumeist doch nur in bestimmten Gefäßgebieten an, so daß man neben den initialen Zeichen des schweren Allgemeininfektes doch bald die Folgen dieser besonderen Lokalisation im Sinne einer Erkrankung bestimmter Organe erkennt. Man kann von diesem Gesichtspunkte aus vor allem drei Formen der Miliartuberkulose unterscheiden: a) eine pulmonale, b) eine meningeale und c) eine typhöse Form. Bei letzterer treten lokale Erscheinungen zurück, der schwere Allgemeininfekt beherrscht die Klinik.

Die pulmonale Form der Miliartuberkulose. Die Allgemeininfektion schwerer Art dokumentiert sich in der Regel in einem hohen Fieber, nicht selten mit einem initialen Schüttelfrost. Das Fieber kann kontinuierlich oder auch interoder remittierend sein. Es besteht eine Tachykardie. Durch den plötzlichen Bazilleneinbruch kommt es in der Regel zu einem schockartigen Bilde mit Blässe,

bedingt durch ein Absacken des Blutes in Depots und Kontraktion der Hautkapillaren. Bei der pulmonalen Form kommt es nun frühzeitig neben der Blässe
gleichzeitig zu einer Zyanose, die den Aspekt der Kranken bald bestimmt. Eine
Atembeklemmung leichterer Art geht bald in schwerere Atemnot über. Zyanose
und Atemnot sind diagnostisch nahezu die führenden Zeichen, zumal wenn man
in Betracht zieht, daß der Lungenbefund überraschenderweise meist nur wenig
von der Norm abweicht oder sich in einer mäßiggradigen Lungenblähung erschöpft. Da die Pleuren doch immer mit der miliaren Lungenaussaat bzw. im
Rahmen der allgemeinen Miliartuberkulose überhaupt mitbetroffen sind, sind
oft kleine basale Exsudate vorhanden, aber so geringgradig, daß auch sie dem
Nachweis mit physikalischen Untersuchungsmethoden oft entgehen. Im Rahmen
der Dyspnoe und der Zyanose können an der Lunge ein Tiefstand der Lungen-
grenzen, eine Unverschieblichkeit oder eine Einschränkung der Verschieblichkeit
derselben, eventuell, wie erwähnt, auch kleine basale Ergüsse festgestellt werden,
im übrigen kann der Lungenbefund trotz reichlicher Aussaat aber auch völlig
negativ sein. Im Laufe der weiteren Beobachtung findet man aber doch zumeist
bald da, bald dort Knistern, darüber dort oder da ein feines, frisches, pleurales
Wischen oder Reiben, in fortgeschrittenem Stadium insbesondere über den
Obergeschossen, in welchen sich ja bekanntlich auch die miliare Aussaat, und
zwar oft in größeren Herden, dichter lokalisiert, auch klein- bis mittelgroß-
blasiges klingendes und nichtklingendes Rasseln bei rauhem, verschärftem,
oft auch bronchovesikulärem, selten bronchialem Atemgeräusch mit oft verlängertem Exspirium. Die Perkussion ergibt entsprechend der erwähnten
Blähung der Lunge manchmal hypersonoren Schall, erst wenn es in späteren
Stadien auch zu größeren tuberkulös-pneumonischen Herden kommt, kann der
Schall auch verkürzt sein. Hinsichtlich des Röntgenbefundes sei auf Bd. I,
S. 471, verwiesen, wo auch die Differentialdiagnostik der bei ähnlichen Bildern
in Betracht kommenden Krankheiten erwähnt ist.

Ein infektiöser Milztumor mit eben palpabler Milz kann sich entwickeln.

Der Husten des Kranken ist, wenn vorhanden, meist trocken. Es kann
manchmal auch etwas Sputum expektoriert werden und dieses kann im
Sinne einer *tuberkulösen Bronchitis* auch bazillenhaltig sein. Wenn sich bei
einer hämatogenen Streuung (oder aber bei einer Miliartuberkulose) miliare
Knötchen in der Bronchialschleimhaut entwickeln, so kommt es beim etwaigen
Zerfall dieser Tuberkel zu dem Bilde einer Bronchitis mit positivem Tuberkel-
bazillenbefund im Sputum. Derartige „tuberkulöse Bronchitiden" (W. NEUMANN)
sind sehr selten, trotz spezieller Darnachachtung haben wir reine Fälle (ohne
das gleichzeitige Bild der Miliartuberkulose oder der organischen Lungentuberkulose) nie gesehen.

In diesem Zusammenhang sei auch auf den *Retinal-* bzw. *Chorioidealtuberkel*
hingewiesen, der diagnostisch große Bedeutung haben kann, da er in fraglichen
Fällen die Diagnose klärt oder sichert. In der peripheren Retina sitzend, macht
er keine Sehstörungen, nur der Augenspiegel deckt ihn auf. In sehr seltenen Fällen
können auch an der Mund-, speziell der Gaumenschleimhaut weißgraue Knötchen,
nämlich Tuberkelknötchen gefunden werden, die im Rahmen des Gesamtbildes,
allerdings nur in diesem als solche erkannt werden können.

Eine Albuminurie und Zylindrurie sind als eine febrile zu bezeichnen, miliare
Knötchen der Nieren oder Harnorgane aus ihr zu diagnostizieren, wie dies oft
geschah und noch geschieht, ist wohl nicht erlaubt, wenn die Möglichkeit
eines derartigen Zusammenhanges auch nicht geleugnet werden kann.

Der Blutbefund zeigt bei Miliartuberkulose bald eine neutrophile Leukozytose
mit leichter Linksverschiebung, bald auch eine Leukopenie, immer aber eine

absolute Lymphopenie auf. Es muß dies zum Unterschied gegenüber einem
Typhus (mit gleicher Kontinua und Leukopenie, oft mit gleicher Diazoreaktion)
erwähnt werden, da dieser immer durch Leukopenie und relative Lymphozytose ausgezeichnet ist. Eine leichte sekundäre Anämie kann sich im Rahmen der
schweren Infektion entwickeln.

Im Harn können, wie erwähnt, Eiweiß und Zylinder gefunden werden, die
Diazoreaktion ist oft positiv.

Aus dem Blut können Tuberkelbazillen gezüchtet werden, die Züchtung
gelingt aber nicht immer.

Die *Differentialdiagnose* wird zumal in den Anfangsstadien bei einer Kontinua
mit Milztumor, Leukopenie, positiver Diazoreaktion und oft negativem physikalischem Befund den Typhus und Paratyphus in Erwägung ziehen. Wenn eine
Leukozytose besteht, werden Sepsis, Endokarditis in Betracht kommen, im
Anfangsstadium kann auch eine Grippe schwer abgrenzbar sein. Eine hochfieberhafte Bronchiolitis kann ein ähnliches Bild machen, die schwere Zyanose
entwickelt sich hier allerdings mehr bei subakutem oder chronischem Verlauf
mit Obliteration der Bronchiolen (Bronchiolitis obliterans, Bd. I, S. 354). Wenn
sich meningitische Zeichen, Abduzensparese usw., hinzugesellen, wird die Diagnose
Miliartuberkulose meist nicht mehr schwierig sein.

Die Miliartuberkulose zieht sich unbehandelt über mehrere Wochen, manche
Kranke gehen schon nach zwei Wochen, manche erst nach zwei Monaten zugrunde. Die Streptomycintherapie hat Wandel geschaffen. Frühzeitig diagnostiziert und mit dem neuen Antibiotikum behandelt, können die klinischen Erscheinungen rasch zurückgehen. Die Temperatur fällt zur Norm, die schwer
septisch-toxischen Zeichen verschwinden, der Kranke erholt sich, der Appetit,
der Schlaf kommen wieder. Auch die Zyanose geht langsam zurück und nach
acht bis zehn Tagen kann man bei besonders glücklichen Fällen den Eindruck
haben, einen nahezu völlig Genesenden vor sich zu haben. Das Röntgenbild
verändert sich allerdings viel langsamer, die kleinen Fleckschatten verschwinden
aber schließlich; hatten sich durch Konfluenz größerer Herde ausgedehnte Infiltrate gebildet oder waren bereits tuberkulös-pneumonische Herde mit Zerfall
aufgetreten, so wird der Kranke unter Streptomycin vorerst aus einer Miliartuberkulose in eine andere Form einer Lungentuberkulose übergeführt, die nun
wieder ihren eigenen Gesetzen folgt. Diesbezüglich sei auf Bd. I verwiesen. Über
die Dauerresultate der Streptomycintherapie und die Erfolge von Streptomycin bei Lungentuberkulose überhaupt kann Endgültiges heute noch nicht
gesagt werden. Defektheilungen sind mit Streptomycin offenbar nicht zu
verhindern.

Die *meningitische Form.* Die Meningitis tuberculosa ist Teilerscheinung einer
Miliartuberkulose; es sind in dem speziellen Fall nur die Meningen vorwiegend
betroffen. Freilich kann die Meningitis gleichzeitig mit dem Bilde der pulmonalen Form in Erscheinung treten oder es kann die Meningitis die pulmonale
Form früher oder später komplizieren. Wenn wir sagten, daß die Meningitis
tuberculosa Teilerscheinung einer Miliartuberkulose ist, so ist dies vom Standpunkte der Pathogenese richtig, klinisch imponiert die Meningitis aber häufig
als eine Komplikation einer bestehenden Lungen-, Knochen- oder Urogenitaltuberkulose usw.; es handelte sich in diesen Fällen um hämatogen entstandene
Organtuberkulosen, bei welchen es durch einen neuen, eventuell aus diesen
Organen kommenden Schub zu einem Haften der Bazillen vorzugsweise in den
Meningen kam. Es gibt auch eine per continuitatem entstandene tuberkulöse
Meningitis bei einer Karies der Schädelknochen, bei Solitärtuberkel des Ge-
hirnes usw.

Die Miliartuberkulose breitet sich vorwiegend im Bereiche der Hirnbasis aus („Basilarmeningitis"), die Konvexität des Gehirnes ist nur in geringem Maße mitbetroffen. Die Arachnoidea zeigt die bekannte sulzige Infiltration, in der Umgebung der Gefäße findet sich die reichliche Aussaat der Tuberkel.

Die Klinik der Meningitis tuberculosa deckt sich verständlicherweise in den meisten Punkten mit der der akuten Meningitiden, auch der eitrigen, wie im Kapitel Meningitis epidemica geschildert wurde (s. S. 450).

Bei der Meningitis tuberculosa beginnt die Krankheit in der Regel nicht plötzlich, den eigentlichen meningitischen Symptomen gehen durch ein bis zwei Wochen Prodrome voran. Die Kranken werden müde, apathisch, reizbar oder somnolent. Frühzeitig sind die Kranken appetitlos, die Darmtätigkeit wird meist träge. Langsam kommt es zu subfebrilen Temperaturen und zumeist zu dem initial in die Augen springenden Symptom, zu Kopfschmerzen. Diese können allerdings intermittierend sein, sie können für einige Tage aussetzen, um dann allerdings meist verstärkt wieder einzusetzen. Unter Hinzutreten von Nackensteifigkeit, Übelkeit und zerebralem Erbrechen, Nackenstarre, allgemeiner Muskelrigidität, allgemeiner Hyperästhesie entwickelt sich das Vollbild der Meningitis. Die auf S. 443 geschilderten objektiven Zeichen (KERNIG-Phänomen usw.) sind nachweisbar. Der Opisthotonus wird ein hochgradiger, Beugekontrakturstellungen der Extremitäten stellen sich ein, die Kranken werden delirant und zeigen unter anderem meist unruhige Greifbewegungen der Hände. Im Gegensatz zur eitrigen Meningitis, die vorwiegend die Konvexität des Gehirnes betrifft, sieht man hier regelmäßig, entsprechend der vorliegenden vorwiegenden Basilarmeningitis Lähmungen der Hirnnerven. Wenn nach einem prodromalen mäßigen Fieber und Kopfschmerzen eine Abduzens- oder Okulomotoriusparese auftreten, so ist der Verdacht einer tuberkulösen Meningitis schon berechtigt, auch wenn die Parese flüchtig war und schon nach kurzer Zeit wieder verschwand. Für die Meningitis tuberculosa ist ein Schwanken in den Erscheinungen überhaupt charakteristisch; Kranke, die aus einer Somnolenz bereits in eine Schweransprechbarkeit, ja sogar in Bewußtlosigkeit gefallen waren, können sich zu aller Überraschung über Nacht scheinbar wieder erholen und können bei gutem Allgemeinbefinden psychisch wieder völlig klar werden. Im Rahmen der Hirnnervenparese kann auch der Fazialis, Glossopharyngeus, Acusticus (mit Taubheit), Vestibularis (mit Kleinhirnataxie) betroffen werden. BABINSKI, OPPENHEIM-Reflexe, Patellar- und Fußklonus werden oft positiv. Der Liquor steht unter erhöhtem Druck, er ist leicht trüb, zeigt das bekannte Spinnwebengerinnsel, welches die tuberkulöse Meningitis charakterisiert, für diese aber doch nicht pathognomonisch ist; im Sediment des Liquors findet man insbesondere im Anfangsstadium vorwiegend Lymphozyten, später können aber auch Neutrophile überwiegen oder fast allein das Feld beherrschen. Im Spinnwebengerinnsel lassen sich häufig färberisch Tuberkelbazillen nachweisen.

Auf die früher erwähnten auffälligen Besserungen im Verlaufe der Krankheit folgen regelmäßig rasch Rückfälle, der Kranke fällt schließlich unter Zunahme aller genannten Erscheinungen in eine Bewußtlosigkeit und geht nach einer Gesamtdauer der Krankheit von etwa zwei bis sechs Wochen zugrunde.

Die früher aussichtslose *Behandlung* hat durch das Streptomycin ihre Aussichtslosigkeit verloren. Die Hoffnungen, die mit Recht in das Mittel gesetzt wurden, da die Augenblickserfolge allerdings nur in frischen Fällen an das Wunderbare grenzen, haben sich leider nur zum Teil erfüllt. Daß bei verspäteter Anwendung höchstens Defektheilungen eintreten, ist selbstverständlich.

Die *typhöse Form*. Von ihr spricht man, wenn im Rahmen der Allgemeinkrankheit pulmonale und meningeale Erscheinungen nicht auftreten und das

Bild sich in Fieber, Mattigkeit, Inappetenz, Somnolenz, eventuell Delirien, Benommenheit und Bewußtlosigkeit äußert. Im Grunde genommen beginnt jede Miliartuberkulose mit der typhösen Form. Verläuft die Krankheit foudroyant, so kann der Kranke in diesem septisch-typhösen Bild zugrunde gehen, ehe lokalisierte Organschäden zutage treten.

In diesem Zusammenhange muß die sogenannte „*Typhobazillose*"(LANDOUZY) genannt werden. Es handelt sich hiebei um eine Tuberkelbazillensepsis mit einem typhösen Zustandsbild, bei dem sich aber nicht miliare Tuberkel, sondern lediglich Nekroseherdchen entwickeln, die massenhaft Tuberkelbazillen beherbergen. Während man früher geneigt war, in einer Typhobazillose, einer Tuberkelbazillensepsis mit nur nekrotischen Herden, und einer Miliartuberkulose mit Bildung von zahlreichen typischen Tuberkeln mit dem produktiven zelligen Geschehen verschiedene Zustände zu erblicken, hat sich dieser Unterschied durch die neue Erkenntnis verwischt, daß jeder Tuberkulose primär eine Exsudation mit Verkäsung zugrunde liegt und daß der sekundär produktive Vorgang, das heißt die Bildung des eigentlichen Tuberkulums für den Vorgang nicht obligat ist (s. Bd. I, S. 433). Bis auf eine Milzschwellung ist der Organbefund negativ, die kleinen Nekrosen geben auch auf der Lungenröntgenplatte keine Schatten. Der tuberkulöse Ausgangsherd, meist eine vereiterte Drüse, ist zumeist klein und daher meist auch schwer zu finden. Die Diagnose wird wohl mit Sicherheit erst durch die Tuberkelbazillenzüchtung aus dem strömenden Blut erstellt werden können. Diese Fälle, die selten spontan auch in Heilung ausgehen sollen, sind sehr selten. Wir möchten — gewitzigt durch einige Fehldiagnosen — bei Erstellung der Diagnose dieses sehr seltenen Zustandes zur größten Vorsicht raten.

Wie bei Besprechung der Therapie der Lungentuberkulose in Bd. I schon angedeutet wurde, steht die Behandlung der Tuberkulose überhaupt, speziell aber auch die der uns am meisten interessierenden Lungentuberkulose an einem Wendepunkt. Stand während der letzten Jahrzehnte die Untersuchung über die Folge der chirurgischen Maßnahmen im Rahmen der Kollapstherapie im weitesten Sinne des Wortes im Vordergrund, so gehörten die letzten Jahre der Erforschung der medikamentösen Therapie der Tuberkulose. Auch diesbezüglich finden sich in unserem Lehrbuch dort und da Hinweise. Abschließendes kann über diese neuen, von uns noch vor kurzem kaum für möglich gehaltenen therapeutischen Wege nicht gesagt werden. Mein Assistent DEUTSCH hat die folgende knappe Zusammenstellung geliefert, von der ich glaubte, daß sie in einem modernen Lehrbuch nicht fehlen dürfe.

Die *medikamentöse Therapie der Tuberkulose* hat durch die Auffindung wirksamer Antibiotica und Chemotherapeutica große Fortschritte gemacht. Das Antibiotikum Streptomycin wirkt wahrscheinlich durch Beeinflussung der Diaminooxydase tuberkulostatisch. Es entfaltet seine Wirksamkeit sehr schnell und ist daher vor allem bei den hämatogenen und hochfieberhaften Formen der Tuberkulose anzuwenden. Infolge seiner recht unangenehmen Nebenwirkungen und der früher oder später deutlich werdenden Resistenz der Bakterien ist seine Anwendung zeitlich beschränkt. Es sollte daher den akuten und krisenhaften Verlaufsformen der Tuberkulose vorbehalten bleiben. Die Gründe für das Zustandekommen der Streptomycinresistenz sind noch keineswegs bekannt. Es könnte sich hiebei um die Folge eines Auslesevorganges, bei dem die nicht resistenten Bakterien zugrunde gehen, die primär resistenten jedoch übrigbleiben, oder aber um eine erworbene Resistenz primär nicht resistenter Tuberkelbazillen handeln. Das Chemotherapeutikum p-Aminosalizylsäure (PAS) wirkt wahrscheinlich ähnlich wie die Sulfonamide durch Beeinflussung der p-Aminobenzoesäure, die für das Bakterienwachstum erforderlich ist, tuberkulostatisch. Die PAS verteilt sich schnell in den Körpersäften, gelangt aber nur nach hochdosierter Verabreichung in wirksamer Konzentration in den Liquor. Die Ausscheidung erfolgt durch glomeruläre Filtration und tubuläre Sekretion in der Niere sehr schnell. Um eine hinreichend hohe Konzentration im Plasma zu erhalten, ist deshalb eine hohe Dosierung erforderlich, die mitunter zu Nebenerscheinungen von Seiten des Magendarmtraktes führen kann. Hingegen wird eine wirksame Konzentration im Urin sehr leicht erreicht. Auch gegen die PAS können die Tuberkelbazillen im Laufe von etwa drei bis vier Monaten eine Resistenz entwickeln, so daß dadurch die Anwendungsdauer beschränkt sein kann. Die dritte Körpergruppe, die in der Tuberkulosetherapie Bedeutung erlangt hat, ist die der Thiosemikarbazone. Ihre tuberkulostatische Wirkung dürfte einen anderen Angriffspunkt haben als die der PAS, da sie durch p-Aminobenzoesäure oder Pepton kaum beeinflußt wird. Außerdem besitzen die Thiosemikarbazone einen unspezifisch entzündungshemmenden Effekt. Die Substanzen dieser Gruppe verursachen recht beträchtliche Nebenerscheinungen, die eine strenge Überwachung der Patienten erforderlich machen; dennoch können die Thiosemikarbazone auch jahrelang angewendet werden, da bisher Entstehung einer erhöhten Resistenz der Tuberkelbazillen gegen sie nicht mit Sicherheit nachgewiesen werden konnte. Sie behalten daher ihre Wirksamkeit. Die Thiosemikarbazone sind bei den allergischen Manifestationen wie Rheumatoid, Erythema nodosum und Erythema induratum als einziges Chemotherapeutikum wirksam. Als vierte Körpergruppe kamen verschiedene Sulfone (Promin, Promizole) zur Anwendung, die jedoch bisher keine größere Bedeutung erlangt haben.

Infolge der verschiedenen Angriffspunkte der einzelnen Substanzgruppen ergibt ihre kombinierte Anwendung eine stärkere Wirkung, so daß die Dosierung geringer sein kann, wodurch auch die Nebenerscheinungen vermindert werden können. Diese Kombinationstherapie dürfte wohl in Zukunft noch größere Bedeutung erhalten, doch sind diese Probleme noch zu sehr in Fluß, als daß bereits ein abschließendes Urteil bezüglich Art der günstigsten Dosierung und Kombination möglich wäre. Als Leitsatz der internen Behandlung der Tuberkulose muß jedoch immer wieder gelten, daß durch diese die Kollapstherapie und die übrigen chirurgischen Maßnahmen nicht ersetzt werden sollen; vielmehr hat die chirurgische Intervention in den bisher üblichen Indikationen weiterhin zeitgerecht durchgeführt zu werden. Ihre Erfolgsaussichten sind jedoch dadurch wesentlich gebessert, daß einerseits die Patienten durch den Erfolg der internen Therapie in günstigerem Allgemeinzustand zur operativen Behandlung kommen und daß anderseits durch gleichzeitige interne Therapie der Operationsverlauf günstig beeinflußt wird. Auch können noch Patienten der chirurgischen Behandlung zugeführt werden, die bisher wegen zu schlechten Allgemeinzustandes hiefür nicht mehr in Betracht kamen. Im einzelnen hat sich folgende Abgrenzung der Indikationsgebiete und Dosierung bewährt:

Das *Streptomycin* ist in erster Linie bei der Meningitis tuberculosa und bei der Miliartuberkulose sowie bei den übrigen Formen akuter hämatogener Lungentuberkulose anzuwenden, wo es die besten Erfolgsaussichten von allen neuen Präparaten bietet. Außerdem sprechen frische exsudative Formen der Lungentuberkulose, frische bronchogene Streuungen, von den extrapulmonalen Tuberkulosen die spezifische Laryngitis, die Schleimhautulzera im Mund, an der Zunge und im Larynx, die Enteritiden, die Peritonitis und auch die Pleuritis gut an, doch wird man aus den oben angeführten Gründen nach Möglichkeit bei diesen Krankheitsformen die hier ebenfalls gut wirksamen anderen Präparate anwenden und die Streptomycinbehandlung für akute Exazerbationen vorbehalten. Primärtuberkulosen sowie fibröse und kavernöse Formen der Lungentuberkulose sprechen schlecht auf Streptomycin an und stellen daher keine Indikation dar. Bei den letztgenannten wird man jedoch Streptomycin zur Operationsvor- und -nachbehandlung mit Erfolg anwenden können. Auch bei der Knochen- und Gelenktuberkulose wird man es nur zum Operationsschutz verwenden. Streptomycin ist ferner indiziert bei manchen Formen mischinfizierter Urogenitaltuberkulose und bei tuberkulöser Erkrankung der Restniere nach Nephrektomie der Gegenseite.

Die Nebenwirkungen auf allergischer Basis, wie Fieber, Exantheme, Eosinophilie werden mit zunehmender Reinheit der Präparate immer seltener beobachtet. Albuminurie und Zylindrurie stellen keine Gefahr dar. Nach längerer Behandlung können Kopfschmerzen, Schwindel, Nausea und Erbrechen bei geringsten Bewegungen als Zeichen einer Vestibularisschädigung und Schwerhörigkeit bis Taubheit als Folge einer Akustikusläsion auftreten. Diese Erscheinungen pflegen nach Absetzen der Behandlung wieder zurückzugehen, wobei die Vestibularisschädigung eine günstigere Prognose aufweist als die Hörstörungen, die meist lange bestehen bleiben. Nachuntersuchungen derartiger Patienten haben ergeben, daß die objektiven Zeichen der Vestibularisstörung oft noch zu einem Zeitpunkt nachweisbar sind, in dem die Patienten die Ausfallserscheinungen subjektiv kaum oder nicht mehr bemerken. Zwischen dem Auftreten dieser gefährlichen Nebenerscheinungen und dem Streptomycinspiegel im Blut scheint ein Zusammenhang zu bestehen. Es wird bei diesen Patienten oft ein auffallend hoher Plasmaspiegel und eine sehr langsame Ausscheidung im Harn gefunden. Es empfiehlt sich daher, vor einer Streptomycinbehandlung den Plasmaspiegel und die Ausscheidungsgeschwindigkeit nach Applikation einer Standarddosis zu testen und nach dem Ausfall dieser Untersuchung die Höhe der Dosierung zu bestimmen. Beim Pflegepersonal konnten häufig Konjunktivitiden und an den Händen Ekzeme beobachtet werden, die bei Verwendung von Dihydrostreptomycin seltener vorkommen sollen. Auch die nervösen Ausfallserscheinungen sollen nach Dihydrostreptomycin seltener auftreten.

Als Dosierung werden Dosen von 0,5 bis 1,5 g täglich intramuskulär verteilt auf mehrere Injektionen oder auch als einmalige Injektion empfohlen. Die Behandlung sollte meist nicht über sechs bis acht Wochen ausgedehnt und Gesamtdosen von 80 bis 100 g sollten nicht mehr überschritten werden. Nach neuen amerikanischen Angaben bringt eine intermittierende Streptomycinbehandlung von 2 g jeden siebenten Tag — besonders in Kombination mit PAS — sehr gute therapeutische Erfolge und verursacht in einem viel geringeren Prozentsatz der Fälle Streptomycinresistenz der Bakterien.

Für die Behandlung der Meningitis empfiehlt LÖFFLER während zwei Monaten zweimal täglich 0,5 g Dihydrostreptomycin intramuskulär und dann durch vier Monate einmal täglich 0,5 g und gleichzeitig intralumbal in der ersten Woche einmal täglich 100 mg Streptomycin (Dihydrostreptomycin kann intralumbal nicht angewendet werden), von der zweiten bis vierten Woche einmal täglich 50 mg, im zweiten Monat dreimal wöchentlich 50 mg und im dritten Monat zweimal wöchentlich 50 mg intralumbal bei gleichzeitiger Behandlung mit PAS (s. u.).

Für die *PAS-Therapie* (verschiedene, auch österreichische Präparate) gilt der Grundsatz der oralen Therapie bei den gut durchbluteten exsudativen Formen, lokaler und peroraler Therapie bei den Formen mit schlecht durchbluteten produktivfibrösen Krankheitsherden und alleiniger lokaler Behandlung bei Fehlen einer aktiven Allgemeinerkrankung. Dementsprechend wird man die orale Behandlung bei frischen exsudativen Formen der Lungentuberkulose bei nicht zu akutem Verlauf — hier wäre dann Streptomycin anzuwenden —, bei Frühinfiltraten, bei Schleimhaut- und Darmtuberkulose wählen sowie in jenen Fällen, bei denen eine Streptomycinbehandlung indiziert wäre, diese aber wegen Streptomycinresistenz der Tuberkelbazillen nicht möglich ist. Die Dosierung beträgt 12 bis 15 g täglich durch vier bis sechs Tage, dann folgt eine zweitägige Pause und Wiederholung der Medikation in der gleichen Dosierung. Die Therapie ist so durch mehrere Monate fortzusetzen. Lokalbehandlung kann bei Kehlkopftuberkulose mittels Aerosolapparates erfolgen, Pleuraergüsse und insbesondere Empyeme werden zweimal wöchentlich vollständig abpunktiert, mit 2- bis 4%iger PAS-Lösung gespült und dann anschließend 5 bis 10 ccm der 20%igen Lösung intrapleural injiziert. Bei fistelnden Lymphknoten-, Weichteil- und Knochentuberkulosen, bei drainierten Kavernen und Empyemen kann täglich lokal behandelt werden. Bei Gelenktuberkulosen kann man PAS in 2- bis 5%iger Lösung in das Gelenk injizieren. Bei der Meningitis tuberculosa empfiehlt LÖFFLER neben Streptomycin im ersten Monat 30 bis 40 g p-Aminosalizylsäure täglich intravenös als Dauertropfinfusion in 2 Liter Kochsalz mit zwei Ampullen Heparin, um eine Thrombosierung der Vene zu vermeiden, in der fünften bis sechsten Woche 30 g täglich intravenös, dann 14 g täglich per os. Gleichzeitig kann bis 100 mg intralumbal verabreicht werden.

Als Nebenwirkungen werden nur Erscheinungen von Seiten des Magendarmtraktes angegeben, welche meist nach 14 Tagen trotz gleichbleibender Dosierung verschwinden, so daß dann das Präparat ohne weiteres vertragen wird.

Von der Gruppe der *Thiosemikarbazone* hat das von DOMAGK geprüfte 4-Acetylaminobenzaldehyd-thiosemikarbazon weitere Verbreitung erlangt und ist als *Conteben* (früher TBI/698)-BAYER, *Benthiozon*-LAEVOSAN, *TBK*-KUTIAK bekannt. Wie schon erwähnt, ist es als einziges Präparat bei den allergischen Erkrankungsformen, wie tuberkulöses Rheumatoid, Erythema induratum und Erythema nodosum, wirksam. Weiters ist es indiziert bei Larynx-, Darm- und Blasentuberkulose; bei frischen, exsudativen, nicht destruierenden Formen der Lungentuberkulose, besonders bei Bestehen ausgedehnter Lungentuberkulose ist seine Wirkung zunächst nur beschränkt, es ist eventuell als Vorbereitung zur Operation zu empfehlen, wenn auch in letzter Zeit gerade bei diesen Formen über auffallend günstige Ergebnisse bei Asylierungsfällen berichtet wurde. Nach gleichen Gesichtspunkten wie bei der p-Aminosalizylsäure empfiehlt sich die lokale Applikation bei fistelnden Lymphknoten-, Weichteil- und Knochentuberkulosen, bei Empyemen, Blasen- und Kehlkopftuberkulosen, sowie bei drainierten Kavernen. Bei Miliartuberkulose und Meningitis ist es allein völlig unwirksam, unterstützt aber vielleicht die Streptomycinwirkung. Die Dosierung hat vorsichtig und individuell zu erfolgen. Man beginnt mit $^1/_4$ bis $^1/_2$ Tablette (12,5 bis 25 mg) und steigert bis maximal 3 mg pro Kilogramm Körpergewicht, also etwa 200 mg täglich; die Therapie muß noch über den Zeitpunkt der klinischen Heilung hinaus durch mehrere Wochen fortgesetzt werden. Je schwerer der Krankheitsfall ist, desto vorsichtiger muß dosiert werden. Da das Präparat nicht ungefährlich ist, soll die Behandlung immer im Krankenhaus unter laufender Kontrolle des roten und weißen Blutbildes, der Gerinnungszeit, der Leberfunktion (Galaktoseprobe, Urobilinogen) und des Harnbefundes begonnen werden, wobei die kleinste, noch deutlich wirksame, durch längere Zeit ohne Nebenerscheinungen verträgliche Dosis bestimmt werden soll. Gegen eine weitere ambulante Behandlung bestehen dann keine Bedenken. Auf Grund seiner unspezifischen, entzündungshemmenden Wirkung, die eine gewisse Ähnlichkeit mit der des ACTH (adrenocorticotropen Hormons) und Cortison hat, kommt es durch Einwirkung auf den Blutchemismus unabhängig vom Krankheitsverlauf zu einem Absinken der Blutsenkungsreaktion, wahrscheinlich infolge Verminderung der krankhaft vermehrten Alpha-Globuline und Vermehrung der Gamma-Globuline und des Fibrinogens, zu Absinken des vermehrten Plasmakupfer- und Anstieg des verminderten Plasmaeisenspiegels, Anstieg des Cholesterins und der Cholesterinester, Rechtsverschiebung des WELTMANNschen Koagulationsbandes, Rückgang der Tuberkulinempfindlichkeit und der komplementbindenden Antikörper im Blut. Anfänglich auftretende Appetitlosigkeit, Magenbeschwerden, Brechreiz und Übelkeit lassen sich durch Luminal, Antihistaminica und Pankreaspräparate bekämpfen und sind gefahrlos. Auftreten von Somnolenz als Folge eines Hirnödems sollte zu sofortiger Unterbrechung der Therapie führen und ist mit hochkonzentrierter Traubenzuckerlösung intravenös zu behandeln. Als weitere Nebenerscheinungen treten nach längerer Behandlung Konjunktivitiden, Exantheme, hämolytische Krisen (durch Freiwerden von Phenylhydrazin aus dem Thiosemicarbazon), Agranulozytosen (besonders bei gleichzeitiger Verabreichung von Pyramidon oder pyramidonhaltigen Präparaten), Störungen der Blutgerinnung sowie Leberverfettung auf. Anaphylaktische Reaktionen bei Zufuhr von Eiweiß aus Käse und Heringen werden mit der Abspaltung von Carbazid erklärt, dessen freie Phenylhydrazingruppe ein ausgezeichneter Antigenbildner mit Eiweiß ist.

L. Lepra, Aussatz.

Die Lepra ist eine ansteckende, bakterielle Infektionskrankheit, deren Erreger, das Mycobacterium leprae, sich in der Haut oder im Nervengewebe ansiedelt und dort unter starker Vermehrung entzündliche und nekrotische Veränderungen, Hautausschläge, Knoten und Geschwüre verursacht. In langsamem Siechtum gehen die Kranken meist erst nach Jahrzehnten zugrunde. Wegen der äußerlichen Entstellungen, die der Aussatz bedingt, hat die Krankheit seit jeher Schrecken verbreitet; der Aussätzige war in der Gesellschaft der Menschen immer gefürchtet und gemieden. Die Krankheit war schon im Altertum bekannt, die ältesten Hauptherde waren Ägypten, Indien und Ostasien, im Mittelalter war ganz Europa schwer verseucht, durch rücksichtslose Bekämpfung ist der Aussatz aber heute aus Europa bis auf kleine Bezirke in Norwegen und die Gegend von Memel verschwunden. Die Gesamtzahl der Aussätzigen auf der Erde wird aber heute doch noch mit drei bis vier Millionen geschätzt, wobei Zentralafrika, Indien und China die Hauptherde der Seuche sind. Nach Mitteleuropa kommen nur vereinzelte eingeschleppte Fälle.

Das *Mycobacterium leprae* ist ein leicht gekrümmtes, kurzes Stäbchen, welches an den Enden oft leicht zugespitzt, selten etwas verdickt ist, es kann eine Länge von 1,5 bis 6 μ haben. Es ist unbeweglich und bildet keine Sporen. Es ist in Form und Färbbarkeit dem Tuberkelbazillus sehr ähnlich, es ist auch säurefest. Bei der Färbung nach ZIEHL-NEELSEN soll man mit Salzsäurealkohol nur sehr kurz entfärben. Die Züchtung gelingt, aber nur bis etwa zur sechsten Passage, auf künstlichen Nährböden. Die Leprabazillen vermögen Meerschweinchen nicht zu infizieren (Unterschied zu Tuberkelbazillen!).

Die Übertragung der Lepra erfolgt von Mensch zu Mensch, wobei eine sehr lange Exposition, ein langes Zusammenleben in enger Berührung notwendig ist. Eine mittelbare Übertragung durch Gegenstände ist die große Ausnahme. Der Kranke scheidet die Bazillen (je nach Sitz der Erkrankung) mit dem Nasenschleim, dem Speichel, dem Sperma, dem Vaginalsekret, den Fäces, dem Gewebssaft, dem Eiter und dem Wundsekret aus. Die Eintrittspforte dürften vor allem Nase, Nasenrachenraum und auch die Haut darstellen.

Wegen der Übertragung von Mensch zu Mensch bei langem Kontakt tritt die Lepra oft in einer Familie auf, wobei der langen Inkubation halber (s. u.) meist Jugendliche im Alter von 20 bis 30 Jahren die ersten Zeichen der Lepra erkennen lassen. Daß zum Haften der Leprainfektion noch ein besonderer Ernährungsfaktor notwendig sein muß — „Sapotoxine", giftige Saponine aus den Taroknollen oder der Kornrade (Getreidenelke) —, ist eine mit treffenden Argumenten gestützte Annahme. Ein dispositionelles Moment spielt fraglos eine große Rolle. Männer erkranken häufiger als Frauen.

Die *Inkubation* dürfte durchschnittlich zwei bis fünf Jahre dauern, sie kann auch bis zu 30 Jahren betragen.

Die *klinische Symptomatologie* unterscheidet zwei Formen: Die Lepra tuberosa (lepromatöser L-Typ, Hautlepra, Knotenlepra) und die Lepra nervosa (neutraler N-Typ, Nervenlepra, Lepra maculoanaesthetica). Es gibt Mischformen (Typ LN). Beide Formen beginnen mit einem Exanthem aus blaßrosa, scharfkonturierten Flecken verschiedener Größe, meist im Gesicht und speziell an der Nasenöffnung, auch am Rücken oder ad nates. Die Hautveränderungen können jucken.

Bei der *Knotenform* entwickeln sich, oft mit Fieberschüben, Infiltrate und derbe Knoten in der Subcutis und Cutis, wobei die regionären Lymphdrüsen mitanschwellen. Vorwiegend betroffen sind Gesicht, hier besonders Augenbrauen und Nasengegend, Handrücken und Streckseiten der Gliedmaßen, meist scheinbar dem Licht ausgesetzte Hautpartien. Die Haut wird dick und starr, sie ist rotbraun verfärbt, die Haare des Gesichtes fallen aus. Knoten und Infiltrate führen zu schwerer Verunstaltung des Gesichtes (facies leontina); Handfläche, Fußsohlen und behaarter Kopf bleiben frei. An Knie und Unterschenkel zeigen sich oft dicke derbe Schwielenbildungen (Elephantiasis der alten Griechen). Auch die Schleimhäute zeigen dicke Infiltrate, die zerfallen. Dadurch kommt es unter anderem zur Zerstörung der Nasenscheidewand, zum Einsinken des Nasenrückens. Die Larynxschleimhaut kann mitaffiziert sein (rauhe Stimme, Heiserkeit). Konjunktivalinfiltrate führen zur Pannusbildung und zur Erblindung. Die Infiltrate können aufbrechen, in einem langsamen Rückbildungsprozeß vernarben, die Narben sind meist tief eingezogen und pigmentiert. Finger und Zehen können abfallen. Meist unter komplizierenden Krankheiten (Lungentuberkulose, chronische Nephritis usw.) oder nur unter schwerer Kachexie (Amyloidose) gehen die Kranken im Laufe von sechs bis zehn Jahren zugrunde.

Die *Nervenlepra* beginnt, wie erwähnt, auch mit dem Exanthem, wobei Pigmentverschiebungen auftreten. Die Pigmentierung beginnt im Zentrum des Exanthems und breitet sich langsam peripherwärts aus, wobei die zentrale Pigmentierung gleichzeitig erlischt. Auch pemphigusähnliche Blasenbildungen kommen vor. In den erythematösen Hautstellen kommt es bei der Nervenlepra nur vorerst zu einer Hyperästhesie, später tritt Anästhesie für Schmerz und Temperatur und schließlich auch für Tastempfinden auf. Unter gleichzeitiger Infiltrierung der peripheren Nerven zu dicken Strängen breitet sich die Sensibilitätsstörung aus, wobei motorische Ausfallserscheinungen hinzukommen (Krallenhand, Herabhängen der Unterlippen mit Speichelfluß usw.). Die Schweißsekretion versiegt, die Haare des Gesichtes fallen aus. In den betroffenen Gebieten kommt es zu Ulzerationen, Nekrosen, Gangränbildung, Finger, Zehen, Hände, Füße usw. können sich abstoßen (*Lepra mutilans*). Der Prozeß ist ein langsamer, die Gangrän, die Nekrose, die Gliedabstoßung können in Heilung ausgehen. Die Prognose der Nervenlepra ist so besser als die der Knotenform.

Übergang in die Mischform ist aber immer möglich. Auch diese Kranken enden schließlich an interkurrenten Krankheiten oder an Kachexie, auch an Amyloidose.

Im Nasensekret können bei der Lepra Bazillen meist nachgewiesen und die Diagnose gesichert werden. Auch in Punktaten von Knoten oder Infiltraten können Bazillen nachgewiesen werden. Bei negativem Bazillenbefund kann man durch Jodkaligaben (0,2 bis 0,3 per os durch einige Tage) den Prozeß aktivieren und dann Bazillen meist leicht nachweisen. Die Methode ist aber wegen zu starker Aktivierung mit hohen Temperaturen nicht ungefährlich. Eine Probeexzision eines Infiltrates mit histologischer Untersuchung kann den Bazillennachweis ebenfalls erbringen. Ein Hauttest mit einem Extrakt aus krankem Gewebe gibt überdies diagnostisch verläßliche Resultate.

Therapie. Die alte Behandlung mit Chaulmoograöl, die sehr unzuverlässig war, ist durch die moderne Sulfonamid- und Streptomycinbehandlung überholt. Größere Erfahrungen der nächsten Zeit werden aber hinsichtlich dieser Behandlung erst endgültige Regeln aufstellen lassen. Die einschlägige Literatur ist zu verfolgen. Der Behandlung des Allgemeinzustandes der Kranken ist jedenfalls besondere Beachtung zu schenken. Die früher viel geübte Lokalbehandlung wird durch die moderne Therapie überflüssig werden. Es ist zu hoffen, daß die so gefürchtete Seuche dank moderner Therapie in Zukunft auch in den Gebieten, in welchen sie sich unter schlechten hygienischen Verhältnissen immer noch hat halten können, ausgerottet werden wird und daß damit das unglückliche Leben der in Leprosorien Verbannten, daß die Wegnahme der Kinder von den Eltern und andere für die Opfer der Krankheit bejammernswerte Maßnahmen, die aber zum Eindämmen der Seuche unbedingte Notwendigkeit waren, endlich ein Ende finden können.

M. Tetanus, Wund-Starrkrampf.

Der Tetanusbazillus ist ein großes plumpes, grampositives, anaerob wachsendes Stäbchen, welches endständig eine Spore trägt. Durch diese ist es außerordentlich widerstandsfähig, da die Sporen sogar jahrelange Austrocknung vertragen. Er ist ein Erdbazillus und findet sich in allen geologischen Zonen, im Hochgebirge, in der Tiefebene, im jungfräulichen Land verschiedenster geologischer Formationen, besonders häufig in gedüngter Gartenerde. Sporen finden sich auch im Staub, Hausstaub, Straßenstaub; Bazillen und Sporen finden sich auch in menschlichen und tierischen Fäces. Pferde- und Rindermist soll besonders tetanusbazillenreich sein. Allen vergleichenden Angaben über den Gehalt verschiedener Erden usw. an Tetanusbazillen ist deshalb mit großer Skepsis zu begegnen, weil sie sich meist auf bakterioskopische Untersuchungen stützen und hiebei verschiedene andere Sporenträger nicht unterschieden werden können. Sicher sind Tetanuskeime weit verbreitet.

Die Bazillen haften und vermehren sich nur unter anaeroben Bedingungen; diese sind in verschmutzten Wunden mit Gewebszerreißung, Taschenbildung und vor allem bei einer sauerstoffzehrenden Mischinfektion gegeben; als besonders gefährlich gelten Splitter von altem Holz, Dornen, Granatsplitter und Nägel. In der Chirurgie spielt Katgut eine Rolle. Bei Neugeborenen kann die Infektion über die Nabelschnurwunde, beim Abortus und bei der Geburt über die Genitalwundflächen zustande kommen. Fußgangrän, Decubitus, Ulcus cruris, Rektumkarzinom und selbst Insektenstiche sind als seltene Eintrittspforten beschrieben.

Das Krankheitsbild wird nicht durch die Bazillen, sondern durch die von ihnen gebildeten Toxine bedingt. Die Toxine, die in der Wunde oder an der Eintrittspforte von den Bazillen gebildet werden, wandern vor allem längs der Lymphgefäße der peripheren Nerven zum Rückenmark. Das Gift gelangt zunächst zu den Ganglienzellen der Vorderhörner der kranken, hierauf durch Diffusion auch zu denen der gesunden Seite und bedingt hier einen erhöhten Reizzustand, in der Peripherie eine Muskelstarre. Das Gift kann sich auch auf die sensiblen Wurzeln des Rückenmarkes ausbreiten und Schmerzen auslösen. Ein Teil des Toxins wird aber auch vom Blut aufgenommen, es gelangt auf dem Blutwege zum Gehirn und Rückenmark und fixiert sich hier an besonders giftempfindlichen Zellen, z. B. im motorischen Trigeminuskern (Trismus), um schließlich bei einer allgemeinen Vergiftung aller Zentren zum Allgemeintetanus Anlaß zu geben. Die vorwiegende Ausbreitung des Giftes längs der Nerven erklärt, daß die Inkubation um so länger ist, je weiter peripher die Infektionsstelle liegt und je weniger Gift produziert wird. Das Zentralnervensystem bindet das Gift in hohem Maße, auch in der Eprouvette; ein derart mit Toxin beladenes Gehirn kann auf gesunde Tiere ohne Schaden für diese verimpft werden, da die Giftbindung an das Impfhirn so sehr stark ist.

Die Inkubation wechselt zwischen ein bis zwei Tagen (Frühtetanus), durchschnittlich sechs bis vierzehn Tage und drei bis vier Wochen (Spättetanus). Je kürzer die Inkubation, um so ungünstiger die Prognose.

Die Empfänglichkeit für Tetanus ist keine große: Bei Friedensverletzungen kommt es in ungefähr 0,1% der Fälle, bei Kriegsverletzungen in zirka 1 bis 2% der Fälle zu einem Tetanus.

Die *klinische Symptomatologie*. Nach Prodromalerscheinungen, Mattigkeit, Frösteln, Schlaflosigkeit und starkem Schwitzen sind starke epigastrische Schmerzen durch Zwerchfellkrampf ein frühes Zeichen. Meist kann jetzt schon eine gewisse Reizbarkeit der Muskulatur festgestellt werden. Ist das Bild voll entwickelt, so kommt es zur krampfhaften Starre der Muskulatur, die sich seltener aszendierend von der mit der Wunde betroffenen Region aus, sondern meist deszendierend entwickelt: Erst wird die Kaumuskulatur gespannt, die Starre nimmt alsbald so sehr zu, daß der Kranke den Mund nicht mehr öffnen kann. Hierauf wird der Facialis ergriffen, die Stirne wird hiebei gerunzelt, der Mund in die Breite gezogen (Risus sardonicus, Spasmus cynicus), schließlich erstarren die Glieder- und Rückenmuskeln. Der Kranke liegt im Opisthotonus straff mit hohlem Rücken und drahtharten Bauchmuskeln bewegungslos im Bett. Meist fiebern die Patienten hoch. Auf der Höhe dieser infektiösen Intoxikation lösen nun Versuche einer willkürlichen Bewegung oder Aufregungen, auch kleine Erschütterungen, auch Licht-, Gehör-, Kältereize usw. allgemeine, äußerst schmerzhafte (!), heftigste Krampfanfälle aus, an denen sich fast alle Muskeln beteiligen, die Sekunden oder auch Minuten anhalten und in welchen der Kranke durch Zwerchfellkrampf in Zyanose und Dyspnoe ersticken kann. Die Anfälle können sich in kurzen Abständen wiederholen. Leider bleibt das Sensorium der bedauernswerten Kranken bis zum Ende völlig frei. Die Untersuchung, die, wenn möglich, unterlassen werden soll, deckt eine lebhafte Reizung der Reflexe und positiven BABINSKI auf.

Der Kranke kann innerhalb von Stunden oder Tagen zugrunde gehen. Bei günstigem Ausgang lassen die Erscheinungen langsam nach, die schweren Anfälle bleiben aus und nach einigen Wochen oder auch Monaten kann der Kranke klinisch als geheilt gelten. Die Letalität beträgt 30 bis 70% der Fälle!

Die *Therapie* besteht in der sofortigen Exzision der Wunde, weit im gesunden Gewebe, um einer weiteren Giftproduktion zu wehren. Sofort wird antitoxisches Heilserum gegeben, auf daß noch nicht gebundene Toxine unschädlich gemacht werden. Man gibt intravenös oder intralumbal durch sechs Tage hindurch je 25000 Antitoxineinheiten. Die symptomatische Therapie wird Sorge tragen, daß alle Reize, die einen Krampfanfall auslösen könnten, vermieden werden. Ein Dauerschlaf (Avertin) hat sich sehr bewährt. Sedativa (Chloralhydrat, Luminal, Pernokton, Scopolamin usw.) werden mitherangezogen. Bei verdächtigen Wunden werden *prophylaktisch* gleichzeitig mit ihrer ersten Versorgung 3000 Antitoxineinheiten intramuskulär gespritzt. Eine Serumkrankheit (s. S. 426) muß eventuell in Kauf genommen werden. Ihrethalben übertreibe man auch nicht und gebe nicht etwa jedem Kind mit einer kleinen auf der Straße oder im Garten erlittenen Hautabschürfung Tetanusserum.

N. Cholera asiatica.

Die asiatische Cholera, in Vorderasien endemisch, überzog oft weite Landstriche und ganze Erdteile mit schweren Seuchen. Sie ist dort und auch in kleinen Bezirken am Balkan und in Südrußland endemisch. Durch entsprechende Präventivmaßnahmen wird die Ausbreitung größerer Epidemien wohl immer mehr verhindert, vor zwei Jahren aber waren wir doch wieder Zeugen einer schwereren Epidemie in Ägypten, die, einmal aufgetreten, nur schwer eingedämmt wurde und zahlreiche Opfer forderte. In Mitteleuropa war die letzte Epidemie die von Hamburg im Jahre 1892.

Der Vibrio Cholerae, ein gram-negativer, lebhaft beweglicher, kommaförmiger, gegen Austrocknung sehr empfindlicher Keim ist der Erreger. Er hält sich gut im Wasser, sofern dieses nur geringe Mengen organischer Substanzen enthält (daher Trinkwasserepidemien!).

Die Tatsache, daß bei Cholerakranken nicht selten Vibrionen nicht nachgewiesen werden können und daß es bei Epidemien zahlreiche Vibrionenausscheider gibt, die nicht erkrankt waren, soll damit ihre Erklärung finden, daß bei der Cholera vorerst Vibrionen, beziehungsweise deren Zerfallsprodukte aus dem Dünndarm resorbiert werden und daß sie auf diese Weise den Dünndarm sensibilisieren, erst eine erneute Einwirkung des Choleravibrios auf den Dünndarm führt zum eigentlichen Cholerakrankheitsbild, das heißt, erst diese allergische Überempfindlichkeitsreaktion der Dünndarmschleimhaut führt zu deren nekrotisierender Entzündung. Im Tierversuch konnte nun nachgewiesen werden, daß nach einer Vorbehandlung mit Choleravibrionen auch mit einem Kulturfiltrat anderer Keime eine „Choleraenteritis" ausgelöst werden kann, wobei nun allerdings im Stuhl oder im Darm Choleravibrionen naturgemäß nicht gefunden werden können.

Cholera hinterläßt keine wie immer geartete Immunität, man kann innerhalb weniger Wochen daher zum zweitenmal erkranken.

Die Inkubation beträgt nur ein bis zwei Tage.

Klinische Symptomatologie. Je nach der Schwere der Krankheit unterscheidet man verschiedene Formen, wobei die Nomenklatur von verschiedenen Autoren allerdings in verschiedener Weise interpretiert und gebraucht wird. Man unterscheidet: Choleradiarrhoe, Cholerine, algide Cholera und trockene Cholera.

Die *Choleradiarrhoe* verläuft unter dem Bilde einer akuten Enteritis leichteren Grades. Sie kann nach wenigen Tagen abklingen. Wenn der Fall nicht Glied einer Infektkette war und wenn eine bakteriologische Untersuchung nicht vorgenommen wurde, kann nur das zeitliche Zusammenfallen mit einer Epidemie die Diagnose vermutungsweise erstellen lassen. Derartige Choleradiarrhoen können auch nach ein bis zwei Tagen in eine schwere Form übergehen. Dieser prämonitorische Durchfall vor dem eigentlichen Choleraanfall entspräche übrigens der oben besprochenen Pathogenese, nach welcher erst die Zweiteinwirkung der Vibrionen auf die durch Vibrionen bereits infizierte und dadurch sensibilisierte Schleimhaut des Dünndarmes die schwere (allergische) Entzündung bedingt.

Die *Cholerine* ist eine etwas schwerere Form. Die Krankheit beginnt mit allgemeinem Unwohlsein und Kopfschmerz, die Temperatur ist meist erhöht. Es entwickelt sich eine Diarrhoe ohne wesentliche Darmschmerzen. Der Stuhl ist flüssig, von normaler Farbe. Als zweites Kardinalsymptom gilt auch das Erbrechen, welches nun einsetzt, wobei die Patienten meist gleichzeitig kollabieren. Die Patienten werden etwas oligurisch, es tritt eine leichte Albuminurie auf. Nach zwei Tagen aber erholen sich die Kranken. Die Kollapse auf dem Höhepunkt der Krankheit können auch gefahrdrohend werden, man kann also auch an der meist leicht verlaufenden Cholerine zugrunde gehen, in der Regel gilt diese Form aber doch als eine relativ leichte und ungefährliche Krankheit. Auch diese milde Choleraform kann in die algide umschlagen.

Die *algide Cholera*. Die Bezeichnung algide (oder asphyktische) Cholera rührt von dem schnellen Auftreten einer großen Allgemeinschwäche mit Kollaps, mit Untertemperaturen und Zyanose der Extremitäten her.

Nach der ersten Periode der Krankheit, die bereits oben bei der Choleradiarrhoe besprochen wurde und bei dieser schwer verlaufenden Form mit der Appetitlosigkeit, Mattigkeit, Übelkeit und den leichten Diarrhoen als Vorbote der eigentlichen Krankheit gelten kann, welche einen oder auch mehrere Tage anhält, setzt der Choleraanfall mit immer mehr sich steigerndem und schließlich ununterbrochen fortdauerndem Erbrechen und mit gleichzeitig oder bald darauf auftretenden Durchfällen ein. Das Erbrochene wird bald geruchlos, es ist grau und reichlich. Die Durchfallsstühle nehmen oft schon nach Stunden oder längstens nach einem Tag das für Cholera charakteristische weißgraue „reiswasserähnliche" Aussehen an, auch die Stühle werden bald geruchlos, sie riechen jedenfalls nicht fäkulent, sondern haben den auch bei der Ruhr an Sperma oder leicht faulendes Eiweiß erinnernden Geruch. Die Zahl der Stuhlentleerungen, die meist schmerzlos verlaufen, geht über zwanzig und ist schließlich nicht mehr festzustellen. Der Wasserverlust durch Erbrechen und Durchfälle führt in kürzester Zeit zu allen Erscheinungen der schwersten Exsikkose (s. S. 180) mit Oligurie, Gewichtsverlust, mit der leisen, tonlosen, auch heiseren Stimme; auch die qualvollen Muskelkrämpfe treten auf. Der Aspekt mit der trockenen turgorlosen Haut der Exsikkose, mit den tiefliegenden halonierten, meist halboffenen Augen, läßt den Kranken innerhalb weniger Stunden manchmal kaum mehr wiedererkennen. Alsbald kommt es in den schweren Fällen zur peripheren Kreislaufschwäche und der Kranke geht in ein bis fünf Tagen im Kollaps zugrunde. In leichten Fällen kann sich der Kranke unter raschem oder langsamem Rückgang aller Symptome wieder erholen, diese Genesungsphase dauert von drei bis zu zehn Tagen. Während derselben kann es zum sogenannten *Choleratyphoid* kommen. Der Kranke klagt über Kopfschmerzen und große Schwäche und verfällt entweder in eine Apathie oder sogar in eine Bewußtlosigkeit oder in einen manisch aufgeregten Zustand. Gleichzeitig steigt meist die Temperatur. Erbrechen, welches schon sistiert hatte, kann wieder auftreten. Dieses Typhoid, offenbar Ausdruck der Toxinwirkung der Vibrionen, kann zwei bis vierzehn Tage (meist zwei bis drei Tage) währen. Der Kranke, der eben den schweren Choleraanfall überstanden hat, kollabiert in der neuen typhoiden Phase der Krankheit häufig und geht in den ersten Tagen derselben zugrunde. Manche Autoren denken beim Choleratyphoid im Gegensatz zu der eben geäußerten Theorie an eine zweite Infektion (mit Koli, Parakoli usw.).

Die algide Cholera imponiert zweifellos als eine Vergiftung, sie ist auch auf die Endotoxine der Choleravibrionen zurückzuführen.

Die immer vorhandene symptomatische Polyzythämie und Leukozytose ist Ausdruck der Bluteindickung. Die Milz ist nicht vergrößert. Komplikation mit Nephritis kommt vor. Die Temperatur der schweren Cholera ist normal oder sogar unternormal (Achselhöhlentemperatur); gleichzeitig sollen die Innenorgane bis zu 40 Grad Fieber haben.

Die *trockene Cholera* (Cholera sicca) hat ihren Namen daher, daß die Krankheit innerhalb weniger Stunden abläuft, tödlich endet und daß nicht ausreichend Zeit war, um zum Durchfall zu führen. Die Kranken werden, so berichten Augenzeugen, von Übelkeit und Schwäche befallen, sie legen sich hin und ohne Erbrechen und Durchfälle gehen sie in drei bis acht Stunden an der peripheren Kreislaufschwäche zugrunde. Hätte keine Epidemie bestanden und läge kein Obduktionsbefund mit bakteriologischem Vibrionennachweis vor, so hätte der Gedanke an Cholera nicht aufkommen und man hätte auf die Diagnose nie verfallen können. Die trockene Cholera ist das reine Bild der Choleratoxinvergiftung.

Die *Prognose* der Cholera hängt vom Verlauf ab, wie aus unseren Ausführungen hervorgeht, eine Choleradiarrhoe und eine algide Cholera lassen sich nicht vergleichen. Maßgebend für die Prognose sind ferner der primäre Allgemeinzustand des Kranken und vor allem auch der Genius epidemicus. Die Letalität schwankt bei den verschiedenen Epidemien zwischen 30 und 90%!

Die *Therapie* ist eine symptomatische. Sie richtet sich vor allem gegen die Kreislaufschwäche und die Exsikkose. Analeptika, subkutane Kochsalzinfusionen, intravenöse Traubenzucker-Kochsalz-Infusionen usw. Prophylaktisch kann eine aktive Schutzimpfung Gefährdeter einen mehrwöchigen relativen Schutz geben. Zu Epidemiezeiten dürfen nur frisch gekochte Speisen oder Flüssigkeiten genossen werden, Wasser und Milch sollen ungekocht nicht getrunken werden.

II. Spirochäteninfektionen.

A. Lues und Framboesie.

Die *Lues* scheidet aus der Besprechung aus; soweit sie für den Internisten im Sekundär- oder Tertiärstadium in Frage kommt, ist sie in den entsprechenden Kapiteln besprochen. Im übrigen muß auf die Lehrbücher der Venerologie verwiesen werden. Dort ist auch ausführlicher über Framboesie nachzulesen, die nur kurz gestreift werden kann.

Die *Framboesie.* Der Name „Framboesie" leitet sich vom Französischen „framboise" = Himbeere ab und hat seine Grundlage in dem himbeerartigen Aussehen der Framboesiepapeln. Es gibt im übrigen 60 synonyme Bezeichnungen. Es handelt sich bei der Framboesie um eine der Lues nahe verwandte Gewebsspirochätose, deren Hauptmerkmale eben himbeerartige Erhebungen der Haut (Papeln) im Sekundärstadium sowie schwere geschwürige Veränderungen und häufig Knochenerkrankungen im Spätstadium sind. Sie kommt endemisch nur in den warmen Ländern vor (besonders in Afrika, Südamerika und Ostasien).

Der *Erreger* ist das Treponema pertenue (Spirochaeta pertenuis Castellani). In Form, Färbbarkeit und Bewegung gleicht sie der Spirochaeta pallida, dem Lueserreger, weitgehend. Sie hat sechs bis acht sehr enge, feine Windungen. Die Inkubation beträgt drei bis acht Wochen (auch bis zu sechs Monaten). Man kann wie bei der Lues drei Stadien unterscheiden. Primärstadium: Primäraffekt (Mutterpapel), der häufig Füße, Unterschenkel, Finger, Hand, Unterarme, Mund (bei den Säuglingen), Brustwarzen (bei den Müttern) betrifft. Das Sekundärstadium (Erruptionsstadium) entsteht innerhalb ein bis drei Monaten nach dem Primäraffekt: Es tritt ein Ausschlag kleiner roter Flecken und Knötchen an verschiedensten Stellen der Haut auf, aus denen sich Tochterpapeln entwickeln; bevorzugter Sitz: Gesicht, Arme und Beine, seltener Rumpf, behaarter Kopf. Durch Verschmelzen der Einzelpapeln entstehen Girlanden-, Kokarden-, Ring- usw. -Formen. Die regionären Lymphdrüsen schwellen an. Auch die Haut-Schleimhautgrenzen (Mund, Nase, Vulva, Anus) und die Schleimhäute selbst (Mund, Auge) werden betroffen. Bei 20% der Kranken sind jetzt schon Gelenke und Knochen mitergriffen. Im Tertiärstadium werden beobachtet: ulzero-serpiginöse Geschwüre mit tiefgehendem Gewebszerfall, Ostitis, Periostitis, oft starke lokale Verdickungen der Tibia, gummaähnliche Knoten in den Muskeln, in der Subkutis, am Periost, an den Gelenkskapseln, perisynoviale gummöse Prozesse an Hand-, Knie- und Fußgelenken, Erkrankungen der Sehnen und Bänder. Es kann im Spätstadium schließlich zur Zerstörung der knorpeligen und knöchernen Nasenscheidewand, wie des Gaumens, zu geschwürigen Veränderungen an Vola manus und Planta pedis, zu Knochenverkrümmungen, Gelenksversteifungen usw. kommen. Das Zentralnervensystem wird nicht ergriffen.

Die *Diagnose* wird durch den Erregernachweis im Reizserum einer noch geschlossenen Papel gesichert. Über histologische Untersuchung, Spirochätenzüchtung, spezifische Intrakutanreaktionen und Tierversuch s. die einschlägigen Handbücher. Die Wassermannsche Reaktion ist in 90% der Fälle positiv.

Therapie: Salvarsan bringt die Erscheinungen rasch zum Schwinden. Zur endgültigen Heilung sind kombinierte Jod-Wismut-Salvarsan-Kuren wie bei Lues nötig. Penicillin erweist sich ebenso wirksam wie bei Lues.

B. Europäisches Rückfallfieber (Febris recurrens).

Eine Reihe nahe verwandter Spirochäten verursachen, durch verschiedene Zwischenwirte auf den Menschen übertragen, bei diesem in regelmäßigen Abständen sich wiederholende Fieberanfälle von mehrtägiger Dauer, das heißt Rückfallfieber. Trotz weitgehender Ähnlichkeit, auch der Krankheitsbilder, die durch die differenten hierhergehörigen Spirochäten bedingt sind, unterscheiden sich die verschiedenen, nach ihrem verschiedenen Vorkommen in verschiedenen Ländern entsprechend bezeichneten Erkrankungen doch nicht unwesentlich voneinander (mittelafrikanisches Rückfallfieber oder Zeckenkrankheit, nordafrikanisches, persisches bzw. mesopotamisches, indisches, spanisches Rückfallfieber). Hier soll nur das europäische Rückfallfieber besprochen und hierbei betont werden, daß das nordamerikanische Rückfallfieber, dessen Erreger die von Novy beschriebene Spirochäte ist, sich vom europäischen klinisch und epidemiologisch kaum, jedenfalls nicht wesentlich unterscheidet.

Der Erreger des europäischen Rückfallfiebers ist die Spirochaeta Obermeieri. Im Blute des Kranken sind die Spirochäten, insbesondere kurz vor dem Anfall, in großer Zahl als lebhaft bewegliche, feinste Fäden im Nativpräparat zu finden.

Schon bei schwacher Vergrößerung kann auch dem weniger Geübten auffallen, daß nicht alle Blutkörperchen ruhig liegen, sondern daß sie dort und da zitternd bewegt sind, sie werden durch die rasch schlagenden Bewegungen der Spirochäten in Bewegung versetzt. Bei starker Vergrößerung kann man im ganz frischen Präparat mit sehr gut erhaltener Beweglichkeit der Spirochäten auch diese selbst unmittelbar wahrnehmen, allerdings nur bei entsprechender Abblendung, jedenfalls aber hat man wenigstens den Eindruck einer merkwürdigen lebhaften Unruhe des Präparates durch die von den Spirochäten den Erythrozyten mitgeteilte zitternde Bewegung. Erst wenn die Spirochäten langsam — oft mit dem Auskühlen des Präparates — ihre Beweglichkeit einbüßen und langsamer und langsamer werden, kann man sie bei entsprechender Abblendung deutlich wahrnehmen. Sie sind selbstverständlich ebenso im Dunkelfeld wie gefärbt (im GIEMSA-Präparat z. B.) nachzuweisen. Auch im BURRI-Präparat (Verreiben des Blutes mit Tusche oder Collargol und Ausstreichen am Objektträger) sind sie als ausgesparte helle Fäden oder „Schraubenzieher" leicht zu finden; im Tuschepräparat erscheinen sie weit größer bzw. dicker als sie tatsächlich sind. Wenn sich nur wenige Exemplare finden, empfiehlt sich die Methode des dicken Tropfens bzw. dicken Ausstriches nach LUGER (s. S. 558). Die Spirochäten sind im Blutserum außerhalb des Körpers wochenlang lebensfähig. NOGUCHI hat sie als Erster gezüchtet.

Die Spirochäten finden sich zugleich mit dem Temperaturanstieg oder kurz vorher oder nachher im peripheren Blut, sie verschwinden knapp vor der Krise. Vereinzelte Exemplare sind auch im Intervall zwischen den Fieberanfällen zu finden. Die Zahl der Spirochäten geht mit der Schwere der Krankheit nicht parallel.

Der *Überträger* der europäischen Rekurrens ist die Laus. Daher kommt es, daß die Hauptherde unsaubere Herbergen sind, daß Vagabunden sie übertragen, daß dieses Fieber mit Vorliebe ärmere Schichten befällt, daß Kriegszeiten, zumal im Winter, in dem Frontsoldaten verlausen müssen, Epidemien heraufbeschwören und daß unhygienische Gefängnisse und Nachtasyle Brutstätten sein können. Es ist merkwürdig, daß im zweiten Weltkrieg lange nicht so schwere Rekurrensepidemien auftraten als im ersten, ein Genius epidemicus spielt immer auch eine Rolle. Im ersten Weltkrieg sah ich zahlreiche Fälle in der Heimat, größere Epidemien in Zentralasien und in der Türkei, im zweiten Weltkrieg sah ich lediglich einzelne sporadische Fälle.

Die Letalität der europäischen Rekurrens beträgt durchschnittlich 2 bis 5%. Es gibt Epidemien mit einer sehr hohen Letalität, es sind Epidemien, verursacht durch die OBERMEIERsche Spirochäte mit 50% Letalität und es sind Epidemien durch die indische Rekurrens mit bis zu 90% Mortalität beschrieben worden.

Die Krankheit hinterläßt eine *Immunität*, die sich aber jeweils nur auf die eine Spirochäte bezieht und die nur wenige Jahre andauert.

Die *Inkubation* beträgt fünf bis sieben, ausnahmsweise auch zwei bis sechzehn Tage.

Symptomatologie. Meist setzt die Krankheit aus bestem Befinden stürmisch, mit starkem Fieberanstieg und oft, in den eigenen Fällen fast regelmäßig, mit initialem Schüttelfrost ein; selten gehen kurzdauernde leichte Prodrome voraus. Die Temperatur erreicht meist 40 Grad und mehr, bis 41 Grad. Das Fieber hält fünf bis sieben Tage an, erreicht allerdings nach den ersten zwei Tagen meist nicht mehr so hohe Werte, es kann aber auch eine fünf- bis siebentägige hohe Kontinua anhalten. Hierauf fällt die Temperatur rasch, manchmal unter Schweißausbruch kritisch ab. Nach einem fieberfreien Intervall von sechs bis acht Tagen folgt eine neuerliche Fieberperiode, gleich der ersten, häufig allerdings mit etwas niederen Temperaturen, worauf neuerlich ein (oft etwas längeres) fieberfreies Intervall folgt, welches mit einem dritten und meist letzten Fieberanfall von wenigen Tagen und von geringerer Fieberhöhe abgeschlossen wird. Es können noch weitere (bis zu zehn) Fieberperioden folgen, meist aber erschöpft sich die unbehandelte Krankheit in drei Fieberanfällen. Ein akuter weicher Milztumor ist fast immer zu tasten. Im Fieber besteht eine neutrophile Leukozytose mit Linksverschiebung, im Intervall eine Lymphomonozytose. Gefahren drohen von der Kreislaufschwäche und von Komplikationen (Pneumonien, hämorrhagische Diathese, Nephritis). Andere häufige Komplikationen sind Konjunktivitis, Iritis, Orchitis. Die bei der indischen Rekurrens so sehr gefürchtete komplizierende Hepatitis mit Übergang in Leberatrophie (s. Bd. II, S. 291) ist bei der europäischen Rekurrens wenigstens in der schweren Form größte Seltenheit.

Therapie. In der Regel kupiert eine Neosalvarsaninjektion à 0·45 g die Krankheit. Ich erlebte keinen Versager. Die Prophylaxe heißt Entlausung!

C. Rattenbißkrankheit (Sodoku).

In Japan unter dem Namen Sodoku schon lange bekannt, wurde die Krankheit erst in den zwanziger Jahren unseres Jahrhunderts in Deutschland und bei uns (WINKELBAUER) sporadisch beobachtet. Es handelt sich um eine durch den Biß von Ratten, selten anderer Tiere (Katzen, Eichhörnchen, Wiesel, Frettchen und auch Mäuse) übertragene Spirilleninfektion durch *Spirillum morsus muris.* Laboratoriumsinfektionen bei Arbeiten mit wilden Ratten sind bekannt geworden. Mäuse übertragen in der Regel nicht, da sie nicht tief genug beißen. Hauptträger der Spirille ist die Hausratte. Die Durchseuchung der Ratten, die infiziert äußerlich einen gesunden Eindruck machen, kann relativ hoch sein (25%). Die Spirochäte hat eine Länge zwischen 1,5 bis 6 μ, die Zahl der Windungen schwankt zwischen $1^1/_2$ und 6. Sie tragen endständige Geißeln. In Mäusen sind die Spirillen in der Passage leicht fortzüchtbar.

Die Inkubation beträgt beim Menschen 20 bis 27 Tage.

Die Krankheit setzt mit einem Schüttelfrost und hohem Fieber ein, gleichzeitig klagt der Kranke über starke Glieder-, Muskel- und Gelenkschmerzen, über Kopfschmerzen und Schwindel, in schweren Fällen hat er auch Delirien. Es kann zu schwerer Benommenheit kommen, meist bestehen starke Magen-Darmstörungen, Erbrechen und Durchfälle. An der längst schon verheilten Bißstelle kommt es gleichzeitig zu einer akuten Entzündung, zu Rötung, Schwellung und Ödem. Dieser Primäraffekt ist schmerzhaft, die regionären Drüsen schwellen an. In der Umgebung der Bißstelle zeigen sich oft Bläschen, die später eintrocknen oder exulzerieren. Der Primäraffekt kann sich im Zentrum nekrotisch blauschwarz verfärben, es kann zur Gangrän eines Fingers oder einer Zehe kommen, die den Primäraffekt tragen. Das Fieber bleibt zunächst drei bis sieben Tage hoch, fällt dann für zwei bis drei Tage ab, um in weiteren Fieberschüben, immer wieder unterbrochen durch einige fieberfreie Tage, neuerlich aufzutreten. Dieser Fiebertypus hält mehrere Wochen oder auch mehrere Monate an. Die Temperatur der späteren Anfälle, die auch kürzer werden, erreicht meist nur mehr geringere Höhe. Im ersten Fieber tritt meist ein Exanthem erythematös-papulöser Art auf, welches jucken kann und vorerst in der Nähe der Bißstelle (Hand, Arm, Bein) lokalisiert ist, um später auf Gesicht und Rumpf überzugehen. Bronchitiden und Bronchopneumonien kommen als Komplikationen nicht selten vor. Hepatitiden gehören nicht zum typischen Bilde. Bei längerer Dauer entwickelt sich eine Anämie, im Fieber besteht eine Leukozytose (bis 20 000 Zellen) mit Neutrophilie. Später besteht eine Lymphozytose. Im Harn finden sich im Anfall regelmäßig Eiweiß, rote Blutkörperchen und Zylinder. In 10% der Fälle entwickelt sich eine Nephritis.

Die Diagnose kann durch den Spirochätennachweis im Dunkelfeld aus dem Gewebssaft des Primäraffektes oder im Frischblut-Nativpräparat oder im entsprechenden Ausstrich nach Giemsafärbung gesichert werden.

Die Behandlung besteht in der intravenösen Neosalvarsantherapie. Nach der ersten Injektion fällt das Fieber ab. Um Rezidive zu verhüten, sind aber doch drei bis fünf Neosalvarsaninjektionen (à 0,45 bis 0,60 g) in vier- bis sechstägigen Intervallen notwendig. Die Rekonvaleszenz ist bei rascher Kupierung sehr kurz, nach langdauernder Krankheit kann sie Monate währen. Unbehandelt hat die Krankheit eine Mortalität von ungefähr 10%. Die Prophylaxe besteht in der Rattenbekämpfung.

D. Leptospirosen.
(Schlamm- oder Feldfieber. WEILsche Krankheit.)

Unter Leptospiren versteht man feine, morphologisch recht veränderliche, an ihren Enden meist verdickte Spirochäten, die sich am besten mit GIEMSA-Farbstoff darstellen lassen und die am leichtesten im Meerschweinchenversuch nachgewiesen werden können. Es gibt mehrere Arten dieser Leptospiren, sie werden serologisch durch den Lysin- und Agglutinationsversuch unterschieden. Die bekannteste und zuerst entdeckte Leptospire ist die *Leptospira icterogenes* s. *icterohaemorrhagica*, der Erreger der WEILschen Krankheit; nachdem WEIL schon 1886 die Krankheit klinisch beschrieben hatte, haben INADA und IDO in Japan und UHLENHUT und FROMME in Deutschland unabhängig voneinander im ersten Weltkrieg diese Leptospire entdeckt. Die *Leptospira grippotyphosa* ist der Erreger des auch schon lange bekannten Schlamm- oder Feldfiebers und die *Leptospira pomona* ist der Erreger der Schweinehüterkrankheit, die der erstgenannten Krankheit weitgehend ähnlich ist. Es sind aber beim endemischen „Ernte"- oder „Schlamm- oder Feldfieber" verschiedene Leptospiren als Erreger gefunden worden, wobei die verschiedenen Typen sich einerseits dadurch unterschieden, daß die Krankheit des Menschen bald mit, bald ohne Gelbsucht, das heißt, bald mit, bald ohne schwerere hepatitische Beteiligung verlief, anderseits dadurch, daß sich die Leptospiren serologisch oder auch hinsichtlich ihrer Menschen- und Tierpathogenität (Meerschweinchen, Ratte, Maus) verschieden verhielten. Im großen und ganzen kann man unter den Krankheiten zwei Hauptvertreter zweier Gruppen unterscheiden: Das Feld- oder das Schlammfieber als Vertreter der (zumeist) anikterischen und die WEILsche Krankheit als Vertreter der (zumeist) ikterischen Leptospirosen. Die Leptospira icterogenes verursacht bei der wilden Ratte eine latente Allgemeininfektion, im Blut und im Harn kann die Spirochäte gefunden werden; die Spirochäten werden im Harn meist nur periodisch ausgeschieden. Die Leptospira grippotyphosa wird von der Feldmaus beherbergt. Eine Leptospira der Hunde (*L. canicola*), die bei diesen entweder latent getragen wird oder die „Stuttgarter Hundeseuche" verursacht, wird für die Menschen nur sehr selten pathogen, sie bedingt meist ein meningitisches Bild (s. S. 449). Bei Überschwemmungen, in der Erntezeit, in feuchten Schützengräben während der Weltkriege kam es in ratten- oder mäusedurchseuchten Gegenden durch den direkten Kontakt der Menschen mit den Überträgern zum Ausbruch endemischer WEILscher Krankheit oder des Schlamm- bzw. Feldfiebers, dieses wieder, wie oben erwähnt, bedingt durch die verschiedenen verwandten Leptospiren. Die relativ große Zahl der verwandten Arten und die Tatsache, daß sie sich serologisch streng verschieden verhalten, macht die serologische Sicherstellung der Diagnose möglich und notwendig. Ohne serologischen Nachweis müßte insbesondere in Einzelbeobachtungen die klinische Symptomatik entscheiden. Hierzulande scheinen ausnahmsweise auch Goldhamster als Überträger in Frage zu kommen (eigene Beobachtung).

Das Feldfieber, das Schlammfieber. Die Inkubation beträgt ein bis zwei Wochen, selten auch nur 24 Stunden. Ein schleichender Beginn ist selten, meist setzt die Krankheit exabrupt, oft mit einem Schüttelfrost und mit rasch auf 40° ansteigendem Fieber ein. Das Allgemeinbefinden ist schwer beeinträchtigt; Abgeschlagenheit, Müdigkeit, Benommenheit befallen den Kranken, der manchmal in schwerster Prostration während der Arbeit zusammenbricht. Muskelschmerzen, besonders Waden-, Bauch-, auch Kopfschmerzen quälen den Kranken. Charakteristisch sind eine Konjunktivitis und eine Injektion der episkleralen Gefäße. Das hohe Fieber hält meist nur ein bis zwei Tage an. Im Harn finden sich Eiweiß, rote Blutkörperchen und Zylinder. Mit dem Temperaturabfall zeigt sich ein masern-, scharlach-, urtikariaähnliches Exanthem, das meist nur Rumpf und Glieder, selten Gesicht und Kopfhaut befällt und jucken kann. Das Exanthem hält meist vier und fünf Tage an. Vom Ende der zweiten Woche an kann man im Harn mit dem Tierversuch Spirochäten nachweisen und die Leptospirurie kann nun monatelang anhalten. Ein Ikterus auf dem Boden einer Hepatitis ist beim Feldfieber die seltene Ausnahme.

Unregelmäßig auftretende Symptome sind Drüsenschwellungen, insbesondere am Hals und in der Inguinalgegend; heftige Durchfälle, Anorexie, Übelkeit und Erbrechen, manchmal auch Obstipation; die Milz kann vergrößert und palpabel sein. Selten sind katarrhalische Erscheinungen der Atmungswege. Herpes labialis ist häufig. Eine seltene Komplikation schließlich ist eine auch tödliche Meningitis.

Ebenso wie alle Leptospirenerkrankungen zeigt auch der Verlauf des Feldfiebers die Fieberrezidiven. Nach der ersten hohen Fieberperiode, die meist drei bis sechs Tage dauert und kritisch sistiert, folgt ein fieberfreies Intervall von einem halben bis fünf Tagen, dem wieder ein ein- bis fünftägiger Rückfall folgt. Das Fieber ist nun meist weniger hoch, kann aber auch wieder über 39 Grad erreichen. Die Allgemeinerscheinungen, die im Intervall bereits nahezu geschwunden waren, flackern wieder auf, der Kranke klagt wieder über Kopf- und Muskelschmerzen, Müdigkeit usw. Es soll diagnostisch wertvoll sein, daß man im Fieber, und zwar speziell im Fieberrückfall, eine Bradykardie findet und oft nur 40 bis 60 Pulse zählt. Im Verlauf der Krankheit soll sich auch eine Hypotonie entwickeln, die in der Rekonvaleszenz lang anhält. Im Blutbild finden sich eine beträchtliche neutrophile Leukozytose mit starker Linksverschiebung, eine Hyp- oder Aneosinophilie und eine Lymphozytose.

Die gegebene Beschreibung zeigt schon die Variabilität des klinischen Bildes durch die verschiedenen Komplikationen. Auch die Dauer der Krankheit, durchschnittlich eine bis eineinhalb Wochen, kann sich auf drei bis vier Wochen hinziehen. Die Prognose ist in der Regel eine gute, trotz foudroyanten Beginnes ist der Verlauf bald ein gutartiger, nur seltene Komplikationen lassen die Krankheit auch gefährlich werden (profuse Magen-Darmblutungen, Nierenblutungen, schwere Nephritiden, Pneumonien, Pleuritiden, Herzmuskelschäden, Thrombophlebitiden usw.). Die seltene Hepatitis kann ausnahmsweise auch zum Coma hepaticum führen.

Die Therapie ist die gleiche wie die der Weilschen Krankheit (s. u.).

Die WEIL*sche Krankheit.* Die Leptospiren der WEILschen Krankheit durchdringen Haut, Schleimhäute, Konjunktiven, besonders bei Bestehen kleiner Verletzungen oder Rhagaden usw. Durch Salzsäure leicht zerstörbar, können sie bei oraler Aufnahme kaum gefährlich werden. Die Übertragung erfolgt meist durch Schlamm, feuchte Erde, Wasser, wenn diese durch Rattenurin (siehe oben) infiziert worden waren. Bei der Pflege weißer Ratten kann die Infektion auch durch Biß erfolgen. Laboratoriumsinfektion kommt vor. Eine der häufigsten Formen der Ansteckung ist der Fall ins Wasser (welches mit Rattenurin infiziert ist) oder insbesondere in Senkgruben, bzw. in Jauche; es gibt isolierte Erkrankungen bei Unfall mit Sturz ins Wasser, bei Selbstmordversuch durch Ertrinken, es gibt aber auch Badeepidemien. Auch in Fuchsfarmen wurden Leptospireninfektionen mit Gelbsucht, mit Übertragung der WEILschen Krankheit auf das Wartepersonal beobachtet; selten sind auch Hunde die Zwischenträger. Meist tritt die Krankheit doch nur sporadisch auf, nur selten häuft sie sich — meist in der warmen Jahreszeit — an Örtlichkeiten mit infiziertem Wasser (Badeanstalten, Sumpfgegenden, Schützengräben). Männer erkranken häufiger als Frauen.

Nach einer Inkubation von durchschnittlich sieben bis zehn Tagen — bei Laboratoriumsinfektion sechs bis neun Tagen, bei Fall ins Wasser neun bis vierzehn Tagen — beginnt das schwere Krankheitsbild meist mit einem Schüttelfrost und hohem Fieber mit Prostrationsgefühl, Muskelschmerzen (Wadenschmerzen), Kopfschmerzen. In der Mehrzahl der Fälle zeigt sich etwa am dritten bis fünften Krankheitstag ein Ikterus von verschiedener Intensität, daneben besteht auch hier der beim Feldfieber beschriebene masern- und urtikariaähnliche Ausschlag, hier nicht selten auch mit Hautblutungen. Eine starke konjunktivale und episklerale Injektion ist häufig. Nach ungefähr einer Woche fällt das Fieber lytisch ab, es folgt ein fieberfreies Intervall von vier bis acht oder auch mehr Tagen, dem wieder eine einwöchige Fieberperiode nachkommt. Mit entsprechenden Intervallen können sich noch mehrere Fieberperioden anschließen; hier fehlt eine relative Bradykardie; der Puls ist hoch, konform mit dem Fieber. Die Leber ist entsprechend der Hepatitis leicht vergrößert, etwas druckempfindlich, die Milz ist nur selten palpabel. Im Harn sind fast regelmäßig rote Blutkörperchen, Zylinder und Eiweiß nachzuweisen. Da eine diffuse Glomerulonephritis nicht vorliegt, kommt es nicht zur Steigerung des Blutdruckes. Bilirubin und Urobilinkörperreaktion sind meist deutlich positiv, die Diazoreaktion bleibt negativ. Die Harnmengen sind in der schweren Fieberperiode meist herabgesetzt, die Oligurie kann in eine Anurie umschlagen. Die Kranken sind meist etwas benommen, Meningismus ist häufig. Myelitiden (mit Querschnittsläsion) kommen vor. Auch hier findet sich meist eine neutrophile Leukozytose.

Der Verlauf ist sehr verschieden, leichteste, abortiv verlaufende Fälle führen über die mittelschweren bis zu jenen, die unter meningitischen, hepatitischen oder nephritischen Erscheinungen in kurzer Zeit zugrunde gehen. Die Letalität schwankt zwischen 10 und 20%, sie kann also recht hoch sein.

In sporadischen Fällen kann die Diagnose große Schwierigkeiten machen, weil der Verlauf oft atypisch ist, weil der Ikterus völlig fehlen kann — und auch oft (in der Hälfte der Fälle!) fehlt. Umgekehrt kann bei bestehendem Ikterus die Abgrenzung gegen eine epidemische Hepatitis sehr schwer sein, wenn die Leberkomponente der WEILschen Krankheit im Bilde dominant ist und Nierenerscheinungen, Muskelschmerzen, Meningismus usw. zurücktreten. Zur Unterscheidung mag die allerdings nicht verläßliche Angabe dienen, daß die Blutsenkung bei Morbus WEIL früher und stärker beschleunigt ist als bei der Hepatitis.

Die serologische Untersuchung und der Tierversuch werden entscheiden. Freilich wird die Diagnose durch die Anamnese meist schon nahegelegt sein, wenn über einen Sturz ins Wasser berichtet wird, wenn Kontakt mit Ratten oder Rattenurin ausfindig gemacht wird usw. Die Erreger sind meist nur bis zum achten Krankheitstag im Blute nachzuweisen, wobei man einige Kubikzentimeter Patientenblut auf Meerschweinchen intraperitoneal verimpft. Nach dem achten Krankheitstag weist man im Serum Lysine und Agglutinine nach. Im Harn ist die Leptospira selten in der ersten und häufiger und zugleich zahlreicher in der zweiten und dritten Woche nachzuweisen, am leichtesten mit Dunkelfelduntersuchung im stark zentrifugierten Harnsediment. Erreger können unter Umständen auch im Liquor, im Sputum, im Konjunktivalsekret usw. nachgewiesen werden. Prophylaktisch hat sich eine aktive Immunisierung bei den einer Infektion exponierten Individuen bewährt; wichtig ist im übrigen die Vertilgung der Ratten, Mäuse, bzw. der Überträger. Die Erfolge einer Behandlung mit WEIL-Immunserum sind sehr unsichere; sicher ist, daß Erfolge nur in den ersten Krankheitstagen, in welchen eine Diagnose höchstens in Epidemiezeiten einigermaßen sicher gelingt, erwartet werden können. Während Sulfonamide keine Erfolge brachten, scheint im Penicillin ein Antibiotikum vorzuliegen, welches eine Kausaltherapie erlaubt. Die Oligurie ist dauernd im Auge zu behalten (Nierendiathermie usw. bei drohender Anurie).

III. Geschlechtskrankheiten.

Lues, Gonorrhoe, Ulcus molle und Lymphogranuloma inguinale sollen hier keineswegs besprochen werden. Soweit diese Infekte die innere Medizin betreffen, wurden sie in den entsprechenden Kapiteln jeweils behandelt.

Es sei nur noch auf das *Lymphogranuloma inguinale* deshalb aufmerksam gemacht, weil es durch seine zahlreichen perianalen Fisteln zu Verwechslungen mit einer Colitis ulcerosa mit Periproktitis und vor allem mit einer Mastdarmtuberkulose und wegen seiner perirektalen chronischen Entzündung und Stenosierung des Rektums zu einer Verwechslung mit luetischen oder neoplastischen Strikturen Anlaß geben kann. Wer die derben Infiltrate und Lymphknotenschwellungen, eventuell die eitrige Einschmelzung dieser Bubonen, die durch Periadenitis bedingte Fixierung der darüberliegenden Haut, die Lymphstauungen in der Umgebung des Afters und des Genitales einmal gesehen oder schließlich noch die derbe Rektumstenose palpiert hat, wird zumindest an die Möglichkeit des Vorliegens eines Lymphogranuloma inguinale gegebenenfalls denken und wird dasselbe durch die FREISche Reaktion sicherstellen können. Die FREISche Probe ist eine starke Hautreaktion auf eine intrakutane Injektion eines sterilisierten Buboneneiters. Die Therapie, die früher mit Antimonpräparaten betrieben wurde, hat mit Sulfonamiden größte Aussichten; diesbezüglich s. die Lehrbücher der Venerologie. Alte Rektumstrukturen durch Narben sind chirurgisch zu behandeln.

Der *Erreger* ist ein filtrierbares Virus, er ist auf Affen- und Mäusehirn übertragbar. Er ist zum Teil frei, zum Teil intrazellulär, vor allem in Monozyten des Buboneneiters mikroskopisch sichtbar.

Die *Inkubation* beträgt ein bis drei Wochen.

Das Lymphogranuloma inguinale ist im Sommer häufiger zu beobachten. Männer erkranken häufiger als Frauen. Unter den europäischen Staaten ist es Rumänien, in dem Lymphogranuloma inguinale relativ häufig ist.

IV. Zoonosen.

A. Übersicht.

Unter Zoonosen versteht man die auf den Menschen übertragbaren Tierkrankheiten; hierzu rechnete man seinerzeit den Milzbrand, den Rotz, die Lyssa, die Maul- und Klauenseuche, die Kuhpocken und die Trichinose. Auch die Tuberkulose vom Typus bovinus und die Enteritisinfektionen (Fleischvergiftungen, s. S. 485) müßten hierher gezählt werden.

Bald nach dem ersten Weltkrieg entdeckte man die sogenannten „neuen" Krankheiten, die BANGsche Krankheit, die Tularämie, die Psittakose und die Haffkrankheit, die mit Ausnahme der letzteren auch den Zoonosen zugerechnet werden sollten. Über diese „neuen Krankheiten" sei hier nebenbei bemerkt, daß der Meinungsstreit, ob es sich hier um bis dahin nur nicht erkannte und jetzt beim Menschen erst entdeckte oder aber tatsächlich um jetzt erst vom Tier auf den Menschen erstmalig übergegangene Krankheiten handelt, wenn auch nicht einmütig, so doch vorwiegend dahin beantwortet ist, daß der Mensch erst in jüngster Zeit befallen wurde. Die drei genannten neuen Krankheiten, die bis vor kurzem Tierkrankheiten waren, sind also auch Zoonosen. Man müßte aber korrekterweise auch alle jene Infektionskrankheiten zu den Zoonosen rechnen, die durch Tiere als Zwischenträger übertragen werden, wie die Pest, die WEILsche Krankheit oder das Sodoku, womit aber der ursprüngliche Sinn des Namens — Krankheit von Tieren, die auch auf Menschen übertragbar ist — doch verkehrt würde. Es hat FR. V. MÜLLER daher den nosologischen Begriff Zoonosen nur für solche Krankheiten reserviert, deren Erreger ausgesprochene Krankheitserreger für Tiere sind und die nur unter gewissen Umständen Infektionen des Menschen veranlassen. Nach POPPE wird der nosologische Begriff Zoonose heute weiter gefaßt, insoferne, als er jede auf den Menschen übertragbare Tierkrankheit als Zoonose bezeichnet, welche als eigentliche Krankheit beim Tier vorkommt und unmittelbar oder mittelbar durch Tiere oder tierische Erzeugnisse auf den Menschen übertragen wird. Diese auf den Menschen übertragbaren Tierkrankheiten sind teils Infektions-, teils Invasionskrankheiten, bedingt durch Bakterien, Virus, Protozoen oder durch pflanzliche oder tierische Parasiten. Damit ergibt sich die folgende Übersicht:

I. Infektionskrankheiten:

1. Bakterieninfektionen: Milzbrand, Rotz, Pest, Tularämie, Pseudotuberkulose, Schweinerotlauf, Tuberkulose, BANGsche Krankheit, Enteritis- (Paratyphus-) Infektionen.

2. Phytoparasitäre Krankheiten: Aktinomykose, Botriomykose, Trichophytie, Favus, Sporotrichose, Aspergillose.

3. Spirochätenkrankheiten: WEILsche Krankheit, Sodoku.

4. Viruskrankheiten: Pocken, Maul- und Klauenseuche, Psittakose, Lyssa.

5. Protozoäre Krankheiten: Infektionen mit Trypanosomen, Amöben, Darmflagellaten, Darminfusorien, Coccidien.

II. Invasionskrankheiten:

6. Zooparasitäre Krankheiten: Milbenkrankheiten, Trichinose, Cysticercose, Echinokokkenkrankheit.

Im folgenden seien die Zoonosen, die nicht schon in einem anderen Zusammenhange erwähnt wurden oder die nicht später beschrieben werden, kurz abgehandelt; sie sind für die Humanpathologie von mehr untergeordneter Bedeutung.

B. Milzbrand (Anthrax).

In den veterinärpolizeilich entsprechend geführten Ländern ist die Zahl der Milzbranderkrankungen sehr zurückgegangen, in Südamerika und in den Oststaaten sind sie aber noch keineswegs ausgestorben, zu Zeiten kommt es sogar zu einer stärkeren Verbreitung. Milzbrand ist eine akute septikämische Infektionskrankheit der Pflanzenfresser und der Schweine mit seuchenartigem Verlauf. Die sporadische Übertragung auf den Menschen erfolgt bei uns meist durch Häute, Wolle, Borsten, besonders russisches Material war gefürchtet. Es erkranken meist Individuen, die berufsmäßig mit diesem Material in Kontakt kommen (*„Wollsortiererkrankheit“*, *„Hadernkrankheit“*).

Der Bacillus anthracis ist ein großes, unbewegliches, grampositives Stäbchen, das sehr resistente Sporen bildet. Beim Tier werden die Sporen mit der Nahrung aufgenommen; diese finden sich auf den Weiden, wenn Gerbereiabwässer auf diese gelangen. Beim Tier entwickelt sich eine akute septische Durchfallskrankheit.

Man kann je nach der Eintrittspforte einen *Haut-*, *Lungen-* und *Darmanthrax* unterscheiden. Beim Menschen ist der häufigste der *Hautmilzbrand*, beim Tier der Darmanthrax. Nach einer Inkubation von fünf Tagen entwickelt sich beim Menschen aus einem insektenstichähnlichen kleinen Infiltrat, zumeist am Nacken, im Gesicht, am Arm oder an der Hand unter Jucken und Brennen ein Infiltrat, ein Knoten, der sich bald zu einem schlaffen Bläschen mit eitrig-trübem oder blutigem Inhalt umwandelt (Pustula maligna). In der Umgebung entwickelt sich ein derbes Ödem. Das Zentrum des Bläschens verschorft mit schwarzer Kruste, die Umgebung schwillt weiter ödematös an, es hat sich der Milzbrandkarbunkel entwickelt. Regelmäßig kommt es zur Entzündung der regionären Lymphdrüsen, die meist im Gegensatz zu dem recht indolenten Karbunkel schmerzhaft sind. Um das erste verschorfte Bläschen entwickeln sich häufig neue, die auch wieder verschorfen. Nach ein bis zwei Wochen demarkiert sich der Karbunkel schließlich und heilt ab. Oft aber entwickeln sich die Zeichen der Allgemeininfektion; Schüttelfrost, Fieber, Gliederschmerzen, Abgeschlagenheit, Appetitlosigkeit, Erbrechen, Durchfälle und andere vegetativ-toxische Reizerscheinungen treten auf und führen zu einem schwersten Krankheitsbild. Die Letalität schwankt in verschiedenen Statistiken zwischen 10 und 20%, sie ist also sehr hoch; die Kranken gehen an einer peripheren Kreislaufschwäche zugrunde.

Der *Lungenmilzbrand* gibt das Bild einer schweren Bronchopneumonie mit hohem Fieber, Schüttelfrösten, Zyanose, Pleuraschmerzen, Dyspnoe, hämorrhagischem Sputum und oft mit quälendem Husten. Der *Darmmilzbrand* gibt das Bild einer schweren hämorrhagischen Gastroenteritis mit Erbrechen hämorrhagischer Massen mit blutigen Durchfällen. Der schwere Darmwandinfekt führt im allgemeinen rasch zur Perforationsperitonitis. Die Mortalität erreicht bei diesen Zoonosen 100%. Der „innere Milzbrand“ des Darmes und der Lunge kann mit dem „äußeren“ der Haut gleichzeitig auftreten. Der Lungenmilzbrand entsteht durch Inhalation, der Darmmilzbrand durch perorale Infektion.

Die Diagnose wird vor allem durch die Anamnese gefördert, die den Milzbrandverdacht aufkommen läßt, wenn der Kranke sich mit vielleicht milzbrandinfiziertem Material beschäftigt hatte. Im übrigen wird die Diagnose durch den Bazillennachweis sichergestellt, bei Lungen- und Darmmilzbrand ist der Beweis schwer oder auch nicht zu führen. Hier kann im septischen Terminalstadium der Bazillennachweis im Blut gelingen.

Therapie. Keine Inzision des Karbunkels. Sulfonamide, Penicillin. Salvarsan ist zu versuchen. Frühzeitig ist Serumbehandlung durchzuführen. Man gibt 50 bis 200 ccm intravenös oder intramuskulär, diese Dosen können auch wiederholt werden. Der Karbunkel kann mit Serum auch umspritzt werden.

C. Rotz (Malleus).

Der Rotz ist eine bei Einhufern (Pferd, Maultier und Esel), selten bei Fleischfressern, in der Regel chronisch verlaufende Krankheit. Die Krankheit ist durch Knötchen und Geschwüre der Haut, der Schleimhäute und der inneren Organe gekennzeichnet. Der Mensch erkrankt durch direkten Kontakt mit dem erkrankten Tier. Der erkrankte Mensch ist aber dann für den Menschen wieder hochkontagiös, wodurch sich der Rotz von den übrigen Zoonosen unterscheidet. Die Erkrankung des Menschen ist im Gegensatz zu der des Tieres eine akute. Die natürliche Erkrankung der Einhufer beruht auf Fütterungsinfektion.

Der Rotzerreger ist das Bacterium mallei, ein gram-negatives, oft Polkörperchen aufweisendes Stäbchen, welches sich nur schwer züchten läßt. Es wird im Meerschweinchenversuch aber leicht nachgewiesen.

Die Inkubation beträgt drei bis acht Tage. Es treten schwere Allgemeinerscheinungen, Fieber bis 40 Grad, Gelenk- und Muskelschmerzen auf, die an eine Polyarthritis rheumatica erinnern; bald darauf kommt es zu den charakteristischen Hauterscheinungen: Im Gesicht, auf dem Handrücken, an den oberen Extremitäten erscheinen mattrote Flecke, an deren Stelle sich Bläschen mit trübem Inhalt oder schmerzhafte Knötchen entwickeln. Diese zerfallen, es entstehen Geschwüre, die sich an der Peripherie vergrößern. Lymphangitiden und Lymphadenitiden vervollständigen das Bild. Lokalisation in der Nase führt zu einer eitrig hämorrhagischen Rhinitis. Der weitere Verlauf ist der einer Sepsis, die zumeist in drei Wochen tödlich endet. Eine Heilung des Rotzes in dieser Form kommt nicht vor! Es gibt auch eine chronische Verlaufsform mit einer lokalisierten Bläschen- bzw. Geschwürsbildung ohne allgemein septische Erscheinungen; etwa die Hälfte dieser Fälle kann geheilt werden. Auch in diesen Fällen muß nach scheinbarer Heilung noch durch ein bis zwei Jahre damit gerechnet werden, daß der Rotz noch einmal, und zwar akut (und dann mit tödlichem Ende), aufflackert. Der chronische Rotz kann sich aber mit Haut- und Muskelabszessen in Schüben über Jahre hinziehen, diese Kranken gehen schließlich meist an schwerer Kachexie zugrunde.

Die Diagnose wird in der Regel serologisch mittels der Komplementbindung und der Agglutination gestellt, das Serum erreicht zumeist einen Agglutinationstiter von 1 zu 800 und darüber. Die Komplementbindungsreaktion ist verläßlicher, sie ist aber oft erst ab dem zehnten Krankheitstag positiv; positive Agglutinationswerte treten früher auf. Die Züchtung der Rotzbazillen gelingt nur in den seltensten Fällen. Die STRAUSSsche Probe (intraperitoneale Impfung rotzhaltigen Materials beim Meerschweinchen — Hodenschwellung innerhalb von zwei Tagen) ist nicht sicher spezifisch. Diese (bei Pferden verwendete und auch brauchbare) Methode und die allergischen diagnostischen Proben mit Mallein (ein Diagnostikum, das ähnlich wie Tuberkulin hergestellt wird) werden beim Menschen nicht angewandt.

Die Therapie ist anfangs eine chirurgische. Gegen das septische Zustandsbild sind wir machtlos. Noch sind keine Antibiotika bekannt, die Rettung brächten.

D. Pseudotuberkulose.

Es gibt verschiedene Arten von Pseudotuberkulosen beim Tier, welchen ein einer Tuberkulose ähnlicher anatomischer Befund gemeinsam ist. Für den Menschen hat nur eine bestimmte Bazillenart Bedeutung, nämlich der Bacillus pseudotuberculosis rodentium, welcher bei Meerschweinchen, Kaninchen und Wildhasen als Erreger von Einzel- oder seuchenartigen Krankheiten vorkommt. Dieser Nagetiertuberkulosebazillus unterscheidet sich unter anderem vom Tuberkelbazillus durch das Fehlen der Säurefestigkeit und durch sein negatives Verhalten zur Gram-Färbung. Die Erkrankung des Menschen an Pseudotuberkulose ist wohl sicher, aber sehr selten beobachtet worden, die Mehrzahl der mitgeteilten Fälle halten einer strengen Kritik nicht stand. Klinisch handelt es sich um fieberhafte Erkrankungen mit heftigen Bauchschmerzen, mit Ikterus, Leberschwellung, Milzschwellung und schwerer Anämie. In Fällen, die zur Autopsie kamen, fand der Anatom multiple Lebernekrosen, teils mit Abszedierung, Pankreasnekrosen, Splenomegalie. Nur eine bakterielle Untersuchung mit Züchtung des Erregers im Blute wird die Diagnose sichern. Jedenfalls ist die klinische Symptomatik des septischen Zustandes zu wenig charakteristisch, als daß am Krankenbett auch nur der Verdacht einer Pseudotuberkuloseinfektion geäußert werden könnte. Auch die Agglutinationsprobe kann unter Umständen zur Erstellung der Diagnose herangezogen werden.

E. Pasteurellose.

Der Bacillus bipolaris septicus s. plurisepticus (Pasteurella) spielt bei Säugern und Vögeln als Erreger großer Seuchen eine bedeutsame Rolle. Es sind in der jüngsten Zeit beim Menschen vereinzelte Krankheitsfälle beschrieben worden, in welchen die Pasteurellabakterien als Erreger nachgewiesen wurden. Meist waren es Erkrankungen, die durch Katzenbisse übertragen wurden. Die Katzen sind zu 90% Träger von Pasteurellabakterien im Nasenrachenraum. Beim Menschen handelte es sich zumeist um Wundinfektionen, Abszesse, Pleuropneumonien, Meningitiden und Magen-Darmerkrankungen. Die Infektiosität für den Menschen scheint sehr gering zu sein.

F. Listerellose.

Die *Listerellose* ist eine beim Menschen beobachtete Infektionskrankheit, die zum Teil als Septikämie, zum Teil als Enzephalitis oder als Meningitis auftritt; es liegen über sie Mitteilungen aus Schweden, England, Nord- und Südamerika, Südafrika, Neuseeland vor. Die Listerella, der Erreger, ist ein bipolares Stäbchen. Im Verlauf der Infektion kommt es beim Tier und auch beim Menschen zu einer Vermehrung der Blutmonozyten. Die Krankheit kommt hauptsächlich bei Kaninchen, Nagern, Schafen, Rindern, Schweinen und bei Hühnern vor. Die Infektion beim Menschen ist hauptsächlich durch eine Meningitis gekennzeichnet.

G. Tularämie.

Der Erreger ist das Bacterium tularense, ein sehr kleines, pleomorphes, gramnegatives, unbewegliches Stäbchen, das nur bei Sauerstoffanwesenheit auf besonderen Nährböden gezüchtet werden kann. Die Tularämie ist eine bei wildlebenden Nagern vorkommende, tödlich verlaufende Bakteriämie, deren Erreger zuerst von amerikanischen Autoren in *Tulare*, Kalifornien festgestellt wurde (daher der Name!). Spontanerkrankungen sind bei verschiedenen Nagetieren

(Wühl- und Feldmäusen, Eichhörnchen, Wasserratten, wilden Kaninchen, Hasen, Hamstern) und beim Wildgeflügel (Fasan, Wachtel, Rebhuhn, Haselhuhn), bei Füchsen und Schafen beobachtet worden. Die Übertragung auf den Menschen geschieht entweder mittelbar durch Insekten oder unmittelbar. Die unmittelbare Übertragung, zumeist bei berufsmäßigem Kontakt mit Nagetieren, vor allem beim Abhäuten oder beim Zerlegen von Hasen oder des genannten Geflügels oder bei Laboratoriumsarbeiten mit verendeten Tieren, ist zweifellos die häufigste. Eine Übertragung von Mensch zu Mensch ist nicht bekannt geworden. Bißverletzungen durch Ratten oder Mäuse mit Übertragung der Krankheit sollen vorkommen. Die mittelbare Übertragung erfolgt durch Fliegen, Zecken, Wanzen, Läuse, wobei die Bakterien durch den Biß der blutsaugenden Insekten übertragen werden. Infektiöses Material, welches in den Konjunktivalsack gelangt, kann auch zur Erkrankung führen; die Bakterien dringen auch durch die unverletzte Haut. Auch durch Exkremente der Zecken usw. und durch Teile der toten Insekten ist eine Infektion noch möglich. Auch durch infizietes Wasser (infiziert durch Insekten, Exkremente derselben usw.) kommen Übertragungen vor. Die Kontagiosität des Menschen für das Versuchstier ist außerordentlich hoch. Es gibt auch latente Infektionen, wobei die Personen hoch agglutinieren, ohne je erkrankt gewesen zu sein. Latente Infektionen sollen sogar häufiger sein als manifeste.

Die neue Krankheit Tularämie wurde zum ersten Male 1911 beschrieben (s. S. 536). In Österreich wurde 1936 zum ersten Male Tularämie beobachtet, und zwar in einer Epidemie von 200 Fällen mit einem Todesfall im Bezirk von Mistelbach. Die Erkrankungen gingen von einer Epidemie unter den Feldhasen aus.

Die Tularämie hinterläßt eine dauernde Immunität; nach überstandener Krankheit kann es bei einer Reinfektion wieder zu einer lokalen Erkrankung kommen, die Allgemeininfektion aber bleibt aus.

Die Inkubation beträgt zwei bis sieben, meist vier Tage.

Das *klinische Bild* der Tularämie äußert sich einerseits in den Erscheinungen des Allgemeininfektes, anderseits im Primärinfekt an der Eintrittsstelle, und je nach dem Sitz derselben ergeben sich verschiedene Typen des Verlaufes.

Die *Allgemeinerscheinungen*, mit welchen die Krankheit — meist gleichzeitig mit dem Primäraffekt — einsetzt, sind zumeist schwere, sie können aber auch fast fehlen. Meist setzt die Krankheit mit Schüttelfrost oder Frost und hohem Fieber, Erbrechen und Kopfschmerzen ein; das Fieber hält vorerst drei bis vier Tage an, fällt dann meist ab, um sich aber alsbald mit unregelmäßigen Schwankungen meist über zwei bis drei Wochen hinzuziehen. Das Fieber kann sich auch in subfebrilen Temperaturen erschöpfen, es kann sogar auch fehlen, wie auch die übrigen aufgezählten Allgemeininfekterscheinungen nicht auftreten müssen. Der Puls ist meist beschleunigt. Es findet sich ein akuter, palpabler Milztumor. Das Blutbild zeigt meist eine leichte Vermehrung der weißen Zellen, immer eine relative Lymphozytose. Toxisch-infektiöse Exantheme kommen vor.

Wie schon erwähnt, können wir je nach dem Vorhandensein und dem Sitz des Primäraffektes an der Eintrittspforte verschiedene Typen der Krankheit unterscheiden.

1. Den *ulzeroglandulären Typus*. An der Hand, meist an einem Finger, an dem die Infektion erfolgte, findet sich ein derbes, wallartig umrandetes, kleines Geschwür, das sich aus einer Pustel entwickelt hat, mit der gleichzeitig schon regionäre Drüsenschwellungen aufgetreten waren. Die Drüsen sind relativ hart, sie erweichen nicht (sie dürfen nicht inzidiert werden!). Das torpide Geschwür, welches etwas eitriges Sekret sezerniert, vernarbt nach langwierigem Verlauf. Die Drüsenschwellungen bilden sich nach Wochen zurück.

2. Den *okuloglandulären Typus*. Er entwickelt sich, wenn infektiöses Material in die Bindehaut gelangt oder eingerieben wird. Eine akute Konjunktivitis führt zu einem starken Ödem der Konjunktiven, gleichzeitig kommt es hier zu einer Infiltration, die zum Geschwür zerfällt und man beobachtet schließlich auch hier die Schwellung der regionären (präaurikulären und somit nächstgelegenen) Lymphdrüsen (PARINAUDsches Syndrom). Die Cornea bleibt in der Regel intakt.

3. Den *tonsilloglandulären Typus* mit der Eintrittspforte in den Tonsillen.

4. Den *glandulären Typus*, bei dem ein Primärherd sich nicht entwickelt, der Infekt erst in den Lymphdrüsen manifest wird und in der Regel die Drüsen am Kieferwinkel, im Nacken und im seitlichen Halsdreieck betroffen sind.

5. Den *typhösen Typus*. Hier beobachtet man nur die Allgemeinerscheinungen, Drüsenschwellungen fehlen völlig, es scheint, daß in diesen Fällen der Primärherd in der Lunge oder im Magendarmtrakt zu suchen wäre. Es kommt entweder zu einer Bronchopneumonie oder zu abdominellen akuten Erscheinungen, und zwar zu Bauchschmerzen, zu Erbrechen und zu Durchfällen. Die typhöse Form kann auch mit allgemeinen Drüsenschwellungen einhergehen. Die *pneumonische Form* ist gefürchtet, wie denn überhaupt die Pneumonie als Komplikation jeder der genannten Typen. Auch Myokarditiden, Meningitiden und Enzephalitiden kommen als Komplikation dieser Formen mit den schweren Allgemeinerscheinungen vor.

Die *Diagnose* der Tularämie ist zumal zu Epidemiezeiten und bei sichergestelltem Kontakt mit infizierten Tieren (Hasenbalgabziehen usw.) besonders dann leicht, wenn der Primärherd wie beim ulzeroglandulären Typ sichtbar ist. In anderen Fällen sichern die bakteriologischen und serologischen Untersuchungen die Diagnose. Die Züchtung der Erreger aus dem erkrankten Menschen gelingt allerdings nicht. Der bakteriologische Nachweis des Bacterium tularense gelingt aber schon in der ersten Krankheitswoche leicht durch Überimpfen von Blut oder Material des Primäraffektes oder eines Drüsenpunktates auf das Meerschweinchen (DAVID). Die Agglutination gibt ab Ende der zweiten Woche positive Resultate mit einem Titer von 1 : 100; der Titer kann später steigen. Auch die Hautallergieprobe mit der Intrakutaninjektion von dem aus den Erregern gewonnenen „Tularin" gibt schon vor Ende der ersten Krankheitswoche verläßliche Resultate, sofern die positive Reaktion im gegebenen Fall nicht etwa eine schon früher überstandene Tularämie anzeigt. Die Hautallergie bleibt nämlich lebenslänglich bestehen.

Die *Prognose* der Krankheit ist eine gute, die meisten Fälle haben einen leichten Verlauf, nur die pneumonischen Fälle können gefährlich werden, auf ihr Konto gehen die Todesfälle; die Letalität ist in verschiedenen Epidemien verschieden (bis zu 7,5%).

Therapie. Bis vor kurzem stand man der Krankheit machtlos gegenüber. Im Streptomycin ist ein Antibiotikum gefunden, welches die Krankheit in wenigen Tagen mit Sicherheit beendet.

H. Schweinerotlauf (Erysipeloid).

Der Schweinerotlauf wird durch rotlaufkranke Tiere zumeist auf berufsmäßig mit Schweinen in Berührung kommende Personen übertragen (Tierärzte, Schlächter, Landwirte usw.). Die Infektion erfolgt durch kleinste Verletzungen der Haut. Der Erreger ist der Bacillus erysipelatis suis (Bacterium rhinopathiae suis), ein sehr zartes, unbewegliches, gram-positives, kleines Stäbchen, dessen Züchtung leicht gelingt. Der Rotlauf der Schweine ist sehr verbreitet, er ist eine Bodenseuche, er ist in vielen Gegenden endemisch. Hohe Außentemperaturen (in den Sommermonaten) und bestimmte Bodenverhältnisse (feuchte Lehmböden) begünstigen das Wachstum der Bazillen. Die Infektion des Menschen geschieht zum Teil durch das erkrankte Schwein, zum Teil durch Infektionen bei Ausführung der Impfungen. Es sind auch Übertragungen durch Wild, Geflügel, Fische, Krebse, Gemüse bekannt geworden, wobei saprophytische Rotlaufbazillen in Betracht kommen.

Die Erkrankung des Menschen setzt nach einer Inkubation von einem bis fünf Tagen ein, es entwickeln sich in der Umgebung der Eintrittspforte (Finger, Hand) eine leichte Schwellung und Rötung, worauf eine etwa 3 cm im Durchmesser haltende blaurote Quaddel oder ein blaurotes Erythem entstehen. Gleichzeitig bestehen Schmerzen und Juckreiz. Nach zwei bis drei Tagen heilt der Infekt ab, ohne daß Allgemeinerscheinungen aufgetreten wären oder daß es zu einer Hautabschuppung käme. Rezidive kommen vor. Es kann zu Komplikationen insofern kommen, als die Erkrankung sich auf andere Finger oder die ganze Hand erstrecken kann oder daß Fingergelenk-Arthritiden, Lymphangitiden und Lymphadenitiden auftreten. Hautveränderungen auch am Arm, an den Beinen und am Rumpf sind äußerst selten. Myo- und Endokarditiden mit Rotlaufbazillen im Blut sind (als große Raritäten) beschrieben.

Therapie. Das früher verwendete Rotlaufserum ist durch die erfolgreiche Sulfonamid-Penicillin-Behandlung verdrängt worden.

I. Viruskrankheiten, die Zoonosen sind.

Die hierhergehorigen Viruskrankheiten, die in der Humanmedizin Interesse beanspruchen (Lyssa, Variola, Psittakose, Maul- und Klauenseuche) werden an anderer Stelle behandelt. Daneben gibt es noch eine Reihe von Viruserkrankungen der Tiere, die ausnahmsweise auch auf den Menschen übertragen werden können. Hinsichtlich der einschlägigen Hautkrankheiten (Virusschweinepest, Melkerknoten, Stomatitis vesiculosa contagiosa equi, Akne contagiosa equi, Ekthyma ovis) sei auf die dermatologischen Lehrbücher verwiesen. Hier seien kurz noch erwähnt:

Die *infektiöse Anämie der Pferde* soll in sehr seltenen Fällen auf Menschen (Tierärzte) übertragen worden sein.

Das *Riftalfieber der Schafe*, eine in Afrika vorkommende Hepatitis mit Ikterus, ist auf den Menschen relativ häufig übertragbar; das Krankheitsbild des Menschen ähnelt sehr der Influenza (Fieber, Kopf-, Gliederschmerzen, Nasenbluten). Schließlich gibt es noch pneumotrope Virusarten *(Schweineinfluenza, Ferkelgrippe, infektiöse Bronchopneumonie des Pferdes)*, die in seltenen Fällen auf den Menschen übertragen werden und die ein grippeähnliches Krankheitsbild auslösen, und endlich neurotrope Viruskrankheiten der Tiere (wie die *Encephalomyelitis hämorrhagica des Pferdes, die hämorrhagischen Enzephalomyelitiden des Schafes, die infektiöse seröse Meningitis des Schweines [Schweinehüterkrankheit]*), die auch gelegentlich Menschen, und zwar meist jugendliche Individuen befallen.

V. Pilzinfektionen.

A. Aktinomykose und verwandte Fadenpilzerkrankungen (Leptotrichose, Madurafuß, Maduromykose).

Die hier zu besprechenden Krankheiten sind nichtansteckende, seltene und äußerst chronische Entzündungsprozesse, die in ihrer Chronizität mit einer besonders starken Bindegewebsreaktion einhergehen und die durch Fadenpilze hervorgerufen werden, die im botanischen System zwischen den Bakterien und den Pilzen stehen.

Aktinomykose (Strahlenpilzkrankheit). Als Erreger der Aktinomykose kamen bis vor kurzem mehrere Aktinomyzesarten in Betracht, die zum Teil anaerobes, zum Teil aerobes Wachstum zeigten und sich auch sonst unterschieden. Systematische Untersuchungen scheinen erwiesen zu haben, daß man beim Menschen zwei verschiedene Aktinomyzesinfektionen unterscheiden müsse, eine endogene und eine exogene.

Die unvergleichlich häufigere endogene Aktinomykose wird hervorgerufen durch den Aktinomyzeten, den WOLFF und ISRAEL im Jahre 1891 beschrieben haben. In klinisch typischen Fällen ist es fast immer diese Form, die in Betracht kommt. Das hohe Temperaturbedürfnis dieses Fadenpilzes schließt die Vermehrung in der freien Natur aus. Er lebt als Saprophyt in der Mundhöhle, er verlangt zu seiner Vermehrung strengste anaerobe Bedingungen, die in der Umgebung von in die Mundschleimhaut, in die Gingiva eingedrungenen Fremdkörpern in besonderem Maße gewährleistet sein sollen (Störung der „Atmung" des Zwischengewebes); so erklärt sich das Auftreten der Aktinomykose durch Getreidegranen, die aber dann nicht den Erreger übertragen würden, sondern, ebenso wie auch Borsten von Zahnbürsten oder Knochensplitter, wie dies beschrieben ist, als Fremdkörper die Voraussetzungen für das Wachstum der endogenen Aktinomyzeten in der Mundhöhle schaffen würden. Daß die Umgebung der Mundhöhle meist der Sitz der Krankheit oder ihr Ausgangspunkt ist, ist somit nicht verwunderlich. Die exogene Aktinomykose weicht von der endogenen Form in vieler Hinsicht ab; dieser Pilz ist nicht anaerob, er wächst auch bei Zimmertemperatur und bildet Luftsporen, er hat im Gegensatz zur endogenen Form eine hohe Tierpathogenität. Die exogene Aktinomykose scheint äußerst selten zu sein. Bei den exogenen Formen wird vermutet, daß der Erreger aus der freien Natur stammt und durch Inhalation in den Körper gelangt.

Die Aktinomykose beginnt aus den genannten Gründen also zumeist in der Mundschleimhaut, die Kieferregion ist ihr häufigster Sitz, es kommt zu den bekannten „brettharten" Infiltraten, die wenig schmerzhaft sind, kontinuierlich fortschreiten und rezidivierende Abszesse und Fisteln bilden. Die thorakalpulmonale Form kann durch Weiterwandern eines Halsabszesses, durch Aspiration infektiösen Materials in die Lungen oder auch hämatogen zustande kommen; es entstehen je nach Lokalisation und Ausbreitung Infiltrationen der Thoraxwand, ein Pleuraempyem oder ein Lungeninfiltrat wie eine chronische Pneumonie. Die abdominale Form entsteht vielleicht durch direkte Infektion der Darmschleimhaut, aber auch metastatisch oder durch Fortleitung. Chronisch torpid verlaufende Perityphlitiden, Peritonitiden auch anderer Lokalisation, Senkungsabszesse längs des Psoas, brettharte Infiltrate der Bauchhaut kommen zur Beobachtung. Es kann bei Einbruch in die Blutbahn bei massiven Infektionen auch zu einer generalisierten Aktinomykose kommen. Die Sicherung der Diagnose ist nur durch den Nachweis des Erregers möglich. Das Auffinden der „Drusen" ist hierbei besonders wertvoll. Sie sind im entleerten Eiter oder in ausgekratzten Granulationen in etwa der Hälfte der Fälle nachzuweisen. Im übrigen gelingt der Nachweis nur dann, wenn der Eiter oder das verdächtige Material unfixiert zur Untersuchung kommt. Bei verdächtigen ausgekratzten Gewebspartikeln muß das Gewebe zerzupft und mit der Lupe durchgesehen werden; zum histologischen Nachweis müßten Serienschnitte hergestellt werden, da die Zahl der Drusen gering ist. Am leichtesten gelingt der Nachweis im Eiter, zumal wenn dieser nicht zu dickflüssig ist; läßt man den Eiter eventuell mit NaCl-Lösung etwas verdünnt in der Eprouvette durch Flachlegen und Wiederaufstellen derselben

über die Glaswand laufen, so erkennt man die Drusen — die an der Glaswand
eher haftenbleiben als der Eiter selbst — leicht an ihrer relativ charakteristischen
Größe (klein stecknadelkopfgroß), ferner an ihrer weißgrau-gelblichen Farbe und
an ihrer auffällig harten Konsistenz, die mit der Öse wahrgenommen wird: die verdächtigen Partikel sind nativ zu mikroskopieren (Quetschpräparat). Hierbei ist zu
betonen, daß die menschliche Aktinomykose, und zwar der fast immer vorhandene
Typ WOLFF-ISRAEL, niemals das lehrbuchmäßige Strahlenbild zeigt, wie es etwa der
Rinderaktinomykose zukommt, man sieht aber immerhin im Zentrum die dicken
Kolben, die radiär angeordnet sein können, und im übrigen, hauptsächlich auch
in der ganzen Peripherie das dichte Geflecht der Fäden, die sich in charakteristischer Weise vielfach verzweigen. Agglutination und Komplementbindung
können zur Sicherung der Diagnose wohl herangezogen werden, sie geben aber
nach keiner Richtung verläßliche Resultate. Der einfache, gefärbte (GIEMSA
oder GRAM) Ausstrich verdächtigen Materials (Eiter usw.) erlaubt die Diagnose
nicht, da die zerzupften oder aus ihrer charakteristischen Lagerung gebrachten
Pilzfäden von anderen nicht unterschieden werden können.

Bis vor kurzem versuchte man die Aktinomykose mit Jod, mit Autovakzine
oder Heterovakzine, mit Röntgenbestrahlung oder mit chirurgischen Maßnahmen zu behandeln. Heute gibt die Penicillintherapie im allgemeinen sehr
gute Resultate.

Leptotrichose. Leptotrichosen sind chronisch entzündliche Prozesse, die
durch anaerobe Vertreter der Pilzfamilie Leptothrix hervorgerufen werden. Diese
unterscheiden sich von den Aktinomyzeten dadurch, daß sie keine Verzweigungen,
sondern nur Fäden bilden. Weitere Forschungen müssen die verschiedenen Typen
erst differenzieren lehren. Es handelt sich klinisch um verschiedene Bilder: Angina
leptotricica, die mit einer PLAUT-VINCENT-Angina Ähnlichkeit hat, chronische
Lungenprozesse, Entzündungsprozesse am Kieferwinkel, die mit der Aktinomykose große Ähnlichkeit haben. Da sich im Eiter manchmal doch auch drusen-
ähnliche Gebilde finden, ist die Unterscheidung gegen Aktinomykose manchmal
sehr schwierig; kulturell ist sie möglich.

Der Madurafuß, die Maduromykose wird in Vorderindien und in tropischen
Gebieten Afrikas und Amerikas, vereinzelt auch in Südeuropa, Italien, Griechenland u. a. beobachtet. Es handelt sich um eine chronische Entzündung der Haut,
namentlich der Füße, die im weiteren Verlauf Muskulatur, Sehnen und Knochen
zerstört. In den entzündlichen Granulationen bilden sich Hohlräume mit Fisteln.
Der Fuß schwillt oft auf das Doppelte und Dreifache an, seine Konturen ver-
schwimmen. Im Eiter finden sich in großer Zahl runde bis erbsengroße weiche
Körner von weißer, roter oder schwarzer Farbe, deren Zentrum aus verfilzten
Pilzfäden besteht und nach außen von einem Kranz strahlenartig angeordneter
Ausläufer umgeben ist. Als Erreger werden verschiedenartige Pilze angesehen.
Die Erreger scheinen durch oberflächliche Verletzungen einzudringen.. Penicillin
und die übrigen Antibiotica sind jedenfalls zu versuchen, auch wenn unseres
Wissens diesbezüglich Literatur noch nicht vorliegt.

B. Histoplasmose (Toxoplasmose) und Coccidioidomykose (Nocardiose, Aspergillose, Cryptococcose).

Wenn auch einige der noch zu besprechenden Pilzarten schon lange bekannt
sind und auch als menschenpathogen erkannt wurden, ist die Pathologie bzw.
die Klinik der einschlägigen Pilzerkrankungen erst im Werden.

Der Pilz *Histoplasma capsulatum* war 1906 durch DARLING beschrieben
worden und es sind bis heute mehr als 100 Krankheitsfälle von Toxoplasmose

in der Weltliteratur bekannt geworden. Der Pilz kann offenbar jedes Organ befallen und daher verschiedene Krankheiten imitieren; am häufigsten sind Bilder ähnlich einer Lungentuberkulose und schon lange weiß man, daß man bei disseminierten Kalkherden in der Lunge mittels Hautreaktion mit Histoplasma capsulatum oder Coccidioides immitis als Antigen positive Resultate erhalten kann, die dahin ausgelegt werden können, daß das Individuum vor langer Zeit einen Pilzinfekt durchgemacht hat. Bei Toxoplasmoseinfekten sieht man auch klinische Bilder, die einem Morbus ADDISON, einer perniziösen Anämie ähnlich sind, bei Befall der Lymphdrüsen entstehen charakteristische, oft große Lymphome. Die Diagnose ist nur durch den Nachweis des Erregers zu sichern, ein Nachweis, der bis vor kurzem sehr schwer zu führen war. PRATT, SCHWARTZ und EHRLICH empfehlen neuerdings die Knochenmarkspunktion, sie konnten in 23 Fällen elfmal den Pilz auf diese Weise, auch kulturell identifizieren. Die Toxoplasmose kann auch das Pankreas oder die Leber betreffen, sie führt in dieser zu schweren Nekrosen im Leberläppchenzentrum. Im Knochenmarksausstrich finden sich zahlreiche phagozytierende Retikulumzellen, welche den Pilz beherbergen. Die Milz ist zumeist vergrößert. Bei Befall der Lunge soll eine diffuse Aussaat feiner Kalkherde in beiden Lungen charakteristisch sein, Bilder, die bisher meist als ausgeheilte Miliartuberkulosen gedeutet wurden. Insbesondere bei ausgedehntem Befall vieler Organe kann es zu einem chronischen, über Wochen und Monate sich hinziehenden Fieberzustand kommen. Es scheint, daß die Infektion zumeist im Kleinkindesalter als Schmierinfektion erfolgt. Die Histoplasmosen scheinen in Amerika (USA. und Südamerika) viel häufiger zu sein (bessere Darnachachtung?) als in Europa; hier wurden nur vereinzelte Fälle bekannt.

Der Pilz *Coccidioides immitis*, der Erreger der sogenannten *Coccidioidomykose*, verursacht vor allem Infekte und Erkrankungen der Atmungsorgane, Bronchitiden, chronische, schließlich verkalkende Lungenherde, Bronchopneumonien und Pleuritiden. Die Hilusdrüsen sind frühzeitig stark geschwollen; im Sputum kann man reichlich Pilzsporen nachweisen. Die Lungenaffektion heilt oft mit Verkalkung endgültig aus. Die Infektion erfolgt durch Einatmen pilzhaltigen Staubes. Kontaktinfektionen scheinen nicht vorzukommen. Pilze und deren Sporen werden durch die Exkrete der oft infizierten Nagetiere ausgeschieden und gelangen so in den Staub, der eingeatmet zur menschlichen Infektion führt. Bei Nagern ist die *im Wesen verschiedene* (s. Übersicht, S. 536) *Coccidiose* sehr verbreitet. Bei der menschlichen Coccidiose unterscheiden manche Autoren neben der chronischen Form, die in ihrem Verlauf und in den an den Lungen, der Haut und auch den Meningen gesetzten Veränderungen einer Tuberkulose ähnlich ist, auch eine akute, grippeähnliche Form, die unter zwei- bis dreiwöchigem Fieber verläuft und gute Prognose hat.

Die Pilze Nocardia asteroides, Aspergillus fumigatus und Cryptococcus hominis wurden vereinzelt als Krankheitserreger bei Lungeninfiltraten festgestellt (*Nokardiose, Aspergillose, Cryptococcose*).

VI. Infektionen mit Sproßhefen (Blastomykosen, Torulosen).

Nachdem BUSSE 1895 zum ersten Male über Fälle sogenannter europäischer Blastomykose berichtet hatte, erschienen im Schrifttum an 50 verschiedene Bezeichnungen für einschlägige Infekte. Die Torulosen führen vor allem je nach der Lokalisation in den verschiedenen Organen zu differenten klinischen Bildern.

Es werden Haut und Lungen, mit besonderer Vorliebe auch Gehirn und Meningen
befallen, wobei das Bild einer chronischen Meningitis resultiert. Es gibt auch
generalisierte Formen unter septischen Bildern. Als Eintrittspforte kommen die
Haut, die Schleimhaut des Nasenrachenraumes, das Mittelohr, auch der Intestinaltrakt, vor allem aber die Lungen in Betracht. Unter den verschiedenen Arten
kommt hierzulande vor allem *Torulopsis neoformans* (SANFELICE) in Betracht,
einer der am wenigsten virulenten Pilze, der lange Zeit auch reaktionslos im
Gewebe liegen kann. Er ruft auch chronisch entzündliche Veränderungen hervor.
Die Torulose der Lungen wird als subakute oder chronische Infektion beschrieben, sie befällt meist beide Lungen, röntgenologisch sieht man meist dichte
massive Verschattungen, selten kavernöse Veränderungen. Es gibt auch Fälle,
die wie eine akute Bronchopneumonie verlaufen, terminal kann es zur miliaren
Aussaat kommen. Abszeßbildung kommt ebenso vor wie derbe tumorartige
Herdbildung. Die Torulose befällt gelegentlich Kranke als Sekundärinfekt,
z. B. bei Tuberkulose. Der Erreger kann aus dem Sputum, Liquor, Sternal-
punktat, Duodenalsaft usw. am besten auf SABOURAUD-Bouillon gezüchtet
werden. Zum Tierversuch eignet sich die Maus. Sulfonamid- und Penicillintherapie ist im allgemeinen erfolgreich, merkwürdigerweise erzielt man erst
durch intravenöse Jodapplikation (täglich steigernd bis 100 ccm, beginnend mit
10 ccm 10%iger Natriumjodatlösung) endgültige Heilung. Auch Yatren ist zu
versuchen.

VII. Protozoeninfektionen.

A. Einleitung und Übersicht.

Unter Protozoen versteht man einzellige tierische Erreger, die meist größer
sind als Bakterien und einen meist gut ausdifferenzierten Zellkörper haben.
Das Protoplasma läßt oft ein Endo- und Ektoplasma unterscheiden, wobei
das erstere zähflüssiger ist und das letztere, welches eine bald breitere, bald
schmälere verdichtete Außenschicht darstellt, als Außenhülle imponiert. Viele
Protozoen tragen einen Zellkern, der bei den verschiedenen Arten verschieden
gebaut ist und in manchen Fällen die Artdiagnose erlaubt, jedenfalls findet
sich im Endoplasma, wenn ein Kern nicht vorhanden ist, zumindest immer auch
eine (im GIEMSA-Präparat leuchtend azurrot gefärbte) Chromatinsubstanz.
Schließlich haben die Protozoen gewisse Organe (Organellen), und zwar: *Vakuolen,
Nebenkerne* und *Bewegungsorgane*. Die Vakuolen sind vielfach kontraktil und
werden als Exkretionsorgane gedeutet; im Protoplasma finden sich im übrigen
auch zahlreiche „*Einschlüsse*", die offenbar durch Phagozytose aufgenommen
werden (rote oder weiße Blutkörperchen und andere zellige Elemente, ferner
Bakterien, Stärkepartikel, Kristalle, Pigmentkörnchen usw.). Von Neben-
kernen, den sogenannten *Blepharoblasten* nehmen oft Geißeln ihren Ursprung.
Die Protozoen werden zweckmäßigerweise nach der Art der Bewegungsorgane
eingeteilt. Die aktive Fortbewegung geschieht bei der einfachsten Art der
Bewegungsorgane — im übrigen kann das Protozoon hoch differenziert gebaut
sein — durch *Pseudopodien*, es sind dies Ausbuchtungen des Protoplasmas,
die an beliebiger Stelle des Ektoplasmas vorgewölbt werden können und die
Lokomotion dadurch ermöglichen, daß die Ausbuchtung an Ort und Stelle bleibt
und daß sie den übrigen Zelleib nachzieht. Die Pseudopodien können aber
auch wieder eingezogen werden, ohne daß hierbei eine Änderung des Stand-
ortes eintritt. Mittels der Pseudopodien, die nahegelegene Partikel (Bakterien usw.)
umfangen, erfolgt auch die Phagozytose. Andere Bewegungsorgane sind Geißeln

oder Wimpern (Zilien) oder eine undulierende Membran. *Geißeln* sind spiralig gewundene, meist lebhaft bewegliche Fäden, *Zilien* kleinste härchenartige Gebilde, die die Oberfläche der Protozoën wie ein feines Haarkleid umgeben und die, wellenartig bewegt, eine oft erstaunlich rasche Fortbewegung ermöglichen, was übrigens auch für die Geißeln gilt. Die *undulierende Membran* ist ein auf einer Seite dem Protozoon aufsitzendes Gebilde, das die Fortbewegung wie ein bewegtes wellenschlagendes Segel zustande bringt. Schließlich gibt es Protozoen, die gerade dadurch charakterisiert sind, daß sie keine Fortbewegungsorgane zeigen. Viele Protozoen können sich unter Verlust der Organellen und unter gleichzeitiger wesentlicher Umformung ihrer Innenstruktur in Zysten umwandeln, die im Gegensatz zu den „vegetativen Formen" weitaus resistenter sind.

Wir können die beim Menschen vorkommenden Protozoen auf Grund der eben beschriebenen verschiedenen Bewegungsorgane folgendermaßen einteilen (es werden nur die pathogenen und diagnostisch wichtigen apathogenen Protozoen aufgezählt):

I. *Amöben* (Rhizopoden). Fortbewegung durch Pseudopodien:
Entamoeba coli;
Entamoeba histolytica (Ruhramöbe).

II. *Flagellaten.* Fortbewegung durch Geißeln und eventuell auch durch eine undulierende Membran:
Lamblia intestinalis;
Trichomonas intestinalis (vaginalis);
Trypanosoma;
Leishmania.

III. *Ziliaten.* Fortbewegung mit Zilien:
Balantidium coli.

IV. *Sporozoen.* Keine Bewegungsorgane:
Plasmodien — Malaria;
Coccidien — Coccidiosis.

Nach Krankheiten geordnet ergäbe sich die folgende Übersicht:

I. *Protozoäre Erkrankungen des Blutes und der inneren Organe.*
1. Malariakrankheiten.
2. Trypanosomiasen.
    a) Schlafkrankheit;
    b) Chagas-Krankheit.
3. Leishmaniosen.
    a) Kala-Azar;
    b) Orientbeule;
    c) Espundia.

II. *Protozoäre Erkrankungen des Darmes.*
1. Amöbenruhr.
2. Lamblieninfektionen (Trichomonasinfektionen).
3. Balantidium coli-Colitis.

B. Protozoäre Erkrankungen des Blutes und der inneren Organe.

1. Malariakrankheiten.

Die *Malaria* (von Mal aria = schlechte Luft), auch *Sumpffieber* oder *Wechselfieber* genannt, ist eine durch Protozoen der Gattung Plasmodium verursachte, durch bestimmte Mücken übertragbare, chronisch rezidivierende Infektionskrankheit, bei der die Erreger in den roten Blutkörperchen schmarotzen. Es handelt sich also um eine Plasmodiose, wobei verschiedene Arten der Gattung Plasmodium in Frage kommen, weshalb man richtiger von Malariakrankheiten sprechen müßte, zumal die Symptomatik der durch die verschiedenen Malariaplasmodien ausgelösten Krankheiten bei aller Ähnlichkeit doch größte Verschiedenheiten aufweist. Die Malaria ist die meistverbreitetste Krankheit, sie kommt vornehmlich in den Tropen und Subtropen vor, sie kann aber unter für sie günstigen Bedingungen auch im gemäßigten Klima auftreten und sich in kleinen Epidemien ausbreiten. Auch in Österreich (selbst in Wien) und Deutschland gibt es seit dem ersten Weltkrieg in warmen Jahren eine autochthone Malaria. Im übrigen hat die Zahl der Kranken mit chronischer Malaria in den gemäßigten Zonen vielfach durch die beiden Weltkriege, durch Rückkehr von Soldaten aus tropischen Gegenden usw. zugenommen.

Die die Malaria übertragenden Mücken sind verschiedene Arten der Gattung Anopheles; die Malariaausbreitung ist also an die Gegenwart der Anopheles bzw. an entsprechende klimatische Bedingungen gebunden, welche das Fortkommen der Anopheles und die Entwicklung der Plasmodien in denselben garantieren. Hierzu gehören die Anwesenheit eines ruhig stehenden Wassers, von Tümpeln oder von Sümpfen, in welchen die Eiablage möglich ist, ferner eine Außentemperatur von mindestens 17 Grad bei einer entsprechend hohen Luftfeuchtigkeit, da sich die Malariaerreger in dem Kaltblütlerinsekt nur bei diesen Temperaturen vermehren. Zum Auftreten der Malaria gehört schließlich noch die Infektionsquelle für diese Mücken und diese ist ausschließlich der malariakranke Mensch, und zwar nur der, der bereits geschlechtliche Plasmodien, Gameten, entwickelt hat.

Die *Malariaparasiten*, die innerhalb der Klasse der Sporozoen zu den Hämosporidien gehören, gelangen durch den Stich der infizierten weiblichen Anophelesmücke als sogenannte Sporozoiten, die in einem bestimmten Entwicklungszyklus in der Mücke gebildet werden (siehe unten), in den menschlichen Organismus.

Die alte Annahme, daß der Sporozoit unmittelbar das rote Blutkörperchen befällt und sich in dem bekannten Zyklus verändert, wächst und vermehrt, ist heute als irrig erkannt. Der mit dem Mückenstich übertragene Sporozoit macht erst in retikuloendothelialen und endothelialen Zellelementen einen neuen Entwicklungszyklus durch, aus dem erst die pigmenthaltigen Parasiten hervorgehen. Diese retikuloendothelialen Entwicklungsformen der Malaria werden als E-Stadium der Malariaparasiten bezeichnet und sie sind es nach heutiger Auffassung, die für Rezidive verantwortlich sind, die Jahre nach der Infektion oder nach scheinbar überstandener Krankheit auftreten, wenn Parasiten aus dem Blut längst verschwunden sind. Die jüngsten Stadien der Plasmodien, die man in Blutkörperchen findet, sind bei allen Malariakrankheiten die „*kleinen Ringe*". Diese wachsen in Blutkörperchen heran und verbrauchen hierbei das Hämoglobin als Nährstoff, wobei schwärzliches Pigment zurückbleibt. Im Verlaufe des Wachstums, das schließlich dazu führt, daß das Plasmodium den Erythrozyten fast ganz ausfüllt, nehmen die verschiedenen Malariaarten verschiedene Gestalt an. Der ausgewachsene Parasit geht schließlich eine Teilung ein, bei der es vorerst zu einer Aufsplitterung des bis dahin in einer Masse erscheinenden Chromatins kommt und die Protoplasmateilung erst nachfolgt. Dadurch entstehen sogenannte Schizonten, *Teilungsformen*, die aus den zahlreichen Sprößlingen bestehen, wobei eine bestimmte Anzahl von Sprößlingen für die verschiedenen Plasmodienarten charakteristisch ist, wie im einzelnen noch gezeigt werden wird. Das Blutkörperchen, die bisherige Wirtszelle, ist inzwischen zugrunde gegangen und der freiwerdende Schizont teilt sich nun in seine Sprößlinge, Merozoiten genannt, die nun wieder neue rote Blutkörperchen befallen und aus welchen sich wieder die nächste Generation entwickelt. Die Dauer eines derartigen Entwicklungszyklus ist verschieden, sie beträgt zwei oder drei Tage, wodurch die hinsichtlich der Fieberanfälle verschiedene klinische Symptomatik bestimmt wird. Die Schizonten, die sich allerorts in großer Zahl in vielen roten Blutkörperchen entwickelt haben, teilen sich nämlich alle gleichzeitig, gleichzeitig befallen alle neu entstandenen Merozoiten neue rote Blutkörperchen und diese Überschwemmung mit Merozoiten und der Neubefall werden für den Schüttelfrost und den neuen Fieberanstieg verantwortlich gemacht. Diese Fieberreaktion dauert bekanntlich nur Stunden, das Fieber fällt dann unter Schweißausbruch ab, um nach der Entwicklung des nächsten Zyklus nach zwei oder drei Tagen unter Schüttelfrost neu einzusetzen.

Dieser ungeschlechtliche Entwicklungszyklus, der allen Malariaplasmodien im Prinzip in gleicher Weise eigen ist, wird *Schizogonie* genannt. Sie führt unbehandelt vorerst zu immer neuen Anfällen, wobei immer wieder Blutkörperchen vernichtet werden. Es entwickelt sich daher eine Anämie und ein spodogener infektiöser Milztumor. Diese Schizogonie erschöpft sich aber schließlich, die Fieberanfälle sistieren, offenbar zum Teil deshalb, weil sich eine gewisse Immunität entwickelt hat, die eine starke Vermehrung der Parasiten verhindert. Die Krankheit tritt so in ein chronisches Stadium, charakterisiert durch Anämie, Milztumor und den Befund von spärlichen Plasmodien im Blute oder auch nur in den inneren Organen. Diese chronische Malaria neigt allerdings immer wieder zu Rezidiven, zu neuen Anfällen. Schädigungen leichterer Art, wie Ermüdung oder Erschütterung einer Reise, unter anderem ferner ein Klimawechsel, ein interkurrenter leichter Infekt usw., stören das gewonnene Gleichgewicht und es kommt wieder zur Aktivierung der Malaria, zum Rezidiv. Nach neueren Anschauungen spielen hierbei die früher genannten retikuloendothelialen E-Formen eine wichtige Rolle, indem sie sich in Blutparasiten verwandeln.

Die Malaria würde aussterben, gäbe es nur diese ungeschlechtliche Schizogonie, denn in der blutsaugenden Mücke gehen diese Formen ausnahmslos zugrunde, sie vermögen die Anopheles nicht zu infizieren. Diese ungeschlechtlichen Formen können sich nur wieder im Menschen weiter entwickeln und dies in einer sehr beschränkten Serie von Schizogonien, wenn sie nämlich direkt auf den Menschen übertragen werden, wie dies bei der *Impfmalaria* der Fall ist. Die weitere Fortdauer der Malaria überhaupt, das heißt die Infektion des Zwischenwirtes Anopheles, ist an die Ausbildung der geschlechtlichen Formen, der Gameten bzw. Gametozyten, gebunden. Die Bildung der Gameten, und zwar der weiblichen Makrogameten und der männlichen Mikrogameten, geht parallel mit der früher geschilderten Schizogonie. Offenbar nach einer gewissen Anzahl von Schizogonien entwickeln sich einige Merozoiten zu Gameten, wodurch das Individuum zur Infektionsquelle für die Mücke geworden ist, und zwar immer für weibliche Anophelen. Beim Stich und Saugen am gametentragenden Menschen gelangen Makro- und Mikrogameten in den Mückenmagen. Hier entwickeln sich aus den männlichen Mikrogameten Geißelfäden, die Spermafäden ähnlich die Makrogameten befruchten. Beide verschmelzen miteinander, ihre Kerne bzw. ihre Chromatinmaterialanteile vereinigen sich, es entsteht wieder ein kernhaltiges neues wurmartiges Gebilde, der Ookinet, der in die Mückenmagenwand eindringt und in dessen Epithelschicht zu Oozysten heranwächst. Die Oozyste wächst zum Sporoblasten heran, in dem sich eine Unzahl regelmäßig angeordneter Sichelkeime, Sporozoiten, entwickelt. Nach Platzen des Sporoblasten gelangen tausende Sporozoiten in die Zirkulation, auch in die Speicheldrüsen der Mücke. Beim nächsten Saugakt der Mücke am Menschen gelangen die beweglichen, zarten, länglichen Sporozoiten in den menschlichen Organismus und der Ring vom Menschen über die *Gametogonie* — über den Ookineten, zur Oozyste, zum Sporoblasten und Sporozoiten in der Mücke — zurück zum Menschen ist geschlossen.

Es erübrigt sich noch eine kurze Beschreibung der einzelnen Plasmodien und ihrer verschiedenen Entwicklungsstadien im Blute des Menschen.

Man unterscheidet drei Arten von Malariaparasiten, die sich morphologisch verschieden verhalten und die verschiedene klinische Bilder verursachen. Das *Plasmodium vivax* (GRASSI und FELETTI) ist der Erreger der Malaria tertiana, das *Plasmodium malariae* (LAVERAN) ist der Erreger der Malaria quartana und das *Plasmodium immaculatum s. falciparum* (GRASSI und FELETTI) ist der Erreger der Malaria tropica. Bekanntlich kommt es bei der Malaria tertiana jeden zweiten Tag, der Malaria quartana jeden dritten Tag zum Fieberanfall. Die Nomenklatur könnte irreführen, da es bei der Malaria tertiana also nicht jeden dritten Tag zum Anfall kommt, es sei denn, man bezeichnete den dritten Tag, an dem der zweite Anfall kommt, wieder als ersten Tag für das Intervall zum dritten Anfall; tatsächlich kommt es alle 48 Stunden zum Anfall, das heißt auf den Anfallstag folgt bei der Tertiana nur ein anfallsfreier Tag, bei der Quartana folgen zwei anfallsfreie Tage. Manche Autoren akzeptieren eine vierte Plasmodienart, das *Plasmodium ovale* (STEPHENS), welches morphologisch quartanen Formen ähnlich ist und einen 48-Stundenintervall-Fiebertyp auslöst.

Das *Plasmodium vivax (*der *Tertianaparasit)* präsentiert sich mikroskopisch in seiner jüngsten Form als sogenannter *kleiner Tertiana*ring. Das an sich runde Plasmodium trägt in der Mitte eine Vakuole, die von einem schmalen, im GIEMSA-Präparat blaugefärbten Protoplasma umgeben ist; dieses Protoplasma hat die Form einer in sich geschlossenen Sichel bzw. eines Ringes, der an der dem Kern gegenüberliegenden Seite am dichtesten ist. Der Kern liegt an der schmalen Stelle des Protoplasmas, er ist im GIEMSA-Präparat leuchtend rot bzw. azur gefärbt, übrigens eine ganz eigentümlich leuchtende Azurfarbe, die den Kernen aller Protozoen eigentümlich ist und dem Kenner allein sagt, daß ein Protozoenchromatin vorliegt! Der kleine Ring wächst unter gleichzeitiger Blähung bzw. unter Größenzunahme und Abblassen des Wirtserythrozyten zum *großen Ring* und schließlich zur sogenannten *Amöboidform.* Diese ist unregelmäßig gestaltet, sie hat aus dem Hämoglobin stammendes, allenthalben verstreutes Pigment von brauner bis braunschwarzer Farbe, sie zeigt zumeist mehrere kleine Vakuolen, die durch Teilung aus der ursprünglichen hervorgegangen sind und die langsam verschwinden, und vor allem auch mehrere Kerne bzw. multiple azurrot gefärbte Chromatinkörner. Das abblassende rote Blutkörperchen zeigt häufig die leuchtend rote SCHÜFFNER-Tüpfelung, die aus zahlreichen, wohl umschriebenen, kleinsten Granulis besteht. Aus der Amöboidform entwickelt sich durch Aufteilung des Chromatins auf zahlreiche, schließlich zehn bis vierundzwanzig gleichmäßige Teilchen, denen je ein Klümpchen (blaßblauen) Protoplasmas zugehört, die sogenannte *Teilungsform* bzw. *Morula* oder *Maulbeerform,* die nur aus den reifen Sporozoiten besteht und in deren Zentrum sich das inzwischen angesammelte Pigment abgelagert hat. Nach Platzen des Restes der Erythrozyten, Freiwerden der Morula und ihrem Zerfall schwärmen die Sporozoiten auf neue Erythrozyten, der kleine Ring entsteht und der Zyklus beginnt von vorne. Die Gameten, die zuerst in einem roten Blutkörperchen liegen und dann frei gefunden werden können und die ursprünglich aus einem großen Chromatinkorn und einem Protoplasmaanteil bestehen, sind im vollentwickelten Zustand viel pigmentreicher als die Formen der Schizogonie; sie sind rund oder oval. Der weibliche Makrogametozyt (Makrogamet), der die doppelte Größe eines roten Blutkörperchens erreichen kann, färbt sich in seinem Protoplasma tiefblau und hat einen relativ kleinen Kern, der männliche Mikrogametozyt, der Mikrogamet, färbt sich im Protoplasma weniger stark und mehr oxyphil, das heißt leicht rosa an und hat einen großen, auffallend lockeren Kern. Die Kerne der Gameten liegen bald im Zentrum, bald am Rande.

Das *Plasmodium malariae* (der *Quartanaparasit*) hat in seinem jüngsten Stadium große Ähnlichkeit mit dem Tertianaring, er streckt sich bald in die Länge und gewinnt dadurch die charakteristische Bandform, die etwa der Amöboidform der Tertiana entspricht. In der Bandform, welche die Diagnose im allgemeinen leicht gestattet, ist das Chromatin oft am Rande des Parasiten in Gestalt eines langgestreckten Kernes zu finden, das mehr gelblich-bräunliche als schwärzliche Pigment liegt auch meist nahe dem Rande. Kommt es zur Sporozoitenbildung, so entwickeln sich nur acht bis zwölf Sprößlinge und diese lagern sich in der auch charakteristischen „Gänseblumenform" um das Zentrum, in dem sich das Pigment angesammelt hat. Die Erythrozyten, die Quartanaplasmodien beherbergen, blähen sich nicht, sie werden nur immer mehr hämoglobinarm, die SCHÜFFNER-Tüpfelung, nur der Tertiana eigen, fehlt (sie ist zumindest außerordentlich selten).

Das *Plasmodium immaculatum (falciparum)*, der *Tropikaparasit*, bildet vorerst kleinste Ringe, die außerordentlich zart sind und daran, mit einer gewissen Reserve allerdings, als Tropikaparasiten erkannt werden können. Mehrere kleine Ringe können in einem Erythrozyten gefunden werden. Gelegentlich tragen sie auch zwei nebeneinanderliegende Kerne. Selten sind sie stäbchenförmig, mit einem Chromatinkern an einem Ende. Andere Formen der Schizogonie als die kleinen Ringe kommen in der Zirkulation nicht zur Ansicht, da sich die Weiterentwicklung in den Kapillaren der inneren Organe, im Knochenmark, in der Leber und vor allem in der Milz vollzieht. Die Wirtserythrozyten werden auch hier nicht groß, sie zeigen nie eine SCHÜFFNER-Tüpfelung, sie lassen hingegen häufig die sogenannte MAURER*sche Perniziosafleckung* erkennen, die in unregelmäßig konturierten und vor allem unscharf begrenzten, verschieden großen, bläulichdunklen Flecken besteht. Der Entwicklungszyklus dauert ungefähr 48 Stunden, die Dauer ist aber starken Schwankungen unterworfen. Außerordentlich charakteristisch sind die Gameten: die *Tropika-Halbmonde*. Die Bezeichnung „Halbmond" trifft vielleicht nicht das Wesentliche, es sind dick-wurstförmige, leicht gebogene Gebilde. Die weiblichen Gameten färben sich intensiv blau im Protoplasma, die männlichen sind heller. Der leuchtendrote Kern, der in der Mitte liegt und von Pigment überlagert wird, ist bei den Makrogameten kompakt, bei den Mikrogameten locker gebaut.

Was die Immunität anlangt, so sei vorerst festgestellt, daß eine primäre natürliche Resistenz gegen Malaria zum mindesten sehr selten ist. Es gibt allerdings Individuen, die infiziert werden und bei welchen sich die Infektion erst nach Jahren klinisch mit Anfällen manifestiert. Beim Malariakranken entwickelt sich eine Immunität gegen den Stamm, mit dem der Kranke infiziert ist. Dies hat uns die Impfmalaria gelehrt; eine Nachimpfung mit dem gleichen Stamm geht nicht an. Andere Stämme aber können infizieren, so daß das gleiche Individuum z. B. mit Tertiana immer wieder infiziert werden kann und es auch gleichzeitig mehrere aktive Stämme beherbergen kann. Dies gilt insbesondere für die Quartana, bei der drei verschiedene Parasitengenerationen mit je 24 Stunden Phasenunterschied täglich einen Anfall auslösen können (*Quartana triplicata*). Der tägliche Anfall durch zwei Tertianagenerationen (*Tertiana duplicata*) ist nicht ungewöhnlich. Man kann auch mit vielen Tertianastämmen infiziert sein, in diesen Fällen entwickelt sich ein Bild einer chronischen Malaria, bei der wohl ausgebildete Fieberanfälle ausbleiben, was auf die Entwicklung einer Art

Immunität hinweist, welche eine Aktivität der Plasmodien wohl nicht verhindert, sie aber stark abschwächt.

Die *Letalität* der Malaria ist nur bei der Tropika unter Umständen hoch. Was die *Häufigkeit* anlangt, so ist die Malaria tertiana bei weitem die häufigste Form; nächst ihr steht die Malaria tropica. Die Quartana ist sehr selten.

Klinische Symptomatologie.

Malaria tertiana. Die Inkubationszeit schwankt außerordentlich, im Durchschnitt zumeist zwei Wochen, sie kann aber auch nur sechs Tage oder aber auch 27 Tage währen. Eine über vier Wochen lange Inkubation gibt es nicht, es kommt aber vor, daß ein Kranker in den Tropen infiziert wurde und nicht erkrankte, daß er aber erst sechs Monate später, längst aus dem infektiösen Milieu heimgekehrt, erkrankt. Man spricht in diesen Fällen von *Spätmanifestation*, bei welcher also die normale maximale Inkubationszeit überschritten wird, und zwar mindestens um sechs Monate, höchstens dreizehn Monate. Diese Spätmanifestationen werden auf E-Formen, die in einer Retikuloendothelzelle geruht hatten, bezogen.

Ehe das rhythmische Fieber mit den 48-Stundenintervall-Anfällen auftritt, kommt es zu einer an sich uncharakteristischen Fieberperiode, die als *Anfangsfieber (Initialfieber)* bezeichnet wird. Die gleichen unregelmäßigen Fiebersteigerungen sind uns bei der Impfmalaria geläufig, die Temperatur des Erstlingsfiebers kann auch hoch sein, sie kann 39 Grad überschreiten, es kann als ein unregelmäßiges, auch tief remittierendes Fieber zwei bis acht Tage anhalten. Gleichzeitig bestehen allgemeine Prodromalsymptome: Kopfschmerzen, Rücken- und Gliederschmerzen, Mattigkeit, Magen-Darmstörungen. Endlich kommt es unvermittelt zum ersten Schüttelfrost des Erstlingsfiebers, der meist lange anhält und auch von stundenlanger Dauer sein kann; dieser Schüttelfrost leitet nun den klassischen Malariaverlauf ein. Im Anfangsfieber kann man im Blutausstrich nur mit Mühe vereinzelte Tertianaringe nachweisen. Ein Anfangsfieber macht man nur einmal im Leben mit, bei Wiedererkrankungen, bei Rezidiven ebenso wie bei Neuinfektionen, auch nach Jahren, bleibt es aus.

Der Malariaschüttelfrost, der sich in der Mehrzahl der Fälle am Vormittag bis längstens 3 Uhr nachmittags und der sich fast nie in der zweiten Hälfte der Nacht einstellt, führt meist zu einem schweren Prostrationsgefühl; der Kranke ist nicht imstande, sich auf den Füßen zu halten, er liegt frierend, meist zähneklappernd, vor Kälte geschüttelt, zusammengekauert unter mehreren Decken, die ihm ebenso wenig Wärmegefühl bringen können, wie heiße Getränke oder Thermophore; „es beutelt einem die Seele aus dem Leib", ist eine der häufigsten Schilderungen des Zustandes. Die Kranken sind blaß und zeigen gleichzeitig eine Akrozyanose, der Puls ist stark (bis 140 Schläge) beschleunigt. Oft überzieht den Kranken „Gänsehaut". In seltenen Fällen kommt es auch bei Malaria tertiana im akuten Anfall zu Verwirrtheitszuständen, wir selbst beobachteten einen kurzdauernden Raptus. Läßt endlich der Anfall nach — bei Rezidivanfällen währt er meist nur zehn bis zwanzig Minuten —, steigt die Temperatur rasch auf 40 Grad und darüber, gleichzeitig empfindet der Kranke starkes Hitzegefühl, das Gesicht rötet sich, die Haut des Körpers fühlt sich heiß und trocken an. Meist klagen die Kranken neben dem Hitzegefühl über starken Durst, heftige Kopfschmerzen, Herzklopfen, oft über Übelkeit, es kommt nicht selten auch zum Erbrechen. Der Blutdruck, der im Schüttelfrost erhöht war, sinkt nun ab. Unter dem linken Rippenbogen kann der Kranke über brennende oder stechende Milzkapselschmerzen klagen. Oft stellt sich ein Herpes simplex (labialis) ein (er ist bei Tertiana sehr häufig, nach manchen Statistiken fast konstant, er ist bei Quartana und Tropika ungleich seltener). Im Harn kann Eiweiß gefunden werden, Urobilinogen wird vermehrt ausgeschieden. Das hohe Fieber hält meist sechs bis acht Stunden an, dann fällt es unter Schweißausbruch kritisch ab, zwölf Stunden nach dem Anfall kann sich der Kranke wieder wohl befinden. Bei einer Tertiana simplex (einer Infektion mit einer Generation von Parasiten) wiederholen sich die Anfälle alle 48 Stunden (wie oben erwähnt, kommt es jeden dritten Tag — tertian — zum Anfall, soferne man den Anfallstag als ersten Tag des neuen Intervalls zählt). Das 48-Stundenintervall wird freilich nicht immer pünktlich eingehalten, oft kommen die Anfälle immer etwas früher, sie „anteponieren" um einige Stunden, selten postponieren sie. Bei Doppelinfektionen mit zwei Generationen, die 24 Stunden auseinanderliegen, entsteht eine Malaria tertiana duplicata, bzw. quotidiana. Frühzeitig entwickelt sich der Malariamilztumor, meist ist auch die Leber bald als vergrößert zu tasten; nach einigen Anfällen steht der Milzrand meist schon zwei bis drei Querfinger unter dem Rippenbogen. Hauterytheme können im Fieber auftreten. Bald entwickelt sich die Malariaanämie, die Kranken haben ein blasses, anämisches, meist auch ein gelblich subikterisches Kolorit, welches auf die abnorme Hämolyse zu beziehen ist. Im Schüttelfrost findet man im Ausstrich meist Morulaformen oder kleine Ringe, unmittelbar nach dem Fieberanfall findet man die größte Zahl von Plasmodien, zumeist Schizonten in allen Entwicklungsstufen.

Die morphologische Blutuntersuchung ergibt im Schüttelfrost eine leichte neutrophile Leukozytose mit mäßiger Linksverschiebung, im hohen Fieber eine Neutropenie mit relativer Lymphozytose und mit starker relativer Monozytose, im fieberfreien Intervall eine Lymphomonozytose mit leichtem Anstieg der Eosinophilen, die im Fieber meist etwas abgefallen waren. Als Resultat mehrerer Anfälle bleibt schließlich eine Vermehrung der Monozyten auf 10 bis 15%, eine Lymphozytose und eine leichte Linksverschiebung; die Senkungsgeschwindigkeit der Roten nimmt mit jedem Anfall weiter zu, ebenso steigt der Serum-Bilirubinspiegel. In der Hälfte aller Malariaanfälle, einerlei welcher Art, findet sich schließlich im Serum Hämatin, manchmal in großer Menge.

Auch ohne Behandlung sistieren die Anfälle schließlich. Nach einer Reihe von zwölf bis etwa höchstens zwanzig Anfällen tritt nur mehr rudimentäres Fieber auf, schließlich bleibt jede Reaktion aus und bei der Hälfte dieser Kranken ist auch eine Spontanheilung eingetreten. Bei der anderen Hälfte freilich kommt es zu Rückfällen, und zwar zumeist im Frühjahr oder ausgelöst durch besondere Gelegenheitsursachen, wie Klimawechsel, Reise, Trauma, interkurrente Infekte, starke Blutverluste (Ulkusblutung), Operationen, Insolation, körperliche Anstrengung usw. Derartige Rezidive, die bald nach der ersten Anfallsperiode auftreten *(Frührezidiv)*, können sich in Abständen von einigen Wochen noch mehrmals wiederholen, der Parasitenbefund wird immer spärlicher und schließlich heilt die Krankheit nach einigen derartigen Frührezidiven, deren Anfälle auch zumeist leichterer Art sind, endgültig aus. In anderen Fällen kommt es erst sechs bis acht Monate nach einem Stadium der Latenz zu *Spätrezidiven*, die sich hinsichtlich der Schwere der Anfälle so wie die Erstlingsanfälle verhalten. Auch die Spätrezidive dürften auf E-Formen (s. S. 548) zurückzuführen sein. Das Spätrezidiv kann der letzte Anfall sein, es können noch mehrere Spätrezidive folgen. Aber auch ohne Behandlung sistiert die Krankheit schließlich in der großen Mehrzahl der Fälle spontan. In seltenen Fällen entwickelt sich eine chronische Malaria mit Milztumor, Anämie, Kachexie; diese Fälle sind meist Kinder in Malariagegenden. In der großen Mehrzahl der Fälle hat eine Malaria tertiana quoad sanationem aber doch eine gute Prognose.

Malaria quartana. Diese Form ist relativ selten, sie tritt oft herdweise, nicht selten auch in der kühleren Jahreszeit auf. Die Inkubation schwankt zwischen 27 und 37 Tagen. Spätmanifestationen, auch nach Jahren, kommen vor. Der Fieberverlauf folgt einem 72-Stunden- bzw. 2-Tageintervall-Typus, das heißt einem Anfallstag folgen zwei anfallsfreie Tage. Im Blutbild finden sich zu Beginn des Fiebers die Rosetten- (Gänseblümchen-) Form (s. S. 551), bald darauf die kleinen Ringe, im Intervall die Schizonten, vor allem die charakteristische Bandform. Die Anfälle sind als solche gleich denen der Tertiana, die Fröste sollen etwas länger, das Fieber etwas kürzer währen. Bei einer Quartana duplicata folgen sich zwei Anfallstage, denen nur ein Intervalltag nachkommt. Quartana soll besonders große Milzen machen; es ist dies nicht die Regel, in einer größeren Zahl eigener Fälle war dies nie der Fall.

Malaria tropica. Die Inkubationszeit ist bei der Malaria tropica kürzer, im Durchschnitt zehn Tage, sie kann aber auch nur vier oder auch vierzehn Tage betragen. Prodrome mit Mattigkeit, Kopfschmerzen können die Krankheit einleiten, oft beginnt sie aber exabrupt mit Fieber. Es kann sich hierbei wohl auch vorerst ein Anfall wie bei einer Tertiana einstellen, meist aber neigt das Fieber gleich zu einer Kontinua oder zu einem unregelmäßig anhaltenden Fieber, wie denn überhaupt das Uncharakteristische am Fieber für die Tropika charakteristisch ist. Gelegentlich kann ein Quotidiantyp für eine Zeit anhalten, der Fiebertypus kann auch wechseln. In anderen Fällen beginnt der Anfall mit Fieber, dieses hält dann fast 24 Stunden an und fällt zur Norm ab, um aber nach weiteren 24 Stunden oder aber auch früher wieder zu beginnen. Einige Tage scheint das Fieber eine Regel zu bekommen, alsbald aber kommt es wieder zu einem Post- oder Anteponieren. Ein unregelmäßiges Fieber, unterbrochen durch gelegentliche Fröste, kommt auch ohne fieberfreie Intervalle vor. Da Plasmodien längere Zeit nicht gefunden werden müssen, kann die Diagnose schwer fallen, auch wenn man in den Tropen an die Möglichkeit der Tropika denkt; später werden allerdings meist reichlich Tropikaringe gefunden. Bald entwickelt sich der Milztumor, die Milzvergrößerung ist im allgemeinen eine mäßige. Die Diazoreaktion kann positiv sein. Die Kranken werden frühzeitig anämisch, die starke Hämolyse äußert sich in starker Urobilinogenurie und in einem Subikterus, der gelegentlich auch starke Grade annehmen kann. Das Erstlingsfieber der Tropika dauert ungefähr zwei bis drei Wochen, wenn die Behandlung die Krankheit nicht unterbrach; nach dem spontanen Erlöschen des Fiebers beim Unbehandelten kommt es nach einem verschieden langen Intervall zum Rezidiv, welches im allgemeinen etwas kürzer und leichter verläuft. Rezidive können sich wiederholen, meist kommt es aber nach einem Intervall, welches einmal zwei Monate gewährt hat, nicht mehr zum Rezidiv, die Krankheit ist erloschen. Rezidive können sich aber in kurzen Intervallen von zirka zehn Tagen oft wiederholen, zehn und mehr Rezidive können sich im Zeitraum von einigen Monaten einstellen. Immer erlischt schließlich aber die Infektion. Spätrezidive und Spätmanifestation kommen bei der Tropika auch vor.

Die Malaria tropica verläuft im allgemeinen mit niedrigeren Temperaturen als die übrigen Malariaformen, die Temperatur steigt auch oft nicht plötzlich, der Schüttelfrost kann fehlen. Die subjektiven Erscheinungen sind aber in der Regel doch schwere, Erbrechen, Durchfall, Herzklopfen, Schlaflosigkeit und Durst sind im Anfall häufige Erscheinungen. Oft haben die Kranken Beklemmungsgefühl, Lufthunger und sie klagen meist über starke Kopfschmerzen. Die Anämie und der Ikterus sind bei der Tropika meist ausgesprochener als bei der Tertiana. Am Herzen können Zeichen eines Myokardschadens nachgewiesen werden. Der Verlauf der Tropika ist also im allgemeinen ein schwerer, die Krankheit kann, nicht rechtzeitig erkannt und behandelt, zum Tode führen, es gibt Fälle mit besonders schweren Verlaufsformen, die als *perniziöse Malaria* bezeichnet werden. Wenn das gleiche Krankheitsbild wohl auch bei der Tertiana vorkommt, so ist dies bei der Tropika zumindest unvergleichlich häufiger der Fall. In diesen Fällen kommt es meist zu ungewöhnlich hohem Fieber mit hyperpyretischen Temperaturen, zu einer Kontinua, zu Bewußtseinstrübungen, bis zu schweren komatösen Zuständen, zu Kreislaufstörungen, zu akuter Kreislaufschwäche und der Kranke kann schon innerhalb zwölf Stunden im Koma zugrunde gehen.

Besondere Verlaufsformen, die alle Malariatypen zeigen können. Die im voranstehenden Abschnitt skizzierte *perniziöse Form* der Malaria kommt selten auch bei Tertiana vor, sie ist bei der Tropika nur häufiger. Diese schweren Verlaufsformen sind auf eine Verstopfung der Kapillaren im Großhirn mit zahlreichen Plasmodien zu beziehen, durch die es vor allem zu den schweren zerebralen Erscheinungen und Störungen des Herzkreislaufapparates kommt. Diese schweren Malariaformen führen also oft unter hyperpyretischen Temperaturen bis 42 Grad zu Bewußtseinsverlust, zu Koma, zu Herzschwäche, Lungenödem, CHEYNE-STOKESscher Atmung. Die einmal komatösen Kranken gehen in einem Prozentsatz von 20 zugrunde, sie können sich bei rasch (!) eingeleiteter Behandlung noch erholen.

Eine weitere Form, die aus der üblichen Reihe fällt, ist die *delirante Form*, es kommt insbesondere abends, aber doch auch häufig zusammen mit Schüttelfrost und Fieber zu Verwirrtheits- und Erregungszuständen, die in einen für die Umgebung gefährlichen Raptus übergehen können, wie wir selbst es in der Kriegsgefangenschaft bei an sich schon nervösen, erregten Kranken mehrfach erlebten. In Fällen mit schweren Durchfällen — Durchfälle, die wohl als sogenannte anaphylaktische Durchfälle zu werten sind, wie sie im Beginn jeder Infektionskrankheit beobachtet werden können — kommt ein *choleriformes Bild* zustande, welches in einen *algiden Zustand* übergehen kann; wenn nun, wie im Stadium algidum der Cholera, im Kollaps Untertemperaturen auftreten (Fälle mit schlechter Prognose), stirbt ein Großteil innerhalb weniger Stunden. Als *Malariatyphoid* bezeichnet man Fälle, meist vom Tropicatyp, mit einer Kontinua, mit benommenem Sensorium, mit Meteorismus und mit leichten Durchfällen. Die Fälle haben mit einem Typhus eine gewisse Ähnlichkeit. Gewisse *zentral- und peripher-nervöse Störungen* finden sich nur bei der Malaria tropica: Zentrale Paresen, Hemiplegien, Aphasien verschiedener Art, Paraplegien mit Blasen- und Mastdarmlähmungen, Neuralgien, Neuritiden, Neuritis optica. Die seinerzeit viel diskutierte und auch akzeptierte Malarialeberzirrhose wird heute nicht mehr anerkannt. Die Malarialeber kann auf die Pigmentablagerung wohl mit einer leichten bindegewebigen Reaktion antworten, zu echter Zirrhose mit Untergang des Leberparenchyms hat die Malaria aber nach neuerer Anschauung keine Beziehung.

Mischinfektionen von Tropica, Tertiana und Quartana in den verschiedenen Variationen sind nichts Ungewöhnliches, auch gleichzeitige Infektionen mit allen drei Arten kommen nicht so selten vor.

Das *Schwarzwasserfieber* wird richtiger als Komplikation, denn als besondere Verlaufsform der Malaria (fast immer tropica) bezeichnet. Es handelt sich hierbei um eine plötzlich einsetzende intravasale Hämolyse mit Schüttelfrost, Fieber, Muskel-, Rückenschmerzen, Hämoglobinämie, Hämoglobinurie (Schwarzwasser), hämolytischem Ikterus, mit Milz- und Leberschwellung, mit rasch progredienter Anämie, zumeist akut einsetzendem schlechtem Allgemeinzustand und mit Oligo-, später Anurie mit deren Folgen. Wie erwähnt, trifft man Schwarzwasserfieber zumeist bei Fällen von Malaria tropica, und zwar bei solchen, die mit Chinin behandelt werden, seltener bei solchen, die mit anderen Medikamenten, wie Salvarsan, Methylenblau usw. behandelt worden waren; es sollen allerdings auch Alkoholexzesse oder Erkältungen die auslösende Mitursache abgegeben haben, so daß von einer einheitlichen Ursache offenbar nicht die Rede ist. Es sind auch nur zumeist Tropicafälle; auch Tertiana- und Quartanafälle können die schwere Komplikation zeigen. Die letzten Ursachen des Schwarzwasserfiebers sind nicht bekannt; wir können nur die Feststellung machen, daß es bei Malaria und in der großen Mehrzahl der Fälle bei mit Chinin behandelter plötzlich zu einer intravasalen Hämolyse mit allen ihren Folgen kommen kann, wie wir sie oben aufgezählt haben. Es muß offenbar durch die Malaria allein eine Disposition zur Hämolyse gegeben sein, unabhängig davon, daß die vom Plasmodium befallenen Erythrozyten hämolysiert werden, wodurch immer schon ein zumindest leichter hämolytischer Ikterus resultiert, und das an sich zu einer derartigen Hämolyse unfähige Chinin vermag bei solchen Individuen den hämolytischen Anfall auszulösen; die Hämolyse kann aber auch ohne Chinin, ja überhaupt ohne ein Medikament (siehe oben) auftreten. Schwarzwasserfieber sieht man nicht nur in den Tropen, sondern auch bei Heimkehrern aus Malariagegenden. Abgesehen von der schweren akuten Schockwirkung liegt die Gefahr der akuten Hämolyse in der Anurie bzw. in den Folgeerscheinungen der Hämoglobinurie, wie sie auf S. 228 ausführlich behandelt sind. Die Kranken können innerhalb von Stunden oder wenigen Tagen zugrunde gehen. Es gibt leichtere, auch nur rudimentäre Fälle, die bei nicht besonderer Darnachachtung sogar übersehen werden können. Es muß nicht immer rasch zur Anämie kommen, es kann auch eine „lower nephron nephrosis" (s. S. 249), es können Oligurie, Ödem, Lungenödem, Herzinsuffizienz sich einstellen, der Kranke kann kardial zugrunde gehen. War die renale Störung nicht zu schwer, so kann der Kranke sich auch wieder langsam erholen. Schwarzwasserfieberanfälle können sich wiederholen.

Verlauf. Das Wesentliche über den Verlauf der Malariakrankheit ist bei Beschreibung der Symptomatologie gesagt, wobei allerdings Superinfektionen nicht berücksichtigt sind. Es ist der Verlauf bei Kranken beschrieben, die aus den Tropen zu uns kommen oder in subtropischen Gegenden erkrankten und einer Reinfektion kaum ausgesetzt waren. In Malariagegenden, in welchen der Kranke immer wieder Superinfektionen ausgesetzt ist, ist der Verlauf aber ein anderer, es kann sich hier vor allem die chronische Malaria entwickeln.

Malariarezidive verlaufen meist leichter als die Neuinfektion, mit der Zeit vermischen sich die Typen des Fiebers und statt eines Rezidivs kann eine *„larvierte"* Malaria auftreten etwa in Form einer Neuralgie, von Durchfällen, Magen-Darmstörungen, ohne Frost und ohne Fieber. Unter entsprechender Behandlung in malariafreier Gegend, die Superinfektion ausschließt, kann der Kranke genesen. Erfolgt aber immer wieder eine Superinfektion, so entwickelt sich die *chronische Malaria:* In der kühlen Jahreszeit kann sich der Kranke leichter erholen, in der Malariasaison aber kommt es zur Superinfektion, die sich vorerst in irgendeiner Form äußert, schließlich aber zu *Malariakachexie* führt, mit einer schweren Anämie, mit Myokardschaden mit Herzdilatation und mit Herzschwäche, mit der charakteristischen blassen, gelblich-grauen Hautfarbe, oft mit psychischer Apathie; später entwickeln sich Ödeme, Hydrops der serösen Höhlen, Abmagerung, hämorrhagische Diathese, selten auch Amyloidose.

Die *Prognose* der Malaria ist günstig, wenn sie rechtzeitig erkannt und behandelt wird. Die Prognose ist auch meist günstig, wenn Reinfektion vermieden wird, das heißt, wenn der Kranke die Malariagegend verläßt. Der Genius epidemicus spielt eine große Rolle, nicht minder die äußeren und hygienischen Verhältnisse, unter welchen der Kranke lebt, da diese auch die Reinfektion ganz wesentlich begünstigen oder verhindern können. Bei Tropicainfektion freilich, bei welcher der perniziöse Verlauf, der in wenigen Tagen zum Tode führen kann, immer auch in Rechnung zu setzen ist, wird eine gewisse Vorsicht in der Prognose am Platze sein.

Diagnose. Die Diagnose der Malaria macht keine Schwierigkeiten, wenn es sich um einen Kranken in oder aus einer Malariagegend handelt oder wenn der charakteristische Fiebertyp eingehalten wird, der unmittelbar auf die Diagnose hinweist. Unter diesen Umständen, zumal bei klassischen Anfällen, wird auch eine multiple Malariainfektion Schwierigkeiten nicht machen. Anämie, Urobilinogenurie, Subikterus, Milztumor und Monozytose im Intervall werden neben der Fieberanamnese weitere wichtige Anhaltspunkte geben und der Plasmodiennachweis wird die Diagnose sichern. Freilich muß bedacht werden, daß auch in den Subtropen und schließlich in Gegenden, die als malariafrei gelten, wenigstens in bestimmten Jahren bei einer entsprechend hohen niedersten Tagestemperatur zur Zeit der Plasmodienentwicklung endogene Malaria vorkommt, wie wir sie auch in Wien in bestimmten Jahren beobachten, wenn nur eine der malariaübertragenden Anophelesarten vorkommt. Diese findet im Gametenträger eine Infektionsquelle und kann nun Malaria übertragen. Es ist ferner im Kapitel Symptomatologie ausgeführt, daß das Anfangsfieber der Tertiana und Quartana und das Fieber der Tropica überhaupt meist durchaus uncharakteristisch sind, daß Plasmodien nicht immer oder nur in wenigen Exemplaren gefunden werden können, durch mehrfaches Untersuchen mit entsprechenden Methoden wird die Diagnose Malaria aber doch zumeist sichergestellt werden können. Bemerkenswert ist schließlich, daß jeder Kliniker Fälle von Osteomyelitis, Endokarditis, Sepsis, Maltafieber oder Morbus Bang kennt, die einen für Malaria typischen Fieberverlauf zeigten, und daß gleichgroße Milztumoren in den Tropen bei KalaAzar gefunden werden können; hierzulande erreichen nur Leukämien, Milzvenenthrombosen, Polyglobulien und splenomegale Leberzirrhosen eine Milzgröße, wie wir sie bei der chronischen Malaria kennen. Konnte man bei einer mutmaßlichen chronischen Malaria Plasmodien nicht finden und fieberte der Kranke nicht, so kann man, nach eigenen Erfahrungen mit nicht viel Aussicht auf Erfolg versuchen, die Malaria zu provozieren. Dies gelingt gelegentlich durch ein kühles oder kaltes Bad, durch eine kalte Milzdusche oder schließlich durch eine Adrenalininjektion, Maßnahmen, die die Milz zur Kontraktion und zur Ausschüttung ihrer Blutdepots (und offenbar auch der in ihnen gelegenen Plasmodien) veranlassen. In differentialdiagnostischer Hinsicht sei noch hervorgehoben, daß Malariaserum häufig eine unspezifische positive Wassermann-Reaktion gibt.

Der Plasmodiennachweis wird in der Regel in nach GIEMSA gefärbten Blutausstrichen geführt. Finden sich nur spärliche Plasmodien, so empfiehlt sich die dicke Tropfenmethode (oder dicker Ausstrich), mit welcher der Geübte die Plasmodien nicht nur leicht findet, sondern auch sicher differenziert. Der Anfänger freilich wird des normalen dünnen Ausstriches nicht entraten können. Bei der dicken Tropfenmethode wird ein größerer Blutstropfen auf dem Objektträger eintrocknen gelassen (es empfiehlt sich, mehrere Tropfen am Objekt einzutrocknen, da der eine oder der andere bei der folgenden Prozedur abschwimmt). Der gut lufttrockene Tropfen wird nun ohne vorherige Fixierung in destilliertes Wasser gebracht, wodurch bei langem Stehen alles Hämoglobin ausgelaugt wird; die Auslaugung ist nach einigen Stunden beendet, man kann den Tropfen auch 12 bis 24 Stunden im Wasser belassen. Hierauf kommt der Objektträger in die wässerige Giemsa-Lösung, er kann auch nach MAY-GRÜNWALD gefärbt werden. Da an färbbarem Material nur die Leukozytenkerne und Granula, die Plättchen und die Plasmodien zurückbleiben, die ausgelaugten und transparenten Stromata hingegen mangels Hämoglobin ungefärbt bleiben, sind die Plasmodien, wenigstens für den Geübten, welcher Detritus, geschrumpfte Plättchen usw. sicher unterscheidet, bei Durchmusterung weniger Gesichtsfelder leicht zu finden. Da der ausgelaugte dicke Tropfen beim Herausziehen aus dem Wasser leicht abschwimmt und bei allzu dicker Schicht zu viel Detritus und Plättchen das Herausfinden der Plasmodien erschwert, empfahl LUGER die dicke Ausstrichmethode, die sich nur darin von der Methode mit dem Tropfen unterscheidet, daß dieser zu einer dicken Schicht ausgebreitet wird. Man behält den Vorteil, die Plasmodien in angereicherter Form vor sich zu haben und vermeidet die oben angeführten Nachteile, wenigstens zu einem guten Teil, da der dicke Ausstrich überhaupt nicht oder nie völlig abschwimmt. Schließlich sei noch erwähnt, daß der Geübte zur Schnelldiagnose auch das Nativpräparat heranziehen kann, in dem er die lebenden Parasiten (in Bewegung) studieren kann. Die Nativuntersuchung verlangt besondere Übung.

WAGNER-JAUREGG hat die *Impfmalaria* in die Therapie der syphilitischen Späterkrankungen des Zentralnervensystems, insbesondere der progressiven Paralyse eingeführt. Seither ist die Impfmalaria eingehend studiert worden. Man benützt zur Impfung ausschließlich Tertianastämme, die durch vielfache Menschenpassage eine besondere Chininempfindlichkeit akquiriert haben. Die Impfmalaria unterscheidet sich von der echten Malaria dadurch, daß sie nicht zur Bildung von Gameten führt, daß sie also durch Mücken nicht weiter übertragen werden kann, daß sie nach etwa sieben bis acht Anfällen spontan abheilt, auf alle Fälle aber mit wenigen und kleinen Chinindosen mit Sicherheit zum Erlöschen gebracht werden kann. Die Impfung von Patient zu Patient geschieht durch Entnahme von 2—4 ccm Blut aus der Kubitalvene, möglichst im Anfall, und die direkte subkutane Einverleibung dieses Blutes in die Rückenhaut, bzw. auch die intravenöse Applikation. Die Inkubation beträgt bei intravenöser Übertragung drei bis acht, bei subkutaner bzw. intramuskulärer sieben bis zwölf Tage. Spätmanifestationen kommen bei Impfmalaria ebensowenig vor wie Spätrezidive; früher bezog man dies auf das Fehlen von Gameten.

Therapie. Früher war das Chinin das Malariaheilmittel. Tatsächlich vermag es nicht nur die Schizonten, sondern auch die Gameten aller Malariaplasmodien, mit Ausnahme der Tropikahalbmonde, zu vernichten. Die Entwicklungsformen, E-Formen, werden aber nicht beeinflußt, Spätrezidive also nicht verhindert. Chinin ist heute nur mehr zum Kupieren der akuten Anfälle in Gebrauch, die alten Chininkuren (NOCHT-Kuren), wie wir sie noch im ersten Weltkrieg systematisch durchführten, müssen als überholt gelten. Auch die im ersten Weltkrieg geübte Kombinationsbehandlung mit Chinin und Salvarsan oder Methylenblau ist völlig verlassen. Die modernen Mittel, die dem Chinin weit überlegen sind, sind vor allem das Atebrin und das Plasmochin.

Das *Atebrin* kupiert jede Malaria in zwei bis drei Tagen, alle Schizonten werden mit Sicherheit vernichtet. E-Formen und Gameten aber sind atebrinresistent. Da Atebrin langsam ausgeschieden wird und noch vier bis sechs Wochen lang Schizonten im Blute vernichtet, so kann es nach Atebrin nur zu späten Rezidiven kommen. Ähnlich gut wirkende Mittel wie Atebrin sind Paludrin und Resochin.

Das *Plasmochin* vernichtet sicher die Tropicagameten, die Wirkung auf die Tertiana- und Quartanagameten ist unsicher. Das Mittel ist toxisch, starke Zyanose nach dessen Medikation ist auf Methämoglobinbildung zu beziehen, das verwandte Mittel Certuna ist weniger toxisch. Plasmochin kann in Kombination mit Chinin gegeben werden als Plasmochin. composit. oder als Chinoplasmin. Zumeist wird die Atebrin-Plasmochin-Therapie aber nach folgendem Schema geübt: Sieben Tage dreimal täglich 0,1 Atebrin, anschließend drei Tage dreimal täglich 0,01 Plasmochin (oder gleichzeitig mit dem Atebrin während der ersten drei Tage dreimal täglich 0,02 Certuna). In schweren Fällen empfiehlt es sich, Atebrin in einer Dosis von 0,3 an drei aufeinanderfolgenden Tagen intramuskulär zu geben. In Fällen von Tropica mit schwerem Koma gibt man mehrmals täglich 0,1 Atebrin solubile oder 0,6 g Chinin (als Solvochin oder Chinin-Urethan) intravenös. Schwere Anämien werden mit Eisen und mit Bluttransfusionen behandelt. Zur Erholung empfiehlt sich Hoch- oder Mittelgebirgsklima.

Zur Malariaprophylaxe benützt man heute statt Chinin nur mehr Atebrin (zwei- bis dreimal wöchentlich zweimal täglich 0,1 Atebrin). Noch wichtiger als die persönliche Prophylaxe des Menschen ist die Anopheles-Bekämpfung, die heute im größten Stile betrieben wird, wobei DDT und ähnliche insektizide Mittel herangezogen werden. Näheres s. Lehrbücher der Tropenhygiene.

2. Trypanosomiasen.

Trypanosomen sind Flagellaten, die zumeist als harmlose Parasiten in der Tierwelt weit verbreitet sind. Bei fast allen kommt ein Wirtswechsel zwischen dem Wirbeltier und einem blutsaugenden Insekt vor. Das *Trypanosomum gambiense*, der Erreger der Schlafkrankheit enthält in der Mitte des Protoplasmaleibes einen Kern, ein zweites chromatinhaltiges Gebilde, der Blepharoblast, liegt mehr am Hinterende. Vom Blepharoblasten nimmt die Geißel als Randfaden einer undulierenden Membran ihren Ursprung und zieht sich am Körper entlang nach vorne, wo sie frei über den Protoplasmaleib hinausragt. Die Trypanosomen sind im Blutnativpräparat mit ihrer Länge von 15 bis 31 μ und mit ihren lebhaften schraubenförmigen Bewegungen leicht zu erkennen. Im Giemsa-Präparat geben sie charakteristische Bilder. Die Trypanosomen vermehren sich im Blut durch Zweiteilung in der Längsachse.

Die Schlafkrankheit und die im Anschluß zu besprechende CHAGAS-Krankheit sind die beim Menschen vorkommenden Trypanosomiasen.

a) Schlafkrankheit.

Die Schlafkrankheit herrscht endemisch ausschließlich im tropischen Afrika. Von der Westküste ist sie den Flüssen folgend bis nach dem Osten vorgedrungen, nach Norden ist sie bis zum Sudan zu finden. Sie wird durch zwei Arten der Tse-Tse-Fliegen übertragen (Glossina palpalis und Glossina morsitans). Die Inkubation dauert eine bis drei Wochen. Der Kranke erfreut sich anfangs noch über Wochen oder Monate eines relativ guten Allgemeinbefindens. Allmählich entwickelt sich ein unregelmäßiges Fieber mit fieberfreien Intervallen, es treten flüchtige Erytheme und Ödeme auf, ferner Lymphdrüsenschwellungen, insbesondere Schwellungen der Nackendrüsen, es kommt zu einer Leber- und Milzschwellung, zu einer Anämie und schließlich, beim Eindringen der Trypanosomen in das Zentralnervensystem, zu nervösen Erscheinungen: erhöhte Reizbarkeit, Kopfschmerzen, Krämpfe, Zittern, Anästhesien, Gehstörungen, vorübergehende Lähmungen, die immer häufiger auftreten und ins Terminalstadium überleiten, zum Schlafstadium. Unter Somnolenz, Apathie, Muskelatrophie und Kachexie kommt es zum Exitus. Die Krankheit kann sich über einige Monate oder über Jahre hinziehen.

Die durch *Trypanosoma rhodesiense* verursachte Krankheit verläuft in der Regel akuter.

Die Diagnose wird durch den Erregernachweis geführt. Im fieberfreien Intervall finden sich im peripheren Blut Trypanosomen nicht; man muß zum

Drüsenpunktat (Nackendrüse) Zuflucht nehmen. Im späteren Stadium können die Trypanosomen im Liquor nachgewiesen werden.

Die Behandlung (mit Germanin oder Tryparsamid, Atoxyl, eventuell auch mit Antimonpräparaten) hat gute Erfolge, wenn sie rechtzeitig einsetzt.

b) Chagas-Krankheit.

Die Krankheit ist in Brasilien endemisch. Sie wird durch das *Schizotrypanum cruci* hervorgerufen, wobei bestimmte Wanzen (Triatoma megista) den Überträger spielen, sie infizieren sich am Menschen und übertragen die Krankheit weiter beim Blutsaugen. Fieber, Lymphdrüsenschwellungen, Leber- und Milzvergrößerung und Ödeme charakterisieren die Krankheit; unter zentralen, enzephalitisartigen Symptomen kann es früh zum Exitus kommen, insbesondere Kinder sind gefährdet. Beim Erwachsenen kommt es meist zu einer kardialen Form mit chronischer Herzschwäche; beim Kleinkind entwickelt sich Idiotie, bei intrauteriner Infektion können kretinismusähnliche Zustände resultieren. Eine sichere Therapie ist nicht gefunden.

3. Leishmaniosen.

a) Kala-Azar.

Kala-Azar und die im folgenden Abschnitt beschriebene Orientbeule sind die menschlichen Leishmaniosen. Kala-Azar wird auch als innere Leishmaniose, die Orientbeule als Haut- oder äußere Leishmaniose bezeichnet.

Kala-Azar, auch *tropische Splenomegalie* genannt, wird durch die *Leishmania Donovani* hervorgerufen; dieser Erreger war 1903 durch LEISHMAN, knapp vorher durch DONOVAN entdeckt worden. Es sind kleine 2 bis 4 μ lange, 1,5 bis 2 μ breite unbewegliche Protozoen; sie erreichen etwa ein Drittel der Größe der Erythrozyten. Im Giemsa-Präparat erkennt man einen Haupt- und einen Nebenkern, der punkt- oder stäbchenförmig ist. Die Vermehrung erfolgt hauptsächlich in den Retikuloendothelzellen, meistens in Milz, Leber und Knochenmark. Gelegentlich können die Leishmanien auch im Blut gefunden werden.

Die Krankheit ist in Indien endemisch, kommt aber auch in Arabien, Kleinasien, Samarkand und Turkestan, ferner in Algerien, Tunis und Ostafrika vor. Für Mitteleuropa ist das Vorkommen in Dalmatien von größerer Bedeutung. Von dort aus sehen wir in Österreich gelegentlich eingeschleppte Fälle. Dieser Mittelmeer-Kala-Azar tritt nie in schweren Epidemien auf, es sind die Fälle in diesen Gebieten, in welchen die Krankheit endemisch ist, doch immer nur sporadische. Immerhin berichteten aus Dalmatien Pädiater vor einigen Jahren über ein auffallend gehäuftes Vorkommen (KRSTULOVIC). Meist erkranken Kleinkinder zwischen einem und drei Jahren, seltener größere Kinder und Erwachsene. Der indische Kala-Azar tritt vorwiegend beim Erwachsenen auf.

Die Übertragung erfolgt durch Sandfliegen (Phlebotomen). In den Phlebotomen wandeln sich die Parasiten in Flagellaten um. Die Infektionsquelle ist entweder der kranke Mensch oder aber es sind Haustiere. Wo bei Menschen Kala-Azar vorkommt, ist auch vor allem die Hundeleishmaniose festgestellt worden. Die Hunde zeigen Abmagerung, Haarausfall, Ekzeme, Geschwüre und Keratitis.

Die *Inkubation* beträgt drei Wochen bis mehrere (drei bis sieben) Monate. Die Krankheit setzt mit rasch ansteigendem Fieber ein, welches initial auch einige Schüttelfröste zeigen kann. Das Fieber hält mit Remissionen wochen- oder monatelang an. Das Fieber ist meist stark remittierend. Frühzeitig entwickelt sich ein mächtiger Milztumor, welcher wohl als das auffälligste und diagnostisch wichtigste Symptom gelten kann. Die Milz erreicht oft enorme Größe, ähnlich wie die einer Myelose (daher „*tropische Splenomegalie*"). Auch die Leber ist meist stark vergrößert. Es entwickelt sich ferner eine Anämie mit starker Neutropenie (Leukopenie von 1000 und darunter); eine relative Monozytose ist nicht selten. Das Allgemeinbefinden ist alsbald ein schlechtes, die Kranken klagen über Appetitlosigkeit, Müdigkeit, Kopfschmerzen, gastroenteritische Beschwerden, Erbrechen, Durchfälle, schließlich Haut- und Schleimhautblutungen. Unter Abmagerung und Kachexie kommt es nach mehreren Monaten oder Jahren zum Exitus, wenn die Krankheit durch rechtzeitige Behandlung nicht kupiert wurde. Terminale Komplikationen sind oft Pneumonie, ulzeröse nomaartige Schleimhautveränderungen, wie man sie bei Knochenmarksinsuffizienzen sieht, hauptsächlich an der Schleimhaut der Mundhöhle, aber auch der Vulva oder Zervix. Die Prognose der unbehandelten Fälle ist also infaust; Spontanheilungen kommen nur sehr selten vor. Mit Neostibosanbehandlung können aber je nach dem Genius epidemicus bis zu etwa 93% der Kranken gerettet werden!

Die *Differentialdiagnose* des großen Milztumors bei einem Kranken aus einem Kala-Azar-Gebiet wird, wenn die Leukämie ausgeschlossen ist, nur zwischen Malaria oder Kala-Azar entscheiden müssen. Der Nachweis des Erregers wird in der Regel durch Milz- oder Leberpunktion geführt, da sich die Leishmanien im Ausstrich des Milz- oder Leberpreßsaftes meist leicht in großer Zahl auffinden lassen (Giemsa-Färbung). Man kann auch den Knochenmarksausstrich benützen, der fast gleich sichere Resultate verbürgt.

Hinsichtlich des *Erregernachweises* im Geschabsel der Epidermis, ferner durch Züchtung auf Blutagar und durch den Tierversuch (Hamster) sei auf die Spezialliteratur verwiesen.

Die *Behandlung* mit Antimonpräparaten gibt sehr gute Resultate. Neostibosan hat sich besonders bewährt. Erwachsene erhalten als Anfangsdosis 0,2 g, dann 0,3 g, allmählich steigend bis zur Maximaldosis von 0,45 g; im ganzen bis 3,0 in acht bis zehn Injektionen (das Pulver wird kurz vor dem Gebrauch in destilliertem Wasser gelöst). Die intramuskuläre Injektion ist der intravenösen vorzuziehen. Kinder erhalten kleinere Dosen. Bei Nephritis ist Neostibosan kontraindiziert. Während einer Pneumonie oder einer Leberzellerkrankung soll das Mittel auch nicht gegeben werden. Mit Neostibosan werden wenigstens 50% der Erkrankten geheilt. Im übrigen ist eine entsprechende Pflege, wie bei jedem schweren Infekt, nötig. C-Vitaminzufuhr wird sehr empfohlen. Hinsichtlich der Prophylaxe gegen die Phlebotomenstiche und die Ausrottung der Mücken mit DDT usw. sei auf die einschlägige Literatur verwiesen.

b) Orientbeule.

Die Hautleishmaniose wird durch den Parasiten *Leishmania tropica* hervorgerufen. Dieser bedingt Knoten-, Beulen- und Geschwürsbildungen, die in verschiedenen Gegenden verschiedene Namen tragen. *Orient-, Aleppo-, Bagdad-, Delhibeule, Sartengeschwür* usw. Die Hautleishmaniose findet sich hauptsächlich in Mittelmeerländern; das Vorkommen wird gemeldet aus Spanien, Südfrankreich, Süditalien, Kreta, Griechenland, Türkei, Nordküste Afrikas, Sudan, Abessinien, Ostafrika, Kongo, Syrien, Palästina, Arabien, Irak, Iran, Afghanistan, Indien; wir selbst sind ihr in Turkestan und in Konstantinopel begegnet.

Der Erreger ist dem der Kala-Azar-Leishmaniose nahe verwandt; die Leishmania tropica hat eine Breite von 1 bis 2 μ und eine Länge von 2 μ. Die Übertragung von Mensch zu Mensch erfolgt durch Phlebotomen, durch Sandfliegen. Es kommt auch Kontaktübertragung von Mensch zu Mensch über das Geschwür vor. Die Infektionsquelle für die Phlebotomen sind der infizierte Mensch, auch der Hund, vielleicht auch die Katze. Kinder sind bevorzugt befallen, weil die Krankheit Immunität hinterläßt und die Mehrzahl der Erwachsenen schon immun ist. Zugereiste Fremde erkranken in jedem Alter. Die Inkubation beträgt zwei bis sechs Wochen. Die primäre Beule sitzt fast immer an unbedeckten Körperstellen (Gesicht, Armen, Beinen), an den Sandfliegen zugänglichen Hautstellen. Meist finden sich mehrere zum Teil konfluierende Beulen bzw. Geschwüre. Die Hautveränderung beginnt mit einem roten Fleck, der sich papulös umwandelt, die Papel wächst zu Bohnen- und Nußgröße heran; im Zentrum bilden sich erst Borken, dann Geschwüre. Beim Abheilen bleiben runde oder ovale, haarlose oft bräunlich pigmentierte Narben zurück, die das Gesicht entstellen können. Sekundäre Streptokokkeninfektionen sind häufig. Die Prognose ist immer gut.

Im Gewebssaft nicht exulzerierter Knoten findet man im Giemsa-Ausstrich die Erreger; sie liegen meist intrazellulär, in Histiozyten oder auch Leukozyten. Immunität bleibt nur nach schwerer Infektion zurück.

Therapeutisch bewährt sich auch hier die Antimonbehandlung (mit Neostibosan oder Fuadin; von letzterem Mittel ein bis zwei Kuren zu 10 i. m. Injektionen). Die eitrige Sekundärinfektion wird mit Sulfonamiden und Penicillin behandelt.

c) Espundia.

Diese amerikanische Haut- und Schleimhautleishmaniose ist eine bösartige Form der Hautleishmaniose. Die Krankheit zieht sich oft über Jahrzehnte hin, durch Sekundärinfektion kommt es auch zu Todesfällen.

C. Protozoäre Erkrankungen des Darmes.

1. Amöbenruhr.

Die Amöbenruhr ist nächst der Malaria die weitverbreitetste Seuche der Tropen; sie kommt aber auch in der subtropischen und gemäßigten Zone, besonders im Mittelmeergebiet, ferner in Nordamerika, in kleinen Epidemien auch in Deutschland vor. Die alte Annahme, die Amöbenruhr sei auf die Tropen, die Bakterienruhr auf die gemäßigte Zone beschränkt, ist also unrichtig. Richtig bleibt freilich, daß die Amöbenruhr gegen den Äquator hin zunimmt. In Europa ist die Bakterienruhr weit häufiger als die Amöbenruhr, dieses Verhältnis verkehrt sich nur in Italien, in Griechenland und im Wolgagebiet, wo die Amöbenruhr dominiert. Durch die Weltkriege ist die Amöbenruhrdurchseuchung Europas eine größere geworden, da Europäer in Gebiete mit endemischer Amöbenruhr und amöbeninfizierte Kolonialtruppen nach Europa kamen und die hygienischen Friedensverordnungen lockerer gehandhabt wurden.

Der Erreger der Amöbenruhr ist die *Entamoeba histolytica* (Schaudinn). Hatte man früher bei der Ruhr mehrere Amöbenarten unterschieden, so erkennt man heute in den scheinbar verschiedenen Amöben nur verschiedene Erscheinungsformen der gleichen Amöbe. Diese Formen sind die *große vegetative gewebsparasitische Form*, die *kleine vegetative Darmlumen- oder Minutaform*, die *Chromidialform* und die *Zystenform (Tetragenazyste)*. Während die große vegetative Form in der erkrankten Darmwand lebt, das akute Stadium der Entzündung charakterisiert und in den Durchfallsstühlen auch in großer Zahl gefunden wird, lebt die Minutaform als harmloser Darmparasit im Darmlumen bzw. im Darminhalt; sie bildet sich beim Übergang des akuten in das chronische Stadium und ist gleichzeitig die Übergangsform zur Enzystierung. Die Chromidialtiere stellen den nächsten Schritt zur Enzystierung dar, auch sie finden sich ebenso wie die definitiven Zysten im Darmlumen. Man kann diese Entwicklung in akuten Fällen leicht und eindrucksvoll verfolgen: Gibt man einem akut Ruhrkranken, bei dem man massenhaft vegetative große Formen gefunden hatte, eine erste Emetininjektion, so findet man am folgenden Tag meist nur mehr Minutaformen, die sich zum Teil bereits in Chromidialtiere umgewandelt haben, und findet bei Fortsetzung der Behandlung nach wenigen Tagen nur mehr endgültige Tetragenazysten. Die Darmentzündung wird also von der im Gewebe lebenden großen Vegetativform unterhalten, Minuta- und Zystenformen sind Dauerformen, die entweder bald nach der Behandlung auftreten, wie eben beschrieben, oder im chronischen Stadium im Darmlumen bzw. in den Fäzes gefunden werden können. Große vegetative Formen finden sich also im ersten akuten Durchfallsstadium oder in dem Stuhl von Rezidivdurchfällen, die Zysten hingegen in Normalstühlen bzw. gleichzeitig mit Minuta- und Chromidialformen beim Übergang des akuten in das chronische Stadium.

Vor Beschreibung der Amöbenmorphologie seien einige Bemerkungen über die Technik der Untersuchung des Stuhles angeführt. Die Stühle sollen sofort nach der Defäkation, wenn möglich noch körperwarm, untersucht werden. Will man die Amöben in ihrer vollen Beweglichkeit sehen und länger beobachten, empfiehlt sich im übrigen die Untersuchung am geheizten Objekttisch. Kann der Stuhl nicht gleich nach der Defäkation untersucht werden, so kann er auch kurze (!) Zeit im Brutschrank warm gehalten werden, bei längerer derartiger Aufbewahrung werden die Amöben aber durch Gärung oder Fäulnis des Stuhles rasch vernichtet. Man entnehme zur mikroskopischen Untersuchung mit der Öse Partikel von möglichst rein schleimigen Stuhlpartien, sie können völlig klar durchscheinend sein, hier besteht die große Aussicht, zahlreiche Amöben zu finden. Man untersuche vorerst in einem Nativpräparat, welches mit gewärmter physiologischer Kochsalzlösung hergestellt wurde. Bei richtiger Abblendung unterscheidet der Erfahrene protozoäre Elemente gegenüber anderem Material an der Helligkeit, der eigentümlich grünlichen Farbtönung ohne Schwierigkeit bei schwacher Vergrößerung und er wird vegetative Dysenterieamöben in Bewegung sogar mit Sicherheit als solche erkennen und sie an der Art ihrer Bewegung sogar von vegetativen Koliamöben sicher unterscheiden (s. unten). In Stühlen, in welchen nur spärliche Exemplare von Minuta- oder Zystenformen erwartet werden, untersucht man zweckmäßigerweise in einem Nativpräparat, in welchem Stuhl in einer 1%igen Eosinlösung aufgeschwemmt ist. Der Vorteil des Eosinpräparats ist darin gelegen, daß lebende Amöben oder Amöbenzysten das Eindringen des Farbstoffes nicht erlauben, während absterbende Leukozyten und Darmepithelzellen, denen gegenüber eine Unterscheidung im ungefärbten Präparat schwer fallen kann, sich eosinfärben. Will man schließlich insbesondere zur Unterscheidung von Zysten (s. S. 565) im Nativpräparat die Zystenkerne gut unterscheiden, so verfertige man ein Nativpräparat mit einer LUGOLschen Lösung: In diesem treten die Kernkonturen (aus bisher noch nicht geklärter Ursache) deutlich zutage, meist ist sogar das Kernzentrosom deutlich zu sehen. Im allgemeinen bedarf es keiner Färbemethode. Zum genauen Studium der Amöbenmorphologie kann man der gefärbten Präparate aber nicht entraten. Das GIEMSA-Präparat ist hierbei aber — so gut es zur Darstellung von Flagellaten ausreicht — für Amöbendarstellung unbrauchbar. Im Eosin-Hämatoxylin-Präparat hingegen ergeben sich die eindrucksvollsten Bilder, die alle nötigen Details in einer überraschend klaren Weise zur Darstellung bringen. Diese Färbetechnik verlangt allerdings entsprechende und große Übung, entsprechend gelagerte Farbstoffe usw. (diesbezüglich s. die Lehrbücher der Protozoologie).

Die *große vegetative (Gewebs-) Form* hat im Darmlumen zwischen 8 und 60 μ, meist beträgt sie 30 bis 40 μ, sie ist also mit schwacher Vergrößerung gut zu erkennen. Zum Unterschied von der Amöba coli läßt die Amöba histolytica im Vegetativstadium nicht nur in der Bewegung, sondern auch in Ruhe eine deutliche Sonderung in ein Ekto- und Endoplasma unterscheiden. Das Ektoplasma, welches stark lichtbrechend ist, ist eine hyaline gleichmäßige Masse ohne alle Struktur, das Endoplasma ist fein granuliert und ist mit Körnchen, Flüssigkeit und Nahrungsvakuolen, mit roten Blutkörperchen und anderen Körperzellen oder mit Bakterien oder auch mit Nährstoffen wie mit Stärkepartikeln mehr oder weniger ausgefüllt. Äußerst charakteristisch sind die Pseudopodien, die ausschließlich vom Ektoplasma gebildet werden. Untersucht man einen Frischstuhl, so kann man die für die Ruhramöbe so sehr charakteristische rasche und auch diagnostisch wichtige Art der Pseudopodienbildung sehen: Die Ausbuchtung des Pseudopodiums bildet sich nämlich so rasch, daß man die Entwicklung kaum verfolgen kann, eben war der Kontur noch normal, im nächsten Augenblick ist ein Pseudopodium vorgeschnellt. Es ist, als ob die äußere Ektoplasmawand zerreiße und das Pseudopodium unter hohem Druck stünde, ehe es ausgestoßen würde. Das Pseudopodium kann sich zurückbilden oder es fließt das Endoplasma in die Richtung der hernienartigen Ausstülpung des Ektoplasmas, die das Pseudopodium darstellt, nach, wodurch sich das Gesamtbild der Amöbe völlig ändern kann, dies um so mehr, als bei lebhafter Beweglichkeit bald dort, bald da Pseudopodien aufschießen. Schiebt sich ein Pseudopodium immer in der gleichen Richtung vor, so kommt es zu einer relativ raschen Fortbewegung der Amöbe in diese Richtung. Auch die Ausstoßung unverdauter, durch Pseudopodien vorerst aufgenommener Bestandteile oder der Nahrungsreste geschieht meist ebenso plötzlich. Außerordentlich charakteristisch ist schließlich der Kern, ein bläschenförmiges Gebilde, mit der allen „Entamöben" (beim Menschen vorkommend: Entamöba coli, Entamöba histolytica, Entamöba tenuis) zukommenden charakteristischen Morphologie: Der runde Kern zeigt im Zentrum ein scharf konturiertes Zentrosom und das Chromatin ist in der Regel mit seinen groben Körnern ausschließlich an der Peripherie, an der Kernmembran gelagert, wodurch der Bläscheneindruck des Kernes entsteht. Nur selten sieht man um das Zentrosom zwei oder drei konzentrische Ringe feiner Chromatinkörnchen, die einer zyklischen Chromatinveränderung entsprechen sollen. Diese Kernmorphologie zu kennen, ist deshalb wichtig, weil mit dieser Kernmorphologie die zwei Amöbengattungen, die im menschlichen Darm vorkommen, unterschieden werden können: Die Entamöben und die Limaxamöben (beim Menschen vorkommend: Endolimax nana und Endolimax williamsi). Die Limaxarten, die apathogen sind und uns weiter nicht interessieren sollen, haben einen Kern, in welchem das Chromatin direkt um das Zentrosom gelagert ist; die Kernmembran erscheint als schmale zarte Linie und das dichtgefügte Chromatin scheint im Kernzentrum wie in einer Vakuole zu liegen. Der Limaxkern ist so typisch, daß er allein die Abgrenzung der Limaxarten gestattet. Die vegetativen Formen der Entamöba coli können von der großen vegetativen Dysenterieamöbe meist durch die Art ihrer Pseudopodienbildung unterschieden werden, denn diese erfolgt hier außerordentlich träge. Freilich kann man bei absterbenden oder im Präparat erkaltenden Dysenterieamöben auch oft beobachten, daß die Pseudopodienbildung immer langsamer und träger wird! Zur Unterscheidung dient aber noch die Tatsache, daß Koliamöben rote Blutkörperchen niemals (oder nur ganz ausnahmsweise) phagozytieren; ein insbesondere bei zahlreichen Exemplaren mit Erythrophagozytose recht verläßliches Unterscheidungsmerkmal.

Die *Minutaform* oder *kleine vegetative Form* entsteht, wenn die große vegetative Form weiter im Darm lebt. Man findet sie nicht im blutigen Schleim wie die große vegetative Form, sondern im Kochsalz-Nativpräparat der Fäkalmassen, auch des geformten Stuhles. Eine scharfe Grenze zwischen den vegetativen großen und kleinen Formen der Dysenterie- und der Coli-Amöbe ist aber in keiner Richtung zu ziehen. Die Minutaform hat eine Größe von 10 bis 20 μ. Das Ektoplasma kommt nur bei der Pseudopodienbildung zur Ansicht, in Ruhe reicht das körnige Endoplasma bis zum Rande. Auch hier finden sich im Endoplasma rote Blutkörperchen und andere Zellen und Zellreste, Stärkepartikel, Bakterien, Schimmelsporen usw., die Bewegung ist träge, der Kern ist der Entamöbenkern (siehe oben). Zweikernige Minutaformen kommen vor. Manchmal tragen sie eine auffallend große Vakuole. In dieser kann manchmal eine Reinkultur eines Bakteriums gefunden werden, die Kultur war in der Vakuole gewachsen.

Wenn es zur *Enzystierung* kommt, so entledigt sich die Zyste aller Nahrungsteilchen; die Amöbe ist kleiner geworden, sie ist rund, unbeweglich, ihre Wand ist stärker lichtbrechend. Die Zyste ist erst einkernig, durch zweimalige Kernteilung entwickeln sich die vier Kerne der endgültigen Zyste. Ehe die Zystenbildung aber abgeschlossen ist, beobachtet man in einer verschieden großen Zahl von Amöben die Entwicklung der sogenannten Chromidien. Diese bestehen aus einer Chromatinsubstanz und haben verschiedene Morphologie: Bald sind sie grobe Körner und sind dann meist zahlreich, bald sind es viele kleine Nadeln oder es sind vereinzelte grobe Stäbchen. Für Histolytikazysten ist es mehr minder charakteristisch, daß sich nur einige wenige grobe Stäbchen bilden, die etwa zwei Drittel des Zystendurchmessers haben, abgerundete Ecken tragen und sich meist irgendwie überkreuzen. Oft findet sich auch nur ein großes grobes Chromidium. Für Kolizysten hingegen ist es charakteristisch, daß zumeist zahlreiche kleine Chromidialkörper gefunden werden. Bei der definitiven Zyste verschwinden schließlich auch die Chromidien, die Kerne haben sich auf vier vermehrt und so präsentiert sich die charakteristische fertige *Tetragenazyste* als kleines (11 bis 15 μ), rundes, scharf konturiertes Gebilde, in welchem im Lugol- oder im fixierten gefärbten Präparat die vier kleinen Entamöbenkerne zu sehen sind, für den Erfahrenen ein charakteristisches Bild, welches die Diagnose erlaubt. So viele Zeichen also die Koli- und die Dysenterieamöben in allen ihren Entwicklungsstadien unterscheiden, so darf eine Differentialdiagnose aber doch erst sicher gestellt werden, wenn man mehrere Exemplare — oft erst nach langem Suchen — gefunden hat, denn alle Regeln haben Ausnahmen: Es gibt Koliamöben, die auch rote Blutkörperchen phagozytieren, es gibt Dysenterieamöben, die zum Beispiel im Absterben ihre Pseudopodien langsam vorstrecken, es gibt Chromidial-Dysenterietiere, die zahlreiche kleine Chromidien haben, es gibt Koliamöben, die vor ihrer vollen Entwicklung zur achtkernigen Zyste ein Stadium mit vier Kernen passieren und es gibt schließlich ganz selten auch Dysenterieamöbenzysten mit acht Kernen. Hat man viele charakteristische Exemplare gesehen und kann man damit die Ausnahme ausschließen, so wird man freilich in der Regel die sichere Diagnose stellen können. Die Entamöba tenuis, der auch der Entamöbenkern zukommt, wird durch ihre geringe Größe (6 bis 8 μ) immer leicht ausgeschlossen werden können.

Die *Übertragung* erfolgt nur durch Aufnahme der Amöbenzysten durch den Mund. In den Tropen werden viele Individuen infiziert, ohne zu erkranken, sie tragen im Darm nur Minutaformen und Zysten. Nach Überstehen der Krankheit scheiden viele Genesende weiter Zysten aus. Direkte Kontaktinfektion von Mensch zu Mensch kommt nicht vor. Die chronischen Zystenträger und

-ausscheider sind die Hauptgefahr für die Umwelt, denn in der Zystenform bleibt die Histolytika in der Ausscheidung, in den Abwässern und im Wasser lange Zeit entwicklungs- und infektionsfähig; die Hauptinfektionsquelle für den Menschen sind verunreinigtes Trink- und Gebrauchswasser, kotgedüngte Salate, Gemüse, Früchte (Erdbeeren usw.). Auch sekundäre Verunreinigungen von Nahrungsmitteln oder Speisen mit amöbeninfizierten Händen von Zystenausscheidern oder durch Fliegen, die Zysten verschleppen, schließlich auch durch zystenhaltigen Staub sind möglich.

Die Amöbenruhr tritt zu jeder Jahreszeit auf, die heißen Monate sind aber sicher bevorzugt. Große Epidemien sind selten, da durch entsprechende Vorsicht die Infektion mit relativer Sicherheit verhütet werden kann.

Die *Inkubation* schwankt zwischen wenigen Tagen und ein bis drei Wochen.

Die *Symptomatologie* ist sehr verschieden, je nachdem, ob die Krankheit mehr schleichend beginnt und ebenso verläuft oder ob sie mit einem akuten Stadium beginnt, um später in ein chronisches Stadium überzugehen und schließlich, ob das chronische Stadium immer wieder von akuten Nachschüben unterbrochen wird. Im allgemeinen herrscht die falsche Meinung vor, als wäre die tropische Ruhr gefährlicher als die bakterielle und als imponierte sie als eine foudroyantere diarrhoische Erkrankung; in vielen Fällen führt die Infektion überhaupt nicht zur Erkrankung (s. S. 565) und in vielen ist die schleichende Ruhr eine mehr minder leichte Affektion und der akute Beginn und die akuten Schübe sind seltener. Freilich hat die Amöbenruhr ihre gefährlichen Komplikationen und sie kann auch im akuten Schub ein schwerstes Krankheitsbild darstellen.

Im großen und ganzen entspricht das Bild dem einer chronischen Kolitis leichterer Art, wobei die Symptome und Beschwerden je nach dem vorwiegenden Sitz im Kolon verschiedener Art sein können. Es muß, zumal bei geringerer Ausdehnung in der Bildung von nur vereinzelten Geschwüren im Darm, nicht einmal zu Durchfällen kommen, es besteht in etwa ein Viertel der Fälle sogar eine Obstipation. Diese Kranken klagen meist über krampfartige Schmerzen, die bald mehr im Coecum-, bald mehr im Deszendens- oder Sigmaabschnitt lokalisiert sind, ferner über eine schmerzhafte Flatulenz. Fieber ist der Amöbenruhr im allgemeinen fremd. Die Zahl der in der Mehrzahl der Fälle doch bestehenden Durchfälle ist verschieden, meist ist sie nicht sehr groß; ist der unterste Darm affiziert, so kann der Kranke vor und nach der Defäkation von heftigen Tenesmen geplagt werden. Die Stühle sind, je nach der Ausdehnung und der Lokalisation der Darmentzündung, mit Schleim oder oft blutigem Schleim untermischt oder der (blutige) Schleim ist dem geformten Stuhl aufgelagert; bei einer Proktitis kann der Kranke mehrmals des Tages nur blutige Stühle oder „blutigschleimige Spritzer" entleeren.

Im akuten Schub, mit dem die Krankheit einsetzen oder mit dem ihr chronischer Verlauf kompliziert werden kann, kann es zu heftigen Durchfällen kommen, es folgen im Tag zehn bis fünfzehn und mehr Entleerungen, die nur dünnbreiig, flüssig oder rein blutig-schleimig sind. Jetzt kann auch Fieber auftreten. Im Blut findet sich eine Leukozytose.

Im Schleim der Durchfallsstühle findet man die früher beschriebenen großen vegetativen Amöben, ferner auch Leukozyten, unter diesen meist zahlreiche Eosinophile; die Zahl der Leukozyten ist aber im Gegensatz zur bakteriellen Ruhr nie so hoch, daß man von eitrigen Stühlen sprechen könnte. Es sind meist auch CHARCOT-LEYDENsche Kristalle mit den Eosinophilen nachzuweisen.

Unter Bettruhe gehen die akuten Erscheinungen im allgemeinen rasch zurück, der Kranke scheint geheilt und es kann auch ohne entsprechende Therapie zu einem Erlöschen der Infektion kommen. Unter entsprechender Behandlung kann der akute Schub auch rasch abklingen und der Kranke ist endgültig geheilt. In vielen Fällen kommt es ohne, aber auch mit einer entsprechenden medikamentösen Behandlung nur zu einer scheinbaren Heilung, die Infektion bleibt aber in Form von Zysten bestehen und die Krankheit kann jederzeit, und zwar noch viele Jahre später, wieder aufflackern. Meist führt das Fortbestehen der Infektion aber doch zu Darmerscheinungen, meist in Form von Obstipation oder einer leichten, gelegentlich aber auch in Form einer schweren chronisch ulzerösen Kolitis. Findet man, wie nicht selten, in derartigen chronischen Kolitiden, die auf Amöbenruhr verdächtig sind, keine Amöben, so empfiehlt es sich, unter dem Rektoskop Material aus den Darmgeschwüren unmittelbar zu gewinnen und auf Amöben zu untersuchen. Finden sich in den untersten Darmabschnitten keine Geschwüre, so empfiehlt es sich, durch Abführmittel künstliche Durchfälle zu erzeugen, wobei die Ruhr aktiviert wird und sich in den Durchfallsstühlen dann doch oft Amöben ohne Mühe nachweisen lassen. Man kann manchmal auch bei Kranken, die wissentlich in den Tropen eine akute Ruhr nicht durchgemacht haben und die auch erst Jahre später schleichend an einer chronischen Kolitis erkranken, Amöben nachweisen. Meist hatten diese Patienten seit ihrem Aufenthalt in den Tropen doch Stuhlunregelmäßigkeiten, Neigung zu Flatulenz, gelegentliche Darmkrämpfe, manchmal auch leichte unmotivierte Durchfälle.

Neben der Störung des Allgemeinbefindens, der langsam einsetzenden Abmagerung, die schließlich zu einer Kachexie führen kann, entwickelt sich bei chronischen Ruhrkranken meist eine symptomatische Anämie. Aus tiefgreifenden Geschwüren kann es, wenn auch selten, zu einer schweren Darmblutung kommen. Sehr ungewöhnlich ist eine Darmperforation, häufiger hingegen sind periproktitische, perisigmoiditische Abszesse bzw. (meist lokalisierte) Peritonitiden. Die häufigste schwere Komplikation der Amöbenruhr ist wohl der Leberabszeß, der durch Amöbenverschleppung auf dem Blut- und Lymphwege metastatisch zustande kommt.

Die Symptomatologie des *Leberabszesses* ist in Bd. II, S. 323, behandelt. Hier sei nochmals unterstrichen, daß sich die tropischen Abszesse auch ohne alle Allgemeinerscheinungen einstellen können, daß der Kranke fast ohne Beschwerden von Seiten der Leber zum Arzt kommt. Meist entwickeln sich einzelne große Abszesse, selten ist die Leber mit nur vereinzelten oder zahlreichen kleineren multiplen Abszessen durchsetzt. Im allgemeinen ist der Leberabszeß eine späte Erscheinung der Amöbiasis. Selten zeigt er sich vor einem Jahre der bestehenden chronischen Amöbenruhr oder nach scheinbar überstandener Krankheit, nicht selten tritt er viele Jahre nach der Darmerkrankung in Erscheinung. Der Leberabszeß kann fieberfrei verlaufen, er kann erst spät zu fiebern beginnen und das Fieber kann sich nun durchaus verschieden verhalten (septisches intermittierendes Fieber mit Schüttelfrösten, Kontinua, unregelmäßig intermittierendes, remittierendes Fieber mittlerer Höhe usw.). Über die Symptomatik in ihren Einzelheiten (rechtsseitiger Schulterschmerz, Perihepatitis, Begleitpleuritis, Succussio hepatis usw.) s. Bd. II, S. 323. Meist besteht eine Leukozytose. Ein Ikterus fehlt in der Regel. Die Milz ist nicht oder nur wenig vergrößert. Der Leberabszeß kann über eine Pleuritis und Pneumonie nach der Lunge, er kann durch eine perihepatitische Schwiele schließlich durch die Haut, er kann in den Magen-Darm usw. durchbrechen.

Auf hämatogenem, lymphogenem und vielleicht auch auf direktem Kontaktweg kann es schließlich selten auch zu einer Amöbeninfektion der Haut und Schleimhäute (perianal, Labien, Vagina, Glans penis), selten auch der Harnblase und der Lunge (Lungenabszeß) kommen.

Die *Diagnose* beruht auf dem Amöbennachweis. Man wird die Amöbendysenterie nicht verkennen, wenn man in entsprechenden Fällen an die Möglichkeit der Amöbeninfektion denkt und weiß, daß der mikroskopische Nachweis der Amöben unter Umständen außerordentlich viel Geduld und auch Erfahrung erfordert. Es ist nicht zu vergessen, daß bei entsprechend disponierten Individuen die Amöbiasis eine Colitis ulcerosa bedingen kann, die dann weiter bestehen bleibt, auch wenn die Amöbiasis mit Erfolg behandelt ist (s. Bd. II, S. 175).

Die *Prognose* der Amöbenruhr hängt durchaus vom Verlauf ab, sie dürfte nur in 5% der Fälle einen schweren Verlauf und eine schwere Komplikation, wie den Leberabszeß, haben und nur diese Fälle haben die hohe Mortalität. Die Statistiken hinsichtlich der Häufigkeit der Leberabszesse schwanken außerordentlich, zwischen 7 bis 50%, was nur damit erklärt werden kann, daß manche Autoren offenbar eine leichte Leberschwellung schon als Abszeß der Leber diagnostizieren. Es hat sicher mehr als die Hälfte aller Amöbendysenterien einen sehr leichten Verlauf mit bester Prognose, wobei die Infizierten, die überhaupt nicht erkranken, nicht mitberücksichtigt sind.

Die *Prophylaxe* besteht in entsprechender Hygiene in tropischen und subtropischen Ländern, Vermeiden roher Gemüse, Überwachung der Küche, Gebrauch entsprechenden Wassers und in Fliegenbekämpfung.

Therapie. Hinsichtlich der Therapie gehen die Ansichten noch auseinander. Es gibt zwei Medikamente, welche unter Umständen zauberhafte Wirkung haben können: das Emetin und das Yatren (Bayer). Die Ipekakuanhawurzel ist seit jeher als Amöbenruhrmittel gerühmt gewesen; das Emetin ist das aus ihr hergestellte wirksame Alkaloid. Es ist kein Zweifel, daß das Emetin in vielen Fällen, und zwar insbesondere auch in akuten Fällen, eine ausgezeichnete Wirkung hat, daß es den akuten Anfall in der Regel sofort kupiert, daß man aber, wie auch wir selbst seinerzeit, ehe Yatren im Handel war, Fälle beobachten kann, die in einem akuten Schub mit Emetin wohl klinisch geheilt werden, daß bei ihnen aber im nun geformten Stuhl nur die Umwandlung der vegetativen Form in die Zysten verfolgt werden kann, daß die chronische (Zysten-) Infektion weiter bestehen bleibt und es von ihr aus durch Jahre immer wieder zu neuen Nachschüben kommt. Wie mir Tropenärzte mehrfach mitgeteilt haben, bevorzugen sie aber in akuten Fällen vor dem Yatren doch vorerst immer das Emetin, weil es doch in der Mehrzahl der Fälle nicht nur klinischen Erfolg hat, sondern auch zum Verschwinden der Amöben führt. Das Emetin. hydrochloricum wird in täglichen intramuskulären Injektionen, in Einzeldosen von 0,03 vorsichtig steigend bis 0,1, bis zu einer Gesamtmenge von 1 g gegeben. Nebenwirkungen sind Übelkeit, Erbrechen, Kollaps, Paresen, auch Nierenstörungen; bei unvorsichtiger höherer Dosierung und rascher Applikation sind auch Todesfälle beschrieben. Yatren (Bayer) hat sich nur in chronischen Fällen, in welchen Emetin nur zum Verschwinden der vegetativen Form und nur zur klinischen Heilung geführt hatte, ganz ausgezeichnet bewährt. Es kann sicher auch in frischen Fällen versucht werden und kann auch hier Erfolg haben. Yatren wird gleichzeitig per os (und zwar dreimal täglich 1 g) und als Mikroklysma, und zwar als $^1/_2$- bis 1%ige Lösung 200 ccm nach einem Reinigungseinlauf gegeben. Wenn keine schweren Durchfälle bestehen, kann wenigstens auf den abendlichen Reinigungseinlauf verzichtet werden. Der Patient wird angewiesen, das Mikroklysma so lange als möglich zu halten, was ihm trotz starkem Tenesmus meist leicht gelingt. Die Yatrenkur wird acht Tage durchgeführt, sie soll nach einem Intervall von vier oder sechs Tagen noch zweimal in gekürzter Form wiederholt werden. Yatren reizt die Darmschleimhaut, die Yatrenstühle werden stark schleimhaltig, manchmal hat man den Eindruck einer Verschlechterung des Zustandes. Manchmal muß man auch wegen zu starker Reizung mit der Dosis heruntergehen oder die Kur abbrechen.

Viele Ärzte kombinieren heute die Emetin- mit der Yatrenbehandlung. Der Leberabszeß, Lungenabszeß usw. soll vorerst konservativ mit Emetin behandelt werden, im übrigen kommt die chirurgische Therapie in Betracht.

Die Yatrentherapie kann auch mit einer Rivanolbehandlung kombiniert werden.

Neben der spezifischen Therapie der Amöbenruhr sind die allgemeinen Regeln der Kolitisbehandlung in Betracht zu ziehen (Bd. II, S. 181).

Das Präparat „Wia" (Viasept der Höchster Farbwerke) soll sich bei Minutaformen und Zysten besonders gut bewährt haben, größere Statistiken liegen unseres Wissens mit diesem Mittel noch nicht vor.

2. Lamblieninfektionen (Trichomonas-Infektionen).

Die *Lamblia intestinalis (Giardia intestinalis)* ist der einzige Darm-Flagellat, der mit Sicherheit menschenpathogen ist. Er ist für bestimmte Fälle von Enteritis und Cholezystopathie bzw. Cholangitis verantwortlich zu machen.

Es sind vegetative Formen und Zysten zu unterscheiden: Die *vegetative Lamblie* hat ein so charakteristisches Aussehen, daß sie im Nativpräparat oder im fixierten GIEMSA-Präparat mit allen Details, noch schöner im Eisenhämatoxylinpräparat, leicht erkannt wird. Der Körper ist birnförmig, das breite abgerundete Ende ist das Vorderende, der Schweif läuft spitz aus und geht nach vorne allmählich in den Körper über. Die Lamblie ist 10 bis $20\,\mu$ lang und 6 bis $10\,\mu$ breit. Die vordere Hälfte wird fast ganz von dem großen nierenförmigen Saugnapf eingenommen, der ventral liegt; durch diese napfförmige Vertiefung haben die Lamblien in der Seitenansicht eine sichelförmige Gestalt. Die Innengebilde sind fast durchwegs symmetrisch angelegt: Dorsal vom Zentrum der beiden Hälften des Saugnapfes liegen die zwei Kerne, deren vordere Kanten durch einen nach vorne konvexen Faden verbunden sind, der die Medianlinie schneidet. Die Kerne sind bald rund, bald oval, sie tragen je ein Zentrosom, im GIEMSA-Präparat machen sie einen nahezu homogenen Eindruck. Die Lamblie trägt vier Paare Geißeln: 1. das vordere Paar, die von der Verbindungslinie der Kerne entspringen und sich in der Mittellinie kreuzen und an der Außenseite des Saugnapfes frei werden, 2. das laterale, wobei die Geißeln in der Nähe der vorderen entspringen, schräg nach hinten ziehen und den Körper im hinteren Drittel verlassen, 3. das vertebrale und die Schwanzgeißeln, die beide aus zwei in der Nähe der Mittellinie und parallel zu ihr laufenden Chromatinstäben entspringen und die zum Teil in der Höhe des hinteren Randes des Saugnapfes bzw. am hintersten Ende des Parasiten frei werden. Die Innenstruktur des Körpers wird noch durch transversal gelegene stabförmige Körper, die die Mittellinie in der Mitte der zweiten Hälfte schräg überschreiten, charakterisiert. Die Zysten sind oval (Größe 10 zu $7\,\mu$), ihre Wand ist dick, sie haben eine recht variable Innenstruktur, die sehr an die der vegetativen Form erinnert. Denkt man sich eine vegetative Lamblie am Schwanzende abgerundet und alle Geißeln vom Rande des Protozoons aus ausgelöscht, so ergibt sich ungefähr das Bild der Zyste. Meist hat die Zyste vier, seltener zwei meist schlecht sichtbare Kerne nahe an einem Pol derselben. Meist fallen zwei sichelförmige, stark sich anfärbende Späne, sogenannte „Kupferspäne" auf, die stark lichtbrechend sind und in der hinteren Hälfte der Zyste liegen, auch Reste der Chromatinstäbe können in dieser Gegend zur Ansicht kommen.

Die vegetativen Lamblien bewohnen das Duodenum und den oberen Dünndarm, in den unteren Darmabschnitten findet man nur Zysten, im Duodenalsaft kann man daher vegetative Formen, und zwar zumeist in sehr großer Zahl, im Stuhl nur Zysten finden; nur bei stärkerem Dünndarmdurchfall mit rascher Darmpassage können auch im Stuhl vegetative oder erst enzystierende Formen mit vereinzelten Geißeln gefunden werden.

Lamblien sind im Nativpräparat mit Sicherheit zu erkennen, im Lugolpräparat treten die Innenstrukturen deutlicher zutage. Im fixierten, Giemsagefärbten Präparat gewinnt man illustrative Bilder, in welchen allerdings, abgesehen von den Kernen, die Innenstruktur ebenso wie die Geißeln nicht zur Darstellung kommen.

Lange Zeit für Menschen apathogen gehalten, sind die Lamblien heute mit Sicherheit als Erreger bestimmter krankhafter Zustände erkannt worden. Die *Lamblien-Cholezystitis-Cholangitis* (mit ihrem hochpositiven Lamblienbefund im Duodenalsaft) ist in Bd. II, S. 344, behandelt.

Die *Lamblienenteritis*. In Fällen chronischer Enteritis kann man gelegentlich zahlreiche Lamblienzysten im Stuhl finden; zumeist, aber nicht immer, findet man in diesen Fällen im Duodenalsaft massenhaft vegetative Lamblien. Die Lamblien können apathogen und für die Ätiologie der vorliegenden Enteritis nicht verantwortlich sein. Es gibt aber Fälle, in welchen alle Therapie versagt und nur die spezifische Behandlung, die gegen die Lambliose gerichtet ist, Erfolg hinsichtlich des Dünndarmkatarrhs hat. Es kann keinem Therapeuten in einem derartigen Fall ein Zweifel sein, daß Lamblien menschenpathogen sein können und daß sie für gewisse Fälle von Dünndarmkatarrh verantwortlich sind. Es handelt sich hierbei um besonders hartnäckige Enteritiden, die nicht selten auch schon mit einer mäßiggradigen Anämie einhergehen. Wenn es auch gelingt, mit der klassischen diätetischen Therapie eine Besserung zu erzielen, so kommt es doch so lange immer erneut zu Rezidiven, bis eine der modernen Therapien der Lambliose eingeleitet ist. Wir selbst haben seinerzeit die transduodenale Salvarsanbehandlung, andere Autoren die intravenöse Salvarsanbehandlung empfohlen; beide Methoden können die Lamblien schlagartig zum Verschwinden bringen und damit heilt die vorher hartnäckige, aller Therapie resistente Dünndarmentzündung ab. Später wurde das Emetin (intramuskuläre Injektion von Emetin. hydrochloricum à 0,1, durch sechs Tage je eine Injektion) als dem Salvarsan überlegen gerühmt. Heute verdient im allgemeinen die Atebrinbehandlung als das technisch einfachste Verfahren (perorale Medikation von dreimal täglich 0,1 Atebrin nach den Mahlzeiten durch sechs Tage) den Vorzug. Auch Acranil (fünf Tage hindurch drei Dragées à 0,1 täglich, Kinder kleinere Dosen) hat sich gut bewährt. Nach eigenen Erfahrungen gelingt es mit Atebrin nicht, in allen Fällen zum Ziele zu kommen, man hat in diesen Fällen die übrigen Methoden zu versuchen.

Die *Trichomonas-Enteritis*. *Trichomonas intestinalis* ist ein der Lamblia ähnlicher Flagellat. Er hat eine Länge von 5 bis 10 μ und auch eine birnförmige Gestalt. Vom runden Vorderende entspringen drei Geißeln, und zwar von einem im Protoplasma gelegenen Basalkorn, von dem auch die undulierende Membran ihren Anfang nimmt. Diese ist das wichtigste Kennzeichen der Trichomonas. Diese undulierende Membran ist eine faltenförmige Lamelle, eine Art Segel, welches an seinem äußeren Rande den sogenannten (stark lichtbrechenden) Randfaden trägt; die Membran reicht vom Vorderende bis etwa über die halbe Peripherie des Körpers, der Randfaden erstreckt sich als eine Art Geißel noch darüber hinaus. Die Membran führt rasche, von vorne nach hinten ablaufende Wellenbewegungen aus und dies gibt dem Flagellaten eine rasche Fortbewegung. Ein einzelner Kern, ein Zystostom (ein Zellmund) und ein Achsenstab (Axostyl), der durch den Körper durchläuft, vervollständigen die grobe Morphologie.

Im Nativpräparat ist Trichomonas an der *undulierenden Membran* nicht zu verkennen. Zysten von Trichomonas sind beim Menschen nicht bekannt.

Trichomonas gilt mit Recht als Darmsaprophyt. Der Flagellat kann auch in der Vagina (Trichomonas vaginalis), er kann auch im Harn gefunden werden. Es soll Fälle geben, in welchen die Therapie ebenso wie bei der Lamblienenteritis dafür spricht, daß Trichomonaden gelegentlich doch auch pathogen sind und für gewisse Enterokolitiden verantwortlich gemacht werden müssen. Wir selbst haben trotz besonderer Darnachachtung eindeutige Fälle nicht gesehen.

Gleiches gilt für *Blastozystis-Enteritiden. Blastocystis hominis* ist in seiner Stellung im System, ob pflanzlich oder protozoär, nicht geklärt. Wahrscheinlich ist es ein Protozoon. Blastozystis ist im menschlichen Normal- und Durchfallstuhl ein sehr häufiger Befund und er führt sehr oft für den Ungeübten zu Verwechslungen mit differenten Zysten. Hinsichtlich der genaueren Details der Morphologie muß auf die einschlägige Literatur verwiesen werden. Hier seien die wichtigsten Merkmale aufgezählt, die die Erkennung leicht gestatten: Es gibt verschieden große Blastozysten, die Größe schwankt zwischen 5 und 40 μ; zumeist haben sie die Größe einer Lamblienzyste oder etwas darüber. Schon bei schwacher Vergrößerung sind diese meist runden oder leicht ovalen Gebilde leicht an ihrem etwas stärker lichtbrechenden, fast das gesamte Protoplasma einnehmenden, leicht grünlich tingierten „Innenkörper" (Reservekörper) zu erkennen; oft bleibt vom Protoplasma nur an einem oder an zwei gegenüberliegenden Seiten ein sichelförmiger Protoplasmaanteil übrig, der die im Nativpräparat auch gut sichtbaren Chromatinkörnchen trägt. In einem Giemsa-Präparat färbt sich der Innenkörper nicht; man sieht daher eine ungefärbte, stark lichtbrechende runde Masse, der an einer der zwei Seiten das schmale sichelförmige blaugefärbte Protoplasma mit seinen rotgefärbten Chromatinkörnchen angelagert ist. Wer Blastozysten einmal gesehen hat, wird sie nicht mehr verkennen, weder im Nativ- noch im Giemsa-Präparat.

Nach Ansicht mancher Autoren sollen Blastozysten manchmal Enterokolitiden bedingen. Beweise sind unseres Erachtens nicht erbracht. Bei der Häufigkeit der Befunde im menschlichen Stuhl — mit Geduld kann man sie fast in jedem Stuhl auffinden — findet man Blastozysten sehr häufig neben anderen Protozoen (Lamblien, Amöben). Sie scheinen sich im kolitischen (eiweißreichen) Stuhl, im guten Nährboden gut zu vermehren, weshalb sie einen häufigen Zufallsbefund darstellen.

3. Balantidium coli-Colitis.

Das Balantidium coli ist der einzige menschenpathogene Ziliat. Er ist ein bei Schweinen sehr häufig vorkommender Parasit, der menschlichen Infektion begegnet man daher am häufigsten bei Landwirten; unsere eigenen Fälle stammten aus dem Burgenland (Ostösterreich). Die Infektion des Menschen ist relativ sehr selten. Sie muß nicht zur Erkrankung führen, man kann die Parasiten gelegentlich bei darmgesunden Personen finden; sie können aber zu Kolitiden Anlaß geben, die manchmal sehr schwer, sogar analog einer Colitis gravis ulcerosa verlaufen.

Das Balantidium coli fällt durch seine großen Ausmaße auf, es hat eine Länge von 60 bis 100 μ und eine Breite von 50 bis 70 μ; es hat eine ovale Gestalt. Seine Oberfläche ist dicht mit Zilien bedeckt. In einem Nativpräparat einer Stuhlaufschwemmung sieht man diese großen Gebilde sich mittels des Zilienrasens rasch fortbewegen, wobei die wellenförmige Zilienbewegung schon bei schwacher Vergrößerung gut sichtbar ist. Die Bewegung der Ziliaten ist eine gleichmäßige, nicht ruck- oder stoßartige wie bei den Flagellaten. Am Vorderende findet sich der von größeren Zilien umgebene Zellmund, das Zystostom. Das Balantidium hat einen größeren (Makronukleus) und einen kleineren (Mikronukleus) Kern, von welchen der erstere meist ovale Gestalt hat. Zwei kontraktile Vakuolen, die manchmal den größten Teil des Leibes einnehmen, und ein Zellafter vervollständigen die unkomplizierte Morphologie dieses Parasiten. Die Zysten sind rund oder oval, haben 50 bis 60 μ im Durchmesser und beherbergen meist ein bis zwei Balantidien, oft noch mit ihrem Zilienkleid.

Die seltene Balantidienkolitis ist eine äußerst hartnäckige, immer wieder intermittierende und wieder aufflackernde, meist schwere ulzeröse Kolitis. Im Intervall sind Balantidien meist schwer zu finden. Anatomisch handelt es sich um weit in die Submukosa reichende Geschwüre, in deren Grund histologisch oft zahlreiche Balantidien im Gewebe gefunden werden können. In eigenen Fällen sah ich auch eine Verschleppung der Parasiten, offenbar auf dem Lymphweg bis unter den Peritonealüberzug des Darmes. Im akuten Nachschub kommt es zu zahlreichen blutig-schleimigen, meist wenig eitrigen Darmentleerungen und im übrigen zur Symptomatik einer schweren Kolitis, verschieden, je nach dem speziellen Sitz der Entzündung, mehr in den oberen oder mehr in den unteren Partien des Dickdarmes. Die Patienten können in derartigen akuten Schüben in kurzer Zeit zugrunde gehen, meist nimmt die Krankheit aber einen sich über Jahre hinziehenden Verlauf. Die Mortalität ist hoch, ungefähr 30%. Die Gefahr ist noch nicht beseitigt, auch wenn es gelungen ist, der Balantidiuminfektion Herr zu werden. Wir selbst sahen Fälle, in welchen die Balantidien durch die spezifische Therapie aus den Entleerungen verschwanden, die Kolitis aber in einer Colitis gravis weiter ihren Fortgang nahm und der Kranke zugrunde ging (s. Bd. II, S. 175). Anatomisch fand sich eine ausgedehnte Geschwürsbildung, weder im Darminhalt noch histologisch waren Balantidien nachzuweisen. In anderen Fällen freilich heilt die Affektion, wenn es gelingt, den Infekt zu beherrschen. Dies gelingt mit einer *Emetinbehandlung*; man gibt Emetin hydrochloricum 0,03 bis 0,1 täglich subkutan durch eine Woche.

VIII. Virusinfektionen.

Einleitung.

Die sogenannten Viruskrankheiten sind durch die sogenannten „Virusarten" (bzw. die „Virus") oder durch die „filtrierbaren Virus" hervorgerufen. Es sind dies Erreger, deren Einzelelemente die Elementarkörperchen sind. Diese haben eine sehr verschiedene Größe, sie haben einen Durchmesser von 250 bis 10 mμ. Während die größeren Arten, wie die der Variolavakzine, mit einem Durchmesser von 275 mμ im Normalmikroskop gesehen werden können, entziehen sich kleinere Elemente mit einem Durchmesser unter 100 mμ (bis 10 mμ) diesem Nachweis, sie werden daher invisible Virusarten genannt; mit dem Elektronenmikroskop sind aber auch sie sichtbar. Der Begriff „invisibles" Virus deckt sich ungefähr mit dem Begriff „filtrierbares" Virus. Die Einteilung in filtrierbare und nicht filtrierbare Virus ist aus vielfachen Gründen eine willkürliche und daher auch eine mehr minder verlassene. Das Filtrieren durch keimdichte Filter stellt bestimmte Anforderungen an das Filter, vor allem dessen größte Porenweite, aber auch an die angewendete Technik, zumal es bekannt ist, daß unter entsprechend hohem Saugdruck auch größte Bakterienleiber durch intakte Filterkerzen mit korrekt engen Poren filtriert beziehungsweise durch diese durchgepreßt oder gesaugt werden können. Auch neue Filterkerzen erhalten beim Hitzesterilisieren leicht

Sprünge im Ton, aus dem sie meist gefertigt sind, wodurch die Angabe der Porengröße dieser Kerzen illusorisch wird. Damit sollen die Schwierigkeiten nur angedeutet sein, welche sich beim keimdichten Filtrieren ergeben und dessen Resultate und damit die Einteilung der Keime auf dieser Grundlage so unsicher machen. Hinsichtlich der Details muß auf die entsprechenden Fachbücher verwiesen werden.

Eine scharfe Grenze zwischen filtrierbarem Virus und Bakterien ist nicht zu ziehen, da es fortlaufende Übergänge hinsichtlich der Größenordnungen gibt. Auch gibt es keine virusspezifischen Eigenschaften, die allen Virusarten und nur diesen zukämen. Es sind sich die verschiedenen Autoren daher in der Zuteilung der verschiedenen Erreger zu Virus oder Bakterien auch nicht durchwegs einig, zählen die Einen die Bartonellen z. B. noch zu den Viren, so zählen sie Andere den Bakterien zu. Auf den schwierigen Fragenkomplex nach der Natur der invisiblen Virus, auf die Frage, ob Elementarkörperchen, die kaum größer sind als Eiweißmoleküle, tatsächlich als lebende Wesen bezeichnet werden können, soll nicht näher eingegangen werden. Bei diesen Größenordnungen kann man sich eine Fortpflanzung, eine Vermehrung aus eigener Kraft nur mehr schwer vorstellen. Freilich bleibt die Möglichkeit gegeben, daß ein Eiweißmolekül-großes Element noch Nährstoff aufnimmt, zur doppelten Größe heranwächst und sich dann teilt. Jedenfalls ist daran festzuhalten, daß sich die Virusarten als infektiöse Agentien in keiner Beziehung von zweifellos belebten und vermehrungsfähigen parasitischen Mikroorganismen unterscheiden (DOERR).

Die Virusarten vermehren sich nur bei Gegenwart lebender Zellen, nicht also auf den üblichen Bakteriennährböden, vielmehr nur in Gewebskulturen, in der Chorion-Allantois oder im Dottersack des Hühnerembryos. Die Vermehrung findet zum größten Teil intrazellulär statt; in diesen Zellen bilden sich bei bestimmten Virus sogenannte Einschlußkörper, die ein Zellreaktionsprodukt sein dürften und die zumeist zahlreiche Elementarkörperchen, das eigentliche Virus, beherbergen (Chlamydozoen, das heißt Lebewesen, die in einer Hülle eingebettet sind). Freilich sind keineswegs alle Virusarten auch Chlamydozoen!

Die durch die verschiedenen Virusarten hervorgerufenen Krankheiten unterscheiden sich in nichts von anderen Infektionskrankheiten. Sie zeigen also alle Charakteristika dieser, von der Inkubationszeit angefangen bis zum epidemischen Auftreten oder zur Immunität, sie heben sich aber auch durch keine Besonderheit als besondere Gruppe aus den übrigen Infektionskrankheiten heraus. Die Art der Übertragung ist bei der Viruskrankheit ebenso wie bei den bakteriellen oder protozoären Infekten eine jeweils verschiedene, bald manifestiert sich die Infektion vornehmlich an der Haut, bald an inneren Organen; und wenn man vielleicht exanthematische Viruskrankheiten oder neurotrope oder pneumotrope usw. Virusarten zusammenfassen und so gewisse Gruppen von Viruskrankheiten aufstellen kann, so unterscheiden sich die Viruskrankheiten in dieser Hinsicht von bakteriellen Infekten auch sicher nicht entscheidend. Wie DOERR hervorhebt, bilden die Virus keine biologische Einheit, sondern sie „sind nur durch die Methode charakteristisch, durch welche sie zufolge ihrer winzigen Dimensionen und der eigenartigen Bedingungen ihrer Züchtung nachgewiesen werden können".

A. Gelbfieber.

Das Gelbfieber wird durch ein Virus hervorgerufen, dessen Übertragung auf Affen und dessen Züchtung in Gewebskulturen der modernen Forschung gelungen sind. Schon 1886 hatte FINLAY die Übertragung des Gelbfiebers von Mensch zu Mensch durch die Mücke Aedes aegypti (Stegomyia fasciata) bewiesen, im Tierversuch kann die Mückenübertragung eine unendliche Affenpassage bewerkstelligen. Diese Mücken leben nur in den Tropen, weshalb das Gelbfieber nur in den Tropen vorkommt. Das Gelbfieber stammt aus Afrika und wurde mit dem Sklavenhandel und der Verschleppung der Aedesmücken vom Golf von Guinea nach den Inseln und Ländern von Süd- und Mittelamerika verschleppt. Bei seinem Einbruch traf es eine völlig ungeschützte Bevölkerung und so nahmen die ersten Epidemien schwersten Umfang an. In Rio de Janeiro erkrankten im Jahre 1850 von zwei Millionen Menschen 80000 an Gelbfieber. Westafrika ist heute noch das wichtigste Gelbfiebergebiet. Das sogenannte *Dschungelfieber* ist mit Gelbfieber identisch, es kommt aber in Gebieten vor, in welchen es keine Aedesmücke gibt, die Übertragungs- und Ausbreitungsweise dieses Fiebers sind also andere: Da im Dschungel meist nur Männer arbeiten, in den Wohnstätten der Frauen und Kinder aber offenbar Aedesmücken oder andere Überträger nicht vorkommen, infizieren die aus dem Dschungel heimkehrenden Männer die Familien nicht. Im Dschungel sind die Männer vielleicht für Affen und andere Tiere die Infektionsquelle des Dschungelfiebers. Das Dschungelfieber dürfte eine stete Gefahr für das erneute Eindringen von Gelbfieber in die Städte sein, in welchen es Aedesmücken gibt. Über die tatsächliche Ausbreitung des Gelbfiebers hat erst die Mäuseschutzprobe (s. unten) Klarheit gebracht. Sie hat u. a. gezeigt, daß Gelbfieber unter so leichten Erscheinungen verlaufen kann, daß das Überstehen der Krankheit nur durch den Nachweis der Immunität sichergestellt werden kann (stille Feiung, die besonders im Kindesalter vorkommt). Die Mäuseschutzprobe besteht darin, daß das Blut nach Überstehen der Krankheit spezifische Antikörper enthält, welche nur das Gelbfiebervirus neutralisieren. Gleichzeitige Applikation von Virus und Immunserum schützt die Maus vor der Infektion.

Die Krankheit hinterläßt eine dauernde Immunität. Die Inkubation beträgt drei bis sechs Tage. Das Fieber setzt plötzlich ein, zugleich mit heftigsten grippeähnlichen Allgemeinerscheinungen, mit starken Gliederschmerzen, Kreuzschmerzen, mit Lichtscheu und Konjunktivitis leichten Grades, mit Gastrospasmen und Brechreiz; bald setzt eine relative Bradykardie ein, es besteht eine Albuminurie, das Blutbild zeigt eine Leukopenie. Dieses Prodromalstadium dauert zwei bis vier Tage (erste „*aktive kongestive Phase, infektiöses oder virämisches Stadium*"); in diesem Stadium kreisen die Erreger im Blut, Mücken können sich infizieren. Schon in der ersten Phase können Funktionsstörungen der Nebennieren und Myokardschädigungen auftreten. Es kommt zu Blutdrucksenkung und zu einem weichen bradykarden Puls. Der rasche Frequenzabfall des Pulses, der anfangs hart ist, bei gleichzeitig anhaltendem hohem Fieber heißt FRAGETsches *Symptom*.

Am dritten bis fünften Tag tritt die Krankheit mit einer Remission mit mittelhohem Fieber in die zweite *Phase der Organschädigungen*, in sehr leichten Fällen kommt es allerdings jetzt schon zur endgültigen Entfieberung. In den schwereren Fällen aber kommt es unter Fieberanstieg eines unregelmäßigen Fiebers zu den Organschäden, zu degenerativen Veränderungen an Leber und Milz, bei gleichzeitiger hämorrhagischer Diathese. Diese erstreckt sich nicht nur auf die Haut, sondern auch auf die Schleimhäute und es kommt alsbald zum gefürchteten „schwarzen Erbrechen", zur Hämatemesis und zur Melaena. Gleichzeitig tritt Ikterus auf und die Leber ist diffus vergrößert und druckempfindlich. Eine starke Albuminurie bis $12^0/_{00}$ Albumen stellt sich ein. Die Harnmenge wird geringer, manchmal kommt es zu Anurie. Der Ikterus wird in letal endenden Fällen ein schwerer. Im Blut ist nur eine Leukozytose mit Linksverschiebung zu beobachten. Im Harnsediment finden sich immer reichlich zellige Elemente, Erythrozyten und Zylinder, der Reststickstoff steigt an. Der Verlauf hängt davon ab, welches Organ am schwersten betroffen war; dementsprechend kann man auch verschiedene Formen unterscheiden: *acholische oder hepatische, anurische oder renale, hämorrhagische oder vaskuläre, kardioasthenische oder kardiale, ataktische oder zerebrale Form* und schließlich eine *Mischform, die die häufigste ist.* Die Dauer der Krankheit ist eine kurze. Auch bei schweren Organveränderungen kann der Patient innerhalb von ein bis zwei Wochen genesen. Bei schwerem Verlauf tritt der Exitus zwischen dem sechsten und achten Krankheitstag ein. Bei Kindern ist der Verlauf besonders leicht. Die Letalität schwankt in den verschiedenen Epidemien außerordentlich, in manchen Epidemien zwischen 10 bis 20%, in anderen kann sie auch 100% betragen. Im Durchschnitt gehen doch zwei Drittel aller Gelbfieberfälle zugrunde.

Therapeutisch versucht man Rekonvaleszentenserum oder Pferdeimmunserum, die sich beim Affen ausgezeichnet bewähren, deren Wirkung beim Menschen aber sehr verschieden ist. Im übrigen ist symptomatisch zu behandeln, wobei die Leberparenchym- oder die Nierenerkrankung besonders berücksichtigt werden müssen. Die Ausrottung der Aedesmücke ist die wichtigste prophylaktische Maßnahme; daneben hat sich der Versuch, eine aktive Immunisierung zu erreichen, bewährt, man impft dreimal in Abständen von 20 Tagen mit einem immer virulenter werdenden Impfstoff, der ein verschieden stark abgeschwächtes lebendes Virus darstellt.

B. Pappatacifieber (Sandfly Fever, Phlebotomus-Fieber).

Das Pappatacifieber ist eine durch ein filtrierbares Virus hervorgerufene Infektionskrankheit der warmen Länder; für uns Mitteleuropäer ist das endemische Vorkommen in den Mittelmeerländern von besonderer Bedeutung. DOERR hat seinerzeit beim Studium dieses Fiebers in Bosnien die Übertragung desselben durch die kleine, kaum 2 mm lange Sandfliege (Phlebotomus pappataci) entdeckt. Das Pappatacifieber kommt ferner auch in den warmen Gebieten von Asien, Afrika, Amerika und Australien, und zwar vorwiegend in den Küstenbezirken und Flußniederungen vor. Nur die genannten Phlebotomen, nicht aber andere Mücken oder Moskitos vermögen die Krankheit, und zwar von Mensch zu Mensch zu übertragen. Die Mücken finden sich seltener in Städten, zumeist brüten sie auf dem Lande, und zwar in der warmen und trockenen Jahreszeit von April bis Oktober, in dieser Zeit allein beobachtet man auch die menschlichen Erkrankungen. Das Virus ist im menschlichen Blut in den ersten 24 Stunden des Fiebers nachweisbar. Die intrakutane (dem Mückenstich gleiche) und die intravenöse Injektion des Krankenserums führt beim empfänglichen Individuum regelmäßig, die subkutane und intramuskuläre Injektion sehr unregelmäßig zur Erkrankung. Auf Tiere ist das Fieber nicht übertragbar, auch auf der Chorionallantois ist das Virus nicht züchtbar. Es passiert keimdichte Filter, es hat eine Größe von 40 bis 60 mμ und darunter. Es gibt verschiedene Virusstämme, die sich immunbiologisch verschieden verhalten. Gegen den homologen Stamm kann der Mensch eine jahrelange Immunität erwerben, er kann freilich, wie dies auch oft beobachtet wurde, (durch verschiedene Virusstämme) oft hintereinander erkranken. Merkwürdig ist, daß die Frühlingserkrankungen leichter, die Sommerfälle schwerer verlaufen. Einwanderer, Touristen, fremdländische Truppen sind für das Fieber empfänglicher als Einheimische (Durchseuchungsresistenz?).

Die Inkubation beträgt drei bis sechs Tage, selten kann auch eine längere Inkubation (bis zehn Tage) beobachtet werden.

Klinische Symptomatologie. Die Krankheit beginnt plötzlich, oft mit Schüttelfrost, dem hohes Fieber bis 40 Grad folgt. Die Kranken zeigen gerade schon in den ersten Tagen ein schweres Krankheitsgefühl, sie können leicht manisch, leicht desorientiert, leicht benommen sein, schwere Bewußtseinsstörungen sind die Ausnahme. Meist besteht eine Konjunktivitis mit starkem Augenbrennen, das Gesicht ist stark gerötet, so daß der Aspekt des Kranken bis zu einem gewissen Grade charakteristisch ist; die Augen können bei Bewegungen derselben und auch auf Druck schmerzen. Der Rachen ist gerötet; Übelkeit, Brechreiz, Erbrechen sind ebenso häufig wie (blutig-) schleimige Durchfälle. Es besteht eine Bradykardie. Im weißen Blutbild stellt man eine Leukopenie mit relativer neutrophiler Leukozytose und relativer Lympho- und Monozytopenie fest. — Das Fieber hält zwei bis drei Tage an und fällt dann lytisch zur Norm ab. Nach zwei Wochen und auch später kommen Rezidive vor, die klinisch wie der erste Anfall verlaufen. Die Prognose ist immer günstig. Die Therapie ist eine symptomatische.

C. Denguefieber.

Das Denguefieber ist eine tropische und subtropische, fieberhafte Krankheit, die ebenso wie das Gelbfieber nur durch die Aedes aegypti übertragen wird. Es ist eine epidemisch auftretende, gutartige Krankheit. Der Name rührt davon her, daß die Kranken durch ihre Lendenmuskelschmerzen einen eigentümlich gezierten Gang haben können (span. dengue = Ziererei). Explosionsartige Epidemien kamen in Texas (1922) und in Athen (1928) vor. In Athen erkrankten 80% der Bevölkerung! Der Erreger ist ein kleines filtrierbares Virus, das in den ersten Tagen im Blute in großer Menge, bis zum Fieberabfall in geringerer, abfallender Menge gefunden wird. Es hat eine Größe von 17 bis 25 mμ. Auf Chorionallantois nicht züchtbar, auf die üblichen Laboratoriumstiere nicht übertragbar, kann das Virus aber auf Affen übertragen werden, die allerdings nur leicht fieberhaft erkranken. Nur unter besonderen Bedingungen gelingt manchmal auch eine Passage auf Mäuse. Diese Mäusestämme werden neuerdings zu diagnostischen Seroreaktionen verwendet; verläßliche serologische Methoden sind aber noch nicht gefunden.

Die Krankheit hinterläßt eine meist zehn Jahre anhaltende Immunität. Da die Empfänglichkeit des Menschen eine sehr hohe ist, erklärt sich, daß sich größere Epidemien in der gleichen Bevölkerung etwa alle zehn Jahre wiederholen. Die Mücke überträgt die Krankheit immer nur von Mensch zu Mensch. Die Inkubation beträgt durchschnittlich vier bis sechs, maximal zehn Tage.

Klinische Symptomatologie. Unter Abgeschlagenheit, Kopfschmerzen, Gelenk- und Gliederschmerzen und oft unter Frösteln und Schüttelfrost tritt Fieber auf. Schwellungen der Gelenke werden im allgemeinen nicht beobachtet, wenn die Schmerzen der Gelenke auch denen einer Polyarthritis ähnlich sein können und die Kranken der Schmerzen halber steif im Bett liegen und sich nicht rühren. Das Fieber hält meist nur zwei bis drei Tage auf einer Höhe von 39 Grad an, um dann kritisch abzufallen, um aber in der Hälfte der Fälle auch oft nach einem Intervall von zwei Tagen wieder, und zwar nur für ein bis zwei Tage, anzusteigen. Nach insgesamt fünf bis sechs Tagen klingt die Krankheit unter Schweißausbruch ab. Schon am ersten und zweiten Krankheitstag kann man, auch etwa in der Hälfte der Fälle, ein flüchtiges, ein bis zwei Tage währendes Erythem im Gesicht, am Hals, an Brust und Armen beobachten. Auch in der zweiten Fieberperiode kommt es oft zu einem scharlach-rubeola-ähnlichen oder urtikariellen Exanthem, jetzt besonders im Gesicht, an Armen, Händen, Schultern, am

Rücken und an den Füßen, wobei die Innenfläche von Händen und Füßen mitbetroffen sind. Bluterbrechen, Darmblutungen auf Grund einer toxisch infektiösen hämorrhagischen Diathese bei Kapillarschäden kommen vor. Ikterus ist
selten. Mund- und Nasenbluten sieht man hauptsächlich bei Kindern. In den
ersten Tagen sieht man eine Leukopenie (2000 Zellen und darunter). Somnolenz,
Schlaflosigkeit, Benommenheit kommen vor. Die Milz ist nicht vergrößert, die
Leber gelegentlich in mäßigem Ausmaß.

Die Prognose ist gut, Todesfälle kommen kaum vor. Die Prophylaxe kann
nur den Stich der Mücken zu verhindern suchen. Die Therapie ist eine symptomatische.

D. Masern.

Der Masernerreger ist ein ultrafiltrierbares Virus. Dieses ist schon vor Ausbruch des Exanthems und in den ersten Tagen desselben im Blute nachweisbar.
Durch unbeabsichtigte und freiwillige Blutübertragungen wurde die Krankheit
bereits mehrfach in der Passage weitergeführt, es kann also ein bis dahin ungemasertes Individuum ohne natürliche Ansteckung durch direkte Übertragung
von Patientenblut infiziert werden. Man kann das Krankheitsbild mit Exanthem
beim Affen wohl nicht erzeugen, man kann das Virus aber durch Blutübertragung über zahlreiche Affen in der Passage fortzüchten, um das Virus schließlich krankmachend auf den Menschen rückzuübertragen. Es gelang die Züchtung
auch auf der Chorionallantois des Hühnerembryos.

Die Empfänglichkeit des Menschen ist eine fast allgemeine (95,6%, errechnet
aus der bekannten Epidemie auf den Färöer Inseln, siehe unten), es gibt nur sehr
wenige Individuen mit einer natürlichen Resistenz gegen Masern. Neugeborene sind
durch einige Monate durch eine diplazentar erworbene, passive Immunisierung, also
durch die direkte Übertragung der Immunkörper immun. Das Überstehen der
Krankheit gibt lebenslängliche Immunität. Eine zweite Erkrankung an Masern gibt
es nicht; entweder waren die erste angebliche Masernkrankheit keine Masern,
oder der Kranke ist derzeit nicht masernkrank. Verwechslungen mit Röteln
kommen häufig vor!

Die Übertragung erfolgt durch Tröpfcheninfektion. Übertragungen durch
leblose Gegenstände kommen nicht vor, auch nicht durch gesunde Keimträger.
Die Entlüftung des Zimmers und ein kurzer Gang eines Masernbesuchers, etwa
des Arztes, im Freien, reichen schon aus, um eine Weiterübertragung sicher
unmöglich zu machen.

Der Erreger wird mit dem ersten Auftreten der katarrhalischen Erscheinungen, also schon vier oder fünf Tage vor Auftreten des Exanthems im Nasen-
Rachensekret in großer Menge ausgeschieden. Der Kranke ist also hochinfektiös
zu einer Zeit, in der er im Prodromalstadium vor Ausbruch des Exanthems noch
bei relativ sehr gutem Befinden sein kann. Die Infektiosität läßt mit Ausbruch
des Ausschlages rasch nach und mit dessen Abblassen ist sie auch schon erloschen.
Da die Masern in der hochinfektiösen Prodromalperiode vor Ausbruch des
Exanthems in der Regel nicht erkannt werden können, so versteht sich, daß
die Übertragung zu einer Zeit erfolgt, zu der die Maserndiagnose beim Überträger
noch nicht gestellt ist, das heißt man infiziert sich in der Regel an Masernkranken,
bei welchen die Diagnose Masern noch nicht gestellt war.

Die Inkubation beträgt mit großer Genauigkeit 14 ($\pm$ 1) Tage bis zur Eruption des Exanthems, zehn Tage bis zum Beginn der Prodromalerscheinungen.

Was die Epidemiologie der Krankheit anlangt, so erklärt sie sich durch die
hohe Empfänglichkeit, die hohe Infektiosität und die sichere Immunität nach

Überstehen der Krankheit. Eine einmal aufgetretene Masernepidemie muß alle nicht Gemaserten befallen; in einer Großstadt wird die Krankheit an Kleinkindern, die mit dem Heranwachsen ihre (plazentär übertragene) Immunität verloren haben und wieder empfänglich geworden sind, weiter unterhalten werden; in einer Landbevölkerung wird die Epidemie aber erlöschen und erst, wenn einige Jahre später Empfängliche herangewachsen sind und eine Infektion eingeschleppt wird, müssen die Empfänglichen masern. In Städten gibt es immer vereinzelte Masernfälle, zeitweise treten sogenannte „Verdichtungswellen" auf, in welchen die inzwischen herangewachsenen empfänglichen Kinder in größerer Zahl erkranken. Das zeitliche Intervall zwischen derartigen Wellen beträgt im allgemeinen zwei Jahre. Maßgeblich für den Zeitpunkt und das Ausmaß einer derartigen Verdichtungsperiode sind die Geschwindigkeit der Geburtennachschübe und die Kontaktmöglichkeit unter den Infizierten, bei der die Wohnungsdichte eine maßgebliche Rolle spielt. Es ist klar, daß die Kinder in der Schule am meisten gefährdet sind und Schulkinder am häufigsten erkranken. Prinzipiell aber unterscheidet sich in der Empfänglichkeit kein Alter vom anderen, Erwachsene sind ebenso empfänglich wie Kinder, Säuglinge ausgenommen (siehe oben). Auf den Färöer Inseln, wohin Masern jahrzehntelang nicht eingeschleppt worden waren, mußte eine Neueinschleppung zur Epidemie in der ganzen Bevölkerung ohne Unterschied des Alters führen, bei der nur die wenigen mit natürlicher Masernresistenz verschont blieben.

Symptomatologie. Dem für die Masern typischen exanthematischen Stadium gehen Prodrome voraus, so daß man unterscheidet:

1. Das Prodromalstadium von vier Tagen Dauer und
2. das Eruptionsstadium von meist höchstens zwei Tagen Dauer.

Das *Prodromalstadium* setzt am zehnten Tage nach der Infektion mit hohem Fieber bis 39 oder 40 Grad ein, der Fieberanstieg muß nicht plötzlich wie zumeist, er kann auch allmählich erfolgen, jedenfalls aber ist bald die hohe Temperatur erreicht. Gleichzeitig kommt es zu starken katarrhalischen Erscheinungen, zu einer das Masernkind meist schon anfangs gut charakterisierenden Konjunktivitis mit starker Lichtscheu, mit Tränensekretion und Schwellung der Lider, ferner zu Schnupfen mit Nießen und starker Sekretion aus der Nase und zu Husten auf Grundlage einer katarrhalischen Pharyngo-Tracheo-Bronchitis. Auch die Tonsillen sind in der Regel gerötet und geschwollen; zumeist beschränkt sich die Schleimhautaffektion auf diesen Katarrh der oberen Luftwege, das Ergriffensein des tieferen Bronchialbaumes muß schon als Komplikation der Masern gedeutet werden. Erbrechen und Durchfall kann die Krankheit einleiten, beide aber sistieren meist schon am ersten Tag oder in den ersten Stunden der Krankheit. In diesen ersten Prodromaltagen findet man ferner zumeist, wenn auch nicht immer — und wenn vorhanden als charakteristisches spezifisches Zeichen — die *Koplikschen Flecken*. Es sind dies kleine, kaum einen oder kaum mehr als einen Millimeter im Durchmesser haltende, von einem roten Hof umgebene weiße oder bläulich weißliche, manchmal auch leicht erhabene Fleckchen, die an der seitlichen Mundschleimhaut, gegenüber der Zahnreihe, oder auch an der Schleimhaut der Unterlippe und insbesondere an der Übergangsfalte zum Zahnfleisch sitzen; man wird sie nur dann nicht übersehen, wenn man die Wangenschleimhaut von der Zahnreihe oben und unten abhebt und die Schleimhautumschlagsfalten absucht. Es finden sich bald nur vereinzelte derartige Koplik-Flecken oder es ist auch eine große Zahl (über 20) zu sehen. Gleichzeitig oder etwas später sieht man eine feine Fleckung oder diffuse Rötung an der Uvula und am weichen Gaumen, ein Enanthem also, welches ebenso flüchtig ist wie die Koplikschen Flecken; beide verschwinden nämlich mit dem Ausbruch des Exanthems oder sogar auch nach ein- bis zweitägigem Bestande, auch noch früher. Das Fieber läßt am dritten Tag nach. Dieses Prodromalstadium endet am vierten Tag mit dem Ausbruch des Exanthems.

Das Eruptionsstadium beginnt pünktlich am vierzehnten Tag der Infektion bzw. am fünften Krankheitstag. Unter einem neuerlichen Anstieg des Fiebers und meist unter Zunahme der katarrhalischen Erscheinungen schießt das Masernexanthem auf. Das Fieber hält nun nur mehr ein bis zwei Tage an und die Temperatur sinkt mit gleichzeitigem Verschwinden der katarrhalischen Erscheinungen zur Norm. In diesen zwei ersten Tagen des Eruptionsstadiums können mit dem neuerlichen Fieber auch stärkere Durchfälle, unter Umständen auch Drüsenschwellungen am Hals auftreten. Klinisch symptomatologisch ist dieses Stadium aber vom *Exanthem* beherrscht. Dieses beginnt zuerst im Gesicht, vor und hinter den Ohren, auf der behaarten Kopfhaut, um sich im Verlaufe von zwei bis fünf Tagen, oft schließlich schon unter Abklingen der Temperatur über den Hals, den Rumpf auf die Extremitäten auszubreiten, wobei die Dichte nach der Peripherie immer mehr abnimmt. Der Ausschlag besteht aus etwas erhabenen, erst etwa stecknadelkopfgroßen, später zur Größe etwa einer Linse anwachsenden Flecken bzw. flachen Papeln, die anfangs hellrosarot, später dunkelrot oder auch bläulich rot gefärbt sind. Erst isoliert in der sonst blassen Haut gelegen und sich auf diese Weise gut abhebend, konfluieren sie später nicht selten, zum Teil durch Größerwerden der einzelnen Effloreszenzen, zum Teil durch Aufschießen neuer Flecken, und zwar insbesondere im Gesicht, hinter den Ohren, am Rücken und am Gesäß, wodurch ein skarlatinaähnlicher Eindruck entsteht; allerdings kann man am Rand derartiger großer Konfluenzherde doch noch die Entstehung aus größeren Einzeleffloreszenzen erkennen, wobei sich auch zeigt, daß die Einzeleffloreszenz bei Masern größer ist als bei Scharlach, die Begrenzung des konfluierten Areales ist entsprechend der Zusammensetzung aus großen rundlichen Flecken girlandenähnlich; immer findet man noch dort und da einzelstehende Flecken. Durch Druck mit dem Objektträger läßt sich die frische Effloreszenz noch völlig zum Schwinden bringen, später bleiben auch bei Druck bräunliche Stellen. Bei manchen Kranken finden sich inmitten der Masernpapel kleinste Bläschen mit wasserklarem Inhalt, eine Miliaria cristallina. Man beobachtet diese Miliaria insbesondere bei stark schwitzenden Individuen.

Nach zwei bis drei Tagen seines Bestandes verschwindet der Ausschlag, und zwar in der Reihenfolge seines Auftretens, das heißt zuerst im Gesicht, zuletzt an den Extremitäten. Das Exanthem kann manchmal mehr urtikariell, manchmal auch hämorrhagisch („hämorrhagische Masern") sein, oft sind nur vereinzelte Papeln sekundär hämorrhagisch. Während des Abblassens beginnt meist eine kleienförmige Abschuppung der Haut, die oft erst nach zwei bis drei Wochen, zumeist schon nach acht Tagen, oft auch schon früher beendet ist.

Wenn das Exanthem gerade im Gesicht aufschießt und die katarrhalischen Erscheinungen sich, wie schon bemerkt, in ihrer Intensität noch einmal verstärken, so erlaubt der Anblick des Masernkranken mit dem im Gesicht sehr früh konfluierenden und bald hochroten Exanthem, mit der Konjunktivitis, der Lidschwellung und der Rhinitis eine Blickdiagnose. Die Kranken sind in diesen Tagen durch eine Laryngitis oft heiser, die Zunge ist trocken und stark belegt; der Appetit liegt darnieder, das Sensorium kann in schweren Fällen leicht benommen sein. Die Störungen des Verdauungstraktes im Sinne von Durchfällen und Erbrechen wurden früher schon erwähnt.

Die objektive Untersuchung am Höhepunkt der Krankheit ergibt im übrigen meist eine Schwellung der Lymphdrüsen, hauptsächlichst des Halses, einen akuten Milztumor, die Milz ist meist eben palpabel, im Harn stellt man meist

eine leichte (febrile) Albuminurie fest, bei Ausbruch des Exanthems ist die
Diazoreaktion regelmäßig positiv; Urobilinogen ist im Harn aber nicht vermehrt.
Im Blutbefund stellt man im Prodromalstadium eine leichte neutrophile Leukozytose fest, die im Eruptionsstadium in eine Leukopenie mit relativer Lymphopenie und mit Aneosinophilie umschlägt. Die Leukozytenverminderung betrifft
sowohl die Neutrophilen wie die Lymphozyten, diese aber in erhöhtem Ausmaße.
Nach Abklingen der Krankheit ändert sich das Blutbild über eine flüchtige
Eosinophilie in eine postinfektiöse Lympho-Monozytose. Die Senkungsgeschwindigkeit der roten Blutkörperchen ist beschleunigt.

Der normale Verlauf ergibt sich aus der obigen Darstellung, bei schwerem
Verlauf kann das Fieber von vornherein oder erst im Eruptionsstadium einen
besonders hohen und meist unregelmäßigen Verlauf nehmen und es kann zu
schwerer und bedrohlicher peripherer Zirkulationsschwäche kommen. Meist
überwinden gesunde Individuen aber auch diese toxischen Erscheinungen,
schwere Gefahr und tödlicher Ausgang droht im allgemeinen nur durch die
Komplikationen.

Die *Komplikationen.* Die gefährlichste und häufigste Komplikation der
Masern sind die schweren entzündlichen Erkrankungen der Luftwege, beginnend
vom *Pseudocroup* über die schweren *eitrigen Bronchitiden* zur *Bronchiolitis* und
zur *katarrhalischen Masernpneumonie.* Hierzu kommen auch die allerdings schon
nicht mehr häufige aus der Rachenschleimhautentzündung aszendierende eitrige
Otitis media mit der *Mastoiditis* und deren Komplikationen.

Wenn der starke Katarrh der oberen Luftwege zu einer schweren Laryngitis
geführt hat, kann die Verschwellung der Schleimhaut zu dem mit Stridor und
bellendem Husten einhergehenden Masern-Pseudokrupp (Masernkrupp) Anlaß
geben. Sehr selten kommt es zu einer Larynxstenose, die die Tracheotomie
nötig macht. Die Fortpflanzung der Bronchitis auf die feinen Bronchien bzw.
die Masern-Bronchiolitis oder Bronchitis capillaris ist die häufigste schwere
Komplikation der Krankheit, sie führt ohne anatomisch oder klinisch deutliche
Grenze zur Masernpneumonie. Bronchiolitis und Pneumonie finden sich ins-
besonders bei Kleinkindern. Bemerkenswert ist, daß der physikalische Befund
über den Lungen auffällig geringfügig ist und daß auch der Anatom bei tödlichem
Ausgang oft nur kleine und kleinste pneumonisch-katarrhalische Herde, allerdings zumeist in größerer Anzahl, nachweist. Sowohl durch die Bronchiolitis
wie durch die zahlreichen kleinen, oft miliaren Herde leidet die Arterialisierung
des Blutes, die Kranken werden zyanotisch und zeigen eine starke pulmonale
Dyspnoe. Bronchiolitis und Pneumonie führen zu einem neuerlichen hohen
Fieberanstieg bzw. sie unterhalten das Eruptionsfieber weiter auf lange Zeit
und der Allgemeinzustand der Kranken verschlechtert sich. Im Rahmen der
beschriebenen Zyanose verliert das Exanthem übrigens seine hellrote Farbe,
sie schlägt in eine bläuliche um, wodurch dieses auch blasser erscheint. Bei
starker Zyanose und Versagen des Kreislaufes spricht man von toxischen Masern;
wenn das Exanthem durch die Zyanose blaulivid und blaß wird, sagt der Volksmund: „Die Masern schlagen nach innen." Dieser schlechte Allgemeineindruck,
die Dyspnoe, die Zyanose und der Temperaturanstieg bzw. das Anhalten des
hohen Fiebers sind für die richtige Erkennung der schwerwiegenden Sachlage
wichtiger als der physikalische Lungenbefund. Abgesehen davon, daß kleine
katarrhalisch pneumonische Herde dem physikalischen Nachweis entgehen,
wenn sie nicht zu größeren Arealen konfluieren, genügt eine schwere
Bronchiolitis allein ohne eindeutige pneumonische Herde, um dieses Bild und
damit den bösen Verlauf mit nicht selten tödlichem Ende hervorzurufen. Fehldiagnosen von Miliartuberkulose kommen vor; es ist übrigens allgemein bekannt,

daß eine Aktivierung einer älteren Tuberkulose durch die Masern (bald im Sinne einer Drüsentuberkulose, bald einer hämatogenen Streuung, einer Miliartuberkulose, einer Meningitis usw.) vorkommt; das mit pneumonischen Herden komplizierte Masernbild mit dem diffusen Katarrh, der Dyspnoe und Zyanose gleicht einer pulmonalen Form einer Miliartuberkulose und es kann sogar der Röntgenologe im Zweifel sein, ob miliar-pneumonische oder miliar-tuberkulöse Herde vorliegen.

Schwere Durchfälle, durch die speziell Kleinkinder gefährdet sein können, postinfektiöse Enzephalitiden (bei bestimmten Epidemien häufiger auftretend, in anderen völlig fehlend) und Nephritiden in der Rekonvaleszenz gelten als seltene Komplikationen.

Kombiniert sich ein Masernfall mit Diphtherie, so ist die Prognose im allgemeinen infaust, die Kombination mit Scharlach gibt bessere Aussichten.

Der Verlauf kann verschieden schwer sein. Man spricht von *Morbilloid,* wenn Initialerscheinungen fast fehlen und das Exanthem fast ohne Fieber auftritt und bald wieder abblaßt. Die *toxischen Masern* wurden oben geschildert, sie sind durch das Versagen des Kreislaufes meist bei schwerer Bronchiolitis gekennzeichnet.

Die *Prognose* ist im allgemeinen günstig. Kinder unter drei Jahren sind, insbesondere durch die Pneumonie, gefährdet, doch kann bei entsprechender Pflege und Prophylaxe eine Wendung zum Bösen im allgemeinen verhindert werden. Erwachsene gehen an Masern kaum je zugrunde. Die Sterblichkeit der Kinder ist bei den verschiedenen Epidemien sehr verschieden.

Die *Diagnose* ist meist nicht schwierig, zumal zu Zeiten einer Epidemie, während welcher sie auch im Initialstadium, selbst ohne Auftreten der KOPLIKschen Flecken mit Wahrscheinlichkeit wird gestellt werden können. Auf die Blickdiagnose auf Grund des „Maserngesichtes" wurde oben hingewiesen. Differentialdiagnostisch werden Röteln gelegentlich in Frage kommen, das Fehlen der Prodrome, die Drüsenschwellungen, das Blutbild und auch das viel kleinfleckigere Exanthem werden aber meist entscheiden lassen (s. S. 583). Gegenüber Scharlach werden unter anderem das Befallensein auch der Umgebung des Mundes und die Konjunktivitis vor allem entscheiden. Morbilliforme Exantheme bei der Serumkrankheit, bei Grippe, Exanthematikus und bei Arzneiintoxikationen (Chinin, Phenacetin usw.) können in ihrer differentialdiagnostischen Abgrenzung gelegentlich Schwierigkeiten bereiten; Arzneiexantheme sind zumeist unregelmäßig angeordnet und meist mehr urtikarieller Natur.

Prophylaxe. Eine Prophylaxe durch Isolierung kommt in der Regel zu spät, die Ansteckungsfähigkeit ist eine zu große und die Infektiosität vor Erkennen der Krankheit eine so hohe, daß sie kaum zum Ziele führen kann. Immerhin wird man kleine Kinder etwa bis zum sechsten oder siebenten Lebensjahr, insbesondere asthenische oder kranke Kinder, doch auch isolieren, damit sie ihre Masern vielleicht erst in einem günstigeren Zeitpunkt durchmachen. Die gefährdeten Kinder dürfen frühestens eine Woche nach der Exanthemeruption mit einem Masernkranken wieder in Kontakt kommen.

Viel aussichtsreicher ist die Masernprophylaxe mit Masernrekonvaleszentenserum, eine Entdeckung, die wir NICOLLE und CONSEIL (1916) verdanken und deren Methodik DEGKWITZ (1919) in umfangreicher Arbeit festgelegt hat.

Es handelt sich hierbei um eine passive Immunisierung, die in der Regel vierzehn Tage lang voll wirksam ist. Ihr Prinzip beruht darauf, daß das Blut eines gemaserten Kindes zwölf bis vierzehn Tage nach Ausbruch des Exanthems bzw. acht bis zehn Tage nach der Entfieberung eine solche Konzentration an Antikörpern aufweist, daß schon geringe Serummengen genügen, um ein ungemasertes, frisch infiziertes Kind noch bis zum fünften und sechsten Tag der

Inkubation vor der Erkrankung zu schützen. Wie früher ausgeführt, befindet sich ein Kind, welches mit einem Masernkind dauernd in Kontakt war, zur Zeit des Ausbruches des Exanthems beim Masernkind am vierten Inkubationstag! Ein Rekonvaleszentenserum behält, steril aufbewahrt, durch Monate seine Wirksamkeit. Bei frischer Infektion, beziehungsweise vom ersten bis vierten Inkubationstag, genügen zum Schutze im allgemeinen 5 ccm Rekonvaleszentenserum intramuskulär injiziert; wenn sich das Kind, das geschützt werden soll, aber schon im fünften bis sechsten Inkubationstag befindet, so muß die Dosis auf 10 bis 20 ccm erhöht werden. Steht Masernrekonvaleszentenserum nicht zur Verfügung, so kann man auch Serum oder Blut irgendeines Erwachsenen, der einmal Masern durchgemacht hat, als Ersatz nehmen, die Wirkung ist allerdings keine so verläßliche. Manentnimmt Blut (Elternblut am besten) aus der Armvene und injiziert, ehe noch eine Gerinnung auftritt, 20 bis 40 ccm intragluteal. Man kann auch Zitratblut verwenden.

Kommt die prophylaktische Serumgabe zu spät oder war die Dosis zu klein, so nehmen die Masern einen mitigierten Verlauf, das Kind macht ein Morbilloid durch, womit ein zweifacher Vorteil erzielt ist. Der leichte Verlauf läßt Gefahren und Komplikationen kaum befürchten, auch ein schwächliches Kind wird diese mitigierten Masern überstehen. Das Morbilloid bringt aber überdies eine volle Immunität ebenso wie das Überstehen der Masern. Mit Rücksicht auf diese Verhältnisse, die geringen Gefahren der abgeschwächten Masern und die dennoch sichere Immunität nach ihrem Ablauf empfehlen manche Autoren die bewußte Erzeugung eines Morbilloids, sei es durch Injektion der üblichen Rekonvaleszentenserumdosis von 5 ccm erst am fünften oder sechsten Inkubationstag, sei es durch Injektion einer geringeren Dosis Rekonvaleszentenserums, als es die vorgeschriebene volle Schutzdosis ist (s. oben), sei es schließlich durch Verwendung von Erwachsenenblut.

Die *Therapie* beschränkt sich in unkomplizierten Fällen auf Bettruhe, die noch etwa eine Woche nach der Entfieberung einzuhalten ist. Die Lichtscheu verlangt eine Abdunkelung des Krankenzimmers, dieses soll überdies oft und entsprechend gelüftet werden. Nur bei Komplikationen und Kreislaufversagen kommt eine entsprechende medikamentöse Therapie in Betracht, auf die im einzelnen hier nicht eingegangen werden muß. Bei Pneumonie und Bronchiolitis sind jedenfalls Sulfonamide und Penicillin zu geben, auch wenn sie das Masernvirus selbst nicht angreifen.

E. Röteln (Rubeolen).

Der Erreger ist ein filtrierbares Virus. Die subkutane Übertragung eines BERKEFELD-Filtrates erzeugt in gewissen, wenn auch nicht in allen Fällen typische Roseolen. Es scheint, daß auch die Züchtung auf der Hühnerallantois gelungen ist und daß die Elementarkörperchen im Fluoreszenzmikroskop sichtbar gemacht werden konnten. Affenübertragungsversuche fielen bisher nicht überzeugend aus.

Die Ansteckungsfähigkeit ist schon einige Tage vor Ausbruch des Exanthems gegeben, sie ist im Beginn des exanthematischen Stadiums am größten und klingt dann rasch wieder ab. Das Überstehen der Krankheit hinterläßt dauernde Immunität.

Erwachsene sind im allgemeinen gegen die Erkrankung resistent, sie können ausnahmsweise aber auch erkranken. Kinder haben die höchste Empfänglichkeit im Alter von zwei bis zehn Jahren.

Symptomatologie. Nach einer Inkubation von zwei bis drei Wochen bricht das Exanthem ohne vorherige Prodrome plötzlich unter geringem Fieber aus. Ausnahmsweise können allerdings durch ein bis zwei Tage leichte Prodrome mit gestörtem Allgemeinbefinden, mit leichter Temperatur, mit Konjunktivitis, Rhinitis, Pharyngitis und Tracheobronchitis vorangehen; Lymphdrüsenschwellungen am Hals und ein Gaumenexanthem können auch vorausgehen, woraus man ersieht, daß die Initialperiode mitigierten Masernprodromen unter Umständen sehr ähnlich werden kann.

Das Exanthem besteht aus kleinen, in ihrem Durchmesser etwa zwischen der Größe des Masern- und Scharlachexanthems stehenden Fleckchen, die blaurote Farbe haben, kaum über die Hautfläche erhaben sind und auf Druck mit dem Objektträger verschwinden. Meist stehen die einzelnen Fleckchen isoliert, eine Konfluenz ist ungewöhnlich. Der Ausschlag beginnt im Gesicht und auf der behaarten Kopfhaut und erstreckt sich in raschen Schüben bald über Rumpf und Extremitäten. Durch die verschiedenen Schübe ist das Exanthem insoferne nicht uniform, als frischere neben schon abblassenden Fleckchen stehen. Das Exanthem ist jedenfalls sehr flüchtig und ist nach zwei bis drei Tagen wieder völlig verschwunden. Nicht selten ist das Exanthem auch nur durch einen Tag zu beobachten. Beim Verschwinden kann man eine kleienförmige Abschuppung der Haut sehen. Ausnahmsweise kann das Exanthem völlig fehlen. Die Temperatur bleibt niedrig, sie übersteigt kaum je 38 Grad, sie kann auch fehlen und fällt nach ein bis zwei Tagen zur Norm ab. Die katarrhalischen Erscheinungen sind ebenso wie die Störungen des Allgemeinbefindens sehr geringe. Fast immer kommt es zu einer deutlichen Lymphdrüsenschwellung; diese ist in der Regel ubiquitär, Nacken-, Hals-, Axillar- und Inguinaldrüsen sind in gleicher Weise befallen. Meist kann ein Milztumor leicht nachgewiesen werden. Die Lymphdrüsenschwellung überdauert die akuten Erscheinungen meist um etwa eine Woche. Die Drüsen sind leicht druckempfindlich, sie lösen kaum je Spontanschmerzen aus. Im Blut stellt man eine Leukopenie mit einer relativen Lymphozytose fest; man findet ferner bis 20% (lymphozytäre) Plasmazellen.

Die Diagnose ist im Rahmen einer Epidemie im allgemeinen leicht, selbst dann, wenn das Exanthem fehlt; die Drüsenschwellungen, das Blutbild und die Flüchtigkeit der Erscheinungen werden die Zuordnung der Krankheit erlauben. Auf die gelegentlichen Schwierigkeiten in der Differentialdiagnose gegenüber Masern wurde oben hingewiesen.

Die Prognose der Krankheit ist immer günstig, zumal die Krankheit Komplikationen nicht kennt. Die Therapie ist eine rein symptomatische.

F. Scharlach.

Die Ätiologie des Scharlachs ist nicht geklärt. Wir reihen ihn in unserer Besprechung in die Gruppe der virusbedingten exanthematischen Krankheiten, ohne damit die Möglichkeit der Virusätiologie in den Vordergrund schieben zu wollen, wir tun es vielmehr nur deshalb, weil der Scharlach seit jeher im Rahmen der exanthematischen Infektionskrankheiten Masern und Röteln abgehandelt wurde, diesen beiden Krankheiten und dem Scharlach ja sogar die sogenannte „Vierte Krankheit" zugesellt wurde, eine Nomenklatur, die die Zusammengehörigkeit von Scharlach, Masern, Röteln und vierter Krankheit dokumentieren sollte.

Die Ätiologie des Scharlachs ist aber nicht geklärt. Weder die Behauptung, daß es sich um eine spezifische Streptokokkenkrankheit handle, noch die, daß bei ihm eine Viruskrankheit vorläge, noch auch die, daß der Scharlach durch das Toxin hämolytischer Streptokokken hervorgerufen werde, hat entsprechend gesicherte Grundlagen.

Lange galt der Scharlach und gilt für manche Autoren auch heute noch als eine Streptokokkeninfektion. Es muß auch zugegeben und betont werden, daß Streptokokken, und zwar im besonderen hämolytische Streptokokken, beim Scharlach fast regelmäßig gefunden werden und daß dieselben offenbar mit der Scharlachätiologie in irgendeiner Form zu tun haben. Freilich beherbergt fast jede Mundhöhle hämolytische Streptokokken, so daß ihr Vorkommen bei Scharlach sie noch nicht zum Erreger stempelt. Auch führen Streptokokkeninfektionen in der Regel nicht zu einer Immunität, die Scharlachstreptokokkeninfektion wäre diese seltene Ausnahme! Auch gibt es Orte, an welchen jahrzehntelang Scharlach nicht vorkommt und doch haben die Bewohner hämolytische Streptokokken in ihren Tonsillen bzw. in der Mundhöhle. Man müßte daher eher dazu neigen, die Streptokokken als Begleitkeime oder Sekundärerreger zu betrachten, womit sich auch die Tatsache gut vertrüge, daß Scharlachkomplikationen, wie die Otitis, Lymphadenitis, Sinusitis usw., Streptokokken oft in Reinkultur zeigen. Die Entdeckung des amerikanischen Ehepaares DICK (1913), daß die Scharlachstreptokokken ein spezifisches Toxin zu bilden imstande sind, schien das Problem endlich zu klären, da angenommen werden durfte, daß bestimmte, spezifische hämolytische Streptokokken den Scharlacherreger darstellen. Es zeigte sich aber in Nachuntersuchungen, daß auch Streptokokken, die in einem bestimmten Fall etwa Sepsiserreger waren, das gleiche Toxin zu bilden in der Lage waren, und zwar sogar in gleicher Stärke! Auch der weitere Versuch, die Scharlachstreptokokken als spezifische Abart von anderen hämolytischen Streptokokken abzugrenzen, muß ebenfalls als mißglückt gelten. Stellte man doch schließlich sogar fest, daß beim Scharlach wohl immer hämolytische, aber jeweils doch verschiedene Streptokokkenstämme gefunden werden können. Wenn man die Streptokokken bei dieser Sachlage überhaupt noch ernstlich als Scharlacherreger in Betracht zieht, müßte man annehmen, daß jeder gewöhnliche Streptokokkus unter gewissen, nicht näher bekannten Bedingungen eine Zustandsänderung eingehen könne, die ihn erst zum Scharlacherreger macht. Dieser Gedanke erscheint aber derart gekünstelt und schließlich durch nichts bewiesen, daß auch er fallen gelassen werden mußte. Der Gedanke lag nahe, daß die Streptokokken nicht die Erreger sind, daß sie für den eigentlichen Erreger, wahrscheinlich ein filtrierbares (nicht sichtbares) Virus, nur Schrittmacherdienste leisten. Freilich liegen positive Anhaltspunkte für die Existenz eines Scharlachvirus nicht vor. Eine alte, in neuerer Zeit wieder moderne Theorie geht dahin, daß der Scharlach eine Überempfindlichkeitsreaktion auf Streptokokken bzw. auf das DICK-Toxin ist. Endotoxine der Streptokokken würden dieser Theorie zufolge den Wirtsorganismus sensibilisieren und in einem zu Überempfindlichkeitsreaktionen bereiten Körper würden erneut eingedrungene Streptokokken den Scharlach als Überempfindlichkeitsreaktion auslösen; spezifisch wären nicht die Streptokokken und auch nicht deren Gifte, spezifisch wäre vielmehr die Reaktion des allergischen Körpers auf das Endotoxin. Dafür ließe sich ins Treffen führen, daß die Disposition zur Erkrankung zweifellos größte Bedeutung hat. Geschwister können im gleichen Bett geschlafen haben und doch erkranken nicht beide an Scharlach, bei gegebener Infektionsgelegenheit erkranken im allgemeinen nur 6 bis 7% der der Infektion Ausgesetzten. Bemerkenswert ist, daß 70% aller an Scharlach erkrankenden Frauen während des Prämenstrums bzw. der Menstruation erkranken. Die Empfänglichkeit für Scharlach ist also weitgehend an eine Disposition gebunden.

Die differente Empfänglichkeit für Scharlach ist übrigens heute mit dem DICK-*Test* festzustellen: In kleinen Dosen gegeben — etwa 0,1 ccm einer 1000-fachen Verdünnung des Filtrates von Kulturen von stark Toxin-bildenden Streptokokken —, erzeugt das DICK-Toxin beim Empfänglichen eine charakteristische Rötung der Haut, die beim Nichtempfänglichen (Rekonvaleszenten, Menschen mit natürlicher Resistenz) ausbleibt (DICK-*Test*). Die Reaktion beginnt nach vier bis sechs Stunden, die Rötung wird allmählich größer und erreicht nach 20 bis 24 Stunden ihre größte Ausdehnung von 1 bis 5 cm Durchmesser; hierauf geht sie wieder zurück. Die Reaktion bleibt auch noch zwei bis drei Wochen nach Scharlachbeginn positiv, um erst dann, bei entwickelter Immunität, negativ zu werden. Diese Reaktion hat vor allem für die Feststellung der Scharlachempfänglichkeit z. B. bei Pflegepersonal Bedeutung.

Das Scharlachtoxin regt im Körper die Bildung eines Antitoxins an. Injiziert man in ein Scharlachexanthem intrakutan dieses antitoxische Serum, so beobachtet man das *Auslöschphänomen* (SCHULTZ-CHARLTON-Phänomen, s. S. 588).

Die *Empfänglichkeit* für Scharlach ist im Alter zwischen zwei und zehn Jahren am größten; nach dem 20. Lebensjahr nimmt sie rasch ab, nur etwa ein Fünftel aller Erkrankungen fallen auf Erwachsene. Säuglinge unter einem Jahr erkranken äußerst selten. Es erkranken im allgemeinen nur 30 bis 40% der Bevölkerung. Die Empfänglichkeit schwankt übrigens beim gleichen Individuum, wobei die jeweiligen Ursachen nicht bekannt sind: Warum erkranken Pflegeschwestern oder Ärzte erst nach vielen Jahren ihrer Berufsausübung, obzwar sie schon oft und oft einer schwersten Scharlachinfektion ausgesetzt gewesen waren ?

Das Überstehen der Krankheit hinterläßt im allgemeinen lebenslängliche Immunität; in etwa 1 bis 2% der Fälle kommen freilich Zweiterkrankungen doch vor. Bekannt ist, daß der durch das Überstehen der Krankheit Immune bei Kontakt mit einem Scharlachkranken eine Streptokokkenangina akquirieren kann, daß er aber ein Exanthem nicht bekommt, welches toxisch bedingt wäre und gegen das er durch die Ersterkrankung immun wurde. Man könnte daher von einer antitoxischen Immunität sprechen. In diesem Zusammenhang sei darauf hingewiesen, daß man mit Scharlach-Streptokokken-Toxin beim Versuchstier ein Exanthem erzeugen kann.

Die Übertragung erfolgt von Mensch zu Mensch durch Tröpfchen- oder Kontaktinfektion. Der Scharlacherreger haftet lange an Gegenständen, Zimmerlüftung genügt zur Desinfektion hier nicht (wie etwa bei Masern, s. S. 577). Der Erreger ist jedenfalls sehr widerstandsfähig, er erträgt Austrocknung und er bleibt an Gegenständen, im Staub usw. virulent. Auch die Hautschuppen sind auf diese Weise infektiös. Wird der Scharlach so durch Briefe, Kinderspielzeug, Wäsche usw. übertragen, so gibt es auch Epidemien, bei welchen Nahrungsmittel die Überträger darstellten (,,Milchepidemien''); Keimträger infizierten sie.

Während der Inkubation ist der Kranke noch kaum ansteckend, nach Überstehen der Krankheit bleibt er aber meist noch vier bis sechs Wochen, manchmal noch Monate ansteckungsfähig, womit sich die sogenannten ,,Heimkehrfälle'' erklären. Kinder, die lange über die Schuppung hinaus isoliert gehalten wurden, bis sie offenbar nicht mehr infektiös sind, infizieren ihre Geschwister, wenn sie in die elterliche Wohnung zurückkehren. Dieser Ansteckungsmodus scheint sehr häufig zu sein, er ist nicht zu vermeiden, da die noch bestehende Infektiosität von vornherein weder bewiesen, noch ausgeschlossen werden kann. Die meist geübte sechswöchige Isolierung der Kranken ist erfahrungsgemäß eine in der Mehrzahl der Fälle ausreichende Maßnahme, die im Einzelfall aber doch keine sichere Gewähr gibt, den Scharlach nicht zu verschleppen. Auf die Übertragung durch gesunde Mittelspersonen, Pflegepersonal usw. wurde bereits hingewiesen.

Es wurde auch schon betont, daß manche Personen der Umgebung eines Scharlachkranken nur an einer Angina erkranken, in der sie den Scharlacherreger beherbergen und mit der sie daher die Krankheit weiter übertragen.

Die Eintrittspforte des Scharlacherregers ist offenbar der Rachenring, eine
Ausnahme macht der sogenannte Wundscharlach, der auf Kranken-Abteilun-
gen mit größeren Wundflächen (nach Verbrennungen, nach Operationen usw.)
ebenso gefürchtet ist, wie auf geburtshilflichen Stationen (Wochenbettscharlach).

Im Winter und Frühjahr beobachtet man meist einen Gipfel der Frequenz;
im übrigen gibt es in mehrjährigen Intervallen immer wieder Epidemien, die
sehr verschieden schweren Verlauf zeigen; je nach dem Genius epidemicus kann
die Letalität nur 1% oder aber auch 10% betragen.

Die Inkubationszeit schwankt zwischen drei und sieben Tagen, wobei Ausnahmen nach beiden Richtungen vorkommen, Fälle mit einer Inkubation von
nur zwei und auch von zehn Tagen kommen vor. Manche Autoren berichten
über zwei- bis vierwöchige Intervalle zwischen der Erst- und Zweiterkrankung
(etwa auf Krankenabteilungen), wobei sie annehmen, daß der Erreger längere
Zeit auf Gegenständen haftete, ehe er den nächsten Fall infizierte.

Symptomatologie. Der Scharlach setzt akut mit hohem Fieber ein, das oft
von starkem Frösteln, in schweren Fällen meist auch von einem Schüttelfrost
eingeleitet ist. Das Allgemeinbefinden ist sofort stark gestört, die Kranken
klagen über Abgeschlagenheit, Müdigkeit, Kopfschmerzen und Halsschmerzen
mit starken Schluckbeschwerden, mit dem Fieberanstieg besteht meist Brechreiz und es kommt auch oft zu Erbrechen. Initiale Durchfälle kommen vor,
sind aber relativ selten. Schon an diesem ersten Tag stellt man eine Angina
fest. Die Tonsillen und alle Rachengebilde sind hochrot verfärbt, die Tonsillen
und der lymphatische Apparat sind geschwollen, auf der Oberfläche der Tonsillen
finden sich kleine stippchenförmige, schmierige, gelblich-weißliche Beläge. Die
regionären Halslymphdrüsen sind akut geschwollen, druckempfindlich, manchmal,
insbesondere bei Kopfschmerzen und beim Schlucken, spontan schmerzhaft.
Eine Konjunktivitis fehlt in der Regel. Die Kranken sind in diesem schlechten
toxischen Allgemeinzustand oft unruhig und es können sich sehr frühzeitig
Delirien einstellen. Am zweiten Tage, seltener noch am Ende des ersten oder
erst am dritten schießt das Exanthem auf. Schon ein bis zwei Tage vor Fieberbeginn kann gelegentlich, und zwar vorwiegend in der Leistengegend, ein *Vorexanthem* auftreten, das flüchtig ist. Die meist am ersten Tag schon hohe
Temperatur kann am zweiten Tag noch höher steigen, jedenfalls bleibt sie in
der Regel die ersten drei Tage hoch, um dann staffelförmig abzufallen und um
nach ungefähr einer Woche, das ist zum Zeitpunkte des Schwindens des
Exanthems, zur Norm zurückzukehren. Freilich kann der Kranke noch längere
Zeit eine Subfebrilität zeigen. Der Puls ist von Anbeginn an beschleunigt.

Die die Krankheit vom zweiten Tag an charakterisierenden Erscheinungen
beobachtet man an den *Rachenorganen* mit der *typischen Angina*, ferner an der
Zunge („Himbeerzunge“) und an der *Haut* (und an den Schleimhäuten) mit
dem *Exanthem* (und Enanthem).

Die *Scharlachangina*, wie sie sich schon am ersten Tag präsentiert, wurde
einleitend beschrieben. In den folgenden Tagen nehmen die düsterrote Verfärbung und die Schwellung der Tonsillen zu, die Beläge breiten sich aus und
können die Tonsillen völlig überziehen. Diese Beläge entsprechen einer nekrotisierenden, diphtherischen Entzündung, sie kann sich aber, ähnlich wie bei der
Diphtherie, auch über die Grenzen der Tonsillen erstrecken und Uvula und
weichen Gaumen in größerer Ausdehnung überziehen. Die submandibularen
Drüsen schwellen auch weiter an und bleiben meist schmerzhaft, Schlucken

bereitet meist starke Beschwerden. Mit dem Auftreten des Exanthems auf der Haut kann man gleichzeitig auch ein Enanthem, eine rote Fleckung des Gaumens beobachten. Meist besteht in den ersten Tagen auch ein starker Katarrh der Nasenschleimhaut, eine Rhinitis.

Die *Zunge* ist meist bald dick weiß belegt, wobei man gleichzeitig, insbesondere an den vorderen Rändern, den Eindruck hat, daß die Zungenfollikel stark geschwollen sind. Der Zungenbelag tritt nun in den nächsten Tagen immer mehr zurück, er stoßt sich ab und es tritt die Zunge mit den stark geschwollenen Follikeln als „Himbeerzunge" in charakteristischer Weise zutage. Es wurde mit Recht an der Nomenklatur beanstandet, daß sie irreführend sei: Die Ähnlichkeit mit einer Himbeere ist nur insoferne gegeben, als die Zunge rot und granuliert ist, die einzelnen halbkugelförmigen Erhebungen an der Oberfläche einer Himbeere sind aber viel größer und gröber als die geschwollenen, aber immer noch viel kleineren Zungenfollikel. Derjenige, der die Scharlachzunge noch nie gesehen hat, wird sie aber schon deshalb kaum verkennen, weil er bei dem Fieberkranken mit schlechtem Allgemeinzustand statt der erwarteten, stark belegten, schmierig mißfarbigen, eine unbelegte, hochrote Zunge sieht.

Das Exanthem tritt, wie erwähnt, zumeist am zweiten Tag auf, selten aber am ersten oder erst am dritten oder gar erst am vierten. Man findet es zuerst am Nacken, am Hals und unter den Klavikeln, es findet sich zu dieser Zeit in gewissen Gesichtspartien und gibt dem Kranken dadurch ein charakteristisches Aussehen; es erstreckt sich dann rasch über den Rumpf auf die Extremitäten, so daß das gesamte Tegument innerhalb 24 Stunden befallen ist. Wenn die Extremitäten erreicht sind, kann das Exanthem im Gesicht und am Nacken schon abblassen. Meist aber bleibt das voll entwickelte Exanthem durch etwa drei bis vier Tage bestehen, um dann erst allmählich abzublassen. Es ist anfangs blaßrot, es nimmt aber innerhalb weniger, längstens innerhalb 24 Stunden eine charakteristische hochrote („scharlachrote") Farbe an; das Exanthem macht vorerst den Eindruck eines diffusen Erythems, das am stärksten an der Innenseite der Oberschenkel, an der Ellenbeuge und in den Kniekehlen hervortritt. Allerdings läßt sich auch an diesen Stellen, zumal bei leichtem Druck mit dem Glasspatel erkennen, daß das Erythem durch Zusammenfließen zahlreicher kleiner Fleckchen entstanden ist, deren Zentren manchmal blaß und etwas erhaben sind; an diesen Stellen finden sich manchmal auch punktförmige Hämorrhagien, die allerdings auch nur nach Abblassen des Exanthems durch Spateldruck deutlich erkannt werden können. Das Erythem basiert auf einer starken Erweiterung der Kapillaren, weshalb es durch Druck auch zum Verschwinden gebracht werden kann. Daß die Hautkapillaren hierbei aber nicht gelähmt sind, beweist der „weiße Dermographismus". Streicht man mit einer schärferen Kante, z. B. dem Nagel über das Erythem, so entsteht hier ein weißer Streifen, der auch längere Zeit persistiert, ein Zeichen, daß die vorher aktiv dilatierten Kapillaren sich auf den Reiz hin kontrahieren. Im Gesicht ist das Verhalten des Exanthems besonders charakteristisch; vor allem dadurch, daß es die Nasolabialfalte und die Umgebung des Mundes ausspart; das übrige Gesicht ist demgegenüber diffus „scharlachrot" gefärbt und gerade der Kontrast der Blässe um Mund und Nase zur diffusen Röte des übrigen Gesichtes gibt dem Kranken das charakteristische Aussehen. Man spricht auch von einem blassen Dreieck im Gesicht, welches am Kinn seine Basis und in den Nasolabialfalten seine beiden Seitenbegrenzungen hat; das blasse Dreieck trägt im Volksmund die Bezeichnung „Milchbart". Das RUMPEL-LEEDE-Phänomen (Auftreten von Petechien unterhalb einer komprimierenden Manschette am Oberarm, s. Bd. II, S. 585) ist, solange das Exanthem besteht, positiv. Das Exanthem blaßt, wie erwähnt, nach durchschnittlich drei- bis viertägigem Bestande auf voller Höhe langsam ab und verschwindet etwa gleichzeitig mit der Rückkehr der Temperaturen zur Norm, das ist zumeist eine Woche nach Beginn der Krankheit. Wenn das Exanthem abzublassen beginnt, macht es einen viel fleckigeren Eindruck, weil vorerst der rote Hof der Einzeleffloreszenzen zurückgeht.

Zur Sicherung der Diagnose, daß ein Exanthem Scharlachexanthem ist, kann man das oben schon erwähnte SCHULTZ-CHARLTON*sche Auslöschphänomen* heranziehen: Spritzt man im Bereiche des Exanthems 0,05 bis 0,1 ccm Scharlach-streptokokkenserum (wie es in Seruminstituten von Pferden gewonnen wird) intrakutan ein, so sieht man hier in den nächsten fünf bis zwanzig Stunden einen etwa 5 bis 6 cm im Durchmesser haltenden Hof, der abgeblaßt ist, in dem das Exanthem „ausgelöscht" bleibt. Noch besser kann man Scharlach-Rekon-valeszentenserum oder im Notfall überhaupt Serum Erwachsener von zirka 50 Jahren, die im Laufe ihres Lebens gegen Scharlach wahrscheinlich immunisiert worden waren, verwenden. Das Auslöschphänomen hat großen diagnostischen Wert, leider kann es gerade in diagnostisch schwierigeren Fällen mit rudi-mentären Ausschlägen versagen.

Bekanntlich kommt es schließlich zur Schuppung der Haut, die oft, zumal bei abortivem Verlauf des Scharlachs, rückblickend die Diagnose des überstan-denen Scharlachs gestattet, leider oft mit der Feststellung einer der Nachkrank-heiten, die durch das Übersehen des Scharlachs und dadurch durch mangelnde Behandlung und Pflege heraufbeschworen worden waren. Die Schuppung beginnt am Rumpf oder am Hals, manchmal schon am Ende der ersten Woche, wenn das Exanthem an den Extremitäten noch gesehen werden kann. Meist wird sie erst in der zweiten, dritten oder vierten Woche deutlich. Sie zeigt um die Achselhöhlen, wo sie am Rumpf meist zuerst zu sehen ist, feinste Schüppchen, stellenweise kann man am Rumpf die Schuppung nicht feststellen, sie wird an den Extremitäten immer mehr lamellär, an Händen und Füßen können sich die Kranken oft große Hautfetzen abziehen, an manchen Fingern zieht der Kranke die Haut fast wie einen Handschuhfinger ab. Diese Schuppung bzw. Häutung ist so charakteristisch (ganz different von einer Masernschuppung), daß sie, wie eingangs erwähnt, unter Umständen rückblickend die Diagnose erlaubt. Die Dauer der Schuppung ist verschieden, manchmal währt sie nur wenige Tage, manchmal auch sechs bis acht Wochen. Je feiner lamellär die Schuppung ausnahmsweise wird, um so mehr entgeht sie der Beobachtung, es scheint aber, daß in manchen seltenen Fällen eine Schuppung überhaupt nicht zustande kommt. Die Schuppung ist besonders stark, wenn das Exanthem kleine wasserhelle Bläschen gebildet hatte *(Miliaria scarlatinosa)*.

Im Harn erhebt man bei Scharlach — soferne nicht später Komplikationen einsetzen — einen negativen Befund, die Diazoreaktion ist im Gegensatz zu den Masern negativ. Im Blut stellt man in der Regel eine mäßige neutrophile Leukozytose mit deutlicher Linksverschiebung fest; die Gesamtzahl der Leuko-zyten überschreitet selten 15 000, die Linksverschiebung erschöpft sich in dem vermehrten Auftreten Regenerativ-Stabkerniger, selten noch jüngerer Elemente. Die Granulation zeigt die toxische Vergröberung, überdies sieht man im Protoplasma die unter der Bezeichnung DÖHLEsche Körper (s. Bd. II, S. 488) beschriebenen, basophilen Verklumpungen. Schließlich findet sich, meist vom zweiten Krankheitstag an, eine Eosinophilie, die gelegentlich 10% der weißen Zellen ausmacht; sie kann sowohl in sehr schweren, wie in leichten Fällen fehlen.

Wenn der Scharlach in der zweiten Woche seines Bestandes abgefiebert hat, scheint der Kranke alsbald zu genesen, alle Erscheinungen gehen zurück, man wartet auf die Schuppung. Da kommt es aber meist, zu Beginn der dritten

Woche etwa, zu einem neuen Kranksein, das „Zweitkranksein" des Scharlachs, wobei sich wieder leichte Temperaturen, leichte Lymphdrüsenentzündungen am Hals, manchmal auch wieder eine leichte Angina einstellen, Erscheinungen, die wohl meist bald abklingen, in deren Rahmen aber — manchmal allerdings auch erst in einem dritten oder sogar vierten derartigen rezidivierenden Kranksein — jene Komplikationen auftreten können, die den Scharlach meist erst mit Recht zu einer gefürchteten Krankheit machen, nämlich abgesehen von der weniger gefahrvollen Scharlach-Otitis media, die Scharlachnephritis und die Scharlach-Myo- (Endo-) Karditis.

Die Scharlachmyokarditis ist viel häufiger als die Endokarditis. Sie wird an einer auch im fieberfreien Stadium bestehenden auffallenden Tachykardie, an Klagen über Herzklopfen, an einer akuten Dilatation des Herzens, eventuell an Arrhythmien, insbesondere Überleitungsstörungen im Elektrokardiagramm erkannt werden.

Die Scharlachnephritis ist eine akute diffuse, meist hämorrhagische Glomerulonephritis. Sie beginnt meist erst am Ende der dritten Woche oder auch später. Sie ist oft das erste Symptom eines bis dahin nicht erkannten Scharlachs, wobei meist der Nachweis einer rudimentären, bis dahin übersehenen Schuppung bei einer akuten Nephritis die Vorgeschichte und Ätiologie dieser Nephritis rekonstruieren läßt. Hinsichtlich des Verlaufes der Nephritis sei auf das Nieren-Kapitel, S. 261 ff., verwiesen. Bei rechtzeitiger Erkennung kann der Übergang in die chronische Form im allgemeinen durch entsprechende Behandlung verhütet werden.

Auch das Scharlachrheumatoid (s. S. 333) ist im entsprechenden Kapitel nachzulesen. Es handelt sich hierbei um eine allergisch-hyperergische Polyarthritis guter Prognose. Diese beginnt meist am Ende des ersten Krankseins. Sie dauert meist nur zwei bis drei Wochen und klingt fast immer restlos ab. Vom Scharlachrheumatoid sind freilich Polyarthritiden, die auf Grund einer chronischen Tonsillitis nach Scharlach nicht so selten erst einige Monate nach Scharlach auftreten und durchaus einer Polyarthritis rheumatica entsprechen, völlig zu trennen. Dem Verlauf nach muß man verschiedene Arten des Scharlachs unterscheiden, wobei scharfe Grenzen aber kaum gezogen werden können: wir meinen den „leichten", den toxischen und den septischen Scharlach.

Hinsichtlich leicht verlaufender Scharlachfälle ist vor allem zu betonen, daß in Epidemien die leichten zahlenmäßig über die schweren überwiegen, daß ihre Diagnose schwer wird, wenn sie ohne Exanthem verlaufen, daß sie als sicherer Scharlach nur an der späteren Schuppung und am zweiten Kranksein erkannt werden können und daß das zweite Kranksein mit den Komplikationen bei leichtem Scharlach oft deutlicher und häufiger ist als bei normal oder schwer verlaufendem. Daher kommt es ja auch so häufig vor, daß die Scharlachätiologie einer Nephritis oft erst am Schuppen erkannt wird.

Unter *toxischem Scharlach* versteht man Fälle, in welchen klinisch die Toxinwirkung des Infektes insbesondere am peripheren Kreislauf deutlich zutage tritt. Es sind dies Fälle mit rascher Verschlechterung des Allgemeinzustandes, mit schwerem Krankheitsgefühl, bald einsetzender hoher Tachykardie, bei kleinem, nicht gespanntem Puls, mit Zyanose, mit merkwürdig bläulich-zyanotischem Exanthem, mit Benommenheit, Delirien, meist mit Durchfällen, manchmal mit septisch-toxischem Ikterus, gelegentlich mit hämorrhagischer Diathese, Fälle, die bei schwerstem Verlauf in ein bis drei Tagen letal enden. Nur sofortige Serumtherapie kann noch Rettung bringen.

Der *septische Scharlach* ist ein Scharlach, bei dem die Streptokokken gleichzeitig Sepsiserreger sind. Man mag von einer tonsillogenen Sepsis sprechen (neben dem toxischen Scharlach); die Angina ist eine schwere, meist sind auch ausgedehnte Beläge vorhanden, vor allem aber kann es schon lokal zu Peritonsillarabszessen, vor allem auch zu tonsillogenen Pharynxphlegmonen, zu eitrigen Lymphadenitiden am Hals, zu eitrigen Nebenhöhlenaffektionen, zu retropharyngealen Abszessen, zum Glottisödem und schließlich auch per continuitatem zu absteigender Mediastinitis kommen. Von den eitrigen Prozessen am und um den Rachenring kann es schließlich oft über eine eitrige Thrombophlebitis im Tonsillarbereich zu Sepsis mit septischen Lungenembolien, eitrigen Metastasen an Gelenken, subphrenischen Abszessen, ulzerösen Endokarditiden, mit einem Wort zur Allgemeinsepsis mit allen ihren möglichen Folgen kommen.

Beim Wundscharlach vertritt die Wunde mit ihrer Streptokokkenentzündung die Angina, diese fehlt daher bei Wundscharlach auch. Das Exanthem fehlt meist, das Exanthem entwickelt sich oft vorerst in der Umgebung der Wunde.

Differentialdiagnostisch sind Masern, Röteln, Serumkrankheit, skarlatinöse Exantheme bei Infektionskrankheiten, wie bei Meningitis, Bang usw., meist leicht zu unterscheiden. Arzneimittelexantheme können manchmal Schwierigkeiten bereiten; hier kann das Auslöschphänomen sicher entscheiden. Leider hilft dieses, wie erwähnt, nicht in Scharlachfällen leichten Verlaufes, insbesondere in Fällen mit wenig deutlichem Exanthem, hier wird oft erst die Schuppung rückblickend auf den richtigen Weg weisen.

Die *Prognose* ist durch die obige Krankheitsbeschreibung gekennzeichnet. Leicht verlaufende Fälle oder toxische bzw. septische können in ihren Aussichten nicht verglichen werden, die Prognose hängt vom Verlauf ab. Freilich ist zu sagen, daß in den verschiedenen Epidemien der toxisch-septische Verlauf das eine Mal überhaupt nicht in Erscheinung tritt, daß er das andere Mal nahezu prävaliert, woraus sich die in den verschiedenen Epidemien so sehr verschiedene Letalität erklärt; Epidemien mit kaum 1%iger Letalität, und diese gegeben durch Nachkrankheit, vor allem die Nephritis, stehen andere mit einer solchen von 20% gegenüber. Jedenfalls wird man bei jedem Scharlach, verläuft er noch so leicht, in prognostischer Hinsicht auf die Möglichkeit der späteren Scharlachnephritis und -myokarditis verweisen müssen, deren Kommen oder Nichtkommen und deren Verlauf von vorneherein nie abgesehen werden können.

Die *Therapie* kann sich in leichten Fällen auf Bettruhe und Pflege beschränken, wenn man nicht auf alle Fälle Penicillin geben will, was jedenfalls zu empfehlen ist, wenn die äußeren Umstände es nur irgendwie erlauben. Mit dem neuen Depotpenicillin belastet die Behandlung auch den Arzt nicht mehr allzusehr. Die Halsschmerzen verlangen eine breiig-flüssige Kost; im übrigen gibt man normale Krankenkost. Von vielen Ärzten wird mit Rücksicht auf eine spätere Nephritis von Beginn des Scharlachs an salz- und eiweißarme Kost verordnet. Dies ist unseres Erachtens zwecklos, eine vorbeugende Nephritiskost gibt es nicht. Freilich müssen die Kranken, insbesondere vom Ende der zweiten Woche an, hinsichtlich der Nierenkomplikationen strenge beobachtet bleiben.

In jedem schwer verlaufenden Fall wird man unbedingt Penicillin geben, in septischen Fällen ist es das Mittel der Wahl. Rechtzeitige Gaben von Penicillin werden den Übergang in einen septischen Verlauf wohl immer verhindern können. Man gibt die üblichen Dosen. Ob Penicillin die Nachkrankheiten beeinflussen kann, ist in größeren Statistiken noch nicht bewiesen, es scheint uns auf Grund einer Umfrage bei bekannten Pädiatern, eigener geringer Erfahrung und auf Grund allgemeiner Überlegungen denn doch, daß Komplikationen und Nachkrankheiten nach Penicillinbehandlung seltener zu erwarten sind. Sulfonamide haben bei Scharlach scheinbar kaum Erfolge gebracht. In besonders schweren Fällen kann man die Penicillinbehandlung mit einer Sulfonamidbehandlung kombinieren.

Der toxische Scharlach verlangt das (antitoxische) Scharlachserum, welches die toxischen Erscheinungen in eindrucksvoller Weise zu beheben imstande ist. Wir haben oben darauf hingewiesen, daß das Scharlachserum bei toxischem Scharlach das Leben des Kranken retten kann, wenn es rechtzeitig gegeben wird. Hierbei ist zu sagen, daß normal verlaufende Scharlachfälle ebenso wie die Scharlachkomplikationen durch Serum in keiner Weise beeinflußt werden. In schweren Fällen empfiehlt es sich, Sera von Pferden zu verwenden, wie sie die serotherapeutischen Institute liefern, da der Antitoxintiter dieser Sera sehr hoch ist; man gibt innerhalb der ersten drei bis vier Tage 20 bis 30 ccm des konzentrierten Scharlachpferdeserums oder auch 30 bis 75 ccm des Nativ-Serums, und zwar intramuskulär oder intravenös. Um einen primären Schock (Serumschock bei Erstinjektion, der auch vorkommt) zu vermeiden, halte man sich an die auf S. 429 besprochenen Vorsichtsmaßnahmen. Rekonvaleszentenserum von Scharlachkranken hat als arteigenes Serum den Vorteil, diese Gefahren zu vermeiden, es ist aber viel weniger antitoxisch; ist der Scharlach nicht zu schwer, so wird es genügen. Man gibt 50 bis 100 ccm Serum intravenös oder intramuskulär; dieses Serum wird von Scharlachrekonvaleszenten in der dritten bis fünften Woche gewonnen; man kann vorteilhafterweise mehrere Sera mischen und 100 ccm der Mischung geben. Mehr als 100 ccm dürfen wegen wahrscheinlicher Blutgruppenverschiedenheit nicht gegeben werden. Ist Rekonvaleszentenserum nicht verfügbar, so kann man Erwachsenenserum (von Personen über 40 Jahre, die im Laufe des Lebens wahrscheinlich mit Scharlach infiziert waren) verwenden, man kann auch (unter Berücksichtigung der Blutgruppe) eine Bluttransfusion von 500 bis 1000 ccm durchführen.

Drüsenschwellungen, Otitiden werden symptomatisch behandelt, beim Rheumatoid empfehlen wir unbedingt Salizylate, auch wenn ihre Wirkung hier nicht so sicher ist wie bei rheumatischen Polyarthritiden. Die Nephritis hat seit VOLHARD ihren Schreck verloren; durch rechtzeitige Hunger- und Dursttage bringt man sie fast immer zum Abheilen. Die Scharlachnephritis unterscheidet sich in therapeutischer Hinsicht nicht von anderen akuten Glomerulonephritiden (s. S. 261).

Scharlachkranke sollten mindestens durch drei Wochen das Bett strenge hüten. Wenn sich die Komplikationen der Zweitkrankheit, vor allem die Nephritis, nach drei Wochen nicht gezeigt haben, läßt man die Kranken erst stundenweise, später auf immer längere Zeit aufstehen.

Noch hält man im allgemeinen daran fest, daß Scharlachkranke sechs Wochen isoliert gehalten werden sollen. Wir haben oben darauf hingewiesen, daß auch dieser Zeitraum nicht ausreicht, um Übertragungen mit Sicherheit zu verhindern (Heimkehrfälle). Es ist wahrscheinlich, daß die Zeit der Ansteckungsfähigkeit durch systematische Penicillinbehandlung des Scharlachs verkürzt werden kann. Jedenfalls wird heute von den meisten Ärzten das Ende der Schuppung abgewartet, ehe der Rekonvaleszent als nicht mehr ansteckungsfähig gilt. Nach der Abschuppung läßt man, es ist dies fast geheiligte Tradition, ein Bad nehmen. Von den täglichen Bädern vom Tag des Schuppungsbeginnes an, wie sie früher verordnet wurden, ist man abgekommen.

Kinder der Umgebung müssen durch Isolierung vor Ansteckung geschützt werden. Besonders gefährdet gewesene oder kränkliche, schwächliche Kinder können auch prophylaktisch so behandelt werden, daß sie, obzwar bereits infiziert, nicht oder nur leichter erkranken. Folgende Methoden stehen zur Verfügung: 1. Aktive Immunisierung mit abgeschwächtem Toxin; der Impfling produziert Antitoxin. Die Erfahrung zeigt, daß nur wenige Impflinge erkranken, und wenn, in leichter Form. Das Toxin wird fabrikmäßig hergestellt und dosiert; die Vorschrift zur Schutzimpfung ist jeweils auf den Packungen angegeben. 2. Passivimmunisierung mit Rekonvaleszentenserum (5 bis 10 ccm Rekonvaleszentenserum oder 20 bis 50 ccm Erwachsenenblut [s. oben] intramuskulär). 3. Scharlachpferdeserum hat den größten Antitoxingehalt, wegen Möglichkeit des Serumschocks und der späteren Serumkrankheit (s. S. 426) wird es aber nicht gerne gegeben. Der Vorteil der passiven Immunisierung ist dort auf der Hand liegend, wo ein kränkliches oder schwächliches Kind sofort geschützt werden soll. Die aktive Immunisierung verlangt mehrere Impfungen über einen Zeitraum von etwa fünf bis sieben Tagen. Man wird sich um so mehr zu einer prophylaktischen Schutzimpfung eines schwächlichen Kindes entschließen, wenn dieses eine Empfänglichkeit durch einen positiven DICK-Test kundtut. Freilich können Dick-negative Kinder doch auch erkranken.

G. Vierte Krankheit. Fünfte Krankheit.

Bei der sogenannten Vierten Krankheit dürfte es sich nach Ansicht der Mehrzahl der Autoren um sehr leicht verlaufende Fälle von Röteln oder insbesondere von Scharlach handeln. Während schwerer Scharlachepidemien beobachtet man Gruppen von Kindern, die unter leichten Fieberbewegungen ein scharlachähnliches Exanthem hatten, welches nach längstens drei Tagen verschwand. Die Krankheit wurde auch wegen ihrer Ähnlichkeit zu Röteln als Rubeola scarlatinosa bezeichnet.

Als „Fünfte Krankheit" ist eine Infektionskrankheit der Kleinkinder mit bester Prognose beschrieben worden, die sich in kleinen Epidemien zeigt. Es kommt hier vorerst im Gesicht zu einem kleinfleckigen Ausschlag, der dann zu einer Schmetterlingsfigur über Nase und Wangen konfluiert, bald darauf treten auch am Körper spärliche disseminierte Flecke auf, die größer werden und besonders an den Extremitäten auch zu großen Flecken zusammenfließen können. Die Gesamtdauer der Krankheit beträgt etwa acht Tage. Fieber besteht meist nur in den ersten zwei Tagen.

H. Variola vera (Pocken).

Die *Variola vera* (die *Pockenkrankheit* oder die *Blattern*) ist die einzige Infektionskrankheit, die durch Impfmaßnahmen in den Kulturländern praktisch ausgerottet wurde. Früher eine der häufigsten Infektionen, bzw. Kinderkrankheiten — bei der großen Empfänglichkeit waren die Erwachsenen seinerzeit durch die überstandene Krankheit bereits immunisiert —, sind die Blattern heute nur mehr als seltene eingeschleppte Fälle zu sehen. Selbst während der zwei Weltkriege hatten nur wenige Ärzte, meist im Orient, Gelegenheit, kleinere Endemien zu beobachten (ich selbst sah eine in einem Reservespital in Konstantinopel), die aber durch Impfmaßnahmen auch immer rasch lokalisiert werden konnte. Bis zur Einführung der Vakzination durch JENNER am Beginn des 19. Jahrhunderts hatten die Pocken einen großen Anteil an der Gesamtmortalität; die Pockenmortalität mit etwa 15 bis 17% stand damals an der Spitze, die Tuberkulosemortalität lag tiefer. Wenn die Pocken damals auch nie ausstarben und vereinzelte Fälle sich immer und überall ereigneten, so kam es periodisch immer wieder zu Ausbrüchen schwerer Epidemien unter den bis dahin verschont Gebliebenen und die Krankheit hatte in bestimmten Epidemien eine außerordentlich große Mortalität. 1796 starben in Deutschland bei einer Einwohnerzahl von 24 Millionen 65000 Menschen an Pocken. Allerdings war der Verlauf in anderen Epidemien doch viel milder. Merkwürdig ist, daß nach den alten Berichten die Epidemien oft in ihren Anfängen vorerst einen milden Verlauf nahmen, daß der Erreger aber während der Epidemie offenbar beim Durchgang durch höchstempfängliche, ungeimpfte Kleinkinder an Virulenz rasch gewann und daß nun im weiteren Verlauf der Epidemie gegen ihr Ende zu die bösartigsten Fälle mit steigender Mortalität zur Beobachtung kamen. JENNER hat bekanntlich die Kuhpockenimpfung eingeführt. Schon vor Jahrhunderten hatten Araber und Chinesen eine Schutzimpfung gekannt und geübt, bei der sie Pustelinhalt von Pocken Gesunden in die Haut einrieben, worauf eine Pockenkrankheit auftrat, die meist (freilich nicht immer!) leichter verlief und dann lebenslängliche Immunität gab. Die auf den Menschen bei der Vakzination übertragenen Kuhpocken bleiben im allgemeinen auf die Impfstelle lokalisiert und geben eine Immunität gegen Vakzine, gegen die Kuhpocken, aber auch gegen Variola. Über die Herkunft der „natürlichen Kuhpocken" ging ein jahrzehntelanger Streit, er scheint heute dahin entschieden, daß Kuhpocken auf die Kuh übertragene Blattern sind, daß das Variolavirus also bei der Kuh zu einer lokal mitigierten Kuhvariola führt, die wir Vakzine heißen, wobei das Variolavirus durch die Passage über die Kuh zum Vakzinevirus abgeschwächt wird, und zwar derart, daß dieses Vakzinevirus auch bei oftmaliger Menschenpassage die alte Virulenz und Pathogenität nicht mehr wieder erlangen kann. Die Vakzine ist also ein Abkömmling des Variolavirus, der beim Durchgang durch das Rind die Fähigkeit der Erzeugung der Allgemeininfektion der Variola verloren hat. Die Immunität, welche die Vakzine also vermittelt, ist eine Variolaimmunität und dies läßt erst verstehen, daß die Pockenschutzimpfung mit Vakzine die Erfolge gebracht hat, die die Pockenepidemiologie geradezu revolutionierten!

Der Pockenerreger ist ein filtrierbares Virus, welches von PASCHEN als erstem in seinen Elementarkörperchen zur Darstellung gebracht wurde; sie sind gefärbt mikroskopisch eben sichtbar. Diese Elementarkörperchen, kokkenähnliche Gebilde von einem Durchmesser von 0,16 bis 0,18 μ, können sowohl in Blatternpusteln als insbesondere im Initialstadium in der katarrhalisch veränderten Schleimhaut der oberen Luftwege gefunden werden. Sie sind in Gewebskulturen und auf der Hühnerallantois züchtbar und gegen Unterkühlung und Austrocknung sehr resistent. Auch lange Zeit ausgetrockneter Pustelinhalt bleibt daher infektiös. Die Tatsache, daß die Elementarkörperchen im Initialstadium vor Auftreten der Pustel in der katarrhalisch veränderten Schleimhaut der oberen Luftwege in großer Menge nachweisbar sind, erklärt die Infektiosität der Kranken in diesem Stadium und macht die Gefahr verständlich, die von Leuten ausgeht, die als Pockenkranke noch nicht erkannt sind. Diese Tröpfcheninfektion spielt bei der epidemischen Ausbreitung der Krankheit auch eine größere Rolle als die Schmierinfektion mit Pustelinhalt. Kommt noch hinzu, daß während einer Epidemie eine größere Zahl von Fällen rudimentär mit einer Pharyngitis variolosa verlaufen, bei welchen es überhaupt nicht oder nur rudimentär zum Exanthem kommt, so wird die Bedeutung der Tröpfcheninfektion noch offenkundiger.

Die *Empfänglichkeit* für Variola ist bei Menschen eine allgemeine, nur der Geimpfte oder durch Überstehen der Krankheit Immunisierte bleibt von ihr verschont.

Die *Inkubation* schwankt in engen Grenzen, zwischen vierzehn und sechzehn Tagen.

Symptomatologie. Die Krankheit setzt aus gutem Befinden plötzlich, oft mit Schüttelfrost mit dem *Initialstadium* exabrupt ein. Die Temperatur steigt rasch hoch an, Temperaturen von 39 und 40 Grad werden am ersten Tag oder in den ersten Stunden erreicht. Die Kranken klagen über starke Kreuz- und Gliederschmerzen, über allgemeines Krankheitsgefühl, schwere Müdigkeit, Abgeschlagenheit, oft über Kopfschmerzen, Schwindel, Erbrechen, oft auch sind sie benommen. Die Milz wird oft bald palpabel. Häufig finden wir auch eine Tonsillitis, Pharyngitis und einen Katarrh der oberen Luftwege, der nie schwere Grade annimmt. In diesen drei Tagen während des Initialstadiums kann sich ein *flüchtiges Vor- exanthem* zeigen, welches mehr erythematöser, weniger papulöser Art ist und einem Masern- oder Scharlachexanthem ähnlich sein kann, welches sich vor- wiegend am Unterbauch und an der Innenseite der Oberschenkel lokalisiert und gelegentlich auch hämorrhagisch wird. War dies der Fall, so restieren beim Verschwinden des Vorexanthems kleine stecknadelkopfgroße Blutpunkte. Es gibt auch ein schwerst hämorrhagisches Vorexanthem, welches unmittelbar unter schwersten Allgemeinerscheinungen mit schwerer hämorrhagischer Diathese in wenigen Tagen als *Purpura variolosa* zum Exitus führt. Am dritten Tag sistiert das Initialstadium unter meist völligem oder fast völligem Abfall des Fiebers, das Allgemeinbefinden bessert sich vorübergehend, bis die Pockeneruption erfolgt.

Das Stadium eruptionis, der Ausbruch der Pocken, beginnt um den vierten Tag, und zwar mit dem *Stadium papulosum:* Unter Hautjucken — der Kranke ist noch im fieberfreien oder subfebrilen Intervall — schießen zunächst kleine blaurote, alsbald größer und dunkelrot werdende Pusteln auf, die sich rasch zu etwa erbsen- bis bohnengroßen derben Knötchen umwandeln. Sie finden sich am dichtesten im Gesicht und an der behaarten Kopfhaut, am Handrücken, an allen Druckstellen und sie breiten sich innerhalb zweier Tage über Rumpf, Arme und Beine aus. An den Extremitäten ist die Peripherie (Handrücken, auch Handteller, Fußrücken) stärker befallen als proximale Bezirke. Die Pusteln an der Vola manus in bzw. unter deren dicker Haut können besonders schmerz- haft sein. Wie wir hören werden, wandeln sich diese Pusteln weiter in erst wasser- klare, später eitrige Bläschen; hierbei ist es bezeichnend, daß alle im Einzelfall gefundenen Pocken annähernd dem gleichen Entwicklungsstadium angehören, obwohl der Pockenausschlag sich aus hintereinander erfolgenden Schüben zu- sammensetzt. Die Erklärung hierfür ist darin gegeben, daß jüngere Papeln, bzw. solche, die später aufgeschossen waren, den Entwicklungsgang zur eitrigen Pustel viel rascher durchlaufen, daß sie die zuerst aufgetretenen in ihrer Entwicklung wieder einholen.

Aus den Papeln also entwickeln sich *(Stadium vesiculosum)* am zweiten Tag der Eruption, am sechsten Krankheitstag Bläschen, deren Inhalt vorerst wasser- klar serös ist. Schon innerhalb von Stunden wandeln sie sich zu eitrigen Bläschen *(Stadium pustulosum, Stadium suppurativum)*, wobei die Temperaturkurve, die inzwischen bereits einen leichten Anstieg verzeichnete, wieder steil ansteigt. Bläschen und Pusteln haben häufig, besonders anfangs eine zentrale Eindellung (Pockennabel); die Bläschen sind ursprünglich mehrkämmerig angelegt, das heißt in der Papel bildet sich durch Serumaustritt an mehreren Stellen eine Kämmerung. Dadurch bleibt die oberste Epidermisschicht durch Gewebsbrücken mit der Basis des Bläschens verbunden und dies erklärt, daß das Zentrum der Blase durch diese Verbindungen so oft zum Pockennabel eingezogen erscheint. Die eitrigen Bläschen sind von einem hyperämisch roten Hof („Halo") umgeben. Die einzelnen Blattern sind auch noch, wenn sie eitrig werden, auffällig kon- sistent, beim Darüberstreichen fühlen sie sich hart („wie Schrotkörner") an. Ensprechend der beschriebenen Kämmerung sinken die Bläschen nicht in sich zusammen, wenn man sie mit einer Nadel ansticht.

Die pustulösen Effloreszenzen finden sich auch auf den Schleimhäuten von Mund, Nase, Rachen, seltener von Larynx, Trachea, Bronchus, häufiger können Anus, Vulva, Orificium urethrae Sitz der Blattern sein.

Wie erwähnt, treten die Blattern zuerst und am dichtesten im Gesicht und auf der behaarten Kopfhaut, auch auf dem Handrücken auf; sie bleiben hier auch am dichtesten. Nur an Druckstellen, bei am Rücken liegenden Kranken am Rücken, auch ad Nates können sie besonders dicht liegen.

Im Stadium suppurativum ist das Allgemeinbefinden der Kranken wieder schwer gestört; abgesehen vom Fieber, welches, wie erwähnt, wieder auf hohe Werte ansteigt, besteht ein meist schweres Prostrationsgefühl, die Kranken klagen über ein erst qualvolles Jucken, später über brennende Schmerzen, die der eitrige Ausschlag auslöst, vielfach werden die Kranken unruhig, benommen und delirant. Mehrere Kranke eigener Beobachtung mußten in Zwangsjacken unter strengster Beobachtung gehalten werden. Die Pusteln der Schleimhäute brechen regelmäßig frühzeitig auf und bilden kleine Geschwüre. Der Mund schmerzt, wenn zumal eine große Anzahl exulzerierter Pusteln bestehen, die Kranken klagen über Schluckbeschwerden, Larynxbrennen, Hustenreiz, die Konjunktiven, die meist von einer oder von mehreren Pusteln befallen sind, zeigen eine schwere eitrige Konjunktivitis in der Umgebung der Pusteln, die Lider sind meist stark geschwollen. Oft entstehen eine schwere Keratitis und andere Komplikationen am Auge vom Hypopion bis zur Panophthalmie. Die vereiterten Hautpusteln können wohl auch eintrocknen, in vielen, zumal schweren Fällen aber brechen sie auf, wenn mehrere oder viele Pusteln konfluiert waren (s. oben), entstehen große eitrige Wundflächen. Diese Eiterungen oder auch die Eiterung der Einzelpustel können durch Sekundärinfektion zu verschiedensten Entzündungen, zu Phlegmonen, Abszessen, Lymphangitiden, Lymphadenitiden, zur Sepsis, zu eitrigen Metastasen, subphrenischen Abszessen, septischen Arthritiden, Myo- und Endokarditiden oder Pneumonien Anlaß geben und das Krankheitsbild unter entsprechender Allgemeinverschlechterung in verschiedenster Weise modifizieren. In diesem Stadium treten die meisten Todesfälle auf. Im Suppurationsstadium findet sich im Blut eine mäßige neutrophile Leukozytose, wobei die Eosinophilen nicht verschwinden.

Übersteht der Kranke dieses Stadium, so gehen die Erscheinungen ungefähr am zwölften Krankheitstag, ungefähr acht Tage nach Aufschießen des Exanthems zurück: *Stadium exsiccationis*. Die Pustel wandelt sich rasch in eine braune Borke; wenn diese abfällt, restiert ein brauner Pigmentfleck, war die Pustel eine tiefergreifende, waren tiefere Schichten des Koriums vereitert, resultiert eine pigmentierte eingezogene kleine Narbe. An der behaarten Kopfhaut wachsen die Haare nicht nach, wo die Haarbälge durch einen tiefergreifenden Prozeß zerstört worden waren. Im Stadium exsiccationis fällt die Temperatur langsam zur Norm. Die Kranken erholen sich allmählich von der in der großen Mehrzahl der Fälle schweren Erkrankung.

Fast bei allen auch nur mittelschweren Fällen konfluieren dort und da Pusteln. Fälle, in welchen durch die ungewöhnliche Dichte der Pusteln eine ausgedehnte Konfluenz mit großen Geschwüren entstehen, werden *Variola confluens* bezeichnet; es sind immer schwere Fälle mit ernster Prognose. Unter *schwarzen Blattern* versteht man die *Variola haemorrhagica*, bei der der Pustelinhalt hämorrhagisch wird; meist besteht überdies eine allgemeine hämorrhagische Diathese. Schwarze Blattern haben schlechteste Prognose, die Mehrzahl der Fälle sterben zwischen dem siebenten und zwölften Krankheitstag. Man sieht, daß eine hämorrhagische Diathese, sei es, daß sie den Fall im Initialstadium als Purpura variolosa befällt, sei es, daß sie sich später als *schwarze Blattern*, *als Variola haemorrhagica* manifestiert, fast sicher ein letales Ende voraussehen läßt.

Diesen schwersten Blatternformen stehen leichte, abortive gegenüber: Die *Variolois* bzw. die *Alastrim (Variola mitigata)*. Die Variolois beobachtet man zumeist bei vor langer Zeit (vor zehn Jahren und länger) Geimpften, deren Blatternschutz wohl nicht voll ausgereicht hat und die nun an einer leichtesten Form erkranken. Kann hierbei das Initialstadium noch normalen, normal schweren Verlauf haben, so zeigt sich die Abschwächung der Infektion vor allem in einem spärlichen Exanthem, welches nicht vereitert, sondern alsbald eintrocknet und oft Narben nicht hinterläßt, ein Suppurationsfieber muß naturgemäß fehlen. *Alastrim* ist eine Pockenerkrankung, die in besonders leicht verlaufenden Epidemien auftritt. Während die Variolois eine durch (natürliche oder meist durch Impfung erworbene) Immunität bedingte leichte Verlaufsform der Blattern bei einem Einzelindividuum darstellt, ist Alastrim eine epidemische Pockenerkrankung, hervorgerufen durch ein abgeschwächtes Virus. Während Variolois also im Rahmen jeder, auch der schwersten Epidemie beobachtet werden kann, tritt Alastrim in Epidemien auf, in welchen alle Fälle den abortiven Verlauf nehmen, ob sie nun geimpft waren oder nicht. Zwischen den beiden Weltkriegen beobachtete man in Europa in England, der Schweiz und in Holland kleine Alastrimepidemien. Die Krankheit wird auch *weiße Pocken* benannt, da die Papeln sich oft nicht in Bläschen und diese nicht in Eiterpusteln verwandeln; sie bilden sich restlos zurück. Vereinzelte vereiterte Papeln hinterlassen Narben.

Entsprechend unserer Darstellung ist die Letalität je nach der Schwere der Epidemie sehr verschieden. Während Alastrim eine Mortalität von 0,1 bis 3% hat, haben die Pocken bei Erwachsenen (Kinder sind etwas mehr gefährdet) meist eine Mortalität zwischen 15 und 30%. Demgegenüber hat eine Variola confluens eine etwa mindest doppelt so hohe Letalität und die Purpura variolosa gibt kaum eine geringste Hoffnung auf ein Überstehen der Krankheit.

Die *Diagnose* macht zumal in Epidemiezeiten und bei normalem Krankheitsverlauf kaum Schwierigkeiten. Große Schwierigkeiten können sich aber meistens einerseits im Initialstadium der Pocken, anderseits unter Umständen bei der Abgrenzung der Pocken gegenüber Varizellen und schließlich auch bei abortivem Blatternverlauf ergeben.

Das Vorexanthem der Variola ist nicht charakteristisch genug, um Masern, Fleckfieber oder etwa auch eine andere hämorrhagische Diathese sicher ausschließen zu lassen; zumeist wird erst der Verlauf entscheiden. Der plötzliche Krankheitsbeginn mit Schüttelfrost und die schwere Beeinträchtigung des Allgemeinbefindens werden für Blattern sprechen.

Die Bläschen der Varizellen sind weicher, nicht gekämmert, sie liegen in höheren Schichten und sind daher dünnwandiger. Das Vorexanthem zeigt in allen Effloreszenzen das gleiche Stadium (s. S. 594), im Varizellenexanthem kann man die verschiedenen Schübe unterscheiden. Variola hat die größte Dichte der Bläschen im Gesicht, die Varizellen am Rumpf. Beachtet man diese Argumente, wird die Differentialdiagnose Varizellen gegenüber leichten Variolafällen doch meist getroffen werden können.

Blattern ohne Ausschlag *(Variola sine exanthemate)*, die wie eine Grippe verlaufen, ferner Blattern, die sich klinisch nur als Pharyngitis manifestieren *(Pharyngitis variolosa)* — wie dies bei Geimpften vorkommt — werden nur im Rahmen der Epidemie und bei Berücksichtigung der Impfimmunität mit Wahrscheinlichkeit erkannt werden können.

In fraglichen Fällen wird schließlich immer die Laboratoriumstechnik herangezogen werden können, wobei 1. der Nachweis der Elementarkörperchen im
gefärbten Ausstrich des Pustelinhaltes bzw. von Pharynxabstrichen, ferner
2. der PAULsche Versuch und 3. der Nachweis der GUARNIERIschen Einschlußkörperchen in Betracht kommen. Der PAULsche Versuch wird so durchgeführt,
daß eine mit Kokain anästhesierte Kaninchenkornea mit scharfer, mit Pustelinhalt beschickter Lanzette in mehreren parallelen Strichen skarifiziert wird;
enukleiert man nach 24 Stunden das Auge und legt es in Sublimatalkohol ein,
so erkennt der Geübte die charakteristische Reaktion in Form einer milchig
weißen Trübung längs der Impfstriche. Untersucht man die Kornea nach Ein-
betten in Paraffin histologisch, so findet man die für Pocken charakteristischen
Einschlußkörperchen in den Hornhautepithelzellen im Bereiche des Impf-
infiltrates. Das Variolavirus gehört zu den Chlamydozoen, welche in den Zellen
(im Protoplasma oder seltener auch im Zellkern), in die sie eindringen, unter
Vermehrung der Elementarkörperchen Reaktionsprodukte auslösen, die die
Elementarkörperchen einschließen; diese sind, in großer Zahl dicht aneinander-
gelagert und von der Hüllmasse umgeben, im histologischen Schnitt als
Einzelelemente nicht mehr zu unterscheiden. Sie werden auch nicht gesucht,
das leicht sicht- und erkennbare Einschlußkörperchen beweist ihre Anwesenheit.
Die GUARNIERI-Körperchen sind fast regelmäßig, allerdings doch nicht immer
zu finden; sie sind für Variola beweisend.

Einen indirekten diagnostischen Beweis liefert auch eine negativ ausfallende
Vakzination, die man nach Ablauf der fraglichen Variola vornimmt. Beweisender
im Negativen ist freilich das positive Angehen einer Vakzination, die nach der
Impfung aufschießende Vakzinepustel schließt eine eben durchgemachte
Variolois usw. aus.

Prophylaxe. Die Vakzination bietet auf fünf Jahre fast sicheren Schutz,
ein relativer Schutz bleibt bei einmaliger Impfung meist lebenslang insofern
bestehen, als die Erkrankung auch noch viele Jahre später mitigiert verläuft.
Wenn alle fünf oder wenigstens alle zehn Jahre nachgeimpft wird, ist eine Erkrankung an Variola kaum möglich.

Bricht eine Epidemie aus, so ist die gesamte Bevölkerung nochmals zu
impfen. Wird ein Blatternkranker in ein Spital eingeliefert, so werden vor allem
Ärzte- und Pflegepersonal, die die isolierten Kranken zu betreuen haben, aber
auch der gesamte Belag des Spitals geimpft bzw. nachgeimpft. Damit ist eine
Erkrankung der Spitalsangehörigen, auch der Ärzte und des Pflegepersonales,
die mit den Kranken in direkten Kontakt kommen, ausgeschlossen. Das Zeitintervall zwischen Vakzination und Immunität, die durch diese erzeugt wird,
beträgt nämlich nur acht Tage, während die Blatterninkubation dreizehn Tage
währt. Würden der behandelnde Arzt oder die Pfleger am ersten Tag der Ein-
lieferung des Blatternkranken mit Variola infiziert werden, so würden sie immer
noch rechtzeitig die gegen Blattern schützende Immunität erlangen. Sie können
die Pflege des Kranken also gefahrlos übernehmen; die nachgeimpften übrigen
Spitalsinsassen können auch nicht erkranken. Man wird den Kranken wohl
vorsichtshalber isolieren, in einem geimpften Milieu wäre dies zwar nicht einmal
unbedingt notwendig, in der Krankenanstalt können aber nichtgeimpfte Personen mit Sicherheit nicht ferngehalten werden, auch könnten ohne Isolierung
die Pocken durch mittelbare Übertragung, auch von Gegenständen, nach außen
verschleppt werden. Die Fenster der Krankenzimmer sind mit Fliegengitter
zu versehen, die Türklinken mit desinfizierenden Lappen zu umgeben, das
Pflegepersonal hat vor Eintritt in das Krankenzimmer jeweils den Mantel zu
wechseln usw. Die Isolierung wird erst aufgehoben, der Kranke nach ent-

sprechender Desinfektion seiner Habe erst entlassen, wenn alle Pockenentzündungen abgeheilt und vernarbt sind.

In der Mehrzahl der Kulturländer ist die Pockenschutzimpfung im ersten Lebensjahr obligatorisch; sie wird beim Schuleintritt usw. wiederholt.

Die *Therapie* wird vor allem in bester Pflege, vor allem auch der Haut, bestehen müssen. Auf Einzelheiten kann nicht eingegangen werden. Die Bekämpfung der Schmerzen im Anfangsstadium und die Behandlung der Unruhe oder der manischen Zustände müssen in symptomatischen Maßnahmen (Analgetica, Sedativa) bestehen. Im Stadium der Suppuration oder vorbeugend schon früher wird man die vorhandene Sekundärinfektion oder die bereits offenbare Sepsis energisch mit Sulfonamiden und mit den Antibioticis (Penicillin, Streptomycin, Aureomycin usw.) behandeln.

Wenn die folgende Methode auch nicht allgemeine Anerkennung gefunden und offenbar bei anderen Epidemien versagt hat, so haben wir selbst in zwei kleinen Epidemien so ausgezeichnete Erfolge gesehen, daß wir unbedingt einen Versuch mit derselben empfehlen. Ein voller Erfolg stellt sich allerdings nur in den Fällen ein, die frühzeitig genug eingeliefert werden, bei welchen die Effloreszenzen noch nicht vereitert sind. Der Erfolg scheint im Stadium papulosum am größten, wenn die Papeln ganz jung sind und sich in Bläschen noch nicht umgewandelt haben. Aber auch das Bläschenstadium kann nach eigener Erfahrung noch ausgezeichnet beeinflußt werden. Diese Behandlung besteht in der Einpinselung des ganzen Körpers mit konzentrierter wässeriger Permanganatlösung. Der Kranke wird vom Kopf bis zu den Füßen mit der schwarzroten fast schwarzen Lösung dick bestrichen, er macht dann den Eindruck, als wäre er mit schwarzer Farbe angepinselt. Unter dieser Behandlung haben wir in der Mehrzahl der Fälle gesehen, daß es unter Abfall des Fiebers rasch zu einer Eintrocknung oder sogar teilweise zu einem Rückgang der Papeln oder Bläschen oder auch schon vereiterten Pusteln kommt, oder daß nur eine geringe Zahl der Effloreszenzen vereiterten, die übrigen aber rasch zu Borken vertrockneten. Andere Autoren empfehlen eine Einpinselung mit einer nur 10%igen Kaliumpermanganatlösung, oder nur zur Linderung des Juckens und Brennens mit Olivenöl oder Glyzerin; die letzten Maßnahmen können den Verlauf der Pusteln wohl nicht beeinflussen. Die beschriebene Einpinselung mit Permanganat wird zwei- bis dreimal täglich wiederholt und bis zur Abtrocknung der Pusteln fortgeführt. Der Kranke soll angehalten oder verhindert werden, sich zu kratzen.

Pockenschutzimpfung. Ihr Verlauf und ihre Anomalien siehe die Lehrbücher der Kinderheilkunde. Hier sei nur kurz auf die vakzinale Enzephalitis hingewiesen (s. auch S. 615), die wohl nur in sehr seltenen Fällen (als Impffolge) auftritt und in etwa einem Drittel der Fälle letal endet. Sie führt übrigens nach Hemiplegien und anderen Herdsymptomenkomplexen nicht selten bei nicht tödlichem Ausgang zu dauerndem Siechtum. Sie vermag die Vakzination bei einer Gesamtbetrachtung der Welterfolge derselben nicht zu diskreditieren, so sehr bedauerlich diese tragischen Impffolgen in den seltenen Einzelfällen sind. Es scheint, daß eine Impfenzephalitis auf ein dem Variolavakzinevirus fremdes Virus zurückzuführen ist, für welches die Vakzination nur Wegbereiter ist. Abgesehen von der Tragik von Todesfällen bei einer Impfung zum Schutze einer vielleicht und sogar wahrscheinlich nie zu befürchtenden Krankheit sind die Vakzinationstodesfälle Wasser auf die Mühle der Impfgegner. Daß es Impfgegner überhaupt gibt, ist angesichts der Tatsache, daß seit Einführung der Zwangsimpfung jährlich Tausenden von Menschen das Leben gerettet wurde und daß schwerste Seuchen verhindert wurden, nur damit verständlich, daß diese Gegner nicht wissen, was sie bekämpfen.

I. Varizellen, Windpocken.

Die Varizellen werden wohl meist im Anschluß an die Variola abgehandelt, es soll dies aber nur dahin verstanden werden, daß die beiden Infektionskrankheiten symptomatisch eine gewisse Ähnlichkeit haben. Irgendeine Verwandtschaft der beiden Krankheiten in ätiologischer Hinsicht besteht nicht.

Der Varizellenerreger ist ein filtrierbares Virus. Im Pustelinhalt können Elementarkörperchen nachgewiesen werden, es gelang auch diese auf der Hühnerallantois zu züchten. Die Übertragung des Erregers geschieht von Mensch zu Mensch durch Tröpfcheninfektion, im Nasenrachensekret und auf der Mundschleimhaut können Elementarkörperchen nachgewiesen werden, die Ansteckungsfähigkeit dauert so lange als Bläschen vorhanden sind. Die Kontagiosität ist eine ganz außerordentliche, es genügt nicht nur der Aufenthalt im gleichen Raum mit dem Kranken, auch die Kommunikation durch offene Fenster, der Luftzug genügt, daß der Varizellenerreger auf Kinder der benachbarten Wohnung übertragen wird. Die Übertragung durch Gegenstände und durch Zwischenpersonen ist umstritten, sie erscheint uns aber sehr wahrscheinlich. Bei der fast allgemeinen Empfänglichkeit des Menschen muß nahezu jeder im Laufe des Lebens an Varizellen erkranken. Da die Varizellen aber eine meist lebenslange Immunität zurücklassen, ergibt sich, daß Varizellen eine ausgesprochene Kinderkrankheit sind. Kommt das Kind mit dem Virus durch ungewöhnlichen Zufall nicht in Kontakt und erkrankt erst der junge Erwachsene, so verläuft die Krankheit meist schwerer. Säuglinge sind nicht oder wenig empfänglich, vom sechsten Lebensmonat an besteht bereits Empfänglichkeit, die rasch außerordentlich stark wird und bis etwa zum zehnten Lebensjahr auch stark bleibt. Nur in seltenen Ausnahmen reicht die Immunität nicht aus, um eine spätere Infektion bzw. Erkrankung an Varizellen zu verhindern; die Wiedererkrankung verläuft aber sehr mitigiert.

Die Inkubation der Varizellen beträgt meist 17 Tage, sie kann aber 13 bis 28 Tage betragen. Ist die Ätiologie der Varizellen im Sinne der züchtbaren Elementarkörperchen geklärt, kann das Virus sogar im Tierversuch krankmachend übertragen werden — allerdings nur in dem Sinne, daß Kamel und Affen, intratestikulär beimpft, eine lokale Entzündung, sonst aber keine Zeichen der menschlichen Varizellen zeigen —, so ist die scheinbar geklärte Ätiologie dadurch seit langem dennoch ein Problem geblieben, daß ätiologische Beziehungen zum (Herpes) Zoster bestehen, welche 1892 von BOKAY aufgezeigt wurden und mit welchen sich eine große Literatur befaßt. Aus dieser geht eindeutig hervor, daß gewisse Zosteren varizellöser Natur sind. Klassische Fälle von Zoster (nicht etwa Fälle von generalisiertem Zoster, bei dem die Bläschen über das gesamte Tegument verstreut sind wie auch bei Varizellen) können ein Glied in der Kette von Varizelleninfektionen sein, ebenso wie gelegentlich auch ein Varizellenfall das verbindende Glied zwischen Zosterfällen abgeben kann. Hierbei halten sich Zoster und Varizellen strenge an die Varizelleninkubationszeit. Es wurden die verschiedensten Kombinationen eines derartigen Zusammentreffens und einer derartigen Aufeinanderfolge von Zoster und Varizellen beschrieben; für die Annahme einer ätiologischen Einheitlichkeit einer solchen Infektionsreihe sind wohl die Fälle am beweisendsten, in welchen auf einen Varizellenfall nach 17 Tagen ein Zoster und auf diesen nach wieder 17 Tagen ein Varizellenfall folgte. Mitteilungen über derartige Krankheitsfolgen, insbesondere in geschlossenen Anstalten, in welchen die Zusammenhänge eindeutig durchschaut werden können, sind so zahlreich, daß an der ätiologischen Zusammengehörigkeit *bestimmter* Zosteren, die sich klinisch im übrigen klassisch verhalten, mit ebenso klassischen Varizellen kein Zweifel bestehen kann. Man spricht also mit Recht von einem „varizellösen Zoster". In eigenen gemeinsam mit STÖHR gemachten Beobachtungen genügte z. B. das Durchgehen eines Zosterkranken durch ein Kinderkrankenzimmer eines seit einem Jahr varizellenfreien Kinderspitales, daß in diesem nach 18 Tagen zwei Kinder an Varizellen erkrankten, woran sich nach weiteren 18 Tagen noch ein Varizellenfall anschloß. Auf diesen Fragenkomplex soll hier nicht näher eingegangen werden, es sei nur unterstrichen, daß die Ätiologie des Zosters offenbar eine verschiedenartige ist und daß nur bestimmte Zosteren varizellöser Natur sind. Es ist wahrscheinlich, daß es daneben Zosteren gibt, die durch ein spezifisches Zostervirus hervorgerufen werden, ferner Zosteren, für welche wir selbst seinerzeit die Herpes febrilis-Natur nachgewiesen haben bzw. aus Zosterblaseninhalt eine Herpes simplex-Keratitis dendritica am Kaninchen erzeugten — wobei man freilich auch von einem zosteriformen Herpes simplex sprechen könnte —, und schließlich wahrscheinlich auch Zosteren, die nicht infektiöser Natur sind.

Wenn Varizellen, zumal bei jüngeren Erwachsenen, klinisch eine gewisse Ähnlichkeit mit Variola vera haben, so kann im Kaninchen-Kornea-Versuch die sichere Abgrenzung getroffen werden. Varizellenblaseninhalt läßt im PAULschen Versuch an der Kornea im allgemeinen überhaupt keine entzündliche Reaktion erkennen, im histologischen Schnitt sind GUARNIERIsche Körperchen naturgemäß nicht zu finden. Nebenbei sei erwähnt, daß man im allgemeinen auch mit Zosterblaseninhalt auf der Kornea ebenfalls keine Reaktion beobachtet, was bei einem varizellösen Zoster auch zu erwarten wäre. Bei einem zosteriformen Herpes simplex, in dem sich das Herpes simplex-Virus in den Bläschen findet, entwickelt sich die klassische herpetische Keratitis (dentritica) auf der Hornhaut des Kaninchens und schließlich gibt es nach LIPSCHÜTZ Fälle eines idiopathischen Zosters, bei dem eine leichte Impfkeratitis am Kaninchen erzeugt werden kann, wobei histologisch in den Korneaepithelzellen angeblich spezifische Zostereinschlüsse gefunden werden können. Gemeinsam mit LUGER haben wir seinerzeit geglaubt beweisen zu können, daß diese Zostereinschlüsse einer „oxychromatischen Kerndegeneration" entsprechen und daher den Beweis einer Virusübertragung nicht darstellen.

Symptomatologie. Im allgemeinen ist das Exanthem das erste Krankheitszeichen. Es tritt meist ohne wesentliche Störung des Allgemeinbefindens auf, nur unter leichten Temperatursteigerungen, manchmal allerdings auch unter hohen Temperaturen, die die ersten drei Tage anhalten. Bei Erwachsenen, bei welchen die Krankheit, wie erwähnt, überhaupt schwerer verläuft, können dem Exanthem auch zwei- bis dreitägige Prodrome mit Fieber und mit einem flüchtigen scharlachähnlichen Vorexanthem vorangehen; derartige Vorperioden sind aber die große Ausnahme.

Das oft stark juckende Exanthem entwickelt sich über den Körper disseminiert folgendermaßen: An verschiedenen Stellen treten gleichzeitig leicht erhabene blaßrote Flecke auf, die etwa Linsengröße haben und diese wandeln sich rasch innerhalb von 24 Stunden in deutliche Knötchen oder Bläschen, die wasserklaren oder leicht getrübten Inhalt haben. Die Bläschen sind meist einkämmrig, selten mehrkämmrig, sie haben oft eine Art Pockennabel, eine zentrale Eindellung. Sie sitzen hoch in der Kutis. Ein roter Hof umgibt sie. Meist verkrusten die Bläschen innerhalb zweier Tage; einzelne von ihnen können auch vereitern, wenn diese abheilen, kann eine vertiefte Narbe (wie bei Pocken) zurückbleiben, wenn die Pustel entsprechend tiefe Koriumschichten erfaßt hatte. Bei dem meist sehr oberflächlichen Sitz und der seltenen Vereiterung heilen die Effloreszenzen allerdings meist ohne Hinterlassung von Narben aus. Die Krusten fallen innerhalb ein bis drei Wochen ab. Dem ersten Schub von Effloreszenzen, der unter Umständen nur aus vereinzelten Flecken, Papeln bzw. Bläschen bestanden hatte, etwa zwei bis drei im Gesicht, dort und da eine an Rumpf und Extremitäten, folgen meist mehrere Schübe so zwar, daß das Exanthem in den nächsten Tagen dichter wird und daß es sich deutlich aus Effloreszenzen verschiedenen Entwicklungsalters zusammensetzt. Neben verkrustenden sieht man frisch aufschießende Papeln, ein Verhalten, wie es die Pocken nie zeigen. Derartige Schübe wiederholen sich meist mehrmals innerhalb der ersten fünf Tage. Die Gesamtzahl der Effloreszenzen ist hierbei sehr verschieden, das Exanthem kann sich insgesamt auf nur etwa zehn Windpocken beschränken, im Durchschnitt dürfte wohl die Zahl von etwa Hundert erreicht werden, die Windpocken können aber auch am ganzen Körper sehr dicht sitzen und die Zahl Zweihundert noch weit überschreiten. Zuerst sitzen sie am dichtesten am Rumpf, im Gesicht und an den Extremitäten in meist nur geringerer Zahl. Es kann sich übrigens auch ein Exanthem mit Bläschenbildung in der Mundhöhle, am Rachen, am Orificium urethrae, an der Vulva, der Vagina, der Konjunktiva entwickeln; selbst an der Kornea sollen gelegentlich Effloreszenzen vorkommen. Die Bläschen ulzerieren an der Schleimhaut und verursachen nicht unbeträchtliche Beschwerden. Dank ihrem oberflächlichen Sitz kommen auch hier schwerere Defekte im allgemeinen nicht vor, auch diese Schleimhautpusteln heilen schließlich ab, ohne Residuen zu hinterlassen.

Im Blutbild zeigt sich eine Leukopenie mit relativer Lymphozytose, die eosinophilen Leukozyten können vorübergehend verschwinden.

Der Verlauf der Varizellen ist meist ein leichter, oft überstehen Kinder die Varizellen ambulant, ohne daß man der Krankheit vorerst gewahr würde. Erst durch Erkrankungen in der Umgebung und bei Darnachachtung findet man vereinzelte Windpocken. Auf den schweren Verlauf bei Erwachsenen wurde oben hingewiesen. Es gibt ferner Fälle mit einer ungewöhnlich großen Zahl von Effloreszenzen, diese können konfluieren, exulzerieren oder sekundär vereitern. In diesen Fällen — es sind dies meist Erwachsene mit dem schweren Krankheitsbild — kann eine Ähnlichkeit mit Pocken bestehen, diese vereiterten Pusteln heilen auch in großer Zahl wie Pocken mit der eingezogenen Narbe ab. Die Bläschen können besonders groß *(Varicella bullosa)* oder hämorrhagisch *(Varicella haemorrhagica)* oder schließlich gangräneszierend *(Varicella gangraenosa)* werden.

Bei schlechter Pflege, bei wenig resistenten, schwächlichen Kindern können derartige, mit Eiterung und Eitererregern komplizierte Fälle begreiflicherweise septische Komplikationen aller Art bekommen, subphrenische Abszesse, Phlegmonen usw. Die *Prognose* dieser Fälle, aber auch nur dieser ist eine ernste. Im übrigen sind die Varizellen eine der leichtesten Kinderkrankheiten ohne Gefahren und ohne Folgen, wenn man von den sehr seltenen postvarizellösen Enzephalitiden absieht.

Das über die *Diagnose* Nötige wurde oben ausreichend dargestellt. Die Differentialdiagnose gegenüber Pocken ist bei diesen besprochen.

Die *Prophylaxe* besteht in der Isolierung der Kranken. Besonders gefährdete schwächliche Kleinkinder kann man in seltenen Ausnahmefällen gegen die Infektion zu schützen versuchen, indem man während der Inkubation 10 bis 20 ccm Varizellenrekonvaleszentenserum intramuskulär oder intravenös verabfolgt, wie dies empfohlen wurde. Die diesbezüglichen Erfolge scheinen aber sehr unsicher zu sein. Die Variola- oder Vakzineimmunität schützt naturgemäß nicht vor Windpocken.

Die *Therapie* ist eine symptomatische. Auch hier kann man, zumal bei starkem Juckreiz, neben Pudern die Pusteln mit Kaliumpermanganatlösung bepinseln. Nur bei Sekundäreiterung kommt die Anwendung der Antibiotica in Frage.

K. Maul- und Klauenseuche (Stomatitis epidemica).

Die Maul- und Klauenseuche ist eine durch ein filtrierbares Virus übertragbare Krankheit der Wiederkäuer und Schweine, die zumeist in großen Seuchenzügen auftritt und der Landwirtschaft oft schwerste Wunden schlägt. Wenn der Verlauf in der überwiegenden Mehrzahl der Fälle leicht ist, so daß die Krankheit nach ein bis drei Wochen in Heilung ausgeht, so sind schon die Ausfälle an Milch und Fleisch bei einer großen Seuche so gewaltige, daß sie zählen; im übrigen geht dem Landwirt manches wertvolle Tier durch Tod verloren. Wie erwähnt, ist der Nachweis sicher erbracht, daß ein filtrierbares Virus der Erreger ist. Mehreren Autoren gelangen übrigens auch Züchtung und Tierpassagen. Andere Haustiere als Wiederkäuer und Schweine, und zwar Hunde, Katzen und Kaninchen, können wohl auch erkranken, ihre Empfänglichkeit ist aber sehr gering. Die Übertragbarkeit auf das Pferd ist umstritten.

Lange blieb die Frage offen, ob die Maul- und Klauenseuche auch auf den Menschen übertragbar sei bzw. ob die Fälle von Stomatitis epidemica, die sich in der Umgebung von erkrankten Tieren ereigneten, ihrem Wesen nach Maul- und Klauenseuche waren. Heute ist der Beweis geliefert, daß der Mensch erkranken kann, daß seine Empfänglichkeit aber außerordentlich gering ist und die Erkrankungen des Menschen daher außerordentlich selten sind.

Die Ansteckung des Menschen erfolgt durch direkten Kontakt mit dem kranken Tier, aber auch durch den Genuß infizierter Milch, Butter oder Käse. Der Erreger ist gegen Erhitzung sehr, gegen Austrocknung und Kälte wenig empfindlich. Er findet sich im Inhalt der Haut- oder Schleimhautbläschen und kann im Tierversuch leicht nachgewiesen werden. Man beschickt eine Impflanzette mit dem Bläscheninhalt und skarifiziert die unbehaarte Stelle der Pfote eines Meerschweinchens. Nach 24 Stunden schon entwickelt sich ein Bläschenausschlag, der in der Passage weiter fortgeführt werden kann. Das Virus findet sich auch im Speichel und Harn des Kranken.

Die Inkubationszeit währt drei bis acht Tage. Die Krankheit äußert sich beim Menschen vorerst in einer Inkubationsperiode von zwei bis vier Tagen mit Mattigkeit, Kopfschmerzen und oft hohem Fieber. Nach dieser Vorperiode treten die für das Bild charakteristischen Blasen an der Mundschleimhaut, und zwar vor allem an der Innenseite der Lippen, an der Zunge, aber auch an anderen Stellen der Mund- oder Rachenschleimhaut, auf; die Blasen greifen vom Mund nicht selten auf das Lippenrot, von den Nasenlöchern auf die Gesichtshaut über. Es finden sich ferner Blasen an der Haut der Hände und Füße, und zwar vorwiegend (in einigen Fällen ausschließlich) an den distalen Teilen der Finger, in der Umgebung der Nägel, aber es kann die Haut auch anderer Körperregionen, insbesondere auch des Gesichtes betroffen werden. Mehrere Bläschen können zu großen Blasen konfluieren. Der Blaseninhalt ist trüb-serös. Meist platzen die Blasen, es bilden sich Geschwürchen, die zumal in der Mundschleimhaut starke Schmerzen auslösen. Auch die eitrige Mundschleimhaut zeigt übrigens eine diffuse Schwellung und Rötung, die Blasenbildung ist also nur Teilsymptom einer diffusen Stomatitis, die meist auch unter starker Sekretion einhergeht. Auch die Genitalschleimhaut kann von der blasenbildenden Entzündung betroffen werden. Gelegentlich kommt es übrigens an den Schleimhäuten zu

Blutungen; an der Haut können sich Erytheme und auch Hämorrhagien in Form von Petechien oder auch ausgedehnte flächenhafte Blutungen zeigen. Die genannten Geschwüre heilen langsam ab und können, wenn sie tiefere Schichten ergriffen hatten, Narben hinterlassen. In der ersten Phase des Auftretens der Blasen kann der Allgemeinbefund schwer gestört sein, Magen-Darmstörungen mit Erbrechen und Durchfällen können sich einstellen; gelegentlich kompliziert eine Nephritis oder eine Orchitis das Bild. Die Krankheit kann schon nach etwa zehn Tagen in Heilung ausgehen, nicht selten aber zieht sie sich mit Nachschüben über mehrere (bis vier) Wochen hin. Kleine Kinder sind gefährdet, bei ihnen kann die Krankheit durch längeres Nichtessenkönnen wegen der Stomatitis und durch schwere Magen-Darmstörungen sogar tödlich enden. Auch bei Erwachsenen wurden übrigens vereinzelte Todesfälle beschrieben.

Die Diagnose kann in fraglichen Fällen durch den Meerschweinchenversuch gesichert werden.

Die Behandlung ist eine symptomatische (Borsäurelösung-, Silbernitratpinselung der Schleimhautgeschwüre, reizlose Kost usw.). Neosalvarsan wird immer wieder empfohlen, ohne daß eindeutige Statistiken einen Erfolg aufgezeigt hätten. Über die Aussichten einer Behandlung mit Antibioticis liegen Angaben noch nicht vor. Aus Analogieschlüssen sollte unseres Erachtens Aureomycin (lokal in Salbenform, als Tablette oder Injektion) versucht werden.

L. Grippe (Influenza).

Die Grippe oder Influenza hat die Welt seit dem Altertum immer wieder mit Epidemien heimgesucht, die wegen ihrer Schwere und der großen Zahl ihrer Opfer in der Geschichtsschreibung vermerkt blieben; in den bald kürzeren, bald längeren, scheinbar nie sehr langen Intervallen gab es immer dort und da leichtere Endemien und sporadische Fälle. Die uns bekannten schwersten Epidemien sind die vom Jahre 1889 und 1918. Die Entdeckung des Erregers fällt in die jüngste Zeit, der A-Typ des Virus wurde 1933 von SMITH, ANDREWS und LAIDLAW, der B-Typ 1943 von FRANCIS und unabhängig von ihm von MAGILL gefunden. 1890 hatte PFEIFFER zur Zeit des Ausklingens der schweren Epidemie des Vorjahres im Sputum und post mortem in den Grippepneumonien einen Bazillus gefunden, den er *Influenzabazillus* nannte und den er, und später viele Autoren mit ihm, für den Erreger hielten. Gerade in der schweren Epidemie 1918 wurde der Influenzabazillus aber oft nicht gefunden und seit dieser Zeit herrschte allgemein die Ansicht vor, daß ein unbekanntes, nicht sichtbares Virus der Grippeerreger sei und daß die Influenzabazillen, ebenso wie eine Reihe anderer Bakterien Sekundärinfekte darstellten.

Ätiologie. Wie schon erwähnt, haben SMITH, ANDREWS und LAIDLAW in England die gelungene Reinzüchtung des Virus mitgeteilt, der Befund wurde 1934 von FRANCIS zuerst bestätigt. In der Folge blieb auffällig, daß bei größeren Epidemien der Erreger nicht gefunden wurde, eine Tatsache, die schon damals vermuten ließ, daß es verschiedene Grippeerreger geben müsse; in Vorahnung dieser Tatsache war der erstgefundene Erreger als Grippevirus, Typus A, benannt worden. Tatsächlich entdeckten FRANCIS und unabhängig von ihm MAGILL im Jahre 1943 ein zweites Virus, welches bei bestimmten Epidemien den Erreger darstellt und der zum Unterschied von dem 1933 gefundenen als B-Virus bezeichnet wurde. Es konnte überdies für Epidemien der letzten Jahre, bei denen ein Virus nicht gefunden worden war, nachträglich der Beweis geliefert werden, daß es sich damals um ein B-Virus gehandelt haben müsse.

Die Virustypen A und B sind begreiflicherweise in vieler Hinsicht nahezu gleicher Natur, sie unterscheiden sich vor allem durch ihre antigenen Eigenschaften. Aber auch verschiedene Stämme des Typ A oder des Typ B unterscheiden sich wieder, und zwar hinsichtlich der antigenen Eigenschaft, vor allem aber auch hinsichtlich der Pathogenität, wie dies ja aus dem schwereren oder leichteren klinischen Bild bei den verschiedenen Epidemien erkannt bzw. aus deren verschieden schweren Ablauf erschlossen werden kann. Beide Typen sind für Frettchen und Mäuse pathogen, beide können im Hühnerei bzw. in der Hühnerei-Embryonalanlage gezüchtet werden.

Wenn das Virus in der Hühnerallantois kultiviert wird, so gewinnt diese Viruskultur die Fähigkeit, rote Blutkörperchen des Huhnes und anderer Tierarten zu agglutinieren. Diese Tatsache konnte nun zu einer Methode der Typendifferenzierung des Virus A und B deshalb ausgebaut werden, weil diese Agglutination durch das Virus durch ein für dieses Virus spezifisch artgleiches Immunserum gehemmt wird oder wenigstens stärker gehemmt wird als durch ein nicht artgleiches. Züchtet man einen Typ A des Grippevirus im Hühnerei und stellt mit diesem Virus eine Agglutinationsreihe mit Erythrozytenaufschwemmungen an, so wird die Agglutination bei Zusatz des Serums eines Kranken, der an Typ A erkrankt ist, stark, wenn er an Typ B erkrankt ist, nicht oder schwach gehemmt. HIRST hat diese Beobachtungen zu einer in der Klinik brauchbaren Methodik ausgebaut, die unter der Bezeichnung HIRST-*Test* bekannt wurde. Wenn der Nachweis einer Hemmung der Agglutination auch nicht unbedingt beweisend ist, so ist ein sicherer Beweis dann geliefert, wenn der Grad der Hemmung bei Wiederholung des Versuches in der Rekonvaleszenz zugenommen hat.

Das Studium der *Epidemiologie* hatte erst verläßlichere Grundlagen, seitdem der Erreger bekannt war; noch ist die Zeit der Beobachtung aber zu kurz, um Sicheres zu sagen. In den Vereinigten Staaten, von wo die verläßlichsten und umfangreichsten Statistiken vorliegen, waren sechs der neun Grippeepidemien seit 1933 durch den Typ A und drei durch den Typ B verursacht. Auf Grund der Beobachtungen bei diesen Epidemien konnte man annehmen, daß Influenzaepidemien mit Typ A meist im Winter, und zwar im Abstand von zwei bis drei Jahren auftreten, während die B-Typ-Epidemien meist im Winter oder Vorfrühling, und zwar im Intervall von vier bis sechs Jahren rekurrieren. Sporadische Fälle oder kleine lokale Endemien gibt es fortlaufend und allerorts, bald vom Typ A und bald vom Typ B, so daß man sagen kann, daß sowohl A- wie B-Typ des Grippevirus dauernd von Mensch zu Mensch übertragen werden und daß beide in gewissen Intervallen und wohl auch unter entsprechenden Bedingungen große Epidemien verursachen. Hierbei unterscheiden sich aber die Epidemien nicht, ob sie durch A- oder durch B-Typ hervorgerufen werden. Merkwürdig ist, daß noch bei keiner Epidemie beide Typen gleichzeitig festgestellt wurden, immer ist die Epidemie durch den Typ A oder den Typ B bedingt. Jedenfalls haben wesentliche Unterschiede zwischen den Epidemien, hervorgerufen durch A- oder B-Typ, nicht beobachtet werden können.

Hingegen muß festgehalten werden, daß sich die verschiedenen Epidemien, einerlei ob Typ A oder Typ B der Erreger war, hinsichtlich ihrer Schwere, hinsichtlich des prozentuellen Befalles der Bevölkerung, hinsichtlich des Auftretens von Komplikationen und der Mortalität außerordentlich unterscheiden, abgesehen davon, daß es auf der einen Seite Pandemien, die die ganze Welt befallen, wie die von 1918, und auf der anderen Seite kleinere, lokalisierte Endemien gibt. Bei aller Differenz in der Schwere, Ausbreitung, Mortalität usw. besteht zwischen dieser schwersten uns bekannten Pandemie vom Jahre 1918 und anderen Grippeepidemien kein prinzipieller Unterschied, wenngleich auch bei jedem Aufflackern einer Grippewelle die Kliniker nach wenigen Wochen über diese oder jene klinische Besonderheit der diesjährigen Grippe zu berichten wissen. Es handelt sich demnach bei den schwer verlaufenden Epidemien um ein besonders virulentes Virus, welches manchmal wahrscheinlich auch durch eine besonders ungünstige Komplikation mit Pneumonieerregern so zahlreiche und schwere, oft tödliche Pneumoniekomplikationen hat. Wir selbst erlebten die 1918-Epidemie bei einer österreichisch-ungarischen Militärgruppe in Konstantinopel, wo die Grippeepidemie durch zwei Besonderheiten charakterisiert war, eine Erfahrung, die übrigens damals auch andere Autoren in anderen Gebieten machten: Es erkrankten damals gerade jüngere kräftige Individuen besonders schwer und die Letalität war in dieser Patientengruppe größer als bei älteren und weniger kräftigen Männern. Die Grippeerkrankung hatte damals ferner einen besonders starken hämorrhagischen Charakter. Das Sputum war schon in den ersten Tagen stark hämorrhagisch, bedingt durch eine schwere hämorrhagische Tracheitis und Bronchitis. Bei den Fällen, die zur Autopsie kamen, hatten auch die Pneumonien stark hämorrhagischen Charakter, sie glichen anatomisch mehr ausgedehnten hämorrhagischen Infarkten, denn Pneumonien. Auch andere Autoren berichteten damals über analoge Erfahrungen. Gemeinsam ist allen Grippeepidemien der explosionsartige Beginn, der sich mit der sehr kurzen Inkubation, der großen Kontagiosität und dem Umstand erklärt, daß durch die leichten und klinisch kaum faßbaren Infekte, deren es im Rahmen des Beginnes der Epidemie schon zahlreiche gibt, die Ansteckungsquelle im Augenblick außerordentlich groß wird. Die Infektion ist ferner eine Tröpfcheninfektion von Mensch zu Mensch, das Virus findet sich hauptsächlich in den oberen Respirationswegen, und zwar schon vor Ausbruch der klinischen Erscheinungen; der Kranke bleibt für seine Umgebung unter Umständen für eine Woche, manchmal auch länger kontagiös, alles Momente, die ein rasches Umsichgreifen der Infektion erklären.

Die Morbidität ist eine hohe, es erkranken aber doch nicht alle infizierten Personen; es scheint, daß die Empfänglichkeit zur Zeit der Pandemien besonders hoch ist.

Was die *Immunität* anlangt, so verhalten sich Typ A und Typ B wie zwei differente Erreger. Jeder erzeugt nur eine Immunität gegen den homologen Typ, nicht gegen den heterologen. Dementsprechend findet man im Serum auch nur homologe Antikörper, ihr Titer beginnt etwa eine Woche nach dem Beginn der Krankheit zu steigen und er erreicht sein Maximum nach etwa zwei bis drei Wochen, um hernach auf niedere Werte abzufallen. Aus diesen Immunitätsverhältnissen versteht sich, daß bei dem Fehlen einer gekreuzten Immunität zwischen Typ A und B ein Individuum in relativ kurzer Zeit hintereinander an beiden Grippevarianten erkranken kann. Wie lange eine Immunität anhält, ist vorläufig mit Sicherheit nicht zu sagen, da eine Immunisierung durch eine klinisch nicht manifeste Infektion, die nach der seinerzeitigen Influenza erworben worden war, mit Sicherheit nicht ausgeschlossen werden kann.

Wenn eine Grippeinfektion mit einer bakteriellen Infektion der Lunge, der Grippepneumonie in allen ihren Varianten und mit allen ihren Komplikationen nicht kompliziert wird, endet sie nur in den seltensten Fällen tödlich. In diesen Fällen fanden sich Lungenödem, Lungen-Parenchym-Blutungen, die Wände der Bronchiolen waren bei noch intaktem Epithel infiltriert, in den Alveolen fand sich Fibrin. Bei pneumonischer Lungenkomplikation, die im allgemeinen Voraussetzung eines letalen Ausganges ist, fanden sich als Superinfektion Influenzabazillen, Staphylokokken, hämolytische Streptokokken und Pneumokokken. Die Pneumonien ebenso wie die katarrhalischen Veränderungen der oberen Luftwege zeigen, wie erwähnt, fast immer frühzeitig hämorrhagischen Charakter.

Die *Letalität* der Grippe war in den verschiedenen Epidemien, wie auch schon erwähnt, verschieden; sie erreichte in der Regel kaum 1%, in den schweren Pandemien war die Letalität in den verschiedenen Weltgegenden auch wieder sehr verschieden, sie schwankte zwischen 7 und 29%.

Die *Inkubationszeit* liegt zwischen ein und drei Tagen.

Symptomatologie. Ebenso wie die verschiedenen Epidemien sich hinsichtlich der durchschnittlichen Schwere der Krankheitserscheinungen schon unterschiedlich verhalten, ebenso unterscheiden sich die Einzelfälle der einzelnen Epidemien: Neben leichten, kaum als krank zu bezeichnenden Fällen begegnet man schwersten Formen. Allen ist wenigstens zumeist gemeinsam der plötzliche Beginn. Es kommt plötzlich, meist unter Frösteln, seltener unter einem leichten Schüttelfrost zu einem Fieberanstieg, in den mittelschweren und schweren Fällen meist zu einem Anstieg der Temperatur auf 39 oder 40 Grad: meist fällt das Fieber bei unkompliziertem Verlauf nach zwei bis drei Tagen wieder zur Norm, das Krankheitsbild kann mit einer mehrtägigen Subfebrilität ausklingen. Fieberfreier Verlauf kommt in leichten Fällen vor, diese imponieren dann als leichte „Erkältung". Typisch für die große Mehrzahl der Fälle ist ferner *eine Reihe subjektiver Beschwerden im Rahmen eines meist schweren Krankheitsgefühles bzw. einer Prostration;* die Kranken klagen neben dem gelegentlich auftretenden Fröstelgefühl über eine abnorme Müdigkeit, über Abgeschlagenheit, Konzentrationsunfähigkeit, ferner über heftige Gliederschmerzen oder allgemeine Körperschmerzen, die bald überall, bald mehr im Rücken, bald mehr im Kreuz, in der Brust oder in den Extremitäten lokalisiert sind. Klagen über Kopfschmerzen oder wenigstens über einen „eingenommenen Kopf" sind ebenfalls sehr häufig. Gleichzeitig mit diesen allgemeinen Beschwerden oder etwas später zeigen sich katarrhalische Erscheinungen und Beschwerden von Seiten des Respirationstraktes: Fremdkörpergefühl, Trockenheitsgefühl im Rachen, trockener Husten, Brennen in der Luftröhre bzw. hinter dem oberen Sternum: während jeder Inspiration, zumal etwas kühlerer Luft, klagt der Kranke über einen heftig schmerzenden Stich oder ein Brennen hinter dem Brustbein, ferner können sich Schluckbeschwerden, Heiserkeit und Zeichen eines Katarrhs der Nasenhöhle mit Niesen und allen Rhinitiszeichen in buntem Wechsel einstellen. Der Husten ist, wie erwähnt, anfangs immer trocken und gerade dadurch besonders quälend, später mag der Kranke auch spärlich zähes oder auch flüssigschleimiges, oft hämorrhagisches (s. unten) Sputum expektorieren. Das erwähnte Brennen hinter dem Brustbein, welches sich auf die (meist hämorrhagische) Tracheitis bezieht, kann sehr schmerzhaft sein und kann sich bei jeder Inspiration verstärken, wodurch der Schmerz durch seine Abhängigkeit von der Atmung eine allerdings entfernte Ähnlichkeit mit einem pleuralen haben kann. Neben Kopfschmerzen klagen die Kranken auch häufig über Augenschmerzen, wobei sie diese in den Bulbus lokalisieren. Brennen in den Augen durch eine Konjunktivitis ist ebenfalls eine relativ häufige Klage. Die Kranken haben, zumal in den ersten Tagen, Appetitlosigkeit, manchmal besteht auch Übelkeitsgefühl, auch Erbrechen kommt vor. Die Mehrzahl der Autoren lehnen grippöse Magen-Darmerscheinungen im Sinne einer Gastroenterokolitis ab; es soll sich in Fällen, die Beschwerden dieser Art zeigen, immer um eine Sekundäraffektion handeln (sekundärer paratyphöser oder dysenteriformer Infekt); auf Grund eigener Erfahrungen, der Beobachtung sonst klassischer Grippefälle im Rahmen einer Epidemie möchte ich aber daran festhalten, daß flüchtige, oft nur den ersten oder zweiten Tag anhaltende grippöse Magen-Darmerschei-

nungen vorkommen. Freilich möchten auch wir in Fällen einer akuten Gastroenterokolitis ohne die oben geschilderten Grippezeichen die Grippeätiologie
ablehnen; eine reine „abdominelle Grippe" dürfte nicht vorkommen. Relativ
häufig (etwa 10% der Grippefälle) tritt ein Herpes febrilis auf.

Der objektive Befund des unkomplizierten Grippfalles erschöpft sich entsprechend der geschilderten Symptomatik in einigen wenigen Zeichen und
gerade der negative Befund ist ja vielleicht als *der* Grippebefund zu bezeichnen:
Bis auf eine leichte konjunktivale Injektion, Zeichen einer Pharyngitis, vielleicht
vereinzelte gröbere Rasselgeräusche aus den katarrhalisch veränderten größeren
Bronchien erhebt man einen normalen Befund. Auch die Laboratoriumsbefunde
geben keine augenfälligen Abweichungen von der Norm. Die Zahl der weißen
Blutkörperchen ergibt am ersten oder zweiten Tag nur manchmal eine leichte
Leukozytose mit Neutrophilie; vom dritten Tag an kann man eine nicht selten
beträchtliche Leukopenie mit relativer Lymphozytose beobachten, meist besteht
eine Aneosinophilie. Die Senkungsgeschwindigkeit der roten Blutkörperchen
bleibt bei unkomplizierten Fällen in der Regel normal; auch bei zehn- und
mehrtägiger Dauer der unkomplizierten Grippe erfährt sie merkwürdigerweise
noch keine Beschleunigung.

Die Komplikationen der Grippe betreffen in der Regel den Respirationstrakt. Von der Rhinopharyngitis aus kommt es zu katarrhalischen oder eitrigen
Nebenhöhlenaffektionen, zur Sinusitis frontalis oder maxillaris usw., ferner
zur Otitis media. Die gefürchtetste und auch häufigste Komplikation ist aber
die Grippe-Bronchopneumonie mit allen ihren Komplikationen und Gefahren.
Eine lange dauernde hohe Temperatur, eine wieder zunehmende Prostration,
ein Wiederanstieg der Temperatur, nachdem sie bereits Tendenz zum Abfall
gezeigt hatte oder auch schon zur Norm abgefallen war, bedeutet in der Regel
Grippepneumonie, auch dann, wenn man an diesen oder auch noch an den
folgenden Tagen eindeutige Pneumoniezeichen außer eventuell erhöhte Atem-
frequenz und leichte Zyanose nicht finden kann. Bei einer entsprechenden
Kleinheit (auch multipler Herde) und bei zentraler Lage der Herde in der Lunge
wird man, wie so häufig, gerade nur ein dichteres feinblasiges Rasseln oder
an einer Stelle der Lunge ein auffallend dichtes Rasseln, dort oder da vereinzelt
klingende Rasselgeräusche hören, der auskultatorische und perkutorische Befund
kann auch völlig negativ sein. Hinsichtlich der Symptomatik der katarrhalischen
Pneumonie bei der physikalischen Untersuchung sei im übrigen auf Bd. I,
S. 417 verwiesen. Zu unterstreichen ist, daß das Sputum der Grippepneumonie
sehr häufig zumal im Anfang hämorrhagisch, von hellroter Farbe ist, daß
aber ein derartig hämorrhagisches Sputum allein eine Pneumonie noch nicht
beweist, weil die hämorrhagische Tracheitis schon ein stark blutiges Sputum
zeigen kann. Freilich wird das Sputum der Tracheitis in der großen Mehrzahl der Fälle keine diffuse Durchsetzung mit Blut, sondern nur mehr oder
weniger zahlreiche „Blutfasern" aufweisen. Bei Konfluenz zahlreicher broncho-
pneumonischer Herde wird der physikalische Befund mit Dämpfung, Bronchial-
atmen, klingendem Rasseln usw. immer eindeutiger werden. Die Grippepneumonie ist auch deshalb gefährlich, weil sie nicht selten beiderseitig
lokalisiert ist, weil sie Neigung hat, zu abszedieren oder zum Empyem zu
führen, und weil sie sich vor allem stark toxisch auf Herz und Kreislauf auswirkt. Eine akute Myokarditis ist häufig, eine Endokarditis (oder Perikarditis)
ist relativ selten. Diese toxische Pneumonie, die frühzeitig mit starker Zyanose
verläuft, kann innerhalb weniger Stunden oder wenigstens in den ersten Tagen
zu Schock und Kollaps, zum akuten Kreislaufversagen und damit zum Exitus
führen.

Grippöse Enzephalitiden kommen vor, sind aber relativ selten. Über die Beziehungen zum Enzephalitisvirus s. S. 612. Am ersten Tag sieht man mit dem plötzlichen Einsetzen der Kopfschmerzen manchmal Zeichen eines Meningismus. Hautexantheme verschiedener Art kommen wohl auch, aber selten, vor.

Verlauf und Prognose. In unkomplizierten Fällen erholt sich der Kranke mit dem Abfall des Fiebers am dritten, vierten oder fünften Tag im allgemeinen rasch, auch wenn die Prostration während der Krankheit schwer war. Es ist zu beachten, daß das Fieber nach seinem Abfall am dritten, vierten oder selten erst am fünften Tag nochmals für ein bis zwei Tage ansteigen kann und daß dieser Fieberanstieg also nicht unbedingt Pneumoniekomplikation (s. oben) bedeuten muß. Der Verlauf der komplizierten Fälle hängt von der Komplikation und ihrem Erreger ab. Die Todesfälle sind fast ausnahmslos auf die Lungenkomplikationen zu beziehen. Während der großen und schweren Epidemien standen seinerzeit Antibiotika nicht zur Verfügung. Man darf hoffen, daß ihre, zumal präventive Anwendung künftig die Zahl der Pneumoniekomplikationen vermindern und damit oft einen letalen Ausgang verhindern wird. Bei den schweren Epidemien hatten wir, wie auch andere Autoren, den Eindruck, daß gerade jüngere kräftigere Individuen der Pneumonie mit dem Kreislaufversagen eher erlagen als schwächliche und ältere Individuen (s. S. 605). Hinsichtlich Mortalität s. S. 606. Die Prognose des Einzelfalles hängt schließlich, wie wir früher schon betont haben, weitgehend von dem bisherigen Verlauf der Epidemie überhaupt ab, bei Stellung der Prognose wird man immer die bei der bestehenden Epidemie gewonnenen Erfahrungen mitberücksichtigen. Nach abgelaufener Grippe oder Grippepneumonie kann eine überstandene leichte Grippe-Myokarditis noch monatelang Erscheinungen im Sinne von Arhythmie, Tachykardie, Herzklopfen, Atemnot bei mäßiger Anstrengung zur Folge haben, bei ausgedehnten Veränderungen am Herzen bleiben die Erscheinungen des Myokardschadens bestehen.

Diagnose und Differentialdiagnose. Die Diagnose der Grippe ergibt sich im Rahmen einer Epidemie mehr minder von selbst, man wird nur beachten müssen, daß man auch in Grippeepidemiezeiten Anginen, Bronchitiden, Tuberkulose, Viruspneumonien, Masern usw. begegnen kann! Freilich werden sich hierbei in den ersten Tagen begreiflicherweise Fehldiagnosen nicht vermeiden lassen, denn im Rahmen der Epidemie hat die Diagnose Grippe bei Vorliegen „grippöser Erscheinungen" die große Wahrscheinlichkeit für sich. Erst am vierten oder fünften Tag, wenn die vermeintliche Grippe nicht abklingt, wird der Weg zur richtigen Diagnose gefunden werden.

Viel schwieriger liegen die Verhältnisse bei Einzelfällen, die den Eindruck einer Grippe machen, weil hier tatsächlich eine sporadische Grippe, aber auch ein grippeartiges Stadium eines anderen Infektes vorliegen könnte. Wir verweisen auf den grippeartigen Eindruck, den ein tuberkulöses Frühinfiltrat hervorrufen kann, wir erinnern an das Vorstadium der Masern mit Konjunktivitis, mit Katarrh der oberen Luftwege, Husten, Fieber usw. noch ohne Exanthem, wir verweisen darauf, daß zahlreiche andere spezifische Infektkrankheiten in den ersten Tagen auch einen „grippösen" Eindruck machen, wie in charakteristischer Weise die Viruspneumonie, das Drüsenfieber, die Variola, daß auch Pertussis, sogar ein Typhus abdominalis mit starkem Bronchialkatarrh oder eine Leptospirose vor Einsetzen der klassischen Zeichen in den ersten Tagen Anlaß zu Fehldiagnosen geben könnten, die allerdings bald wieder korrigiert sein werden; wir fügen schließlich hinzu, daß aber auch eine akute Bronchitis simplex oder ein unspezifischer Katarrh der oberen Luftwege, wie er in Bd. I,

S. 348, geschildert wurde, auch alle Anginen und Tonsillitiden einer Grippe klinisch-symptomatologisch entsprechen können, so daß erst der Verlauf entscheiden wird und selbst dieser nicht immer. Wenn eine akute fieberhafte Bronchitis mit stärkeren Gliederschmerzen, Kopfschmerzen, Müdigkeit usw. einsetzte und nach drei Tagen wieder fieberfrei wurde, so kann die überstandene Krankheit ebenso eine Grippe gewesen sein. Heute besitzen wir im HIRST-*Test* (s. S. 604) die Möglichkeit der Differenzierung. Man wird die serologische Methode freilich im Einzelfall nicht heranziehen müssen, es sei denn, Gesundheitsämter interessierten sich für die Frage, ob derzeit Grippefälle sporadisch in größerer oder geringerer Zahl auftreten. Das gleiche, was für den Katarrh der oberen Luftwege gilt, gilt auch für Bronchopneumonien. Im Einzelfall wird auch hier die Entscheidung meist unmöglich sein, ob es sich um eine Grippepneumonie oder eine bakterielle Bronchopneumonie gehandelt hat, zumal die Pneumonien der Grippe ja auf bakterieller Sekundärinfektion beruhen. Besonders verhängnisvoll kann eine Fehldiagnose Grippe dann werden, wenn ein Fall mit Fieber, Müdigkeit und Gliederschmerzen als Grippe gedeutet wird, von einer genauen Untersuchung abgesehen wird und es sich bei dem Fieber aber um eine vorerst noch symptomlose Appendizitis, eine Adnexitis, Pyelitis usw. handelt. Genaue Anamnese, eingehende physikalische Untersuchung und der Blutbefund werden die Fehldiagnose aber hier doch zumeist vermeiden lassen.

Prophylaxe und Therapie. Eine Prophylaxe durch Vermeidung der Tröpfcheninfektion, durch Husten ins Taschentuch usw. kann ebenso wie eine Isolierung der Kranken eine Epidemie nicht mehr beeinflussen. Auch die scheinbar Gesunden sind zum Großteil abortiv krank, auch Gesunde sind Keimträger. Die Übertragung des Virus ist bei ausgedehnten Epidemien nicht mehr zu vermeiden. Der Einzelne kann durch eine Schutzimpfung mit dem lebenden Virus für einige Zeit (einige Monate) geschützt werden, allerdings nur, wenn diese aktive Immunisierung mit dem homonymen, gerade in dieser Epidemie vorliegenden Virustypus durchgeführt wird. Wird der Kranke früher oder später dennoch krankmachend infiziert, so verläuft die Grippe des Geimpften meistens leichter. Prophylaktische Medikation von Chinin oder von Sulfonamiden hat nach bisherigen Erfahrungen scheinbar keinen Erfolg.

Die Therapie beschränkt sich bei unkomplizierten Fällen auf symptomatische Maßnahmen und insbesondere bei schwereren Fällen auf die Pflege. Jedenfalls ist auch in leichteren Fällen das Bett zu hüten. Ein ambulantes Überstehen der ersten Grippetage führt häufig zur Pneumonie, ein zu frühes Aufstehen und ein vorzeitiger Ausgang können sie auslösen. Bei längerem Anhalten des Fiebers und einem sonstwie gegebenen Verdacht einer komplizierenden Pneumonie werden bald die Antibiotika herangezogen werden. Bei unsicherer Diagnose, der Möglichkeit des Vorliegens einer Viruspneumonie, wird unbedingt Streptomycin (oder Aureomycin) gegeben werden müssen, auf dieses wird auch überzugehen sein, wenn Sulfonamide und Penicillin nicht rasch zum Abfiebern geführt haben. Der Kreislauf ist dauernd entsprechend zu beachten, eventuell zu unterstützen. Im übrigen sei auf die Therapie der Pneumonie verwiesen.

M. Virus-Pneumonie (primäre atypische Pneumonien).

Sie sei in diesem Zusammenhang als virusbedingte Krankheit nur aufgezählt. Manche Autoren sind der Meinung, daß mehrere Virusarten in Frage kommen. Die Viruspneumonie ist in Bd. I, S. 423, nachzulesen.

N. Psittakose (Ornithosis).
(Papageienkrankheit.)

Die Psittakose ist eine Zoonose; die ursprüngliche Krankheit des Papageis oder papageiähnlicher Vogelarten ging später auf den Menschen über. Schon 1879 wurde durch RITTER eine klassische menschliche Psittakose beschrieben und auch damals schon wurde eine Beziehung zur Papageienkrankheit hergestellt. Im Winter 1929/30 kam es, wahrscheinlich ausgehend von Brasilien, auf der ganzen Welt zu zahlreichen Erkrankungen (etwa 800 wurden statistisch erfaßt), in Deutschland wurden 215 Fälle mit einer Mortalität von 45 Fällen (21%) gezählt. Die durchschnittliche Letalität der Psittakose dieser Jahre überhaupt dürfte 35 bis 40% betragen haben. Der Ausbruch dieser Pandemien war auf aus Brasilien ausgeführte Papageien zurückzuführen; mit der Sperre der Einfuhr dieses Vogels und seiner Verwandten und zugleich mit anderen sanitätspolizeilichen Maßnahmen — es handelte sich damals fast ausschließlich um *Wellensittiche* („Inséparables") — ging die Psittakose in den gesperrten Ländern schlagartig zurück. Die eingeführten und dann weitergezüchteten Wellensittiche waren in Deutschland zu 25,3% infiziert gewesen. Dieses epidemische Auftreten der Papageienkrankheit führte zu einem intensivierten Studium derselben, welche durch die Entdeckung des Psittakosevirus gekrönt wurde (LEVINTHAL, LILLIE, COLES und andere). Es wurden die Elementarkörperchen färberisch dargestellt und die Filtrierbarkeit des Virus aufgezeigt. Die runden oder leicht ovalen Elementarkörperchen sind vergleichsweise sehr groß; sie sind nach GIEMSA färbbar; Spezialfärbungen, hinsichtlich welcher auf Spezialliteratur verwiesen sei, geben differentialdiagnostisch sichere Anhaltspunkte. In Ausstrichen werden die großen Elementarkörperchen oft intrazellulär gefunden. Sie machen durch ihre Größe den Eindruck von Einschlußkörperchen. In Gewebskulturen und auf der Chorion-Allantois ist das Virus gezüchtet worden. Es ist außer für Papageien auch für andere Vogelarten, speziell verschiedene Finken und Kanarienvögel, pathogen, aber auch Enten, Tauben und sogar junge Hühner können erkranken. Diese Vielheit der empfänglichen Vogelarten war die Ursache, nun nicht mehr von Papageienkrankheit bzw. Psittakose, sondern von Ornithose zu sprechen. Das Virus kann in Form der großen Elementarkörperchen in Milz, Leber und Kloakeninhalt der Vögel gefunden werden, es ist auf Mäuse übertragbar. Der Virusnachweis erfolgt bei den Vögeln im allgemeinen mit dem Mäuseversuch, bei welchem Blut, Nasen- und Kloakensekret und insbesondere Milz- und Leberemulsion intraperitoneal injiziert werden. Die Übertragung vom Papagei auf den Menschen geschieht zum Teil durch direkten Kontakt mit den Vögeln, zum Teil durch Inhalation des eingetrockneten Virus; der infizierte Speichel und Kot der Tiere trocknet im Käfig zu Staub ein, der bei der Reinigung der Käfige oder beim Flattern der Vögel zerstäubt wird. In Käfigen gehaltene Vögel wirbeln durch das „Plustern" des Gefieders immer Staub auf, zumal wenn der Käfigboden mit feinem Sand bestreut wird. Die meisten Übertragungen geschehen durch Wellensittiche, und zwar insbesondere durch junge, etwa bis sechs Monate alte Exemplare. Direkte Übertragung von Mensch zu Mensch (z. B. auf den Arzt) ist nicht selten. Im Menschen geht das Virus meist in der dritten Passage ein, es schwächt sich so sehr ab, daß eine Passage-Dritterkrankung kaum mehr möglich ist. Das Überstehen der Krankheit hinterläßt eine langdauernde *Immunität.*

Die *Inkubation* beträgt meist acht bis vierzehn Tage, sie kann aber auch länger sein.

Symptomatologie. Die Ornithose hat meist einen plötzlichen, selten einen allmählichen Beginn mit Fieber und den Allgemeinerscheinungen, wie sie etwa auch der Grippe zukommen, Gliederschmerzen, Kopfschmerzen, Mattigkeits- und Abgeschlagenheitsgefühl, Frösteln, Appetitlosigkeit, Übelkeit, Brechreiz oder seltener auch Erbrechen. Nicht ungewöhnlich sind auch Lichtscheu, Nasenbluten und starker Durst. Die Kranken sind schlaflos. Meist erst, wenn die genannten Erscheinungen ihre volle Ausbildung erreicht haben, treten unter Blähungen uncharakteristische, aber heftige Bauchschmerzen auf. In stärkerem Ausmaße, als es dem Fieber entsprechen könnte, treten nach einer kurzen Periode nervöser Unruhe häufig auch Delirien auf, die in ein Koma übergehen können. Seltener kommt es zu einem Exanthem ähnlich dem eines Fleckfiebers. In diesen ersten Tagen der Krankheit kann schließlich noch ein trockener Husten auftreten. Die Temperatur ist meist anhaltend hoch.

In der großen Mehrzahl der Fälle entwickeln sich etwa vom fünften Tage an, längstens nach einer Woche, die Zeichen einer Pneumonie. Der Husten nimmt zu, der Kranke hustet nur schleimig-eitriges, manchmal blutig durchzogenes, selten rostbraunes Sputum aus, er klagt gelegentlich über stechende Pleuraschmerzen und über leichte Dyspnoe. Die physikalische Untersuchung kann eine Pneumonie oder multiplen pneumonischen Herden entsprechende Befunde ergeben, trotz ausgedehnter Infiltrationsherde im Röntgenbild aber kann der physikalische Befund negativ sein, jedenfalls kann er wie bei der Viruspneumonie mit dem Röntgenbefund stark kontrastieren; er wird oft erst in der Rekonvaleszenz deutlich und eindeutig.

Die Differentialdiagnose wird vor allem Grippe bzw. Grippepneumonie und Viruspneumonie in Erwägung ziehen. Auch Typhus und Paratyphus werden mit Rücksicht auf das Fieber und Fehlen einer Leukozytose in Betracht kommen. Der anamnestisch erhobene Kontakt mit Vögeln, insbesondere mit kranken Papageien oder kranken Vögeln überhaupt (s. S. 610, auch Sturmvögel), hierzulande vor allem Wellensittichen, wird unter Umständen ausschlaggebend dafür sein, daß an die Psittakose gedacht wird. Bei gegebenem Verdacht wird das Sputum zum Tierversuch an der Maus in ein Laboratorium eingeschickt werden müssen. Nach intraperitonealer Applikation von virushaltigem Material (Kloakeninhalt, Blut, Nasensekret von verdächtigen Vögeln oder menschliches Sputum oder Blut) findet man bei Mäusen starke Leber- und Milzvergrößerungen. Die Komplementbindungsreaktion mit Krankenserum gewinnt immer mehr an Bedeutung. Auch sie kann herangezogen werden.

Die *Prognose* ist ungünstig. Unter sicher erkrankten Fällen beträgt die Mortalität 31 bis 40%!

Die *Behandlung* ist symptomatisch. Es scheint nach den bisherigen Berichten, daß sowohl Sulfonamide als auch Penicillin spezifische Wirkungen haben. Bei diagnostizierter Pneumonie wird man jedenfalls die verschiedenen Antibiotika heranziehen, frühzeitig hat eine Kreislauftherapie einzusetzen.

Die *Prophylaxe* bezieht sich vor allem auf den Kontakt mit infizierten Vögeln. Es ist Sache der Sanitätspolizei, derartige Infektionen nach Tunlichkeit unmöglich zu machen. Das Arbeiten im Laboratorium mit Psittakosesputum und mit Psittakosetieren verlangt entsprechende Vorsichtsmaßregeln (Gesichtsmaske usw.). Über erfolgreiche prophylaktische Vakzinationen liegen einzelne Berichte vor. Eine Isolierung des Kranken ist eine unbedingte Forderung. Die Untersuchung psittakoseverdächtigen Materials ist gesetzlich an gewisse Voraussetzungen gebunden, um im Laboratorium eine Weiterverbreitung der gefährlichen und höchst infektiösen Krankheit tunlichst zu vermeiden. Psittakose ist in den meisten Staaten anzeigepflichtig.

O. Verschiedene virusbedingte Enzephalitiden des Menschen.

Die verschiedenen menschlichen Enzephalitiden sollen hier nicht vom
klinischen Standpunkt besprochen werden, dies ist Sache der Neurologie, die
einschlägigen Lehrbücher wären nachzulesen, sie sollen hier nur vom Standpunkt der Infektionskrankheiten kurz aufgezählt werden, und zwar im Kapitel
der Viruskrankheiten, obzwar die Virusnatur der Erreger noch keineswegs feststeht.

1. Encephalitis lethargica (Economosche Krankheit).

Seit der grundlegenden Beschreibung durch v. Economo rechnet man die
Encephalitis lethargica (epidemica) (Economosche Krankheit) zu den Infektionskrankheiten. Ein spezifischer Erreger wurde bisnun nicht gefunden, es kann
auf Grund auch negativer Untersuchungsreihen und auch klinischer Eindrücke
aber doch angenommen werden, daß er zu den Virusarten, im besonderen den
neurotropen Virus zuzuzählen ist. Jedenfalls läßt das epidemische Auftreten allein
mit größter Wahrscheinlichkeit erschließen, daß eine Infektionskrankheit vorliegt.

Es war vor allem das zeitliche Zusammenfallen der Grippeepidemien mit
der Häufung von Enzephalitisfällen ein Argument für eine ätiologische Zusammengehörigkeit der Enzephalitis und der Grippe gewesen; die Frage wurde trotz
vielfachen Studiums nicht klar gelöst. Die Enzephalitis kam zum Teil mit der
Grippe gleichzeitig, zum Teil folgte sie ihr, zum Teil ging sie ihr schließlich voran:
Die erste große Wiener Enzephalitisepidemie (1916/17) ging dem ersten großen
Grippeausbruch in Deutschland (Herbst 1918) voraus, Höhepunkt und Mortalität
der beiden Seuchen gingen nicht parallel. Die Zahl der Fälle ist bei den Epidemien
größer, als gemeinhin geglaubt wird. Bis zum Jahre 1928 haben z. B. in Deutschland 60000 Menschen eine Encephalitis epidemica durchgemacht und von diesen
trugen 20000 bis 30000 Menschen Dauerdefekte davon! Um das Jahr 1922 etwa
wurde die Frage aktuell, ob das Virus der Encephalitis epidemica nicht das Herpesvirus sei. Bekanntlich läßt sich mit Herpes febrilis (simplex, labialis, genitalis)-
Bläscheninhalt auf der skarifizierten Hornhaut des Kaninchens eine Keratitis
dendritica hervorrufen. Eine größere Anzahl der so geimpften Tiere akquirieren
nun bald darauf eine herpetische Enzephalitis, an der sie meist in wenigen Tagen
eingehen und die durch intradurale Übertragung von Gehirnemulsion auf andere
Tiere in der Passage mit Sicherheit übertragbar ist. Durch Rücküberimpfung
des herpetisch-enzephalitischen Hirnbreis auf die Kaninchenkornea läßt sich
wieder die herpetische Keratitis dendritica mit all ihren mikroskopischen Besonderheiten (oxychromatische Kerndegeneration Lauda und Luger) erzeugen
und so der Beweis liefern, daß diese Enzephalitis des Kaninchens herpetischer
Natur ist. Auf Details, auf die Ähnlichkeiten im histologischen Bild einer menschlichen Enzephalitis (Economo) und einer herpetischen Enzephalitis des
Kaninchens usw. kann nicht eingegangen werden. Daß die menschliche Enzephalitis Economo tatsächlich herpetischer Natur ist, schien schließlich wenigstens
für bestimmte Fälle damit bewiesen, daß es einigen Autoren (Doerr, Luger,
Lauda und anderen) gelang, aus dem menschlichen Enzephalitisgehirn das Herpes
simplex-Virus zu züchten. Doch auch diese scheinbaren Beweise der herpetischen
Natur der Krankheit erwiesen sich als nicht stichhaltig, da andere Autoren nach-
wiesen, daß man bei Herpesvirusträgern (mit einem Herpes labialis z. B.) im
Liquor Herpesvirus nachweisen könne, daß somit der Herpesvirusnachweis im
Zentralnervensystem nichts beweise.

Hinsichtlich der Pathogenese wird angenommen, daß das Enzephalitisvirus
vom Nasenrachenraum aus in das Zentralnervensystem gelange, es können hierbei

offenbar Katarrhe der oberen Luftwege, im besonderen des Nasenrachenraumes zu einer Auslösung der Infektion führen.

v. Economo unterteilte die Fälle klinisch-symptomatologisch in somnolente, ophthalmologische, hyperkinetische und amyostatisch-akinetische. Die Krankheit zeigt also einen außerordentlichen Formenreichtum, der dadurch bedingt ist, daß die Entzündung im Zentralnervensystem gewisse, aber doch eher sehr mannigfaltige Lokalisationen bevorzugt. Je nach der Schwere des anatomischen Geschehens gibt es selten volle Heilungen, häufig Defektheilungen, vor allem Ausgänge in die chronische Form, vor allem den postenzephalitischen Parkinsonismus, der auf Schäden des extrapyramidalen Systems beruht und teils dyskinetischer Art mit Bewegungsarmut und mimischer Starre, teils hyperkinetischer Art mit Zittern und choreatischen Zuckungen ist. Zwischen akuter Erkrankung und Ausbruch des Parkinsonismus kann ein jahrelanges Intervall liegen. Die histologischen Veränderungen, im akuten Stadium Ödem, Hyperämie und petechiale Blutungen am Boden des vierten Ventrikels und in der Regio subthalamica, bestehen später in perivaskulären lymphozytär-plasmazellulären Infiltraten, in Neuronophagie und in Gliawucherungen. Bevorzugte Stellen überhaupt sind das Höhlengrau des dritten und vierten Ventrikels, der Aquaeductus Sylvii, ferner Thalamus, Hypothalamus, Hirnschenkel, Brückenhaube und die Substantia nigra (Zona compacta), die Medulla oblongata und die Stammganglien, seltener die Großhirnrinde, das Kleinhirn und Rückenmark.

Diagnose und Differentialdiagnose. Solange die Economosche Krankheit nicht durch den Nachweis der spezifischen Erreger oder wenigstens durch eine spezifische Seroreaktion sicher erwiesen werden kann, wird sich die Diagnose auf die Erfahrung des Arztes und vor allem auch auf die gerade herrschende oder nicht herrschende Epidemie stützen. Wenn sich die Enzephalitis Economo durch das Symptom der Augenmuskellähmungen und der Schlafsucht aus anderen Enzephalitiden klinisch recht gut heraushebt, so muß aber betont werden, daß es auch Enzephalitiden zweifellos anderer Ätiologie gibt, die weder klinisch noch auch histologisch unterschieden werden könnten. Selbst die Nachkrankheiten, der Parkinsonismus z. B., können derartigen Nicht-Economo-Enzephalitiden folgen. In den letzten drei Dezennien sind nach den Economoschen Epidemien in der ganzen Welt, auch in Mitteleuropa, immer wieder zeitweise Häufungen von Enzephalitiden vorgekommen, die der Klinik der Economoschen Krankheit zu folgen schienen und befürchten ließen, Vorboten einer neuen schweren Epidemie zu sein. — Wir müssen aber bekennen, daß die Diagnose der Economoschen Enzephalitis im Einzelfall mit Sicherheit nicht gestellt werden kann.

Die *Inkubation* wird verschieden angegeben, 2 bis 10 bis 30 Tage. Die *Übertragung* erfolgt wahrscheinlich durch Tröpfcheninfektion. Hinsichtlich *Symptomatologie, Diagnose* und *Differentialdiagnose* s. die neurologischen Lehrbücher.

Die *Therapie.* Es wird bei akuten Fällen die intramuskuläre Injektion von 20 bis 80 ccm Rekonvaleszentenserum empfohlen. Dieses muß frühzeitig gegeben und soll kurz nach der Entfieberung vom Spender gewonnen werden. Es wurde über schlagartige Besserungen unter dieser Therapie berichtet. Die Mehrzahl der Autoren sind aber gegen diese Serotherapie skeptisch geblieben. Es soll durch diese Behandlung die Zahl der Parkinsonismusfälle vermindert werden können. Auch die Chemotherapie hat entscheidende Erfolge nicht gebracht. Es wurden empfohlen: Chinin, Pregl-Lösung, Salvarsan, Trypaflavin, vor allem Urotropin, Quecksilber, Natrium salicylicum. Bei postenzephalitischen Zuständen hat die *Bulgarische Kur* viel von sich reden gemacht, deren Grundlage die Belladonnawurzel ist, deren wirksame Alkaloide Atropin, Scopolamin und

Hyoscyamin sind; standardisierte Präparate sind „Homburg 680" und „Parkisan". Hoff legte für Homburg 680 folgende Dosierung fest: Am ersten Tag dreimal drei Tropfen, am nächsten und an den folgenden Tagen wird die Tagesdosis um je einen Tropfen, und zwar bis dreimal fünf bis zu dreimal 20 Tropfen erhöht, wobei die Höchstdosis jeweils dann erreicht ist, wenn eine weitere Besserung sich nicht mehr einstellt. Nach der Höchstdosis geht man wieder um je einen Tropfen im Tag herunter. Die Erfolge der Belladonnakur sind erstaunlich gute; ein großer Teil der Kranken wird wieder arbeitsfähig. Neuerdings wird das synthetisch hergestellte Parpanit in Tabletten verwendet, die Erfolge sollen recht gute sein.

2. Encephalitis japonica.

Die *Encephalitis japonica* ist seit 70 Jahren in Japan bekannt, seit 1924 ist sie dort in Epidemien aufgetreten. Sie tritt vorwiegend in den Sommermonaten auf. Das Virus der Encephalitis japonica wird auch als Enzephalitis-Typ B-Virus bezeichnet, im Gegensatz zum Enzephalitis-Typ A-Virus, worunter der noch nicht gefundene Erreger der Economoschen Krankheit verstanden wird.

Das B-Virus hat sich als filtrierbar erwiesen, es ist ein besonders kleines Virus, es passiert engporige Filterkerzen, es wird durch halbstündiges Erhitzen auf 60° vernichtet. Bei Zimmertemperatur hält es sich acht Tage am Leben, es ist gegen Austrocknen und Frieren sehr resistent. Auf japanische Affen und auf Kaninchen ist das Virus übertragbar. Mäuse erkranken unter dem Bilde einer Meningoenzephalitis. Auch die Züchtung gelang.

Die natürliche Übertragung geschieht durch Tröpfcheninfektion, wobei das Virus von der Nasenschleimhaut über den Nervus olfactorius ins Gehirn gelangt (Mäusebeobachtungen!). Ob eine Übertragung durch Mücken möglich ist, ist noch nicht entschieden.

Die japanische Enzephalitis wurde in vereinzelten Fällen auch in Deutschland von verschiedenen Autoren beschrieben, wobei allerdings manchmal nur die gleiche Histologie wie bei der japanischen Enzephalitis für die Annahme einer gleichen Ätiologie maßgeblich war (Pette); der klinische Verlauf, auf den hier nicht eingegangen werden kann, hat allerdings auch diesbezüglich Anhaltspunkte gegeben.

Die Prognose hinsichtlich Wiederherstellung ist bei diesen Enzephalitisformen eine relativ gute, die Letalität ist aber bei einzelnen Epidemien hoch, bis zu 60%, wobei ältere Leute schwerer und mit höherer Mortalität erkranken als jüngere; im Alter von 70 bis 80 Jahren wird eine Mortalität von 83,7% angegeben! Es sind noch andere, ätiologisch differente Enzephalitisformen beschrieben worden und es ist Sache künftiger Forschung, diese Formen hinsichtlich ihrer Ätiologie schärfer auseinanderzuhalten. Wir erwähnen die

3. Amerikanische oder St.-Louis-Enzephalitis.

Sie führte in St. Louis 1927 und 1933 zu schweren Epidemien. Ein selbständiges Virus wurde isoliert. Klinisch ähnelt diese Enzephalitis weitgehend der japanischen, serologisch aber verhält sie sich different. Der Erreger ist filtrierbar und hat eine Größe von 20 bis 30 mμ, er ist kälteresistent und läßt sich auf der Chorionallantois des Hühnerembryos züchten; er ist im Gegensatz zum japanischen Virus auf Kaninchen nicht übertragbar; Übertragung durch Tröpfcheninfektion, schließlich auch durch Mücken (Aedes aegypti). Die St.-Louis-Enzephalitis ist eine Sommerkrankheit, die Inkubation beträgt 4 bis 21 Tage. Die durchschnittliche Letalität beträgt 20%, sie nimmt im hohen Alter stark zu.

4. Australische X-Enzephalitis.

Die *australische X-Enzephalitis*, seit 1917 wiederholt beobachtet, ähnelt der japanischen. Seit 1926 scheint die Krankheit erloschen. Mit Gehirnemulsion war sie auf Affen übertragbar. Die Letalität betrug 70%.

5. Frühjahrs-Sommer-Enzephalitis (Frühling-Wald-Enzephalitis).

Die Frühjahrs-Sommer-Enzephalitis, auch Frühlings-Wald-Enzephalitis bezeichnet, ist eine durch Zecken (Ixodes persuleatus) übertragbare und, wie der Name sagt, jahreszeitlich gebundene Enzephalitis, die in verschiedenen Waldgegenden Rußlands (in der Taiga, im sibirischen Urwaldgebiet) endemisch ist und epidemisch vorkommt. Als Virusquelle werden verschiedene Nager und wilde Tiere angesehen. Diese Enzephalitisform führt rascher zu Lähmungen der Glieder als die japanische und amerikanische Form. Nach einer Inkubation von acht bis vierzehn Tagen steigt die Temperatur auf 38 bis 40°, es kommt zu starken Kopfschmerzen, zu Erbrechen und zu immer deutlicheren meningealen und zerebralen Erscheinungen. Die Letalität beträgt 36%. Es gibt eine Schutzimpfung mit inaktivem Mäusegehirnvirus, diese brachte bereits gewisse Erfolge. Das Virus ist filtrierbar, es wurde auch gezüchtet. Es kann auf Affen übertragen werden, die unter enzephalitischen Symptomen erkranken. Therapeutisch wurden Rekonvaleszentenserum oder Pferdeimmunserum empfohlen. Auf die *lymphozytäre Choriomeningitis*, auch eine Viruskrankheit, wurde bereits eingegangen (s. S. 449).

Schließlich muß hier noch der *parainfektiösen Enzephalitis* gedacht werden, Enzephalomyelomeningitiden, die im Anschluß an akute Infektionen auftreten und bei welchen es fraglich ist, ob sie direkt durch die Erreger dieses akuten Infektes oder durch ein spezifisches Virus bedingt sind, das durch den akuten Infekt nur aktiviert wurde. Derartige primäre Krankheiten, auf die die Enzephalitis sich erst aufpfropft, dürften häufig Erkältungskrankheiten bzw. katarrhalische Infektionen sein; von einer ähnlichen exogenen Bedeutung sind offenbar auch die exanthematischen Krankheiten, wie Pocken, Windpocken, Masern, Rubeolen, Typhus und Paratyphus.

6. Postvakzinale Enzephalitis.

Eine praktisch sehr wichtige parainfektiöse Enzephalitisform ist die *postvakzinale Enzephalitis (Encephalitis post vaccinationem)*. Diese wird seit 1922 in verschiedenen Ländern beobachtet, gelegentlich sogar in epidemieartiger Häufung, wie im Jahre 1939 in Holland. Wie bei den parainfektiösen Enzephalitiden überhaupt, liegt auch hier kein Beweis vor, daß das Vakzinevirus den Erreger darstellt; es ist durchaus möglich, daß ein zweites Virus als ätiologischer Faktor in Frage kommt. Für das zweite spezifische Virus scheint der Umstand zu sprechen, daß die Häufigkeit der postvakzinalen Enzephalitis in verschiedenen Ländern eine sehr verschiedene ist, manche Länder sogar zeitweise verschont blieben, während zur gleichen Zeit Nachbarstaaten eine Häufung erlebten.

Die *klinischen Erscheinungen der postvakzinalen Enzephalitis* beginnen zehn bis zwölf Tage nach der Impfung mit hohem Fieber (40° und darüber), alsbald stellen sich Kopfschmerzen, Erbrechen und Krampfzustände ein und auf der Höhe der Krankheit eine charakteristische Schlafsucht. Man unterscheidet symptomatologisch verschiedene Formen, eine meningitische, eine meningoenzephalitische und medulläre, schließlich eine tetanische Form. Die enzephalitischen Formen haben die schlechteste Prognose, sie haben eine Letalität von 30 bis 50%, während die rein meningitische Form eine gute Prognose gestattet.

Pathologisch-anatomisch ist diese Enzephalitis nicht besonders charakterisiert. Die postvakzinale Enzephalitis kann in jedem Alter vorkommen, merkwürdigerweise ist nur das erste Lebensjahr sehr wenig betroffen, so daß sogar empfohlen wurde, die Vakzination möglichst noch im ersten Lebensjahr vorzunehmen.

7. Pferde-Meningomyeloenzephalitis.

Eine weitere Enzephalitis, die eine Viruskrankheit ist und die den Zoonosen zuzuordnen wäre, ist die *Pferde-Meningomyeloenzephalitis*. In Amerika unterscheidet man ein „östliches" und „westliches" Virus, das erstere ist hoch virulent und hat, soweit bisher bekannt ist, allein zu menschlichen Erkrankungen geführt. In Rußland kommt diese Pferdekrankheit als sogenannter „Moskauer Typ" vor. Es können serologisch drei Stämme unterschieden werden. Der Erreger hat eine Teilchengröße von 30 mμ und gehört somit zu den kleinsten Virusarten. Er kreist vorerst im Blut und dringt erst später in das Zentralnervensystem ein. Die Übertragung von Pferd zu Pferd und auf den Menschen scheint durch Aedesmücken zu erfolgen. Auf Affen, Kaninchen, Meerschweinchen und Mäuse läßt sich das Virus aus Blut und Gehirn durch intrazerebrale Impfung übertragen. Mit dem menschlichen Virus können auch Pferde wieder rückinfiziert werden. Getrocknet und tiefgefroren ist das Virus monatelang haltbar. Auf Gewebskulturen und auf der Chorionallantois des Hühnerembryos ist die Züchtung der Erreger gelungen. Gleichzeitig mit der Pferdeepizootie wurden kleinere Epidemien beobachtet, bei welchen hauptsächlichst Kinder erkrankten. Die Krankheit beginnt plötzlich mit hohem Fieber, allgemeiner Steifigkeit, mit Krämpfen und Koma. Weitere Symptome sind Kopf- und Gliederschmerzen, Benommenheit, Erbrechen, Muskelzittern, später Aphasie und Doppeltsehen. Der Tod tritt meist schon nach wenigen Tagen ein. Die Letalität beträgt ungefähr 50%. Die Krankheit hinterläßt eine spezifische Immunität, im Neutralisationsversuch kann diese auch nachgewiesen werden, das heißt ein mit Rekonvaleszentenserum zusammengebrachtes Virus hat seine krankmachende Fähigkeit im Tierversuch verloren. Eine aktive Immunisierung mit einem abgeschwächten Virus ist möglich; genauere Angaben über die Dauer eines damit erzielten Schutzes liegen noch nicht vor.

8. Springkrankheit (Looping ill) der Schafe.

Auch zu den Zoonosen, welchen ein neutropes Virus zugrunde liegt und die ein enzephalitisches Krankheitsbild hervorrufen, ist ferner die *Springkrankheit der Schafe (Looping ill)* zu rechnen. Die Übertragung auf den Menschen ist selten, es wurden bisnun nie Spontan-, sondern nur Laboratoriumsübertragungen auf den Menschen beobachtet. Die Übertragung dürfte bei den Schafen durch Zecken geschehen. Auch dieses Virus kreist erst im Blute und siedelt sich später im Gehirn an. Die Krankheit beginnt grippeähnlich mit Fieber, Kopfschmerzen, Übelkeit, später kann eine zerebrale Ataxie hinzukommen. Der Erreger mit Elementarkörperchen von 15 bis 20 mμ Größe konnte gezüchtet werden. Gegen Austrocknen und Tiefkühlung ist das Virus monatelang resistent. Mäuse und Affen sterben nach intrazerebraler Inokulation unter enzephalitischen Symptomen. Rekonvaleszentenserum kann therapeutische Anwendung finden.

9. Virusmeningitiden.

Hier seien schließlich noch die schon an anderer Stelle kurz gestreiften *Virusmeningitiden* angeführt, die sich in zwei Gruppen unterscheiden lassen, nämlich 1. in diejenigen, die Begleiterscheinungen von Virusenzephalitiden sind und

2. in jene, die idiopathischer Natur sind und durch einen selbständigen Erreger hervorgerufen werden. Für diese selbständigen Meningitisformen gibt es eine reichhaltige Nomenklatur wie: aseptische oder lymphozytäre Meningitis, akute lymphozytäre Choriomeningitis, Meningitis serosa. Um aus dieser verwirrenden Bezeichnung herauszufinden, hat PETTE vorgeschlagen, von einer *idiopathischen aseptischen Meningitis* zu sprechen und diese den infektiösen bakteriellen Formen gegenüberzustellen. Die aseptische Meningitis kann epidemisch (und zwar vornehmlich im Frühjahr, Spätsommer und Herbst) auftreten. Der Erkrankung geht oft ein Katarrh der oberen Luftwege voran. Eine umfangreiche Literatur liegt über den Erreger vor. Erstmalig wurde ein Virus bei der aseptischen Meningitis von ARMSTRONG und LILLIE 1934 isoliert. Hinsichtlich der weiteren Details sei auf die einschlägige Literatur verwiesen.

Der menschlichen Erkrankung gehen vorerst uncharakteristische Allgemeinerscheinungen voraus, wie Fieber, Müdigkeit, Kopf-, Glieder- und Muskelschmerzen. Wie erwähnt, können ein Katarrh der oberen Luftwege oder auch eine Angina das klinische Bild einleiten, hieran schließt sich die Meningitis. Neben den meningitischen können auch enzephalitische Symptome das Bild komplizieren. Die Differentialdiagnose ist bei der Meningitis epidemica besprochen (s. S. 448 ff.). Auch die unter meningitischen Zeichen verlaufende Schweinehüterkrankheit, die auch eine Virusinfektion ist, ist dort erwähnt (s. S. 449).

P. Lyssa (Tollwut).

Die Tollwut ist eine durch ein filtrierbares Virus hervorgerufene Myeloenzephalitis, die in der Regel durch die Bißverletzung wütender Tiere akquiriert wird und die bei Mensch und Tier unter charakteristischen Symptomen verläuft. Der im Speichel des kranken Tieres befindliche Erreger infiziert die Bißwunde, von wo er längs der Nervenbahnen zum Zentralnervensystem gelangt, wo er die schweren Veränderungen setzt.

Der Erreger ist also eine filtrierbare Virusart, die sich allerdings in Elementarkörperchen bisher noch nicht hat darstellen lassen. Durch Übertragungsversuche und durch die charakteristischen, zum Teil spezifischen histologischen Veränderungen im Zentralnervensystem, auch bei den Passagetieren, ließ sich die Anwesenheit des Virus aber überzeugend nachweisen. In Tierpassagen läßt sich der Erreger unbegrenzt fortzüchten. Der Erreger wird beim kranken Tier im Zentralnervensystem regelmäßig, schon im Liquor ebenso wie in anderen Organen aber nur mehr ausnahmsweise gefunden, es haben auch Verimpfungen von Blut, Milch und Harn nur ausnahmsweise Erfolg gehabt. In den Speicheldrüsen hingegen ist er regelmäßig und in großer Menge nachweisbar, er kann aber im Speichel auch oft nicht nachgewiesen werden, was offenbar auf eine unregelmäßige Ausscheidung mit dem Speichel zurückzuführen ist.

Die Lyssa ist eine Zoonose, die nur gelegentlich auf den Menschen übertragen wird. Es muß auch mit der Möglichkeit gerechnet werden, daß der kranke Mensch Menschen infiziert. Unter den Haustieren erwiesen sich neben Hunden auch Katzen, Pferde, Rinder, Schafe, Ziegen und Schweine für Lyssa empfänglich. In der freien Wildbahn erkranken Füchse, Dachse, Wölfe, kleine Raubtiere, Ratten, auch Infektionen von Rehen und Elchen sind bekannt geworden. Selten scheinen Infektionen von Geflügel. SCHWEINBURG berichtet über einen wutkranken Hahn, der unter anderem schließlich ein Kind infizierte. In der ganz überwiegenden Anzahl sind Hunde die Überträger, in epidemiologischer Hinsicht ist ihre Erkrankung aus zwei Gründen bedenklich: erstens neigen sie mehr als

andere Tiere im Rahmen der Erregungszustände dazu, Tiere und Menschen an-
zufallen und damit zu infizieren und zweitens treibt sie eine besondere Unruhe
dazu, weite Strecken zu durchlaufen und damit zur Ausbreitung der Epidemie
besonders beizutragen. Nach dem Hund ist es bis nun die Katze, die hinsichtlich
der Verbreitung der Tollwut an zweiter Stelle steht. Wo Wölfe vorkommen
(Balkan, Rußland), sind sie mit Recht besonders gefürchtet, weil sie an sich
zur Aggression gegen den Menschen neigen und weil sie ausgedehnte, gefährliche
Bißwunden setzen, die bei ihrer großen Ausdehnung mit Lyssa sicher infiziert
werden. Wilde Hunde, Schakale, Hyänen und auch große Raubtiere können
an Tollwut erkranken. Die Menscheninfektionen durch Hyänen haben eine besonders hohe Letalität.

Der Ablauf der Wut beim Hund sei kurz skizziert. Nach einer Inkubation
von zwei bis sieben Wochen, die aber auf wenige Tage herab- und auf einige
Monate hinaufgehen kann, treten die ersten Erscheinungen auf, die sich in einer
Wesensänderung der Tiere äußern. Die Hunde werden einerseits unstet, besonders
lebhaft, anderseits aber auch scheu und teilnahmslos. Die Hunde verweigern
die Nahrungsaufnahme, sie schlingen in ihrer erhöhten Aktivität aber nicht
selten unverdauliche Gegenstände, wie Holz, Steine usw., hinunter. Die Unruhe
der Tiere verursacht auch den Wandertrieb, sie entlaufen. Sie werden später
reizbar und in diesen Stadien kann es zur *rasenden Wut* kommen, zu wütenden
Angriffen auf Mensch und Tier, sie gehen blindlings auch auf leblose Gegenstände
los. Das Bellen geht in ein heiseres Heulen über. Schließlich treten einerseits
Krampfanfälle, anderseits Lähmungen auf, gewöhnlich zuerst des Unterkiefers
und der Hinterbeine. Die Tiere magern stark ab und gehen in einer Allgemeinschwäche und Kachexie zugrunde. Die Gesamtdauer der Krankheit beträgt zirka
zwei bis sechs Tage. Bei einem Teil der Tiere stehen die Lähmungen von vornherein im Vordergrund, Unruhe, Reizbarkeit und Wutanfälle können gänzlich
vermißt werden: *stille Wut*. In atypischen Fällen kommt nur allmählich ein
Marasmus zustande: *konsumptive Wut*. Bei Hund und Katze endet jede Wut-
erkrankung tödlich; nur bei experimentell krank gemachten Tieren ist Genesung
gelegentlich möglich. Die *rekurrierende Wut* ist sehr selten. Zu beachten ist,
daß der Hund im Speichel schon den Erreger tragen kann, wenn er noch
keinerlei Krankheitszeichen aufweist. Dauernd gesunde Virusträger sind nicht
bekannt.

Die *Erkrankung beim Menschen*. Die *Inkubation* schwankt zwischen einer
Woche und einigen Jahren. Die charakteristischen Symptome sind vor allem
quälende, mit Erstickungsangst verbundene Krämpfe der Schlund- und Atmungs-
muskulatur, die meist durch den Versuch, Wasser zu trinken oder tief einzuatmen,
ausgelöst werden (Hydrophobie, Aerophobie). Ausgebrochene Tollwut führt
beim Menschen regelmäßig zum Tode. Nach einem Prodromalstadium mit
Kopfschmerzen und nervöser Unruhe kommt es, erst nach einem oder auch
ohne vorangehendes ein- bis dreitägiges Exzitationsstadium mit den erwähnten
Schling- und Atemkrämpfen, die unmittelbar zum Tode führen können, zu
einem Lähmungsstadium mit sensiblen und motorischen Lähmungen.

Die Sicherstellung der *Diagnose* im Laboratorium geschieht vor allem durch
die laboratoriumsmäßige Bestätigung, daß der Hund tatsächlich tollwütig war.
Dieser Beweis wird durch den Nachweis der NEGRIschen *Körperchen* erbracht.
NEGRI hat 1903 festgestellt, daß in den Ganglienzellen des Gehirns und Rückenmarkes tollwutkranker Tiere und Menschen, und zwar besonders in den großen
Ganglienzellen des Ammonshornes, mit großer Regelmäßigkeit rundliche oder
ovale, manchmal auch unregelmäßig gebildete Einschlußkörper mit charakteristischer Innenstruktur und typischer Farbreaktion gefunden werden. Der Nachweis

der NEGRI-Körperchen beweist mit Sicherheit das Vorliegen der Wut, der negative Befund aber schließt Wut nicht sicher aus. Die NEGRI-Körper werden erst relativ spät gebildet, bei vorzeitiger Tötung eines verdächtigen, tatsächlich kranken Tieres können sie also auch fehlen. In diesem Fall muß der diagnostische Tierversuch gemacht werden: Eine Anzahl Kaninchen und Ratten erhalten eine subdurale resp. intramuskuläre Injektion von einer Verreibung oder Emulsion des betreffenden Gehirnes. Nach 15 bis 30 Tagen erkranken die Tiere, wenn beim verdächtigen Tier Lyssa vorlag. Die Tiere müssen wegen der langen Inkubation drei Monate in Beobachtung bleiben.

Die Übertragung der Tollwut kommt überwiegend dadurch zustande, daß der Speichel der erkrankten Tiere in frische Wunden gelangt, entweder in die Bißverletzung oder in zufällige Wunden, Exkoriationen usw., die der Hund abschleckt. Es sind auch Übertragungen durch Gebrauchsgegenstände, die mit infiziertem Speichel benetzt waren, bekannt geworden. Jedenfalls ist die Bißverletzung die weitaus häufigste Übertragungsart; sicher können auch Kratzwunden durch Katzen ebenso wie Kratzer, die von Krallen des Hundes gesetzt waren, die Infektionsstelle abgeben, wenn die Krallen vom infizierten Speichel benetzt waren.

Bißverletzungen durch wütende Hunde führen aber keineswegs immer, sondern nur in etwa 20 bis 30% der Fälle zur Erkrankung. Bei künstlich subkutaner Infektion von Hunden beobachtet man ungefähr einen gleichen Hundertsatz an Erkrankten. Nichtsdestoweniger bedeutet die Bißverletzung eines Menschen durch ein tolles Tier große Lebensgefahr; man darf sich nicht darauf verlassen, „daß schon nichts geschehen werde" und die Schutzimpfung unterlassen! Eine noch so geringe Verletzung kann die Eintrittspforte abgeben, keine, auch noch so kleine oberflächliche Verletzung des Teguments, die mit Wutspeichel infiziert wurde, ist bedeutungslos, keine darf vernachlässigt werden! Für das Zustandekommen und den Verlauf der Wut beim Menschen entscheidet eine Reihe von Umständen: Wichtig ist der Sitz der Verletzung. Verletzungen am Kopf und Hals sind besonders gefährlich, weniger gefährlich sind Wunden am Stamm und an den Extremitäten. Der Biß durch Kleidungsstücke hindurch ist weniger gefährlich, weil der Speichel zur Wunde weniger Zutritt hat. Es kommt ferner bei ausgedehnten und tief in die Muskulatur reichenden und bei mehrfachen Bißwunden häufiger zu tödlicher Erkrankung als bei kleinen und oberflächlichen. Freilich kann die kleinste Verletzung zur Lyssa führen (!).

Individuell verschiedene Empfänglichkeiten wurden sicher nie bewiesen. Daß Kinder häufiger erkranken als Erwachsene, ist durch rein äußere Ursachen zu erklären, Kinder tragen relativ schwerere Verletzungen davon. Die behauptete Disposition durch Alkoholismus, Nervosität und Epilepsie ist mit nichts erwiesen. Zahlreiche Erfahrungen haben gelehrt, daß das Lyssavirus nicht immer, nicht zu jeder Zeit und nicht allerorts gleiche Virulenz hat und gleich gefährlich ist. Es gibt zum Beispiel Straßenvirusstämme mit sehr kurzer Inkubationszeit; bei Bissen, die mit einem derartigen Speichel infiziert sind, kommt die Wutschutzimpfung zu spät, da der erzielbare Schutz erst nach zwei bis drei Wochen einsetzt. Ob es sich hierbei um verschiedene Typen des Virus oder aber um zufällige inkonstante Modifikationen kürzeren oder längeren Bestandes des gleichen Virus handelt, ist nicht entschieden.

In Französisch-Westafrika und am Kongo soll eine autochthone Form der Wut vorkommen, die für den Menschen nahezu ungefährlich sein soll, sie wird als *Duloufato* oder nach verschiedenen einheimischen Dialekten auch *Makupa* oder *Mazimu* bezeichnet. Nach neueren Studien handelt es sich aber auch hier um ein gewöhnliches Lyssavirus. In Südamerika und Westindien (Brasilien,

Trinidad, Paraguay) kommt hingegen eine besondere, durch Fledermäuse übertragene Form der Tollwut vor; die Fledermäuse verwunden hauptsächlichst Rinder, Pferde und Maulesel, Übertragungen auf Menschen sind äußerst selten (Trinidad). Es handelt sich hierbei um eine paralytische Form der Wut, die unter zunehmenden Lähmungen verläuft.

Daß nach beiden Weltkriegen, mit Nachlassen oder Aufhören der veterinärgesetzlichen Bestimmungen, die Wut stark um sich greifen konnte, ist bekannt, ebenso wie die starke Eindämmung oder fast das Verschwinden der Tollwut bei strenger Handhabung der entsprechenden Bestimmungen. Auf diese sei im Detail nicht eingegangen. In manchen Ländern (Japan und Nordamerika) ist man dazu übergegangen, alle Hunde einer Schutzimpfung zu unterziehen.

Bei der Wutschutzbehandlung des Menschen oder bei einem von einem tollen oder einem wutverdächtigen Hunde gebissenen Menschen wird versucht, noch zu immunisieren. Die Immunisierung kann dadurch noch rechtzeitig erfolgen, daß die Inkubation der Tollwut meist mehrere Wochen dauert. Hat das betreffende Virus eine besonders kurze Inkubation oder war die Verletzung eine solche, daß die Krankheit bald ausbricht (s. oben), so kommt die Impfung zu spät.

PASTEUR hatte die Feststellung gemacht, daß ein Straßenvirus (das heißt ein beliebiges Tollwutvirus), welches von Kaninchen auf Kaninchen in der Passage weitergeführt wird, eine Abschwächung oder eine Art Wesensänderung erfährt, die sich unter anderem darin äußert, daß die Inkubation immer kürzer wird, bis sie schließlich ein gewisses Mindestmaß erreicht hat, bei dem das Virus nun unverrückbar bleibt: das Virus hat sich zum sogenannten Virus fixe (Passagevirus) gewandelt. PASTEUR gelang es nun, Hunde mit dem Virus fixe zu immunisieren, so daß sie schließlich auch gegen ein Straßenvirus immun waren. Und schließlich machte PASTEUR den weiteren entscheidenden Schritt, er übertrug dieses Schutzimpfungsverfahren auf den Menschen. Im Originalverfahren wurde der Impfstoff aus dem Rückenmark von an Virus fixe erkrankten und verendeten Kaninchen hergestellt: Das Rückenmark wurde ein bis fünf Tage hindurch über Ätzkali getrocknet und für die Impfungen wurden Markproben verschiedenen Austrocknungsalters verwendet. Aus der Markprobe wird eine Verreibung hergestellt. Die Behandlung beginnt mit einer Einspritzung von fünftägigem Mark, an den folgenden Tagen geht man auf virulentere Impfstoffe über, indem nun vier oder drei und schließlich nur zwei oder einen Tag getrocknetes Mark gespritzt wurde. Die Serie wird mehrmals wiederholt.

Die PASTEUR-Methode hat sich bewährt, im Prinzip wurde auch nichts geändert, die Methode erfuhr nur immer neue Modifikationen, vor allem deshalb, weil man hoffte, die Impfschäden, die sich ergeben hatten, zu vermeiden oder wenigstens zu vermindern.

Bei den Impfschäden handelt es sich abgesehen von weniger schweren Folgen, wie etwa einer Aktivierung einer Tuberkulose oder leichten zentralen Reizerscheinungen, oft auch um schwere zentrale Störungen mit Lähmungen, die manchmal unter dem Bilde einer LANDRYSCHEN Paralyse verliefen, manchmal sogar an eine Lyssa erinnerten. Noch sind die komplizierten Fragen der Impfschäden und die nach der besten Technik des Schutzimpfverfahrens nicht einhellig gelöst. Auf die verschiedenen Neuverfahren von HÖGYES, FERMI, SEMPLE und HEMPT sei nur kurz hingewiesen. Hinsichtlich der Indikationen, unter welchen eine Wutschutzimpfung durchzuführen ist und wann sie indiziert oder kontraindiziert wird, s. die einschlägigen Lehrbücher.

Q. Mumps (Parotitis epidemica).

Auch der *Mumps* ist durch ein filtrierbares Virus hervorgerufen. Der diesbezügliche Beweis wurde durch Affen-, Katzen- und Kaninchenübertragungen mit Speichel und Blutfiltraten erbracht. Nach Injektion des Filtrates in den Parotis-Ausführungsgang gesunder Tiere konnte ein dem menschlichen Mumps ähnliches Krankheitsbild hervorgerufen werden. Nach mehreren Affenpassagen gelang auch die erfolgreiche Rückübertragung auf den Menschen. Lange anhaltende *Immunität* folgt der überstandenen Krankheit. Rekonvaleszentenserum schützt den Menschen vor der Erkrankung.

Die Züchtungen aus dem Blute zeigen, daß es sich um eine Allgemeininfektion mit dem Virus handelt, mit nur besonders bevorzugter Lokalisation in den Speicheldrüsen, gelegentlich auch an anderen drüsigen Organen (Pankreas, Hoden).

Die Krankheit tritt in Form kleiner Epidemien auf, wobei sich zumeist Individuen, die sich lange im gleichen Raum aufhalten (wie in Instituten, Schulen, Kasernen, Pensionaten, Strafanstalten usw.), gegenseitig infizieren. In mehrjährigen Zwischenräumen (sechs bis zehn Jahren) treten auch größere Epidemien auf, in der Zwischenzeit gibt es immer noch da und dort kleine Gruppenerkrankungen. Das Epidemiemaximum fällt zumeist in die Wintermonate (Jänner, Februar).

Die *Übertragung* erfolgt durch Tröpfcheninfektion vom Kranken aus. Keimträger wurden nicht beobachtet, auch nicht Übertragungen durch Gegenstände, beides ist wenigstens nicht bewiesen, wenn auch nicht ausgeschlossen.

Die *Disposition* ist eine beschränkte. In Pensionaten usw. erkrankten immer nur ein gewisser Hundertsatz, obwohl alle Insassen der Infektion ausgesetzt gewesen sein müssen. Die Morbidität steigt vom ersten Lebensjahr bis zur Pubertät, sie erreicht hier ihren Gipfel und fällt hierauf wieder langsam ab. Nach der Pubertät ergibt sich eine höhere Disposition beim männlichen im Vergleich zum weiblichen Geschlecht. Die verschiedenen Epidemien zeigen übrigens verschiedene Morbidität, wie auch eine verschiedene Schwere des Krankheitsbildes.

Die *Inkubationszeit* wird im Durchschnitt mit 18 Tagen angegeben, es wird über Schwankungen von 3 bis 30 Tagen berichtet. Nach GUNDERSEN ergab eine kritische Untersuchung der Inkubationszeiten während der letzten 100 Jahre die auffällige Tatsache, daß sich die Inkubation während der Epidemieintervalle unter gleichzeitiger Milderung des Krankheitsverlaufes stark, bis auf viele Wochen in die Länge zog, während sie auf der Höhe der Epidemie unter Zunahme der Schwere des klinischen Bildes bis auf sechs Tage absank.

Die *Eintrittsstelle* des Virus ist wahrscheinlich die Mundhöhlenschleimhaut.

Die *klinischen Erscheinungen* setzen unter Frösteln, Kopf- und Gliederschmerzen mit Fieber von 38 bis 39 Grad ein. Nach ein bis zwei Tagen schwillt eine Ohrspeicheldrüse an; häufiger die der linken Seite. Die Schwellung vor und unter dem Ohr ist beträchtlich. Die darüberliegende Haut ist leicht verdickt, aber kaum oder nicht gerötet. Der vordere Rand der Drüse, der normalerweise nicht palpabel ist, kann nun etwa im hinteren Wangendrittel als unregelmäßig gestaltete, von oben nach unten ziehende Stufe palpiert werden. Bekannt ist, daß das Ohrläppchen durch eine Parotisschwellung nach oben gedrängt wird. Die Drüsenschwellung kann spontan etwas schmerzen, der Schmerz kommt allerdings meist erst nach etwa zweitägigem Bestand der Schwellung, es kann vor allem das Kauen, bei dem die geschwollene Drüse durch die Mandibula und den Masseter gedrückt wird, schmerzhaft sein, ebenso wie das zumal stärkere Öffnen des Mundes, etwa bei Gähnen. Ein kollaterales Ödem kann die Schwellung noch mehr in die Augen springen lassen. Der Aspekt des Kranken ist allerdings auch ohne diese zusätzliche Schwellung stark verändert („Ziegenpeter"). Nicht nur das Kauen, auch das Schlucken, die Mimik und auch Kopfbewegungen können durch Spannung und leichte Schmerzen behindert sein. Die Mundhöhle bietet im allgemeinen bis auf eine häufige leichte Rötung an der Mündung des Ductus Stenonianus keine Besonderheiten. Gelegentlich beginnt die Krankheit mit Nasenbluten oder mit Durchfällen. Auch die regionären Drüsen im Nacken und am Kieferwinkel können entzündlich reagieren, anschwellen und schmerzhaft werden.

In höchstens 70% der Fälle bleibt die Erkrankung auf eine Seite beschränkt, in den übrigen Fällen beginnt etwa in zwei Tagen, nachdem die eine Seite ihre maximale Schwellung erreicht hat, auch die andere Seite anzuschwellen. Sie erreicht bald den gleichen Grad der Schwellung wie die ersterkrankte Seite, dann aber schwellen beide Seiten wieder ab, um nach drei bis zehn Tagen ungefähr normalen Verhältnissen Platz zu machen.

Daß diese Viruskrankheit mit der besonderen Affinität zur Speicheldrüse sich nicht nur auf die Parotis beschränkt, ist nur zu verständlich. Tatsächlich erkranken denn auch die Unterkiefer- bzw. Sublingualspeicheldrüsen oft mit. Als weitere komplizierende Drüsenerkrankungen im Verlaufe der Parotitis sind zu nennen: die Orchitis und die Pankreatitis.

Die Hodenentzündung tritt meist etwa am siebenten Tage der Krankheit auf; beim Kinde selten, tritt sie nach der Pubertät in 30% der Fälle auf. Unter gleichzeitigem neuerlichem Fieberanstieg schwillt der Hoden an, die Skrotalhaut kann gerötet sein. Die Orchitis kann recht schmerzhaft sein, kann aber rudimentär sein und wird dann nur bei besonderer Darnachachtung gefunden. Meist klingen auch schwerere Erscheinungen in wenigen Tagen restlos ab. Die Orchitis ist fast immer einseitig, meist rechtsseitig. Die Orchitis stellt insoferne eine relativ schwere Komplikation dar, als sie in mehr als der Hälfte der Fälle zur Hodenatrophie führt. Glücklicherweise beschränkt sich die Entzündung, wie erwähnt, meist nur auf einen Hoden.

Unter erneutem Fieberanstieg kann auch das Pankreas akut erkranken. Diese akute Mumps-Pankreatitis hat meist einen sehr milden Verlauf, es können die für Pankreas charakteristischen Schmerzen auftreten, hinsichtlich der diesbezüglichen Einzelheiten sei auf Bd. II, S. 365, verwiesen. Schwere Defekte im Sinne einer chronischen Narbenfibrose oder einer Pankreaszirrhose bzw. einer chronischen Pankreatitis mit Störungen der äußeren oder der inneren Sekretion sind die große Ausnahme.

Als letzte Komplikation ist schließlich eine meist am Ende der ersten Woche auftretende *Meningoenzephalitis* zu erwähnen, die unter neuerlichem Fieberanstieg mit Kopfschmerz, Nackenstarre, Erbrechen bei erhöhtem Liquordruck mit Eiweiß- und Lymphozytenvermehrung einsetzt. Sie hat im allgemeinen doch gute Prognose, nicht sehr selten aber hinterläßt sie eine ein- oder doppelseitige Akustikus- und Vestibularisschädigung; Taubheit kann folgen. Die Meningoenzephalitis kann auch ohne Residuen abheilen.

Die *Differentialdiagnose* wird im Auge behalten müssen, erstens daß eine Schwellung in der Parotisgegend auch durch Lymphdrüsenschwellung usw. bedingt sein kann, und zweitens, daß die Parotis durch bakterielle Infekte entzündlich anschwellen kann; diesbezüglich sei auf Bd. II, S. 5, verwiesen.

Die *Prognose* ist als gut zu bezeichnen. Die Meningoenzephalitis kann durch Taubheit und Gleichgewichtsstörungen böse Residuen hinterlassen.

Die *Therapie* beschränkt sich im allgemeinen auf symptomatische Maßnahmen, z. B. kühle Borwasserumschläge. Bei Epidemien mit gehäuften Orchitiden wird von mehreren Autoren vorbeugend empfohlen, 15 bis 30 ccm Rekonvaleszentenserum intramuskulär frühzeitig, mindestens vor dem vierten Tag zu geben. Das Rekonvaleszentenserum wird in der vierten Woche entnommen. Bei Meningitis entlastende Lumbalpunktionen.

R. Poliomyelitis acuta (HEINE-MEDIN).
(Epidemische Kinderlähmung.)

Der Erreger ist ein filtrierbares Virus, das gegen äußere Einflüsse sehr widerstandsfähig ist, es soll in der Inkubation, während der Krankheit auch im Stuhl, für kurze Zeit auch im Nasenrachenraum nachweisbar sein. Kinder erkranken häufiger als Erwachsene. Die Krankheit neigt dazu, im Sommer epidemisch aufzutreten. Nach einer sehr uncharakteristischen, kurzen, fieberhaften Initialperiode mit Kopfschmerzen und Erbrechen kommt es in der zweiten Phase zum Auftreten der durch die Myelitis bedingten peripheren Muskellähmungen.

Das Poliomyelitisvirus war vorerst auf den Affen übertragen worden. Für die Forschung war es bei der Schwerbeschaffbarkeit von Affen ein großer Fortschritt, als ARMSTRONG 1939 die Übertragung auf die Baumwollratte und später auch auf die weiße Maus gelang. Leider kann die weiße Maus auch an einer spontanen Mäuse-Poliomyelitis erkranken (*Theilersche Krankheit der Maus*), die sich fast ebenso verhält wie die Mäuse-Poliomyelitis nach Übertragung der menschlichen Krankheit; ein Unterschied besteht nur wieder in der Affenpathogenität, die THEILERsche Krankheit ist nämlich auf Affen nicht übertragbar. Der Nachweis des Poliomyelitisvirus im Stuhl und im Kloakenwasser der infizierten Maus war ein weiterer bedeutsamer Befund in der Poliomyelitisforschung.

Wie das Poliomyelitisvirus in den menschlichen Organismus eintritt, ist nicht bekannt. Selten nur scheint es direkt das Zentralnervensystem zu erreichen, etwa über die Nasenschleimhaut und den Olfaktorius. Die Theorie läßt eine Reihe von Eintrittsmöglichkeiten zu, und zwar die Mundschleimhaut, den oberen Anteil des Magen-Darmtraktes, vielleicht auch die Haut. Einmal in den Körper eingedrungen, zeigt das Virus eine besondere Affinität für drei Zonen: erstens den Intestinaltrakt (besonders das untere Ileum), wo das Virus durch Wochen lebend erhalten bleiben kann, zweitens die Mund- und Rachenhöhle, wo es sich lange, aber doch nur eine gewisse Periode halten kann, und drittens bestimmte Gebiete des Zentralnervensystems.

Ohne Rücksicht auf die Art der Eintrittspforten sind die wichtigsten Austrittspforten des Virus der Mund und der Anus. Während der Inkubation scheint sich der Erreger auch an diesen Stellen zu finden, er verbleibt in der Mund- und Rachenhöhle selten länger als die erste Woche der Krankheit. Daß das Virus sich in den ersten zwei bis drei Wochen der Rekonvaleszenz im Intestinaltrakt findet, ist allgemein bekannt, es kann hier bis zur zwölften Woche seit Krankheitsbeginn bleiben. Die Schwere der klinischen Erscheinungen ebenso wie das Ausmaß der Lähmungen hat fast keine Beziehung zur Menge des Virus, welche im Schlund oder im Intestinaltrakt gefunden werden kann, denn leichte und sogar abortive Fälle lassen das Virus an diesen Stellen ebenso siedeln wie schwer paralytische.

Die Übertragung scheint durch direkten Kontakt von Mensch zu Mensch zu erfolgen, wenigstens ist dies die allgemeine Meinung, infizierte Gegenstände, selbst Nahrung sollen vielleicht als mittelbare Überträger auch in Frage kommen. Virus-„Reservoire" außerhalb des Menschen sind mit nichts bewiesen und lassen sich auf Grund der epidemiologischen Erfahrungen auch mit nichts verteidigen.

Sommerwetter und eine ländliche Umgebung beeinflussen Auftreten und Verlaufsschwere der Poliomyelitis. Jedenfalls tritt die Poliomyelitis viel eher im Sommer, im frühen Herbst, als zu anderen Jahreszeiten auf. Städtevororte und ländliche Umgebung zeigen häufigeres Auftreten als die Stadt. Kinderferienhorte werden daher besonders leicht Stätten kleiner Epidemien.

Die *Inkubation* wird meist mit zehn Tagen angenommen, sie schwankt aber zwischen vier und 35 Tagen; in den paralytischen Fällen soll die Inkubation zehn bis zwölf, in abortiven Fällen nur fünf bis zehn Tage betragen. Der Unterschied dürfte damit zu erklären sein, daß in den paralytischen Fällen die Prodromalsymptome oft (relativ?) so gering sind, daß sie der Aufmerksamkeit entgehen!

Das *Virus der Poliomyelitis* zählt zu den kleinsten Virusarten, es hat einen Durchmesser von ungefähr 10 bis 15 mμ. Es ist relativ gut resistent, es behält seine Virulenz im Eiskasten in einer wäßrigen Fäzesaufschwemmung für Monate, desgleichen für Jahre sogar in einem infizierten Rückenmark, welches in 50% Glyzerin gehalten wird. Es wird unter stärkerer Sauerstoffeinwirkung, unter Wasserstoffsuperoxyd und unter Kaliumpermanganat, aber auch durch Ultraviolettstrahlen leicht zerstört. Auch halbstündiges Erwärmen auf nur 50 Grad inaktiviert ein in wäßriger Suspension gehaltenes Virus. Die meisten Stämme sind für Affen, im besonderen für Schimpansen pathogen, andere, wie der LANSINGstamm, pathogen für bestimmte Nager, im besonderen die Wollratte und Mäuse. Es sind noch eine Reihe anderer Stämme gezüchtet worden, die sich ähnlich wie das LANSING-Virus verhalten. Über die Isolierung und Identifizierung des Virus muß in der Spezialliteratur nachgelesen werden; beide verlangen besondere Erfahrung. Das Ausgangsmaterial soll möglichst in den ersten Krankheitstagen gewonnen werden, nicht erst wenn Lähmungen auftreten. Das Virus kann aus den Fäzes, aus Rachenspülflüssigkeit oder aus Rachenabstrichen gezüchtet werden. Die häufigste Quelle sind die Fäzes, zumal es hier am längsten nachweisbar bleibt. Bei der Autopsie züchtet man das Virus aus Rückenmark, verlängertem Mark, Brücke, Mittelhirn, Darminhalt und Darmwand.

Die *Klinik der* HEINE-MEDIN*schen Krankheit*. Man unterscheidet vier Stadien: das *erste infektiöse* (präparalytische) *Stadium* setzt akut mit Fieber, Kopfschmerz, Schnupfen, Halsschmerzen, Husten, oft mit Erbrechen und Durchfall ein. Starke Schweißausbrüche sind oft zu beachten. Hierauf treten als erste Zeichen, die auf das Nervensystem hinweisen und die während einer Epidemie alarmieren, meningitische Zeichen, Nackensteifigkeit, Hyperästhesie, positiver KERNIG, auch mit Trismus und Krämpfen, auf. Der Liquor steht unter erhöhtem Druck, er ist wohl klar, die Zellzahl kann aber bis auf 1000/3 erhöht sein, PANDY- und NONNE-APELT-Reaktion sind positiv. Dieser positive Liquorbefund macht im weiteren Verlauf der Krankheit, und sei er auch schwer, wieder normalem Liquor Platz. Der Blutbefund ergibt Leukopenie mit relativer Lymphozytose. Die Blutsenkung ist normal! Die schwere gefürchtete Poliomyelitis kann sich mit diesem ersten Stadium, dessen angeführte Zeichen alsbald völlig zurückgehen können, erschöpfen und der Kranke hat durch die überstandene Krankheit eine lebenslängliche Immunität erworben. Bei der Leichtigkeit der Erscheinungen könnte man fast von einer „stillen Feiung" des Betreffenden sprechen. Leider verlaufen nur relativ wenige Fälle in dieser Abortivform. Bei den anderen kommt es nach dem ersten zum *zweiten, dem Lähmungsstadium*. Es stellen sich nach weiteren ein oder fünf Tagen, selten erst später, schlaffe Lähmungen mit Erlöschen der Sehnenreflexe und mit Hypotonie der Muskulatur ein. Bevorzugt sind die unteren Extremitäten, ihnen folgen die oberen Extremitäten und der Rumpf.

An den unteren Extremitäten sind wieder besonders bevorzugt: M. quadriceps, M. peronaeus und M. tibialis ant. Die Lähmungen können im Verlaufe der nächsten zwei Wochen noch weitergreifen. Die Muskeln werden atrophisch und zeigen Entartungsreaktion, da ihr Neuron bzw. die letzte zugehörige Ganglienzelle zugrunde geht oder ging. Die Anodenzuckung tritt nun früher auf als die Kathodenschließungszuckung und die normale Erregbarkeit über den Nerv schwindet. Die Zuckung wird träge (wurmförmig).

Es gibt auch bulbäre und pontine Formen, in welchen die erwähnten spinalen Lähmungen ausbleiben und an ihrer Statt etwa eine Fazialis- oder Abduzenslähmung auftritt, Lähmungen, die die Charakteristik der zentralen Kernlähmungen haben. Die spinale Form kann auch aufsteigend und in eine bulbäre endend verlaufen, wobei noch die Gefahr der Phrenikuslähmung hinzukommt. Eine derartige Verlaufsform, die wie eine LANDRYsche Paralyse verläuft, endet rasch unter Atemlähmung letal. *Drittes Stadium.* Nach Tagen bis Wochen kommt es zum *dritten, dem Rückbildungsstadium.* Die fortschreitenden Lähmungen hatten erst Halt gemacht und dann kommt es zur Regeneration, die über Wochen und Monate läuft. Man kann bis zu einem Jahr noch Hoffnung haben, daß sich Lähmungen zurückbilden. Von einem *vierten Stadium oder Endstadium* kann man sprechen, wenn trophische Störungen, Lähmungen und Kontrakturen sich stabilisiert haben.

Die *Letalität* beträgt 10 bis 15%.

Eine relativ neue Erkenntnis ist die, daß der Poliomyelitis meist eine sogenannte „Vorkrankheit" vorangeht. v. PFAUNDLER spricht von einem „Vorschaden". Da der Vorschaden oft unter Fieber verläuft, hat die Gesamtkrankheit oft eine zweigipfelige Fieberkurve. Der Vorschaden kann eine mit der Poliomyelitis in keinerlei Beziehung stehende Infektion, ein *vorbereitender Infekt* sein, wie ein Keuchhusten, eine Angina, Grippe, Ruhr oder Enteritis. Diese Vorkrankheiten üben offenbar einen prädisponierenden Einfluß aus, sie wirken im Sinne einer Erhöhung der Erkrankungsbereitschaft. Die Kenntnis dieser Verhältnisse ist für die Prophylaxe wichtig, bei Vermeidung dieser die Krankheitsbereitschaft so sehr erhöhenden Schäden wird man die Zahl der manifesten Erkrankungen verringern können! Nicht nur die aufgezählten Infekte, sondern auch andere Schäden kommen in Frage. KELLER faßt sie in folgender Tabelle zusammen:

A. *Endogene,* begünstigende, im wesentlichen unbeeinflußbare oder nicht vermeidbare Faktoren.

1. „Diathetische" Poliomyelitis;
2. „Konstitutionelle" Poliomyelitis.

B. *Exogene,* auslösende,

a) das Einzelindividuum betreffende, größtenteils beeinflußbare und vermeidbare Faktoren:

1. „Traumatische" Poliomyelitis;
2. „Überanstrengungs"- und „Durchnässungs"poliomyelitis;
3. „Operations"poliomyelitis;
4. „Reise"poliomyelitis;
5. „Enteritis"poliomyelitis;
6. „Infekt- und Vakzinations"poliomyelitis.

b) Die Gesamtheit betreffende, nicht beeinflußbare und unvermeidbare Faktoren, „Meteorobiologische" Poliomyelitis.

KELLER erläutert die Tabelle im einzelnen. Wenn es vielleicht ungewöhnlich ist, auf Grund der Beobachtung, daß Reisen eine Poliomyelitis auslösen können, gleich von einer Reisepoliomyelitis zu sprechen — wir sprechen auch nicht von einer Reisemalaria, obzwar man dies mit gleich gutem Recht könnte —, so hat die übersichtliche Tabelle doch den Vorteil, daß sie den Praktikern einprägt, worauf es prophylaktisch im Einzelfall ankommt. Jedenfalls ist der Dispositionsprophylaxe in der Bekämpfung der Poliomyelitis erhöhte Aufmerksamkeit zu schenken.

Hinsichtlich der *Ansteckung* ist schließlich auch zu betonen, daß sie zum wenigsten durch typisch Erkrankte erfolgt, auch nicht so sehr durch Leichterkrankte ohne Lähmungen, sondern vor allem durch *gesunde Virusträger*, wie dies auf Grund epidemiologischer Beobachtungen schon postuliert worden war (WICKMANN) und wie dies später durch experimentelle Untersuchungen (Virusnachweis an Affen im Nasen-Rachensekret und im Darminhalt Gesunder in der Umgebung von Kranken) bewiesen wurde! Es bleiben ferner frühere Epidemiebezirke bei den folgenden Epidemien verschont, auf entsprechenden Karten erscheinen sie wie ausgespart, sie zeigen jetzt nur vereinzelte oder nur rudimentäre Erkrankungen, weil der gesamte Teil der Bevölkerung während der ersten Epidemie immunisiert worden war, auch die durch Geburten später Nachgekommenen werden durch die immer noch vorhandenen gesunden Virusträger infiziert und auch sie machen die „*stille Feiung*" durch, ebenso wie die übrige Bevölkerung unmittelbar vorher während der Epidemie.

Die *Empfänglichkeit* dem Virus gegenüber muß demnach außerordentlich hoch sein, die Morbidität, auch die Erkrankungsbereitschaft zu Epidemiezeiten hingegen müssen sehr gering sein. Durch die geringe Krankheitsbereitschaft sind auch Hausepidemien oder Gruppenerkrankungen ganz ungewöhnlich.

Die *Therapie* verlangt vorerst vor allem körperliche und seelische Ruhe: Bettruhe, Vermeiden größerer Transporte, wenn irgend möglich auch von Aufregungen, Schmerzen usw. Antineuralgika und Sedativa sind anfangs sehr zu empfehlen. Hypertonische Traubenzuckerlösungen intravenös (täglich ein- bis zweimal 20 bis 30 ccm 30 bis 40% Dextroselösung) sollen das entzündliche Ödem des Rückenmarkes mindern. Von den vielfach empfohlenen hohen Pyramidon- und Urotropindosen ist man anscheinend immer mehr abgekommen.

Es gibt keine tierischen Immunsera. Rekonvaleszentenserum kann versucht werden, wenngleich die gemachten Erfahrungen nicht die besten zu sein scheinen. Es wird insbesondere im präparalytischen Stadium oder während der ersten Stunden des Auftretens der Lähmungen versucht werden können: Man gibt 20 bis 80 ccm intramuskulär. Bei Phrenikuslähmung künstliche Atmung, Biomotor, faradische Phrenikusreizung nach LÖWE, „eiserne Lunge". Amerikanische Autoren berichten neuerdings über relativ günstige Behandlungserfolge mit Darvirul, speziell bei der bulbären Form soll die Mortalität stark herabgesetzt werden.

Bei Eintritt der Lähmung entsprechende Lagerung zwecks Vermeidung späterer ungünstiger Ankylosen, Spitzfußstellung durch ein Fußbrett verhindern! Nach etwa einer Woche passive Bewegungen, nach drei bis vier Wochen Massage, eventuell elektrische Behandlung und aktive Übungen, besonders Unterwasserbehandlung. Bei Dauerkontrakturen eventuell orthopädische Behandlung.

Prophylaxe. Absonderung des Kranken durch wenigstens sechs Wochen, Desinfektion der virushaltigen Fäzes! Für Kinder Verbot von Reisen, größeren körperlichen Anstrengungen, Versammlungen, Kino, Theater, Vermeiden von Impfungen, Zahnextraktionen, Tonsillektomien. Eventuell Rekonvaleszentenserum bei besonderer Gefährdung und besonderer Angst der Umgebung. Der Schutz dieser passiven Immunisierung dürfte höchstens zwei Wochen als relativer Schutz anhalten.

S. Die herpetischen Krankheiten.

Vor erst zirka dreißig Jahren wurde die erste sichere Tatsache festgestellt, welche die infektiöse Natur der herpetischen Manifestationen zu beweisen schien. Wohl hatte alte klinische Beobachtung die Frage schon oft ventiliert, ob den bei verschiedenen Infektionskrankheiten auftretenden Herpesarten, von denen man zum Teil wußte, daß sie durch Kontakt von Mensch zu Mensch übertragbar waren, ein spezifischer Erreger zugrunde liege, es schienen für diese Annahme gewisse klinische Fakten zu sprechen, Züchtungsversuche aber hatten nur negative Ergebnisse gebracht; die erste Mitteilung über den Nachweis eines in der Herpessimplex-Blase gefundenen Virus war die von LÖWENSTEIN im Jahre 1919. Er war in seinen Untersuchungen von den von GRÜTER schon im Jahre 1913 gemachten, aber nicht veröffentlichten Beobachtungen ausgegangen, daß nämlich die Keratitis dendritica des Menschen auf die Kaninchenkornea übertragbar ist. Unter Hinblick auf die schon bekannte Tatsache, daß die Keratitis dendritica (herpetica) manchmal im Verlaufe unklarer, fieberhafter Erscheinungen auftritt und daß diese Keratitis gewisse Analogien mit den übrigen Herpesformen aufweist, versuchte LÖWENSTEIN auch den Herpes der Haut auf die Kaninchenkornea zu übertragen. Es gelang dies nicht nur regelmäßig, er konnte überdies zeigen, daß diese experimentelle herpetische Keratitis des Kaninchens in der Passage unbegrenzt weitergeführt werden kann, womit die Infektiösität durch ein belebtes Agens bewiesen war. Eine große Zahl von Forschern hat sich in der Folgezeit mit dem Problem des Herpesvirus beschäftigt. Der Fragenkomplex erregte deshalb besonderes Interesse, weil DOERR und VÖCHTING als Erste die enzephalitogenen Eigenschaften des neugefundenen Erregers erkannten und diese auf Grund experimenteller Untersuchungen zur Encephalitis epidemica in Beziehung setzten, welche gerade damals pandemisch über Europa gezogen war und noch dort und da, teils sporadisch, teils in Form kleiner Epidemien, aufflammte. Heute ist die Lehre vom Herpes-simplex-Virus soweit ausgebaut, daß sie ein geschlossenes Ganzes darstellt. Wer, wie wir selbst, die Entwicklung der einschlägigen Arbeiten und Fragen von Anbeginn mitgemacht hat, kennt die komplexe Natur derartiger Probleme. Die Endresultate lassen sich in wenigen Worten darlegen. Ehe wir auf das Virusproblem eingehen, sei kurz die Klinik der herpetischen Manifestationen dargelegt.

Klinische Symptomatologie. Die lokale herpetische Erkrankung, die Effloreszenzen an Haut und Schleimhäuten: Das dermatologische Bild des Herpes simplex ist in der typischen Ausbildung durch das Auftreten oberflächlicher epidermoidaler Bläschen gekennzeichnet, die selten vereinzelt, meist gruppiert sind; drei, vier und mehr Bläschen liegen dicht beieinander. Oft handelt es sich um mehrere Bläschengruppen, die jede auf gerötetem, entzündlich verändertem Grunde liegen. Die Bläschen haben meist Stecknadelkopfgröße, sie können auch die drei- und vierfache Größe erreichen (bullöser Herpes). Mehrere Bläschen können konfluieren. Es gehört zur Regel, daß die einzelnen Bläschengruppen nahezu gleichzeitig, und zwar rasch, oft über Nacht, auftreten. Gelegentlich schießt die eine oder andere Gruppe später auf. Der Inhalt der Bläschen ist erst serös, er trübt sich bald und kann eitrig werden. In der weiteren Folge trocknet das Bläschen ein, es schrumpft und verwandelt sich in eine Kruste, die sich nach einigen Tagen, erst unter Hinterlassung einer geröteten Hautstelle, abstößt, schließlich heilt die Affektion mit Restitutio ad integrum ab. Ihre Gesamtdauer beträgt fünf bis zehn Tage. Dem Auftreten der Bläschen geht ein kurzes, vom Patienten oft übersehenes Stadium voraus, in welchem lediglich eine umschriebene entzündliche Rötung nachweisbar ist. Die Herpeseruption kann einen abortiven

Verlauf nehmen; nicht voll zur Ausbildung gelangte Bläschen können sich wieder völlig zurückbilden. Der Hautherpes kann auch schwerer verlaufen, er kann auch die tiefen Schichten, das Stratum proprium der Haut ergreifen, es kann zu Blutungen in die Bläschen kommen, die Affektion kann sich auf zwei bis drei Wochen hinziehen und es können (ähnlich dem Zoster) Narben und Pigmentierungen zurückbleiben. Der Herpes simplex kann gelegentlich auch größere Hautareale einnehmen, die ganze Umgebung des Mundes, der Nase, auch größere Schleimhautbezirke, die Zunge, die ganze Wange und das Kinn können von konfluierenden Bläschengruppen bedeckt sein. Sekundärinfektionen können schließlich zu starkem entzündlichem Ödem der Umgebung Anlaß geben.

Der Herpes kann an jeder Hautstelle auftreten, doch hat er bekannte Lieblingslokalisationen. Meist beobachtet man ihn in der Umgebung des Mundes, an den Lippen, an den Nasenflügeln, ferner an der Haut des äußeren Genitales, seltener an der Wange, am Ohr, am Hals oder am Stamm, Mamillargegend und auch an den Extremitäten. Während an den oberen Extremitäten die Hand, Vola und Dorsum, speziell der Finger und der Thenar Lieblingssitz sind, finden wir ihn an den unteren Extremitäten häufiger in der Gluteal- und Kreuzbeingegend. Auch der erstmalig im Leben auftretende Herpes kann schon atypische Lokalisation haben.

Insbesondere die Übergangsstellen von Haut zu Schleimhaut (Mund, After, Vulva, Glans, Präputium) scheinen für das Auftreten des Herpes besondere Disposition zu haben.

Auch die Schleimhaut kann Sitz der Affektion sein, insbesondere die Mundschleimhaut der Zunge, Gingiva, Uvula, des Larynx, der Nase, der Vagina, der Urethra usw. Auch hier gibt es Prädilektionsstellen, wie Gingiva, weicher Gaumen, Tonsillen (Angina herpetica). Das klinische Bild des Schleimhautherpes unterscheidet sich nur wenig und unwesentlich vom Herpes der Haut. Die Bläschendecke wird hier im feuchten Milieu meist binnen wenigen Stunden mazeriert, die Decke reißt ein und es entstehen kleine Geschwüre. Bei Gruppen von Bläschen haben die Geschwüre eine polyzyklische Begrenzung. Sie sind anfänglich weißgelblich belegt, der Rand ist scharf, nicht erhaben, nicht unterminiert, das Geschwür ist sehr seicht. Die Geschwüre reinigen und epithelisieren sich dann schnell.

Wir kennen schließlich noch eine Lokalisation des Herpes, die an der Kornea, die Keratitis dendritica.

Der verschiedene Sitz des Herpes findet in der Nomenklatur seinen Ausdruck. Es werden unterschieden: Herpes labialis, nasalis, buccalis, faciei, glutaeus, digitalis, corneae, Angina herpetica, Herpes genitalis s. pudendi (praeputialis, urethralis, vaginalis, colli uteri), Herpes analis usw.

Hinsichtlich der Lokalisation wird bei Herpes simplex immer eine Doppelseitigkeit betont. Es ist auch richtig, daß der Herpes labialis häufig die ganze Zirkumferenz des Mundes einnimmt oder daß bei vorzugsweiser Lokalisation der Bläschen auf einer Seite sich doch eine oder die andere Bläschengruppe auch auf der anderen Seite findet. Freilich kommt oft auch einseitige Lokalisation, z. B. nur an einem Mundwinkel vor.

Die Anordnung der einzelnen Bläschen läßt in der Regel in betroffenen Hautgebieten eine bestimmte Regel nicht erkennen, manchmal aber läßt der Herpes doch insofern eine Regelmäßigkeit wahrnehmen, als die Anordnung der Bläschen ausgesprochen segmentär ist; sie scheinen manchmal dem Ausbreitungsgebiet eines Nerven oder eines Gefäßes zu folgen. Es ergeben sich so Ähnlichkeiten mit einem Zoster (Herpes zosteriformis). Die Histologie der Herpeseffloreszenz, ursprünglich von UNNA beschrieben, wurde in neuerer Zeit von LIPSCHÜTZ und von Rezek und Lauda bearbeitet. Lipschütz beschrieb in den Epithelzellkernen Einschlüsse, die von Luger und Lauda als „oxychromatische Kerndegeneration" gedeutet wurden. Das Zosterbläschen ist prinzipiell gleichartig gebaut.

Zur allgemeinen Symptomatologie des Herpes simplex wäre noch folgendes zu sagen. Die regionären Lymphdrüsen sind mehr oder weniger stark entzündlich verändert. Dies gilt besonders für die präaurikuläre Drüse, deren Schmerzen das Bild manchmal sogar beherrschen können. Das präeruptive Stadium des Herpes simplex geht zumeist mit leichten sensiblen Reizerscheinungen einher, wie Brennen, Spannungsgefühl, Kribbeln, Ameisenlaufen. Manchmal kommt es auch zu ausgesprochenen Schmerzen, die auch über das Eruptionsgebiet des Herpes hinausreichen können. Es gilt dies insbesondere für den Herpes genitalis bzw. für dessen Sonderform, den „Herpes nevralgique" (Mauriac), bei dem sich an ein uncharakteristisches Druckgefühl im Perineum, am äußeren Genitale oder am Anus heftige paroxysmale neuralgische Schmerzen anschließen, die in die unteren Extremitäten ausstrahlen, gleichzeitig bestehen in diesem Gebiete verschiedenartige Parästhesien; Blasentenesmus, Tenesmen des Sphinkters, der Urethra und des Anus können sich einstellen. Gleichzeitig besteht leichtes Fieber. Nach ein bis zwei Tagen erscheint der Herpes und von dem Augenblick an gehen die Initialbeschwerden wieder zurück. Nachschübe der Schmerzen kommen als Vorläufer einer neuen Herpesbläschengruppe vor. Da derartige neuralgiforme Herpes-simplex-Fälle beschrieben wurden, die oft rezidivierten, darf der Einwand, es müsse sich in diesen Fällen um Zosteren gehandelt haben, zurückgewiesen werden.

Vorkommen. Der Herpes kann selbständig in Erscheinung treten. Die lokale Affektion kann die geschilderten subjektiven lokalen Erscheinungen machen, das Allgemeinbefinden der Kranken muß aber weiter nicht gestört sein. Diese Fälle sind sogar entgegen der allgemeinen Meinung keineswegs selten. Freilich ist es richtig, daß der Herpes oft ein Begleitsymptom anderer Krankheiten, insbesondere von Infektionskrankheiten ist, wobei es besonderes Interesse beansprucht, daß der Herpes gerade bestimmte Infektionskrankheiten ganz besonders bevorzugt, während er bei anderen die Seltenheit darstellt. Dieses häufige Vorkommen des Herpes bei fieberhaften Infektionskrankheiten ließ den Gedanken aufkommen, der Herpes sei lediglich eine Folge des Fiebers, „Herpes febrilis". Wir müssen aber betonen, daß Herpes auch ohne Fieber vorkommen kann.

Unter den Infektionskrankheiten ist es vor allem die kruppöse Pneumonie, die sich mit Herpes simplex vergesellschaftet; er tritt zwischen dem zweiten und fünften Krankheitstag auf. Struempell hat aus dem Herpes sogar prognostische Schlüsse für erlaubt gehalten; Pneumonien mit ausgedehntem Herpes sollen eine günstige Prognose geben; auch Griesinger glaubte, die günstige Prognose der Pneumonie mit Herpes statistisch beweisen zu können. Unserer Erfahrung nach kommt Herpes aber ebenso bei schwerer und schwerster, wie bei leicht verlaufender Pneumonie vor. Wir möchten dem Herpes die prognostische Bedeutung nicht zubilligen. Die Häufigkeit von Pneumonie und Herpes führte französische Autoren zu der Ansicht, daß die Pneumonie ein Lungenherpes sei.

Neben der kruppösen Pneumonie ist es die Meningitis epidemica, die sehr häufig mit Herpes febrilis kompliziert wird. Statistiken weisen eine Häufigkeit der Koinzidenz zwischen 28 und 70% auf. Der Herpes hat hier nicht prognostische, aber er hat differentialdiagnostische Bedeutung, da das Auftreten des Herpes bei der Meningitis tuberculosa zu den größten Seltenheiten gehört! Bei Typhus, Tuberkulose und Diphtherie ist ein Herpes febrilis sehr selten. Häufig ist Herpes noch ferner bei Pleuraempyem, Periostitiden, Eiterherden irgendwelcher Art, bei Perityphlitis, Cholera, Malaria, Morbus WEIL, Erysipel und bei septischen Prozessen; prognostische Schlüsse dürfen hier aus dem Auftreten des Herpes nicht gezogen werden. SCHOTTMÜLLER hat der Koliinfektion eine besondere Bedeutung für das Auftreten eines Herpes zugesprochen.

Nach Injektion von Vakzinen, körperfremdem Eiweiß ist das Auftreten von Herpes häufiges Ereignis. Es handelt sich immer um eine Proteinkörperwirkung, den einzelnen Bakterienarten kann besondere Bedeutung nicht zuerkannt werden.

Zu den Infektionskrankheiten, bei welchen der Herpes wohl relativ häufig auftritt, zählt auch Febris recurrens, es gibt auch Infektionskrankheiten, bei welchen der Herpes die Seltenheit darstellt. Man muß immer Bedenken haben, die Diagnose Typhus abdominalis zu stellen, wenn ein Herpes vorliegt; das Auftreten eines Herpes im Rahmen eines unklaren Fiebers macht den Typhus unwahrscheinlich. Wenn er bei Typhus auftritt, so ereignet sich dies in der Regel in der ersten Woche. Bei einem typhösen Zustand spricht der aufschießende Herpes viel eher für einen Paratyphus oder Flecktyphus als für Abdominaltyphus. Vom klinischen Standpunkt sei schließlich noch betont, daß man bei einer Encephalitis epidemica den Herpes febrilis keineswegs häufig antrifft. Herpes ist schließlich nach verschiedensten Medikamenten beschrieben worden.

Es sind schließlich noch einige klinisch verschiedene herpetische Syndrome zu erwähnen, welche Interesse beanspruchen:

Vorerst sei darauf hingewiesen, daß manche Individuen zu herpetischen Manifestationen besonders neigen, man spricht von Herpetikern, die Franzosen sprechen von Herpetismus und stellten diesem in weiterer Fassung den „Arthritismus" und die „exsudative Diathese" in Parallele. Wir sprechen vom rezidivierenden Herpes.

Die Bezeichnung *Herpes rezidivans* sollte unserem seinerzeitigen Vorschlage entsprechend nur für jene Fälle reserviert bleiben, in welchen der Herpes nicht nur in relativ kurzer Zeit wiederkehrt, sondern auch ein Lokalrezidiv zeigt, das heißt, immer wieder an der gleichen Stelle oder wenigstens in der gleichen Region auftritt, wobei die auslösende Ursache stets eine verschiedene oder auch die gleiche sein kann.

Das klassische Beispiel für den letzten Fall ist der Herpes menstrualis, der bald immer unmittelbar vor, bald mit der Blutung auftritt (als Herpes labialis von FOURNIER „Herpès indiscret" benannt); jene Fälle beanspruchen wohl besonderes Interesse, in welchen trotz Ausbleibens der Regel der menstruelle Typus der Hauteruption weiter erhalten bleibt, sei es in der Gravidität, sei es in der Menopause; wir sahen eine Frau, die auch während der Schwangerschaft allmonatlich ihren Herpes bekam. Der menstruelle Herpes kann jede, sogar auch eine doppelte (gleichzeitiger Herpes labialis und genitalis) Lokalisation haben.

Der rezidivierende Herpes hat seinen Sitz am häufigsten in der Glutealgegend, an der Hand bzw. den Fingern. Hierbei ist fast regelmäßig die gleiche umschriebene Hautpartie befallen. Eine mechanische Irritation jener Hautstelle, an der habituell Herpes auftritt, kann gelegentlich den Herpes auslösen.

Der *Herpes genitalis* wurde seinerzeit vom Herpes simplex strenge geschieden. Er galt als Geschlechtskrankheit, wofür das häufige Auftreten bei Prostituierten und der Herpes post coitum die Ursache waren. Heute wissen wir, daß der Herpes genitalis ein Herpes simplex ist, daß er durch denselben Erreger hervorgerufen wird; klinisch kann er insofern eine besondere Rolle spielen, als er, in der Urethra lokalisiert, eine gonorrhoische Urethritis vortäuschen und die Eintrittspforte für eine Geschlechtskrankheit abgeben kann. Oft wurde die Beobachtung gemacht, daß sich an eine herpetische Urethritis oder überhaupt an einen Herpes genitalis eine luetische Primäraffektion anschließt.

Der Herpes an der Tonsille, die *Angina herpetica*, gibt auch ein wohlumschriebenes klassisches Bild, es sei auf dieses nicht näher eingegangen. Es können starke Schluckbeschwerden bestehen, das Fieber ist meist mäßig hoch; eine Laryngitis herpetica kann das Bild komplizieren. Die Diagnose dieser Angina wird sich meist nicht auf den Nachweis von Bläschen stützen, da diese meist schon geplatzt sind, die kleinen gruppierten, seichten, weiß-gelblich belegten Geschwürchen sind aber so charakteristisch, daß auch derjenige, der sie nie gesehen hat, der aber von der Existenz der Angina herpetica weiß, die Diagnose stellen wird.

Der Herpes der Konjunktiva, der sich in Form einer akuten umschriebenen heftigen Konjunktivitis äußert, ist als selbständige Erscheinung sehr selten, als Begleiterscheinung eines Herpes faciei der Lidhaut nicht ungewöhnlich.

Unter *zosteriformem Herpes simplex* versteht man einen Herpes febrilis, der in seiner Symptomatik dem Zoster durchaus gleicht: 1. Dieser folgt dem Ausbreitungsgebiet einer oder mehrerer Nerven, er zeigt also segmentale Anordnung. Es bestehen 2. schwere nervöse Sensationen, neben Parästhesien starke neuralgisch-neuritische Schmerzen, die neuritischen Symptome sind meist sensibler, seltener motorisch-paretischer Natur. Die Schmerzen sind nicht selten auch Prodromalerscheinung vor Auftreten der Bläschen. 3. Der Zoster ergreift tiefere Hautpartien, weshalb er mit Narbe und Pigmentierung abheilt. 4. Regionäre Lymphdrüsenschwellungen gehören regelmäßig zum Bilde. 5. Zoster soll im allgemeinen nur einmal im Leben erworben werden, es entwickelt sich also eine erworbene Immunität. 6. Der Zoster ist immer einseitig, auch im Segment wird die Mittellinie nicht überschritten, gelegentlich kommen wohl „aberrierende" Bläschen vor. Die Zostermerkmale zeigen eine außerordentliche Variabilität, keines der Symptome ist regelmäßig immer vorhanden. Fast sämtliche Zoster-Zeichen können gelegentlich beim H. simplex gefunden werden, man spricht von „zosteriformen Herpes simplex-Fällen". Eine Differenzierung vom Zoster kann gelegentlich sehr schwer sein; Fälle, in welchen die Entscheidung kaum sicher getroffen werden kann, sind aber doch die große Seltenheit. Bei einem Falle eigener Beobachtung hatte der namhafte Dermatologe KYRLE die klinische Zosterdiagnose gestellt. Da es sich aber um einen menstruell-rezidivierenden Zoster handelte, mußten wir die Diagnose auf menstruellen Herpes simplex richtigstellen, auch gelang der Herpes-simplex-Virusnachweis ohne Mühe.

Der Herpes simplex trägt schon in der alten Literatur auch die synonyme Bezeichnung Herpes febrilis. Das Vorkommen des Herpes simplex bei den hochfieberhaften Krankheiten Pneumonie, Fleckfieber, Rekurrens, Malaria macht die Annahme wahrscheinlich, daß der Herpes Folge des Fiebers sei. Die Art des Zusammenhanges des Bläschenausschlages mit der Grundkrankheit blieb freilich im Dunkeln und bei Herpes im Gefolge von Intoxikationen, Menstruationen oder Traumen konnte man doch auch den Gedanken ventilieren, daß nicht das Fieber den Herpes, sondern der Herpes das Fieber auslöse, da diese Zustände, wenn sie nicht mit Herpes kompliziert sind, fieberlos einhergehen. Klarer schienen die Beziehungen von Herpes und Fieber bei den Zuständen zu liegen, die seit langer Zeit als „*Febris herpetica*" bekannt sind. GRIESINGER hatte dieselbe als erster aus der großen Gruppe des kurzdauernden Fiebers abgegrenzt, die seinerzeit als „Febricula", „Febris ephemera" zusammengefaßt wurde.

Febris herpetica. GRIESINGER beschreibt die Febris herpetica als eine starke Fieberbewegung ohne weitere Lokalisation, welche mit dem Ausbruch eines Herpes endigt. Der Begriff Febris herpetica fand Gegner, man vermeinte, hinter diesem Zustande doch larvierte Pneumonien usw. mutmaßen zu müssen. Gemeinsam mit LUGER haben wir uns für die Existenz der Febris herpetica ausgesprochen, wobei wir betonten, daß weder der Herpes das Fieber, noch das Fieber den

Herpes auslöst, daß vielmehr beide Symptom einer spezifischen herpetischen
Infektion sind. Fieber kann gelegentlich auch fehlen (Febris herpetica sine febre).
Der Herpes rückt bei einer derartigen Betrachtung als lokale Hautaffektion in
den Hintergrund, er imponiert in dieser Fassung als Symptom einer Allgemein-
krankheit, eines allgemeinen Infektes. Es gibt übrigens eine recht umfangreiche
Literatur, die über ein gehäuftes, epidemieartiges Auftreten dieses mit einer
Herpeseruption endenden kurzfristigen Fiebers berichtet. Es gibt Zeiten, in
welchen das Auftreten eines Herpes bei einer Pneumonie zur großen Seltenheit
wird und andere, in welchen ein hoher Prozentsatz der Pneumonien mit einem
Herpes verläuft. Gleiches gilt für die Malaria. Die Kriegsliteratur des ersten
Weltkrieges berichtet nur vereinzelt über die Febris herpetica.

ZLOCISTI schildert das Krankheitsbild kurz folgendermaßen: In der Regel
plötzlicher Beginn mit meist nachts oder abends einsetzendem Schüttelfrost,
manchmal leichte Prodrome. Der Symptomenkomplex ist eintönig; starke
Kopfschmerzen, Apathie, spontane Schmerzhaftigkeit der Gelenke ohne besondere
Druckempfindlichkeit bei passiven oder aktiven Bewegungen. Die Gegend der
Lendenwirbelsäule, besonders des Ansatzes der langen Rückenmuskeln, ist druckschmerzhaft. Meist Obstipation, selten Durchfall. Die Konjunktiven sind
manchmal stark injiziert. Über die Milz, die ZLOCISTI vergrößert beschreibt,
gehen die Angaben der verschiedenen Autoren auseinander. Die Atmungsorgane
sind unbeteiligt, nur Schnupfen kommt vor. Nur der erste Krankheitstag mit
seinen hohen Temperaturen kann einen bedrohlichen Eindruck hervorrufen. Der
Herpes tritt meist nach der Entfieberung am dritten Tage auf, sein Aufschießen
ist manchmal von einer leichten Fieberbewegung begleitet.

Die *Keratitis dendritica (herpetica)*. Diese Keratitis, über deren klinische
Symptomatik in Lehrbüchern der Ophthalmologie nachzulesen wäre, hat das
Herpesvirus zum Erreger. Den diesbezüglichen Beweis haben wir seinerzeit ge-
meinsam mit FUCHS damit geführt, daß wir Herpesbläscheninhalt auf die Kornea
eines menschlichen (verlorenen) Tumorauges überimpften und hierbei die klassische
Keratitis dendritica erzeugten.

Die Frage der *Encephalitis herpetica* war lange Zeit umstritten. Nachdem
erkannt war, daß das Herpesvirus auch neurotrop ist, daß korneal geimpfte
Kaninchen in großer Zahl an einer herpetischen Enzephalitis zugrunde gehen,
hat DOERR die Frage aufgeworfen und zu beantworten versucht, ob nicht der
Herpeserreger auch das Virus der ECONOMOschen Enzephalitis sei. Heute kann
als sicher angenommen werden, daß die Encephalitis epidemica lethargica ECONOMO
nicht herpetischer Natur ist. Der Umstand, daß es, wie auch uns, manchen
Autoren gelungen ist, aus dem Gehirn Enzephalitiskranker ein Herpesvirus zu
züchten, liesse aber annehmen, daß bestimmte Enzephalitisfälle herpesbedingt
sind, man müßte sie als Encephalitis herpetica von der Encephalitis epidemica
(ECONOMO) strenge abgrenzen. Bei Herpes simplex-Trägern ohne Enzephalitis
wurde allerdings gelegentlich im Liquor das Herpesvirus auch nachgewiesen!

Das *Herpesvirus*. Durch den GRÜTERschen Grundversuch der Erzeugung der
Keratitis dendritica beim Kaninchen durch Überimpfung von Herpesbläscheninhalt und durch die weiter mögliche Tierpassage war der Erreger des
Herpes erwiesen. Diese Keratitis zeigt in besonders schöner Weise die zuerst
von LIPSCHÜTZ beschriebenen Kernveränderungen, die LIPSCHÜTZ allerdings als
intranukleäre Einschlußkörperchen deutete, die wir gemeinsam mit LUGER auf
eine Zelldegeneration mit „oxychromatischer Kerndegeneration" zurückführten.
Diese oxychromatische Kerndegeneration konnte auch in Ganglien- und Glia-
zellkernen bei der Encephalitis herpetica des Kaninchens gefunden werden. Die
dem Virus entsprechenden Elementarkörperchen konnten auch gefunden und auf

der Hühnerallantois gezüchtet werden. Das Herpesvirus kann aus Blaseninhalt gezüchtet werden, intrakranielle, intrazerebrale Impfung des Blaseninhaltes beim Kaninchen führt zur herpetischen Enzephalitis, dem das Tier in der großen Mehrzahl der Fälle erliegt. Mit dem Gehirnvirus, welches unter entsprechenden Kautelen auch lange erhalten werden kann, läßt sich die Passage auf weitere Tiere fortsetzen. Auf die weitere Eigenschaft des Herpesvirus soll hier nicht eingegangen werden.

Der Zoster ist vom Herpes simplex prinzipiell zu trennen. Auf die Frage eines Zostervirus wurde früher eingegangen. Oben haben wir darauf hingewiesen, daß ein Herpes simplex in der Symptomatik einem Zoster sehr ähnlich werden kann; in den zosteriformen Herpes-simplex-Fällen kann man aus den Bläschen das Herpes simplex-Virus ohne weiteres züchten. Hinsichtlich der Beziehung des Zosters zum Varizellen-Virus s. S. 599.

Therapie. Zumeist verlangt der Herpes keine Behandlung. Bei rezidivierendem (eventuell menstruellem) Herpes verlangen die Patienten nicht selten eine Befreiung von ihrem Leiden, zumal, wenn der Herpes mit verschiedenen Reizerscheinungen und Schmerzen einhergeht. Es scheint, daß Aureomycin- und Chloromycetinbehandlungen erfolgreich sind. Wir haben seinerzeit versucht, Patienten zu immunisieren, was in einigen Fällen auch gelang: Wir verimpften stark abgeschwächtes Gehirnvirus (Gehirn von Kaninchen, welche an einer Encephalitis herpetica erkrankt waren) in steigenden Dosen. Impfschaden haben wir nicht beobachtet. Bei den bekannten Gefahren, die eine Überimpfung von Rückenmark der Lyssatiere auf den Menschen beinhalten, wird man die Impfungen nur mit besonderer Vorsicht durchführen und sie nur vertreten dürfen, wenn der Herpes tatsächlich zu einem Leiden geworden ist.

T. Hepatitis epidemica (homologe Serumhepatitis). Drüsenfieber.

Diese virusbedingten Affektionen seien hier nur im Rahmen der Viruskrankheiten aufgezählt, um diese Übersicht komplett zu gestalten. Hinsichtlich der Einzelheiten s. Bd. II, S. 266 und S. 283. Das Drüsenfieber (M. Pfeiffer) ist in Bd. II, S. 502 behandelt.

Bei der „einfachen Erkältung", dem „common cold" der Amerikaner wird auch ein Virus als Erreger behauptet, sichere Beweise für seine Existenz scheinen aber doch nicht vorzuliegen.

IX. Rickettsien-Erkrankungen.

A. Einleitung, Definition.

Es handelt sich hier um eine Gruppe von Krankheiten, die durch die sogenannten Rickettsien hervorgerufen werden und in der ganzen Welt vorkommen. Rickettsien sind in ihrer Größenordnung zwischen Bakterien und filtrierbarem Virus liegende Mikroorganismen, welche bei ihrem Fortkommen, bei ihrer Vermehrung an lebende Zellen gebunden sind; sie färben sich mit den üblichen Bakterienfarbstoffen schlecht. Sie werden meist durch Arthropoden übertragen. Die Bezeichnung stammt von Ricketts, der sie als Erster beschrieben hat, und zwar im Jahre 1908 beim Rocky Mountain spotted fever, einer unserem Fleckfieber sehr verwandten Krankheit. Schon zwei Jahre später konnte

RICKETTS die besonders bedeutsame Feststellung machen, daß ähnliche Organismen in Läusen zu finden seien, die mit diesem Fleckfieber infiziert waren.

Die Rickettsien und die durch sie hervorgerufenen Krankheiten werden in verschiedener Weise, nach verschiedenen Prinzipien eingeteilt. Der Versuch der Einteilung nach dem jeweiligen Überträger (Laus oder Zecke z. B.) scheiterte oder sollte wenigstens scheitern, da einerseits verschiedene Rickettsien durch den gleichen Zwischenträger weiter übertragen werden können und anderseits bei bestimmten Rickettsiosen, wie beim Q-Fieber, ein derartiger Überträger überhaupt nicht in Betracht kommt. Die befriedigendste Einteilung scheint die nach dem Erreger als solchem und dessen antigenen Beziehungen zu anderen Rickettsien der gleichen Gruppe zu sein. NORMAN H. TOPPING gibt die folgende Einteilung:

1. Typhusgruppe:
    a) Epidemischer Typhus (Flecktyphus, Fleckfieber) (R. Prowazeki);
    b) Mäusetyphus (R. Mooseri).
2. Fleckfiebergruppe:
    a) Rocky Mountain spotted fever (R. rickettsi);
    b) Boutonneuse-Fieber (R. conori);
    c) Rickettsia-Blattern (R. acari).
3. Tsutsugamushikrankheit oder Scrub-Typhus (R. orientalis).
4. Q-Fieber (R. burneti).

B. Allgemeine Charakteristik der Rickettsien.

Die Rickettsia Prowazeki, der Erreger des Fleckfiebers, ist der klassische Vertreter dieser Erregerart. Dieser Erreger kann sowohl im Gewebe infizierter Tiere, wie im Darm der Laus gefunden werden und ist auch aus dem Dottersack des Hühnereies leicht darstellbar. Mit GIEMSA färben sich die Rickettsien eigentümlich purpurfarben. Sie haben verschiedene Größe, bald an der Grenze der Sichtbarkeit stehend, erreichen sie bald auch eine Länge von $2\,\mu$. Oft sieht man auch Diplokokken ähnlich angeordnete Elemente, dies besonders bei der Rickettsia orientalis.

Rickettsien vermehren sich und wachsen zur Kultur nur bei Gegenwart lebender Zellen aus. Die Filtrierbarkeit ist für mehrere Typen erwiesen worden. Rickettsien lassen sich in einfachen Zentrifugen mit 3000 bis 4000 Umdrehungen in der Minute sedimentieren. Rickettsien produzieren ein lösliches Antigen, welches für eine Reihe von Immunreaktionen verantwortlich gemacht werden kann. Im Elektronenmikroskop kann man um manche Rickettsien eine Hülle oder eine Art Kapsel beobachten, die vielleicht die Quelle des löslichen Antigens (welches ein Protein ist) darstellen.

Die letzte, 1946 entdeckte Rickettsie ist die von HUEBNER in New York entdeckte Rickettsie der Rickettsien-Blattern (Rickettsialpox); es handelt sich um eine milde Infektion mit einer Initialläsion und einem Exanthem, welches als Hauptcharakteristikum eine dünnwandige Blase zeigt, die dieses Exanthem von anderen rickettsienbedingten Exanthemen unterscheidet. Der Erreger ist eine typische Rickettsie, die von der Maus auf den Menschen übertragen wird; er wächst gut im Dottersack von befruchteten Hühnereiern, er ist für Meerschweinchen und Mäuse pathogen und ist verwandt, sicher aber nicht identisch mit dem Erreger des Rocky Mountain spotted fever, der Rickettsia rickettsi.

Hinsichtlich der Isolierung, Identifizierung und Züchtung der Rickettsien muß auf die einschlägigen Laboratoriumslehrbücher und die Spezialliteratur verwiesen werden.

Wir wenden uns der Besprechung der einzelnen Rickettsienerkrankungen zu und beginnen mit dem uns am meisten interessierenden *Fleckfieber*.

C. Fleckfieber (Flecktyphus).

Das Fleckfieber (Flecktyphus, Typhus exanthematicus oder auch Hungertyphus genannt, der Engländer spricht beim Flecktyphus vom „typhus", während er den Typhus abdominalis als „typhoid" bezeichnet) ist eine in Österreich und Deutschland wohl nicht heimische Infektionskrankheit, im alten Österreich-Ungarn aber gab es in Galizien doch endemische Herde. In beiden Weltkriegen und den Nachkriegsjahren aber kam die Seuche in schwerer Form auch nach Mitteleuropa, im Jahre 1942 hatte Wien durch Rückkehrende vom östlichen Kriegsschauplatz eine schwere Epidemie zu überstehen.

Der Erreger ist die Rickettsia prowazeki, er wird auf die Menschen durch Läuse übertragen, in welchen die Rickettsien, besonders in den Eingeweiden, in großer Zahl gefunden werden können.

Außer diesem eigentlichen „Läusefleckfieber der alten Welt" sind im Laufe der letzten drei Jahrzehnte eine Reihe weiterer klinisch, epidemiologisch und serologisch mehr oder weniger ähnlicher, mit Exanthem verlaufender Infektionskrankheiten bekannt worden, die untereinander gemeinsam haben, daß sie Rickettsien zum Erreger haben.

Nach der zoologischen Zugehörigkeit der Überträgerinsekten kann man diese Rickettsiosen in vier Gruppen einordnen:

1. Übertragen durch *Läuse*, wie das eigentliche Fleckfieber (Typhus exanthematicus) und das mexikanische Fleckfieber (der „Tabardillo").

2. Übertragen durch *Rattenflöhe*, wie das milde verlaufende endemische Fleckfieber der USA-Südstaaten („BRILLS disease") und das „Schiffsfleckfieber" des Mittelmeeres und die sporadischen Fälle des „Tabardillo" in Mexiko.

3. Übertragen durch *Milben*, wie die „Tsutsugamushi"- oder „Kedani"-krankheit Südindiens, der ostasiatischen Staaten und Japans.

4. Übertragen durch *Zecken*, wie das amerikanische „Felsengebirgsfieber", das Rocky Mountain spotted fever, das „exanthematische Zeckenfieber" (fièvre boutonneuse des Mittelmeeres) und die mehr lokalisierten Rickettsiosen, das „São Paolo Fleckfieber" Brasiliens, das „Tickbite-fever" Südafrikas und vielleicht der „Tick-Typhus" Britisch-Indiens.

Uns interessiert nur der Läuseflecktyphus, wie wir ihn in beiden Weltkriegen zu Tausenden gesehen haben. Alle anderen der aufgezählten Fleckfieberarten kommen für Mitteleuropa nicht in Betracht. Zu uns wird der Flecktyphus aus dem Osten eingeschleppt. Alle europäischen Kriege, die Rußland in das Kriegsgeschehen miteinbezogen, führten zu schweren Fleckfieberepidemien. Die Soldaten Napoleons schon gingen zu einem großen Teil an einem Typhus zugrunde, der rückblickend als Flecktyphus angesprochen werden muß; auf das Auftreten in den Weltkriegen haben wir oben bereits hingewiesen. Die starke Verlausung der Truppen und die damalige Machtlosigkeit gegen die Läuse führten dazu, daß ein Großteil der österreichisch-ungarischen und deutschen Kriegsgefangenen in Rußland an Flecktyphus zugrunde gingen. Wir sahen in Turkestan manche Gefangenenlager an Flecktyphus geradezu aussterben; ebenso war es in Sibirien. Im zweiten Weltkrieg war die Entlausung vor der Rückstellung der Kriegsgefangenen und der eigenen Verwundeten in das Hinterland eine mangelhafte. Die Folge waren Epidemien, die auch die Zivilbevölkerung in Wien und vor allem die russischen Gefangenen in den Lagern betrafen, diese mit einer hohen Mortalität, die um so höher sein mußte, als in Lagern gerade die

Krankenpflege keine entsprechende war und die Pflege eines der wichtigsten Behandlungsprinzipien gewesen wäre.

In Asien ist das Fleckfieber endemisch noch weit verbreitet, Rußland, Irak, Syrien, auch der ferne Osten, große Teile Chinas, wie wir hören auch Korea soll stellenweise verseucht sein. In Amerika soll es mehr im Süden, in Alabama und Texas, es soll ferner in Mexiko stark verbreitet sein.

In Kriegszeiten sind auch die Zusammendrängung der Bevölkerung auf Notunterkünfte, ferner die sinkende Reinlichkeit, der Mangel an Seife und Wäsche unter anderem die Ursache für die Verlausung der Bevölkerung, die die Voraussetzung der Fleckfieberepidemie ist. Die großen Flecktyphusepidemien sahen wir nur in Ländern auftreten, die Krieg führten: Deutsches Reich, Österreich, Ungarn, Bulgarien, Rumänien, Jugoslawien, Griechenland und Spanien!

Der Erreger des Fleckfiebers ist ein kleinstes diplokokkenähnliches Kurzstäbchen von einer Länge von 1 bis 2 μ, also ungefähr von einem Siebentel bis knapp drei Zehntel eines Erythrozytendurchmessers. Bei GIEMSA-Färbung sieht man zwei polständige kugelige Granula, wodurch die gefärbte Rickettsie einen hantelförmigen Eindruck macht. Die Rickettsie ist gram-negativ, unbeweglich und nicht filtrierbar. ROCHA-LIMA erbrachte den Beweis, daß die von RICKETTS und WILDNER gesehenen, von NICOLLE tierexperimentell in der infizierten Laus nachgewiesenen Mikroorganismen die Erreger des Flecktyphus sind. Er gab ihnen — nach den Forschern RICKETTS und v. PROWAZEK — den Namen „Rickettsia Prowazeki". Die Laus infiziert sich nur durch den Biß und das Blutsaugen am fleckfieberkranken Menschen. Nach Aufnahme des infektiösen Blutes dringt der Erreger in die Epithelzellen des Läusemagens und des Mitteldarmes ein, er vermehrt sich hier stark, die Epithelzellen werden zum Bersten vollgepfropft, bis sie endlich, mit Rickettsien überladen, platzen und ihren Inhalt, die Rickettsien, in den Darminhalt entleeren. Die Rickettsien gelangen in den ganzen Magen-Darmtrakt, auch schon in die Speicheldrüsen. Daher infizieren sie auch beim Blutsaugen das gebissene Individuum, und zwar durch den Speichel, auch durch erbrochenen Mageninhalt und auch durch Darmausscheidungen. Jedenfalls sind alle Ausscheidungen der Fleckfieberlaus stark infektiös. Die Läuse selbst erkranken auch schwer und gehen meist bald zugrunde. Die Rickettsien wurden auch im Menschen nachgewiesen. Im Inkubationsstadium enthält das Blut schon virulente Rickettsien, wie durch Blutübertragungen — unbeachsichtigt — gezeigt wurde. Mir wurden in einem Balkan-Militärlazarett eine Reihe derartiger Fälle bekannt. In einem anderen Fall wollte ein sachunkundiger junger Militärarzt mit Rekonvaleszentenserum von kaum genesenen Kranken Schutzimpfungen an anderen Spitalsinsassen und am Pflegepersonal durchführen; die vermeintlichen Schutzimpfungen erwiesen sich als Übertragungen, da sämtliche Impflinge an Fleckfieber erkrankten und zum Großteil zugrunde gingen. Im Liquor sind Rickettsien merkwürdigerweise nicht nachgewiesen worden. Auch diese Rickettsie wächst und vermehrt sich nur in lebenden Zellen. Eine Züchtung in mehreren Passagen ist unter anderem in der vorderen Augenkammer des Kaninchens und in der Gewebskultur gelungen. Fünf Tage nach der Infektion der Laus enthält ihr Kot massenhaft Rickettsien. Auch dieser Kot kann, abgesetzt oder eingerieben in kleine Hautwunden oder Rhagaden, zur Infektion führen, es bedarf also nicht unbedingt des Läusebisses! Es können insbesondere Kratzwunden mit Läusekot infiziert werden. Auch von den Konjunktiven aus können Rickettsien, mit den Fingern dahin gebracht, in die Zirkulation eindringen. Sie bleiben übrigens im Staub eingetrocknet noch zwei Jahre virulent. Alte Wäsche oder Kleider mit toten Läusen oder Läusekot können also noch infizieren; wahrscheinlich kann auch Einatmen derartigen Staubes zur Infektion führen. Die häufigste Infektion aber bleibt die durch den Läusebiß oder den frisch in Rhagaden abgesetzten Läusekot.

Fleckfieberepidemien setzen meist mit der kalten Jahreszeit ein, sie erreichen meist im Winter und im Frühjahr einen Gipfel. Das Wechseln der Wäsche, schon das Wechseln der Tages- auf die Nachtwäsche bedeutet für die Mehrzahl der Läuse den Tod, da sie gegen niedere Temperaturen sehr empfindlich sind. Die günstigste Temperatur für ihre Entwicklung ist die von 27 bis 30 Grad, also ungefähr die Körpertemperatur.

Fast nur die Kleiderlaus ist Überträger des Fleckfiebers, die Kopf- und Filzlaus, Flöhe und Wanzen spielen keine oder eine ganz untergeordnete Rolle.

Die Inkubation beträgt meist recht genau elf oder zwölf Tage (selten nur sieben bis zehn oder bis zu zwanzig Tagen). Die Krankheit setzt plötzlich, der Literatur nach meist mit einem starken Frösteln, nach eigenen Erfahrungen zumeist doch mit einem Schüttelfrost und raschem hohem Fieberanstieg ein. Gleichzeitig fühlen sich die Kranken schwer hergenommen, abgeschlagen. Die Temperatur hält meist in hoher (40 Grad und darüber) Kontinua zehn bis zwölf Tage an, um dann plötzlich zu fallen. Es gibt auch Fälle, in welchen es zu Beginn der Krankheit zu mehreren paroxystischen Fieberschüben mit Fieberabfall nach einem halben Tag kommt, wobei diese Schübe an Malariafieber erinnern, Fieberschübe, die sich in zwei- bis dreitägigen Intervallen etwa fünf- bis achtmal wiederholen können; dann erst stellt sich eventuell auch eine Kontinua ein, sie muß sich aber nicht einstellen. Auch ein undulierender Fiebertyp mit Wellen von fünf bis acht Tagen Dauer kommt vor. Wir selbst sahen zumeist einen akuten Fieberbeginn mit Schüttelfrost, hohen Anstieg auf 40 Grad, hierauf Kontinua oder mehrere hohe Wellen. Am Ende der zweiten Woche kommt es zur lytischen Entfieberung, das Fieber endet meist am 17. bis 20. Tag. Schon am dritten, vierten oder fünften bis sechsten Tag kommt es zum Auftreten des Fleckfieberexanthems, welches sich oft erst schubweise zur vollen Stärke entwickelt. Es sind unregelmäßig gestaltete, roseolenartige, stecknadelkopf- bis linsengroße Flecke von vorerst blaßroter, später dunklerer bis braunroter Farbe. Bauch, Brust, Schulter, insbesondere die Innenseiten der Oberarme und die Beugeseite der Unterarme (auch die Handteller, Fußsohlen und Fußrücken sind befallen) sind zumeist die ersten Lokalisationen des Exanthems, das sich aber innerhalb der nächsten zwei bis drei Tage mit *Aussparung* von Gesicht, Hals und Nacken über den ganzen Körper erstreckt. Oft wird das Exanthem auch hämorrhagisch, häufig erst nach zwei bis vier Tagen seines Bestandes. Waren die Roseolen bis dahin mit dem Glasspatel leicht wegzudrücken, so ist dies jetzt nicht mehr möglich. Der Ausschlag macht dann einen petechialen Eindruck. Gegen das Ende der zweiten Woche sind die Petechien auf kleine braune Flecke zurückgegangen. Die Milz ist mäßig vergrößert. Am Ende der zweiten Woche beginnt meist der Rückgang aller Erscheinungen. Unter einer kleienförmigen Abschuppung, die oft so feinlamellär ist, daß sie übersehen werden kann, verschwindet das Exanthem. Die Temperatur, die mit dem Auftreten des Exanthems gestiegen war, beginnt wieder abzufallen. Schon beim Ausbruch des Exanthems fallen sehr häufig eine Gedunsenheit des Gesichtes, eine leichte Zyanose und schließlich eine Konjunktivitis auf.

Das Symptom, welches der Krankheit, dem jeweiligen Verlauf und auch der Schwere des Zustandes den Stempel aufdrückt und welches sich sehr frühzeitig manifestiert, sind die nervösen Erscheinungen differentester Art. Sie äußern sich im Beginn, in den ersten Tagen mit oft quälenden Kopfschmerzen, ferner mit einer Benommenheit, die den deliranten Zustand einleiten kann. Diese Benommenheit und die zerebrale Komponente sind es ja, welche der

Krankheit den „typhösen" Charakter verleihen. Die Patienten werden schwer ansprechbar, werden, zumeist vorerst nur nachts, delirant, sie sind nicht im Bett zu halten, es erfaßt sie ein Bewegungstrieb, sie sind verwirrt oder es ergreift sie eine Apathie, sie liegen teilnahmslos im Bett. Der delirante Zustand ist oft ein depressiver. Jeder Arzt, der Fleckfieberabteilungen geleitet hat, erlebte Selbstmordversuche; der Nachtdienst des Pflegepersonals einer derartigen Abteilung ist ein übermenschlicher und aufreibender, zumal im Krieg in improvisierten Infektionsabteilungen, oft mit Überbelag. Auf die Einzelheiten des psychotischen Zustandes, Stupor, Katatonien usw., kann hier nicht eingegangen werden. Manche Kranke haben Blasen- und Mastdarmstörungen und lassen unter sich. Schließlich können die verschiedensten organischen Paresen auftreten. Transitorische Optikus- und Akustikusstörungen sind häufig. Periphere Nervenlähmungen — der Ulnaris ist häufig betroffen — können sich auch noch spät in der Rekonvaleszenz einstellen.

Im Beginn der zentral-nervösen Störungen kann auch ein Meningismus auftreten, der hier Teilerscheinung einer Fleckfieber-Enzephalomeningitis ist. Wenn auch endgültige Dauerschäden neurologischer Art als selten bezeichnet werden, so kommen sie vor und können schwerer Art sein. Neben Ulnarislähmungen erinnere ich mich an eine Hemiplegie, eine Peronaeuslähmung und vor allem an Rekonvaleszente nach Fleckfieber, die viele Monate von Wahnvorstellungen nicht frei wurden. Die Blutsenkung ist mäßig beschleunigt. Die Diazoreaktion im Harn ist postiv. Die Kranken magern fast bis zum Skelett ab, die Rekonvaleszenz dauert lange. Frühzeitig ist der Puls labil, der Blutdruck niedrig; der periphere Kreislauf verlangt dauernd eine medikamentöse Unterstützung. Häufige Komplikationen sind Bronchitiden und Bronchopneumonien, Pleuraempyeme, eitrige Parotitis, Perichondritis am Larynx (Cricoid), Gangrän an Händen und Füßen, Ohren und am Skrotum und schließlich Dekubitalgeschwüre. Die einfachste Erklärung für diese Neigung zu Nekrose, Gangrän und Dekubitus scheint damit gegeben, daß der Flecktyphus sich histologisch in periarteriellen Infiltraten manifestiert und man also einen ähnlichen Prozeß vor sich hätte wie bei einer Periarteritis nodosa (es sei betont, dies ist nur ein grober Vergleich, der nie gezogen wurde und der wie alle Vergleiche auch hinkt). — Die Enzephalitis ist auch durch perivaskuläre Infiltrate gekennzeichnet. Daß speziell in Gefangenenlagern die kachektischen und ausgehungerten, nicht entsprechend gepflegten Kranken in der Rekonvaleszenz überdies vielfach an der Hungerkrankheit, an Hungerödem litten, ist nur zu verständlich.

Die *Prognose* ist immer eine ernste, sie schwankt bei den verschiedenen Epidemien und es ist der Genius epidemicus sogar an benachbarten Orten sehr verschieden, wobei allerdings auch immer die differente Pflege, Unterbringung der Kranken usw. eine sehr große Rolle spielen. Wir hatten im ersten Weltkrieg als Kriegsgefangene in Taschkent eine Flecktyphusepidemie zu betreuen, die schwer verlief; in einem benachbarten, etwa 15 km entfernten Lager war auch eine Fleckfieberepidemie ausgebrochen mit schwerster Verlaufsart und hoher Mortalität, die damit gekennzeichnet erscheint, daß alle vierzehn Tage ein Anderer von uns in das benachbarte Lager abkommandiert wurde als Ersatz für den von der Epidemie hinweggerafften Kollegen, der zwei Wochen früher den Weg dahin angetreten hatte. Die Letalität und Infektiosität war eine so hohe, daß der Weg in das nahegelegene Lager nahezu sicheren Flecktyphus und nahezu ebenso sicheren Tod bedeutete. Und in dem nur 15 km entfernten Taschkent forderte die Epidemie unvergleichlich weniger Opfer.

Die Literatur gibt im allgemeinen eine *Letalität* zwischen 2,5 bis 50% an. Bei guter Pflege in stationären Krankenhäusern dürfte sie im Mittel bei 20%

liegen. Mit steigendem Alter wird die Prognose ungünstiger, manche Statistiker geben bei Fünfzigjährigen eine 100%ige Mortalität an. Unter ungünstigen Bedingungen (nicht geheizte Baracken usw. und besonders virulenter Stamm) steigt die Mortalität auch ohne Rücksicht auf das Alter der Kranken bis zu 100% an. Transporte werden schlecht vertragen — und gerade diese sind in Notzeiten kaum zu umgehen.

Im allgemeinen verbürgt die überstandene Krankheit lebenslange Immunität, es sind allerdings Zweitinfektionen vereinzelt beschrieben worden.

Die *Diagnose* ist im Rahmen einer Epidemie leicht und sie wird bei der relativ reichen Symptomatik dem nicht schwer fallen, der Fleckfieber gesehen hat. Die Abgrenzung gegenüber dem Typhus abdominalis ist mit Rücksicht auf den Schüttelfrost, das ganz andere Exanthem, eine leichte neutrophile Leukozytose im allgemeinen nicht schwierig. Auf Grund der wechselvollen Symptomatik mögen manchmal Masern, Scharlach, Sepsis, Bangfieber, Maltafieber, Purpura, Trichinose, Meningitis epidemica, hämorrhagische Pocken, Roseola syphilitica und Arzneiexantheme differentialdiagnostisch in Frage kommen. In symptomarmen Fällen hilft das Laboratorium mit der WEIL-FELIX-*Reaktion*. E. WEIL und FELIX hatten in einem k. u. k. Feldlaboratorium im ersten Weltkrieg die auffällige Entdeckung gemacht, daß gewisse Stämme von Proteus, die sie aus Blut und Harn von Fleckfieberkranken gezüchtet hatten, mit Fleckfieberserum spezifisch agglutinieren. WEIL und FELIX nannten diesen Proteusstamm Proteus X 19, die Stämme werden heute Proteus X 19 oder wenn es sich um dessen Hauch-los wachsende Form handelt, Proteus O X 19 (Ohne Hauch) oder wenn es sich um die Hauchform handelt Proteus H X 19 bezeichnet. Es werden übrigens auch Suspensionen von Rickettsia Prowazeki vom Fleckfieberserum spezifisch agglutiniert. Die Proteus X 19-Agglutination ist oft schon am dritten Krankheitstag positiv, meist am vierten oder fünften Krankheitstag, fast immer ist sie es vom sechsten Tag an. Ein Titer von 1 : 200 ist für Fleckfieber beweisend, freilich auch für durchgemachtes Fleckfieber. Auch eine Fleckfieberschutzimpfung genügt, um die Agglutination positiv zu machen. Bei ikterischem Serum kann eine unspezifische Agglutination auftreten. Ein Titer WEIL-FELIX 1 : 100 läßt den Verdacht auf Fleckfieber offen, eine Wiederholung in einigen Tagen ist angezeigt, eine Steigerung des Titers wäre beweisend.

Die Technik der WEIL-FELIX-Reaktion ist die denkbar einfachste. Der Serumverdünnungsreihe (wie bei der GRUBER-WIDAL-Probe) wird eine Aufschwemmung einer jungen (nur sechzehn bis achtzehn Stunden alten) Proteuskultur zugesetzt.

In den letzten Jahren erst wurde auch eine neue diagnostisch brauchbare Komplementbindungsreaktion ausgearbeitet. Sie konnte erst erprobt werden, als Methoden ausgearbeitet waren, mit welchen große Mengen Antigen bereitgestellt werden konnten: CASTANEDA hat gezeigt, daß gewisse Rickettsien auf der Lunge von Nagern in großen Mengen gezüchtet werden können und Cox demonstrierte als Erster die Züchtung der Fleckfieber-Rickettsie auf der Chorionallantois des Hühnerembryos. Die Komplementbindungsmethode gab nach Ansicht der amerikanischen Fachleute verläßlichere Resultate als die WEIL-FELIX-Reaktion. Wir benutzten in zwei Weltkriegen die WEIL-FELIX-Reaktion, wir hatten gute Resultate, sind an sie gewöhnt und bleiben ihr treu.

Therapie. Wie schon oben angedeutet, muß die Behandlung vor allem die entsprechende Pflege anordnen und beaufsichtigen. Beaufsichtigung der Kranken ist insbesondere während der Nachtstunden mit den Delirien bzw. überhaupt während der psychotischen Phasen der Krankheit (Suizidgefahr!) von großer Wichtigkeit. Leichte Sedativa und auch stärkere (Scopolamin 0,0003) sind manchmal nötig. Dem Kreislauf und den Lungenkomplikationen (Bronchitis, Bronchopneumonien) ist rechtzeitig entsprechende Beachtung zu schenken. Rechtzeitig sind Sulfonamide oder Penicillin zu geben, um Pneumonien zu verhindern. Über Erfolge mit Antibioticis ist uns nichts Sicheres bekannt. Aureomycin und Chloromyzetin dürften aller Voraussicht nach die meisten Aussichten haben.

Jedenfalls gewinnt bei einer derart deletären Seuche, deren Ausbruch unter gewissen Umständen (Spätherbst und Winter während des Krieges in Gebieten mit endemischem Fleckfieber) vorausgesagt werden kann und die an gewisse Voraussetzungen gebunden ist, wie sie etwa im Kriege im Winter zutreffen, die Prophylaxe ganz besondere Bedeutung.

Die Prophylaxe umfaßt drei Maßnahmen: 1. Isolierung der Kranken, 2. Läusebekämpfung, 3. aktive Immunisierung.

Bei der Isolierung des Kranken vor der Aufnahme in die Anstalt ist dieser genauest zu entlausen, wobei vor allem auch auf die Nisse, die kleinen, schwer sichtbaren Eier, die insbesondere an den Körperhaaren haften, zu achten ist. Körperhaare sind abzurasieren, Schneiden, auch mit der Maschine genügt nicht. Der Kranke ist in den nächsten Tagen noch mehrmals zu untersuchen, ob er tatsächlich völlig entlaust ist. Der entlauste Patient ist für das Pflegepersonal nicht mehr ansteckend! Während die Mittelmächte im ersten und im zweiten Weltkrieg die Entlausung der Truppen und der Zivilbevölkerung in meist fahrbaren Entlausungsstationen durchführten, die in einem Dampfbad, in der Entfernung der Körperhaare und in der Dampfdesinfektion von Kleidern und Wäsche bestand, haben die Interalliierten im zweiten Weltkrieg im DDT ein Mittel gefunden, welches in seiner Wirkung überragend ist. Das Einstauben von etwas DDT-Pulver unter das Hemd führt zur sicheren Vernichtung aller Läuse und ist für den Menschen durchaus unschädlich.

Das Verdienst, als Erster eine wirksame aktive Immunisierung durchgeführt zu haben, gebührt einem polnischen Arzt, Dr. WEIGL in Krakau, der den Impfstoff in mühevoller Arbeit aus dem Darm infizierter Läuse herstellte. Das Verfahren hatte nur den Nachteil, daß es so zeitraubend war und eine so große Zahl von kranken Läusen verlangte, daß größere Impfstoffmengen nur sehr schwer gewonnen werden konnten. Ich selbst wurde mit diesem ersten Impfstoff, der im Laufe von zehn Tagen dreimal subkutan verabfolgt wurde, prophylaktisch geimpft, akquirierte drei Wochen später Flecktyphus und überstand ihn in sehr leichter Form, obzwar ich damals im Alter von 50 Jahren stand und zahlreiche Statistiken schon im Alter von 50 Jahren eine 100%ige Letalität angeben.

Die Fleckfieber-Schutzimpfungsvakzine wird heute aus Rickettsienkulturen auf Hühner-Chorionallantois hergestellt. Man injiziert heute dreimal im Abstand je einer Woche eine der im Handel geführten Ampullen mit abgetöteten Rickettsien. Die Letalität des Fleckfiebers ist bei den Vakzinierten weit geringer und die Krankheit verläuft auf alle Fälle viel milder. Die Schutzimpfungen kommen vor allem besonders gefährdeten Personen (Ärzten, Pflegepersonal usw.) zugute.

Daß schließlich zur Bekämpfung des Fleckfiebers als Seuche die Einhaltung der sanitätspolizeilichen Vorschriften und Maßnahmen, Anzeigepflicht, Isolierung der Kranken usw. nötig sind, verlangt keine besondere Betonung.

D. Febris Quintana (Wolhynisches Fieber).

Das *Wolhynische Fieber (febris quintana, trench-fever, Schützengrabenfieber, fièvre des tranchées)* ist eine Rickettsiose, die auch durch Läuse übertragen wird und die eine mit mehreren Fieberwellen oder Fieberstößen einhergehende Krankheit (der Kriege und der Notzeiten) darstellt.

Der *Erreger* ist die Rickettsia quintana (s. wolhynica), die färberisch und morphologisch der Rickettsia Prowazeki, dem Fleckfiebererreger, weitgehend ähnlich ist. Die Länge der hantelförmigen kurzen Stäbchen beträgt 1 bis $2\,\mu$, also etwa ein Drittel bis ein Siebentel des Erythrozytendurchmessers. Die beiden Rickettsienformen unterscheiden sich unter anderem aber doch zum Beispiel dadurch, daß die Rickettsia wolhynica nicht in die Magenepithelzellen der Läuse eindringt, sondern an ihrer Oberfläche haften bleibt und sich offenbar hier vermehrt; wenigstens werden die Rickettsien hier in großer Zahl gefunden. Man findet die Rickettsien am Magenepithel am vierten bis sechsten Tag nach der infizierenden Blutmahlzeit der Laus; die Läuse sind vom fünften bis neunten Tag nach der Infektion selbst wieder infektiös.

Die Krankheit wird meist, aber nicht nur durch Kleiderläuse übertragen, die Übertragung kann auch durch Kopfläuse erfolgen. Wanzen dürften als Überträger nicht in Frage kommen. Die Infektion erfolgt entweder durch den Läusebiß oder durch das Verreiben der rickettsienhaltigen Ausscheidungen der Läuse. Die Rickettsien sind nicht filtrierbar. Die *Inkubation* beträgt bei der natürlichen Infektion durch Läusebiß 6 bis 14 bis 60 Tage, bei der experimentellen Infektion durch Verreiben von infiziertem Läusekot oder durch Blutübertragung nur sieben bis neun bis zwölf Tage.

Die *klinische Symptomatologie* ähnelt bis zu einem gewissen Grade der Malaria. Es treten Fieberanfälle von einer Dauer von etwa 15 oder 20 bis 28 Stunden, und zwar in einem Intervall von etwa vier bis fünf Tagen, auf. Extremitätenschmerzen können dem Fieberanfall schon einige Stunden vorangehen. Die Bezeichnung „Fünftagefieber", „febris quintana", ist insoferne irreführend, als das Fieber nicht fünf Tage anhält, als vielmehr zwischen Fieberanfällen, die nur Stunden anhalten, ein Intervall von fünf Tagen liegt! Es gibt bei den Leptospirenerkrankungen auch ein Fünftagefieber (s. S. 533), weshalb diese Nomenklatur unglücklich ist, da sie zu Verwechslungen Anlaß geben kann. Die Anfälle können übrigens auch ante- oder postponieren, das Intervall beträgt manchmal statt fünf nur vier oder es beträgt sechs Tage. Die Anfälle beginnen mit einem Schüttelfrost, hierauf folgt ein Fieber-Hitzegefühl, die Temperatur fällt unter Schweißausbruch kritisch ab. Es bestehen, oft auch schon am Tage vor Fieberbeginn, schwere Allgemeinerscheinungen, und zwar Kopf-, Glieder-, Muskel-, Knochenschmerzen, unter den letzteren werden immer wieder die Schienbeinschmerzen als besonders charakteristisch betont (als nicht kontrollierbar und auch sehr charakteristisch haben im Krieg Simulanten gerade diese Schmerzen angegeben). — Manchmal sind diese Fieberperioden weniger „Anfälle" als nur Fieberwellen, wobei das Fieber oft auch nicht hoch ist; es kann sich in Subfebrilität erschöpfen. Leber und Milz sind vergrößert, die Milz ist manchmal schmerzempfindlich. Im Blut findet man selten eine leichte Anämie, oft eine Vermehrung der Neutrophilen, der Monozyten und der Eosinophilen. Im Vordergrund der Beschwerden stehen die verschiedenen Körperschmerzen im Nacken, Rücken, Kreuz, in den Waden und immer wieder auch in den Schienbeinen. Die Schmerzen halten auch in den fieberfreien Intervallen an. Die Schmerzen können so heftig sein, daß sie auch an Kolikschmerzen erinnern; bei Lokalisation im Rücken nierenkolikähnlich, können sie bei entsprechend anderer Lokalisation auch gallenkolikähnlich werden. Wie früher gesagt, es kann die Zahl der Anfälle außerordentlich schwanken, die Krankheit kann mit immer wiederkehrenden Anfällen mit den Intervallen viele Wochen und Monate dauern, auch jahrelanger Verlauf ist beschrieben. In eigenen Fällen bzw. solchen, die aus Feldspitälern zur Begutachtung ins Hinterland gebracht wurden und so in meine Beobachtung gelangten, handelte es sich allerdings zumeist um Leute, die vor Monaten wohl ein Wolhynisches Fieber überstanden hatten, die von der gelegentlich sehr langen Dauer, auch von den subfebrilen Anfällen, von den auch noch nach einem Jahr bestehenden Schmerzen, hauptsächlich Schienbeinschmerzen wußten und die nach Art einer Rentenneurose von ihren Beschwerden nicht lassen wollten, die sie vor Front und vielleicht Tod bewahrten. Die Rekonvaleszenz kann sich mitunter sehr lange hinziehen und kann sehr langsam verlaufen, in unseren Fällen aber war zumeist das neurotische Moment das ausschlaggebende, die gegenteilige Meinung der einweisenden Ärzte war allerdings schwer oder nicht zu widerlegen.

Die WEIL-FELIX-Reaktion ist sowohl mit Proteus H X 19 wie mit O X 19 negativ. Der Nachweis des Erregers aus dem Blut soll im gefärbten dicken Tropfen direkt gelungen sein. Im übrigen kann man den Rickettsiennachweis auch im Darm von angesetzten Zuchtläusen führen, die etwa eine Woche nach der infektiösen Blutmahlzeit untersucht werden. Eine spezifische serologische Probe auf Wolhynisches Fieber gibt es nicht.

Die *Differentialdiagnose* wird Malaria, Rekurrens, Dengue, Grippe, Typhus, speziell Paratyphus, Endokarditis, Rheumatismus, die verschiedenen Myalgien und septisches Fieber in Rechnung setzen müssen. Das undulierende Fieber wird vor allem Malaria und BANG-Infektion in Betracht kommen lassen. Wir hatten im letzten Krieg den Eindruck, daß man im allgemeinen zu leicht geneigt war, bei einem unklaren, lange sich hinziehenden Fieber die Diagnose Wolhynisches Fieber zu stellen, zumal bei Soldaten der Ostfront. Es sind daher auch eine Reihe von Komplikationen, die beschrieben wurden, wie die Hepatitis, meines Erachtens nicht eine Komplikation, sondern ein Grundkrankheit (Hepatitis epidemica?) gewesen. In klassischen Fällen ist die Diagnose freilich leicht; der Nachweis der Rickettsien wäre nicht so schwierig, immerhin muß man aber über ein gut eingerichtetes Laboratorium und eine rickettsienfreie Läusezucht verfügen.

Die Prognose ist immer günstig. Die Krankheit kann nur lange dauern (siehe oben), Restschäden nach überstandener Krankheit sind nicht bekannt.

Das Überstehen der Krankheit hinterläßt eine gewisse Immunität. Zweiterkrankungen wurden aber beschrieben. Immerhin ist die einheimische durchseuchte Bevölkerung meist resistent, sie bleibt im Gegensatz zu Zugereisten oder zu durchziehenden Truppen usw. gesund.

Die Therapie hat spezifische Medikamente oder Verfahren nicht gefunden. Sulfonamide brachten keine Erfolge, über die Erfolge von Penicillin, Aureomycin usw. ist noch nichts bekannt. — Vielfach wurde in der alten Literatur Fiebertherapie (Pyrifer) empfohlen. Die rheumatisch-neuralgischen, myalgischen Schmerzen verlangen eine symptomatische analgetische Behandlung. Die *Prophylaxe* heißt Entlausung.

E. Q-Fieber (Q-fever), Balkangrippe (DENNIG).

Das Q-Fieber ist eine uns erst während des letzten Krieges bekanntgewordene grippeähnliche Infektionskrankheit, die durch eine Rickettsie hervorgerufen wird. Die Krankheit wurde erst 1937 von DERRICK in Australien beschrieben, der sie schon Q-fever benannte. BURNET erkannte eine Rickettsie als Erreger, sie wird heute nach ihm benannt (Rickettsia burneti). In Australien erkranken Rinder, Ratten und rattenähnliche Säuger. Zecken übertragen die Krankheit. Menschen, die viel mit Vieh zusammenkommen, z. B. Cowboys, erkranken relativ häufig und man nimmt an, daß es sich um eine Inhalationskrankheit durch rickettsienhaltigen Staub bzw. durch Zeckenstaub handelt. Auch in den nordamerikanischen Staaten wurden Fälle beobachtet, eine größere Gruppenerkrankung ereignete sich 1947 unter einem Schlachthauspersonal.

DENNIG hat die Krankheit, ohne sie als solche zu kennen, 1941 am Balkan bei Soldaten gesehen, sie hatte seuchenhaften Umfang angenommen und er nannte sie wegen der klinischen Ähnlichkeit zur Grippe „*Balkangrippe*"; es mehrten sich bald darauf Berichte über gleiche Endemien an verschiedenen Orten, es wurde über ein Olympiafieber, ein italienisches Fieber, ein Krimfieber usw. berichtet. Als amerikanische Ärzte, die das Q-fever schon kannten, nach Südosteuropa kamen, stellten sie fest, daß dieses grippeähnliche Fieber Q-Fieber sei. DENNIGS Balkangrippe ist auch nach dessen eigener Ansicht, wenigstens mit großer Wahrscheinlichkeit, mit Q-fever identisch. In den letzten Jahren ist das Q-fever vereinzelt, aber auch in größeren Endemien aufgetreten.

Klinische Symptomatologie. Nach einer Inkubation von 14 bis 26, durchschnittlich etwa 20 Tagen beginnt die Krankheit plötzlich mit raschem Fieberanstieg auf 39 bis 40 Grad. Ein einleitender Schüttelfrost ist häufig. Die Kranken klagen anfangs schon über heftige Kopfschmerzen. In den nächsten Tagen entwickeln sich über bronchitische Erscheinungen Bronchopneumonien. Ebenso wie bei der Viruspneumonie ist der physikalische Untersuchungsbefund ein geringer, im Röntgenverfahren sind die meist multiplen und bei dem negativen physikalischen Befund überraschend großen Herde nachzuweisen. Der Husten befördert nicht selten hämorrhagisches Sputum zutage.

Der Allgemeineindruck der Kranken ist trotz ausgedehnter Pneumonie ein relativ leichter (wieder ähnlich der Viruspneumonie, wo das Mißverhältnis zwischen gutem Befinden und ausgedehntester Pneumonie im Röntgenbild vielleicht noch krasser ist).

Meist tritt nach wenigen, etwa vier Tagen eine subjektive Besserung ein, die Patienten fühlen sich wohler, die Kopfschmerzen, die Hauptklage, verschwinden. Die Temperatur hält aber noch zirka acht Tage re- und intermittierend an, um schließlich in wenigen weiteren Tagen lytisch zur Norm zu sinken.

Die *Letalität* beträgt 1 bis 2%, sie ist also relativ niedrig, wenn man berücksichtigt, daß man es mit Pneumonien zu tun hat. Die *Prognose* ist also eine gute.

Die *Differentialdiagnose* des Q-Fiebers von der Grippe wäre damit prinzipiell gegeben, daß dem Q-Fieber starke katarrhalische Reizerscheinungen der oberen Luftwege nicht zukommen. Die Grippepneumonien wieder verlaufen toxischer, schwerer. Die Abgrenzung gegen die Viruspneumonie ist klinisch und röntgenologisch kaum möglich, ist aber damit gegeben, daß das Q-Fieber keine Kälteagglutination gibt. Die Differentialdiagnose des Q-Fiebers von der Viruspneumonie, von Pneumonie bei der Ornithose, auch von den beiden Typen der Influenza-Grippe-Pneumonie, sogar von der Pneumonie durch das Virus der lymphozytären Choriomeningitis, schließlich sogar atypische Pneumonien, bedingt durch Pilze, Coccidioidomykose, durch Histoplasmose usw. verlangen besonders eingerichtete Laboratorien mit besonderer Erfahrung in Züchtung, Identifizierung von Virus, Rickettsienarten und Pilzen.

Der sichere Beweis ist durch Agglutination des im Meerschweinchenversuch gezüchteten Erregers mit Patientenserum und dem Komplementbindungsversuch möglich.

Hierzulande müssen wir uns auf die Komplementbindung verlassen, die auch verläßlich ist; die bundesstaatliche, bakteriologisch-serologische Untersuchungsanstalt in Wien verfügt über das entsprechende Antigen. Die Antikörper erscheinen meist erst zehn bis zwölf Tage nach Krankheitsbeginn, manchmal aber später und erreichen die höchsten Werte nach dem 20. Tag. Ergibt die Komplementablenkung also bei einem klinisch typischen Fall zu Beginn der Krankheit ein negatives oder schwach positives Resultat (etwa positiv 1 : 20), so wäre eine Wiederholung der Untersuchung nach etwa einem Monat nach Beginn der Erkrankung zu empfehlen. Ein Anstieg des Titers wäre für Q-Fieber beweisend. Es sei übrigens darauf hingewiesen, daß der Gehalt des Serums an Antikörpern nach einer Erkrankung an Q-Fieber langsam sinkt, ein höherer Resttiter kann aber noch nach ein bis zwei Jahren gefunden werden. Auch aus diesem Grunde ist nur der Titeranstieg zur Identifizierung einer Erkrankung an Q-Fieber beweisend. Das Überstehen der Krankheit hinterläßt beim Menschen Immunität.

Die *Therapie* ist vorläufig eine symptomatische. Wenn das Virus durch Sulfonamide und Penicillin nicht beeinflußt wird, so wird man in schwereren Fällen doch zu ihm und zum Streptomycin greifen, um zumindest Sekundärinfekte der Pneumonie einzuschränken. Ein verläßliches Mittel ist nach BIELING das Aureomycin. Chloromyzetin ist unseres Wissens noch nicht geprüft.

X. Bartonellen-Erkrankungen.

Definition. Mit dem Namen Bartonella wird eine Gruppe von bei Mensch und Tier vorkommenden Blutparasiten bezeichnet, welche durch ihre Kleinheit, ihre Lagerung auf bzw. in den Erythrozyten, ihre gute Darstellbarkeit mit GIEMSA-Farbstoff und ihre eigentümliche, wohldefinierte, von Art zu Art allerdings etwas wechselnde morphologische Gestaltung charakterisiert sind und welche, sofern ihnen pathogene Eigenschaften zukommen, einander ähnliche, mit Blutarmut einhergehende, meist schwere, vielfach tödlich verlaufende akute Krankheiten hervorrufen; viele unter ihnen werden erst nach der Entmilzung des infizierten Individuums im strömenden Blut nachweisbar und entwickeln erst jetzt ihre etwaigen pathogenen Eigenschaften.

Auf Grund der modernen Forschungen kann die folgende Übersicht über die bis jetzt bekannten Bartonellenarten aufgestellt werden:

A. *Menschliche Bartonellen.* Bartonella bacilliformis BARTON 1909, der Erreger der CARRIONschen Krankheit (des Oroyafiebers und der Verruga peruviana).

B. *Tierische Bartonellen.* Bartonella muris ratti MAYER 1921, der Erreger der infektiösen Anämie der weißen Ratte (LAUDA). Die Krankheit entwickelt sich nur beim entmilzten Tier, die Bartonellen werden in der allgemeinen Zirkulation erst nach der Splenektomie sichtbar. Andere Autoren haben diese Bartonellen auch bei der wilden Ratte beobachtet.

Bartonella muris musculi SCHILLING 1928, die Bartonelle der weißen Maus.

Bartonella canis KIKUTH 1928. Es handelt sich um eine der menschlichen Bartonella bacilliformis sehr ähnliche Form, welche KIKUTH im Blute eines entmilzten Hundes fand. Es scheint ihr eine Pathogenität zuzukommen, das Tier KIKUTHS wurde nach der Splenektomie schwer anämisch.

Bartonella opossum REGENDANZ und KIKUTH 1928. Die genannten Autoren fanden die Einschlüsse nach Splenektomie beim Opossum und bei der Beutelratte.

Bartonella muris ZUELZER 1929. ZUELZER fand bei der grauen kurzschwänzigen Feldmaus (Arviola arvalis) in der Umgebung von Potsdam in den Erythrozyten zahlreiche Einschlüsse, die ihrer Morphologie nach den Bartonellen zuzuzählen sind. Die Bartonellen waren in normalen Tieren ohne vorangehende Splenektomie zu finden. Die Tiere boten keine klinisch hervortretenden Krankheitszeichen.

Die Zusammenfassung der genannten Parasiten — es wurden bei Tieren noch einige weitere Formen beschrieben — unter dem Namen Bartonellen ist heute allgemein anerkannt. Nicht entschieden ist die Frage, in welches Verhältnis eine große Gruppe anderer, sehr ähnlicher Blutparasiten, die als *Grahamella* bezeichnet werden, zur Gruppe der Bartonellen zu bringen ist; wollen die einen Autoren Bartonellen und Grahamellen strenge getrennt wissen, so wollen andere beide Arten von Blutparasiten einer großen Gruppe Bartonella-Grahamella zuordnen.

GRAHAM SMITH entdeckte 1905 im Blut von Maulwürfen Erythrozyteneinschlüsse, die von ihm für Parasiten, von anderen Autoren für basophile Tüpfelung gehalten wurden. Schließlich aber wurde die parasitäre Natur anerkannt und BRUMPT gab den neuen Gebilden die Bezeichnung Grahamella. In der Folgezeit wurden analoge Einschlüsse bei den verschiedensten Nagern, Ratten, allen Arten Mäusen, Siebenschläfern, Hamstern, ferner bei Feldmäusen, bei einem Affen, bei einem Rinde und schließlich beim Barsch in den Erythrozyten des strömenden Blutes beschrieben.

Allgemeine Eigenschaften. Morphologie. Die Bartonellen haben eine sehr variable Morphologie. Es handelt sich um kleine Kokken-, Diplokokken-, Bazillen-, Diplobazillen-, Kugel-, Hantel- oder Keulenformen; sie liegen bald einzeln, bald in Ketten oder Haufen, bazilläre Formen können sich auch kreuzen und so X-Formen bilden. Bei aller Polymorphie lassen sich für die einzelnen Arten aber doch gewisse Gesetzmäßigkeiten der Form finden. Bei gewissen gut studierten Bartonellen-Erkrankungen hat die fortlaufende Untersuchung ergeben, daß sich die Morphologie der Erreger mit den verschiedenen Stadien des klinischen Bildes ändert, daß sich Formveränderungen finden, die vielleicht einem Entwicklungszyklus entsprechen. Zur Morphologie der Bartonella bacilliformis, des Erregers des Oroyafiebers, wäre zu berichten: In nach GIEMSA gefärbten Blutausstrichen erscheinen diese Bartonellen als zarte, 1 bis 2 μ lange und 0,2 bis 0,5 μ dicke, rot gefärbte, etwas gebogene Stäbchen, einzeln oder paarweise End zu End oder auch in Ketten von drei bis fünf Elementen angeordnet. Durch entsprechende Lagerungen und seltenes Kreuzen entsteht die V- oder auch Y-Form. Die Pole der Stäbchen sind oft stärker gefärbt, die Rotfärbung macht manchmal einem bläulichen Ton Platz, in manchen dieser Formen finden sich nur endständig oder auch in größerer Zahl rötliche Körnchen. Neben der Stäbchenform findet sich auch die Rundform; auch diese wird einzeln oder gruppiert angetroffen.

Lage der Bartonellen zum Erythrozyten. Ein genaues Studium einzelner Arten hat gezeigt, daß es sich wahrscheinlich um eine Anlagerung der Bartonellen an die Oberfläche der Erythrozyten handelt. Dies gilt vor allem für die Bartonella muris ratti. Ihre Anlagerung auf den Erythrozyten erscheint unter anderem für jene Bilder erwiesen, die ein „Abrutschen" eines Bartonellenhaufens vom Erythrozyten zeigen, wobei ein Teil der Bartonellengruppe noch auf dem Erythrozyten liegt, der andere seinen Konturbereich überschreitet. Bei Zunahme ihrer Zahl verteilen sich die Parasiten im allgemeinen nicht gleichmäßig an der Oberfläche der Blutscheibe, ihre Haufen bilden sich bald im Zentrum, bald mehr am Rande an umschriebener Stelle. Neben der intraerythrozytären kommt, wie erwähnt, auch die extrazelluläre Lagerung im Plasma vor. Bei der Bartonella bacilliformis ist die Frage der An- oder Einlagerung nicht diskutiert worden.

Färbbarkeit. Die Bartonellen sind im Nativpräparat im allgemeinen nicht zu sehen, eine Ausnahme bildet die von ZUELZER beschriebene. Auch die Bartonella bacilliformis kann, wenn auch schwer, im Nativpräparat studiert werden (STRONG). Im gefärbten Ausstrich sind sie nach der sogenannten Leuchtbildmethode leicht zu finden. DINGER hat die Rattenbartonelle im Dunkelfeld nachgewiesen. Die Bartonellen färben sich ausnahmslos am besten nach GIEMSA.

Filtrierbarkeit. Bartonellen sind nicht filtrierbar.

Züchtung. NOGUCHI und BATTISTINI gelang als Ersten die Züchtung der Bartonella bacilliformis. Die Züchtung der Bartonella muris ratti wurde vielfach versucht, eindeutige Ergebnisse wurden nicht erzielt.

Pathogene Eigenschaften kommen nur der menschlichen Bartonella bacilliformis und der tierischen Bartonella muris ratti, Bartonella muris musculi und der Bartonella canis zu. Manche Bartonellenarten vermögen erst dann Krankheitszustände auszulösen, wenn die infizierten Tiere entmilzt werden. Spontanerkrankungen an diesen Bartonellen sind also mit Sicherheit nicht bekannt. Die Bartonella muris ratti, Bartonella muris musculi, Bartonella canis und Bartonella opossum werden erst nach der Entmilzung des Wirtstieres sichtbar. Die durch die pathogenen Bartonellen erzeugten Krankheitsbilder sind ausnahmslos durch den mehr minder akuten Verlauf und vor allem durch eine rasch einsetzende Anämie charakterisiert. Das Blutbild ist bei allen diesen Infektionen ein sehr ähnliches.

Die CARRION*sche Krankheit* (das Oroyafieber und die Verruga peruviana). Sie tritt in bestimmten Hochtälern der peruvianischen Anden in Form schwerer Epidemien auf. Die Krankheit hat zwei Phasen: das Oroyafieber mit den hohen Temperaturen und der schweren Anämie, und die Verruga peruviana mit den Hautknoten. D. CARRION hatte im Selbstversuch den klinischen Beweis der Zusammengehörigkeit der beiden Zustandsbilder erbracht: Er impfte sich an beiden Armen mit Blut aus einem Verrugaknoten und erkrankte an Oroyafieber, dem er am siebzehnten Tage erlag (1885). NOGUCHI gelang in jüngster Zeit nach Züchtung der Bartonellen die ätiologische Beweisführung durch Übertragungsversuche.

Beim *Krankheitsbild des Oroyafiebers* schwankt die Inkubation nach ODRIOZOLA zwischen 15 und 40 Tagen. Nach einem Prodromalstadium kommt es unter Schüttelfrost zu hohen Temperaturen bis 40 Grad und mehr und gleichzeitig zu einer schweren Anämie. Innerhalb weniger Tage sinkt die Erythrozytenzahl auf eine Million und darunter; gleichzeitig entwickelt sich eine neutrophile Leukozytose, oft eine hämorrhagische Diathese mit Darmblutungen. Unter dieser schweren Anämie und unter Ödemen kommt es zum tödlichen Koma. In Heilung ausgehende Fälle entfiebern meist kritisch.

Verruga peruviana. Die Hautknotenaffektion tritt im Anschluß an das Oroyafieber auf. Verläuft dieses wie oft in leichter Form, so verwischen sich die Charakteristika des Oroyafiebers und es resultiert ein Prodromalstadium der Verruga peruviana, welches früher, ehe die Forschung die ätiologische Identität der beiden Zustände erkannt hatte, als Initialstadium der Verruga angesprochen wurde. Das Prodromalstadium kann aber auch vollständig fehlen, das dem Oroyafieber entsprechende Stadium kann also auch latent verlaufen. Das Exanthem der Verruga peruviana tritt entweder in einer miliaren oder nodulären Form auf, Übergänge zwischen beiden kommen häufig vor. Hinsichtlich der Einzelheiten der Hautaffektion sei auf die umfassende Bearbeitung von ROCHA-LIMA verwiesen. Die Prognose der Verruga peruviana wird im allgemeinen als unsicher betrachtet; als günstiges Zeichen gilt rasches Erscheinen des generalisierten Exanthems mit baldiger Rückbildung desselben unter Besserung der Allgemeinerscheinungen. Tritt das Exanthem langsam, schubweise auf, so hat man eine akute Verschlimmerung im Sinne des Oroyafiebers mit seiner schlechten Prognose zu gewärtigen. Die CARRIONsche Krankheit hinterläßt eine dauernde Immunität.

Übertragung. Die Beschränkung der Infektion auf gewisse Hochtäler, die Unabhängigkeit der Ansteckung vom direkten oder indirekten Kontakt mit

Kranken, das Ausbleiben einer Verbreitung durch Kranke außerhalb des gefährdeten Gebietes sprachen zwingend für die ausschließliche Übertragung durch einen nur in diesem Gebiet heimischen Zwischenwirt. Eingehende Forschungen durch Towsend, Shannon, Noguchi und Rocha-Lima haben gezeigt, daß verschiedenartige Phlebotomen und auch eine Zeckenart (Dermacentor andersoni) den gesuchten Zwischenwirt darstellen.

Therapie. Eindeutige Richtlinien für die Behandlung liegen nicht vor. Arce berichtete über gute Erfolge mit Neosalvarsan, die von anderer Seite aber nicht bestätigt wurden. Nach Rocha-Lima soll die Behandlung mit Rekonvaleszentenserum gute Aussichten haben. Antibiotika (vor allem Aureomycin) sind jedenfalls zu versuchen.

Auf das Krankheitsbild der infektiösen Anämie der Ratte sei nicht eingegangen. Es sei nur vom Standpunkte der Milzphysiologie des allgemeinen Interesses wegen darauf hingewiesen, daß eine milzhaltige Ratte bei noch so massiver Bartonelleninfektion nicht erkrankt, daß die latent infizierten, aber klinisch gesunden Tiere nach der Entmilzung sicher erkranken und zumeist eingehen. Die Milz schützt also mit voller Sicherheit gegen das Angehen der Infektion! In Parabioseversuchen konnte ich gemeinsam mit Marcus zeigen, daß diese Schutzwirkung auf inkretorischem Wege erfolgt.

XI. Mikromyzeteninfektion.

Der Mikromyzeteninfektion sei zum Schlusse der Infektionskrankheiten nur kurz Erwähnung getan, um von deren Existenz zu berichten, wenn sie auch vorläufig für die Medizin des Praktikers ohne Belang scheint.

F. Gerlach, bis vor kurzem in Wien tätig, fand bei der Untersuchung von Leichen Krebskranker ein der Gruppe der Lungenseuche und lungenseuchenähnlichen Mikroorganismen zugehöriges Kleinlebewesen, das er Mikromyzet benannte. Unter anderem wegen des regelmäßigen und massenhaften Vorkommens der Mikromyzeten in bösartigen Geschwülsten kam Gerlach zur Überzeugung, daß sein Mikromyzet an der Entwicklung und an dem Verlauf einer bösartigen Geschwulst wesentlich und ursächlich beteiligt sei. Nicht etwa in der Weise, daß er als Geschwulsterreger in Erwägung gezogen werden könnte! Er hält es, dies ist der weitestgehende Schluß, den Gerlach aus seinen Befunden zog, für möglich, daß der Mikromyzet die sogenannte „Präkanzerose" mitbestimmt, das heißt jene Verhältnisse schafft, auf welchen sich ein Tumor entwickeln kann. Von einem wahren Parasitismus der Mikromyzeten könnte man nach Gerlach aber bei Fällen von spontanem Abortus und bei der Toxikose der Neugeborenen sprechen, bei welchen er sie also als pathogene Mikroorganismen anerkennt. Bemerkenswert ist noch, daß Mensch und Tier mit dem Mikromyzeten infiziert zur Welt kommen!

Intoxikationen.

I. Allgemeine Einleitung.

Im Folgenden sollen die Vergiftungen nur so weit besprochen werden, als sie für den Kliniker oder den Arzt am Krankenbett von Interesse sind, ohne daß auf die Toxikologie im Detail eingegangen werden soll. Wir folgen im großen und ganzen der Darstellung der Vergiftungen, wie sie HUGO KRASSO in seinem Buche „Erkennung und Behandlung akuter lebensbedrohlicher innerer Erkrankungen", Weidmann-Verlag, Wien-Leipzig-Bern 1937, dargelegt hat. Wie ich in einer seinerzeitigen Kritik des Buches sagte, deckt sich der Titel mit dem Inhalt des Buches nicht. War meine damalige Kritik des Buches vielleicht etwas abträglich, so scheint mir gerade die Darstellung der Vergiftungen für den Praktiker, sowohl was die Anordnung des Vorgebrachten als auch was sein kritisch gehaltener Inhalt anlangt, so ausgezeichnet, daß wir ihm im wesentlichen folgen können.

Man wird von keinem Arzt verlangen können, daß er alle möglichen Vergiftungsbilder im Geist gegenwärtig habe. Es sind einige wenige Vergiftungen, die jeder Spitalsarzt im Laufe seiner Ausbildungszeit sieht. Die anderen, seltenen aber kann auch der erfahrenste langjährige Abteilungsvorstand nicht ausnahmslos genau kennen, zumal auch er im Laufe der Jahre nur vereinzelten Fällen begegnet, die nicht als Paradigmen gelten können. Jeder, der gelegentlich Vergiftungen zu behandeln hat, braucht also einen Nachschlagebehelf, in dem er das Wichtigste erfahren kann. Und diesen Behelf soll der folgende Abschnitt darstellen. Die medikamentösen Vergiftungen, zumal durch Überdosierungen, sind nicht erwähnt, wo es notwendig schien, finden sich die entsprechenden Angaben verstreut in den drei Bänden. Die häufigen Vergiftungen sind ausführlich, die seltenen oft nur schlagwortmäßig beschrieben.

Im folgenden Kapitel werden nicht alle Vergiftungszustände beschrieben. Vergiftungsbilder, die durch endogene, im Stoffwechsel gebildete Giftstoffe zustande kommen, wie etwa die Urämie oder Vergiftungen durch Bakterientoxine, sowie die Schäden durch das Diphtherietoxin müssen ebenso ausscheiden, wie toxische Folgen einer intravenösen Kochsalzzufuhr, die einen Schüttelfrost auslösen können. Hier werden nur jene Giftstoffe und ihre Folgen diskutiert, die exogene Stoffe sind und die bei entsprechender Menge und Applikationsart beim Menschen krankhafte Schäden zur Folge haben. Immer kommt es beim Gift auf die Menge an, die ja erst die Giftwirkung bedingt, bzw. das Gift zum Gift macht. Minimale Mengen fast jeden „Giftes" sind unschädlich, also „nicht giftig". „Dosis sola facit venenum."

II. Spezielle Toxikologie.

A. Vergiftungen durch Ätzgifte.

Es werden hier jene Gifte erwähnt, die bei peroraler Aufnahme vor allem dadurch lokale Schädigungen hervorrufen, daß sie das Eiweiß der Gewebe koagulieren und diese Gewebe damit durch Verschorfung nekrotisieren. Diese Gifte entfalten vielfach noch toxische Fernwirkungen. In Betracht kommen anorganische und organische Säuren und auch Laugen.

1. Vergiftungen durch Säuren.

a) Schwefelsäurevergiftungen.

Allgemeines. Schwefelsäure ist in folgender Form im Handel: als konzentrierte Schwefelsäure (93 bis 98%), als „Vitriol" (20 bis 40%) i. e. verdünnte Schwefelsäure und als sogenannte rauchende Schwefelsäure (20% H_2SO_4 + 80% schwefelige Säure). Die Vergiftung mit Schwefelsäure ist selten. Sie kann aus Versehen oder in Suizidabsicht getrunken werden. Seinerzeit sind Vitriol-attentate auf Frauen häufiger vorgekommen, mit der Absicht, das Gesicht durch Narben zu entstellen.

Symptomatologie. Bei peroraler Aufnahme kommt es durch die schwere Verätzung in der Mundhöhle zu heftigsten Schmerzen im Mund, Rachen und Ösophagus und auch im Epigastrium; sie haben vor allem brennenden, oft aber auch krampfartigen Charakter; der Kranke ist nicht imstande zu schlucken, es besteht starke Salivation, wobei blutig gefärbter Speichel gespuckt wird. Objektiv stellt man tiefgehende Ätzschorfe an Lippen, Tonsillen, Gaumenbögen, hinterer Rachenwand und Epiglottis fest. Die Schorfe sind erst weißlich, dann graubraun, schließlich schwarz (wie verkohlt, durch Hämatin), trocken. Später stoßen sie sich unter Zurücklassung leicht blutender Geschwüre ab. Die Verätzung von Speiseröhre und Magen löst oft Erbrechen aus, wobei saure, oft blutige, kaffeesatzartige, schleimige Massen entleert werden. Das Erbrechen kann mehrere Tage anhalten. Auch Meläna kommt vor, zumal dann, wenn die Verätzung auch noch auf den Darm übergegriffen hat, aber naturgemäß auch ohne dieses Übergreifen auf den Darm.

Die schwere Nekrose kann schon in den ersten Stunden zur Perforation des Ösophagus führen. Die gefährdete Stelle des Ösophagus ist die Höhe der Bifurkation der Trachea, da hier eine natürliche Enge besteht. Ebenso kann es sehr bald zur Perforation des Magens in die freie Bauchhöhle kommen.

Abgesehen von den Nierenkomplikationen, die sich vorerst in Albuminurie, Zylindrurie, Hämoglobinurie und Oligurie äußern, aber auch in eine tödliche Anurie übergehen können, droht dem Kranken als erstes bedrohliches Ereignis der Schock, der rasch zum Tode führen kann. Es sind schließlich manchmal auch schwere Erscheinungen vom Zentralnervensystem zu beobachten, wie Krämpfe, Mydriasis, Synkope, motorische Erregungszustände, motorische Schwäche. Im Harn kann Schwefelsäure nachgewiesen werden. Im übrigen wird die Diagnose aus den Ätzschorfen, den nephritischen Erscheinungen, eventuell dem blutigen Erbrechen und der Meläna gestellt werden können. Die Magenperforation und die Ätzschorfe werden jedenfalls die Diagnose der schweren Vergiftung mit Ätzmittel erlauben.

Nachweis der Schwefelsäure im Harn: Mit Barytwasser wird im schwefel-säurehaltigen Harn ein weißer, in Wasser und Säuren unlöslicher Niederschlag von Bariumsulfat hervorgerufen, mit Blei bildet sich Bleisulfat.

Verlauf. Nach der gegebenen Beschreibung kann es also nach kurzer Zeit zum Schocktod kommen. Wird das akute Stadium überstanden, so sind die Patienten durch die ausgedehnten Erythrozytenverluste (Hämaturien, Meläna, siehe oben) anämisch. Die Ösophagusperforation muß nicht sofort manifest werden, die trockene Nekrose kann eine mehr minder intakte Ösophaguswand vortäuschen, freilich bestehen erhebliche Schluckbeschwerden. Die Katastrophe aber wird erst deutlich, wenn es durch die Nekrose zur akuten Mediastinitis kommt, die bei dem schlechten Allgemeinzustand wohl fast immer Tod bedeutet. Ebenso kann sich bald nach der Vergiftung eine Peritonitis entwickeln, ausgehend entweder vom untersten Ösophagus, der im Hiatus oesophagi wieder eine physiologische Enge hat und dadurch hier zur schweren Ätznekrose prädisponiert ist, oder ausgehend vom Magen mit seinen Nekrosen. Aspirationspneumonien sind bei der schweren Verschorfung des Larynxeinganges nicht Ungewöhnliches. Geht die Oligurie in Anurie über, so drohen die bekannten Gefahren.

Wenn bei einer schweren Vergiftung — wider Erwarten — alles gut ging, die Komplikationen sich entweder nicht eingestellt hatten oder dieselben durch eine glückliche Fügung doch überstanden wurden, so entwickeln sich in der Regel die bekannten Ätzstrikturen im Ösophagus, meist an der Kardia oder den bekannten Ösophagusengen (s. Bd. II, S. 17 und 18).

Therapie. Eine Neutralisierung der Säure ist in den ersten Augenblicken noch zu versuchen (schluckweise, kaffeelöffelweise Magn. usta 10,0/200,0, keine Karbonate (!), da diese durch die CO_2-Entwicklung zur Überdehnung des Magens und zur Perforation an den Nekrosestellen führen können). Deshalb sind auch Magenausheberung, Magenwaschung und die Verabfolgung von Brechmitteln strenge verboten. Reichlich Wasser trinken lassen oder Trinken von Aqua calcis; auch Milch, geschlagenes Hühnereiweiß und Pflanzenschleim sind angezeigt, 2%ige Pantocainpinselung der schmerzhaften Schleimhautstellen. Alkaloide als subkutane Injektion (Morphium, Pantopon usw.) sind der Schmerzen halber nicht zu umgehen. Gegen den quälenden Durst Infusionen, Tropfklysmen (Kochsalz oder Zucker). Der Kollapsgefahr ist präventiv zu begegnen. Hinsichtlich der Strikturbehandlung s. Bd. II, S. 16.

b) Salpetersäurevergiftung.

Allgemeines. Die rauchende Salpetersäure (94 bis 99%) enthält auch salpetrige Säure; konzentrierte Salpetersäure ist 68%ig, rohe Salpetersäure 61- bis 65%ig. Die offizinelle Salpetersäure enthält 25% HNO_3. Gelegentlich kommen Vergiftungen bei Selbstmordversuch vor.

Symptomatologie. Sie ist ähnlich der H_2SO_4-Vergiftung, doch zeigen die Ätzschorfe gelbe Farbe (Xanthoprotein-Reaktion) und die Verätzungen gehen weniger tief als bei H_2SO_4, da die Salpetersäure auf das Gewebe nicht wie diese wasserentziehend wirkt. Das erste sich entwickelnde Bild ist das gleiche, wie es bei der Schwefelsäurevergiftung beschrieben wurde: Schmerzen im Mund, Rachen, Ösophagus, Epigastrium, Schluckstörung, Salivation. Das Erbrochene ist anfangs gelblich und kann durch Hämatinzusatz später schwarz, kaffeesatzartig sein, es ist stark sauer. Magen- und Ösophagusperforation sind wegen der geringen Tiefenwirkung sehr selten. Nephritische Erscheinungen sind die Regel. Auch hier besteht gleich anfangs, hier in besonderem Grade, die Gefahr des schweren Kollapses. Durch die Einatmung der Salpeterdämpfe kann es zum Glottisödem kommen.

Die *Diagnose* ist aus den gelben Ätzschorfen und dem übrigen Bild zu stellen. Im Harn läßt sich Salpetersäure folgendermaßen nachweisen: Neutralisation mit Kalilauge, Zusatz von Kupferspänen und Schwefelsäure, es entstehen dabei rote Dämpfe.

Verlauf. Wenn es nicht sofort zum Schocktod kommt, erholt sich der Kranke in der Regel vorerst, es entstehen aber die Ösophagusstrikturen, die zu Inanition und Marasmus führen. Perforationsgefahr (Ösophagus und Magen) besteht im allgemeinen nicht, die Nierenerscheinungen gehen regelmäßig bald zurück.

Therapie. Auch hier sind aber Magenwaschung und Darreichung von Brechmitteln wegen der Perforationsgefahr verboten. Magn. usta-Gaben wie bei Schwefelsäurevergiftung (s. oben), ebenso wie dort geschlagenes Hühnereiweiß, Milch und Zuckerkalk: Rp. Calcaria ust. Sacchar. aa.; Kokainpinselung der Schleimhäute; Alkaloid gegen die quälenden Schmerzen; (präventive) Schockbehandlung.

Vergiftung durch Einatmen von nitrosen Gasen. In gewissen Fabriks- und Gewerbebetrieben kommt Einatmen nitroser Gase nach zufälligem Verschütten von rauchender Salpetersäure nicht selten vor. Die nitrosen Gase reizen erst zum Husten, der mit Oppressionsgefühl einhergeht. Meist, wenn der Betreffende den Gasen mehrere Stunden ausgesetzt war, selten früher, kommt es zu Atemnot, Schwächegefühl und Frösteln. Der Husten fördert nun ein blutig tingiertes Sputum zutage, welches immer mehr den Charakter des Auswurfes des Lungenödems annimmt. War es einmal tatsächlich so weit gekommen, so endet der Zustand meist tödlich unter dem Zeichen der allgemeinen Zirkulationsschwäche.

Therapie. Sofortiges Verlassen der Räume mit der Gasbildung. Analeptika. Bei Lungenödem Ruhe, Liegen, intravenöse hypertone Zuckerlösung. Es sollen halbstündige Gaben (bis sechsmal) von je fünf bis sieben Tropfen Chloroform in Wasser geholfen haben.

c) Salzsäurevergiftung.

Allgemeines. Als Lötwasser in einer Konzentration von 30 bis 40% mit Zinkchlorid im Handel, außerdem zur Reinigung von Metallen im Haushalt. Wird manchmal aus Suizidabsicht getrunken; Verwechslungen kommen vor.

Symptomatologie. Tiefgreifende, weiße Ätzschorfe entwickeln sich an der Mundschleimhaut. Schmerzen im Mund, Hals, Ösophagus und Epigastrium wie bei den anderen Säurevergiftungen. Erbrechen blutiger Massen; meist werden auch Durchfälle mit darmspastischen Schmerzen beobachtet. Meist kommt es auch zur Aspiration von HCl in Gasform und dadurch zu Reizungen des Respirationstraktes, auch zu hämorrhagischen Expektorationen. Relativ früh können hier Perforationen des Ösophagus oder des Magens vorkommen; Mediastinitis oder Peritonitis sind die Folgen. Ziemlich regelmäßig kommt es zu nephritischen Erscheinungen mit Hämaturie. Auch hier ist zumeist der Schock das dominierende Symptom.

Diagnose. Weiße Ätzschorfe, stark saure Beschaffenheit des Erbrochenen, starke Vermehrung der Chloride im Harn. Erhitzt man das Erbrochene oder den Harn, so destilliert Salzsäure ab, die in einer Lösung von Agentum nitricum einen voluminösen weißen, in Salpetersäure unlöslichen Niederschlag erzeugt.

Verlauf. Ähnlich den oben geschilderten Säurevergiftungen. Wenn im Beginn kein tödlicher Schock auftritt, kommt es mit der Ausheilung der hier tiefgreifenden Nekrosen zu den Ösophagusstrikturen mit all ihren Gefahren. Die Nierenschäden können über Oligurie zur Anurie und damit zum Tod führen.

Therapie ist die gleiche wie bei der Schwefelsäure- und Salpetersäurevergiftung (s. oben).

d) Chromsäurevergiftung.

Allgemeines. Chromsäure und ihre Salze finden in der Zündholz-, Farben- und Glasindustrie und auch in der Gerberei Verwendung. Die Einnahme von nur einem halben bis zu einem Gramm kann zu letalem Ausgang führen. Früher wurden Chromsalze als Abortivum verwendet, auch Selbstmordversuche sollen vorkommen.

Symptomatik. 1. Gelbe Verfärbung der Mund- und Rachenschleimhaut mit entzündlichen Veränderungen an denselben, meist auch orangegelbe bis rote Ätzschorfe (Chromoxyd). 2. Magenschmerzen mit Erbrechen meist grünlichen Mageninhaltes. 3. Durchfälle mit starken Bauchschmerzen. 4. Schwere Nierenschädigungen, die sich in Albuminurie, Hämaturie und Oligurie, bei schweren Fällen auch in Anurie äußern. 5. Nervöse Erscheinungen mit Kopfschmerzen, Nackensteifigkeit und Krämpfen.

Diagnose. Handelt es sich um Kranke, die in chromsalzverarbeitenden Betrieben gearbeitet haben, so werden rote Ätzschorfe und dieselbe Verfärbung der Schleimhäute neben den Magen-Darmerscheinungen und der Nierenschädigung an Chromvergiftung denken lassen. Die Schorfe bei Salpetersäure- und Pikrinsäureverätzung sind zum Unterschied von den roten Chromsäureschorfen gelb.

Verlauf. Schwere, letal ausgehende initiale Schockerscheinungen sind sehr selten. Die große Gefahr droht von der Niere, von der Möglichkeit des Todes in Urämie. Auch bei günstig endenden Fällen wurden langdauernde Glykosurie als Folgezustand beobachtet, wobei es fraglich bleibt, ob es sich um einen Nebennieren- oder Pankreasschaden handelt.

Therapie. Rasche Entfernung aus dem Magen durch Magenspülung sowie Brechmittel; Verabfolgung von Magn. usta in großen Dosen, um unlösliche Chromverbindungen entstehen zu lassen. Im Notfall können Kreide oder von der Wand gekratzter Kalk gegeben werden. Später ist die Niere diätetisch zu schonen.

e) Essigsäurevergiftung.

Allgemeines. Sie spielt unter den organischen Säurevergiftungen die größte Rolle. Vergiftungen durch Verwechslung, in Suizidabsicht und bei Säuglingen sogar in Mordabsicht. Der gewöhnliche Küchenessig hat eine Konzentration von 2 bis 6%, er führt, in größeren Mengen genossen, nur zu dyspeptischen Beschwerden, Magenschmerzen, Bauchschmerzen, Bauchkolik und zu Durchfällen, erst höhere Konzentrationen werden gefährlich: Eisessig (96%), Essigessenz (50 bis 90%), Acid. acetic. dilut. (30%).

Symptomatologie. 1. Akute Ätzstomatitis mit starken Schmerzen im Mund, Rachen und Epigastrium bzw. Magen, Ätzschorfe an der Mundschleimhaut von grauweißer Farbe; die Schorfe können durch Hämatinbildung auch schwärzlich sein. 2. Unmittelbar nach der Säureaufnahme heftige Magenschmerzen und Erbrechen nach Essig riechender Massen und Durchfälle. 3. Leichtere Erscheinungen akuter peripherer Kreislaufschwäche, Tachykardie, die später in Bradykardie übergehen kann, kleiner Puls, Zyanose; tiefe KUSSMAULsche Atmung kann sich später einstellen, wenn sich auch andere Zeichen der schweren Alteration des Zentralnervensystems entwickeln, Benommenheit, Somnolenz, Bewußtlosigkeit; die KUSSMAULsche Säureatmung ist nur ein Teilzeichen des zentralnervösen Symptomenkomplexes.

Diagnose. Charakteristischer Essiggeruch der Exspirationsluft und des Erbrochenen, die grauweißen Ätzschorfe im Mund und die gastrointestinalen Erscheinungen werden an der Diagnose im allgemeinen keinen Zweifel lassen. Die Bewußtseinsstörung und die Enteritis können differentialdiagnostisch an Oxalsäure-, Arsenvergiftung, Colchicin- und Bleiintoxikation denken lassen.

Verlauf. Wenn die Kollapsgefahr überwunden ist, bestehen die Magen-Darmerscheinungen meist noch längere Zeit. Es können sich auch Ösophagusstrikturen entwickeln.

Therapie. Wie bei allen Säurevergiftungen Alkalisierung mit Magn. usta, reichliches Trinken zwecks Verdünnung. Verabreichung von Eiweiß, Milch, Schleim. Analeptika. Auch hier sind Magenausheberung und Brechmittel kontraindiziert.

f) Oxalsäurevergiftung.

Allgemeines. Oxalsäure und ihr saures und neutrales Kalisalz (Kleesäure, Zuckersäure und Kleesalz) haben die gleiche Wirkung. Oxalate werden in der Farbenindustrie, in Bleichereien und Reinigungsanstalten gewerblich verwendet. Auch zum Putzen von Metallgegenständen findet sie Anwendung (im Metallputzmittel „Sidol" z. B.). Schwere Vergiftungserscheinungen können schon durch ein Gramm, in anderen Fällen erst durch mehrere Gramm hervorgerufen werden. Die Säure macht keine Verätzung der Schleimhäute, sondern schwere resorptive Erscheinungen. Oxalate kommen in manchen Pflanzen und Gemüsen (Rhabarber, Spargel, Sauerampfer) in größeren Mengen vor und der Genuß dieser Gemüse soll durch den Oxalatgehalt leichtere Symptome der Vergiftung auslösen können. Ich habe ähnliches nie gesehen! (s. aber Oxalurie, S. 173).

Klinische Symptomatologie. 1. Magenschmerzen, Erbrechen schwärzlicher Massen, Meläna. 2. Schwere Herz-Kreislaufsymptome mit Bradykardie und mit kleinem, fast nicht fühlbarem Puls und mit Dyspnoe, Schweißausbruch. 3. Neurologische Symptome, und zwar Tremor, Krämpfe, Angstgefühl, Kopfschmerzen. Steigerung der Tiefenreflexe, Gliederschmerzen, Parästhesien, Bewußtlosigkeit.

Diagnose. Differentialdiagnostisch sind Pilzvergiftungen, ätzende Salze und lösliche Bariumsalze als Vergiftungsursache in Betracht zu ziehen. Die diagnostisch wichtigsten Symptome sind vor allem der schlechte Puls, die Bradykardie, die Bauchschmerzen (manchmal auch Lenden-, Nierenschmerzen). Das Vorhandensein großer Mengen von Oxalatkristallen im Harn (die bekannte Briefkuvertform des oxalsauren Kalkes) kann die Diagnose entscheiden.

Verlauf. Bei großen Dosen (aufwärts von 10,0 g) kann der Herztod in wenigen Minuten eintreten. Bei protrahiertem Verlauf halten anfangs stürmische Magenerscheinungen längere Zeit an. Nierenerscheinungen, Albuminurie bis $20^0/_{00}$, Hämaturie, Zylindrurie, Oligurie können lange vorherrschen, Oligurie kann in Anurie mit ihren Gefahren übergehen. Von Seiten des Nervensystems werden unter Umständen Beschwerden und Schmerzen (Allgemeinschwäche, Schmerzhaftigkeit der Muskeln, die erhöhten Tonus zeigen, und Reflexsteigerung) noch durch lange Zeit beobachtet.

Therapie. Verabreichung von Kreide (CO_2-Bildung nicht gefährlich, da die Magenwand nicht nekrotisch ist wie bei anderen Säurevergiftungen), von geschlagenem Hühnereiweiß, Milch, Kalkwasser. Ausheberung kontraindiziert. Intravenös Kalziumglukonat (Sandoz, Egger) empfohlen. Analeptika. Therapie der Nierenerscheinungen nach den üblichen Regeln.

g) Karbolsäurevergiftung.

Allgemeines. Vor 30 bis 50 Jahren ein beliebtes Desinfektionsmittel, wurde die Karbolsäure bald durch Kresole, vor allem Lysol, verdrängt. Sie wird aus Steinkohle gewonnen und industriell (bei Salizylsäureerzeugung und in der Sprengstoffindustrie) verwendet.

Klinische Symptomatologie. 1. Typischer Geruch der Exhalationsluft und des Erbrochenen. 2. Zarte weiße Ätzschorfe der Mund- und Rachenschleimhaut, brennende Schmerzen in Mund, Rachen, Speiseröhre und Epigastrium. 3. Erbrechen, Übelkeit, Schwindel. 4. Bei schwerer Vergiftung *rasch eintretende Ohnmacht*, subnormale Temperatur, Krämpfe, auch epileptiforme, Tod im Koma. 5. Dunkelolivgrüne Farbe des Harnes, Albuminurie, Hämaturie, zystitische Erscheinungen.

Diagnose. Ätzschorfe des Mundes, typischer Geruch, typische Harnfarbe bei komatösem Zustand erlauben allein die Diagnose gegenüber anderen komatösen Zuständen. Die schnell einsetzende Bewußtlosigkeit hat Ähnlichkeit mit Oxalat- und Zyankalivergiftung. Fehldiagnosen mit Urämie, Coma diabeticum und Epilepsie kamen seinerzeit vor. Die Harnfarbe ist ein wichtiges diagnostisches Merkmal. Im übrigen: Bei Gegenwart von Karbolsäure gibt der Harn mit Eisenchlorid einen Farbumschlag in Blauviolett.

Verlauf. Wenn nicht im Koma der Tod eintritt, sind langdauernde Störungen zerebraler Natur und einige Zeit vorhaltende Zeichen der Nierenschädigung zu gewärtigen. Ösophagusstrikturen sind in der älteren Literatur oft bekannt geworden. Karbolsäure war seinerzeit (vor zirka 50 Jahren) Suizid-Modegift.

Therapie. Da Brechmittel im Koma wirkungslos sind, Magenspülung mit Magn. usta, Kalkwasser und Milch. Verabfolgung von Eiweiß, geschlagenem Hühnereiweiß, Schleimen. Auch Öle sind empfohlen. Analeptika, eventuell Lobelin und künstliche Atmung. Bei Sinken der Körpertemperatur Thermophore usw.

2. Vergiftungen mit Laugen.
a) Ätzalkalien.

Allgemeines. In Betracht kommen *Kalilauge*, *Natronlauge* und *Ätzkalk*. Die häufigste Vergiftung ist die mit Laugenessenz. Die käufliche Lösung hat meist eine Konzentration von 15%. Die Ätzalkalien sind stark zellschädigend und bringen das Gewebe zum Aufquellen.

Klinische Symptomatologie. 1. Milchig-weiße Ätzschorfe in Mund- und Rachenhöhle von weichem, schlüpfrigem Charakter. Manchmal flächenhafte Blutungen der Schleimhäute, die braunrot aussehen (alkalisches Hämatin), Schmerzen im Mund, Rachen, Ösophagus und im Magen. 2. Erbrechen, häufig braunroter (blutiger) Massen, Durchfälle. 3. Kollapszustände, manchmal auch Bewußtlosigkeit.

Diagnose aus charakteristischen Ätzschorfen. Harn alkalischer Reaktion, er enthält Hämatin.

Verlauf. Tod im Kollaps nicht selten. Bei chronischem Verlauf Entwicklung der Ösophagusstrikturen mit allen Folgen. Komplizierende Schluckpneumonien sind häufig. Die Schorfe sind oberflächlich und weich, Perforationen kommen im Beginn daher in der Regel nicht vor. Insbesondere bei Einnahme konzentrierter Laugen kommen aber später doch auch Ösophagus- und Magenperforationen mit Mediastinitis und Peritonitis vor.

Therapie. Magenspülung gefährlich. Innerhalb der ersten Stunde nach der Vergiftung Neutralisierung der Lauge mit Säuren: Man gibt verdünnten Essig oder Zitronensaft. Sonst gibt man Schleim, Milch und Öl. Gegen die Schmerzen Pinselung mit Kokain-, Novocain- oder Anästhesinlösung. Oder folgende Lösung, die löffelweise verabreicht wird: Rp. Orthoform 0,5 bis 1,0, Adrenalin (1 : 1000) 3,0, Mixtura gummosa ad 50,0. Analeptika. Hinsichtlich der Behandlung der Strikturen und des richtigen Zeitpunktes der Frühbougierung s. chirurgische Lehrbücher. Viele Autoren empfehlen *vorsichtige*! Bougierung schon nach einer Woche!

b) Lysolvergiftung.

Allgemeines. Lysol enthält Rohkresole, Seifen und Alkalien. Die Vergiftung ist daher eine komplexe. Lysol, das frei im Handel ist, war nach dem Karbol auch lange Zeit Modegift für Suizid.

Klinische Symptomatologie. 1. Brennende Schmerzen im Mund, Rachen, in der Speiseröhre, im Magen. Verätzung der Schleimhäute mit braungrauen Borkenbildungen. Trockenheit und bräunliche Verfärbung der Lippen. 2. Erbrechen bräunlicher Massen (alkalisches Hämatin). 3. Erscheinungen des Zentralnervensystems in Form von Schwindel, Ohrensausen, hochgradiger Schwäche; in schweren Fällen Somnolenz, Benommenheit zunehmend bis Bewußtlosigkeit, die entweder mit toxisch-klonischen Muskelkrämpfen einhergeht oder in das Bild des tiefen Komas mit Areflexie übergehen kann. 4. Tiefe (toxische) Atmung, Tachykardie, kleiner, kaum tastbarer Puls. Nicht selten kommt Lungenödem mit Zyanose usw. zur Beobachtung. 5. Selten schwere Nierenschädigungen mit Ausgang in Urämie, meist leichte Nierenerscheinungen.

Diagnose. Der Geruch der Exspirationsluft und des Erbrochenen höchst charakteristisch. Ätzschorfe im Mund. Phenolnachweis im Harn. Der Harn ist hellgrün bis dunkel- oder schwarzgrün oder dunkelolivgrün (durch Hydrochinongehalt) und riecht nach Lysol. Der einfachste chemische Nachweis: Der Harn wird mit etwas Salpetersäure versetzt und dann gekocht. Es entsteht hierbei Geruch nach Bittermandelöl. Nach völligem Erkalten wird Bromwasser zugesetzt, wobei bei Vorhandensein von Phenol eine Trübung oder ein Niederschlag von Tribromphenol entsteht. Eine zweite Probe wird nach dem Erhitzen mit Salpetersäure durch Natronlauge alkalisiert, wobei eine orangerote Färbung von Nitrophenolnatrium entsteht. Die bedrohlichen Symptome von Seiten des Nervensystems haben für Lysol nichts Charakteristisches, da sie auch bei anderen narkotischen Vergiftungen, auch bei Urämie- und Diabeteskoma vorkommen.

Verlauf. Auch tiefes Koma und schwere Zirkulationsschwäche schließen einen günstigen Ausgang nicht aus. Meist freilich kommt es im Koma doch zum tödlichen Ende. In der Bewußtlosigkeit kommt es häufig zur Bronchitis und Bronchopneumonie (Aspirationspneumonie). Selten sind schwere Nierenstörungen mit Ausgang in Urämie. Höheres Fieber soll manchmal durch Resorption erklärt werden können.

Therapie. In den ersten drei Stunden nach der Vergiftung, nicht später, Magenspülung mit warmem Wasser, Eiweißwasser, mit Milch oder Öl. Spätere Magenausheberungen sind gefährlich, weil sich nach einigen Stunden tiefergreifende Ätzschorfe entwickelt haben können, die mit dem Magenschlauch perforiert werden könnten. Auch Brechmittel können statt der Magenwaschung gegeben werden (Apomorphin 0,01 subkutan). Verabreichung von 50 bis 100 g Öl durch einen Tag, etwa in zweistündigen Intervallen, ist zweckmäßig, um das aus der Zirkulation wieder in den Magen ausgeschiedene Kresol mit dem Öl unschädlich zu machen. Gegen die Schmerzen in Mund und Rachen empfiehlt sich schluckweise: Rp. Anästhesin 2,0, Mucil. gum. arab. 20,0, Aquae fontis ad 200,0. Auch Euphagintabletten können gegeben werden, obwohl diese unserer Erfahrung nach sich nicht so gut bewähren wie Lösungen. Im Notfalle kann mit 2%iger Kokainlösung gepinselt werden, die in der Regel prompt Hilfe bringt. Bei stärkeren Schleimhaut-, Mund-, Magenblutungen können die bekannten Hämostyptika versucht werden, sie haben mehr beruhigenden Einfluß auf den Patienten und dessen Umgebung als auf die Blutung (s. Bd. II, S. 405). Analeptika bei Kreislaufschwäche, auch vorbeugend.

c) Ammoniakvergiftung (Salmiakgeistvergiftung).

Allgemeines. Salmiak (NH$_4$Cl) hat keine Ätzwirkung. Salmiakgeist enthält 10% *Ammoniak.* Bei Suizidabsicht oder durch Verwechslung wird Salmiakgeist nicht selten getrunken. 5 bis 10 g sind die tödliche Dosis.

Klinische Symptomatologie. 1. Milchig-weiße, weiche, schleimige Schorfe an Mund- und Rachenschleimhaut, Brennen daselbst, im Ösophagus und Magen. Wegen der Flüchtigkeit des Ammoniaks kommt auch Einwirkung auf Schleimhäute des Respirationstraktes vor, entzündliche Schwellung der Larynxschleimhaut mit Dyspnoe, Stridor, Erstickungsanfälle mit Glottisödem oder Glottiskrampf und Aushusten von „Schleimhautmembranen" sind die Fölge. Es kann zur Pneumonie kommen, auch Lungenödem kommt vor. 2. Die Einwirkung auf das Zentralnervensystem äußert sich erst in Reizerscheinungen der motorischen Zentren (Krämpfe besonders der unteren Extremitäten), später kommt es zu motorischen Lähmungen und zum Kollaps. 3. Erbrechen, das Erbrochene ist durch Blutgehalt braunrot verfärbt. Bauchschmerzen.

Diagnose. Wenn neben Laugenätzschorfen im Mund starke Reizerscheinungen des Respirationstraktes, vor allem Glottisödem, bestehen, so hat die Ammoniakvergiftung diagnostisch große Wahrscheinlichkeit.

Therapie. Kurz nach der Vergiftung versuche man, mit Essig oder Zitronensaft zu neutralisieren. Vorsicht mit dem Magenschlauch! Verabreichung von Schleim, Milch, Eiweiß. Bei Glottisverschluß hypertone Zuckerlösung (33 bis 40%) oder Kalziumglukonat (Sandoz, Egger) intravenös; eventuell Tracheotomie (selten nötig). Analeptika.

B. Vergiftungen mit ätzenden Gasen.

Wir haben im NH$_3$ schon ein Gas kennengelernt, welches unter anderem auch durch seine Ätzwirkung auf den Respirationstrakt schweren Schaden stiftet. Andere derartige ätzende Gase sind das Chlorgas, ferner die auch schon besprochenen (s. S. 651) nitrosen Gase, Salzsäure und das Phosgen. Ätzende Gase resp. Stoffe wurden zum Teil im ersten Weltkrieg als sogenannte *Kampfgase* benützt.

Klinische Symptomatologie. Die erste Reaktion ist ein primärer Atemstillstand („es verschlagt ihm den Atem") mit Oppressionsgefühl auf der Brust, bald darauf tritt starker Hustenreiz mit Brennen im Hals auf, es kommt zum Hustenanfall; auch die Konjunktiven sind gereizt, sie brennen und tränen, schließlich ist auch die Nasenschleimhaut unter starker Sekretion und unter Brennen gereizt. Aufregungszustände stellen sich meist alsbald ein. Später kommt es zu blutigem Auswurf, zu Dyspnoe mit Trachealrasseln, schließlich zu Lungenödem, welches den Boden für eine Pneumonie abgeben kann. Hinzu kommen Zeichen der Zirkulationsschwäche, der Puls wird frequent und klein, Dyspnoe und Zyanose nehmen zu und in schwerer Suffokation tritt der Tod ein. Auch wenn der Betroffene aus dem Gasbereich längst entfernt ist, ist er vor Lungenödem und Pneumonie noch nicht sicher. Nach einer Beruhigungsphase kommt es dann neuerlich zu Husten mit schaumigem, rosarotem Sputum und schließlich unter Zyanose und Erstickungsgefühl zum Exitus.

Therapie. Vor allem Verlassen des Gasmilieus. Bei Verlassen des Raumes mit Wasser stark getränkte Tücher oder Schwämme vor Mund und Nase halten. Hierauf Sauerstoffinhalationen, sie sollen nicht unter Druck erfolgen. Bei Lungenödem intravenöse hypertone Dextroselösung. Kardiotonika (Strophanthin), Analeptika (Cardiazol, Coramin, Ephetonin, Ephedrin usw.), eventuell Lobelin zur Anregung des Atemzentrums. Vor der intravenösen Dextroseinjektion zur Entlastung Aderlaß. Augenauswaschen mit 0,5% Sodalösung, 1- bis 2%ige Lösung von Soda zum Gurgeln und Mundspülen. Gegen Schmerzen Mentholinhalationen. Mit Alkaloiden größte Vorsicht wegen Gefahr der Atemlähmung. Geringe Dosen (statt Morphium Eukodal) werden oft nicht zu umgehen sein, zumal die absolute Körperruhe, die zu empfehlen ist, sonst vom Patienten kaum erwartet werden kann. Luminal, Veronal, Adalin usw. zur Beruhigung sind erlaubt und empfohlen.

C. Vergiftungen mit gasförmigen Blutgiften.

Diese Gifte haben große Affinität zum Hämoglobin, verändern das Oxyhämoglobin in eine nicht O_2-bindende feste Verbindung und behindern die innere Atmung oder sie machen sie unmöglich; sie führen daher zur Erstickung. Es kommt zu schwerer Atemnot und zu Krämpfen, den Kardinalzeichen der Erstickung. Die Krämpfe sind die Vorboten der Bewußtlosigkeit, die bald im Tod endet.

a) Kohlensäure- (CO_2-) Vergiftung.

5% CO_2-Gehalt der Atmungsluft ist gerade noch erträglich, bei höherer Konzentration treten Beschwerden, bei 80% Erstickung ein. Das Hämoglobin wird in saures Hämatin verwandelt.

Vergiftungen ereignen sich vor allem in Gärkellern, wenn bei der Alkoholgärung CO_2 entsteht. Es kommen ferner Vergiftungen in Minen, Gruben und auch in Grüften vor; bei Tunnelbauten und im Bergwerk sind Ausströmungen von CO_2-Gasen als „schwere Wetter" bekannt.

Symptomatologie. Die ersten Erscheinungen bestehen in Ohrensausen, Kopfdruck, Schwindel, drückendem Kopfschmerz, in Oppressionsgefühl auf der Brust, in Erregungszuständen und Atemnot mit Tachypnoe. Bei höherer Konzentration kommt es rasch zur Bewußtlosigkeit und zum Exitus.

Die *Diagnose* ergibt sich aus den Umständen: Arbeiten in Gärkellern usw. Wenn sicher angenommen werden kann, daß es sich nicht um Leuchtgas oder ein anderes brennendes Gas handelt, hält man eine Kerzenflamme in die entsprechende Schichte, erlischt sie, so ist die Luft mit großen Mengen CO_2 angereichert.

Verlauf. Bei rascher Entfernung aus dem Milieu erholt sich der Kranke meist schnell. War die Bewußtlosigkeit zu tief, das heißt die CO_2-Konzentration zu hoch, der Aufenthalt in der CO_2-Atmosphäre zu langdauernd, so ist der Eintritt des Todes oft nicht mehr aufzuhalten, erholt sich der Kranke aus seiner Bewußtlosigkeit, so sieht man nicht selten Pneumonien nachfolgen.

Therapie. Frische Luft, künstliche Atmung, Analeptika (Cardiazol, Coramin, Koffein), Wärmeapplikation.

b) Kohlenoxyd- (CO-) Leuchtgasvergiftung.

Allgemeines. In den Städten ist die Leuchtgasvergiftung die häufigste Intoxikation, zum Teil im Suizidversuch, bei dem es meist nicht bleibt, also beim Suizid, zum Teil als Unfall. Man sieht CO-Vergiftungen aber auch durch Anbrennenlassen eines Holzkohlenfeuers auf einer offenen Schüssel, so daß die CO-Gase einerseits keinen Abzug haben, sie sich aber anderseits bei dem Brennen oder Glimmen des Holzes bei relativer Sauerstoffarmut der Zimmerluft in großer Menge bilden. Ähnlich liegen die Verhältnisse, wenn die Ofenklappe am Abzugsrohr des brennenden Ofens (um ihn zu langsamerem und längerem Brennen zu bringen) vorzeitig geschlossen wird, nun viel CO entsteht und dieses sich bei Fehlen des Abzuges im Zimmer verbreitet oder — ein letztes Beispiel — wenn eine Holztischplatte durch ein nicht ausgeschaltetes elektrisches Bügeleisen langsam verkohlt. Auch Auspuffgase von Motoren enthalten CO, in technischen Betrieben kommen Vergiftungen vor, wenn die Lüftungsanlagen nicht funktionieren. CO hat eine zweihundertmal größere Affinität zum Hämoglobin als Sauerstoff, es hat die Bildung von Kohlenoxydhämoglobin und damit die innere Erstickung zur Folge. Die Empfindlichkeit für Kohlenoxyd ist individuell sehr verschieden. Es sind in der Gifteinwirkung zwei Komponenten auseinanderzuhalten: 1. die asphyxiebedingende Komponente, 2. die toxische Gefäßschädigungskomponente.

Klinische Symptomatologie. In leichten Fällen, in denen der Betroffene die Situation noch rechtzeitig erkennt, fehlen Bewußtseinsstörungen, die Beschwerden erschöpfen sich in Kopfdruck, Ohrensausen, Schwindel, Kopfschmerzen, Augentränen, Übelkeit, Brechreiz, Erbrechen, Müdigkeit, Zittern, Schwäche in den Beinen, schließlich Benommenheit. In schweren Fällen kommt es zu Bewußtseinsstörungen, beginnend mit Benommenheit, bald übergehend in tiefe Bewußtlosigkeit. Bei den Bewußtseinsstörungen besteht vorerst eine Lähmung in den sensiblen Sphären, eine Reizung in den motorischen, so daß die Reflexe bis zum Klonus gesteigert sein können, daß spontan tonisch-klonische Zuckungen auftreten können, daß ein Rigor allgemeiner oder mehr lokaler Natur, etwa ein Trismus, auftreten kann. Untersichlassen von Harn und Stuhl kommt vor. Im allgemeinen folgt dann ein kurzes Stadium mit motorischer Erregung, mit Krämpfen und später eine motorische Lähmung mit Schlaffheit der Extremitäten und mit Erlöschen der Reflexe. Die Pupillenreflexe allein erlöschen fast nie gänzlich.

Bei allen höheren Graden der Vergiftung ist auch das Atemzentrum beeinträchtigt. Die Atmung ist dadurch erst flach und verlangsamt, sie wird dann noch seichter und setzt auch zeitweise aus und schließlich tritt Atemstillstand ein. CHEYNE-STOKES-Atmen ist selten. Lungenödem als Zeichen eines Lungenkapillarschadens ist nicht ungewöhnlich. Immer besteht Tachykardie, der Puls ist klein und weich, der Blutdruck ist herabgesetzt. Die Körpertemperatur fällt ab, wenn nicht eine Pneumonie zu Fieber führt. Im Harn können Zucker und Azeton gefunden werden.

Die Haut der Kranken ist auffallend hell und kirschrot. Diese Farbe bleibt noch Stunden auch außerhalb der CO-Atmosphäre erhalten. Nur in schwersten Fällen besteht Blässe mit zyanotisch bläulichem Einschlag.

Diagnose. Sie ergibt sich meist aus den Umständen. Bei schlechter Atmung und schlechtem Puls kann die eigentümliche Hautfarbe auch zur Diagnose führen. Freilich sieht man ähnliche Hautfarben auch bei Zyan-, Benzol- und Nitritvergiftung.

Differentialdiagnostisch wird an Alkohol-, Methylalkoholvergiftungen, an Urämie, postepileptische Dämmerzustände und Apoplexie zu denken sein. „Die wichtigste Leistung für die Differentialdiagnose ist die richtige Interpretation der Umstände" (ZANGGER, KRASSO). Der Geruch im Raum, das Erkranken mehrerer Personen in gleichen oder benachbarten Zimmern, der offene Rechaudhahn usw. werden oft eine Augenblicksdiagnose erlauben. Freilich ist zu beachten, daß Leuchtgas beim Durchdringen von Erdreich und Mauerwerk (bei Gasleitungsrohrgebrechen) seinen Geruch verliert (sogenanntes Sickergas), doch werden sich in diesen Fällen Anhaltspunkte z. B. damit ergeben, daß Gasrohre der benachbarten Wohnungen kein Gas geben, daß etwa in zwei benachbarten ebenerdigen Wohnungen offenbar gleichartige ungeklärte Vergiftungen vorkamen usw. Bei schwer Komatösen wird aus einer Differenz der Reflexe auf Apoplexie geschlossen werden können, wobei allerdings zu betonen ist, daß die CO-Vergiftung zu Hirnblutungen und Hirnerweichungen Anlaß geben kann! (Schädigung der Hirngefäße). Coma diabeticum wird am Azetongeruch, die Urämie an ihrem charakteristischen Geruch erkannt werden, bei der Zyanvergiftung ist der Bittermandelölgeruch typisch, bei der Alkoholvergiftung der des Alkohols. Gegenüber Morphiumvergiftung ist die Pupillenenge, die bei CO-Vergiftung fehlt, zu verwerten. Bei der Strychninvergiftung ist der erhöhte Muskeltonus, die Krampftendenz viel größer als bei der CO-Intoxikation im Anfangsstadium.

Die *Diagnose* läßt sich schließlich laboratoriumsmäßig durch den spektroskopischen Nachweis des CO-Hämoglobin sichern. Das Blut wird bis auf hellrot verdünnt; es zeigt im Spektroskop zwischen rotgelb und grün, zwischen der Linie D und E, ebenso wie Normalblut die beiden Hämoglobinabsorptionsstreifen des Hämoglobins. Während das Normalblut diese Streifen nach Zusatz von Schwefelammon nicht mehr zeigt, bleiben diese im CO-Blut bestehen; es bildet sich zwischen ihnen eine dünklere Zone aus; CO ist im Spektroskop bis zu 10% Verdünnung im Blut nachzuweisen. Andere Nachweismethoden: Zusatz von drei Teilen einer 1%igen Tanninlösung zu einem Teil verdünnten Blut ergibt einen rötlichen Niederschlag bei Anwesenheit von CO, einen grauen Niederschlag bei CO-freiem Blut (KUNKEL). Wird das Blut mit gleichen Teilen Natronlauge geschüttelt, so entsteht im CO-Blut ein rotes, im CO-freien Blut ein bräunliches Gerinnsel (HOPPE-SEYLER). CO-Blut zu gleichen Teilen mit Formalin versetzt, gibt einen roten, CO-freies Blut einen bräunlichen Niederschlag (LIEBMANN und KATZ).

Verlauf. Der Verlauf hängt von der Schwere der Vergiftung ab. Auch bei schwerer Bewußtlosigkeit können die Kranken in frischer Luft relativ rasch zu sich kommen. Die Bewußtlosigkeit kann auch tagelang bestehen, das Erwachen geht dann die umgekehrte Symptomatologie der Vergiftung durch. Auch nach tagelanger Bewußtlosigkeit kann der Kranke schließlich wieder gesund, ohne Nachwehen erwachen. Trotzdem geht ein großer Teil der Vergifteten zugrunde. Nachkrankheiten können lange Zeit bestehen, diese sind: Neuritiden, auch multiple, Pemphigus und Hautgangrän. Auch trophische lokale Ödeme und Eiterungen sollen vorkommen. Bekannt sind als Folgen ferner Psychosen, auch schwerer Art. Die Nachkrankheiten können monatelang andauern. Wenn der Kranke erwacht, besteht meist Amnesie. Dauert die Bewußtlosigkeit über fünf Stunden an, so ist die Prognose immer ernst zu stellen. Zu dauernden zerebralen Erscheinungen kann es ferner durch Enzephalomalazien und Apoplexien durch Gehirnblutungen auf dem Boden von toxischen Gefäßschädigungen kommen; es kommen hauptsächlich Herdsymptome in Form von Pyramidenzeichen, ferner Erweichungsherde im Globus pallidus oder aber auch diffuse, multiple, disseminierte Gehirnläsionen vor. Ausgedehnte Erweichungen und Blutungen haben die gleich schlechte Prognose wie derartige Blutungen und Erweichungen bei Apoplexien. Auch meningeale Blutungen kommen vor, bei entsprechender Ausdehnung haben auch sie schlechte Prognose. Der Tod tritt manchmal auch durch Zirkulationsschwäche ein, in Fällen, in welchen sich der Kreislauf aus dem ersten Schockzustand nicht mehr erholen konnte. Es ist schließlich selbstverständlich, daß eine Vergiftung, die Kranke auf Stunden in Bewußtlosigkeit hält, zumal häufig unter ungünstigen äußeren Umständen in kalten Räumen, am kalten Fußboden usw., häufig mit Pneumonien kompliziert ist, die bei der schlechten Atmung besondere Gefahr bedeuten. Ein verändertes psychisches Verhalten nach Leuchtgasvergiftung ist häufig, auch wenn man davon absieht, daß der etwaige Suizidversuch für die Psyche ein schweres Trauma bedeutete.

Therapie. Früher gab man Sauerstoffinhalation. Sauerstoff allein regt das Atemzentrum aber nicht an, im Gegenteil, er macht es untererregbar. Man läßt daher besser ein *Gemisch* von 40% Sauerstoff, 10% Kohlensäure und 50% Luft inhalieren. Ein einfaches Luft-CO_2-Gemisch läßt sich in der Praxis leicht mit einer Flasche Sodawasser improvisieren. Auf Sauerstoff kann man verzichten, Frischluft genügt; es ist nur zweckmäßig, wenigstens zeitweise das Atemzentrum mit CO_2 anzuregen. Bei Darniederliegen der Atmung muß künstliche Atmung durchgeführt werden, zweckmäßig mit O_2-CO_2-Gemischinhalation kombiniert. Das Gasgemisch wird mit einer Kanüle in den Mund, Nase, Rachen geleitet. Lobelininjektion zur Anregung des Atemzentrums. Analeptika: Adrenalin, Cardiazol, Hexeton, Coramin, Koffein (stündlich zu applizieren. Die Pneumonie ist auf alle Fälle präventiv zu behandeln: Penicillin). Zum rascheren Erwecken des Patienten Hautreize, kalte Abreibungen, Schlagen mit nassen Tüchern usw. Bei tiefer Bewußtlosigkeit oder zu langsamem Erwachen sind die differenten modernen Weckmittel anzuwenden; wir benützen in der Regel Coramin (bis 25 ccm intravenös). Bei Erregungszuständen wegen Gefahr der Atemlähmung keine Alkaloide (Morphium usw.).

c) Schwefelwasserstoff- (H_2S-) Vergiftung.

Allgemeines. H_2S ist schon in geringen Dosen sehr giftig. In geringer Konzentration (etwa 0,01%) zeigen sich Reizerscheinungen der Schleimhäute des Respirationstraktes, bei höheren Konzentrationen (von 0,05% an) Vergiftungserscheinungen. Reine H_2S-Vergiftungen sieht man in Laboratorien und in Fabriken, meist aber handelt es sich um kombinierte Gasvergiftungen (H_2S als giftiger Bestandteil mit CO_2 oder mit CO). H_2S gibt gelegentlich in den Bariumindustrien und in Gerbereien Anlaß zu Vergiftungen. Die wichtigste kombinierte Vergiftung ist die sogenannte „*Kloakengasvergiftung*" (in Abwasserkanälen von Gerbereien, Zyanfabriken, bei Abwässern von Sulfitverfahren, bei Arbeiten neben Abortgruben oder Kloaken). H_2S riecht nach faulen Eiern, schwärzt Metalle, ist schwerer als Luft, daher in Bodennähe konzentrierter. Mit Hämoglobin bildet der Schwefelwasserstoff das Sulfhämoglobin.

Klinische Symptomatologie. Die akute schwere Vergiftung führt meist rasch zum Tode. Bei weniger schweren Fällen zeigt sich zuerst Übelkeit, Brechreiz, Schwindel, Blässe und Angstgefühl. Dann stürzt der Patient unter Krämpfen hin, wobei auch Zwangslachen und -weinen beobachtet werden sollen. Diesen Stadien folgen schwere Atemstörungen, die schließlich zur Atemlähmung und zum Tode führen. Die Pulsfrequenz ist anfänglich niedrig, später hoch. Der Puls ist klein, kaum tastbar. Anschließend kann Schüttelfrost und Fieber auftreten.

Diagnose. Von größter Wichtigkeit ist die Kenntnis des Arbeitsmilieus, ohne die Kenntnis, daß am letzten Aufenthaltsort H_2S-Gas vorhanden war, wird der Gedanke an diese Vergiftung schwerfallen. Bei gegebenem Verdacht ist die Diagnose spektroskopisch möglich: Das frische Blut der Vergifteten zeigt einen Absorptionsstreifen in Rot, analog dem Methämoglobin, aber näher an den Hämoglobinstreifen in Gelb und Grün. Der Streifen verschwindet nicht auf Luft- und Schwefelammoneinwirkung.

Verlauf. Die Prognose ist meist eine schlechte, oft tritt der Tod sehr rasch ein. Erholt sich der Patient, so bestehen noch lange Beschwerden von Seiten des Herzens und der Gefäße, durch eine Labilität des Herz-Gefäßsystems und

Erscheinungen des Nervensystems: Neigung zu Ohnmachten, Schwindel, Gedächtnisschwäche; ferner können noch längere Zeit Bronchitiden und Diarrhöen bestehen.

Therapie. Sie ist symptomatischer Art. Künstliche Atmung, Sauerstoffinhalationen oder kombinierte Sauerstoff-Kohlensäure- oder Luft-CO_2-Inhalationen, Analeptika, Lobelininjektionen.

d) Schwefelkohlenstoff- (CS_2-) Vergiftung.

Allgemeines. CS_2 wird in der Industrie (Kautschukindustrie, kalte Vulkanisierung usw.) verwendet; auch als Ungeziefermittel im Weinbau, Tabakanbau usw. wird er benützt. CS_2 ist noch giftiger als H_2S. Die akute Vergiftung ist sehr selten, kommt aber immerhin bei Platzen von Röhren, Reinigung von Reservoiren usw. vor. Der Geruch von CS_2 ist auffällig, aber nicht unangenehm.

Klinische Symptomatologie. Sie ist abhängig von der Konzentration und der Einwirkungsdauer. Bei hoher Konzentration rasche Bewußtseinsstörung mit Delirien, Sehstörungen, Koma mit Pupillenlähmung, Atemstörungen, Herzschwäche, Tod.

Diagnose. Sie ergibt sich aus der Anamnese (Arbeit in entsprechenden Betrieben) und aus den entsprechenden Umständen. Übersteht der Patient das akute Stadium, so schließen sich Gedächtnisstörung, depressive Verwirrtheitszustände, vor allem auch lange fortbestehende Sehstörungen (Retinitis, zentrales Skotom) an.

Therapie nach symptomatischen Gesichtspunkten, ähnlich wie bei Schwefelwasserstoffvergiftung (s. oben).

e) Zyan- (Blausäure-, HCN-) Vergiftung.

Allgemeines. Die Zyanvergiftung erfolgt am häufigsten mit Zyankali, dem Salz der Zyanwasserstoffsäure, das technisch bei Photographie, Galvanoplastik viel gebraucht wird und auch als Pflanzenschutzmittel und gegen Ungeziefer und Insekten verwendet wird. Es handelt sich in der Regel nicht um eine Vergiftung durch ein gasförmiges Gift; Zyankali wird meist bei Selbstmord oder Mord peroral genommen oder gegeben, die Wirkung ist eine gleiche wie bei den in diesem Kapitel behandelten Gas-Vergiftungen, sie erfolgt durch innere Erstickung, da das Zyan mit dem Hämoglobin eine unlösliche Verbindung eingeht und die Oxydationsprozesse im Organismus nicht mehr stattfinden können. Die Zyanvergiftung hat ihren Platz in diesem Kapitel auch deshalb, weil gelegentlich auch Vergiftungen mit dem gasförmigen HCN vorkommen, und zwar in der Industrie, bei Ungeziefervertilgung und bei der Tötung alter oder kranker Hunde in Euthanasie.

Zyan kommt in Form von Blausäure auch in Bittermandelöl, in Aqua laurocerasi und in Aqua amygdalarum vor, allerdings in äußerst geringen Mengen.

Klinische Symptomatologie. Bei Selbstmord (die politischen Selbstmorde der letzten Jahrzehnte waren bekanntlich meist Zyankalivergiftungen) werden meist relativ große Dosen genommen, der Tod tritt fast augenblicklich ein. Der Betreffende stürzt unter dem Gefühl heftigster Beengung, oft mit einem Aufschrei, hin und in wenigen Minuten tritt unter allgemeinen Konvulsionen, unter Atemstillstand der Tod ein. Die Pupillen sind kurz nach Aufnahme des Giftes maximal erweitert.

Bei kleinen Dosen treten nach zirka zehn Minuten (etwa 0,1 bis 0,2 Zyankali) Schwanken, Schwindel, Unsicherheit, ängstliche Bewegungen, Herzklopfen, Oppressionsgefühl, Mydriasis und Dyspnoe auf. Nach 20 bis 40 Minuten erfolgt

Atem- und Herzstillstand. Die Exhalationsluft riecht nach Bittermandelöl. Die Haut ist auffällig rosig gefärbt.

Verlauf. Ob nun große oder kleine Dosen genommen wurden, meist stirbt der Betreffende, ehe der Arzt zur Stelle ist. Überlebt der Kranke bei sehr kleinen Dosen, so kommt es nicht zu Nachkrankheiten.

Therapie. Käme man kurz nach Giftaufnahme zum Kranken, kann man durch Magenspülung mit 1 bis $2^0/_{00}$ Kaliumpermanganatlösung oder mit Wasserstoffsuperoxyd in 1- bis 2%iger Lösung und durch Erbrechenlassen mit subkutaner Injektion von Apomorphin (0,01) versuchen, das Gift unschädlich zu machen bzw. herauszubefördern. Als Gegenmittel gibt man Natriumthiosulfat 0,1 bis 0,3 mehrmals intravenös. Ansonsten kommen Aderlaß, künstliche Atmung, Kochsalzinfusionen und Analeptika in Betracht.

D. Vergiftungen durch andere Blutgifte.
(Durch Methämoglobinbildung.)

Die Giftwirkung folgt bei den Substanzen bzw. Giften, die in diesem Kapitel dargelegt werden sollen, einem anderen Prinzip als im voranstehenden, wenngleich es auch hier zu einer inneren Erstickung kommt. Der biochemische Vorgang bei diesen Vergiftungen beruht darauf, daß das Hämoglobin der roten Blutkörperchen durch diese Gifte in saures *Methämoglobin* verwandelt wird. Das Methämoglobin ist ein Oxydationsprodukt des Hämoglobins, welches sich vom normalen Oxyhämoglobin, welches den Sauerstoff leicht abgeben kann, dadurch unterscheidet, daß es den Sauerstoff so fest gebunden enthält, daß es ihn an das Gewebe nicht mehr abgeben kann. Die Methämoglobinbildung bewirkt eine braune Verfärbung des Blutfarbstoffes. Es kommt zum Austreten des sauren Methämoglobins ins Plasma, das dadurch schokoladefarbig wird. Im Harn wird Methämoglobin ausgeschieden, er bekommt dadurch eine braunrote Farbe. Der Methämoglobinnachweis kann bei allen, auch in den folgend besprochenen Vergiftungen spektroskopisch vorgenommen werden. Man läßt Blut in 10 ccm Aqua dest. eintropfen und verdünnt es so weit, daß vom Spektrum nur das Rotorange gesehen werden kann, während der grüne und blaue Teil dunkel erscheinen. Man sieht dann den charakteristischen Methämoglobinstreifen im Rotorange. Auf Schwefelammonzusatz verschwindet dieser Streifen und es tritt vor dem ersten Streifen des Oxyhämoglobins ein „Vorschlagschatten" auf, der deutlicher wird, wenn das Blut stärker mit Aqua destillata verdünnt ist.

a) Vergiftungen mit Kaliumchlorat, Kal. chloricum, chlorsaures Kali ($KClO_3$).

Allgemeines. Solange $KClO_3$ viel medikamentös gegeben wurde und als Gurgelwasser Verwendung fand, kamen Intoxikationen häufiger vor, da gelegentlich zu viel genommen wurde. Das Mittel wird wegen seiner Giftigkeit kaum mehr verordnet. Von 12 bis 15 g an wirkt es tödlich, manchmal wurden auch schon bei 5 bis 10 g, bei Kindern und Nierenkranken sogar schon bei Mengen von 1 bis 2 g schwere Vergiftungen gesehen.

Klinische Symptomatologie. Ein bis zwei Stunden nach der Aufnahme Übelkeit, Erbrechen, Bauchschmerzen. Blaugrüne Verfärbung der Lippen und Stirnhaut. Es tritt Dyspnoe auf, es kommt zum Koma und dieses endet letal. Bei subakutem Verlauf zeigen sich Ikterus, Methämoglobinurie, Nierenkoliken, Oligurie, Anurie.

Diagnose. Die braunrote Verfärbung des Harnes, die eigentümliche blaugrüne Hautfarbe und Verfärbung der Lippen, der bei starker Vergiftung auftretende hämolytische Ikterus und die Anamnese werden die Diagnose erlauben.

Therapie. Keine sauren Getränke, sie erhöhen die Giftwirkung. Verabreichung von Alkali (halbstündlich einen Teelöffel Natrium bicarbonicum). Aderlaß mit folgender NaCl-Infusion. Anregung von Diurese und Kreislauf. Bei starken Bauchschmerzen können auch kleine Opiatdosen gegeben werden. Anurie ist nach den üblichen Regeln zu behandeln.

b) Pyrogallol- und Chrysarobinvergiftung.

Allgemeines. Pyrogallol- und Chrysarobinvergiftungen können gemeinsam abgehandelt werden, da sie ein identisches Krankheitsbild geben. Beide Stoffe finden in der Dermatologie Anwendung. Da sie von der Haut resorbiert werden können, kann es zur Vergiftung kommen.

Klinische Symptomatologie. Die Symptome sind Kopfschmerzen, Frösteln, Erbrechen, Durchfälle, Zyanose, Somnolenz, Methämoglobinurie. Chrysarobin führt zu stärkerer braunroter Verfärbung des Harnes und kann überdies Konjunktivitis und Drüsenschwellungen hervorrufen.

Therapie. Aderlaß, NaCl-Infusionen, Sauerstoffinhalationen. Exzitantien und Vermeidung der gifthaltigen Salben.

c) Nitroglyzerinvergiftung.

Allgemeines. Vergiftungen mit Nitroglyzerin kommen in Dynamitfabriken vor, verschiedentlich durch Medikation, selten bei Mordversuch (Beimengung zu Nahrungsmitteln).

Klinische Symptomatologie. Kratzendes Gefühl im Rachen und Ösophagus, Schwindel, Benommenheit, Bauchschmerzen, Durchfälle, Schweiße, Sopor, Koma. Tod durch Atemlähmung. Zu Beginn der Intoxikation werden auch angegeben: Kältegefühl, Schweregefühl im Kopf und in den Extremitäten und Lichtscheu.

Diagnose. In gewerblichen Betrieben liegt diese Art der Vergiftung auf der Hand; bei medikamentöser Vergiftung ist durch das zeitliche Zusammenfallen des Einnehmens und des Beginnes der Erscheinungen am Tatbestand kein Zweifel, bei krimineller Vergiftung ist die Diagnose schwierig.

Verlauf. Wenn das akute Stadium gut überstanden ist, so bestehen noch lange Zeit körperliche Schwäche und Magen-Darmstörungen. Eine Anämie und Nierenstörungen kommen vor.

Therapie. Bei peroraler Vergiftung Magenspülung. Im übrigen künstliche Atmung, Sauerstoffinhalation, Aderlaß, NaCl-Infusionen, Analeptika, Lobelin, Cardiotonica.

d) Amylnitritvergiftung.

Allgemeines. Vorkommen bei Überdosierung bei Stenokardie (Inhalation).

Klinische Symptomatologie. Auffällige, vasodilatatorische Gesichtsrötung. Gefühl von Blutandrang zum Kopf, Pulsationsgefühl in Ohren und Kopf, Verwirrungsgefühl, Schwindel, Kopfschmerz, Unsicherheit und Schwäche; häufig Gelbsehen. Starker Abfall des Blutdruckes, Bewußtlosigkeit. Auch bei großen Dosen kommt tödlicher Ausgang nur sehr selten vor.

Diagnose. Sie liegt im allgemeinen auf der Hand und wird von noch nicht bewußtlosen Kranken selbst gestellt. Braunfärbung des Blutes.

Verlauf. Noch wochenlang kann Kopfschmerz bestehen, ebenso Schwindel.
Therapie. Frischluft, Sauerstoffinhalation, Aderlaß und Kochsalzinfusion.
Analeptika.

e) Vergiftung durch schwefelige Säure, Schwefeldioxyd (H_2SO_3, SO_2).

Allgemeines. Bei Verbrennung des Schwefels entsteht sie in Rauchform.
Schon bei einer $1^0/_{00}$igen Beimengung von SO_2 zur Atmungsluft entsteht eine
schwere akute Bronchitis; starker Hustenreiz, rasch eintretende Bewußtlosigkeit
bei Methämoglobinbildung. Auch Lungenödem kann durch die lokale Wirkung
des SO_2 auf die Schleimhaut der Atmungswege entstehen.

Die Salze der schwefeligen Säure werden als Konservierungsmittel für Fleisch-
waren, Obst, Gemüse und in Bleichereien für Wolle, Seide und Schwämme,
in Strohhutfabriken und bei der Zellulosefabrikation verwendet. Sie gelangen
auch durch das „Einbrennen und Schwefeln" der Fässer in den Wein. Bei
Einnahme einiger Milligramm dieser Salze treten Vergiftungserscheinungen
auf: Darmschmerzen, Darmstörungen, Kopfschmerzen, Nerven- und Herzstörungen. Auch hier besteht Methämoglobinbildung. Nephritische Zeichen
und hämorrhagische Diathese stellen sich meist ein.

Therapie. Bei Inhalationsvergiftung mit schwefeliger Säure Sauerstoffinhalation, Aderlaß, Kochsalzinfusionen, Analeptika. Bei Vergiftungen mit
Salzen außerdem, wenn noch rechtzeitig möglich, Magenspülung oder Emetikum
(Apomorphin). Bei Lungenödem, welches vorkommt, hypertone Dextroselösung intravenös.

f) Vergiftungen mit Pikrinsäure und ihren Salzen.

Allgemeines. Vergiftungen kommen in Munitionsfabriken vor. Die Aufnahme
des Giftes erfolgt durch Einatmung, durch Resorption von der Haut und gelegentlich durch Verschlucken.

Klinische Symptomatologie. Diese Stoffe machen neben Gelbfärbung der
Haut, der Schleimhäute und der Skleren („Pikrinikterus") Schmerzen im ganzen
Körper, Bewußtlosigkeit, Nierenstörungen, Methämoglobinämie und Methämo-
globinurie.

Therapeutisch kommen Magenspülung, künstliche Atmung, Analeptika in
Betracht.

g) Anilinvergiftung.

Allgemeines. Anilin wird in der chemischen Industrie verwendet. Akute
Vergiftung entsteht auch nicht selten durch Verwendung gewisser Leder-
schwärzen, die Nigrosin in Ölsäure und in einem organischen Lösungsmittel
gelöst enthalten. Leichtere Anilinvergiftungen können auch medikamentös
zustande kommen, durch Verschreibung von Antifebrin (Azetanilid).

Klinische Symptomatologie. 1. Bläuliche bis tiefblaue Verfärbung der Lippen,
der Ohren und der Gingiva. Verwechslung mit zirkulatorisch bedingter Zyanose
möglich. Methämoglobinhildung im Blut, Anämie (s. Bd. I, S. 458, braune
Zyanose und Anämie). Tachykardie, Tachypnoe und Dyspnoe, Übelkeit, Brechreiz, Erbrechen. Polyurie mit wasserhellem Harn, der Paraamidoschwefelsäure
enthält. Benommenheit, die sich bis zur Bewußtlosigkeit steigern kann. In
dieser kann es zur Areflexie kommen. Zu Beginn der Benommenheit nicht selten
eigentümliche, mit Fröhlichkeit verbundene Erregungszustände, sogenannte
„Anilinpips".

Diagnose ist aus den genannten Symptomen und aus der charakteristischen
Verfärbung von Haut und Schleimhäuten meist leicht.

Verlauf. Letaler Ausgang sehr selten. Meist bleiben Schwäche, Mattigkeit und Anämie länger bestehen.

Therapie. Sauerstoffinhalation, Aderlaß, Kochsalzinfusionen, Bluttransfusionen, eventuell Magenspülung. Analeptika, bei komatösen Kranken unter Umständen künstliche Atmung. Anämiebehandlung (s. Bd. II).

h) Vergiftung mit Nitrobenzol.

Allgemeines. Nitrobenzol ist auch ein methämoglobinbildendes Gift; es führt auch zur Hämolyse und Anämie. Die Giftwirkung wird gefördert durch gleichzeitige Alkoholaufnahme, durch Hyperthyreose, gleichzeitig bestehende Menstruation und durch Gravidität. Mononitrophenol wurde in der Industrie als Mirbanöl bei der Parfümerieerzeugung verwendet. Dinitrobenzol, Dinitrotoluol und Trinitrotoluol finden als Sprengstoffe Verwendung. Schon zwei Tropfen Mirbanöl können tödlich wirken.

Klinische Symptomatologie. 1. Mattigkeit, Ohrensausen, Schwindel, Kopfschmerzen, Übelkeit, Parästhesien (Kribbeln, Jucken), Schlaflosigkeit, Herzklopfen. 2. Anämie, Blässe (stärkere Retikulozytose, auch Normoblastenausschwemmung); nach Überstehen folgt manchmal eine reaktive Polyglobulie. Neben Blässe besteht Zyanose, die in schweren Fällen auch Kopf, Rumpf und Extremitäten betreffen kann. Hämolytischer Ikterus. Das Blut ist bräunlich, im Harn Hämoglobin-, Porphyrin- und Urobilinogenvermehrung, ferner Bilirubin und vor allem Methämoglobin; Albuminurie, Zylindrurie bestehen meistens. 3. Tachykardie, Dyspnoe durch die Anämie. 4. Nervöse Störungen mit Krämpfen, Lähmungen und Koma.

Die *Diagnose* stützt sich bei gegebenem Verdacht hauptsächlich auf den Methämoglobinnachweis in Blut und Harn.

Verlauf. Zwischen Vergiftung und Auftreten der Symptome können bis zu zwölf Stunden verstreichen, die Symptome werden manchmal erst durch Alkoholgenuß ausgelöst (s. oben). 20% der Vergiftungen sollen tödlich enden (v. JAKSCH). Bei gutem Ausgang folgt aber rasch volle Erholung.

Therapie wie bei Anilinvergiftung.

i) Vergiftungen mit salpetrigsauren Salzen (Nitrite, KNO_2, $NaNO_2$).

Allgemeines. Verwechslung mit dem äußerlich ähnlichen Kochsalz sind in der Industrie (Färbereien) besonders deshalb leicht möglich, da diese Stoffe hier unter der Bezeichnung „Salz" gehen.

Klinische Symptomatologie. Bei Einnahme von einem bis mehreren Gramm der Nitrite zeigen sich Beklemmungen, Herzklopfen, Unruhe, klopfender Puls im Kopf, Schweißausbruch, Schwindel, Gehunfähigkeit, Sehstörungen. Die Gefäßlähmung erkennt man auch an der starken Hautrötung bis Zyanose. Wiederholte Dosen führen zur Methämoglobinbildung.

Diagnose. Mit Berücksichtigung der Anamnese wird die Vermutungsdiagnose aus der Kongestion zum Kopf und den Gefäßstörungen leicht gestellt werden. Differentialdiagnostisch: Nitroglyzerin-, Amylnitrit-, Nitrozuckerintoxikationen sind in Betracht zu ziehen.

Therapie wie bei Nitroglyzerinvergiftung.

E. Vergiftungen durch Schlafmittel.

Die Schlafmittel sind neben Leuchtgas die häufigst gebräuchlichen Suizidmittel, da sie in relativ beschwerdefreier Weise und, wenn der Betreffende nicht vorzeitig aufgefunden wird, relativ sicher in den Tod hinüberleiten. Zumeist handelt es sich heute um Barbitursäurepräparate, während früher auch Chloralhydrat, Sulfonal, Trional, Paraldehyd und Urethan viel gebraucht waren. Die wichtigsten Barbitursäurepräparate sind: das Veronal, Luminal, Somnifen, Dial, Medinal, Noctal, Sandoptal, Phanodorm, Pernocton, Evipan. Leichtere Vergiftungen kommen gelegentlich vor durch Adalin, Bromural, Curral, Novonal, Neodorm, Sedormid und Quadronox.

Bei allen Schlafmitteln kommt es weniger auf die Art des Mittels, vielmehr auf die Dosis und die Wirkungsdauer an. Von großer Bedeutung ist ferner die individuelle Empfindlichkeit, auch Alter und Allgemeinzustand spielen eine Rolle, auch ist von Bedeutung, ob bereits Gewöhnung an das Mittel besteht; bei langer Gewöhnung ist die Empfindlichkeit abgestumpft, das heißt sie ist geringer.

Im allgemeinen sind Schlafmittel in der fünfzehn- bis zwanzigfachen Normaldosis lebensgefährlich. Beim Veronal ist die schlafbringende Normaldosis 0,3 bis 0,5 bis 0,75. $7^1/_2$ bis 22 g sind die minimalen Letaldosen. Nicht alle Schlafmittel folgen dieser Regel, beim Chloralhydrat kann schon das Zwei- bis Vierfache der therapeutischen Maximaldosis tödlich wirken, das heißt bei 3 g als Maximaldosis sind 6 bis 12 g minimale Letaldosis.

Die Symptomatologie aller einschlägigen Vergiftungen ist die gleiche, auch die Therapie unterscheidet sich nicht. Es ist daher nicht nötig, eine genaue Diagnose, welches Schlafmittel genommen wurde, zu erzwingen. Meist wird sich die Diagnose aus den Umständen — gefundene Packungen usw. — von selbst ergeben. Im übrigen hat die Paraldehydvergiftung den charakteristisch unangenehmen Geruch der Exspirationsluft, bei Chloralhydratvergiftung hat der Harn reduzierende Eigenschaften und Sulfonal- und Trionalvergiftungen lassen sich durch den Porphyrinnachweis (spektroskopisch) im Harn erkennen.

Klinische Symptomatologie. Hauptsymptome, deren Schwere auch den Vergiftungsgrad erkennen läßt, sind Benommenheit, Somnolenz, Bewußtlosigkeit, Sopor bis zu tiefem Koma. Diese Stadien werden im Sinne der Verschlechterung oder zurück im Sinne der Besserung durchlaufen. Die Muskulatur ist atonisch, schlaff, es können auch dort und da in einzelnen Muskelgruppen Zuckungen beobachtet werden. Manchmal sieht man, insbesondere initial, auch motorische Reizzustände. Je nach dem Grad der Bewußtseinsstörung können auch Hypalgesie bis zur Analgesie und Anästhesie oder damit auch Areflexie festgestellt werden; Incontinentia urinae et alvi ist selten, eher kommt es zu Stuhl- und Harnverhaltung. Kornealreflexe fehlen, die Pupillen sind meist mittelweit, sie zeigen träge, aber sonst normale Lichtreaktion. Nur in sehr schweren Fällen besteht eine Miosis, dann oft auch Pupillenstarre (besonders bei Veronalvergiftung, die dann gegen Opium-, Alkaloidvergiftung mit den engen starren Pupillen schwer abgrenzbar ist).

Neben dieser Großhirnwirkung ist die Schädigung von Herz und Gefäßen als zweites Symptom der Vergiftung hervorzuheben. In leichteren Fällen sieht man eine Erweiterung der Hautgefäße, dadurch Gesichtsrötung und auch Gedunsenheit der Haut des Gesichtes. Bei stärkerer Vasomotorenparese tritt Zyanose auf. Diese ist durch Sauerstoffatmung meist nicht beeinflußbar. Der diastolische Druck sinkt bei etwas schwererer Vergiftung als bedrohliches Zeichen ab. Der Puls wird klein, frequent. Schließlich zeigen sich alle Zeichen des Kollapses. Meist bestehen Atemstörungen, bald Tachypnoe, bald als Ausdruck der Parese des Atemzentrums Bradypnoe. Schwere Fälle zeigen schließlich den CHEYNE-STOKESschen Atemtypus mit der apnoischen Phase Bei sehr hohen Dosen kann Tod durch Atemlähmung eintreten. Bei diesen schweren Fällen sinkt die Temperatur unter die Norm, Fieber ist meist Zeichen einer komplizierenden Pneumonie.

Die *Diagnose* einer Schlafmittelvergiftung bei einem Bewußtlosen liegt aus den äußeren Umständen meist auf der Hand. Freilich kann die weitere Abgrenzung einer Barbitursäurevergiftung von einer Morphium- (Opium-) Vergiftung schwer sein (s. S. 673). Mageninhalt und Harn können chemisch untersucht werden; Barbitursäure ist leicht nachzuweisen.

Verlauf. Die Barbitursäurevergiftung hat eine hohe Mortalität; wenn der Exitus nicht nach wenigen Stunden durch Atemlähmung eintritt, so tritt er bei längerer Dauer der Bewußtlosigkeit an zunehmender Kreislaufschwäche ein und schließlich ist diese Vergiftung noch mit der oft letal ausgehenden Pneumonie belastet. Gerade wegen der schlechten Atmung ist die Prognose einer Pneumonie besonders ungünstig. Bei günstigem Ausgang kann es beim Erwachen zu Erregungszuständen kommen. Diese dauern in der Regel kurz, worauf der Kranke sich wieder völlig erholt. Selten hinterläßt die Vergiftung psychische Störungen für längere Zeit. Auch eine Glykosurie kann längere Zeit bestehen bleiben.

Die *Therapie* hat zu berücksichtigen: Eliminierung des Giftes aus dem Körper, Therapie der Vasomotorenparese und der Atemstörungen. Man muß ständig versuchen, den Patienten wach zu halten, gute Pflege ist ein Teil des Erfolges, vor allem auch des Vermeidens der Pneumonie; Hochlagerung des Kranken, Inhalationen, präventiv Penicillin. Aufwecken mit Hautreizen, Schlagen mit nassen Tüchern, Aufsetzen. Bei Untertemperatur Thermophor. Harn- und Stuhlverhaltung mit Katheter und Darmspülung behandeln. Dekubitus, der durch die Vasoparese leicht auftritt, ist durch Pflege so weit möglich hintanzuhalten. Frühzeitige Eliminierung des Giftes durch Magenspülung. Manche Autoren empfehlen nach der Spülung Eingießen einer Tierkohleaufschwemmung. Bei schweren Fällen Liquor ablassen, da dieser 1. unter Druck steht und 2. das Gift enthält; dies aber nur in Ausnahmefällen besonders schwerer Vergiftung. Manche Autoren lehnen die Lumbalpunktion prinzipiell ab. Große Bedeutung für die Elimination der Gifte hat die Punktion sicher nicht, die Entlastung des Gehirnes ist aber sicher angezeigt. — Analeptika, Kardiotonika zur Hebung des Kreislaufes! — Cardiazol, Coramin, Koffein, auch Strychnin. nitricum (viermal täglich 0,001 und mehr, eventuell intravenös). Ferner Ephetonin, Ephedrin, Sympatol. Sehr zweckmäßig sind auch hier die *Weckmittel*, unter anderem das Cardiazol, im Tag 15 bis 20 ccm und mehr in intravenösen Gaben zu zehn und mehr Kubikzentimeter mehrmals täglich. Zur Anregung des Atemzentrums Inhalation des CO_2-Luftgemisches, Lobelininjektion (auch intravenös), eventuell künstliche Atmung (Biomotor, elektrische Phrenikusreizung).

Reichliche Flüssigkeitszufuhr ist im Sinne besserer Giftausscheidung zu empfehlen; intravenös Traubenzuckerinfusion, welcher Euphyllin oder Corphyllamin beigegeben werden kann. Dauertropfeinlauf, Dauertropfinfusion. In letzter Zeit hat sich die peritoneale Dialyse bewährt (ERLSBACHER, Wr. kl. W. 1951, H. 12).

F. Weitere Vergiftungen durch Narcotica:

a) Alkoholvergiftung (Äthylalkohol, gewöhnlicher Alkohol, C_2H_5OH).

Es erübrigt sich, auf die Alkoholvergiftung im allgemeinen einzugehen. Sie ist zweifellos zahlenmäßig die häufigste Vergiftung. Die toxische Wirkung des Alkohols hängt, abgesehen von der Menge, die in kurzer Zeit genossen wurde, auch von der individuellen Empfindlichkeit ab. Kann der eine innerhalb einer halben Stunde drei bis vier Flaschen Wein trinken, ohne mehr als etwas angeheitert zu sein, so ist der andere nach einer Flasche längst schwer betrunken.

Alkohol wird viel rascher und ausgiebiger bei leerem Magen resorbiert, wirkt hierbei daher toxischer. Gewöhnung und Alter (Kinder sind besonders gefährdet) spielen auch eine große Rolle. Auch die Inhalation von Alkoholdämpfen kann, und zwar besonders rasch, zur Intoxikation führen (der Kognaktrinker verspürt die Alkoholwirkung im Kopf viel rascher, wenn er nach jedem Schluck den Alkoholdampf der Mundhöhle mit einem tiefen Atemzug inhaliert). In der Industrie (Parfumerzeugung, Pulverfabrikation) ist auch oft Gelegenheit zur Alkoholinhalation gegeben. Von der Alkoholvergiftung sind naturgemäß die Vergiftungen durch Denaturierungsmittel des Alkohols (mit Azeton, Äther, Benzol, Toluol, Pyridin usw.) zu trennen. Auch Schnäpse und Liköre enthalten manchmal toxische Zusätze, wie Fuselöle (Amylalkohol), ätherische Öle, verbotenerweise manchmal auch Bittermandelöl (Blausäure) und Nitrobenzol. Als tödliche Dosis reinen Alkoholes gelten für Kinder 25 g, für Erwachsene 100 bis 150 g (wenn nicht ein Teil kurz nach der Aufnahme erbrochen wird). Die Alkoholempfindlichkeit wird durch andere Gifte erhöht (so durch Blei-, Quecksilber-, Schwefelkohlenstoff-, Anilin-, Nitrobenzolintoxikation).

Klinische Symptomatologie. Das Bild ist im allgemeinen bekannt, es erübrigt sich, hier näher darauf einzugehen. Es liegen psychische und nervöse Störungen vor, die sich qualitativ und quantitativ individuell verschieden äußern: Wegfall der Hemmungen auf psychischem Gebiet, erhöhtes Selbstgefühl, Prahlsucht, Lachen, Singen, Witzelsucht, Logorrhoe, Rührseligkeit, Weinen, aber auch Rachsucht, Rauflust, Neigung zu Tätlichkeit, Neigung zu brutalen, zum Teil sexuellen Exzessen. Neurologisch schwere Koordinationsstörungen, Ataxie, in großen Dosen auch motorische Lähmungen, Empfindungsstörungen bis zur Bewußtlosigkeit, Pupillen sind hierbei weit und reagieren träge. Oft auch incontinentia alvi et urinae. Harnverhaltung kommt vor.

Häufig bestehen auch Magen-, Darmstörungen, Erbrechen, Durchfälle.

Ferner kann es zu Zirkulationsstörungen kommen, die zumindest rudimentär (Vasomotorenlähmung, Kapillarparese, rotes Gesicht, rote warme Extremitäten) immer vorhanden sind, zum Teil Ursache von Erfrierungen abgeben können (Wärmegefühl durch Vasodilatation, dadurch mangelhafte Bekleidung, durch beides stärkere Wärmeabgabe, dadurch schließlich Kältegefühl, das durch weiteren Alkoholkonsum zu heben versucht wird, wodurch der Zirkel wieder beginnt). So kommen Erfrierungen auch bei 5 bis 6 Wärmegraden vor. Der Blutdruck sinkt, Tachypnoe. Es kann zu Herzinsuffizienz und zu Lungenödem kommen. Bei Kollaps entsprechender Puls, Blässe, Zyanose.

Diagnose aus den angeführten Zeichen, dem Verhalten des Betreffenden und dem Alkoholgeruch der Exspirationsluft leicht zu sichern. In der leichten Alkoholintoxikation (mit Alkoholgeruch) kann der Betreffende hinfallen und eine Comotio cerebri erleiden, den Arteriosklerotiker kann in einer relativ leichten Alkoholeinwirkung eine Apoplexie ereilen, Bewußtlose mit Alkoholgeruch sind daher nicht immer „bis zur Bewußtlosigkeit besoffen". Im Harn kann Zucker und Eiweiß mit Zylindrurie gefunden werden. Bezüglich der WIDMARKschen Alkoholbestimmung im Blut, die vorwiegend forensische Bedeutung hat, s. die Lehrbücher der Gerichtsmedizin.

Verlauf. In schwersten Fällen kann der Tod im Kollaps durch Lähmung der vegetativen Zentren eintreten. Akute Kreislaufschwäche, peripher und kardial kann auch noch nach dem Erwachen aus der Bewußtlosigkeit vorkommen. Auch Pneumonie ist keine seltene Komplikation beim Bewußtlosen.

Therapie. Magenspülung, eventuell nachträglich Gabe einer Tierkohlenaufschwemmung. Bei Komatösen Hautreize (Schlagen mit nassen Tüchern, Nadelstiche usw.), Koffeininjektion, bei noch möglichem Schlucken schwarzer

Kaffee. Analeptika. Bei starker vasomotorischer Lähmung auch Adrenalin, Ephedrin usw.; bei Untertemperatur Warmhalten; bei Atemstörung Sauerstoffinhalation, Lobelininjektion; bei Lungenödem (selten) intravenös 33%ige Dextrose nach Aderlaß.

Unter *pathologischem Rausch* versteht man eine Alkoholintoxikation bei einem Neuropathen oder Epileptiker, die schon nach sehr geringen Dosen auch ohne besondere Vorzeichen eintritt. Die Psyche ist hierbei gestört, während die Motorik noch gut funktionieren kann; dadurch gefährlicher Zustand für die Umgebung. Man kann sich nicht vorsehen, weil die Handlungen, Tätlichkeiten unvorhergesehen oder unvorhergeahnt geschehen (Sittlichkeitsverbrechen, Totschlag). Für den Zustand besteht retrograde Amnesie, und zwar je mehr, je schwerer der Ausnahmezustand war.

„Delirium tremens" ist eine Psychose, die beim chronischen Alkoholiker durch plötzlichen Alkoholentzug, insbesondere auch im Rahmen von Infektionen oder bei Traumen ausgelöst wird. Die Kranken zeigen eine motorische Unruhe, Schlaflosigkeit, Ängstlichkeit, sie haben Gesichtshalluzinationen (weiße Mäuse).

b) Methylalkoholvergiftung (Holzgeist, CH_3OH).

Allgemeines. Methylalkohol wird in der Industrie verwendet als Lösungsmittel (für Lacke, Farben, Firnisse); auch als Putzmittel (Tischler, Drechsler, Kleiderstoffabrikation) und in der Färberei (für Seide und Hüte) steht er in Gebrauch; Haarwässer und Toiletteartikel enthalten ihn manchmal. Er wird — in verbrecherischer Weise — zur Herstellung von Schnäpsen und Likören verwendet. Auch hier ist die Empfindlichkeit verschiedener Menschen individuell sehr verschieden, die Vergiftungserscheinungen sind aber bei Methylalkohol immer viel schwerer als bei gewöhnlichem Alkohol. Als tödliche Dosis gelten 30 bis 110 g. Nicht nur perorale Aufnahme, auch Inhalation kann zur Vergiftung führen, wie dies bei Anstreichern durch Lacke, Firnisse usw. vorkommt. Die akuten Vergiftungserscheinungen treten oft erst nach einer Latenz von drei Stunden bis zu einigen Tagen auf, ohne daß ein merkbarer Rauschzustand vorausgehen mußte. Der Methylalkohol macht weniger Rausch, er ist aber giftiger als der Äthylalkohol.

Klinische Symptomatologie. 1. Gastrointestinale Erscheinungen, die meist ohne vorangehenden Rauschzustand und viel häufiger und vehementer auftreten als bei der Äthylalkoholvergiftung; es kommt zu Erbrechen, zu Durchfällen mit starken Bauchkrämpfen; die toxischen Magen-Darmstörungen halten viele Stunden an. 2. Kollapszustand mit Herzschwäche, Dyspnoe, Zyanose, Kältegefühl. 3. Schwindel, Kopfschmerz, Augenschmerzen, Nebelsehen, Augenflimmern, Mydriasis und Areflexie der Pupillen, Sehnervenatrophie (!); die Pupillenreflexe können manchmal erhalten bleiben. Vorübergehende oder *bleibende Erblindung* ist nicht selten. 4. Manchmal Delirien. Gelegentlich besteht — nach einer längeren Latenzzeit, s. oben — das erste Symptom darin, daß der Kranke bewußtlos hinstürzt, unter Krämpfen, Dyspnoe und Zyanose kollabiert und dann stirbt. 5. Blasenbeschwerden, Zeichen einer hämorrhagischen Zystitis. Im Harn ist Ameisensäure nachweisbar. 6. Bei Intoxikationen durch Inhalation zeigen sich erst Reizerscheinungen an den Atemwegen, Pharyngitis, Laryngo-Tracheitis, Bronchitis, selten kann sogar auch Lungenödem auftreten. 7. Da der Methylalkohol zum Großteil durch die Atemwege ausgeschieden wird, zeigt die Exspirationsluft einige Zeit hindurch einen charakteristischen Geruch.

Die Diagnose. Wichtigster Anhaltspunkt sind die Augenstörungen. Gegen Botulismus ist das Fehlen von Augenmuskellähmungen wichtig. Der Nachweis von Ameisensäure im Harn bleibt immer diagnostisch besonders wichtig.

Verlauf. In schweren Fällen kann unter den Kollapserscheinungen der Tod eintreten. Übersteht der Kranke die akuten Erscheinungen, so bleibt noch der tragische Ausgang mit Erblindung oder wenigstens mit schweren Sehstörungen.

Therapie. Magenwaschung, nachher gibt man Tierkohleaufschwemmung durch den Schlauch. Auch Abführmittel werden zur raschen Giftentfernung empfohlen. Analeptika. Aderlaß mit folgender Bluttransfusion oder Kochsalzinfusionen; kleine Adrenalingaben. Bei Kollaps Wärmezufuhr. Bei starker Bewußtseinsstörung eventuell Lumbalpunktion.

c) Amylalkoholvergiftung (Isoamylalkohol).

Er ist Hauptbestandteil des Fuselöls. Er wird in der chemischen und pharmazeutischen Industrie als Lösungsmittel verwendet und dient als Extraktionsmittel für Alkaloide.

Schon bei interner Aufnahme geringer Mengen (0,5 g) kommt es zu starken Vergiftungserscheinungen, und zwar in Form von Kopfschmerzen, Erbrechen, Schwindel, Herzklopfen, Oppressionsgefühl auf der Brust, Bewußtseinsstörungen, manchmal mit motorischen Reizerscheinungen.

Die *Therapie* ist symptomatisch und prinzipiell die gleiche wie bei anderen Alkoholvergiftungen.

d) Äthyläthervergiftung (Schwefeläther, gewöhnlicher Äther, $C_2H_5 . O . C_2H_5$).

Die Aufnahme per os erfolgt entweder bei Süchtigen oder im Suizidversuch. Äthervergiftungen per inhalationem kommen manchmal in technischen, gewerblichen Betrieben vor. Die Inhalationswirkung ist von der Äthernarkose bzw. dem Ätherrausch her allgemein bekannt.

Bei peroraler Einnahme zeigen sich manchmal stärkere Reizerscheinungen des Respirations- und Gastrointestinaltraktes. Im weiteren Verlauf kann es auch zu Glottisödem und suffokatorischen Erscheinungen bei Schwellung der Trachealschleimhaut und schließlich auch zu Lungenödem kommen. Erst bestehen meist Erregungszustände, die in ein narkotisches Stadium überleiten; auch Sopor ohne vorausgehende Erregung ist aber möglich. In schweren Fällen besteht das Bild der Vasomotorenlähmung. Todesfälle durch Äther sind sehr selten. Nach Abklingen der akuten Erscheinungen können Schwäche, Schlaflosigkeit, Herzklopfen noch einige Tage bestehen bleiben.

Therapie. Analeptika, Koffein, Magenspülung, Verabreichung von Mucilaginosen und eventuell von leichten Adstringentien. Die Schleimhautschwellung kann man mit Adrenalin oder Stryphnon oder Sympatolpinselungen behandeln. Intravenös hypertone Dextroselösung.

e) Chlormethylvergiftung (Methylchlorid CH_3Cl).

Chlormethyl ist ein süßlich riechendes Gas, welches als Methylierungsmittel und vor allem in der Kälteindustrie und in Frigidairs verwendet wird. Bei Reparaturen, Rohrbruch usw. kann es zu Intoxikationen kommen; sie äußern sich in Schwindel, Taumel, Schwächegefühl, in Sehstörungen und Neigung zu Somnolenz. Bei schwerer Vergiftung auch klonische Zuckungen. Tod im Koma wurde beschrieben. Bei der Erholung zeigt sich meist Heißhunger; auch Polyneuritiden, Fundusblutungen und Gehirnblutungen wurden beobachtet. Im Harn kann man Eiweiß und Ameisensäure finden. Für die Diagnose ist der merkwürdige azetonähnliche Geruch von Bedeutung.

Als *Therapie* werden Einläufe von 3%iger Lösung von Natrium bicarbonicum mit 5%iger Dextroselösung angegeben; außerdem Sauerstoffinhalationen, bei Krämpfen Brompräparate. Analeptika!

f) Chloroformvergiftung (CHCl₃).

Klinische Symptomatologie. Reizerscheinungen der Atemwege. Bei peroraler Aufnahme Magenschmerzen und Erbrechen. Auf ein kurzes Stadium mit Erregung folgt Sopor oder auch Koma mit weiten reaktionslosen Pupillen und fehlenden Tiefenreflexen; Atemstillstand und Herzstillstand können zum Exitus führen.

Verlauf. Kommt der Patient zu sich, so klagt er einige Zeit über Übelkeit, Magenschmerzen, war Chloroform peroral genommen worden, so können auch Hämatemesis und Meläna folgen. Hinsichtlich des Leberschadens und einer etwaigen akuten Leberatrophie s. Bd. II, S. 287.

Therapie. Bei Atemlähmung künstliche Atmung, Lobelininjektion. Bei Herzstörungen Herzmassage, Adrenalin, eventuell intrakardiale Injektion von 0,5 mg Strophanthin mit 1 mg Adrenalin. Bei peroraler Intoxikation Magenspülung mit warmem Öl. O₂-CO₂-Gemisch atmen lassen. Verhinderung der Schluckpneumonie beim Erbrechen der noch nicht psychisch klaren Patienten.

g) Vergiftung mit Benzin, Benzol und Petroleum.

Wegen ihrer vorwiegenden Wirkung auf das Zentralnervensystem sollen auch die flüssigen, aber flüchtigen Kohlenwasserstoffe Benzin und Benzol und der wenig flüchtige flüssige Kohlenwasserstoff Petroleum anhangsweise besprochen werden.

Benzin. Durch Verwechslung, wenn Benzin in Weinflaschen usw. aufbewahrt wird, kommt es manchmal zur peroralen Vergiftung. Häufiger sind Vergiftungen durch Benzindämpfe, wenn Benzinreservoire gereinigt werden oder Benzin in der Industrie zu Extraktionszwecken benützt wird.

Klinische Symptomatologie. Bei der akuten Vergiftung charakteristischer Benzingeruch aus Mund und Nase, Schwindel, Kopfschmerz, Herzklopfen, Schwächegefühl, Zittern, Zyanose, bei Inhalation auch Hustenreiz. Auch rauschartige Zustände kommen vor. Perorale Aufnahme oder Inhalation von mehr als 20 g Benzin führt in wenigen Minuten zur Bewußtlosigkeit, tonischen und klonischen Muskelkrämpfen, Zyanose bei kleinem frequenten Puls, oft Pulsarhythmien, Hypothermie. Vor und nach der Bewußtlosigkeit Brennen im Hals, in der Brust und in den Armen. Eintreten des Koma kann unmittelbar zum Tod führen.

Diagnose aus dem Geruch leicht zu erstellen. Wird das akute Stadium überstanden, können Nachkrankheiten folgen, und zwar Nierenschädigungen und nach Inhalation des Benzins entzündliche Lungenaffektionen.

Therapie. Sauerstoff oder O₂-CO₂-Inhalationen, Analeptika, Coramin intravenös; eventuell Magenspülung und eventuell Bluttransfusion nach Aderlaß.

Benzol. Es wird als Lösungsmittel in der Industrie verwendet (Kautschuk-, Farbenindustrie). Es ist Ausgangsmaterial für pharmazeutische Produkte, für Farben und Sprengstoffe, es ist auch in Terpentinersatzmitteln enthalten.

Klinische Symptomatologie. Die akuten Symptome sind die gleichen wie bei der Benzinvergiftung; überdies aber kommt es zu einer Zerstörung der roten und weißen Blutkörperchen, da Benzol bekanntlich ein Knochenmarksgift ist. Es kommt zu einer aplastischen Anämie und zur Agranulozytose; s. Bd. II, S. 547. Dort ist auch über den weiteren Verlauf des schweren Knochenmarkschadens nachzulesen. Bei akutem tödlichem Verlauf besteht eine schwere hämorrhagische Diathese.

Therapie. Benzolfreies Milieu, frische Luft, O_2-CO_2-Inhalation, eventuell künstliche Atmung. Analeptika, Coramin intravenös bei Koma. Bei peroraler Aufnahme Magenspülung, Tierkohle, Laxantien. Bei Inhalationsvergiftung werden 5 ccm einer 10%igen Lezithinemulsion intravenös empfohlen. Bei schwerer Benzolanämie Bluttransfusion (s. die einschlägigen Kapitel).

Petroleum. Es ist um so giftiger, je weniger rein es ist. Die Symptome der Vergiftung sind Erbrechen, manchmal Hämatemesis, Durchfälle, manchmal mit Meläna, nervöse Symptome, Schwindel, Bewußtlosigkeit, Koma.

Die *Therapie* besteht in Magenspülung. Peroral Eiweißlösungen. Analeptica und sonstige symptomatische Therapie.

G. Vergiftungen durch Alkaloide.

Alkaloide sind differente, aus dem Pflanzenreich stammende, stark wirksame Substanzen, die schwere Vergiftungen verursachen, hierbei aber keine anatomisch faßbaren Veränderungen oder Zerstörungen im Organismus setzen.

a) Vergiftungen durch die Opiumgruppe (Morphium, Opium).

Opium- und Morphiumvergiftung zeigen an Menschen qualitativ und quantitativ die gleichen Symptome, da der Morphiumgehalt des Opiums dessen Wirkung bestimmt. Bekanntlich enthält Rohopium noch eine Reihe verwandter Alkaloide, die aber vom Standpunkt der Klinik und Toxikologie übergangen werden können.

Morphium wirkt in Dosen von 0,03 g subkutan bereits toxisch, die minimal letale Dosis wird mit 0,09 g angenommen, es kommen aber Todesfälle mit viel geringeren Dosen vor, da die Empfindlichkeit sehr verschieden ist. Säuglinge sind besonders empfindlich. Im allgemeinen ist erst eine Dosis von 0,3 oder 0,4 g tödlich!

Die akute Vergiftung erfolgt meist in Selbstmordabsicht bei Menschen, die sich berufsmäßig die tödliche Dosis verschaffen können (Ärzte, Apotheker, Pflegepersonal). Die klinischen Symptome sind bei akuter Vergiftung ein angenehmes Wärmegefühl, ein Gefühl der Behaglichkeit, dem allerdings nach zirka zehn Minuten Übelkeitsgefühl, Nausea, Brechreiz und oft auch Erbrechen folgen. Hat der Patient erbrochen, so kann sich der Magen bald beruhigen und der Kranke hat nachher ein euphorisches Stadium mit dem Gefühl eines leichten Rausches, früher oder später nach der Gifteinnahme hat der Kranke häufig einen starken Pruritus, dieser beginnt oft in der Nase und erstreckt sich später auf verschiedenste Körperstellen. In diesem Rauschzustand besteht meist eine Verlangsamung der Atmung und eine langsam zunehmende Benommenheit mit Schwindel und leichten Koordinationsstörungen. Die Schmerzempfindung ist bekanntlich stark herabgesetzt. Mit zunehmender Vergiftung kommt es nun 1. zu Zirkulationsstörungen, 2. zu Zeichen der Atemstörung und 3. zu Störungen vonseiten des Zentralnervensystems. Die Zirkulationsstörungen sind durch eine Beeinflussung der vegetativen Zentren in der Medulla oblongata bestimmt. Der anfangs kräftige, aber bradykarde Puls wird klein, frequent und oft arythmisch. Der Blutdruck sinkt stark ab, die Temperatur wird subnormal, die Haut zyanotisch und blaß und es stellen sich Schweißausbrüche ein. Gleichzeitig mit diesen Zirkulationsstörungen stellt sich die schließlich meist entscheidende Störung der Atmung ein. Diese wird erst verlangsamt und flach, geht oft bald in einen CHEYNE-STOKESschen Atemtypus über, der schließlich in Atemstillstand übergeht. Die allgemeinen Störungen des Zentralnervensystems beginnen mit Benommenheit und führen bei Vertiefung derselben zu tiefem Schlaf, zu Bewußtlosigkeit, Sopor bis Stupor bzw. zum tiefen Koma, welches in Atemstillstand letal endet. Diagnostisch wichtig sind die bis zum Ende engen Pupillen, die Harn- und Stuhlverhaltung. Der chemische Morphiumnachweis kann aus dem Mageninhalt und vor allem aus dem Stuhl erfolgen. Im Harn werden nur sehr geringe Mengen ausgeschieden.

Die *Differentialdiagnose* gegen Barbitursäurevergiftung kann sehr schwer sein, weil Miosis auch bei dieser vorkommt. Da die Therapie aber die gleiche ist, ist die exakte Unterscheidung nicht von größerer Bedeutung. Apoplexien mit Herdsymptomen werden an diesen erkannt werden (bei Ponsblutungen, die nur die medullären Zentren beeinträchtigen, kann die Abgrenzung auch sehr schwer sein, bei Ponsblutung besteht im Gegensatz zur Morphiumvergiftung aber ein hoher Blutdruck); ist man in der Diagnose nicht sicher, so hat man sich so zu verhalten, als ob eine Morphiumvergiftung vorläge (sagt ein alter Erfahrungssatz!).

Der *Verlauf* besteht bei glücklichem Ausgang in einem langsamen Aufwachen aus der Bewußtlosigkeit bei langsamer Normalisierung von Puls und Atmung. Die Miosis verschwindet bald, die Blasen-Mastdarmstörungen können längere Zeit anhalten.

Therapie. Eine Magenspülung ist unbedingt geboten und soll eventuell wiederholt werden. Die Spülung ist auch angezeigt, wenn das Opiat subkutan injiziert wurde, da das Morphium durch den Magen ausgeschieden wird. Es ist zweckmäßig, die Spülung mit einer Kaliumpermanganatlösung (1 : 3000) vorzunehmen, weil das Morphium hierbei zu einer ungiftigen Substanz oxydiert wird. Als Adsorbens kann man zu Ende der Spülung eine Tierkohlenaufschwemmung eingießen. Große Gaben Magnesium sulfuricum oder Infusum Sennae beschleunigen die Darmentleerung, wodurch auch Gift eliminiert wird. Wenn große Mengen Morphium injiziert wurden und die Injektionsstelle bekannt ist, so kann man die Stelle mit Adrenalin umspritzen, um eine rasche Resorption hintanzuhalten, man kann den Stichort auch ausschneiden und ausbluten, um das Morphium unmittelbar nach außen abzuleiten. Im übrigen ist die Anregung der Atmung wichtigste Forderung: Kohlensäure-Sauerstoffinhalation, bei Atemstillstand künstliche Atmung, eventuell Biomotor, Lobelininjektion. Analeptika in großen Dosen in kurzen Intervallen: Koffein, Cardiazol, vor allem Coramin (auch intravenös als Kreislauf- und als Weckmittel), ferner Sympatol, Ephetonin, Ephedrin, Adrenalin.

Die *chronische Morphium- (Opium-) Vergiftung* ist das Bild des chronischen Morphinismus bzw. der Opiumsucht. Im Orient verbreitet in Form des gewohnheitsmäßigen Opiumrauchens oder weit verbreitet als Morphiumsucht, wobei die Kranken, häufig Ärzte, Apotheker, Pflegepersonal, die verschiedenen Opiatmittel subkutan injizieren. Durch den chronischen Gebrauch entsteht Gewöhnung und damit die Notwendigkeit, die Dosen immer mehr zu erhöhen, da sich bei unterschwelligen Dosen Abstinenzerscheinungen einstellen, die bei Aussetzen des Mittels schwerste Grade erreichen. Bei Süchtigen kann man Tagesdosen von 0,3 oder auch von 1,0 g und mehr beobachten, also eine starke Überschreitung der toxischen und der minimal letalen Dosen. Die Abstinenzerscheinungen bei Aussetzen des Giftes sind körperliche und geistige Müdigkeit, Schwitzen, Durchfälle, Erbrechen, Sekretion der Nasenschleimhaut, ziehende Schmerzen in Armen und Beinen, Schlaflosigkeit, nervöse Unruhe, die bis zur Tobsucht gehen kann. Entziehungskuren sind nur in geschlossenen Anstalten möglich. Die chronische Vergiftung führt im Laufe der Monate oder auch

Jahre (bei Opiumrauchern auch Jahrzehnte) zu Abmagerung, Müdigkeit, Kopfschmerzen, Inappetenz, Konzentrationsunfähigkeit, Arbeitsunfähigkeit und vor allem auch zu ethischen Mängeln, die um so schwerer werden, als es sich bei den Süchtigen fast ausnahmslos von vornherein um ethisch minderwertige Individuen handelt. Die Gesamtpersönlichkeit erleidet einen Niedergang, der manchmal auch im Verbrechen endet. Der Anlaß zum Morphinismus sind häufig chronisch schmerzhafte Krankheiten, bei welchen der behandelnde Arzt schließlich zum Alkaloid gezwungen war. Freilich sollte mit Rücksicht auf die Möglichkeit der sich entwickelnden Sucht bei der Verschreibung von Opiaten möglichste Zurückhaltung walten — freilich nicht zum Schaden der schmerzgequälten chronisch Kranken, welchen der Segen der Schmerzlinderung nicht vorenthalten werden darf. Bis vor kurzem gab es keine Entziehungskur, die für den Betroffenen nicht einen mehrwöchigen qualvollen Zustand bedeutet hätte. Die seinerzeitigen Versuche, die Abstinenzerscheinungen mit Insulin bzw. mit leichter Hypoglykämie zu lindern, haben völlig fehlgeschlagen. Im Heptadon ist ein Mittel gefunden, welches die Abstinenzerscheinungen nimmt und welches allerdings insofern wieder zur Sucht führt, als der Kranke von ihm nicht lassen will, welches als solches aber kaum Abstinenzerscheinungen hinterläßt, wenn es nicht mehr gegeben wird. Hinsichtlich der Einzelheiten der Entwöhnungskur sei auf die Lehrbücher der Psychiatrie verwiesen. Das „Opiumgesetz" sucht, soweit möglich, durch Vorschriften über Verkauf und Verordnung der Suchtmittel usw. den Suchtgefahren von vornherein zu begegnen. Das Gesetz bezieht sich auf alle Suchtmittel (auch auf Eukodal, Heroin, Dilaudid, Dicodid, nicht hingegen auf Kodein).

Vergiftungen mit den verwandten Alkaloiden (*Dilaudid* usw.), aber auch mit dem Rauschgift *Heroin*, welches ein gleiches klinisches Vergiftungsbild macht, verlangen die gleiche Behandlung wie die Morphiumvergiftung.

b) Vergiftungen durch die Atropingruppe (mit den Nachtschattenalkaloiden, Solanaceen, Atropin, Hyoscyamin, Scopolamin).

Atropin und Hyoscyamin. Zu dieser Gruppe gehören die prinzipiell gleichartig wirkenden Alkaloide Atropin (aus Atropa belladonna, Tollkirsche), Hyoscyamin (aus Hyoscyamus niger, Bilsenkraut) und das Scopolamin (Hyoscinum hydrobromicum). Die häufigste Ursache der Vergiftung ist der Genuß von Tollkirschen oder von Stechäpfeln (Datura stramonium) durch Kinder. Beide Früchte rufen durch lokale Reizung des Magens starkes Erbrechen hervor, weshalb wir über die quantitativen Verhältnisse bei der Vergiftung mit den Früchten wenig orientiert sind. In reiner Substanz erzeugen Atropin und Hyoscyamin aber kein Erbrechen, Brechreiz wird sogar unterdrückt. Die minimal letale Dosis von Atropin wird mit 0,1 g angegeben, es kommt sicher aber Erholung aus Vergiftungen mit höheren Dosen vor. Scopolamin ist viel giftiger als Atropin, die Dosis von nur 0,01 g kann letal sein. Vergiftungen kommen bei Suizid und bei fehlerhafter Medikation vor. Beim Scopolamin steht hierbei die zentral lähmende Wirkung im Vordergrund, das Atropin wirkt vorerst vorwiegend lähmend auf die parasympathischen Nervenendigungen und ruft gleichzeitig Störungen im Zentralnervensystem hervor, die sich vorerst in Erregungszuständen und erst später in Lähmungserscheinungen äußern.

Klinische Symptomatologie. Atropin, Hyoscyamin einerseits und Scopolamin anderseits müssen getrennt besprochen werden, wenn auch die Therapie bei beiden die gleiche ist.

Atropin und Hyoscyamin. Als erstes Symptom der Vergiftung zeigt sich starke Trockenheit in Mund und Rachen, verbunden mit Durst, oft mit Heiserkeit und der Unfähigkeit zu schlucken. Hierauf zeigen sich Schwindel und unsicheres Gehen oder Taumeln. Die Vaguslähmung führt zu hochgradiger Tachykardie, die meist 150 Schläge überschreitet. Charakteristisch sind ferner eine starke Mydriasis, eine Akkomodationslähmung und eine starke Rötung des Gesichtes und der Haut überhaupt. Bei einem hohen Grade der Vergiftung zeigen sich starke motorische Unruhe mit deliranten Zuständen, bei welchen Halluzinationen eine Rolle spielen; die hochgradige Vergiftung endet dann in einer Erschöpfung. Die Blase ist atonisch. Diese Vergiftungserscheinungen dauern meist lange, dennoch ist die Prognose auch in schweren Fällen relativ gut. Die Abgrenzung gegen Botulismus und Kokainvergiftung kann schwierig sein, bei beiden Vergiftungen fehlt die Rötung der Haut, die Kranken sind im Gegenteil blaß.

Die *Therapie* beginnt bei Vergiftungen per os mit der Magenspülung (die Sonde muß eingefettet sein oder mit Glyzerin schlüpfrig gemacht werden!). Mit dem Magenschlauch kann später Tierkohle und ein Abführmittel beigebracht werden. Bei Erregung Luminalinjektionen, Evipaninjektion oder Pernoctoninjektion (im allgemeinen keine Opiate, nur bei starken Erregungszuständen kommt man manchmal ohne auch hohe Morphiumdosen nicht aus). Katheter bei voller Blase!

Scopolamin. Gegenüber der Atropinvergiftung fehlen symptomatologisch die Rötung der Haut, die Tachykardie, die Delirien und die motorischen Reizerscheinungen. Es kommt zu tiefem Schlaf, der in Bewußtlosigkeit übergeht, wenn die Großhirnrinde durch die Vergiftung gelähmt ist. Oft ist der BABINSKI positiv. Die Pupillen sind maximal weit, die Mundschleimhaut trocken wie bei Atropinvergiftung, auch kommt es hier ebenso zur Atonie der Blase.

Therapie. Auch hier bei oraler Aufnahme des Giftes Magenspülung mit eingefetteter Sonde (s. oben). Katheter bei voller Blase. Beruhigungsmittel erübrigen sich, da Erregungszustände hier im allgemeinen fehlen. Analeptika, Koffein, Cardiazol (eventuell intravenös auch in höheren Dosen als Weckmittel). Strychn. nitric. in Injektion à 0,002. Abführmittel wegen Lähmung der Darmmuskulatur zwecklos, besser hohe Einläufe.

c) Kokainvergiftung.

Allgemeines. Kokain wird aus den Blättern des Strauches Erythroxylon coca (Peru, Bolivien) gewonnen. Bei Lokalanästhesie, auch in oft relativ großen Mengen gegeben, macht es keine akuten Vergiftungserscheinungen; bei der früher geübten Lumbalanästhesie mit Kokain kamen schwere Vergiftungserscheinungen vor. Wenn man bei Vornahme einer Lumbalpunktion — wie wir es auch empfehlen — eine Lokalanästhesie durchführt und hierbei aber fehlerhafterweise Kokain in den Duralsack einspritzt, können Intoxikationserscheinungen auftreten. Heute wird freilich für diesen Zweck nicht mehr Kokain, sondern eines der modernen Anästhetica (Novocain, Procain usw.) verwendet, die wesentlich ungiftiger sind. Die perorale Zufuhr der Droge, Kauen der Kokablätter, oder die nasale durch Kokain„Schnupfen" werden bei Süchtigen beobachtet; zumal diese willkürlich dosieren, sieht man in beiden Fällen bald das Vergiftungsbild des chronischen Kokainismus. Bei der akuten Vergiftung stellen sich die Vergiftungserscheinungen sehr rasch ein und sie führen bei hohen Dosen in zwei bis drei Stunden zum tödlichen Ende. 0,07 g führen in der Regel zu starken Vergiftungserscheinungen, 1,0 g gilt als tödliche Dosis.

Klinische Symptomatologie. Die *akute Vergiftung* mit kleinen Dosen geht mit Schwindel, Angstgefühl und Blässe bei gutem Puls einher. Manche Patienten haben Euphorie. Bei höheren Dosen und stärkerer Vergiftung kommt es zum

Verlust der Tiefensensibilität, der Kranke hat seinen Lagesinn verloren, er weiß nicht, wo sich seine Gliedmaßen befinden und hat das Gefühl, als könne er weder „richtig atmen" noch schlucken. Später stellt sich ein allgemeiner Tremor ein, die Pupillen werden bald weit, die Haut ist intensiv blaß. Hinzu kommen Aufregungszustände, oft mit Halluzinationen, oft sexuellen Charakters (dies führt bei Frauen manchmal retrospektiv zu Beschuldigungen gegen den Arzt, der zur Anästhesie Kokain gegeben hatte). In noch schwereren Fällen kommt es zur Parese oder Lähmung der lebenswichtigen Zentren. Es kommt zu starker Atemnot, auch zu CHEYNE-STOKES-Atmen, zu blasser Zyanose bei kleinem frequentem Puls, schließlich auch zu klonischen Krämpfen der Körpermuskulatur, zu Mydriasis und zu starken Kopfschmerzen. Die schwere Vergiftung endet in Bewußtlosigkeit und letalem Kollaps. Die Prognose der akuten Vergiftung ist immer unsicher. Die Therapie besteht in Analepticis, bei starker Erregung in Barbitursäure-Präparaten, Luminal-Natrium usw. Werden die ersten Stunden überwunden, so ist nicht mehr viel zu befürchten. Nur die Angstzustände können noch eine Zeit anhalten, im übrigen erholt sich der Kranke rasch.

Die *chronische Vergiftung* ist die gefährlichste Rauschgiftsucht. Sie hat ihre Stätte vornehmlich in den Großstädten. Noch vor einigen Dezennien war die Sucht in manchen Ländern Südamerikas stark verbreitet. Als Kokablätterkauen ist sie im Orient und Südamerika anzutreffen. Der Kokainismus hat seine Grundlage in einer Euphorie und in einer psychischen Aktivität, so daß der einmal Gewöhnte glaubt, ohne Koka nicht arbeiten zu können. Auch die sexuelle Aktivitätssteigerung wird immer betont. Im chronischen Kokainismus äußern sich aber bald alle Erscheinungen, die allmählich zum körperlichen und geistigen Verfall führen. Es kommt zu Halluzinationen, vor allem zu Erregungs- und auch zu Depressionszuständen, zur Konzentrationsunfähigkeit, zum Verkennen aller ethischen Werte, zu Arbeitsunfähigkeit und Lustlosigkeit zur Arbeit. Der Kokainschnupfer kann an der Perforation des Nasenseptums erkannt werden. Auch die Kokainentziehungskur muß in geschlossener Anstalt durchgeführt werden, sie ist leichter durchführbar, da die Abstinenzerscheinungen weniger schwer sind. Kokain unterliegt dem Suchtmittelgesetz.

Haschisch, der *indische Hanf*, spielt in der arabischen Welt als euphorisierendes Rauschgift eine wichtige Rolle an Stelle von Alkohol; Mezkalin ist das indianische Rauschgift.

Pervitin, ein ephedrinartiges Mittel, welches wohl keine Euphorie verursacht, welches aber Müdigkeitserscheinungen in körperlicher und geistiger Hinsicht beseitigen soll, führt auch zu Gewöhnung und Sucht. Benzedrin ist als ein ähnlich wirkendes Mittel in Amerika oft anzutreffen, ohne daß diesem aber auch nur eine entfernt ähnliche Suchtgefahr zukäme als den früher genannten Suchtgiften. Benzedrin macht auch keinen euphorischen Rauschzustand, läßt geistige Arbeiter nur die Müdigkeit, etwa bei später Nachtarbeit nicht so stark verspüren. Intoxikationen mit Benzedrin sind uns nicht zu Ohren gekommen. Es kommen immer mehr derartiger „Weckmittel" auf den Markt.

d) Nikotinvergiftung.

In dieser kurzen Zusammenfassung der Vergiftungen soll auf das Nikotin als Genußgift des Menschen ausführlich nicht eingegangen werden und vorausgeschickt werden, daß gerade die wahrscheinlich oder vielleicht schwersten Folgen des chronischen Nikotinabusus hier im Detail nicht abgehandelt werden sollen. Diese Folgen sind bei der Angina pectoris, bei der Arteriosklerose und bei der Dysbasia arteriosclerotica vor allem besprochen und wären dort nachzulesen. Hier sei nur nochmals betont, daß auf Grund klinischer Erfahrung wohl kein Zweifel sein kann, daß bestimmte Fälle von Angina pectoris ambulatoria auf Nikotinentzug sicher mit dem Sistieren der Anfälle antworten; ich sah Fälle von Dysbasie, die bei strengem Einhalten des Rauchverbotes bald beschwerdefrei waren und auch auf Granitpflaster viele Stunden, wohl langsam, aber ohne geringste Beschwerden gehen konnten. Zugegeben, diese Patienten hatten auch andere Behandlungen durchgemacht, der Therapieerfolg war nicht nur auf das Konto des Nichtrauchens allein zu buchen, aber in manchen Fällen bestand doch ein sicherer Eindruck, daß es vornehmlich auf den Nikotinentzug angekommen war. Dies trifft aber nur für eine bestimmte und unserer Überzeugung nach kleine Gruppe von Dysbasiefällen zu. Es muß immer auch noch eine besondere Empfindlichkeit gegen das Nikotin oder das Rauchen vorliegen. Hinsichtlich der ätiologischen Bedeutung des Nikotins für die Arteriosklerose überhaupt haben wir in Bd. I, S. 248, dahin zusammengefaßt, daß es am Entstehen der Arteriosklerose nicht schuldlos sein mag, daß aber seine diesbezügliche Rolle überschätzt wurde. Wir möchten unser wenig sicheres Wissen um die Bedeutung des Nikotins für die Arteriosklerose nochmals betonen, gleichzeitig aber sagen, daß es jeweils Sache eines genauen Eingehens auf die Anamnese und manchmal auch einer langen Beobachtung des über die Frage aufzuklärenden Patienten sein wird, um abzuschätzen, wie weit ein strenges Verbot berechtigt ist. Freilich hat der Arzt einen leichten Standpunkt, der auf alle Fälle das Gift verbietet, es sind aber die verminderte Lebenslust und Lebensfreude der zum Nichtrauchen Verurteilten, ihre Nervosität, Schlaflosigkeit, ihr Vielessen und ihre Mast, denen man beim Aussetzen des Rauchens so oft begegnet, auch beachtenswerte Faktoren, abgesehen davon, daß der Arzt von einem rein menschlichen Standpunkt aus gar kein Recht hat, dem Nebenmenschen sein Dasein zu verleiden, wenn er nicht festeste Grundlagen für dieses Verbot hat. Eine rein persönliche Note spielt beim Rauchverbot und bei der „Erlaubnis" zu rauchen sicher noch eine große Rolle und diese Note ist damit gegeben, ob nun der betreffende Arzt selbst Raucher ist oder nicht. Der Nichtraucher verbietet sehr leicht, weil er die Gefahr, wie die meisten Menschen, überschätzt, der Raucher verbietet sehr schwer oder nicht — ich bekenne Raucher zu sein —, weil er die Gefahr vielleicht und selbstverständlicherweise unterschätzt, wenn sie vorhanden ist, weil er zumeist trotz Rauchens großer Mengen durch viele Dezennien nicht die geringsten bösen Folgen an sich verspürt hat. Beide tun unrecht, solange sie subjektiv urteilen und sich nicht bemühen, ohne Rücksicht auf ihr „Gefühl" den Einzelfall richtig zu beurteilen. Nimmt man es sich zur Richtschnur, in jedem Falle ein Problem daraus zu machen, ob und wieviel man rauchen läßt, werden einem grobe Fehler kaum unterlaufen und der Kranke wird das Gefühl haben, verläßlich und gut beraten zu sein und er wird die Vorschrift befolgen. Mit einem schablonenmäßigen Verbot ist nichts getan, wenn es nicht befolgt wird — wenn das Verbot noch so gut gemeint war. Ich bin der sicheren Überzeugung, daß bei allen Zuständen, die auf arteriellen Spasmen beruhen, das Gefäßkrampfgift Nikotin wirklich schwerstes Gift ist; nur absolutes Rauchverbot bis auf die bekannte letzte „halbe" Zigarette, die man „nur im Spitz" raucht, ist hier geboten. Doch welches Verbrechen, einem Greis etwa am Ende des achten Lebensjahrzehnts, weil er einmal einen Druck auf der Brust verspürt oder einmal einen leichten Schwindel gehabt hatte, die Zigarre vor dem Sonntagnachmittagsschläfchen zu verbieten, auch wenn es die letzte kleine Freude auf diesem Erdendasein war! Man muß nur wissen, wie sehr mancher an seinen paar Zügen aus seiner Zigarre oder gar nur aus seinem Pfeifchen hängt! Und ein kaum bedachtes Wort sollte ihm dies nehmen dürfen? Um sich zum Nikotinrichter zu erheben, muß man sich oft zumindest befleißen, eine psychologische Studie richtig zu lösen. Die Folgen des chronischen Nikotinabusus sollen hier also nicht weiter besprochen werden. Wir wenden uns der akuten Intoxikation zu.

Akute Nikotinvergiftungen sieht man heutzutage im allgemeinen nur bei nichtgewöhnten Jugendlichen, die zum erstenmal rauchten, zumal mit sogenannter Inhalation des Tabakrauches, wobei dieser über die große Resorptionsfläche auch der Lungenalveolen streichen kann. Die toxische Wirkung des Rauchens ist nicht allein vom prozentuellen Gehalt desselben an Nikotin, sondern auch von der Feuchtigkeit des Tabakes, der Schnelligkeit des Rauchens, des bereits erwähnten „Inhalierens", welches zum Unterschied vom Rauchen, wobei der Rauch nur in den Mund, höchstens noch Nasenrachenraum gelangt, unvergleichlich leichter zum restlosen Ausschöpfen des Nikotins führt, und schließlich auch von der Kombination mit anderen Giften (Alkohol) und vor allem von der Giftgewöhnung abhängig. Rauchen auf nüchternem Magen ist sicher gefährlicher als Rauchen nach der Mahlzeit; mein Lehrer ORTNER hat seinen Patienten insbesondere das Rauchen auf nüchternem Magen verboten, wenn er einen Nikotinschaden annahm. Wie schon an anderer Stelle erwähnt, reihen sich Pfeife-Zigarre-Zigarette in dieser steigenden Folge hinsichtlich ihrer nikotintoxischen Gefahren.

Die akuten Vergiftungen kommen also bei ungewohntem Rauchen Jugendlicher vor, wobei nur die starke Empfindlichkeit bei nieder dosierter Intoxikation das Bild ausmacht. Schwere, auch letal endende Nikotinvergiftungen hat man seinerzeit im Anschluß an Tabakklysmen als Abortiv oder als Laxans gesehen, auch kriminelle Verabreichungen reinen Nikotins sind bekanntgeworden. Einige Zentigramm des reinen Nikotins, welches ein fast geruchloses Öl darstellt, wirken letal.

Das Nikotin ist bekanntlich ein Gift des vegetativen, und zwar sowohl des sympathischen wie des parasympathischen Nervensystems. Die Symptome müssen sich deshalb in den einzelnen Fällen etwas unterscheiden, da das eine Mal mehr sympathische, das andere Mal mehr parasympathische Vergiftungsmomente im Vordergrund stehen.

Bei den leichten Graden der Nikotinvergiftung beobachtet man bekanntlich Blässe, Schweißausbruch, Schwindel, Ohrensausen, Brechreiz, Erbrechen, Diarrhöen, manchmal mit schweren Darmkrämpfen, anfänglich Salivation, später Trockenheit im Munde. Der Puls ist vorerst verlangsamt, später entwickelt sich meist eine Tachykardie; eine Senkung des Blutdruckes ist die Regel. Oppressionsgefühl auf der Brust, Angstgefühle, Schwächegefühle, Zittern der Beine sind weitere häufige Zeichen. Die Pupillen sind bei den leichten Vergiftungen enge. In manchen Fällen besteht auch Harndrang. In schweren Fällen kommt es unter Pupillenerweiterung zu Kollapserscheinungen, die zu Bewußtlosigkeit, manchmal mit tonischen und klonischen Krämpfen in der Skelettmuskulatur führen können. Derartige Fälle können sogar tödlich enden. Es wird sich hier weniger um eine Frage der Nikotindosis, als um eine spezielle individuelle Überempfindlichkeit gegen das Gift handeln. Nicht zu vergessen ist, daß wir im allgemeinen das Nikotin beim Tabakrauchen als das maßgebliche Gift beschuldigen, daß aber sicher auch Verbrennungsprodukte des Papiers, der Tabakbeize usw. auch eine (nur nicht bekannte) Rolle spielen können oder dürften.

Therapie. Bei Nikotinaufnahme durch den Magen (unbeabsichtigtes Schlürfen des „Pfeifensaftes", der sehr nikotinreich ist!) oder Trinken von Tabakblätterabsud usw. ist Magenspülung, eventuell unter Tanninzusatz, indiziert. Bei leichten Vergiftungen läßt man Milch mit Kognak oder Alkohol, ferner schwarzen Kaffee trinken. Manchmal empfiehlt sich ein leichtes Sedativum. Bei schwerer Vergiftung, die sehr selten ist, ist zur Atropininjektion (1 mg) zu raten. Bei schwersten Fällen mit Tachykardie mit Dyspnoe kann eine Morphiuminjektion versucht werden. Bei Kollaps werden Analeptika gegeben.

Eindeutige Abstinenzerscheinungen nach Nikotinentzug habe ich entgegen der allgemeinen Laienansicht, die auch in der Literatur verzeichnet wird, nie gesehen. Unter Abstinenz dürfen nicht die vielleicht nervös und reizbar machenden Suchtgefühle, das einfach psychisch nicht gestillte Verlangen nach dem gewohnheitsmäßigen Rauchen, auch nach der Beschäftigung des Rauchens verstanden werden. Freilich kann der an Rauchen Gewöhnte sich schwer an Nichtrauchen gewöhnen, dies geht mit psychischen Unlustgefühlen, aber nicht mit somatischen Abstinenzerscheinungen einher.

e) Koniinvergiftung.

Allgemeines. Koniin ist das Gift des gefleckten Schierlings (Conium maculatum), aus dem in der Antike schon zu Mord und Selbstmord und zur Todesstrafe Abkochungen hergestellt wurden. Heutzutage kommen sehr selten Verwechslungen mit Petersilie oder mit Meerrettich (Kren) vor. Die Hundspetersilie (Aethusa cynapium) enthält ebenfalls Koniin und kann versehentlich zur Suppenwürzung verwendet werden; hierbei kommen schwere Vergiftungen vor.

Klinische Symptomatologie. Die Vergiftungssymptome sind Speichelfluß, Halsbrennen, Lähmung der Beine, an die sich Lähmung der Atemmuskulatur, Brustmuskulatur und des Zwerchfelles anschließt, Sensibilitätsstörungen und schließlich zentrale Atemlähmung, die den Tod herbeiführt. Dieser tritt meist ein bis zwei Stunden nach Aufnahme des Giftes ein.

Therapie. Frühzeitige Magenspülung, nachher Tierkohlenaufschwemmung mit Abführmitteln durch Magenschlauch eingießen. Bei Eintritt der Atemstörungen: künstliche Atmung, Sauerstoffinhalation, CO_2-Atmung, Lobelininjektion, Analeptika. Auch die Diurese soll angeregt werden.

f) Akonitinvergiftung.

Allgemeines. Akonitin findet sich in Wurzelknollen des blauen Eisenhutes (Aconitum napellus), es ist das giftigste aller Alkaloide, 3 bis 12 mg sind die letale Dosis. Die Homöopathen verwenden es therapeutisch. Vergiftungen kommen heute kaum mehr vor; seinerzeit kam es bei kriminellen Vergiftungen zur Beobachtung.

Klinische Symptomatologie. Starkes Erbrechen, Schmerzen im Munde, ziehendes Gefühl in den Kiefermuskeln, Ptyalismus, Parästhesien, Muskelkrämpfe, motorische Lähmung, insbesondere der Atemmuskulatur mit folgender Erstickung.

Therapie. Magenspülung, Tierkohle, Abführmittel, künstliche Atmung und symptomatische Therapie.

g) Veratrinvergiftung.

Allgemeines. Veratrin ist das Alkaloid der weißen Nießwurz (Veratrum album) und wurde gelegentlich zu Giftmorden verwendet.

Klinische Symptomatologie. Zuerst Reizung, dann Lähmung der sensiblen Nervenendigungen, Erbrechen, Durchfälle, Muskelzuckungen, Parästhesien, Kribbeln, Jucken am ganzen Körper, Bradykardie und Kreislauflähmung. Auch Verwirrtheit kommt vor.

Therapie. Magenspülung, Tierkohle, Abführmittel, Analeptika und im übrigen symptomatische Behandlung.

h) Strychninvergiftung.

Allgemeines. Strychnin ist das wichtigste Alkaloid der Brechnuß (Nux vomica). Es wurde und wird zu Selbstmordzwecken vielfach angewandt. Es hat bitteren Geschmack. Es führt zu qualvollen Symptomen. Strychnin wird vielfach zur Mäuse- und Rattenvertilgung und zur Raubwildbekämpfung verwendet und gelangt auf diese Weise auch in die Hände Unberufener. Durch Nachlässigkeit, Versehen und Verbrechen können so schwere Vergiftungen vorkommen. Die minimal toxische Dosis beträgt 0,01 g, die minimal letale Dosis beträgt 0,03 g, die sicher tödliche Menge 0,2 g. Wegen Kumulation kann es auch bei therapeutischer Medikation zur Vergiftung kommen.

Strychnin führt bekanntlich zu einer stärksten Erhöhung der Reflexerregbarkeit in der Medulla spinalis, wodurch kleinste Reize eine gleichzeitige Erregung der Agonisten und Antagonisten der Muskulatur hervorrufen.

Klinische Symptomatologie. Sehr bald nach Aufnahme des Giftes treten rasch eine Steifigkeit in den Gliedern und vor allem ein Trismus, ein Krampf der Kaumuskulatur auf. Die Muskeln folgen in ihrer Steifheit nicht mehr recht dem Willen, der Hals ist bald versteift und auf der Brust liegt ein Gefühl schweren Druckes. Das Qualvolle an der Vergiftung folgt alsbald damit, daß ein geringster Reiz jeder Art, sei es eine leichteste Erschütterung, sei es ein leises Geräusch, sei es eine Lichteinwirkung zu einem schweren Tetanusanfall Anlaß geben kann. Der Kranke liegt dann im schwersten verkrampften Opisthotonus mit nach rückwärts in den Nacken krampfhaft gezogenem Kopf und jeden Muskel krampfhaft schmerzhaft kontrahiert darnieder, die Augen treten aus den Höhlen hervor, die Pupillen sind erweitert. Hinzu kommt ein krampfhafter Zwerchfellstillstand mit dem Erstickungsgefühl, der Zyanose und Dyspnoe. Der Krampf läßt wohl nach ein bis zwei Minuten nach, beim geringsten Reiz aber tritt er wieder und wieder auf. Nur in leichten Fällen kann das Intervall zwischen den Anfällen auch länger, bis zu eineinhalb Stunden dauern. Die Intervallänge charakterisiert den Grad der Schwere der Intoxikation. Im Intervall ist der Kranke erschöpft und wenn der Tod nicht im Anfall an Erstickung eintritt, so kommt er schließlich als Folge vieler Anfälle durch die inzwischen eingetretene höchste Erschöpfung.

Die *Diagnose* ist leicht, die Symptomatik so sehr typisch. Allerdings kommt differentialdiagnostisch der Tetanus in Frage. Strychnin kann im Harn nachgewiesen werden, da es in diesem zum Teil unverändert ausgeschieden wird.

Therapie. Magenspülung ist wegen Anfallsauslösung vorerst nicht möglich. Auch Schlucken kann einen Anfall auslösen. Zweckmäßig ist daher als erste Maßnahme eine Narkose (Evipaninjektion, Pernocton intravenös), schließlich schonender und weniger leicht anfallsauslösend eine vorsichtige Chloroformnarkose, wobei die Maske bei den ersten Atemzügen entfernt gehalten wird, auf daß der Reiz auf die Nasenschleimhaut abgeschwächt werde. Jede Maßnahme muß mitberücksichtigen, wie weit mit ihr die Anfallsgefahr heraufbeschworen wird. Bei einmal eingeleiteter Narkose kann diese in beliebiger Weise weiter unterhalten werden. Für Ruhigstellung wurde auch empfohlen: Intramuskuläre Injektion von 5 ccm einer 60%igen Natriumbromatlösung, ferner große Gaben von Magnesium sulfuricum (3 ccm der 5%igen Lösung) intraspinal, 50 ccm der 2%igen Lösung intravenös oder 20 ccm der 25%igen Lösung intramuskulär.

Zur Vermeidung stärkerer Reize soll das Zimmer abgedunkelt sein, alle Geräusche und Erschütterungen sollen soweit möglich vermieden oder verhindert werden. Für absolute Ruhe ist zu sorgen.

Erst wenn der Kranke entsprechend beruhigt ist, ist zu dem Versuch einer Magenspülung mit Kaliumpermanganatlösung zu raten, anschließend Tierkohleaufschwemmung mit Bitter- und Glaubersalzeingießung durch den noch liegenden Magenschlauch. Hatte man Gelegenheit, den Kranken sofort nach der Giftaufnahme zu sehen, wäre die Magenspülung sofort vorzunehmen, solange das Gift noch nicht resorbiert ist und der Anfall noch nicht zu befürchten ist.

Zur Narkosebehandlung ist noch nachzutragen, daß die Narkose nur so lange fortgesetzt werden soll, als die gesteigerte Reflexerregbarkeit besteht. Denn das Strychnin kann nach mehreren Krampfanfällen zu einem Lähmungsstadium führen, die zu lange Narkose könnte durch Unterstützung dieses Lähmungsstadiums die Gefahr schließlich noch erhöhen. Man wird die Narkose zweckmäßigerweise immer wieder unterbrechen oder wenigstens abschwächen, um sie schließlich rechtzeitig abzubrechen.

i) Muskarinvergiftung.

Allgemeines. Muskarin ist eines der giftigsten Alkaloide des Fliegenpilzes (Amanita muscaria), sein zweites Alkaloid ist dem Atropin sehr ähnlich. Fliegenpilzvergiftungen sind sehr selten, da der Pilz als „Giftschwamm“ zu gut bekannt ist.

Muskarin ist ein vagotropes Gift.

Klinische Symptomatologie. Muskarin erzeugt merkwürdigerweise meist Mydriasis. Etwa 15 bis 30 Minuten nach der Giftaufnahme kommt es zu einem Erregungszustand mit zuckenden und ataktischen Bewegungen der Hände und mit Protrusio bulbi. Der Patient schreit, tanzt, springt und zeigt eine schwere Verwirrtheit, die sich bis zu Tobsuchtsanfällen steigern kann. Immer kommt es zu starkem Speichelfluß, manchmal zu Darmkoliken und schleimigen Durchfällen, oft zu Bradykardie. Miosis ist sehr selten (s. oben). Manchmal sieht man auch Zyanose und Dyspnoe, später treten Benommenheit und Sopor auf, dieser dauert nicht lange, er wird wieder von Erregungszuständen abgelöst. Tritt ein Kollaps mit frequentem kleinem Puls auf, so ist unmittelbar Gefahr in Verzug.

Therapie. Frühzeitige Entfernung des Pilzgerichtes mit Magenspülung, Tierkohle, Laxans (Ol. ricini). Bei Miosis, Bradykardie und Hypotonie als Antidot des Vagusreizmittels Atropininjektion. Bei Aufregungszuständen sind aber Atropin und Verwandte kontraindiziert. In solchen Fällen empfehlen sich Pantopon- oder Pernoctoninjektion. Bei Kollapsgefahr Analeptika, eventuell Cardiazol in großen Dosen intravenös.

H. Vergiftungen mit Pilzen (Myzetismus).

Da im Voranstehenden von Vergiftungen mit Pilzen schon die Rede war, sei hier kurz eine Übersicht über die Pilzvergiftungen gegeben.

Diese Vergiftungen sind an eine Jahreszeit gebunden, die Pilzvergiftungen kommen im allgemeinen zwischen Mai und Oktober vor, nur die Lorchelvergiftung fällt in die Monate April und Mai. Pilzvergiftungen sind relativ selten, da das Marktamt den Verkauf im öffentlichen Handel genügend kontrolliert und überdies eine entsprechende Aufklärung der Bevölkerung durchgeführt wird. Die Kenntnis, daß Pilze (im besonderen z. B. der Fliegenpilz) giftig sein können, ist eine so allgemeine, daß in der Regel doch nur Kenner der Pilze sie sammeln und in der Küche verwerten. Es werden mit wenigen Ausnahmen auch nur wenige Arten der leicht erkennbaren ungiftigen Arten (Steinpilze, Wiesenpilze, Eierschwämme, Bärentatzen) gesammelt, wo Irrtümer kaum unterlaufen, zumal die Schwämmesucher aus Angst vor Vergiftungen den Schwamm beim leisesten Verdacht eines Irrtums ausscheiden.

Der gefährlichste Pilz ist bekanntlich der *Knollenblätterschwamm (Amanita phalloides)*; sein Genuß führt in 35 bis 50% der Fälle zum Tode, oft einer ganzen Familie. Die Vergiftung wurde in Bd. II, S. 287, als Ursache einer schweren diffusen Hepatitis bereits erwähnt und es sei auf dieses Kapitel verwiesen.

Der *Knollenblätterschwamm* wächst hauptsächlichst in Nadelwäldern, er ist ein kleiner Pilz, der mit dem eßbaren Champignon (Agaricus campestris) verwechselt werden kann; allerdings sind die Lamellen auf der Unterseite des Hutes bei Champignon rotweiß bis braunrot, beim Knollenblätterschwamm hingegen weiß; auch gehen sie beim Amanita phalloides in den Stiel über, beim Champignon aber nicht. Die Haut der Knollenblätterschwämme, dessen Stiel über dem Boden eine knollige Auftreibung zeigt und dessen Schaft darüber meist hohl ist, ist glatt und wie Seide glänzend. Die Giftwirkung ist auf ein nicht näher bekanntes Alkaloid zurückzuführen.

Klinische Symptomatologie. Erst zehn bis zwölf Stunden nach dem Genuß der Schwämme treten Magenschmerzen und Üblichkeit auf, ihnen folgen unstillbares Erbrechen, Darmkoliken und Durchfälle. Die reiswasserähnlichen Durchfälle führen zur Exsikkose, zu Bluteindickung, Wadenkrämpfen, Zyanose, subnormalen Temperaturen und Tachykardie. Nach 24 Stunden tritt Trübung des Sensoriums ein, der Puls wird klein und es kann zu einer tödlichen akuten Kreislaufschwäche kommen. Überlebt der Patient aber, so stellt man am dritten Tag eine starke Leberschwellung fest, die Leber ist jetzt druckempfindlich, ein Subikterus stellt sich ein. Durchfälle und Erbrechen hatten vor zwei Tagen nachgelassen. In manchen Fällen finden sich vom Anfang an schwere nervöse Symptome, Benommenheit und tetanische Muskelkrämpfe, die unter Umständen auch durch Atemstillstand zum Tod führen können. Der Leberprozeß führt in der Regel zu einer großen Fettleber, der Verlauf kann dem einer akuten bzw. subakuten Leberatrophie entsprechen. Das Bild ähnelt der Phosphorvergiftung außerordentlich. Die *Therapie* muß meist nicht versuchen, Pilzreste aus dem Magen zu spülen, da der Magen meist leer-erbrochen wurde. Die Exsikkose muß mit NaCl-Infusion usw., intravenösen Zuckerlösungen usw. behoben werden. Analeptika.

Die *Fliegenpilzvergiftung* wurde oben bei der Muskarinvergiftung (s. S. 681) abgehandelt.

Morcheln und Lorcheln (Morchella und Helvella) werden oft gegessen, sie sind nach Kochen und Abgießen des Kochwassers ungiftig, beim bloßen Rösten aber bleiben sie giftig. Sie scheinen zwei verschiedene Giftstoffe zu enthalten, einen hämolysierenden und einen nervenschädigenden.

Die *Vergiftunassymptome* treten vier bis sechs Stunden nach dem Pilzgenuß auf: Erbrechen, Durchfälle (die auch fehlen können), am zweiten und dritten Tag kommt es zu Leberschwellung mit Ikterus von hämolytischem Charakter; in schweren Fällen sieht man nervöse Zustände im Sinne von Erregungszuständen, tonisch-klonische Zuckungen und Koma. Die Prognose ist hier in der Regel doch gut.

Die *Therapie* besteht in Magenspülung mit folgenden Gaben von Rizinusöl und Tierkohle; sie ist im übrigen symptomatisch.

Auf die Klinik der Vergiftungen mit den übrigen Giftschwämmen, dem Panther-, dem Rißpilz, dem Giftreizker und dem Satanspilz kann nicht näher eingegangen werden, es muß auf die einschlägige Literatur verwiesen werden.

I. Vergiftungen mit Metallen und Metalloiden.

Viele Schwermetalle wirken lokal entzündungserregend. Sie verwandeln ionisiert das Organeiweiß in ein Metallalbuminat. Die wichtigsten Metallvergiftungen in der Praxis sind die mit Blei, Quecksilber und mit Thallium.

a) Bleivergiftung.

Die akute Bleivergiftung, die unter dem Bilde einer akuten Gastroenteritis verläuft, ist sehr selten, sie wird mit Magenspülungen und mit Laxantien behandelt.

Die *chronische Bleivergiftung* ist häufiger, da alle Personen, einerlei welcher Berufsschicht sie angehören, soferne sie nur irgendwie mit Blei in Kontakt kommen, erkranken: Früher waren es Maler, Anstreicher, Lackierer, Schriftsetzer und Schriftgießer, die mit Bleilettern zu tun haben, die einer langdauernden Bleiintoxikation ausgesetzt waren. Durch entsprechende Vorschriften der Gewerbehygiene und auch durch Änderung der maschinellen Einrichtungen usw. sind die Gefahren der Bleivergiftung im Buchdruckgewerbe wesentlich vermindert und fast ausgeschaltet worden, zumindest für die Personen, die sich strenge an die Vorschriften halten. Auch Maler, Anstreicher und Lackierer sind nicht mehr so gefährdet, da bleihaltige Farben immer weniger verwendet werden. Heute sind die in Akkumulatorenfabriken Beschäftigten, ferner die Arbeiter, die im Lackspritzverfahren tätig sind, gefährdet. Eine Zeit hindurch wurde das Benzin durch Zusatz von Bleimethyl und anderen Bleisubstanzen „klopffest" gemacht und auch dadurch waren eine bestimmte Gruppe von Tankwärtern und anderes Personal gefährdet. Es handelt sich, eben durch die sanitär-hygienischen Vorschriften, heute weniger um Aufnahme von Blei mit verunreinigten Händen, sondern in den verschiedenen Betrieben um die Einatmung von bleihaltigen Dämpfen. Wasservergiftungen durch Bleirohre (s. unten) kommen kaum mehr vor. Die Aufnahme von täglich nur 1 mg Blei führt innerhalb von Monaten, von 5 mg innerhalb von Wochen zur Vergiftung.

Die Ausscheidung des Bleis erfolgt durch Harn und Stuhl. Im Blut sind Werte über 0,06 mg% pathologisch.

Die chronische Vergiftung kann auch durch Wasser entstehen, wenn es durch bleihaltige Wasserleitungsrohre geführt wird. Es ist dies insbesondere der Fall, wenn das Wasser kohlensäurehaltig ist, da das entstehende Bleikarbonat wasserlöslich ist. — Auch Bleigeschoße von Steckschüssen können zur Vergiftung führen.

Klinische Symptomatologie der chronischen Bleivergiftung. Die Bleiintoxikation äußert sich frühzeitig in einer auffälligen Blässe. In Bd. II, S. 459, wurde schon besprochen, daß es sich bei dieser *Blässe* vorerst und auch später vorwiegend wenigstens um eine Scheinanämie handelt. Hinsichtlich der später sich entwickelnden *Anämie,* der gesteigerten Hämolyse, der Frage der Pathogenese dieser Anämie, der Ursache des Auftretens der basophil getüpfelten Erythrozyten sei auf die dortige Darstellung verwiesen. Neben Blässe sind erste Zeichen auch Appetitlosigkeit, metallischer Mundgeschmack, Magendrücken. Oft führt erst die erste Bleikolik den Patienten zum Arzt. Als Ursache der abdominellen *Bleikolik* werden heute wieder Dünndarmspasmen in den Vordergrund geschoben; die Frage, ob es sich tatsächlich um Darm- oder um Gefäßspasmen oder gar um Neuralgien handelt, scheint uns eindeutig noch nicht entschieden. Auch ein Tremor kann sich frühzeitig einstellen. Später erst kommt es zu motorischen Lähmungen, die vor allem das Gebiet des Nervus radialis, also die Vorderarmstrecker betreffen. Selten kommt es noch später zu den Erscheinungen der

Encephalopathia saturnina, die vor allem zu Erregungszuständen führen kann und die auch für die doch selten auftretende Bleiamblyopie verantwortlich sein dürfte. Über das Wesen der Enzephalopathie sind die Akten auch noch nicht geschlossen, die Annahme hat viel für sich, daß sie die Folge von Zirkulationsstörungen ist. Gefäßspasmen, wenigstens im weiteren Sinn des Wortes, müssen ja auch für die *Bleiniere,* für den *Bleihochdruck* und die *Bleischrumpfniere* verantwortlich gemacht werden. Bei Kindern soll sich Bleispielzeug verheerend in Form einer poliomyelitisartigen Lähmung oder einer „Bleimeningitis" äußern können. Akute diffuse hepatozelluläre Lebererkrankungen im Sinne eines Parenchymikterus sollen gelegentlich vorkommen. Manche Autoren beziehen Magen-Duodenalgeschwüre auf eine Bleiintoxikation, wobei die Vorstellung berechtigt schiene, daß Gefäßspasmen die Grundlage des Ulkus abgeben könnten. Bei der relativen Häufigkeit des Ulkus und der relativen Seltenheit der Bleivergiftung mit Ulkus scheint uns die Annahme einer zufälligen Koinzidenz mehr Wahrscheinlichkeit für sich zu haben. Ein Symptom ist schließlich noch zu erwähnen, das erste, welches der Arzt bei Bleiverdacht meist sucht, nämlich der *Bleisaum* am Zahnfleisch, und zwar an dessen oberem Rande, hauptsächlich im Bereiche der Schneidezähne. Er ist durch die Ablagerung von Bleisulfid bedingt. Bleisaum wird oft diagnostiziert, wo lediglich eine Mißfärbung des Zahnfleischrandes bei Paradentose oder Pyorrhoe vorliegt. Das Bleisulfid entsteht durch Einwirkung von freiem Schwefel aus schwefelhaltigen Eiweißverbindungen, wie Eiern, auf das im Blut kreisende Bleikarbonat. Der Bleisaum ist bläulich schwarz. Er darf nicht mit dem Grau der Paradentose und der Mißfärbung durch Zahnstein verwechselt werden. Diagnostisch wichtig ist schließlich noch eine Porphyrinurie, sie gilt als Frühzeichen.

Therapie. Die Prophylaxe ist von der Behörde hinsichtlich der gewerblichen Vergiftungen vorgeschrieben. Die Koliken sind symtomatologisch mit Wärme, Atropin, eventuell mit Opium zu behandeln. Durch laktovegetabilische, alkalische Kost und durch Kalziumgaben, Kalziuminjektionen versucht man das Blei im Knochen zu deponieren oder die Deponierung zu begünstigen. Nach eingetretener Besserung versucht man das Blei aus dem Knochen wieder zu mobilisieren und zur Ausscheidung zu bringen: Hierzu wird die Kost auf kalkarme, saure Diät umgestellt und Jodkali per os verabreicht. Es soll sich auch Parathormon empfehlen, da mit dem Kalk auch Blei aus den Knochen mobilisiert werden soll.

b) Kupfervergiftung.

Allgemeines. Kupfervitriol und Kupfersulfat werden gelegentlich aus Versehen, weniger zu Selbstmordzwecken genommen. Die sogenannte „Grünspanvergiftung" („Grünspan" sind fettsaure und essigsaure Kupferverbindungen in schlecht verzinnten Kupferpfannen) sind bei genauerer Untersuchung zumeist bakterielle Fleischvergiftungen, die mit Kupfer nichts zu tun haben. Kupfersalze sind übrigens sehr schlecht resorbierbar und es sind Kupferbeigaben zu Gemüsekonserven (zur Erhaltung der Grünfarbe) in vielen Staaten nicht einmal strenge untersagt.

Die *Symptome* sind die gleichen wie die der Schwermetallvergiftungen, sie bestehen vorwiegend in gastroenteritischen Erscheinungen, in Erbrechen, Durchfällen, wie auch in renalen Reizerscheinungen, in Albuminurie, Zylindrurie und auch Hämaturie, schließlich auch Oligurie. Allgemeinsymptome in Form von Müdigkeit, von Prostration, Frösteln, Schwindel, Tachykardie können sich einstellen. Es sind Fälle mit Konvulsionen, mit Koma und letalem Ausgang im Kollaps beschrieben worden.

Therapie. Magenspülung, Verabreichung von Eiereiweiß in Wasser oder Milch. Tierkohle. Analeptika.

c) Zinkvergiftung.

Akute Vergiftungen (und Verätzungen) kommen mit Zinksalzen (Zinkoxyd, Zinksulfat und Zinkchlorid) und mit Lötwasser (Lösung von Zink in Salzsäure) vor. Sie sind sehr selten. Sie führen zu gastroenteritischen Erscheinungen und zu Ätzwirkungen. Das Gießfieber entsteht beim Messingguß durch das Einatmen von Zinkoxyddämpfen; nach sechs bis acht Stunden treten Schüttelfrost, hohes Fieber, Müdigkeit auf. Die *Therapie* ist die gleiche wie bei der Kupfervergiftung.

d) Thalliumvergiftung.

Allgemeines. Thalliumvergiftungen bei Mord und Selbstmord sind nicht so selten, da Thallium zur Ratten-, Mäusevertilgnug und auch im Weidwerk gegen Raubwild in den Handel kommt. Die sogenannte Zeliopaste ist das meist gebrauchte Rattenvertilgungsmittel, sogenannter „Zelioweizen" wird den Mäusen gestreut. 0,5 g Thallium können schwere Vergiftungserscheinungen auslösen, die mittlere tödliche Dosis beträgt 1 g Thalliumsalz (Thallosulfat; eine Tube Zeliopaste enthält 0,7 g). Die frühere Verwendung als Enthaarungsmittel (Thalliumazetat) ist aufgegeben worden.

Die akute Vergiftung ist durch eine spastische Obstipation mit Koliken und durch eine Polyneuritis der unteren Extremitäten, speziell mit Fußsohlenschmerz und durch fortschreitenden Ausfall der Kopfhaare (erst in der dritten Woche), durch Schlaflosigkeit, Blasenstörungen, durch gastroenteritische und stomatitische Erscheinungen gekennzeichnet. Optikusneuritis kommt vor, ebenso wurden psychische Störungen beobachtet. Im Haar und im Harn kann Thallium leicht nachgewiesen werden. Die Vergiftungserscheinungen stellen sich auch bei höheren Dosen eher langsam ein. Bei Mordversuch wird das Gift meist in kleinen Dosen durch längere Zeit verabfolgt, weshalb das Vergiftungsbild erst recht eine langsame Entwicklung zeigt. An den Zehen- und Fingernägeln entwickeln sich erst nach etwa zweieinhalb bis drei Wochen die sogenannten MEESschen Linien, trophische Störungen, die sich in bald hellen, bald dunklen Querlinien äußern. Remissionen der Vergiftung, ähnlich wie bei Blei durch frische Giftmobilisation kommen vor. Manche Autoren berichten über bedrohliche Tachykardieanfälle und über stenokardieähnliche Zustände. Innerhalb von sieben bis acht Wochen gehen die Erscheinungen zurück, die retrobulbäre Neuritis kann eine Sehnervenatrophie hinterlassen. Der Kranke kann kardial und renal zugrunde gehen. Die *Therapie* ist eine symptomatische. Magenspülung, Abführmittel, Diuretika, Spasmolytika, Sedativa, Vitamin B_1 und intravenöse Gaben (20 bis 30 ccm) von 3% Natriumthiosulfat werden empfohlen.

e) Quecksilbervergiftung (Sublimat $HgCl_2$, Calomel $HgCl$).

Schwere Hg-Vergiftungen sieht man meist als Sublimatvergiftung. Meist sind es Vergiftungen in selbstmörderischer Absicht, seltener handelt es sich um eine versehentliche Einnahme großer Kalomeldosen. Leichtere Vergiftungen sah man seinerzeit nicht so selten nach Hg-Diureticis (SAXLsches Novasurol). (Die heute gebräuchlichen, wie Novurit, Salyrgan, Esidron sind unvergleichlich weniger toxisch, in entsprechender Menge sogar als atoxisch zu bezeichnen.) Gewerbliche akute Vergiftungen kommen auch durch Inhalation von Hg-Dämpfen vor (Vakuumindustrie, Amalgierung, Haarbeizereien, Thermometerfabriken; metallisches Hg, per os aufgenommen, ist aber ungiftig), im Hutmachergewerbe (nicht

Spiegelindustrie, aus der das Hg eliminiert wurde). Die toxische Dosis von Sublimat beträgt 0,1 bis 0,2 g, die tödliche 0,5 g. Bei Vaginalspülungen usw. können 1%ige Lösungen schon toxisch wirken. Alle Hg ausscheidenden (und auch speichernden) Organe (Leber, Darm, Niere, Lunge) sind besonders gefährdet. Der Grad der individuellen Empfindlichkeit scheint bei der Hg-Intoxikation eine große Rolle zu spielen.

Klinische Symptomatologie. Die akute Quecksilbervergiftung (Sublimatvergiftung). Die Ätzwirkung zeigt sich an der Mundschleimhaut, die Gingiva ist geschwollen und gerötet, aufgelockert und blutet leicht, die Salivation ist verstärkt. Oberflächliche und auch tiefgreifende Geschwüre können sich einstellen, die grau belegt sind. Zunge und Gaumenbogen können in gleicher Weise entzündlich mitaffiziert sein. Auch am Gaumen können Geschwüre auftreten. Subjektiv wären die ersten Zeichen der Metallgeschmack, Darmkrämpfe, welchen bald Durchfälle und Erbrechen folgen. Die Stühle werden bald, oft noch am ersten Tag, ja in der ersten Stunde, stark hämorrhagisch-schleimig, starke Tenesmen können den Patienten plagen. Im Harn findet man meist nur etwas Albumen, später kommt es zu Oligurie, starker Albuminurie, Hämaturie, Zylindrurie und allen Zeichen der nekrotisierenden Nephrose, wie sie auf S. 254 dargestellt ist. Dort ist auch der weitere Verlauf der Sublimatniere eingehend beschrieben; der schwere Verlauf endet nach fünf bis zehn Tagen in der tödlichen Urämie, bei milderem Verlauf endet die Nierenkrankheit erst nach zwei bis drei Wochen tödlich. Erholt sich die Nierenfunktion, so bleibt eine Restalbuminurie lange Zeit bestehen. Standen zu Beginn die schweren enterokolitischen, vorwiegend kolitischen Erscheinungen im Vordergrund des klinischen Bildes, so ist das Schicksal des Patienten schließlich doch fast ausschließlich von der erhaltenen Nierenfunktion abhängig. Venenthrombosen im Verlauf der Vergiftung kommen vor. Zur Sicherung der *Diagnose* kann Hg im Harn nachgewiesen werden. Dem Harn wird Jodkalilösung zugesetzt, wodurch erst Gelbfärbung, dann Rotfärbung eintritt.

Die *Therapie.* Frühzeitige Magenspülung zur Elimination des Giftes mit einer Eiweißlösung (geschlagenes Hühnereiweiß in Wasser oder Milch). Bei zu fortgeschrittener Geschwürsbildung in der Mundschleimhaut und der daher gegebenen Sorge, das Einführen des Schlauches könnte in der Speiseröhre ein schweres Trauma setzen, kann man die Magenspülung nicht vornehmen. In diesem Falle begnüge man sich mit der peroralen Darreichung von Eiweiß und Milch, da Sublimat mit Eiweiß unlösliche Niederschläge gibt. Die Eiweißgabe soll so früh als nur möglich einsetzen. Auch Tierkohle als Adsorptionsmittel kann gegeben werden. Zur Überführung des noch im Magen befindlichen Quecksilbers in das harmlose Quecksilbersulfid soll man frisch bereitetes Schwefelwasserstoffwasser trinken lassen. Versuch der Giftelimination aus dem Darm mit indifferenten (Kamillen-) oder mit Tannineinläufen. Magen- und Darmspülungen sind öfters zu wiederholen, da Hg aus dem Blute immer wieder in den Verdauungstrakt abgegeben wird. Natriumthiosulfat als Injektion und per os, welches früher bei allen Metallvergiftungen zur Entgiftung gegeben wurde, wird heute von der Mehrzahl der Autoren abgelehnt. Man kann 20 ccm einer 5%igen Lösung mehrere Tage lang intravenös injizieren. Ein Mittel, welches wir der englischen Forschung verdanken und welches uns leider in ausreichender Menge noch nicht zur Verfügung steht, hat uns in einem scheinbar schon hoffnungslosen Fall den Kranken vom sicheren Tode gerettet, es ist das Mittel BAL (Abkürzung von British Anti-Lewisite).

BAL (2,3-Dimerkaptopropanol) ist kein Spezifikum für die Quecksilbervergiftung, es ist vielmehr ein Gegenmittel scheinbar bei vielen Metallvergiftungen.

Beste Erfahrungen liegen vor bei Arsenvergiftung, Quecksilber-, Gold-, Kadmium- und Zinkvergiftung. Es ist unwirksam bei Bleivergiftung. Die Erfolge sind auch außerordentlich rasch einsetzend, die verschiedenen Metalle werden unter der Behandlung rasch ausgeschieden. Manche Autoren beklagen sich wohl, daß BAL kein „ideales" Antidot sei, da es selbst toxische Eigenschaften habe (Übelkeit, Nausea, Erbrechen, Speichelfluß, Tränensekretion, Schwitzen, Parästhesien, Hitzegefühl, ziehende Schmerzen in Armen und Beinen, Kopfschmerzen) — Beschwerden, die aber Arzt und Patient in Kauf nehmen werden, wenn es ums Leben geht!

BAL wird als 10%ige Lösung in Ampullen zu 4,5 ccm zum intramuskulären Gebrauch und in wäßriger Lösung zur intravenösen Injektion in den Handel gebracht. Durch die Applikation des Medikamentes kann auch bei frühzeitiger Gabe das Auftreten der Sublimatnephrose nicht mehr verhindert werden, trotz Einsetzens eines schwersten Nierenfunktionsschadens, einer schweren Oligurie und Anstieg des Reststickstoffes kann sich die Niere unserer Erfahrung nach innerhalb einiger Wochen doch wieder völlig erholen. Die BAL-Therapie hat so früh als möglich einzusetzen. Daneben sind frühzeitig Plasmatransfusionen und Transfusionen physiologischer NaCl-Lösung, bei beginnender Urämie die entsprechenden Maßnahmen bis zur Austauschbluttransfusion bzw. den Peritonealspülungen (s. S. 226) durchzuführen.

f) Manganvergiftung.

Allgemeines. Als gewerbliche Vergiftung kommt sie durch Staubinhalation in Braunstein- (MnO_2-) Mühlen und in Braunsteinbergwerken vor. Kaliumpermanganat ($KMnO_4$) kann als Ätzgift in 5- bis 6%igen Lösungen oder in Kristallform wirken. Die chronische Manganvergiftung äußert sich in Schwäche, Müdigkeit, Zittern, später in einem Parkinsonismus (dessen Einzelheiten in Lehrbüchern der Neurologie nachzulesen sind) und in Gedächtnisschwäche. Die Muskeln sind hypertonisch, aber bewegungsmüde.

Eine verläßliche Therapie wurde nicht bekannt.

Von Manganpneumonie spricht man, wenn sich bei manganhaltiger Staubeinlagerung in der Lunge eine Pneumonie entwickelt. Die Prognose dieser Pneumonie gilt als schlecht. Allerdings ist über die Prognose unter moderner Antibiotikatherapie noch nichts bekannt.

g) Bariumvergiftung.

Allgemeines. Das in der Röntgenologie verwendete Bariumsulfat ist unlöslich und daher ungiftig. Die löslichen Bariumsalze, vor allem das Bariumkarbonat, sind sehr giftig. Vergiftungen kommen durch Verwechslung des Karbonats und des Sulfats vor, wenn aus einer Drogerie zu Röntgenzwecken „Barium" geholt wird, ohne den Verwendungszweck anzugeben. Bariumkarbonat wird auch als Ratten- und Mäusevertilgungsmittel verwendet. Wenige Gramm Bariumkarbonat können tödlich wirken. Bei Röntgenuntersuchungen mit den großen Bariummengen müssen sich Verwechslungen deletär auswirken!

Klinische Symptomatologie. Vorerst Erbrechen, dem Durchfälle folgen, Herzdruck, Herzbeklemmung, Bradykardie oder Tachykardie, Herzangst, Angstgefühle, Dyspnoe, Durst. Wenige Stunden nach Einnahme des Giftes können schon Schluckbeschwerden, Krämpfe und Lähmungen, besonders der Beine, auftreten. Benommenheit. Bei erhaltenem Bewußtsein werden Hör- und Sehstörungen angegeben. Der Tod erfolgt meist als Sekundenherztod.

Ohne Kenntnis der Vorgeschichte wird die Diagnose kaum gestellt werden können. Bei Verdacht muß das Erbrochene chemisch untersucht werden; im salzsauren Filtrat des Erbrochenen fällt Schwefelsäure einen weißen Niederschlag. Die Flamme wird durch Barium grün gefärbt.

Therapie. Magenspülung mit 1%iger Natr. sulfuricum-Lösung zwecks Überführung des Bariumkarbonats in das unlösliche Sulfat. Auch weitere Gaben von Magnesium sulfuricum und von Tierkohle sind angezeigt. Kardiaka, Analeptika.

h) Uranvergiftung.

Uran ist ein sehr giftiges Schwermetall. Wie alle Schwermetalle führen Vergiftungen zu schweren Gastroenterokolitiden und zu Nierenschäden. In der Toxikologie sind Uran und dessen Salze von geringerer Bedeutung.

i) Kadmium-, Kobalt-, Gold- und Vanadiumvergiftung.

Diese Vergiftungen führen durch Inhalation in Staub- oder Dampfform zu akuten Tracheopharyngo-Bronchitiden, auch zu zerebralen Erscheinungen, Schwindel, Bewußtlosigkeit.

Kobalt wurde in Bd. I, S. 534, als ein Bestandteil des Erzes erwähnt, welches im Erzgebirge gefördert wird und offenbar Anlaß zum Schneeberger Lungenkrebs geben könnte. Hinsichtlich der diesbezüglichen Hypothesen sei auf diese Ausführungen verwiesen.

Hinsichtlich einer etwaigen *Gold*vergiftung muß auf die toxischen Erscheinungen einer Goldtherapie verwiesen werden, die bei Behandlung des Rheumatismus auf S. 349 erörtert wurden.

Vanadium ist als Pentoxyd ein gewerbliches Gift in Stahl- und Anilinfabriken. Der eingeatmete Staub verursacht chronische Bronchitiden. Ob hier tatsächlich von einer Vergiftung gesprochen werden kann, muß vorläufig dahingestellt bleiben.

k) Arsenvergiftung.

Allgemeines. Toxikologisch haben das Arsenik As_2O_3, das Anhydrid der arsenigen Säure und deren Metallsalze, das Schweinfurter Grün und der Arsenwasserstoff AsH_3 die größte Bedeutung. Die Aufnahme des Giftes erfolgt in Form der arsenigen Säure As_2O_3, als Arsen in Substanz oder als Arsenkupferverbindung in Farben. Es kann auch als medizinale Lösung (Sol. Fowleri) aufgenommen werden. Vergiftungen entstehen durch Verwechslung mit Salz oder Backpulver und bei Suizid- und Mordversuchen. Die toxische Dosis des Arseniks beträgt 0,01 bis 0,05 g, die letale Dosis in der Regel 0,1 bis 0,2 g. Die individuelle Empfindlichkeit ist aber sehr verschieden, so daß größere Dosen manchmal nicht zum Tode führen. Die arsenige Säure ist geschmack- und geruchlos (daher für Giftmord so sehr geeignet!). Da Arsenik auch als Ratten-, Mäuse- und Pflanzenschädlings-Vertilgungsmittel verwendet wird und im Handel ist, wird es um so eher kriminell benützt. Auch sind die klinischen Erscheinungen bei langsamer Vergiftung mit anfangs niederen Dosen nicht irgendwie charakteristisch oder auffällig und die oft gestellte Diagnose am Totenschein ist in solchen Fällen oft die einer schweren Gastroenteritis, der der alte Mensch nicht mehr gewachsen war. Es kam oft vor, daß der Arzt den Kranken wegen chronischem hartnäckigem Darmkatarrh fortlaufend behandelte, während der Mörder das Gift dem Essen des Opfers weiter beimischte. Nur wenn mehrere Personen gleichzeitig erkranken, kann der Verdacht einer Infektion oder Vergiftung wach werden. Arsenhaltige Tapeten können auch zur Vergiftung führen.

Die Arsenvergiftung ist ferner als „Winzerkrankheit" dort bekannt, wo die Reben zur Schädlingsbekämpfung mit Arsen bespritzt werden. Der Haustrunk, der aus den Trebern hergestellt wird, enthält viel, der Wein geringe Mengen Arsen.

Klinische Symptomatologie. Die akuten und chronischen Vergiftungen geben recht differente Bilder.

Die *akute Arsenvergiftung.* Sie setzt mit schweren gastroenteritischen Erscheinungen mit Erbrechen und profusen Diarrhöen ein, die zu Reiswasserstühlen führen, die unter Darmspasmen und Tenesmen abgesetzt werden. Die Exsikkose kann zu einem raschen Verfall mit allen Zeichen der Wasserverarmung (s. S. 181) Anlaß geben. Im Kollaps kann es zu einem raschen Tod kommen. In leichten Fällen können die Durchfälle auch wochenlang anhalten und der Kranke geht schließlich an Erschöpfung zugrunde. In anderen Fällen, in welchen große Arsenmengen in Lösung aufgenommen wurden, zeigen sich bei schneller Giftresorption vorwiegend Erscheinungen des Zentralnervensystems, Bewußtlosigkeit, Muskelkrämpfe mit rasch sich anschließenden Lähmungen der vegetativen Zentren, der Atmung und Vasomotoren, mit raschem letalem Ausgang. Parästhesien, Peronäus-Rekurrens-Lähmungen mit Muskelatrophien sind in weniger foudroyant verlaufenden Fällen beschrieben, die in ihrer Klinik zu der der chronischen Vergiftung überleiten.

Bei der *chronischen Arsenvergiftung* stellen sich die gastroenteritischen Symptome in milderer Form ein, es kommt allerdings auch hier zu profusem Erbrechen, manchmal auch zu Hämatemesis, zu starken Gastrospasmen mit starker Berührungsempfindlichkeit im Epigastrium. Dabei bestehen Kopfschmerzen, Metallgeschmack und auch Brennen im Munde, Kältegefühl. An diese Magenbeschwerden schließen sich die enterokolitischen mit profusen, reiswasserähnlichen Durchfällen. Es folgt die Exsikkose mit den Muskel- (Waden-) Krämpfen, dem Druckabfall, die Zyanose, die Tachykardie, der kalte Schweiß. Der Kranke ist blaß, abgemagert. Die Kranken gehen kardial bzw. an Zirkulationsschwäche zugrunde.

Bei klinisch ausgesprochenem Verdacht auf Arsenvergiftung wird die Diagnose durch den Arsennachweis im Erbrochenen, im Magensaft, im Harn und im Stuhl gesichert (Überführung des Arsens im MARSHschen Apparat in Arsenwasserstoff und Erzeugung eines Arsenspiegels als Niederschlag aus der AsH$_3$-Flamme). Die Ausatmungsluft der Kranken hat oft einen Geruch, der an Knoblauch erinnert.

Die *Prognose* ist stets ernst. Wenn es im akuten Stadium nicht zum letalen Ende kommt, so kann der Tod in der Folge offenbar durch neue Mobilisierung des Arsens aus den Depots, durch Gefäß- und Herzlähmung noch eintreten. Eine der langwierigsten Nachkrankheiten ist die Arsenneuritis, die dem Patienten noch monatelang Beschwerden machen kann.

Therapie. Der Kranke soll zum Erbrechen gebracht werden (eventuell Apomorphin-, Emetininjektion). Magenspülung, frühzeitig und gründlich. Ferner ist die Fällungs- und Adsorptionstherapie zu empfehlen. Die Fällung wird durch die Darreichung des Antidotum arsenici versucht (100 Teile schwefelsaures Eisenoxyd in 250 Teilen Wasser werden immer wieder frisch gemischt mit 15 Teilen Magn. usta in 250 Teilen Wasser; von dieser Mischung werden anfänglich alle zehn bis fünfzehn Minuten drei Eßlöffel, später stündlich ein bis zwei Eßlöffel gegeben). Wenn auch die Wirkung des Antidots keine sichere ist, so ist es zu empfehlen. Jedenfalls ist Magn. usta zu geben (50 g sofort, anschließend alle fünf Minuten einen Eßlöffel einer 5%igen Aufschwemmung). Große Dosen von Tierkohle als Adsorbens. Zur Entgiftung schließlich mehrmals täglich intravenöse Injektion von 10 bis 20 ccm einer 10%igen Natriumthiosulfatlösung mit dem Versuche, die Arsenverbindung in die ungiftigen Sulfide zu überführen. Analeptica, Kardiotonika. Diätetisch Schleimsuppe.

In gewissen gewerblichen Betrieben kommen *Arsenwasserstoffvergiftungen* vor, das AsH_3 ist ein stark giftiges Gas. Die Vergiftungszeichen sind Kopfschmerz, Kältegefühl, Druck auf der Brust, Brechreiz, Epigastralgien, Hämoglobinurie, Oligurie bis Anurie, Ikterus, Leber-, Milzschwellung. Die Therapie ist vorwiegend symptomatisch; Bluttransfusion, Nierendiathermie werden empfohlen. Im übrigen ist sie die gleiche wie bei der Arsenvergiftung.

l) Phosphorvergiftung.

Allgemeines. Phosphor war seinerzeit Modegift bei Suiziden, solange gelber Phosphor zur Erzeugung der Zündhölzer verwendet wurde und. die Köpfe der Streichhölzer eines Päckchens eine letale Dosis ergaben. Heute wird in der Zündholzfabrikation, wenn überhaupt, roter Phosphor verwendet, der atoxisch ist. Gelegentlich kommen Vergiftungen mit phosphorhaltigen „Rattengiften" zustande. Dosen von 0,1 und weniger sogar können zu schwerer Intoxikation führen.

Klinische Symptomatologie. Man unterscheidet zwei Stadien. Im ersten kommt es wenige Stunden nach Aufnahme des Giftes zu Übelkeitsgefühl, Aufstoßen, die Exhalationsluft hat hierbei Knoblauchgeruch. Es kommt zu Brechreiz, Würgen, Erbrechen von dunkelgrünen Massen, die nach Knoblauch riechen. Durchfälle, manchmal mit Tenesmen und Darmkrämpfen, schließen sich an. Und erst jetzt kann eine Neigung zu Somnolenz beobachtet werden.

Das zweite Stadium nach Abklingen der akuten Magen-Darmerscheinungen kann vorerst bis auf eine depressive Stimmung symptomlos verlaufen. Dann zeigen sich Erscheinungen der Leberschädigung. Die Leber ist diffus vergrößert, die Leberkapsel gespannt und druckempfindlich, auch ein Spontandruckschmerz kann im Epigastrium bestehen. Alsbald entwickeln sich ein Ikterus und in der Folge alle Symptome, wie sie der Phosphorleber zukommen und in Bd. II, S. 287, unter diffusen Hepatitiden bei Intoxikationen beschrieben sind. Ikterus, Leucin, Tyrosin im Harn wie bei subakuter Leberatrophie, hämorrhagische Diathese, schließlich Somnolenz, auch flüchtige raptusartige Zustände, Bewußtlosigkeit charakterisieren das Bild, welches bald letal endet. Der Knoblauchgeruch der Exhalationsluft bleibt tagelang bestehen.

Therapie. Häufige Spülungen des Magens mit $1^0/_{00}$iger Kaliumpermanganatlösung zwecks Elimination und Oxydation des Phosphors. Nach der Spülung Einbringen von 1 g Kupfersulfat in Lösung. Kaliumpermanganat kann weiters zweistündlich eßlöffelweise in $1^0/_{00}$iger Lösung oral gegeben werden. Da Phosphor in Fett löslich ist und dann leichter resorbiert wird, ist Fett in jeder Form, Öl, Milch usw. strenge aus der Diät zu halten. Die Behandlung der subakuten Leberatrophie folgt ihren Gesetzen, s. Bd. II. Die chronische Phosphorvergiftung führt zu Knochennekrose, besonders der Unterkiefer.

K. Vergiftungen mit Nahrungsmitteln.

Die Nahrungsmittelvergiftungen sind im Rahmen der Infektionskrankheiten ausreichend behandelt und es sei auf das dort Gesagte verwiesen. Dort ist auch der Botulismus besprochen. Die Pilzvergiftungen sind auch bereits abgehandelt worden (s. S. 681).

L. Intoxikation durch Stich oder Biß giftiger Tiere.

Insektenbisse oder -stiche verursachen im allgemeinen nur eine lokale Entzündung, es kann bei Überempfindlichen oder überempfindlich Gewordenen auch zu urtikariellen und allen Überempfindlichkeitsreaktionen (ähnlich einer Serumkrankheit) kommen, dies ist aber die große Ausnahme. Daß von Stichen sekundär septische Infekte ausgehen können, versteht sich. Bienen, Wespen und insbesondere Hornissen spritzen in die Biß- oder Stichstelle ein Gift, welches insbesondere bei den Hornissen schwere Lokalreaktionen auslösen soll. Im Volksmund heißt es, daß mehrere Hornissenstiche auch ein Pferd töten können. Sichere Fälle schwerer Allgemeinerscheinungen sind mir nicht bekanntgeworden.

Von *Giftschlangen* kommen in unseren Gegenden und in Mitteleuropa überhaupt nur die *Kreuzotter* vor (in Südeuropa auch die Aspis oder Sandviper).

Der Kreuzotternbiß ist lange nicht so gefährlich — dies sei vorangestellt —, als gemeinhin angenommen wird. Es genügt allerdings, daß Todesfälle (!) überhaupt vorkommen (höchstens 2%), und es ist zu berücksichtigen, daß die Bevölkerung, auch Kinder die Gefährlichkeit von Schlangenbissen erkennen sollen und daß im allgemeinen auch von Laien sofort richtige Behandlungsmaßnahmen ergriffen werden. Die Schlangenangst ist so groß, daß viele Menschen sich auch vor harmlosen Blindschleichen usw. fürchten. Man kann den Kreuzotternbiß an der Stellung der Bißmarken erkennen, die folgendermaßen aussieht (jedes Viereck bedeutet eine feine, eben sichtbare Bißstelle):

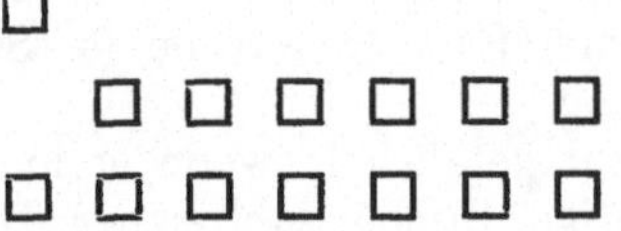

Der Kopf der Schlange mit dem dunklen, in Form eines Kreuzes am Kopf angeordneten Pigment ist charakteristisch. Die Giftzähne sind 3 bis 4 mm lang. Die Menge des bei einem Biß entleerten Giftes beträgt etwa 0,01 g. Die Giftstärke ist vom Alter des Tieres, von der seit dem letzten Biß verstrichenen Zeit und von der Witterung abhängig; sie sind an gewitterschwülen Tagen angeblich besonders gefährlich. Das Gift enthält zwei Komponenten: das Hämorrhagin, das nur lokal wirkt, und das auf das Zentralnervensystem wirkende Neurotoxin.

Kurz nach dem Biß entsteht eine rasch zunehmende Schwellung und bläuliche Verfärbung der gebissenen Region. Die Verfärbung ist durch die durch das Gift bedingte hämolytische Wirkung und den Blutaustritt bedingt. Bald darauf treten die allgemeinen Intoxikationszeichen auf: Übelkeit, Erbrechen, Durstgefühl und progressive Schwäche bis zur Bewegungsunmöglichkeit. Diese Erscheinungen gehen in sieben und mehr Tagen allmählich wieder zurück. Gebissene distale Extremitätenabschnitte können gangränös werden! Wenn der Biß unglücklicherweise in eine Vene erfolgt, stellen sich besonders stürmische Erscheinungen ein (allgemeine Zyanose, Aufregungszustände, Erbrechen hellroter Blutmassen, Tenesmen mit hellblutigen Stühlen). In diesen Fällen kann der Tod im Kollaps in wenigen Stunden eintreten.

Therapie. Sie besteht vor allem im Versuch, das Gift noch zu eliminieren; das verletzte Glied wird rasch abgebunden, bis zur venösen Stauung, nicht darüber. Die Bißpunkte werden durch zwei tiefe Schnitte (mit einem scharfen Taschenmesser) verbunden und hierauf ausgesaugt; per os ist das Gift unwirksam. Zur Zerstörung des Giftes empfahl CALMETTE die Injektion einer 1%igen Lösung von Kalziumhypochlorit oder Kaliumhypochlorit (Eau de Javelle) oder eine 1- bis 3%₀ige Kaliumpermanganatlösung, wobei 20 bis 40 ccm das Gewebe infiltrieren sollen. Wenn es zur Hand ist, wird schließlich Schlangenserum gegeben. Es muß ein Serum sein, gewonnen von Pferden, die mit europäischem Schlangengift immunisiert worden waren. Dieses Serum, 10 ccm in die Gegend des Bisses gespritzt, schützt noch nach einer Stunde gegen die tödliche Dosis. Später ist eine intramuskuläre (oder intravenöse, Achtung vor Anaphylaxie!) Injektion von 20 bis 40 ccm des Serums erforderlich. Im übrigen symptomatische Behandlung, Analeptika, Cardiazol, Coramin, auch intravenös in großen Dosen. Die Volksmedizin gibt große Alkoholdosen, die speziell für ungewohnte Kinder gefährlich werden können (und vor allem auch das Bild verwischen).

Wegen seiner Gefährlichkeit, wenigstens bestimmter Exemplare, muß noch der *Skorpion* kurz erwähnt werden. Auch er ist, zumal er generell als gefährlich gilt, hinsichtlich seiner Gefährlichkeit im allgemeinen überschätzt. Der Biß des in ganz Südeuropa vorkommenden Scorpio europaeus, der eine Länge von 3,5 cm erreicht, ruft nur lokale Symptome hervor, die nicht viel ärger sind als die eines Bienenstiches (Rötung, Schwellung, Schmerz). Der in Südeuropa viel seltenere Scorpio occitanus, der 8,5 cm lang wird, erzeugt durch seinen Stich phlegmonöse Schwellungen mit hochgradigen Schmerzen, die Schwellung kann die ganze Extremität betreffen und es stellen sich überdies allgemeine Vergiftungserscheinungen in Form von Erbrechen, Ohnmacht, Muskelzittern und Krämpfen ein. Bei europäischen Skorpionen, auch bei den relativ gefährlichen, kommen Todesfälle nicht vor, gewisse exotische Skorpionexemplare sind viel gefährlicher.

Therapie. Intramuskulare Umspritzung der Stichstelle mit 1%iger Kaliumpermanganatlösung oder mit Eau de Javelle (s. S. 691 bei Kreuzotter) und symptomatische Behandlung.

Ein *Bienenstich* wird nur gefährlich, wenn er in eine Hautvene oder in die Lippen erfolgt. Gleichzeitige Stiche zahlreicher Bienen (ganzer Schwärme), Wespen oder gar Hornissen können aber auch zu lebensgefährlichen Intoxikationserscheinungen mit Übelkeit, Erbrechen, Bewußtlosigkeit, Krämpfen und schweren Kollapserscheinungen führen.

Therapie. Symptomatische Behandlung; Entfernung des Stachels und Applikation von Salmiakgeist, ev. antiallergische Therapie.

Krankheiten durch äußere physikalische Ursachen.

A. Krankheiten durch Luftdruckänderungen.

1. Preßluftkrankheit, Taucherkrankheit, Caissonkrankheit.

Der Taucher muß, um ein Gasgemisch zur Atmung zur Verfügung zu haben, das Gas unter hohem Druck atmen, entweder muß der Taucherhelm immer einen Überdruck haben, der proportional mit der erreichten Wassertiefe steigen muß, für je 10 m Tiefe bekanntlich um eine Atmosphäre, oder es muß Helm mit Tauchanzug eine Gashülle um den Taucher bilden, aus der er atmet und die auch unter dem hohen Druck stehen muß. Daß das Atmen unter solchem Druck anstrengend und daß Arbeit unter diesen Bedingungen schwer ist und rasch ermüdet, versteht sich. Man läßt den Taucher meist auch nur für kurze Zeit unter Wasser. In Caissons sind die Drucke weniger hoch, selten mehr als vier Atmosphären. Die Caissonkrankheit tritt auf — gleiches gilt für den Taucher —, wenn der Betreffende in den Normaldruck zurückkehrt. Schmerzen, hauptsächlich in den Gelenken, und Lähmungen sind die wichtigsten Symptome. Diese Druckentlastungskrankheiten beruhen darauf, daß die Gewebe im Überdruck mit Stickstoff übersättigt wurden und daß der Stickstoff beim niederen Druck in Gasblasenform frei wird. Während des Aufenthaltes im Überdruck (im Taucheranzug oder im Caisson) muß das Gewebe Stickstoff aus dem Blut absorbieren. Hierbei hängt die Menge des absorbierten Gases ab 1. von der Höhe des Druckes, 2. von der Expositionszeit, nach eineinhalb Stunden sind die Gewebe im Verhältnis zum gegebenen Druck maximal mit N gesättigt und 3. von der körperlichen Arbeit. Muskelarbeit erhöht die Geschwindigkeit der Absorption. Bei Druckabfall muß sich zwischen Gewebe und atmosphärischer Luft wieder ein Gleichgewicht herstellen. Ist die Entschleusung sehr langsam, so kann das Blut die N-Bläschen durch die Lunge abatmen, ist sie zu rasch, so sammeln sich Blasen im Gewebe an und verursachen kleine Luftembolien, sie können das Gewebe auch unmittelbar schädigen, besonders im Zentralnervensystem. Die Gewebe können 35mal so viel N halten als das Blut; die freiwerdende Menge kann im Augenblick also sehr groß sein, sie kann sogar ein Hautemphysem hervorrufen, das Abdomen wird stark anschwellen und gebläht sein. Das Risiko, daß schwere Schäden zustande kommen, ist also um so größer je höher der Druck ist, je länger die Arbeitsschicht dauert und je kürzer die Entschleusungszeit währt. Der Schaden gerade am Zentralnervensystem ist schwer und verständlich, weil Hirn und Rückenmark in hermetisch abgeschlossenen Höhlen liegen und die Zirkulation im Rückenmark relativ langsam ist. Der Unterschied zwischen Stickstoff und Sauerstoff liegt darin, daß Sauerstoff verbraucht, Stickstoff hingegen einfach physikalisch gebunden wird. Die Gefahr für das Zentralnervensystem ist auch deshalb besonders groß, weil nicht alle Gewebe gleichmäßig Stickstoff absorbieren und weil Fettgewebe, und zwar menschliches Fett, aber ebenso auch Lipoid des Zentralnervensystems besonders viel Stickstoff absorbieren. Die Kapillarembolie in der Haut führt zu lokaler Stase der Zirkulation, zu tiefblauschwarzer Verfärbung, zu einer starken blauen Marmorierung. Die weiße Substanz des Dorsalmarkes absorbiert viel N, bei Dekompression stehen den N-Blasen keine ausreichenden Gefäße zum Abtransport zur Verfügung. Und so können Paraplegie, Blasen-, Mastdarmstörungen, spinale Erkrankungen differenter Ausdehnung und Lokalisation, aber auch zentrale Lähmungserscheinungen auftreten. Apoplektische Insulte, psychische Störungen, Todesfälle wurden beobachtet. Manchmal gehen auch schwere Lähmungen rasch zurück.

Die Erscheinungen stellen sich meist erst eine halbe bis zu einer Stunde nach der Dekompression ein. In leichten Fällen kommt es nur zu Kopfschmerzen, Schwindel, flüchtiger Ohnmacht. Auch Erbrechen kommt vor. In ganz schweren Fällen tritt apoplektiforme Bewußtlosigkeit auf, an der der Mann rasch zugrunde geht. Der weitere Verlauf bei den Fällen, in welchen es zu Lähmungen usw. kam, ist verschieden und hängt von der Schwere der anatomischen Läsion ab. Oft kommen Defektheilungen zustande.

Prophylaxe. Graduelle Druckentlastung, es soll dem Stickstoff Zeit gegeben werden, ausgeatmet zu werden. Es wird empfohlen, die Entschleusung in mehreren Stationen bei verschieden hohem Überdruck vorzunehmen, wobei die Zeitdauer, die in der Station verharrt wird, umso länger wird, je mehr man sich dem Normaldruck nähert. Die Schicht bei hohem Druck sollte nicht länger als zwei Stunden währen. Während der Druckverminderung sollte das Entweichen des Stickstoffes durch Muskelarbeit gefördert werden; hierbei soll sauerstoffreiche Luft geatmet werden. Manchmal treten Schäden noch viele Stunden nach der Dekompression auf.

Therapie. Wenn sich trotz aller Vorsicht doch Symptome einstellen, muß der Betreffende rasch wieder unter Überdruck gebracht und es muß der Druck nach Schwinden aller Zeichen oder wenigstens nach guter Erholung sehr langsam wieder zur Norm zurückgebracht werden. Sehr bewährt sich auch der Ersatz des Stickstoffes durch Helium, soferne es freilich greifbar ist. Im allgemeinen kann Helium nur zur Prophylaxe herangezogen werden, wie dies in USA. auch bereits geschieht. Man läßt im Caisson nicht Druckluft, sondern ein Helium-Sauerstoffgemisch atmen. Die Caissonkrankheit wird dadurch fast vermieden: Denn Helium hat gegenüber Stickstoff vor allem den großen Vorzug, daß es in Fett und Lipoiden wenig löslich ist. In Taucheranzügen herrscht meist ein Überdruck von fünf bis sechs Atmosphären. Der Taucher ist daher gefährdeter als der Caissonarbeiter.

2. Druckverminderungs-Erscheinungen.

a) Druckabfall-Krankheit (Decompression-Sickness) der Höhenflieger.

Wenn der Flieger in kurzer Zeit auf hohe Höhe aufsteigt oder in kurzer Zeit hinauf „geschossen“ wird, so kommt er rasch aus einer Atmosphäre mit normalem Druck in eine solche mit stark vermindertem, das heißt es ereignet sich das gleiche wie bei der Entschleusung aus dem Caisson, denn hier wie dort kommt der Betreffende aus relativ hohem in relativ sehr niederen Druck. Die hierbei beobachteten Erscheinungen ähneln auch der Caissonkrankheit. Die Erscheinungen beginnen bei Höhen von etwa 7500 m; atmet man vorher durch eine oder mehrere Stunden Sauerstoff, so kommen die Erscheinungen erst bei einer Höhe von etwa 9000 bis 10500 m. Die Erscheinungen gehen zurück bei sofortiger Landung. Die Erscheinungen bestehen in flüchtigem Hautjucken, Retrosternalschmerzen und Hustenreiz beim Einatmen. Später Schmerzen in Gelenken oder auch im Bauch und Lähmungen. Bewußtlosigkeit kommt vor ebenso wie Blutdruckabfall und Kollaps. Auch anschließendes Lungenödem ist beschrieben.

Es muß schließlich betont werden, daß bei einem plötzlichen Druckabfall — ein Aufstieg auf 10000 m entspricht einer Ausschleusung aus 2,8 Atmosphären Überdruck(!), wobei Stickstoff, auch Sauerstoff und Kohlendioxyd sich gasförmig entbinden müssen — schließlich sogar das Blutwasser verdampfen muß. Es muß gleiches auch dann geschehen, wenn eine Kabine bei einem Höhenflug luftundicht wird und der Überdruck plötzlich auf den Niederdruck abfällt, wie er der erreichten Höhe entspricht.

b) Verschiedene Druckwechsel-Erscheinungen.

Steigt man mit einem Pharynx-Nasen- bzw. Tubenkatarrh, jedenfalls unter Bedingungen, bei welchen die Tube verlegt ist, einen Berg hinan oder — noch schlimmer — überwindet man die Höhendifferenz rasch in einem Aufzug, so beginnt vorerst ein dumpfes Gefühl im Ohr, welches zunehmend schmerzhaft werden kann, Erscheinungen, die durch einen oder mehrere Schluckakte meist behoben werden können, wenn sich mit dem Schluckakt die Tube doch noch öffnet und diese einen Druckausgleich zwischen Außendruck und Druck im Mittelohr gestattet. Bei gleichen Gelegenheiten, allerdings nur unter maximalen Druckdifferenzen, bei raschen Aufstiegen von Flugzeugen in große Höhen, aber ebenso beim Sturzflug bzw. bei der Landung kann es sogar zu einem Einreißen des Trommelfelles kommen, da es der hohen Druckdifferenz nicht mehr standhalten kann. Wenn die Zugänge zu Nebenhöhlen der Nase durch Schleimhautkatarrh verlegt sind, kann sich die beträchtliche Spannung an ihrer Schleimhaut in heftigen Schmerzen (tief hinter der Nasenwurzel z. B., wenn es sich um das Siebbein handelt) äußern. Unter Umständen kann sich die Schleimhaut der Nebenhöhlen ablösen. Es sind auch heftigste Zahnschmerzen beschrieben, wenn Keime unter einer Zahnfüllung oder in einem Granulom Gas gebildet hatten, welches plötzlich unter hohem bzw. vermindertem Druck steht.

c) Höhenkrankheit (Ballon-, Berg-Krankheit).

Der Sauerstoffgehalt der Luft nimmt mit zunehmender Höhe ab, schließlich reicht der Gehalt der eingeatmeten Luft nicht mehr aus, um den Verbrauch wettzumachen, das Individuum wird hypoxämisch. Voratmung mit Sauerstoff und mit Helium (s. S. 694) läßt höhere Zonen beschwerdefrei erreichen. Die individuelle Empfindlichkeit gegen Hypoxämie ist verschieden. In Kälte und bei Windstille wird sie schlechter vertragen. Training spielt eine Rolle, auch die psychische Verfassung, Angst steigert die Bereitschaft zu hypoxämischen Erscheinungen. Die ersten Erscheinungen zeigen sich im allgemeinen erst bei 4000 m, obwohl schon bei 2000 m eine leichte Hypoxämie nachweisbar ist und Empfindliche daher auch schon in dieser Höhe nicht ganz symptomfrei sind. In der Höhe von 8000 m kann die Hypoxämie Grade erreichen, die dem Leben gefährlich sein können. Nur Atmung von reinem Sauerstoff und Überdruckanzug erlauben das Erreichen der gigantischen Höhen, wie sie Flugzeuge erreicht haben (um 20 km Höhe!).

Symptomatologie. Vorerst nur Tachykardie und Tachypnoe. Später Lufthunger, Dyspnoe, Müdigkeit, Euphorie mit Kritiklosigkeit, ataktische Bewegungen, psychische Störungen verschiedener Art bis zu Bewußtlosigkeit. Durch die vertiefte Atmung wird wohl etwas mehr Sauerstoff aufgenommen, aber auch sehr viel Kohlensäure abgeraucht, so daß das Atemzentrum nicht mehr entsprechend angeregt wird, weshalb es in der Höhe zu einer CHEYNE-STOKESschen Atmung kommen kann. Ferner treten Stirn-Kopfschmerzen, Üblichkeit, Erbrechen und Schwindel auf, an Schleimhäuten kommt es zu Blutaustritten.

Bei Hypoxämie kommt es bekanntlich, wie BARCROFT als erster gezeigt hat, zur Ausschüttung der Erythrozytendepots in die allgemeine Zirkulation. Die Milz ist der wichtigste Blutkörperchenspeicher. Wenn die maximal gespeicherte Milz im Tierexperiment zur Kontraktion gebracht wird, entleert sich durch die Milzvene ein Blut, welches einen Hämatokritwert von über 90 haben kann! (i. e. fast nur Erythrozyten ohne Plasma!). Dadurch entsteht eine Verschiebungspolyzythämie, die bei längerem Aufenthalt in der Höhe einer Polyglobulie durch erhöhte Erythropoese Platz macht (s. Bd. II, S. 472).

Es gibt auch eine *chronische Bergkrankheit* bei Menschen, die in sehr hoch gelegenen Hochtälern leben; es kommt zu überschießenden Reaktionen der Anpassung: Polyglobulie, Zyanose, Kreislaufstörungen.

B. Kinetosen.

KATSCH faßt die krankhaften Erscheinungen durch passive Bewegungen unter der Bezeichnung Kinetosen zusammen.

Hierher gehören 1. die Seekrankheit, 2. die „Luftkrankheit", i. e. nach KATSCH die „Seekrankheit" in der Luft, im Flugzeug, im schlingernden Eisenbahnwagen, im wackelnden Fesselballon, in der Schaukel und ebenso auch beim Erdbeben. Die Seekrankheit als Erlahmen der geregelten Reflexabwehr und -beantwortung bei einem Übermaß verschiedenster Reize, welche den Vestibularapparat treffen, ist zu allgemein bekannt, als daß auf sie näher eingegangen werden müßte. Die auch zu den Kinetosen gehörigen Zustände als Folge von Beschleunigungs- und Fliehkraftwirkungen beim Hochleistungsflug, zumal im rasenden Fliegen enger Kurven, wobei das Blut im Organismus „gleichsam abzentrifugiert wird", hat nur Spezialinteresse und gehört kaum in den Rahmen des Lehrbuches.

Auch die Schäden durch Erschütterung (Preßluftwerkzeuge usw.) oder durch Luftstoß (Detonationsschaden) in naher Umgebung von Bombeneinschlägen oder durch „Wasserstoß"-Wassererschütterung durch Unterwasserbomben usw. interessiert zum Teil die Gewerbehygiene und wird zum anderen Teil hoffentlich überhaupt nicht mehr interessieren. Auch auf Schädigungen durch Lärm und Ultraschall soll hier nicht eingegangen werden, auf die letzteren nicht, da unsere Kenntnisse sich hier erst in den allerersten Anfängen befinden.

C. Schädigungen durch Hitze.

Auf *Verbrennungen,* ihre verschiedenen Grade soll nicht näher eingegangen werden, gehören sie doch der Dermatologie zu, wenn auch der gefährliche „Verbrennungskollaps" mit seinem Plasmaaustritt und seiner Oligämie wohl auch der inneren Medizin zugehört. Es sei festgestellt, daß bis vor nicht langem zahlreiche Verunglückte, Kinder vor allem, an ausgedehnter Verbrennung zugrunde gingen, weil der Kampf gegen die Oligämie und die Wasserverarmung nicht sofort aufgenommen wurde. Mehrfache Bluttransfusionen, systematisch schweren Verbrennungen gegeben, haben die Mortalität bei diesen Unfällen ganz wesentlich herabgesetzt. Statt Blut können auch Plasma, Serum oder als Ersatzmittel eventuell „Periston" gegeben werden. Überdies führt man Flüssigkeit oral und als Tropfklysma so weit als nur möglich zu.

Unter *Hitzschlag* versteht man eine Überwärmung bei mangelhafter Wärmeabgabe und starker Wärmeproduktion durch Arbeit, unter *Sonnenstich* Überwärmung durch strahlende Sonnenwärme, wobei auch hier Wärmestauung mitspielt, die Wärmeabgabe zumindest nicht genügend ist. Es versteht sich, daß die Wärmeabgabe von einer Reihe äußerer Umstände mitbestimmt wird, daß warme, heiße, feuchte Umweltsluft, daß wasserdichte (dampfdichte) Kleidung, Verhinderung der Durchlüftung der Kleidung, unzweckmäßige Kleidung, nicht ventilierte Räume, dichte Menschenansammlungen, speziell in engem Raum die Wärmestauung fördern werden. Auch im heißen Bad kann ein Hitzschlag auftreten. Es gibt, wie überall, auch hier individuelle Unterschiede in der Empfindlichkeit, die Wärmeregulation kann auch besser oder weniger gut trainiert sein, so daß es Gewöhnung an Hitze gibt. Mangelhafte Schweißdrüsenfunktion — es gibt gute und schlechte „Schwitzer" — ist ein Nachteil, da die Wärmeabgabe beim Verdunsten des Schweißes einen der mächtigsten Faktoren in der Wärmeregulation hinsichtlich Abgabe der Wärme darstellt. Es kann aber auch ein allzu starker Schwitzer, bei dem die Haut nicht nur dauernd gut feucht gehalten wird, sondern bei dem es „aus allen Poren rinnt", seiner Aufgabe der Wärmeabgabe nicht mehr ausreichend nachkommen, da der tropfbare Schweiß abrinnt und nicht verdunstet (wobei der Körper die entsprechenden Kalorien zur Überführung des Wassers in Dampfform abgeben sollte). Durch die Wärmestauung kommt es aber in beiden Fällen zu einer krankhaften Hyperpyrexie, die bei rektaler Messung angeblich eine Temperatur von 46° C erreichen kann. Dies dürften aber Ausnahmefälle sein, eine zentrale Störung im Wärmezentrum mag in diesen Fällen mitgespielt haben. Meist sieht man doch nur Temperaturen von 39 bis 42 Grad.

Die klinischen Symptome setzen in der Zeit der Einwirkung der äußeren Ursachen, also während der Arbeit im heiß-feuchten Tropenklima mit Tachykardie, Tachypnoe, manchmal ähnlich dem „Hecheln" der Tiere ein, dieses ist am besten zu beobachten bei Hunden im heißen Raum oder auch an heißen Sommertagen im Freien, auch in Ruhe, es ist eine rasche Atmung mit geöffnetem Maul mit weit heraushängender, speichelfließender Zunge, wobei Wasser abgedampft wird und die Verdunstungskälte über der weit vorgestreckten oder herabhängenden Zunge mit der großen Oberfläche Abkühlung schafft. Es kommt ferner zu der Sensation des „eingenommenen" Kopfes, später zu Kopfschmerz, Blutandrang zum Kopf, Müdigkeit, Üblichkeitsgefühl, Brechreiz, Erbrechen, Farbsehen, Flimmern vor den Augen, Durst und bei weiterem Anhalten der äußeren Bedingungen oder auch sehr bald, manchmal allerdings auch erst Stunden später, nachdem das Überwärmungsmilieu längst verlassen wurde, wenn der Tropenarbeiter abends zu Bett gegangen war und im Haus und in der Nacht die äußeren Verhältnisse schon normalisiert sind, jetzt erst kommt es zu den nervösen Reiz- und Lähmungserscheinungen, wobei, offenbar durch eine Erschöpfung des Wärmeregulationszentrums, die Temperatur weiter hoch, bei 40 Grad oder darüber steht. Die neuen Erscheinungen bestehen in Bewußtseinsstörungen bis Ohnmacht, Sopor und Koma, Delirien und Ausnahmezuständen aller Art. Bei manchen Kranken handelt es sich mehr um Aufregungszustände und um delirante Zustände oder auch um epileptiforme Krampf- oder um Dämmerzustände. Die Bewußtlosigkeit kann kurzdauernd sein, sie kann in ein tiefes Koma übergehen. Die Bewußtlosigkeit stellt sich meist ohne langes

Vorbereiten recht rasch ein. In der Bewußtlosigkeit ist das Gesicht gerötet, die Haut fühlt sich heiß an, der Puls ist frequent, die Atmung tief. Die Pupillen sind meist weit, später auch enge. Die Muskeln sind tonuslos, oft sieht man fibrilläre Muskelzuckungen, Konvulsionen sind selten. Der Verlauf ist verschieden. Der Kranke erholt sich, intensiver Kopfschmerz hält meist längere Zeit an. Die Temperatur bleibt auch bei Erholung manchmal noch mehrere Tage hoch (38 bis 39 Grad). Der einmal komatöse Kranke kann aber im Koma bleiben, das Koma kann sich vertiefen und kann nach 24 bis 36 Stunden letal enden.

Es gibt schließlich Fälle, die auch innerhalb einer Stunde zugrunde gehen. Die *Differentialdiagnose* hat in den Tropen bösartige Malaria in Betracht zu ziehen. Die *Prognose* ist bei Alkoholikern und bei älteren Menschen ungünstiger.

Therapie. Hydrotherapeutische Maßnahmen, um die Temperatur zu senken. Fächern nach alkoholischem Flüssigkeitsspray. Eisblase (Kopf, Schläfen, Herzgegend), kühles Bad, das allmählich in ein Eisbad verwandelt wird, Einlauf mit kaltem Wasser, Lumbalpunktion und Aderlaß. Bei mangelhafter Atmung Lobelin, CO_2-Atmung.

Der *Sonnenstich* kann sich symptomatologisch noch insoferne von der gegebenen Schilderung unterscheiden, als es zumal nach starker Besonnung von Hinterhaupt und Nacken zu *meningitischen* Erscheinungen kommen kann, wobei es sich um eine Meningitis serosa handelt. Gerade in diesen Fällen wird sich eine Lumbalpunktion besonders empfehlen. Im übrigen gibt es meningitische Bilder auch beim Hitzschlag, bei der Überwärmung also, ohne besondere Sonneneinwirkung.

Hitzeeinwirkung kann sich unter verschiedenen Bildern äußern. Wenn bei langem Marsch in der Sonne mit Gepäck insbesondere ältere oder fette Männer, untrainierte Reservisten ohnmächtig werden, so mag dies *Hitzeohnmacht* genannt werden und es mag Überwärmung, oft in zu warmer Kleidung, eine beträchtliche Rolle spielen, ein einfacher orthostatischer Kollaps kann freilich in der Hauptsache vorliegen.

D. Schädigungen durch Kälte.

Auf *Erfrierungen* sei nicht eingegangen, sie sind Domäne der Dermatologie. Eine *Unterkühlung*, die zum *Kältetod* führt, tritt nicht nur bei Kältegraden auf, bei Nässe und Wind und nicht entsprechender Beschuhung und Bekleidung können durch den Wärmeverlust auch bei Temperaturen, die noch weit vom Gefrierpunkt sind, tödliche Erfrierungen vorkommen. Es ereignet sich dies insbesondere bei Berauschten, bei welchen die peripheren Kapillaren gelähmt sind und die Wärmeabgabe daher fördern. Bei Unterkühlung verursacht der Organismus durch vermehrte Wärmebildung, durch Muskelzittern und durch Anspannung der Muskulatur der Unterkühlung zu steuern. Die ersten Anzeichen, daß der Ausgleich nicht gefunden wird, sind Schlafsucht, Müdigkeit, Gähnen (Bergsteiger erfrieren meist schlafend). Das Sensorium wird leicht getrübt, der Gang wird unsicher. Der Blutdruck sinkt, die Atmung verlangsamt sich, der Puls wird frequenter. Über tiefe Bewußtlosigkeit und Koma geht der Zustand in den Erfrierungstod über.

Therapie. Wärmezufuhr, heißes Bad, manchmal künstliche Atmung, Analeptika, Lobelin.

E. Anhang.

Hinsichtlich der Strahlenschädigungen überhaupt und der Röntgenschäden im speziellen, auch über Schäden durch Elektrizität (elektrischen Strom und

Blitz) sei auf die einschlägige Literatur verwiesen. Es sind dies Zustände, welche bestimmten Fachleuten und auch den Gerichtsmedizinern am besten bekannt sind.

Wer sich für Schäden durch Blitz oder elektrischen Strom interessiert, besuche das sehenswerte elektro-medizinische Museum, welches Wien seinem ersten Fachmann auf diesem Gebiete STEFAN JELLINEK verdankt.

Die Anwendung der radioaktiven Isotopen für Forschung, Diagnostik und Therapie wird künftig Vorsichtsmaßnahmen einhalten müssen; es empfiehlt sich, die Stärke der Strahlung des verwendeten Isotops in das uns geläufige Maß der Röntgeneinheiten (r) umzurechnen, ehe der Versuch begonnen wird.

Sachverzeichnis.

Achondroplasie 377.
ACTH 5, 86, 124, 350.
Adalinvergiftung 666.
ADDISONsche Krankheit 79.
— —, Adynamie der 80.
— —, Blutbefund bei 84.
— —, Fettstoffwechsel 83.
— —, gastrointestinale Störungen bei 81.
— —, hypophysäre 86.
— —, Hypotonie bei 81.
— —, Kohlehydratstoffwechsel 82.
— —, Mineralstoffwechsel 83, 87.
— —, Pathogenese der 86.
— —, pathologische Anatomie der 85.
— —, Pigmentierungen bei 79.
— —, — und C-Vitamin 86.
— —, Prognose der 84, 85.
— —, Stoffwechselstörungen bei 82.
— —, Therapie der 87.
— —, Verlauf der 84.
— —, Wasserhaushalt bei 83.
Adenom, toxisches 18, 26, 43.
— des Hypophysenvorderlappens, basophiles 11.
— — —, eosinophiles 9.
Aderlaß 241.
Adermin 193.
Adipex 109.
Adipositas s. Fettsucht.
Adiuretin 7.
Adoleszentenkyphose 370.
Adrenalektomie 78.
Adrenalin 78, 122.
— und Kohlehydratstoffwechsel 122.
Adrenalinbelastung 118.
Adrenocorticotropes Hypophysenhormon 5, 124, 350.
Aedes aegypti 574, 576.

Aerophobie bei Lyssa 618.
Äthervergiftung 670.
Äthyläthervergiftung 670.
Ätzalkalienvergiftung 654.
Ätzende Gase, Vergiftung mit 656.
Ätzgifte, Vergiftungen durch 649.
Äußere physikalische Ursachen, Krankheiten durch 693.
Akne contagiosa equi 542.
Akonitinvergiftung 679.
Akromegalie 9.
Akropachie 397.
Aktinomykose 543.
—, Knochenveränderungen bei 401.
Alastrim 596.
ALBRIGHT-Syndrom 393.
Albuminurie 212.
—, dyskrasische 213.
—, febrile 253.
—, intermittierende 213.
—, juvenile 213.
—, lordotische 213.
—, orthostatische 213.
—, zyklische 213.
Aleppobeule 561.
Alkalibelastungsversuch 219.
Alkaliprobe nach SELLARD 219.
Alkaloide, Vergiftung durch 672.
Alkaptonurie 170.
—, Arthrosis deformans bei 371.
Alkoholvergiftung 667.
Allergisch-hyperergische Reaktion 316.
Allergische Krankheiten, Sonderstellung des Rheumatismus 319.
Alloxandiabetes 127.
Altinsulin 156.
Amerikanische Enzephalitis 614.
Aminurie 170.

Ammoniakvergiftung 656.
Amöbenmorphologie 563.
Amöbenruhr 562.
—, Diagnose der 568.
—, Inkubation der 566.
—, Prognose der 568.
—, Prophylaxe der 568.
—, Symptomatologie der 566.
—, Therapie der 568.
—, — —, Emetin 568.
—, — —, Rivanol 569.
—, — —, Wla 569.
—, — —, Yatren (Bayer) 568.
—, Übertragung der 565.
Amylalkoholvergiftung 670.
Amylnitritvergiftung 663.
Amyloidniere 259.
Anämie der Pferde, infektiöse 542.
Anaphylaxie 426.
Aneurin 188.
Angina diphtherica 509.
— herpetica 628, 631.
Angiopathische Reaktionslage 29.
Anilinvergiftung 664.
Ankylosen der Gelenke 338, 339, 345, 354.
Anopheles 548.
Anophelesbekämpfung, DDT 559.
Anorexia nervosa 110.
Anthrax 537.
Antiallergika 429.
Antidotum arsenici 689.
Antigen O oder H 459.
Antikörper 423.
Anti-Sterilitäts-Vitamin 205.
Anurie 228.
—, Pathogenese 229.
—, Symptomatologie 229.
—, Therapie 230.
—, Übersicht nach LICHTWITZ 228.

Aorteninsuffizienz beim Morbus Basedow, funktionelle 36.
Apophysitis des Calcaneus 370.
Arhythmie, respiratorische 29.
Arsenneuritis 689.
Arsenvergiftung 688.
Arsenwasserstoffvergiftung 690.
Arteriolitis, nekrotisierende 281.
Arteriolosklerose 279.
Arthritis chronica 337.
— —, Therapie der 348.
— —, —, adrenocorticotropes Hypophysenhormon 350.
— —, —, Compound E 349.
— —, —, Cortison 349.
— —, —, Hypophysenimplantation 350.
— —, —, Salizyl 348.
Arthritis psoriatica 351.
— tuberculosa 334.
Arthropathie bei Nervenkrankheiten 371.
Arthrosen, Akromioklavikulargelenk 364.
—, Hüftgelenk 362.
—, Kniegelenk 363.
—, Pathologie und Ätiologie der 358.
—, Schultergelenk 363.
—, Sprung- und Handgelenke 364.
—, Symptomatologie der 359.
—, Therapie der 368.
—, Ultraschall bei 369.
—, Wirbelsäulengelenke 365.
Arthrosis deformans 357.
ARTHUS-Phänomen 427.
ASCHHEIM-ZONDEKsche Schwangerschaftsreaktion 5.
ASCHOFFsche Knötchen 316, 352.
Askorbinsäure 194.
Aspergillose 545.
A. T. 10 bei Nebenschilddrüseninsuffizienz 64.
Atebrin 558.
Atmung, KUSSMAULsche 224.
Atophan 169.
Atropinvergiftung 674.
AUER-Phänomen 320.
Aureomycin 440.
— bei Typhus 482.
Aussatz, s. Lepra.

Ausscheidungsfähigkeit, maximale tubuläre 209.
Austauschtransfusionen 226.
Australische X-Enzephalitis 615.
Austrocknung, s. Exsikkose.
Avitaminosen 183.
Axerophthol 196.
Azetessigsäure 137.
Azetonitrilreaktion 34.
Azetonkörper 137.
Azidose bei Diabetes mellitus 138.
— bei Niereninsuffizienz 220.
Azotämie, hypochlorämische 149.

BABINSKIsches Phänomen 443.
Bacillus anthracis 537.
— bipolaris septicus 539.
— dysenteriae 490.
— typhi abdominalis 461.
Bacterium abortus 499.
— botulismus 488.
Bacterium-Coli-Infektionen 456.
Bacterium diphtheriae 507.
— mallei 538.
— melitense 499.
— tularense 539.
Bagdadbeule 561.
Balantidium coli-Colitis 571.
BANG-Fieber 499.
BANGsche Krankheit 499.
—, Diagnose der 503.
—, Knocheneiterungen bei 401.
—, Komplikationen der 503.
—, Prognose der 504.
—, Therapie der 504.
Bakteriurie 291.
BAL bei Quecksilbervergiftung 687.
Balkangrippe 642.
Ballonkrankheit 695.
Bariumvergiftung 687.
Bartonellen-Erkrankungen 644.
— —, Therapie der 647.
—, Färbbarkeit der 645.
—, menschliche 644.
—, Morphologie der 645.
—, tierische 644.
—, Züchtung der 646.
BASEDOW s. Morbus BASEDOW 35ff.
Basedow-Koma 39.
Basedowoid 26, 35.

Basilarmeningitis 517.
Bauchfelldialyse 226.
Bauchtyphus, s. Typhus.
Bazillenträger 463.
BECHTEREWsche Krankheit, s. Spondylarthritis ankylopoetica.
BENCE-JONES-Albuminurie 251.
BENNHOLDsche Kongorotprobe 260.
Benzedrin 109.
—, Suchtgefahr 676.
Benzinvergiftung 671.
Benzolvergiftung 671.
Bergkrankheit 695.
Beriberifaktor 188.
Beriberikrankheit 189.
Beulenpest 506.
Bienenstich 492.
Bilharziose 299.
Biß giftiger Tiere, Intoxikation durch 691.
Blähhals 18.
Blasensteine 298.
Blasentuberkulose 298.
Blastocystis hominis 571.
Blastomykosen 545.
Blastozystis-Enteritiden 571.
Blattern 592.
—, schwarze 595.
— s. Pocken.
Blausäurevergiftung 661.
Bleikolik 683.
Bleiniere 684.
Bleisaum 684.
Bleivergiftung 683.
Blutgifte, Vergiftungen durch 662.
Blutjodgehalt, Bestimmungen des 34.
Blutzuckerkurve 117.
Blutzuckerregulation 115.
BOECKsche Erkrankung, Knochenveränderungen 407.
BORNHOLMsche Krankheit 309.
Botulismus 487.
—, Ätiologie des 488.
—, Symptomatologie des 488.
—, Therapie des 489.
Boutonneuse-Fieber 635.
BRILLS disease 635.
BRODIE, Knochenabszeß nach 400.
Bromuralvergiftung 666.
Bronchitis, tuberkulöse 515.
Bronchopneumonie des Pferdes, infektiöse 542.
Bronzediabetes 143.
Brucellosen 499.

BRUDZINSKI, Nackenphä-
nomen von 443.
Bubonenpest 506.
Bürstenschädel 409.
Bursitis calcarea 372.
— rheumatica 324.
— subdeltoidea, Differen-
tialdiagnose gegen Om-
arthritis 363.
B-Vitamin, s. Vitamin B.

Cadmiumvergiftung 688.
Caissonkrankheit 693.
Calcamin bei Nebenschild-
drüseninsuffizienz 64.
Calcaneussporn 310.
Calciferol 200.
Calcinosis intervertebralis
368.
— universalis 310.
Calomelvergiftung 685.
CARRIONsche Krankheit
646.
CHAGAS-Krankheit 560.
CHARCOT-LEYDENsche Kri-
stalle 566.
Cheilosis 191.
Chininkuren bei Malaria
558.
Chlamydozoen 573.
Chloralhydratvergiftung
666.
Chlormethylvergiftung 670.
Chloroformvergiftung 671.
Chloromycetin bei Typhus
482.
Cholecystitis typhosa 463.
Cholera, algide 527.
— asiatica, Symptomato-
logie der 526.
— nostras 486.
—, Prognose der 528.
— sicca 528.
—, Therapie der 528.
Choleradiarrhoe 526.
Choleratyphoid 527.
Cholerine 527.
Cholesterin im Serum 50.
Chondrodystrophia foetalis
377.
Chondrome, solitäre 410.
Chorea 326.
Choriomeningitis, lympho-
zytäre 449, 615.
Chromaffine Karzinome 90.
Chromaffinome 90.
Chromidialkörper 565.
Chromogene 219.
Chromsäurevergiftung 652.
Chrysarobinvergiftung 663.
CHVOSTEKsches Phänomen
bei Nebenschilddrüsen-
insuffizienz 58.
Clearance 208.
Coccidioidomykose 545.

Coccidiose 545.
Colchicin bei Gicht 169.
Coli-Infektionen 456.
Coma diabeticum, s. Koma.
Common cold 633.
Compound E 78, 349.
Conteben 521.
Corticosteron 78.
Cortison 78, 349.
Coryne-Bakterien 507.
Cotton-wool-Exsudat 239.
Croup 509.
CRUSH-Syndrom 249.
Curralvergiftung 666.
CUSHING-Syndrom 11.
C-Vitamin, s. Vitamin C.
Cysticercose 314.

DALRYMPLEsches Zeichen
37.
Darvirul 626.
DDT 559, 640.
Delhibeule 561.
Delirium tremens 669.
Denguefieber 576.
Depotinsulin 126, 157.
Dermatomyositis 307.
Desoxycorticosteron 78, 88,
350.
Dextrose-Doppelbelastung
118.
Diabetes insipidus 14.
Diabetes mellitus 132ff.
— —, Acidose bei 138.
— —, Ätiologie des 132.
— —, Azetessigsäure 137.
— —, Azetonkörper 137.
— —, Behandlung des 152.
— —, Blutzucker beim
135.
— —, Diätbehandlung des
152.
— —, Diagnose des 150.
— —, Einteilung des 134.
— —, Erkrankungen der
Atmungsorgane bei 142.
— —, — der Augen bei
147.
— —, — der Gallenblase
bei 144.
— —, — der Kreislauf-
organe 144.
— —, — der Leber bei
143.
— —, — der Nerven- und
Sinnesorgane 146.
— —, — der Nieren- und
Harnwege 145.
— —, — der Verdauungs-
organe 142.
— —, Gangrän bei 145.
— —, Glykosurie bei 136.
— —, Haferkost bei 155.
— —, hypoglykämisches
Koma 150.

Diabetes mellitus innocens
135.
— —, Insulinbehandlung
des 155.
— —, Koma bei 148.
— —, Komplikationen des
140.
— —, Ödeme bei 139.
— —, β-Oxybuttersäure
137.
— —, Pathologie 133.
— — Polydipsie 139.
— — Polyurie 139.
— —, Prognose des 161.
— —, Pruritus bei 141.
— — und Schwanger-
schaft 147.
— —, Veränderungen der
Haut bei 140.
— —, Verlauf des 140.
— —, Wasser- und Mine-
ralstoffwechsel bei 139.
—, renaler 128.
Diabetische Gangrän 145.
— Glomerulosklerose 146.
Diätbehandlung des Dia-
betes mellitus 152.
— der Dysenterie 494.
— der Fettsucht 108.
— der Gicht 169.
— der Hypertonie 240.
— der Nierensteine 297.
Diät, kalkarme 75.
—, purinarme 169.
Dialvergiftung 666.
Dicke Tropfenmethode 557.
DICK-Test bei Scharlach
585.
Dihydrotachysterin 64.
Di-Insulin 126.
Dijodtyrosin 15.
Diluierungsversuch 216.
Diphtherie 507.
—, Diagnose der 512.
—, Herzmuskelschäden bei
511.
—, Immunität nach 508.
—, Inkubation der 508.
—, Lähmungen bei 511.
—, maligne 510.
—, Prognose der 512.
—, Prophylaxe 512.
—, Symptomatologie der
508.
—, Therapie der 512.
—, toxische 510.
—, Übertragung der 508.
Diplococcus intracellularis
442.
Doca 78.
DOEHLEsche Körper 588.
Drosselungshochdruck 231.
Druckabfallkrankheit 694.
Druckwechselerscheinun-
gen 695.

Drüsenfieber 633.
Drüsen mit innerer Sekretion 1.
Dschungelfieber 574.
Duloufato 619.
Durstversuch 217.
D-Vitamin, s. Vitamin D.
Dysenterie, Amöben- s. Amöbenruhr.
—, Bakteriophagentherapie bei 495.
—, bazilläre 490.
—, Diagnose der 493.
—, Durchfälle bei 492.
—, Inkubationszeit der 492.
—, REITERsches Syndrom bei 493, 495.
—, Symptomatologie der 491.
—, Therapie der 494.
—, —, Salizylsäure 495.
—, —, Sulfonamide 494.
—, Verlauf und Prognose der 494.
Dysenteriebazillus 490.
Dystonie, vegetative 26.
Dystopie, angeborene, der Nieren 283.
Dystostose, polytope enchondrale 379.
Dystrophia adiposogenitalis 13.

ECONOMOsche Krankheit 612.
E-Formen der Plasmodien 549.
Einschlußkörper 573.
Eisenharte Struma 24.
Eiweißstoffwechselstörungen, seltene 170.
Eklampsie 227, 255.
Ekthyma ovis 542.
Elastizitätshochdruck 234.
Elektrizitätsschäden 698.
Emetin bei Amöbenruhr 568.
Encephalitis, amerikanische 614.
—, grippöse 608.
— herpetica 632.
— japonica 614.
— lethargica 612.
— —, Diagnose und Differentialdiagnose der 613.
— —, Inkubation der 613.
— —, Therapie 613.
— —, —, Bulgarische Kur bei 613.
— —, —, „Homburg 680" 614.
— —, —, Parpanit 614.
—, parainfektiöse 615.
—, postvakzinale 615.

Encephalitis, St. Louis 614.
—, virusbedingte 612.
Encephalomeningitiden 450.
Encephalomyelitis haemorrhagica des Pferdes 542.
— — des Schafes 542.
Encephalopathia saturnina 684.
— thyreotoxica 40.
Encephalopathie, hypokalzämische 60.
Enchondrome, multiple 379.
Endocarditis rheumatica 325.
Entamoeba coli 564.
— histolytica 562.
— —, Enzystierung der 565.
— —, Minutaform der 565.
— —, vegetative Form der 564.
— tenuis 564.
Entfettungskur 106.
Epicondylitis 372.
Epithelkörperchen, s. Nebenschilddrüse.
Epithelkörperchenadenom 71.
Epithelkörperchenhyperplasie 71.
Erblindung bei Methylalkoholvergiftung 669.
ERBsches Phänomen bei Nebenschilddrüseninsuffizienz 58.
ERDHEIM-Tumoren 9.
Erfordernishochdruck 236.
Erfrierungen 698.
Ergosterin 200.
Erkältung, einfache 633.
Erysipel 453.
—, Erreger des 453.
—, Symptomatologie des 454.
—, Therapie des 456.
Erysipelas bullosum 455.
— gangraenosum 455.
— migrans 455.
Erysipeloid 456, 541.
Erythema nodosum 326.
Espundia 562.
Essigsäurekörper 213.
Essigsäurevergiftung 652.
Eunuchoidismus 94.
Evipanvergiftung 666.
EWING-Sarkom 412.
Exanthem, septisches 437.
Exerzierknochen 310.
Exkretionsindex 210.
Exophthalmus 36.
Exsikkose 180.

Febris herpetica 631.
— quintana 640.
— —, Differentialdiagnose des 642.
— —, Erreger des 641.
— —, Prognose des 642.
— —, Symptomatologie des 641.
— —, Therapie des 642.
— recurrens 529.
— undulans 499.
Feldfieber 533.
Feldnephritis 274.
FELTY-Syndrom 345, 351.
Ferkelgrippe 542.
Fettsucht 101.
—, Entwässerung bei 108.
—, Kost bei 108.
—, Kurortbehandlung bei 109.
—, Medikamente bei 109.
—, operative Maßnahmen bei 109.
—, Schilddrüsenbehandlung bei 109.
—, Symptomatologie der 104.
—, Therapie der 106.
Fibrome der Knochen 410.
Fibrosarkom, periostales 412.
Fieber, septisches 436.
Fiebertherapie bei Lipoidnephrose 259.
Fièvre sudorale 502.
Filtrationsfraktion 209.
Filtrations-Rückresorptionstheorie 207.
Fischwirbelbildung 12, 381.
Fleckfieber 635.
—, Bronchitiden und Bronchopneumonien bei 638.
—, Diagnose des 639.
—, Erreger des 635, 636.
— Exanthem 637.
—, Fiebertyp bei 637.
—, Inkubation des 637.
—, Komplementbindungsreaktion bei 639.
—, Komplikationen bei 638.
—, Letalität bei 638.
—, nervöse Erscheinungen bei 637.
—, peripherer Kreislauf bei 638.
—, Prognose des 638.
—, Prophylaxe gegen 640.
—, Therapie bei 639.
—, — —, Aureomycin 640.
—, — —, Chloromyzetin 640.
—, — —, Entlausung 640.
—, — —, Schutzimpfungsvakzine 640.

704   Sachverzeichnis.

Fleckfieber, WEIL-FELIX-Reaktion bei 639.
Flecktyphus, s. Fleckfieber.
Fliegenpilzvergiftung 681.
Fliegerkrankheit 694.
Fokalherd 317, 318, 433.
— beim Rheumatismus 317.
Folsäure 193.
FRAGETsches Symptom 574.
Framboesie 528.
FRÖHLICHsche Krankheit 13.
Frühjahrs-Sommer-Enzephalitis 615.
Frühling-Wald-Enzephalitis 615.
Frühreife, sexuelle 95.
Fünftagefieber 641.
Fünfte Krankheit 592.

Galaktosurie 131.
Gameten 549.
Ganglion 372.
Gangrän, diabetische 145.
Gasförmige Blutgifte, Vergiftungen mit 657.
Gastroenteritis, Gruppen- oder Massenerkrankungen an 486.
Gefrierpunkt des Harnes 218.
Gelbfieber 573.
—, Verlaufsformen des 575.
Gelegenheitsanfälle, tetanische 67.
Gelenkankylosierung 338, 339.
Gelenke, Erkrankungen der 315.
Gelenkerkrankungen, anaphylaktische 336.
—, chronische 337.
Gelenkkörper, freie 361.
Gelenkrheumatismus, akuter 323.
—, —, Bewegungstherapie bei 330.
—, —, Endocarditis 325.
—, —, Fokalsanierung 330.
—, —, Hyperpyrese 327.
—, —, Lokalisation 324.
—, —, Myokarditis 325.
—, —, Schmerzen 324.
—, —, Symptomatologie des 323.
—, —, Temperaturen bei 325.
—, primär-chronischer 341.
—, sekundär-chronischer 338.
—, s. auch Arthritis und Polyarthritis.
Genickstarre, epidemische 441.

Geschlechtskrankheiten 535.
Giardia intestinalis 569.
Gibbus 406.
Gicht 164.
—, chronische 167.
—, Diagnose der 169.
—, Pathogenese der 165.
—, Symptomatologie 166.
—, Therapie der 169.
—, viszerale 168.
Gichtanfall, akuter 166.
Giftschlangen 691.
Gigantismus 9.
Glomerulonephritis, s. Nephritis.
Glomerulosklerose, diabetische 146.
Glomerulusfiltrat 207, 208.
Glossina palpalis 559.
Glukoneogenie 119.
Glykogenabbau nach CORI 121.
Glykogenaufbau nach CORI 121.
Glykosurie 136.
GOLDBLATT-Hochdruck 231.
Goldtherapie der chronischen Arthritis 349.
Goldvergiftung 688.
Gonokokkenarthritis 332.
Gonokokkensepsis 332.
GRAEFEsches Zeichen 36.
Grahamella 645.
GRAVES-Disease 35.
Graviditätstetanie 69.
GRAWITZ-Tumoren 288.
Grippe 603.
—, abdominelle 607.
— -Bronchopneumonie 607.
—, Diagnose der 608.
—, Epidemiologie 604.
—, Herpes febrilis bei 607.
—, Immunität gegen 605.
—, Inkubationszeit der 606.
—, Letalität der 606.
—, Prophylaxe der 609.
—, Symptomatologie der 606.
—, Therapie der 609.
—, Verlauf und Prognose der 608.
Grippevirus 603.
GRUBER-WIDALsche Agglutinationsprobe 424.
— — bei Typhus 479.
Grundumsatz 40, 50.
GUARNIERIsche Einschlußkörperchen 597.
GUDERNATSCHsche Kaulquappenmethode 34.
GÜNTHERsche Krankheit 171.

Gummata, periostale 403.
GUNNsches Phänomen 238.
Gutta pauperum 341.

Hadernkrankheit 537.
Hämangiome 411.
Hämaturie 212.
Hämoglobinurie 215.
—, bei Schwarzwasserfieber 555.
Haff-Krankheit 302.
Harnblase, Tumoren der 298.
Harnblasensteine 298.
Harnfähige Substanzen im Blut 219.
Harninfektionen, unspezifische 289.
Harnorgane, Krankheiten der 206.
Harnsäurestoffwechsel bei Gicht 165.
Harnstoff 220.
Harnstoffclearance 210.
Harnwege, ableitende, Erkrankungen der 289.
Hartspann 305.
Haschisch als Rauschgift 676.
Hautleishmaniose 561.
Hautmilzbrand 537.
HEBERDENsche Knoten 168, 364.
HEINE-MEDINsche Krankheit 623.
Hemeralopie 198.
Heparin bei Polyarthritis akuta 329.
Hepatitis epidemica 633.
Hepatorenales Syndrom 248.
Herdnephritis 276.
—, embolische 277.
—, interstitielle 278.
Hermaphroditismus 95.
Hernie, epigastrische 106.
Herpes analis 628.
— buccalis 628.
— corneae 628.
— digitalis 628.
— faciei 628.
— febrilis 631.
— genitalis 628, 630.
— glutaeus 628.
— labialis 628.
— nasalis 628.
— rezidivans 630.
— simplex, Symptomatologie des 629.
— Therapie des 633.
— Vorkommen des 629.
— zosteriformis 631.
Herpetische Krankheiten 627.

Herpetische Krankheiten, Symptomatologie der 627.
Herzmuskelschäden, postdiphtherische 511.
Hexenschuß 302.
Himbeerzunge 586.
Hirnödem bei eklamptischer Urämie 227.
HIRST-Test 609.
Hirsutismus 89.
Histaminquaddeln 307.
Histoplasma capsulatum 544.
Histoplasmose 544.
Hitze, Schädigungen durch 696.
Hitzeohnmacht 698.
Hitzschlag 697.
Hochdruck, s. Hypertonie.
—, roter, Erklärung nach VOLHARD 235.
—, Differentialdiagnose zwischen rotem und blassem 282.
Hochdrucktypus bei chronischer Nephritis 271, 272.
Höhenkrankheit 695.
Holzstrumitis 24.
Hormon, fettstoffwechselregelndes 122.
—, kohlehydratstoffwechselregelndes 122.
—, kontrainsuläres 122.
Hormonale Therapie maligner Tumoren 415.
Hormone und Vitamine 185.
HOUSSAY-Effekt 6.
Hufeisenniere 283.
Hunger- und Durstkur 266.
Hungerkrankheit 111.
—, Hypoproteinämie bei 113.
—, Therapie bei 115.
Hungerödeme 111.
Hungerosteopathie 390.
Hungertyphus 635.
Hyaluronidase 329.
Hydergin 236, 241.
Hydronephrose 293.
Hydrophobie 618.
Hydrops articulorum intermittens 327, 337.
Hygromatosis universalis 372.
Hyoscyaminvergiftung 674.
Hyperglykämie 128.
—, alimentäre 117.
Hyperinsulinismus 162.
Hypernephrom 288.
—, okkultes 289.
Hyperparathyreoidismus 71.

Hyperparathyreoidismus, akuter 74.
—, sekundärer 76, 389.
—, s. Nebenschilddrüsenüberfunktion.
Hypertension s. Hypertonie.
Hyperthermie, vegetative, Senkung durch Opium 33.
Hyperthyreoidismus 35.
Hyperthyreose 26.
—, Allgemeinbehandlung 44.
—, Jodbehandlung 45.
—, Therapie der 43.
—, Thiouracil bei 46.
— s. Morbus Basedow.
Hyperthyreotisches Kropfherz 21.
Hypertonie 230.
—, Augenhintergrund 238.
— bei akuter Nephritis 264.
— bei Bleivergiftung 684.
— bei chronischer Nephritis 271.
—, essentielle 234.
—, —, chirurgische Therapie der 241.
—, —, Diättherapie bei 240.
—, —, Klinik der 236.
—, —, Therapie der 239.
—, extrarenale 233.
—, mechanische Grundlagen der 234.
—, renale 231.
—, symptomatische 242.
Hypertonikerherz 238.
Hypertonische Salzlösungen 128.
Hyperventilationstetanie 68.
Hypochlorämie 221.
Hypochlorämische Azotämie 149.
Hypogenitalismus 93.
Hypoglykämie, spontane 163.
Hypoglykämische Anfälle 157.
Hypokalzämie 62.
Hypoparathyreoidismus 54.
Hypophyse, Anatomie der 1.
—, Erkrankungen der 1.
—, Exstirpation der 3.
—, Histologie der 2.
—, Tumoren der 8, 10, 11.
Hypophysenhinterlappen, Physiologie des 7.
Hypophysenimplantation 350.

Hypophysenvorderlappen, diabetogenes Prinzip des 6.
—, glykostatisches Prinzip des 6.
—, glykotropes Prinzip des 6.
—, pankreatropes Prinzip 6.
—, Physiologie des 2.
— Stoffwechselhormone des 5.
—, Wachstumshormone des 6.
Hypophysenvorderlappenhormone 4.
—, adrenocorticotropes s. ACTH.
—, fettstoffwechselregelndes 8, 122.
—, glandotrope 4.
—, gonadotropes 5.
—, kohlehydratstoffwechselregelndes 122.
—, kontrainsuläres 122.
—, kortikotropes 5.
—, thyreotropes 16.
Hyposthenurie 247.
Hypothalamische Störungen 15.
Hypothyreoidismus, juveniler 51.
Hypothyreose 48.
Hypothyreotisches Kropfherz 21.
Hypotonie, essentielle 242.
—, —, Therapie der 244.
Hysterie 69.

Ikterus, septischer 438.
Ileotyphus 466.
Immunisierung, passive 425.
Immunität 420.
—, antitoxische 422.
—, erworbene 421.
Immunkörper 419.
Immunstoffe 423.
Impfmalaria 549, 558.
Indikanvermehrung im Serum 220.
Infantilismus 93.
Infektarthritis 331.
Infekte, Abwehr des Menschen gegen 419.
Infektion, bakterielle 431.
—, latente 420.
—, stumme 420.
Infektionskrankheiten, allgemeiner Teil 416.
—, Einteilung der 418.
—, zyklische 417.
Influenza 603.
Influenzabazillus 603.
Insektenbiß 691.

Insulin 124.
— -Lipomatose 159.
—, Nebenwirkungen des 158.
Insulinbedarf 156.
Insulinbehandlung des Diabetes mellitus 155.
Insulinbelastung 118.
Insulinpräparate 126.
Insulinwirkung 125.
Insulom 163.
Interrenalismus 89.
Intoxikationen, allgemeine Einleitung 648.
Inulin-Clearance 208.
Isosthenurie 217.
Isotope radioaktive 23, 698.

JACCOUDscher Rheumatismus 340.
Jodbasedow 43.
Jodstoffwechsel 16.
JUNGMANNsche Oligurie 176.

Kachexie, parathyreogene 60.
— SIMMONDssche 12.
Kälte, Schädigungen durch 698.
Kältetod 698.
Kala-Azar 560.
—, Behandlung des 561.
—, Differentialdiagnose des 561.
—, Milztumor bei 561.
Kaliumchloratvergiftung 662.
Kalkgicht 310.
Kalzium, Ausscheidung im Harn 61.
—, im Serum 54, 61, 74.
Karbolsäurevergiftung 653.
β-Karotin 197.
Karotisdruckversuch 29.
Karotissinusreflex 30.
Karotissinussyndrom 30.
Karzinome, chromaffine 90.
Kastration 94.
Katarakta, hypokalzämische, bei Nebenschilddrüseninsuffizienz 59.
Kaulquappenmethode nach GUDERNATSCH 34.
Kehlkopfdiphtherie 509.
Keimdrüsen 91.
Keimdrüsenfunktion, Störungen der 92.
Keimdrüsenhormone, Anwendungsgebiete 99.
—, Therapie mit 97.
Keratitis dendritica (herpetica) 632.
Keratomalazie 198.
Keuchhusten, s. Pertussis.

Keuchhustenanfälle 497.
Keuchhustenbazillus 496.
Kinderlähmung, epidemische 623.
Kinetosen 696.
Klimakterium 96.
—, Behandlung des weiblichen 98.
Klimax 96.
Kloakengasvergiftung 660.
Knochen, Entwicklungsstörungen des 375.
—, entzündliche Erkrankungen des 397.
—, Erkrankungen der 373.
—, Schafttuberkulose der 407.
—, Stoffwechselstörungen der 279.
—, Tuberkulose der 404.
Knochenatrophie 380.
—, akute 381.
Knochendysplasie, fibröse 392.
Knochenechinokokkus 409.
Knocheneiterungen bei Typhus, Paratyphus und Bang 401.
Knochenerkrankungen unbekannter Ursache 392.
Knochennekrosen, aseptische 369.
— bei Phosphorvergiftung 690.
Knochenveränderungen bei Aktinomykose, Lepra und Lymphogranulomatose 401.
— bei aplastischer Anämie 409.
— bei BOECKscher Erkrankung 407.
— bei Chloromen 409.
— bei Erythroblastenleukämie 409.
— bei hämolytischer Anämie 409.
— bei Leukämien 409.
— bei Lues 402.
— bei Morbus GAUCHER 408.
— — — NIEMANN-PICK 409.
— — — SCHÜLLER-CHRISTIAN 408.
— bei Tuberkulose 404.
Knochentumoren 410.
—, metastatische 413.
Knochenzysten 410.
Knötchen, rheumatische 304, 316, 326, 352.
—, —, bei Lumbago 304
—, —, bei Myalgie 306.

Knollenblätterschwammvergiftung 682.
Knorpelknötchen SCHMORLsche 367.
Kobaltvergiftung 688.
KOCHERsches Blutbild bei Morbus Basedow 39.
— Kropfherz 21.
Kochsalz bei Morbus Addison 88.
Kochsalzmangel, Nierensyndrom durch 248.
Kochsalzretention, Oligurie durch 176.
KÖHLERsche Krankheit 370.
Kohlehydrate, Kreislauf der 116.
Kohlehydratstoffwechsel, Beeinflussung durch Hormone der Nebenniere 122.
—, Einfluß des Nervensystems auf den 127.
—, — von Pharmaka auf den 127.
— und Hypophyse 121.
— und Insulin 124.
—, intermediärer 120.
—, Physiologie des 115.
Kohlenoxydvergiftung 657.
Kohlensäurevergiftung 657.
Kokainismus 676.
Kokainvergiftung 675.
Koma basedowicum 39.
— diabeticum 148.
— —, Behandlung des 159.
— —, Differentialdiagnose 149.
— —, Hyperästhesie im Epigastrium 148.
— —, Insulintherapie 160.
— —, intraokulärer Druck 148.
— —, Kreislaufschwäche 149.
— hypoglykämisches 150, 157.
Komplementbindungsreaktion 425.
Koniinvergiftung 679.
Konstitution, thyreotische 26.
Konzentrationsversuch 217.
KOPLIKsche Flecke bei Masern 578.
Krampfanfall, tetanischer 56.
Kraniopharyngeome 9.
Kraniotabes 387.
Krankheiten, neue 501, 536.
Kreatinin-Clearance 208.
Kretinismus 52.

Kreuzotternbiß 691.
Kriegsnephritis 274.
Kropf 17.
—, endemischer 52.
Kropfherz 21.
Kropfprophylaxe 18, 53.
Kropftod 21.
Kryptococcose 545.
Kupfervergiftung 684.
KUSSMAULsche Atmung 148. 224.

Lactoflavin 190.
Lähmungen, postdiphtherische 511.
— poliomyelitische 624.
Lävulosurie 130.
Laktosurie 131.
Lamblia intestinalis 569.
Lamblien-Cholezystitis-Cholangitis 570.
Lamblienenteritis 570.
Lamblieninfektionen 569.
LASÈGUEsches Zeichen 443.
Laugen, Vergiftung mit 654.
Leberabszesse, tropische 567.
Lebertran, Dosierung 199.
Leishmania Donovani 560.
— tropica 561.
Leishmaniosen 560.
Lepra 522.
—, Inkubation der 523.
—, Knochenveränderungen bei 401.
—, Knotenform der 523.
—, Symptomatologie der 523.
—, Therapie der 524.
Leptospira canicola 532.
— grippotyphosa 532.
— icterogenes 532.
— pomona 532.
Leptospiren-Meningitiden 449.
Leptospirosen 532.
Leptotrichose 544.
Leuchtgasvergiftung 657.
Lipodystrophie 159.
Lipoidnephrose 256.
—, Differentialdiagnose 258.
—, Pathologie 257.
—, Verlauf 257.
Lipom 103.
Lipomatose 104.
Lipomatosis atrophicans 104.
— dolorosa 104.
Listerella 539.
Listerellose 539.
Localised meningitis 449.
LÖHLEINsche Herdnephritis 277.

Looping ill 616.
Lower Nephron-Nephrosis 249.
Lues 528.
—, Arthritis bei 335.
— congenita tarda 403.
—, Knochenveränderungen bei 402.
Luftkrankheit 696.
Lumbago 302.
—, Differentialdiagnose der 304.
—, Novokaininfiltration bei 306.
—, Therapie der 306.
Lumbalpunktion, Technik der 445.
Luminalvergiftung 666.
Lunatum-Malazie 370.
Lungenmilzbrand 537.
Lungenpest 506.
Lymphogranuloma inguinale 535.
Lymphogranulomatose, Knochenveränderungen bei 401.
Lysolvergiftung 655.
Lyssa 617.
—, Diagnose der 618.
— Erkrankung beim Menschen 618.
—, Erreger der 617.
—, Übertragung der 619.

Madurafuß 544.
Maduromykose 544.
Magentetanie 69.
Magersucht 110.
Makupa 619.
Malaria 547.
— chronica 549, 556.
—, dicke Tropfenmethode bei 557.
—, Diagnose der 557.
—, larvierte 556.
—, Letalität der 552.
—, perniciöse Form der 555.
—, Plasmodiennachweis bei 557.
—, Prognose der 556.
— tertiana, Blutuntersuchung bei 553.
— —, Frührezidiv der 553.
— —, Initialfieber der 552.
— —, Schüttelfrost bei 552.
—, Symptomatologie der 552.
— Therapie 558.
— —, Atebrin 558.
— —, Chininkuren 558.
— —, Paludrin 558.
— —, Plasmochin 558.
— —, Resochin 558.

Malaria tropica 554.
—, Verlauf der 556.
—, Verlaufsformen der 555.
— quartana 553.
Malariaparasiten 548.
Malariatyphoid 555.
Malleus 538.
Maltafieber 499, 504.
Malum coxae senile 362.
— POTTI 406.
Mammakarzinom, Hormonbehandlung des 100.
Manganvergiftung 687.
MARCHAND-WATERHOUSE-FRIEDRICHSEN-Syndrom 84, 438.
Marmorknochenkrankheit 376.
Masern 577.
—, Diagnose der 581.
—, Durchfälle bei 581.
—, Enzephalitiden bei 581.
—, Exanthem der 579.
—, hämorrhagische 579.
—, Komplikationen bei 580.
—, KOPLIKsche Flecke bei 578.
—, Prodromalstadium der 578.
—, Prognose der 581.
—, Prophylaxe gegen 581.
—, Symptomatologie der 578.
—, Therapie der 582.
Masernkrupp 580.
Masernpneumonie 580.
Masernrekonvaleszentenserum 581.
Massenblutung, idiopathische 215, 287.
Mastfettsucht 103.
MASUGI-Nephritis 233, 262.
Maul- und Klauenseuche 602.
MAURERsche Perniziosafleckung 551.
Mazimu 619.
Medinalvergiftung 666.
Melkerknoten 542.
Melorheostose 379.
Meningismus 448.
Meningitiden durch Leptospiren 449.
Meningitis, eitrige 451.
— epidemica 441.
— —, Differentialdiagnose der 348.
— —, Erreger der 442.
— —, Herpes labialis bei 444.
— —, Hydrocephalus internus bei 447.

Meningitis epidemica, Liquor cerebrospinalis bei 445.
— —, Prognose der 447.
— —, Symptomatologie der 443.
— —, Therapie der 452.
— —, Übertragung der 441.
— —, Verlauf der 446.
—, frühsyphilitische 451.
—, idiopathische aseptische 617.
—, infektiöse seröse, des Schweines 542.
—, lymphozytäre 449.
— rheumatica 325.
— sympathica 452.
— tuberculosa 450, 516.
— —, Behandlung der 517.
Meningo-Encephalo-Myelitiden 448.
Meningokokkus 442.
Meningomyeloenzephalitis 616.
Merseburger Trias 36.
Metallvergiftungen 683.
Metastasen, osteoklastische 413.
—, osteoplastische 413.
Methämoglobinbildung 662.
Methylalkoholvergiftung 669.
Methylchloridvergiftung 670.
Mezkalin als Rauschgift 676.
Mikromyzeteninfektion 647.
Milchbart 587.
Miliaria scarlatinosa 588.
Miliartuberkulose 513.
—, Blutbefund bei 515.
—, Differentialdiagnose bei 516.
—, pulmonale Form der 514.
—, typhöse Form der 517.
Milkman-Syndrom 383.
Milzbrand 537.
Milztumor 344, 474, 561.
—, septischer 136.
Möbiussches Zeichen 37.
Möller-Barlowsche Krankheit 390.
Morbilloid 581.
Morbus Addison, s. Addisonsche Krankheit.
Morbus Bang, s. Bangsche Krankheit.
Morbus Basedow 26, 35.
— —, Beschaffenheit der Haut bei 38.
— —, Blutbefund bei 39.

Morbus Basedow, Elektrokardiogramm bei 38.
— —, funktionelle Aorteninsuffizienz bei 36.
— —, Gewichtsabnahme bei 40.
— —, Grundumsatz bei 40.
— —, Herzklopfen bei 37.
— —, Magen-Darmtrakt bei 38.
— —, Myokardschaden bei 37.
— —, Ödeme bei 41.
— —, Pathogenese des 41.
— —, Pigmentierung bei 38.
— —, Symptomatologie des 35.
— —, Tachykardie bei 37.
— —, Therapie 43.
— —, —, Dijodtyrosin 46.
— —, —, Jod 45.
— —, — Operation 44.
— —, —, Radiumbestrahlung 47.
— —, —, Röntgenbestrahlung 47.
— —, —, Thiouracil 46.
— —, Thymushyperplasie bei 41.
— —, Tremor bei 39.
— —, Vasolabilität bei 37.
— —, Veränderungen der Psyche bei 39.
Morbus Bechterew 353.
— Brightii 250.
— Gaucher, Knochenveränderungen bei 408.
— Niemann-Pick, Knochenveränderungen bei 409.
— Paget 394.
— Pfeiffer 633.
— Recklinghausen 72, 391.
— Schüller-Christian, Knochenveränderungen bei 408.
— Weil 534.
Morphinismus 673.
Morphiumvergiftung 672.
Mumps 621.
—, Differentialdiagnose des 622.
—, Disposition zum 621.
—, Inkubationszeit des 621.
—, klinische Erscheinungen des 621.
—, Meningoenzephalitis bei 622.
—, Orchitis bei 622.
—, Pankreatitis bei 622.
—, Prognose des 622.
—, Therapie des 622.

Museum elektromedizinisches 698.
Muskarinvergiftung 681.
Muskeln, Erkrankungen der 301.
Muskelabszesse 309.
Muskelatrophie 301.
—, neurogene 301.
Muskeldegeneration, fischfleischähnliche 301.
—, Zenkersche 301, 468, 475.
Muskelentzündung 307.
Muskelerkrankungen, parasitäre 310.
Muskelrheumatismus 302.
Myalgien 302.
—, Histaminquaddeln 307.
—, Pathogenese der 305.
—, Vitamin E-Therapie bei 307.
Mycobacterium leprae 522.
Myelom, multiples 412.
Myogelosen 305.
Myoglobinurie 215, 301.
Myositis 307.
— ossificans 310.
Myxödem, Blutcholesterin bei 50.
—, Differentialdiagnose des 51.
—, Grundumsatz bei 50.
—, kindliches 51.
—, Pathogenese des 51.
—, pathologische Anatomie des 50.
—, Symptomatologie des 48.
—, Therapie des 51.
—, Verlauf des 51.
—, Veränderungen der Haut 48.
—, — am Herzen 49.
—, — der Psyche 50.
Myxome der Knochen 410.
Myzetismus 681.

Nachfiebern 32.
Nachtblindheit 198.
Nahrungsmittelvergiftungen 485, 690.
Nanosomia pituitaria 10.
Narkotika, Vergiftungen durch 667.
Nasendiphtherie 509.
Natriumsalizylat 327.
Naviculare-pedis-Malazie 370.
Nebennieren, Erkrankungen der 78.
Nebennierenapoplexie 84, 85.
Nebenniereninsuffizienz, Störungen der Phosphorylierung bei 87.

Nebennierenmark, Para-
gangliome des 90.
Nebennierenrinde, Hyper-
funktion der 89.
—, Hypofunktion der 79
— und Kohlehydratstoff-
wechsel 123.
Nebennierentuberkulose
85.
Nebenschilddrüsen, Er-
krankungen der 53.
—, Hormonwirkung 54.
Nebenschilddrüsen-
insuffizienz 54.
—, akute 55.
—, chronische 55.
—, CHVOSTEKsches Phäno-
men bei 58.
—, Diagnose der 61.
—, Differentialdiagnose der
62.
—, ERBsches Phänomen
bei 58.
—, hypokalzämische
Enzephalopathie bei 60.
—, — Katarakta der
Augenlinsen bei 59.
—, parathyreogene
Kachexie bei 60.
—, Prognose der 62.
—, SULKOWITSCHsche
Reaktion bei 61.
—, Symptomatologie der
56.
—, tetanischer Krampf-
anfall bei 57.
—, — Ohnmacht bei 57.
—, Therapie der 63.
—, trophische Störungen
bei 59.
—, TROUSSEAUsches
Phänomen bei 58.
Nebenschilddrüsen-
überfunktion 71.
—, Diagnose der 74.
—, Differentialdiagnose der
75.
—, Nierenveränderungen
bei 73.
—, Operation bei 76.
—, Postoperativer Verlauf
77
—, Prognose der 76.
—, Therapie der 76.
—, Symptomatologie der
72.
NEGRIsche Körperchen 618.
Neodormvergiftung 666.
Neosalvarsantherapie bei
Rückfallfieber 531.
— bei Sodoku 532.
Neostibosan 561.
Nephrin 232.
Nephritiden 260.

Nephritis acuta 261.
— —, Ätiologie der 263.
— —, Blutdrucksteigerung
bei 264.
— —, Eklampsie 265.
— —, Nierenfunktion 265.
— —, Ödeme bei 245, 264.
— —, Pathogenese der
261.
— —, pathologische Ana-
tomie 261.
— —, und Rheumatismus
322.
— —, Sehstörungen bei
265.
— —, Symptomatologie
der 263.
— —, Therapie der 266.
— —, Urämie bei 265.
— —, Verlauf und Progno-
se der 265.
Nephritis chronica 267.
— —, albuminurisch-öde-
matöser Typus der 271.
— —, Differentialdiagnose
der 272.
— —, extrakapilläre Form
der 268.
— —, Hochdrucktypus bei
271, 272.
— —, intrakapilläre Form
der 268.
— —, Pathogenese der
268.
— —, Prognose der 273.
— —, Symptomatologie
der 269.
— —, Therapie der 273.
— —, Verlaufsformen der,
verschiedene 269.
— —, —, chronische 270.
— —, —, subakute 269.
— —, —, subchronische
270.
— dolorosa 264.
— herdförmige 276.
Nephrokalzinose 73.
Nephrolithiasis 294.
—, Symptomatologie der
295.
—, Therapie der 297.
Nephropathia gravidarum
255.
Nephrosen 250.
—, chronische 256.
—, nekrotisierende 254.
—, Ödeme bei 245.
—, Pathogenese der 250.
—, Permeabilitätsstörung
bei 251.
—, Therapie der 258.
Nephrosklerose 279.
—, Differentialdiagnose
gegen chronische Ne-
phritis 272.

Nephrosklerose, maligne
238, 281.
Nephrotyphus 468.
Nervenlepra 523.
Neue Krankheiten 501, 536.
Neurofibromatose, Kno-
chenveränderungen 379.
Neurohypophyse 2.
Neuromyositis 309.
Niere, Dystopie der, ange-
borene 283.
—, künstliche 226.
—, Lage- und Formanoma-
lien der 282.
—, Tumoren der 287.
—, Zirkulationsstörung der
286.
Nierenclearance bei ver-
schiedenen Erkrankun-
gen 211.
Nierenerkrankungen, all-
gemeine Symptomatik
212.
—, spezielle Pathologie der
250.
Nierengicht 168.
Niereninfarkt 286.
Niereninsuffizienz 216.
Nierenkolik 295.
Nierenschwelle 129.
Nierensekretion, Physiolo-
gie der 206.
Nierensteine 73, 294.
—, Chemie der 295.
— bei Hyperparathyreoi-
dismus 73, 295.
—, Therapie 297.
Nierensteinkrankheit 294.
Nierensyndrom, extrarena-
les 246.
—, —, zerebral bedingtes
249.
— durch Salzmangel 248.
Nierentuberkulose 286.
Nikotinabusus 676
Nikotinsäureamid 191.
Nikotinvergiftung 676.
—, akute 678.
Nitrobenzolvergiftung 665.
Nitroglyzerinvergiftung
663.
Nitrose Gase, Vergiftung
durch Einatmen 651.
Noctalvergiftung 666.
Nokardiose 545.
Novokaininfiltration 306.
Novonalvergiftung 666.
Nucleus-pulposus-Hernie
367.

Ochronose 170.
Ödeme 139, 174.
—, renale 245.
Östradiol 92.
Ohnmacht, tetanische 57.

Olecranonsporn 310.
Oligurie 175, 247.
— bei hypophysären Erkrankungen 178.
— bei guter Nierenfunktion mit hohem spezifischem Gewicht 247.
— bei Oligodipsie 180.
— bei SIMMONDSscher Kachexie 178.
—, bei Hirntumor 179.
— durch Kochsalzretention 176.
—, primäre 176.
—, symptomatische 175.
—, Typus JUNGMANN 176.
Omarthrose, Differentialdiagnose gegen Bursitis 363.
Opium, Fiebersenkung bei vegetativer Hyperthermie 33.
Opiumsucht 673.
Opiumvergiftung 672.
OPPENHEIMsches Phänomen 444.
Orchitis 299.
Oreinprobe von TOLLENS 132.
Orientbeule 561.
Ornithosis 610.
Oroyafieber 646.
ORTNERsches Zeichen bei substernaler Struma 22.
Osteoarthropathie hypertrophiante (pneumique) 397.
Osteoarthrosis deformans 357.
—, Diagnose der 367.
Osteochondritis dissecans 370.
— luetica 402.
Osteogenesis imperfecta 375.
Osteoid 373.
Osteomalazie 382.
—, Glockenform des Thorax bei 385.
— Hunger- 390.
—, kartenherzförmiges Becken bei 385.
—, puerperale 389.
—, renale 388.
—, bei Vitamin D-Mangel 386.
Osteome 410.
Osteomyelitis 397, 399.
— fibrosa rareficans luetica 402.
Osteopathie, renale 388.
Osteopetrosis 377.
Osteopoikilie 379.
Osteoporose 380.

Osteose 397.
—, akromegaloide 379.
Osteosklerose 398.
Ostitis 397.
— cystoides multiplex JÜNGLING 407.
— deformans 394.
— fibrosa generalisata 72, 391.
— — localisata 392.
Oxalsäurevergiftung 653.
Oxalurie 173.
β-Oxybuttersäure 137.
Oxytocin 7.

PAGETsche Krankheit 75, 394.
Pantothensäure 193.
Papageienkrankheit 610.
Pappatacifieber 575.
Paraaminohippursäure 209.
— -Clearance 209.
Paraaminosalicylsäure 520
Paraldehydvergiftung 666.
Paranephritischer Abszeß 291.
Paraproteinämie bei Nephrosen 251.
Paratyphöse Erkrankungen 457, 484.
Paratyphus abdominalis 484.
—, Knocheneiterungen bei 401.
Parotitis epidemica, s. Mumps.
PAS Therapie 520.
PASTEUR-Methode der Wutschutzimpfung 620.
Pasteurellose 539.
PAULscher Versuch 597.
Pellagra 191.
Pellagraschutzstoff 191.
Pentosurie 132.
Periostitis hyperplastica 397.
— ossificans 402.
Peritendinitis calcarea 372.
Permeabilitätsstörung bei Nephrosen 251.
Pernoctonvergiftung 666.
PERTHESsche Krankheit 369.
Pertussis 496.
—, Diagnose der 498.
—, Prognose der 498.
—, Symptomatologie der 496.
—, Therapie der 498.
Pervitin, Suchtgefahr 676.
Pest 505.
Pestsepsis 506.
Petroleumvergiftung 671.
Pferde-Meningomyeloenzephalitis 616.

Phaeochromozytome 90.
Phalangitis luetica 402.
Phanodormvergiftung 666.
Pharyngitis variolosa 596.
Phlebotomen 560.
Phlebotomus-Fieber 575.
— pappataci 575.
Phlorhizinglykosurie 127.
Phosphatase, alkalische 373.
Phosphaturie 172.
Phosphoglukomutase 120.
Phosphorvergiftung 690.
Physkalische Ursachen, Krankheiten durch 693.
Pikrinsäurevergiftung 664.
Pilzinfektionen 542.
Pilzvergiftungen 681.
Plasmodiennachweis 557.
Plasmodium falciparum 551.
— immaculatum 551.
— malariae 551.
— vivax 550.
Pleurodynie 305.
PLUMMER-VINSON-Syndrom 191.
Pneumokokkeninfektionen 440.
Pneumonie, primäre atypische 609.
Pocken 592.
—, Diagnose der 596.
—, Empfänglichkeit für 593.
—, Inkubation bei 593.
—, Letalität der 596.
—, Prophylaxe gegen 597.
—, Stadium exsiccationis bei 595.
—, — papulosum 594.
—, — pustulosum 594.
—, — suppurativum 594.
—, — vesiculosum 594.
—, Symptomatologie 593.
—, Therapie 598.
—, —, Kaliumpermanganatlösung 598.
Pockenerreger 593.
Pockenschutzimpfung 598.
Poliomyelitis acuta 450, 623 ff.
— —, Ansteckung der 626.
— —, Empfänglichkeit für 626.
— —, Infekt, vorbereitender zur 625.
— —, Inkubation der 264.
— —, Klinik der 624.
— —, Lähmungsstadium der 624.
— —, Letalität der 625.
— —, präparalytisches Stadium 624.

Poliomyelitis acuta, Prophylaxe gegen 626.
— —, Rückbildungsstadium 625.
— —, Therapie 626.
— —, —, Rekonvaleszentenserum als 626.
— —, Virus der 624.
— —, Vorkrankheit der 625.
Polyarthritis acuta 316, 323.
— —, Fieber bei 325.
— —, Therapie 327.
— —, —, Pyramidon 328.
— —, —, Salizylamid 328.
— —, —, Salizylsäure 327.
— —, Verlauf der 326.
— chronica, s. auch Arthritis chronica.
—, primär chronische 341.
—, — —, Ankylosen 345.
—, — —, Drüsenschwellungen bei 344.
—, — —, Fehlen der Herzkomplikationen 345.
—, — —, Milztumor bei 344.
—, — —, Muskelatrophie bei 345.
—, — —, Röntgenbilder bei 347.
—, — —, Stadien der 342.
—, — —, Symptomatologie der 342.
—, — —, Therapie 348.
—, — —, Verlauf 348.
— rheumatica 323.
—, sekundär chronische 338.
— —, Therapie der 348.
—, Tuberkelbazillämie bei 321.
Polybursitis 372.
— rheumatica 324.
Polydipsie 14, 139.
—, hyperparathyreogene 76.
Polytendovaginitis 344, 372.
— rheumatica 324.
Polyurie 139.
— mit Hyposthenurie ohne Niereninsuffizienz 247.
PONCET-Rheumatismus 334.
Porphyrie 170.
Porphyrinopathie 170.
Porphyrinurie 170.
POTTscher Buckel 406.
PP-Faktor 191.
Präkoma diabeticum 148, 159, 160.
— —, Therapie des 159.

Preßluftkrankheit 693.
Prolaktin 5.
Prostatahypertrophie 299.
—, Behandlung der 100.
Prostatakarzinom 299.
—, Hormonbehandlung des 100.
Prostatitis 299.
Protamin-Zink-Insulin 126, 157.
Proteus X 19, 639.
Protozoäre Erkrankungen des Darmes 562.
Protozoeninfektionen, Einleitung und Übersicht der 546.
Protrusio bulbi 36.
Pseudohermaphroditismus 95.
Pseudohypoparathyreoidismus 65.
Pseudotabes diabetica 146.
Pseudotuberkulose 539.
Pseudourämie 222.
Psittakose 610.
—, Behandlung der 611.
—, Prognose der 611.
—, Prophylaxe der 611.
—, Symptomatologie der 611.
Psoasabszeß 309.
Psoitis 309.
Pubertas praecox 90, 95.
— tarda 93.
Puerperalsepsis 434.
Purpura variolosa 594.
Pyämie 433.
Pyelitis akuta 290.
—, Therapie der 292.
Pyelonephritis 291.
Pyonephrose 294.
Pyramidon bei Polyarthritis 328.
—, Senkung bei echtem Fieber 33.
Pyridoxin 193.
Pyrogallolvergiftung 663.

Quadronoxvergiftung 666.
Quartanaparasit 551.
Quartana triplicata 551.
Quecksilbervergiftung 685.
Q-Fieber 642.
—, Differentialdiagnose des 643.
—, Letalität bei 643.
—, Symptomatologie des 643.
—, Therapie bei 644.

Rachendiphtherie 509.
Rachitis 386.
—, renale 389.
RADOSLAVscher Versuch 118.

Rattenbißkrankheit 531.
Rausch, pathologischer 669.
Reaktionslage, angiopathische 29.
RECKLINGHAUSENsche Krankheit 72, 391.
— Neurofibromatosis 379.
REHBERG-Zahl 208.
REITERsches Syndrom 333, 493, 495.
Reitknochen 310.
Renin 232.
Residualstickstoff 220.
Resistenz, natürliche 419.
Restalbuminurie 212.
Reststickstoff 220.
Retentio testis 300.
Rheumatische Endocarditis 325.
— Knötchen 316, 326, 352.
— Meningitis 325.
— Polyarthritis 323, 325.
— Serositis 325.
Rheumatismus fibrosus 340.
— infectiosus specificus 321.
— musculorum 307.
— nodosus 326.
—, Sonderstellung unter allergischen Krankheiten 319.
— tuberculosus 334.
— ulcerosus 340.
—, Wesen des 315.
Riboflavin 190.
Rickettsia burneti 642.
— Prowazeki 636.
— quintana 641.
Ricketsialpox 634.
Rickettsien, allgemeine Charakteristik der 634.
—, Erkrankungen, Einleitung, Definition 633.
Rickettsiosen, Überträgerinsekten der 635.
RIEDEL-Struma 22, 24.
Riesenwuchs 9.
Riesenzelltumoren 410.
Riftalfieber der Schafe 542.
Rivanol bei Amöbenruhr 569.
Röntgenschäden 698.
Röteln 582.
Rosenkranz, rachitischer 387.
ROSÉsches Kropfherz 21.
Roter Hochdruck 234.
Rotz 538.
Rubeolen 582.
Rückfallfieber, europäisches 529.
—, —, Therapie des 531.
—, —, Symptomatologie des 530.

Rückfallfieber, europäisches, Überträger des 530.
Ruhr, s. Dysenterie.
Ruhr-Rheumatoid 333, 493.
RUMPEL-LEEDE-Phänomen 587.

SÄNGERsches Zeichen 37.
Säurehyperglykämie 128.
Säuren, Vergiftungen durch 649.
Salizylamid bei Polyarthritis 328.
Salizylsäurewirkung bei Polyarthritis acuta 329.
Salicyltherapie 327, 348.
Salmiakgeistvergiftung 656.
Salmonella-Gruppe 459.
Salpetersäurevergiftung 650, 651.
Salpetersaure Salze, Vergiftung mit 665.
Samenblase, Erkrankungen der 300.
Sandfly Fever 575.
Sandoptalvergiftung 666.
Sarkom, osteogenes 411.
Sartengeschwür 561.
Schädigung durch Elektrizität 698.
— durch Hitze 696.
— durch Kälte 698.
— durch Röntgen 698.
— durch Strahlen 698.
Schafttuberkulose des Knochens 407.
Scharlach 583.
—, Ätiologie des 583.
—, Auslöschphänomen bei 585, 588.
—, DICK-Test bei 585.
—, Differentialdiagnose des 590.
—, DOEHLEsche Körper 588.
—, Exanthem bei 587.
—, Heimkehrfälle bei 585.
—, Himbeerzunge bei 586.
—, Inkubationszeit bei 586.
—, Milchepidemien 585.
—, Prognose des 590.
— Schuppung der Haut 588.
—, septischer 589.
—, Symptomatologie des 586.
—, Therapie des 590.
—, toxischer 589.
—, Zunge bei 587.
Scharlachangina 586.
Scharlachmyokarditis 589.
Scharlachnephritis 589.

Scharlachrheumatismus 333.
Scharlachrheumatoid 589.
Scharlachserum 591.
SCHEUERMANNsche Adoleszentenkyphose 370.
Schilddrüse, Erkrankungen der 15.
—, maligne Tumoren der 25.
—, Physiologie der 15.
—, Syphilis der 25.
—, Tuberkulose der 25.
Schizogonie 549.
Schizotrypanum cruci 560.
Schlafkrankheit 559.
Schlafmittelvergiftungen 665.
Schlammfieber 533.
Schlangenbiß 691.
SCHLATTER-OSGOODsche Krankheit 370.
SCHMORLsche Knorpelknötchen 367.
Schock, anaphylaktischer 426.
Schulterkrachen 363.
SCHULTZ-CHARLTON-Phänomen 585, 588.
Schwangerschaft und Diabetes 147.
Schwangerschaftsglykosurie 129.
Schwangerschaftsniere 255.
Schwangerschaftsreaktion, ASCHHEIM-ZONDEKsche 5.
Schwarzwasserfieber 555.
Schwefelige Säure, Vergiftung durch 664.
Schwefelkohlenstoffvergiftung 661.
Schwefelsäurevergiftung 649.
Schwefelwasserstoffvergiftung 660.
Schweinebrucellose 505.
Schweinehüterkrankheit 532, 542.
Schweineinfluenza 542.
Schweinerotlauf 541.
Schweißdrüsenfunktion mangelhafte 697.
Scopolaminvergiftung 674.
Sedormidvergiftung 666.
Seekrankheit 696.
„Selfdepression“ der Clearance 209.
SELIWANOFFsche Probe 130.
Senkungsabszeß 404.
Sepsis 431.
—, Diagnose der 438.
—, kryptogene 435.

Sepsis, Symptomatologie 436.
—, Therapie der 439.
—, tonsillogene 434.
Sepsiserreger 435.
Sepsisexanthem 437.
Sepsisherd 318, 433.
Sepsiszunge 437.
Sera, antiinfektiöse 423.
—, antitoxische 423.
Serositis rheumatica 325.
Serumhepatitis, homologe 633.
Serumkrankheit 426.
—, Prophylaxe der 429.
Serumreaktionen, Therapie der 428.
Serumschock 427.
Sesambein, Erkrankung des 372.
SIMMONDSsche Krankheit 12.
—, Oligurie bei 178.
Skorbut 194.
—, infantiler 390.
Skorpionbiß 692.
Sodoku 531.
Somnifenvergiftung 666.
Sonnenstich 698.
Spätrachitis 386.
Spareinstellung des Organismus 112.
Speicherungsnephrosen 252.
Spina ventosa 405.
Spirillum morsus muris 531.
Spirochaeta Obermeieri 529.
Spirochäteninfektionen 528.
Splenomegalie, tropische 560.
Spondylarthritis ankylopoetica 341, 353.
— —, Ätiologie der 356.
— —, Prognose der 356.
— —, Röntgenbefund 355.
— —, Symptomatologie der 354.
— —, Therapie 357.
Spondylarthrose 304.
Spondylarthrosis deformans 365.
Spondylitis tuberculosa 405.
Spontanhypoglykämie 163.
Springkrankheit der Schafe 616.
Sproßhefe, Infektionen mit 545.
Sprue 191.
STAUB-TRAUGOTTscher Effekt 118.
Stauungskropfherz nach ROSÉ 21.

Stauungsniere 286.
Stegomyia fasciata 574.
STELLWAGsches Zeichen 37.
Stich giftiger Tiere, Intoxikation durch 691.
Stigmatisierung, vegetative 26, 28.
STILLsche Krankheit 351.
St. Louis-Enzephalitis 614.
Stoffwechsel, Krankheiten des 101.
Stomatitis epidemica 602.
— vesiculosa contagiosa equi 542.
Strahlenpilzkrankheit 543.
Strahlenschädigungen 698.
Straßenvirus 620.
STRAUSSsche Probe 538.
Streptococcus haemolyticus 453.
Streptomycin 452, 519.
Struma 17.
— basedowificata 18.
—, Blutungen in die 22.
—, Diagnose der 22.
— diffusa colloides 17.
— — cystica 17.
— — hyperplastica 17.
— — parenchymatosa 17.
— — — vascularis 17.
— intrathoracica fixa 20.
—, intrathorakale, Diagnose mit Jod-Isotopen 23.
—, Jodbehandlung 23.
—, Klinische Symptomatologie der 19.
—, Mediastinaltumoren anderer Art, Abgrenzung 22.
— nodosa 17.
—, ORTNERsches Zeichen bei substernaler 22.
— pendula 20.
—, Stridor bei 21.
—, substernale 22.
—, Therapie der 23.
—, Topographie 19.
—, Trachealstenose bei 21.
— vasculosa 35.
—, Vorkommen der 18.
Strumitis 22, 23.
Strychninvergiftung 680.
Stuhluntersuchung auf Amöben 563.
Stuttgarter Seuche 532.
Styloiditis radii 373.
Subfebrilität, konstitutionelle 31.
Sublimatniere 254.
Sublimatvergiftung 685.
SUDECK-Syndrom 381.
Sulfonalvergiftung 666.
SULKOWITSCHsche Reaktion im Harn 61.

Sumpffieber 547.
Syndrom, genitoadrenales 89.

Tabardillo 635.
Tachyphylaxie 232.
Taucherkrankheit 693.
Tauchkropf 20.
Temperaturen, vegetative 31.
Tendovaginitis rheumatica 324.
Tertiana duplicata 551.
Tertianaparasit 550.
Testosteron 92.
Tetanie 65 ff.
— bei Intoxikationen und Infektionen 68.
— bei Oxalat- oder Fluoridvergiftung 71.
—, enterogene 70.
—, idiopathische 66, 67.
—, latente 58.
—, parathyreogene 70.
—, rachitogene 71.
Tetanieformen 66.
Tetaniepsychose 57.
Tetanus 524.
—, Inkubation des 525.
—, Symptomatologie des 525.
—, Therapie des 525.
Tetragenazyste 565.
Thalliumvergiftung 685.
THEILERsche Krankheit der Maus 623.
Thiamin 188.
Thiosemikarbazone 521.
Thrombose der Nierenvenen 286.
Thymus, Erkrankungen der 91.
Thyreoiditiden 23.
Thyreotische Konstitution 26.
Thyreotoxikosen, Sedativa bei 45.
—, Therapie der 43.
Thyroxin 15.
Tickbite-fever 635.
α-Tokopherol 205.
TOLLENS Orcinprobe 132.
Tollwut, s. Lyssa.
Tophi 167.
Torticollis acutus 305.
Torulosen 545.
Torulopsis neoformans 546.
Toxikologie, spezielle 649.
Toxoplasmose 544.
Treponema pertenue 529.
Trichina spiralis 310.
Trichinose 310.
—, Diagnose der 313.
—, Symptomatologie der 312.

Trichinose, Therapie der 314.
Trichomonas-Enteritis 570.
— intestinalis 570.
— vaginalis 571.
Trionalvergiftung 666.
Trommelschlegelfinger 397.
Tropika-Halbmonde 551.
Tropikaparasit 551.
TROUSSEAUsches Phänomen bei Nebenschilddrüseninsuffizienz 58.
Trypanosoma rhodesiense 559.
Trypanosomiasen 559.
Trypanosomum gambiense 559.
Tse-Tse-Fliege 559.
Tsutsugamushi 635.
Tuberkelbazillämie bei Polyarthritis 321.
Tuberkulose 513 ff.
— der Harnblase 298.
—, medikamentöse Therapie 518.
—, — —, Conteben 521.
—, — —, PAS 520.
—, — —, Streptomycin 519.
—, — —, Thiosemikarbazone 521.
— der Knochen 404.
— der Niere 286.
Tularämie 539.
—, glandulärer Typus 541.
—, okuloglandulärer Typus 541.
—, tonsilloglandulärer Typus 541.
—, typhöser Typus 541.
—, ulzeroglandulärer Typus der 540.
Tularin 541.
Tumor albus syphiliticus des Gelenkes 336.
Tumoren, braune 73.
Typhobazillose 518.
Typhöse Erkrankungen 457.
Typhus abdominalis 461 ff.
—, Epidemiologie des 461.
—, Erreger des 461.
— ambulatorius 470.
—, bakteriologische Diagnose des 478.
—, Bazillämie 466.
—, Bazillenausscheider 462.
—, Blutbefund bei 475.
—, Bradykardie 467.
—, Darmblutungen bei 473.
—, Darmperforation bei 474.
—, Dekubitus bei 472.
—, Diättherapie 483.

Typhus, Diazoreaktion bei 474.
—, Differentialdiagnose des 480.
—, Digestionstrakt bei 473.
—, Durchfälle bei 467, 473.
—, Empfänglichkeit des Menschen für 465.
—, Exanthem des 470.
—, Fieber bei 467.
—, Fieberverlauf des 469.
— der Gallenblase 463.
—, Glomerulonephritis bei 468.
—, GRUBER-WIDALsche Serumagglutinationsprobe bei 479.
—, Inkubationszeit des 465.
—, Kardinalzeichen des 468.
—, Keimträger 462.
—, Knocheneiterungen bei 401.
Typhus-Koli-Gruppe 456.
Typhus levissimus 470.
—, Milchepidemie bei 464.
—, Milztumor bei 474.
—, Nachschübe und Rückfälle des 477.
—, Nervensystem 476.
—, Prognose des 481.
—, Prophylaxe 482.
—, Rekonvaleszenz bei 477.
—, Roseolen des 470.
—, Schutzimpfung 483.
—, serologische Diagnose des 478.
—, Symptomatologie des 465.
—, Therapie bei 482.
—, — Aureomycin 482.
—, — Chloromycetin 482.
—, Thrombophlebitis bei 473.
—, Übertragung 464.
—, Veränderungen an Muskeln und Knochen bei 475.
—, Verlaufsarten des 480.
—, Vier-Wochen-Stadien des 465.
—, ZENKERsche Degeneration bei 468, 475.
—, Zirkulationsapparat bei 472.
—, Zunge bei 467, 473.
Typhus exanthematicus 635.
— — s. Fleckfieber.
Typhus-Koli-Gruppe 456.

Ulkus und Bleivergiftung 684.

Ultraschall bei Arthrosen 369.
— bei Spondylitis ankylopoetica 357.
Umbauzonen 374.
Undulierendes Fieber 499.
Unterkühlung 698.
Urämie 222.
—, Azidose bei 225.
—, echte 223.
—, eklamptische 223.
—, —, Pathogenese der 227.
—, —, Symptomatologie der 227.
—, —, Therapie der 228.
—, hypochlorämische 221.
—, klinische Symptomatologie der 223.
—, Pathogenese der 224.
—, Therapie der 225
Uranvergiftung 688.
Uraturie 174.
Urethanvergiftung 666.
Urharn 207.
Urogenitaltuberkulose 286.

Vagusdruckversuch 29.
Vanadiumvergiftung 688.
Varicella bullosa 601.
— gangraenosa 601.
— haemorrhagica 601.
Variola confluens 595.
— haemorrhagica 595.
— mitigata 596.
— sine exanthemate 596.
— vera 592.
Variolois 596.
Varizellen 599.
—, Diagnose der 601.
—, Prognose der 601.
—, Prophylaxe gegen 601.
—, Symptomatologie der 600.
—, Therapie der 602.
—, Zoster und 599.
Varizellöser Zoster 600.
Vasopressin 7.
Vegetative Stigmatisierung 28.
Veratrinvergiftung 679.
Verbrennungen 696.
Verdünnungsversuch 216.
Vergiftungen 648ff.
— mit ätzenden Gasen 656.
— mit Ätzgiften 649.
— mit Alkaloiden 672.
— mit Blutgiften 662.
— mit gasförmigen Blutgiften 657.
— mit Laugen 654.
— mit Metallen und Metalloiden 683.

Vergiftungen mit Nahrungsmitteln 690.
— mit Narcotica 667.
— mit Pilzen 681.
— mit Säuren 649.
— mit Schlafmitteln 665.
— durch Stich oder Biß giftiger Tiere 691.
Veronalvergiftung 666.
Verruga peruviana 646.
Vierte Krankheit 592.
Virilismus 89.
Virulenz 419.
Virusinfektionen, Einleitung 572.
Virusmeningitiden 616.
Virusmeningitis 449, 450.
Viruspneumonie 609.
Virusschweinepest 542.
Vitamine 183ff.
— A 196.
— B_1 188.
— —, Anwendungsgebiete 190.
— B_2 190.
— B_6 193.
— B_{12} 193.
— B-Gruppe 187.
— B-Komplex-Therapie 193.
— C 194.
— C und ADDISON 86.
— C-Gruppe 194.
— C-Therapie 196.
— D 64, 199.
— D-Behandlung 203.
— D, biologische Wirkung 201.
— D-Intoxikation, Behandlung der 204.
— D-Mangelzustand 201, 386.
— D-Vergiftung 203.
— D_1 200.
— D_2 200.
— D_3 201.
— E 205.
— E-Therapie bei Myalgien 307.
—, fettlösliche 196.
— und Hormone 185.
— K 205.
— P 196.
— PP 191.
—, wasserlösliche 187.
VOLHARDscher Wasserversuch 216.

Wanderniere 283, 293.
Wasserstoffwechsel, Störungen des 174.
Wasservergiftung 182.
Wasserversuch nach VOLHARD 216.
Wechselfieber 547.

WEIL-FELIXsche Reaktion 639.
WEILsche Krankheit 534.
— —, Inkubation der 534.
— —, Verlauf der 534.
Weißbroteinheiten, Tabelle der 153.
Wia bei Amöbenruhr 569.
WIDAL, Agglutinationsprobe nach 424.
Widerstandshochdruck 234.
Windpocken 599.
Winzerkrankheit 689.
Wirbelsäule, Versteifung bei BECHTEREW 354.
Wolhynisches Fieber 640.
Wollsortiererkrankheit 537.
Wundrose 453.
Wundstarrkrampf 524.
Wut, konsumptive 618.

Wut, rasende 618.
—, rekurrierende 618.
—, stille 618.

Xanthoma diabeticum 141.
Xanthoproteinreaktion 220.
Xanthosis diabetica 141.
X-Enzephalitis, australische 615.
Xerophthalmie 198.
Xerosis 198.

Yatren (Bayer) bei Amöbenruhr 568.

ZENKERsche Muskeldegeneration 301, 468, 475.
Zinkvergiftung 685.
Zirbeldrüse, Erkrankungen der 90.

Zoonosen 536.
—, Übersicht der 536.
Zoster 633.
— und Varizellen 599.
Zuckerkrankheit, s. Diabetes.
Zuckerneubildung 119.
Zunge, septische 437.
—, Typhus 467, 473.
Zwangspolyurie 218.
Zwergwachstum 11.
Zwergwuchs, hypophysärer 10.
—, hypothyreoter 52.
Zyankalivergiftung 661.
Zyanvergiftung 661.
Zylindrurie 212, 214.
Zystenniere 285.
Zystinurie 170.
Zystitis 292, 298.

Klinik und Therapie der Herzkrankheiten und der Gefäßerkrankungen.

Von **D. Scherf**, Professor, M. D., F. A. C. P., New York, und **L. J. Boyd**, Professor, M. D., F. A. C. P., New York. Fünfte, wesentlich erweiterte und vollkommen neubearbeitete Auflage. Zugleich zweite Auflage der „Cardiovascular Diseases", übersetzt und bearbeitet von Dr. H. Kofler, Salzburg. Mit 56 Textabbildungen. Etwa 700 Seiten. 1951.

In Leinen geb. S 145.—, DM 36.—, $ 8.60, sfr. 37.—

Von dem bekannten und in der gesamten Fachwelt bestens eingeführten Buch liegen bis heute Übersetzungen in sieben Sprachen vor. Die nunmehr herauskommende neue deutsche Auflage stellt gegenüber den vorhergehenden eine völlige Neubearbeitung dar. An Stelle einer Reihe von Abhandlungen über ausgewählte Herzprobleme werden die Herz- und Gefäßkrankheiten in ihrer Gesamtheit behandelt. Themen, die in früheren Auflagen kaum erwähnt wurden, wie z. B. der fieberhafte Rheumatismus, werden eingehend besprochen, ebenso wird die Röntgenologie des Herz- und Gefäßsystems im Zusammenhang mit den verschiedenen Themen berücksichtigt. Die Anzahl der Abbildungen ist wesentlich vermehrt. Überall wurden die Fortschritte, die auf manchen Gebieten der Kardiologie in den letzten Jahren bedeutend waren, mit verarbeitet.

Diagnostik durch Sehen und Tasten.

Eine Semiotik der Inspektion und Palpation. Von Dr. **H. Kahler**, Wien. Mit 18 Textabbildungen. IX, 253 Seiten. 1949.   S 36.—, DM 9.—, $ 2.70, sfr. 11.70

„...Man findet in jedem Kapitel eine solche Fülle von altem, vielfach vergessenem Erfahrungsgut, eine solche Menge von wertvollen Hinweisen für eine Blickdiagnostik, daß dieses Buch jedem Arzt wärmstens empfohlen werden kann, sowohl dem Praktiker auf dem Lande als auch dem Kliniker und Fachinternisten. Wirklich einmal ein Buch, das in keiner Arztbibliothek fehlen sollte." *Wiener Klinische Wochenschrift*

Die intravenöse Anwendung der Lokalanästhetika in der inneren Medizin.

Von Dr. **G. K. Kraucher**, Wien. Mit 12 Textabbildungen. IV, 116 Seiten. 1951.   S 36.—, DM 7.50, $ 1.80, sfr. 7.80

Die vorliegende Schrift geht vom Bau des vegetativen Nervensystems aus und gibt die wesentlichen experimentellen Ergebnisse der Pharmakologie der Lokalanästhetika wieder, soweit dies für die Wirksamkeit des intravenös zugeführten Pharmakons von Bedeutung ist. Nach Besprechung der Technik intravenöser Novocaininjektionen werden einige für diese Therapie in Frage kommende Krankheitsbilder, ihre Pathogenese und die Indikationsbreite der injizierbaren Lokalanästhetika eingehend behandelt.

Funktionelle Diagnostik innerer Erkrankungen.

Von Priv.-Doz. Dr. **A. Fischer**, Budapest, und Priv.-Doz. Dr. **C. Sellei**, Budapest. Mit 26 Textabbildungen. VIII, 154 Seiten. 1950.   S 36.—, DM 11.50, $ 2.80, sfr. 12.—

„...Auf Grund der übersichtlichen Darstellung gelingt es ohne weiteres, sich schnell zu orientieren und das herauszufinden, was im einzelnen Falle untersucht und gefolgert werden kann. Die methodischen Angaben sind so gehalten, daß es auch dem weniger Erfahrenen keine Schwierigkeit bereitet, sie durchzuführen."

Ärztliche Wochenschrift, Berlin

Klinik und Therapie der Magen-Darmkrankheiten. Von Priv.-
Doz. Dr. F. Depisch, Wien. Mit 16 Textabbildungen. VII, 297 Seiten. 1951.
In Leinen geb. S 78.—, DM 16.80, $ 4.—, sfr. 17.40

Der Verfasser hatte als Leiter einer Spezialabteilung für Magen-Darmkrankheiten während des Krieges ein einmalig großes Krankengut zu betreuen. Die reiche Erfahrung und die Ergebnisse der systematischen Untersuchungen aus dieser Zeit bilden den Kern dieses Buches, das unter Berücksichtigung der Auffassungen vor allem der Wiener Schule, aber auch der ausländischen Literatur eine umfassende Darstellung der Klinik und Therapie der Magen-Darmkrankheiten bringt.

Die Diät- und Insulinbehandlung der Zuckerkrankheit. Für
Studierende und Ärzte. Von Dr. F. Depisch, Wien. Vierte, vermehrte Auflage. Mit 10 Textabbildungen. VIII, 176 Seiten. 1949.
S 36.—, DM 8.—, $ 2.40, sfr. 10.50

„...Depisch macht rasch und umfassend mit den in der ärztlichen Praxis möglichen Problemen der Diabetestherapie bekannt ... Das Büchlein gehört in erster Linie in die Hand des praktischen Arztes, denn er sieht den Diabetiker zuerst und hat die für das weitere Schicksal des Kranken entscheidende Therapie einzuleiten."
Ärztliche Wochenschrift, Berlin

Die Tuberkulose vom Standpunkt des Internisten. Von Prof.
Dr. H. Kutschera-Aichbergen, Graz. Mit 43 Textabbildungen. XII, 308 Seiten. 1949. S 69.—, DM 22.—, $ 5.70, sfr. 24.80
In Leinen geb. S 78.—, DM 24.—, $ 6.60, sfr. 28.70

„...Ein Lehrbuch der Tuberkulose, das sich bemüht, in gedrängter Kürze alles zu bringen, was man heute über die Lungentuberkulose wissen muß. Das Hauptgewicht liegt auf der Krankheitsbehandlung, d. h. auf der richtigen Indikationsstellung und dem sich daraus ergebenden zweckmäßigsten Behandlungsplan..." *Ars medici*, Basel

Streptomycin und die Behandlung haematogener Tuber-
kuloseformen. Von Dr. O. Ruziczka, Wien. Mit 20 Textabbildungen. X, 179 Seiten. 1949. S 64.—, DM 16.—, $ 4.80, sfr. 21.—

„...Das Büchlein bietet uns eine vorzügliche, eingehende, dennoch kurze Orientierung über die Streptomycintherapie und stellt gleichzeitig eine wertvolle Bereicherung unseres Wissens über ein lang ersehntes und mit größtem Dank entgegengenommenes neues Heilmittel dar." *Klinische Wochenschrift*, Berlin-Göttingen-Heidelberg

Die Sulfonamidtherapie. Anzeigen, Grenzen, Medikation. Von Dr. Dr.
H. Dechant, Wien. IV, 126 Seiten. 1949. S 24.—, DM 6.—, $ 1.95, sfr. 8.50

„... Das Büchlein berücksichtigt die neueste Literatur und scheint uns deswegen ein ausgezeichneter Helfer für den Arzt, der sich über den Stand der Sulfonamidtherapie und die Grenzen ihrer Anwendung informieren will." *Praxis*, Bern